妇科病理诊断学

Diagnostic Pathology: Gynecological

第 2 版

人民卫生出版社
·北 京·

ELSEVIER
Elsevier (Singapore) Pte Ltd.
3 Killiney Road, #08-01 Winsland House I, Singapore 239519
Tel: (65) 6349-0200; Fax: (65) 6733-1817

Diagnostic Pathology: Gynecological, 2E
Copyright © 2019 by Elsevier. All rights reserved.
ISBN-13: 978-0-323-54815-1

This translation of Diagnostic Pathology: Gynecological, 2E by Marisa R. Nucci, Esther Oliva, was undertaken by People's Medical Publishing House and is published by arrangement with Elsevier (Singapore) Pte Ltd.

Diagnostic Pathology: Gynecological, 2E by Marisa R. Nucci, Esther Oliva, 由人民卫生出版社进行翻译,并根据人民卫生出版社与爱思唯尔(新加坡)私人有限公司的协议约定出版。

妇科病理诊断学(第 2 版)(回允中、董颖 主译)

ISBN: 978-7-117-35485-1

妇科病理诊断学

Diagnostic Pathology: Gynecological

第 2 版

主　编　Marisa R. Nucci　Esther Oliva

主　译　回允中　董　颖

主　审　刘爱军

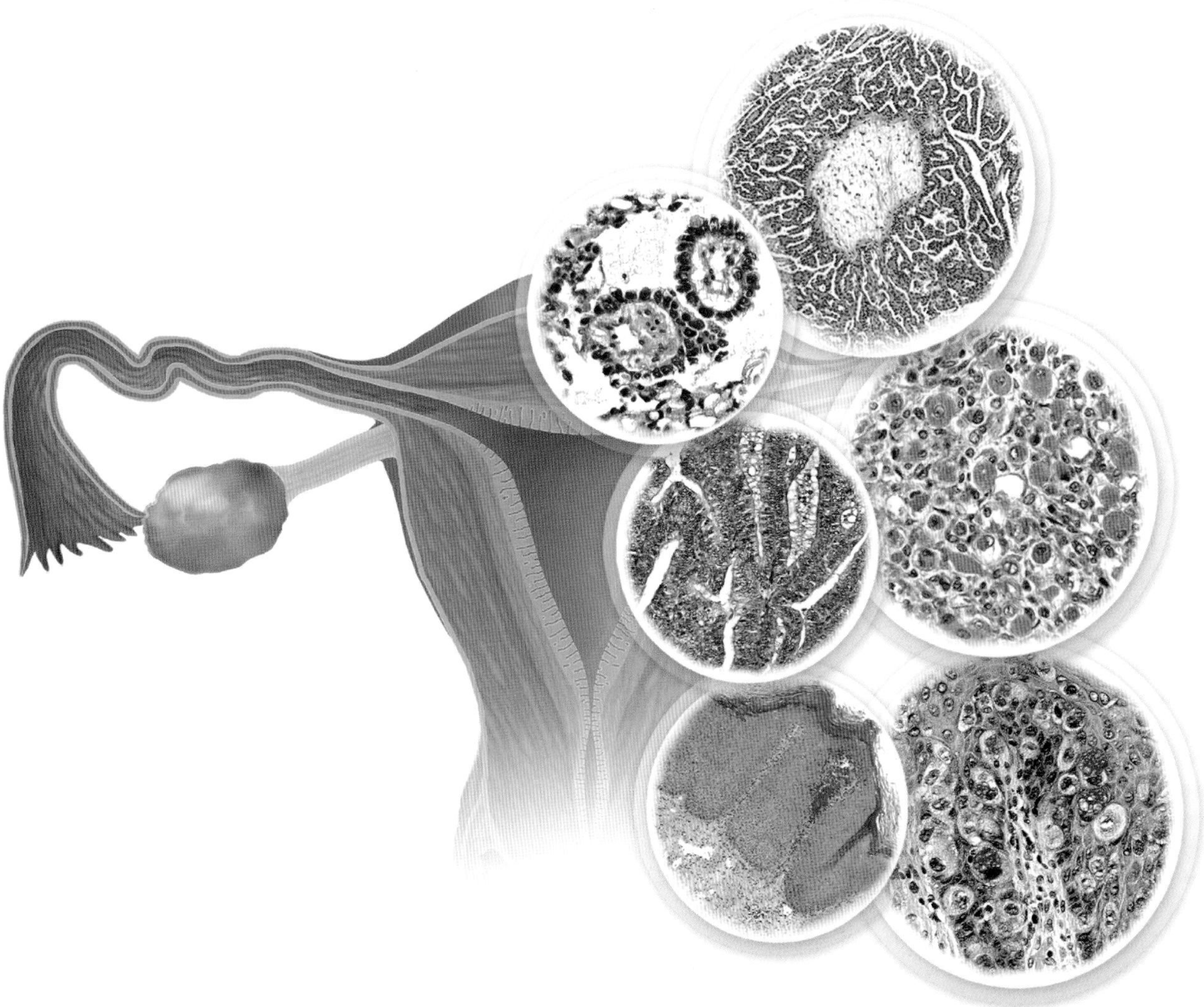

人民卫生出版社

·北　京·

图书在版编目（CIP）数据

妇科病理诊断学/（美）玛丽萨·R. 努奇（Marisa R. Nucci），（美）埃丝特·奥利娃（Esther Oliva）主编；回允中，董颖主译. —北京：人民卫生出版社，2023. 11

ISBN 978-7-117-35485-1

Ⅰ. ①妇… Ⅱ. ①玛…②埃…③回…④董… Ⅲ. ①妇科病-诊断 Ⅳ. ①R711. 04

中国国家版本馆 CIP 数据核字(2023)第 205364 号

人卫智网	www. ipmph. com	医学教育、学术、考试、健康，购书智慧智能综合服务平台
人卫官网	www. pmph. com	人卫官方资讯发布平台

图字:01-2020-6037 号

妇科病理诊断学

Fuke Bingli Zhenduanxue

主　　译: 回允中　董　颖
出版发行: 人民卫生出版社(中继线 010-59780011)
地　　址: 北京市朝阳区潘家园南里 19 号
邮　　编: 100021
E - mail: pmph @ pmph. com
购书热线: 010-59787592　010-59787584　010-65264830
印　　刷: 人卫印务（北京）有限公司
经　　销: 新华书店
开　　本: 889×1194　1/16　　印张: 52
字　　数: 2206 千字
版　　次: 2023 年 11 月第 1 版
印　　次: 2024 年 1 月第 1 次印刷
标准书号: ISBN 978-7-117-35485-1
定　　价: 458. 00 元
打击盗版举报电话: 010-59787491　E-mail: WQ @ pmph. com
质量问题联系电话: 010-59787234　E-mail: zhiliang @ pmph. com
数字融合服务电话: 4001118166　E-mail: zengzhi @ pmph. com

译者名单

（按姓名拼音排序）

戴　林　北京大学人民医院
董　颖　北京大学第一医院
付春玲　北京大学第一医院
何琼琼　中南大学湘雅医院
贺　丹　北京大学第一医院
回允中　北京大学人民医院
江　炜　四川大学华西第二医院
李　静　中国人民解放军总医院第七医学中心
李倩茹　中国人民解放军总医院第七医学中心
李　丽　山东大学基础医学院，山东大学齐鲁医院
刘爱军　中国人民解放军总医院第七医学中心
刘芳芳　北京大学第一医院
刘菊梅　北京大学第一医院
吕聪慧　北京大学第一医院
宁博涵　北京大学第一医院
庞春红　北京大学人民医院
钱利华　北京大学人民医院
邵立伟　中国人民解放军总医院第七医学中心
王　微　北京大学第一医院
王　昀　中国人民解放军总医院第一医学中心
吴焕文　中国医学科学院北京协和医院
杨春梅　北京大学第一医院
张　旭　北京大学第一医院
张原媛　北京大学人民医院
郑贤静　北京大学第一医院

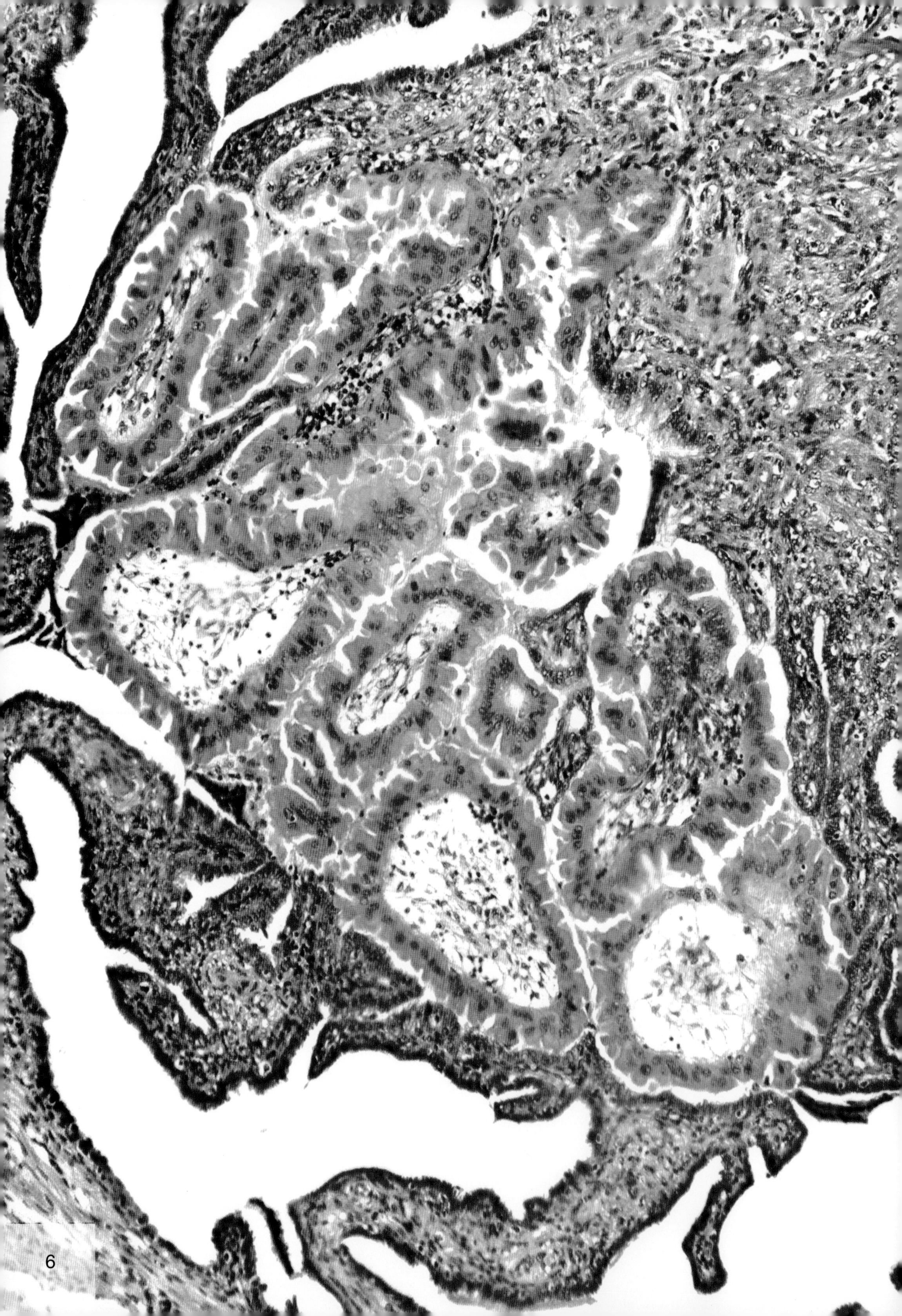
6

献　辞

向我挚爱的家人：Brance、Julian 和 Cole（当然还有我们新添的成员 Rusty）致敬。

MRN

献给我远离波斯顿的父母，Merce 和 Pere，他们总是支持并鼓励我做好我所做的每一件事情。

我将本书作为对于 Dr. Robert E. Scully 的纪念，我将永远珍惜与他一起工作的时光，向这位超级病理学大师学习，在工作之余享受与优秀的人共处。

我的运气很好，从我的病理学职业生涯一开始就与 Dr. Jaime Prat 一起工作，从这位伟大的导师那里得到灵感。我将永远感激他为我提供的机会。

我感谢我的传奇式的老师、同事和朋友，Dr. Robert H. Young，他对我的帮助极大。在过去的 20 年中，他一直是我专业成长和获得丰富知识的源泉，而且我非常荣幸，是他让我与他共享 Dr. Scully 的遗产。

EO

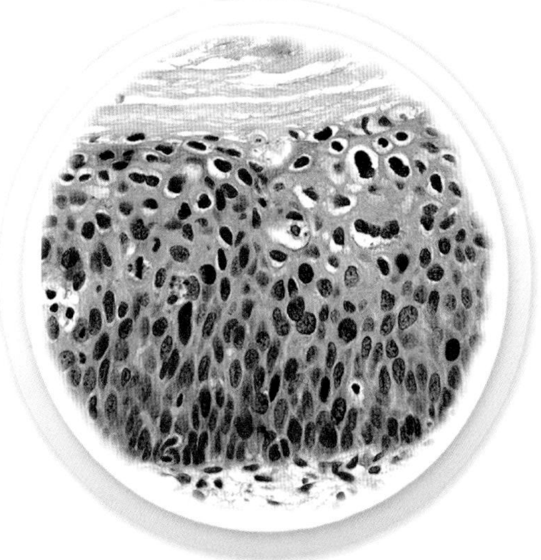

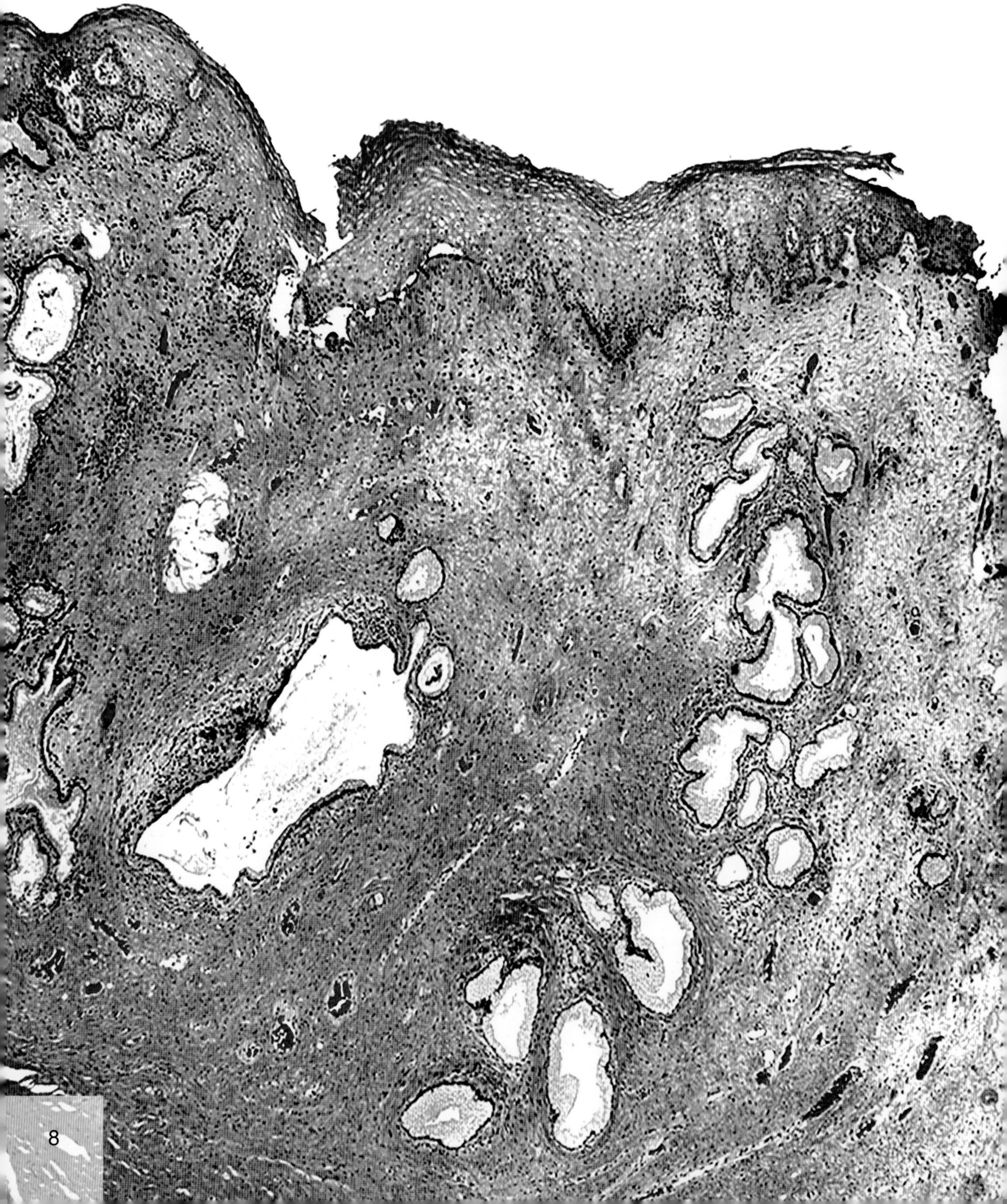

8

撰稿者

Russell Ball, MD
Medical Director
Ball Dermpath, PA
Greensboro, North Carolina
Adjunct Assistant Professor
Department of Pathology
Duke University Medical Center
Durham, North Carolina

C. Blake Gilks, MD, FRCPC
Professor of Pathology
Department of Pathology and Laboratory Medicine
University of British Columbia
Vancouver, British Columbia, Canada

Brooke E. Howitt, MD
Assistant Professor of Pathology
Stanford University
Department of Pathology
Stanford, California

Emily E. K. Meserve, MD, MPH
Pathologist
Spectrum Healthcare Partners
South Portland, Maine
Clinical Assistant Professor
Anatomic and Clinical Pathology
Tufts University School of Medicine
Boston, Massachusetts

Jason C. Reutter, MD
Dermatopathologist
Piedmont Pathology Associates
Hickory, North Carolina

Maria Angelica Selim, MD
Professor of Pathology and Dermatology
Department of Pathology
Duke University Medical Center
Durham, North Carolina

Koen K. Van de Vijver, MD, PhD
Associate Professor
Consultant Gynecologic and Breast Pathology
Department of Pathology
Ghent University Hospital
Ghent, Belgium

额外撰稿者

Blaise Clarke, MD
Martin Köbel, MD
Timothy R. Quinn, MD, CM

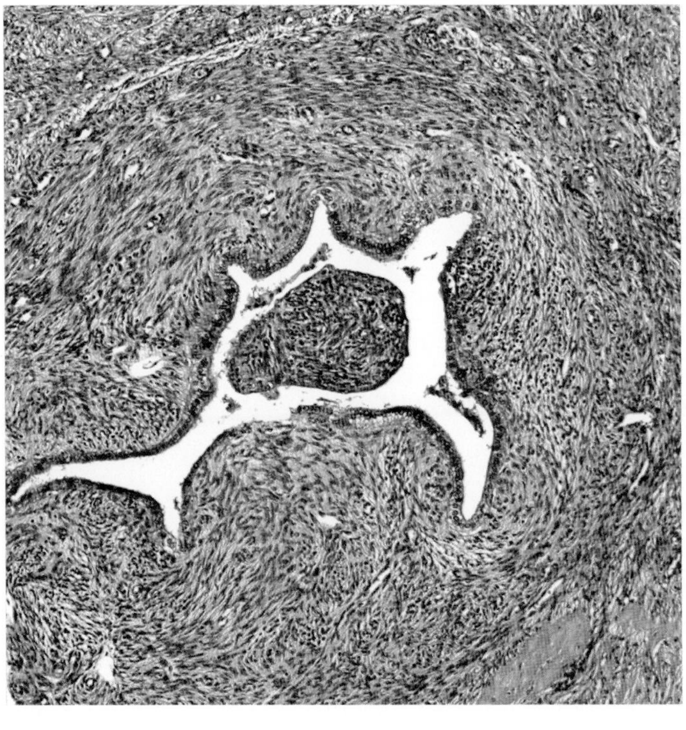

前　言

第 2 版《妇科病理诊断学》以易于使用的格式撰写，全面涵盖了最新的女性生殖道非肿瘤性和肿瘤性疾病。本书编排有序，按项目要点罗列的编写方式，使得正文清楚而又简明扼要；还非常详细，包括了常见的和不常见的疾病。同时，本书含有高质量的图片，包括大体和组织学病理照片，描绘了典型的和各种不同的形态学所见及与诊断相关的免疫组织化学所见。每一章还含有一个要点框，这是本系列所有病理诊断学图书独特的组成，使得读者能够快速查找与主题相关的重要的临床、大体、显微镜下、免疫组织化学和/或分子学特征。另外，在每一章的末尾，列出了一项或多项病理学诊断要点，扼要地提供了实用信息。

本书的编写有序地分成七个部分：外阴、阴道、宫颈、子宫体、输卵管和阔韧带、卵巢，以及腹膜。除了常常遇到的疾病以外，本书还包括了不常探讨的话题，例如由皮肤病理专家撰写的外阴炎症性疾病。读者还会发现有关女性下生殖道鳞状细胞病变和子宫间叶性肿瘤新的分类信息。这一版旨在为忙碌的病理执业医师和正在接受专业培训的病理医师提供方便阅读的简明而专业的妇科病理诊断参考书。我们非常希望本书对于他们有所裨益。

Marisa R. Nucci, MD
Vice Chair of Pathology and Director of Women's and Perinatal Pathology
Brigham and Women's Hospital
Professor of Pathology
Harvard Medical School
Boston, Massachusetts

Esther Oliva, MD
Pathologist
Massachusetts General Hospital
Professor of Pathology
Harvard Medical School
Boston, Massachusetts

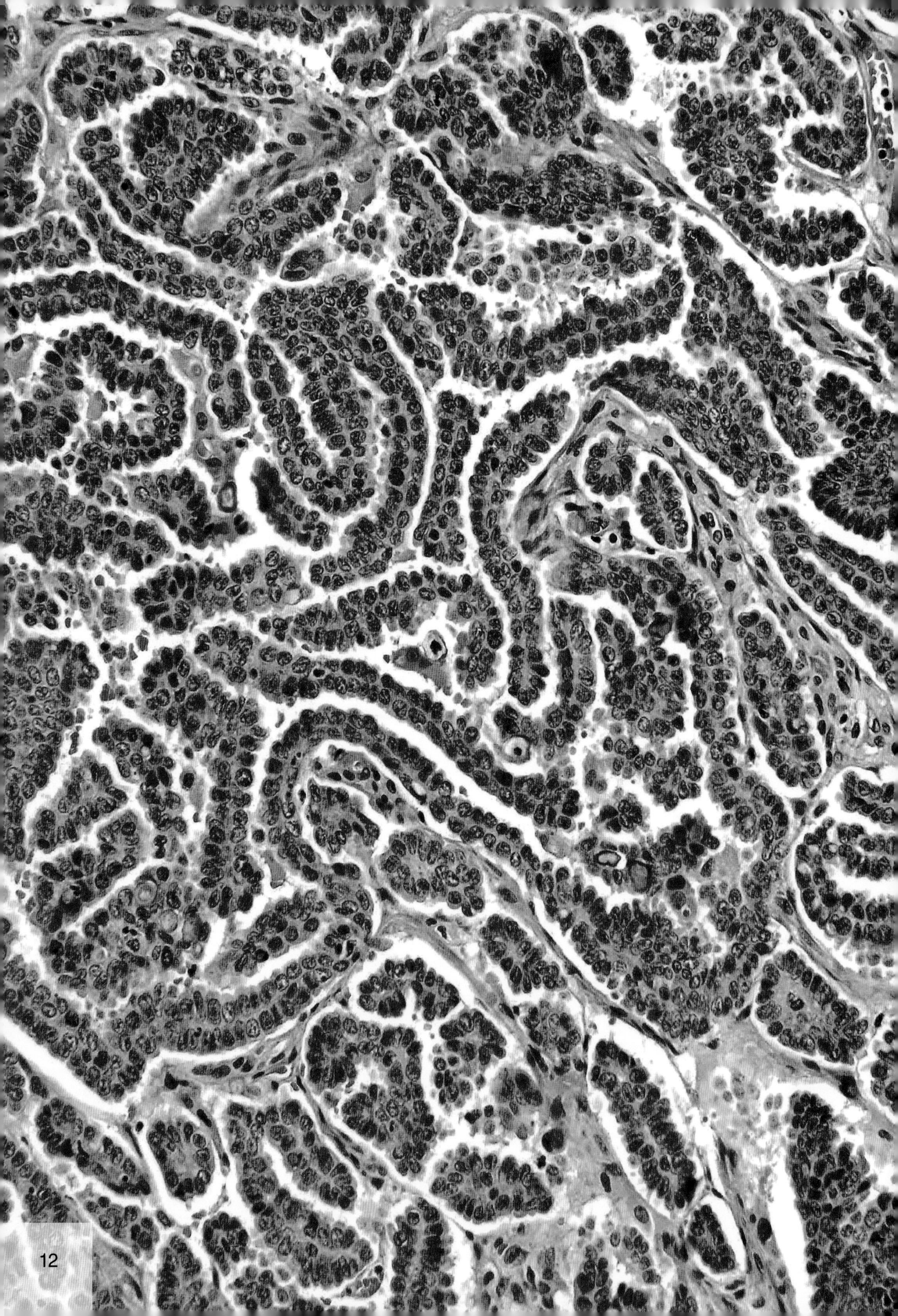

12

致　　谢

首席编辑

Terry W. Ferrell, MS

文本编辑

Arthur G. Gelsinger, MA

Rebecca L. Bluth, BA

Nina I. Bennett, BA

Matt W. Hoecherl, BS

Megg Morin, BA

图片编辑

Jeffrey J. Marmorstone, BS

Lisa A. M. Steadman, BS

绘图

Richard Coombs, MS

Lane R. Bennion, MS

Laura C. Wissler, MA

艺术指导及设计

Tom M. Olson, BA

Laura C. Wissler, MA

产品协调

Angela M. G. Terry, BA

Emily C. Fassett, BA

Alexander Eakins, BA

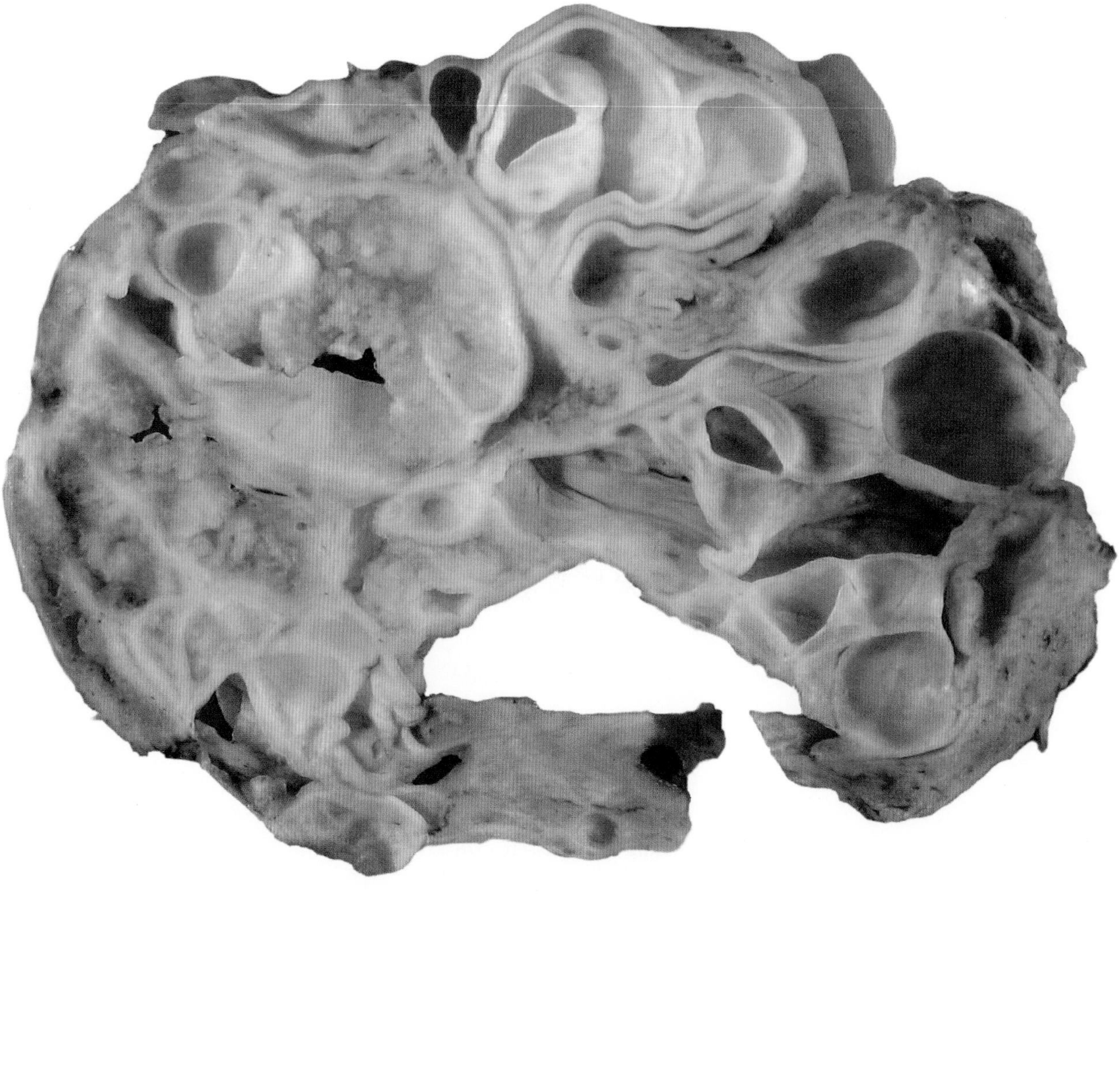

篇　　目

目 录

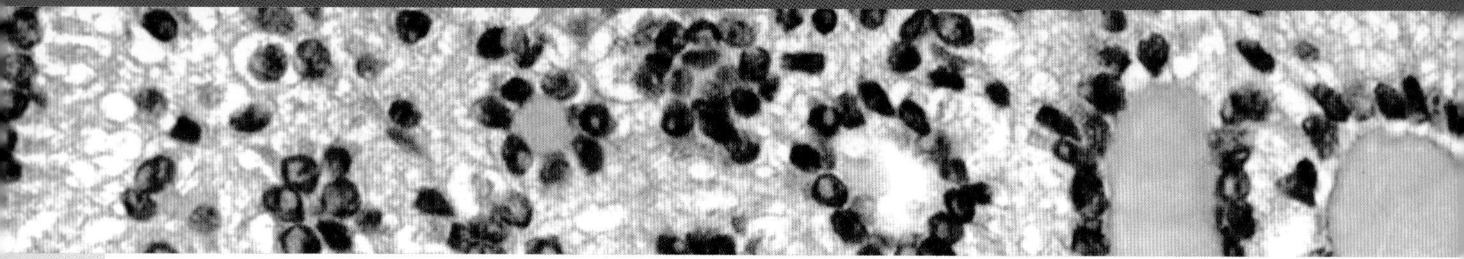

第七章　腹膜

非肿瘤性病变

肿瘤

妇科病理诊断学

Diagnostic Pathology: Gynecological

第 2 版

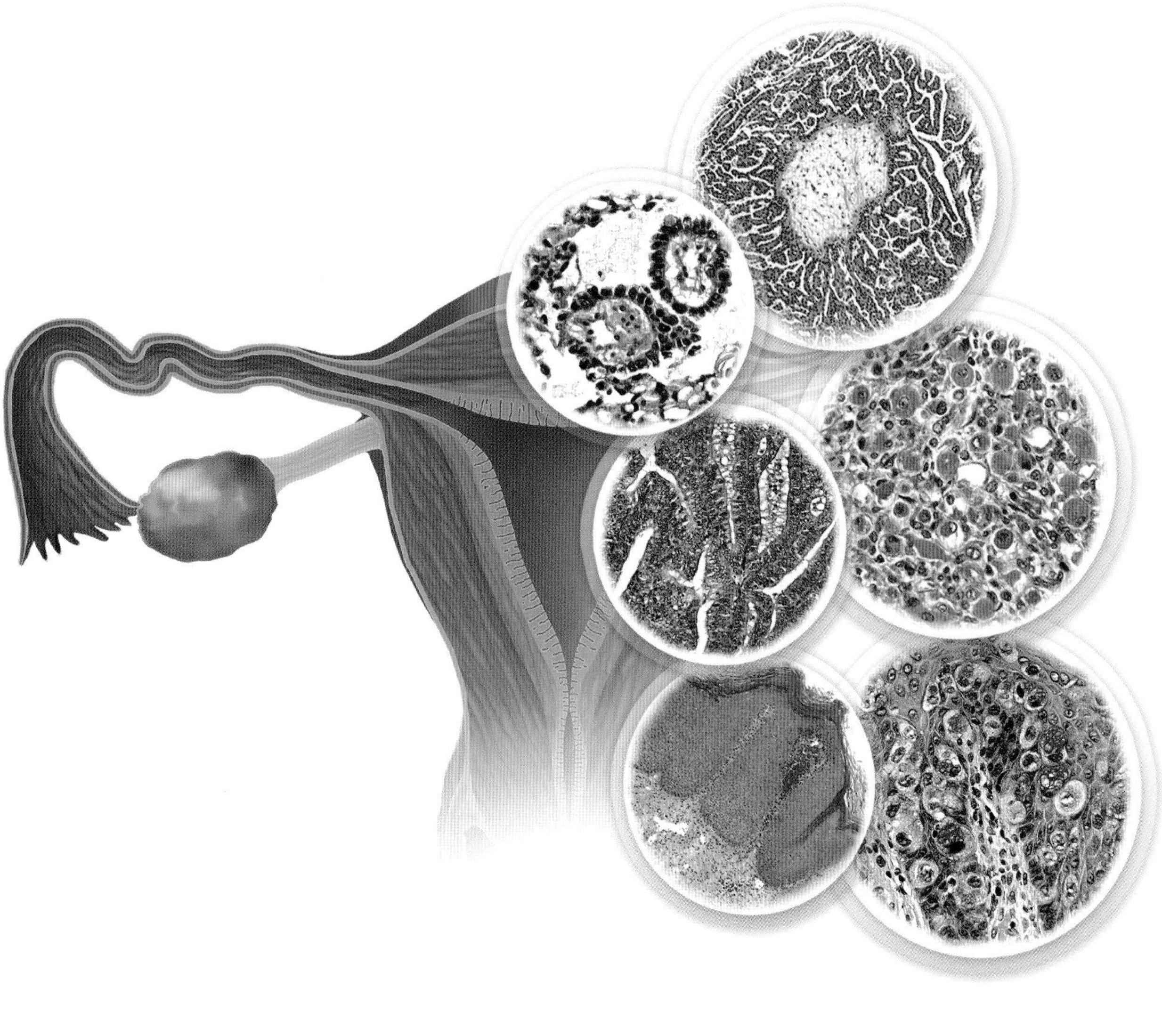

第一章
外　　阴

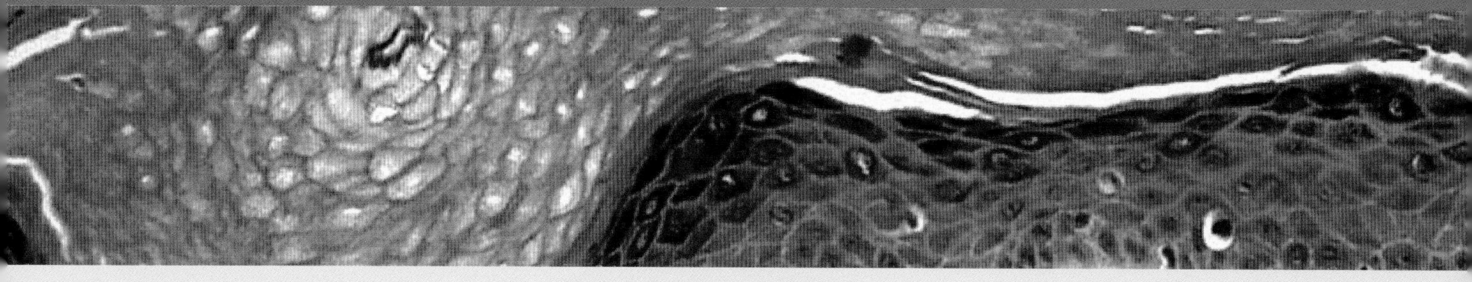

炎性病变

非肿瘤病变

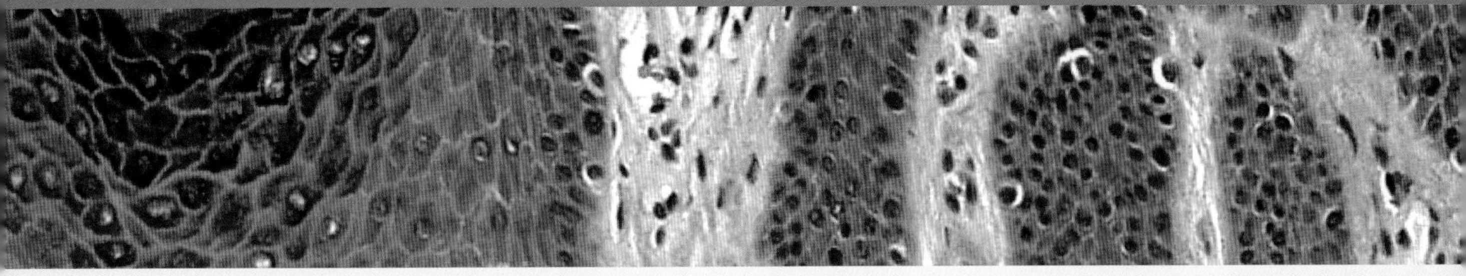

皮肤肿瘤

软组织肿瘤

第1节 扁平苔藓

要 点

术语

- 特发性慢性皮肤黏膜炎性疾病，其特征为淋巴组织细胞浸润带，伴有基底细胞空泡变性和角化不良

临床问题

- 不常见：全球范围内为 0.3% ~0.8%
- 女性>男性（3∶2）
- 通常为 40~70 岁
- 瘙痒的紫色多边形丘疹
- 好发于腕、踝、手的屈侧，生殖器皮肤，头皮，生殖器及口腔黏膜
- 罕见与鳞状细胞癌有关

大体所见

- 玻璃样白色丘疹和斑块
- 广泛的糜烂和溃疡

显微镜下所见

- 角化过度
- 没有明显的角化不全
- 颗粒层呈楔形增厚
- 基底层鳞状分化
- “锯齿状”网嵴结构
- 基底层空泡样变化
- 异常角化的细胞
- 淋巴组织细胞浸润带
- 真皮-表皮交界结构保留
- 浆细胞常位于或邻近黏膜表面

首要的鉴别诊断

- 苔藓样药疹
- 早期硬化性苔藓
- 梅毒
- 黏膜浆细胞增多症（Zoon 外阴炎）
- ELAM

带状浸润

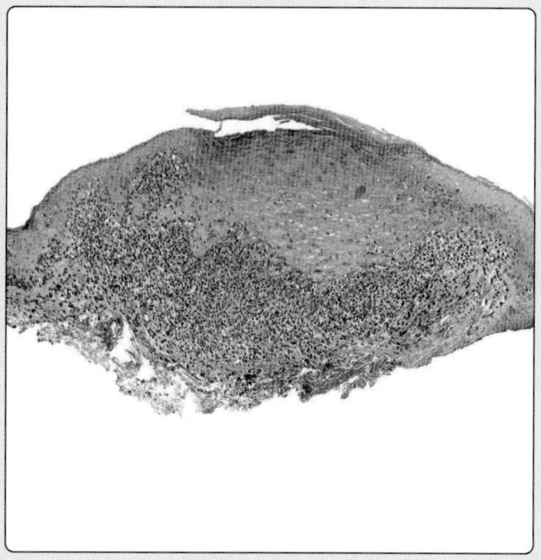

不规则棘层肥厚及楔形颗粒层增厚

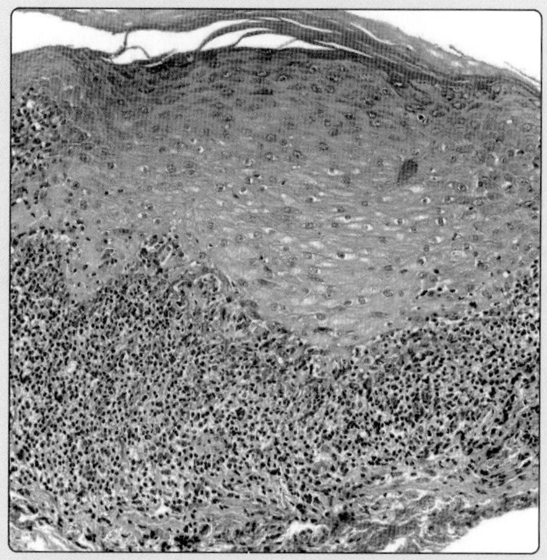

（左）在扁平苔藓中，表皮与真皮交界处可见带状浸润，伴角化过度，棘层肥厚，以及基底细胞的鳞状分化。这与玻璃状白色丘疹的临床表现相一致。**（右）**扁平苔藓以不规则棘层肥厚、楔形颗粒层增厚及角化过度为特征。致密的带状浸润没有掩盖真皮-表皮交界

淋巴组织细胞浸润

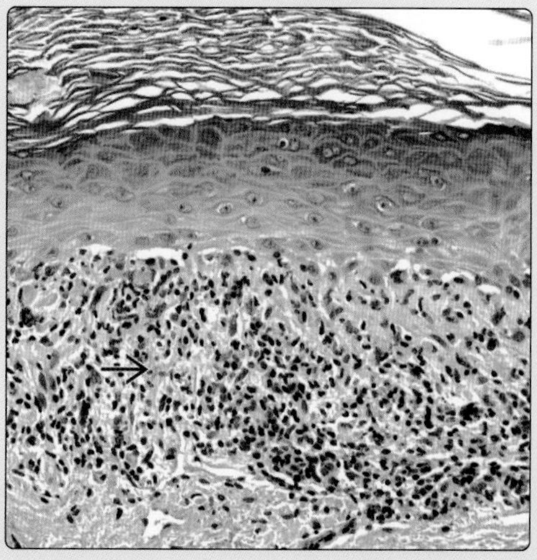

胶样小体

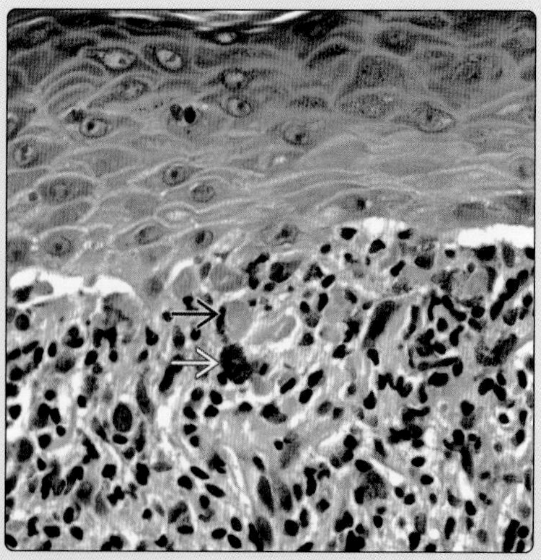

（左）淋巴细胞和组织细胞组成的炎症浸润带→是扁平苔藓的特征。注意真皮与表皮交界处的早期裂隙。**（右）**扁平苔藓常表现为基底层液化变性，真皮乳头浅表处充满大量胶样小体→，并伴有邻近的色素外溢→

术语

定义

- 特发性慢性皮肤黏膜炎性疾病，其特征为淋巴组织细胞浸润带，伴有基底细胞空泡变性和角化不良

病因/发病机制

未知

- 可能继发于T细胞激活介导的自身免疫性疾病

临床问题

流行病学

- 发病率
  - 罕见：全球范围内为0.3%~0.8%
- 年龄
  - 通常为40~70岁
- 性别
  - 女性>男性(3:2)

部位

- 好发于腕、踝、手的屈侧，生殖器皮肤，头皮，甲，生殖器及口腔黏膜

表现

- 皮肤
  - 瘙痒的扁平紫色多边形丘疹
  - 纤细网状的白色条纹(Wickham纹)，与附属器周围颗粒层肥厚有关
- 黏膜
  - 糜烂性扁平苔藓是外阴阴道皮肤最常见的病变类型；最终可能会产生瘢痕
    - 表中列有组织学和临床诊断标准
    - 外阴阴道牙龈综合征表现为外阴、阴道、牙龈的糜烂病变
  - 网状扁平苔藓是第二大常见的形式，表现为白色花边条纹
  - 其他形式：丘疹性、肥大性、萎缩性，大疱性

治疗

- 药物
  - 局部及病变内治疗
    - 皮质类固醇、视黄酸类、环孢素、他克莫司、依曲替酸、PUVA/UVB
  - 系统治疗
    - 类固醇类、视黄酸类、免疫调制剂
  - 如治疗无效，应重新评估伴随的接触性皮炎，是否有继发性/医源性感染和恶性肿瘤的可能

预后

- 皮肤受累，一般为自限性(6~9个月)
- 黏膜疾病治疗效果差，可持续存在(数年)
- 如果继发鳞状细胞癌，则预后较差
  - 腹股沟转移及疾病相关的死亡发生率高
  - 受累黏膜常见鳞状细胞癌复发

大体所见

一般特征

- 玻璃样白色丘疹和斑块
- 广泛的糜烂和溃疡

显微镜下所见

组织学特征

- 角化过度不伴角化不全
- 毗邻顶端汗管和毛囊壶腹部颗粒层呈楔形肥厚
- 不规则棘层肥厚伴有“锯齿样”的网嵴结构
- 表皮内异常角化(Civatte小体)及真皮乳头内的胶样小体，是基底细胞损伤的继发性改变
- 基底细胞鳞状分化
- 在真皮和表皮交界处有裂隙(“Max-Joseph”间隙)
- 淋巴组织细胞浸润带既不掩盖真表皮交界，也不明显延伸至基底膜
- 浆细胞常位于/或邻近黏膜表面
- 晚期病变有表皮萎缩、真皮乳头层纤维化，以及不同程度的色素失调

辅助实验

免疫荧光

- 主要为IgM沉积
- IgA、IgG、C3少见，胶样小体可用纤维蛋白原染色显示

鉴别诊断

苔藓样药疹

- 角化不全
- 局灶表皮内异常角化
- 嗜酸性粒细胞浸润
- 深部血管丛受累

早期硬化性苔藓

- 柱状角化不全
- 表皮的角质层变薄，伴有异常角化细胞
- ±浅表弹性组织缺失
- 银屑病样表皮增生伴大量淋巴细胞浸润
- 淋巴细胞沿基底层呈线性分布
- 表皮下和血管周围的薄层嗜酸性均质物质

外阴糜烂性扁平苔藓诊断标准
至少需要满足以下 9 个标准中的 3 个才能诊断
阴道口存在边界清楚的糜烂或表面光亮的红斑
周围皮肤伴有 Wickham 纹
疼痛和/或烧灼感
瘢痕形成和/或失去正常结构
存在阴道炎症
其他黏膜部位受累
表皮-真皮交界处的浅表结缔组织内存在界限清楚的炎症浸润带
存在主要由淋巴细胞组成的炎症带
基底细胞层变性的证据(例如,Civatte 小体、异常角质形成细胞或基底细胞凋亡)

Adapted from Diagnostic criteria for erosive lichen planus affecting the vulva: an international electronic-Delphi consensus exercise. Br J Dermatol. 2013 Aug;169(2):337-43.

- 无"锯齿样"的网嵴结构
- 无基底层细胞鳞状分化
- 无楔形颗粒层增厚

梅毒

- 浆细胞浸润伴深层血管丛受累
- 中性粒细胞浸润(早期病变)或肉芽肿性浸润(晚期病变)
- 内皮细胞肿胀(动脉内膜炎)
- 角化不良轻微
- 螺旋体的存在(银或免疫过氧化物酶染色)

黏膜浆细胞增多症(Zoon 外阴炎)

- 伴有皮肤棘细胞层水肿的皮炎
- 表浅,呈"菱形"的角化细胞
- 红细胞外渗
- 含铁血黄素沉积
- 丰富的浆细胞(占浸润成分的 75%)
- 无"锯齿样"的表皮网嵴结构、基底层细胞鳞状分化、楔形颗粒层增厚及角化异常

ELAM

- 重要意义的临床病史
- 多灶裂隙及棘层松解

诊断注意事项

临床相关性病理学特征

- 黏膜部位的诊断很重要,因为常伴有瘢痕
- 外阴黏膜受累常伴有其他黏膜受累,特别是口腔
- 阴道受累有助于排除硬化性苔藓
- 生殖器以外的扁平苔藓可有助于确定诊断

病理诊断要点

- 若伴有基底细胞鳞状分化、棘层"锯齿状"肥厚及淋巴组织细胞浸润带出现,则应考虑为扁平苔藓
- 可能会继发恶性肿瘤(鳞状细胞癌),因此长期随访十分必要

部分参考文献

1. Regauer S et al: Human papillomavirus-induced squamous intraepithelial lesions in vulvar lichen planus. J Low Genit Tract Dis. 20(4):360-4, 2016
2. Chan MP et al: Vulvar dermatoses: a histopathologic review and classification of 183 cases. J Cutan Pathol. 42(8):510-8, 2015
3. Cheng H et al: Diagnostic criteria in 72 women with erosive vulvovaginal lichen planus. Australas J Dermatol. ePub, 2015
4. Edwards SK et al: 2014 UK national guideline on the management of vulval conditions. Int J STD AIDS. 26(9):611-24, 2015
5. Guerrero A et al: Inflammatory vulvar dermatoses. Clin Obstet Gynecol. 58(3):464-75, 2015
6. Schlosser BJ et al: Lichen sclerosus and lichen planus in women and girls. Clin Obstet Gynecol. 58(1):125-42, 2015
7. Weyers W: Hypertrophic lichen sclerosus sine sclerosis: clues to histopathologic diagnosis when presenting as psoriasiform lichenoid dermatitis. J Cutan Pathol. 42(2):118-29, 2015
8. Zendell K: Genital lichen planus: update on diagnosis and treatment. Semin Cutan Med Surg. 34(4):182-6, 2015
9. Regauer S et al: Vulvar cancers in women with vulvar lichen planus: a clinicopathological study. J Am Acad Dermatol. 71(4):698-707, 2014
10. Lewis FM et al: Erosive vulval lichen planus--a diagnosis not to be missed: a clinical review. Eur J Obstet Gynecol Reprod Biol. 171(2):214-9, 2013
11. Simpson RC et al: Diagnostic criteria for erosive lichen planus affecting the vulva: an international electronic-Delphi consensus exercise. Br J Dermatol. 169(2):337-43, 2013
12. Chiu TL et al: Multifocal multicentric squamous cell carcinomas arising in vulvovaginal lichen planus. J Low Genit Tract Dis. 15(3):246-7, 2011
13. Helgesen AL et al: Vaginal involvement in genital erosive lichen planus. Acta Obstet Gynecol Scand. 89(7):966-70, 2010
14. Pipkin C: Erosive diseases of the vulva. Dermatol Clin. 28(4):737-51, 2010
15. Santegoets LA et al: A retrospective study of 95 women with a clinical diagnosis of genital lichen planus. J Low Genit Tract Dis. 14(4):323-8, 2010
16. Kennedy CM et al: Erosive vulvar lichen planus: a cohort at risk for cancer? J Reprod Med. 53(10):781-4, 2008
17. Belfiore P et al: Prevalence of vulval lichen planus in a cohort of women with oral lichen planus: an interdisciplinary study. Br J Dermatol. 155(5):994-8, 2006
18. Di Fede O et al: Unexpectedly high frequency of genital involvement in women with clinical and histological features of oral lichen planus. Acta Derm Venereol. 86(5):433-8, 2006
19. Kirtschig G et al: Mucosal vulval lichen planus: outcome, clinical and laboratory features. J Eur Acad Dermatol Venereol. 19(3):301-7, 2005
20. Lewis FM et al: Vulval involvement in lichen planus: a study of 37 women. Br J Dermatol. 135(1):89-91, 1996

"锯齿状"的网嵴结构

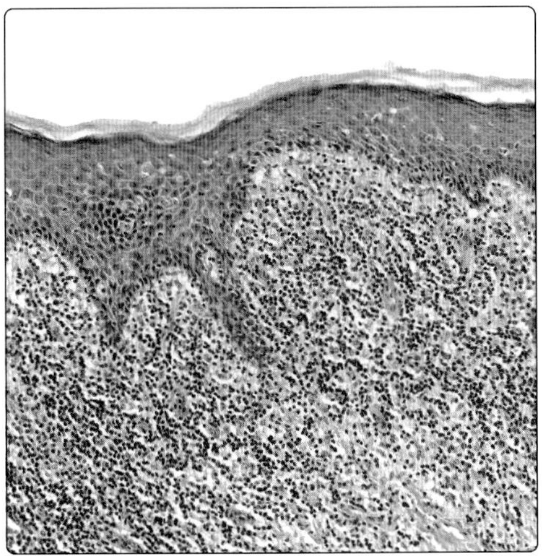

"Max-Joseph"间隙

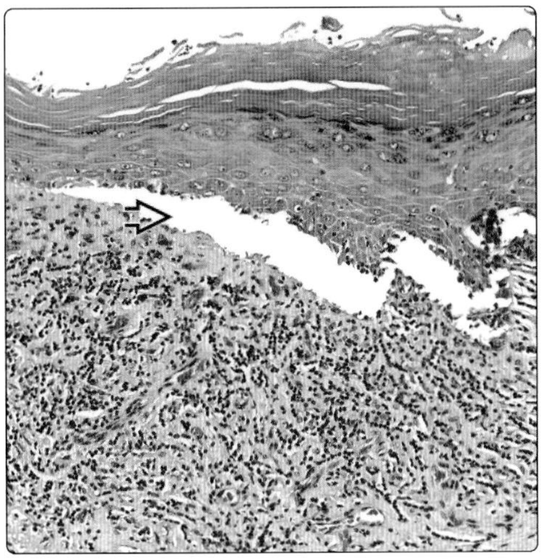

(**左**)扁平苔藓中,可出现伴有"锯齿"状网嵴结构的不规则棘层增厚,淋巴浆细胞性浸润并不掩盖或延伸至表皮基底层上方。(**右**)在扁平苔藓中,表皮与真皮交界处裂隙➡的形成是继发于基底细胞的水肿变性("Max-Joseph"间隙)。这表示开始出现水疱

二期梅毒,苔癣样反应

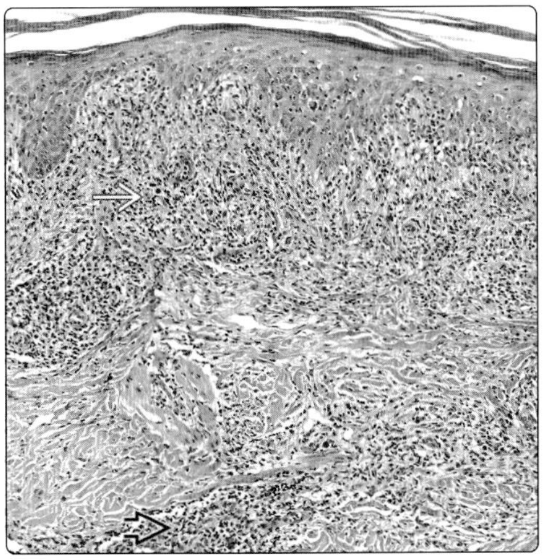

二期梅毒,免疫组织化学呈螺旋体阳性

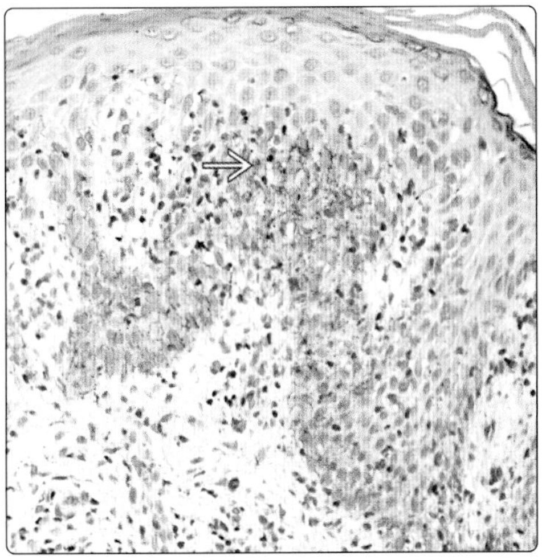

(**左**)二期梅毒可表现为带状淋巴细胞浸润➡,同时伴有基底层细胞空泡变性和角化异常细胞。血管周围浆细胞➡的存在是这一诊断的重要线索。(**右**)免疫组织化学呈螺旋体➡阳性可明确诊断

菱形角质细胞和棘层水肿(Zoon外阴炎)

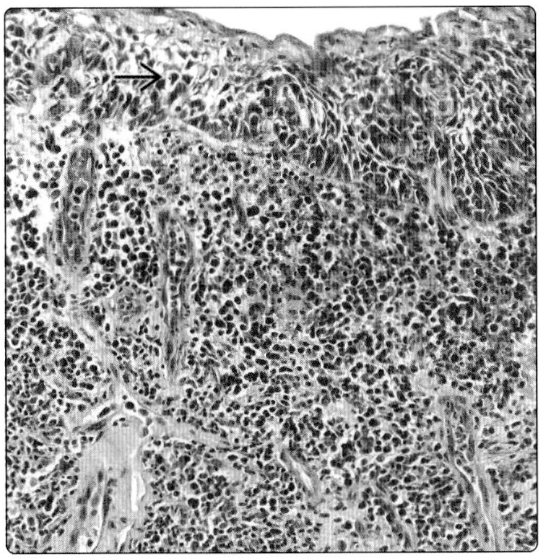

主要为浆细胞浸润(Zoon外阴炎)

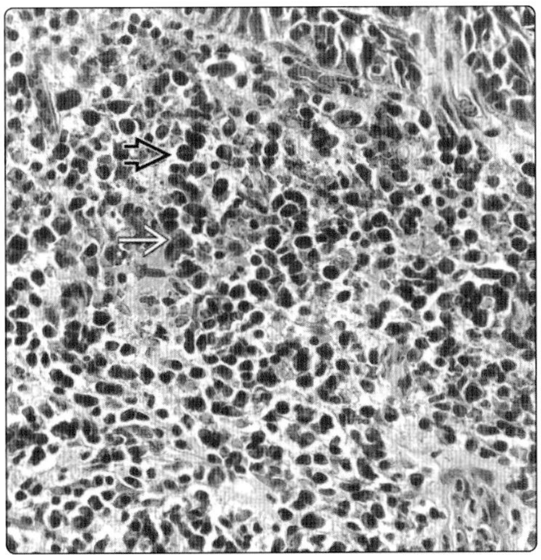

(**左**)Zoon外阴炎可出现菱形角化细胞和棘层水肿➡。淋巴细胞和大量浆细胞呈厚的带状浸润是这一疾病的特征。(**右**)Zoon外阴炎中浆细胞浸润的密度不一,只有当其超过总浸润的75%时,才能诊断该疾病➡。其他特征包括真皮中存在红细胞外渗和含铁血黄素➡

第2节 固定性药疹

要 点

术语

- 暴露于刺激性药物后，在黏膜或皮肤的同一部位出现复发性椭圆形、有色素沉着的病变，并伴有红斑空晕

临床问题

- 起初在唇部、生殖器或四肢近端发生典型的孤立性椭圆形红斑
- 随后在同一部位发作，表现相似，但会有色素沉着
- 终身对药物过敏；治疗即为避免用药
- 通过非特异性活检，微生物学检查阴性及治疗无反应可帮助固定性药疹（FDE）与任何急性或复发性外阴炎进行鉴别诊断

显微镜下所见

- 急性 FDE
  - ○ 病变进展突然并保留有“编织网状”的角化层
  - ○ 多形性红斑样表皮反应模式的空泡界面性皮炎
  - ○ 在真表皮交界处、表皮中上部存在坏死的角化细胞
  - ○ ±伴广泛空泡变性的表皮下囊泡
  - ○ 常存在海绵层水肿（特别是早期病变）±中性粒细胞脓肿
  - ○ 血管周淋巴细胞浸润±中性粒细胞和/或嗜酸性粒细胞，通常累及深层血管丛
- 复发性 FDE
  - ○ 除了急性表现外还伴有毛细血管后微静脉周围黑色素失调及真皮乳头纤维化

首要的鉴别诊断

- 多形性红斑
- 单纯疱疹病毒感染，复发

(左)在固定性药疹的早期，“编织网状”的角质层仍存在且有显著的真皮水肿。这些病变通常发生在药物暴露的两周内。(右)在表皮急性固定性药疹中可以看到伴中性粒细胞性微脓肿的表皮棘层水肿；在显著水肿和红细胞外渗的背景中，真皮中有嗜酸性粒细胞和中性粒细胞浸润

“编织网状”角化层的保留及真皮水肿

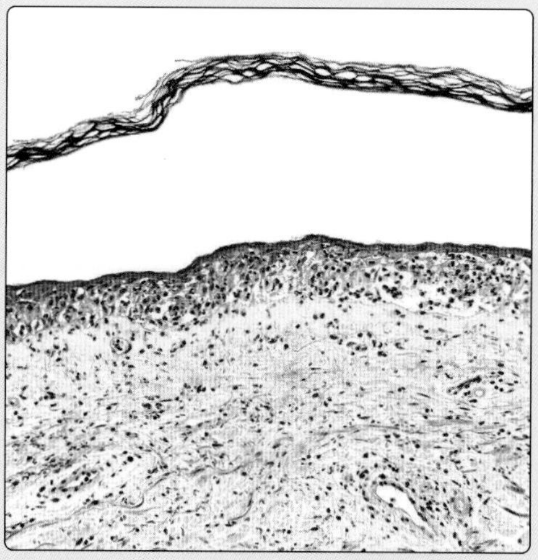

明显的棘层水肿和急性炎症

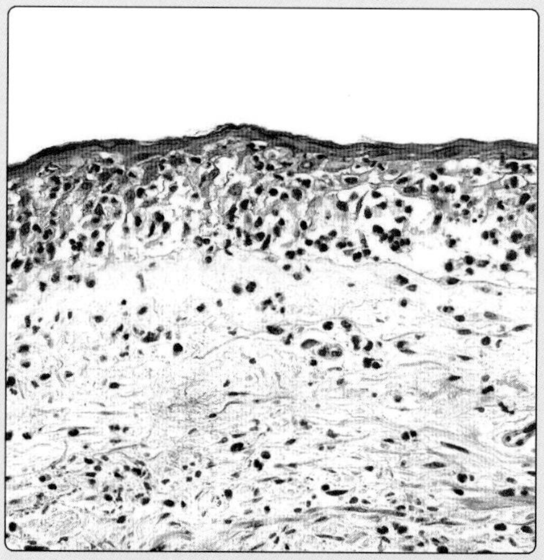

(左)在确诊的固定性药疹中，角质层是存在的⇨，界面性皮炎伴有基底层的空泡变性⇨，并在表皮的各层伴有大量坏死的角化细胞⇨。(右)由淋巴细胞和急性炎症细胞组成的明显炎性浸润可延伸至真皮内的深血管丛。黑色素失调最常见于复发性病变，并导致色素沉着过度的临床表现

界面性皮炎及坏死的角化细胞

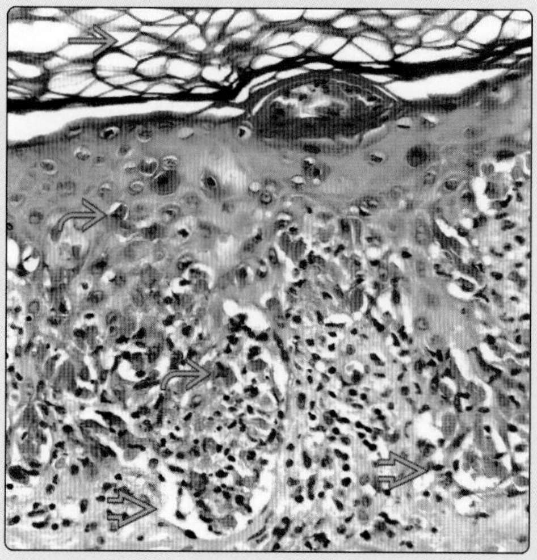

明显的混合性炎症细胞浸润

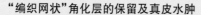

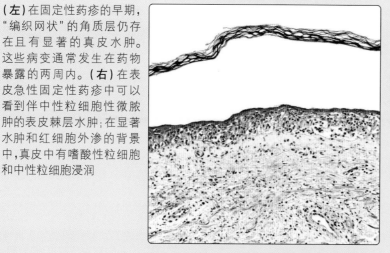

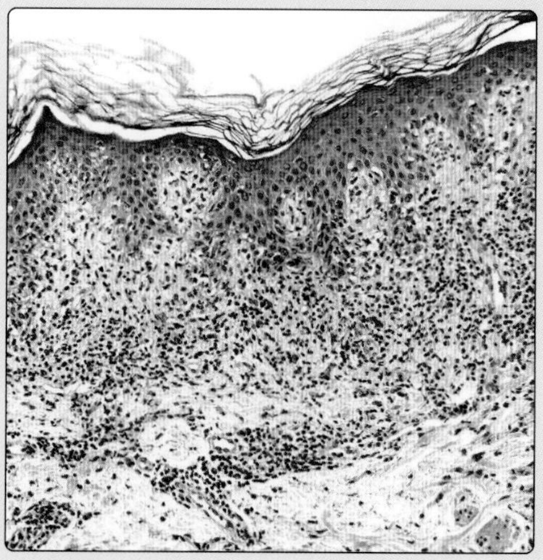

术语

缩略语

- 固定性药疹(fixed drug eruption,FDE)

定义

- 暴露于刺激性药物后,在黏膜或皮肤的同一部位内出现复发性椭圆形色素沉着的病变,并伴有红斑空晕

病因/发病机制

Ⅳ型超敏反应

- 在静止期,CD8(+)记忆 T 细胞(受角化细胞分泌的 IL-15 保护而避免凋亡),是后续免疫反应的储备细胞
- 每次暴露时,药物与基底角化细胞结合,发挥半抗原作用
- CD8(+)记忆 T 细胞适当地释放 IFN-Y 和 TNF-a,而极少释放 IL-2 和 IL-4
  - 细胞毒性颗粒吸引更多的 CD4(+)/CD8(+)T 细胞到达反应部位
  - CD8(+)T 细胞被肥大细胞激活,且 TNF-a 诱导产生细胞黏附分子
- 在下调期,能够分泌 IL-10 的 CD4(+)、CD25(+)T 细胞迁移到皮损处
  - 这些 T 细胞通过促进凋亡清除大部分扩增的克隆细胞,但保留 CD8(+)记忆细胞,以便在下一次暴露时再次启动这一过程

诱发药物

- 抗菌药物:复方新诺明(最常见)、β-内酰胺类、喹诺酮类、四环素、红霉素、克拉霉素及利福平
- 抗真菌药物:唑类、灰黄霉素、特比萘芬
- 精神活性药物:巴比妥类、鸦片生物碱、水合氯醛、昂丹司琼、抗惊厥药、氯氮䓬、水合氯醛及卡马西平
- 镇痛药:阿司匹林、布洛芬、塞来昔布、对乙酰氨基酚、苯丁酮、氧苯丁酮、萘普生、吡罗昔康、氯甲酮

临床问题

流行病学

- 发病率
  - 皮肤药疹的 16%~21%
    - 门诊药疹患者的 1%
    - 住院药疹患者的 2%~5%
  - HLA-B22(+)、HLA-A30(+)、HLAB16(+)个体患病率较高
- 无性别、种族或年龄倾向

表现

- 起初在唇部、生殖器或四肢近端发生典型的孤立性椭圆形红斑
  - 烧灼感±瘙痒
- 暴露后 2 周内开始出现病变,在数天至数周内逐渐消失,并有色素沉着
- 随后的发作发生在相同的部位,再暴露后表现为椭圆形色素沉着斑块,伴周围红斑
- 可能发生大疱性病变或糜烂(特别是黏膜)
- 相比于黏膜外角化部位,黏膜的炎症后改变最轻

治疗

- 避免再次使用致病药物(较佳选择)
- 局部应用皮质类固醇及系统性应用抗组胺药进行对症治疗
- 可能会出现对致敏药物的脱敏

预后

- 如果致敏药物持续存在,则经常复发
- 随着重复暴露,除了最初病变外,还可能出现其他损伤
  - 日后若发生药物暴露,每种病变都会被激活(广义 FDE)

显微镜下所见

组织学特征

- 急性 FDE
  - 病变急性进展并保留有“编织网状”的角化层
  - 多形性红斑样表皮反应模式的空泡界面性皮炎
  - 真皮-表皮交界处,表皮中上部的角质形成细胞坏死
  - ±伴有广泛的空泡变性的表皮下囊泡
  - 常存在海绵层水肿(特别是早期病变)±中性粒细胞性脓肿
  - 血管周淋巴细胞浸润±中性粒细胞和/或嗜酸性粒细胞,通常累及深层血管丛
- 复发性 FDE
  - 除急性表现外还有毛细血管后微静脉周围的黑色素失调和真皮乳头纤维化

鉴别诊断

多形性红斑

- 以淋巴细胞为主,嗜酸性粒细胞相对较少,无中性粒细胞
- 无真皮乳头层纤维化
- 毛细血管后微静脉周围无色素沉着

单纯疱疹病毒感染,复发

- 伴有淋巴细胞浸润的界面空泡化,嗜酸性粒细胞罕见
- 在表皮或毛囊中存在病毒细胞病理改变

诊断注意事项

病理诊断要点

- 由于 FDE 和多形性红斑之间可能存在较多的组织学重叠,因此临床相关病史至关重要

部分参考文献

1. Mizukawa Y et al: Fixed drug eruption: a prototypic disorder mediated by effector memory T cells. Curr Allergy Asthma Rep. 9(1):71-7, 2009
2. Shiohara T: Fixed drug eruption: pathogenesis and diagnostic tests. Curr Opin Allergy Clin Immunol. 9(4):316-21, 2009
3. Wain EM et al: Fixed drug eruption of the vulva secondary to fluconazole. Clin Exp Dermatol. 33(6):784-5, 2008
4. Fischer G: Vulvar fixed drug eruption. a report of 13 cases. J Reprod Med. 52(2):81-6, 2007
5. Sehgal VN et al: Fixed drug eruption (FDE): changing scenario of incriminating drugs. Int J Dermatol. 45(8):897-908, 2006

第3节 多形性红斑

要 点

术语

- 由针对抗原(感染及药物)的急性自限性免疫介导的超敏反应组成的临床疾病谱

病因/发病机制

- 免疫介导的超敏反应所致的急性细胞毒性表皮反应模式
- 感染和药物,最常见的诱发成分
- 自限性,通常在2~3周缓解
- Steven-Johnson综合征(SJS)/毒性表皮坏死松解症(TEN)可能是致命的(死亡率为5%~40%)

临床问题

- 靶型荨麻疹样丘疹/丘疱疹
  - 小者:局部红疹
  - 大者:弥漫靶型或隆起型水肿斑块
  - SJS
    - 躯干及面部<10%发生表皮脱落
    - 病变严重,可能导致阴道狭窄
  - TEN
    - 躯干及面部>30%发生表皮脱落

显微镜下所见

- 典型急性细胞毒性空泡性界面皮炎
- 正常角化的角质层存在
- 基底层角化细胞坏死,坏死角化细胞漩涡结构上升到棘层(晚期),有时可见表皮全层坏死
- 基底膜上下空泡改变±表皮下水疱形成
- 真皮浅层及真皮-表皮交界处血管周围可见淋巴细胞(界面皮炎)

首要的鉴别诊断

- 固定性药疹
- 进展性疱疹病毒感染
- 结缔组织病

界面皮炎(早期)

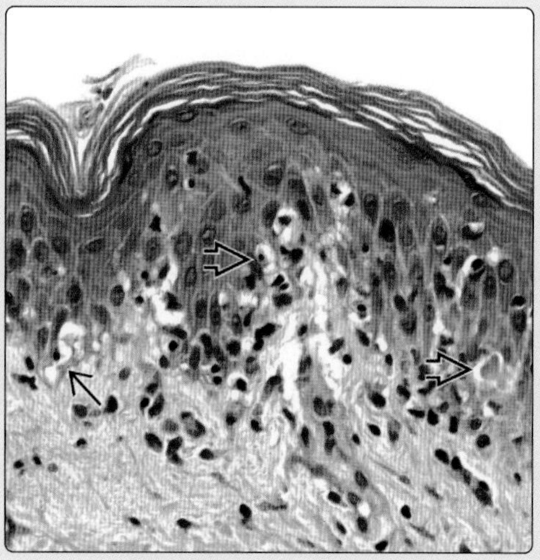

更上层的坏死角化细胞漩涡结构(晚期)

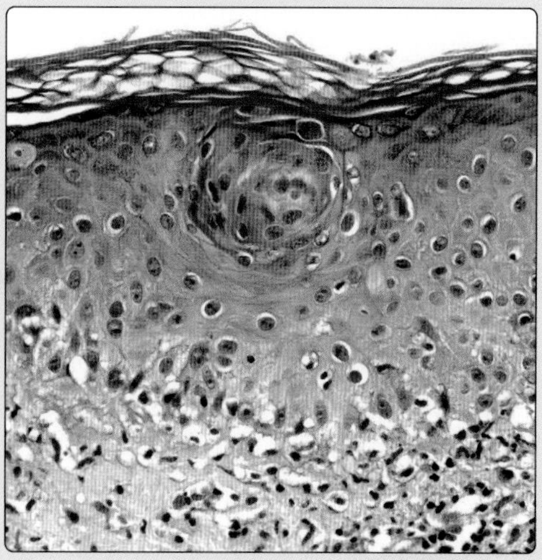

(左) 多形性红斑是界面皮炎的典型病变,真皮-表皮交界处特征性表现为基底角化细胞周围的透明区(空泡化)➡,并见坏死及凋亡的角化细胞➡。"编织网状"角质层仍然存在。**(右)** 在已确诊的多形性红斑中,坏死角质细胞的漩涡结构延伸至颗粒层,图示为基底层空泡化及角质层"编织网状"结构存在

疱疹病毒感染的红斑样反应

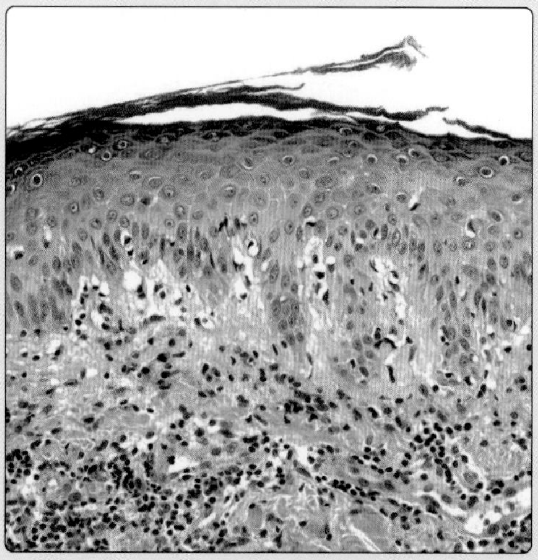

伴红斑样反应的疱疹性毛囊炎

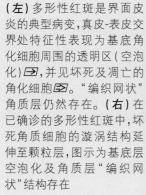

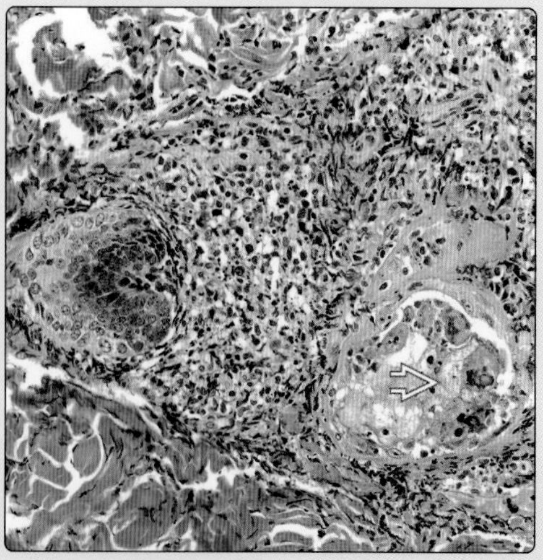

(左) 多形性红斑样表皮反应模式(基底真皮-表皮交界处空泡变)可发生于单纯疱疹病毒反应,病毒细胞病理改变可见于平切的毛囊上皮。**(右)** 伴核挤压和染色质边集的多核细胞可诊断为疱疹病毒感染➡

第 3 节 多形性红斑

术语

定义

- 由针对抗原(感染及药物)的急性自限性免疫介导的超敏反应组成的临床疾病谱

病因/发病机制

Ⅳ型超敏反应

- 感染成分:单纯疱疹病毒 1 型及 2 型、水痘-带状疱疹病毒、肺炎支原体
- 药物介导:磺胺类药物、抗生素、抗惊厥药、非甾体抗炎药
- 其他相关因素:放射对比剂、肿瘤、妊娠、疫苗

临床问题

流行病学

- 发病率
  - 每百万人 1.2~6.0 例
    - 若为慢性病程,外阴受累约 25%
- 年龄
  - 主要见于 20~40 岁;儿童不常见

部位

- 小部分:肢端>>中心,黏膜未受累
- 大部分:肢端及伴有<10%体表受累的≥1 处黏膜受累

表现

- 靶型荨麻疹样丘疹/丘疱疹
  - 小者:局部红疹
  - 大者:弥漫靶型或隆起型水肿斑块
  - Steven-Johnson 综合征(SJS)
    - 躯干及面部<10%发生表皮脱落
    - 如果病变严重,可能导致外阴狭窄
  - 毒性表皮坏死松解症(TEN)
    - 躯干及面部大于 30%发生表皮脱落

疾病自然史

- 起病到完全发病发生于 72 小时内
- 自限性,通常在 2~3 周缓解,无后遗症
- SJS/TEN 为进展性病程,并有潜在死亡可能

治疗

- 抗组胺药,外用糖皮质激素
- 如果病变复发与疱疹病毒感染有关,应采取预防性抗病毒治疗

预后

- 多形性红斑预后良好,尤其是在触发抗原被识别的情况下
- SJS/TEN 可能是致命的(死亡率为 5%~40%)

显微镜下所见

组织学特征

- 典型急性细胞毒性空泡界面皮炎
  - 正常角化的角质层存在(编织网状结构)
  - 基底层角化细胞坏死,坏死角化细胞形成的漩涡结构上升到棘层(晚期),有时可见表皮全层坏死
  - 基底膜上下可见空泡改变
  - 基底膜裂隙汇合处可发生表皮下水疱
  - 真皮浅层及真皮-表皮交界处见血管周淋巴细胞(界面皮炎)
  - 除药物介导外,嗜酸性粒细胞通常缺失

鉴别诊断

固定性药疹

- 中性粒细胞、嗜酸性粒细胞浸润真皮深部
- 真皮乳头层可见较多黑色素吞噬体(色素变型)

进展性疱疹病毒感染

- 表皮内,尤其是毛囊内,可见病毒病理表现

结缔组织病

- 临床病史
- 淋巴组织细胞沿浅血管丛、深血管丛及附属器周围结构浸润
- 胶原束间可见黏液沉积
- 基底膜增厚

诊断注意事项

病理诊断要点

- 在生殖器区皮肤,识别与单纯疱疹病毒有关的多形性红斑表皮反应模式十分重要
  - 在生殖器及生殖旁部位出现的非典型表现可能预示疱疹病毒反应
- 正常成熟的角质层存在反映急性病程
- 汗腺开口处出现嗜酸性粒细胞及中性粒细胞,提示病因为药物介导
- 取材水疱病变时,为诊断界面皮炎,需重点取材病变边缘
- 大疱形成时,需活检进行免疫荧光检测以排除自身免疫性大疱性疾病

部分参考文献

1. Sousa-Pinto B et al: Stevens-Johnson syndrome/toxic epidermal necrolysis and erythema multiforme drug-related hospitalisations in a national administrative database. Clin Transl Allergy. 8:2, 2018
2. Dodiuk-Gad RP et al: Stevens-Johnson syndrome and toxic epidermal necrolysis: an update. Am J Clin Dermatol. 16(6):475-93, 2015
3. Andreassi L et al: Non-infectious inflammatory genital lesions. Clin Dermatol. 32(2):307-14, 2014
4. Pliskow S: Severe gynecologic sequelae of Stevens-Johnson syndrome and toxic epidermal necrolysis caused by ibuprofen: a case report. J Reprod Med. 58(7-8):354-6, 2013
5. Wetter DA et al: Recurrent erythema multiforme: clinical characteristics, etiologic associations, and treatment in a series of 48 patients at Mayo Clinic, 2000 to 2007. J Am Acad Dermatol. 62(1):45-53, 2010
6. Meneux E et al: Vulvovaginal involvement in toxic epidermal necrolysis: a retrospective study of 40 cases. Obstet Gynecol. 91(2):283-7, 1998
7. Schofield JK et al: Recurrent erythema multiforme: clinical features and treatment in a large series of patients. Br J Dermatol. 128(5):542-5, 1993
8. Bonafe JL et al: Introital adenosis associated with the Stevens-Johnson syndrome. Clin Exp Dermatol. 15(5):356-7, 1990
9. Huff JC et al: Erythema multiforme: a critical review of characteristics, diagnostic criteria, and causes. J Am Acad Dermatol. 8(6):763-75, 1983

第4节 黏膜浆细胞增多症(Zoon 外阴炎)

要点

术语

- 累及外阴前庭及小阴唇的特发性富于浆细胞(50%)的苔藓样皮炎

临床问题

- 成人>>>儿童
- 无症状,孤立性,界限清晰,红-棕斑片或斑块
- 外阴前庭、尿道周围及小阴唇
- 性交困难,排尿困难,瘙痒,疼痛
- 发生在儿童者可与儿童性虐待相混淆

大体所见

- 通常1~3cm,界限清晰,表面呈斑点状的红/棕斑片或斑块

显微镜下所见

- 黏膜下层的上部、中部或真皮可见密集的富于浆细胞的带状浸润
- 浆细胞需占浸润成分>50%,<25%被认为是非特异性的
- 伴轻度棘层水肿的变薄鳞状上皮可能脱落或缺失
  - 颗粒层和角质层缺失
  - 方形或菱形,扁平的角化细胞
  - 无细胞非典型性
- 慢性病变中见红细胞渗出和/或含铁血黄素沉积

辅助实验

- κ∶λ:约为2∶1(多克隆性浸润)

首要的鉴别诊断

- 一期和二期梅毒
- 皮肤浆细胞增多
- 原位鳞状细胞癌
- 乳腺外佩吉特病

带状浸润

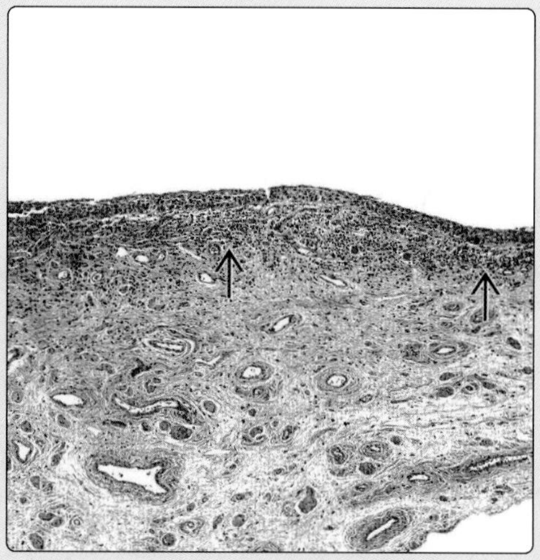

富于浆细胞浸润

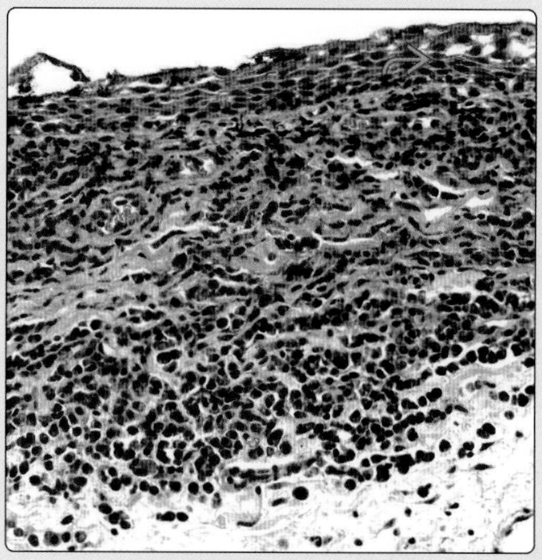

(左)在黏膜浆细胞增多症中,带状慢性炎性浸润出现在真皮上部➡,且与表面覆盖的鳞状上皮变薄有关。**(右)**黏膜浆细胞增多症的炎性浸润成分富于浆细胞(根据定义,相应成分占总浸润成分>50%)。鳞状上皮出现棘层水肿⇨,且表面角质层和颗粒层缺失

红细胞外渗

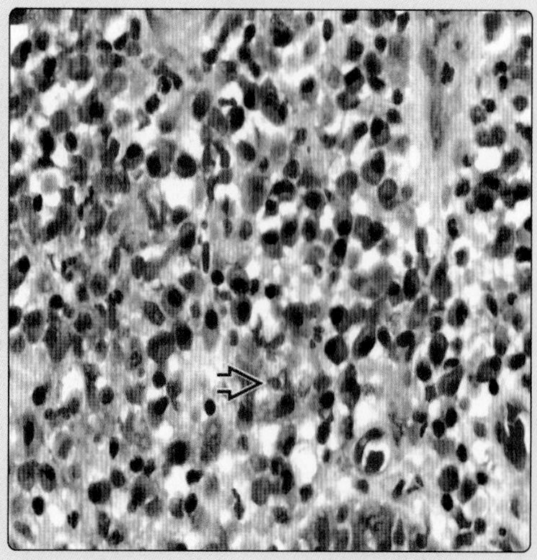

含铁血黄素沉积,铁染色

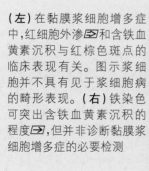

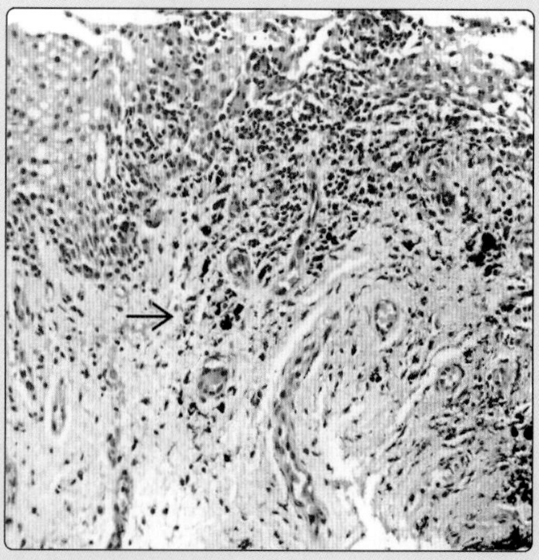

(左)在黏膜浆细胞增多症中,红细胞外渗➡和含铁血黄素沉积与红棕色斑点的临床表现有关。图示浆细胞并不具有见于浆细胞病的畸形表现。**(右)**铁染色可突出含铁血黄素沉积的程度➡,但并非诊断黏膜浆细胞增多症的必要检测

术语

同义词

- 浆细胞外阴炎
- 局限性浆细胞外阴炎
- Zoon 外阴炎

定义

- 常累及外阴前庭及小阴唇的富于浆细胞性(>50% 的浸润成分)自限性皮炎

病因/发病机制

未知

- 可能与创伤、感染及对不明抗原或血管外渗的自身免疫有关

临床问题

流行病学

- 年龄
  - 成人;罕见儿童受累
- 性别
  - 男性>>女性

部位

- 外阴前庭、尿道周围区域及小阴唇

表现

- 孤立,界限清晰,有光泽,红棕色斑片或斑块
- 性交困难,排尿困难,瘙痒及疼痛
  - 经常出现症状,程度和持续时间与症状的严重性无关
- 发生在儿童者可与儿童性虐待相混淆

治疗

- 局部使用类固醇、环孢素或咪喹莫特
- 激光消融术

预后

- 与治疗不积极有关的良性慢性病程

大体所见

一般特征

- 轮廓清楚,红棕色斑片或斑块,表面斑点状且充血
- 可见少量斑点融合
- 常出现溃疡

大小

- 通常为 1~3cm

显微镜下所见

组织学特征

- 黏膜下层的上部、中部或真皮可见密集的富于浆细胞的带状浸润
- 浆细胞需占浸润成分>50%;<25% 被认为是非特异性的
- 有时可见肥大细胞、嗜酸性细胞及中性粒细胞
- 真皮浅层/黏膜血管增生
- 伴轻度棘层水肿的变薄鳞状上皮可能脱落或缺失
  - 颗粒层和角质层缺失
- 慢性病变中见红细胞渗出和/或含铁血黄素沉积

细胞学特征

- 方形或菱形的扁平角化细胞
- 无细胞非典型性

辅助实验

免疫组织化学

- κ:λ:约为 2:1(多克隆性浸润)

鉴别诊断

一期或二期梅毒

- 银屑病样增生(二期梅毒)
- 内皮细胞肿胀(动脉内膜炎)
- 大量淋巴细胞和中性粒细胞
- 银染色和免疫组织化学染色可见梅毒螺旋体

皮肤浆细胞增多症

- 致密均一的浆细胞浸润皮肤,而非黏膜
- 血清电泳可见单克隆峰(单克隆浸润)

原位鳞状细胞癌

- 缺乏成熟的角化细胞
- 细胞非典型性累及全层
- 活跃的核分裂象
- 混合炎性浸润

乳腺外佩吉特病

- 在表皮基底层可见单个或巢状的非典型细胞
- 细胞胞质丰富透亮±胞质内黏液小泡
- 可出现混合性炎性浸润
- GATA3、CEA 阳性

诊断注意事项

病理诊断要点

- 考虑黏膜浆细胞增多症诊断的前提是浆细胞成分需占全部浸润成分>50%

部分参考文献

1. Virgili A et al: Symptoms in plasma cell vulvitis: first observational cohort study on type, frequency and severity. Dermatology. 230(2):113-8, 2015
2. Brix WK et al: Idiopathic lymphoplasmacellular mucositis-dermatitis. J Cutan Pathol. 37(4):426-31, 2010
3. Virgili A et al: Retrospective histopathologic reevaluation of 18 cases of plasma cell vulvitis. J Reprod Med. 50(1):3-7, 2005
4. Yoganathan S et al: Plasma cell balanitis and vulvitis (of Zoon). a study of 10 cases. J Reprod Med. 39(12):939-44, 1994
5. Scurry J et al: Vulvitis circumscripta plasmacellularis. a clinicopathologic entity? J Reprod Med. 38(1):14-8, 1993
6. Davis J et al: Vulvitis circumscripta plasmacellularis. J Am Acad Dermatol. 8(3):413-6, 1983

第5节 硬化性苔藓

要点

术语

- 慢性瘙痒性纤维化皮肤病,主要影响绝经后妇女的肛门及生殖器的皮肤和黏膜

临床问题

- 好发于50岁左右
- 不同程度瘙痒
- 界限清晰的"瓷白色"到"亮粉色"的斑块,呈典型的"8字"分布

大体所见

- 不规则的白色到红斑样的斑块
- 卷烟纸样外观

显微镜下所见

- 早期病变
  - 伴有过度角化的银屑病样表皮增生
  - 真皮浅层带状慢性炎症
  - 表皮基底层空泡形成
  - 真皮乳头层纤维化
  - 淋巴细胞外渗进入表皮下层
- 成熟病变
  - 真皮乳头层均质化
  - 血管"脱落"
  - 慢性炎性浸润的位置更深
  - 伴网嵴结构消失的表皮萎缩
- 慢性病变中见红细胞渗出和/或含铁血黄素沉积

辅助实验

- 基底膜以上p53不同程度阳性
- CK17常阳性;p16阴性

首要的鉴别诊断

- 外阴上皮内肿瘤,分化型
- 扁平苔藓
- 局限性硬皮病
- 晚期放射性皮炎

带状淋巴细胞浸润

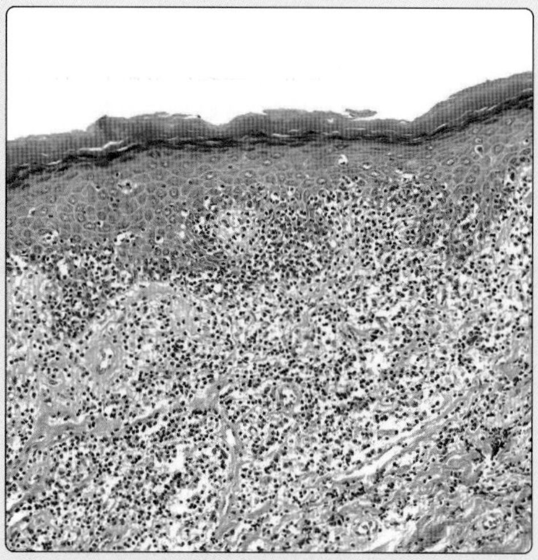

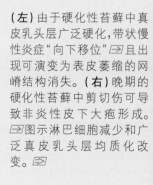

基底层空泡化和淋巴细胞外渗浸润

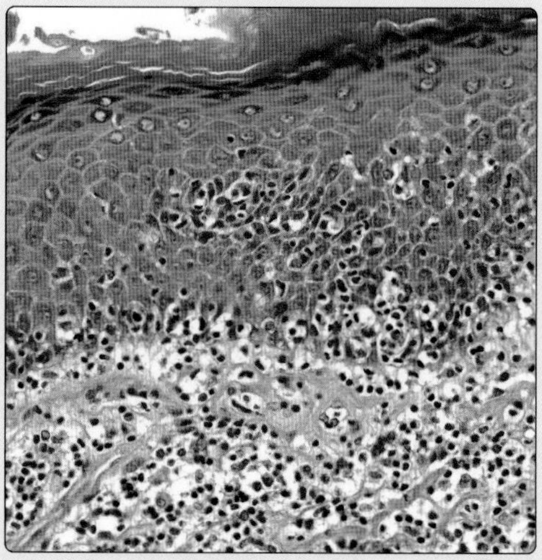

(左)伴带状淋巴细胞浸润,真皮乳头层纤维化,过度角化及颗粒层增生的银屑病样表皮增生是早期硬化性苔藓的特征。上述特征与白色斑块的临床表现有关。(右)早期硬化性苔藓可见伴淋巴细胞外渗入表皮下层,基底层空泡变性,无明显的棘层水肿。病变早期缺乏明显真皮玻璃样变性

网嵴结构消失

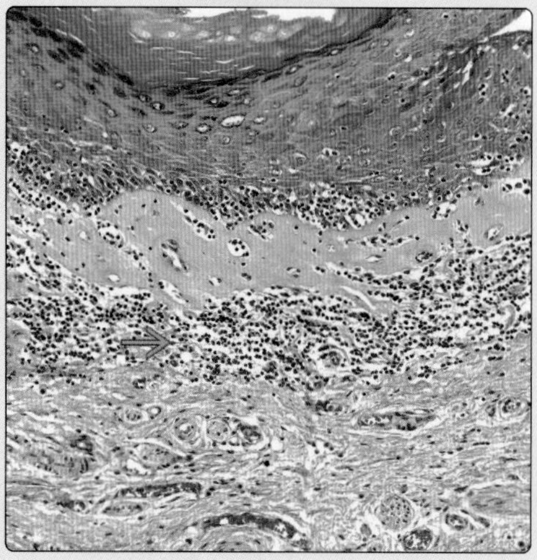

真皮乳头层均质化

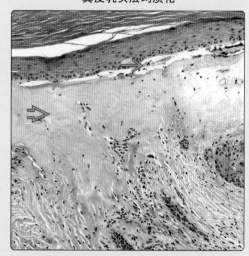

(左)由于硬化性苔藓中真皮乳头层广泛硬化,带状慢性炎症"向下移位"➡且出现可演变为表皮萎缩的网嵴结构消失。(右)晚期的硬化性苔藓中剪切伤可导致非炎性皮下大疱形成。➡图示淋巴细胞减少和广泛真皮乳头层均质化改变。➡

术语

定义

- 慢性瘙痒性纤维化皮肤病，主要累及绝经期女性肛门、生殖器的皮肤及黏膜

临床问题

流行病学

- 发病率
  - 2%~3%女性就诊妇科医生的原因
  - 外阴门诊最常见的皮肤病
  - 患者大部分伴有局限性硬皮病
- 年龄
  - 好发于 50 岁左右
- 种族
  - 白种人更常见

部位

- 好发于肛门-生殖器区

表现

- 不同程度的瘙痒，但有疼痛感
- 有时可出现性交困难
- 界限清晰的"瓷白色"到"亮粉色"的斑块，呈典型的"8 字"分布
- 如果病变长期存在，可出现局部萎缩及表面皱缩
- 在晚期萎缩性病变中，可出现毛囊堵塞，毛细血管扩张及可伴有明显大疱的紫癜

疾病自然史

- 病变罕见完全缓解
- 如果病变严重且长期存在，可出现小阴唇萎缩缩窄、阴蒂包皮粘连及尿道狭窄
- 癌前病变及恶性鳞状细胞疾病(4%)

治疗

- 外用皮质类固醇以控制瘙痒性病变
- 钙调磷酸酶抑制剂作为类固醇节制疗法
- 预防狭窄的外科手术治疗

预后

- 除外转变为恶性的病例，其余预后良好

大体所见

一般特征

- 不规则的白色到红斑样的斑块
- 卷烟纸样外观

显微镜下所见

组织学特征

- 早期病变
  - 伴角化过度的银屑病样表皮增生
  - 真皮浅层带状慢性炎症
  - 表皮基底层空泡化
  - 真皮乳头层纤维化
  - 淋巴细胞外渗进入伴有轻微棘层水肿的表皮下层
- 成熟病变
  - 真皮乳头层均质化
  - 血管"脱落"；剩余血管扩张
  - 慢性炎性浸润的位置更深
  - 伴网嵴结构消失的表皮萎缩
  - 可能出现真皮乳头层水肿和红细胞外渗
- 可能发展为鳞状细胞异型增生和癌

辅助实验

免疫组织化学

- 基底膜以上 p53 不同程度阳性
- CK17 常阳性
- p16 阴性

鉴别诊断

外阴鳞状上皮内肿瘤，分化型(VIN，单纯型)

- 表皮基底层细胞显著异型性
- 上皮细胞异常分化常见，胞质丰富嗜酸
- 基底层及副基底层 p53 弥漫阳性

扁平苔藓

- 紫色到粉色的丘疹和斑块
- 角化过度和楔形颗粒层增生及伴有"尖角样网嵴"的棘层增厚
- Civatte/胶样小体
- 淋巴细胞性苔藓样浸润使伴有基底层鳞状分化的真皮-表皮交界处结构模糊
- 无真皮乳头层玻璃样变性或浅表弹力组织丧失

局限性硬皮病

- 一般无"卷纸样"的皮肤萎缩
- 增厚的胶原通常累及整个真皮网状层，不伴基底层空泡变
- 浅表弹力组织存在
- 可能出现伴有浆细胞的外分泌腺周围炎症

晚期放射性皮炎

- 可见非典型上皮细胞、成纤维细胞和血管周围纤维蛋白沉积
- 伴有混合性弹力组织变性成分的胶原硬化

诊断注意事项

病理诊断要点

- 在硬化性苔藓中，基底层应被仔细评估以排除单纯型外阴鳞状上皮内肿瘤(二者常常相关)

部分参考文献

1. Davick JJ et al: The prevalence of lichen sclerosus in patients with vulvar squamous cell carcinoma. Int J Gynecol Pathol. 36(4):305-309, 2017
2. Halonen P et al: Lichen sclerosus and risk of cancer. Int J Cancer. 140(9):1998-2002, 2017
3. Podoll MB et al: Assessment of CK17 as a marker for the diagnosis of differentiated vulvar intraepithelial neoplasia. Int J Gynecol Pathol. 36(3):273-280, 2017
4. Fung MA et al: Light microscopic criteria for the diagnosis of early vulvar lichen sclerosus: a comparison with lichen planus. Am J Surg Pathol. 22(4):473-8, 1998

第 6 节 过敏性接触性皮炎

要点

术语

- 由从前发生致敏反应的抗原通过皮肤接触引起的超敏反应

临床问题

- 瘙痒±烧灼感,疼痛或分泌物
- 发病迅速,常发生于抗原暴露后 12~48 小时,并可持续 3~4 周
- 病变外观取决于位置,严重程度,且随时间演变
- 皮肤斑贴试验阳性
- 治疗包括避免触发因素和控制症状
- 慢性病程,发病率高

大体所见

- 界限清晰的红斑,伴小水疱和鳞屑或苔藓样改变
- 小而质硬的圆形丘疹、大疱或融合的糜烂面

显微镜下所见

- 急性期
  - 表皮棘层水肿,常伴小水疱
  - 伴嗜酸性粒细胞的表浅血管旁混合性炎性浸润及真皮水肿
- 亚急性期
  - 角化过度,局灶角化不全
  - 轻微的表皮增生和棘层水肿
  - 真皮浅层混合性炎性浸润
- 慢性期
  - 角化不全,银屑病样增生
  - 真皮乳头层纤维化,轻微棘层水肿

首要的鉴别诊断

- 皮肤真菌病
- 刺激性接触性皮炎
- 慢性单纯性苔藓

微小水疱形成及角化不全

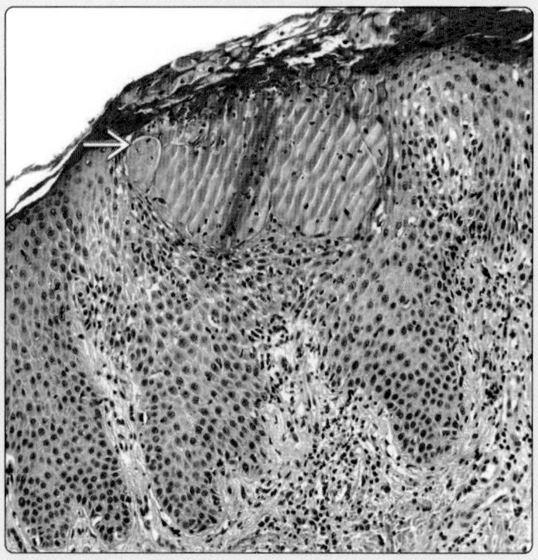

银屑病样表皮增生

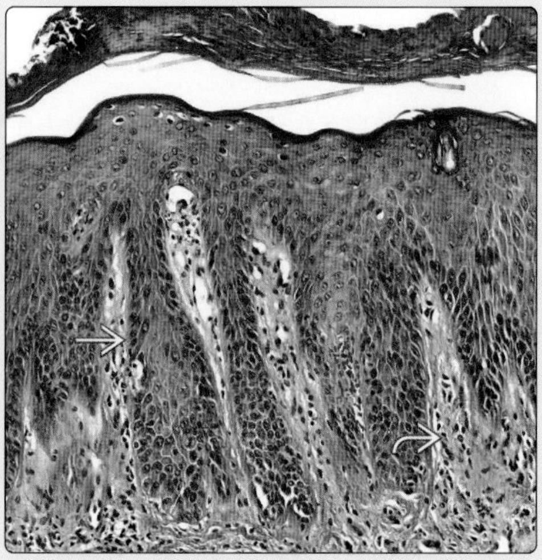

(左)过敏性接触性皮炎可出现小水疱形成、角化不良→、棘层肥厚及棘层水肿的特征,常出现伴有嗜酸性粒细胞的混合性炎性浸润及真皮浅层水肿。(右)过敏性接触性皮炎已确立的病变典型表现为明显的角化不全、银屑病样表皮增生→,轻度棘层水肿,真皮乳头层纤维化→及稀疏的淋巴组织细胞浸润

皮肤真菌感染

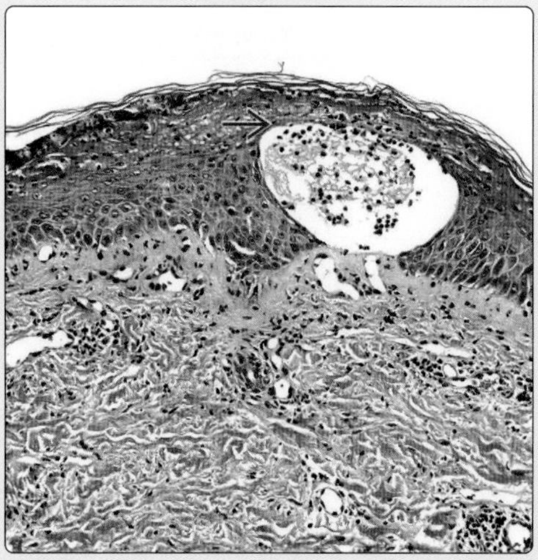

皮肤真菌感染,PAS-D 染色

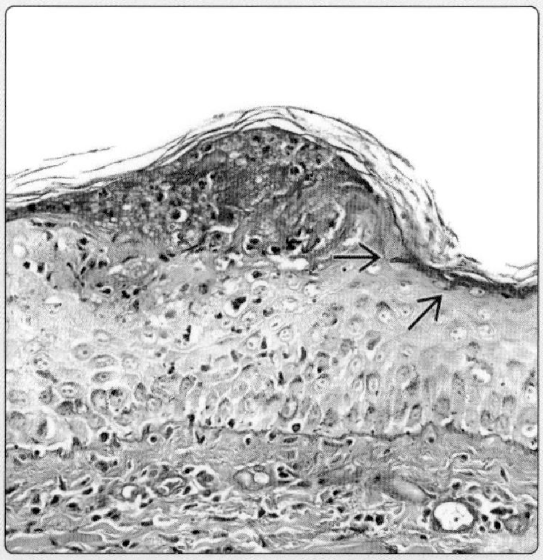

(左)尽管皮肤真菌感染可能与微小水疱形成有关,但是有助识别这种病变的特征是包括角质层的表皮上层局灶可见中性粒细胞。→(右)抗淀粉酶过碘酸希夫染色(PAS-D)能显示分散在角质层下可以诊断皮肤真菌感的菌丝结构→,银染色也可突出真菌的形态

术语

定义

- 由从前发生致敏反应的抗原通过皮肤接触引起的超敏反应

病因/发病机制

环境暴露

- 从前接触过外源性抗原的（Ⅳ型细胞介导延迟超敏反应）
  - 肥皂、香水、化妆品、乳胶、镍、植物、外用抗生素、橡胶，精液罕见
  - 高频出现于外阴的因素：特康唑>苯甲酸>混合性防腐剂

临床问题

流行病学

- 发病率
  - 常见但难以准确评估
    - 16%～44%的患者需接受可产生外阴症状的斑贴试验
  - 只有少数先前致敏的个体受到影响
- 年龄
  - 范围广，但很小的儿童或很老的老人并不常见

表现

- 发病迅速，常发生抗原暴露后 12～48 小时，并可持续 3～4 周
- 剧烈瘙痒±烧灼感，疼痛或分泌物
- 病变外观取决于位置，严重程度，且随时间演变
  - 急性：界限清楚的红斑和/或水肿性斑块，伴相互叠加的小水疱或大疱；如果病变严重，可出现融合的糜烂
    - 小水疱呈线性或地图样外观反映出变应原可能是通过手指接触皮肤
  - 亚急性：轻度红斑，伴有小而干燥的鳞屑和小而坚硬的丘疹
  - 慢性：伴有鳞屑、扁平丘疹的苔藓样斑块和伴有红斑及色素沉着的表皮脱落

实验室检查

- 皮肤斑贴试验阳性

治疗

- 避免接触刺激性抗原
- 针对瘙痒，可采用冷敷、湿敷及抗组胺药
- 根据严重程度选择局部或口服皮质类固醇

预后

- 避免接触抗原，预后良好

大体所见

一般特征

- 界限清晰的红斑，伴小水疱和鳞屑或苔藓样改变
- 小而质硬的圆形丘疹、大疱或融合的糜烂面

显微镜下所见

组织学特征

- 急性期
  - 表皮棘层水肿，常伴分布于表皮不同层次的小水疱
  - 伴嗜酸性粒细胞的表浅血管旁混合性炎性浸润及真皮水肿
- 亚急性期
  - 角化过度及局灶角化不全
  - 表皮增生轻微及表皮棘层水肿减轻
  - 真皮浅层混合性炎性浸润
- 慢性期
  - 角化不全，银屑病样表皮增生，轻微的棘层水肿
  - 垂直于皮肤表面的真皮乳头层纤维化和稀疏的淋巴组织细胞浸润

鉴别诊断

皮肤真菌病

- 皲裂、结痂及脓肿
- 表皮上层的中性粒细胞
- 过碘酸希夫染色（PAS）或银染色可显示真菌形态

刺激性接触性皮炎

- 伴有不同程度的坏死的明显的角化细胞气球样变性和出现表皮上层内的单个或聚集分布的中性粒细胞（如果刺激物浓度高）

慢性单纯性苔藓

- 缺乏明显的棘层水肿和嗜酸性粒细胞

蕈样霉菌病（蕈样肉芽肿）

- 非典型淋巴样浸润真皮，并可延伸至表皮
- 通常发生于免疫缺陷的患者

诊断注意事项

病理诊断要点

- 在所有外阴皮肤病变中，过敏性接触性皮炎应该被考虑到，尤其是治疗效果不佳时
- 由于抗原暴露与症状出现之间的延迟，特异性变应原可能难以识别，并可导致诊断延迟
- 对于深色人种的患者来说，色素沉着可能掩盖红斑症状和正确诊断

部分参考文献

1. Pichardo-Geisinger R: Atopic and contact dermatitis of the vulva. Obstet Gynecol Clin North Am. 44(3):371-378, 2017
2. Sand FL et al: Skin diseases of the vulva: eczematous diseases and contact urticaria. J Obstet Gynaecol. 1-6, 2017
3. O'Gorman SM et al: Allergic contact dermatitis of the vulva. Dermatitis. 24(2):64-72, 2013
4. Duarte I et al: Allergic contact dermatitis in private practice: what are the main sensitizers? Dermatitis. 22(4):225-6, 2011
5. Schlosser BJ: Contact dermatitis of the vulva. Dermatol Clin. 28(4):697-706, 2010
6. Bauer A et al: Vulvar dermatoses--irritant and allergic contact dermatitis of the vulva. Dermatology. 210(2):143-9, 2005
7. Taylor RM: Histopathology of contact dermatitis. Clin Dermatol. 4(2):18-22, 1986

第7节 银屑病

要点

术语

- 以表皮增生为特征的慢性复发性皮肤病

临床问题

- 典型表现
  - 界限清晰的红斑性银屑病样斑块及斑点，表面覆盖银白色鳞屑
  - 累及持续创伤或摩擦的部位（肘部、膝盖、头皮、躯干、指甲和擦伤部位）
- 常为慢性病程（复发和缓解）
- 变异类型
  - 反向银屑病：局限于摩擦部位
  - 脂溢性银屑病：皮脂腺分泌旺盛处可见银屑病样斑块
  - 脓疱型银屑病：红斑和脓疱
  - Reiter 病：合并结膜炎、尿道炎及关节炎

显微镜下所见

- 病变早期
  - 海绵样变表皮反应表现，伴富于中性粒细胞的角化不全
  - 轻度银屑病样表皮增生
- 病变确立期
  - 伴乳头层上方表皮变薄的均匀银屑病样表皮增生
  - 融合的角化不全
  - 角质层内中性粒细胞聚集（Munro 微脓肿）
  - 棘细胞层内大量中性粒细胞聚集（Kogoj 微脓肿）

首要的鉴别诊断

- 表浅真菌感染
- 慢性湿疹性皮炎
- 慢性单纯性苔藓
- 银屑病样药物反应

海绵样改变和中性粒细胞浸润的角化不全（病变早期）

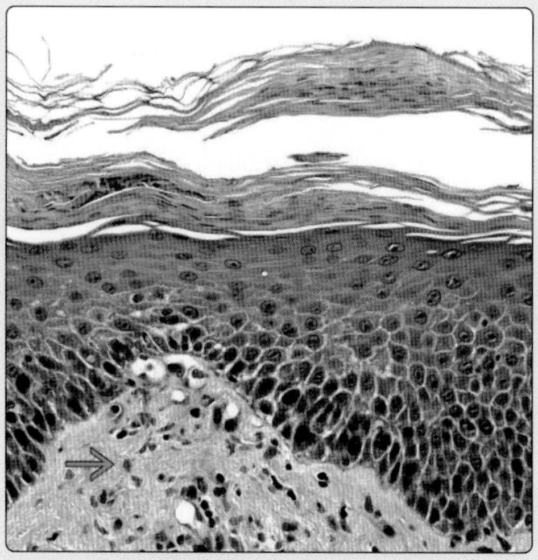

均匀表皮增生和融合的角化不全（病变确立期）

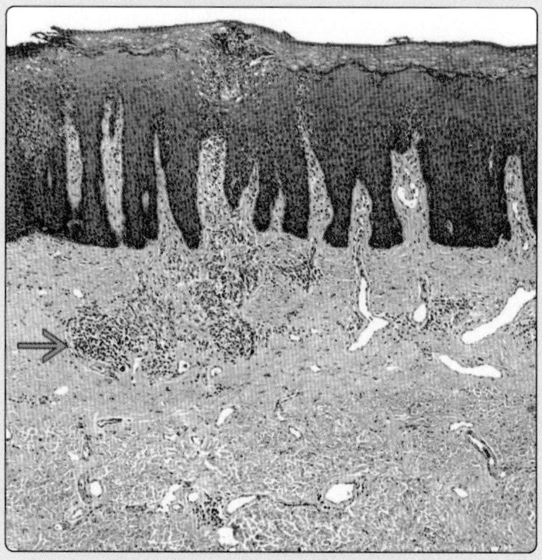

（左）早期银屑病表现为表皮海绵状改变，局灶伴中性粒细胞的角化不全，轻微成熟紊乱，基底层核分裂增多及近乳头层上方的乳头层血管扩张。同时，该病变早期的特征是红细胞外渗。→**（右）**已确立的银屑病表现为均一银屑病样表皮增生表面可见融合角化不全。由嗜酸性粒细胞和中性粒细胞组成的表浅血管旁炎症→和扩张的血管均可见

颗粒层增厚和乳头层上方表皮变平（病变确立期）

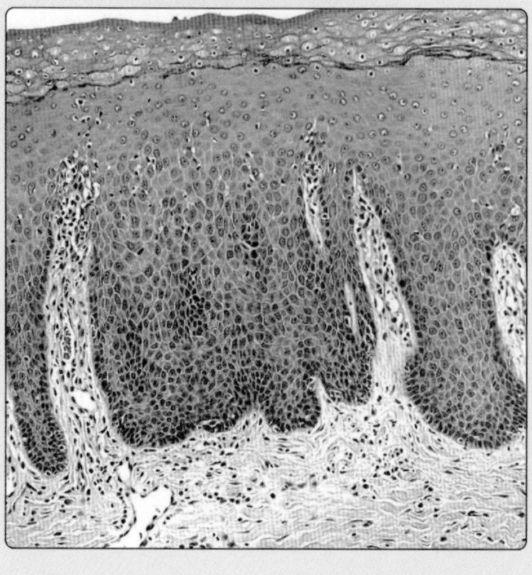

角质层和表皮全层可见中性粒细胞（病变确立期）

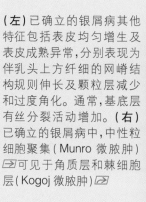

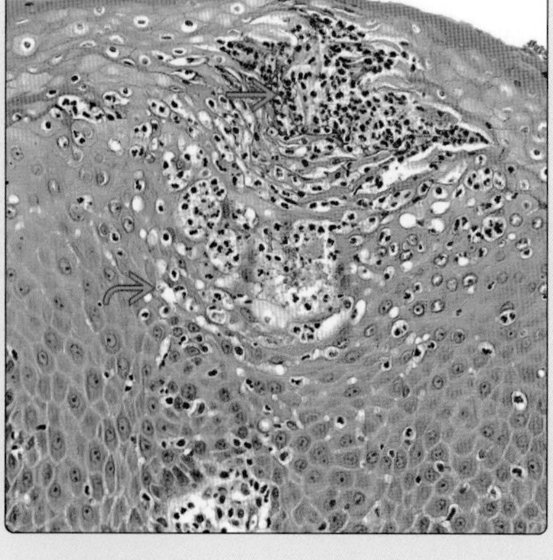

（左）已确立的银屑病其他特征包括表皮均匀增生及表皮成熟异常，分别表现为伴乳头上方纤细的网嵴结构规则伸长及颗粒层减少和过度角化。通常，基底层有丝分裂活动增加。**（右）**已确立的银屑病中，中性粒细胞聚集（Munro 微脓肿）→可见于角质层和棘细胞层（Kogoj 微脓肿）→

术语

定义

- 以表皮增生为特征的慢性复发性皮肤病

病因/发病机制

基因

- 多基因遗传
  - *HLA-C*(PSORS1)主要基因定位于6p21.3

临床问题

流行病学

- 发病率
  - 2%~4%的白种人发病
- 年龄
  - 起病年龄<40%(大约75%)
  - 为儿童中外阴皮炎第三常见病因(仅次于接触性皮炎和硬化性苔藓)
- 性别
  - 男性=女性
- 种族
  - 亚洲人、印第安人和非裔美国人发病率较低

表现

- 典型表现
  - 界限清晰的红斑性斑块及斑点,表面覆盖银白色鳞屑
    - Auspitz症:刮去鳞屑后点状出血
  - 常伴瘙痒(常见于表皮角化)
  - 常累及持续创伤或摩擦区域(肘部、膝盖、头皮、躯干、指甲和擦伤部位)
- 变异类型
  - **反向银屑病**
    - 局限于摩擦部位
    - 病变具有光泽,不伴有鳞屑(继发于摩擦)
    - 常见酵母菌、真菌和细菌引起的二重感染
  - **脂溢性银屑病**
    - 皮脂腺分泌旺盛处可见银屑病样斑块
  - **脓疱型银屑病**
    - 红斑和脓疱
  - **Reiter病**
    - 合并结膜炎、尿道炎及关节炎
    - 银屑病样皮损:环状外阴炎、脓溢性皮肤角化病或甲营养不良

治疗

- 药物
  - 外用:视黄酸类、皮质类固醇、钙调磷酸酶抑制剂
  - 全身用药:甲氨蝶呤、环孢素、视黄酸类
  - 生物制品:依那西普、英夫利昔单抗、阿达莫单抗、依法利珠单抗、尤司他单抗

预后

- 通常为慢性病程(复发及缓解)

显微镜下所见

组织学特征

- **病变早期**
  - 海绵样变表皮反应表现,伴富于中性粒细胞的角化不全
  - 轻微银屑病样表皮增生
  - 轻度成熟紊乱和基底层可见核分裂
  - 真皮乳头层血管充血±红细胞外渗,水肿,血管周围稀疏浸润(罕见中性粒细胞)
- **病变确立期**
  - 伴乳头层上方纤细的规则的银屑病样表皮增生
  - 融合的角化不全
    - 角质层内中性粒细胞聚集(Munro微脓肿)
    - 棘细胞层内大量中性粒细胞聚集(Kogoj微脓肿)
  - 基底层核分裂象增加
  - 血管周围可见致密淋巴细胞浸润,伴有朗格汉斯细胞和中性粒细胞
  - 真皮乳头层血管扩张±红细胞外渗

鉴别诊断

表浅真菌感染

- 苏木精-伊红染色或真菌染色可见孢子和菌丝

慢性湿疹性皮炎

- 不规则棘层增厚和颗粒层增厚
- 伴淋巴细胞外渗的棘层水肿
- 不伴有中性粒细胞的角化不全

慢性单纯性苔藓

- 不规则棘层增厚和楔形颗粒层增厚
- 真皮乳头层纵行纤维化,伴轻微血管周围炎症

银屑病样药物反应

- 临床病史
- 可见嗜酸性粒细胞

诊断注意事项

病理诊断要点

- 在诊断银屑病之前,需排除真菌感染(PAS-D染色)

部分参考文献

1. Chan MP et al: Vulvar dermatoses: a histopathologic review and classification of 183 cases. J Cutan Pathol. 42(8):510-8, 2015
2. Kapila S et al: Vulvar psoriasis in adults and children: a clinical audit of 194 cases and review of the literature. J Low Genit Tract Dis. 16(4):364-71, 2012
3. Foulkes AC et al: What's new in psoriasis? an analysis of guidelines and systematic reviews published in 2009-2010. Clin Exp Dermatol. 36(6):585-9; quiz 588-9, 2011
4. Ball SB et al: Vulvar dermatoses: lichen sclerosus, lichen planus, and vulval dermatitis/lichen simplex chronicus. Semin Cutan Med Surg. 17(3):182-8, 1998
5. Ragaz A et al: Evolution, maturation, and regression of lesions of psoriasis. new observations and correlation of clinical and histologic findings. Am J Dermatopathol. 1(3):199-214, 1979

第 8 节 慢性单纯性苔藓

要 点

术语

- 以棘层肥厚、角化过度及颗粒层增厚为特征的皮肤病变，继发于慢性瘙痒和挠抓

临床问题

- 不常见
- 好发年龄常见于 30~50 岁
- 见于颈后/颈侧、前臂伸侧、大腿、小腿、踝；如发生于生殖区，外阴（大阴唇）>肛周区
- 瘙痒，夜间尤为严重

大体所见

- 病灶通常孤立而局限
- 红斑样，常有色素沉着，增厚，具有鳞屑的斑片或斑块

显微镜下所见

- 角化过度及颗粒层增厚
- ±浅层脱落和伴中性粒细胞的鳞痂
- 具有拉长网嵴结构的不规则银屑病样增生
- ±角化细胞区，胞质淡染嗜酸
- 基底层无明显异型性
- 伴有轻度血管扩张的典型的稀疏的血管周围慢性炎性浸润
- ±多核间质成纤维细胞
- ±真皮浅层色素失禁
- ±神经增生或肥大

首要的鉴别诊断

- 银屑病
- 皮肤真菌感染
- 慢性棘层水肿性皮炎
- 外阴上皮内肿瘤，分化型

角化过度，颗粒层增厚及棘层增厚

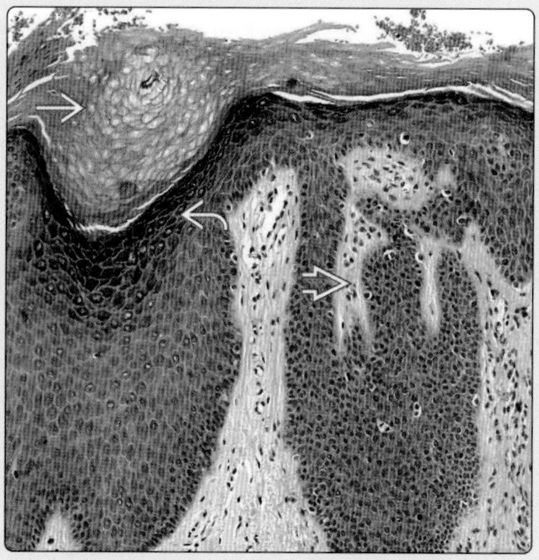

真皮乳头层纵向纤维化

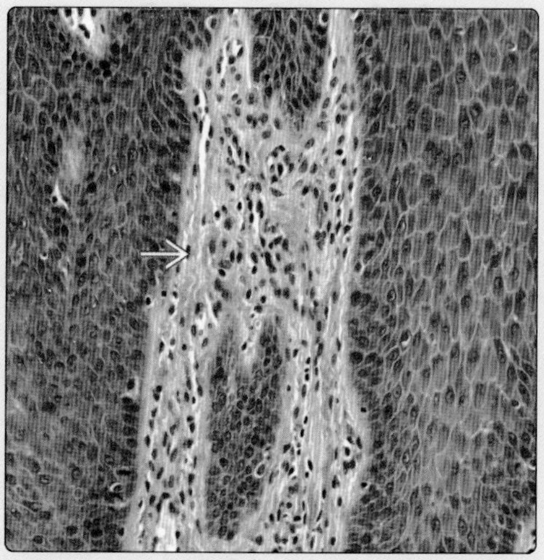

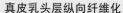

（左）慢性单纯性苔藓是一种慢性皮肤疾病，为反复物理性创伤的结果，最常继发于摩擦或挠抓。其特征性表现为角化过度➡，颗粒层增厚➡及伴网嵴结构不规则拉长的棘层肥厚➡（Courtesy S. Billings，MD.）。**（右）**真皮乳头层纵向纤维化➡是慢性单纯性苔藓的一个特征性及辅助诊断的特点，但在外阴并不明显（Courtesy S. Billings，MD.）

淡染嗜酸的角化细胞区

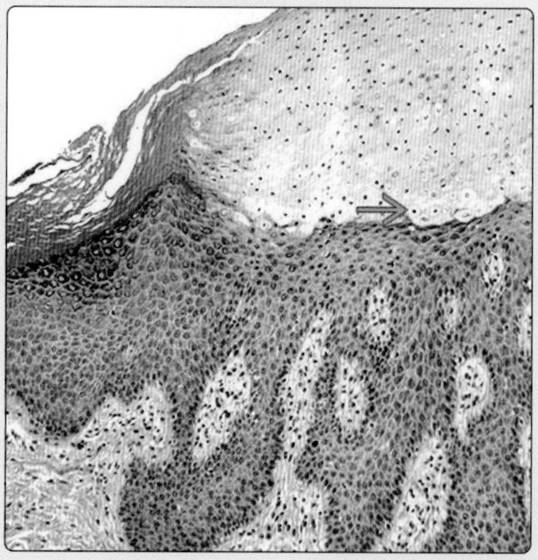

基底层无明显异型性

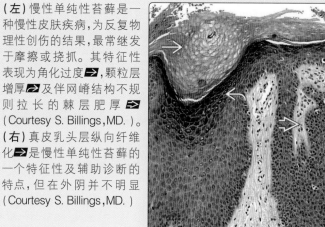

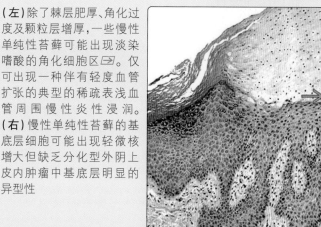

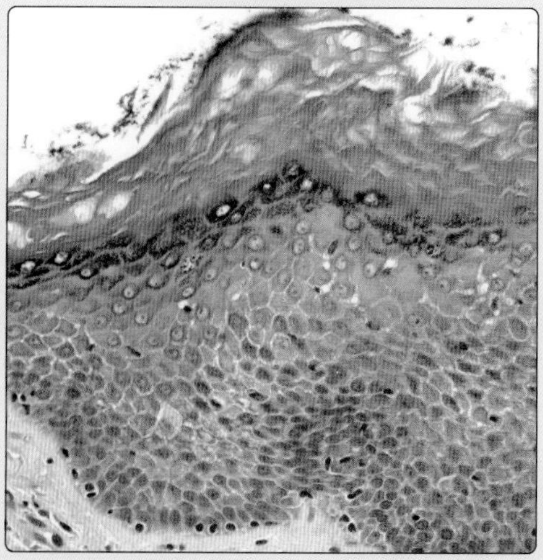

（左）除了棘层肥厚、角化过度及颗粒层增厚，一些慢性单纯性苔藓可能出现淡染嗜酸的角化细胞区➡。仅可出现一种伴有轻度血管扩张的典型的稀疏表浅血管周围慢性炎性浸润。**（右）**慢性单纯性苔藓的基底层细胞可能出现轻微核增大但缺乏分化型外阴上皮内肿瘤中基底层明显的异型性

术语

同义词

- 局限性神经性皮炎(不伴相关潜在病变)
- 局部亚型:外阴瘙痒症、肛门瘙痒症及头皮苔藓

定义

- 以棘层肥厚、角化过度及颗粒层增厚为特征的皮肤病变,继发于慢性瘙痒和搔抓

病因/发病机制

反复物理创伤(例如摩擦、挠抓)

- 常继发于皮肤瘙痒性病变(例如湿疹型皮炎、昆虫叮咬、淤积性皮炎)
- 可能与其他内科或心理疾病有关

临床问题

流行病学

- 发病率
  - 不常见
- 年龄
  - 好发于 30~50 岁

部位

- 见于颈后/颈侧、前臂伸侧、大腿、小腿、踝
- 如发生于生殖区,外阴(大阴唇)>肛周区

表现

- 瘙痒,夜间尤为严重

治疗

- 治疗引起瘙痒症状的潜在疾病
- 预防持续性的物理创伤
  - 夜间佩戴手套以防止夜间挠抓
- 局部病灶使用糖皮质激素(主要)
- 若怀疑感染,可局部使用或口服抗生素

预后

- 良性
  - 若病变与疣状生长、硬化性苔藓或分化型外阴上皮内肿瘤有关,则发生外阴鳞状细胞癌的风险增加

大体所见

一般特征

- 病灶通常孤立而局限
- 红斑样,常为色素沉着,增厚,具有鳞屑的斑片或斑块
  - 可能出现色素减退或色素缺失
- 伴有生理性皮纹加深的苔藓硬化斑和表皮脱落(可多发)

显微镜下所见

组织学特征

- 角化过度及颗粒层增厚
- ±浅层脱落和伴中性粒细胞的鳞痂
- 具有拉长网嵴结构的不规则银屑病样增生
- 纵向真皮乳头层纤维化(外阴少见)
- ±多核间质成纤维细胞
- 伴有轻度血管扩张的典型稀疏血管周慢性炎性浸润
- ±真皮浅层色素失调
- ±神经增生或肥大

细胞学特征

- ±角化细胞区,胞质淡染嗜酸
- 基底层无明显异型性

鉴别诊断

慢性棘层水肿性皮炎

- 表皮棘层水肿
- 表浅血管周围混合性炎性浸润及真皮水肿
- 若发生超敏反应,嗜酸性细胞明显可见
- 缺乏纵向真皮乳头纤维化

皮肤真菌病

- 表皮棘层水肿+角质层中的中性粒细胞
- 表浅血管周混合性炎性浸润
- 真菌形态常可见,可能需要 PAS-D 染色或银染色

银屑病

- 伴有 Auspitz 征的银色鳞屑
- 角质层常可出现中性粒细胞(Munro 微脓肿)
- 角化不良和颗粒层萎缩融合
- 规则的棘层肥厚和网嵴结构变窄变深
- 伴血管扭曲的真皮乳头层水肿

外阴上皮内肿瘤,分化型

- 基底层非典型性明显
- 表皮中部角化细胞异常成熟(过度嗜酸细胞)
- 常与硬化性苔藓有关

诊断注意事项

病理诊断要点

- 由于慢性单纯性苔藓并不是一种独特的疾病,而是代表了对反复物理创伤的特征性反应,需排除潜在的皮肤炎症

部分参考文献

1. Chan MP et al: Vulvar dermatoses: a histopathologic review and classification of 183 cases. J Cutan Pathol. 42(8):510-8, 2015
2. Rajalakshmi R et al: Lichen simplex chronicus of anogenital region: a clinico-etiological study. Indian J Dermatol Venereol Leprol. 77(1):28-36, 2011
3. Schuh A et al: [Evidence-based acute and long-lasting effects of climatotherapy in moderate altitudes and on the seaside.] Dtsch Med Wochenschr. 136(4):135-9, 2011
4. Kelekci HK et al: Pimecrolimus 1% cream for pruritus in postmenopausal diabetic women with vulvar lichen simplex chronicus: a prospective non-controlled case series. J Dermatolog Treat. 19(5):274-8, 2008
5. Lotti T et al: Prurigo nodularis and lichen simplex chronicus. Dermatol Ther. 21(1):42-6, 2008

要 点

术语

- 以出现被异源性颗粒物激活的巨噬细胞为特征的慢性炎症过程

病因/病理机制

- 外源性:异物(缝线>石蜡>硅胶等)
- 内源性:鳞屑或过敏原

临床问题

- 一个或几个质硬的原肤色至红斑性结节(可多发)
- 可能出现溃疡、感染、栓塞或"迁移效应"

大体所见

- 黄色至灰色软结节(可多发)
- 病变大小取决于异物的数量与种类

显微镜下所见

- 具有数量不等的巨噬细胞、上皮样细胞、巨细胞,和慢性炎症细胞的肉芽肿反应
  - 缝合材料:巨细胞内可见双折射材料
  - 石蜡:大小不等,卵圆形到圆形的空腔,其周围环绕噬脂细胞和纤维化区
  - 硅胶:具有类似于瑞士奶酪的不同大小的空泡,其周围环绕纤维化区,巨噬细胞及巨细胞
  - 鳞片(由囊肿破裂引起):巨细胞内可见角化细胞

首要的鉴别诊断

- 感染
- 克罗恩病
- 结节病
- 囊肿或毛囊破裂

硅胶异物反应中大小不一的空泡

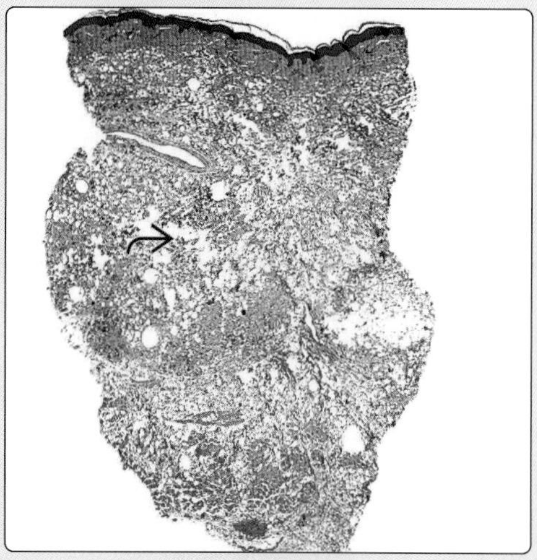

多核巨细胞

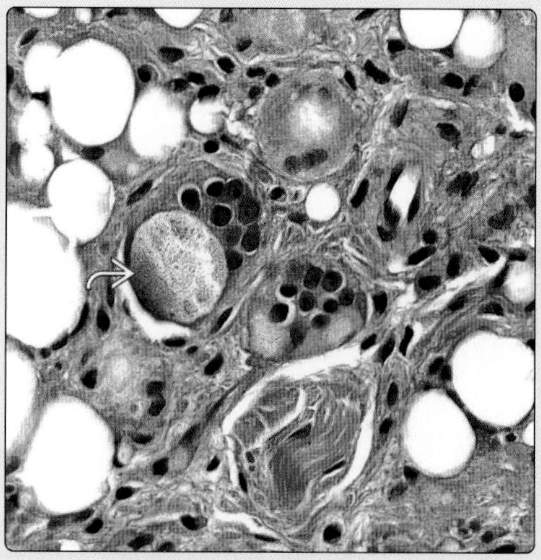

(左)硅胶异物反应具有大量大小不一的圆形至卵圆形空腔,病变累及真皮全层,在低倍镜下具有瑞士奶酪样的形态。注意真皮全层存在与病变相关的纤维化。**(右)**在硅胶异物反应中,巨细胞可含有充满异物(硅胶)的胞内空泡,伴随巨噬细胞和淋巴细胞

对缝线产生的异物反应

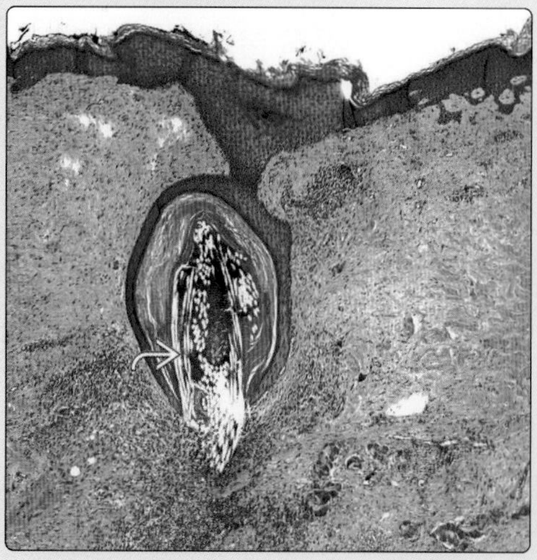

偏振光下的缝合材料

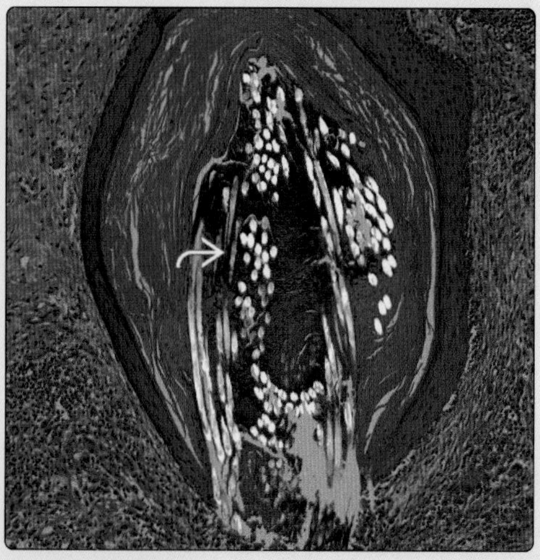

(左)对缝合材料的异物肉芽肿反应可以出现,在缝合材料周围,表皮向下生长,该过程被称为经皮清除。在这种情况下,先前的手术史可以帮助解释这一过程**(右)**偏振光下缝合材料的检查可见异物肉芽肿中残留的缝线纤维具有特征性双折射性

术语

定义

- 以出现被异源性颗粒物激活的巨噬细胞为特征的慢性炎症过程

病因/发病机制

异源性物质的种类

- 外源性
  - 缝线(最常见)、石蜡、胶原蛋白、透明质酸、硅胶;其他物质
    - 继发于女性生殖器整形手术
- 内源性
  - 鳞屑
  - 变应原(对特定物质敏感的人)

临床问题

表现

- 一个或几个质硬的原肤色至红斑性结节(可多发)
- 可能出现溃疡、感染、栓塞或"迁移效应"

治疗

- 手术切除
- 若病变广泛,可采用皮肤移植或皮瓣重新修复

预后

- 预后良好
- 罕见情况下,发生感染或栓塞可能致命

大体所见

一般特征

- 黄色至灰色软结节(可多发)

大小

- 病变大小取决于异物的数量与种类

显微镜下所见

组织学特征

- 数量不等的巨噬细胞、上皮样细胞、巨细胞和慢性炎症细胞包裹异源性物质的肉芽肿反应
- 非过敏性异物反应(巨噬细胞和许多巨细胞但上皮样细胞少见)
  - 缝合材料:巨细胞内可见双折射材料
  - 石蜡:大小不等,卵圆形到圆形的空腔,其周围环绕噬脂细胞和纤维化区
    - 常见淋巴细胞和巨细胞聚集
  - 硅胶:具有类似于瑞士奶酪的不同大小的空泡,其周围环绕纤维化区,巨噬细胞及巨细胞
    - 由于含有杂质,残留的硅胶可能出现光学偏振性
  - 鳞片(继发于囊肿破裂):巨细胞内可见角化细胞
- 如果为过敏原(很多上皮样细胞和少量巨噬细胞及巨细胞)
  - 可能出现中央坏死

细胞学特征

- 异物巨细胞(最常见的巨细胞类型)具有丰富的嗜酸性胞质和大量无序排列的细胞核

鉴别诊断

感染

- 最常见,坏死性肉芽肿
- 中央坏死区周围围绕上皮样组织细胞
- 具有丰富嗜酸性胞质和多个周围核的(马蹄形)朗汉斯巨细胞
- 特殊染色(PAS、CMS、Brown-Brenn、Fite 和 TBC),培养及分子研究可证明特定生物的存在

克罗恩病

- 裂隙、瘘管且有时可见痛性溃疡
- 非干酪样疏松或致密的无异物巨细胞的肉样肿
- 淋巴间隙扩张

结节病

- 斑疹、丘疹、斑片及瘢痕
- 具有丰富上皮样组织细胞和少量巨细胞的肉芽肿
- 胞质内 Schaumann(贝壳样)或星形小体

囊肿或毛囊破裂

- 常可出现角蛋白及鳞状细胞的残余

诊断注意事项

病理诊断要点

- 临床相关史对识别异源性物质的种类十分必要
- 巨细胞内鳞屑提示毛囊漏斗部囊肿破裂
- 对组织进行偏振光照射和/或培养可帮助识别肉样肿病因

部分参考文献

1. Simonis M et al: Female genital cosmetic surgery: a cross-sectional survey exploring knowledge, attitude and practice of general practitioners. BMJ Open. 6(9):e013010, 2016
2. Molina-Ruiz AM et al: Foreign body granulomas. Dermatol Clin. 33(3):497-523, 2015
3. Requena L et al: Adverse reactions to injectable soft tissue fillers. J Am Acad Dermatol. 64(1):1-34; quiz 35-6, 2011
4. Andreani SM et al: Crohn's disease of the vulva. Int J Surg. 8(1):2-5, 2010
5. Decavalas G et al: Sarcoidosis of the vulva: a case report. Arch Gynecol Obstet. 275(3):203-5, 2007
6. Jeng CJ et al: Vulvar siliconoma migrating from injected silicone breast augmentation. BJOG. 112(12):1659-60, 2005
7. Eo SR et al: Paraffinoma of the labia. Plast Reconstr Surg. 113(6):1885-7, 2004
8. Klein PA et al: Sarcoidosis of the vulva: a rare cutaneous manifestation. J Am Acad Dermatol. 39(2 Pt 1):281-3, 1998

第10节 疣状黄瘤

要点

术语

- 真皮乳头层具有黄色瘤细胞的良性疣状鳞状细胞增生

临床问题

- 占良性外阴肿瘤<1%
- 好发于年轻及未绝经的女性
- 黄橙色至黄褐色的疣状病变
- 常为孤立性病变
- 好发于大阴唇及小阴唇
- 与炎症性病变有关(如硬化性苔藓和扁平苔藓)
- 暂无已知的恶性转化病例

大体所见

- 0.2~2.0cm

显微镜下所见

- 伴有角化过度的表皮棘层增厚
- 网嵴结构均匀拉长
- 真皮乳头层内泡沫样组织细胞聚集
- 无挖空细胞、非典型性及核分裂象
- 中性粒细胞常分布于角质层和棘层之间，有时可在表皮内散在分布
- 真皮乳头层内扭曲，扩张，薄壁的血管增加
- 角化细胞：无挖空细胞改变、非典型性或核分裂象
- 黄色瘤细胞：胞质丰富泡沫状，细胞核小而温和

辅助实验

- 泡沫细胞 CD68、CD63、CD163 阳性

首要的鉴别诊断

- 尖锐湿疣
- 鳞状细胞癌
- 颗粒细胞瘤

疣状生长

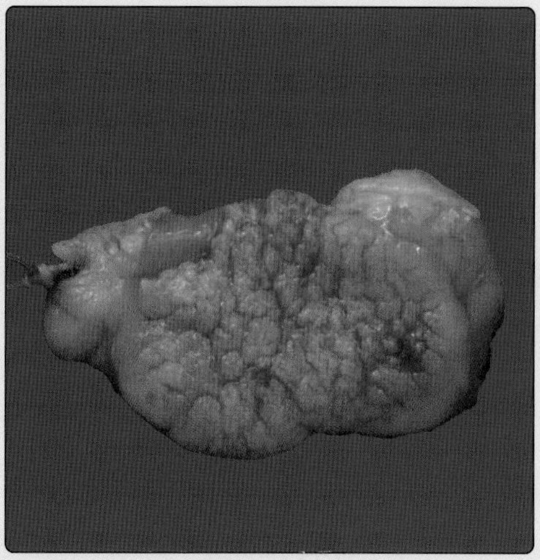

均匀拉长的网嵴结构

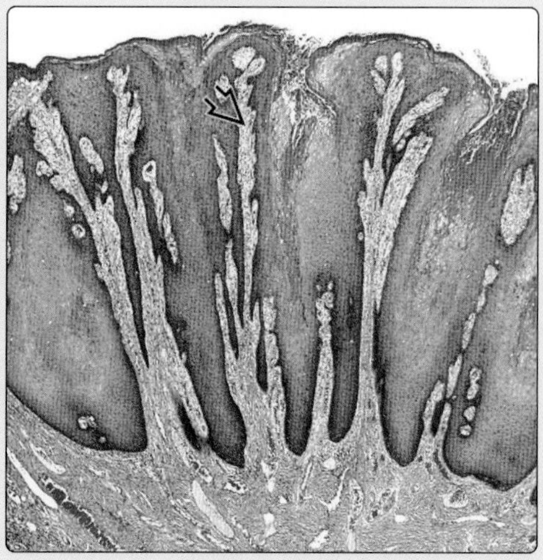

(左)疣状黄瘤是一种界限清晰，斑块状，橙色至褐色的病变，并有不同程度的疣状生长。它是典型的单发病灶，可通过切除治愈。临床上，其可与尖锐湿疣相混淆。**(右)**疣状黄瘤特征性表现为网嵴结构均匀伸长(指状突出)。鳞状上皮出现明显的棘层肥厚和角化过度。拉长网嵴结构之间可见薄带状间质→

黄色瘤细胞

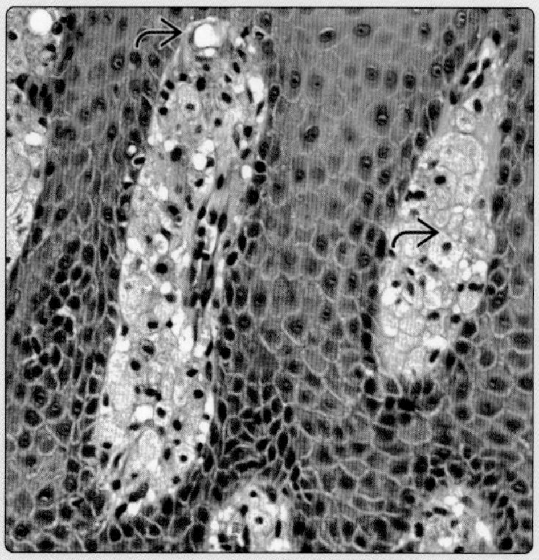

血管扩张和急性炎症

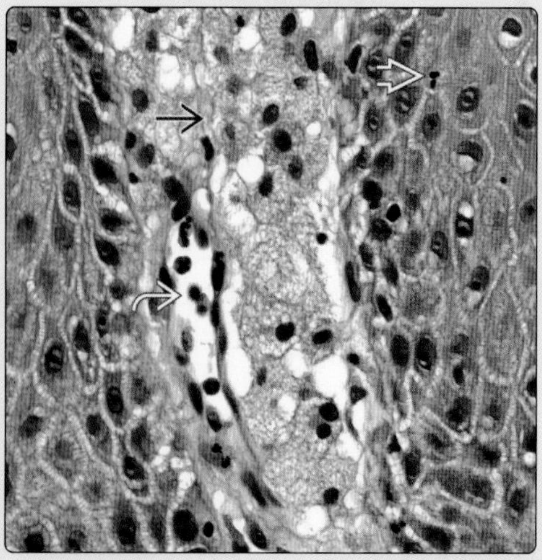

(左)真皮表层被位于紧邻表皮下方的黄色瘤细胞簇取代→。无细胞非典型性出现。可见扩张的血管。**(右)**可以出现真皮乳头层扩张血管内的急性炎症细胞→及其延伸至表皮→的现象。具有小而规则细胞核的泡沫样组织细胞常存在于真皮乳头层，并对单核/巨噬细胞标志物 CD68 及 CD163 →呈阳性反应

术语

定义

- 真皮乳头层具有黄色瘤细胞的良性疣状鳞状细胞增生

病因/发病机制

可能与炎症有关，非人乳头瘤病毒（HPV）相关性

- 炎症或创伤可能引起表皮改变，并引起随后的非特异性组织细胞反应

临床问题

流行病学

- 发病率
  - 占良性外阴肿瘤<1%
- 年龄
  - 好发于年轻及未绝经的女性
- 种族
  - 无好发倾向

部位

- 大阴唇和小阴唇>>阴蒂和阴唇系带

表现

- 无症状，生长缓慢，黄-橙色，疣状，单发性病变；罕见多发
- 常与炎症性病变有关（例如硬化性苔藓、扁平苔藓、放射性皮炎及其他炎症）
- 与高脂血症及其他代谢性疾病无关

治疗

- 保守切除

预后

- 预后良好
- 暂无已知的恶性转化病例

大体所见

一般特征

- 界限清楚，质硬的黄褐色到黄橙色的疣状斑块

大小

- 0.2~2.0cm

显微镜下所见

组织学特征

- 伴有角化过度的表皮棘层增厚（常为疣状）
- 角化过度的角质层可见内凹的隐窝
- 网嵴结构均匀拉长
- 颗粒层常缺失
- 中性粒细胞常分布于角质层和棘层之间，有时可在表皮内散在分布
- 真皮乳头层内泡沫样组织细胞聚集，常位于拉长的网嵴结构之间
- 真皮乳头层内扭曲，扩张，薄壁的血管增加

细胞学特点

- 角化细胞：无挖空细胞改变、非典型性及核分裂象
- 黄色瘤细胞：胞质丰富泡沫样，细胞核小而温和

辅助实验

免疫组织化学

- 泡沫细胞 CD68、CD63、CD163 阳性

鉴别诊断

尖锐湿疣

- 伴有角化不全及角化的表皮增生
- 表皮上层可见挖空细胞而基底层可见核分裂象
- 无泡沫样组织细胞
- HPV-6/HPV-11 阳性

鳞状细胞癌

- 鳞状上皮成熟缺失
- 伴有大量核分裂象的细胞非典型性
- 可能出现神经和淋巴血管的侵犯
- 真皮乳头层内无泡沫样组织细胞

颗粒细胞瘤

- 增生鳞状上皮，伴有不规则的网状连接
- 细胞胞质丰富嗜酸呈颗粒状
- 细胞巢可紧邻或围绕于小神经周围
- 无泡沫样组织细胞
- 胞质内颗粒 PAS 阳性抗淀粉酶消化
- S100 阳性；NKIC3 也可阳性

诊断注意事项

病理诊断要点

- 如果发现皮炎样硬化性苔藓或扁平苔藓，应仔细检查是否存在疣状黄瘤
- 在诊断外阴疣状肿瘤之前，在真皮乳头层中寻找泡沫状组织细胞以排除疣状黄瘤

部分参考文献

1. Lee SR et al: Giant vulvar verruciform xanthoma can mimic a common vulvar mass, genital warts. Am J Obstet Gynecol. 216(4):422.e1-422, 2016
2. Frankel MA et al: Verruciform xanthoma in an adolescent: a case report. J Low Genit Tract Dis. 16(1):70-4, 2012
3. Fite C et al: Vulvar verruciform xanthoma: ten cases associated with lichen sclerosus, lichen planus, or other conditions. Arch Dermatol. 147(9):1087-92, 2011
4. Reich O et al: Recurrent verruciform xanthoma of the vulva. Int J Gynecol Pathol. 23(1):75-7, 2004
5. de Rosa G et al: Verruciform xanthoma of the vulva: case report. Genitourin Med. 65(4):252-4, 1989
6. Santa Cruz DJ et al: Verruciform xanthoma of the vulva. Report of two cases. Am J Clin Pathol. 71(2):224-8, 1979

第11节 克罗恩病

要点

术语

- 肉芽肿性炎性疾病，通常累及肠道，伴有瘘管和继发性瘢痕，该病也可出现累及皮肤、关节和眼的肠外表现

临床问题

- 肛门-生殖器表现占20%～40%
- 1/3的女性患者可出现妇科症状
- 儿童中更常见生殖器症状
- 中位年龄：30岁
- 25%患者首先表现为外阴受累而无胃肠道表现
- 大约1/3患者可出现痛性、烧灼感的溃疡
  - 与瘘管相关的裂隙样溃疡、皮赘、肿胀和窦道及其导致的皮桥与明显的瘢痕
- 对治疗的反应难以预测；发病率高

显微镜下所见

- 真皮和皮下组织内有上皮样和巨细胞形成的非干酪样肉芽肿
- 硬结性红斑样病变
  - 间隔性脂膜炎
  - 非干酪样肉芽肿
  - 深层真皮血管纤维蛋白样坏死，伴有可能为肉芽肿性的炎症
- 可出现伴淋巴管扩张的明显水肿
- 病变后期表现为纤维化和慢性炎症

首要的鉴别诊断

- 异物肉芽肿
- 深部真菌感染
- 化脓性汗腺炎
- 结节病

裂隙样溃疡

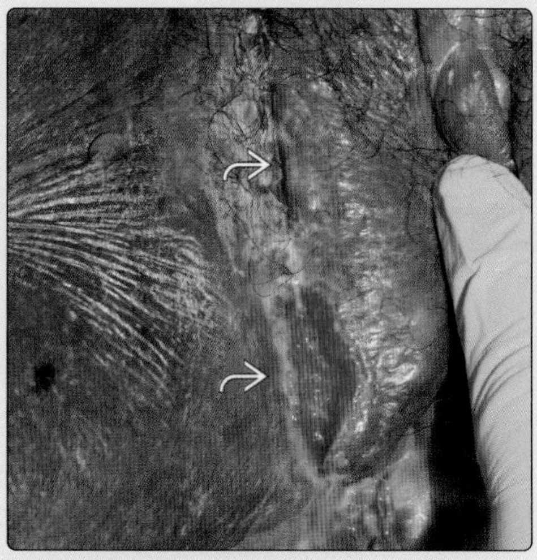

真皮层肉芽肿及慢性炎症

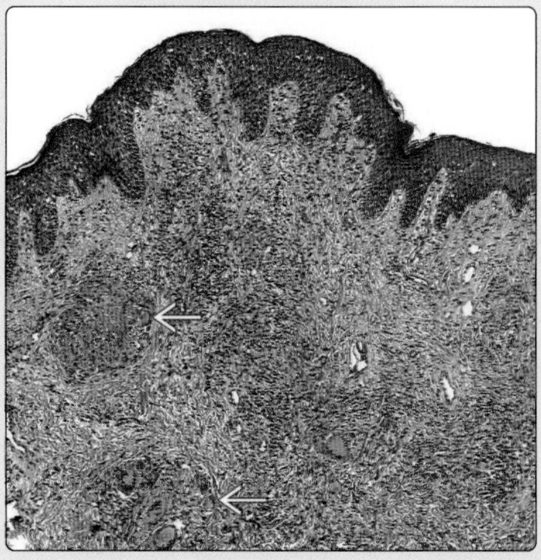

（左）裂隙状溃疡➦是皮肤克罗恩病的一种特征性肉眼表现。它们常与瘘管、皮赘、肿胀、窦道、皮桥及明显瘢痕有关，这些表现可暗示儿童虐待（Courtesy L. Edwards, MD.）。（右）在皮肤克罗恩病中，与慢性炎症有关的非干酪样肉芽肿➡在真皮及皮下组织不同程度出现

形成不良的非干酪性肉芽肿

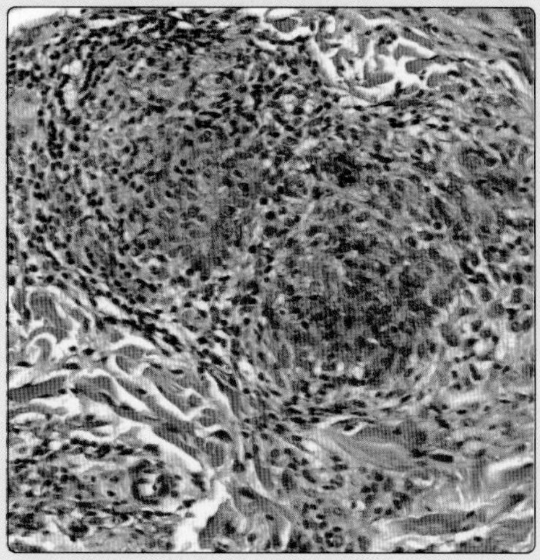

累及皮下组织

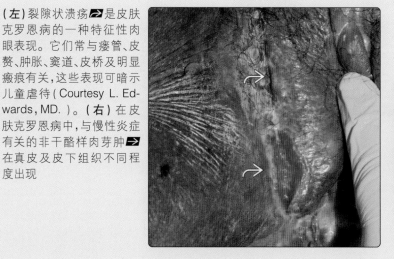

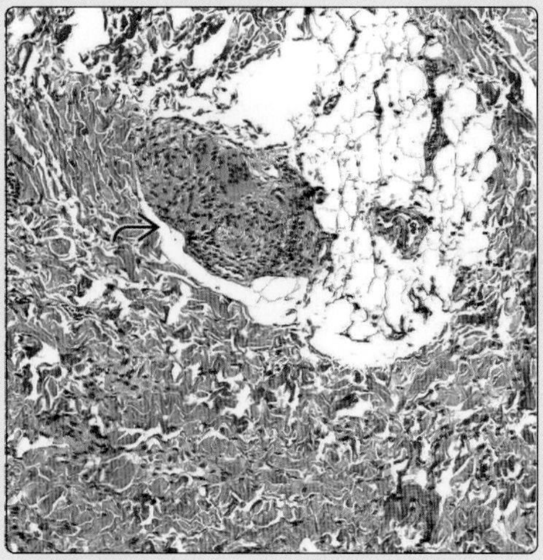

（左）通常情况下，皮肤克罗恩病中肉芽肿形成不良，与之相关的慢性炎症少见。在某些情况下，肉芽肿可大量出现且局部融合。它们通常与淋巴细胞且有时与嗜酸性粒细胞有关。（右）通常情况下，皮肤克罗恩病的肉芽肿➦发生于皮下组织和真皮，即使苏木精-伊红染色片中未出现肉芽肿，也可见真皮及皮下组织水肿和扩张的淋巴管道

术语

定义

- 肉芽肿性炎性疾病，通常累及肠道，伴有瘘管和继发性瘢痕，该病也可出现累及皮肤、关节和眼的肠外表现

病因/发病机制

未知

- 可能与血管炎有关

临床问题

流行病学

- 发病率
  - 肛门-生殖器表现占 20%～40%
  - 1/3 的女性患者可出现妇科症状
  - 儿童中更常见生殖器症状
- 年龄
  - 范围广，中位年龄：20～30 岁

表现

- 25% 患者首先表现为外阴受累而无胃肠道表现
  - 外阴受累通常是由胃肠道病变直接延伸而来，很少是间断的
- 直接蔓延累及肛周占 58%～76%
- 大约 1/3 患者可出现痛性、烧灼感的溃疡
  - 与瘘管、皮赘、肿胀和导致皮桥及明显瘢痕的窦道有关的裂隙样溃疡
- 阴唇水肿，呈鹅卵石样外观
- 外生型病变
- 巴氏涂片也出现异常

治疗

- 若同时伴有肠道疾病，则使用药物或手术治疗
- 若外阴病变发生于胃肠道疾病之前，可采用局部类固醇治疗
- 若病变严重或已经耐药，则需手术治疗

预后

- 对治疗的反应难以预测；发病率高

大体所见

一般特征

- 底部清晰的长线形溃疡
- 真皮及皮下组织可见界限模糊坚硬黄色硬结

显微镜下所见

组织学特征

- 非干酪样肉芽肿（通常形成不良）由上皮样细胞核巨细胞组成，其周围可见数量不等的单核细胞，包括真皮及皮下组织内的炎症细胞（嗜酸性粒细胞更常见）
- 硬结性红斑样病变
  - 间隔性脂膜炎
  - 非干酪样肉芽肿
  - 深层真皮血管纤维蛋白样坏死，伴有可能为肉芽肿性的炎症
- 可出现伴淋巴管扩张的真皮及皮下组织明显水肿
- 病变后期表现为纤维化和慢性炎症

鉴别诊断

异物肉芽肿

- 先前创伤史或手术史
- 具有大量异物巨细胞的肉芽肿
- 可见具有光学偏振性物质

深部真菌感染

- 先前旅行史
- 常见渐近性坏死
- 通过在革兰氏染色、银染色或培养可确认微生物的存在

化脓性汗腺炎

- 无胃肠道症状
- 伴附属器受累的肉芽肿性过程（由于囊肿或毛囊破裂）

结节病

- 无瘘管及胃肠道症状出现
- 常见系统性受累
- 伴轻微炎症的非干酪性肉芽肿

诊断注意事项

病理诊断要点

- 若儿童出现生殖器或直肠周围瘘管、皮赘、痔疮，或慢性生殖器硬结均应高度怀疑为克罗恩病
- 由于肛周皮赘及外阴阴唇水肿的存在，外阴克罗恩病可能与儿童虐待相混淆
- 外阴克罗恩病并不总存在肉芽肿，但相比于胃肠道克罗恩病更常见；无论如何，都需要进行特殊染色，以排除感染

部分参考文献

1. Boxhoorn L et al: Clinical experience and diagnostic algorithm of vulval Crohn's disease. Eur J Gastroenterol Hepatol. 29(7):838-843, 2017
2. Laftah Z et al: Vulval Crohn's disease: a clinical study of 22 patients. J Crohns Colitis. 9(4):318-25, 2015
3. Foo WC et al: Vulvar manifestations of Crohn's disease. Am J Dermatopathol. 33(6):588-93, 2011
4. Ghosh D et al: Chronic granulomatous inflammation of the vulva: an unusual presentation with diagnostic and therapeutic difficulties. J Low Genit Tract Dis. 15(4):322-4, 2011
5. Andreani SM et al: Crohn's disease of the vulva. Int J Surg. 8(1):2-5, 2010
6. Leu S et al: Clinical spectrum of vulva metastatic Crohn's disease. Dig Dis Sci. 54(7):1565-71, 2009
7. Ephgrave K: Extra-intestinal manifestations of Crohn's disease. Surg Clin North Am. 87(3):673-80, 2007
8. Martin J et al: Isolated vulval oedema as a feature of Crohn's disease. J Obstet Gynaecol. 17(1):92-3, 1997
9. Kingsland CR et al: Crohn's disease of the vulva. J R Soc Med. 84(4):236-7, 1991

第 12 节 表皮松解性角化过度症

要点

术语

- 上皮反应模式，其特征如下：具有棘层肥厚的表皮成熟异常，乳头瘤样增生，角化过度，以及基底旁层溶解，后者伴有可导致细胞内嗜酸性小珠（细胞内含有细胞的表现）的独特角化不良
  - 见于遗传性皮肤病（如遗传性表皮松解性角化过度症）、表皮痣、单发皮损［如表皮松解性棘皮症（EA）］，或偶然发现

临床问题

- 表现
  - 皮肤：散在分布的角化过度丘疹（可多发）
  - 黏膜：白色斑块

显微镜下所见

- 皮肤病变（EA）
  - 内生性生长（杯状），侧缘和深部边界界限清晰
  - 致密的角化过度和颗粒层增厚
  - 乳头瘤样增生+棘层肥厚+网嵴结构增宽
  - 角质层可见楔形内凹，内含大而不规则的、深染的角质透明颗粒
  - 表皮基底层以上空泡变性（表皮松解）
  - 基底层角化细胞不明显
  - 基底旁层细胞的胞核具有核周空晕，致密的嗜酸性胞质聚集于细胞边缘——可能含有细腻的纤丝样嗜碱性或双嗜性物质
  - 颗粒层和角质层的细胞残余物，呈嗜酸性无核球状小体（“细胞内含有细胞”）

首要的鉴别诊断

- 人乳头瘤病毒感染
- 黏膜白色海绵状痣
- 棘层松解性角化不良

内生性生长且边界清晰

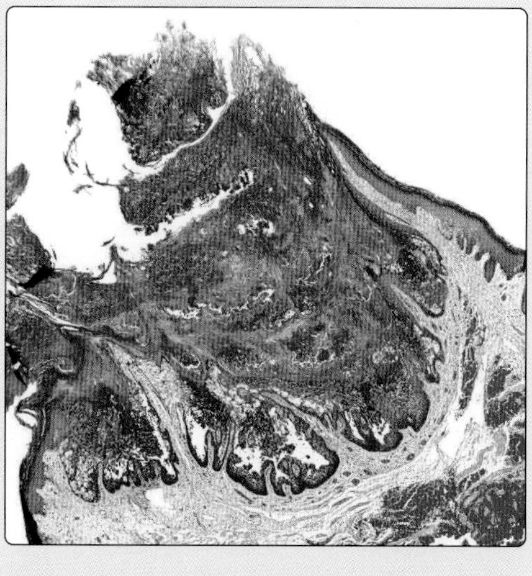

表皮松解，棘层和颗粒层溶解

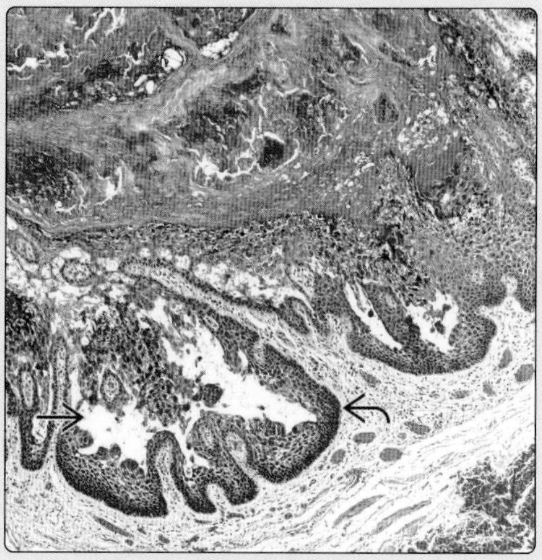

（左）表皮松解性棘皮瘤与周围的真表皮界限分明，并伴有乳头状瘤病、棘层肥厚及网嵴增宽的表现。**（右）**表皮基底层以上空泡变性，伴有棘层和颗粒层溶解的表皮松解➡，以及表皮基底层的保留↗均为表皮松解性棘皮瘤的特征。此外，还可出现致密角化过度和颗粒层增厚

角化细胞改变，内含球形小体

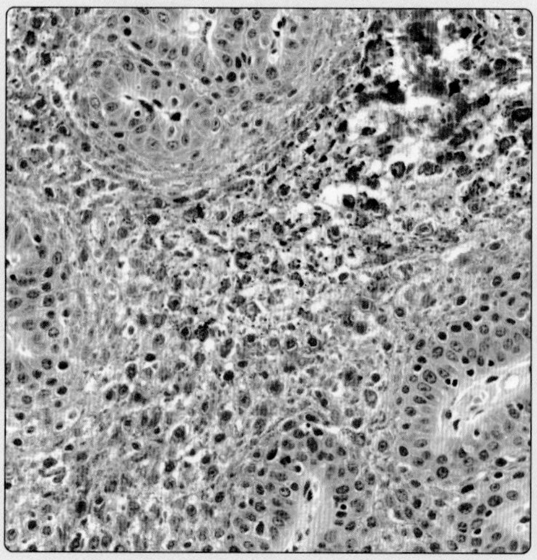

棘层胞质空泡化

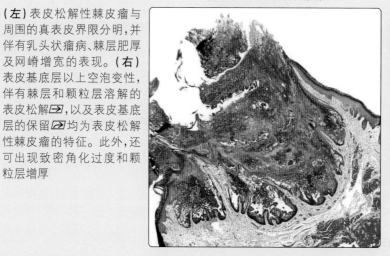

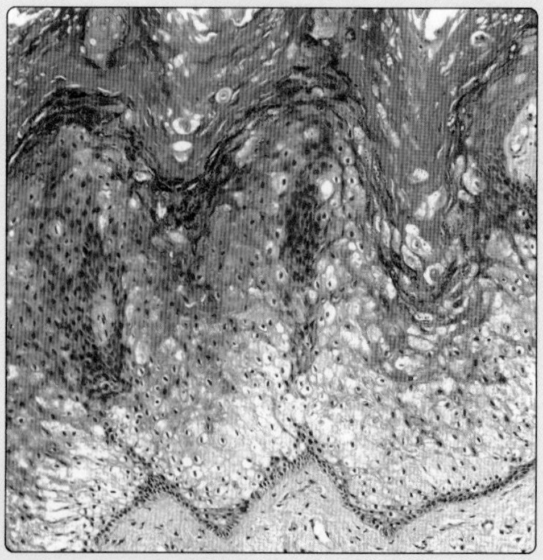

（左）在表皮松解性棘皮瘤中，棘层的较下方细胞具有胞质透明、含有粗糙的角质透明颗粒和嗜酸性球状小体的特点。值得注意的是基底层角化细胞未受影响。**（右）**基底旁层细胞内存在絮状双嗜性物质及胞质空泡化可出现于黏膜表皮松解性角化过度中。黏膜病变表现为与皮肤病变相似，但边界通常不清晰

术语

缩略语

- 表皮松解性角化过度症(epidermolytic hyperkeratosis,EHK)

同义词

- 皮肤病变
  - 表皮松解性棘皮瘤(EA)、播散性 EA
- 黏膜病变
  - 表皮松解性黏膜白斑病、家族性白色皱褶性黏膜肥厚、遗传性良性上皮内角化不良

定义

- 上皮反应模式,其特征如下:具有棘层肥厚的表皮成熟异常,乳头瘤样增生,角化过度,以及基底层以上溶解,后者伴有可导致细胞内嗜酸性小珠(细胞内细胞外观)的独特角化不良
  - 见于遗传性皮肤病(如遗传性 EHK)、表皮痣、单发病灶(如 EA)或偶然发现

病因/发病机制

基因突变

- 不同程度的存在 *KRT1* 和 *KRT10* 突变

临床问题

表现

- 皮肤
  - 单发(EA)或多发(播散性 EA)
    - 散在分布的角化过度的丘疹(可多发),好发于生殖区
    - 临床上常诊断为"疣"、传染性软疣或鲍恩样丘疹病
- 黏膜
  - 白斑,包括外阴、阴道、口腔黏膜和结膜,取决于遗传模式

治疗

- 切除,CO_2 激光消融、对单发 EA 进行冷冻治疗;咪喹莫特或维 A 酸治疗多发性病变

显微镜下所见

组织学特征

- 皮肤病变(EA)
  - 内生性生长(杯状),侧缘和深部边界界限清晰
  - 致密的角化过度和颗粒层增厚
  - 乳头瘤样增生+棘层增厚+网嵴结构增宽
  - 角质层可见楔形内凹,内含大的、不规则的、深染的角质透明颗粒
  - 基底层以上表皮空泡变性(表皮松解)
  - 基底层角化细胞不明显
- 黏膜病变
  - 病变侧缘不清晰但其他方面与皮肤病变形态相似

细胞学特征

- 基底层以上细胞的胞核具有核周空晕,致密的嗜酸性胞质聚集于细胞边缘——可能含有细腻的纤丝样嗜碱性或双嗜性物质
- 颗粒层和角质层内的细胞残余物表现为嗜酸性无核球状小体("细胞内细胞")
- 棘层细胞保留桥粒连接并有明显的细胞膜

鉴别诊断

人类乳头瘤病毒感染

- 基底旁层细胞并不苍白
- 挖空细胞有偏心性固缩的细胞核,伴有核周空晕,胞质被推挤到边缘
- 常见双核细胞

黏膜表面白色海绵状斑痣

- 缺乏角质透明颗粒和边缘呈致密嗜酸性的胞质
- 常表现为核固缩

棘层松解性角化不良

- 角化不良:"圆形小体"含有小而黑的核,伴核周空晕,颗粒层有嗜碱性或嗜酸性的浓缩的细胞质
  - 角质层中,小的固缩核("谷粒")周围围绕浓缩的嗜酸性细胞质
  - 缺乏桥粒连接

诊断注意事项

临床相关性病理学特征

- 临床信息是准确诊断的关键
- 常被误认为尖锐湿疣但与 HPV 无关(非感染性过程)

病理诊断要点

- 基底旁层的胞核被致密的嗜酸性细胞质所环绕,周围有空晕
- 颗粒层和角质层的细胞残余物表现为嗜酸性球状体(细胞内含有细胞的表现)
- 伴棘层细胞胞膜保留的表皮松解是诊断的特征

部分参考文献

1. Egozi-Reinman E et al: Epidermolytic acanthoma of the genitalia does not show mutations in KRT1 or KRT10. Am J Dermatopathol. 38(2):164-5, 2016
2. Chan MP et al: Vulvar dermatoses: a histopathologic review and classification of 183 cases. J Cutan Pathol. 42(8):510-8, 2015
3. Hijazi MM et al: Multiple localized epidermolytic acanthomas of the vulva associated with vulvar pruritus: a case report. Am J Dermatopathol. 37(4):e49-52, 2015
4. Kazlouskaya V et al: Solitary epidermolytic acanthoma. J Cutan Pathol. 40(8):701-7, 2013
5. Russell P et al: Localised epidermolytic hyperkeratosis of the vulva: a case of mistaken identity. Pathology. 42(5):483-5, 2010
6. Quinn TR et al: Epidermolytic hyperkeratosis in the lower female genital tract: an uncommon simulant of mucocutaneous papillomavirus infection--a report of two cases. Int J Gynecol Pathol. 16(2):163-8, 1997

第 13 节　丘疹性棘层松解皮肤病

要　点

术语

- 伴基底层上部裂隙及表皮整个棘层松解及轻微角化不良的棘层松解性皮肤病

病因/发病机制

- 大多为散发
- *ATP2A2* 和 *ATP2C1* 突变；分别见于毛囊角化病和家族性良性慢性天疱疮

临床问题

- 成人（平均：38 岁）；罕见发生于儿童
- 好发于外阴以大阴唇为主
- 多发肉色至白色成群分布的丘疹
- 无症状；极少伴有瘙痒
- 自限性

显微镜下所见

- 表皮增生伴角化过度和角化不全
- 棘层全层松解
- 基底层以上的裂隙导致真皮呈绒毛叶状改变
- 角化不良细胞伴有圆形小体和谷粒样小体的出现

辅助实验

- 免疫荧光
  - 无免疫沉积物
- 电子显微镜检查
  - 棘层松解细胞无细胞间桥且桥粒减少
  - 张力丝从桥粒上脱落，随后聚集于核周

首要的鉴别诊断

- 寻常型天疱疮
- 毛囊角化病
- 家族性良性慢性天疱疮
- 疣状角化不良瘤

（左）在丘疹性棘层松解皮肤病中，基底层以上可见棘层松解，导致真皮乳头层出现明显的纤毛叶状结构→。这种形态学表现类似于天疱疮。**（右）**在寻常型天疱疮中，裂隙就发生在基底层以上→（基底层以上棘层松解），使基底层的角化细胞出现“墓碑样”表现。该诊断的一个线索是沿毛囊分离的轨迹→

明显的基底旁棘层松解

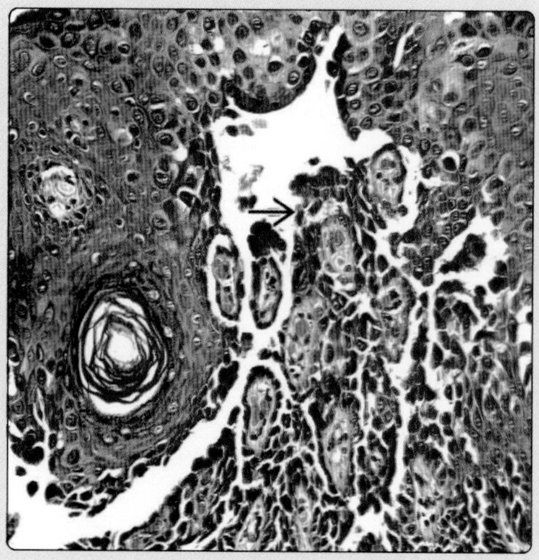

寻常型天疱疮

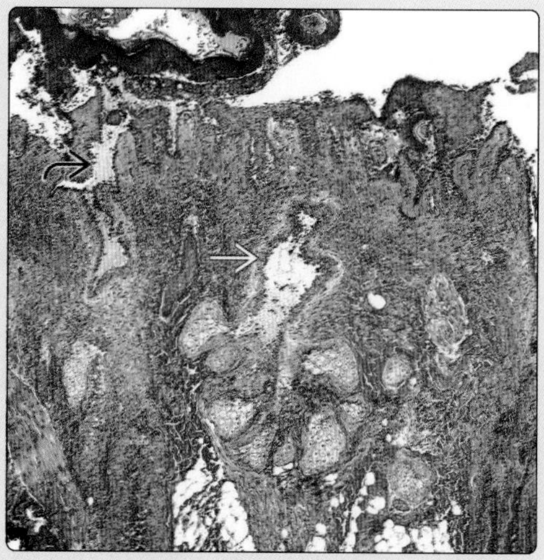

（左）角化不良的角化细胞是毛囊角化病的特征之一，在少数情况下，也是丘疹性棘层松解皮肤病的特征之一。角化不良的角化细胞呈“圆形小体”→或“谷粒样”小体的形态→。**（右）**在家族性良性慢性天疱疮中，表皮棘皮症表现为整个棘层松解，类似于“坍塌的砖墙”。少见或不存在角化不良。血管周围混合性炎性浸润也可出现

毛囊角化病

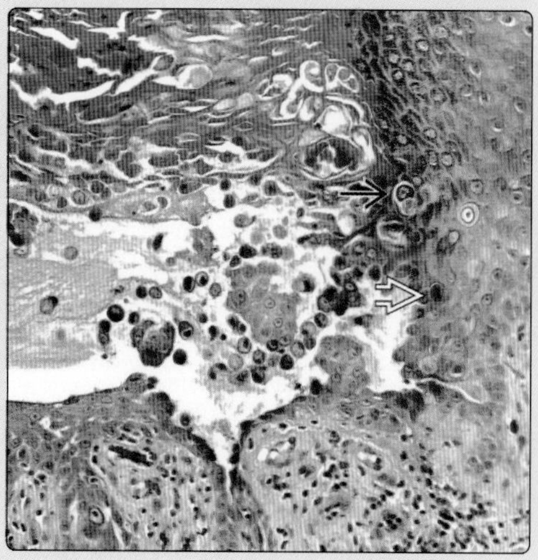

家族性良性慢性天疱疮

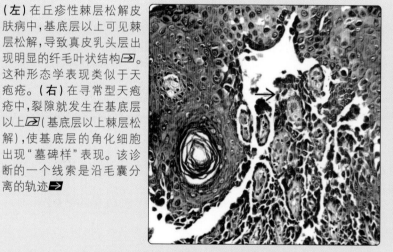

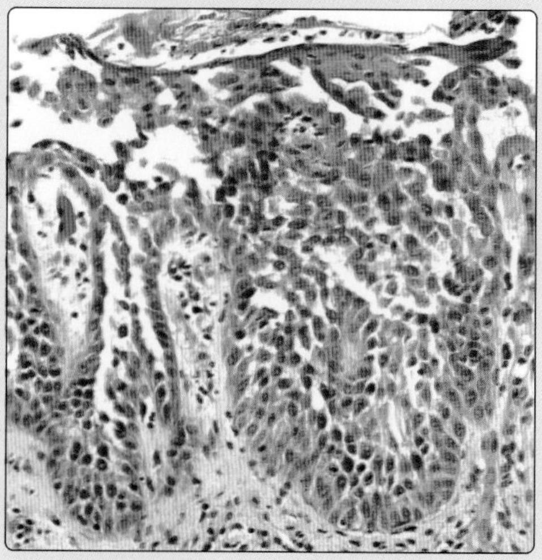

术语

缩略语

- 生殖股区的丘疹性棘层松解皮肤病(papular acantholytic dermatosis of genitocrural area)

同义词

- 丘疹性棘层松解性角化不良
- 丘疹性生殖股区棘层松解

定义

- 罕见,主要为棘层松解性皮肤病。典型的特征为基底层以上裂隙伴有整个表皮棘层松解,角化不良少见

病因/发病机制

发病机制

- 未知
- 大多数为散发
    - *ATP2A2* 和 *ATP2C1* 突变;分别见于毛囊角化病和家族性良性慢性天疱疮

临床问题

流行病学

- 发病率
    - 罕见
- 年龄
    - 成人(平均:38 岁);很少见于儿童

部位

- 外阴部,特别是大阴唇

表现

- 无症状
- 偶尔伴有瘙痒
- 多发肉色至白色的成群分布的丘疹,常无融合性斑块
- 糜烂可能出现并且为主要表现

治疗

- 电灼、激光消融或切除

预后

- 自限性

显微镜下所见

组织学特征

- 表皮增生伴角化过度和角化不全
- 棘层全层松解(类似家族性良性慢性天疱疮)
- 基底层以上的裂隙导致真皮乳头呈绒毛叶状改变(类似天疱疮)
- 偶尔出现的角化不良细胞,表现为圆形小体和/或谷粒样小体(类似于毛囊角化病)

细胞学特征

- 核固缩,核周空晕清晰,胞质嗜酸性的角化不良细胞(圆形小体)
- 表皮上层有细胞核拉长且胞质稀少的小细胞(谷粒样小体)

辅助实验

免疫荧光

- 没有免疫沉积物

电子显微镜检查

- 棘层松解细胞不伴有细胞间桥和桥粒减少
- 张力丝从桥粒上脱落,随后聚集于核周

鉴别诊断

寻常型天疱疮

- 糜烂为主要表现(临床)
- 直接免疫荧光法检测 IgG 细胞间免疫反应性

毛囊角化病

- 具有 *ATP2A2* 基因突变的显性遗传性皮肤病
- 外阴以外的病变一般呈"脂溢性"分布,可累及口腔及指甲
- 角化不良比棘层松解更明显

家族性良性慢性天疱疮

- 具有 *ATP2C1* 基因突变的显性遗传性皮肤病
- 广泛累及颈部、间擦部位和生殖器(临床)
- 向外周蔓延的结痂斑块
- 弥漫的棘层松解("倒塌的砖墙")

疣状角化不良瘤

- 单发(肿瘤)或少数病变
- 杯状内凹形成
- 明显的裂隙和圆形小体
- 常累及/延伸至毛囊单位

诊断注意事项

病理诊断要点

- 虽然棘层松解性角化不良有独特的组织学表现,但这些特征可以在各种棘皮松解性疾病中看到(Darier 病、Hailey-Hailey 病、Grover 病、疣状角化不良瘤和棘层松解性棘皮瘤)
    - 也可以偶然见到与之相关的尖锐湿疣、表皮痣、鳞状细胞癌、黑色素瘤

部分参考文献

1. Al-Muriesh M et al: Papular acantholytic dyskeratosis of the anogenital and genitocrural area: case series and review of the literature. J Cutan Pathol. 43(9):749-58, 2016
2. Knopp EA et al: Somatic ATP2A2 mutation in a case of papular acantholytic dyskeratosis: mosaic Darier disease. J Cutan Pathol. 42(11):853-7, 2015
3. Roh MR et al: Papular acantholytic dyskeratosis of the vulva. J Dermatol. 36(7):427-9, 2009
4. Sáenz AM et al: Papular acantholytic dyskeratosis of the vulva. Pediatr Dermatol. 22(3):237-9, 2005
5. Bell HK et al: Papular acantholytic dyskeratosis of the vulva. Clin Exp Dermatol. 26(5):386-8, 2001

第14节 白塞综合征

要 点

术语

- 以口腔和生殖器溃疡及葡萄膜炎为典型三联征的系统性复发性疾病

病因/发病机制

- 在遗传易感个体中，由感染和环境因素引发的“自身炎症性疾病”
- 在流行地区 HLA-B51 等位基因为危险因素

临床问题

- 年轻人
- 地中海，中东及亚洲
- 家族聚集性
  - 1%～18%，尤其是以色列、土耳其或韩国裔
- 临床预后取决于疾病的范围和严重程度
- 口腔黏膜、生殖器、眼、皮肤、关节、胃肠道、心血管和中枢神经系统均可受累
- 阿弗他溃疡(每年发生3次具有诊断意义)
- 生殖器溃疡，常伴瘢痕形成
- 眼部表现
- 常并发皮肤病变
- 可能出现胃肠道症状
- 深静脉血栓形成
- 最严重的并发症包括眼部炎症及神经和血管症状

显微镜下所见

- 通常无特异性
- 富于中性粒细胞的溃疡
- 中性粒细胞和淋巴细胞性血管炎
- 常见静脉血栓形成

首要的鉴别诊断

- 口疮病
- 克罗恩病
- 疱疹病毒感染
- 软下疳

明显的炎症和溃疡形成

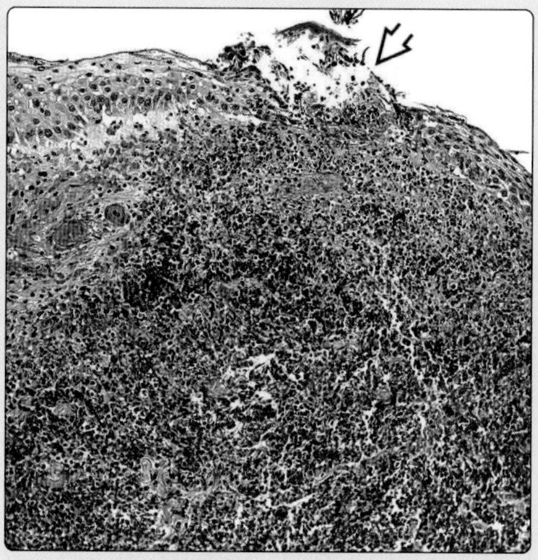

静脉血栓

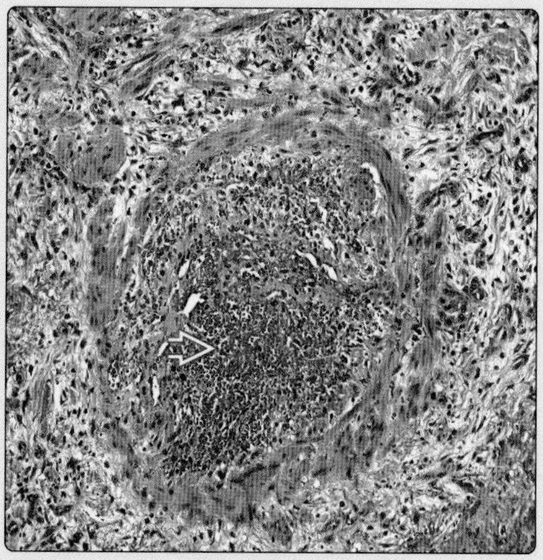

(左)白塞综合征的组织学表现通常是非特异性的。然而，溃疡是一个常见的特征，其伴有大量中性粒细胞及淋巴细胞浸润。(右)在白塞综合征中，静脉是最常见的受累血管。任何大小或解剖部位的静脉都可受累，特别是下肢深静脉。此静脉几乎完全被正在机化的血栓阻塞

小血管的中性粒细胞性血管炎

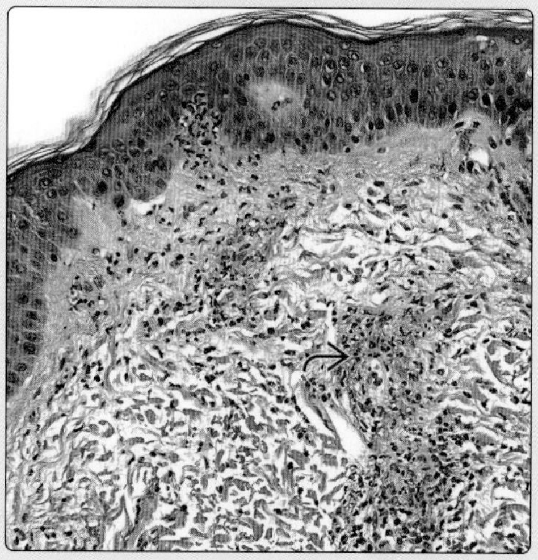

小血管炎伴中性粒细胞碎裂

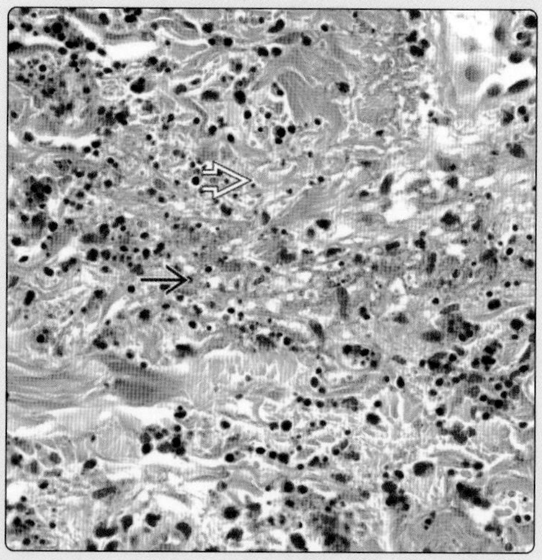

(左)白塞综合征中，除了真皮非特异性炎症以外，与急性炎症有关的小血管炎也是一个常见的表现。(右)在血管完全破坏区域坏死和白细胞碎裂(变性的中性粒细胞核碎片)可能是白塞综合征小血管血管炎的唯一残留物

术语

同义词

- 古代丝绸之路病
- Adamantiades-Behçet 病
- 复合三联综合征

定义

- 以口腔和生殖器溃疡及葡萄膜炎为典型三联征的系统性复发性疾病

病因/发病机制

自身免疫性疾病和自身炎症性疾病

- 在遗传易感性的个体中，由感染和环境因素引发的"自身炎症性疾病"
  - 在流行地区 HLA-B51 等位基因为危险因素

临床问题

流行病学

- 发病率
  - 土耳其 80/10 万人（发病率最高）
  - 美国 2/10 万人
  - 从流行地区到低发病率地区的移民有中度风险
- 年龄
  - 年轻人
- 民族
  - 地中海，中东和亚洲
- 家族聚集性
  - 1%～18%，尤其是以色列、土耳其或韩国裔

部位

- 口腔黏膜、生殖器、眼、皮肤、关节、胃肠道、心血管和中枢神经系统均可受累

表现

- 阿弗他溃疡（每年发生 3 次具有诊断价值）
  - 最早出现的症状（47%～86% 的患者）
  - 最常见于牙龈、舌及唇部
  - 单发或一组疼痛性的无瘢痕性溃疡（通常持续约 10 天）
- 生殖器溃疡
  - 57%～93% 的患者
  - 病变大而深，伴有粗糙边缘和纤维蛋白性底部
  - 若发生在阴道或宫颈，可能会形成瘘管
- 眼部表现
  - 慢性复发性葡萄膜炎，多为双侧
  - 其他：角膜炎、视网膜血管炎、视神经炎
  - 还有视神经萎缩、青光眼和白内障
- 常并发皮肤病变
  - 面部、四肢、躯干和臀部的丘疹脓疱和痤疮样病变
  - 若出现浅表血栓性静脉炎，则可出现紫癜（血管炎引起）和溃疡结节
  - 脂膜炎样结节性红斑
  - 中性粒细胞性皮病样坏疽性脓皮病，Sweet 综合征样病变
- 其他器官也可受累
  - 胃肠道表现类似炎症性肠病
  - 血管疾病，如闭塞性动脉疾病、深静脉血栓形成和动脉瘤

疾病自然史

- 复发与缓解

治疗

- 局部麻醉剂和类固醇（溃疡）
- 如系统性使用皮质类固醇/免疫抑制剂

预后

- 与范围和严重程度有关

大体所见

大小

- 生殖器溃疡通常为 2～3cm

显微镜下所见

组织学特征

- 通常没有特异性的改变
- 富于中性粒细胞浸润的溃疡（病变早期）
- 伴有纤维蛋白沉积、血栓形成和血管壁破坏的淋巴细胞性和中性粒细胞性血管炎
- 常见静脉血栓

鉴别诊断

口疮病

- 伴有轻微瘢痕的表面溃疡
- 无系统性表现

克罗恩病

- 无口腔溃疡
- 肉芽肿性炎

疱疹病毒感染

- 小群的囊泡和病毒包涵体

软下疳

- 通常与 HIV 有关
- 伴有淋巴细胞和浆细胞的肉芽肿
- 培养阳性（杜克雷嗜血杆菌）

诊断注意事项

病理诊断要点

- 白塞综合征创伤性（过敏性）诊断后会出现病变

部分参考文献

1. Bulur I et al: Behçet disease: new aspects. Clin Dermatol. 35(5):421-434, 2017
2. Kirshen C et al: Noninfectious genital ulcers. Semin Cutan Med Surg. 34(4):187-91, 2015
3. Hughes T et al: Identification of multiple independent susceptibility loci in the HLA region in Behçet's disease. Nat Genet. 45(3):319-24, 2013
4. Pineton de Chambrun M et al: New insights into the pathogenesis of Behçet's disease. Autoimmun Rev. 11(10):687-98, 2012
5. Mendes D et al: Behçet's disease--a contemporary review. J Autoimmun. 32(3-4):178-88, 2009
6. Ghate JV et al: Behçet's disease and complex aphthosis. J Am Acad Dermatol. 40(1):1-18; quiz 19-20, 1999

第15节 天 疱 疮

要 点

术语

- 不同类型的自身免疫相关的大疱性疾病，有不同的临床表现、组织形态特征和针对各种上皮细胞黏附分子的抗体

病因/发病机制

- 寻常型天疱疮（PV）患者存在抗 Dsg3±Dsg1 抗体
- 落叶型天疱疮（PF）患者存在抗 Dsg1 抗体

临床问题

- 在外阴，寻常型>落叶型>>增生型
- 发病年龄 50~80 岁
- 寻常型天疱疮：水疱迅速转化为糜烂面
- 落叶型天疱疮：皮肤黏膜斑块
- 增生型：斑块从外阴延伸到腹股沟

显微镜下所见

- 寻常型天疱疮
    - ○ 基底层以上棘层松解，留下基底层与真皮乳头层，形成“墓碑”样外观
    - ○ 基底旁裂隙，如果毛囊受累
- 落叶型天疱疮
    - ○ 角质层下无细菌性水疱
    - ○ 角化不良的颗粒细胞（独特特征）
- 增生型天疱疮
    - ○ 显著的皮肤表皮松解
    - ○ 基底细胞上方棘层松解
    - ○ 表皮内嗜酸性粒细胞和中性粒细胞微脓肿形成

辅助实验

- 直接和间接免疫荧光：表皮细胞间 IgG±C3

首要的鉴别诊断

- Hailey-Hailey 和 Darier 病与寻常型天疱疮鉴别
- 局灶棘层松解角化不良与寻常型天疱疮鉴别
- 脓疱病与落叶型天疱疮鉴别

（左）寻常型天疱疮的水疱位于表皮基底层上面。因此真皮乳头呈绒毛状。（右）相反，落叶型天疱疮中水疱位于角质层下，水疱内包含来自于颗粒层的松解角化不良的细胞。这是一个独特的特征。检测到表皮中桥粒蛋白 1 的表达是其特点

寻常型天疱疮：基底旁水疱

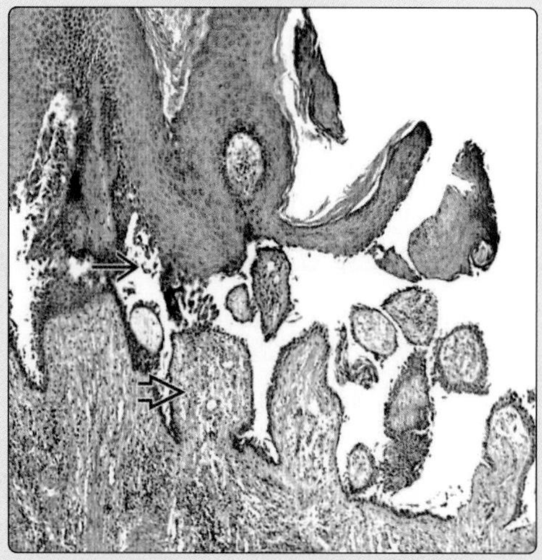

落叶型天疱疮：角质层下水疱

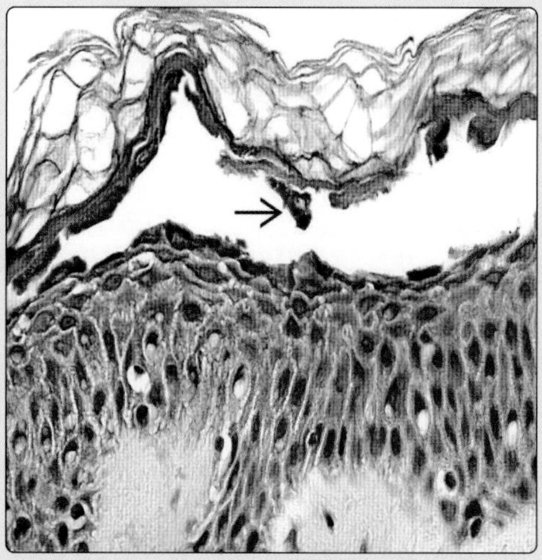

（左）寻常型天疱疮基底表皮层可见一排“墓碑”样细胞。抗 Dsg3 蛋白的抗体浓度在表皮下浓度最高。因此，该区棘层松解最重。（右）直接免疫荧光显示在表皮与角质的细胞之间 IgG 呈蕾丝样分布（Courtesy R. Grover. MD.）

寻常型天疱疮：基底层墓碑样表现

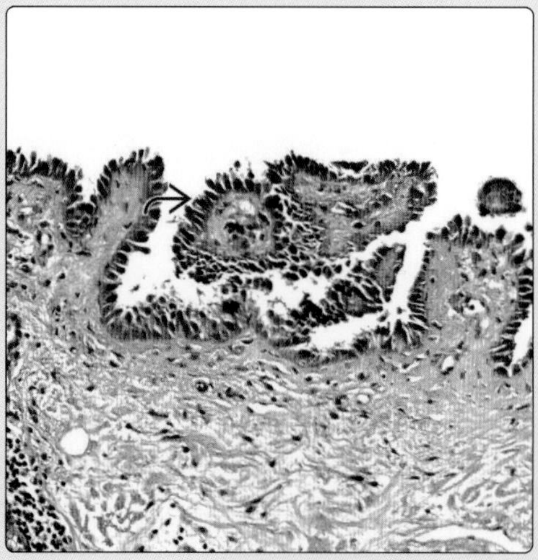

IgG 花边样沉积

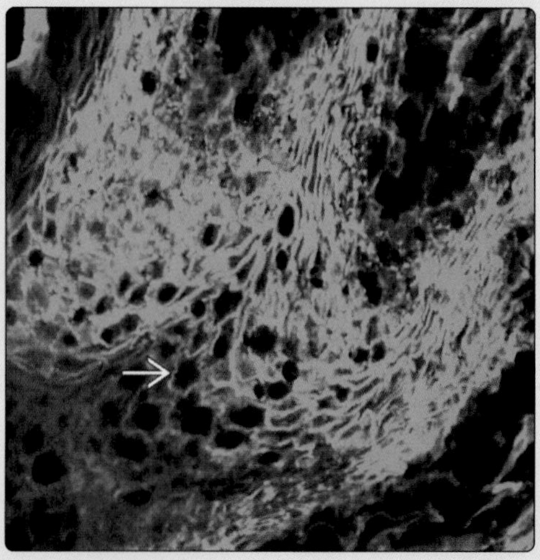

术语

缩略语表

- 寻常型天疱疮(pemphigus vulgaris,PV)
- 落叶型天疱疮(pemphigus foliaceus,PF)
- 增生型天疱疮(pemphigus vegetans,PVeg)

定义

- 不同类型的自身免疫相关的大疱性疾病,有不同的临床表现,组织形态学和针对各种上皮细胞黏附分子的抗体

病因/发病机制

病理生理学

- 角质形成细胞的不粘连导致棘层松解和水疱形成
- 寻常型天疱疮
  - 抗桥粒蛋白(Dsg)3±1 抗体作用皮肤黏膜
- 落叶型天疱疮
  - Anti-Dsg1 抗体引起表皮棘层松解表皮
  - 黏膜病变<<皮肤因为皮肤中 Dsg1 浓度低于黏膜

临床问题

流行病学

- 发病率
  - 在外阴寻常型>落叶型>>增生型
  - 寻常型天疱疮:总发病率为万分之 0.3~3.2
    - 外阴受累(22%~82%)
- 年龄
  - 50~80 岁

部位

- 外阴是女性生殖道最常见部位

表现

- 寻常型天疱疮
  - 外阴病变可能出现的部位
  - 水疱很快就会糜烂
  - 口腔常见病变
- 落叶型天疱疮
  - 皮肤黏膜上的斑块
  - 其他部位经常并发皮损
- 增生型天疱疮
  - 落叶型天疱疮通常是从腹股沟处延伸到外阴

治疗

- 寻常型天疱疮
  - 局部或全身免疫抑制剂治疗
- 落叶型和增生型天疱疮
  - 如果是局部的,可能不需要治疗
  - 如果弥漫性病变,局部或全身应用免疫抑制剂

预后

- 寻常型天疱疮
  - 可因继发感染或体液流失致死
  - 生殖器受累可能意味着侵袭性过程,与鼻部受累高度相关
    - 生殖器病变复发率 34%
- 落叶型天疱疮
  - 惰性过程
- 增生型天疱疮
  - 一般,很少为侵袭性病变,播散罕见

大体所见

一般特征

- 寻常型天疱疮
  - 松弛的水疱和糜烂面与周围分界清楚
- 落叶型天疱疮
  - 痂皮斑块
- 增生型天疱疮
  - 周围脓疱的落叶型斑块

显微镜下所见

组织学特征

- 寻常型天疱疮
  - 基底上棘层松解,留下"墓碑样"基底层细胞和"花边样"真皮乳头
  - 若累及毛囊则基底上层可见裂隙
- 落叶型天疱疮
  - 角质层下水疱无细菌感染
  - 角化不良的颗粒细胞(独特的特征)
- 增生型天疱疮
  - 显著的表皮棘层松解
  - 基底上层棘层松解
  - 表皮间中性粒细胞和嗜酸性粒细胞构成的微脓肿

辅助实验

免疫荧光

- 直接和间接:表皮间 IgG±C3

鉴别诊断

Hailey-Hailey 病和 Darier 病(vs.寻常型天疱疮)

- 免疫荧光无沉积物

局灶棘层松解性角化不良(vs.寻常型天疱疮)

- 免疫荧光无沉积物

脓疱病(vs.落叶型天疱疮)

- 存在细菌
- 免疫荧光无沉积物

诊断注意事项

病理诊断要点

- 免疫荧光是诊断的根本

部分参考文献

1. Kavala M et al: Genital involvement in pemphigus vulgaris (PV): correlation with clinical and cervicovaginal Pap smear findings. J Am Acad Dermatol. 73(4):655-9, 2015
2. Malik M et al: Involvement of the female genital tract in pemphigus vulgaris. Obstet Gynecol. 106(5 Pt 1):1005-12, 2005

第16节 大疱性类天疱疮

要 点

术语

- 靶向基底膜抗原的表皮下自身免疫性水疱病

临床问题

- 最常见的外阴大疱病
- 双峰，绝经后>>>儿童
- 含有麦色液体的紧张性水疱，底部有红斑，最终破裂，导致湿润、触痛的表浅溃疡

显微镜下所见

- 有嗜酸性粒细胞、中性粒细胞和纤维蛋白的表皮下水疱
- 早期病变可表现为嗜酸性海绵样水肿、血管周围淋巴细胞和嗜酸性细胞浸润，甚至可以出现真皮乳头明显的水肿
- 中性粒细胞是富于炎症细胞类型的主要成分，包括形成真皮乳头微脓肿形成

辅助实验

- 直接免疫荧光：C3 和/或 IgG 联合 IgM 和 IgA 沿基底膜线性沉积
  - 盐裂皮肤实验
    - 表皮侧的反应（疱顶部）
- 间接免疫荧光：IgG 沿基底膜线性沉积
- 酶联免疫法检测 BP180 对疾病的活性检测和监测有重要意义

首要的鉴别诊断

- 瘢痕性类天疱疮
- 获得性大疱性表皮松解
- 线性 IgA 疾病
- 疱疹性皮炎

（左）大疱性类天疱疮中，真皮内可见一个巨大的表皮下水疱➡内充满了中性粒细胞、嗜酸性粒细胞和炎性纤维蛋白➡。（右）在大疱性类天疱疮的病变早期，没有表皮下水疱，有些表现出荨麻疹样的表现，其特征是血管周围嗜酸性细胞和中性粒细胞浸润。➡虽然在本例中未见到但可以出现的"嗜酸性海绵样水肿"

表皮下水疱

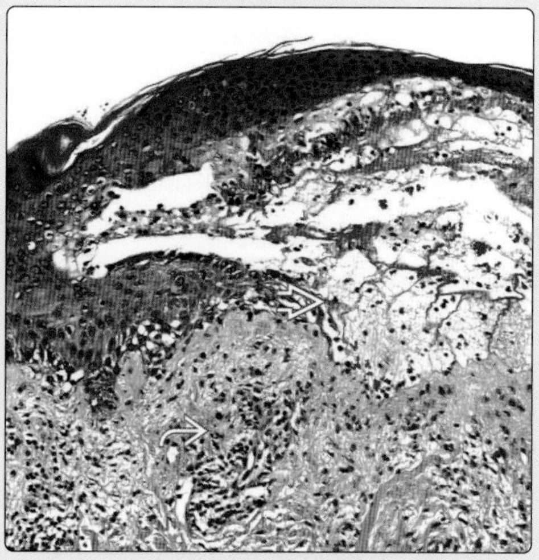

荨麻疹样

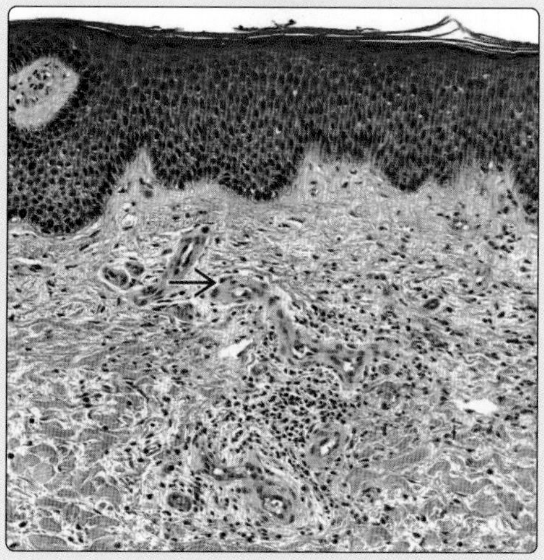

（左）直接免疫荧光法显示大疱性类天疱疮中 C3 补体沿基底膜表皮侧呈亮线样染色➡（Courtesy M. Hoang, MD.）。（右）直接免疫荧光也显示大疱性类天疱疮中 IgG 沉积沿基底膜表皮侧呈亮线样染色。➡（Courtesy M. Hoang, MD.）

C3 补体的直接免疫荧光

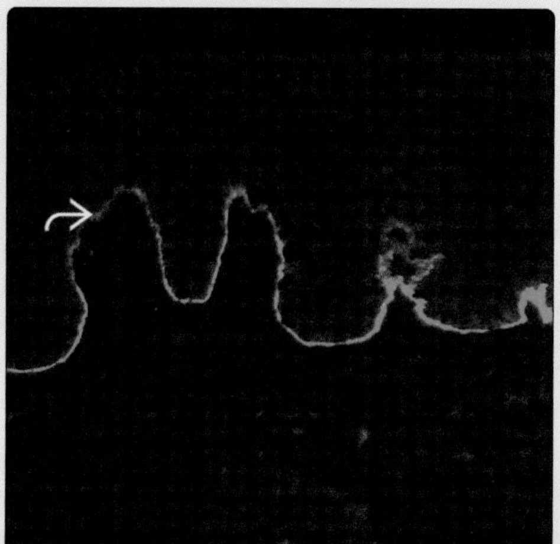

IgG 的免疫荧光

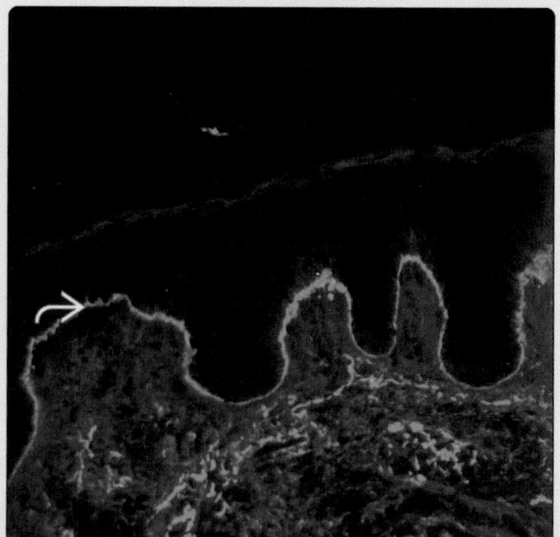

术语

定义

- 靶向基底膜抗原的表皮下自身免疫性水疱病

病因/发病机制

病理生理学

- 抗大疱性类天疱疮抗原 2 抗体(BPAg)(分子量 180kd 血红素蛋白非胶原结构域,BP180,或Ⅹ、Ⅶ型胶原)和大疱性类天疱疮抗原 1 抗体(分子量 230kd 血红素蛋白,BP230)
  - 抗体附着物导致补体沉积、炎症细胞迁移和蛋白水解酶介导基底膜破坏
  - 抗 BP180 可能介导了最初的发病机制,而抗 BP230 可能增强炎症反应

临床问题

流行病学

- 发病率
  - 最常见的外阴大疱性疾病
- 年龄
  - 双峰发病,绝经后>>>儿童

部位

- 通常位于屈侧表面;继而从腹股沟侧延伸到外阴的皮肤和/或黏膜

表现

- 含有麦色液体的紧张性水疱,底部有红斑,最终破裂,导致湿润、触痛的表浅溃疡
- 水疱出现之前可见荨麻疹
- 灼伤或疼痛
- 落叶型天疱疮;罕见乳头状瘤样生长的变异

疾病自然史

- 通常治愈后无瘢痕

治疗

- 局部病变可以局部使用类固醇激素治疗
- 若为全身性疾病则全身应用类固醇激素

预后

- 预后好,若复发,通常不严重

显微镜下所见

组织学特征

- 含嗜酸性粒细胞、中性粒细胞和纤维蛋白的表皮下水疱
  - 中性粒细胞富于炎症细胞的类型的主要成分,包括形成真皮乳头微脓肿
- 早期病变
  - 嗜酸性海绵样水肿(嗜酸性粒细胞出现在表皮海绵形成层)
  - 荨麻疹样(血管周围淋巴细胞和嗜酸性细胞浸润)
  - 明显的真皮乳头水肿
- 罕见少炎症细胞型变异(常常与临床无白细胞小泡相关)

辅助实验

免疫组织化学

- 水疱底Ⅳ型胶原

免疫荧光

- 直接法:C3 和/或 IgG 联合 IgM 和 IgA 沿基底膜线性沉积
  - 盐裂皮肤(盐溶液分离表皮和真皮,以更精确地识别免疫反应物沉积的区域)
    - 表皮侧有反应(疱顶部)
- 间接法:IgG 沿基底膜线性沉积

血清学检测

- 酶联免疫法检测 BP180 对疾病的活性检测和监测有重要意义

鉴别诊断

瘢痕性类天疱疮

- 临床上更可能影响黏膜
- 瘢痕可以导致入口狭窄

获得性大疱性表皮松解

- 罕见外阴受累
- 表皮下小疱,通常有轻微炎症
- 靶向Ⅶ型胶原抗体
- 水疱底部的盐裂皮肤免疫反应
- 免疫组织化学检测顶部的Ⅳ型胶原

线性 IgA 病

- 直接免疫荧光检测以 IgA 为主

疱疹性皮炎

- 血清抗谷氨酰胺酶或抗利尿素抗体阳性
- 直接免疫荧光检测以 IgA 为主

诊断注意事项

病理诊断要点

- 早期大疱性类天疱疮无水疱形成可表现为荨麻疹或嗜酸性海绵状水肿
- 直接免疫荧光法对诊断是必需的,因为本病与其他大疱性疾病的特征有重叠

部分参考文献

1. Khatib Y et al: Pemphigoid vegetans in childhood: a case report and short review of literature. Indian J Dermatol. 60(4):422, 2015
2. Tampoia M et al: Diagnostic accuracy of enzyme-linked immunosorbent assays (ELISA) to detect anti-skin autoantibodies in autoimmune blistering skin diseases: a systematic review and meta-analysis. Autoimmun Rev. 12(2):121-6, 2012
3. Ujiie H et al: Pathogenesis of bullous pemphigoid. Immunol Allergy Clin North Am. 32(2):207-15, v, 2012
4. Fisler RE et al: Childhood bullous pemphigoid: a clinicopathologic study and review of the literature. Am J Dermatopathol. 25(3):183-9, 2003

要　点

术语

- 靶向基底膜抗原导致瘢痕的自身免疫性水疱病

病因/发病机制

- 异质性抗体靶点包括 180kD 半桥粒蛋白、epiligrin（表皮整联配体蛋白）、粘连蛋白 6

临床问题

- 黏膜>皮肤
- 围绝经期和绝经后
- 水疱容易破裂，引起播散（黏膜>皮肤）
- 慢性或进行性病程导致瘢痕形成

显微镜下所见

- 早期表皮下小泡内含中性粒细胞和嗜酸性粒细胞，后来含有淋巴细胞
- 非特异性上皮剥脱更常见于黏膜病变
- 可能出现扁平苔藓样改变
- 晚期真皮浅层瘢痕形成

辅助实验

- 直接免疫荧光
  - C3 和/或 IgG 沿基底膜线性沉积，±联合 IgM 和 IgA 沉积
- 只有 20%～30% 的患者循环血清中检测到抗体
- 盐裂皮肤显示盐渍最常见于水疱顶部

首要的鉴别诊断

- 大疱性类天疱疮
- 获得性大疱性表皮松解
- 线性 IgA 病

上皮下裂隙

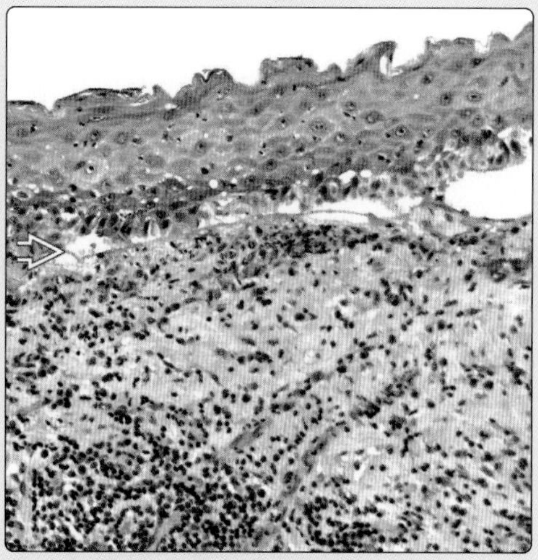

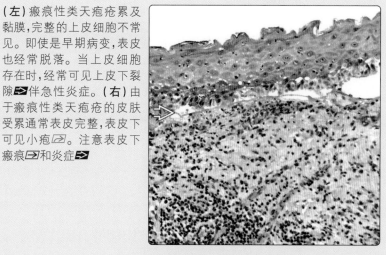

表皮下水疱

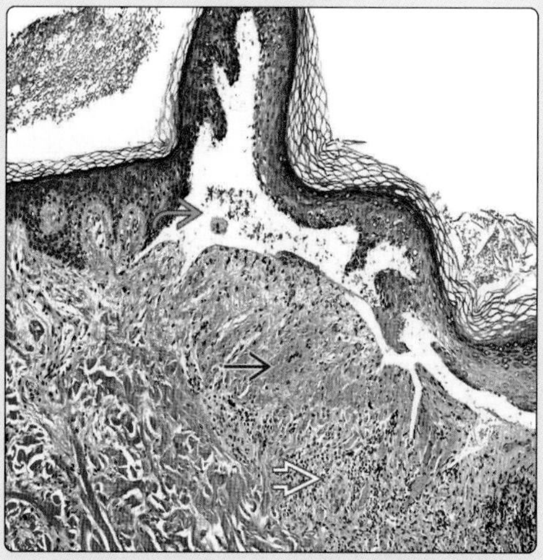

（左）瘢痕性类天疱疮累及黏膜，完整的上皮细胞不常见。即使是早期病变，表皮也经常脱落。当上皮细胞存在时，经常可见上皮下裂隙➡伴急性炎症。（右）由于瘢痕性类天疱疮的皮肤受累通常表皮完整，表皮下可见小疱▷。注意表皮下瘢痕➡和炎症➡

线性 IgG 沉积（直接免疫荧光）

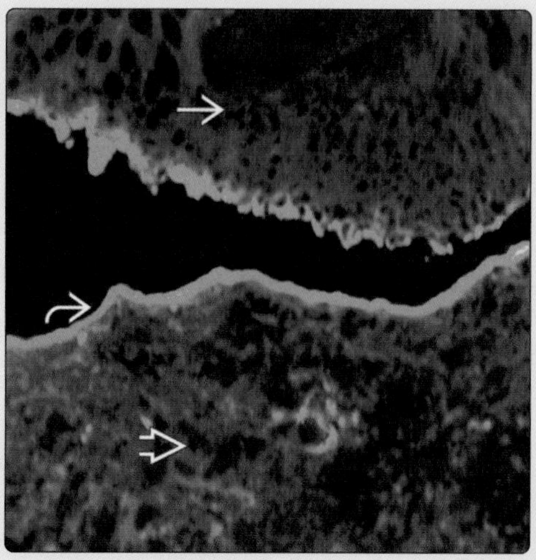

线性 C3 补体沉积（直接免疫荧光）

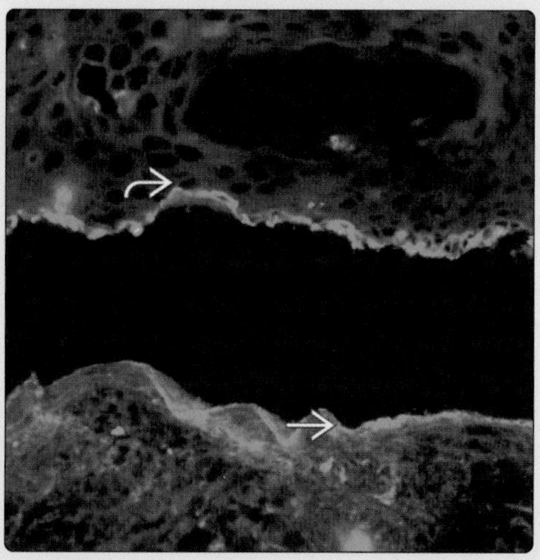

（左）瘢痕性类天疱疮直接免疫荧光显示 IgG 沿基底膜➡在上皮➡和上皮下➡沉积（Courtesy R. Gover，MD.）。（右）瘢痕性类天疱疮直接免疫荧光显示 C3 补体沿基底膜在上皮➡和真皮➡之间沉积（Courtesy R. Gover，MD.）

术语

缩略语

- 瘢痕性类天疱疮(cicatricial pemphigoid,CP)

同义词

- 良性黏膜类天疱疮

定义

- 靶向基底膜抗原导致瘢痕的自身免疫性水疱病

病因/发病机制

病理生理学

- 异质性抗体靶点包括
  - 180kD 半桥粒蛋白(又名 BP180,BPAg2,或者XVII型胶原)
  - Epiligrin(表皮整联配体蛋白,又名层 α-3 粘连蛋白 5 或层粘连蛋白 332)
  - 层粘连蛋白 6(又名层粘连蛋白 331)
- 抗体作用靶点激活补体,引起炎症细胞趋化作用
  - 表皮下水疱形成

临床问题

流行病学

- 发病率
  - 罕见
- 年龄
  - 围绝经期和绝经后
  - 儿童罕见

部位

- 黏膜受累多于皮肤
  - 口腔>结膜>皮肤和鼻腔>肛门生殖器

表现

- 水疱容易破裂,引起播散(黏膜>皮肤)

疾病自然史

- 慢性进行性病程,常导致瘢痕引起小阴唇融合或再吸收,尿道口或尿道内口狭窄,阴蒂包茎

治疗

- 局部应用类固醇
- 如果严重,则全身免疫抑制剂
- 如果有明显瘢痕则手术切除

预后

- 良性但后遗症发病率高
- 水疱发生后引起抗 epiligrin 病中恶性肿瘤(肺腺癌、胃腺癌)风险增加

显微镜下所见

组织学特征

- 早期表皮下小疱内含中性粒细胞和嗜酸性粒细胞,后来含有淋巴细胞
- 非特异性上皮剥脱更常见于黏膜病变
- 可能出现扁平苔藓样改变
- 晚期真皮浅层瘢痕形成

辅助实验

免疫荧光

- 直接法
  - C3 和/或 IgG 沿基底膜线性沉积,±联合 IgM 和 IgA 沉积
  - 在抗 epiligrin 抗体中的锯齿状模式
- 间接法:
  - 线性 IgG,偶尔 IgA 沉积
  - 只有 20%~30% 的患者循环血清中检测到抗体
- 盐裂皮肤实验
  - 盐渍最常见于水疱顶部
  - 如果是抗 epiligrin,则位于疱底

鉴别诊断

大疱性类天疱疮

- 临床表现未见瘢痕
- 累及皮肤多于黏膜表面
- 无上皮下瘢痕

获得性大疱性表皮松解

- 表皮下泡炎症少
- 盐裂皮肤免疫反应位于水疱底部
- 靶向VII型胶原抗体(与抗 epiligrin 相反)

线性 IgA 病

- 与炎症性肠病,特别是溃疡性结肠炎相关
- 晚期病变一般无瘢痕
- 免疫荧光通常为 IgA 在真皮-表皮的连接处线性沉积

诊断注意事项

病理诊断要点

- 可能与硬化性苔藓(更常见的外阴疾病)的外观相似;其他黏膜部位表现为大疱性的病变
- 皮肤病变更多表现为表皮完整和皮下小疱和瘢痕
- 溃疡边缘活检有助于确定大疱性疾病的诊断

部分参考文献

1. Schmidt E et al: Pemphigoid diseases. Lancet. 381(9863):320-32, 2013
2. Terra JB et al: Immunofluorescence serration pattern analysis as a diagnostic criterion in antilaminin-332 mucous membrane pemphigoid: immunopathological findings and clinical experience in 10 Dutch patients. Br J Dermatol. 165(4):815-22, 2011
3. Rose C et al: Histopathology of anti-laminin 5 mucous membrane pemphigoid. J Am Acad Dermatol. 61(3):433-40, 2009
4. Hoque SR et al: Childhood cicatricial pemphigoid confined to the vulva. Clin Exp Dermatol. 31(1):63-4, 2006

第18节 妊娠疱疹

要点

术语

- 妊娠自身免疫性水疱病

病因/发病机制

- 针对大疱性类天疱疮抗原的抗体(BPAg2,BP180,分子量180kd血红素蛋白非胶原结构域,BP180,或XVII型胶原)或者抗230kd或VII型胶原

临床问题

- 最初为疱疹样丘疹,瘙痒性荨麻疹通常累及脐周区,但不累及黏膜
- 可以发生在妊娠的任何时期,但最常见是妊娠中期或晚期;也可发生产后早期
- 往往在妊娠后6个月内痊愈
- 再次妊娠或激素治疗时可能会复发

显微镜下所见

- 表皮下水疱伴嗜酸性粒细胞和淋巴细胞浸润
- 真皮轻度水肿伴血管周围淋巴细胞和嗜酸性细胞浸润
- 伴或不伴水疱上表皮层内单个细胞坏死
- 早期皮损嗜酸性海绵状水肿或荨麻疹样改变

辅助实验

- 直接免疫荧光显示C3和/或IgG沿基底膜线性沉积
- 间接免疫荧光和酶联免疫吸附试验对抗体检测有很大作用
- 盐裂皮肤反应在表皮侧
- C4d免疫组织化学技术可独立用于诊断

首要的鉴别诊断

- 妊娠瘙痒性和荨麻疹性丘疹和斑块
- 大疱性类天疱疮
- 线性IgA病
- 疱病性药物与节肢动物咬伤反应
- 瘢痕性类天疱疮

表皮下水疱

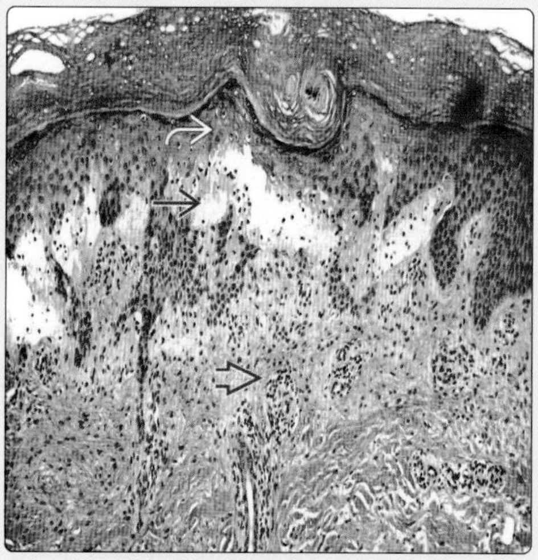

水疱内嗜酸性粒细胞

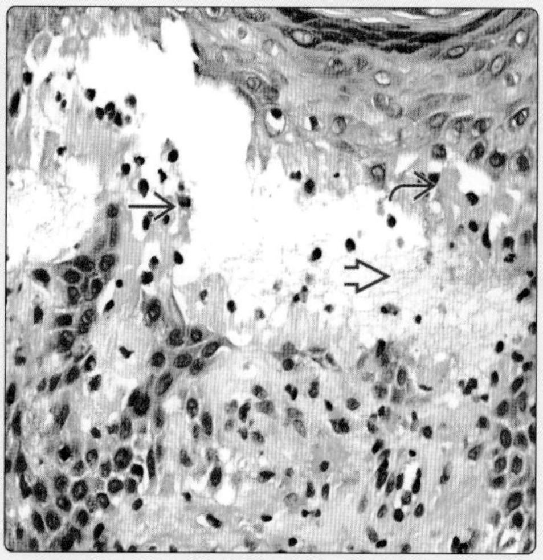

(左)妊娠疱疹时,表皮下水疱覆盖真皮有轻度水肿,血管周围中度炎症细胞浸润。水疱上可见坏死的角质形成细胞,通常水疱不会随着疾病进展,但疾病可能会在水疱出现前痊愈。(右)妊娠疱疹的水疱中通常含有嗜酸性粒细胞,由于与真皮分离而出现表皮坏死,也可能存在纤维蛋白

带状C3补体沉积

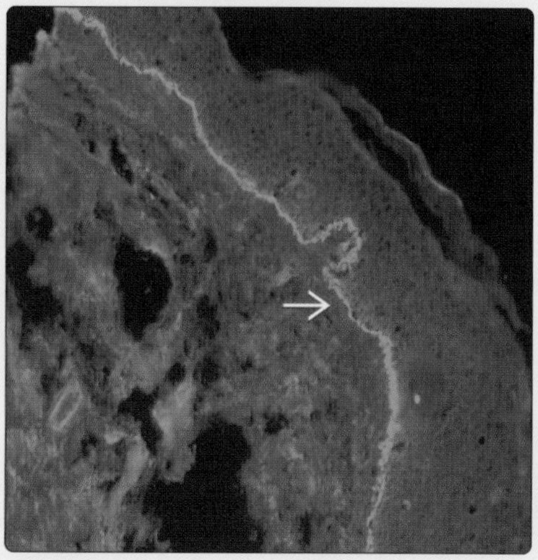

带性IgG沉积

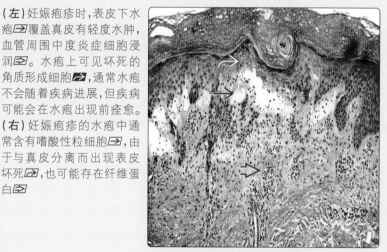

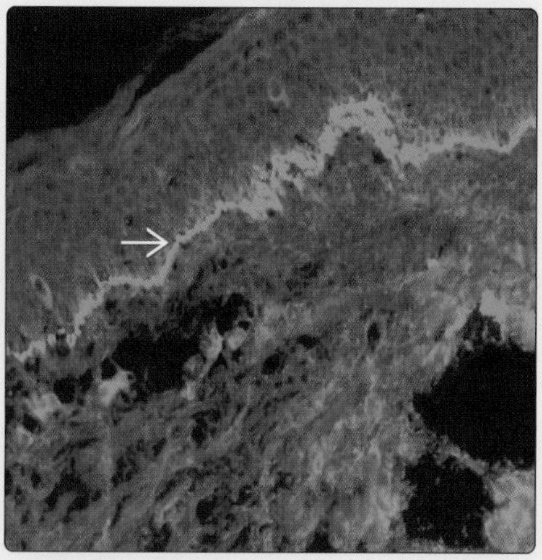

(左)直接免疫荧光显示妊娠疱疹患者表皮基底膜上有线性C3沉积。通过C4d免疫组织化学检测也可以获得类似的带状模式,因此可能为患者免去二次活检(Courtesy R. Grover, MD.)。(右)在妊娠疱疹中,直接免疫荧光显示沿着表皮基底膜有一条清晰的IgG线性沉积带(Courtesy R. Grover, MD.)

术语

同义词

- 妊娠类天疱疮

定义

- 妊娠自身免疫性水疱病

病因/发病机制

病理生理学

- 针对大疱性类天疱疮抗原的抗体（BPAg2，BP180，分子量 180kd 血红素蛋白非胶原结构域，BP180，或 X、Ⅶ型胶原）或者抗 230kd 或Ⅶ型胶原
  - 继发性补体成分引起炎症细胞趋化作用和基底膜破坏
- 通常可以检测到 HLA-DR3、HLA-DR4

临床问题

流行病学

- 发病率
  - 总的来说，妊娠人数的 1/3 000～1/50 000
- 年龄
  - 育龄期女性

部位

- 继发性病变可以从腹部到外阴（大阴唇）

表现

- 最初为疱疹样丘疹，瘙痒性荨麻疹通常累及脐周区，但不累及黏膜
- 张力性水疱不太常见，因为疾病通常在水疱出现前消退
- 可以发生在妊娠的任何时期，但最常见是妊娠中期或晚期；也可发生产后早期

治疗

- 辅助治疗
  - 如果是难治性的，行血浆置换
- 药物治疗
  - 类固醇激素（局部或全身）

预后

- 50%～76% 分娩后轻度加重，但产后 6 月内缓解
- 再次妊娠、激素治疗和月经期复发
- 慢性罕见（<5%）
- 10% 可见 Graves 病
- 偶尔和早产、早产儿（死亡率可能增加）和妊娠滋养细胞疾病
- 5%～10% 胎儿受累（母体抗体转移）

大体所见

一般特征

- 荨麻疹斑块和/或含草色液体的紧张性水疱

显微镜下所见

组织学特征

- 上皮下水疱内嗜酸性粒细胞及肿瘤细胞浸润
- 真皮轻度水肿伴血管周围淋巴细胞和嗜酸性粒细胞浸润
- 伴或不伴水疱上表皮层内单个细胞坏死
- 早期皮损嗜酸性海绵状水肿或荨麻疹样改变

辅助实验

免疫组织化学

- C4d：沿基底膜线性沉积
  - 只需要一次活检，无需再次进行免疫荧光活检

免疫荧光

- 直接法 C3 和/或 IgG 沿基底膜线性沉积
- 间接法：HG 因子沿基底膜沉积（50%～74%）
- 盐裂皮肤实验（盐渍更准确地固定在表皮和真皮之间）
  - 免疫反应物位于表皮侧

血清学检测

- 抗 BP180 抗原的酶联免疫吸附试验
  - 比免疫荧光更加敏感和特异
  - BP180 抗体的水平和疾病的激活相关

鉴别诊断

妊娠瘙痒性和荨麻疹性丘疹和斑块

- 非自身免疫性疾病（直接免疫荧光阴性）

大疱性类天疱疮

- 通常>60 岁，一般不发生在脐周皮肤

线性 IgA 病

- 直接免疫荧光：IgA 沿基底膜沉积

疱病性药物与节肢动物咬伤反应

- 直接免疫荧光阴性

瘢痕性类天疱疮

- 病变主要是黏膜

诊断注意事项

病理诊断要点

- 直接免疫荧光和血清学检测是诊断的关键

部分参考文献

1. Al Saif F et al: Sensitivity and specificity of BP180 NC16A enzyme-linked immunosorbent assay for the diagnosis of pemphigoid gestationis. J Am Acad Dermatol. 76(3):560-562, 2017
2. Hallaji Z et al: Pemphigoid gestationis: clinical and histologic features of twenty-three patients. Int J Womens Dermatol. 3(2):86-90, 2017
3. Valencia-Guerrero A et al: The value of direct immunofluorescence on proteinase-digested formalin-fixed paraffin-embedded skin biopsies. Am J Dermatopathol. ePub, 2017
4. Sadik CD et al: Pemphigoid gestationis: toward a better understanding of the etiopathogenesis. Clin Dermatol. 34(3):378-82, 2016

第 19 节 线性 IgA 病

要 点

术语

- 自身免疫性水疱病，导致表皮下水疱，特征是 IgA 在基底膜线性沉积

病因/发病机制

- 抗 180kD 半桥粒蛋白（又名 BP180、BPAg2 或ⅩⅦ型胶原）的分解产物 97kD 或 120kD 自身抗体
- 成人型，可能与药物摄入或炎症性肠病有关

临床问题

- 张力性水疱的聚集，有时呈戒环状（“珠宝簇”）
- 成人型，可能与药物摄入有关
- 成人型，黏膜受累较常见
- 是儿童最常见的大疱性疾病
- 局限性会阴疾病更常见于儿童

显微镜下所见

- 表皮下小疱充满中性粒细胞，偶尔有±嗜酸性粒细胞
- 水疱可能广泛或者只累及真皮乳头层尖端
- 可见局灶性表皮下微脓肿

辅助实验

- 直接免疫荧光显示 IgA 沿基底膜线性沉积伴或不伴 IgG 或 C3 补体
  - IgA 沿基底膜线性沉积，很少伴有 C3 或 IgG
- 盐裂皮肤实验
  - 反应物定位于水疱顶部

首要的鉴别诊断

- 疱疹性皮炎
- 大疱性类天疱疮和瘢痕性类天疱疮

上皮下水疱

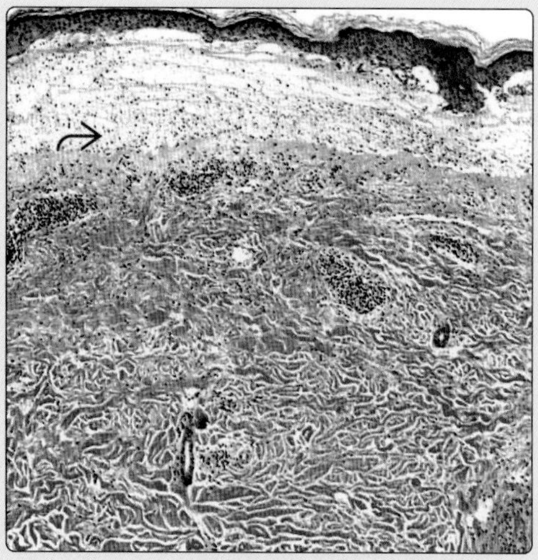

充满中性粒细胞的水疱

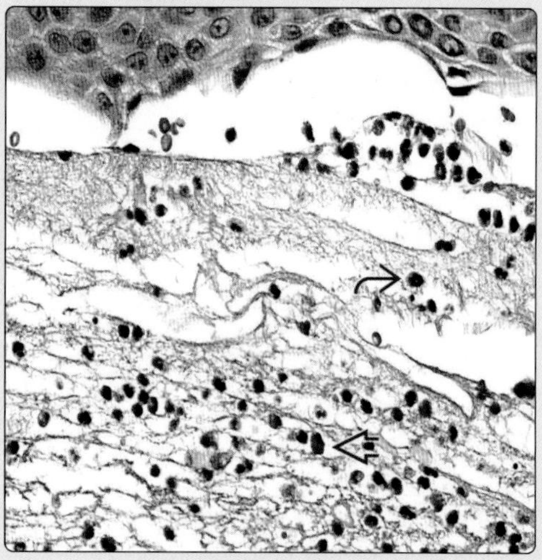

（左）网格状表皮下水疱，表皮被广泛从真皮下剥离，是线性 IgA 病的特征。当多发时，这种镜下表现与临床“珠宝簇”表现相关。（右）虽然中性粒细胞是线性 IgA 病的主要炎症细胞，但是偶尔也会看见明显的嗜酸性粒细胞，尽管比大疱性疱疹病少见

IgA 线性沉积

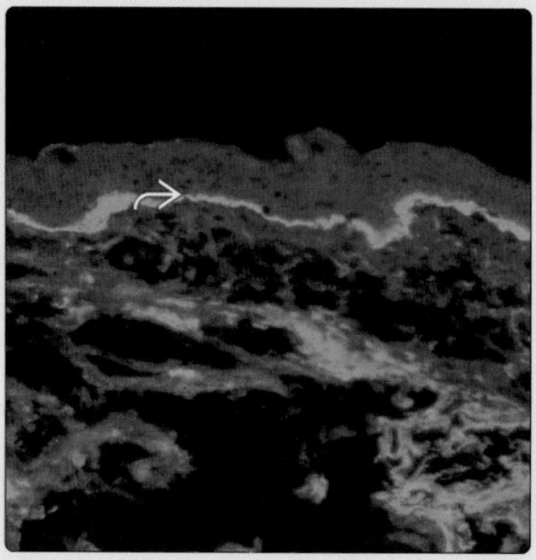

疱疹性皮炎

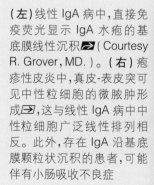

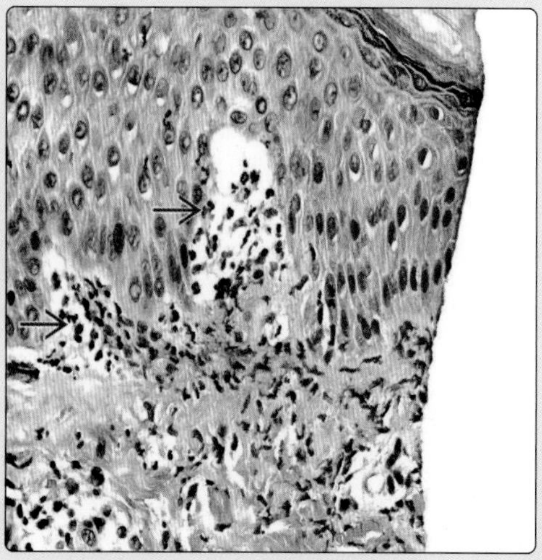

（左）线性 IgA 病中，直接免疫荧光显示 IgA 水疱的基底膜线性沉积（Courtesy R. Grover, MD.）。（右）疱疹性皮炎中，真皮-表皮突可见中性粒细胞的微脓肿形成，这与线性 IgA 病中中性粒细胞广泛线性排列相反。此外，存在 IgA 沿基底膜颗粒状沉积的患者，可能伴有小肠吸收不良症

术语

同义词

- 成人
  - 线状 IgA 皮肤病、线性 IgA 大疱性皮肤病、疱疹样线性 IgA 皮炎、大疱性 IgA 类天疱疮、类天疱疮线性 IgA
- 儿童
  - 儿童慢性大疱病、儿童线性 IgA 病

定义

- 自身免疫性水疱病，导致表皮下水疱，特征是 IgA 在基底膜线性沉积

病因/发病机制

病理生理学

- 抗 180kD 半桥粒蛋白（又名 BP180、BPAg2 或ⅩⅦ型胶原）的分解产物 97kD 或 120kD 自身抗体
- 很少见到其他抗体
- 抗体抗原结合导致炎症细胞
- （中性粒细胞、嗜酸性粒细胞、T 淋巴细胞）介导基底膜破坏
- 在成年人中，可能与药物摄入（例如，速尿、青霉素、头孢菌素、血管紧张素转换酶抑制剂、非甾体抗炎药、万古霉素、柳氮磺胺吡啶）和炎症性肠病有关

临床问题

流行病学

- 发病率
  - 罕见
  - 儿童最常见的大疱性疾病
- 年龄
  - 成人或儿童

部位

- 成人黏膜受累较常见
- 儿童更易局限在会阴部

表现

- 张力性水疱的聚集，有时呈戒环状（“珠宝簇”）

治疗

- 氨苯砜和磺胺吡啶
- 药物引起的停药

预后

- 通常是良性的，在几个月内就会消退
- 如果与药物有关，在停药后几周内缓解
- 儿童型
  - 可能复发，直到青春期或成年
- 成人
  - 如果与药物无关则可持续不愈
  - 可能与恶性肿瘤、自身免疫紊乱性疾病和炎症性肠病相关

显微镜下所见

组织学特征

- 表皮下小泡充满中性粒细胞，偶尔伴有嗜酸性粒细胞
- 水疱可能广泛或者只累及真皮乳头层尖端
- 可见局灶的表皮下微脓肿

辅助实验

免疫荧光

- 直接和间接法
  - IgA 沿基底膜线性沉积，很少伴有 C3 或 IgG
- 盐裂皮肤实验
  - 反应物定位于水疱顶部

鉴别诊断

疱疹性皮炎

- 与小肠吸收不良症有关
- 血清中抗利尿激素和抗转谷氨酰胺酶水平升高
- 罕见外阴受累
- 真皮乳头尖端可见中性粒细胞微脓肿
- IgA 呈颗粒状沿基底膜沉积

大疱性类天疱疮

- 表皮下小泡伴嗜酸性粒细胞及不同程度中性粒细胞浸润
- 直接免疫荧光检测：C3 补体沿基底膜线性沉积

瘢痕性类天疱疮

- 表皮下小泡，通常缺乏细胞
- 上皮下瘢痕
- 直接免疫荧光：C3 补体和 IgG 沿基底膜线性沉积

诊断注意事项

病理诊断要点

- 线性 IgA 病的组织学表现与疱疹性皮炎类似；后者很少累及外阴并与小肠吸收不良症有关

部分参考文献

1. Jha P et al: A rare case of vancomycin-induced linear immunoglobulin A bullous dermatosis. Case Rep Dermatol Med. 2017:7318305, 2017
2. Onoe A et al: Linear immunoglobulin A/G bullous dermatosis associated with ulcerative colitis. J Dermatol. ePub, 2017
3. Hernández N et al: Sulfasalazine-induced linear immunoglobulin A bullous dermatosis with DRESS. Actas Dermosifiliogr. 104(4):343-6, 2013
4. Schmidt E et al: Pemphigoid diseases. Lancet. 381(9863):320-32, 2013
5. Shipman AR et al: Association between the subepidermal autoimmune blistering diseases linear IgA disease and the pemphigoid group and inflammatory bowel disease: two case reports and literature review. Clin Exp Dermatol. 37(5):461-8, 2012
6. Marren P et al: Vulvar involvement in autoimmune bullous diseases. J Reprod Med. 38(2):101-7, 1993

第20节 单纯疱疹病毒感染

要点

术语

- 单纯疱疹病毒(HSV)1或2感染导致的性传播疾病

临床问题

- HSV2导致70%~90%的生殖器疱疹
- 接种后3~7天出现症状
  - 灼痛、刺痛伴或不伴全身症状
  - 12~48小时后可见聚集性水疱,持续10~12天
  - 破裂的水疱形成溃疡,持续1~2周
- 妊娠期间感染可能导致流产、早产或新生儿疱疹
- 应激、月经、紫外线照射和免疫抑制可导致复发
- 阴道分娩、剖宫产前胎膜早破或者宫颈受累则新生儿疱疹风险很高

显微镜下所见

- 表皮溃疡或表皮内水疱
- 角质细胞气球样变和网状变性
- 最常见的细胞病变是棘层松解伴多核细胞,核型清晰,染色质边集(磨玻璃核)
- 可见明显的假上皮瘤样增生,尤其是免疫功能低下的患者

辅助实验

- HSV1和HSV2免疫组织化学
  - 聚合酶链反应或培养

首要的鉴别诊断

- 溃疡附近的修复性改变
- 鳞状细胞癌
- 梅毒、腹股沟肉芽肿和软下疳
- 淋巴瘤

(左)在单纯疱疹病毒感染病例中,角质形成细胞显著膨胀与继发性棘皮松解和表皮内小泡形成有关。后者发生在感染后24~48小时内出现。**(右)**单纯疱疹病毒感染时,可见人疱疹病毒包涵体(Cowdry-A型包涵体)➡,它的特征是一个大的嗜酸性包涵体周围有一个晕,晕周围又被浓密的细胞质包围。注意被感染的鳞状细胞黏附性降低

显著的棘层松解(水疱)

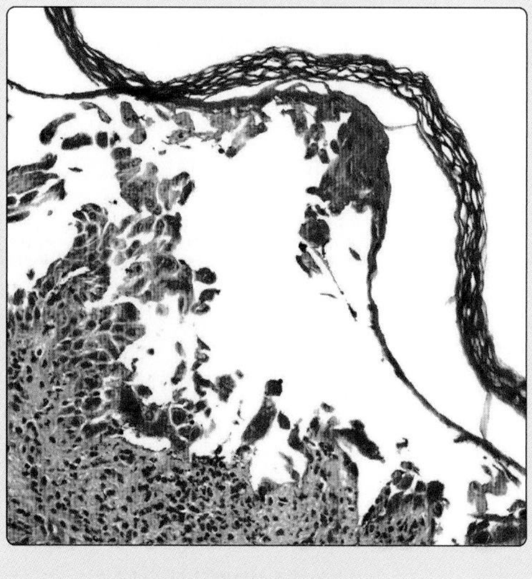

人疱疹病毒包涵体

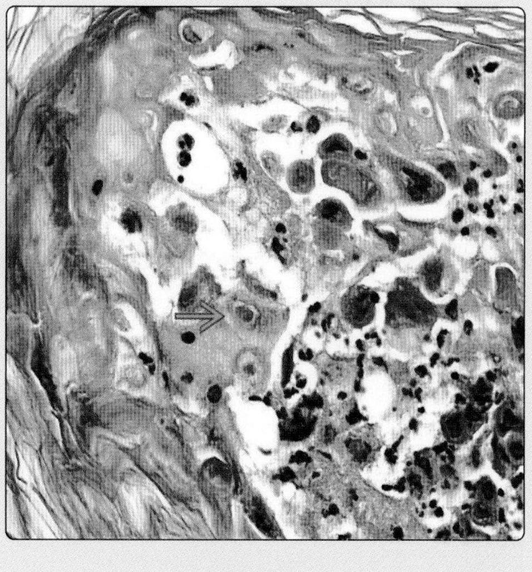

(左)在疱疹病毒感染时,由于囊泡破裂,而常见溃疡伴随明显的淋巴细胞浸润。因此,当发现任何外阴散在溃疡或广泛炎性浸润时,应考虑此病因。**(右)**囊泡破裂导致溃疡持续1~2周,评估溃疡边缘十分重要,因为具有诊断性的疱疹病毒感染细胞通常出现在该部位↶。上皮增生和混合性炎症细胞浸润也十分常见

溃疡和棘层松解

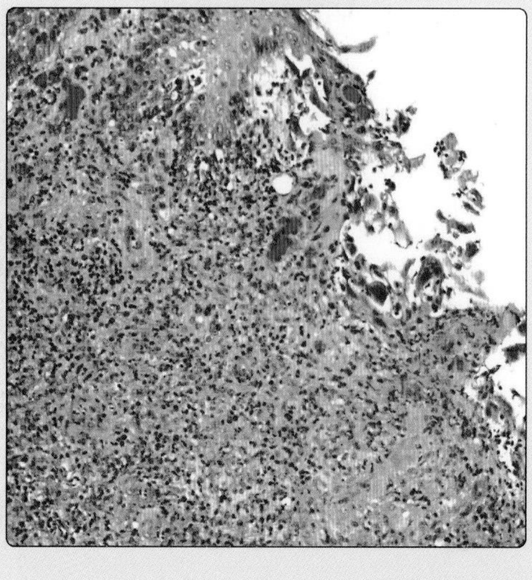

上皮增生

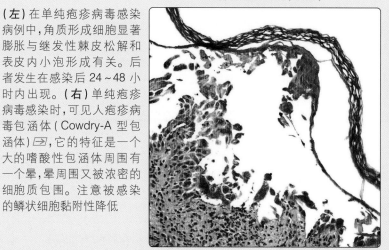

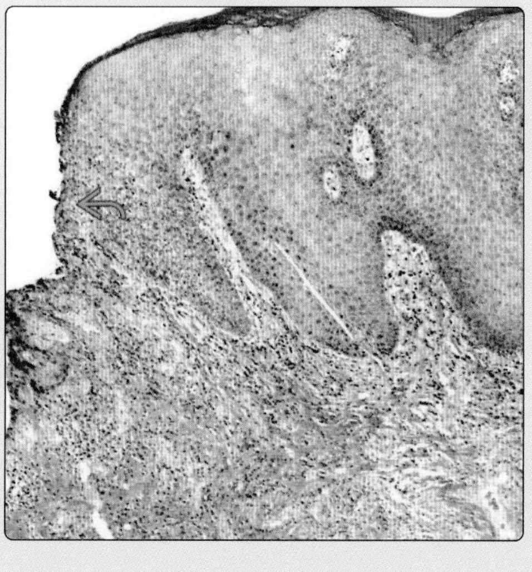

术语

缩略语

- 单纯疱疹病毒（herpes simplex virus，HSV）

定义

- 原发性感染：没有抗体的个体的最初表现
- 潜伏期：初次感染后到再激活的时间
- 复发性感染：潜伏期后 HSV 再激活

病因/发病机制

感染原

- HSV1 和 HSV2：双链 DNA 病毒
- 通过病毒脱落传播，伴或不伴有症状
- 最初感染后，病毒转移到（骶骨）感觉器官和自主神经节（潜伏）

临床问题

流行病学

- 发病率
  - 尽管 HSV1 发病率增加，但 70%～90% 的生殖器疱疹由 HSV2 引起
  - 性伴侣数量多、贫穷、受教育程度低和同性恋增加感染率
- 如果妊娠 HSV2 血清阳性率达 28%

表现

- 感染后 3～7 天出现症状
  - 疼痛灼烧/刺痛±持续性症状
  - 12～48 小时后出现水疱，持续 10～12 天
  - 水疱破裂形成溃疡（免疫功能低下患者）或糜烂，持续 1～2 周
- 在免疫抑制患者中溃疡和结节性病变，（慢性时）可类似肿瘤
- 可以有淋巴结的病变

疾病自然史

- 妊娠期间原发感染可能导致流产、早产或新生儿疱疹
- 应激、月经、紫外线照射和免疫抑制可以复发
- 阴道分娩、剖宫产前胎膜早破或者宫颈受累则新生儿疱疹风险很高

治疗

- 药物：阿昔洛韦和其他抗病毒药物

预后

- 约 80% 的复发率
- 因为病毒通常持续潜伏在神经节中（HSV2＞HSV1 再激活），所以每年复发可以达 4 次

大体所见

一般特征

- 小水疱（1～3mm）在黏膜聚集，也可以累及皮肤
- 更常见的是，水疱破裂形成糜烂或溃疡（免疫功能低下患者）

显微镜下所见

组织学特征

- 早期角质细胞气球样变和网状变性
- 表皮溃疡或表皮内水疱
- 主要为淋巴细胞浸润
- 毛囊或小汗腺受累伴有明显的炎症和继发性坏死
- ±明显的假上皮瘤增生，特别是在免疫功能低下的患者中
- 病毒感染的皮肤周围可见苔藓样淋巴细胞性血管炎

细胞学特征

- 最常见的细胞病变是棘层松解伴多核细胞，核型清晰，染色质边集（磨玻璃核）
- 比较少见的是，含大的嗜酸性核内包涵体及核周空晕的 Cowdry A 细胞改变

辅助实验

免疫组织化学

- HSV1 和 HSV2 抗体
  - 标记那些没有典型变化的细胞

聚合酶链反应

- 新鲜或甲醛固定石蜡包埋组织

培养

- 敏感性：100%（水疱）～33%（溃疡期）

鉴别诊断

溃疡附近的修复性改变

- 无染色质边集、核挤压或鳞状细胞中的病毒包涵体

鳞状细胞癌

- 可能与外阴上皮内瘤变有关
- 浸润性，不规则巢状非典型鳞状上皮浸润和间质反应
- 无病毒感染的细胞效应

梅毒、腹股沟肉芽肿和软下疳

- 缺乏特征性的病毒细胞反应

淋巴瘤

- 密集一致的非典型细胞浸润
- 缺乏病毒细胞效应

诊断注意事项

病理诊断要点

- 分散的溃疡或广泛的炎症，特别是附属器周围的炎症，会增加疱疹病毒感染的可能性

部分参考文献

1. Tangjitgamol S et al: Vulvar pseudoepitheliomatous hyperplasia associated with herpes simplex virus type II mimicking cancer in an immunocompromised patient. J Obstet Gynaecol Res. 40(1):255-8, 2014
2. B Domfeh A et al: Chronic hypertrophic vulvar herpes simulating neoplasia. Int J Gynecol Pathol. 31(1):33-7, 2012

(**左**)高倍镜显示,多个棘层松解的角质细胞,表现为多个核,核型清晰,染色质边集,赋予疱疹病毒感染的典型的毛玻璃外观。(**右**)有时,疱疹病毒感染,包涵体可能不易识别,需要仔细检查⇨。注意和感染相关的显著急性炎症,这可能掩盖病毒感染的细胞病变特点

多核和染色质边集

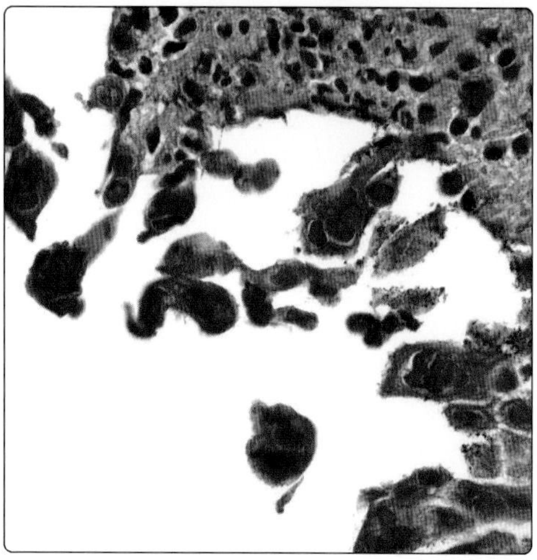

多形核白细胞可能掩盖细胞病变效应

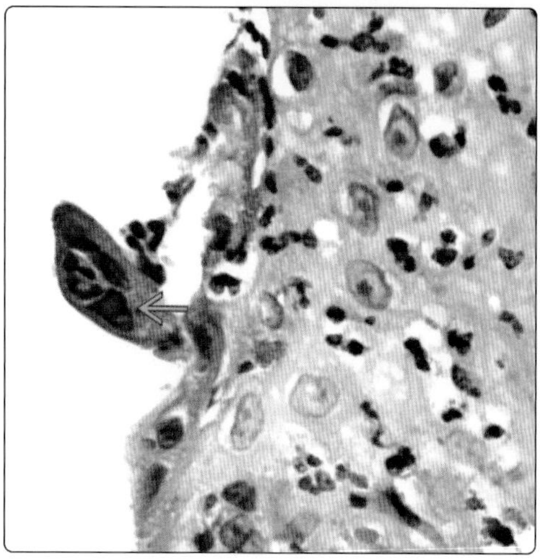

(**左**)疱疹病毒感染引起的毛囊受累通常与明显的炎症、脓肿形成和继发性坏死有关。皮肤附属器坏死⇨应高度怀疑疱疹病毒感染,应及时评估残存少数完整的皮脂腺细胞⇨,寻找特征性包涵体。(**右**)高倍镜下,坏死皮脂腺细胞⇨伴脓肿(未显示)显示单纯疱疹病毒感染的典型细胞病理改变⇨

累及皮肤附属器

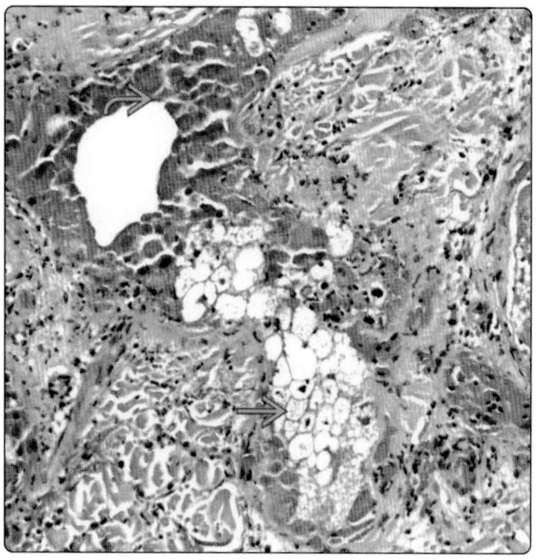

皮脂腺细胞坏死

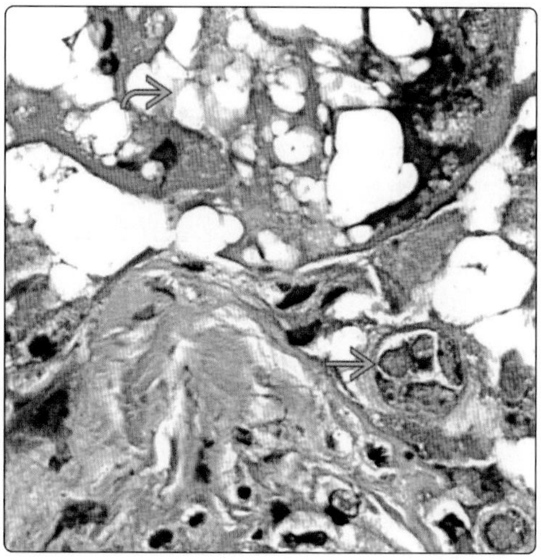

(**左**)疱疹病毒感染⇨可继发于其他疾病,如硬化性苔藓⇨,其特征是真皮乳头透明变性。因此,仔细检查病损的上皮细胞是很重要的。(**右**)在疱疹病毒感染时,细胞被薄的条索样细胞质分开("网状变性")⇨

继发感染

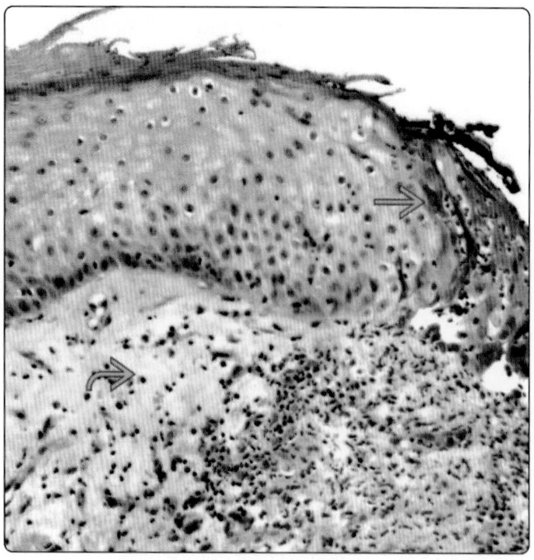

网状变性

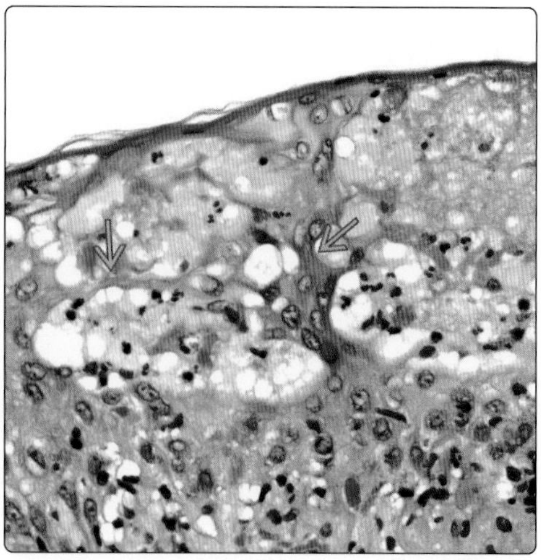

类似鳞状细胞肿瘤

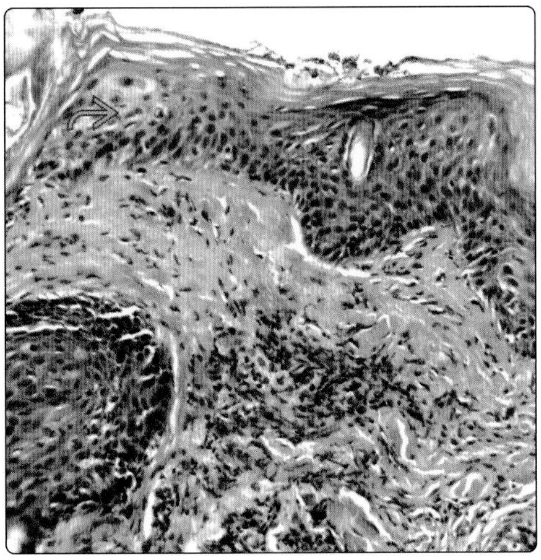

角化不良细胞

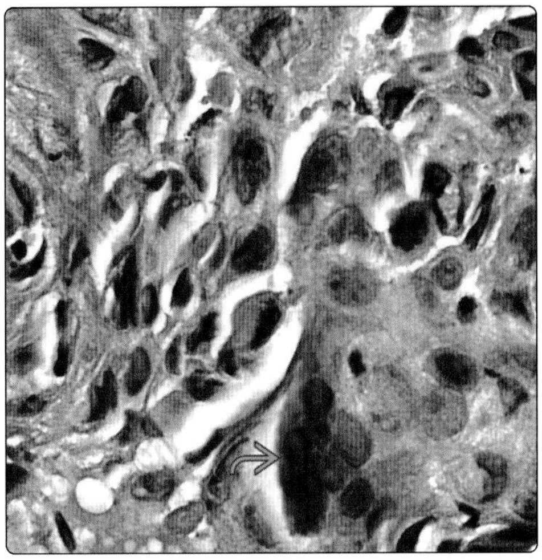

(左)疱疹病毒感染的上皮，其深染角质形成细胞病变→可能与鳞状细胞癌类似，特别是当真皮浅层有重度炎症细胞浸润时。**(右)**高倍镜下，棘层松解的角化不良细胞，呈多核，核挤压皱缩，染色质边集，为疱疹病毒感染的典型表现→

淋巴细胞性苔藓样皮炎

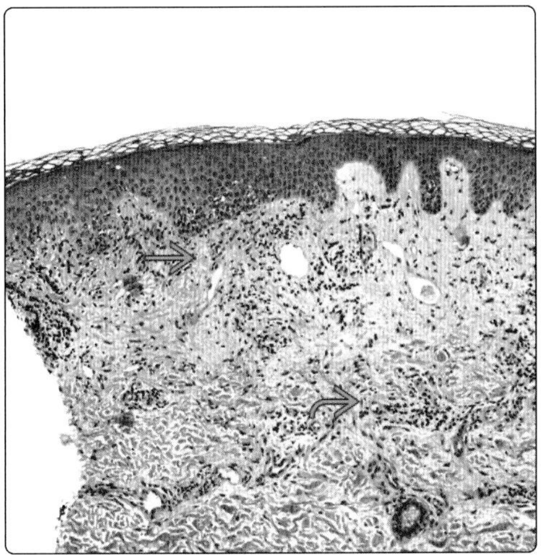

重度慢性炎

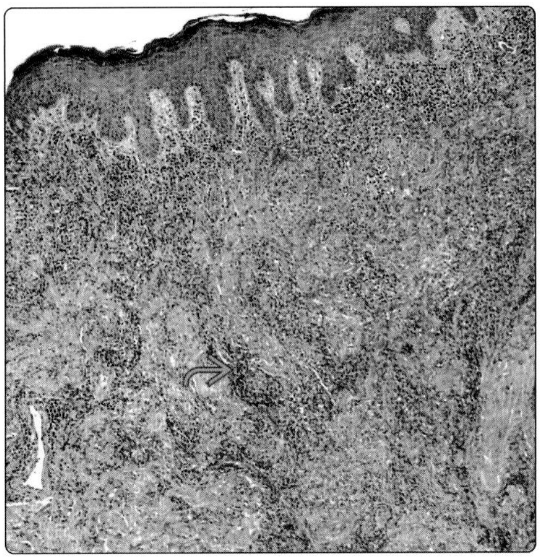

(左)箭头所示呈现苔藓样改变→，并常与血管周围淋巴细胞浸润有关→，这种改变尽管是非特异性的，但可见于疱疹感染的周边。**(右)**真皮重度炎症浸润→更需鉴别淋巴瘤；但与淋巴瘤相比，炎症细胞呈多形性，无非典型性。连续切片有助于观察到疱疹病毒感染的特征性改变

不明显的病毒感染细胞病变

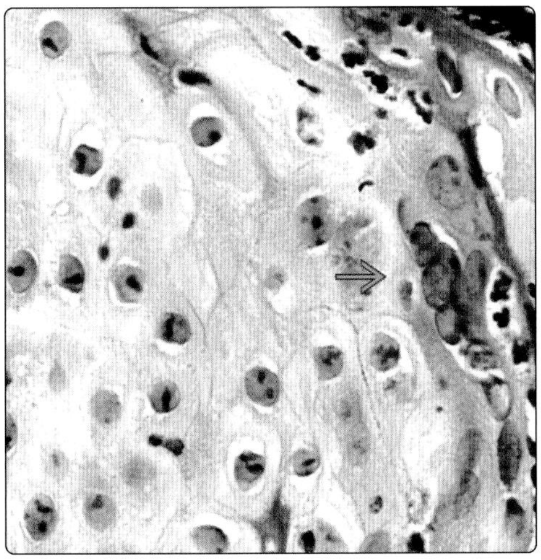

HSV2 免疫组织化学

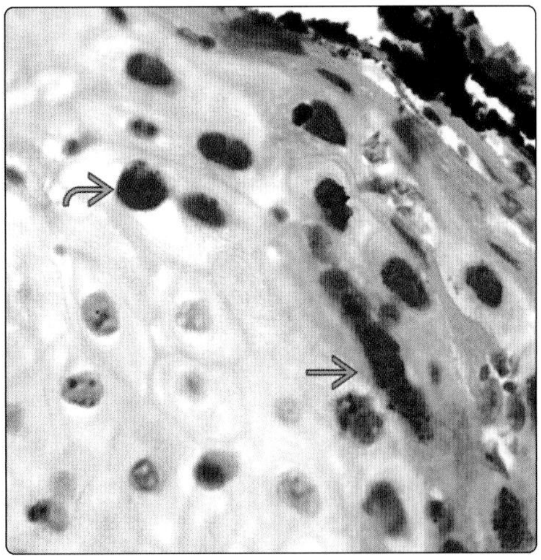

(左)常规组织学检测，疱疹病毒感染引起的病毒细胞病变效应可能很轻微，只见散在的被感染的细胞→。**(右)**HSV2 免疫组织化学染色不仅显示典型细胞病变的细胞→，还可检测出早期感染的角质形成细胞→。应用 HSV1 和 HSV2 染色有助于检测疱疹病毒

第21节 梅 毒

要 点

术语

- 梅毒螺旋体经性交或先天性传播而感染皮肤或偶尔累及全身

临床问题

- Ⅰ期：溃疡在接种后大约3周能自愈
- Ⅱ期：多变的外观，包括梅毒湿疣(condyloma lata)，从手掌和足底开始的斑丘疹、玫瑰样皮疹和器质性症状
- Ⅲ期：局部肿块和全身性症状

显微镜下所见

- Ⅰ期
  - 皮肤溃疡伴有表皮和真皮深层内淋巴浆细胞和中性粒细胞浸润及血管内皮增生(动脉内膜炎)
  - 溃疡周边上皮常常呈假上皮瘤样增生
- Ⅱ期
  - 常见银屑病样的表皮增生
  - 浅表及深部血管周围浆细胞及组织细胞浸润，常为苔藓样(often lichenoid)
  - 经典性为浆细胞性动脉内膜炎，但并非都会出现
  - 梅毒湿疣：在Ⅱ期病变中可见显著的棘层肥厚、过度角化和真皮改变
- Ⅲ期
  - 肉芽肿性炎±坏死

辅助实验

- 银染色(Warthin-starry 或 Steiner)
- 苍白(梅毒)螺旋体免疫染色

首要的鉴别诊断

- 其他溃疡性性传播疾病
- 苔藓样皮肤病
- 克罗恩病

下疳(Ⅰ期梅毒)

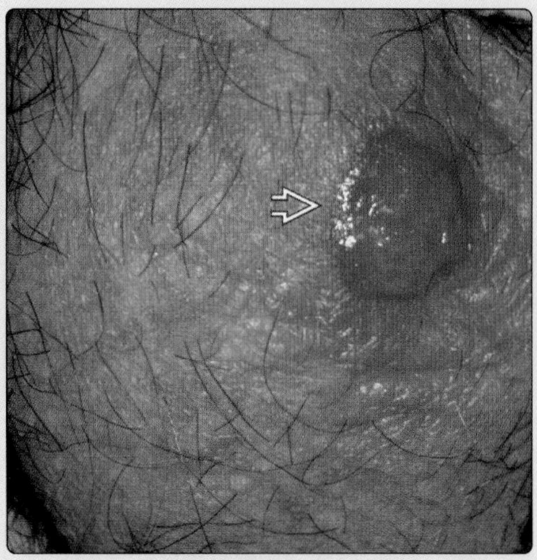

显著的炎症细胞浸润(Ⅰ期梅毒)

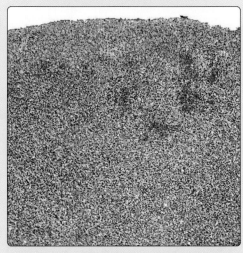

(左)梅毒常见于男性患者，近期发生率有所上升。Ⅰ期下疳影响男性阴囊，表现为一个界限清楚、有光泽的红色病变➡，完全不同于大阴唇或小阴唇典型的硬而无痛的溃疡。根据其解剖基础，下疳较少出现凹陷和质软(From DP: Infectious.)。**(右)**Ⅰ期梅毒的特点是表皮溃疡伴有显著的真皮浅层和深层的混合性炎症细胞浸润

动脉内膜炎(Ⅰ期梅毒)

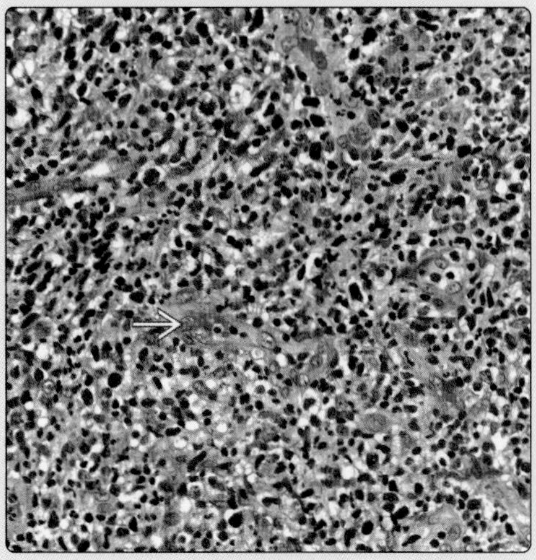

血管周围大量淋巴浆细胞浸润(Ⅱ期梅毒)

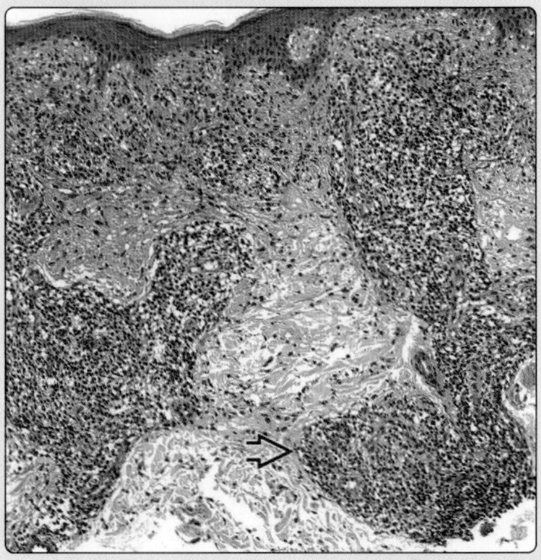

(左)在Ⅰ期梅毒病变中可见大量淋巴细胞、浆细胞及中性粒细胞浸润。另外，明显的动脉内膜炎➡特征性地显示血管内皮细胞肿胀。**(右)**Ⅱ期梅毒组织学表现为表皮-真皮交界处改变，伴有真皮层内血管周围大量淋巴浆细胞浸润➡，淋巴浆细胞的数量由真皮乳头层向深度逐渐减少。这种炎症的旺炽型易与淋巴瘤相混淆

第21节 梅毒

术语

定义

- 梅毒螺旋体经性交或先天性传播而感染皮肤或偶尔累及全身

病因/发病机制

传染性病原体

- 苍白螺旋体

临床问题

流行病学

- 发病率
  - 近年来全球发病率增加,特别是在男性同性恋者
  - 在美国先天性梅毒发病率显著增高(23%)
- 性别
  - 男性>女性

表现

- Ⅰ期:接种后的10~90天
  - 在大阴唇或小阴唇的质硬、无痛性溃疡(下疳)
  - 多样病变(特别是在HIV感染患者)
  - 淋巴结病不常见
- Ⅱ期:在初次感染未治疗后的1~3个月
  - 弥漫性的斑丘疹或丘疹鳞屑样皮疹,通常包括手掌、足底、生殖器
  - 广泛的玫瑰疹(罕见)
  - ±生殖器黏膜上离散的斑块(梅毒湿疣)
  - ±蛀牙样的脱发
  - 其他常见的系统性症状(例如:疲劳、肌痛、关节痛、广泛的淋巴结病)
- 潜伏期:Ⅰ期或Ⅱ期之后无症状
- Ⅲ期(数月至数年)
  - 结节性或溃疡性肿块(梅毒瘤)
  - 神经性梅毒(例如:脊髓痨)或心血管性梅毒(真菌性主动脉瘤)的并发症
- 先天性(经胎盘或垂直感染)
  - 肝脾大、皮疹、发热、神经性梅毒的症状(例如:囟膨出、癫痫发作、颅神经麻痹)
  - 如果未经治疗,晚期症状:额部隆起,鼻部软骨破坏(马鞍鼻),Higoumenakis综合征(锁骨异常),胫骨前凸,牙齿异常

治疗

- 药物
  - 盘尼西林(一线治疗)

预后

- Ⅲ期可能会发生死亡(例如:动脉瘤破裂)
- 高发的胎死宫内、早产和新生儿死亡

显微镜下所见

一般特征

- Ⅰ期病变:界限分明的溃疡(<2cm),伴有清晰有光泽的红色样基底
- Ⅱ期病变:扁平的粉色或铜色的≤5mm的圆形斑丘疹或者是一些红色有鳞屑的丘疹
- 梅毒湿疣:椭圆形白色斑块
- Ⅲ期病变:伴有溃疡和灰白色树胶样切面的肿瘤样肿块(梅毒瘤)

显微镜下所见

组织学特点

- Ⅰ期
  - 表皮溃疡形成伴有真皮浅层和深层显著的淋巴浆细胞及中性粒细胞浸润和血管内皮增生(动脉内膜炎)
  - 通常溃疡的周边的上皮呈假上皮瘤样增生
- Ⅱ期
  - 常见银屑病样的表皮增生
  - 在浅表及深部、血管周围的浆细胞及组织细胞浸润,常似苔藓样
  - 早期可能见到中性粒细胞浸润血管,晚期病变则形成肉芽肿
  - 经典性为浆细胞性动脉内膜炎,但并非都会出现
  - 梅毒湿疣:在Ⅱ期病变中可见显著的棘层肥厚、过度角化和真皮改变
- Ⅲ期
  - 结节形成:真皮层内小的肉芽肿形成伴微小中心坏死
  - 梅毒瘤:真皮及皮下大量肉芽肿形成伴显著的中心坏死

辅助实验

组织化学

- 银染色(Warthin-Starry或Steiner)

免疫组织化学

- 苍白螺旋体免疫染色
  - 见于表皮下或血管周围,更多见于Ⅰ期>Ⅱ期>Ⅲ期(罕见)

鉴别诊断

其他性传播疾病

- 缺乏螺旋体

苔藓样皮肤病

- 缺乏浆细胞、动脉内膜炎或螺旋体

克罗恩病

- 非坏死性肉芽肿,缺乏浆细胞和螺旋体

诊断注意事项

病理诊断要点

- 不同寻常的患有银屑病样、苔藓样、棘细胞层水肿性皮炎和肉芽肿性炎时可疑为梅毒

部分参考文献

1. Hook EW Rd: Syphilis. Lancet. 389(10078):1550-1557, 2017
2. Mattei PL et al: Syphilis: a reemerging infection. Am Fam Physician. 86(5):433-40, 2012
3. Wicher V et al: Pathogenesis of maternal-fetal syphilis revisited. Clin Infect Dis. 33(3):354-63, 2001

(左)很少有疾病会引起手掌和足底的红斑性斑丘疹，临床病史和实验室检查有助于诊断为Ⅱ期梅毒(From DP：Infectious.)。**(右)**Ⅱ期梅毒见银屑病样表皮增生➡，类似银屑病，甚至类似于亚急性棘细胞层水肿性皮炎。临床上可能表现为丘疹鳞屑样病损

红斑性斑丘疹(Ⅱ期梅毒)

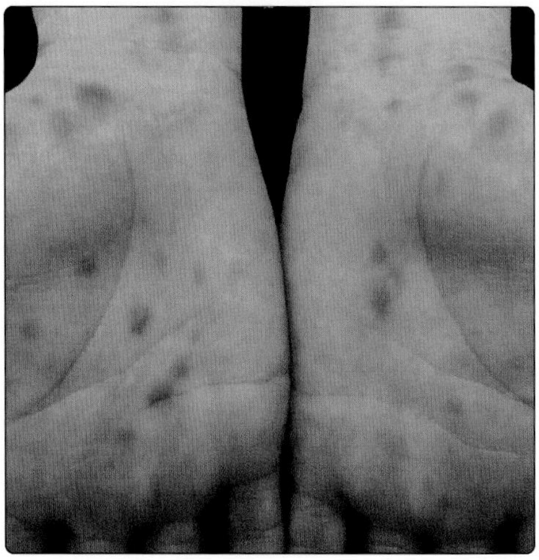

银屑病炎表皮增生(Ⅱ期梅毒)

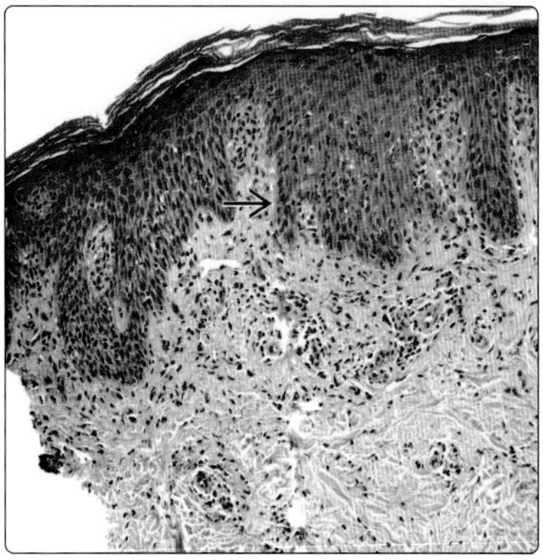

(左)在Ⅱ期梅毒中可见空泡样改变➡，与其他发生在表皮-真皮交界处的皮炎相似。这一发现促使医生去评价梅毒的其他改变，例如浆细胞浸润或动脉内膜炎。其他微小线索包括局部瘦长的网嵴➡。**(右)**螺旋体➡是纤细的，具有卷曲的外观，长度<20μm。它们聚集在表皮，特别是表皮基底层。也可在血管周围发现螺旋体，它们是诊断梅毒的依据

空泡样改变(Ⅱ期梅毒)

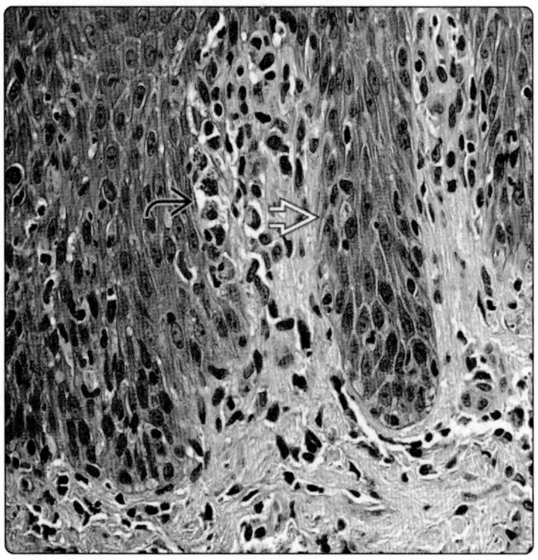

纤细卷曲的螺旋体(苍白螺旋体免疫染色)

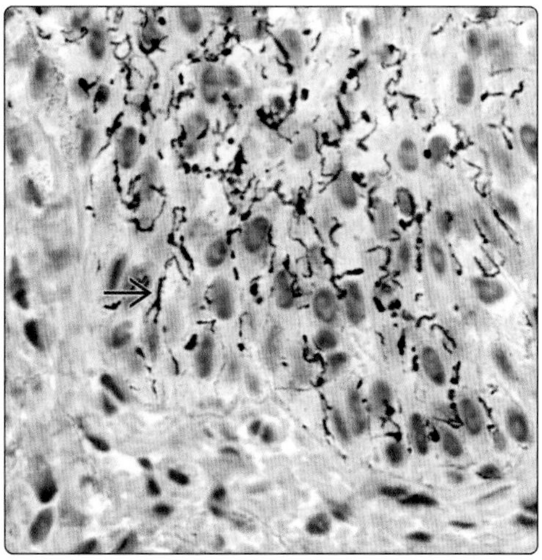

(左)在梅毒湿疣中可见的特征性改变是显著增厚的表皮➡(Ⅱ期梅毒的一种结构)。在临床上与尖锐湿疣类似，但是梅毒湿疣表现出更为宽的基底和侵蚀扁平的表面。**(右)**苍白螺旋体免疫组织化学染色显示梅毒螺旋体➡聚集在表皮基底层。在Ⅱ期梅毒中梅毒螺旋体的数量较多，但在Ⅲ期中则很少

梅毒湿疣

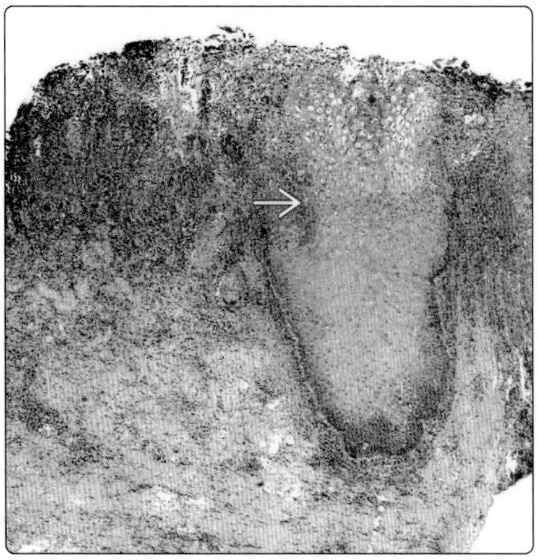

大量梅毒螺旋体在表皮下层

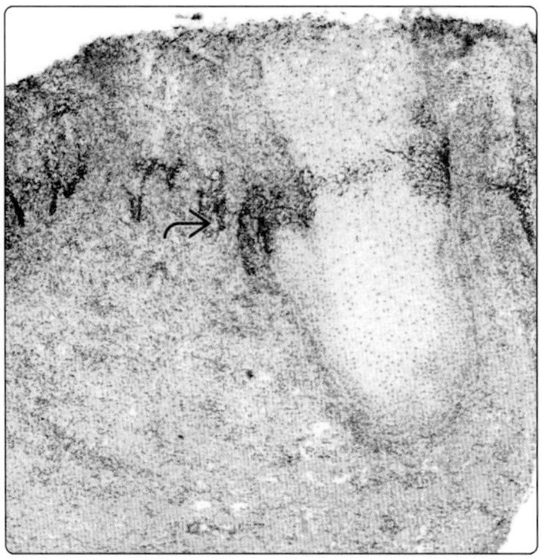

肉芽肿（Ⅲ期梅毒）

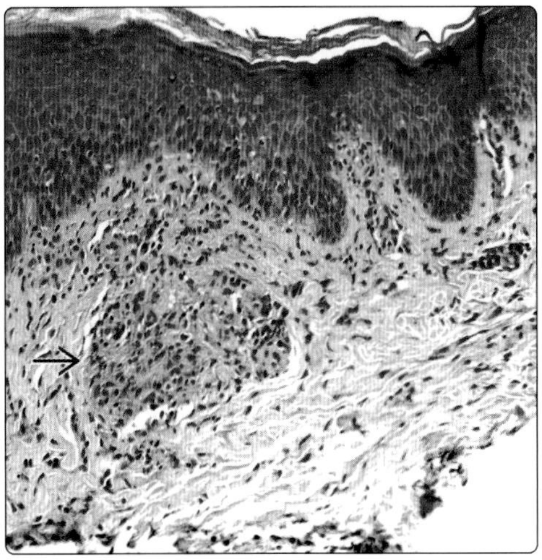

肉芽肿伴浆细胞浸润

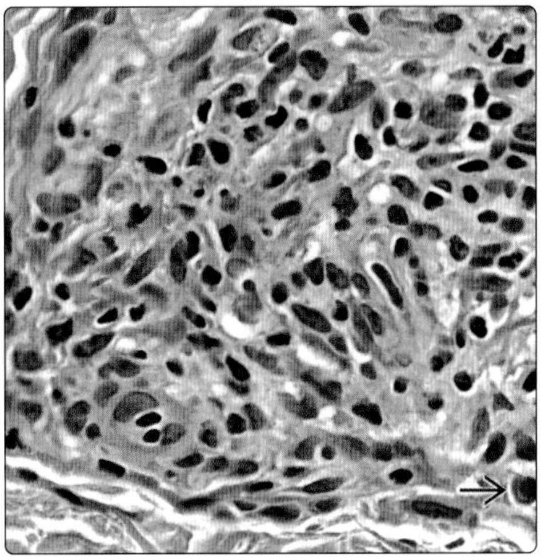

（左）肉芽肿→是Ⅲ期梅毒的特征性病变，但偶见于Ⅱ期梅毒。它们可以融合成临床上明显可见的大肿块。广泛的纤维化导致树胶样肿的外观。**（右）**在梅毒中发生的肉芽肿伴有数量不等的浆细胞浸润→。这些肉芽肿可能会有小灶坏死（结节形成）或显著坏死（梅毒瘤）

银屑病

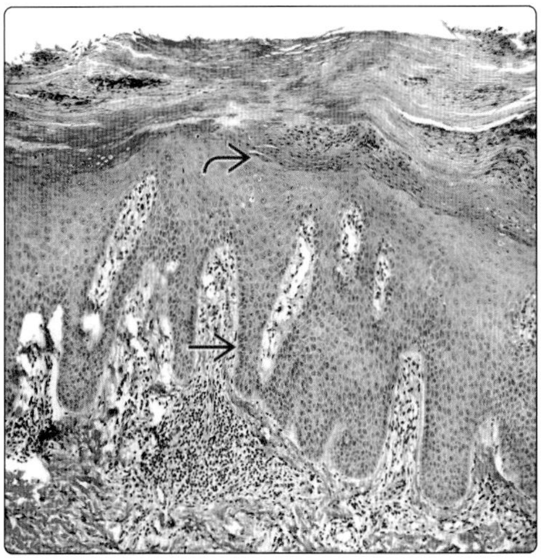

扁平苔藓

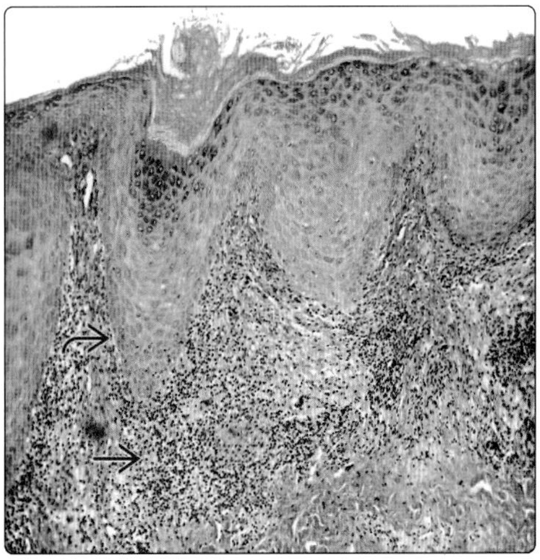

（左）在梅毒和外阴银屑病均可见伴有均匀拉长的网嵴→的银屑病样表皮增生和颗粒细胞层缺乏↪。因此，特殊染色对于区分这两种疾病显得尤为重要。**（右）**会阴扁平苔藓有不同程度的银屑病样表皮增生↪，伴有苔藓样慢性炎症浸润→。因此，可能需要特殊染色将其与梅毒区分

腹股沟肉芽肿

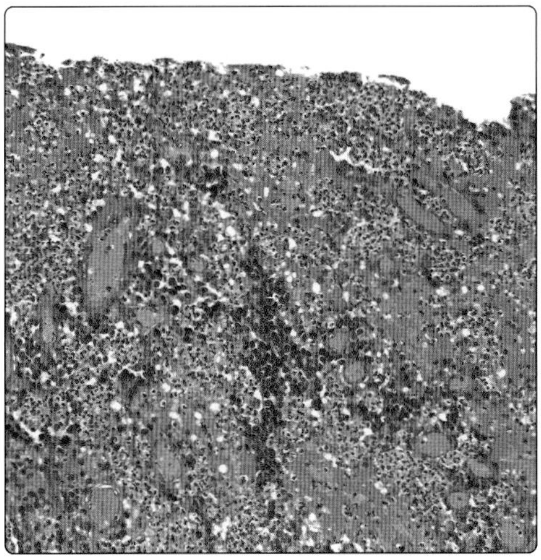

腹股沟肉芽肿

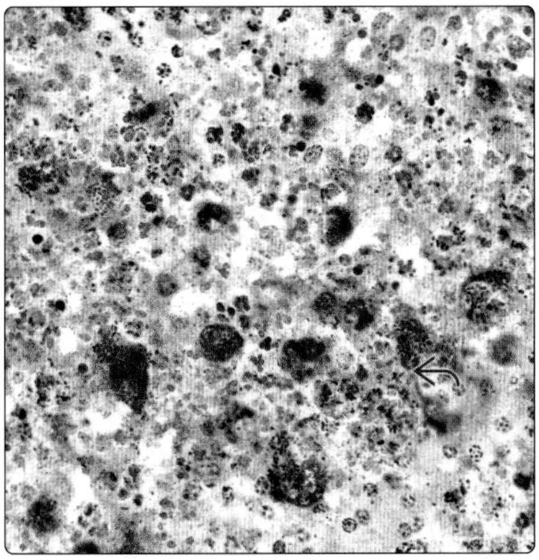

（左）由于腹股沟肉芽肿表现为非特异性的溃疡，就像梅毒一样，因此临床相关表现，包括血清学检查和特殊染色就显得尤为必要。**（右）**腹股沟肉芽肿患者的Warthin-Starry染色示球状至杆状的病原体↪。有时杆的末端染色较深，类似"安全别针"

第22节 软下疳

要点

术语

- 细菌感染的性传播疾病

病因/发病机制

- 杜克雷嗜血杆菌(革兰氏阴性芽孢杆菌)是致病菌

临床问题

- 感染后4~7天出现丘疹
- 疼痛不硬的溃疡,有不规则锯齿状边界,破损的边缘和易碎的基底
- 25%~50%有淋巴结的病变或疼痛性淋巴结炎,可发展为腹股沟淋巴结炎(脓肿)

显微镜下所见

- 通常,组织学上有三种病变
  - 狭窄的溃疡伴急性坏死性炎症细胞浸润(中性粒细胞、红细胞和纤维蛋白)
  - 肉芽组织带邻近溃疡床,伴有血栓形成和血管壁退行性变
  - 基底部淋巴细胞和浆细胞密集浸润
- 革兰氏阴性短杆菌,长1.5μm,呈平行链状排列("鱼群样")

辅助实验

- 革兰氏和吉姆萨染色阳性
- 培养是可靠的检测方法(敏感性大于80%)
  - 微生物可生长在巧克力琼脂或含万古霉素的兔血培养基中

首要的鉴别诊断

- 梅毒
- 腹股沟肉芽肿
- 淋巴肉芽肿性性病
- 单纯疱疹

三个不同的组织学区域

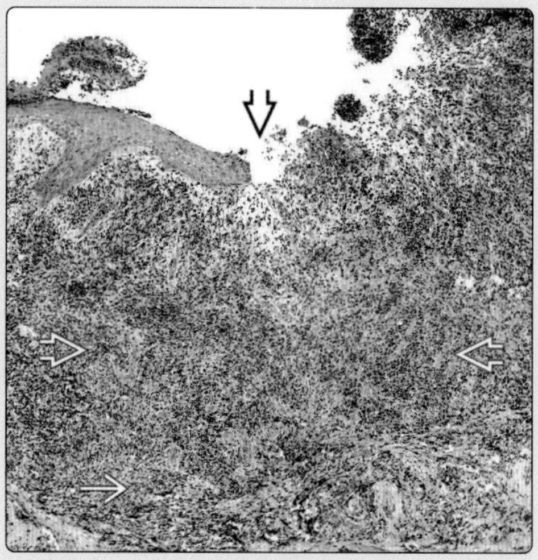

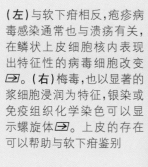

密集的淋巴浆细胞浸润

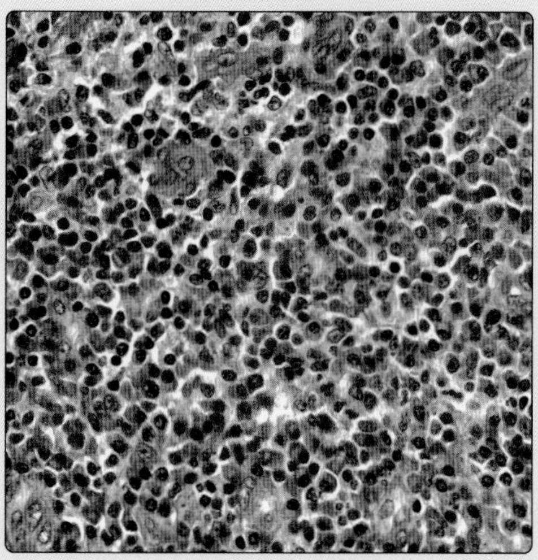

(左)软下疳通常自上而下呈现三个不同的组织学病变:溃疡伴坏死性炎症碎片➩、肉芽组织层血管可见血栓➡、淋巴细胞和浆细胞的深层浸润➡。(右)在软下疳的最深处淋巴浆细胞密集浸润。革兰氏染色显示短的杆菌(导致所谓的"鱼群"外观)。吉姆萨染色法也能检测到病原体

疱疹伴细胞吞噬病变

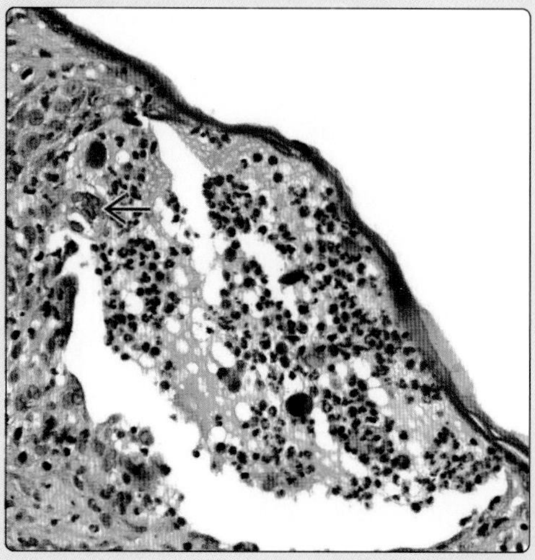

梅毒螺旋体

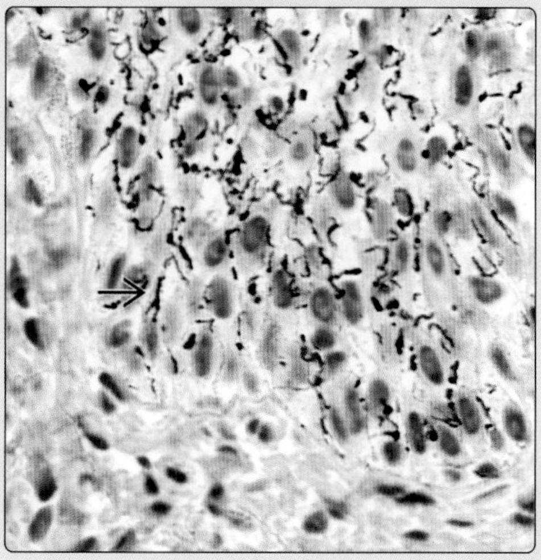

(左)与软下疳相反,疱疹病毒感染通常也与溃疡有关,在鳞状上皮细胞核内表现出特征性的病毒细胞改变➩。(右)梅毒,也以显著的浆细胞浸润为特征,银染或免疫组织化学染色可以显示螺旋体➩。上皮的存在可以帮助与软下疳鉴别

术语

同义词

- 软下疳
- 软溃疡

定义

- 细菌感染的性传播疾病

病因/发病机制

感染原

- 杜克雷嗜血杆菌(革兰氏阴性链球菌兼性厌氧菌)
- 女性可能是带菌者(较男性症状少)

临床问题

流行病学

- 发病率
  - 在过去是导致发展中国家生殖器溃疡的主要原因,目前发病率下降
  - 在美国极为罕见

部位

- 阴唇系带和小阴唇比尿道或阴道更常见

表现

- 感染后4~7天出现丘疹
- 疼痛不硬的溃疡,有不规则锯齿状边界,破坏的边缘和易碎的基底
  - 可见卫星病灶
- 25%~50%有淋巴结的病变或疼痛性淋巴结炎,可发展为腹股沟淋巴结炎(脓肿)

治疗

- 药物
  - 阿奇霉素、头孢曲松、环丙沙星或红霉素

预后

- 治疗反应好

显微镜下所见

组织学特征

- 通常,组织学上有三种病变
  - 狭窄的溃疡伴急性坏死性炎症细胞浸润(中性粒细胞、红细胞和纤维蛋白)
  - 肉芽组织带邻近溃疡床,伴有血栓形成和血管壁退行性变
  - 基底部淋巴细胞和浆细胞密集浸润
- ±相邻表皮棘层肥厚
- 如果发现病原体,往往位于病变的浅部

细胞学特征

- 革兰氏阴性短杆菌,长1.5μm,呈平行链状排列("鱼群样")

辅助实验

组织化学

- 革兰氏和吉姆萨染色阳性

免疫荧光

- 荧光抗体检测结果可靠

聚合酶链反应

- 目前没有美国食品药品监督管理局(FDA)批准的检测试剂

电子显微镜检查

- 组织间隙内见聚集的杆菌(呈杆状,长1.3μm,宽0.3μm,末端圆形),而在吞噬体或巨噬细胞中罕见

培养

- 培养是可靠的检测方法(敏感性大于80%)
- 微生物可生长在巧克力琼脂或含万古霉素的兔血培养基中

鉴别诊断

梅毒

- 通常是无痛性溃疡
- 内皮炎
- 银染及免疫组织化学发现螺旋体
- 血清学阳性

腹股沟肉芽肿

- 大的组织细胞吞噬双极杆菌,形态类似回形针

性病淋巴肉芽肿

- 含Gamna-Favre小体的组织细胞

单纯疱疹

- 特征性病毒性细胞病变

诊断注意事项

病理诊断要点

- 培养或涂片检查结果比活检更可靠
- 溃疡本身就是皮肤屏障受损和CD4 T细胞增多而感染人类免疫缺陷病毒(HIV)的危险因素

部分参考文献

1. Lewis DA et al: Haemophilus ducreyi: from sexually transmitted infection to skin ulcer pathogen. Curr Opin Infect Dis. 29(1):52-7, 2016
2. Makasa M et al: Etiologic pattern of genital ulcers in lusaka, zambia: has chancroid been eliminated? Sex Transm Dis. 39(10):787-91, 2012
3. Roett MA et al: Diagnosis and management of genital ulcers. Am Fam Physician. 85(3):254-62, 2012
4. Maan MA et al: Sexually transmitted infections in Pakistan. Ann Saudi Med. 31(3):263-9, 2011
5. Mohammed TT et al: Chancroid and human immunodeficiency virus infection--a review. Int J Dermatol. 47(1):1-8, 2008
6. Risbud A et al: The etiology of genital ulcer disease by multiplex polymerase chain reaction and relationship to HIV infection among patients attending sexually transmitted disease clinics in Pune, India. Sex Transm Dis. 26(1):55-62, 1999
7. Center for Disease Control Sexually Transmitted Diseases Guidelines 2015

第 23 节 传染性软疣

要 点

术语

- 病毒感染皮肤(痘病毒科),引起隆起的珍珠状丘疹或结节

病因/发病机制

- 通过直接接触传播

临床问题

- 世界范围内 1%~2% 的人口感染
- 儿童和青少年中更常见(<8 岁)
- 最常位于外阴部位
  - 肛门生殖区、阴阜和大腿根部也经常受累,但很少有累及黏膜
- 无痛性丘疹(感染后 14~30 天)
- 具有自限性,通常在 6~12 个月内恢复

大体所见

- 皮肤 5~8mm 的白色丘疹,质硬,珍珠状,白色中央凹陷
  - 如果是免疫低下患者,则是多个或大的病变

显微镜下所见

- 表皮杯状凹陷,充满角蛋白,向下扩散至真皮
- 明显的棘层肥厚伴角质层缺失
- 角质形成细胞有均匀的紫红色胞质内包涵体(Henderson-Patterson 小体)
- 病毒细胞病变常见于表皮浅层

辅助实验

- 椭圆形、圆柱形,150nm×300nm 的细胞质病毒颗粒

首要的鉴别诊断

- 尖锐湿疣
- Fox-Fordyce 病
- 传染性脓疱
- 挤奶器结节

中央凹陷

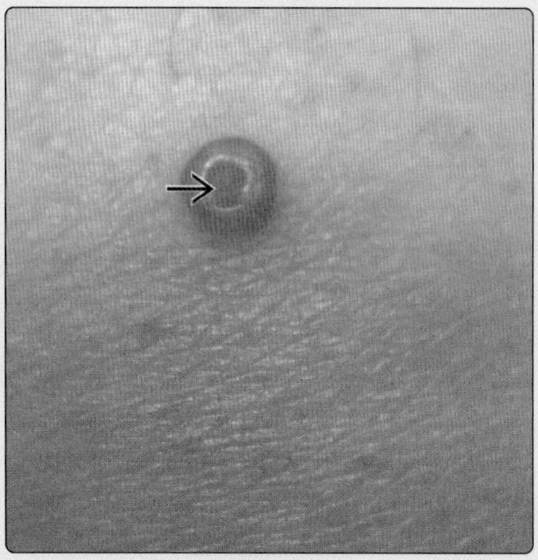

线性分布(自体接种)

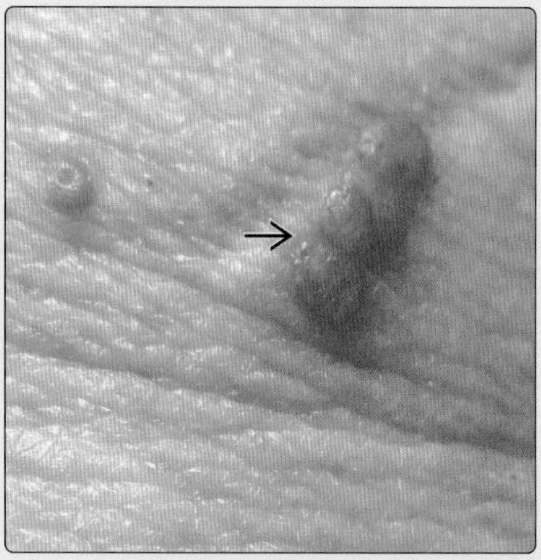

(左)典型的传染性软疣损害是一个红斑或珍珠状丘疹,中央凹陷→。它们常见于儿童外生殖器部位,也可累及肛门生殖器区、阴阜和大腿上部(Courtesy L. Lee, MD.)。**(右)**传染性软疣中的线性分布→可能是柯柏效应的结果(搔抓线性传播/"自接种")(Courtesy L. Lee, MD.)

杯型凹陷

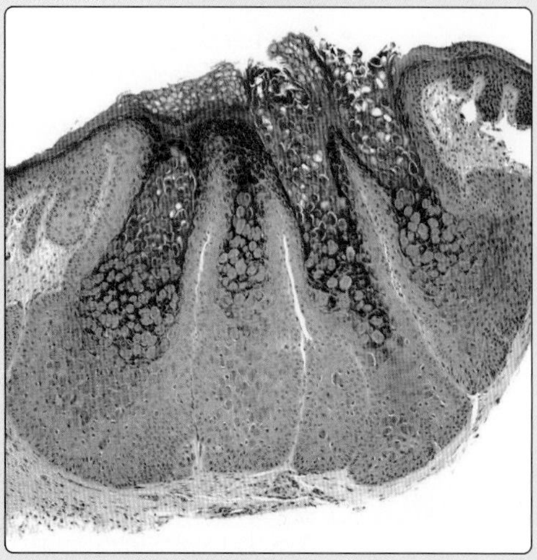

软疣小体

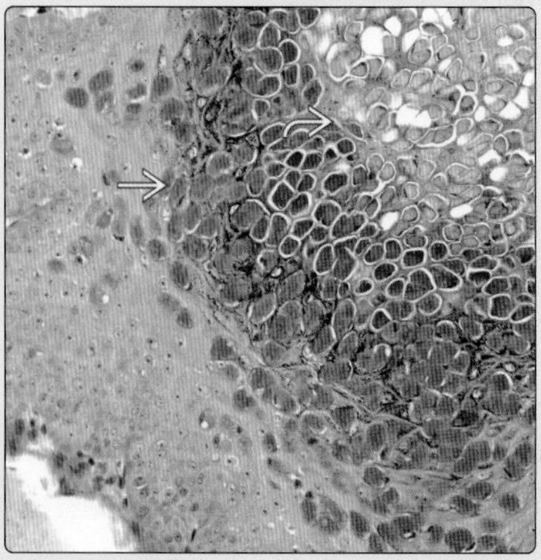

(左)低倍镜下,传染性软疣可以有囊性外观,推测是毛囊感染引起的。注意病毒颗粒的大小在表皮上层显著增加。**(右)**在传染性软疣中,痘病毒在细胞质中复制,在角质形成细胞内产生大的紫红色的胞质包涵体→,它的体积随着向表面迁移而增大↗

术语

缩略语

- 传染性软疣(molluscum contagiosum,MC)

同义词

- "水疣"

定义

- 病毒感染皮肤(痘病毒科),引起隆起的珍珠状丘疹或结节

病因/发病机制

感染原

- 双链 DNA 病毒
- 直接接触传播(皮肤到皮肤或与受污染物体接触)
- MC159 和 MC160 蛋白促进免疫逃避

临床问题

流行病学

- 发病率
  - 世界范围内 1%~2%的人口感染
  - 美国<5%儿童有临床表现
  - 在美国,发病通过性传播增加
- 年龄
  - 儿童和青少年更常见(<8 岁)

部位

- 躯干、腋窝、肘窝和腘窝常见
- 肛门生殖区、阴阜和大腿上部也经常累及
- 黏膜很少受累

表现

- 无痛性丘疹(感染后 14~30 天)
  - 免疫功能低下时广泛受累
- 炎性病变并不少见
  - 软疣性皮炎(MC 周围湿疹)
  - Gianotti-Crosti 样反应(大量融合成片的水肿性红斑丘疹或丘疹小疱可与 MC 分开)
- 有变应性皮炎病史者多发性皮损和软疣性皮炎比较常见

治疗

- 手术切除
- 其他:刮除术、液氮、局部角质层剥脱剂、抗病毒药物、激光、咪喹莫特和斑蝥素
- 治疗可防止自体接种

预后

- 自限性,通常在 6~12 个月内,但不超过 4 年(如果免疫功能低下)
- 搔抓(<10%)可能会产生瘢痕

显微镜下所见

大体所见

- 皮肤 5~8mm 的白色丘疹,质硬,珍珠状,白色中央凹陷
- 如果是免疫底下患者,多个或大的病变

显微镜下所见

组织学特征

- 表皮杯状凹陷,充满角蛋白,向下扩散至真皮
- 明显的棘层肥厚伴角质层缺失
- 角质形成细胞有均匀的紫红色胞质内包涵体(Henderson-Patterson 小体)
- 病毒细胞病变常见于皮肤浅层
- 很少有炎症,除非丘疹破裂

细胞学特征

- 由于细胞质内病毒颗粒体积的增大,表皮细胞细胞质从基部到表面也逐渐增大
  - 常产生新月形核

辅助实验

电子显微镜检查

- 椭圆形、圆柱形,150nm×300nm 的细胞质病毒颗粒,有致密的核心

鉴别诊断

尖锐湿疣

- HPV 相关
- 外生疣乳头状结构
- 角化过度和颗粒层增厚
- 表层挖空细胞
- 基底层增生伴散在核分裂象
- 无细胞质病毒包涵体

Fox-Fordyce 病

- 毛囊囊性扩张,充满角蛋白
- 无病毒包涵体

传染性脓疱

- 几乎只在手指、手、前臂上
- 常见明显海绵层水肿
- 缺少杯状结构和病毒包涵体

挤奶器结节

- 几乎总在手指和手上
- 缺少杯状结构
- 明显的血管形成

诊断注意事项

病理诊断要点

- 含有紫红色的胞质内包涵体的角质形成细胞是其病理学特征

部分参考文献

1. Sand FL et al: Skin diseases of the vulva: Infectious diseases. J Obstet Gynaecol. 37(7):840-848, 2017
2. Berger EM et al: Experience with molluscum contagiosum and associated inflammatory reactions in a pediatric dermatology practice: the bump that rashes. Arch Dermatol. 148(11):1257-64, 2012
3. Netchiporouk E et al: Recognizing and managing eczematous id reactions to molluscum contagiosum virus in children. Pediatrics. 129(4):e1072-5, 2012
4. Andrei G et al: Cidofovir activity against Poxvirus infections. Viruses. 2(12):2803-30, 2010

第 24 节 皮肤癣菌病

要 点

术语

- 皮肤癣菌引起的表浅的真菌感染
- 腹股沟癣、股癣、边缘性湿疹、股圆癣、健身房疥疮

病因/发病机制

- 须毛癣菌、红色毛癣菌和最常见的表皮癣菌属

临床问题

- 全球最常见的真菌感染(全球流行率接近 20%)
- 边缘有鳞屑状的环状红色斑块
- 腹股沟和大腿根部首发进而累及外阴

显微镜下所见

- 病原菌位于正常编织状排列的角质层和异常的(角化过度和角化不良的)角质层之间("夹心症")
- 苏木精-伊红染色切片上可以看到菌丝或孢子
- 病原菌可以引起毛囊炎
- 菌丝水平排列
- 表皮海绵病状改变
- 多种炎症细胞浸润
- 真菌直径 3~12μm

辅助实验

- 过碘酸希夫(PAS)染色
- Gomori 六胺银(GMS)染色
- 皮肤刮擦物的氢氧化钾检查

首要的鉴别诊断

- 红藓
- 念珠菌病
- 其他海绵状/湿疹疾病

(左)苏木精-伊红染色,皮肤癣菌病中菌体在表皮角质层显示微弱的、具有折光性的"清晰阴影",但不出现在黏膜中。(右)仔细检查皮肤癣菌感染(皮肤癣菌病)累及皮肤可以隐约看到菌体位于正常编织状角质层和过角化的角质层的边缘。注意血管周围淋巴细胞浸润

轻微感染("正常皮肤")

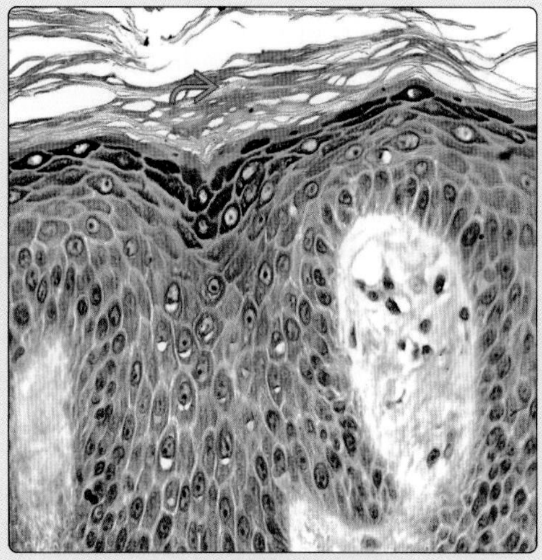

三明治样

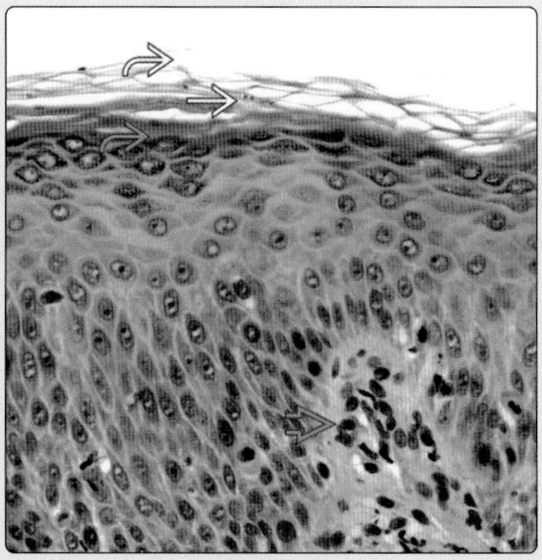

(左)皮肤癣菌感染(皮肤癣菌病)的菌丝可以通过 PAS 突出出来,通常平行于表面上皮的方向出现。菌丝也可以通过 GMS 染色显示。(右)与皮肤癣菌病相反,念珠菌的菌丝是通常垂直于上皮表面,酵母、假菌丝和菌丝也可以看到。此外,念珠菌感染往往累及黏膜

水平菌丝

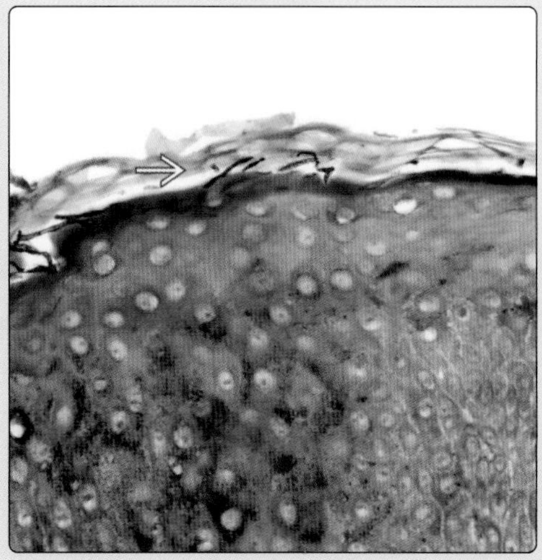

垂直菌丝(念珠菌)

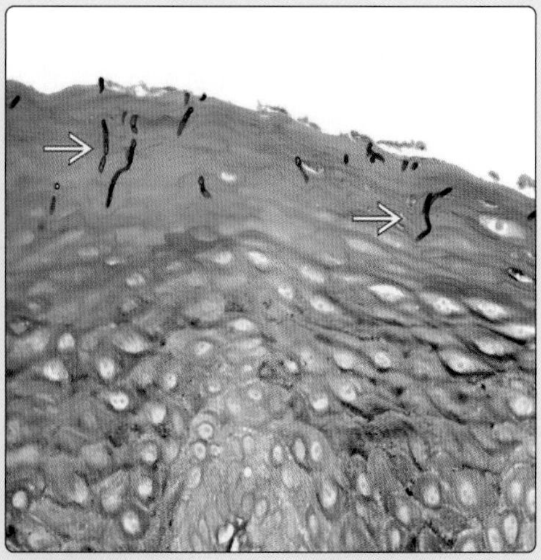

术语

同义词

- 腹股沟癣、股癣、边缘性湿疹、股圆癣、健身房疥疮

定义

- 皮肤癣菌引起的表皮层真菌感染

病因/发病机制

感染原

- 须毛癣菌、红色毛癣菌和最常见的表皮癣菌属
- 不是皮肤内源性病原体
  - 人患(人对人)、人兽共患(动物对人)或土壤(土壤对人)传播
  - 感染前可能有无症状期
- 最初黏附于皮肤,随后在角蛋白酶的作用下侵入浅表的角质层
- 真菌细胞壁中的甘露聚糖有助于逃避宿主免疫系统
- 局部或全身免疫监测功能破坏可以促进感染

临床问题

流行病学

- 发病率
  - 比较常见的非浸润炎性皮肤病
  - 全球最常见的真菌感染(全球流行率接近 20%)
- 性别
  - 男>女

表现

- 红斑、瘙痒伴鳞屑斑块
- 腹股沟和大腿根部首发进而累及外阴
- Wood 灯检查荧光阴性

治疗

- 药物
  - 口服或局部抗真菌药物

大体所见

一般特征

- 边缘有鳞屑的红斑

显微镜下所见

组织学特征

- 病原菌位于正常编织状排列的角质层和异常的(角化过度和角化不良的)角质层之间("夹心症")
- 表皮海绵样变性
- 可见表皮内和表皮下小疱
- 混合炎症细胞浸润
  - 中性粒细胞迁移到表皮,包括角质层
  - 血管周围淋巴细胞浸润
- 病原体与毛囊炎有关
  - 毛内癣菌模式:毛干内可见病原体
  - 毛外癣菌模式:病原体围绕毛干
- 孢子链(表皮细胞)或分离菌丝(发癣菌属)
  - 苏木精-伊红染色透明折光,但特殊染色可以明显地看到
  - 真菌直径 3~12μm
  - 菌丝一般为水平排列

辅助实验

组织化学

- 过碘酸希夫(PAS)染色
- Gomori 六胺银(GMS)染色

皮肤刮擦物的氢氧化钾检查

- 检测速度快,但不太敏感

鉴别诊断

其他海绵状/湿疹疾病

- PAS 或 GMS 染色未查见病原菌

红癣

- 由微小棒状杆菌引起的表浅感染
- 很少有炎症
- 角质层中的小微生物革兰氏、GMS 和 PSA 阳性
- 细菌产生卟啉引起的珊瑚红荧光

念珠菌病

- 黏膜表面受累
- 酵母和假菌丝及垂直定向菌丝

诊断注意事项

病理诊断要点

- 由于可观察到的变化微小,皮肤癣菌病应该被包括在"正常皮肤"的鉴别诊断中。当苏木精-伊红染色不能观察到病原体时,进行 PAS 染色有助于鉴别

部分参考文献

1. Sand FL et al: Skin diseases of the vulva: infectious diseases. J Obstet Gynaecol. 37(7):840-848, 2017
2. Wang MZ et al: Correlation between histopathologic features and likelihood of identifying superficial dermatophytosis with periodic acid Schiff-diastase staining: a cohort study. J Cutan Pathol. 44(2):152-157, 2017
3. Aalfs AS et al: Tinea corporis bullosa due to Microsporum canis mimicking linear IgA bullous dermatosis. Eur J Dermatol. 22(6):805-6, 2012
4. Küçükgöz-Güleç U et al: Asymptomatic groin dermatophyte carriage detected during routine gynaecologic examinations. Mycoses. Epub ahead of print, 2012
5. Mareş M et al: Tinea corporis bullosa due to Trichophyton schoenleinii: case report. Mycopathologia. 174(4):319-22, 2012
6. Sawada Y et al: Defective epidermal innate immunity and resultant superficial dermatophytosis in adult T-cell leukemia/lymphoma. Clin Cancer Res. 18(14):3772-9, 2012
7. Khosravi AR et al: Unusual presentation of tinea cruris due to Trichophyton mentagrophytes var. mentagrophytes. J Dermatol. 35(8):541-5, 2008
8. Rinaldi MG: Dermatophytosis: epidemiological and microbiological update. J Am Acad Dermatol. 43(5 Suppl):S120-4, 2000

第25节 念珠菌病

要 点

术语

- 由通常存在于阴道菌群中的假单胞酵母菌引起的感染，可以是表面感染或者在免疫功能低下的患者中播散性感染

病因/发病机制

- 以白念珠菌为主的病原菌
  - 只有菌丝形式与浸润相关
- 诱发因素
  - 表面感染时上皮糜烂和破损
  - 宿主雌激素水平可能增强毒力，特别是在阴道

临床问题

- 高达50%的人在有生之年被诊断过感染
- 红斑和糜烂斑块，偶有伴有丘疹卫星病变，顶部有小脓疱
- 经典的黏膜和修饰的黏膜（如阴唇和前庭）
- 浓的“豆腐渣样”阴道分泌物
- 瘙痒、疼痛和性交不适

显微镜下所见

- 正常角化层和角化不良伴棘层肥厚和海绵状水肿
- 表皮中性粒细胞迁移±角质层下小疱
- 菌丝、假菌丝和芽接酵母（2~5μm），通常垂直于表面

辅助实验

- PAS、GMS或革兰氏染色可见真菌

首要的鉴别诊断

- 皮肤癣菌病
- 反相银屑病

天鹅绒状红斑

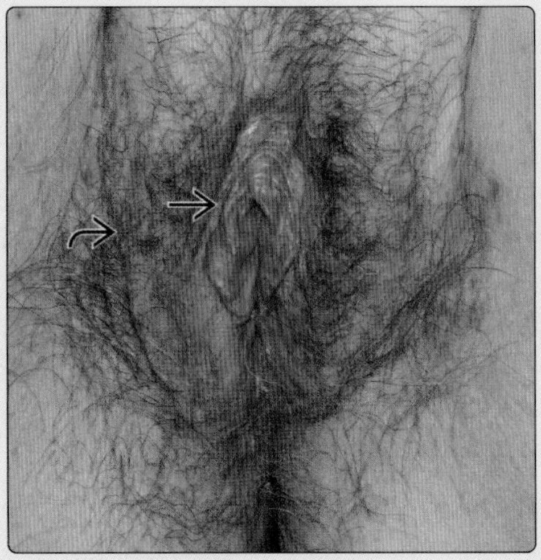

表皮内海绵层变性和中性粒细胞浸润

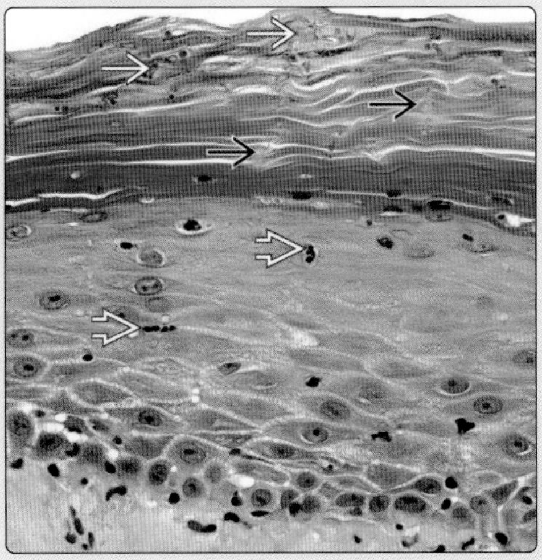

（左）临床上，外阴阴道念珠菌病表现为天鹅绒状黏膜红斑，伴有脓疱形成➡和继发性皮肤受累↪（Courtesy L. Edwards，MD.）。（右）海绵状水肿和中性粒细胞迁移到表皮是念珠菌感染的特征➡。可见呈紫色到半透明的真菌菌丝➡，垂直排列，孢子➡通常出现（如图所示）在增厚的角化过度的角质层内

PAS-D染色见垂直方向菌丝

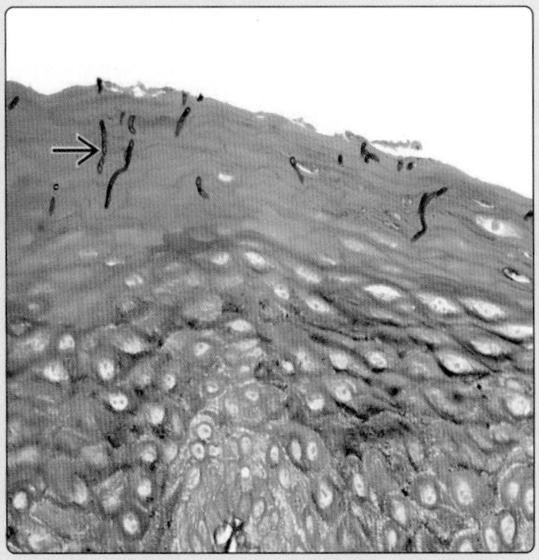

KOH湿涂片显示真菌菌丝

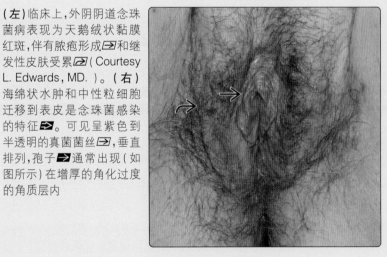

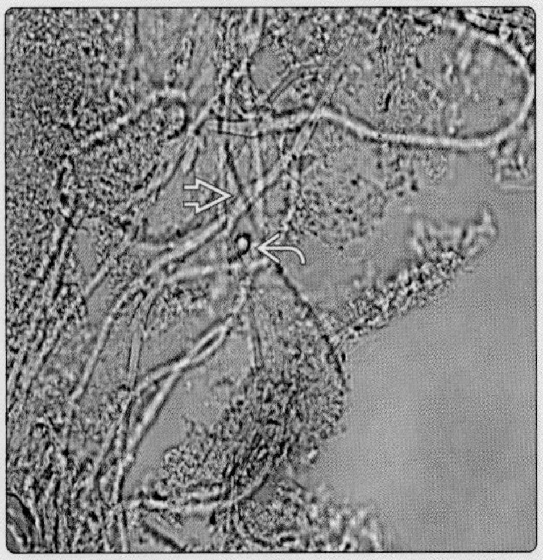

（左）外阴念珠菌病中，真菌菌丝和假菌丝➡在角质层中通常是垂直方向。PAS-D染色中，绿色背景下，紫红色真菌成分很容易被识别。（右）在外阴念珠菌病中，临床上应用KOH湿涂片识别真菌形态是十分困难的。罕见芽孢酵母↪夹杂着菌丝和假菌丝➡（Courtesy L. Edwards，MD.）

术语

同义词

- 酵母菌感染
- 尿布皮炎
- 擦烂性念珠菌病
- 擦烂红斑

定义

- 由通常存在于阴道菌群中的假单胞酵母菌引起的感染，可以是表面感染或者在免疫功能低下的患者中播散性感染

病因/发病机制

感染原

- 白念珠菌>热带念珠菌>星状念珠菌>假热带假丝酵母菌>克鲁索假丝酵母菌
  - 只有菌丝形式与浸润相关
- 诱发因素
  - 表面感染时上皮糜烂和破损
  - 宿主雌激素水平可能增强毒力，特别是在阴道

临床问题

流行病学

- 发病率
  - 高达50%的人一生中有念珠菌感染
  - 到25岁和50岁时感染率分别为10%和25%
  - 念珠菌性外阴炎
    - 糖尿病、免疫抑制和妊娠增加发病率
    - 与抗生素和口服避孕药相关
  - 念珠菌性阴道炎
    - 比外阴少见
    - 月经初潮前女性、糖尿病、肥胖和尿失禁患者发病率升高
- 年龄
  - 育龄期最常见
- 危险因子
  - 使用安全套，每月性交次数>4次，年轻，有淋球菌感染史

部位

- 经典的黏膜和改良黏膜（如阴唇和前庭）

表现

- 浓的"豆腐渣样"阴道分泌物
- 瘙痒、疼痛和性交不适
- 红斑、糜烂、皲裂

实验室检查

- 培养
  - 沙氏葡萄糖琼脂（标准培养基）
  - 生长迅速（3~5天）
- Calcofluor-white 试剂
  - 荧光染色结合真菌细胞壁壳多糖（荧光显微镜下呈苹果绿色）

治疗

- 药物
  - 局部多烯（两性霉素B和制霉菌素）
  - 局部或口服唑类药物（氟康唑和伊曲康唑）

预后

- 通常对治疗反应良好
- 复发率高达20%

大体所见

一般特征

- 红斑和糜烂斑块，偶有丘疹卫星病变，顶部有小脓疱

显微镜下所见

组织学特征

- 正常角化层和角化不良伴棘层肥厚和海绵状水肿
- 血管周围急性和慢性炎症浸润；很少是重度或伴有肉芽肿
- 中性粒细胞可以迁移到表面并形成含有坏死炎性碎片的角质层下囊泡
- 菌丝、假菌丝和芽孢菌（2~5μm），通常垂直于皮肤表面
- 如果为播散性的，在外周血很少检测到病原体

辅助实验

组织化学

- PAS、GMS和革兰氏染色
  - 反应性：芽孢和假菌丝阳性

核酸荧光原位杂交与聚合酶链反应

- 有帮助，但非必要

鉴别诊断

皮肤癣菌病

- 鳞屑样环状红斑外观比脓疱更常见
- 无黏膜累及

反相银屑病

- 检测不到病原体

诊断注意事项

病理诊断要点

- 表皮中发现中性粒细胞应寻找病原菌
- 组织化学染色（如PAS-D）通常是必要的，因为念珠菌病、皮肤癣菌病和银屑病在组织病理学上难以鉴别

部分参考文献

1. Day T et al: Can Routine histopathology distinguish between vulvar cutaneous candidosis and dermatophytosis? J Low Genit Tract Dis. 20(3):267-71, 2016
2. Foxman B et al: Prevalence of recurrent vulvovaginal candidiasis in 5 European countries and the United States: results from an internet panel survey. J Low Genit Tract Dis. Epub ahead of print, 2013
3. Fischer G: Chronic vulvovaginal candidiasis: what we know and what we have yet to learn. Australas J Dermatol. 53(4):247-54, 2012

第26节 疥　疮

要　点

术语

- 皮肤角质层内瘙痒性螨虫感染

病因/发病机制

- 疥螨、人疥螨(最常见)
- 挪威疥疮是一种罕见变种,广泛传播,结痂
- 人与人之间通过亲密的皮肤接触或污染物传播

临床问题

- 明显的瘙痒,特别是在晚上
- 细而弯曲的通道延伸数毫米(隧道),盲端可见黑色的小点或小疱
- 在年轻人(特别是流行地区)、老年人、免疫缺陷者、疗养院居民和贫穷、气候较冷的拥挤人群中多发
- 可以对病原体发生超敏反应(持续性结节性疥疮),在根除疥螨后持续数月

显微镜下所见

- 疥螨在角质层的隧道中
- 即使连续切片,也仅有20%病例中可见疥螨
- 卵子也可以出现在隧道中,小,只有一些细胞器的结构
  - 卵子壳残留物类似“辫子”
- 偶尔,在隧道中会出现金棕色球状团块(“疥疮粪便”),表现出边缘集中、偏振双折射的斑点
- 如果是挪威疥疮可见大量角化物和大量病原体有关
- 表浅部和深部血管周围有许多嗜酸性粒细胞、组织细胞和肥大细胞浸润

首要的鉴别诊断

- 皮肤超敏反应
- 淋巴瘤样丘疹病
- 蠕形螨(毛囊螨)

毛刺和细胞器

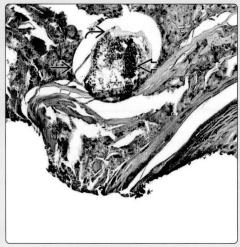

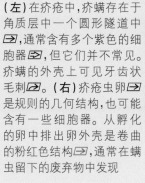

卵和“辫子”样结构

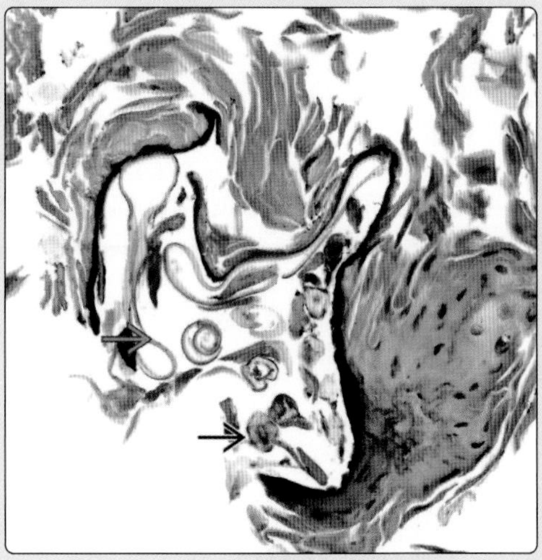

(左)在疥疮中,疥螨存在于角质层中一个圆形隧道中➡,通常含有多个紫色的细胞器➡,但它们并不常见。疥螨的外壳上可见牙齿状毛刺➡。(右)疥疮虫卵➡是规则的几何结构,也可能含有一些细胞器。从孵化的卵中排出卵外壳是卷曲的粉红色结构➡,通常在螨虫留下的废弃物中发现

KOH刮片阳性

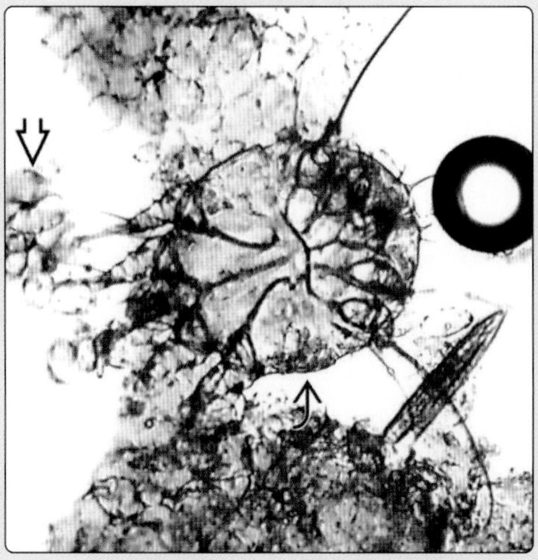

蠕形螨

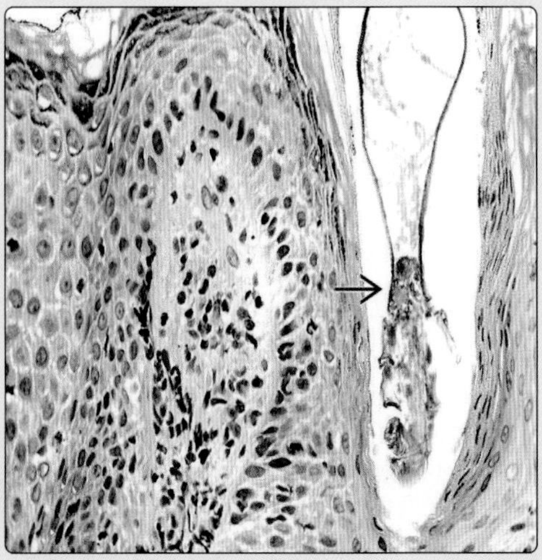

(左)挪威疥疮(结痂或角化)患者,KOH刮片阳性显示一个巨大的疥螨➡,左侧处有一个椭圆形卵壳➡(Courtesy G. de Toro, MD.)。(右)与疥疮相反,蠕形螨➡通常存在于毛囊内,并且缺少隧道。它们多见于头颈部

术语

同义词

- 痒螨感染,“7年痒”

定义

- 皮肤角质层内瘙痒性螨虫感染

病因/发病机制

感染原

- 疥螨、人疥螨(最常见)
  - 人与人之间通过亲密的皮肤接触或污染物传播
  - 雌螨在角质层形成的隧道产卵(30天一代)
- 挪威疥疮是一种罕见变种,广泛传播,结痂

临床问题

流行病学

- 发病率
  - 在年轻人(特别是流行地区)、老年人、免疫缺陷者、疗养院居民和贫穷、气候较冷的拥挤人群中多发
- 流行
  - 全球估计有3亿
  - 高风险社区高达43%
    - 与抗生素和口服避孕药相关

部位

- 角质层薄、皮脂腺少的区域是感染的首选部位
  - 最常见的是手掌、手掌和手指侧面、指缝、手腕内侧面、女性乳头和男性生殖器

表现

- 症状通常在4~6周后开始,这时虫卵、粪便和螨虫会引起过敏
- 明显的瘙痒,特别是在晚上
- 细的弯曲的隧道样病变(螨隧道)
  - 可能因为表皮脱落而观察不到
- 隧道盲端附近可见小疱或黑点
- 常见的类型包括丘疹、水疱、结节(通常是儿童的生殖器)和湿疹性皮炎
- 弥漫性红斑,角化过度,如果是挪威疥疮可见硬结

治疗

- 口服伊维菌素最有效
- 局部外用氯菊酯乳膏(替代治疗)

预后

- 因微生物对治疗敏感,故预后好
- 即使成功清除了病原体,“结痂后瘙痒”症状可能会持续数周
- 可以对病原体发生超敏反应(持续性结节性疥疮),在根除疥螨后持续数月
- 并发症:继发细菌感染(脓疱病)及相关全身性疾病(肾小球肾炎、风湿性心脏病)

显微镜下所见

组织学特征

- 疥螨位于角质层中的隧道中
  - 即使连续切片,也仅有20%病例中可见疥螨
  - 当螨虫外囊的毛刺偏振时,就会看到具有中心暗核的外鞘
- 卵子也可以出现在隧道中,小,只有一些细胞器的结构
  - 卵子壳残留物类似“辫子”
- 偶尔,在隧道中见金棕色球状团块(“疥疮粪便”),表现出边缘集中、偏振双折射的斑点
- 如果是挪威疥疮可见大量角化物和大量病原体
- 常可以出现表皮海绵状水肿;可能导致上皮内小疱形成
- ±表皮下小疱
- 表浅部和深部血管周围有许多嗜酸性粒细胞、组织细胞和肥大细胞浸润
- 可见淋巴滤泡和/或血管炎

辅助实验

聚合酶链反应

- 可用于皮肤刮除物
- 如果临床症状不典型或不明显可能有用

皮肤刮屑可用于制备氢氧化钾玻片

- 可见八条腿的螨虫
- 卵子呈透明卵形
- 粪便呈金棕色球状团块

皮肤镜检查

- “有凝结痕迹的喷射物”用来描述三角形的疥螨和弯曲白色隧道
- 可以对多个区域进行筛查,可能提高活检检出率

鉴别诊断

皮肤过敏反应

- 没有隧道、螨虫和虫卵

淋巴瘤样丘疹病

- 无明显瘙痒
- 一种丘疹,在几周内自然消退
- 成簇CD30阳性细胞

毛囊虫(蠕形螨/毛囊螨)

- 常见于头颈部
- 螨虫常见于毛囊漏斗部

诊断注意事项

病理诊断要点

- 通常需要多层面发现可诊断的病原体

部分参考文献

1. Foo CW et al: Polarizable elements in scabies infestation: a clue to diagnosis. J Cutan Pathol. 40(1):6-10, 2013
2. Mounsey KE et al: Scratching the itch: new tools to advance understanding of scabies. Trends Parasitol. 29(1):35-42, 2013

第 27 节 化脓性汗腺炎

要 点

术语

- 反复的脓肿、窦道、大汗腺皮肤瘢痕，特别是腋窝和腹股沟处，所构成的慢性复发性炎症状态

病因/发病机制

- 因角化过度导致毛囊阻塞，随后破裂，内容物溢出，革兰氏阳性球菌感染继发脓肿形成
  - 窦道形成伴继发外皮形成及瘢痕形成

临床问题

- 20~30 岁（平均 22 岁）
- 早期，反复，疼痛，深部结节（盲疖）
- 脓肿、窦道流脓、桥接瘢痕、“墓碑样”开放性粉刺，如果是慢性则伤口不愈合
- 腹股沟继发播散到外阴

显微镜下所见

- 早期病变
  - 毛囊炎累及毛囊下部
  - 毛囊漏斗扩张，充填角蛋白
- 确定的病变
  - 混合性炎症浸润伴真皮下层脓肿延伸至皮下
  - 与皮肤表面相连的窦道
  - 瘢痕形成和附属器消失
  - 偶见巨细胞

首要的鉴别诊断

- 糠疹和其他感染
- 克罗恩病
- 坏疽性脓皮病
- 藏毛窦

（左）窦道通常见于化脓性汗腺炎。通常，窦道与皮肤表面相连➡，并伴有瘢痕和肉芽组织。（右）在化脓性汗腺炎中，通常可以看到增生鳞状上皮被覆的窦道➡。注意相关慢性炎症。在评估这些标本时，在典型病变中应考虑到鳞状细胞癌发生的罕见风险

窦道

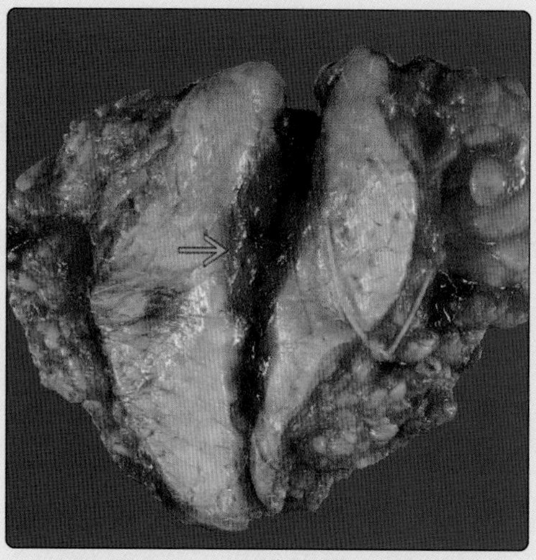

窦道伴增生的鳞状上皮

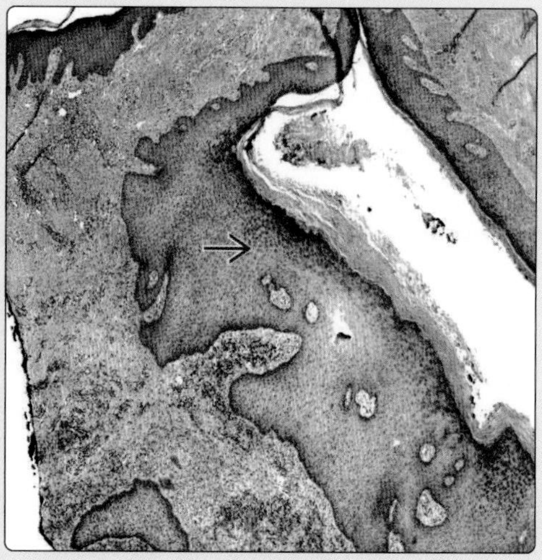

（左）脓肿是化脓性汗腺炎的一个共同特征，也是毛囊囊性结构破裂的结果。这些脓肿自然引流产生的臭味使得患者就诊率升高。（右）化脓性汗腺炎晚期，炎症开始消退，可见浓密的瘢痕。注意皮肤附属器结构消失，因为它们被炎症破坏，由瘢痕取代

脓肿形成

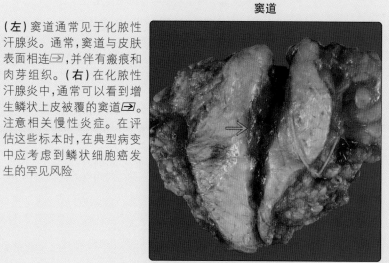

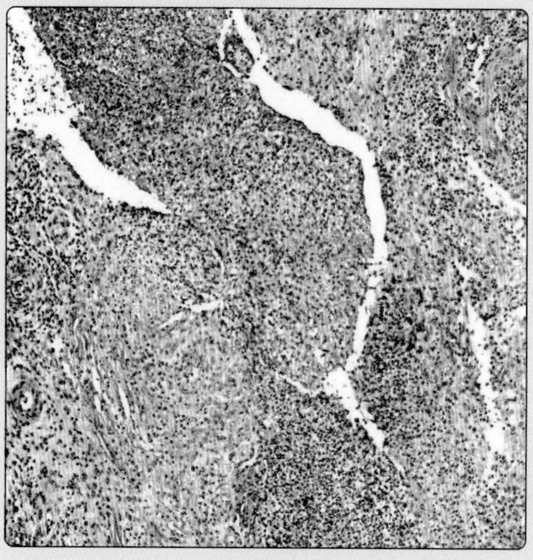

真皮和皮下瘢痕疙瘩

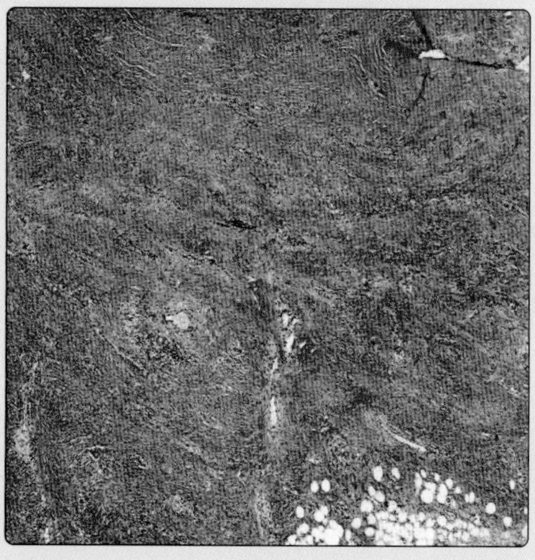

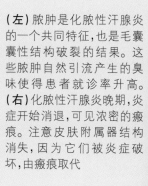

术语

同义词

- 反常性痤疮、顶浆分泌性痤疮

定义

- 反复的脓肿、窦道、大汗腺皮肤瘢痕，特别是腋窝和腹股沟处，所构成的慢性复发性炎症状态

病因/发病机制

感染原

- 因角化过度导致毛囊阻塞，随后破裂，内容物溢出，革兰氏阳性球菌感染继发脓肿形成
  - 窦道形成伴继发上皮化生及瘢痕形成
- 家族史占 40%
- 可能有常染色体显性遗传

风险因素/关联

- 克罗恩病或 Dowling-Degos 病，坏疽性脓皮病
- 吸烟
- 肥胖（由于表面摩擦增加）
- 激素因素（月经初潮）

临床问题

流行病学

- 年龄
  - 20~30 岁（平均 22 岁）
- 患病率：高达 4%

部位

- 腹股沟继发播散到外阴

表现

- 早期病变
  - 复发性、疼痛性、深部结节（盲疖）
- 确定的病变
  - 脓肿
  - 引流窦道
  - 桥接瘢痕
  - “墓碑样”开放性粉刺
  - 伤口不愈合

治疗

- 药物
  - 克林霉素-利福平
  - 免疫抑制剂和修饰剂（环孢素、皮质类固醇、TNF-α 抑制剂、白细胞介素-1 抑制剂）
  - 抗雄激素药物
  - 视黄酸类
- 外科
  - 窦道及脓肿切除或切除术

预后

- 慢性，复发
- 易发生在妊娠时，绝经后消失
- 通过减肥、戒烟和某些饮食限制会改善
- 瘘管、鳞状细胞癌和淀粉样变为并发症

大体所见

一般特征

- 深红色圆形结节>1cm
- 粉刺：大的，黑色，皮肤上有硬结
  - 病理学上的“双粉刺”相隔只有 1~2mm
- 窦道±相关溃疡及窦口周围红色肉芽组织
- 增生性瘢痕或密集的、绳状的、线形的白色条纹，可纵横交错（桥接瘢痕）

显微镜下所见

组织学特征

- 早期病变
  - 毛囊炎累及毛囊下部
  - 毛囊漏斗扩张，充填角蛋白
- 确定的病变
  - 混合性炎症浸润伴真皮下层脓肿延伸至皮下
  - 与皮肤表面相连的窦道
  - 瘢痕形成和附属器消失
  - 偶见巨细胞

鉴别诊断

糠疹和其他感染

- 通常缺乏窦道
- 革兰氏染色阳性细菌

克罗恩病

- 早期病变缺乏扩张的毛囊结构
- 肉芽肿形成

坏疽性脓皮病

- 早期病变缺乏扩张的毛囊结构
- 确定病灶内无瘢痕和窦道
- 可有血管炎

藏毛窦

- 骶尾部臀间隙
- 有毛发和角蛋白碎片

诊断注意事项

病理诊断要点

- 化脓性汗腺炎不是传染性疾病，但可能继发感染

部分参考文献

1. Makris GM et al: Vulvar, perianal and perineal cancer after hidradenitis suppurativa: a systematic review and pooled analysis. Dermatol Surg. 43(1):107-115, 2017
2. Napolitano M et al: Hidradenitis suppurativa: from pathogenesis to diagnosis and treatment. Clin Cosmet Investig Dermatol. 10:105-115, 2017
3. Ingram JR: Hidradenitis suppurativa: an update. Clin Med (Lond). 16(1):70-3, 2016
4. Blok JL et al: Systemic therapy with immunosuppressive agents and retinoids in hidradenitis suppurativa: a systematic review. Br J Dermatol. 168(2):243-52, 2013
5. Dréno B et al: Hidradenitis suppurativa: the role of deficient cutaneous innate immunity. Arch Dermatol. 148(2):182-6, 2012

要点

术语

- 前庭大腺（主要的前庭腺）或附属管囊性扩张

病因/发病机制

- 最常见原因是导管阻塞、分泌物潴留和继发囊肿形成

临床问题

- 育龄期妇女（最常见于30岁）
- 小阴唇（4点或8点部位）
- 常单侧发生
- 常无痛性肿胀
- 常可移动和波动感
- 如有感染可有压痛；如果大，可有局部不适
- 切开引流可复发，需要彻底切除

大体所见

- 通常<5cm

显微镜下所见

- 囊肿被覆移行、矮立方或黏液上皮
  - 可能扁平或消失
- 邻近囊肿常有正常（残余）的黏液腺

首要的鉴别诊断

- 黏液囊肿
- 纤毛上皮囊肿
- 尿道旁腺（Skene）囊肿
- 表皮包涵（角质或皮脂腺）囊肿
- 中肾管（Wolffian）样囊肿
- Nuck管囊肿（间皮囊肿）

侧面（8点）位置

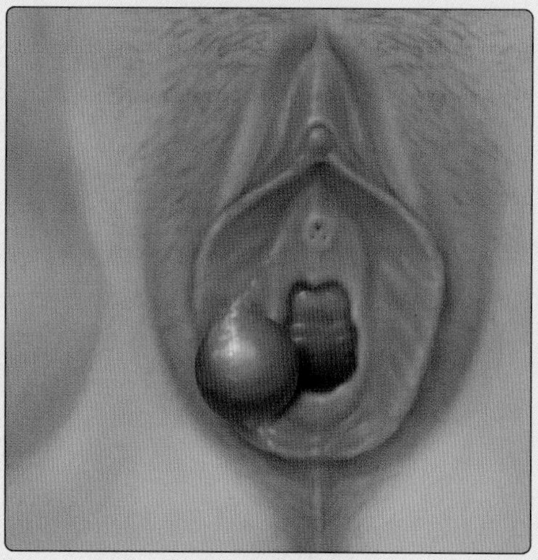

超声下单一、表浅、界限清晰的囊肿

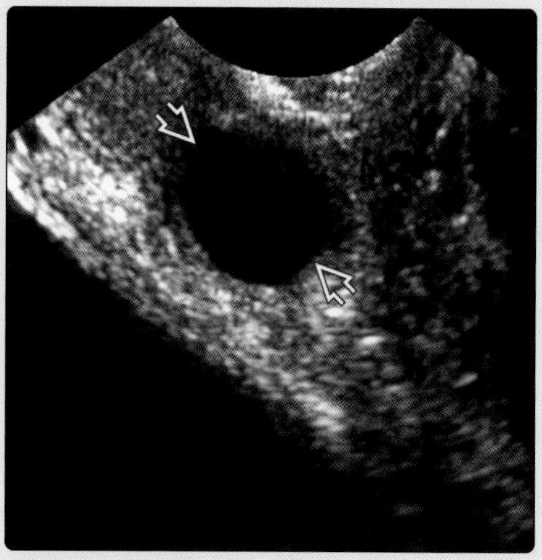

（左）前庭大腺囊肿常位于小阴唇，靠近阴道口4点或8点位置。常为光滑圆形结节。此处原发性软组织肿瘤常误认为是前庭大腺囊肿。**（右）**矢状位经会阴超声显示单一、界限清晰的圆形前庭大腺囊肿⇨。由于这些囊肿位置表浅，所以在阴道口就可扫描到

被覆黏液性上皮

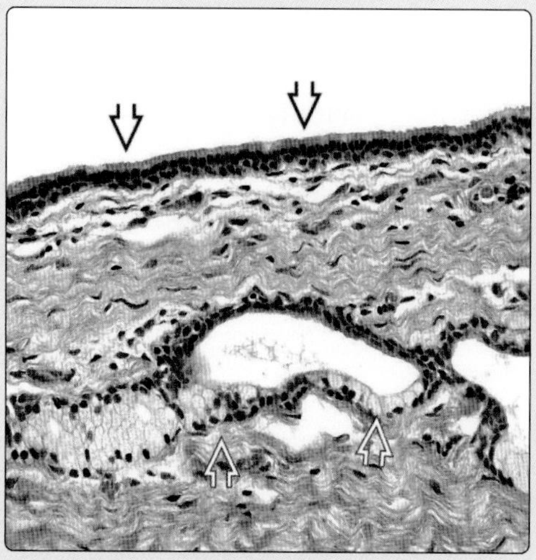

被覆移行上皮

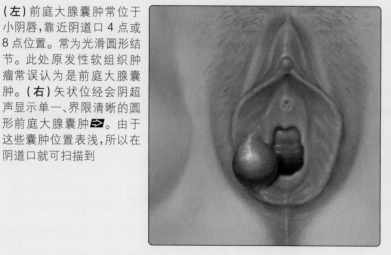

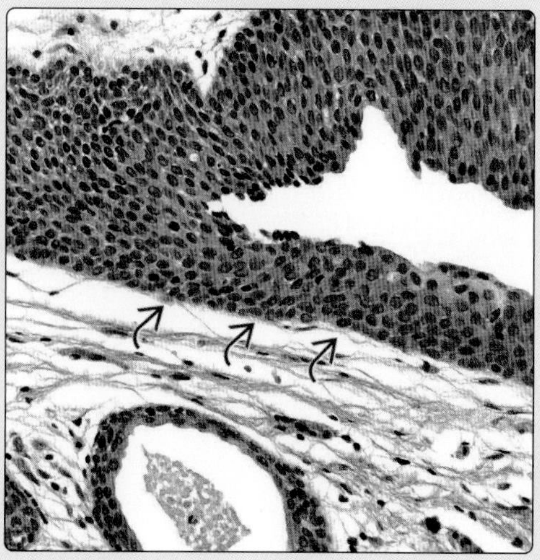

（左）前庭大腺囊肿可被覆残留的黏液性上皮⇨或被压的扁平、薄的上皮。黏液腺常在囊肿附近⇨。**（右）**前庭大腺囊肿被覆移行上皮。注意多层上皮⇨由具有移行上皮分化的细胞组成，细胞形态一致，核卵圆形

术语

同义词

- 前庭大腺囊肿

定义

- 前庭大腺（主要的前庭腺）或附属管囊性扩张

病因/发病机制

获得性病变

- 最常见原因是导管阻塞、分泌物潴留和继发囊肿形成

临床问题

流行病学

- 发病率
  - 最常见的外阴囊肿
- 年龄
  - 育龄期妇女（最常见于 30 岁）

部位

- 小阴唇（4 点或 8 点部位）

临床表现

- 常单侧发生，无痛性肿胀
- 常可移动和具有波动感
- 如有感染可有压痛；如果大，可有局部不适

疾病自然史

- 未经治疗可消失
- 如有症状或较大，需要治疗

治疗

- 造瘘术或完全切除

预后

- 切开引流可复发，需要完全切除

大体所见

大小

- 通常<5cm

显微镜下所见

组织学特征

- 囊肿被覆移行、矮立方或黏液上皮
  - 可因囊内压增加而变扁平（变薄）
  - 可出现局部鳞状上皮化生
  - 可出现广泛上皮缺失
- 邻近囊肿常有正常（残余）的黏液腺

细胞学特征

- 细胞形态温和
  - 黏液性上皮，细胞核位于基底，圆形至卵圆形
  - 移行上皮，细胞核位于中心，核卵圆形至扁平
  - ±反应性上皮改变

鉴别诊断

黏液囊肿

- 最常见于外阴前庭（继发于小前庭腺或导管囊性扩张）
- 考虑可能起源于泌尿生殖窦

纤毛上皮囊肿

- 囊壁部分或全部被覆纤毛（输卵管子宫内膜样）上皮
- 被认为黏液性或前庭大腺囊肿纤毛化生

尿道旁腺（Skene）囊肿

- 尿道旁腺或其导管囊性扩张
  - 女性尿道旁腺相当于男性前列腺
  - 成对的腺体位于尿道口的两侧
  - 最常继发感染，形成潴留性囊肿
- 可无症状，引起尿路梗阻或性交困难
- 常<2cm
- 移行或鳞状上皮

表皮包涵（角质或皮脂腺）囊肿

- 最常见于大阴唇
- 囊内容物白色、干酪样或凝乳状（大体所见）
- 复层鳞状上皮和角质碎屑

中肾管（Wolffian）样囊肿

- 更常见于阴道（Gartner 管囊肿）
- 推测起源于中肾管残余
- 常位于阴道和外阴的外侧
- 立方至矮柱状非黏液性上皮

Nuck 管囊肿（间皮囊肿）

- 最常位于大阴唇的外上方或腹股沟管
- 扁平间皮细胞

诊断注意事项

临床相关性病理学特征

- 多数软组织肿瘤在临床检查时常被误认为是前庭大腺囊肿

病理诊断要点

- 囊肿周围存在残留的黏液腺是诊断前庭大腺囊肿的线索
- 囊肿的位置是正确诊断的关键

部分参考文献

1. Kallam AR et al: A report of two cases of "giant Bartholin gland cysts" successfully treated by excision with review of literature. J Clin Diagn Res. 11(6):PD11-PD13, 2017
2. Lee MY et al: Clinical pathology of Bartholin's glands: a review of the literature. Curr Urol. 8(1):22-5, 2015
3. Marzano DA et al: The bartholin gland cyst: past, present, and future. J Low Genit Tract Dis. 8(3):195-204, 2004
4. Omole F et al: Management of Bartholin's duct cyst and gland abscess. Am Fam Physician. 68(1):135-40, 2003

第29节 子宫内膜异位症

要点

术语

- 出现子宫内膜型上皮、间质和/或有陈旧性或新鲜出血证据

病因/发病机制

- 由于遗传或激素作用，也常位于先前分娩或外科手术部位；最常见于会阴切开术后瘢痕处

临床问题

- 占育龄妇女<2%（外阴或阴道）
- 占育龄妇女的5%～15%（女性生殖道）
- 最常见于30～40岁
- 疼痛、出血或随月经周期波动的囊肿
- 罕见，恶性转化（透明细胞癌最常见）

大体所见

- 囊肿或黏膜下肿块

显微镜下所见

- 腺体±被覆米勒管型上皮囊肿，米勒管型上皮反应性增生或肿瘤性改变
- 子宫内膜型间质，与异位的子宫内膜相似（增殖期最常见）
- 间质可能不明显或罕见，可与子宫内膜型腺体无关
- 新鲜或陈旧性出血
- 可出现化生性改变，包括黏液性、纤毛性、鞋钉样或分泌性改变
- 上皮与间质这两种成分中核分裂象多少不等（增殖期更明显）

首要的鉴别诊断

- 前庭大腺囊肿
- 纤毛性囊肿
- 异位乳腺组织
- 转移性子宫内膜样腺癌
- 米勒管腺肉瘤

鳞状上皮下出现子宫内膜型腺体和间质

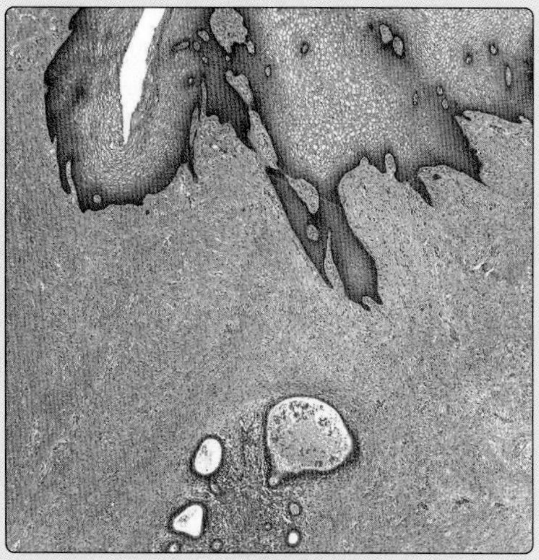

增殖期样子宫内膜异位症

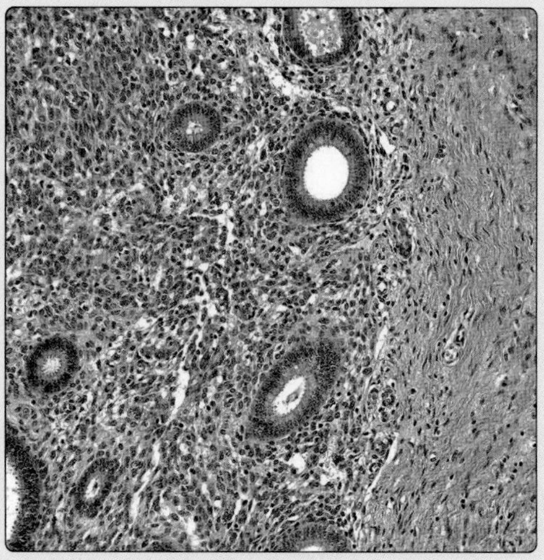

(左) 外阴鳞状上皮下出现形成很好的子宫内膜样型腺体和间质，可诊断为外阴子宫内膜异位症。外阴这个部位的子宫内膜异位症少见，占累及女性生殖道病例的<2%，更常见于会阴切开处部位。**(右)** 子宫内膜异位症的腺体和间质常类似于非肿瘤性异位的子宫内膜，更常见的是增殖期子宫内膜，但也可类似于正常月经周期的任何一个阶段的子宫内膜

宫颈型化生

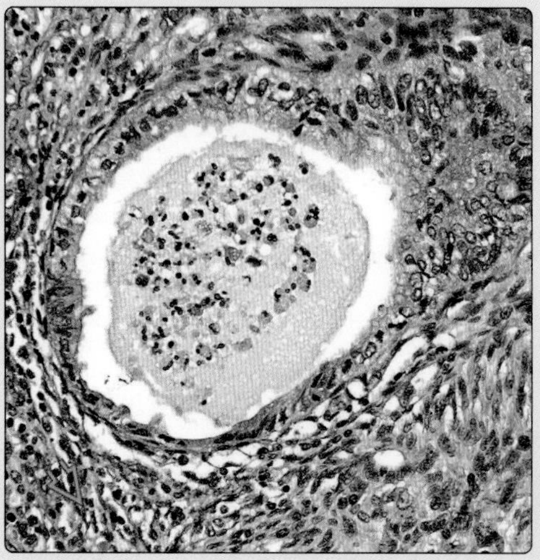

反应性细胞非典型性

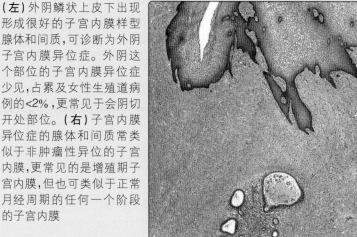

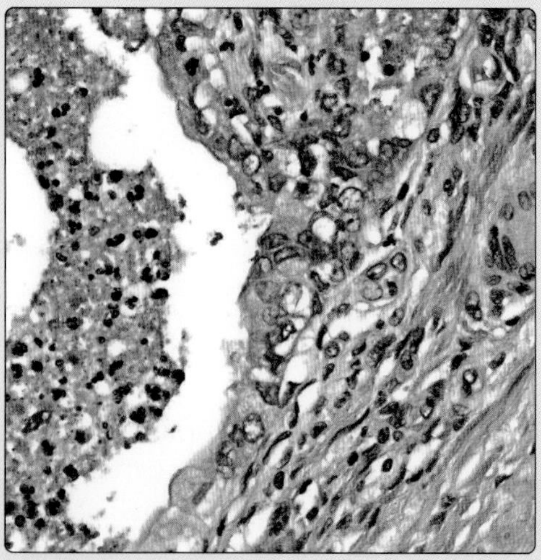

(左) 子宫内膜异位症与原位子宫内膜有相似的化生谱系。在这个病例中，核位于基底的宫颈内膜型细胞被覆一个腺体。注意，在周围间质可见含铁血黄素沉积☒。**(右)** 子宫内膜异位症上皮成分可出现反应性改变，细胞核排列紊乱，核增大，核仁大小不一，这些特征不应被误认为是恶性

术语

同义词

- 子宫外部子宫内膜异位

定义

- 出现子宫内膜型上皮、间质和/或有陈旧性或新鲜出血证据

病因/发病机制

遗传因素

- 受累个体的女性亲属中常见
- 同卵双生中更常见，但异卵双生中不常见

激素方面

- 罕见于青春期前
- 随着月经周期进行循环生长和消退
- 雌激素暴露延长更常见
- 绝经后通常消退

其他因素

- 常位于先前分娩或外科手术部位；最常见于会阴切开术后瘢痕处

临床问题

流行病学

- 发病率
  - 占育龄期妇女<2%（外阴或阴道）
  - 占育龄期妇女的 5%～15%（女性生殖道）
- 年龄
  - 育龄期妇女，最常见于 30～40 岁

表现

- 疼痛或出血
- 囊肿，大小可伴月经周期波动

治疗

- 如有可能，局部切除

预后

- 极好
- 罕见，恶性转化（透明细胞癌最常见）

大体所见

一般特征

- 囊肿或黏膜下肿块

显微镜下所见

组织学特征

- 腺体±被覆米勒管型上皮的囊肿
  - 可有增生或肿瘤性改变
- 子宫内膜型间质
  - 与原位子宫内膜类似（增殖期最常见）
  - 间质可不明显或罕见，可与子宫内膜型腺体无关
  - 吞噬含铁血黄素的巨噬细胞或细胞外
- 沉积的含铁血黄素数量不等

细胞学特征

- 上皮细胞
  - 立方至柱状，细胞质嗜酸至灰白，细胞核卵圆形，核仁微小
    - 可发生化生性改变，包括黏液性、纤毛性、鞋钉样或继发性改变
    - 偶见变性或反应性细胞核改变
- 间质细胞
  - 小、梭形，胞质不明显，细胞核卵圆形、深染
- 上皮与间质两种成分中核分裂象数量不等（增殖期更明显）

辅助实验

免疫组织化学

- 上皮：pax-2、pax-8 阳性
- 间质：CD10 阳性
- 上皮与间质：PR 和 ER 不同程度阳性

鉴别诊断

前庭大腺 囊肿

- 被覆移行、矮立方状或黏液性上皮
- 囊肿附近常有正常（残留）的黏液腺体
- 无子宫内膜型间质

纤毛性囊肿

- 无子宫内膜型间质或出血

异位乳腺组织

- 腺体和囊肿被覆双层细胞（上皮和肌上皮）
- 常有“特化”间质
- GCDFP15 和 GATA3 阳性

转移性子宫内膜样腺癌

- 曾有子宫内膜样腺癌病史
- 筛状结构和鳞状分化
- 腺体被覆的细胞具有恶性细胞学特征
- 浸润性腺体常伴促纤维结缔组织增生性间质，而不是子宫内膜型间质

米勒管腺肉瘤

- 常呈外生性肿块
- 叶柄状或叶状腺体结构
- 腺体周围间质细胞丰富
- 间质成分可有细胞非典型性

部分参考文献

1. Davis AC et al: Extrapelvic endometriosis. Semin Reprod Med. 35(1):98-101, 2017
2. Li J et al: Diagnosis and treatment of perineal endometriosis: review of 17 cases. Arch Gynecol Obstet. 292(6):1295-9, 2015
3. Buda A et al: Vulvar endometriosis in surgical scar after excision of the Bartholin gland: report of a case. Arch Gynecol Obstet. 277(3):255-6, 2008

第30节 纤维上皮间质息肉

要点

术语

- 良性息肉样生长，起源于女性生殖道末端独特的上皮下间质

临床问题

- 育龄期妇女；最常见于孕妇
- 外阴、阴道，宫颈少见
- 有症状者，出现出血、疼痛、排液
- 不彻底切除或持续激素刺激可复发
- 常在妊娠后消退

大体所见

- 常<5cm，息肉样或有蒂

显微镜下所见

- 中央有纤维血管轴心
- 细胞间质数量不等
  - 细胞少至细胞多（轴心附近通常最多）
- 星芒状和多核间质细胞
  - 常紧邻上皮-间质交界处
- 细胞形态从染色质疏松的温和小核到染色质丰富的增大不规则核（假肉瘤样）
- 核分裂数量不等

辅助实验

- desmin、vimentin、ER 和 PR 常阳性
- 平滑肌肌动蛋白（SMA）可阳性

首要的鉴别诊断

- 深部（侵袭性）血管黏液瘤
- 血管肌成纤维细胞瘤
- 表浅血管黏液瘤
- 胚胎性横纹肌肉瘤
- 肉瘤，非特殊型

伴中央纤维血管轴心的息肉样病变

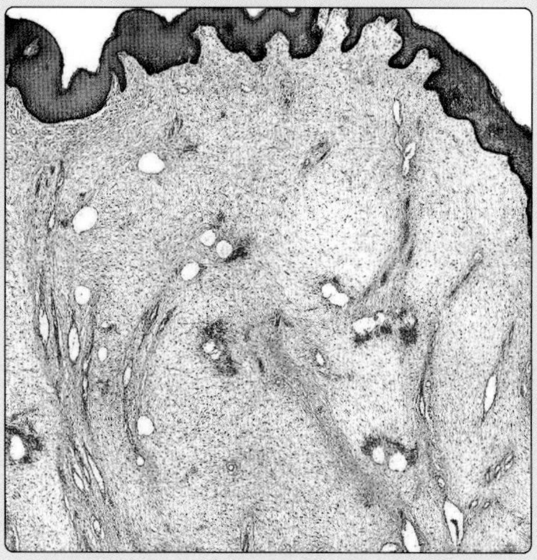

星芒状和多核细胞

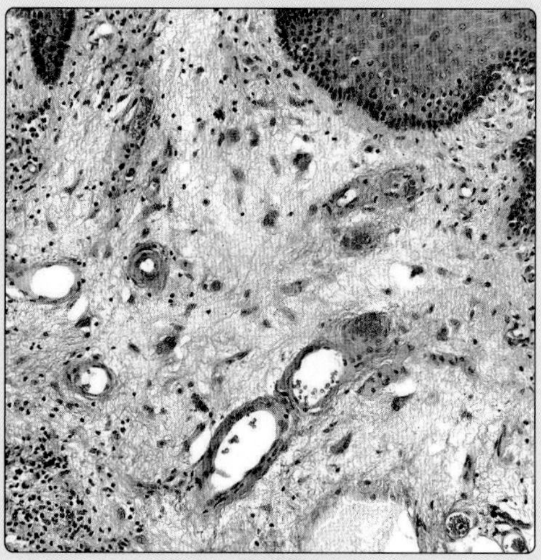

（左）纤维上皮性间质息肉常呈息肉样病变，间质细胞数量不等，中央有纤维血管轴心，表面被覆鳞状上皮。这些病变对激素有反应，更常见于孕期。**（右）**上皮表面下的星状和多核间质细胞的存在是纤维上皮间质息肉的特征。在息肉样假肉瘤性病例中见到上述这个特征，可与肉瘤鉴别

增大的奇异核

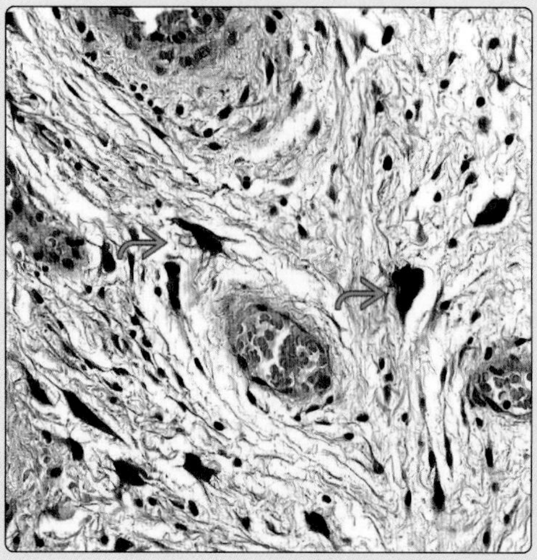

富于细胞性间质和非典型细胞

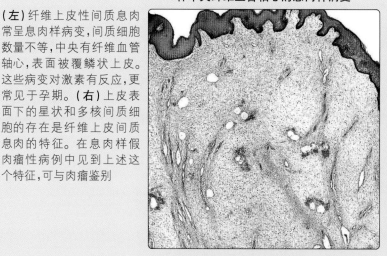

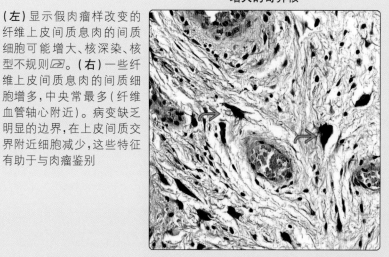

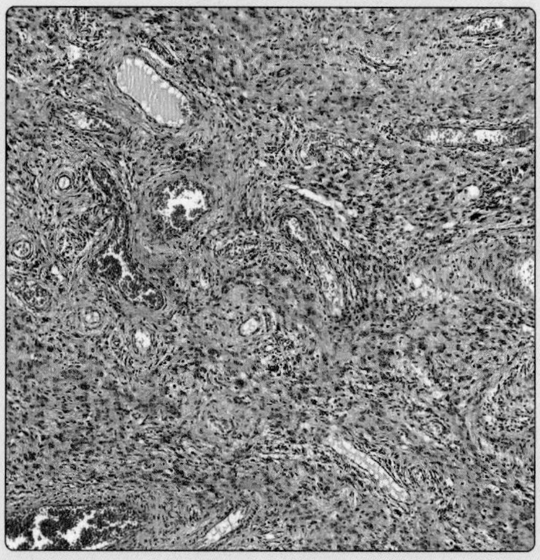

（左）显示假肉瘤样改变的纤维上皮间质息肉的间质细胞可能增大、核深染、核型不规则↗。**（右）**一些纤维上皮间质息肉的间质细胞增多，中央常最多（纤维血管轴心附近）。病变缺乏明显的边界，在上皮间质交界附近细胞减少，这些特征有助于与肉瘤鉴别

术语

同义词

- 假肉瘤性间质息肉
- 假葡萄状肉瘤

定义

- 良性息肉样生长，起源于女性生殖道末端独特的上皮下间质

病因/发病机制

细胞起源

- 女性生殖道末端上皮下间质

临床问题

流行病学

- 发病率
  - 妊娠期更常见
- 年龄
  - 育龄期妇女

部位

- 外阴、阴道，宫颈少见

表现

- 常偶然发现
- 有症状者，可出现出血、疼痛、排液

疾病自然史

- 常在妊娠后消退

治疗

- 局部切除

预后

- 极好
- 不彻底切除或持续激素刺激可复发

大体所见

一般特征

- 常呈息肉样或有蒂
- 可有薄的连接茎
- 孕期可多发

大小

- 常<5cm

显微镜下所见

组织学特征

- 中央有纤维血管轴心
- 细胞间质数量不等
  - 细胞少至细胞多（轴心附近最多）
- 星芒状和多核间质细胞
  - 常邻近上皮-间质交界处

细胞学特征

- 普通型：细胞核小，形态温和，染色质疏松
- 假肉瘤性：细胞核增大，染色质丰富，核型不规则
- 核分裂数量不等

边缘

- 边界不清

辅助实验

免疫组织化学

- desmin、vimentin、ER 和 PR 常阳性
- 平滑肌肌动蛋白（smooth muscle actin，SMA）可阳性

鉴别诊断

深部（侵袭性）血管黏液瘤

- 不成息肉样，且常位于深部软组织
- 细胞稀少，并有黏液样间质
- 均匀分布的血管
- 缺乏星芒状和多核细胞

血管肌成纤维细胞瘤

- 皮下肿块，界限清楚
- 细胞稀疏区与密集区交替出现
- 大量纤细的薄壁血管，常被聚集的间质细胞围绕

表浅血管黏液瘤

- 多分叶状生长，界限清楚
- 弯曲的血管和黏液样间质
- 常见急性炎症

胚胎性横纹肌肉瘤

- 青春期前发生
- 上皮下（形成层）细胞最丰富
- 骨骼肌标志物阳性

肉瘤，非特殊型

- 肿瘤与周围组织突然转变
- 细胞一致性生长，并有非典型性
- 缺乏星芒状和多核细胞

诊断注意事项

病理诊断要点

- 缺乏与被覆上皮的交界，有助于与肉瘤鉴别
- 息肉样假肉瘤性病变中特征性的星芒状和多核细胞紧邻上皮交界处

部分参考文献

1. Pharaon M et al: Fibroepithelial stromal polyp of the vulva: case report and review of potential histologic mimickers. Int J Gynecol Pathol. ePub, 2017
2. Nucci MR et al: Cellular pseudosarcomatous fibroepithelial stromal polyps of the lower female genital tract: an underrecognized lesion often misdiagnosed as sarcoma. Am J Surg Pathol. 24(2):231-40, 2000
3. Ostör AG et al: Fibroepithelial polyps with atypical stromal cells (pseudosarcoma botryoides) of vulva and vagina. a report of 13 cases. Int J Gynecol Pathol. 7(4):351-60, 1988
4. Miettinen M et al: Vaginal polyps with pseudosarcomatous features. a clinicopathologic study of seven cases. Cancer. 51(6):1148-51, 1983
5. Burt RL et al: Fibroepithelial polyp of the vagina. a report of five cases. Obstet Gynecol. 47(1):52S-54S, 1976
6. Norris HJ et al: Polyps of the vagina. a benign lesion resembling sarcoma botryoides. Cancer. 19(2):227-32, 1966

第31节 重度水肿

要点

术语

- 由于显著的间质水肿而导致外阴增大

病因/发病机制

- 很可能继发于慢性淋巴堵塞

临床问题

- 不常见
- 育龄期妇女（平均年龄：40岁）
- 常肿胀或显著增大，有蒂或息肉样肿块，或乳头状斑块
- 常双侧
- 常长期存在（数月至数年）
- 可伴疼痛

大体所见

- 大小不等（平均<10cm）
- 皮肤和皮下软组织明显水肿
- 被覆皮肤可增厚和/或溃疡

显微镜下所见

- 皮肤、皮下和深部结缔组织水肿
  - 胶原带被弱嗜酸性水肿液分离
- 浅表和深部血管系统常明显扩张
  - 有时排列成小群
  - 血管周围淋巴细胞和浆细胞袖套状排列
  - 可发生血栓机化
  - 可见血管外渗出的红细胞
- 真皮层纤维化和慢性炎症
- ±被覆上皮角化过度和棘层肥厚
- 可出现多核细胞或反应的间质细胞
- 间质核分裂不常见

首要的鉴别诊断

- 深部（侵袭性）血管黏液瘤
- 纤维上皮间质息肉
- 青春期前外阴纤维瘤

间质明显水肿和大小不等的血管

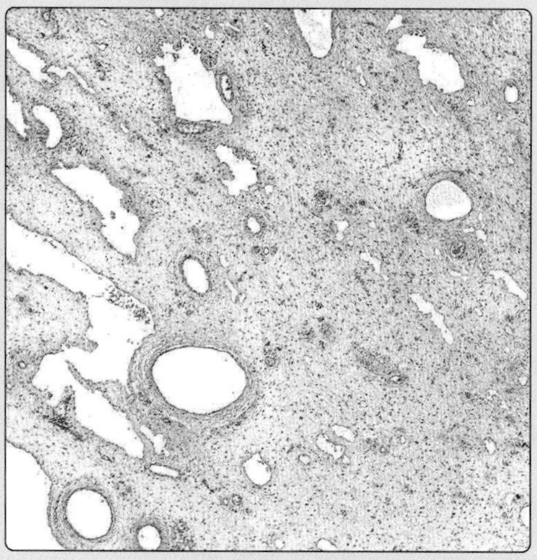

嗜酸性水肿液和多核间质细胞

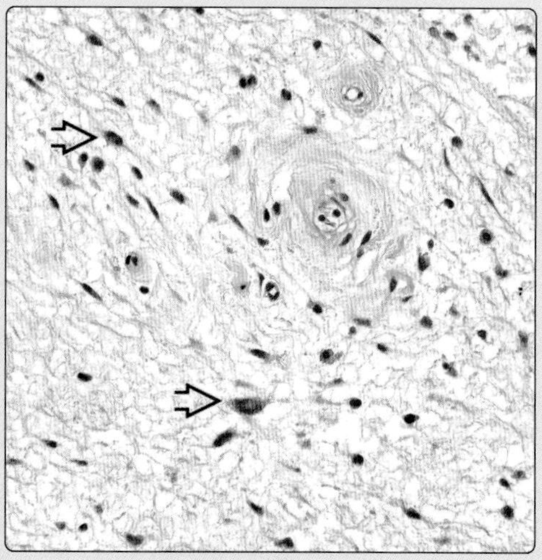

（左）外阴重度水肿时，间质明显水肿，血管扩张，血管口径不等。低倍镜下，类似于深部血管黏液瘤。**（右）**外阴重度水肿时，星芒状、偶尔多核的间质细胞➡与形态温和的梭形细胞混合。注意，弱嗜酸性水肿液分隔胶原束。通常间质核分裂不常见

显著扩张的血管系统

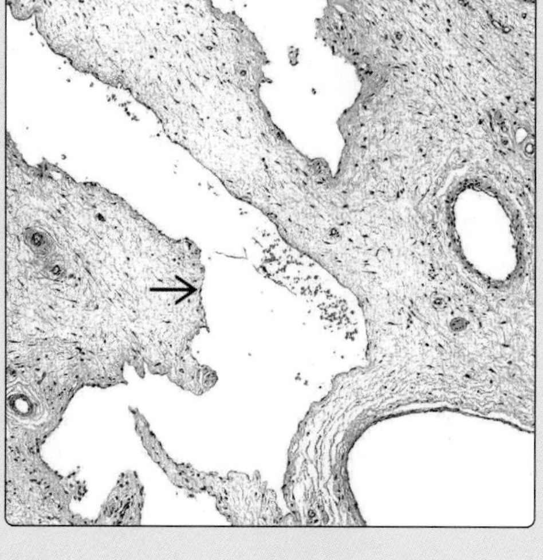

血管周慢性炎症

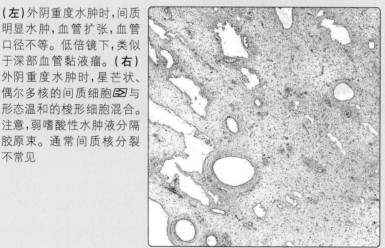

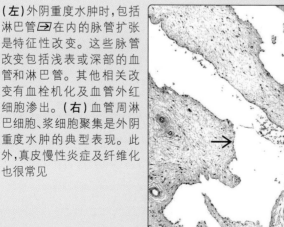

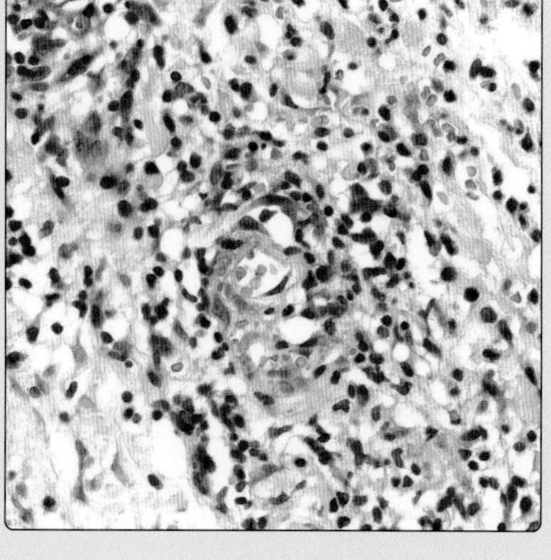

（左）外阴重度水肿时，包括淋巴管➡在内的脉管扩张是特征性改变。这些脉管改变包括浅表或深部的血管和淋巴管。其他相关改变有血栓机化及血管外红细胞渗出。**（右）**血管周淋巴细胞、浆细胞聚集是外阴重度水肿的典型表现。此外，真皮慢性炎症及纤维化也很常见

术语

同义词

- 外阴淋巴水肿性假肿瘤
- 局部巨大的淋巴水肿
- 外阴肥大，伴淋巴水肿

定义

- 由于显著的间质水肿而导致外阴增大

病因/发病机制

慢性淋巴堵塞

- 诱发因素：肥胖、懒惰、手术史、妊娠（卵巢过度刺激）

临床问题

流行病学

- 发病率
  - 不常见
- 年龄
  - 育龄期妇女（平均年龄：40 岁）

表现

- 常肿胀或显著增大，有蒂或息肉样肿块，或乳头状斑块
- 常双侧发生
- 常长期存在（数月至数年）
- 可能伴有疼痛

治疗

- 常采取外科手术切除以除外肿瘤，减轻由于体积过大而引起的疼痛和/或不适，或出于卫生保健目的（如果出现溃疡）

预后

- 手术切除后可能复发（继发持续性潜在的诱发因素）

大体所见

一般特征

- 皮肤和皮下软组织明显水肿
- 可呈黏液状
- 被覆皮肤可增厚和/或溃疡

大小

- 大小不等（平均<10cm），也可明显增大（高达 45cm）

显微镜下所见

组织学特征

- 皮肤、皮下和深部结缔组织水肿
  - 胶原带被弱嗜酸性水肿液分隔
- 浅表和深部明显大小不等的、扩张的血管系统
  - 有时排列呈小群
  - 血管周围淋巴细胞和浆细胞常呈袖套状排列
  - 可见血栓机化
  - 可见血管外渗出的红细胞
- 真皮层纤维化和慢性炎症
- ±被覆上皮角化过度和棘皮症

细胞学特征

- 可见多核细胞或反应的间质细胞
  - 邻近上皮位置最常见
- 间质核分裂不常见

边缘

- 边界不清

辅助实验

组织化学和免疫组织化学

- 阿尔辛蓝阴性
- desmin、SMA 阴性（间质细胞）

鉴别诊断

深部（侵袭性）血管黏液瘤

- 常位于深部
- 黏液样间质
- 特征性肌束
- 多核细胞不典型
- 血管周淋巴细胞、浆细胞聚集不明显

纤维上皮间质息肉

- 中央纤维血管轴心
  - 血管常不均一扩张
- 特征性多核间质细胞
  - 常位于上皮间质交界附近，并围绕中央纤维血管轴心

青春期前外阴纤维瘤

- 常见于年轻女孩
- 温和的梭形细胞无结构增生
  - 浸润至脂肪组织，围绕神经和附属器结构

诊断注意事项

病理诊断要点

- 结合临床是关键
- 大量扩张血管是诊断的线索

部分参考文献

1. Plaza JA et al: Verrucous localized lymphedema of genital areas: clinicopathologic report of 18 cases of this rare entity. J Am Acad Dermatol. 71(2):320-6, 2014
2. Fadare O et al: Localized lymphedema of the vulva: a clinicopathologic study of 2 cases and a review of the literature. Int J Gynecol Pathol. 30(3):306-13, 2011
3. D'Antonio A et al: Vulvar lymphoedematous pseudotumours mistaken for aggressive angiomyxoma: report of two cases. Gynecol Obstet Invest. 69(3):212-6, 2010
4. McCluggage WG et al: Massive vulval edema secondary to obesity and immobilization: a potential mimic of aggressive angiomyxoma. Int J Gynecol Pathol. 27(3):447-52, 2008
5. Vang R et al: Vulvar hypertrophy with lymphedema. a mimicker of aggressive angiomyxoma. Arch Pathol Lab Med. 124(11):1697-9, 2000
6. Coccia ME et al: Massive vulvar edema in ovarian hyperstimulation syndrome. A case report. J Reprod Med. 40(9):659-60, 1995

第 32 节 HPV 相关病变(不包括外阴上皮内肿瘤)

要 点

术语

- 尖锐湿疣:人乳头瘤病毒(HPV)诱导(生殖器低危型)的良性鳞状上皮增生
- Buschke-Löwenstein 肿瘤(巨大尖锐湿疣):巨大,外生性,≥5cm,HPV 诱导(生殖器低危型)的良性鳞状上皮增生(尖锐湿疣的变异型)
- 寻常疣:HPV 诱导的(非生殖器型)鳞状上皮增生

病因/发病机制

- 尖锐湿疣和 Buschke-Löwenstein 肿瘤:HPV6 型及 11 型
- 寻常疣:HPV2 型

临床问题

- 尖锐湿疣:好发于 20~30 岁
- Buschke-Löwenstein 肿瘤:好发于 40~50 岁
- 寻常疣:好发于儿童和年轻人

大体所见

- 尖锐湿疣:丝状,菜花样,斑块样或扁平,病变呈肉色或色素沉着,常多发
- Buschke-Löwenstein 肿瘤:巨大、外生性,常≥5cm,呈鹅卵石样或菜花样外观
- 寻常疣:实性,肉色赘生物

显微镜下所见

- 尖锐湿疣:乳头瘤病;颗粒层增厚伴角化不良;鳞状上皮层凹陷处见挖空细胞
- Buschke-Löwenstein 肿瘤:显著的疣状结构,棘层肥厚;颗粒层增生及角化不良
- 寻常疣:颗粒层增生明显,伴有大量角化不全及角化亢进交替出现的指状结构,病灶顶部可见挖空细胞

首要的鉴别诊断

- 外阴上皮内肿瘤
- 疣状癌
- 脂溢性角化病

多发息肉样灶性低色素赘生物(尖锐湿疣)

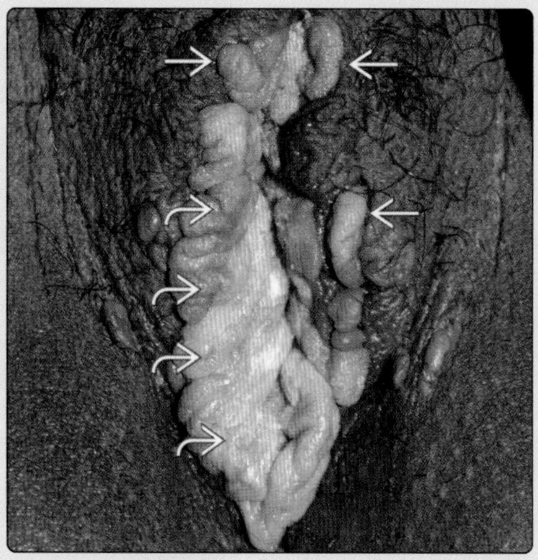

棘层肥厚,乳头瘤病和颗粒层增生(尖锐湿疣)

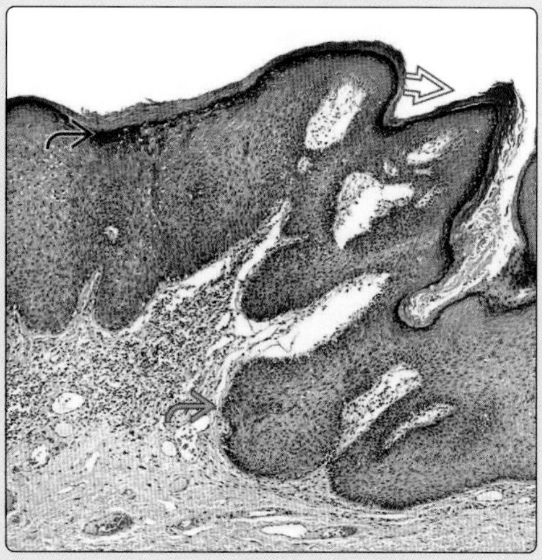

(左)尖锐湿疣可能出现色素减退性息肉样病变➡,这些病变可相互融合➡(Courtesy L. Edwards, MD)。(右)尖锐湿疣表现为表面乳头状突起➡,致密而表浅的颗粒层增生带➡及在表皮-真皮交界处形成独特的波浪状(非浸润性)边缘➡

不伴有乳头瘤病的棘层增厚和颗粒层增厚

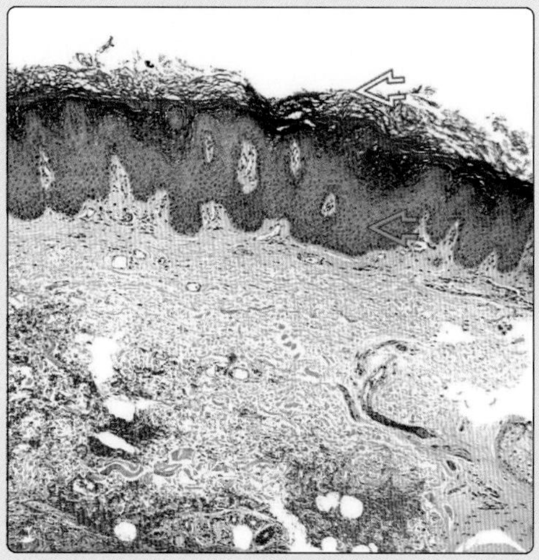

挖空细胞

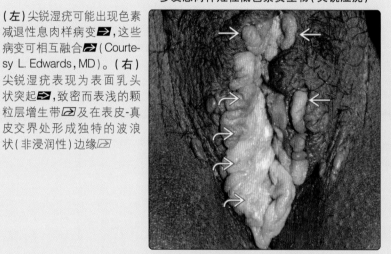

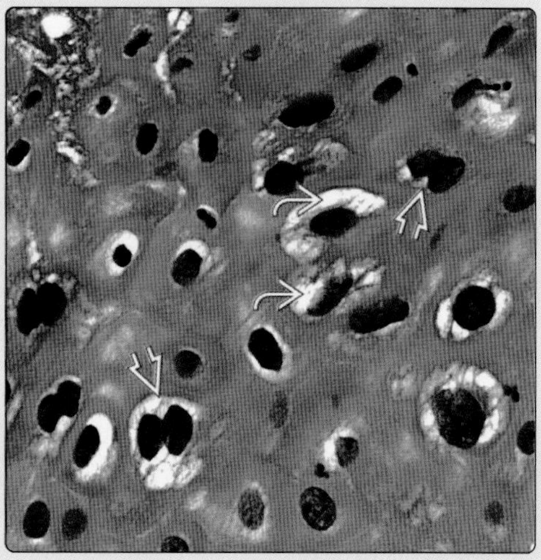

(左)相比于尖锐湿疣的经典波浪状表面,扁平湿疣具有一个相对平坦的表面➡(即平行于表皮-真皮交界处➡)。标识处为明显的角化过度和颗粒层增厚。(右)在 HPV 相关病变中,挖空细胞的特征是大而深染,有时双核➡,染色质模糊不清云雾状,常伴核周空晕➡。病毒所致改变可能仅见于鳞状上皮"凹陷"的局部区域

术语

同义词

- 尖锐湿疣
  - 生殖疣
- Buschke-Löwenstein 肿瘤(尖锐湿疣的变型)
  - 巨大疣
- 寻常疣
  - 常见疣

定义

- 尖锐湿疣
  - 人乳头瘤病毒(HPV)诱导的(生殖道低危型)良性鳞状上皮增生
- Buschke-Löwenstein 肿瘤
  - 大而外生型,≥5cm,(肿块形成)HPV 诱导(生殖道低危型)的良性鳞状上皮增生(尖锐湿疣的变异型)
- 寻常疣
  - HPV 诱导的(非生殖道型)鳞状上皮增生

病因/发病机制

感染原

- 尖锐湿疣和 Buschke-Löwenstein 肿瘤
  - HPV 6 型及 11 型最常见
- 寻常疣
  - HPV 2 型最常见

临床问题

流行病学

- 发病率
  - 尖锐湿疣
    - 占性活跃成年人群的不到 1%
  - Buschke-Löwenstein 肿瘤
    - 罕见
  - 寻常疣
    - 总体来说,生殖系统不常见
    - 可能由手疣传播而发生(自体接种)
    - 发生于婴儿,可能由于更换尿布期间护理人员手疣传播而发生(异源接种)
- 年龄
  - 尖锐湿疣
    - 高峰年龄:20~30 岁
  - Buschke-Löwenstein 肿瘤
    - 高峰年龄:40~50 岁
  - 寻常疣
    - 更常见于儿童和年轻人

表现

- 尖锐湿疣和寻常疣
  - 无症状
  - 瘙痒,不适或出血
- Buschke-Löwenstein 肿瘤
  - 与肿块相关的症状

疾病自然史

- 尖锐湿疣和寻常疣通常自然消退,但可能复发
- 传播途径(生殖道型 HPV)
  - 高达 60% 发生于性伴侣之间
  - 影响传播的因素包括
    - 免疫状态(如在 HIV 阳性患者中,HPV 感染率超过通常的 3 倍)
    - 性伴侣数量
    - 吸烟

治疗

- 尖锐湿疣和寻常疣
  - 手术切除、激光气化、冷冻治疗、电灼治疗或局部免疫调节治疗(如咪喹莫特、西多福韦)
- Buschke-Löwenstein 肿瘤
  - 手术切除±免疫调节治疗

预后

- 尖锐湿疣
  - 预后极好,但经常复发,尤其在免疫功能不全的情况下
- Buschke-Löwenstein 肿瘤
  - 尽管采用激进治疗手段,复发率仍很高
  - 可能发生恶性转化
    - 据报道发生率为 30%~56%
    - 远处转移罕见
- 寻常疣
  - 预后极好,复发常见

大体所见

一般特征

- 尖锐湿疣
  - 乳头样,斑块样或扁平
  - 肉色或色素沉着过度
  - 通常<1cm
  - 常多发
    - 当病变多发和相互连接时,病变基底部常融为一体
- Buschke-Löwenstein 肿瘤
  - 大而外生性,通常 5cm,甚至大到覆盖整个生殖区
  - 鹅卵石或菜花样外观
  - 可伴发溃疡和瘘管形成

- 寻常疣
  - 通常表现为单发,肉色,指状赘生物

显微镜下所见

组织学特征

- 尖锐湿疣
  - 具有纤维血管轴心的乳头瘤样结构(如果结构老化,可出现玻璃样变)
  - 棘层肥厚,颗粒层增厚及角化不全
  - 基底细胞增生
  - 明显的真皮乳头毛细血管
  - 挖空细胞(集中分布于表皮的表面)
- Buschke-Löwenstein 肿瘤
  - 棘层显著肥厚,伴颗粒层增厚及角化不全
  - 基底层增厚
  - 常见溃疡
  - 可继发鳞状细胞癌,通常是高分化
- 寻常疣
  - 表面指状结构
  - 颗粒层增生明显
  - 大量角化不全及角化亢进交替出现
  - 明显的真皮乳头血管

细胞学特征

- HPV 细胞病理效应(挖空细胞病)
  - 在尖锐湿疣及 Buschke-Löwenstein 肿瘤中,更常见于乳头结构之间的"凹陷"处
  - 在寻常疣更常见于乳头结构顶部
- 缺乏明显细胞学非典型性背景,除非发生恶性转化
- 如果有核分裂象,仅见于上皮下 1/3 层

辅助实验

免疫组织化学

- 部分区域上皮各层均可见 Ki-67 阳性信号
- p16 斑片状阳性

鉴别诊断

高级别外阴上皮内肿瘤(普通型)

- 细胞有非典型性,且核排列拥挤,以及表皮全层细胞成熟异常
- 核分裂象,可见于上皮全层(包括非典型性核分裂)和凋亡现象
- p16 强阳性

疣状癌

- 形态温和,具有欺骗性,无挖空细胞(如 HPV 阴性)
- 宽基底的网状上皮脚突起、边缘呈"推挤型"

脂溢性角化病

- 通常单发
- 缺乏细胞非典型性及挖空细胞(不同于反应性改变)
- Ki-67 增殖指数低

诊断注意事项

临床相关性病理学特征

- 寻常疣是儿童最常见的生殖器疣

病理诊断要点

- Buschke-Löwenstein 肿瘤应全部取材以排除其恶变可能
- 脂溢性角化病可能与尖锐湿疣类似,但是其常为孤立性病变,缺乏挖空细胞和细胞非典型性,且增殖指数低
- 任何疣均可与高级别鳞状上皮异型增生有关;因此,应在高倍镜下对病变进行仔细检查
- 在疣的背景中做出高级别异型增生的诊断之前,应先评估样本切面的方向

部分参考文献

1. Chokoeva AA et al: Para - and intraurethral penile tumor-like condilomatosis. Open Access Maced J Med Sci. 6(1):110-111, 2018
2. Lewis N et al: p16 expression and biological behavior of flat vulvar low-grade squamous intraepithelial lesions (LSIL). Int J Gynecol Pathol. 36(5):486-492, 2017
3. Lilungulu A et al: Giant condyloma acuminatum of vulva in an HIV-infected woman. Case Rep Infect Dis. 2017:5161783, 2017
4. Bornstein J et al: The 2015 International Society for the Study of Vulvovaginal Disease (ISSVD) terminology of vulvar squamous intraepithelial lesions. Obstet Gynecol. 127(2):264-8, 2016
5. Ball R et al: Epithelial vulvar neoplasms and their changing classification. Semin Cutan Med Surg. 34(4):199-205, 2015
6. Camenga DR et al: Incidence of genital warts in adolescents and young adults in an integrated health care delivery system in the United States before human papillomavirus vaccine recommendations. Sex Transm Dis. 40(7):534-8, 2013
7. Braga JC et al: Buschke -Loewenstein tumor: identification of HPV type 6 and 11. An Bras Dermatol. 87(1):131-4, 2012
8. Marx FJ et al: Wilhelm Fabry's 1614 report on a giant condyloma of the penis. Br J Dermatol. 166(2):247-51, 2012
9. Devaja O et al: A prospective study of sentinel lymph node detection in vulval carcinoma: is it time for a change in clinical practice? Int J Gynecol Cancer. 21(3):559-64, 2011
10. Massad LS et al: Genital warts and vulvar intraepithelial neoplasia: natural history and effects of treatment and human immunodeficiency virus infection. Obstet Gynecol. 118(4):831-9, 2011
11. Ueda Y et al: Two distinct pathways to development of squamous cell carcinoma of the vulva. J Skin Cancer. 2011:951250, 2011
12. Bambao C et al: Giant condyloma versus verrucous carcinoma: a case report. J Low Genit Tract Dis. 14(3):230-3, 2010
13. Forcier M et al: An overview of human papillomavirus infection for the dermatologist: disease, diagnosis, management, and prevention. Dermatol Ther. 23(5):458-76, 2010
14. Muñoz N et al: Impact of human papillomavirus (HPV)-6/11/16/18 vaccine on all HPV-associated genital diseases in young women. J Natl Cancer Inst. 102(5):325-39, 2010
15. Tan XJ et al: Giant condyloma acuminatum of the vulva. Int J Infect Dis. 14(5):e455-6, 2010
16. Lyman RC et al: Cell-cycle control protein expression is disrupted in anogenital condylomata infected with low-risk human papillomavirus types. J Low Genit Tract Dis. 12(3):224-31, 2008
17. Aguilera-Barrantes I et al: Verruca vulgaris of the vulva in children and adults: a nonvenereal type of vulvar wart. Am J Surg Pathol. 31(4):529-35, 2007
18. Marcoux D et al: Pediatric anogenital warts: a 7-year review of children referred to a tertiary-care hospital in Montreal, Canada. Pediatr Dermatol. 23(3):199-207, 2006
19. Conley LJ et al: HIV-1 infection and risk of vulvovaginal and perianal condylomata acuminata and intraepithelial neoplasia: a prospective cohort study. Lancet. 359(9301):108-13, 2002
20. Ridley CM et al: New nomenclature for vulvar disease: International Society for the Study of Vulvar Disease. Hum Pathol. 20(5):495-6, 1989

棘层肥厚伴明显内生性生长（巨大疣/Buschke-Löwenstein 肿瘤）

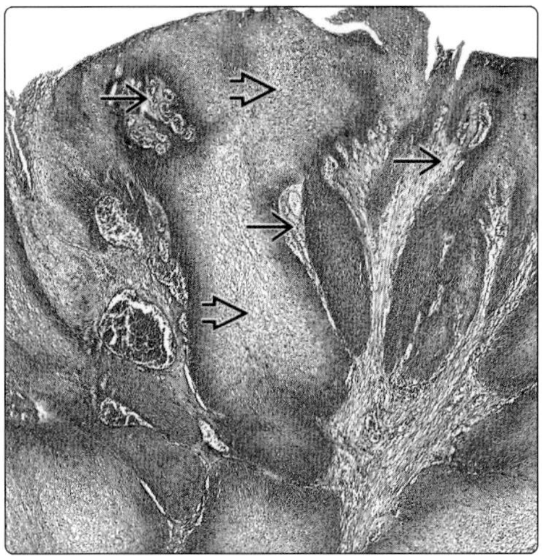

发生于巨大疣/Buschke-Löwenstein 肿瘤的鳞状细胞癌

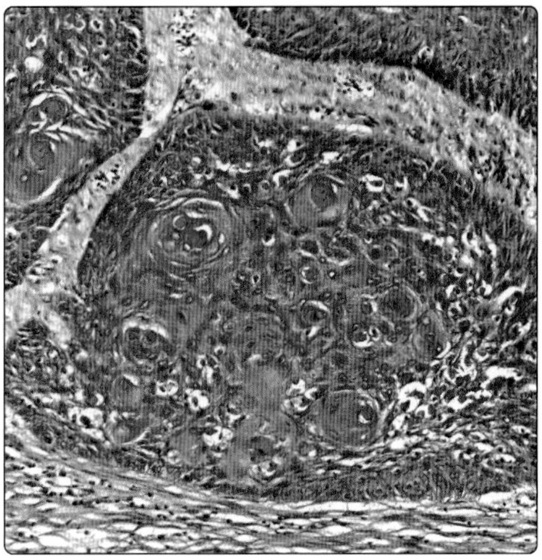

（左）巨大疣特征性表现为明显的棘层肥厚和基底部呈球状扩张的内生性生长，明显的纤维血管轴心➡，以及与挖空细胞改变有关的透亮区➡（Courtesy E. Velazquez，MD.）。（右）巨大疣背景中可出现灶状分布鳞状细胞癌，这种区域通常具有典型的角化现象；因此，这些病变应广泛取材，仔细检查病变基底部以排除恶性可能（Courtesy E. Velazquez，MD.）

指状结构（寻常疣）

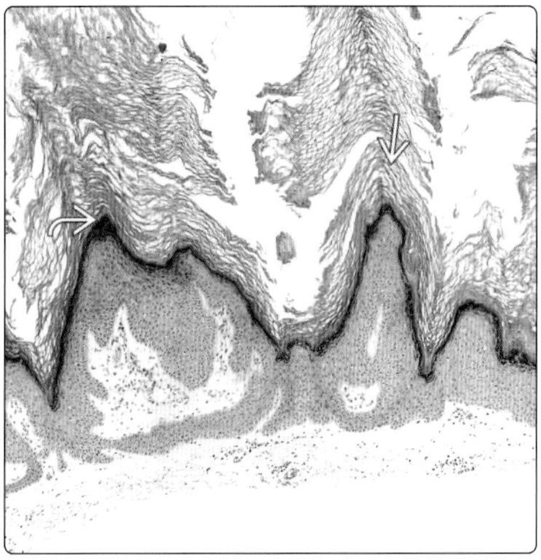

明显内生性生长，无挖空细胞（疣状癌）

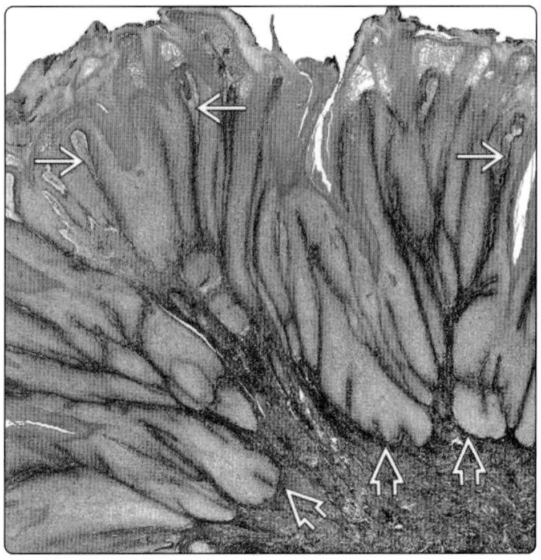

（左）与尖锐湿疣的乳头状结构相比，寻常疣具有典型的指状表面结构➡。挖空细胞改变在表皮尖角结构顶端增多➡。（右）低倍镜下，疣状癌结构可能与巨大疣重叠；然而，它缺乏挖空细胞改变，表现为纤细的纤维血管轴心➡及浸润性宽顿的上皮脚➡（Courtesy E. Velazquez，MD.）

明显的棘层肥厚（脂溢性角化病）

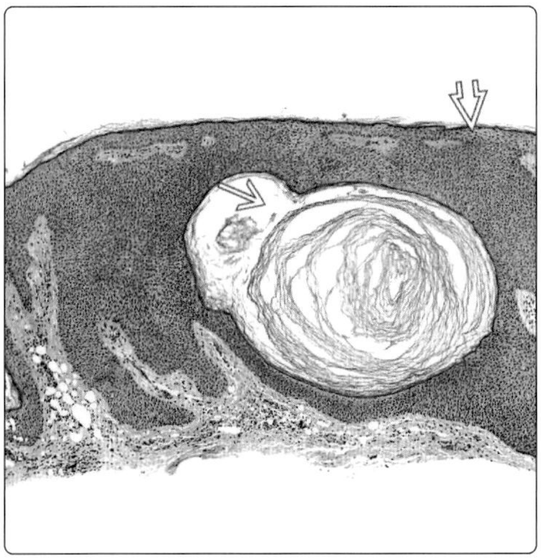

尖锐湿疣中 Ki-67 的表达

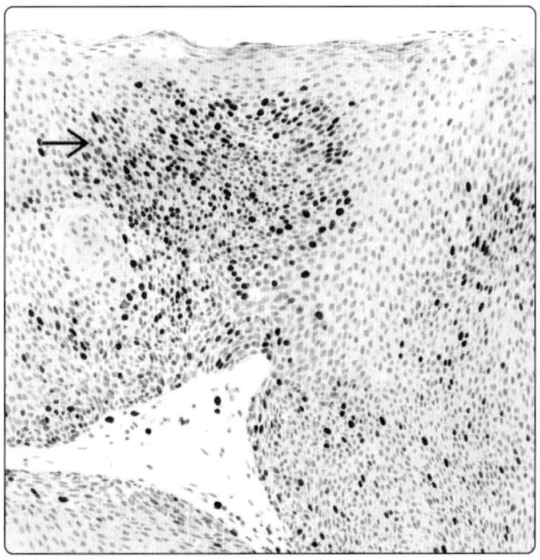

（左）尽管脂溢性角化病可能出现与疣状病变相似的明显基底层肥厚，有助于诊断的线索包括基底鳞状细胞增生，假角质囊肿形成➡及缺乏挖空细胞➡。（右）Ki-67 染色表现为多数核阳性细胞主要位于上皮内 1/3 层，但局灶阳性信号也可上移➡。这种表现有助于区分脂溢性角化病和退变性尖锐湿疣

第 33 节 外阴上皮内肿瘤

要 点

术语

- 癌前上皮内鳞状上皮增生[人乳头瘤病毒(HPV)相关或非 HPV 相关])

临床问题

- uVIN(40~50 岁);dVIN(70~80 岁)

显微镜下所见

- uVIN
  - 非典型角化不良细胞伴有挖空细胞,累及上皮全层或近全层
  - 小细胞(基底细胞样变异型);较大细胞(疣状型)
  - 细胞核增大,富于染色质;核分裂象/凋亡小体多见
- dVIN
  - 明显的角化不全及棘层肥厚;上皮脚拉长,相互吻合
  - 高嗜酸性角质形成细胞拉长,细胞间桥显著
  - 伴有角化珠形成的过早角化
  - 基底层细胞非典型性明显

辅助实验

- uVIN:p16(弥漫),Ki-67(表皮上层)阳性;p53 通常阴性
- dVIN:p53 基底层连续阳性;p16 阴性

首要的鉴别诊断

- uVIN
  - 尖锐湿疣及外阴鳞状细胞癌
  - 皮质腺癌
  - 外阴多核非典型性
  - 佩吉特病
  - 假上皮瘤样增生
- dVIN
  - 硬化性苔藓及慢性单纯性苔藓
  - 肥厚性扁平苔藓
  - 假上皮瘤样增生

边缘不规则的隆起斑块

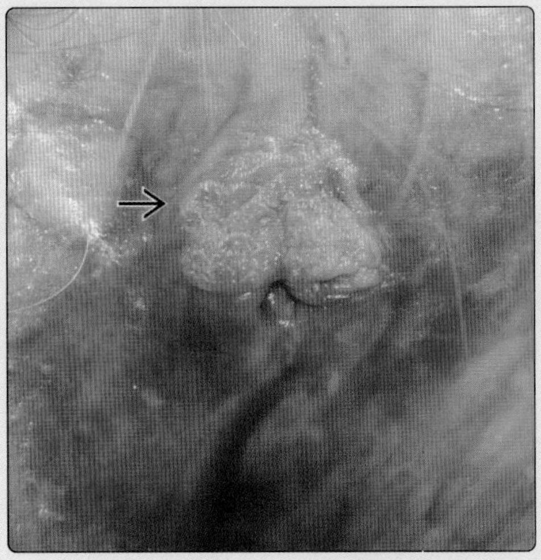

白色斑点(硬化性苔藓)伴有不规则隆起区域(鳞状细胞癌)

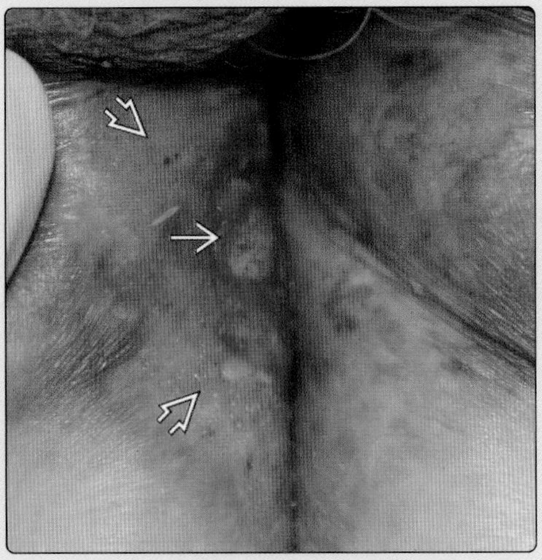

(左)外阴上皮内肿瘤,普通型(uVIN)常表现为外生型(疣状)或斑块样生长→,病变单发或多发,边缘不规则。(Courtesy L. Edwards, MD.)(右)外阴上皮内肿瘤,分化型(dVIN),起源于硬化性苔藓白色背景→,可能与浸润性癌有关,因为 dVIN 经常是意外发现→(Courtesy L. Edwards,MD.)

尖峰样的角化过度及挖空细胞变(疣状型 uVIN)

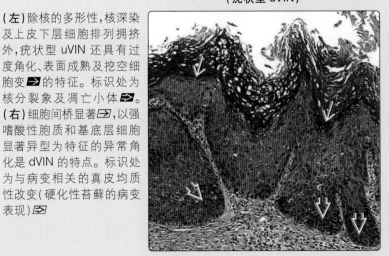

细胞间桥及与硬化性苔藓有关的改变(dVIN)

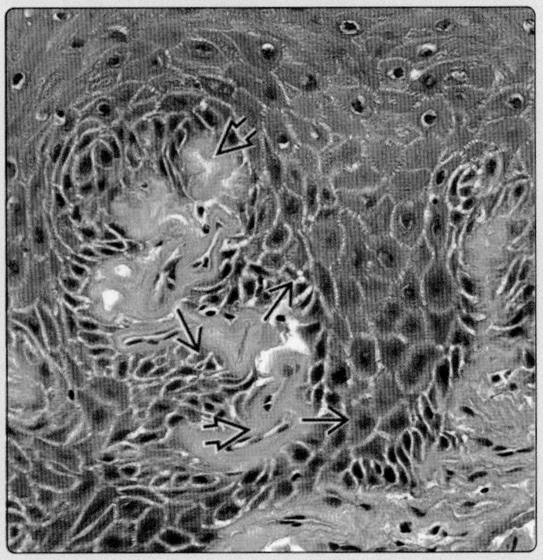

(左)除核的多形性,核深染及上皮下层细胞排列拥挤外,疣状型 uVIN 还具有过度角化、表面成熟及挖空细胞变→的特征。标识处为核分裂象及凋亡小体→。(右)细胞间桥显著→,以强嗜酸性胞质和基底层细胞显著异型为特征的异常角化是 dVIN 的特点。标识处为与病变相关的真皮均质性改变(硬化性苔藓的病变表现)→

术语

缩略语

- 外阴上皮内肿瘤(vulvar intraepithelial neoplasia, VIN)
  - VIN,普通型(VIN, usual type, uVIN)
  - VIN,分化型(VIN, differentiated type, dVIN)

同义词

- uVIN
  - 低级别鳞状上皮内病变
  - 高级别鳞状上皮内病变
- dVIN
  - VIN,单纯型

定义

- 癌前上皮内鳞状上皮增生[人乳头瘤病毒(HPV)相关或非 HPV 相关])

病因/发病机制

HPV 相关(uVIN)

- 高危型 HPV 使 Rb 肿瘤抑制蛋白失活
- 需要 HPV 整合进入宿主细胞
- HPV-16 最为常见

非 HPV 相关(dVIN)

- *TP53* 基因新生突变和其他可能的基因改变
- 与炎症性病变有关[硬化性苔藓(LS)及单纯苔藓]
  - 2%～5%的硬化性苔藓可进展为 dVIN 及鳞状细胞癌
  - 是否从鳞状上皮增生进展而来尚有争议

临床问题

流行病学

- 发病率
  - uVIN 更常见于吸烟和免疫功能不全的患者中,印证了其与宿主免疫反应的相关性
  - dVIN 占所有 VIN 的不到 10%;其实际发病率可能更高,因为其可能病程短暂或诊断不足
- 年龄
  - uVIN:通常好发于 40～50 岁
  - dVIN:好发于 70～80 岁

表现

- uVIN
  - 瘙痒常见
  - 疼痛、性交困难和性功能障碍(尤其是阴唇系带病变或多灶病变)
  - 高达 20%患者无症状
- dVIN
  - 硬化性苔藓活检或外阴鳞状细胞癌切除标本中偶然发现

治疗

- 美国妇产科学会推荐
  - 化学性或外科消融/切除
- HPV 疫苗可选
- 其他疗法
  - 免疫调节剂、视黄酸、5-氟尿嘧啶
  - 戒烟
  - 应用系统性皮质类固醇者应停药

预后

- uVIN
  - 3%～9%可进展为鳞状细胞癌(中位时间:41.4 个月)
  - 可自发消退
  - 复发率:即使手术边缘阴性仍有不到 15%的复发风险
- dVIN
  - 超过 80%可进展为鳞状细胞癌(中位时间:22.8 个月)
- uVIN 及 dVIN 两者不良的预后因素包括
  - 免疫功能不全状态(例如,HIV 阳性)
  - 近期吸烟史
  - 年龄>40 岁
  - 其他下生殖道肿瘤史(如宫颈、阴道、肛门)
  - 病变靠近肛周鳞-柱交接部
  - 未能及时诊断
- 需终生随访

大体所见

一般特征

- uVIN
  - 多发(超过 50%患者)
  - 色素过度沉着的丘疹和斑块
  - 隆起或外生型
- dVIN
  - 通常单发
  - 边缘对称或不规则
  - 肉色外观
  - 色素减退的丘疹和斑块
  - 隆起或扁平
  - 溃疡常见

显微镜下所见

组织学特征

- uVIN
  - 通常与外阴其他部位的尖锐湿疣和 HPV 相关的病变有关(如宫颈巴氏涂片异常)
  - 上皮全层或近全层受累
  - 非典型角化不良的细胞,伴非典型挖空细胞改变(通常

见于疣状型)
  - 鳞状细胞不典型增生且细胞排列拥挤
  - 小细胞,核质比高(基底样型)或较大细胞(疣状型)
  - 核增大,伴深染及多核
  - 核分裂象活跃,常伴有病理性核分裂象和凋亡现象
  - 累及附属器
  - 可发生佩吉特样播散
  - 黏液性分化(罕见)
  - ±角质形成细胞内的黑色素
- dVIN
  - 上皮增厚伴显著的角化不良;上皮脚拉长,相互吻合
  - 强嗜酸性角化细胞拉长,细胞间桥显著
  - 伴有鳞状漩涡和角化珠的过早成熟性角化现象
  - 基底层细胞异型性明显
  - 核分裂象常位于基底层及副基底层
  - 棘层松解及海绵状水肿(棘层水肿)常见
  - ±硬化性苔藓,扁平苔藓或鳞状上皮增生罕见

辅助实验

免疫组织化学

- uVIN
  - p16 块状强阳性表达
  - Ki-67 表皮上层阳性
  - p53 通常为野生表型(例外情况)
- dVIN
  - 表皮基底层细胞 p53 呈连续一致强阳性±向表皮上方延伸;罕见全阴性表达
  - p16 常阴性(例外情况)

鉴别诊断

尖锐湿疣(vs. uVIN)

- 常呈乳头状生长
- 挖空细胞样非典型改变局限于表皮上层
  - p16 染色不呈块状强阳性表达
- Ki-67 增殖指数低

外阴鳞状细胞癌(vs. uVIN)

- 表皮-真皮交界结构破坏伴游离的肿瘤细胞巢及分化成熟表现
- 促结缔组织间质反应

皮质腺癌(vs. uVIN)

- 局灶可见胞质内空泡
- AR 及脂肪分化蛋白(adipophilin)阳性

外阴多核非典型性(vs. uVIN)

- 无 HPV 相关细胞学特征
- 无细胞学非典型性
- 病变仅限于表皮下层

佩吉特病(vs. uVIN)

- 非典型上皮样细胞位于表皮内,胞质丰富淡染
- CEA、GCDFP-15、CK7、GATA-3 阳性

慢性单纯性苔藓(vs. dVIN)

- 基底层细胞缺乏显著非典型性
- Ki-67 增殖指数通常较低
- p53 阴性
- 扩散仅限于附属器的表浅部位(例如外分泌管)

硬化性苔藓(vs. dVIN)

- 基底层细胞缺乏非典型性
- 表皮基底层细胞空泡化
- 苔藓样炎性浸润
- 真皮浅层均质化(寡细胞带)
- 在与表皮平行的纤维化区内可见淋巴细胞带
- 早期病变可见银屑病样改变
- 基底膜增厚(经 PAS-D 染色更易观察)
- 弹力纤维染色(如 VVG 染色)显示真皮乳头层内纤维成分减少,而真皮网状层内纤维成分增加
- 存在嗜酸性粒细胞

假上皮瘤样增生(vs. dVIN 和 uVIN)

- 常与溃疡病变有关,与在其他部位所见一致
- 发生于生殖相关的角化型上皮(即哈特线外侧)
- 局灶轻度细胞非典型性仅限于表皮下层
- 表皮成熟现象仍然存在(包括颗粒层的存在)
- 缺乏自相矛盾的成熟现象及挖空细胞
- 核分裂象少见,无病理性核分裂象
- 具有浸润性表现的区域仅限于延伸至附属器结构(尤其是外分泌管)

肥厚性扁平苔藓(vs. dVIN)

- 颗粒层增厚(常表现为楔形)
- 表皮棘层肥厚明显
- 表皮成熟现象仍然存在
- 表皮下层可见锯齿样表现(即锯齿状和尖角样)
- 角化不良细胞沿着表皮-真皮交界处分布
- 水肿改变沿着表皮-真皮交界处分布
- 苔藓样炎性浸润局限于真皮上层±嗜酸性粒细胞
- 嗜酸性粒细胞可存在
- 轻度细胞非典型性
- 无病理性核分裂象
- 缺乏棘层松解及海绵状水肿
- 与生殖道以外的病变有关(例如口腔黏膜、手腕内侧,创伤区域/科布内氏现象(同形异质反应现象)

诊断注意事项

临床相关性病理学特征

- 诊断 dVIN 时,观察者之间一致性较差

病理诊断要点

- 在 uVIN 的横切面观察到累及皮肤附属器的现象不应该被过度解释为浸润
- 硬化性苔藓的存在应加强监视(终身),以防发展为 dVIN

部分参考文献

1. Edwards L et al: Genital Dermatology Atlas and Manual. Philadelphia: Wolters Kluwer, 2018
2. Heller A et al: Multinucleated atypia of the vulva: a mimic of human papillomavirus infection. J Gynecol Surg. 33(41):41-42 2017
3. American College of Obstetricians and Gynecologists' Committee on Gynecologic Practice: committee opinion No.675: management of vulvar intraepithelial neoplasia. Obstet Gynecol. 128(4):e178-82, 2016
4. Ball R et al: Epithelial vulvar neoplasms and their changing classification. Semin Cutan Med Surg. 34(4):199-205, 2015
5. Weyers W: Hypertrophic lichen sclerosus sine sclerosis: clues to histopathologic diagnosis when presenting as psoriasiform lichenoid dermatitis. J Cutan Pathol. 42(2):118-29, 2015
6. Darragh TM et al: The Lower Anogenital Squamous Terminology Standardization Project for HPV-Associated Lesions: background and consensus recommendations from the College of American Pathologists and the American Society for Colposcopy and Cervical Pathology. J Low Genit Tract Dis. 16(3):205-42, 2012
7. Santegoets LA et al: Different DNA damage and cell cycle checkpoint control in low- and high-risk human papillomavirus infections of the vulva. Int J Cancer. 130(12):2874-85, 2012
8. Stephenson RD et al: Rapid spontaneous regression of acute-onset vulvar intraepithelial neoplasia 3 in young women: a case series. J Low Genit Tract Dis. 16(1):56-8, 2012
9. Kokka F et al: Is differentiated vulval intraepithelial neoplasia the precursor lesion of human papillomavirus-negative vulval squamous cell carcinoma? Int J Gynecol Cancer. 21(7):1297-305, 2011
10. Sadalla JC et al: Claudin and p53 expression in vulvar lichen sclerosus and squamous-cell carcinoma. J Clin Pathol. 64(10):853-7, 2011
11. van de Nieuwenhof HP et al: Differentiated vulvar intraepithelial neoplasia is often found in lesions, previously diagnosed as lichen sclerosus, which have progressed to vulvar squamous cell carcinoma. Mod Pathol. 24(2):297-305, 2011
12. Edwards L et al: Genital Dermatology Atlas. 2nd ed. Philadelphia: Lippincott Williams & Wilkins. 384, 2010
13. Heller DS et al: Update on intraepithelial neoplasia of the vulva: proceedings of a Workshop at the 2009 World Congress of the International Society for the Study of Vulvovaginal Diseases, Edinburgh, Scotland, September 2009. J Low Genit Tract Dis. 14(4):363-73, 2010
14. van der Avoort IA et al: High levels of p53 expression correlate with DNA aneuploidy in (pre)malignancies of the vulva. Hum Pathol. 41(10):1475-85, 2010
15. Eva LJ et al: Differentiated-type vulval intraepithelial neoplasia has a high-risk association with vulval squamous cell carcinoma. Int J Gynecol Cancer. 19(4):741-4, 2009
16. Garland SM et al: Human papillomavirus infections and vulvar disease development. Cancer Epidemiol Biomarkers Prev. 18(6):1777-84, 2009
17. van de Nieuwenhof HP et al: The etiologic role of HPV in vulvar squamous cell carcinoma fine tuned. Cancer Epidemiol Biomarkers Prev. 18(7):2061-7, 2009
18. van de Nieuwenhof HP et al: Vulvar squamous cell carcinoma development after diagnosis of VIN increases with age. Eur J Cancer. 45(5):851-6, 2009
19. Eva LJ et al: Vulval squamous cell carcinoma occurring on a background of differentiated vulval intraepithelial neoplasia is more likely to recur: a review of 154 cases. J Reprod Med. 53(6):397-401, 2008
20. Hoevenaars BM et al: A panel of p16(INK4A), MIB1 and p53 proteins can distinguish between the 2 pathways leading to vulvar squamous cell carcinoma. Int J Cancer. 123(12):2767-73, 2008
21. Mulvany NJ et al: Differentiated intraepithelial neoplasia of the vulva. Int J Gynecol Pathol. 27(1):125-35, 2008
22. van de Nieuwenhof HP et al: Review of squamous premalignant vulvar lesions. Crit Rev Oncol Hematol. 68(2):131-56, 2008
23. Heller DS: Report of a new ISSVD classification of VIN. J Low Genit Tract Dis. 11(1):46-7, 2007
24. Pett M et al: Integration of high-risk human papillomavirus: a key event in cervical carcinogenesis? J Pathol. 212(4):356-67, 2007
25. Roma AA et al: Progression of simplex (differentiated) vulvar intraepithelial neoplasia to invasive squamous cell carcinoma: a prospective case study confirming its precursor role in the pathogenesis of vulvar cancer. Int J Gynecol Pathol. 26(3):248-53, 2007
26. Burchell AN et al: Chapter 6: Epidemiology and transmission dynamics of genital HPV infection. Vaccine. 24 Suppl 3:S3/52-61, 2006
27. Chiesa-Vottero A et al: Histopathologic study of thin vulvar squamous cell carcinomas and associated cutaneous lesions: a correlative study of 48 tumors in 44 patients with analysis of adjacent vulvar intraepithelial neoplasia types and lichen sclerosus. Am J Surg Pathol. 30(3):310-8, 2006
28. Santos M et al: p16 overexpression identifies HPV-positive vulvar squamous cell carcinomas. Am J Surg Pathol. 30(11):1347-56, 2006
29. Preti M et al: Squamous vulvar intraepithelial neoplasia. Clin Obstet Gynecol. 48(4):845-61, 2005
30. Hart WR: Vulvar intraepithelial neoplasia: historical aspects and current status. Int J Gynecol Pathol. 20(1):16-30, 2001
31. Jones RW et al: Spontaneous regression of vulvar intraepithelial neoplasia 2-3. Obstet Gynecol. 96(3):470-2, 2000
32. Yang B et al: Vulvar intraepithelial neoplasia of the simplex (differentiated) type: a clinicopathologic study including analysis of HPV and p53 expression. Am J Surg Pathol. 24(3):429-41, 2000
33. Scurry J et al: Ploidy in human papillomavirus positive and negative vulvar squamous cell carcinomas and adjacent skin lesions. Int J Gynecol Cancer. 9(3):187-193, 1999
34. Carlson JA et al: Clinicopathologic comparison of vulvar and extragenital lichen sclerosus: histologic variants, evolving lesions, and etiology of 141 cases. Mod Pathol. 11(9):844-54, 1998

基底栅栏样结构及显著富于细胞
（基底细胞样 uVIN）

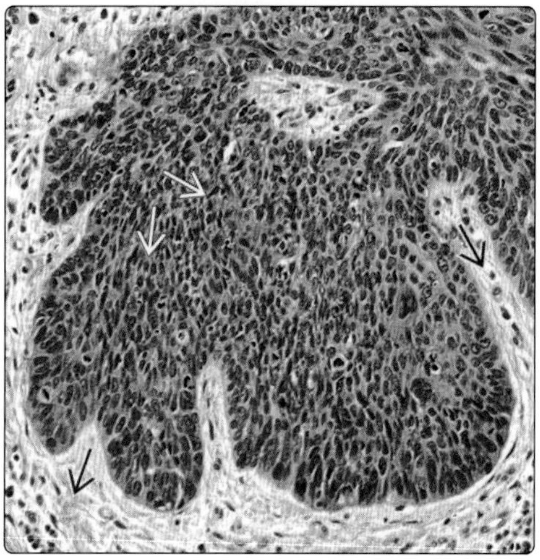

近全层成熟丢失及散在分布的
挖空细胞（uVIN）

（左）基底样型 uVIN 特征性表现为外周栅栏结构、显著富于细胞➡及细胞轻微成熟，低倍镜下类似于基底细胞癌。标识处为与病变有关的间质纤维化➡。（右）uVIN 与高危型人乳头瘤病毒（HPV）感染有关，其特征为近全层上皮细胞非典型性，细胞轻微成熟，有挖空样改变➡。还可出现明显的角化过度

上皮细胞排列拥挤及核分裂象
多见（uVIN）

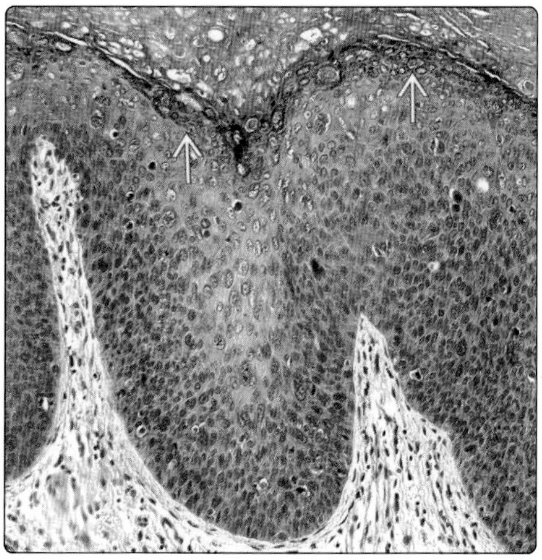

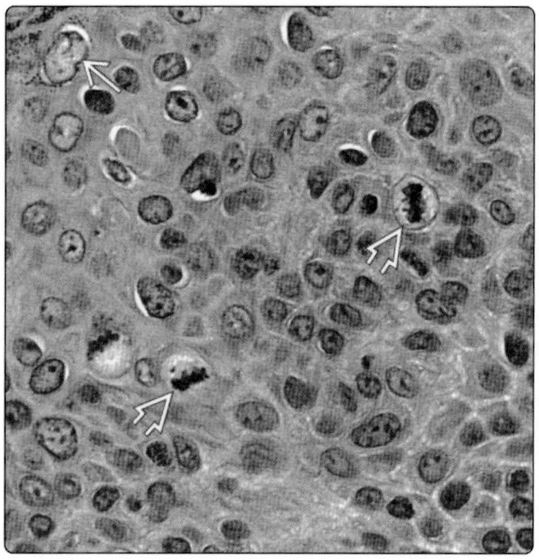

佩吉特样播散（uVIN）

（左）uVIN 的肿瘤细胞通常排列拥挤，细胞核拉长，核质深染➡，核型不规则。核分裂活跃➡，可见于上皮全层。（右）罕见情况下，uVIN 可在表皮内呈巢团状播散（佩吉特样排列）➡，类似于佩吉特病；然而肿瘤性鳞状细胞 p63 阳性且缺乏佩吉特细胞特有的丰富淡染的胞质

uVIN 中 p16 强阳性

角化细胞异常成熟现象
（浸润性鳞状细胞癌）

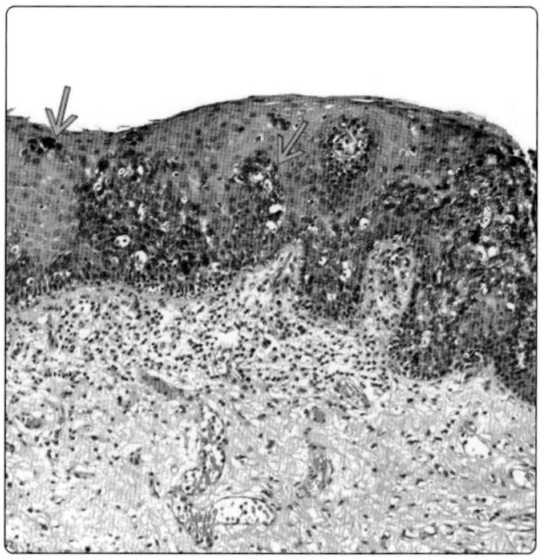

（左）p16 是一种高危型 HPV 的替代标志物，在 uVIN 中呈块状阳性➡，在非肿瘤性表皮中很少阳性➡（Courtesy E. Velazquez, MD）。（右）早期间质浸润被认为是具有异常成熟的、形状不规则的鳞状细胞巢分布于真皮-表皮交界处，并伴有相应的间质反应➡

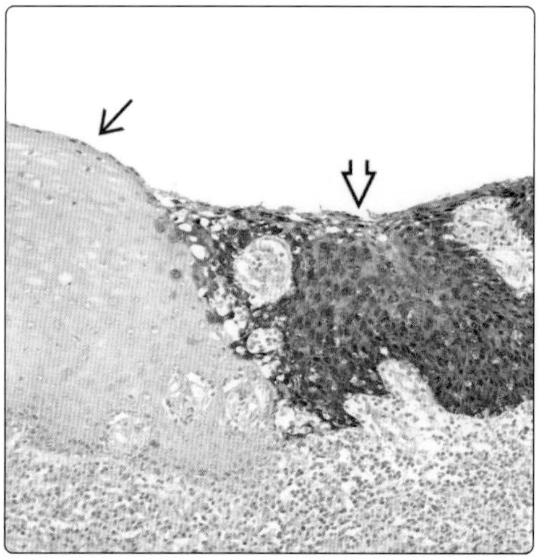

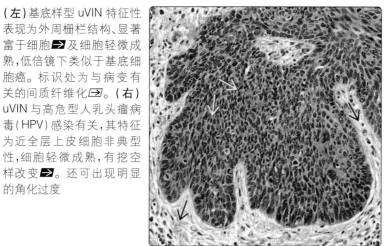

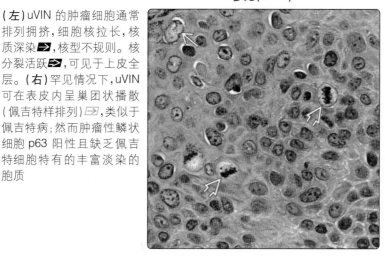

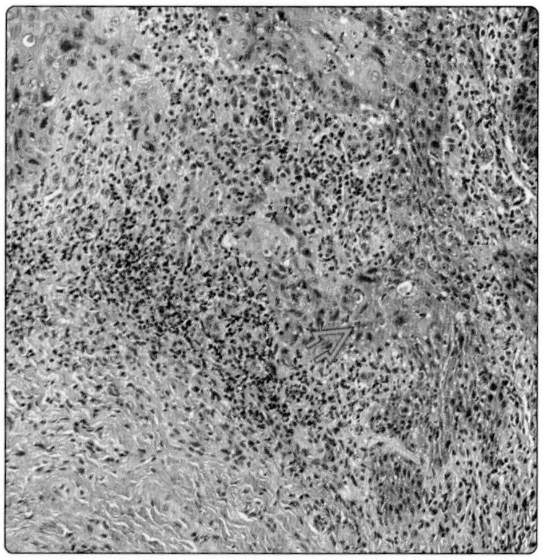

显著的棘层松解和明显的基底层细胞非典型性（dVIN）

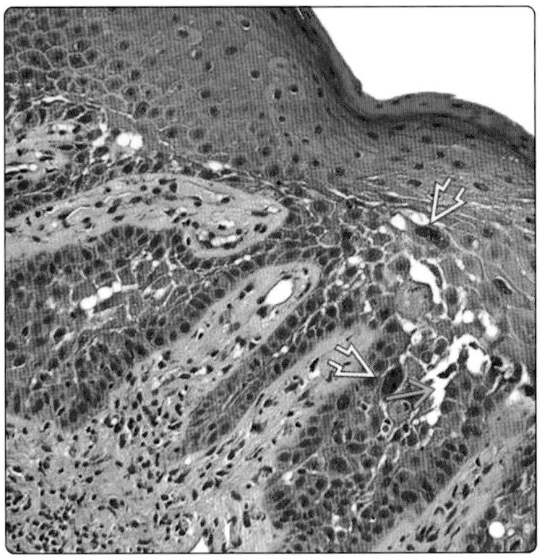

角化不良和突出的“亮粉色”胞质（dVIN）

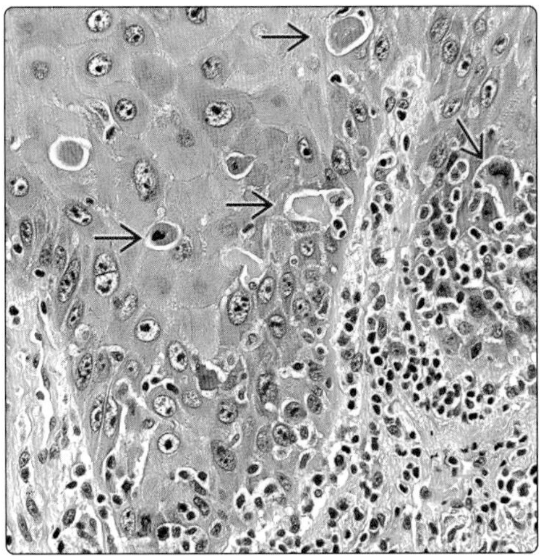

（左）棘层松解⇨可能是dVIN 的一个明显特征，其继发于表皮连接丧失，而非细胞间水肿。表皮基底层细胞非典型性也很明显➡。（右）除了表皮基底层非典型性，dVIN 常表现出异常的角化，其可能以角化不良细胞的形式出现→，即标识处细胞的“亮粉色”胞质

上层细胞成熟，基底层细胞异型性轻微（dVIN）

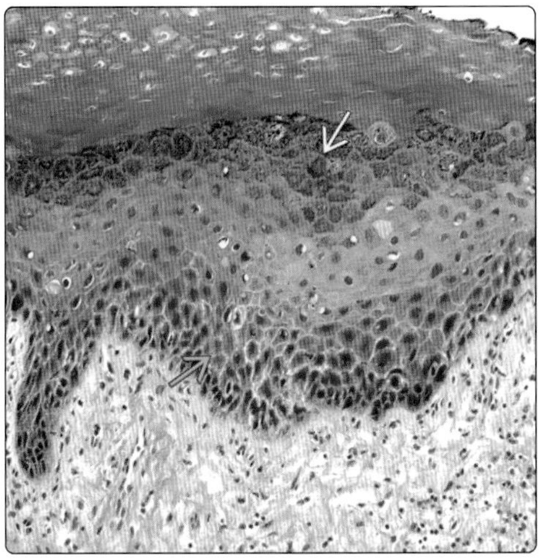

角化珠形成（dVIN）

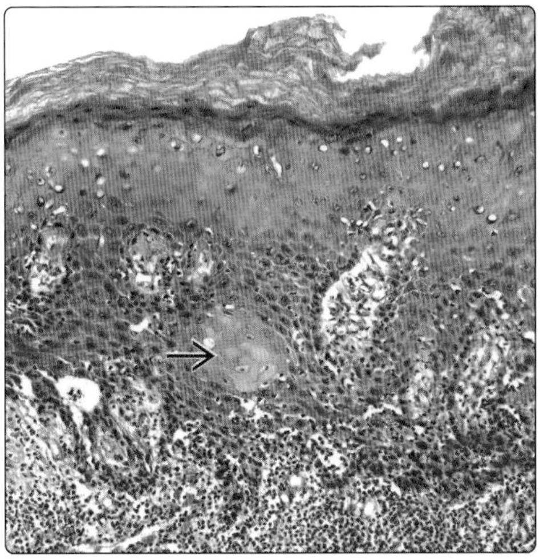

（左）dVIN 与 HPV 感染无关，其特性表现为表皮下层细胞明显非典型性⇨，与之相对应的表皮表面成熟➡。标识处为与病变明显有关的角化不全。（右）dVIN 中，角质形成细胞大而且胞质丰富，嗜酸性，可见于表皮全层的大部分区域。可见特征性角化珠→（Courtesy E. Velazquez，MD）

dVIN 中基底层细胞 p53 阳性

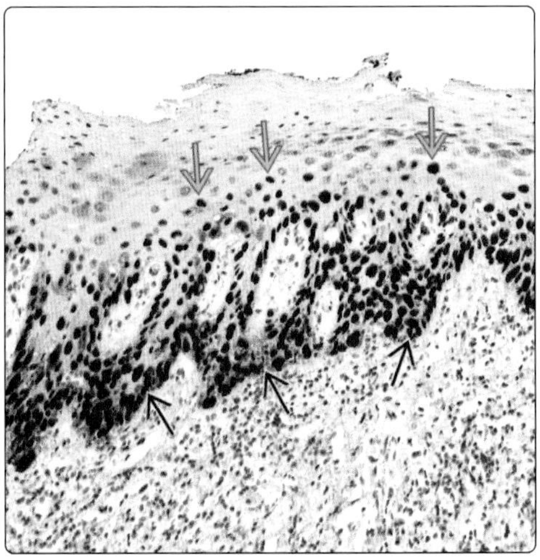

硬化性苔藓

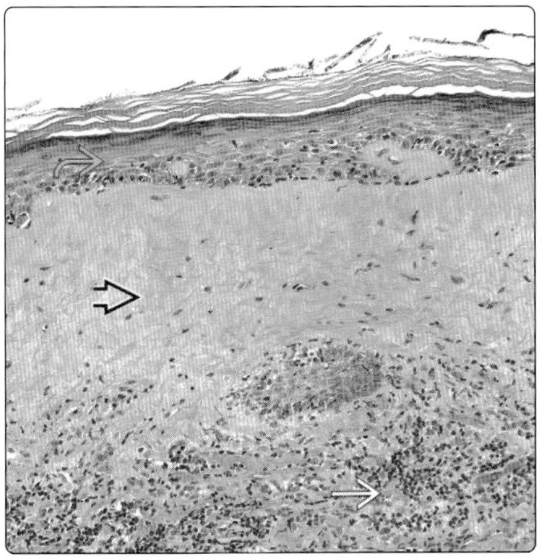

（左）在 dVIN 中，p53 在表皮下层呈连续一致的强阳性表达→，且在表皮上层阳性细胞也增多⇨。（右）硬化性苔藓以扁平的上皮为特征⇨，常与基底细胞损伤、带状炎性浸润➡及真皮浅层均质化有关➡

第 34 节 鳞状细胞癌

要 点

术语

- 恶性浸润性鳞状上皮肿瘤

临床问题

- 占所有浸润性癌的 90%；占女性生殖器癌症的 5%
- 与人乳头瘤病毒（HPV）感染有关：好发年龄为 35~65 岁
- 与 HPV 感染无关：好发年龄为 55~85 岁
- 80% 发生于阴唇

大体所见

- 内生型或外生型（疣状）
- 灰白质硬肿块，边缘隆起

镜下所见

- HPV 相关（30%）
  - 疣状或基底细胞样型
- 非 HPV 相关（70%）
  - 经典非特殊型和肉瘤样型
- 可出现棘层松解或横纹肌样表现
- 30%～70% 与外阴上皮内肿瘤相邻
- 浸润深度：肿瘤的测量从邻近肿瘤最表浅的真皮乳头层的上皮与间质交界处到肿瘤浸润最深处之间的距离

辅助实验

- 细胞角蛋白，p63 和 p40（+）
- HPV 相关：p16 强（+）；p53 通常（-）
- 非 HPV 相关：p53（+）或"全阴性"；p16 通常（-）

首要的鉴别诊断

- 假上皮瘤样增生
- 横切的外阴上皮内肿瘤
- 平滑肌肉瘤，黑色素瘤
- 血管肉瘤（vs 棘层松解性鳞状细胞癌）
- 近端型上皮样肉瘤

（左）外阴浸润性鳞状细胞癌可表现为一个灰白（与角质相关）质硬肿块，边缘隆起。中央可见溃疡形成➡。（右）一些鳞状细胞癌源于尖锐湿疣背景。可出现内生型生长➡

巨大外生型白色肿块，伴有溃疡形成

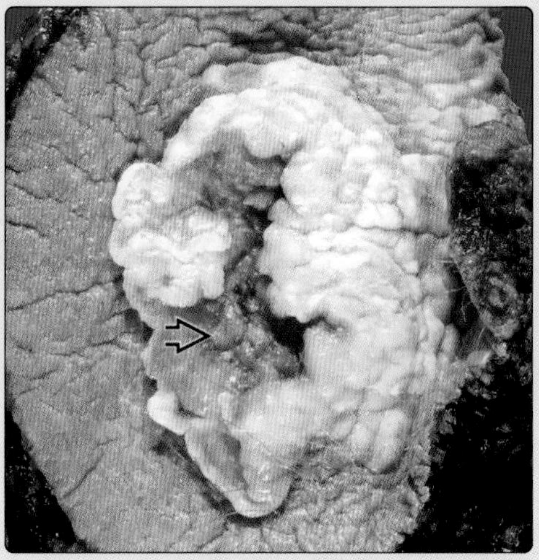

疣状（波浪样）的切面

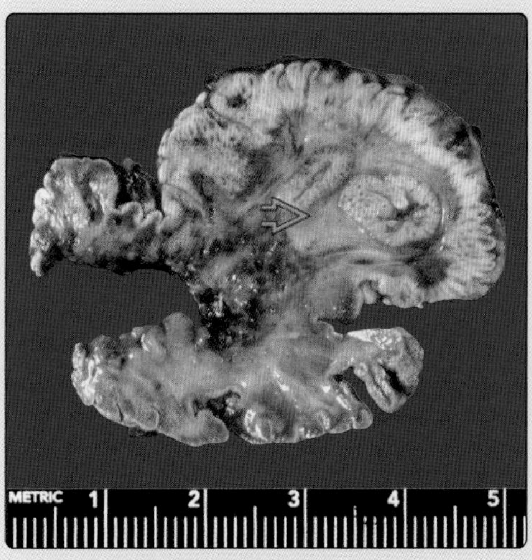

（左）浸润性鳞状细胞癌中，不规则、成角的肿瘤细胞巢以一种杂乱的方式浸润真皮层，注意中央角化形成➡。由于富含角质，这些肿瘤可能被误认为高分化，但其细胞非典型性明显。（右）鳞状细胞癌常浸润性生长，破坏正常结构，伴有显著的间质反应

伴有显著角化的不规则肿瘤细胞巢

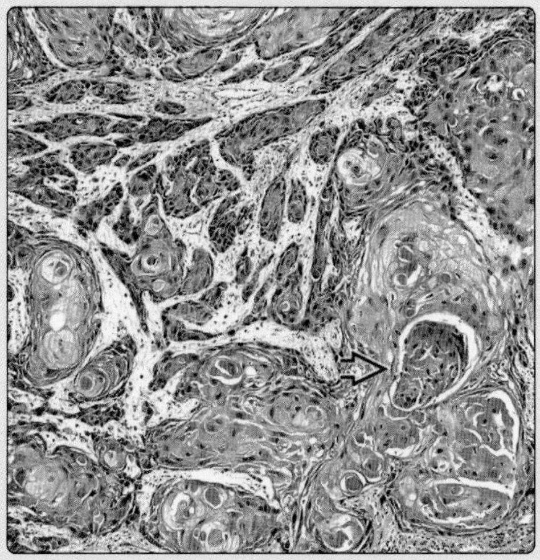

无角化形成的不规则肿瘤细胞巢，间质显著促结缔组织增生

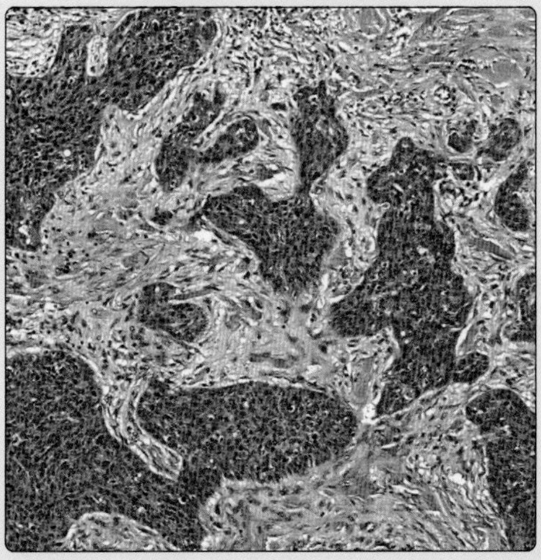

术语

同义词

- 表皮样癌

定义

- 恶性浸润性鳞状上皮肿瘤

病因/发病机制

HPV 相关(30%)

- 与普通型外阴上皮内肿瘤(uVIN)有关
- HPV16 型>33 型>18 型

非 HPV 相关(70%)

- 与分化型 VIN 有关(dVIN)
  - 相比于 uVIN,dVIN 更易发展为鳞状细胞癌
- p53 的新生突变和其他基因突变可能发挥着作用

临床问题

流行病学

- 发病率
  - 占所有浸润性癌的 90%
    - 占女性生殖器癌症的 5%
  - 近些年,年轻患者人数增加
    - 由于暴露于 HPV 感染
  - 免疫缺陷患者人数增加以及因其他恶性肿瘤而应用抗 BRAF 治疗的患者人数增加
- 年龄
  - HPV 相关:35~65 岁
  - 非 HPV 相关:55~85 岁

部位

- 80% 发生于阴唇
- 10% 发生于阴蒂;10% 发生于后联合

表现

- 生长缓慢的丘疹、结节及斑块,常伴溃疡
- 瘙痒、疼痛和/或出血
- 亦可无症状

治疗

- 外阴切除术或肿瘤完整切除(后者肿瘤距手术切缘应>1cm;效果与前者相似,且并发症少)±前哨淋巴结活检/淋巴结清扫
- 进展期患者可采用化疗±放疗

预后

- FIGO Ⅰ期的 5 年生存率>80%
- FIGO Ⅳ期的 5 年生存率为 10%~20%
- 手术切缘阳性与复发率高有关,也可能与生存率降低有关
- 与疾病进展相关的因素:高龄、其他合并症、阴唇系带或肛门病变及周围神经侵犯

大体所见

一般特征

- 灰白质硬肿块,边缘隆起
- 内生型或外生型(疣状)
- 也可扁平或伴溃疡
- 如果是肉瘤样型,切面鱼肉样
- 肿瘤可同时多发出现(尤其是 uVIN)

大小

- 最大径(取决于临床表现出现的早晚)可从几毫米到几厘米不等

显微镜下所见

组织学特征

- HPV 相关
  - 疣状型
    - 疣状乳头状(尖锐湿疣样)结构
    - 浸润灶不规则、锯齿状肿瘤细胞巢
    - 肿瘤细胞巢内可见角化珠及大的角质漩涡
    - 单个细胞角化(常见)
    - 促结缔组织增生性间质
  - 基底细胞样型
    - 肿瘤细胞呈片分布,大小不等
    - 宽且相互吻合的梁状和巢状结构
      - 巢状结构的中心细胞较少
    - 小簇和条索状结构(不常见)
    - 肿瘤细胞巢内可见突然成熟的角化
    - 肿瘤细胞巢中心坏死(常见)
    - 常见致密玻璃样变性或促结缔组织增生性间质
- 非 HPV 相关
  - 经典型,非特殊型
    - 片状,大小和形状不规则的岛状,条索状,巢状及梁状结构
    - 促结缔组织增生性间质
  - 肉瘤样型
    - 束状生长
- 可出现棘层松解表现
- 常见周围神经侵犯和淋巴血管侵犯
- 可见明显的炎症浸润,包括嗜酸性粒细胞
- 30%~70% 病例在病变邻近处可见 VIN;若为 dVIN,可见到之前的炎症过程

细胞学特征

- 疣状型
  - 胞质空晕,核类似具有非典型性的挖空细胞
  - 染色质呈不规则块状且分散
  - 角化的细胞中核仁显著
  - 常见多核
  - 核分裂象多少不等
- 基底细胞样型
  - 肿瘤细胞形态相对一致,胞质稀少(未分化表现);罕见空亮胞质
  - 核卵圆形,染色质粗颗粒状,核仁不明显

  - 核分裂象活跃
- 经典型，非特殊型
  - 角化型：胞质丰富、嗜酸性，并有不同程度的角质形成
  - 非角化型：肿瘤细胞胞质稀少，无或极少量角质形成
  - 不同程度的细胞非典型性和核分裂象
- 肉瘤样型
  - 肿瘤为梭形细胞，核质浓染，胞质中等量、嗜酸性
  - ±横纹肌样细胞形态

辅助实验

免疫组织化学

- 细胞角蛋白，p63和p40(+)
- HPV相关：p16强(+)；p53通常(-)
- 非HPV相关：p53(+)或"无表达"；p16通常(-)

鉴别诊断

横切的外阴上皮内肿瘤

- 肿瘤细胞巢呈拼图样排列
- 肿瘤细胞巢均匀一致且边缘光滑
- 无促纤维结缔组织反应

假上皮瘤样增生

- 可能与潜在的颗粒细胞瘤有关
- 细胞核形态均匀一致
- 核质比正常

平滑肌肉瘤(vs. 梭形鳞状细胞癌)

- 雪茄样的核，并见核旁空泡
- SMA、desmin及钙调结合蛋白(+)

黑色素瘤

- 可见原位成分
- ±核内假包涵体及黑色素
- S100、HMB-45、SOX10及Melan-A(+)

血管肉瘤(vs. 棘层松解性鳞状细胞癌)

- 间隙内可见红细胞
- 肿瘤细胞胞质内空泡含有红细胞
- CD31、CD34及ERG(+)

近端型上皮样肉瘤

- 无原位病变及角化现象
- p63、CK5/6(-)；CD34(+)

基底细胞癌

- 无原位成分
- 细胞特征相当一致
- 肿瘤周围可见特征性人工裂隙(裂口)
- 黏液的或黏液样间质
- Ber-EP4(+)

皮脂腺癌

- 缺乏原位病变
- 肿瘤细胞胞质内可见小空泡，细胞核皱缩
- PAS和p63(-)；AR及脂肪分化蛋白(adipophilin)(+)

疣状癌

- 外生性疣状生长
- 肿瘤边界下方呈"推挤式"生长，而非浸润性生长

诊断注意事项

病理诊断要点

- 在分化差的肿瘤中，角化现象和细胞间桥可为诊断提供线索
- VIN累及的附属器结构的横切面，不要误诊为浸润
- 考虑诊断肉瘤之前，应排除梭形鳞状细胞癌的可能
- 肿瘤浸润深度的测量：定义为从邻近肿瘤最表浅的真皮乳头的上皮-间质交界处测量到肿瘤浸润最深处

部分参考文献

1. Te Grootenhuis NC et al: Prognostic factors for local recurrence of squamous cell carcinoma of the vulva: a systematic review. Gynecol Oncol. 148(3):622-631, 2018
2. Rakislova N et al: "Histological characteristics of HPV-associated and -independent squamous cell carcinomas of the vulva: a study of 1,594 cases". Int J Cancer. 141(12):2517-2527, 2017
3. Ball R et al: Epithelial vulvar neoplasms and their changing classification. Semin Cutan Med Surg. 34(4):199-205, 2015
4. Dong F et al: Squamous cell carcinoma of the vulva: a subclassification of 97 cases by clinicopathologic, immunohistochemical, and molecular features (p16, p53, and EGFR). Am J Surg Pathol. 39(8):1045-53, 2015
5. Abdel-Mesih A et al: Interobserver agreement for assessing invasion in stage 1A vulvar squamous cell carcinoma. Am J Surg Pathol. 37(9):1336-41, 2013
6. Committee on Gynecologic Practice of the American College of Obstetricians and Gynecologists and the American Society for Colposcopy and Cervical Pathology: management of vulvar intraepithelial neoplasia. J Low Genit Tract Dis. 16(1):1-3, 2012
7. Darragh TM et al: The Lower Anogenital Squamous Terminology Standardization Project for HPV-Associated Lesions: background and consensus recommendations from the College of American Pathologists and the American Society for Colposcopy and Cervical Pathology. Arch Pathol Lab Med. 136(10):1266-97, 2012
8. Dittmer C et al: Diagnosis and treatment options of vulvar cancer: a review. Arch Gynecol Obstet. 285(1):183-93, 2012
9. Ueda Y et al: Two distinct pathways to development of squamous cell carcinoma of the vulva. J Skin Cancer. 2011:951250, 2011
10. van de Nieuwenhof HP et al: Differentiated vulvar intraepithelial neoplasia is often found in lesions, previously diagnosed as lichen sclerosus, which have progressed to vulvar squamous cell carcinoma. Mod Pathol. 24(2):297-305, 2011
11. Zayour M et al: Pseudoepitheliomatous hyperplasia: a review. Am J Dermatopathol. 33(2):112-22; quiz 123-6, 2011
12. Oonk MH et al: Current controversies in the management of patients with early-stage vulvar cancer. Curr Opin Oncol. 22(5):481-6, 2010
13. Pinto AP et al: Differentiated vulvar intraepithelial neoplasia contains Tp53 mutations and is genetically linked to vulvar squamous cell carcinoma. Mod Pathol. 23(3):404-12, 2010
14. van de Nieuwenhof HP et al: Vulvar squamous cell carcinoma development after diagnosis of VIN increases with age. Eur J Cancer. 45(5):851-6, 2009
15. Madsen BS et al: Risk factors for invasive squamous cell carcinoma of the vulva and vagina–population-based case-control study in Denmark. Int J Cancer. 122(12):2827-34, 2008
16. Saraiya M et al: Incidence of in situ and invasive vulvar cancer in the US, 1998-2003. Cancer. 113(10 Suppl):2865-72, 2008
17. Chiesa-Vottero A et al: Histopathologic study of thin vulvar squamous cell carcinomas and associated cutaneous lesions: a correlative study of 48 tumors in 44 patients with analysis of adjacent vulvar intraepithelial neoplasia types and lichen sclerosus. Am J Surg Pathol. 30(3):310-8, 2006
18. Gonzalez Bosquet J et al: Long-term survival and disease recurrence in patients with primary squamous cell carcinoma of the vulva. Gynecol Oncol. 97(3):828-33, 2005
19. Jones RW et al: Analyzing prior clinical events at presentation in 102 women with vulvar carcinoma. Evidence of diagnostic delays. J Reprod Med. 44(9):766-8, 1999

外周栅栏样结构及中央坏死

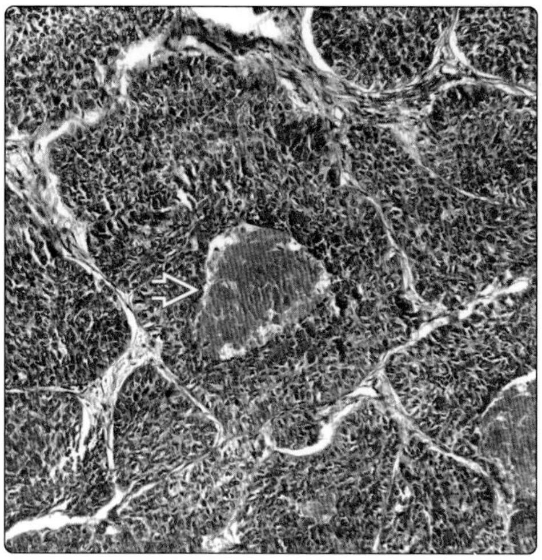

突然角化

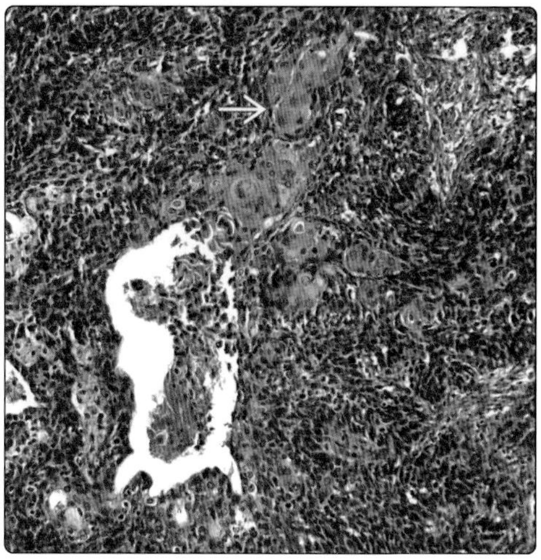

(左) 基底细胞样鳞状细胞癌由球形细胞巢构成，细胞胞质稀少，常出现外周栅栏样结构及肿瘤相关的中央坏死➡。**(右)** 低分化肿瘤的细胞巢中出现突然角化➡可能是诊断基底细胞样鳞状细胞癌的一条线索

"疣状"尖锐湿疣性结构

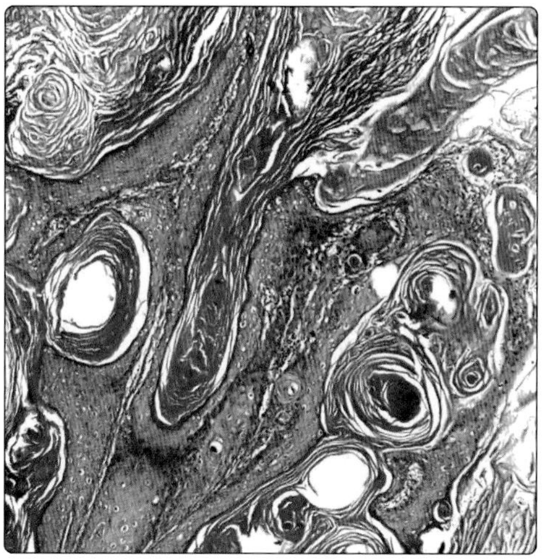

挖空细胞样改变

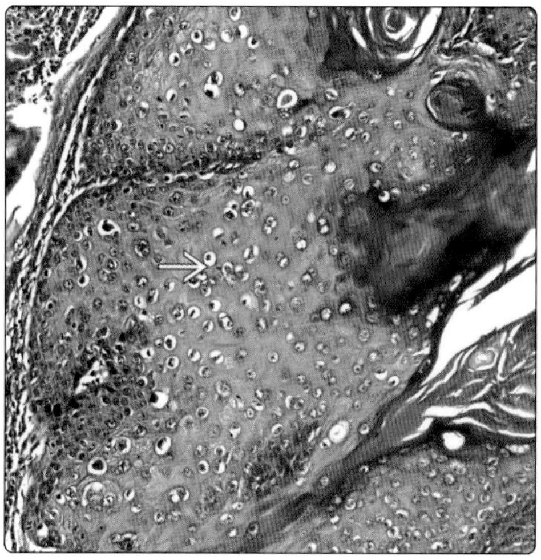

(左) 疣状鳞状细胞癌具有特征性乳头状生长方式，与尖锐湿疣的病变表现很相似，因此，在表浅的活检标本中可能将二者混淆。**(右)** 细胞学特征提示 HPV 感染，包括核周空晕和双核➡，常见于疣状鳞状细胞癌，还见于良性湿疣性病变

梭形形态

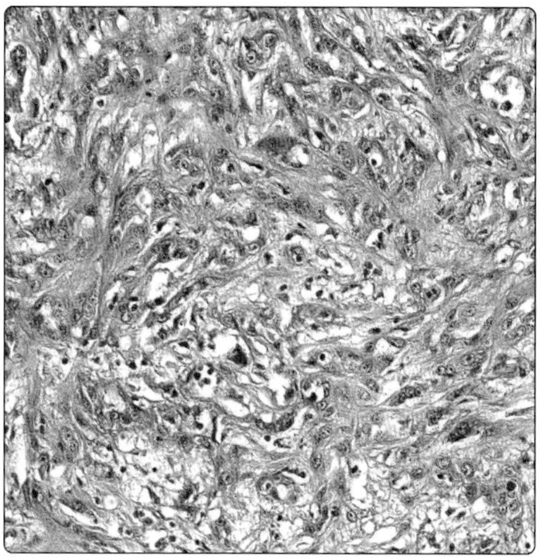

棘层松解性形态

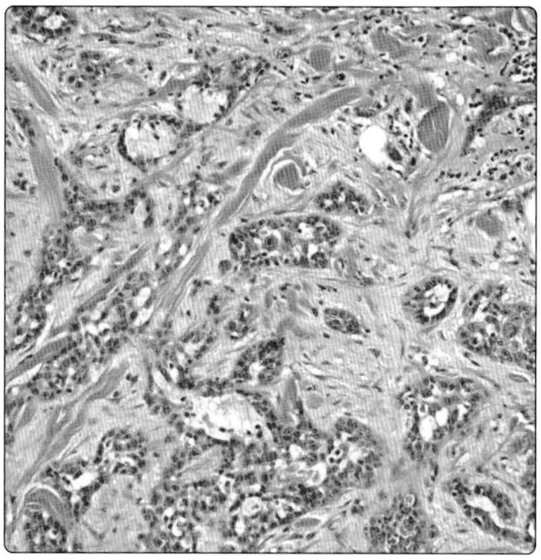

(左) 一些鳞状细胞癌可主要表现为梭形细胞束状排列，类似平滑肌肉瘤或梭形细胞黑色素瘤。在活检标本中，诊断尤为困难。**(右)** 和其他部位的鳞状细胞癌一样，外阴鳞状细胞癌也可能会出现棘层松解样形态。可能与腔内含有黏液的腺癌或血管肉瘤混淆。p63 或 p40 有助于诊断

第 35 节 基底细胞癌

要点

术语

- 低度恶性的浸润性上皮性肿瘤，主要由表皮基底细胞构成，罕见转移

临床问题

- 仅占所有外阴癌的 2% ~3%
- 最常见于绝经后女性
- 大阴唇为主>>少数小阴唇和阴蒂
- 通常无症状
- 若早期诊断并完整切除预后良好

大体所见

- 若病变表浅，表现为轻微隆起的红斑性斑块，边缘隆起、卷边，呈珍珠白色
- 若病变为浸润性，为坚硬斑块

显微镜下所见

- 多种生长方式（结节性、表浅性、浸润性）可混合出现
- 硬斑样、小结节型及腺样型不常见
- 形态一致的细胞增生，核深染，卵圆/拉长形，胞质稀少
- 肿瘤细胞特征性的外周栅栏样结构及肿瘤周围人工裂隙（“裂口”）
- 大量凋亡小体和核分裂象

辅助实验

- Bcl-2 和 Ber-EP4 阳性（肿瘤细胞）
- CD10 阳性（肿瘤细胞和间质；50%）
- 肿瘤周围间质 CD34 阳性（30%）
- p16 斑片状阳性（<50% 细胞）

首要的鉴别诊断

- 基底细胞样外阴上皮内肿瘤
- 梅克尔细胞癌
- 毛发上皮瘤
- 横切面的毛囊结构
- 腺样囊性癌

具有不规则珍珠白色边缘的斑块

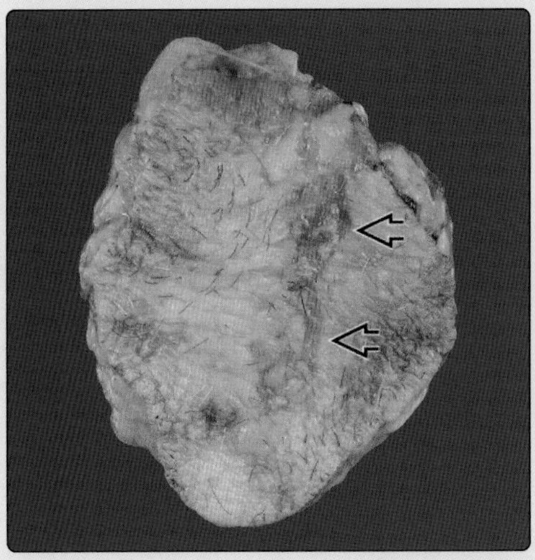

局部与上皮相连

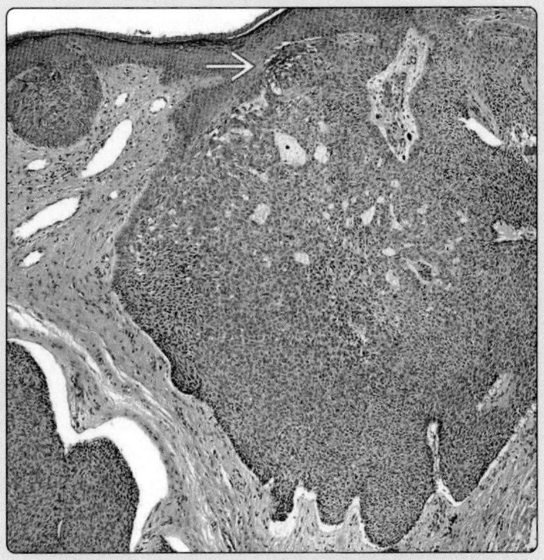

（左）BCC 常呈轻微隆起的红斑块，边缘卷起、不规则，呈珍珠白色，类似黑色素性病变的色素沉着罕见，多灶或对称的分布方式也罕见。（右）BCC 需与鳞状细胞癌相鉴别，后者更常见于外阴。如果出现结节状结构，与表皮下层上皮结构相连，但缺乏原位肿瘤成分，则支持结节性 BCC 的诊断

外周栅栏结构和人工裂隙

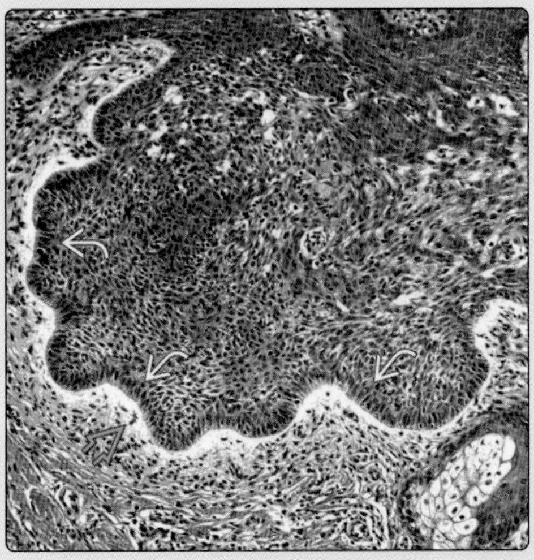

深染的核，凋亡小体和活跃的核分裂

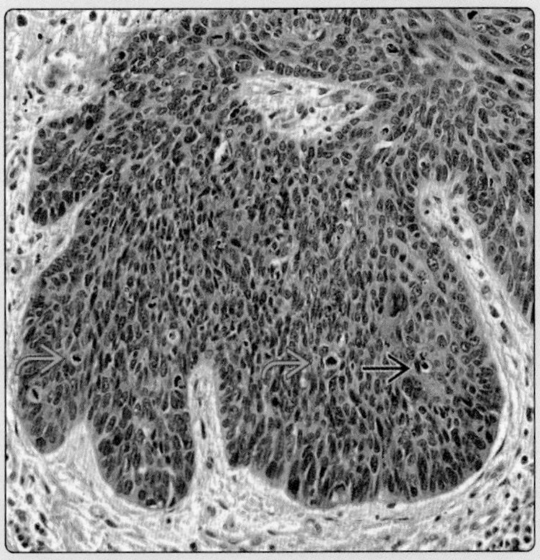

（左）BCC 以肿瘤细胞巢团外周细胞核呈栅栏样排列为特征，肿瘤与周边间质之间明显的人工裂隙（裂口）是该肿瘤的特征。（右）小而一致的肿瘤细胞，胞质稀少，核深染，核仁模糊，大量凋亡小体及核分裂象

术语

缩略语

- 基底细胞癌(basal cell carcinoma,BCC)

同义词

- 基底细胞上皮瘤

定义

- 低度恶性浸润性上皮性肿瘤,主要由表皮基底细胞构成,罕见转移

病因/发病机制

遗传学

- 散发性或基底细胞痣(Gorlin)综合征
  - 发生于 9q22.3 的 *PTCH1* 基因突变
  - *TP53* 基因突变(常与紫外线照射有关)
  - 其他相关基因:*SOX9*、*BAX*、*RMRP* 及 *BMI1*

危险因素

- 高龄
- 电离和非电离辐射
- 免疫抑制
- 慢性感染
- 砷摄入
- 既往瘢痕史
- 遗传性皮肤病(若为多发肿瘤)
  - 基底细胞痣综合征(Gorlin 综合征)
  - 着色性干皮病
  - Muir-Torre 综合征
  - Bazex 综合征
  - McKusick 综合征
  - Rombo 综合征

临床问题

流行病学

- 发病率
  - 极低
    - 全部外阴癌的 2%~3%
    - 全身所有部位 BCC 的<1%
- 年龄
  - 最常见于绝经后女性
  - 如果发生于儿童,应考虑遗传性皮肤病
- 民族
  - 白人>>>>非洲裔美国人和亚洲人

部位

- 主要大阴唇>>少见小阴唇和阴蒂

表现

- 常无临床症状
- 溃疡,结节或斑块
- 罕见色素沉着(类似黑色素细胞性病变)
- 如果有症状,可能是不适、疼痛、出血及瘙痒
- 病变多灶或对称分布罕见
- 可能与其他肿瘤或炎症性疾病类似
- 不到 30% 的病例可同时和/或非同时伴头颈部 BCC

疾病自然史

- 惰性生长,从发病到诊断间隔时间长(9 年)
- 若诊断延迟,可出现局部结构破坏及常常局部复发(20%)
- 很少转移(发生率为 0.002 8%~0.100 0%);最常见淋巴结转移

治疗

- 局部切除
- 放疗(如有手术禁忌)

预后

- 若早期诊断并完整切除则预后良好
- 若出现转移,预后差

大体所见

一般特征

- 轻微隆起的红色斑块,边缘卷起,呈珍珠白色(如病变表浅)
- 坚硬斑块(如病变呈浸润性)
- 未经治疗,可形成蕈样肿块或巨大溃疡
- ±色素沉着(灰色或褐色)或色素缺失

大小

- 大小不一,多数<2cm

显微镜下所见

组织学特征

- 多种生长方式,可混合出现
  - 结节性
  - 表浅性
  - 浸润性
- 成角的巢状、岛状和/或条索状(典型的浸润成分)
- 巢状、岛状和条索状结构的外周肿瘤细胞呈栅栏样排列
- 成纤维细胞性和/或黏液样间质
- 特征性人工裂隙(在肿瘤及其周围间质之间形成"裂口")环绕肿瘤(制片造成)
- ±溃疡病变处可见局灶性鳞状分化
- ±黑色素和/或淀粉样变性
- 少见类型:硬斑样(硬化性)、小结节型及腺样型
- ±周围神经侵犯
- 可与鳞状细胞癌,乳腺外佩吉特病,黑色素瘤和/或硬化性苔藓共存

细胞学特征

- 小而一致的基底样细胞,核深染、卵圆形或拉长,核仁模糊,胞质稀少
- 偶见核非典型性(常与创伤有关)

- 常见核分裂象及凋亡小体。

辅助实验

组织化学

- 肿瘤间质甲苯胺蓝染色阳性

免疫组织化学

- 肿瘤细胞 Bcl-2 弥漫阳性
- Ber-EP4 常弥漫阳性
- CK15 阳性(>50%;通常弥漫表达)
- p16 斑片状阳性(<50% 细胞)
- 肿瘤细胞及间质 CD10 阳性(50%)
- D2-40 罕见阳性(常见于外周细胞)
- 肿瘤周围间质 CD34 阳性(30%)
- 肿瘤中罕见 CK20 阳性的梅克尔细胞

原位杂交

- 高危型 HPV 阴性

鉴别诊断

基底细胞样鳞状细胞癌

- 鳞状细胞癌可见原位或经典鳞状细胞癌成分
- 肿瘤浸润成分可见明显的间质促结缔组织增生
- 大而不规则的肿瘤细胞岛,周围无人工裂隙("裂口")
- p16 弥漫阳性
- HPV 阳性

基底细胞样外阴上皮内肿瘤

- 肿瘤性病变局限于表皮内,原有的表皮结构存在
- 非典型基底样细胞累及表皮全层
- 可能与普通型(疣状型)外阴上皮内肿瘤有关
- p16 弥漫阳性
- HPV 阳性

梅克尔细胞癌

- 病变通常与其被覆上皮无关
- 片状生长,伴不规则的单个细胞浸润
- 细胞核圆形,染色质分散,呈胡椒盐样
- 罕见人工裂隙
- CK20(核旁点状阳性)、CAM5.2 及 AE1/AE3 阳性
- 神经内分泌标志物阳性(弥漫)
- 多瘤病毒阳性

毛发上皮瘤

- 约 30% 与表皮有关
- 无人工裂隙
- 可见小的角质囊肿
- 间质成分明显且排列松散
- 毛囊分化(乳头状间质小体或发育受挫的毛囊)
- 核分裂象或凋亡小体罕见
- CD10 仅表现为间质细胞阳性表达
- 肿瘤细胞巢外围的细胞 Bcl-2 阳性
- 常见 CK20 阳性的梅克尔细胞(提示毛囊发育分化)

横切的毛囊结构(尤其见于冷冻切片)

- 毛囊周围可见纤维性鞘围绕
- 无人工裂隙、核分裂象及凋亡小体
- 内毛根鞘甲苯胺蓝染色阳性,而间质细胞阴性

前庭大腺的腺样囊性癌

- 病变与其被覆的表皮无关
- 特征性的筛状、管状和实性生长
- 筛状结构腔内充满嗜碱性黏液物质或基底膜样物质
- 常见神经周和神经内侵犯

诊断注意事项

临床相关性病理学特征

- 浸润性生长和周围神经侵犯

病理诊断要点

- 在术中诊断时应避免将横切的毛囊结构误认为 BCC 的阳性边缘
  - 在 BCC 中应用甲苯胺蓝染色有助于突出黏液样基质
- 在诊断 BCC 之前,应考虑到基底细胞样鳞状细胞癌
  - 尤其是见到浸润性成分中出现原位鳞状细胞癌和/或显著的鳞状分化时
- 如果肿瘤浸润性生长,仔细查找周围神经侵犯的现象十分重要,因为它提示不良预后
- 色素沉着时不能排除 BCC
- 肿瘤周围的人工裂隙("裂口")有助于诊断 BCC

部分参考文献

1. Pleunis N et al: Rare vulvar malignancies; incidence, treatment and survival in the Netherlands. Gynecol Oncol. 142(3):440-5, 2016
2. Watson GA et al: An unusual case of basal cell carcinoma of the vulva with lung metastases. Gynecol Oncol Rep. 18:32-35, 2016
3. Elwood H et al: Basal cell carcinomas of the vulva: high-risk human papillomavirus DNA detection, p16 and BerEP4 expression. Am J Surg Pathol. 38(4):542-7, 2014
4. Abdelbaqi M et al: Concurrent Paget's disease and basal cell carcinoma of the vulva; a case report. Int J Clin Exp Pathol. 5(6):592-5, 2012
5. Mulvany NJ et al: Basal cell carcinoma of the vulva: a case series. Pathology. 44(6):528-33, 2012
6. Tebcherani AJ et al: Diagnostic utility of immunohistochemistry in distinguishing trichoepithelioma and basal cell carcinoma: evaluation using tissue microarray samples. Mod Pathol. 25(10):1345-53, 2012
7. Yeh I et al: Differential expression of PHLDA1 (TDAG51) in basal cell carcinoma and trichoepithelioma. Br J Dermatol. 167(5):1106-10, 2012
8. Kanitakis J et al: Extensive pigmented vulvar basal-cell carcinoma presenting as pruritus in an elderly woman. Dermatol Online J. 17(1):8, 2011
9. DeAmbrosis K et al: Basal cell carcinoma of the vulva: a report of four cases. Australas J Dermatol. 49(4):213-5, 2008
10. Nazari Z et al: Unusual location of vulvar basal cell carcinoma. J Low Genit Tract Dis. 10(4):242-4, 2006
11. Pisani C et al: Basal cell carcinoma of the vulva. J Eur Acad Dermatol Venereol. 20(4):446-8, 2006
12. Piura B et al: Basal cell carcinoma of the vulva. J Surg Oncol. 70(3):172-6, 1999
13. Feakins RM et al: Basal cell carcinoma of the vulva: a clinicopathologic study of 45 cases. Int J Gynecol Pathol. 16(4):319-24, 1997
14. Mizushima J et al: Basal cell carcinoma of the vulva with lymph node and skin metastasis--report of a case and review of 20 Japanese cases. J Dermatol. 22(1):36-42, 1995
15. Pinkus H: Epithelial and fibroepithelial tumors. Arch Dermatol. 91:24-37, 1965

表浅性 BCC

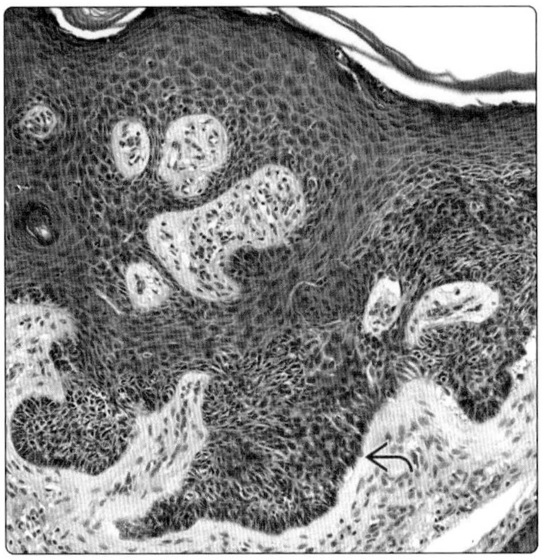

结节性 BCC

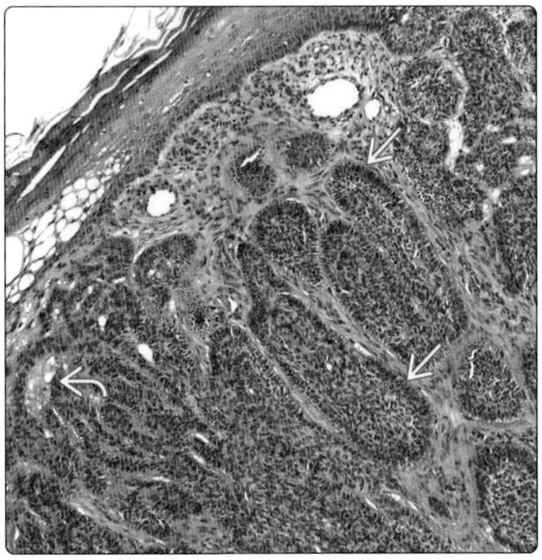

(左)表浅性 BCC 由大小不一的基底样细胞巢团构成，其外周细胞呈特征性栅栏状排列，肿瘤与其表面被覆的表皮紧密连接，这种改变可能很轻微。(右) BCC 常表现为排列紧密的结节状细胞巢团和形态一致的基底样细胞形成的交叉吻合的条索样结构。注意肿瘤细胞巢之间出现局灶的黏液样间质

浸润性 BCC

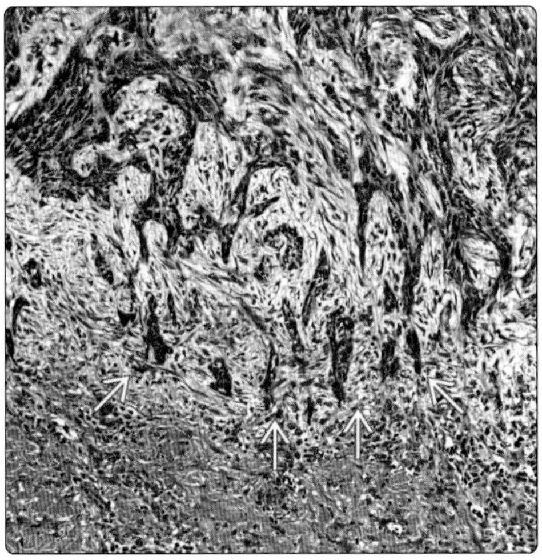

硬斑样 BCC

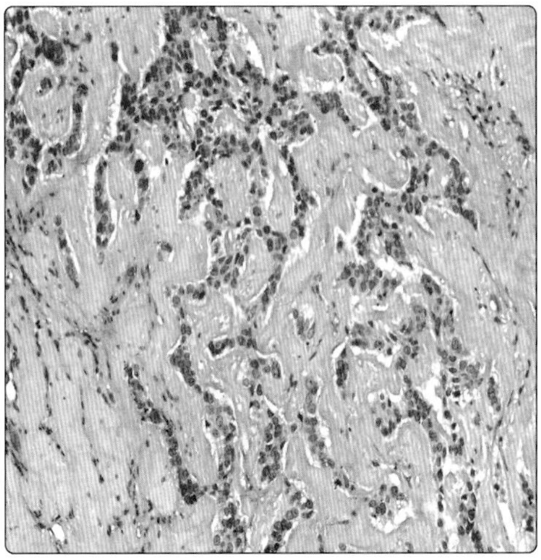

(左)一些 BCC 会出现明显的浸润性生长方式，表现为形状不规则的岛状、巢状及与促结缔组织增生反应相关的条索状结构。这种组织学表现与复发风险增加有关，因为这类病变可能更难完整切除。(右)硬斑样(促结缔组织增生性/硬化性) BCC 表现为肿瘤细胞条索在显著玻璃样变的间质中生长。(Courtesy D. Cassarino，MD，PhD.)

腺样 BCC

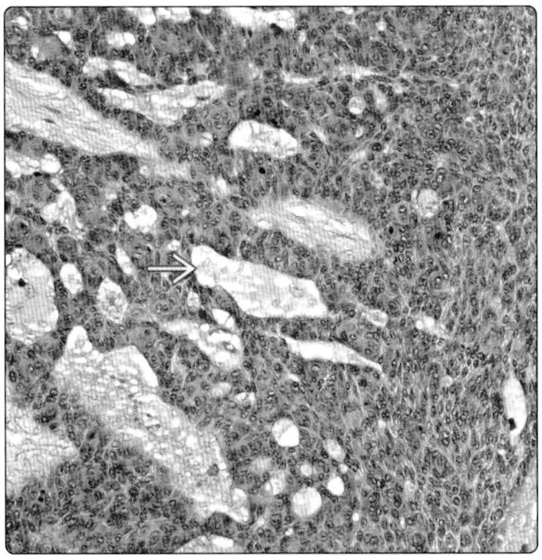

局灶鳞样分化

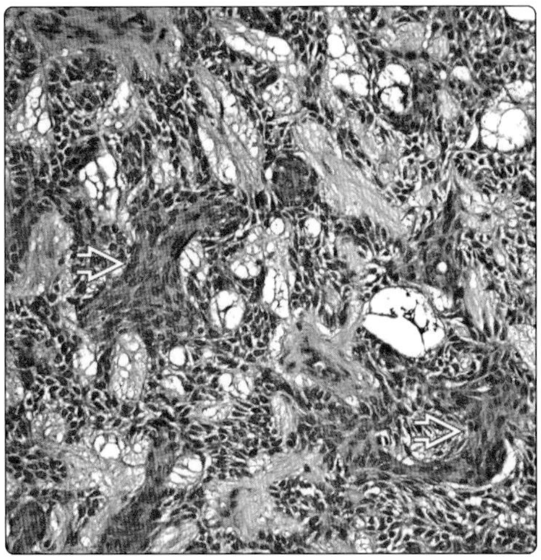

(左)有些情况下，BCC 在形态上与腺样囊性癌相互重叠，例如出现嗜碱性物质形成的区域。(右)浸润性 BCC 的特征是出现成角并吻合的巢状或条索状结构，这可能与继发囊性改变的大量黏液样间质有关。局灶鳞状分化可能与鳞状细胞癌相混淆

细胞核特征一致

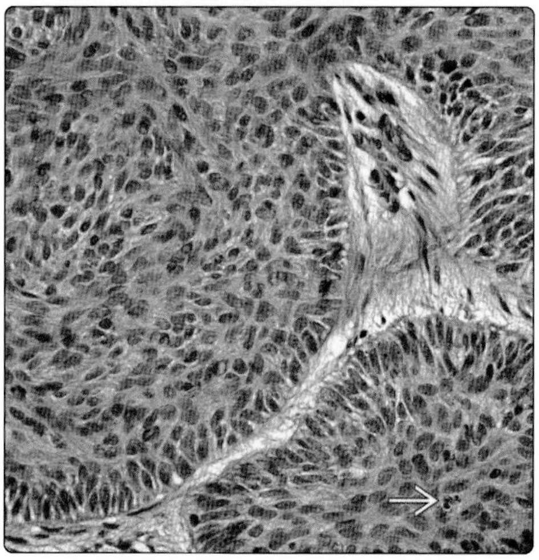

局灶细胞非典型性

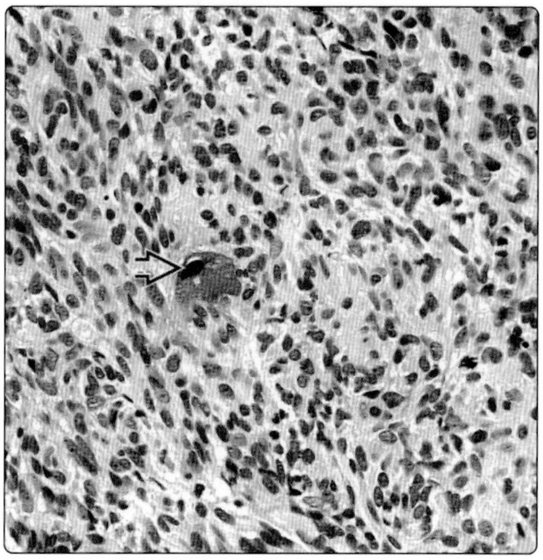

(左)多数 BCC 具有相对一致的卵圆形或拉长的细胞核，胞质中等，肿瘤细胞沿基底膜排列(外周栅栏样结构)。单个细胞凋亡是一个常见特征→。**(右)**罕见情况下，BCC 可能会出现局灶明显的核非典型性⇨，表现为细胞核增大，核仁明显。这个特征已被描述为伴怪异细胞的 BCC 或多形性 BCC。(Courtesy D. Cassarino，MD，PhD.)

肿瘤细胞内黑色素沉积

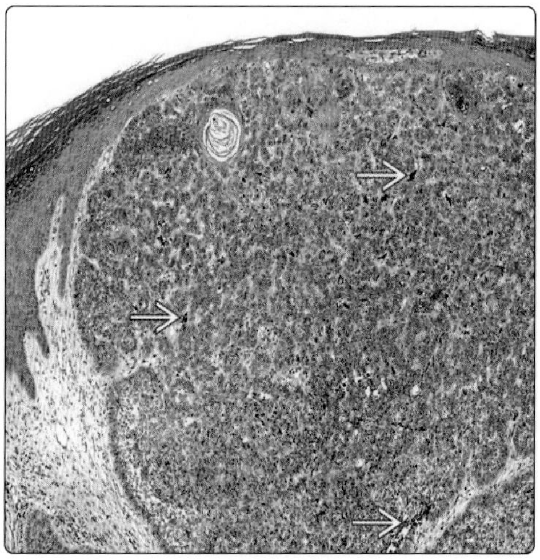

间质内黑色素

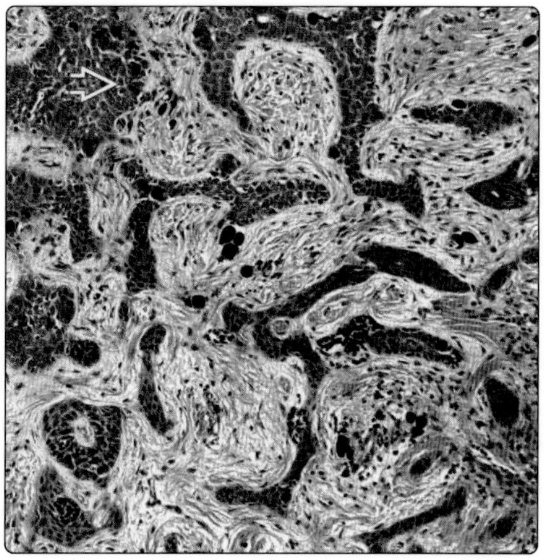

(左)在 BCC 中，肿瘤细胞内部可见色素沉积⇨，提示恶性黑色素瘤的可能。然而，BCC 不会出现上皮内成分，并且细胞具有基底样形态。(Courtesy D. Cassarino，MD，PhD.)**(右)**在 BCC 中，肿瘤周围的间质内也可出现黑色素→。存在黑色素不代表一种非典型性黑色素细胞病变，而是黑色素细胞在肿瘤附近过度活化所致

Bcl-2 阳性

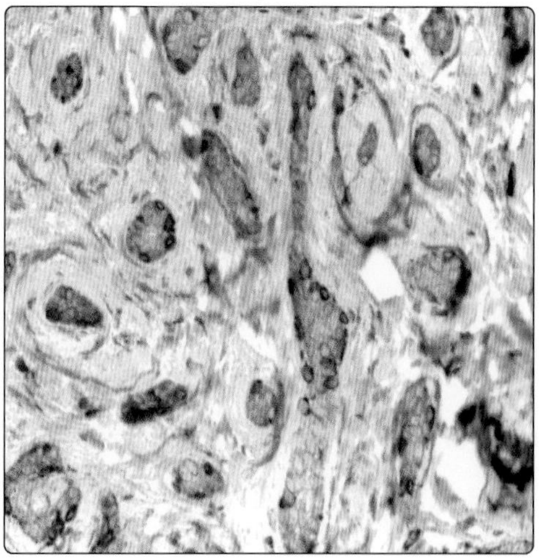

Ber-EP4 阳性

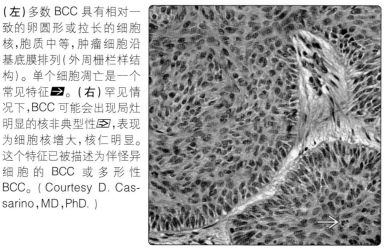

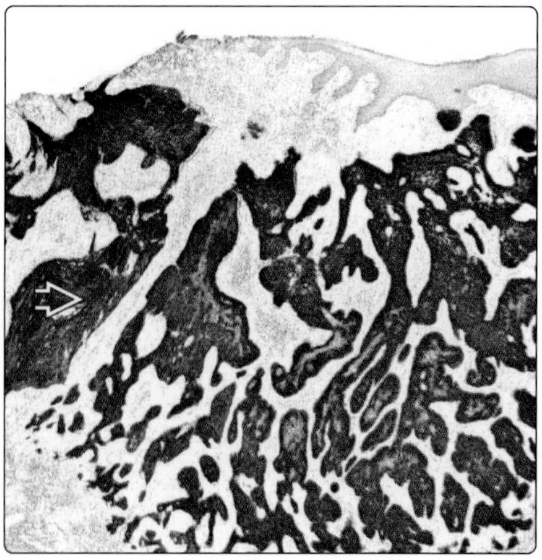

(左)在 BCC 中，Bcl-2 表现为肿瘤细胞胞质中至强阳性表达，与周围细胞具有较强的对比。(Courtesy D. Cassarino，MD，PhD.)**(右)**Ber-EP4 典型表现为肿瘤细胞胞质内弥漫阳性⇨，它是一种诊断 BCC 敏感性高的标志物

基底细胞样鳞状细胞癌

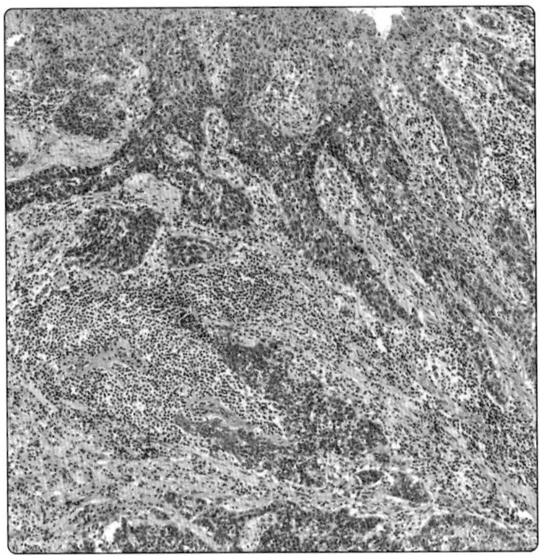

外阴上皮内肿瘤

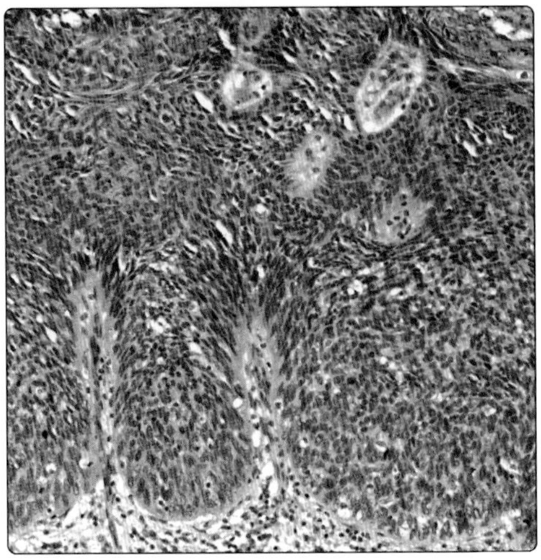

(左)低倍镜下,基底样鳞状细胞癌可能与 BCC 相似,但前者常伴促结缔组织增生或炎症性间质反应,并有细胞非典型性和活跃的核分裂。(右)外阴基底样上皮内肿瘤特征性表现为非典型基底样细胞累及上皮全层,核分裂象活跃。细胞核并不像 BCC 一样呈栅栏样排列,核分裂象也更常见

梅克尔细胞癌

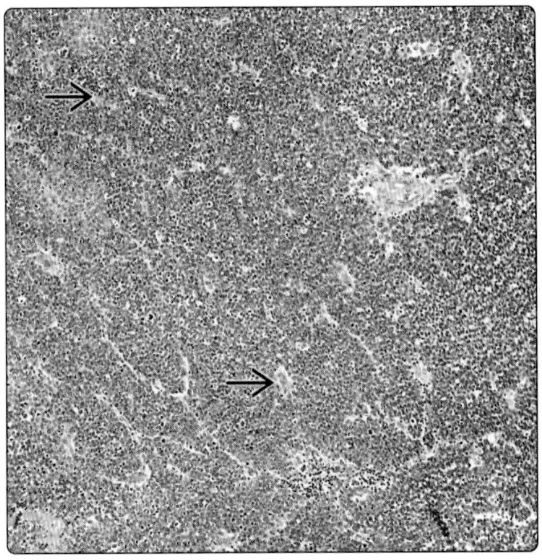

梅克尔细胞癌

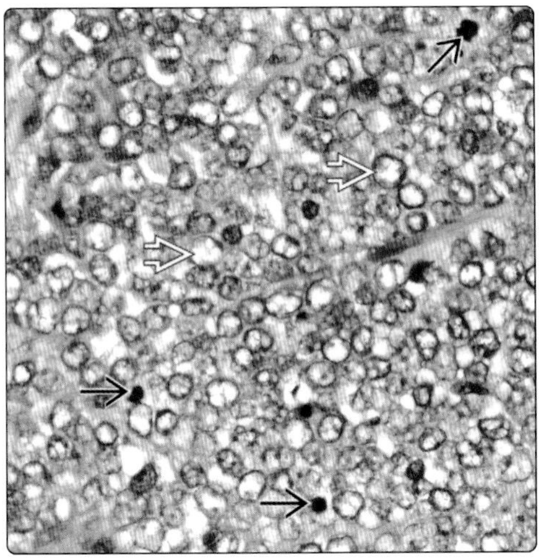

(左)梅克尔细胞癌通常由高度非典型性的基底样细胞构成,呈相互吻合的条索状或片状排列,但不形成外周栅栏样结构。肿瘤间的间质成分稀少⇨,不伴有肿瘤周围间质回缩或黏液样改变。(Courtesy D. Cassarino, MD, PhD.)(右)与 BCC 不同的是,空泡状核➡是梅克尔细胞癌一个常见的特征。标识处为大量凋亡小体和核分裂象⇨,这些现象也可见于 BCC。(Courtesy D. Cassarino, MD, PhD.)

鳞状细胞癌

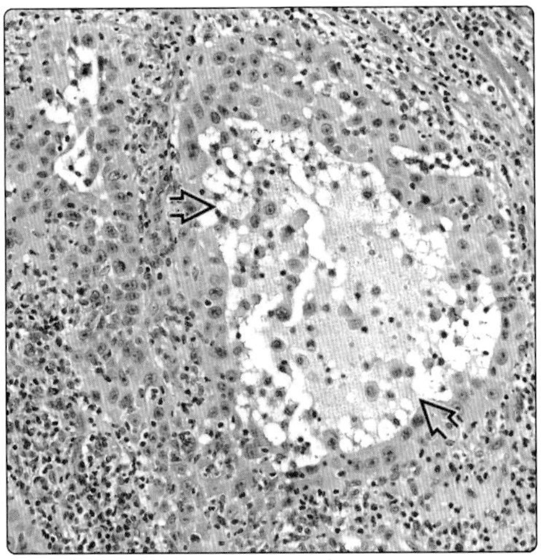

鳞状细胞癌

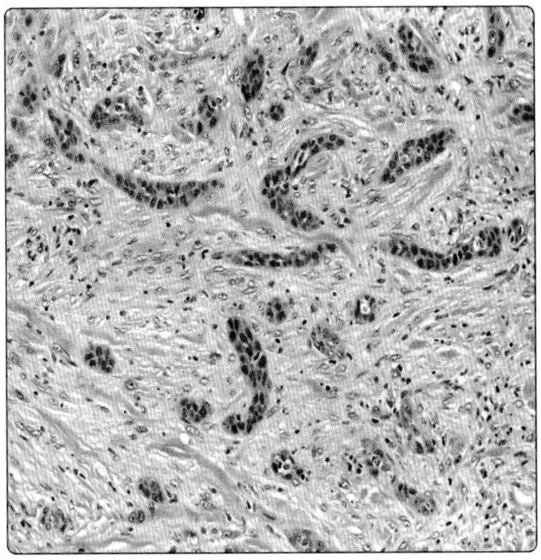

(左)鳞状细胞癌产黏液现象罕见➡,棘层松解亚型除外。后者如果存在产黏液现象,黏液局限于假腔内,而不像 BCC 中出现于间质内。(Courtesy D. Cassarino, MD, PhD.)(右)鳞状细胞癌伴条索样浸润生长,类似于硬化性 BCC,但鳞状细胞癌胞质丰富、嗜酸性。(Courtesy D. Cassarino, MD, PhD.)

第36节 黏膜黑斑

要 点

术语

- 表皮基底层界限不清的色素沉着区，伴黏膜或被覆毛发的皮肤中黑色素细胞轻微增加或不增加

病因/发病机制

- 可能与 Carney 综合征、Peutz-Jeghers 综合征、Laugier-Hunziker 综合征和其他综合征相关

临床问题

- 育龄期妇女中占外阴色素性病变的68%
- 皮肤病患者的估计发病率为0.01%
- 年轻女性（平均年龄：30岁）
- 无种族偏好
- 黏膜表面和皮肤；通常为小阴唇
- 单发或多发
- 通常为良性病变

大体所见

- 通常>5mm（可达数厘米但仍<5cm）
- 棕色至黑色不对称扁平斑，颜色不均匀，边界模糊

显微镜下所见

- 基底层明显色素沉着
- 基底黑素细胞数量略有增加或正常
- ±表皮增生（棘层肥厚）
- 真皮浅层见黑色素和噬黑色素细胞
- 真皮上层可有轻度纤维化和慢性炎症细胞浸润

首要的鉴别诊断

- 雀斑痣
- 原位恶性黑色素瘤
- 生殖道型非典型性痣

色素沉着，界限模糊

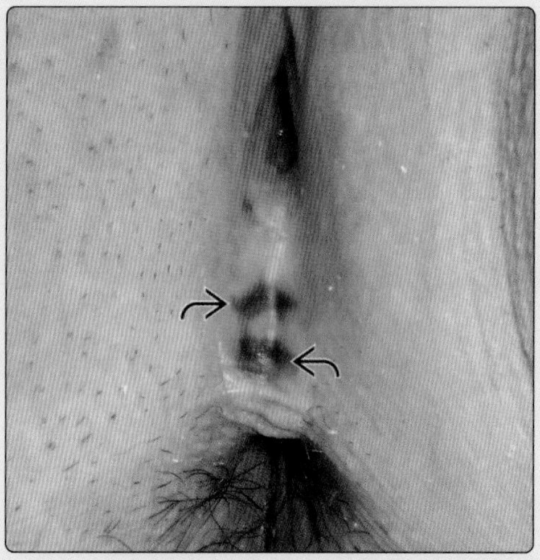

基底层色素沉着

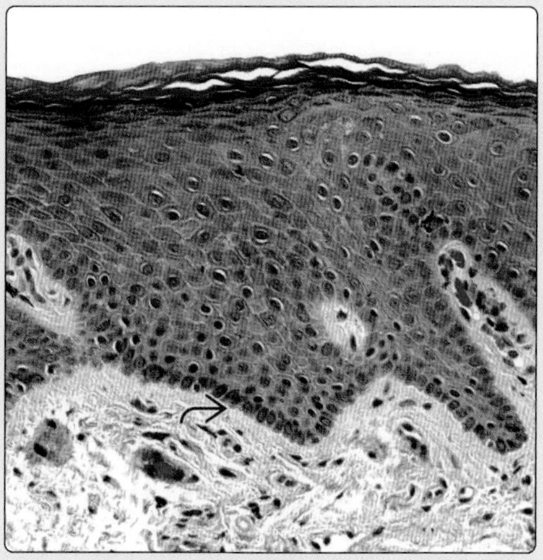

（左）外阴黏膜黑变病斑点多见于小阴唇，常多灶、扁平，棕色至黑色，边界模糊。这些病变常>5mm，大者可达5cm。（右）沿表皮基底层可见显著的色素沉着，但黑色素细胞数量没有增加，这是黏膜黑变病斑点的一个特征。注意表皮轻度棘层肥厚

黑色素细胞轻度增加或正常和色素失调

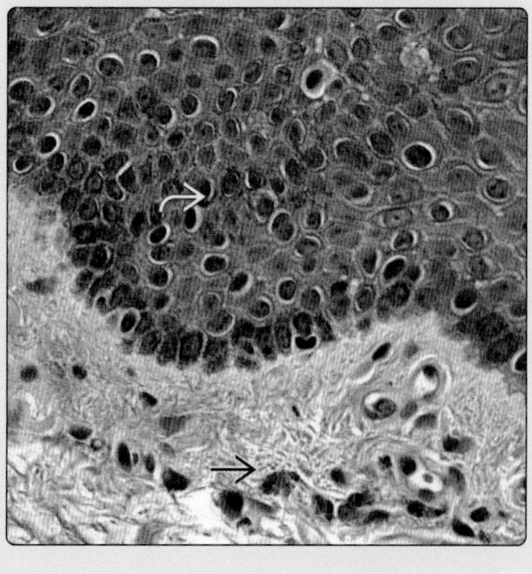

MART-1

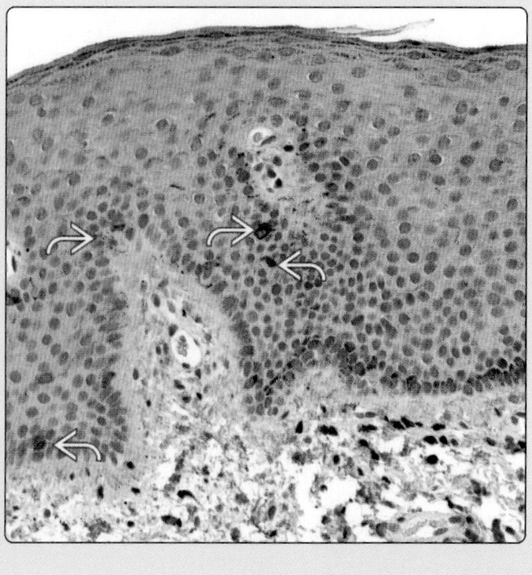

（左）在黏膜黑变病斑点中，黑色素细胞数量正常或轻微增加，通过胞质树突状突起可与角质形成细胞区分。另外，和表皮基底层一样，黑色素存在于真皮浅层的噬色素细胞中。（右）MART-1染色证实黑色素细胞数量正常或略增加。大多数色素存在于相邻的角质形成细胞间

术语

同义词

- 外阴黑变病

定义

- 表皮基底层色素沉着，黏膜或有毛发的皮肤中黑色素细胞轻微增加或不增加

病因/发病机制

环境暴露

- 与日光暴露无关

遗传学

- 可能与 Carney 综合征、Peutz-Jeghers 综合征、Laugier-Hunziker 综合征和其他综合征相关
  - 尤其是儿童患者

临床问题

流行病学

- 发生率
  - 育龄期妇女中占外阴色素性病变的 68%
  - 皮肤病患者的估计发病率为 0.01%
- 年龄
  - 年轻女性（平均：30 岁）
- 种族
  - 没有种族偏好

部位

- 倾向于黏膜表面而不是角化生发皮肤
  - 小阴唇最常见
  - 阴道口、阴道，子宫颈也可受累，但不常见

表现

- 无症状
- 棕色或黑色斑点，边界模糊
- 颜色异常，斑点状
- 常多发（>50%）
- 皮肤镜检查：环形，无结构，平行和网状模式

治疗

- 必须组织学活检确认（排除黑色素瘤）后才能治疗，推荐临床随诊（连续性拍照）

预后

- 非常好，恶性黑色素瘤的风险没有增加

大体所见

一般特征

- 棕色至黑色不对称扁平斑点，颜色不均匀，边界不清

大小

- 通常>5mm（可达数厘米但仍<5cm）

显微镜下所见

组织学特征

- 基底层显著色素沉着
- 基底层黑色素细胞数量轻微增加或正常
- ±表皮增生，不伴角化过度（棘层肥厚）
- 真皮浅层可见黑色素沉着和嗜黑色素细胞
- 真皮上部可见轻度纤维化和慢性炎症细胞浸润

辅助实验

免疫组织化学

- 正常黑色素细胞 HMB-45、Melan-A 和 MART-1 阳性

鉴别诊断

雀斑痣

- 斑点<4~5mm
- 色素均匀沉着
- 边界规则，界限清楚
- 网状结构拉长
- 非典型黑色素细胞增多

原位恶性黑色素瘤

- 重度非典型黑色素细胞增生，向上迁移，并呈融合生长模式

生殖道型非典型性痣

- 表皮-真皮交界处和真皮内的痣细胞巢大小不等，细胞间黏附性低
- 不典型黑色素细胞常位于交界处

诊断注意事项

病理诊断要点

- 任何大小或色素沉着的变化都需要随访活检
- 任何黑色素细胞的非典型性，特别是在活检组织检查中，排除色素斑的诊断，并需要进一步检查
- 色素沉着在黑色素病变中并不特异，还可见于非黑色素病变中（如基底细胞癌、尖锐湿疣、脂溢性角化病等）

部分参考文献

1. Haugh AM et al: A clinical, histologic, and follow-up study of genital melanosis in men and women. J Am Acad Dermatol. 76(5):836-840, 2016
2. Cinotti E et al: In vivo confocal microscopic substrate of grey colour in melanosis. J Eur Acad Dermatol Venereol. 29(12):2458-62, 2015
3. Murzaku EC et al: Vulvar nevi, melanosis, and melanoma: an epidemiologic, clinical, and histopathologic review. J Am Acad Dermatol. 71(6):1241-9, 2014
4. Venkatesan A: Pigmented lesions of the vulva. Dermatol Clin. 28(4):795-805, 2010
5. Ferrari A et al: The ringlike pattern in vulvar melanosis: a new dermoscopic clue for diagnosis. Arch Dermatol. 144(8):1030-4, 2008
6. Estrada R et al: Benign vulvar melanosis. J Reprod Med. 38(1):5-8, 1993
7. Barnhill RL et al: Genital lentiginosis: a clinical and histopathologic study. J Am Acad Dermatol. 22(3):453-60, 1990
8. Rudolph RI: Vulvar melanosis. J Am Acad Dermatol. 23(5 Pt 2):982-4, 1990

第 37 节 普通黑色素细胞痣

要 点

术语

- 良性黑色素细胞获得性增生

病因/发病机制

- 外阴痣，与大多数起源于日光暴露部位的痣不同，通常与 *BRAF* 突变无关
- 如果多发，可能与家庭遗传背景有关

临床问题

- 外阴部位相对不常见
- 儿童或年轻成人
- 外阴>会阴>阴阜
- 偶然发现，最常见的是扁平（斑疹）至隆起（丘疹或息肉样）病变
- 如果临床上有怀疑的病变，应进行活检（如利用 ABCDE 规则）

大体所见

- 对称，界限清楚，不同程度的色素

显微镜下所见

- 三种类型：交界痣、皮内痣和复合痣
- 对称且界限清楚
- 单个或相对聚集的黑色素细胞巢；大小和形状变化不大
- 如果是佩吉特样播散，通常位于中心位置
- 细胞大小随深度增加而减小（即“成熟现象”）
- 如果有黑色素沉积，通常均匀分布；表皮内和真皮上层更易出现黑色素沉积
- 核非典型性轻微和真皮层核分裂象罕见（后者最常见于上 1/3）

首要的鉴别诊断

- 生殖道型非典型性痣
- 发育不良的黑色素细胞痣
- 黑色素瘤
- 黑斑

息肉样外观（普通痣）

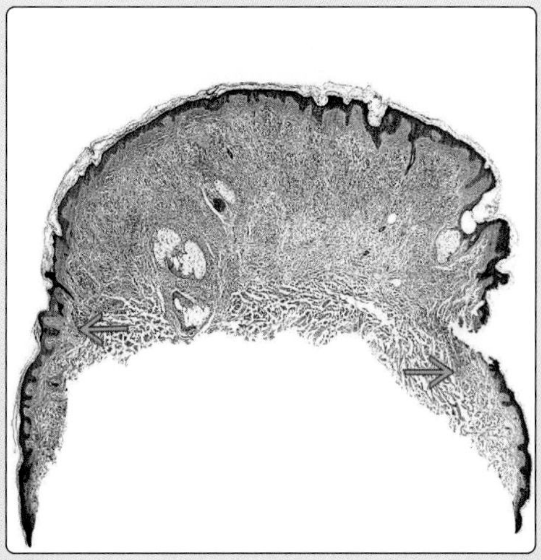

交界成分（复合痣）

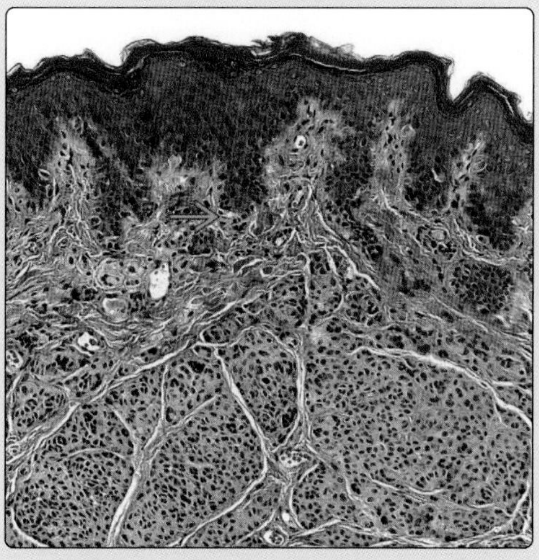

（左）普通黑色素细胞痣可扁平或息肉样，对称且界限分明（边界清晰），与恶性黑色素瘤不同⇨。**（右）**普通黑色素细胞痣可位于表皮-真皮交界处⇨和真皮层（混合细胞型）。表皮-真皮交界处内的细胞巢数量可因病例而异

表皮-真皮交界处黑色素细胞巢（交界痣）

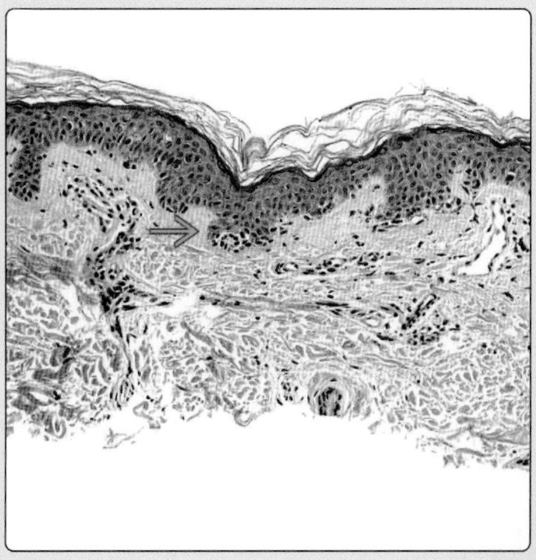

黑色素细胞巢仅出现在真皮（皮内痣）

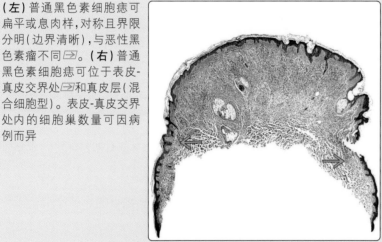

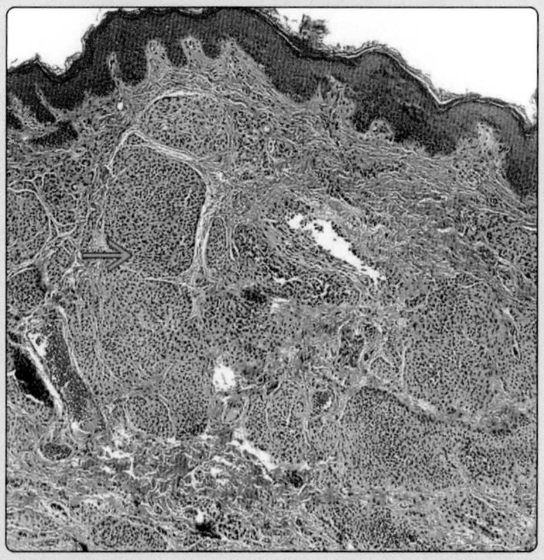

（左）交界痣显示细胞巢⇨限于真皮-表皮交界处。这种亚型中真皮层无黑色素细胞。**（右）**一些普通黑色素细胞痣主要是真皮型⇨，交界处或表皮内无痣细胞成分。注意细胞巢的大小明显不同

术语

缩略语

- 普通黑色素细胞痣(melanocytic nevus,MN)

同义词

- 良性黑色素细胞痣
- 交界黑色素细胞痣
- 复合黑色素细胞痣
- 皮内黑色素细胞痣
- 真皮内痣
- 痣细胞痣

定义

- 良性黑色素细胞获得性增生

病因/发病机制

细胞起源未知

- 表皮内增生的多潜能干细胞“掉入”真皮内(比如逆风学说)(原始理论)
- 起源于原始的外周神经鞘细胞迁移到皮肤(当前理论)

遗传改变

- 外阴痣,与大多数起源于日光暴露部位的痣不同,通常与 *BRAF* 突变无关
- 如果多发,可能有家庭遗传背景

临床问题

流行病学

- 发生率
  - 10%~20%的皮肤色素性病变发生于生殖道皮肤
  - 2%的妇女有外阴痣
  - 在所有的外阴黑色素细胞增殖性病变中最常见
- 年龄
  - 儿童或年轻成人
- 种族特点
  - 浅肤色更常见

部位

- 外阴>会阴>阴阜

表现

- 偶然发现,最常见为扁平(斑疹)或隆起(丘疹或息肉样)病变
- 可表现为应激症状或溃疡(创伤)

疾病自然史

- 随着年龄增长而消退常见
- 进展为恶性黑色素瘤罕见

治疗

- 只有在临床怀疑时才进行活检
- “ABCDE”规则用于临床评估这些非典型特征
  - A=不对称性
  - B=边界不规则
  - C=颜色变化(不均匀)
  - D=直径>6mm(铅笔擦头的横截面直径)
  - E=进展(以任何方式变化)
- 组织学证实为良性的不需要再切除

预后

- 极好

大体所见

一般特征

- 通常对称且边界清楚
- 平坦或隆起
- 无色素或色素沉着(棕褐色或棕色)
- 如果有色素沉着,黑色素通常分布均匀

大小

- 通常<6mm

显微镜下所见

组织学特征

- 类型
  - 交界痣:黑色素细胞仅见于表皮内
  - 皮内痣:黑色素细胞仅见于真皮内
  - 复合痣:上述类型的混合
- 结构
  - 对称性
  - 边界清楚,例如交界痣(如果存在)不会超过真皮内组分的边界之外(肩部现象)
  - 单个或相对紧密的黑色素细胞巢(3~5个细胞团),大小和形状上几乎没有差异
  - 细胞巢融合,黑色素细胞巢在真皮乳头部尖端汇合连接生长,在真皮内膨胀性生长并不常见
  - 如果像佩吉特样扩展,通常位于中心位置,并且与角化不全相关(由刺激引起的特征)
- 变异型
  - 创伤性痣:角化不全、溃疡、不对称,在损伤处呈佩吉特样播散
  - 神经性痣:梭形细胞,类似于神经纤维瘤
  - 气球细胞痣:胞质丰富、透明
  - 先天性痣:细胞可以沿着皮肤附属器延伸或进入皮肤附属器内部(这种特征不应误认为恶性)
  - 先天性痣中可能存在骨和脂肪组织等间充质成分
  - 很少出现佩吉特样播散,如果受过紫外线照射,可能会误诊为黑色素瘤
- 宿主反应
  - 轻度慢性炎症(如果与湿疹改变有关被称为“梅尔森痣”)
  - 血管生成
  - 表皮可显著增生,在低倍浏览时类似脂溢性角化病或皮内痣

细胞学特征

- 组织学上有三种痣细胞类型
  - A 型：表皮或真皮上部的上皮样(较大)细胞
  - B 型：通常在真皮深部出现的淋巴细胞样(较小)细胞
  - C 型：梭形细胞(常见于"神经性痣变异型"，类似于神经纤维瘤)
- 交界处黑色素细胞核比棘层中部角质形成细胞核小
- 细胞大小随深度增加而变小(即"成熟现象")
- 陈旧性病变细胞形态老化现象(如真皮中的黑色素细胞退变)
- 胞质内黑色素可能缺失，如果存在，通常分布均匀
  - 表皮内和真皮上半部分更易出现色素沉着
- 核非典型性轻微，偶尔核仁显著
- 多核细胞常见
- 真皮层核分裂象罕见；如果有，通常出现在真皮层的上 1/3
- 表皮内和表皮-真皮交界处核分裂象没有意义，不应误认为黑色素瘤中的佩吉特样播散

鉴别诊断

生殖道型非典型性痣

- 交界处细胞巢的大小和形状差异显著，黑色素细胞间黏附性明显变差
- 交界处细胞巢具有明显人工收缩假象
- 黑色素细胞核增大，核仁显著
- 纤细的真皮纤维化

发育不良(非典型或"克拉克")黑色素细胞痣

- 结构
  - 不对称性
  - 界限欠清[如交界部位的黑色素细胞延伸到真皮内组分的边界之外(肩部现象)]
  - 细胞巢的大小、形状和位置不同，并有不同程度融合
  - 真皮内没有膨胀性的细胞巢
- 细胞学
  - 表皮内黑色素细胞轻至重度非典型性
  - 真皮成分成熟
  - 核分裂象罕见；真皮深部没有核分裂象
  - 胞质内尘土样黑色素颗粒
- 宿主反应
  - 血管生成
  - 斑片状慢性炎症(典型的苔藓样)
  - 真皮乳头出现嗜酸性、板层状纤维组织增生，围绕乳头呈同心圆状

恶性黑色素瘤

- 结构
  - 明显不对称
  - 边界欠清
  - 细胞巢排列混乱，沿着真皮-表皮交界处融合性生长
  - 多灶的佩吉特样播散
  - 进展期病变有神经周和血管内扩散
- 细胞学
  - 病变的下边部分缺乏成熟现象
  - 通常细胞重度非典型性；然而，也存在细胞形态温和的变异型
  - 胞质内黑色素沉着表现多样
  - 真皮深部可见核分裂象
  - 可存在肿瘤坏死
- 宿主反应
  - 显著的血管生成
  - 可能是异乎寻常的，包括完全消退(被纤维化和炎症所取代)

黑斑

- 表皮基底层色素沉积增加
- 交界处黑色素细胞增加而不形成巢

诊断注意事项

临床相关性病理学特征

- 大体所见
  - 如果有不典型/交界性临床问题，多数不是普通黑色素细胞痣

病理诊断要点

- 黑色素细胞病变应根据组织结构、细胞学和宿主反应进行综合评估
- 黑色素瘤没有独特的病理组织学特征
  - 位于真皮的核分裂象(尤其是深层)，广泛的佩吉特样播散和肿瘤坏死与黑色素瘤更相关
- 痣样黑色素瘤与普通黑色素细胞痣非常相似，都表现为真皮层的小细胞
  - 高倍镜检查至关重要

部分参考文献

1. Allbritton JI: Vulvar neoplasms, benign and malignant. Obstet Gynecol Clin North Am. 44(3):339-352, 2017
2. Murzaku EC et al: Vulvar nevi, melanosis, and melanoma: an epidemiologic, clinical, and histopathologic review. J Am Acad Dermatol. 71(6):1241-9, 2014
3. Buendía-Eisman A et al: Prevalence of melanocytic nevi in 8- to 10-year-old children in Southern Spain and analysis of associated factors. J Eur Acad Dermatol Venereol. 26(12):1558-64, 2012
4. Fang Y et al: Fluorescence in situ hybridization (FISH) analysis of melanocytic nevi and melanomas: sensitivity, specificity, and lack of association with sentinel node status. Int J Surg Pathol. 20(5):434-40, 2012
5. Barnhill RL et al: State of the art, nomenclature, and points of consensus and controversy concerning benign melanocytic lesions: outcome of an international workshop. Adv Anat Pathol. 17(2):73-90, 2010
6. Edwards L: Pigmented vulvar lesions. Dermatol Ther. 23(5):449-57, 2010
7. Tokuda Y et al: Histogenesis of congenital and acquired melanocytic nevi based on histological study of lesion size and thickness. J Dermatol. 37(12):1011-8, 2010
8. Venkatesan A: Pigmented lesions of the vulva. Dermatol Clin. 28(4):795-805, 2010
9. Ribé A: Melanocytic lesions of the genital area with attention given to atypical genital nevi. J Cutan Pathol. 35 Suppl 2:24-7, 2008
10. Saida T: Histogenesis of congenital and acquired melanocytic nevi: a unifying concept. Am J Dermatopathol. 28(4):377-9, 2006
11. Krengel S: Nevogenesis–new thoughts regarding a classical problem. Am J Dermatopathol. 27(5):456-65, 2005
12. Urso C et al: Histological features used in the diagnosis of melanoma are frequently found in benign melanocytic naevi. J Clin Pathol. 58(4):409-12, 2005
13. Worret WI et al: Which direction do nevus cells move? Abtropfung reexamined. Am J Dermatopathol. 20(2):135-9, 1998
14. Rock B et al: Prospective study of vulvar nevi. J Am Acad Dermatol. 22(1):104-6, 1990

真皮层成熟现象(普通痣)

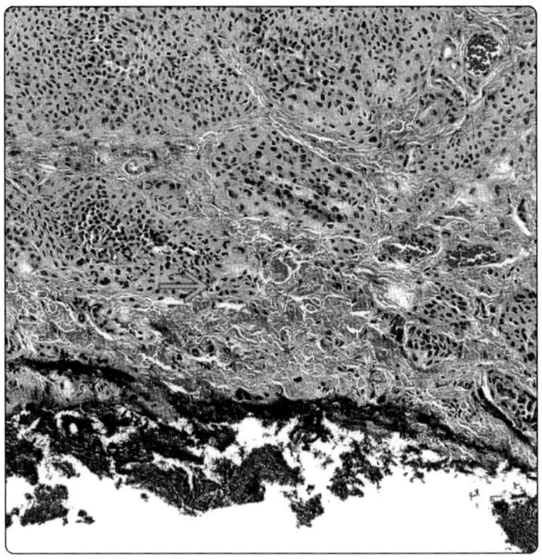

位于深方的圆形至细长的神经样黑色素细胞(神经化痣)

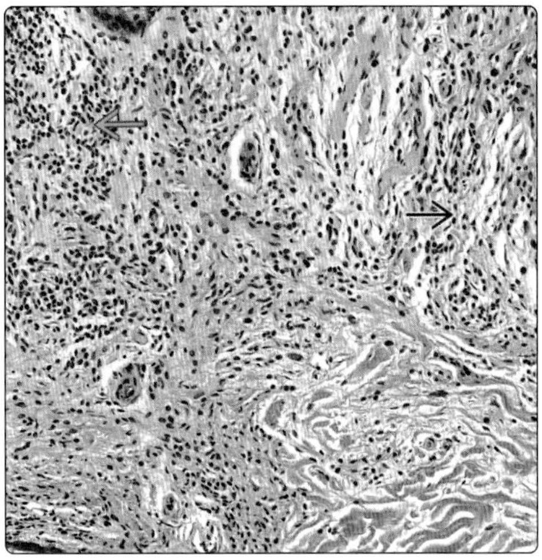

(左)在普通黑色素细胞痣中，真皮层的成熟现象表现为随着病变部位加深而黑色素细胞反而变小⇨。这与恶性黑色素瘤不同。**(右)**神经化痣的深方可表现为小而圆的黑色素细胞(B 型)⇨向细长的神经样黑色素细胞(C 型)➡的过渡

黑素细胞沿着附属器分布(先天性痣)

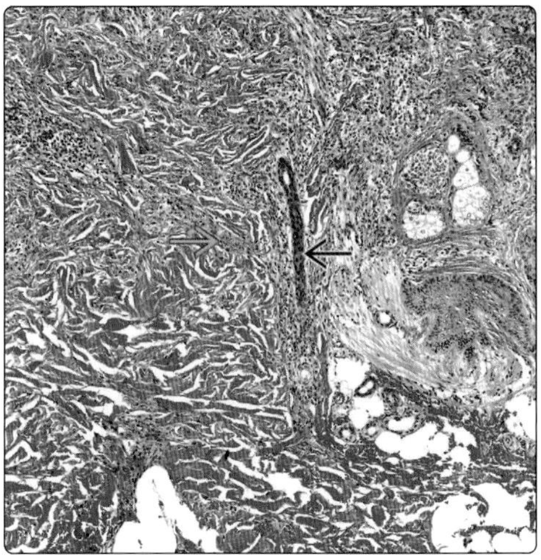

浸润立毛肌(先天性痣)

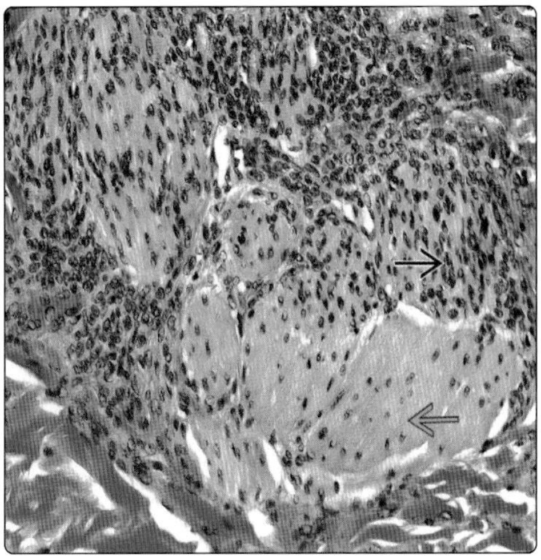

(左)普通黑色素细胞痣的黑色素细胞可延伸至真皮层(网状结构)⇨，并沿小汗腺导管➡和其他附属器结构分布(先天性痣)。**(右)**在普通黑色素细胞痣中(先天型)，可见黑色素细胞➡浸润一根立毛肌⇨，这一特征不应误认为恶性黑色素瘤的浸润。注意黑色素细胞形态温和

Melan-A 突出显示交界处的细胞巢(常见良性痣)

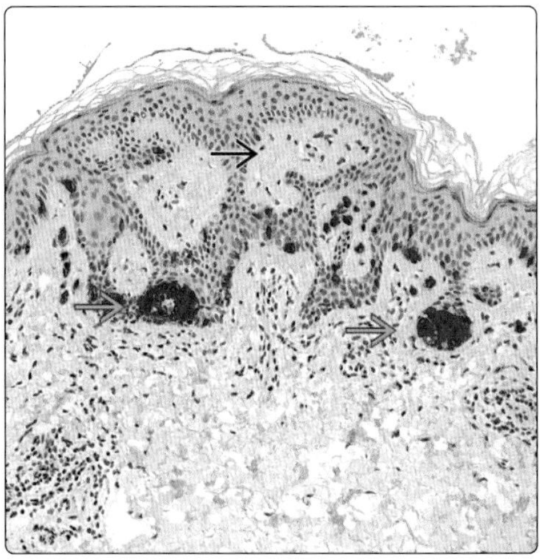

Melan-A 显示黑色素细胞沿着表皮-真皮交界处分布(恶性黑色素瘤)

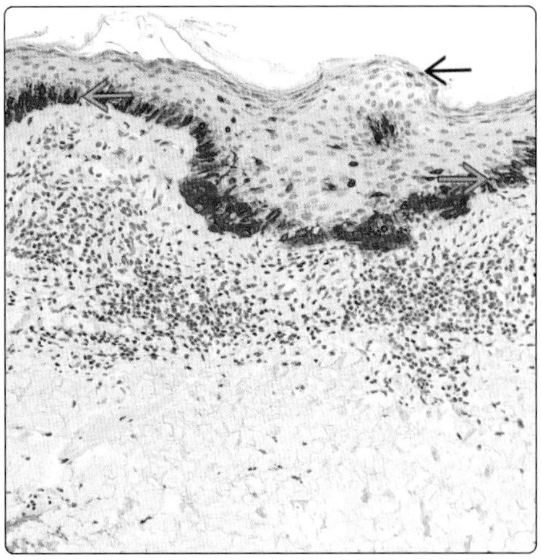

(左) Melan-A 突出显示一组黑色素细胞形成的细胞巢主要局限于交界处的网状结构顶端⇨。网状结构之间通常见不到黑色素细胞➡。**(右)**Melan-A 突出显示了黑色素细胞的非典型性特征，如沿着表皮-真皮交界处融合性生长⇨。染色的细胞呈佩吉特样播散到表皮上部，这些都是恶性黑色素瘤的特征➡

第38节 生殖道非典型痣

要点

术语

- 良性黑色素细胞增生，其结构和细胞学特征不同于普通型痣，与恶性黑色素瘤可能有重叠

临床问题

- 占所有外阴痣的<5%
- 年龄范围广；然而，最常见于20~30岁
- 大阴唇>阴阜>小阴唇>阴蒂>会阴

大体所见

- 粉红色、棕褐色、棕色或黑色斑点或丘疹
- 界限清楚且对称
- 病变宽度范围为2~20mm(平均：6mm)

显微镜所见

- 复合性>表皮内
- 交界处黑色素细胞增生，形成大小不一的细胞巢
- 细胞巢有明显的人工收缩假象，并且细胞黏附性差
- 黑色素细胞具有单形性/均一的细胞学非典型性
- 以具有丰富的嗜酸性胞质的上皮样细胞为主，梭形细胞少见
- 胞质内黑色素颗粒粗大而非尘土样
- 核分裂象可存在于真皮浅层黑色素细胞中，但在真皮深层部分核分裂通常缺失

辅助实验

- Melan-A(MART-1)(突出显示融合的细胞巢)、Mel-5、S100蛋白、HMB-45(突出显示成熟现象)
- 真皮部分Ki-67指数低

首要的鉴别诊断

- 黑色素瘤
- 发育不良痣
- 复发性或创伤性痣
- 雀斑痣

局限性和对称性

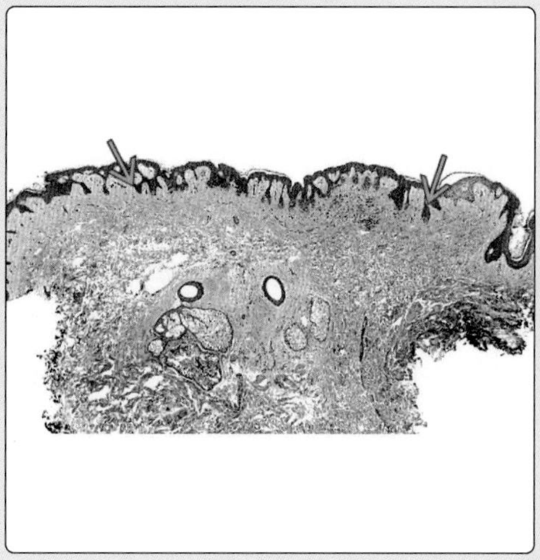

网状结构桥接的不规则细胞巢

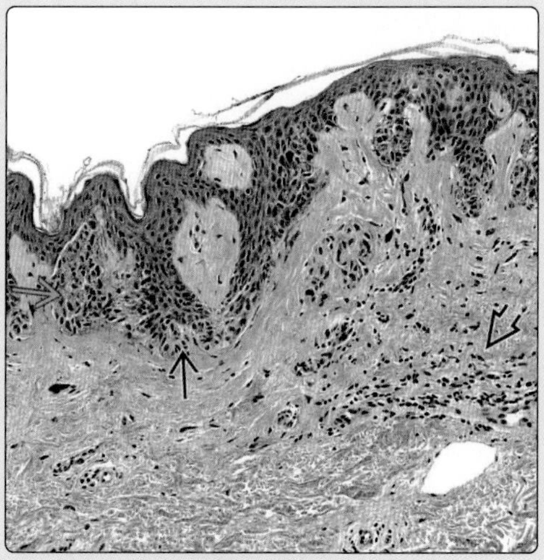

(左)对称且局限➡是生殖道非典型痣的特征，有助于与恶性黑色素瘤鉴别。(右)形状不规则的细胞巢➡，一些在表皮网状结构基底部融合➡，是生殖道非典型痣的特征。细胞巢的方向平行于真皮-表皮交界处也是一个关键的特征。常伴浅表轻度非特异性慢性炎症浸润➡

细胞巢类型

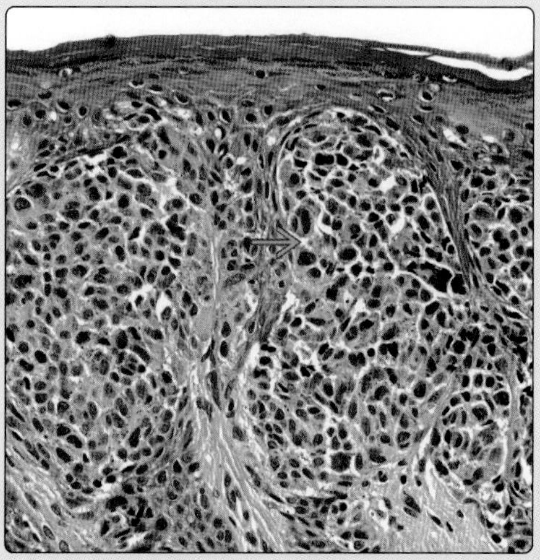

黏附性差和收缩

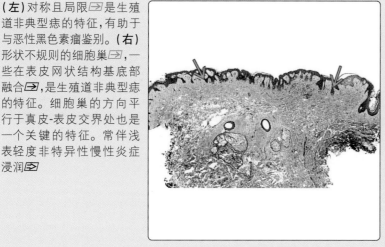

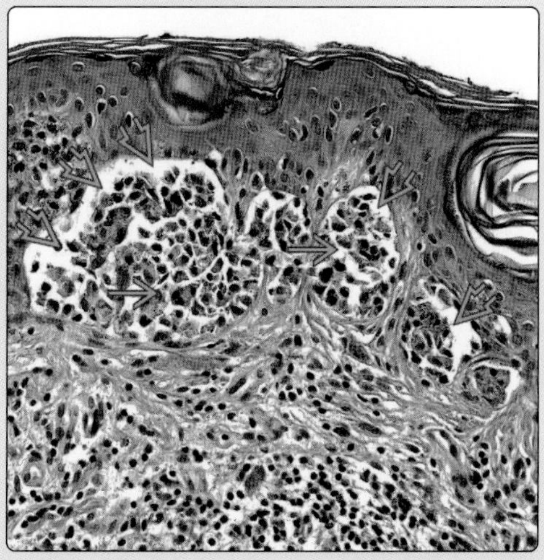

(左)少见情况下，大的黑色素细胞巢➡是生殖道非典型痣的特征。黑色素细胞具有单一的细胞学异型性，与黑色素瘤不同。(右)在非典型性生殖器痣中，细胞巢黏附性差➡和邻近表皮的收缩➡是特征性的表现，不应误认为是原位黑色素瘤标志

术语

缩略语

- 生殖道非典型性痣(atypical nevus of genital tract,AGN)

同义词

- 黑色素细胞痣伴“部位特异性”改变
- “特殊部位”痣
- 非典型复合痣,生殖道型
- 部位相关的非典型性痣

定义

- 良性黑色素细胞增生,其结构和细胞学特征不同于普通型痣,可能与恶性黑色素瘤重叠

病因/发病机制

未知

- 可有 *BRAF* V600E 突变

临床问题

流行病学

- 发生率
  - 罕见
  - 占所有外阴痣的<5%
- 年龄
  - 年龄范围广;最常见的是 20~30 岁
  - 常见儿童和青少年

部位

- 从最常见到最不常见
  - 大阴唇
  - 阴阜
  - 小阴唇
  - 阴蒂
  - 会阴
- 在儿童,最常见的是小阴唇和阴蒂(典型的在鳞状上皮黏膜和皮肤表面的交界处)

表现

- 通常是在常规妇科检查中偶然发现
- 妊娠期间或分娩时发现
- 可能出现“ABCDE 规则”定义的一些大体异常(导致与发育异常痣和黑色素瘤重叠)
  - A=不对称性
  - B=边界不规则
  - C=颜色变化(不均匀)
  - D=直径(恶性病变极少<6mm)
  - E=进展(任何变化都可能预示着恶性转化)

治疗

- 完整但保守的切除术
  - 刮除活检不足以排除黑色素瘤的可能性(除非首选深层“铲刮”)

预后

- 极好
- 如果不完全切除,可能会复发

大体所见

一般特征

- 粉红色、棕色或黑色斑点或丘疹
- 界限清楚,对称,颜色分布均匀

大小

- 2~20mm(平均:6mm)

显微镜所见

组织学特征

- 复合性>表皮内
- 表皮-真皮交界处黑色素细胞显著增生形成大小不等的大细胞巢,具有明显的人工收缩假象,细胞黏附性差
- 独特梭形或椭圆形细胞巢的方向与真皮-表皮交界处平行
- 上皮脚的局灶性桥连,交界处肿瘤细胞偶尔延伸到两侧真皮之外(“肩部现象”)
- 如果有雀斑样的单个细胞增生,常局限且位于周边
- 可见佩吉特样播散,很少延伸到表皮的上部分,而且几乎从不进入角质层
- ±单个细胞或细胞巢沿附属器延伸(先天性痣特征)
- 表皮不同程度增生
- 通常蘑菇状真皮成分对称性覆盖交界性成分
- 常存在真皮成熟现象
- 表浅部位轻度慢性炎,伴噬黑色素细胞浸润和血管扩张
- 真皮纤维化可存在,但不显著,没有发育不良痣的板层模式
  - 可能夹带单个黑色素细胞或细胞巢
- 溃疡极为罕见

细胞学特征

- 上皮样至肥胖的梭形细胞,胞质丰富、嗜酸性
- 粗糙的>>>胞质内尘土样黑色素颗粒
- 细胞非典型程度可变但相对一致
- 如果是上皮样,泡状核,核仁明显
- ±多核化
- 核分裂象可见于真皮浅层黑色素细胞中,在真皮深层则见不到

- 没有单个细胞坏死

辅助实验

免疫组织化学

- Melan-A(MART-1)(标记出融合的细胞巢)、Mel-5、S100 蛋白、HMB-45(标记成熟现象)
- 真皮部分 Ki-67 指数

鉴别诊断

恶性黑色素瘤

- 通常见于绝经后妇女
- 溃疡常见
- 低倍浏览时,通常边界不清且不对称
- 佩吉特样播散
- 沿着真皮-表皮交界处融合性、破坏性生长,并形成表皮下裂口
- 成熟现象不明显
- 胞质内异常的色素沉着,呈褐色细尘土样
- 具有核的多形性和有丝分裂活性

发育不良痣

- 较少累及生殖道鳞状上皮黏膜
- 细胞巢有黏附性
- 细胞轻度至重度非典型性;常为局灶性病变
- 单个细胞的雀斑样痣生长模式,很少形成巢
- 真皮乳头内的纤维组织板层状增生(集中在网嵴)
- 真皮血管周显著的慢性淋巴细胞浸润,伴色素失禁(黑皮病)

复发性或外伤性痣

- 黑色素细胞融合性生长和/或佩吉特样播散,局限于瘢痕上方区域
- 真皮瘢痕,伴胶原纤维与被覆表皮平行
- 瘢痕导致附属器结构消失

雀斑痣

- 交界处或真皮内无黑色素细胞巢
- 缺少细胞非典型性或佩吉特样播散

诊断注意事项

病理诊断要点

- 在生殖道非典型痣与黑色素瘤的鉴别诊断中,支持为黑色素瘤的组织学特征包括
  - 明显的佩吉特样排列
  - 真皮下方有核分裂象
  - 通过形态学和/或 HMB-45 染色模式观察到真皮深层细胞不成熟
- 对年轻妇女诊断外阴黑色素瘤之前,应首先仔细观察排除生殖道非典型痣的诊断
- 将生殖道非典型痣过度诊断为恶性黑色素瘤是诊断陷阱,会导致医疗诉讼
- 活检显示病变边缘细胞具有非典型特征,需要完全切除,以便进行彻底的组织学检查,以排除黑色素瘤,避免复发,这类病变都需要这样做
- 生殖道非典型痣与发育不良痣风险增加的关系尚不清楚
- 含有大量黑色素的病变,可能会使细胞学细节的观察很模糊,导致很难区分黑色素瘤和生殖道非典型痣;如有需要,可在常规染色前进行实验室漂白程序
- 对诊断困难的病例,请皮肤病理学家会诊,他们诊断皮肤黑色素细胞肿瘤的经验非常宝贵

部分参考文献

1. Elmore JG et al: Pathologists' diagnosis of invasive melanoma and melanocytic proliferations: observer accuracy and reproducibility study. BMJ. 357:j2813, 2017
2. Wick MR: Selected benign cutaneous lesions that may simulate melanoma histologically. Semin Diagn Pathol. 33(4):174-90, 2016
3. Murzaku EC et al: Vulvar nevi, melanosis, and melanoma: an epidemiologic, clinical, and histopathologic review. J Am Acad Dermatol. 71(6):1241-9, 2014
4. Heller DS: Pigmented vulvar lesions--a pathology review of lesions that are not melanoma. J Low Genit Tract Dis. 17(3):320-5, 2013
5. Brenn T: Atypical genital nevus. Arch Pathol Lab Med. 135(3):317-20, 2011
6. Edwards et al: Genital Dermatology Atlas. 2nd ed. Philadelphia: Lippincott Williams & Wilkins, 2011
7. Hoffmann JH et al: Combined nevus with dermally located pagetoid cells in the perianal region: a new variant of site-related histological atypia. Am J Dermatopathol. 33(6):611-3, 2011
8. Nguyen LP et al: BRAF V600E mutation and the tumour suppressor IGFBP7 in atypical genital naevi. Br J Dermatol. 162(3):677-80, 2010
9. Venkatesan A: Pigmented lesions of the vulva. Dermatol Clin. 28(4):795-805, 2010
10. Gleason BC et al: Atypical genital nevi. A clinicopathologic analysis of 56 cases. Am J Surg Pathol. 32(1):51-7, 2008
11. Hosler GA et al: Nevi with site-related atypia: a review of melanocytic nevi with atypical histologic features based on anatomic site. J Cutan Pathol. 35(10):889-98, 2008
12. Ribé A: Melanocytic lesions of the genital area with attention given to atypical genital nevi. J Cutan Pathol. 35 Suppl 2:24-7, 2008
13. Kornstein MJ et al: The medicolegal aspect of error in pathology: a search of jury verdicts and settlements. Arch Pathol Lab Med. 131(4):615-8, 2007
14. Sugiyama VE et al: Vulvar melanoma: a multivariable analysis of 644 patients. Obstet Gynecol. 110(2 Pt 1):296-301, 2007
15. Crowson AN: Medicolegal aspects of neoplastic dermatology. Mod Pathol. 19 Suppl 2:S148-54, 2006
16. Elder DE: Precursors to melanoma and their mimics: nevi of special sites. Mod Pathol. 19 Suppl 2:S4-20, 2006
17. Troxel DB: Medicolegal aspects of error in pathology. Arch Pathol Lab Med. 130(5):617-9, 2006
18. Urso C et al: Histological features used in the diagnosis of melanoma are frequently found in benign melanocytic naevi. J Clin Pathol. 58(4):409-12, 2005
19. Glusac EJ: Under the microscope: doctors, lawyers, and melanocytic neoplasms. J Cutan Pathol. 30(5):287-93, 2003
20. Rongioletti F et al: Histopathological features of flexural melanocytic nevi: a study of 40 cases. J Cutan Pathol. 27(5):215-7, 2000
21. Clark WH Jr et al: Atypical melanocytic nevi of the genital type with a discussion of reciprocal parenchymal-stromal interactions in the biology of neoplasia. Hum Pathol. 29(1 Suppl 1):S1-24, 1998
22. Weinstock MA et al: Reliability of the histopathologic diagnosis of melanocytic dysplasia. The Dysplastic Nevus Panel. Arch Dermatol. 133(8):953-8, 1997
23. Christensen WN et al: Histologic characteristics of vulvar nevocellular nevi. J Cutan Pathol. 14(2):87-91, 1987
24. Grossman SZ: Legal implications of overdiagnosing malignant melanoma. Am J Dermatopathol. 3(1):67, 1981
25. Grossman SZ: Legal implications of overdiagnosing malignant melanoma. Liability of the dermatologist and surgeon. Am J Dermatopathol. 3(2):197, 1981

胞质内含粗大黑色素颗粒的上皮样细胞

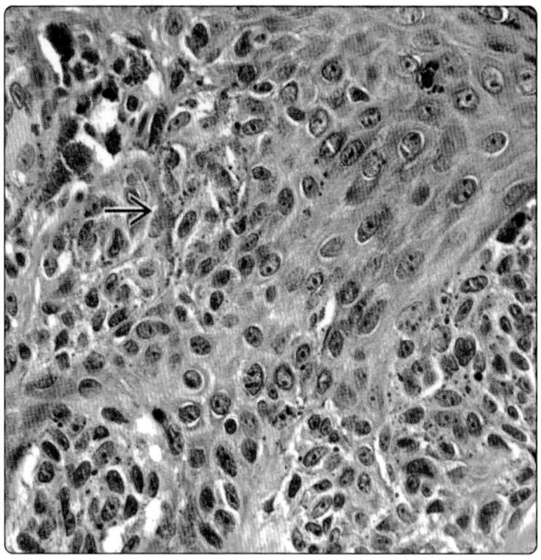

延伸至皮肤附属器结构内

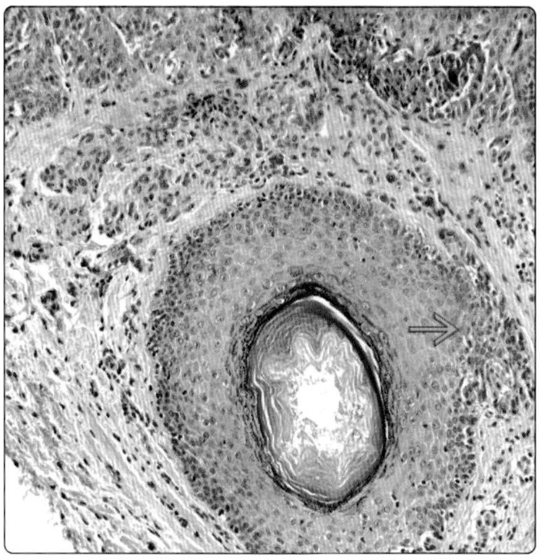

(左)多数生殖道非典型痣病例中，黑色素细胞呈上皮样，但也可梭形，常有胞质内粗大的黑色素颗粒⇨，与发育不良痣和黑色素瘤不同，后两者胞质黑色素颗粒呈灰尘状。(右)生殖道非典型痣中可见黑色素细胞巢延伸至附属器结构⇨

Melan-A 突出显示位于基底部的细胞巢状生长和巢融合

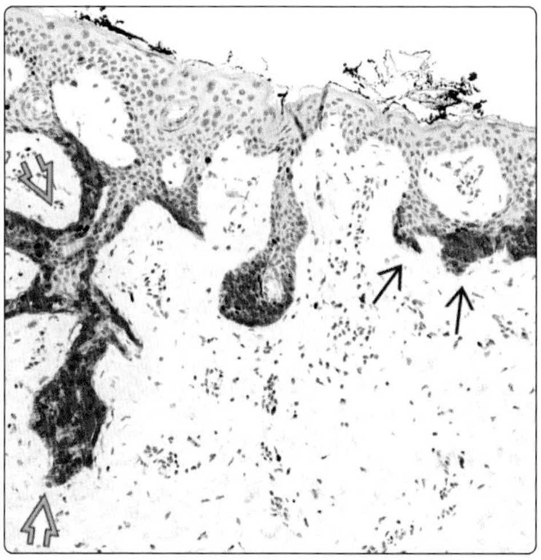

HMB-45 证实细胞成熟

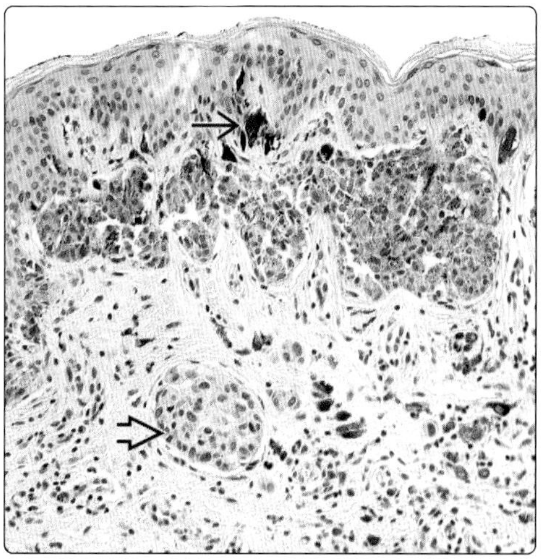

(左)Melan-A 染色(红色反应产物)勾勒出怪异的细胞巢⇨(巢的大小和形状不同)，也勾勒出网嵴结构的基底部融合的细胞巢⇨。(右)HMB-45 染色显示交界处黑色素细胞轻微的阳性⇨，但真皮多数黑色素细胞应该阴性⇨，尤其是在病变较深的部位，这与恶性黑色素瘤不同

肩部现象(发育不良痣)

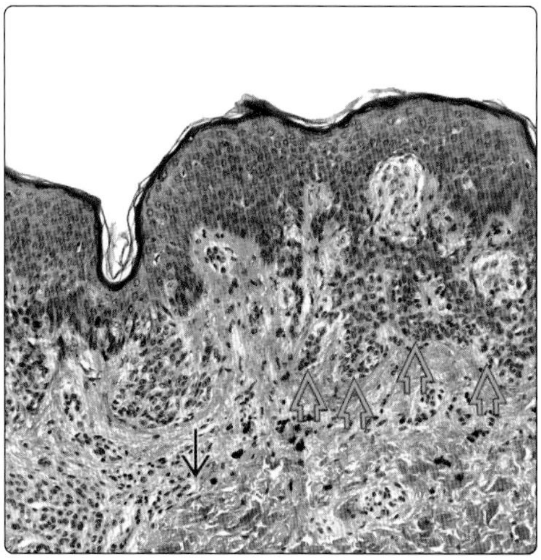

融合生长和显著的佩吉特样扩散(恶性黑色素瘤)

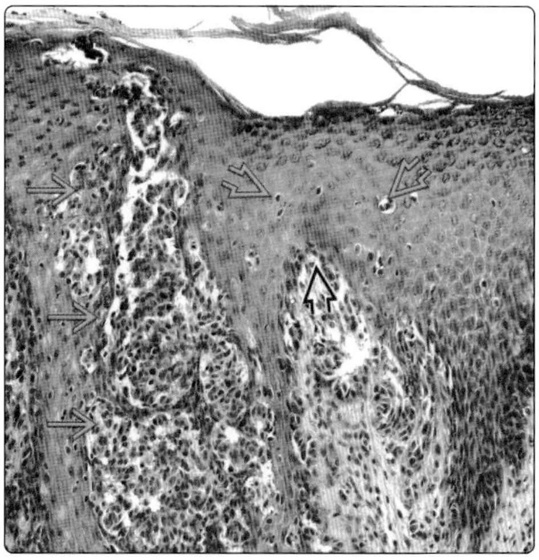

(左)与生殖道非典型性痣相反，发育不良痣表现为沿着网状结构呈雀斑样无序增生⇨，延伸至真皮内组分的边界之外(即肩部现象)⇨。(右)外阴黑色素瘤特点相反，网嵴各水平⇨和网嵴之间有融合生长⇨。佩吉特样播散到表皮上层很明显⇨

第 39 节 恶性黑色素瘤

要 点

术语

- 由黑色素细胞构成的恶性肿瘤

临床问题

- 第二常见的外阴恶性肿瘤
- 主要见于绝经后妇女
- 疾病特异性死亡率高(高达 70% ~90%)
- 高达 30% 的病变无色素,尤其是发生于黏膜的病变

大体所见

- 斑或斑块,常>2cm,边界常不规则;1/3 病例呈息肉样
- 1/5 病例可见卫星病变

显微镜下所见

- 雀斑样/黏膜(高达 50%)>浅表扩散>结节>不可分类
- 重度非典型黑色素细胞融合性生长,在表皮中呈单个细胞和巢状排列,伴佩吉特样播散
- 真皮部分:片状、巢状、索状,单个细胞,很少呈现不成熟的束状
- 上皮样>梭形>小细胞

辅助实验

- MART-1/Melan-A、HMB-45、S100 阳性
- MART-1/Melan-A、HMB-45 可阴性,尤其是促纤维性或梭形细胞型
- p75、C-kit、SOX10 阳性,尤其是梭形细胞型
- Ki-67 指数高

首要的鉴别诊断

- 黑色素斑
- 生殖器型非典型痣
- 乳腺外佩吉特病
- 浸润性鳞状细胞癌
- 平滑肌肉瘤(vs. 梭形黑色素瘤)
- 近端型上皮样肉瘤
- 隆突性皮肤纤维肉瘤

大片色素沉着斑伴有卫星病灶

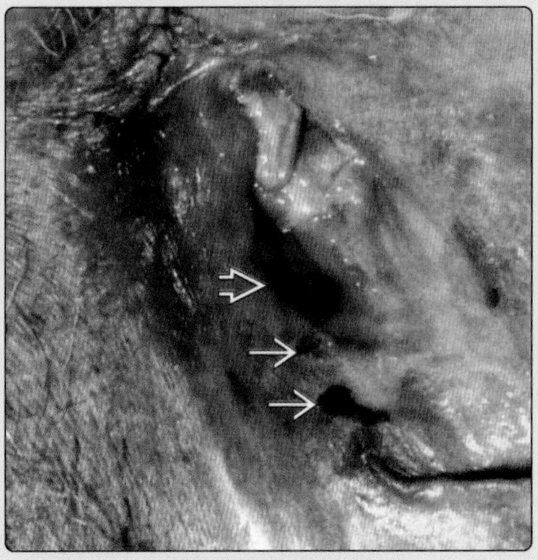

息肉样肿块

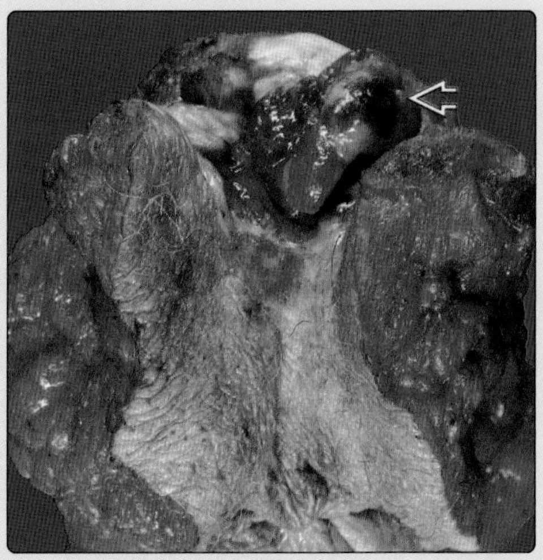

(左)外阴是女性生殖道恶性黑色素瘤最常见部位,大阴唇更常见。表现为大且扁平,形状不规则,色素沉着不对称的斑点,伴卫星病灶。**(右)**外阴恶性黑色素瘤可形成息肉样肿块,伴出血和坏死

丰富的黑色素与结节性生长

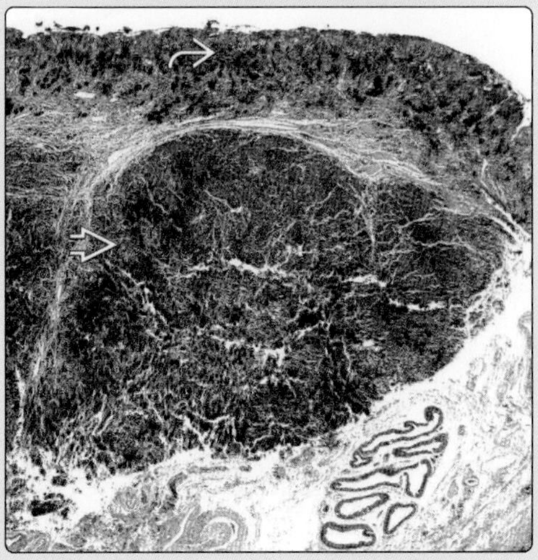

表皮内部分

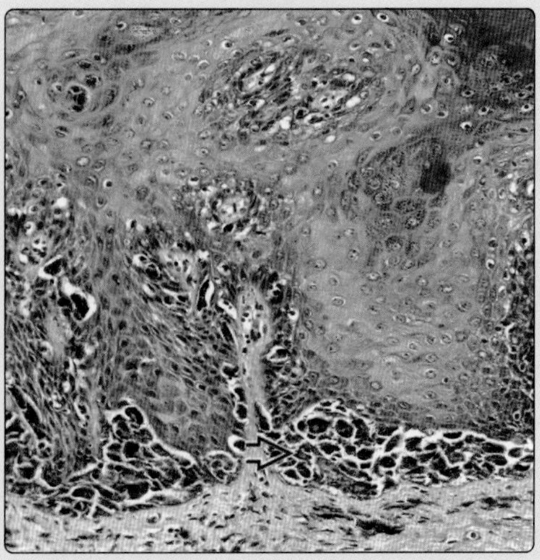

(左)外阴恶性黑色素瘤可出现广泛表皮溃疡。浸润性部分显示膨胀性结节状生长,无细胞成熟现象。显著黑色素沉着可混淆浸润深度,免疫染色有助于识别。**(右)**外阴恶性黑色素瘤的表皮内部分见重度非典型黑色素细胞单个和巢状分布,这些细胞有大量色素沉着,黏附性差。这些发现有助于正确诊断

术语

缩略语

- 恶性黑色素瘤(malignant melanoma,MM)

定义

- 黑色素细胞组成的恶性肿瘤

病因/发病机制

遗传相关性

- *KIT* 突变是最常见的遗传学改变,约 1/4 的病例与预后无关
- 二代测序技术显示 *BRAF* 突变(7.6%)
- 黑皮质素Ⅰ型受体胚系突变(少见)

家族性

- *CDKN2A* 和 *CDK4* 突变
  - 与家族性黑色素瘤有关
  - 占家族性病例的很小一部分

临床问题

流行病学

- 发病率
  - 每年:0.108/100 000
  - 占所有外阴恶性肿瘤的 8%~11%
    - 外阴第二常见恶性肿瘤,仅次于鳞状细胞癌
  - 占女性所有恶性黑色素瘤的 2%~5%
  - 外阴是女性生殖道恶性黑色素瘤的最常见部位
- 年龄
  - 主要见于绝经后妇女(60~80 岁)
- 种族
  - 高加索人>非裔美国人

部位

- 大阴唇(34%)>阴唇(29%)>阴蒂周/阴蒂(24%)>中线结构(如尿道周围、阴道口和后阴唇系带:13%)

表现

- 肿块或肿胀
- 出血、排液、瘙痒、疼痛
- 不对称性
- 临床检查变色
- 约 30% 病例无色素,尤易发生在黏膜表面
- 可多灶
- 1/3 病例就诊时出现淋巴结转移
- 约 20% 患者有外阴以外部位的非典型痣病史
- "ABCD"规则
  - A=不对称性
  - B=边界不规则
  - C=颜色变化(不均匀)
  - D=直径(恶性病变通常>6mm)

治疗

- 切除术,尽可能保留局部结构的外阴部分切除术(如尿道、阴蒂等)
- 根治性外阴、淋巴结切除术(如果病变大,或累及尿道/阴蒂或阴道)
- 如果 Breslow 厚度≥1mm 或 Clark 分级≥Ⅳ级,需行前哨淋巴结活检
- 化疗、放疗、免疫治疗(若处于进展期)
- 如果 *KIT* 突变,可应用酪氨酸酶激酶抑制剂

预后

- 由于发现晚和复发频繁而预后差
- 总体 5 年生存率:37%~54%
- 总复发率:60%
- 5 年疾病相关生存率
  - 如果局限性,75.5%
  - 如果区域性,38.7%
  - 如果远处转移,22%
- 与预后不良相关的因素
  - 老年人
  - 非裔美国人
  - 肿瘤(Breslow)厚度
  - 溃疡
  - 核分裂象
  - 淋巴结转移
  - 外阴中央和/或多灶受累
- 与疾病特异生存独立相关的参数:肿瘤厚度(≤2.00mm 或>2.00mm)和真皮核分裂象(<2/mm^2 或≥2mm^2)

大体所见

一般特征

- 最常见为边缘不规则的斑或丘疹;1/3 呈息肉样
- 如果片状或结节,提示可能有浸润
- 颜色常具有异质性(从棕色、黑色、红色、白色到灰色)
  - 如果呈白色,提示退化
  - 可以是无色素的
- 卫星病灶(1/5 病例)
- 可见溃疡
- 广泛的原位成分(表皮内),通常呈棕色,不对称的斑疹

大小

- 范围 0.1~8.0cm(平均:2cm),但通常>2cm

显微镜下所见

组织学特征

- 雀斑样/黏膜(高达 50%)>表浅播散>结节状>未分类

- 真皮网状结构变薄、消失,呈“虫蚀样”外观
- 不同程度的佩吉特样播散
  - 在雀斑样变异型中不显著
- 真皮部分:片状、巢状、索状、单个细胞,很少呈现具有未成熟现象的束状排列模式
- 促纤维增生反应可显著(促纤维增生亚型)
- 神经周侵犯,尤其是在促纤维增生时
- 常见淋巴血管侵犯
- 不同程度炎症细胞浸润,通常为淋巴细胞、浆细胞
- 真皮纤维化,血管形成增多和淋巴细胞浸润,缺乏恶性黑色素瘤,提示病变消退
- 垂直生长阶段:真皮内细胞巢大于表皮内细胞巢,或真皮核分裂象≥1 个
- 在角化上皮中,应用 Breslow 厚度测量肿瘤厚度
  - Breslow 厚度:从表皮颗粒层顶部测量至肿瘤浸润最深处
  - 仅有黏膜黑色素瘤时,用“厚度”或“肿瘤厚度”这种术语;“Breslow”不适用于黏膜部位
- Clark 分级(与解剖结构有关)
  - Ⅰ级:原位恶性黑色素瘤
  - Ⅱ级:侵犯真皮乳头层,真皮乳头层无扩张
  - Ⅲ级:侵犯真皮乳头层,真皮乳头层扩张
  - Ⅳ级:侵犯真皮网状层
  - Ⅴ级:侵犯皮下脂肪层
- 如果有溃疡,从溃疡底部测量至浸润最深处的距离(在 Breslow 或 Clark 分级系统中均适用)
- 促纤维增生变异型
  - 梭形细胞陷入纤维性基质中(常缺乏黑色素)
- 与痣相关(高达 6% 的病例)

细胞学特征

- 细胞内有数量不等的致密的嗜酸性至苍白的胞质,偶尔是透明胞质
- 上皮样>梭形>小细胞
- 可见到横纹肌样细胞
- 胞质内通常可见尘土样黑色素沉积
- 细胞重度非典型,常有嗜酸性核仁
- 常见核内假包涵体
- 可见多核细胞
- 核分裂象通常活跃±非典型核分裂象

辅助实验

免疫组织化学

- MART-1/Melan-A、HMB-45、S100 阳性
- p75、C-kit、SOX10 阳性(尤其是梭形细胞形态)
- 角蛋白很少局灶阳性
- MART-1/Melan-A、HMB-45 可阴性,尤其是促纤维型或梭形细胞型

电子显微镜检查

- 初级和次级黑色素小体

鉴别诊断

黑斑

- 界限清楚
- 棘层肥厚
- 基底角质形成细胞中黑色素增多
- 黑色素细胞最多轻微增加
- 噬黑色素细胞和真皮纤维化

色素性脂溢性角化病

- 棘层肥厚
- 均匀的基底样,上皮样细胞,伴角囊肿形成
- 病变不累及真皮部分

生殖器型非典型痣

- 年轻人
- 通常<6mm
- 界限分明
- 很少溃疡
- 色素分布均匀
- 真皮-表皮细胞巢有明显的人工收缩假象,细胞黏附性差
- 梭形细胞巢团的方向与真皮-表皮交界处平行
- 通常见粗大的黑色素颗粒
- 核分裂象罕见至缺乏

乳腺外佩吉特病

- 基底层角质形成细胞受压
- 胞质内黏液
- MART-1/Melan-A、MITF、HMB-45 阴性
- CAM5.2、CEA、EMA 阳性
- S100 很少阳性
- 若是原发,CK7、GCDFP-15、GATA3、MUC1 和 MUC5 阳性
- 如果是继发性(肛肠),CK20、CDX2 和 MUC2 阳性
- 如果是继发性(尿路上皮),CK7、CK20、uroplakin-3 阳性

浸润性鳞状细胞癌(vs. 无色素性黑色素瘤)

- 原位鳞状细胞肿瘤
- 突然角化
- 细胞内间桥
- 角蛋白和 p63 阳性
- p16 阳性(如果与 HPV 相关)

平滑肌肉瘤(vs. 梭形黑色素瘤)

- 无表皮内肿瘤成分
- 无黑色素
- desmin、caldesmon 阳性
- S100、Melan-A 阴性

近端型上皮样肉瘤/肌上皮癌

- 无色素

- INI1(SMARCB1)表达丢失
- CD34(若是肌上皮则更常见)、角蛋白、EMA 阳性
- p63 阳性(肌上皮癌)

隆突性皮肤纤维肉瘤(vs. 梭形和促纤维增生型)

- 特征性形态学
- CD34、PDGFR-[alpha],PDGFR-[beta]和 c-abl 常阳性
- t(17;22)(q22;q13)导致 *COL1A1-PDGFB* 基因融合

诊断注意事项

病理诊断要点

- 在色素沉着严重的黑色素瘤中,免疫组织化学染色可能有助于评估浸润深度(特别是红色反应产物)
- S100 蛋白、SOX10 或 p75 对诊断梭形细胞黑色素瘤特别有用,因为其他黑色素细胞标志物可能阴性
- 色素沉着对黑色素瘤诊断不特异,因为它可见于良性和非典型黑色素细胞病变及非黑色素细胞病变

部分参考文献

1. Sayeed S et al: Criteria for risk stratification of vulvar and vaginal smooth muscle tumors: An evaluation of 71 cases comparing proposed classification systems. Am J Surg Pathol. 42(1):84-94, 2018
2. Jahanseir K et al: PDGFB rearrangements in dermatofibrosarcoma protuberans of the vulva: A study of 11 cases including myxoid and fibrosarcomatous variants. Int J Gynecol Pathol. ePub, 2017
3. Ditto A et al: Surgical management and prognostic factors of vulvovaginal melanoma. J Low Genit Tract Dis. 20(3):e24-9, 2016
4. Iacoponi S et al: Prognostic factors of recurrence and survival in vulvar melanoma: Subgroup analysis of the VULvar CANcer Study. Int J Gynecol Cancer. 26(7):1307-12, 2016
5. Isla-Ortiz D et al: [Laparoscopic anterior pelvic exenteration in a patient with locally advanced melanoma.] Cir Cir. ePub, 2016
6. Nagarajan P et al: Tumor thickness and mitotic rate robustly predict melanoma-specific survival in patients with primary vulvar melanoma: A retrospective review of 100 cases. Clin Cancer Res. ePub, 2016
7. Folpe AL et al: SMARCB1-deficient vulvar neoplasms: A clinicopathologic, immunohistochemical, and molecular genetic study of 14 cases. Am J Surg Pathol. 39(6):836-49, 2015
8. Rouzbahman M et al: Malignant melanoma of vulva and vagina: A histomorphological review and mutation analysis--A single-center study. J Low Genit Tract Dis. 19(4):350-3, 2015
9. Bigby SM et al: Spindle cell carcinoma of the vulva: a series of 4 cases and review of the literature. Int J Gynecol Pathol. 33(2):203-12, 2014
10. Weissinger SE et al: A diagnostic algorithm to distinguish desmoplastic from spindle cell melanoma. Mod Pathol. Epub ahead of print, 2013
11. Krathen MS et al: Vulvar melanoma: a missed opportunity for early intervention? J Am Acad Dermatol. 66(4):697-8, 2012
12. Tcheung WJ et al: Clinicopathologic study of 85 cases of melanoma of the female genitalia. J Am Acad Dermatol. 67(4):598-605, 2012
13. Collina G: "Combined" desmoplastic melanoma of the vulva with poor clinical outcome. Pathologica. 103(6):337-9, 2011
14. Moxley KM et al: Malignant melanoma of the vulva: an extension of cutaneous melanoma? Gynecol Oncol. 122(3):612-7, 2011
15. Omholt K et al: KIT pathway alterations in mucosal melanomas of the vulva and other sites. Clin Cancer Res. 17(12):3933-42, 2011
16. Terada T: Sarcomatoid squamous cell carcinoma of the vulva expressing smooth muscle actin and S100 protein. Arch Gynecol Obstet. 283(5):1103-6, 2011
17. Edelweiss M et al: Dermatofibrosarcoma protuberans of the vulva: a clinicopathologic and immunohistochemical study of 13 cases. Am J Surg Pathol. 34(3):393-400, 2010
18. Hu DN et al: Population-based incidence of vulvar and vaginal melanoma in various races and ethnic groups with comparisons to other site-specific melanomas. Melanoma Res. 20(2):153-8, 2010
19. Meenakshi M et al: Myoepithelial neoplasms involving the vulva and vagina: report of 4 cases. Hum Pathol. 40(12):1747-53, 2009
20. De Simone P et al: Vulvar melanoma: a report of 10 cases and review of the literature. Melanoma Res. 18(2):127-33, 2008
21. Sugiyama VE et al: Vulvar melanoma: a multivariable analysis of 644 patients. Obstet Gynecol. 110(2 Pt 1):296-301, 2007
22. Wechter ME et al: Vulvar melanoma: a report of 20 cases and review of the literature. J Am Acad Dermatol. 50(4):554-62, 2004
23. Verschraegen CF et al: Vulvar melanoma at the M. D. Anderson Cancer Center: 25 years later. Int J Gynecol Cancer. 11(5):359-64, 2001
24. Mulvany NJ et al: Desmoplastic melanoma of the vulva. Pathology. 29(2):241-5, 1997
25. Steeper TA et al: Squamous cell carcinoma with sarcoma-like stroma of the female genital tract. Clinicopathologic study of four cases. Cancer. 52(5):890-8, 1983
26. Friedrich EG Jr et al: The vulvar clinic: an eight-year appraisal. Am J Obstet Gynecol. 135(8):1036-40, 1979

第 39 节 恶性黑色素瘤

真皮浸润

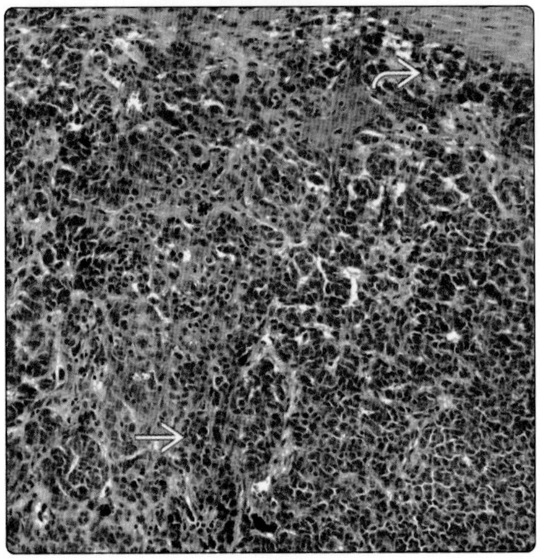

显著的细胞异型性和核分裂象

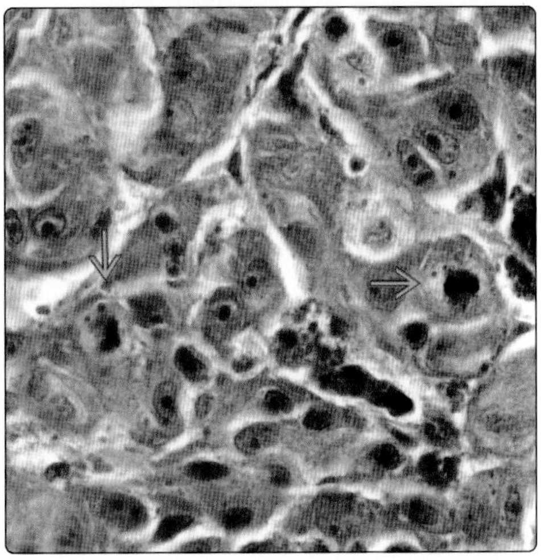

(左)外阴恶性黑色素瘤的特征是肿瘤细胞呈巢状和索状浸润真皮层±黑色素沉着。箭头所示为表皮内成分。(右)外阴恶性黑色素瘤的浸润成分呈上皮样细胞形态，包括胞质丰富、嗜酸性，核圆形，核仁显著。浸润性成分中的核分裂象是预后的独立预测因素

梭形细胞形态

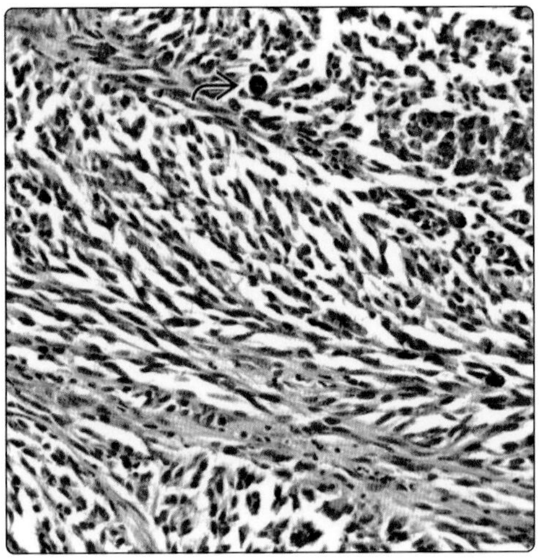

原位成分

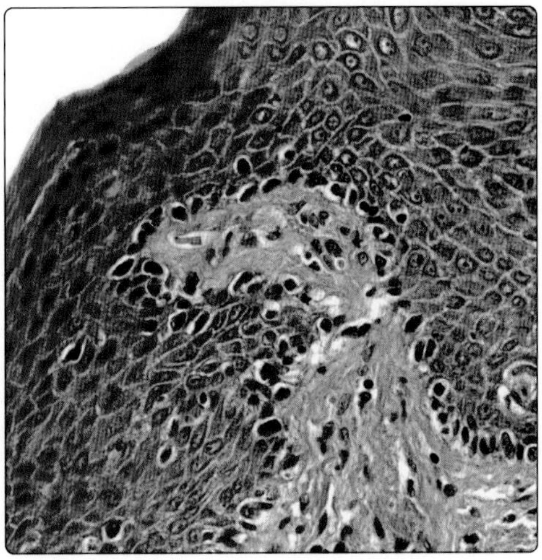

(左)一些外阴恶性黑色素瘤可能显示出明显的梭形细胞成分，应与促纤维增生型黑色素瘤鉴别，不应误认为平滑肌肉瘤或梭形鳞状细胞癌。(右)通常外阴恶性黑色素瘤与原位成分有关，后者可见非典型深染的黑色素细胞沿着真皮-表皮交界处分布

HMB-45 阳性

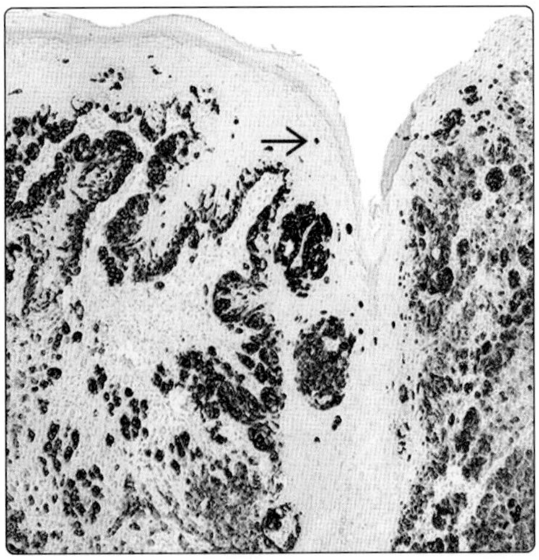

MART-1/Ki-67 双染阳性

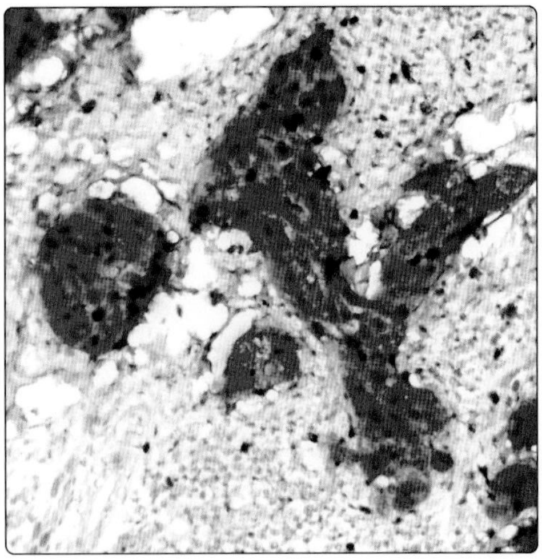

(左)HMB-45 突出显示外阴的浸润性和原位恶性黑色素瘤及肿瘤细胞佩吉特样播散。当肿瘤具有梭形细胞形态时，这个标志物不太可能阳性。(右)MART-1/Ki-67 联合染色显示，外阴恶性黑色素瘤浸润性成分中的深部细胞巢增殖活性高。红色反应产物突出黑色素细胞而非黑色素

胞质丰富、透亮的非典型细胞(佩吉特病)

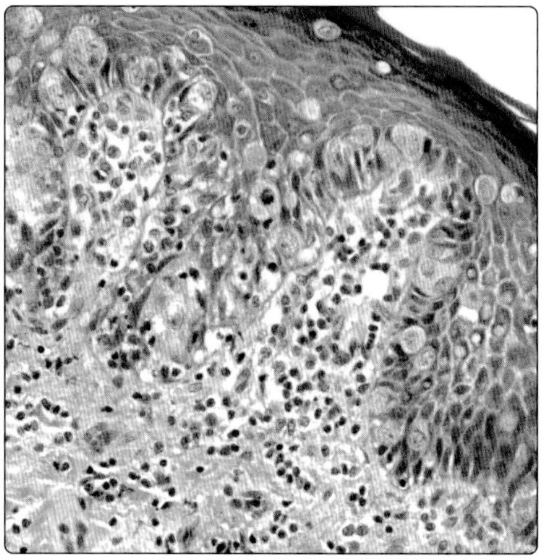

CK7 阳性(佩吉特病)

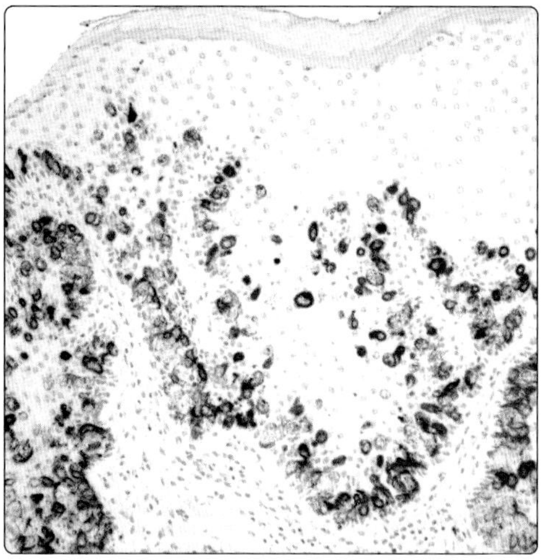

(左)外阴佩吉特病需与原位恶性黑色素瘤鉴,因为二者都显示表皮基底部的肿瘤细胞增生,佩吉特细胞也可含有黑色素。然而,佩吉特病细胞胞质通常更丰富、苍白,并有胞质内空泡。(右)在大多数但并非所有的佩吉特病中 CK7 阳性,有助于与外阴恶性黑色素瘤鉴别

低分化鳞状细胞癌

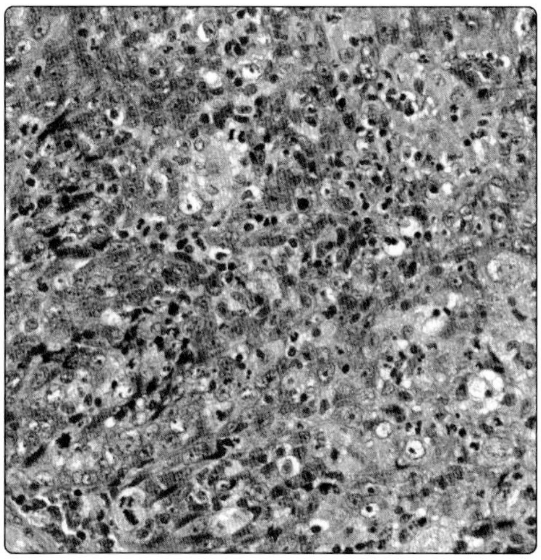

隆突性皮肤纤维肉瘤侵犯皮下组织

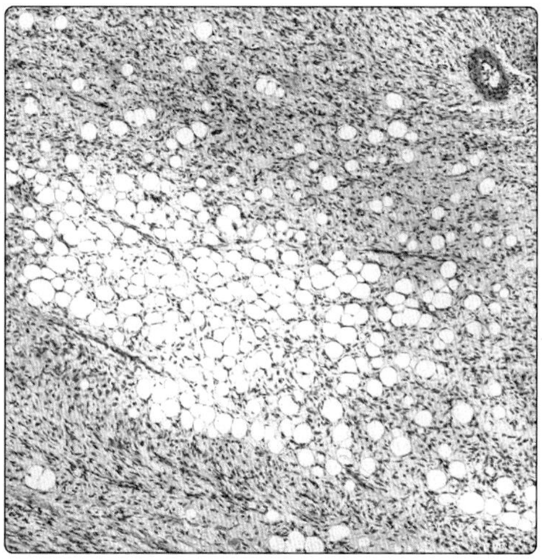

(左)鳞状细胞癌是外阴最常见的恶性肿瘤。低分化鳞状细胞癌需与恶性黑色素瘤进行鉴别,不管是梭形还是上皮样。(右)隆突性皮肤纤维肉瘤是一种梭形细胞肿瘤,可能与梭形黑色素瘤混淆。然而,它常表现出一种典型的蜂窝状浸润皮下组织的模式

上皮样/横纹肌样细胞(近端型上皮样肉瘤)

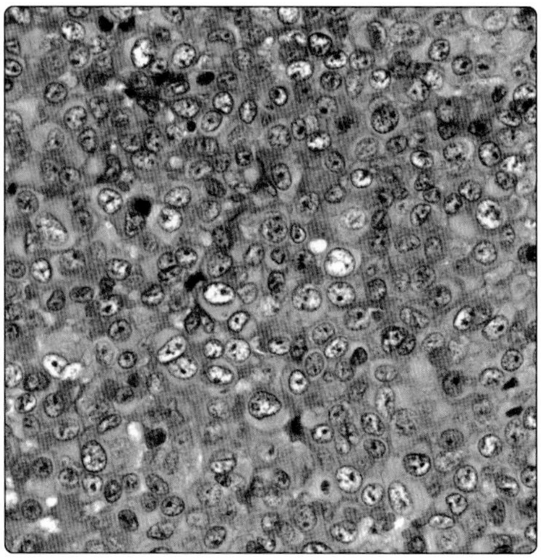

INI1 失表达(近端型上皮样肉瘤)

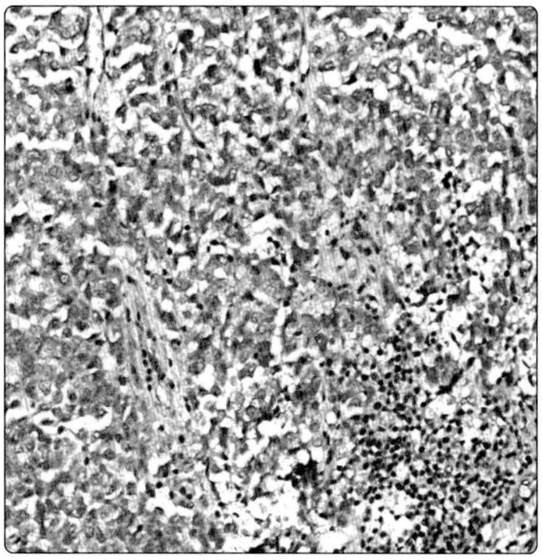

(左)上皮样肉瘤的特征是细胞弥漫生长,呈上皮样或横纹肌样形态,这些特征可能与外阴恶性黑色素瘤有重叠。(右)近端型上皮样肉瘤通常有 INI1 表达缺失,横纹肌样肿瘤也可见此特征。相反,INI1 在外阴恶性黑色素瘤中有表达

第40节 乳腺外佩吉特病

要 点

术语

- 表皮内腺癌(原发性或继发性),常累及附属器结构;罕见浸润

临床问题

- 临床常误诊为炎症过程(皮炎)
- 潮湿、红色、湿疹样斑块
- 预后差:如果可见结节,CEA水平增高,真皮浸润深度>1mm,淋巴结转移,潜在恶性肿瘤

显微镜下所见

- 巢状和/或单个细胞,不常见情况下腺体局限于皮肤基底和副基底层或更高层
  - 细胞胞质丰富、透亮,大泡状核,核仁显著
  - 偶见黑色素
- 1/3的病例有相应的表皮增生性病变
- 高达48%的原发性乳腺外佩吉特病(EMPD)中有浸润性成分

辅助实验

- 原发性和继发性EMPD:CAM5.2、CEA、EMA阳性,ER、PR、MART-1/Melan-A、tyrosinase、MITF和HMB-45阴性;S100阳性罕见
- 原发性:CK7、GCDFP-15、MUC1、MUC5、GATA3阳性
- 继发于肛肠:CK20、CDX-2、MUC2阳性
- 继发于尿路上皮:CK7、CK20、GATA3、uroplakin-3阳性
- 继发于宫颈:p16阳性

首要的鉴别诊断

- 鳞状细胞癌
- 黑色素瘤
- 皮脂腺癌
- 透明细胞丘疹病

潮湿、红色、湿疹样斑块

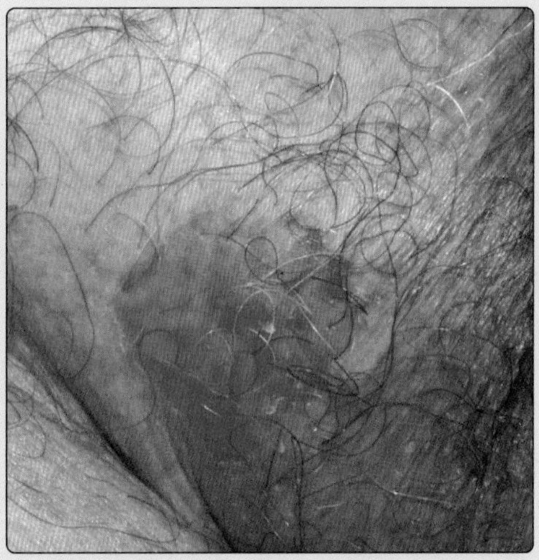

基底层大小不等的肿瘤细胞巢

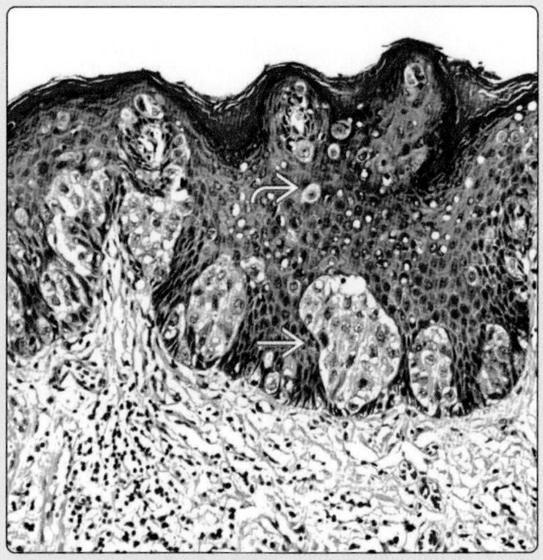

(左)EMPD常表现为鳞片状红斑块,类似炎症过程。对于对类固醇治疗无效的长期病变,应考虑活检。(Courtesy L. Edwards, MD.)(右)佩吉特细胞常在表皮下,单个➡或形成不同大小的细胞巢➡,基底角质形成细胞仍存在但受压。注意鳞状上皮棘层增生和乳头状瘤病,这种现象并不少见

腺管形成

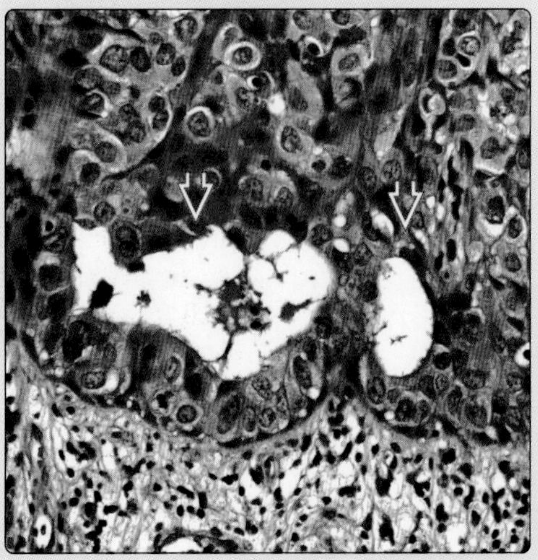

胞质丰富、透亮和大泡状核

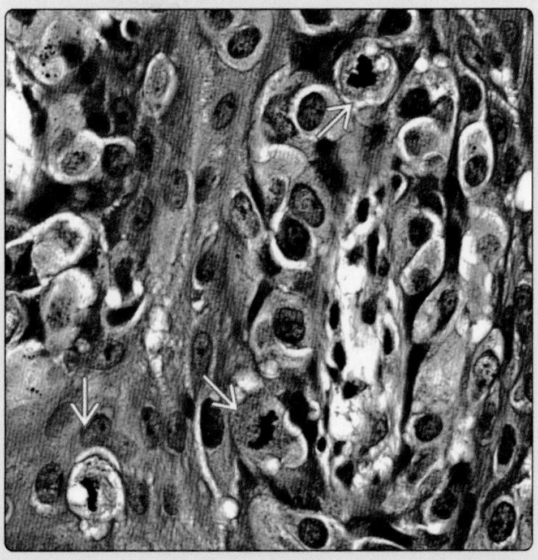

(左)EMPD中有时可见腺管形成,位于表皮内的细胞巢中➡,但是相比单个细胞或细胞巢更少见。如果有腺管,通常见于表皮基底部。(右)由于佩吉特细胞胞质丰富、透亮、嗜酸性,很容易与角质形成细胞区分。肿瘤细胞核大、泡状,核仁显著。核分裂象可很明显➡

术语

缩略语

- 乳腺外佩吉特病(extramammary Paget disease,EMPD)

同义词

- 乳腺佩吉特病

定义

- 原发性(85%)
  - 表皮内腺癌常播散到附属器结构内部;浸润罕见
  - 无潜在恶性
- 继发性(15%)
  - 表皮内腺癌常与潜在(皮肤外)恶性(宫颈、肛肠、泌尿器官)肿瘤有关

病因/发病机制

关于起源细胞的理论

- 多能干细胞或附属器干细胞
- Toker 透明细胞
  - 传统上被认为是 MPD 的起源
  - 最近被明确的位于口部/肛门生殖器乳腺样腺体开口处的 CK7 阳性/CK20 阴性的细胞是外阴、会阴和肛周皮肤的固有组分
  - Toker 细胞在 EMPD 出现频率更高

临床问题

流行病学

- 发病率
  - 罕见(占外阴肿瘤的不到 2%)
  - 最常见外阴附属器恶性肿瘤(原发性 EMPD)
- 年龄
  - 通常在 40 岁以上;高峰年龄 65 岁
- 种族
  - 白种人更常见

部位

- 生殖器皮肤
- 大阴唇>小阴唇>阴蒂

表现

- 潮湿、红色、湿疹样斑块
- 瘙痒
- 罕见色素沉着
- 可有溃疡
- 可类似于炎症过程(皮炎)、脂溢性角化病、色素性湿疣或色素性外阴上皮内瘤变

治疗

- 广泛局部切除
- 淋巴结清扫,如果浸润性成分>1mm
- 外科治疗具有挑战性,因为
  - 边缘的评估常受视觉误导
  - 冷冻切片常见欺骗假象
  - 边缘状态并不能预测肿瘤复发,因为肿瘤通常为多灶性(跳跃性病变)
- 局部博来霉素、5-氟尿嘧啶、二氧化碳激光、咪喹莫特或全身性视黄酸(如果是原位病变复发)
- 如为继发性 EMPD,治疗潜在恶性肿瘤
- 有必要密切随访,并对任何可疑区域进行最低限度的活检

预后

- 如果病变局限且没有浸润,则预后良好
- 预后差的相关因素
  - 临床检查为结节性病变
  - CEA 水平升高
  - 真皮浸润(基底膜之下>1mm)
  - 淋巴结转移(死亡率 66%)
  - 潜在恶性肿瘤(继发性 EMPD)

大体所见

一般特征

- 常为边界不清、隆起的红色鳞状斑块

大小

- 几微米到几厘米

显微镜下所见

组织学特征

- 巢状和/或单个细胞,少数情况下腺体局限于表皮基底和副基底层或更高层
- 可播散至表皮上层
- 基底角质细胞存在,但受压
- 可见棘层松解
  - 复发危险因素
- 可延伸至附属器,最常见的是毛囊和小汗腺导管
- 1/3 的病例有相应的表皮增生性病变
  - 鳞状上皮增生
  - 纤维上皮瘤样增生
  - 乳头状瘤样增生
- 浸润性成分(见于高达 48% 的原发性 EPMD)
  - 真皮上层内的单个细胞(最常见)常被致密的慢性炎症浸润所掩盖
  - 融合的巢和腺体(罕见)

细胞学特征

- 细胞胞质丰富、透亮,大泡状核,核仁显著
- 胞质内空泡和核受压
- 偶见黑色素(色素由黑色素细胞转运而来)
- 核分裂象多少不等,通常很少

辅助实验

免疫组织化学

- 原发性和继发性 EMPD

- CAM5.2、CEA、EMA 阳性
- ER、PR 阴性
- S100 阳性罕见
- MART-1/Melan-A、tyrosinase、MITF 和 HMB-45 阴性

- 原发性 EMPD
  - CK7、GCDFP-15、GATA3、MUC1、MUC5 阳性
  - 雄激素受体阳性(50%)
  - CDX-2 可阳性
  - CK20、MUC2 阴性
- 继发性 EMPD,肛门直肠
  - CK20、CDX-2、MUC2 阳性
  - CK7、MUC1 和 GCDFP-15 阴性
- 继发性 EMPD,尿路上皮
  - CK7、CK20、GATA3 和 uroplakin-3 阳性
  - GCDFP-15 阴性
- 继发性 EMPD,宫颈
  - p16 阳性
  - GCDFP-15、ER 阴性
- 与侵袭性行为有关的染色总结
  - 原发性 EMPD 中 MUC5AC 丢失
  - HER2/neu 过表达(30%～50%的原发性 EMPD)
  - D2-40 表达(与淋巴管增多有关)

鉴别诊断

原位和浸润性鳞状细胞癌伴表皮内播散

- 无黏液或腺管形成
- CEA 和 GCDFP-15 阴性,CK5/6、p40 和 p63 阳性

表浅播散的黑色素瘤和原位黑色素瘤

- 表皮基底层受累,无基底角质形成细胞受压
- MART-1/Melan-A、tyrosinase、MITF 和/或 HMB-45 阳性
- 角蛋白、EMA、GCDFP-15 阴性

皮脂腺癌

- 常显著的浸润真皮层
- 肿瘤细胞富于染色质,有多个胞质空泡和核压痕(由于存在脂质)
- 缺乏 CEA、GCDFP-15 表达
- 脂肪分化相关蛋白和脂滴包被蛋白阳性

透明细胞丘疹病

- 常见于年幼儿童
- 无细胞非典型性或核分裂象

诊断注意事项

病理诊断要点

- 外阴渗出、结痂、类固醇治疗无效和/或斑块/结节生长时应及时活检
- 位置可能暗示来源
  - 外阴病变支持皮肤起源
  - 肛周病变支持肛肠起源
  - 前庭和尿道周围支持尿路起源
- 延伸至附属器不应与浸润性疾病混淆,延伸的水平可能有助于区分
- 免疫组织化学通常仅作为常规组织学检查应用,不足以鉴别原发性和继发性 EMPD
- 表皮内的肿瘤细胞内部发现黑色素不能除外 EMPD
- 原发性(皮肤)EMPD 常 CK7 阳性/CK20 阴性,而继发性 EMPD 常 CK7 阴性/CK20 阳性
  - 若这两个标志物均阴性,应考虑其他疾病,如黑色素瘤、鲍恩病、朗格汉斯细胞组织细胞增生症和蕈样霉菌病

部分参考文献

1. Konstantinova AM et al: Spectrum of changes in anogenital mammary-like glands in primary extramammary (anogenital) Paget disease and their possible role in the pathogenesis of the disease. Am J Surg Pathol. 41(8):1053-1058, 2017
2. Onaiwu CO et al: Paget's disease of the vulva: a review of 89 cases. Gynecol Oncol Rep. 19:46-49, 2017
3. Yang EJ et al: Vulvar and anal intraepithelial neoplasia: terminology, diagnosis, and ancillary studies. Adv Anat Pathol. 24(3):136-150, 2017
4. Zhao M et al: GATA3 is a sensitive marker for primary genital extramammary paget disease: an immunohistochemical study of 72 cases with comparison to gross cystic disease fluid protein 15. Diagn Pathol. 12(1):51, 2017
5. Konstantinova AM et al: Depth and patterns of adnexal involvement in primary extramammary (anogenital) Paget disease: a study of 178 lesions from 146 patients. Am J Dermatopathol. 38(11):802-808, 2016
6. Padrnos L et al: Mayo Clinic Cancer Center experience of metastatic extramammary Paget disease 1998-2012. Rare Tumors. 8(4):6804, 2016
7. Powell JL: Paget Disease of the vulva: significance of surgical margin status. J Low Genit Tract Dis. 20(3):e53, 2016
8. Baker GM et al: Vulvar adnexal lesions: a 32-year, single-institution review from Massachusetts General Hospital. Arch Pathol Lab Med. 137(9):1237-46, 2013
9. Boussahmain C et al: Perilipin and adipophilin expression in sebaceous carcinoma and mimics. Hum Pathol. 44(9):1811-6, 2013
10. Funaro D et al: Extramammary Paget disease: epidemiology and association to cancer in a Quebec-based population. J Low Genit Tract Dis. 17(2):167-74, 2013
11. Ito Y et al: Prognostic indicators in 35 patients with extramammary Paget's disease. Dermatol Surg. 38(12):1938-44, 2012
12. Jones IS et al: Paget's disease of the vulva: diagnosis and follow-up key to management; a retrospective study of 50 cases from Queensland. Gynecol Oncol. 122(1):42-4, 2011
13. Ueda A et al: Lymphangiogenesis is a predictor of nodal metastasis in extramammary Paget's disease. Histopathology. 58(6):870-4, 2011
14. van der Putte SC: Clear cells of Toker in the developing anogenital region of male and female fetuses. Am J Dermatopathol. 33(8):811-8, 2011
15. Perrotto J et al: The role of immunohistochemistry in discriminating primary from secondary extramammary Paget disease. Am J Dermatopathol. 32(2):137-43, 2010
16. Shaco-Levy R et al: Paget disease of the vulva: a histologic study of 56 cases correlating pathologic features and disease course. Int J Gynecol Pathol. 29(1):69-78, 2010
17. Fernandez-Flores A: Toker-cell pathology as a unifying concept. Histopathology. 52(7):889-91; author reply 891-2, 2008
18. Black D et al: The outcomes of patients with positive margins after excision for intraepithelial Paget's disease of the vulva. Gynecol Oncol. 104(3):547-50, 2007
19. Willman JH et al: Vulvar clear cells of Toker: precursors of extramammary Paget's disease. Am J Dermatopathol. 27(3):185-8, 2005
20. Brown HM et al: Uroplakin-III to distinguish primary vulvar Paget disease from Paget disease secondary to urothelial carcinoma. Hum Pathol. 33(5):545-8, 2002
21. Kuan SF et al: Differential expression of mucin genes in mammary and extramammary Paget's disease. Am J Surg Pathol. 25(12):1469-77, 2001
22. Brainard JA et al: Proliferative epidermal lesions associated with anogenital Paget's disease. Am J Surg Pathol. 24(4):543-52, 2000
23. Diaz de Leon E et al: Extramammary Paget disease is characterized by the consistent lack of estrogen and progesterone receptors but frequently expresses androgen receptor. Am J Clin Pathol. 113(4):572-5, 2000

播散至毛囊

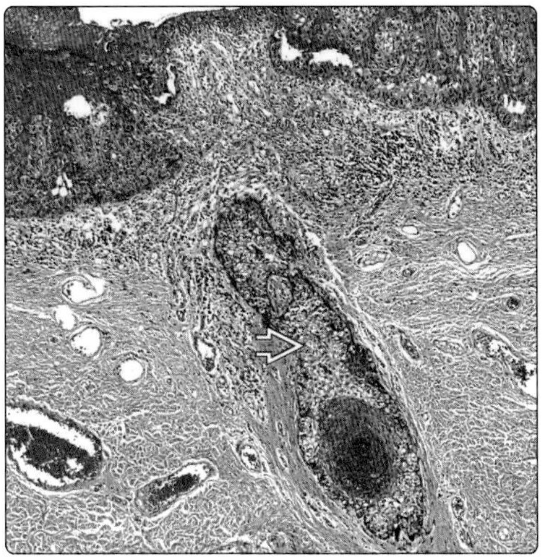

播散至分泌腺

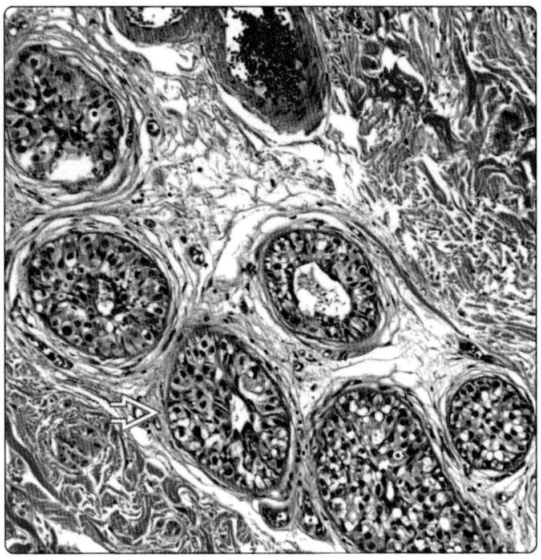

(左)乳腺外佩吉特病(EMPD)的病变可沿着附属器结构播散,以毛囊最为常见➡,不应误认为浸润,尤其是当中心的毛干不在一个平面上时。这些病例中,观察水平切面是有帮助的。小型细胞巢线状排列是附属器受累的诊断线索。**(右)**这例 EMPD 中,佩吉特细胞取代分泌腺上皮➡,但未见浸润迹象

胞质内黏液

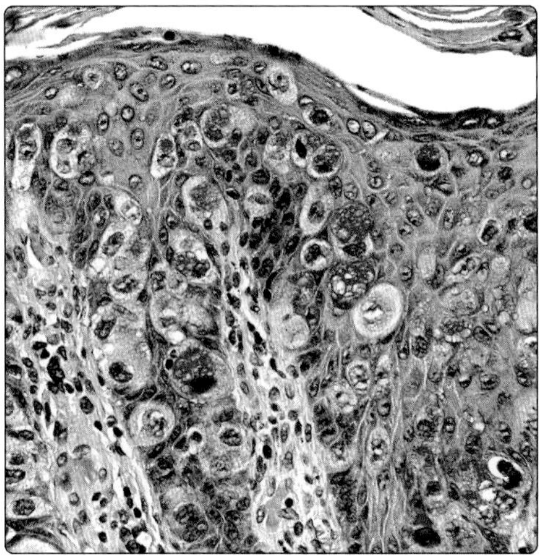

CAM5. 2 阳性

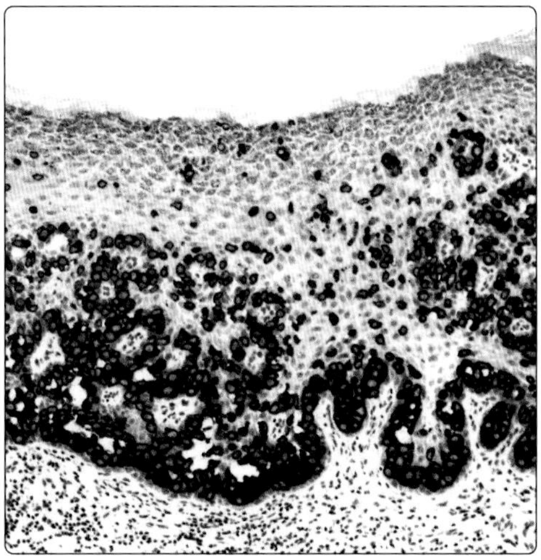

(左)EMPD 中,黏液卡红染色显示位于表皮内的肿瘤细胞胞质内黏液。(Courtesy E. Velazquez, MD.)**(右)**CAM5. 2、CEA 和 EMA 在外阴佩吉特病中常阳性。这一标志物对区分原发性和继发性 EMPD 没有帮助

CK7 阳性

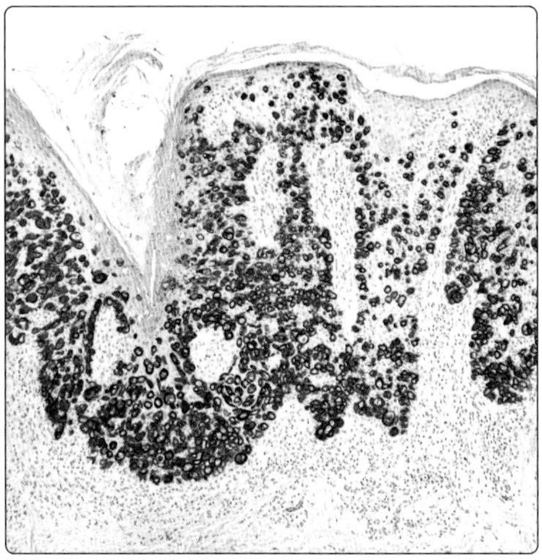

CK20 阳性(继发性)

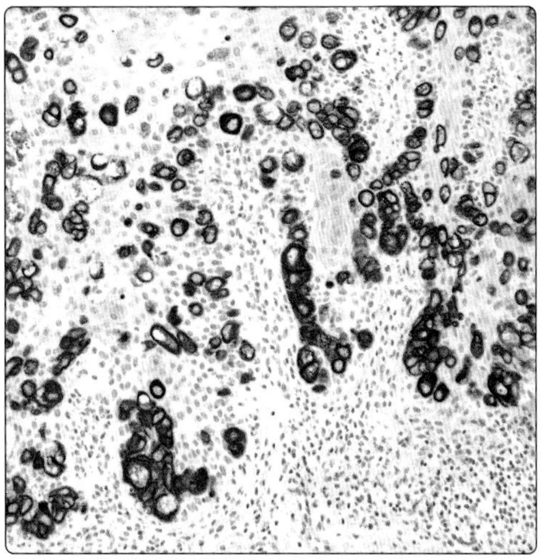

(左)原发 EMPD 肿瘤细胞 CK7 阳性。如果继发于宫颈癌或尿路上皮癌,CK7 也阳性。**(右)**继发于直肠/肛管癌的 EMPD 肿瘤细胞 CK20 强阳性。如果有潜在的尿路上皮癌,CK20 也可阳性,但宫颈原发和继发性 EMPD,CK20 应该阴性

第 41 节 前庭大腺癌

要 点

术语

- 恶性上皮性肿瘤,符合下列标准
  - 起源于前庭大腺
  - 组织学特征与此部位的原发肿瘤一致
  - 排除继发性肿瘤

临床问题

- 占外阴恶性肿瘤的 5%
- 平均年龄:49.5 岁
- 临床表现为真皮肿块,可伴疼痛
- 1/3 以上患者可出现腹股沟-股淋巴结转移
  - 若 1 个淋巴结阳性,5 年生存率为 71%
  - 若多个淋巴结阳性,5 年生存率为 18%
- 复发常见,尤其是腺样囊性型
  - 预后最差

显微镜下所见

- 鳞状细胞癌(主要类型)
- 腺癌(第二常见类型)
- 腺样囊性癌
- 神经内分泌癌
- 罕见:移行细胞癌,上皮-肌上皮癌,肌上皮癌,淋巴上皮样癌,未分化癌,梅克尔细胞癌

首要的鉴别诊断

- 鳞状细胞癌和腺癌继发性累及前庭大腺
- 前庭大腺增生/腺瘤

原位鳞状细胞癌

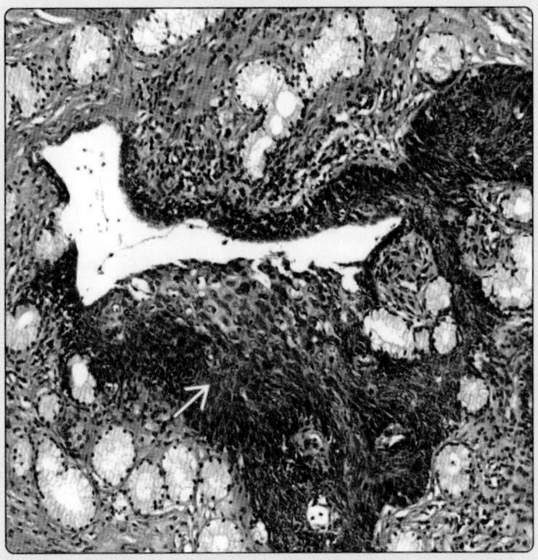

腺癌

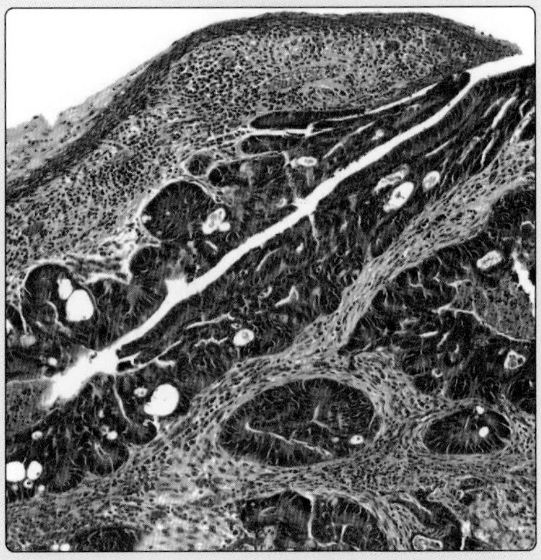

(左)前庭大腺导管上皮被原位鳞状细胞癌取代➡,这一特征有助于确定该部位肿瘤的来源;然而这种情况不常见。**(右)**前庭大腺腺癌呈导管内生长,播散至表面上皮,伴有浸润性腺体引起的促结缔组织增生反应

腺样囊性癌

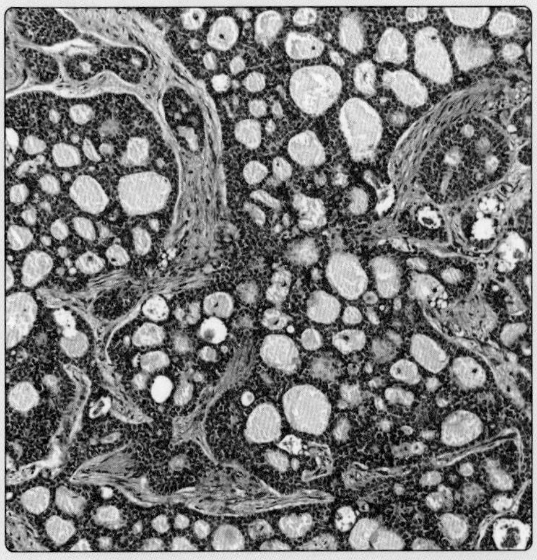

神经内分泌癌

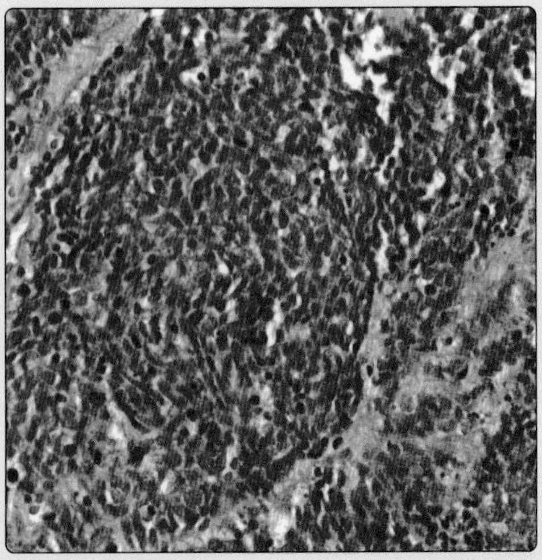

(左)起源于前庭大腺的腺样囊性癌,呈典型的筛状生长,腺腔圆形、僵硬,内含弱嗜碱性物质,后者Ⅳ型胶原染色常阳性。**(右)**前庭大腺神经内分泌癌肿瘤细胞呈巢状排列,细胞具有黏附性,核质比高,核挤压。核分裂象及凋亡小体常见

术语

定义

- 起源于前庭大腺的恶性上皮性肿瘤，组织学与此部位原发肿瘤一致，并除外继发性肿瘤

病因/发病机制

感染原

- HPV 可能起作用（如果是鳞状细胞癌）

临床问题

流行病学

- 发病率
  - 占所有女性生殖道肿瘤<0.01%
  - 占外阴恶性肿瘤的 5%
  - 鳞状细胞癌和腺癌>>>腺样囊性癌>神经内分泌癌>移行细胞癌
    - 鳞状细胞癌和腺癌（90%）
    - 腺样囊性癌（15%）
- 年龄
  - 范围：19～91 岁（平均：49.5 岁）

部位

- 大阴唇后外侧

表现

- 肿块或肿胀
- 可伴疼痛（与神经周侵犯有关；最常见于腺样囊性癌）
- 可出现出血、性交困难、瘙痒

疾病自然史

- 从有症状到诊断时间：约 8.8 个月
- 常复发（腺样囊性癌；继发于神经周侵犯）
- 腹股沟-股淋巴结（37%），骨和肺转移最常见（腺样囊性癌）

治疗

- 广泛的局部切除或根治性外阴切除±同侧淋巴结切除术
- 辅助化疗（如边缘阳性或有淋巴结转移）
- 切除后放化疗（如无法切除）

预后

- 5 年生存率（淋巴结阴性）为 56%～80%
  - 若 1 个淋巴结阳性，5 年生存率为 71%
  - 若多个淋巴结阳性，5 年生存率为 18%
- 如复发，预后最差

大体所见

一般特征

- 常边界不清、浸润性生长±坏死

大小

- 0.5～4.0cm

显微镜下所见

组织学特征

- 鳞状细胞癌（主要类型）
  - 不同程度分化和角化
- 腺癌（第二常见类型）
- 腺样囊性癌
  - 筛状、腺管状、索状排列模式
  - 嗜酸性基底膜样物质
  - 常见神经周侵犯
- 神经内分泌癌
  - 局灶有腺样或鳞状成分（罕见）
- 移行细胞癌，上皮-肌上皮癌，肌上皮癌，淋巴上皮样癌，未分化癌，梅克尔细胞癌（罕见）

辅助实验

免疫组织化学

- CAM5.2 和 EMA 阳性
- p16 阳性（如 HPV 相关的鳞状细胞癌）
- B72.3 和 CEA 局灶阳性（腺癌）
- Ⅳ型胶原阳性（腺样囊性癌）

鉴别诊断

鳞状细胞癌和腺癌继发累及

- 部位（不位于前庭大腺的中心）

前庭大腺增生/腺瘤

- 小叶结构
- 无细胞非典型性

诊断注意事项

病理诊断要点

- 任何>40 岁女性的前庭大腺"囊肿"，应高度怀疑癌，因为几乎 1/2 的人被误诊

部分参考文献

1. Bhalwal AB et al: Carcinoma of the Bartholin gland: a review of 33 Cases. Int J Gynecol Cancer. 26(4):785-9, 2016
2. McCluggage WG et al: Low-grade epithelial-myoepithelial carcinoma of bartholin gland: report of 2 cases of a distinctive neoplasm arising in the vulvovaginal region. Int J Gynecol Pathol. 28(3):286-91, 2009
3. López-Varela E et al: Primary treatment of Bartholin's gland carcinoma with radiation and chemoradiation: a report on ten consecutive cases. Int J Gynecol Cancer. 17(3):661-7, 2007
4. Cardosi RJ et al: Bartholin's gland carcinoma: a 15-year experience. Gynecol Oncol. 82(2):247-51, 2001
5. Obermair A et al: Primary Bartholin gland carcinoma: a report of seven cases. Aust N Z J Obstet Gynaecol. 41(1):78-81, 2001
6. Felix JC et al: Carcinomas of Bartholin's gland. histogenesis and the etiological role of human papillomavirus. Am J Pathol. 142(3):925-33, 1993
7. Leuchter RS et al: Primary carcinoma of the Bartholin gland: a report of 14 cases and review of the literature. Obstet Gynecol. 60(3):361-8, 1982
8. Chamlian DL et al: Primary carcinoma of Bartholin's gland. a report of 24 patients. Obstet Gynecol. 39(4):489-94, 1972

第 42 节 乳头状汗腺瘤

要 点

术语

- 位于真皮-基底，边界清楚的伴有良性腺管形成的肿瘤，并有顶浆分泌，可能起源于肛门生殖器部位乳腺样腺体

临床问题

- 大阴唇>小阴唇
- 30~49 岁，发生于外阴的患者常年轻 10 岁
- 白种人更常见

大体所见

- 0.5~2.0cm(平均:1.5cm)
- 实性至不同程度的囊性，皮肤色的结节

显微镜下所见

- 位于真皮内，边界清楚，无包膜
- 复杂的分支和相互连接、吻合的小管，形成迷路样外观
- ±乳头或管内微乳头
- 内层为立方至假复层柱状细胞，嗜酸性化生(最常见)
  - 常顶浆分泌("断头分泌")
  - 硬化性腺病样改变和实性生长(更不常见)
- 外层为立方的肌上皮细胞

辅助实验

- AE1/AE3、CK5/6、GCDFP-15、CK7、ER、PR、GATA3、SOX10 阳性(内层细胞)
- p63、S100、calponin、α-SMA 阳性(肌上皮细胞)

首要的鉴别诊断

- 分泌汗腺腺瘤
- 子宫内膜异位症
- 转移性乳腺癌

界限清楚，复杂的管状、乳头状生长

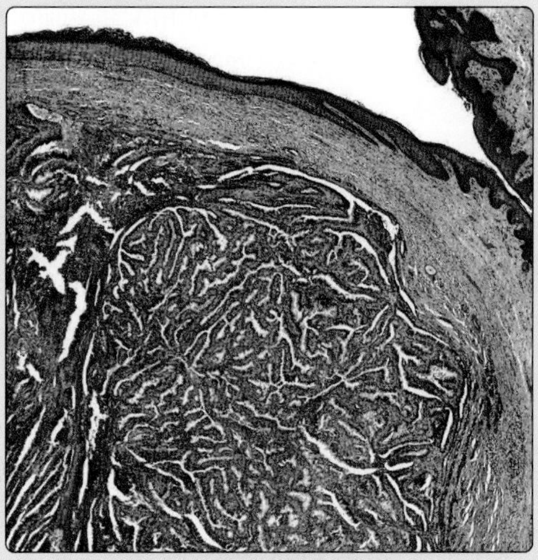

双层细胞

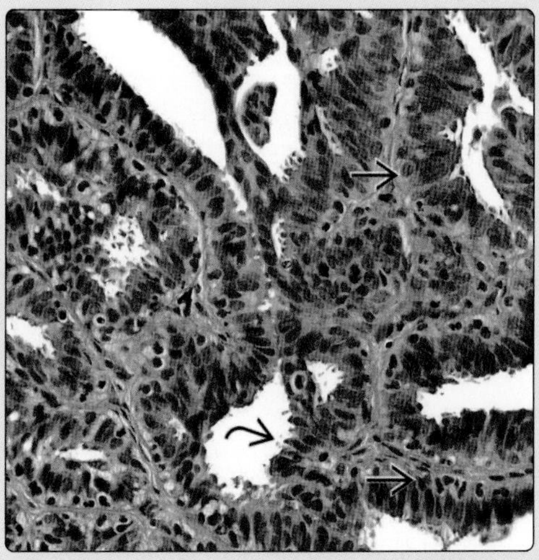

(左)低倍镜下，乳头状汗腺腺瘤常边界清楚，无包膜，以复杂的管状/乳头状生长，呈现迷路样外观为特征。**(右)**高倍镜下，乳头状汗腺瘤的腺管和乳头由外层肌上皮细胞➡和内层伴顶浆分泌的立方至柱状细胞构成，包括明显的口字形➡。间质稀少，乳头纤维血管轴心可见浆细胞

嗜酸性化生

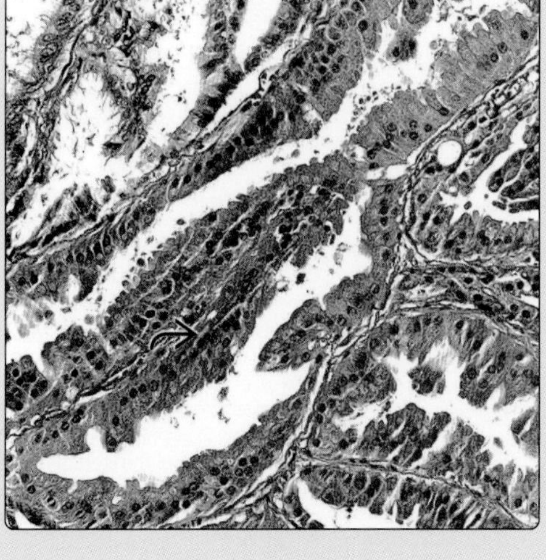

温和的细胞特征和核分裂活性

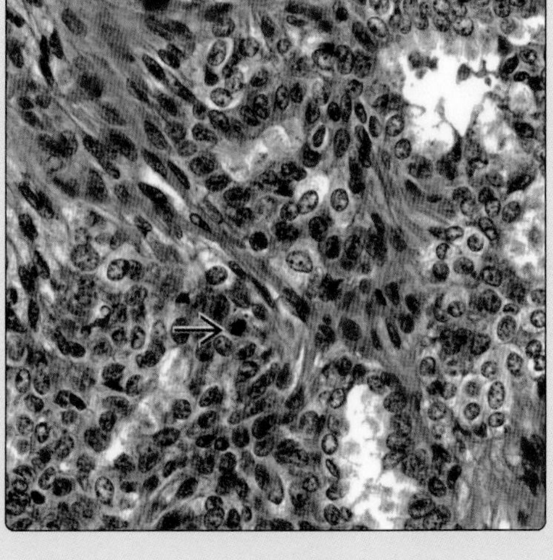

(左)乳头状汗腺瘤嗜酸性化生的特点是细胞胞质丰富、亮嗜酸性➡。在这些区域，肌上皮细胞有时很难找到。可见轻度的核多形性。**(右)**乳头状汗腺瘤中，内层与外层细胞形态温和，核分裂象见于上皮细胞和肌上皮细胞成分➡。这些特征都不提示侵袭性行为

术语

缩略语

- 乳头状汗腺瘤(hidradenoma papilliferum, HP)

同义词

- 乳腺样腺瘤

定义

- 位于真皮-基底，边界清楚，由良性腺管形成的肿瘤，伴顶浆分泌

病因/发病机制

可能起源于肛门生殖器部位的乳腺样腺体(MLG)

- 与乳腺导管内乳头状瘤一样，具有 *AKT1*、*PIK3CA* 突变
- 外阴乳头状汗腺瘤的分布类似于正常 MLG

临床问题

流行病学

- 发病率
  - 不常见
- 年龄
  - 30~49 岁
    - 若发生于外阴者常年轻 10 岁
- 种族
  - 白种人更常见

部位

- 大阴唇>小阴唇，阴唇间沟，阴蒂，阴唇系带后部，阴阜，会阴和肛门

表现

- 单发，质硬和可移动性结节，表面被覆正常皮肤，创伤例外(继发性溃疡)

治疗

- 局部切除

预后

- 极好

大体所见

一般特征

- 实性至不同大小的囊性，皮肤色结节

大小

- 0.5~2.0cm(平均:1.5cm)

显微镜下所见

组织学特征

- 位于真皮内，边界清楚，无包膜
- 与鳞状上皮常不相连，罕见例外
- 复杂的分支和相互连接、吻合的小管，形成迷路样外观
- ±乳头或管内微乳头
- 内层为立方至柱状细胞±假复层和嗜酸性化生(最常见)
  - 常顶浆分泌("断头分泌")
  - 硬化性腺病样改变和实性生长(更不常见)
- 外层为立方的肌上皮细胞
- 连接表皮，表皮增生，乳头轴心可见浆细胞聚集(与乳头状汗管囊腺瘤形态有重叠)
- 罕见情况下，恶性转化成腺癌或腺鳞癌

细胞学特征

- 核圆形至卵圆形，核仁小
- 核分裂指数多少不等，但常较少
- 如为恶性，可见细胞核多形性和非典型核分裂象

辅助实验

免疫组织化学

- AE1/AE3、CK5/6、GCDFP-15、CK7、ER、PR、GATA3、SOX10 阳性(内层细胞)
- p63、S100、calponin、α-SMA 阳性(肌上皮细胞)

鉴别诊断

分泌汗腺腺瘤

- 多小叶状
- 汗腺样或鳞状上皮
- 常混有透明和嗜酸性细胞
- 结缔组织间隔常透明变性

子宫内膜异位症

- 假复层上皮，无双层细胞
- 可见纤毛、黏液、鳞状上皮
- 子宫内膜型间质±出血

转移性乳腺癌

- 既往有乳腺癌病史或同时发现乳腺癌
- 浸润性生长
- 实性、筛状、管状或单排状生长
- 间质促结缔组织增生±淋巴血管浸润

诊断注意事项

病理诊断要点

- 核分裂活性并不能预示恶性

部分参考文献

1. Cassarino DS et al: SOX10 immunohistochemistry in sweat ductal/glandular neoplasms. J Cutan Pathol. 44(6):544-547, 2017
2. Konstantinova AM et al: Molecular alterations in lesions of anogenital mammary-like glands and their mammary counterparts including hidradenoma papilliferum, intraductal papilloma, fibroadenoma and phyllodes tumor. Ann Diagn Pathol. 28:12-18, 2017
3. Goto K et al: PIK3CA and AKT1 mutations in hidradenoma papilliferum. J Clin Pathol. 70(5):424-427, 2016
4. Mertens RB et al: GATA3 expression in normal skin and in benign and malignant epidermal and cutaneous adnexal neoplasms. Am J Dermatopathol. 37(12):885-91, 2015
5. Kazakov DV et al: Lesions of anogenital mammary-like glands: an update. Adv Anat Pathol. 18(1):1-28, 2011
6. Sington J et al: Mitotic count is not predictive of clinical behavior in hidradenoma papilliferum of the vulva: a clinicopathologic study of 19 cases. Am J Dermatopathol. 28(4):322-6, 2006
7. Kazakov DV et al: Hidradenoma papilliferum with oxyphilic metaplasia: a clinicopathological study of 18 cases, including detection of human papillomavirus. Am J Dermatopathol. 27(2):102-10, 2005

第43节 纤维腺瘤与叶状肿瘤

要 点

术语

- 良性(纤维腺瘤)或潜在恶性(叶状肿瘤)呈双向分化的肿瘤,由良性上皮和良性(纤维腺瘤)和低级别恶性(叶状肿瘤)间质成分组成

病因/发病机制

- 起源于肛管生殖器乳腺样腺体(MLG)

临床问题

- 罕见(纤维腺瘤>>叶状肿瘤)
- 无症状性肿块(纤维腺瘤)
  - ±妊娠期或哺乳期可无痛性增大
- 迅速增大或固定性外阴肿块(叶状肿瘤)

大体所见

- 边界清楚(纤维腺瘤)
- 实性和囊性;囊性者充满白色至棕褐色、柔软的、叶状突起(叶状肿瘤)

显微镜下所见

- 纤维腺瘤:围绕上皮的间质细胞稀少,形态一致
  - 腺腔保留(管周型)
  - 腺腔受挤压,形成裂隙样间隙(管内型)
  - MLG复杂性病变可由纤维腺瘤、乳头状汗腺腺瘤、腺病和假血管瘤样间质增生
- 叶状肿瘤:富于细胞性间质形成腔内(叶状)突起突入到被覆上皮的囊腔内
  - 预后预测标准:核分裂象、细胞非典型性和坏死

首要的鉴别诊断

- 腺病
- 乳腺型腺癌

(左)外阴纤维腺瘤常无包膜,边界清楚。患者无症状,可表现为一个或多个病变。患者可发生异时性乳腺纤维腺瘤。间质可围绕、保持或挤压上皮成分。(右)罕见情况下,外阴纤维腺瘤局部间质扩张,产生模糊的叶状外观⇨。这个发现支持这样的观点,即这些病变可能是叶状肿瘤同一谱系的一部分

边界清楚(纤维腺瘤)

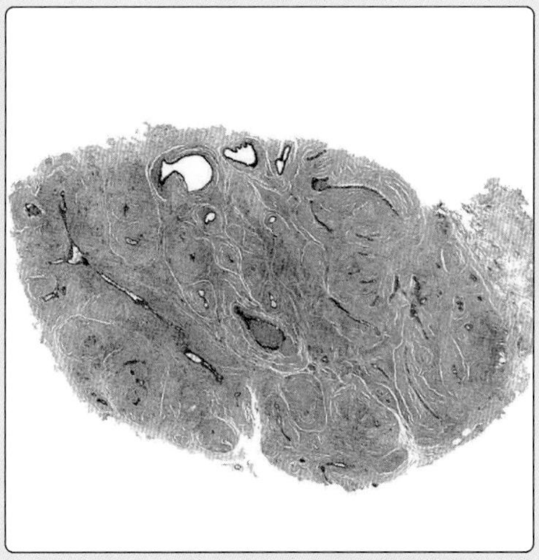

局灶叶片样外观(纤维腺瘤)

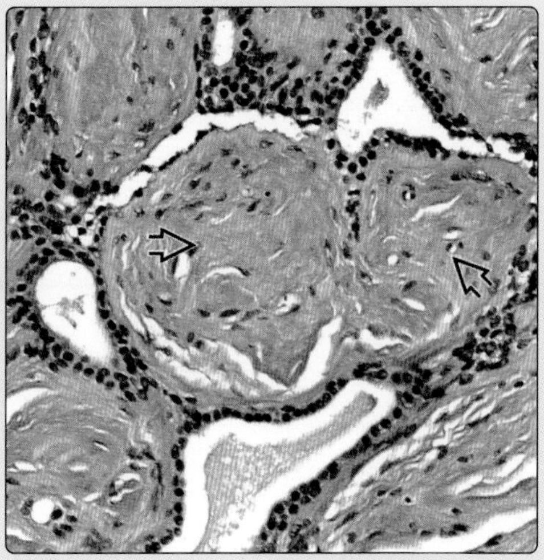

(左)外阴叶状肿瘤的特征是不同程度富于细胞性间质形成息肉样突起突入腺腔内。叶状肿瘤常呈多叶状或叶片样形态。上皮细胞形态善良。(右)叶状肿瘤中,间质由梭形细胞组成,这些细胞具有不同程度非典型性。可见核分裂象⇨。核分裂象、间质细胞多形性和坏死决定了病变的预后

间质腔内息肉样突起(叶状肿瘤)

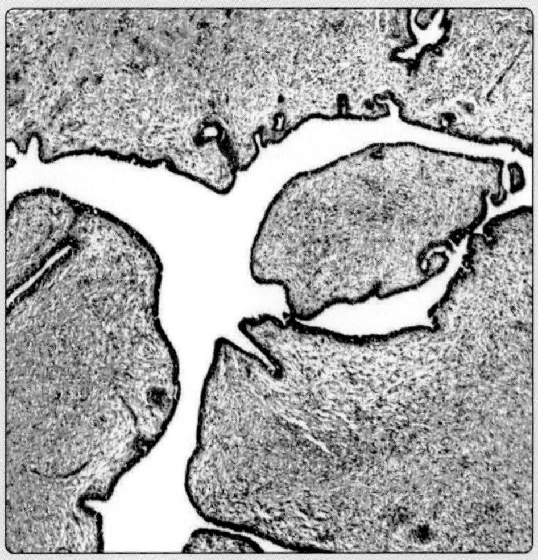

间质非典型核分裂象(叶状肿瘤)

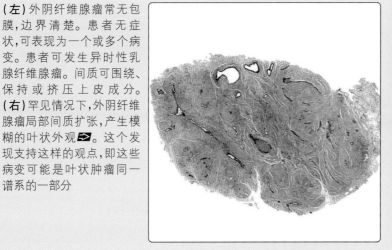

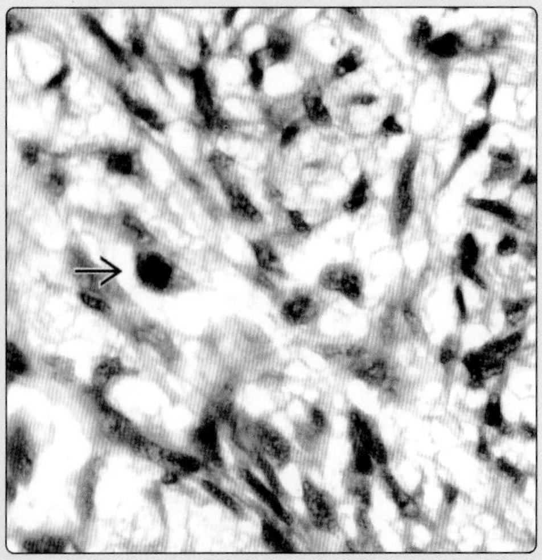

术语

定义

- 良性(纤维腺瘤)或潜在恶性(叶状肿瘤)呈双向分化的肿瘤,由良性上皮和良性(纤维腺瘤)和低级别恶性(叶状肿瘤)间质成分组成

病因/发病机制

肿瘤性

- 起源于肛管生殖器乳腺样腺体(MLG)
- PI3K-AKT 级联作用类似于发生于乳腺肿瘤

临床问题

流行病学

- 发病率
  - 罕见(纤维腺瘤>>叶状肿瘤)
- 年龄
  - 范围:20~69 岁(平均:38 岁)

表现

- 无症状性肿块(纤维腺瘤)
  - ±妊娠或哺乳期可无痛性增大
- 迅速增大或固定的外阴肿块(叶状肿瘤)
- 异时性乳腺纤维腺瘤

治疗

- 单纯切除

预后

- 极好
- 局部复发(如为叶状肿瘤)

大体所见

一般特征

- 边界清楚(纤维腺瘤和叶状肿瘤)
- 单发或多发,息肉样或无柄状
- 实性和囊性;囊性者充满白色至棕褐色、柔软的、叶片样突起(叶状肿瘤)

大小

- 范围 0.8~6.0cm(平均:1.0cm)
  - 妊娠期可能更大

显微镜下所见

组织学特征

- 纤维腺瘤
  - 围绕上皮的间质细胞稀少,形态均一
    - 间质围绕,但腺腔保留(管周型)
    - 间质挤压腺腔,形成裂隙样间隙(管内型)
  - 可发生腔内息肉样突起和囊性变
  - 妊娠期可见上皮呈泌乳改变
  - 可出现 MLG 复合病变(纤维腺瘤、乳头状汗腺腺瘤、腺病伴假血管瘤样间质增生)
- 叶状肿瘤
  - 富于细胞性间质形成腔内(叶片样)突起突入被覆上皮的囊腔
    - 肿瘤内细胞丰富程度不同
      - □ 基于核分裂象、细胞异型性和出现坏死区分良性、交界性和恶性(适用于发生乳腺肿瘤的标准)
  - 导管内常见囊性变
- 间质化生±肌样和脂肪瘤样变
- 罕见假血管瘤样间质增生

细胞学特征

- 纤维腺瘤
  - 间质和上皮细胞:无非典型性或核分裂象
- 叶状肿瘤
  - 间质细胞;细胞非典型性和核分裂象多样
  - 上皮细胞
    - 立方至柱状,伴局部顶浆分泌,上覆肌上皮细胞
    - ±顶浆分泌、黏液和鳞状上皮化生
    - 常见导管(±花环状)增生;肌上皮增生罕见

辅助实验

免疫组织化学

- AE1/AE3、CK7、ER 和 PR 阳性(上皮成分)
- calponin 和 actin 不同程度阳性(肌上皮细胞层)
- vimentin、CD34 和 actin 阳性(间质成分)

鉴别诊断

腺病

- 紧密排列的管状结构,无间质成分

乳腺样腺癌

- 复杂的腺管样结构,边缘呈浸润性

部分参考文献

1. Konstantinova AM et al: Molecular alterations in lesions of anogenital mammary-like glands and their mammary counterparts including hidradenoma papilliferum, intraductal papilloma, fibroadenoma and phyllodes tumor. Ann Diagn Pathol. 28:12-18, 2017
2. Konstantinova AM et al: A composite neoplastic lesion of the vulva with mixed features of fibroadenoma and hidradenoma papilliferum combined with pseudoangiomatous stromal hyperplasia containing multinucleated giant cells. Am J Dermatopathol. 36(10):e171-4, 2014
3. Fu L et al: Phyllodes tumor with malignant stromal morphology of the vulva: a case report and review of the literature. Int J Gynecol Pathol. 30(2):198-202, 2011
4. Kazakov DV et al: Lesions of anogenital mammary-like glands: an update. Adv Anat Pathol. 18(1):1-28, 2011
5. Heffernan TP et al: Recurrent phyllodes tumor of the vulva: a case report with review of diagnostic criteria and differential diagnosis. Int J Gynecol Pathol. 29(3):294-7, 2010
6. Kazakov DV et al: Fibroadenoma and phyllodes tumors of anogenital mammary-like glands: a series of 13 neoplasms in 12 cases, including mammary-type juvenile fibroadenoma, fibroadenoma with lactation changes, and neurofibromatosis-associated pseudoangiomatous stromal hyperplasia with multinucleated giant cells. Am J Surg Pathol. 34(1):95-103, 2010
7. Mannan AA et al: Phyllodes tumor of the vulva: report of a rare case and review of the literature. Am J Dermatopathol. 32(4):384-6, 2010
8. Abbott JJ et al: Adenocarcinoma of mammary-like glands of the vulva: report of a case and review of the literature. Am J Dermatopathol. 28(2):127-33, 2006
9. van der Putte SC: Anogenital "sweat" glands. Histology and pathology of a gland that may mimic mammary glands. Am J Dermatopathol. 13(6):557-67, 1991

第44节 汗管瘤

要点

术语

- 起源于汗管(外分泌腺)的良性附属器肿瘤

临床问题

- 眼睑>面颊>腋窝>腹部>生殖器
  - 罕见(外阴)
- 常见青春期后;育龄期妇女最常见
- 瘙痒±疼痛性丘疹
- 常与生殖器外病变共存(例如眼睑)
- 唐氏、Nicolau-Balus、埃勒斯-当洛斯、马方和 Brook-Spiegler 综合征及甲状腺功能亢进发病率增加
- 家族相关(高达 20%)
- 如切除不彻底,可复发

大体所见

- 多发,1~3mm,质硬,肤色丘疹

显微镜下所见

- 常位于真皮浅层
- 通常宽度>深度
- 界限清楚
- 多个逗点样导管,被覆双层细胞
- 腔内无定形物质和表面导管内角化物或粟粒物
- 糖尿病患者内层细胞透明变性更常见
- 无细胞非典型性,核分裂象罕见甚至缺乏

辅助实验

- CEA 阳性
- CK1、CK5、CK6、CK10、CK11、CK14、CK19 阳性

首要的鉴别诊断

- 微囊性附属器癌
- 促结缔组织增生性毛发上皮瘤
- 汗管导管增生

位于真皮上层的中心位置

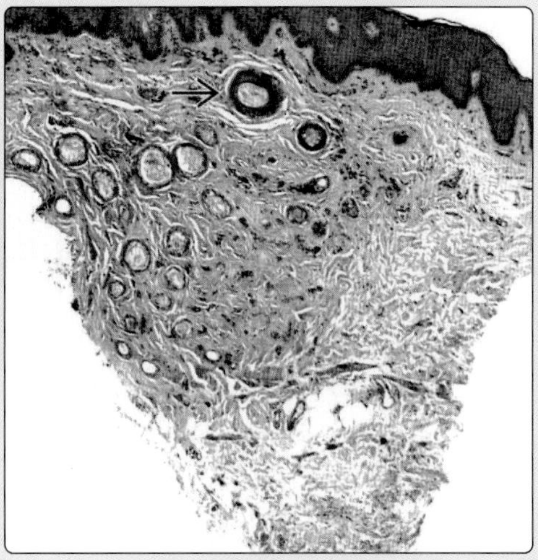

逗点型导管结构

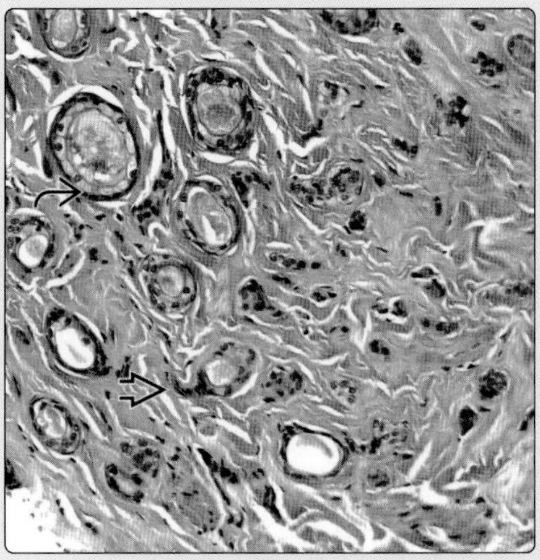

(左)汗管瘤常位于真皮上1/2层。边界清楚,由逗点型导管、巢、束和囊构成。腔内常有无定形物质,腔内角蛋白常见于表浅的导管⇨。**(右)**"蝌蚪"或逗点型导管结构包含双层细胞⇨。糖尿病患者更常见透明变,尤其是内层细胞↪。如为汗管瘤,缺乏细胞非典型性或核分裂象

促结缔组织增生性毛发上皮瘤

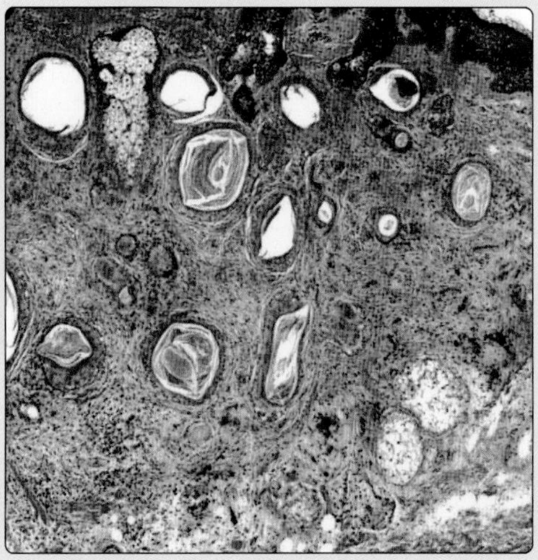

微囊性附属器癌

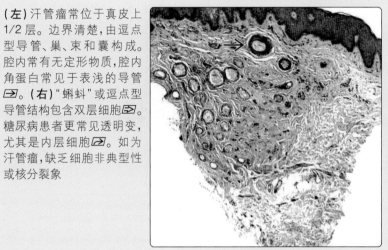

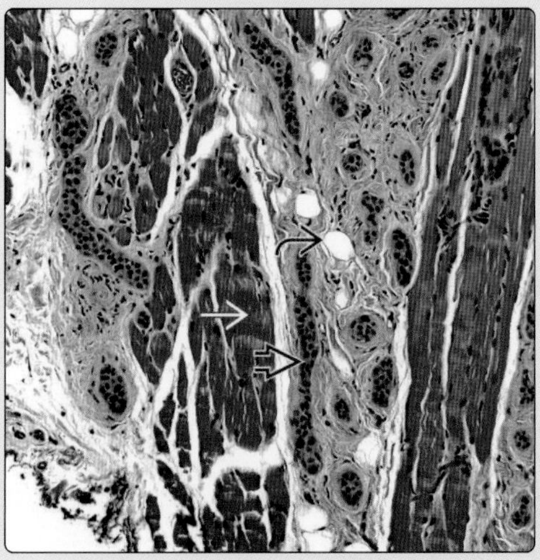

(左)促结缔组织增生性毛发上皮瘤应与汗管瘤鉴别,因为其也位于真皮浅层,但其三个典型特征包括显著的角质囊肿、基底样细胞绳索状排列和促结缔组织增生性间质。**(右)**微囊性附属器癌也可见到索状和巢状肿瘤细胞⇨,边界不清,常深部浸润,注意此处浸润骨骼肌➡和皮下组织↪,与汗管瘤不同

术语

定义

- 起源于汗管（外分泌腺）的良性附属器肿瘤

病因/发病机制

不确定

- 不确定是否受激素影响

临床问题

流行病学

- 发病率
  - 罕见（外阴）
- 年龄
  - 常见青春期后；育龄期妇女最常见
- 种族
  - 更常见于亚洲人
- 唐氏、Nicolau-Balus、埃勒斯-当洛斯、马方和 Brook-Spiegler 综合征及甲状腺功能亢进发病率增加
- 家族相关（高达 20%）

部位

- 眼睑>面颊>腋窝>腹部>生殖器

表现

- 局限性、全身性或暴发性（最常见于 Down 综合征）病变
- 多发瘙痒，有时伴疼痛、丘疹，常双侧发生
- 夏季症状更严重
- 口服避孕药/月经期间症状加重或病变增大
- 常伴生殖器外病变（例如眼睑或面颊）
- 暴发性或线性生长（生殖器外更常见）

治疗

- 从美容角度来看，移除可能更合适
  - 切除
  - 激光治疗
  - 冷冻治疗
  - 电凝
- 病变难以用局部类固醇治疗

预后

- 极好
- 可复发
- 瘢痕可继发于治疗

大体所见

一般特征

- 1~3mm，质硬，肤色丘疹
- ±相关性红斑

显微镜下所见

组织学特征

- 常位于真皮浅层，少、罕见真皮深层延伸
  - 通常宽度>深度
- 界限清楚
- 逗点型导管、巢、囊和索状，被覆双层细胞
- 腔内无定形物质沉积和表浅导管内角化物、粟粒物
- 间质硬化
- 偶见肥大细胞

细胞学特征

- 内层细胞
  - 胞质嗜酸或透亮（透明细胞汗管瘤；更常见于糖尿病患者）
  - 无细胞异型性，核分裂少见，甚至缺乏
- 外层细胞
  - 扁平上皮，胞质稀少

辅助实验

免疫组织化学

- CEA 阳性
- CK1、CK5、CK6、CK10、CK11、CK14、CK19 阳性
- ER、PR 常阴性

鉴别诊断

微囊性附属器癌

- 外阴极为罕见，甚至不存在
- 境界不清，深部浸润
- 除了导管结构，还可见索状、鳞状和/或基底样巢状
- 常见神经周侵犯

促结缔组织增生性毛发上皮瘤

- 外阴极为罕见，甚至不存在
- 常呈单发结节
- 大量角质囊肿，基底细胞绳索状排列
- 促结缔组织增生性间质
- CEA 阴性

汗管瘤样导管增生

- 继发于另一种病理过程导致末端导管破坏
- 邻近组织纤维化和慢性炎症

诊断注意事项

病理诊断要点

- 诊断汗管瘤前，应想到继发于另一种病理过程所导致的汗管瘤样增生的可能

部分参考文献

1. Kim BC et al: An immunohistochemical study of the origin of the solid strand in syringoma, using carcinoembryonic antigen, epithelial membrane antigen, and cytokeratin 5. Int J Dermatol. 51(7):817-22, 2012
2. Kazakov DV et al: Vulvar syringomas with deep extension: a potential histopathologic mimic of microcystic adnexal carcinoma. Int J Gynecol Pathol. 30(1):92-4, 2011
3. Polat M et al: Eruptive syringoma associated with hyperthyroidism. Skinmed. 8(2):124-5, 2010
4. Dereli T et al: Syringomas of the vulva. Int J Gynaecol Obstet. 99(1):65-6, 2007
5. Huang YH et al: Vulvar syringoma: a clinicopathologic and immunohistologic study of 18 patients and results of treatment. J Am Acad Dermatol. 48(5):735-9, 2003

第45节 混 合 瘤

要 点

术语

- 由上皮和肌上皮细胞不同程度混合构成的良性肿瘤

病因/发病机制

- 可能起源于前庭大腺或前庭腺,异位乳腺组织,或皮肤附属器

临床问题

- 外阴罕见
- 常见于绝经后
- 单发,圆形至卵圆形,可活动,质硬,无压痛性肿块
- 预后极好;如切除不彻底,可复发

显微镜下所见

- 位于真皮-基底,由上皮、肌上皮和基质成分构成的界限清楚的肿瘤
- 上皮成分:巢状、管状、索状和腺管状
- 肌上皮成分:透明细胞,呈浆细胞样、梭形或多面体样外观
- 基质成分:黏液样至黏液软骨样±脂肪或骨样分化
- 外分泌型
  - 无毛囊、皮脂腺或顶浆分化或连接于表皮
- 顶浆分泌型
  - 毛囊、皮脂腺或顶浆分化±连接于表皮
- 可发生恶性转化

辅助实验

- 上皮细胞:CK-PAN、CK7、EMA、CEA 阳性
- 肌上皮细胞:calponin、p63、S100、EMA 和 CK-PAN 阳性

首要的鉴别诊断

- 结节状汗腺瘤
- 硬化性腺病(异位乳腺组织)
- 间质肿瘤(软骨瘤等)

上皮、肌上皮和间质成分

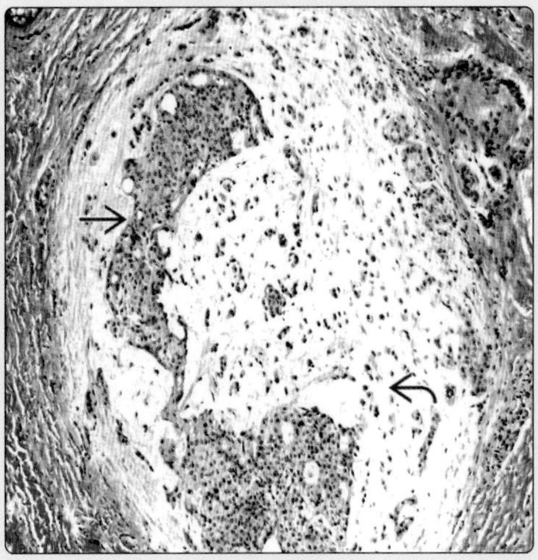

肌上皮为主

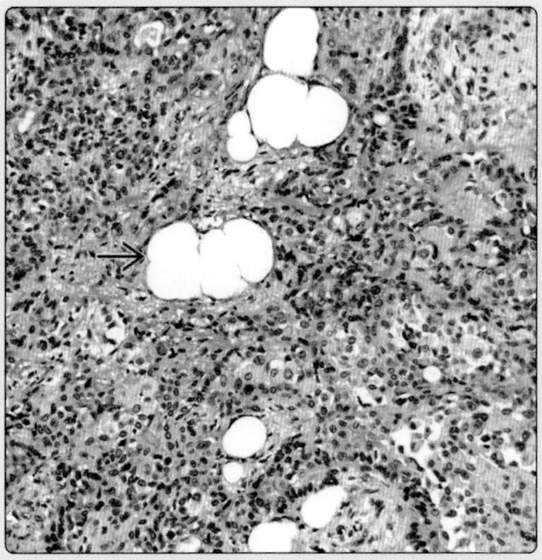

(左)外阴混合瘤常单发,边界清楚,无包膜。由于黏液样或软骨黏液样背景,切面可能反光。肿瘤的黏液或软骨黏液样背景中也有上皮和肌上皮细胞。(右)外阴混合瘤可以肌上皮细胞为主,呈透明、多角形、浆细胞样或梭形细胞形态。可见局灶脂肪分化

骨质和脂肪成分为主

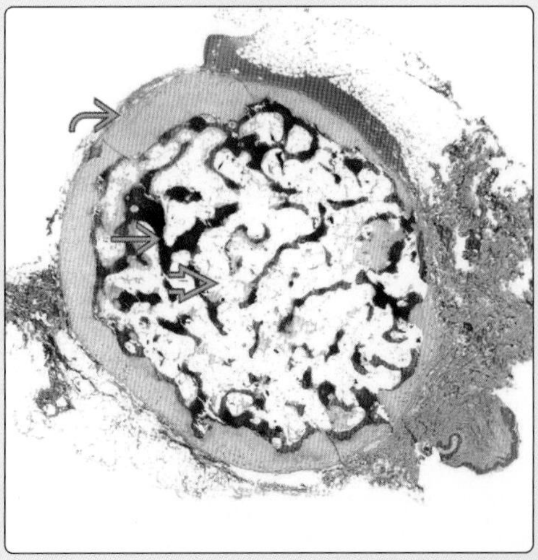

结节外周上皮成分罕见

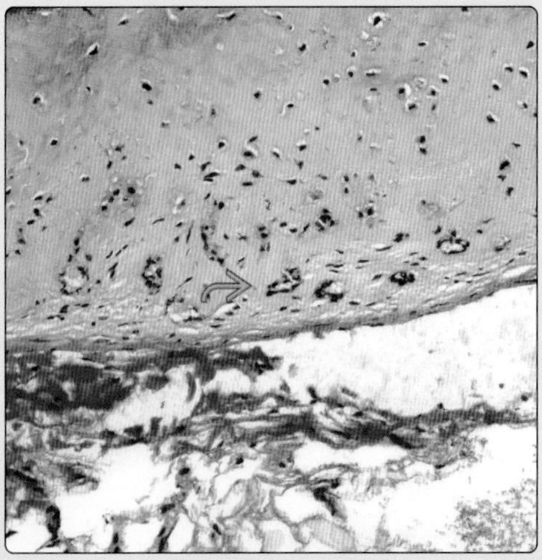

(左)外阴混合瘤常位于真皮中心,可能主要由基质组成,基质包含骨质和脂肪成分,边缘为软骨。(右)高倍镜下,以间质成分为主的外阴混合瘤,显示罕见的导管成分。因此仔细寻找这些成分有助于诊断

术语

同义词

- 多形性腺瘤
- 皮肤混合瘤
- 软骨样汗管瘤

定义

- 由上皮和肌上皮细胞不同程度混合构成的良性肿瘤

病因/发病机制

细胞起源

- 前庭大腺或前庭腺、异位乳腺组织或皮肤附属器

临床问题

流行病学

- 发病率
    - 罕见
- 年龄
    - 常见于绝经后

部位

- 大阴唇
    - 左>右

表现

- 单发，圆形至卵圆形，可移动，质硬，无压痛肿块
- 无症状
- 继发尿路症状

治疗

- 广泛局部切除

预后

- 极好
    - 如切除不彻底，可复发
- 恶性转化罕见

大体所见

一般特征

- 境界清楚，无包膜
- 切面实性至囊性，切面灰白、反光

显微镜下所见

组织学特征

- 界限清楚，基于真皮
- 模糊叶状结构
- 巢状、管状、索状和腺管状
- ±腔内无定形物碎片
- 黏液样至黏液软骨样基质
- ±脂肪或骨样分化和/或局部间质钙化
- 外分泌型
    - 无毛囊、皮脂腺或顶浆分化
    - 不连接表皮
- 顶浆分泌型
    - 毛囊、皮脂腺或顶浆分化
    - 可与表皮相连
- 恶性转化
    - 腺癌，包括腺样囊性和乳腺型
    - 未分化癌

细胞学特征

- 上皮和肌上皮细胞不同程度混合
- 上皮细胞
    - 扁平至立方状，无细胞非典型性
    - ±外分泌、顶浆分泌、毛发或鳞状上皮分化
- 肌上皮细胞
    - 透明，浆细胞样、梭形或多面体样外观
    - 细胞核温和
- 如恶性转化：核多形性，核分裂象增加±坏死

辅助实验

免疫组织化学

- 上皮成分
    - CK-PAN、CK7、EMA、CEA 阳性
- 肌上皮成分
    - calponin、p63、S100 蛋白、EMA 和 CK-PAN 阳性

鉴别诊断

结节状汗腺瘤

- 缺乏明显的间质成分

硬化性腺病(异位乳腺组织)

- 缺乏间质成分

间质肿瘤(软骨瘤)

- 缺乏上皮成分
- CK-PAN 阴性

诊断注意事项

病理诊断要点

- 如肿瘤细胞密度增加，核多形性、核分裂象增加或伴坏死，应考虑外阴混合瘤恶性转化

部分参考文献

1. Su A et al: Pleomorphic adenoma of the vulva, clinical reminder of a rare occurrence. Rare Tumors. 4(1):e16, 2012
2. Dykgraaf RH et al: Pleomorphic adenoma of the vulva: a review illustrated by a clinical case. Int J Gynecol Cancer. 16(2):920-3, 2006
3. Soh HC et al: Benign mixed tumour of the vulva. Pathology. 37(5):389-92, 2005
4. Gemer O et al: Adenocarcinoma arising in a chondroid syringoma of vulva. Int J Gynecol Pathol. 22(4):398-400, 2003
5. Nakayama H et al: So-called neoplastic myoepithelial cells in chondroid syringomas/mixed tumors of the skin: their subtypes and immunohistochemical analysis. Pathol Int. 48(4):245-53, 1998
6. Rorat E et al: Mixed tumors of the vulva: clinical outcome and pathology. Int J Gynecol Pathol. 3(3):323-8, 1984
7. Ordóñez NG et al: Mixed tumor of the vulva: a report of two cases probably arising in Bartholin's gland. Cancer. 48(1):181-6, 1981

第 46 节 微囊性附属器癌

要点

术语

- 恶性附属器肿瘤，伴顶浆分泌、外分泌、毛囊分化，认为来源于汗腺

临床问题

- 主要发生于白种人
- 大阴唇，后侧阴唇系带
- 缓慢生长的斑块或结节
- 复发率高（数月至数年）；如未彻底切除，复发率高达 80%

大体所见

- 硬化性斑块或结节

显微镜下所见

- 巢状、束状、绳索状、管状结构，嵌入促结缔组织增生间质
  - 巢状和管状可有尾状突起
  - 真皮深层绳索状、小的，受压的管状结构，伴硬化性间质
- 真皮乳头层至中间层可见数量不等角质囊肿和腺腔（上皮细胞 1~2 层，腔内含嗜酸性物质）
- 数量不等的顶浆分泌、外分泌腺和毛囊分化
- 常见神经周侵犯
- ±累及皮下组织、肌肉和骨

辅助实验

- p63（外周更丰富）、CK5、CK7、CK14、CK17、podoplanin（D2-40）、EMA、pancytokeratin 和 CEA 阳性

首要的鉴别诊断

- 汗管瘤
- 促结缔组织增生性毛发上皮瘤
- 基底细胞癌，结节硬化型
- 转移性乳腺癌
- 鳞状细胞癌

小巢状、绳索状和管状结构真皮深层浸润

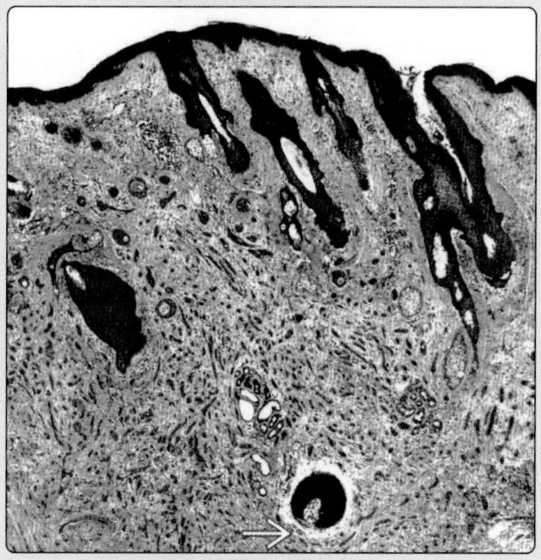

浸润骨骼肌

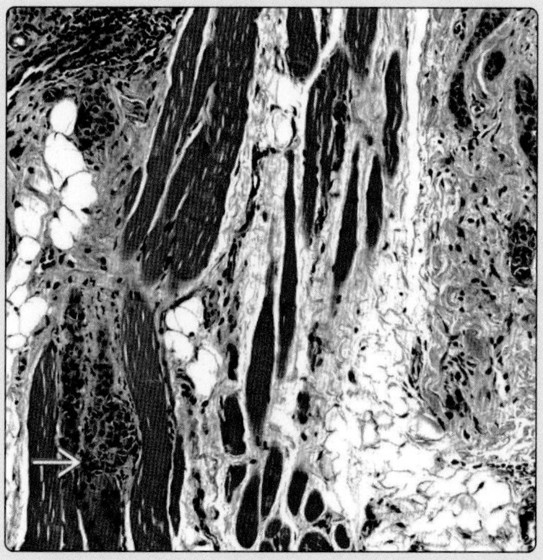

（左）微囊性附属器癌由小巢状、束状、绳索状和管状结构组成，浸润常超过真皮中间层，延伸至末梢毛发球部以下➡，并进入皮下组织。**（右）**微囊性附属器癌可有深部浸润，并累及脂肪组织及骨骼肌纤维➡，因此需要广泛切除。尽管细胞形态温和，但深部浸润是其具有侵袭性生物学行为的线索

细胞角蛋白阳性

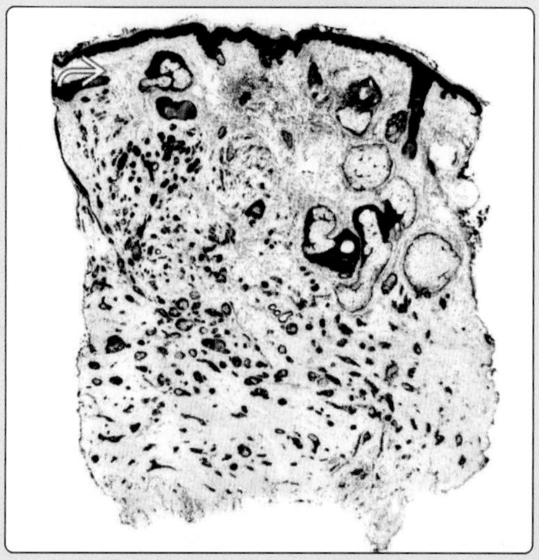

汗管瘤

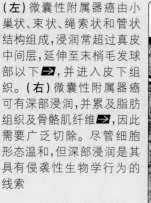

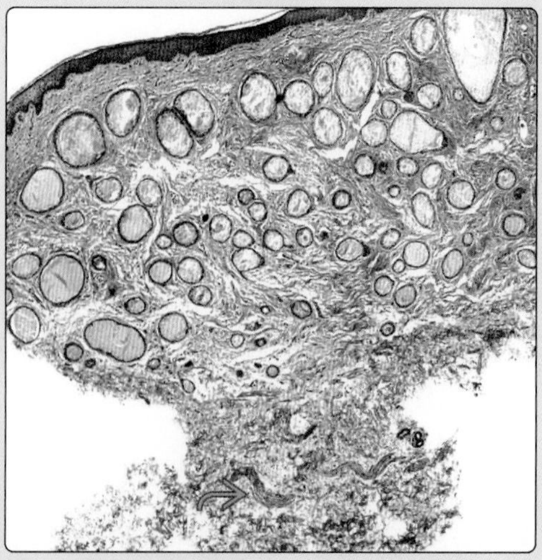

（左）细胞角蛋白染色可勾勒出真皮深层或皮下组织的肿瘤。肿瘤与被覆表皮之间的豁免带（grenz zone）➡证明肿瘤不起源于被覆表皮。**（右）**虽然汗管瘤可呈斑块样生长，并且有些组织学特征与微囊性癌有些重叠，但深部活检能确定仅浅表浸润，位于皮下提睾肌水平➡（不深）之上，与微囊性癌不同

术语

定义

- 伴有顶浆分泌、外分泌、毛囊分化，被认为来源于汗腺的恶性附属器肿瘤

临床问题

流行病学

- 发病率
  - 罕见
- 年龄
  - 育龄期妇女
- 种族
  - 主要发生于白种人

部位

- 常见于头颈部
- 外阴、大阴唇、阴唇系带后侧

表现

- 缓慢生长的斑块或结节

治疗

- 广泛切除±放疗
- 如复发或怀疑淋巴结转移，应行腹股沟淋巴结切除检查

预后

- 复发率高（数月至数年）；如切除不彻底，复发率高达 80%
- 转移罕见

大体所见

一般特征

- 边界不清的不对称性硬化性斑块或结节

显微镜下所见

组织学特征

- 巢状、束状、绳索状、导管结构，嵌入促结缔组织增生性间质中
  - 巢状和导管可有尾状突起
  - 真皮深层绳索状和小型受压的导管结构，伴硬化性间质
- 真皮乳头层至中间层可见数量不等角质囊肿和腺腔（上皮细胞 1~2 层，腔内含嗜酸性物质）
- 数量不等顶浆分泌、外分泌腺和毛囊分化
- 常见神经周侵犯
- ±累及上皮下组织、肌肉和骨

细胞学特征

- 均一的基底样细胞，无明显细胞非典型性
- 核分裂活性通常很低

辅助实验

免疫组织化学

- p63（外周更明显）、CK5、CK7、CK14、CK17、podoplanin（D2-40）、EMA、pancytokeratin 和 CEA 阳性
- Ki-67 指数通常低

鉴别诊断

汗管瘤

- 常位于浅表位置，界限清楚
- 无神经周侵犯或角质囊肿

促结缔组织增生性毛发上皮瘤

- 缺乏汗腺分化
- 角蛋白肉芽肿和钙化
- 无神经周侵犯或核分裂象

基底细胞癌，硬斑病样

- 黏液样基质，人工收缩间隙，凋亡，核分裂象多见
- p63 弥漫阳性

转移性乳腺癌

- 先前有乳腺癌病史或同时患有乳腺癌
- 无角质囊肿或汗腺分化
- mammoglobulin、GCDFP15 和 GATA3 阳性
- p63、CK5、CK14、CK17 阴性

鳞状细胞癌

- 有原位癌成分，与表皮相连
- 无汗腺、毛囊分化或顶浆分泌

诊断小结

病理诊断要点

- 浅表活检标本中微囊性附属器癌误诊为汗管瘤或促结缔组织增生毛发上皮瘤不少见；因此，需要深部切除才能做出明确诊断

部分参考文献

1. Gordon S et al: Microcystic adnexal carcinoma: a review of the literature. Dermatol Surg. 43(8):1012-1016, 2017
2. Marchitelli C et al: Microcystic adnexal vulvar carcinoma: a case report. J Low Genit Tract Dis. 21(1):e5-e7, 2017
3. Tse JY et al: Microcystic adnexal carcinoma versus desmoplastic trichoepithelioma: a comparative study. Am J Dermatopathol. 35(1):50-5, 2013
4. Kazakov DV et al: Vulvar syringomas with deep extension: a potential histopathologic mimic of microcystic adnexal carcinoma. Int J Gynecol Pathol. 30(1):92-4, 2011
5. Rollins-Raval M et al: An immunohistochemical panel to differentiate metastatic breast carcinoma to skin from primary sweat gland carcinomas with a review of the literature. Arch Pathol Lab Med. 135(8):975-83, 2011
6. Hou JL et al: Clinicopathologic characteristics of 12 patients with vulvar sweat gland carcinoma. Int J Gynecol Cancer. 20(5):874-8, 2010
7. Plaza JA et al: Value of p63 and podoplanin (D2-40) immunoreactivity in the distinction between primary cutaneous tumors and adenocarcinomas metastatic to the skin: a clinicopathologic and immunohistochemical study of 79 cases. J Cutan Pathol. 37(4):403-10, 2010
8. Vidal CI et al: p63 Immunohistochemistry is a useful adjunct in distinguishing sclerosing cutaneous tumors. Am J Dermatopathol. 32(3):257-61, 2010
9. Buhl A et al: Microcystic adnexal carcinoma of the vulva. Gynecol Oncol. 82(3):571-4, 2001

第 47 节 小汗腺螺旋腺瘤

要 点

术语

- 伴有小汗腺分化的可能起源于小汗腺分泌蟠管的良性附属器肿瘤

病因/发病机制

- β-catenin 过度表达
- 可能有常染色体显性遗传
- Brooke-Spiegler 综合征：毛发上皮瘤、圆柱瘤和小汗腺螺旋腺瘤

临床问题

- 疼痛或压痛，缓慢生长，可移动的结节

大体所见

- 单发，灰粉色结节

显微镜下所见

- 真皮和/或皮下组织内境界清楚（≥1）卵圆形至圆形小叶（“蓝球”），与表皮不相连
- 有血管的纤细的纤维囊，神经纤维常增粗
- 小叶由密集的细胞排列成器官样构成
- 小的基底样细胞，胞质稀少，核质丰富（外周的）
- 大的多角形细胞，泡状核，核仁明显（内部的）
- 血管管腔扩张，间质水肿
- 淋巴细胞散在分布于肿瘤细胞之间

辅助实验

- p63、podoplanin（D2-40）、CK7、CEA（尤其腔隙周围）阳性
- SOX10 和 C-Kit 常阳性

首要的鉴别诊断

- 圆柱瘤
- 其他癌、癌肉瘤（VS. 恶性小汗腺螺旋腺瘤）

边界清楚（“蓝球”）

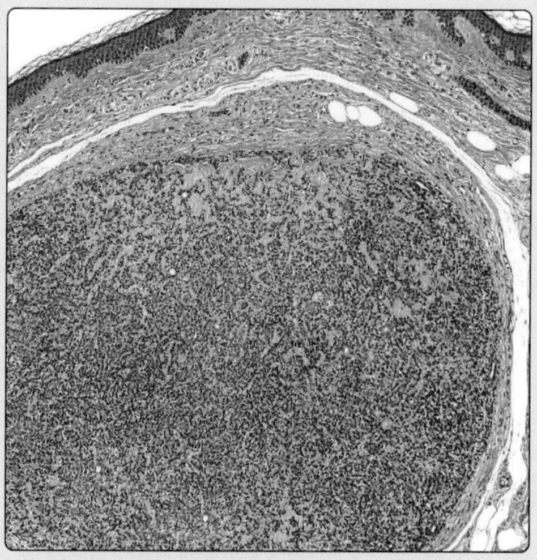

血管扩张

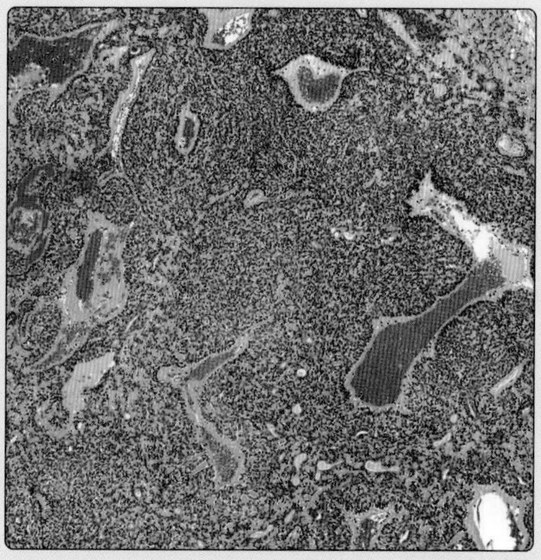

（左）小汗腺螺旋腺瘤典型特征是边界清楚，细胞丰富（“蓝球”），位于真皮中心，周围由纤细的纤维囊围绕。尽管该肿瘤在生殖器罕见，但在阴蒂和大阴唇更常见，可有疼痛或压痛，缓慢生长的可活动结节。**（右）**小汗腺螺旋腺瘤可出现明显的血管扩张。血管内充满血液或蛋白液和淋巴细胞

导管分化和玻璃样物质

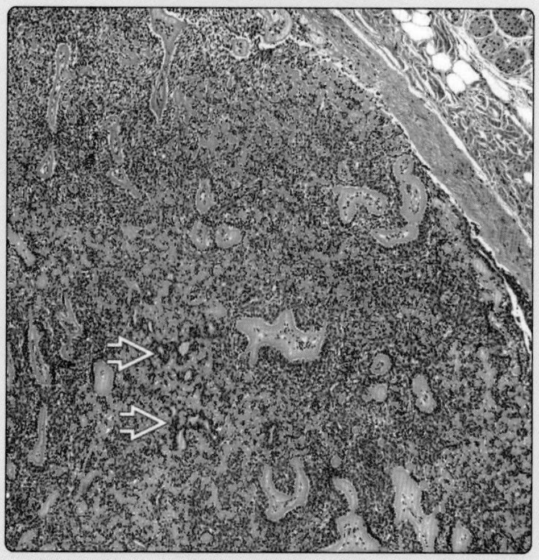

两种细胞类型

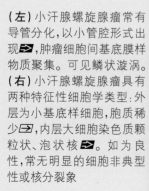

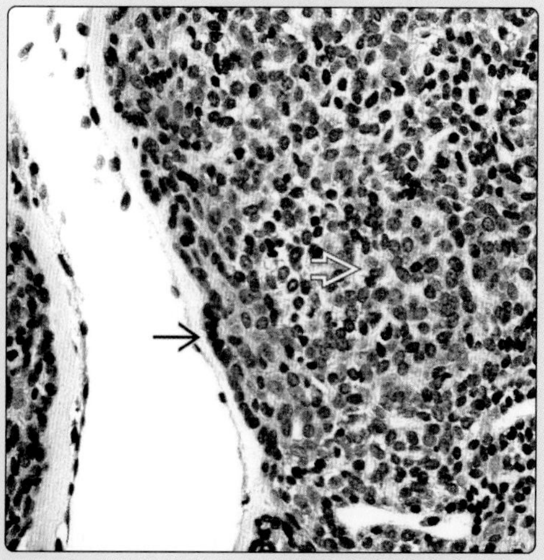

（左）小汗腺螺旋腺瘤常有导管分化，以小管腔形式出现➡，肿瘤细胞间基底膜样物质聚集。可见鳞状漩涡。**（右）**小汗腺螺旋腺瘤具有两种特征性细胞学类型：外层为小基底样细胞，胞质稀少➡，内层大细胞染色质颗粒状、泡状核➡。如为良性，常无明显的细胞非典型性或核分裂象

术语

同义词

- 螺旋腺瘤

定义

- 伴小汗腺分化的可能起源于小汗腺的分泌蟠管的良性附属器肿瘤

病因/发病机制

遗传学

- β-catenin 过度表达
  - Axin 和 GSK-3β 下调可导致 β-catenin 过度表达

家族性综合征

- 常染色体显性遗传
- Brooke-Spiegler 综合征：毛发上皮瘤、圆柱瘤和小汗腺螺旋腺瘤

临床问题

流行病学

- 发病率
  - 罕见
- 年龄
  - 育龄期妇女

部位

- 躯干>头皮
- 如发生于生殖器部位（少见），为阴蒂和/或大阴唇

表现

- 疼痛（最常见和明显）或压痛，缓慢生长，可移动的结节
- 线状、分带状、Blaschko 样分布不常见（如为多发）
- 如恶性转化，生长迅速、溃疡、变色

治疗

- 切除

预后

- 极好，除非恶性转化（可转移）

大体所见

一般特征

- 单发，粉灰色结节
- 如果体积大，可囊性变

显微镜下所见

组织学特征

- 真皮和/或皮下组织内境界清楚（≥1）卵圆形至圆形结节（“蓝球”），与表皮不连
- 有血管的纤细的纤维囊，神经纤维常增粗
- 小叶由密集的细胞排列成器官样构成
- 肿瘤细胞间常见玻璃样变性基底膜样物质
- 可见导管结构和鳞状漩涡
- 血管腔扩张和间质水肿
- ±淋巴细胞
- 如恶性转化，则在良性螺旋腺瘤背景中出现浸润性边界、片状或束状排列的重度非典型细胞、活跃的核分裂象

细胞学特征

- 小基底样细胞（外部的）：胞质稀少，染色质丰富
- 大多角形细胞（内部的）：泡状核，染色质颗粒状，核仁常明显
- 无细胞异型性或核分裂象

辅助实验

组织化学

- 肿瘤细胞内有 PAS 阳性小球

免疫组织化学

- p63、podoplanin（D2-40）、CK7、CEA（尤其腔隙周围）阳性
- SOX10 和 C-Kit 常阳性

皮肤镜

- 分支状血管，蓝色和橘色的凝块

鉴别诊断

圆柱瘤

- 拼图式排列的肿瘤细胞小岛
- 结节周围可见厚的、嗜酸性、无定形基底膜样物质
- 水肿的间质内血管扩张，缺少淋巴细胞
- 建议用螺旋圆柱瘤这个术语包含圆柱瘤、螺旋腺瘤和其他形态有重叠的肿瘤

其他癌、癌肉瘤（vs. 恶性汗腺螺旋腺瘤）

- 无良性螺旋腺瘤成分

诊断注意事项

病理诊断要点

- 如果出现迅速增长、细胞非典型性或核分裂象，应考虑恶性转化的可能

部分参考文献

1. Evangelista MT et al: MYB, CD117 and SOX-10 expression in cutaneous adnexal tumors. J Cutan Pathol. 44(5):444-450, 2017
2. Ren F et al: Multiple segmental eccrine spiradenoma with a zosteriform pattern: a case report and literature review. Ann Dermatol. 27(4):435-8, 2015
3. Baker GM et al: Vulvar adnexal lesions: a 32-year, single-institution review from Massachusetts General Hospital. Arch Pathol Lab Med. 137(9):1237-46, 2013
4. Chen G et al: Carcinosarcoma ex eccrine spiradenoma of the vulva: report of the first case. Int J Gynecol Pathol. 30(3):301-5, 2011
5. Im M et al: Alteration of the β-catenin pathway in spiradenoma. J Cutan Pathol. 38(8):657-62, 2011

第48节 毛 囊 瘤

要 点

术语

- 毛囊起源的良性附属器肿瘤

病因/发病机制

- 可能为错构瘤
- 毛发周期异常，伴有次级±三级毛囊发育过度

临床问题

- 外阴罕见

大体所见

- 光滑的结节，中央有孔，含羊毛样微细的幼毛

显微镜下所见

- 位于真皮上层，中央为囊性扩张的毛囊，其内充满角质物和双折光性的毛干
- 如中央有孔，则与表皮相连
- 独特的颗粒细胞层，类似正常毛囊漏斗部
- 从主要(原始)毛囊发出的放射状的常发育良好的次级、甚至三级毛囊
    - 次级毛囊内可见毛发、外毛根鞘±内毛根鞘，伴毛蛋白颗粒
- 其他特征(更常见于后期阶段)
    - 次级毛囊退化，伴更多的三级毛囊发育
    - 皮脂腺成分可嵌入次级毛囊壁
    - 间质胶原化

首要的鉴别诊断

- 毛囊皮脂腺囊性错构瘤
- 基底细胞癌
- Winer 孔扩张
- 毛鞘棘皮瘤
- 角化棘皮瘤

初级囊性毛囊，伴放射性次级毛囊

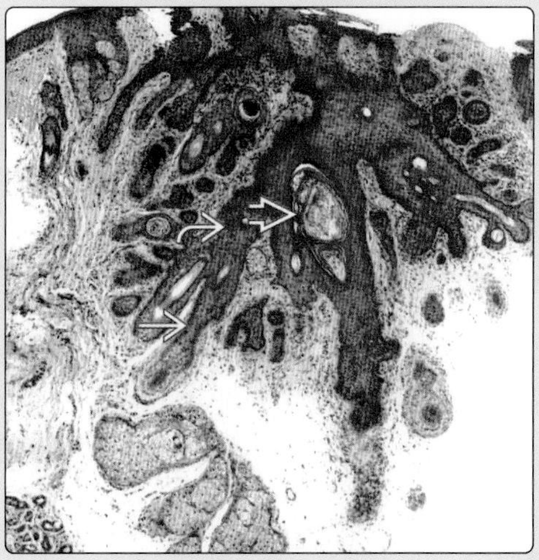

中央孔和原始的毛球

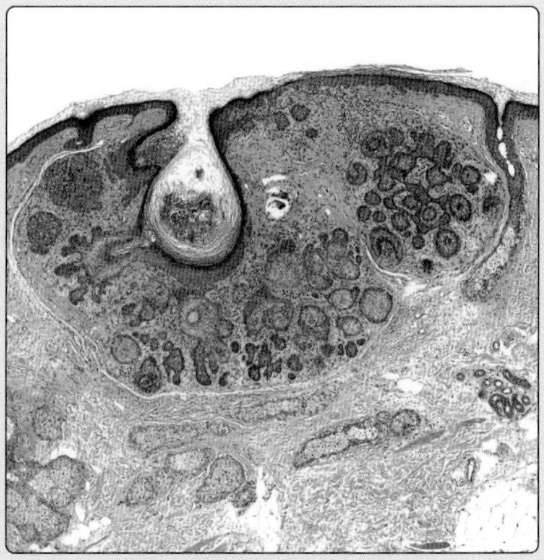

(左)毛囊瘤常为单发病变，中央有孔，含微细的毛发，组织学特征为中央扩张的囊性毛囊，其内充满角质物➡和双折光性的毛干，伴不同成熟程度的放射状次级➡、甚至三级毛囊➡。(右)这例毛囊瘤有内充满角质物的中央孔和放射状结构，后者最原始并再现原始毛球结构

原始毛囊

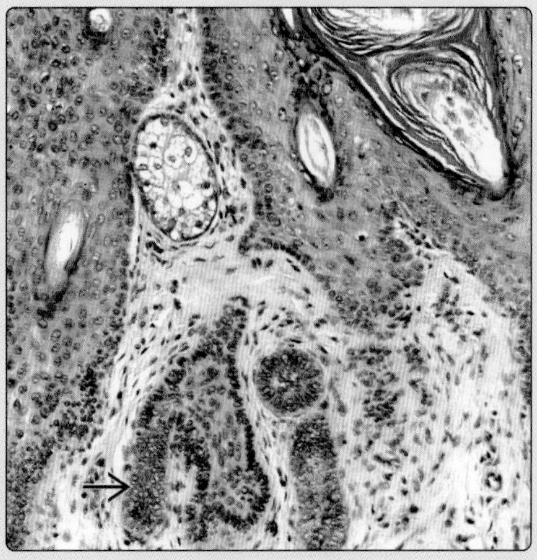

皮脂腺成分和胶原性间质

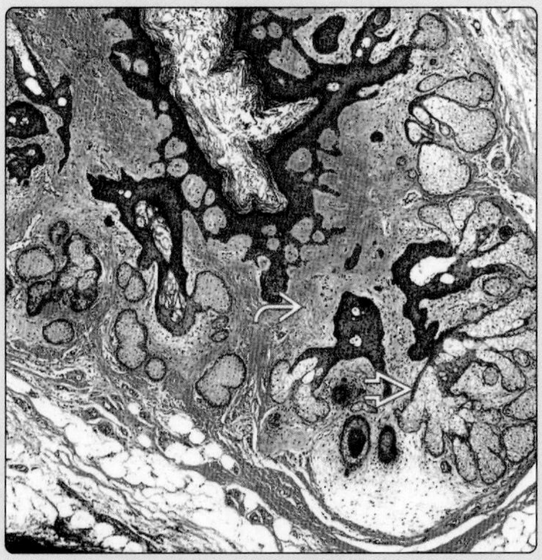

(左)毛囊瘤中，次级和三级分支可能有显著的基底样细胞，再现原始毛囊结构➡。(右)大量皮脂腺➡和胶原化间质➡是明确的病变特征。这例毛囊瘤保留了从中央孔发出毛干的分支状结构，与毛囊皮脂腺囊性错构瘤不同，后者缺乏分支

第 48 节 毛囊瘤

术语

定义

- 毛囊起源的良性附属器肿瘤，向外毛根鞘分化

病因/发病机制

不确定

- 可能为错构瘤
- 毛发周期异常，伴次级±三级毛囊发育过度
- 骨形态蛋白抑制

临床问题

流行病学

- 发病率
  - 头部、面部、颈部，比外阴更常见
- 年龄
  - 成年人

表现

- 小的、肤色的，圆顶形结节
- 常单发

治疗

- 切除

预后

- 极好

大体所见

一般特征

- 光滑结节，中央有孔，含羊毛样微细的幼毛

大小

- 0.2~0.5cm

显微镜下所见

组织学特征

- 位于真皮上层，中央为囊性扩张的毛囊，其内充满角质物和双折光性的毛干
- 如有中央孔，则与表皮相连
- 独特的颗粒细胞层，类似正常毛囊漏斗部
- 从主要（原始）毛囊发出的放射状的常发育良好的次级、甚至三级毛囊
  - 次级毛囊除了有毛发和外毛根鞘，还有伴毛蛋白颗粒的内毛根鞘
- 其他特征（更常见于后期阶段）
  - 次级毛囊退化，伴更多三级毛囊发育
  - 皮脂腺成分可嵌入于次级毛囊壁
  - 间质胶原化

辅助实验

免疫组织化学

- 基底样细胞 CK15 阳性
- 次级毛囊表达 CK14
- GATA3 阳性

鉴别诊断

毛囊皮脂腺囊性错构瘤

- 缺乏次级毛囊及胶原性间质

基底细胞癌

- 黏液样间质及上皮-间质裂隙
- 常见核分裂象及细胞凋亡

Winer 孔扩张

- 广泛开口于表皮
- 缺乏不成熟的放射状毛囊

毛鞘棘皮瘤

- 缺乏放射状毛囊及胶原性间质
- 常由外毛根鞘上皮构成

毛发上皮瘤

- 大量对称分布的角质囊肿和小叶状/巢状的基底样细胞，外围栅栏状排列
- 成纤维细胞小灶聚集，与“乳头状间质小体”并存
- 缺少由角化鳞状上皮被覆的中央囊性空隙

角化棘皮瘤

- 中央角质凹陷，伴表皮唇状突起
- 鳞状上皮细胞增生，伴细胞玻璃样变
- 无毛囊分化

诊断注意事项

病理诊断要点

- 毛发上皮瘤和毛囊瘤都有角质囊肿；然而，前者常有多个角质囊肿
- 尽管罕见，在小活检做出浸润癌诊断前要考虑到附属器肿瘤的可能性

部分参考文献

1. Misago N et al: Chronological changes in trichofolliculoma: folliculosebaceous cystic hamartoma is not a very-late-stage trichofolliculoma. J Dermatol. ePub, 2017
2. Romero-Pérez D et al: Clinicopathologic study of 90 cases of trichofolliculoma. J Eur Acad Dermatol Venereol. 31(3):e141-e142, 2017
3. Mertens RB et al: GATA3 expression in normal skin and in benign and malignant epidermal and cutaneous adnexal neoplasms. Am J Dermatopathol. 37(12):885-91, 2015
4. Misago N et al: A revaluation of trichofolliculoma: the histopathological and immunohistochemical features. Am J Dermatopathol. 32(1):35-43, 2010
5. Wu YH: Folliculosebaceous cystic hamartoma or trichofolliculoma? a spectrum of hamartomatous changes inducted by perifollicular stroma in the follicular epithelium. J Cutan Pathol. 35(9):843-8, 2008
6. Regauer S et al: Vulvar trichogenic tumors: a comparative study with vulvar basal cell carcinoma. Am J Surg Pathol. 29(4):479-84, 2005
7. Peterdy GA et al: Trichofolliculoma of the vulva associated with vulvar intraepithelial neoplasia: report of three cases and review of the literature. Int J Gynecol Pathol. 21(3):224-30, 2002

第 49 节 毛发上皮瘤

要 点

术语

- 起源于下段毛囊的良性附属器肿瘤

病因/发病机制

- 单个病变:9q22.3(*PTCH1* 基因)染色体缺失
- 综合征:*CYLD* 基因(染色体 16q23)突变

临床问题

- 单个或多个肉色丘疹
- 如为 Brooke-Spiegler 或 Rombo 综合征,病变常多发
- 面部和头部多见>外阴(少见)
  - 约占外阴良性附属器肿瘤的 1%

显微镜下所见

- 位于真皮层上层中央至中层±与被覆表皮相连
- 小叶状结构
- 大小不等的多角质囊肿±角化物
- 肿瘤细胞巢团外周为栅栏状排列的基底样细胞
- 可见乳头状间质小体,再现毛囊(杯样或花边状)结构
- 间质-间质裂隙
- 富于细胞的间质
- 细胞非典型性小、核分裂活性低或凋亡少

辅助实验

- CK5、CK6 和 CK18 阳性(外毛根鞘分化)
- 最外层细胞 CK15 和 D2-40 阳性
- PHLDA1 阳性(毛囊干细胞来源)
- BER-EP4、Bcl-2、CD10(仅间质)、CD34、GATA3 常阳性

首要的鉴别诊断

- 基底细胞癌
- 促结缔组织增生的毛发上皮瘤

原始毛囊

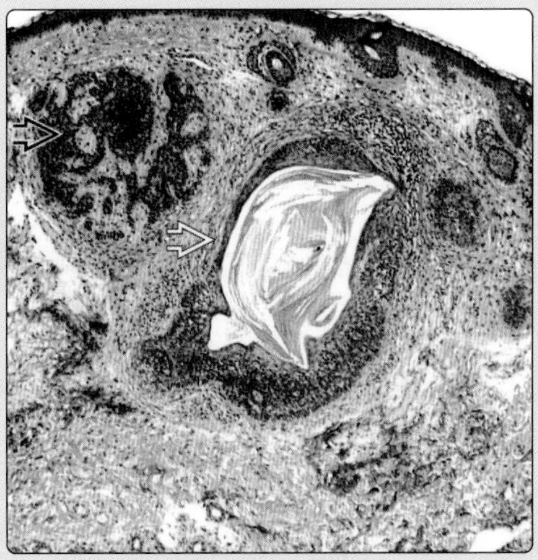

乳头状间质小体

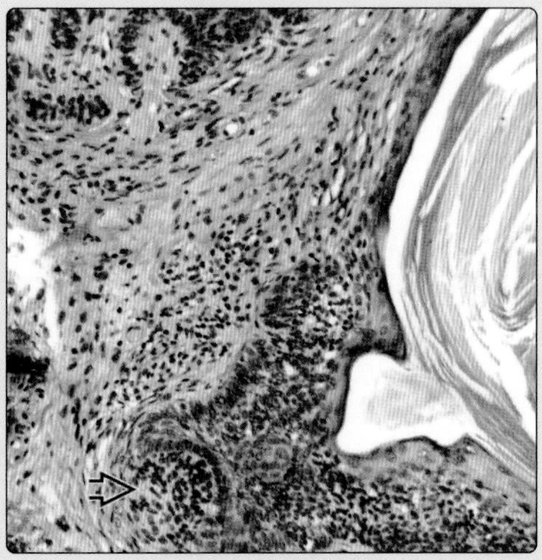

(左)毛发上皮瘤常位于真皮上层,具有小叶状结构,常用角质囊肿,内含角化物(突然角化)➡。可见形成原始毛囊的花边样或腺样结构➡,或不常见的实性结构。**(右)**毛发上皮瘤中可见乳头状间质小体,再现毛乳头➡(围绕原始间质细胞球周围的上皮杯状突起)。这个特征有助于与基底细胞癌鉴别

富于细胞性间质

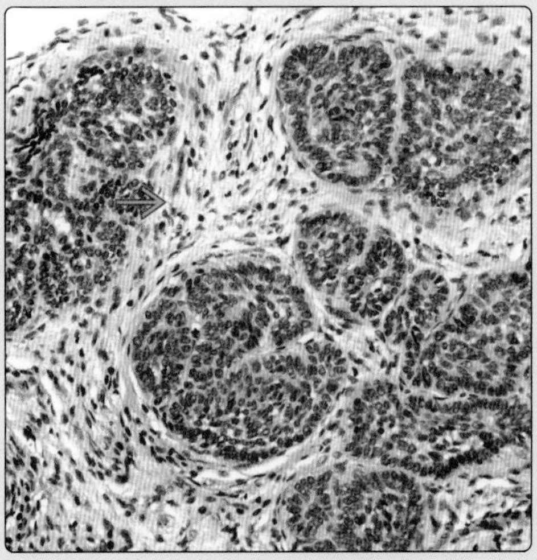

基底细胞癌

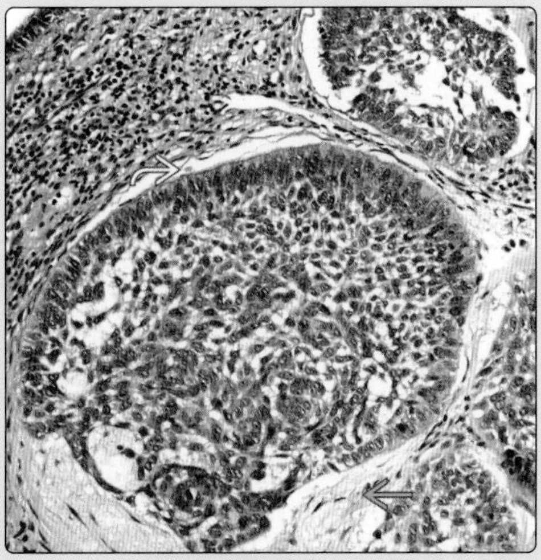

(左)毛发上皮瘤与基底细胞癌从外观上很难鉴别,因为二者均有显著的栅栏状排列的基底样细胞;然而,前者的间质更富于细胞➡。**(右)**与毛发上皮瘤不同,基底细胞癌巢的间质与肿瘤间具有裂隙➡。而且,间质细胞稀少,并常富于黏液➡

术语

定义

- 起源于下段毛囊的良性附属器肿瘤

病因/发病机制

基因相关性

- 单发病变:9q22. 3(*PTCH1* 基因)染色体缺失
- 综合征:*CYLD* 基因(染色体 16q23)突变(多发性毛发上皮瘤)

临床问题

流行病学

- 发病率
  - 面部和头部更多见>外阴(罕见)
  - 约占外阴良性附属器肿瘤 1%
- 年龄
  - 常见于 60~70 岁

表现

- 单发或多发丘疹或结节
- 如为以下综合征,呈线状分布
  - Rombo 综合征
  - Brooke-Spiegler 综合征

治疗

- 切除

预后

- 预后极好,除非发生恶性转化

大体所见

一般特征

- 肤色丘疹,可呈线状
- 单发常见>多发

大小

- 高达 5mm

显微镜下所见

组织学特征

- 位于真皮层上部中心至中部±与表皮相连
- 小叶状结构
- 多个大小不等的角质囊肿±角化物
- 肿瘤巢周围基底样细胞栅栏状排列
- 可见乳头状间质小体,再现毛乳头结构(基底样细胞杯样增生围绕中央的间质细胞±花边样排列)
- 富于细胞性间质
- 可见胶原束之间的裂隙
- 钙化和角质蛋白颗粒(尤其多发时)

细胞学特征

- 细胞异型性小、核分裂活性低或凋亡少,除非发生恶性转化(外阴尚无报道)

辅助实验

免疫组织化学

- CK5、CK6 和 CK18 强阳性(提示外毛根鞘分化)
- 最外层细胞 CK15 和 D2-40 阳性
- PHLDA1(TDAG51)强阳性(提示毛囊干细胞来源)
- BER-EP4、Bcl-2、CD10(仅间质)、CD34、GATA3 常阳性
- 近 50% 病例雄激素受体阳性
- Ki-67 增殖指数非常低

鉴别诊断

基底细胞癌

- 肿瘤与间质之间的裂隙
- 黏液样间质
- 细胞凋亡、非典型性、核分裂象
- PHLDA1(TDAG51)弱阳性
- CK15 弥漫强阳性,D2-40 罕见阳性
- 间质细胞和基底样细胞 CD10 阳性

促结缔组织增生的毛发上皮瘤

- 丘疹样外观
- 基底样细胞小巢嵌入促结缔组织间质
- 雄激素受体常阴性

诊断注意事项

病理诊断要点

- 毛发上皮瘤与基底细胞癌可能很难鉴别;然而,胶原束之间有裂隙,肿瘤-间质交界间没有裂隙
  - 此外,包括 CD10、CK15 和 D2-40 在内的抗体组合对诊断有帮助

部分参考文献

1. Pardal J et al: GATA3 and MYB expression in cutaneous adnexal neoplasms. Am J Dermatopathol. 39(4):279-286, 2017
2. Mertens RB et al: GATA3 Expression in normal skin and in benign and malignant epidermal and cutaneous adnexal neoplasms. Am J Dermatopathol. 37(12):885-91, 2015
3. Baker GM et al: Vulvar adnexal lesions: a 32-year, single-institution review from Massachusetts General Hospital. Arch Pathol Lab Med. 137(9):1237-46, 2013
4. Tebcherani AJ et al: Diagnostic utility of immunohistochemistry in distinguishing trichoepithelioma and basal cell carcinoma: evaluation using tissue microarray samples. Mod Pathol. 25(10):1345-53, 2012
5. Arits AH et al: Differentiation between basal cell carcinoma and trichoepithelioma by immunohistochemical staining of the androgen receptor: an overview. Eur J Dermatol. 21(6):870-3, 2011
6. Heller J et al: Trichoepithelioma of the vulva: report of a case and review of the literature. J Low Genit Tract Dis. 13(3):186-7, 2009
7. Byrd L et al: Trichoepithelioma of the vulva. J Obstet Gynaecol. 20(1):99, 2000
8. Swanson PE et al: Immunohistologic differential diagnosis of basal cell carcinoma, squamous cell carcinoma, and trichoepithelioma in small cutaneous biopsy specimens. J Cutan Pathol. 25(3):153-9, 1998
9. Bryant D et al: Immunostaining for CD34 to determine trichoepithelioma. Arch Dermatol. 131(5):616-7, 1995
10. Morales-Ducret CR et al: bcl-2 expression in primary malignancies of the skin. Arch Dermatol. 131(8):909-12, 1995
11. Beck S et al: Recurrent solitary giant trichoepithelioma located in the perianal area; a case report. Br J Dermatol. 118(4):563-6, 1988
12. Cho D et al: Trichoepithelioma of the vulva. a report of two cases. J Reprod Med. 33(3):317-9, 1988

第 50 节 皮脂腺增生

要点

术语

- 皮脂腺良性过度增生，皮脂腺小叶数量增加（>4），附着于每个毛囊皮脂腺单位的漏斗部

病因/发病机制

- 被认为代表错构瘤
- 发生于外阴部位的皮脂腺增生与 Muir-Torre 综合征相关性尚不确定

临床问题

- 与其他部位比较，发生于生殖器者罕见
- 与其他部位的皮脂腺增生相比，发生于生殖器者更年轻（<35 岁）
- 淡黄色丘疹，伴中央火山口

大体所见

- 淡黄色、柔软的丘疹，伴中央火山口
- 最大者达 5mm

显微镜下所见

- 皮脂腺小叶数量增加（>4），排空进入中央漏斗部
- 与正常皮脂腺相比，皮脂腺增生时真皮内皮脂腺小叶位置上移
- 成熟皮脂腺细胞小叶，有 1~2 层细胞，外周为基底样生发细胞
- 中央导管/毛囊包含数量不等的角质碎屑，可能开口于表面上皮
- 含有大量浅染至泡沫样胞质的大细胞，胞质内充满小的脂质空泡
- 细胞核均一、圆形，居中有核仁
- 核分裂活性罕见，甚至缺乏

首要的鉴别诊断

- Fordyce 斑点（福代斯颗粒）
- 皮脂腺腺瘤
- 皮脂腺瘤
- 皮脂腺癌

明显的小叶和中央导管

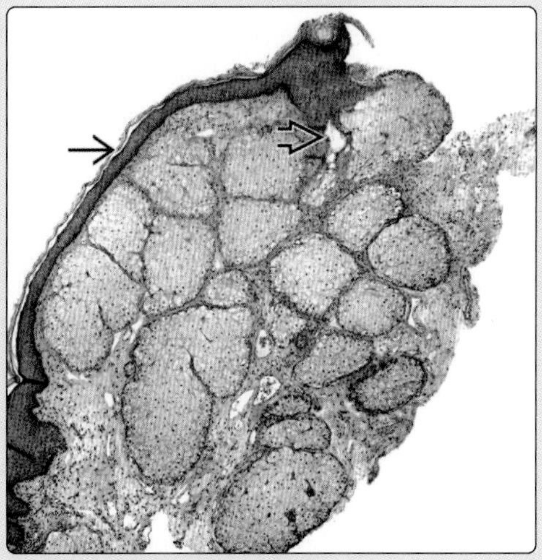

大细胞，胞质丰富、泡沫样

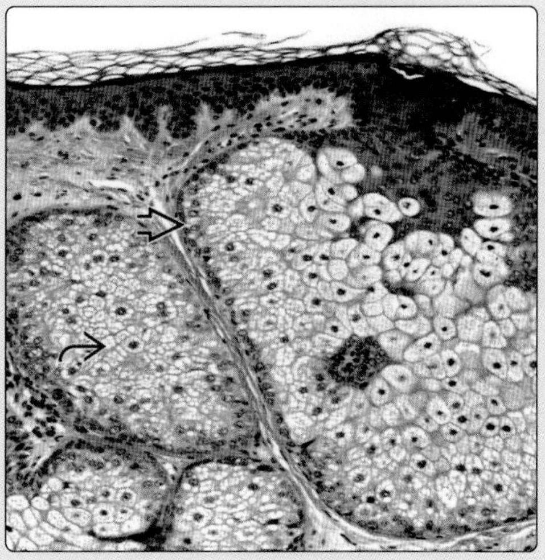

（左）外阴皮脂腺增生，皮脂腺小叶数量增多（>4 个）➡。皮脂腺小叶紧邻表皮，集中在中央导管⮆或毛囊周围，其内充满角蛋白。**（右）**皮脂腺增生时，成熟的皮脂腺细胞呈大的、浅染细胞↪，胞质丰富、泡沫状，边缘仅有一层薄薄的基底样细胞，不超过 2 层细胞厚度⮆

Fordyce 斑点

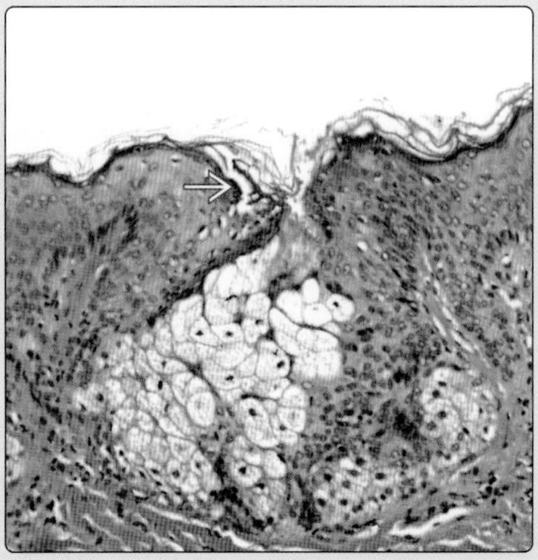

皮脂腺腺瘤

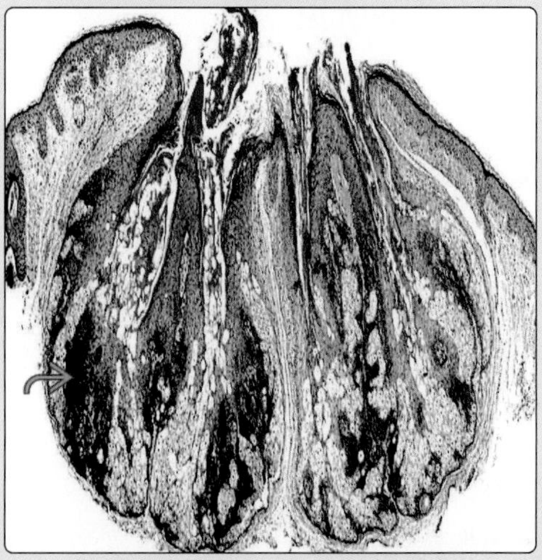

（左）与围绕中央导管/毛囊的大量皮脂腺小叶相比，Fordyce 斑点的皮脂腺小叶直接附着于表皮➡，小叶数<4 个，这些小叶代表了皮脂腺的异位。而且，Fordyce 斑点常弥漫累及外阴。**（右）**皮脂腺腺瘤与伴有中央导管的皮脂腺增生相比，皮脂腺腺瘤与表皮有广泛连接。此外，皮脂腺腺瘤中，有皮脂细胞的生发层超过 2 层细胞厚度的区域↪

术语

同义词

- 皮脂腺增生

定义

- 皮脂腺良性过度增生，皮脂腺小叶数量增加(>4)，附着于每个毛囊皮脂腺单位的漏斗部

病因/发病机制

相关因素

- 可能与紫外线辐射、甲状旁腺激素和免疫抑制有关(特别是肾移植患者)

激素

- 对雄激素敏感可能导致青春期后好发于这个解剖部位

发展

- 被认为是错构瘤

遗传学

- *PRDM1*(BLIMP1)丢失
- 发生于外阴部位者与 Muir-Torre 综合征相关性尚不能确定

临床问题

流行病学

- 发病率
  - 与其他部位相比，生殖器部位罕见
- 年龄
  - 与其他部位皮脂腺增生相比，发生于生殖器者更年轻(<35 岁)

部位

- 面部>胸部>生殖器区

表现

- 缓慢生长的丘疹，被覆毛细血管扩张

疾病自然史

- 不会自发消退

治疗

- 切除
- 冷冻治疗、烧灼或局部治疗

预后

- 极好

大体所见

一般特征

- 淡黄色丘疹，中央火山口

大小

- 大者可达 5mm

显微镜下所见

组织学特征

- 皮脂腺小叶数量增加(>4)，排空进入中央漏斗部
- 与正常皮脂腺相比，皮脂腺增生时真皮内皮脂腺小叶位置增高
- 中央导管/毛囊内含数量不等的角质碎片，可能开口于表面上皮
- 成熟皮脂腺小叶，外周有 1~2 层基底样生发细胞

细胞学特征

- 大细胞，包含大量浅染至泡沫样胞质，充满小的脂肪空泡
  - 细胞核圆形、均一，核仁居中
  - 核分裂活性罕见，甚至缺乏
- 生发细胞可有高核质比，脂肪空泡更少

辅助实验

免疫组织化学

- EMA、AR、AMACR、adipophilin、ⅩⅢa 因子(AC-1A1)阳性

鉴别诊断

Fordyce 斑点(福代斯颗粒)

- 弥漫累及小阴唇
- 直接附着于表面上皮

皮脂腺腺瘤

- 与表皮广泛相连
- 相对于成熟皮脂腺细胞，生发细胞的数量增加(常>2 层细胞，但不超过肿瘤总体 50%)

皮脂腺瘤

- 生发细胞超过肿瘤的 50%
- 生发细胞与成熟皮脂腺细胞之间很少分带

皮脂腺癌

- 皮脂腺细胞结构复杂，有多形性和核分裂象
- p53、Ki-67 和 survivin 弥漫阳性

诊断注意事项

病理诊断要点

- 发现皮脂腺增生，应想到有 Muir-Torre 综合征可能，尽管与发生于外阴病变的相关性尚不确定

部分参考文献

1. Roma AA et al: Sebaceous hyperplasia of the vulva: a series of cases reporting no association with the Muir-Torre syndrome. Int J Gynecol Pathol. 33(4):437-42, 2014
2. Horsley V et al: Blimp1 defines a progenitor population that governs cellular input to the sebaceous gland. Cell. 126(3):597-609, 2006

第51节 皮脂腺癌

要点

术语

- 显示皮脂腺分化的恶性附属器肿瘤

临床问题

- 罕见；与 Muir-Torre 综合征或移植有关
- 年龄范围广（更常见于围绝经期/绝经后）
- 眼睑>头/颈>躯干>外阴
- 侵袭性强（除非早期发现）

显微镜下所见

- 不对称，边界不清
- 常位于真皮，可延伸至真皮深层/皮下组织
- 高达 30% 的病例有佩吉特样播散
- 弥漫性、小叶状（大小不等）、粉刺样或乳头状
- 不同程度的皮脂腺分化
- 细胞非典型和核分裂活跃
- 有角质层的导管结构，如为分化良好
- 可见基底样或鳞状上皮细胞

辅助实验

- CK5/6、CAM5.2、CK903、LEU-M1（CD15）、p16 阳性
- EMA 常阳性（除非分化差）
- AR 阳性（包括低分化肿瘤）
- adipophilin、Ber-EP4、CD10、p63、CA15-3，ⅩⅢa 因子（AC-1A1 克隆）可阳性
- 如为 Muir-Torre 综合征，MLH1、MSH2 和 MSH6 丢失
- p53 阳性，Ki-67 表达增加

首要的鉴别诊断

- 伴透明细胞的鳞状细胞癌
- 伴气球细胞的恶性黑素素瘤
- 转移性癌（肾癌、乳腺癌）
- 皮脂腺腺瘤/皮脂腺瘤

黄色至棕褐色的质硬丘疹，局灶溃疡

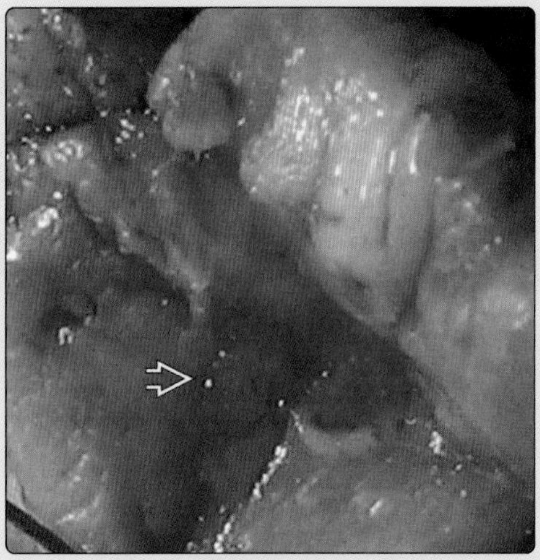

真皮层大的、不规则的小叶

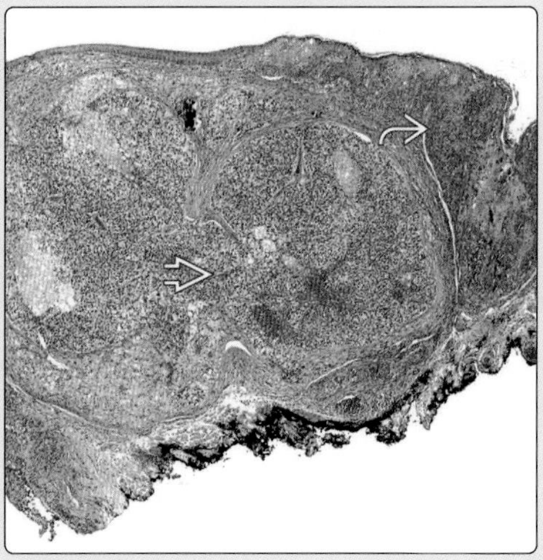

（左）皮脂腺癌常形成黄色至棕褐色质硬丘疹➡。然而，外阴不是常见部位，这个肿瘤在大阴唇比小阴唇更常见，可能是 Muir-Torre 综合征首要表现。（右）皮脂腺癌显示不规则的肿瘤小叶扩张真皮层➡，但也应注意弥漫的粉刺样或乳头样结构。肿瘤也可累及表皮➡并延伸到皮下组织

"泡沫状"胞质（脂质空泡），浓染细胞核和粉刺样坏死

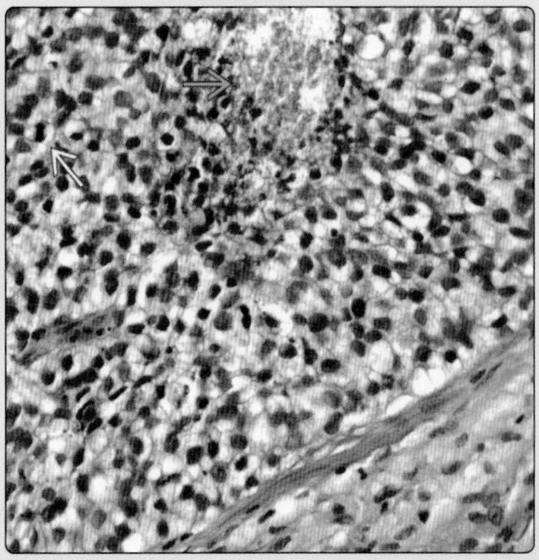

佩吉特样播散（表皮内生长）

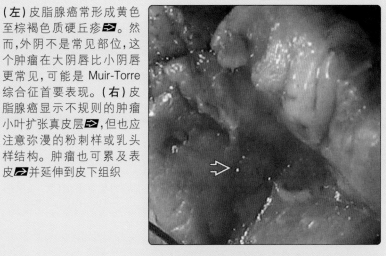

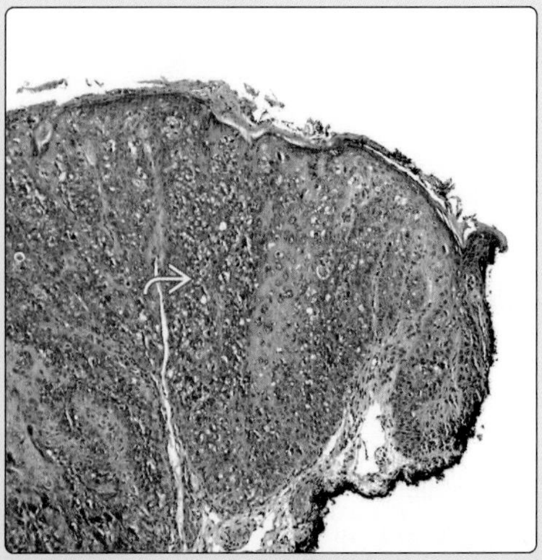

（左）皮脂腺癌的肿瘤细胞因胞质内含脂质样物，而表现为富含泡沫状胞质。核质深染，可见核分裂象➡。也可见到粉刺样坏死➡。（右）皮脂腺癌可有佩吉特样播散➡，眼外部位的一个罕见发现。肿瘤明显时，低倍镜下可能与鳞状细胞癌混淆，何况这些肿瘤 p16 阳性。高倍镜下仔细观察可见肿瘤细胞胞质"泡沫状"

术语

定义

- 显示皮脂腺分化的恶性附属器肿瘤

病因/发病机制

感染源

- 人乳头瘤病毒感染或免疫抑制(器官移植)可增加患病风险

遗传学

- 与 Muir-Torre 综合征相关
  - 多发皮脂腺肿瘤、角化棘皮瘤、结肠癌和其他恶性肿瘤(包括子宫内膜癌)
  - MLH1、MSH2、MSH6 异常

临床问题

流行病学

- 发病率
  - 罕见
- 年龄
  - 范围广(更常见于围绝经期/绝经后)

部位

- 眼睑>头/颈>躯干>外阴
- 大阴唇>小阴唇

表现

- 迅速增大
- 可与鲍恩病相关

治疗

- 广泛局部切除±前哨淋巴结清扫
- 如有转移,放疗或化疗

预后

- 侵袭性强(除非早期发现)
  - 30% ~40% 局部复发
  - 20% ~25% 转移(可在发现时就发生)
  - 10% ~20% 死于此疾病
- 如与 Muir-Torre 综合征相关,侵袭性不强(不转移)
- p53 表达>10% 可能预示预后差

大体所见

一般特征

- 棕褐色至黄色的质硬结节或丘疹;可见溃疡

显微镜下所见

组织学特征

- 不对称,边界不清
- 常位于真皮,可延伸至真皮深层/皮下组织
- 佩吉特样播散累及表皮(高达 30%)
- 弥漫性、小叶状、粉刺样或乳头状结构
- ±有角质层的导管结构,如为分化良好
- 不同程度的皮脂腺分化
- ±基底样或鳞状上皮细胞
- 可见淋巴血管、神经周侵犯和坏死

细胞学特征

- 分化细胞
  - 胞质丰富、透明,含脂质空泡和核压痕
- 未分化细胞(常占主导)
  - 核型不规则,染色质粗糙至泡状,核仁模糊
- 生发细胞
  - 胞质嗜酸,颗粒状脂质(“泡沫状”)
- 细胞非典型,核大小不等
- 核分裂活跃,凋亡常见

辅助实验

冰冻切片

- 油红 O 和苏丹黑染色胞质着色

免疫组织化学

- CK5/6、CAM5. 2、CK903、LEU-M1(CD15)、p16 阳性
- EMA 常阳性(除非分化差)
- AR 阳性(包括低分化肿瘤)
- p53 阳性,Ki-67 表达增加
- 基底样细胞 D2-40 可阳性
- adipophilin、Ber-EP4、CD10、P63、CA15-3、ⅩⅢa 因子(AC-1A1 克隆)可阳性
- 如为 Muir-Torre 综合征,MLH1、MSH2 和 MSH6 丢失

鉴别诊断

伴透明细胞的鳞状细胞癌

- 可见局部角化
- 缺乏核压痕和胞质内脂质
- PAS 阳性(糖原);AR 和 adipophilin 阴性

伴气球细胞的恶性黑素素瘤

- 黑色素细胞标志物阳性

转移性癌(肾癌,乳腺癌)

- 有临床病史
- 大量毛细血管型血管(肾癌)
- 腺体形成,单列样,印戒细胞(乳腺癌)
- 胞质无脂质空泡

皮脂腺腺瘤/皮脂腺瘤

- 无浸润或细胞非典型性

诊断注意事项

病理诊断要点

- 皮脂腺癌可能与鳞状细胞癌(更常见)混淆,因此高倍镜仔细观察很重要

部分参考文献

1. Sullivan SA et al: Sebaceous carcinoma of the vulva: a case report and review of the literature. Gynecol Oncol Rep. 18:40-41, 2016
2. Baker GM et al: Vulvar adnexal lesions: a 32-year, single-institution review from Massachusetts General Hospital. Arch Pathol Lab Med. 137(9):1237-46, 2013
3. Ansai S et al: Sebaceous carcinoma: an immunohistochemical reappraisal. Am J Dermatopathol. 33(6):579-87, 2011

第 52 节 血管肌成纤维细胞瘤

要 点

术语

- 由丰富的毛细血管和肌成纤维细胞构成的良性间质肿瘤

临床问题

- 育龄期
- 发生于外阴和阴道最常见
- 常误诊为囊肿
- 局部切除
- 无复发潜能，很少发生恶性转化

大体所见

- 周界清晰
- 切面灰白色，有弹性

显微镜下所见

- 周界清晰
- 大量薄壁毛细血管
- 交替分布的细胞丰富区和细胞稀疏区
- 间质不同程度水肿至胶原化
- 细胞丰富，卵圆形（浆细胞样）、梭形
- 细胞围绕毛细血管簇状聚集
- 脂肪成分少见

辅助实验

- desmin 阳性
- ER、PR 通常阳性
- RB 表达正常
- S100 和 CD34 阳性程度不一
- SMA 和 CD34 通常阴性

首要的鉴别诊断

- 深部血管黏液瘤
- 富于细胞性血管纤维瘤
- 纤维上皮性息肉

显著的毛细血管

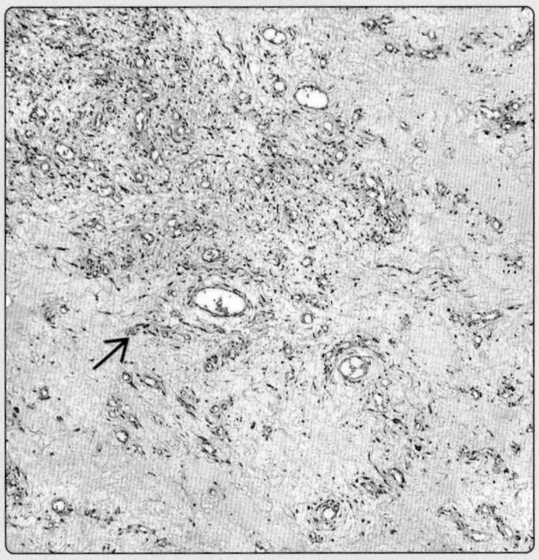

围绕血管聚集

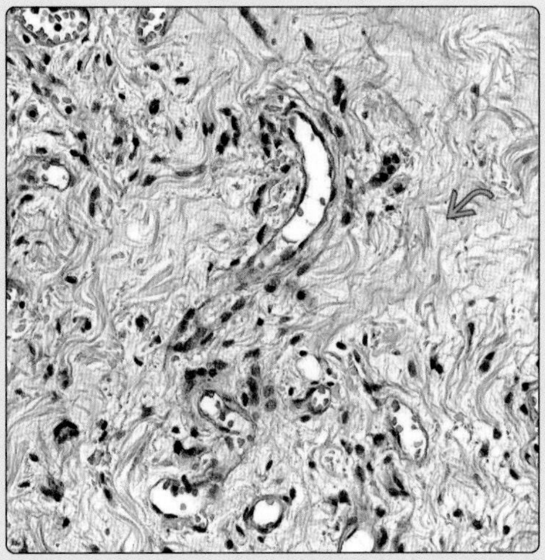

(左) 血管肌成纤维细胞瘤以低倍镜下观察到大量小血管➡、交替分布的细胞丰富区和密集区为特征。**(右)** 血管肌成纤维细胞瘤的肿瘤性间质细胞经常围绕在血管周围生长，这些血管成分突出，精致、大小类似毛细血管。核分裂象少见。注意纤细的纤维性胶原间质➡

浆细胞样间质细胞

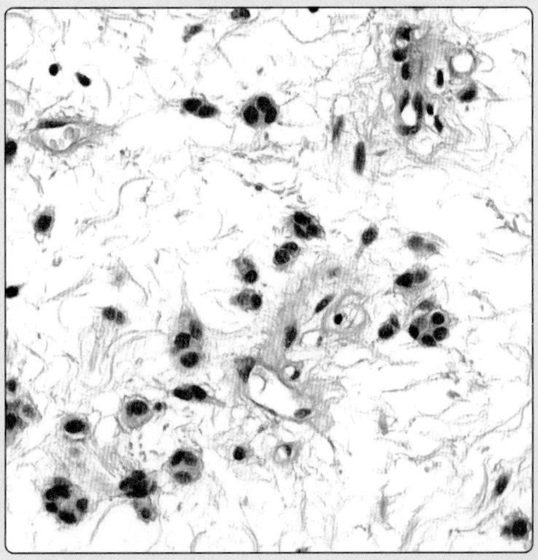

desmin 阳性

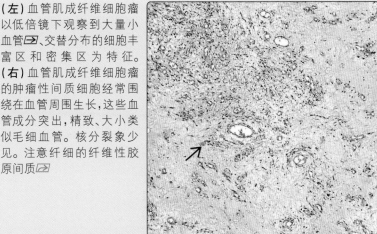

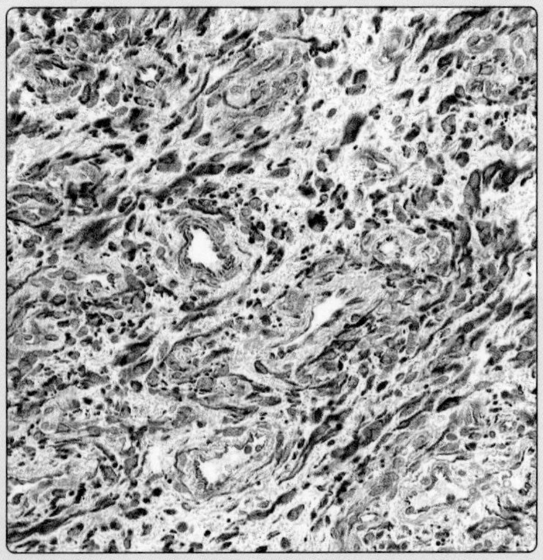

(左) 血管肌成纤维细胞瘤间质细胞丰富、浆细胞样，围绕于薄壁血管周围。细胞含有中等量嗜酸性胞质，核卵圆形，染色质分布均匀。注意水肿性间质。**(右)** 肿瘤细胞 desmin 弥漫阳性（图示），ER 和 PR 通常也阳性；然而，SMA 和 CD34 通常阴性

术语

定义

- 由丰富的毛细血管和肌成纤维细胞构成的良性间质肿瘤

病因/发病机制

细胞起源

- 女性生殖道远端上皮下间质

临床问题

流行病学

- 年龄
  - 典型的育龄妇女

部位

- 外阴
- 阴道

表现

- 最常见的症状/体征
  - 无痛性肿块
  - 常误认为囊肿

治疗

- 局部切除

预后

- 极好
- 无复发潜能;很少发生恶性转化

大体所见

一般特征

- 边界清楚,极少有蒂
- 切面灰白色,有弹性

大小

- 通常<5cm

显微镜下所见

组织学特征

- 无包膜
- 周界清晰
- 血管成分丰富
  - 大量薄壁血管
- 交替分布的细胞丰富区和细胞稀疏区
- 间质不同程度水肿至胶原化
- 间质细胞集中在毛细血管周围
- 脂肪成分不常见
- 恶性转化(肉瘤)罕见

细胞学特征

- 细胞丰富,卵圆形(浆细胞样)、梭形
- 核分裂象不见或少见

辅助实验

免疫组织化学

- desmin 阳性,ER、PR 通常阳性
- RB 表达完整
- S100 和 CD34 不同程度阳性
- SMA 和 CD34 通常阴性

鉴别诊断

深部血管黏液瘤

- 边缘浸润性,边界不清
- 细胞丰富,一致性生长,缺少细胞交替性分布区域
- 血管成分少,中等至大型血管

富于细胞性血管纤维瘤

- 细胞形态一致
- 血管成分少,中等大血管,通常伴血管壁玻璃样变性
- 若有脂肪成分,多位于肿瘤周边
- CD34 阳性
- RB1 表达丢失

纤维上皮性息肉

- 典型的息肉样
- 血管成分位于中央(血管轴心)
  - 中等至大型血管
- 缺少明确的边缘
- 以星形和多核细胞为特征
  - 通常位于表面上皮下的上皮-间质交界处
  - 可围绕血管中心分布

诊断注意事项

病理诊断要点

- 免疫组织化学染色特征在各种肿瘤中具有重叠性,对鉴别诊断意义不大,因此应用有限

部分参考文献

1. Magro G et al: Vulvovaginal angiomyofibroblastomas: morphologic, immunohistochemical, and fluorescence in situ hybridization analysis for deletion of 13q14 region. Hum Pathol. ;45(8):1647-55, 2014
2. Sims SM et al: Angiomyofibroblastoma of the vulva: a case report of a pedunculated variant and review of the literature. J Low Genit Tract Dis. 16(2):149-54, 2012
3. Cao D et al: Lipomatous variant of angiomyofibroblastoma: report of two cases and review of the literature. Int J Gynecol Pathol. 24(2):196-200, 2005
4. McCluggage WG et al: Angiomyofibroblastoma of the vagina. J Clin Pathol. 53(10):803, 2000
5. Nucci MR et al: Vulvovaginal soft tissue tumours: update and review. Histopathology. 36(2):97-108, 2000
6. Fukunaga M et al: Vulval angiomyofibroblastoma. Clinicopathologic analysis of six cases. Am J Clin Pathol. 107(1):45-51, 1997
7. Laskin WB et al: Angiomyofibroblastoma of the female genital tract: analysis of 17 cases including a lipomatous variant. Hum Pathol. 28(9):1046-55, 1997
8. Nielsen GP et al: Angiomyofibroblastoma of the vulva with sarcomatous transformation ("angiomyofibrosarcoma"). Am J Surg Pathol. 21(9):1104-8, 1997
9. Nielsen GP et al: Angiomyofibroblastoma of the vulva and vagina. Mod Pathol. 9(3):284-91, 1996
10. Hisaoka M et al: Angiomyofibroblastoma of the vulva: a clinicopathologic study of seven cases. Pathol Int. 45(7):487-92, 1995
11. Fletcher CD et al: Angiomyofibroblastoma of the vulva. A benign neoplasm distinct from aggressive angiomyxoma. Am J Surg Pathol. 16(4):373-82, 1992

第 53 节 富于细胞性血管纤维瘤

要 点

术语

- 由梭形细胞和大量的血管成分构成的良性间叶性肿瘤

临床问题

- 女性（男性也可发生）
- 外阴阴道区，也可发生于生殖道外部位
- 皮下肿块，通常<3cm
- 良性，不复发
- 局部切除

大体所见

- 质地坚韧有弹性
- 切面灰白色

显微镜下所见

- 典型者边界清晰
- 以形态一致的梭形细胞增生为特点，排列呈短束状
- 大量小型到中等大血管，血管壁常常增厚、玻璃样变性
- 细胞之间有纤细的胶原束穿插排列
- 偶见散在分布的非典型细胞；罕见非典型细胞聚集成结节散在分布
- 可见脂肪组织（多位于肿瘤的周边）
- 如果发生肉瘤样转化（最常见的是脂肪肉瘤），转变突然

辅助实验

- 阳性表达排序 CD34>SMA>desmin
- ER 和 PR 阳性（50%）
- 13q14（*FOX1A1*）丢失

首要的鉴别诊断

- 平滑肌瘤
- 血管肌成纤维细胞瘤
- 孤立性纤维性肿瘤
- 深部（侵袭性）血管黏液瘤

（左）富于细胞性血管纤维瘤特征性表现为皮下小结节状肿块，实性、质韧。边界清晰↷但是偶尔可能局灶性浸润周围组织。**（右）**富于细胞性血管纤维瘤以形态一致的梭形细胞增生为特点，排列成短束状，大量小型到中等大血管，常伴血管壁玻璃样变性⇨。当肿瘤发生水肿或部分玻璃样变性时细胞密度也发生改变

边界清晰

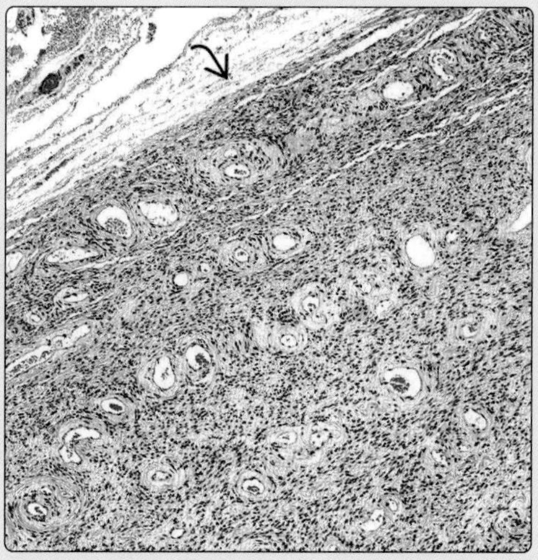

短束状交叉排列和玻璃样血管

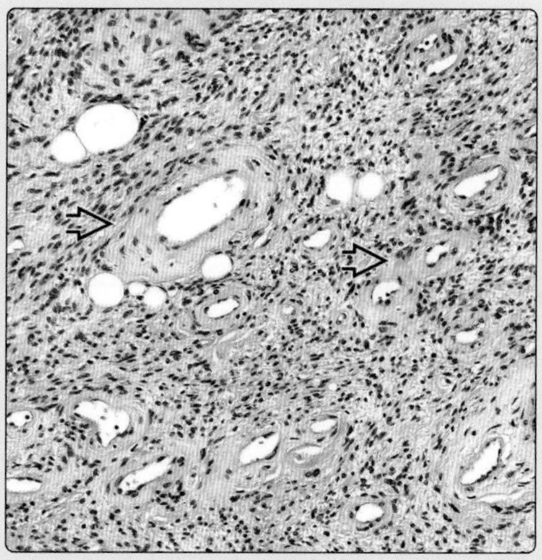

（左）富于细胞性血管纤维瘤中梭形细胞交叉排列成短束状，细胞形态温和，核呈卵圆形至梭形，胞质稀少，染色淡，细胞边界不清。核分裂象多少不等，有时较多。**（右）**富于细胞性血管纤维瘤中偶尔可见散在分布的非典型细胞，核增大深染，常常散在分布于肿瘤内部。少见情况下，可见非典型细胞聚成结节散在分布

细胞核卵圆形，胞质空亮，形态温和，边界模糊

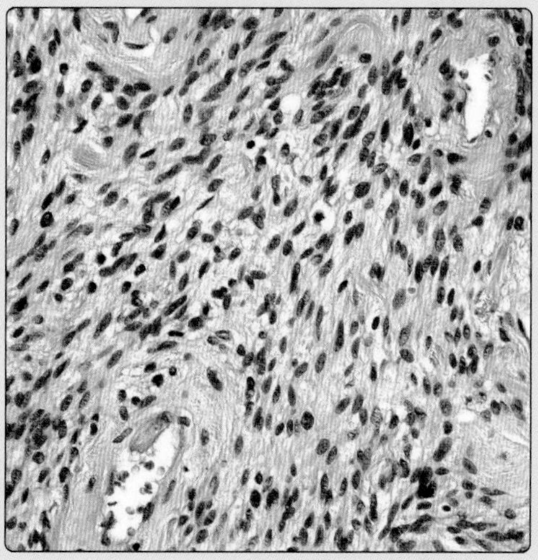

散在非典型细胞

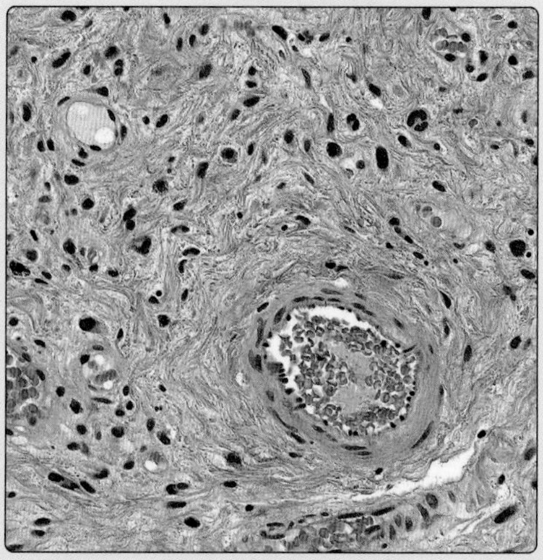

术语

同义词

- 血管肌成纤维细胞瘤样肿瘤

定义

- 由梭形细胞和大量的血管成分构成的良性间叶性肿瘤

临床问题

流行病学

- 发病率
  - 不常见
- 年龄
  - 平均 54 岁
- 性别
  - 女性（男性也可见）

部位

- 外阴和阴道
- 外生殖器部位

表现

- 小的皮下肿块
- 偶尔疼痛

治疗

- 局部切除

预后

- 良性，不复发（如果典型形态）
- 不清楚（如果发生肉瘤转化，随访资料有限）

大体所见

一般特征

- 边界清晰
- 质地硬韧
- 切面灰白色

大小

- 通常<3cm

显微镜下所见

组织学特征

- 尽管没有包膜被覆，界限很清晰
  - ±轻微浸润
- 细胞形态通常一致
  - 变异取决于玻璃样变性或水肿
- 梭形细胞短束状交叉排列
- 大量小至中等大血管
  - 管壁常常增厚和/或玻璃样变性
- 纤细的胶原束穿插
- 可见脂肪组织（通常位于肿瘤外周）
- 大量的肥大细胞
- 如果发生肉瘤转化（最常见的是脂肪肉瘤）为突然转变

细胞学特征

- 胞质稀少、淡嗜酸性，边界不清
- 一致性卵圆形核
- 偶尔散在非典型细胞核；很少形成散在分布的非典型细胞结节
- 核分裂象多少不等

辅助实验

免疫组织化学

- CD34 阳性（55%）
- SMA 阳性（20%～25%）
- desmin 阳性（8%）
- ER 和 PR 阳性（50%）
- S100 阴性
- 肉瘤性区域 p16 阳性

遗传学检测

- 13q14（*FOXIA1*）丢失
  - 与乳腺肌成纤维细胞瘤和梭形细胞脂肪瘤基因改变相同

鉴别诊断

平滑肌瘤

- 长束状交叉排列
- 血管相对少
- 核拉长，嗜酸性胞质更多（雪茄样核）

血管肌成纤维细胞瘤

- 细胞丰富区与密集区交替分布
- 纤细的毛细血管
- CD34 阴性

孤立性纤维性肿瘤

- 细胞丰富区与密集区交替分布
- 血管外皮细胞瘤样血管
- 通常是瘢痕疙瘩型（而不是纤细的）胶原束
- STAT6 阳性

深部（侵袭性）血管黏液瘤

- 深在部位
- 浸润性边界
- 细胞成分少，黏液样背景

部分参考文献

1. Panagopoulos I et al: Loss of chromosome 13 material in cellular angiofibromas indicates pathogenetic similarity with spindle cell lipomas. Diagn Pathol. 12(1):17, 2017
2. Creytens D: Cellular Angiofibroma with sarcomatous transformation showing pleomorphic liposarcoma-like and atypical lipomatous tumor-like features. Am J Dermatopathol. 38(9):712-4, 2016
3. Flucke U et al: Cellular angiofibroma: analysis of 25 cases emphasizing its relationship to spindle cell lipoma and mammary-type myofibroblastoma. Mod Pathol. 24(1):82-9, 2011
4. Chen E et al: Cellular angiofibroma with atypia or sarcomatous transformation: clinicopathologic analysis of 13 cases. Am J Surg Pathol. 34(5):707-14, 2010
5. Iwasa Y et al: Cellular angiofibroma: clinicopathologic and immunohistochemical analysis of 51 cases. Am J Surg Pathol. 28(11):1426-35, 2004
6. McCluggage WG et al: Cellular angiofibroma and related fibromatous lesions of the vulva: report of a series of cases with a morphological spectrum wider than previously described. Histopathology. 45(4):360-8, 2004
7. Nucci MR et al: Cellular angiofibroma: a benign neoplasm distinct from angiomyofibroblastoma and spindle cell lipoma. Am J Surg Pathol. 21(6):636-44, 1997

第 54 节 外阴青春期前纤维瘤

要 点

术语

- 稀疏的梭形细胞无排列结构的增生导致外阴肿大
- 同义词
  - 儿童不对称性大阴唇肿大

病因/发病机制

- 存在争议:肿瘤性 vs. 反应性

临床问题

- 青春期前女孩(平均年龄:4~12 岁)
- 单侧发生
- 大阴唇最常受累
- 无痛,外阴逐渐增大
- 复发率为 50%
- 能自发性消退

大体所见

- 通常<5cm

显微镜下所见

- 梭形细胞增生,细胞稀疏,无排列结构
- 不同程度水肿、胶原化或黏液样间质
- 小至中等大小的血管成分
- 梭形细胞形态温和
- 核分裂象罕见
- 浸润周围软组织,包括神经、附属器结构和脂肪组织

辅助实验

- CD34 阳性
- ER 阳性
- SMA 和 desmin 阴性,S100 阴性

首要的鉴别诊断

- 深部侵袭性血管黏液瘤
- 富于细胞性血管纤维瘤
- 血管肌成纤维细胞瘤

边缘浸润性生长

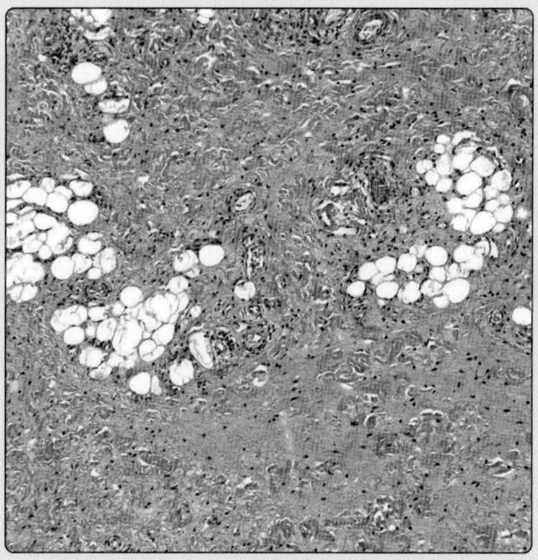

胶原性间质

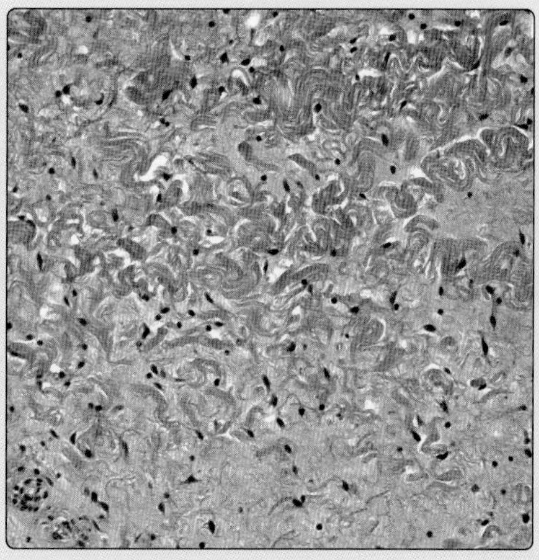

(左) 外阴青春期前纤维瘤边界不清,病变的梭形细胞浸润周围软组织,包括脂肪组织。**(右)** 外阴青春期前纤维瘤梭形细胞呈现"无序"的生长方式,位于多少不等的黏液样、水肿性或胶原(如图所示)性基质。细胞温和,核圆形至卵圆形,胞质空亮,核分裂象罕见

小至中等大血管

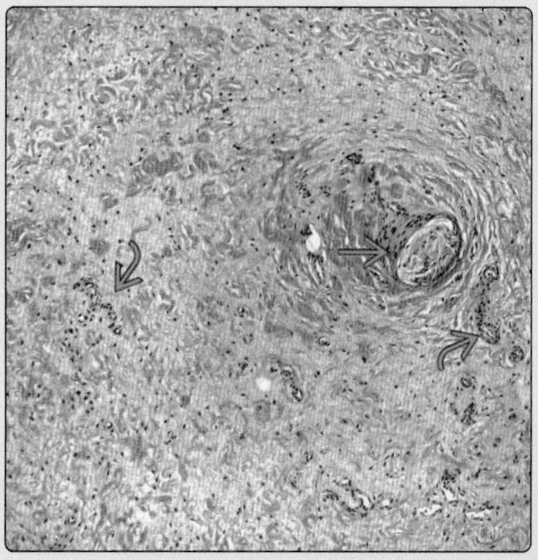

CD34 阳性

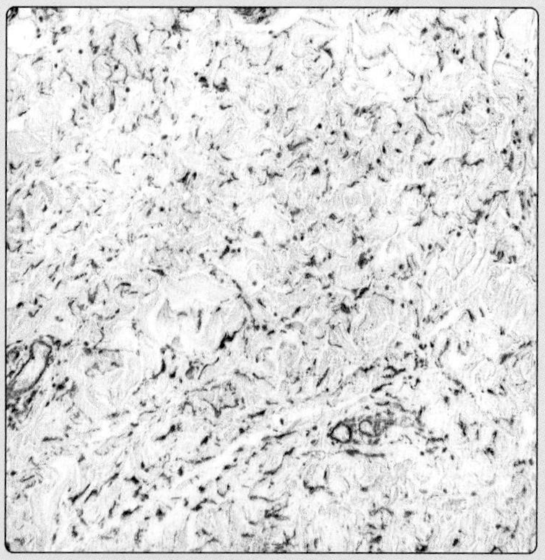

(左) 外阴青春期前纤维瘤浸润性生长方式可以不明显。这幅图中梭形细胞围绕外周神经生长➡注意小至中等大的血管结构➡。**(右)** 外阴青春期前纤维瘤梭形细胞 CD34 阳性(图示)。ER 也阳性,但是 SMA、desmin 和 S100 阴性

术语

同义词

- 儿童不对称性大阴唇肿大

定义

- 稀疏的梭形细胞无排列结构的增生导致外阴肿大

病因/发病机制

存在争议

- 支持肿瘤性起源的证据
  - 肿块性病变
  - 如果不完全切除有复发潜能
- 支持青春期间质细胞对激素异常生理反应的证据
  - 最常见于激素波动最大的时候
  - 病变细胞 ER 阳性
  - 能自发性消退

临床问题

流行病学

- 年龄
  - 范围:4~12 岁

部位

- 大阴唇

表现

- 无痛,外阴逐渐增大
- 单侧发生

治疗

- 有争议
  - 外科切除
  - 保守期待疗法(基于自发性消退潜能)

预后

- 如果不完全切除,复发率为 50%

大体所见

一般特征

- 皮下肿块

大小

- 范围:2~8cm(通常<5cm)

显微镜下所见

组织学特征

- 梭形细胞增生,细胞稀疏
- 无序的生长
- 不同程度水肿、胶原化或黏液样间质
- 小至中等大小血管成分

细胞学特征

- 胞质淡染,双嗜色性
- 圆形至卵圆形核,染色质均匀
- 无细胞非典型性
- 核分裂象罕见

边缘

- 边界不清
  - 浸润周围软组织,包括神经、附属器结构和脂肪组织

辅助实验

免疫组织化学

- CD34 阳性
- ER 阳性
- SMA 和 desmin 阴性
- S100 阴性

遗传学检测

- 正常核型

鉴别诊断

深部侵袭性血管黏液瘤

- 成年女性
- 均匀黏液样
- 中等至大型血管均匀分布
- 肌束常见
- CD34 阴性

富于细胞性血管纤维瘤

- 成年女性
- 边界清晰
- 细胞均匀分布
- 梭形细胞束状穿插
- 显著的血管成分,管壁常伴玻璃样变性

血管肌成纤维细胞瘤

- 成年女性
- 边界清晰
- 细胞稀疏区与细胞密集区交替排列
- 大量纤细的毛细血管
- 上皮样间质细胞围绕血管聚集
- CD34 阴性

诊断注意事项

病理诊断要点

- 与大多数其他外阴间叶性病变不同,青春期前纤维瘤发生于儿童
- 大体检查没有清晰的肿块,而是弥漫一致性实性病变

部分参考文献

1. Vargas SO et al: Childhood asymmetric labium majus enlargement: mimicking a neoplasm. Am J Surg Pathol. 29(8):1007-16, 2005
2. Iwasa Y et al: Distinctive prepubertal vulval fibroma: a hitherto unrecognized mesenchymal tumor of prepubertal girls: analysis of 11 cases. Am J Surg Pathol. 28(12):1601-8, 2004

第 55 节 浅表性血管黏液瘤

要 点

术语

- 表浅，常常息肉样，多分叶状黏液瘤性肿瘤，伴有薄壁血管

临床问题

- 最常见于 40 岁
- 头颈部最常见，外阴罕见
- 缓慢生长，无痛，息肉样肿块
- 位于真皮层和皮下组织
- 30%～40% 局部非破坏性复发

大体所见

- 通常<5cm
- 切面胶冻样

显微镜下所见

- 多结节状生长伴有轮廓清晰的小叶
- 丰富的黏液样间质
- 薄壁、弧形的血管
- 星芒状和梭形间质细胞
- 间质炎症细胞浸润，尤其是多形核白细胞
- 伴有上皮成分（10%～20%）
  - 鳞状上皮巢和/或条索；鳞状上皮被覆的囊肿；基底样出芽

辅助实验

- vimentin 和 CD34 阳性
- SMA、desmin、S100 通常阴性
- ER、PR 阴性

首要的鉴别诊断

- 深部（侵袭性）血管黏液瘤
- 纤维上皮性间质息肉
- 黏液样神经纤维瘤

分叶状和黏液样间质

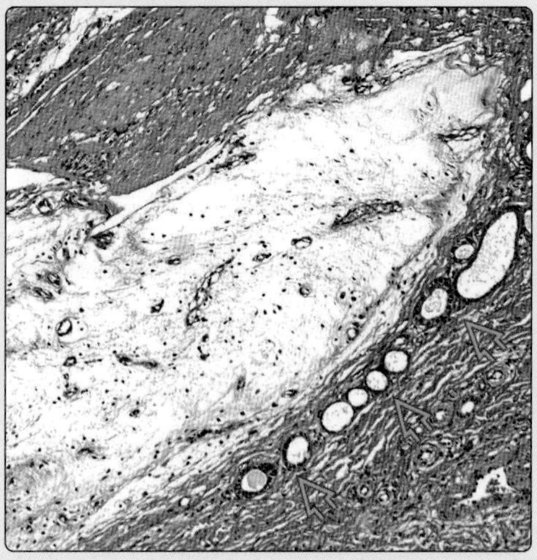

弧形的血管

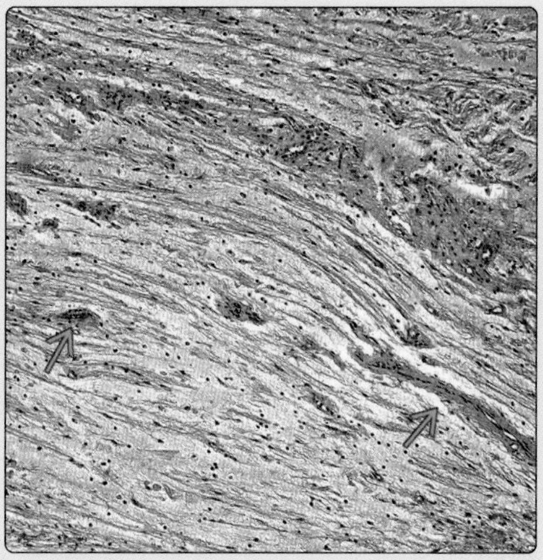

（左）浅表性血管黏液瘤是位于浅表部位的黏液样肿瘤，具有边界清晰的小叶状或多结节状生长方式。注意邻近的附属器结构，它将肿瘤定位在真皮层➡。**（右）**浅表性血管黏液瘤显示大量的薄壁血管，常常是弧形的血管➡和位于丰富的黏液样间质内的纤细的梭形细胞，这些黏液样间质对阿尔辛蓝呈阳性反应

急性炎症细胞

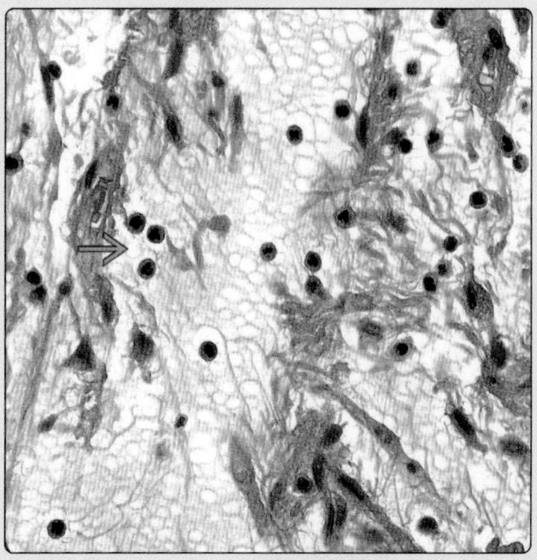

鳞状上皮成分

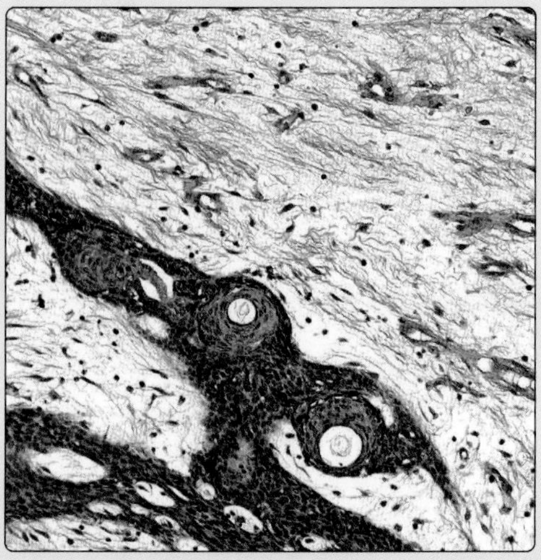

（左）浅表性血管黏液瘤细胞成分少，由温和的、核卵圆形至拉长的梭形细胞构成。注意间质急性炎症细胞➡，这是典型表现，与表面被覆的溃疡或叠加感染无关。**（右）**近 20% 的浅表性血管黏液瘤内含有上皮性成分，常常是基底样鳞状细胞芽或鳞状细胞巢

术语

同义词

- 皮肤黏液瘤

定义

- 表浅,通常息肉样,多分叶状黏液瘤性肿瘤,伴有薄壁弧形血管

病因/发病机制

细胞起源

- 不清楚,可能来源于成纤维细胞

临床问题

流行病学

- 发病率
  - 罕见
- 年龄
  - 育龄期,最常见于 30~40 岁

部位

- 头颈部最常见
- 外阴偶见
- 位于真皮层和皮下组织

表现

- 缓慢生长,无痛
- 息肉样肿块

治疗

- 完全、局部切除

预后

- 30%~40% 局部非破坏性复发

大体所见

一般特征

- 息肉样
- 切面胶冻样

大小

- 通常<5cm

显微镜下所见

组织学特征

- 多结节状生长方式伴有清晰的小叶结构
- 丰富的黏液样间质
- 血管成分丰富
  - 薄壁、弧形的血管
- 星芒状和梭形间质细胞
- 间质炎细胞浸润,尤其是多形核白细胞
- 10%~20% 与上皮成分有关
  - 鳞状上皮巢和/或条索
  - 鳞状上皮被覆的囊肿
  - 基底样出芽

细胞学特征

- 温和的卵圆形核,染色质均质状
- 核分裂象不常见

边缘

- 边界清

辅助实验

组织化学

- 阿尔辛蓝阳性

免疫组织化学

- vimentin 和 CD34 阳性
- SMA、desmin、S100 通常阴性
- ER、PR 阴性

鉴别诊断

深部(侵袭性)血管黏液瘤

- 累及深部软组织;不呈息肉样
- 浸润性生长
- 大型和厚壁血管
- 间质细胞 desmin 阳性
- 没有上皮成分

纤维上皮性间质息肉

- 中央纤维血管轴心
- 缺少清晰的小叶状边界
- 间质可水肿,但是并非黏液样
- 星芒状和多核间质细胞
- 缺少炎细胞
- 没有上皮成分

黏液样神经纤维瘤

- 边界不清
- 病变内部神经纤维
- 没有上皮成分
- S100 弥漫阳性

诊断注意事项

临床相关性病理学特征

- 症状时间轴(缓慢生长)
- 息肉样大体表现

病理解读要点

- 多发性病变可能与 Carney 综合征有关
- 肿瘤小叶间经常可见附属器结构
  - 如果未见被覆皮肤组织,根据此特点可将肿瘤定位于表浅部位(真皮)
- 浅表部位有助于与深部(侵袭性)血管黏液瘤区分

部分参考文献

1. Calonje E et al: Superficial angiomyxoma: clinicopathologic analysis of a series of distinctive but poorly recognized cutaneous tumors with tendency for recurrence. Am J Surg Pathol. 23(8):910-7, 1999
2. Fetsch JF et al: Superficial angiomyxoma (cutaneous myxoma): a clinicopathologic study of 17 cases arising in the genital region. Int J Gynecol Pathol. 16(4):325-34, 1997
3. Allen PW et al: Superficial angiomyxomas with and without epithelial components. Report of 30 tumors in 28 patients. Am J Surg Pathol. 12(7):519-30, 1988

第 56 节 深部(侵袭性)血管黏液瘤

要 点

术语

- 发生于外阴阴道和盆腔区域的黏液样肿瘤,细胞稀少,浸润性生长,但不发生转移

临床问题

- 育龄期
- 发生于外阴阴道区,会阴和盆腔软组织最常见
- 不完全切除局部破坏性复发率为 30% ~40%

大体所见

- 通常很大(>10cm)
- 边界不清
- 质软胶冻样
- 切面透明到混浊

显微镜下所见

- 细胞稀少,浸润性边缘
- 丰富的黏液样间质
- 间质细胞形态温和、梭形,具有双极嗜酸性胞质
- 中等至大型血管一致性分布,管壁常伴玻璃样变性
- 平滑肌聚集("肌束样")
- 核分裂象罕见

辅助实验

- desmin 阳性
- SMA、HMGA2、ER 和 PR 通常阳性
- S100 和 CD34 也可阳性

首要的鉴别诊断

- 浅表性血管粘液瘤
- 血管肌成纤维细胞瘤
- 纤维上皮性间质息肉(水肿的)

盆腔软组织肿块

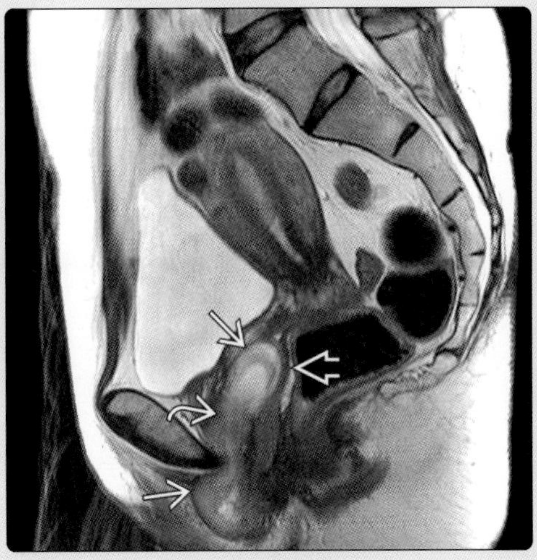

复发性深部血管黏液瘤

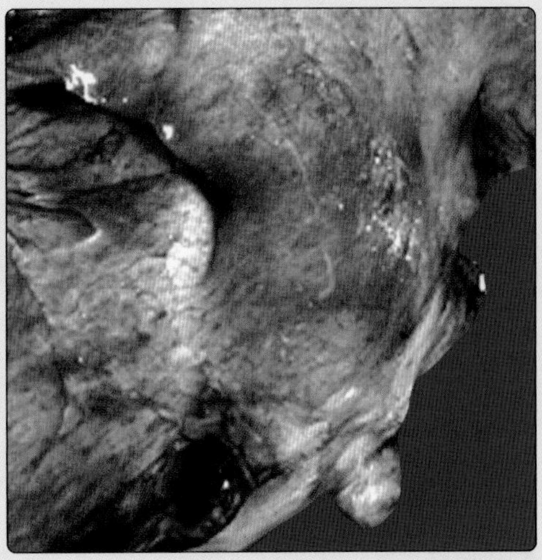

(左)盆腔矢状线磁共振 T2 信号显示软组织肿块高密度信号➡,跨过骨盆横膈膜。肿块在阴道后方位➡。注意拉伸的纤维肌束➡。**(右)**深部侵袭性血管黏液瘤切面柔软、胶冻样,但复发时,如本例,大体检查可以表现为坚实,纤维样。肉眼就可以感受到肿瘤突出的血管成分

细胞稀疏

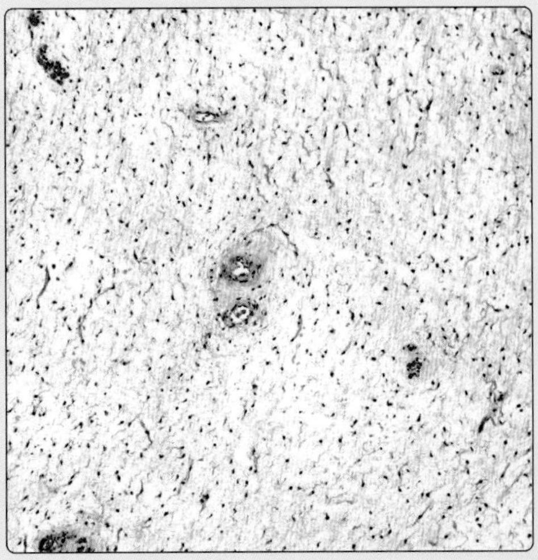

黏液样基质

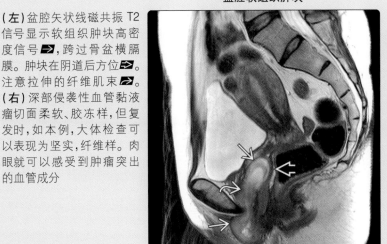

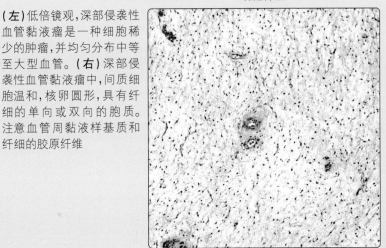

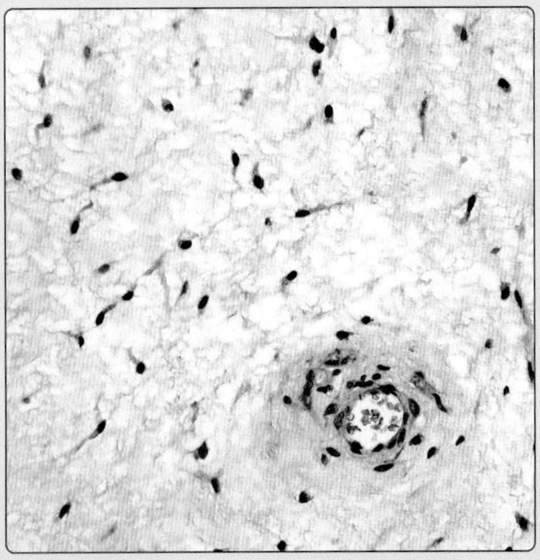

(左)低倍镜观,深部侵袭性血管黏液瘤是一种细胞稀少的肿瘤,并均匀分布中等至大型血管。**(右)**深部侵袭性血管黏液瘤中,间质细胞温和,核卵圆形,具有纤细的单向或双向的胞质。注意血管周黏液样基质和纤细的胶原纤维

术语

同义词

- 侵袭性血管黏液瘤

定义

- 发生于外阴阴道和盆腔区域的黏液样肿瘤,细胞稀少,浸润性生长,但不发生转移,具有局部破坏性复发潜能

病因/发病机制

与 t(8;12)(p12;q15)相关

- 可能与异常表达 *HMGA2*(DNA 结构因子)有关

临床问题

流行病学

- 发病率
  - 不常见
- 年龄
  - 育龄期
- 性别
  - 女性和男性(相似部位)

部位

- 外阴阴道区
- 会阴
- 盆腔软组织

表现

- 常被认为是囊肿(最常见的是前庭大腺囊肿)

治疗

- 广泛切除,如果可以,距边缘 1cm 切除

预后

- 不完全切除局部破坏性复发率为 30%~40%

大体所见

一般特征

- 与周围软组织界限不清
- 柔软,胶冻样黏稠
- 切面透明至浑浊

大小

- 大小不定
- 通常很大(>10cm)

显微镜下所见

组织学特征

- 细胞稀少,一致性生长
- 丰富的黏液样间质
- 梭形的间质细胞,形态温和,双极嗜酸性胞质
- 中等至大型血管
  - 一致性分布于肿瘤内部
  - 管壁常伴玻璃样变性
  - 胶原纤维同心状聚集
- 平滑肌束聚集("肌束样")
  - 通常位于血管周

细胞学特征

- 梭形细胞,形态温和
  - 核圆形至卵圆形
  - 核轮廓均匀一致
  - 染色质细腻分散
- 核分裂象罕见

边缘

- 边界不清

辅助实验

免疫组织化学

- desmin 阳性
- SMA、HMGA2、ER 和 PR 通常阳性
- S100 和 CD34 也可阳性

鉴别诊断

浅表性血管黏液瘤

- 不累及深部软组织
- 分叶状生长,边界清晰
- 缺乏中等至大型血管
- 与间质急性炎症细胞有关

血管肌成纤维细胞瘤

- 皮下组织发生(而非深部软组织)
- 边界清晰
- 血管更多,包含小的毛细血管
- 细胞稀疏区与密集区交替分布

纤维上皮性息肉(水肿的)

- 息肉样,位于浅表位置
- 常有中央血管轴心
- 星芒状和多核细胞为特征
  - 位于上皮-间质交界处
  - 可围绕中央血管轴心分布

诊断注意事项

病理诊断要点

- 典型者表面被覆黏膜
- 如果复发,胶原样外观可更突出

部分参考文献

1. McCluggage WG et al: HMGA2 is a sensitive but not specific immunohistochemical marker of vulvovaginal aggressive angiomyxoma. Am J Surg Pathol. 34(7):1037-42, 2010
2. Nucci MR et al: Chromosomal translocation t(8;12) induces aberrant HMGIC expression in aggressive angiomyxoma of the vulva. Genes Chromosomes Cancer. 32(2):172-6, 2001
3. Granter SR et al: Aggressive angiomyxoma: reappraisal of its relationship to angiomyofibroblastoma in a series of 16 cases. Histopathology. 30(1):3-10, 1997
4. Fetsch JF et al: Aggressive angiomyxoma: a clinicopathologic study of 29 female patients. Cancer. 78(1):79-90, 1996
5. Steeper TA et al: Aggressive angiomyxoma of the female pelvis and perineum. Report of nine cases of a distinctive type of gynecologic soft-tissue neoplasm. Am J Surg Pathol. 7(5):463-75, 1983

第 57 节 平滑肌肿瘤

要点

术语

- 由平滑肌细胞构成的间叶性肿瘤

病因/发病机制

- 遗传倾向：外阴食管平滑肌瘤病（*COL4A6* 突变）

临床问题

- 平滑肌瘤比平滑肌肉瘤更常见
- 40～50 岁最常见

大体所见

- 如果恶性，通常>5cm

显微镜下所见

- 梭形细胞交织排列，少见情况下，上皮样细胞成片或巢状排列
- 可见到多少不等的黏液玻璃样基质
- 一般来说，妊娠期黏液样变更常见
- 诊断平滑肌肉瘤需要以下五条依据中的三条
  - >5cm
  - 边界呈浸润性
  - 中至重度的细胞学非典型性
  - 核分裂象>5 个/10HPF
  - 肿瘤性坏死

辅助实验

- 平滑肌标志物、ER 和 PR 阳性
- 角蛋白和 EMA 通常阴性

首要的鉴别诊断

- 平滑肌瘤：深部血管黏液瘤、血管肌成纤维细胞瘤、富于细胞性血管纤维瘤
- 平滑肌肉瘤：肉瘤样鳞状细胞癌、恶性黑色素瘤、假肉瘤样纤维上皮性息肉、结节性筋膜炎、远端型上皮样肉瘤

切面白色至粉色膨隆（平滑肌瘤）

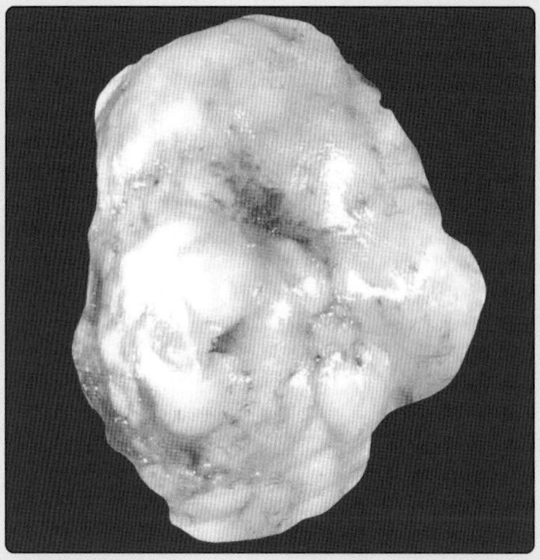

切面柔软、光滑细腻，边缘稍不规则（平滑肌肉瘤）

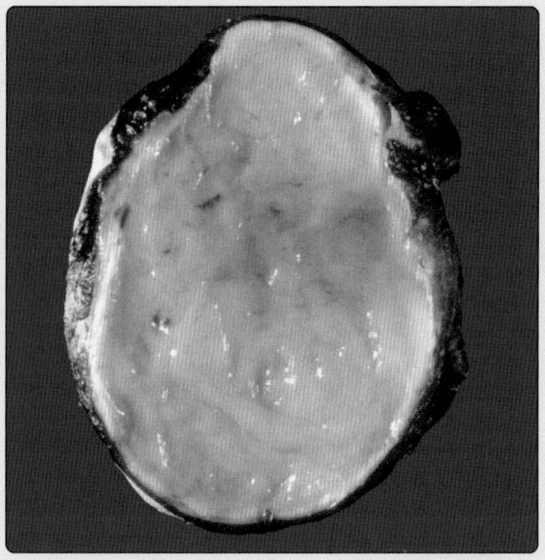

（左）一般来说，发生于外阴的平滑肌肿瘤与发生在子宫体的平滑肌瘤大体所见相似。这种平滑肌瘤界限清晰，白色膨隆。外阴平滑肌肿瘤要比发生于子宫体的平滑肌肿瘤少得多。（右）外阴恶性平滑肌肿瘤切面通常细腻，有时似鱼肉样，边界清晰或浸润性边缘

形态温和的梭形细胞交织排列（平滑肌瘤）

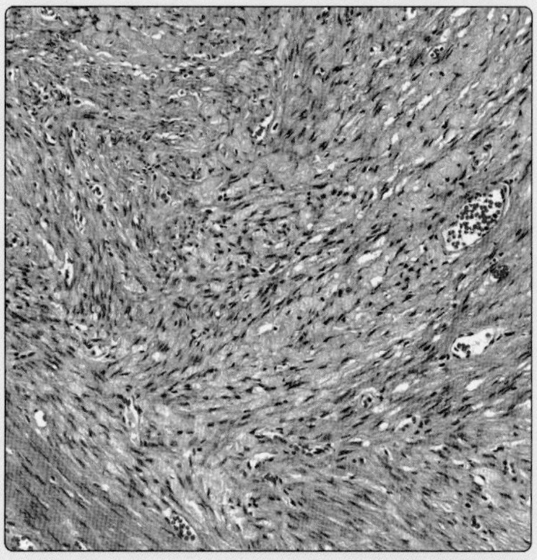

高度非典型细胞交织排列（平滑肌肉瘤）

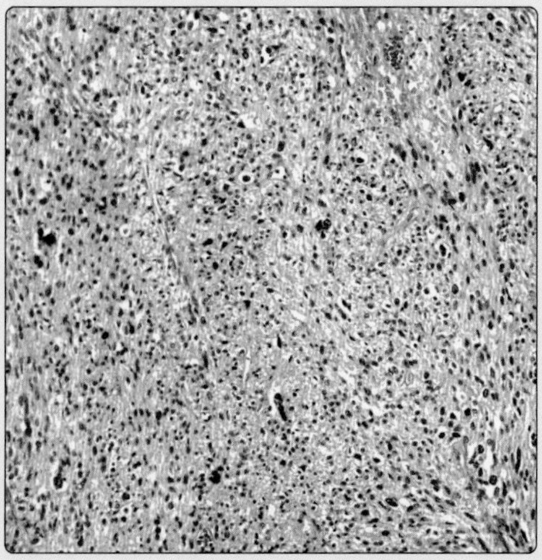

（左）外阴平滑肌肿瘤通常由梭形细胞束状交织排列，细胞具有丰富的嗜酸性胞质和雪茄状核，轮廓清晰。罕见奇异核和核分裂象。（右）与平滑肌瘤不同，外阴平滑肌肉瘤通常富于细胞，并具有显著细胞学非典型性，核增大，有时核深染和具有多形性

术语

定义

- 平滑肌瘤
  - 由良性平滑肌细胞构成的间叶性肿瘤
- 平滑肌肉瘤
  - 由恶性平滑肌细胞构成的间叶性肿瘤

病因/发病机制

遗传性(罕见)

- 外阴食管平滑肌瘤病
  - 食管和生殖器平滑肌肿瘤
  - Alport 综合征(遗传性肾炎)变异型
  - Ⅳ型胶原 α6(*COL4A6*)突变

临床问题

流行病学

- 发病率
  - 不常见
  - 平滑肌瘤>平滑肌肉瘤
  - 平滑肌肉瘤是外阴肉瘤中最常见的
- 年龄
  - 40~50 岁最常见

部位

- 外阴>>>阴道
- 大阴唇及前庭腺周围最常见(平滑肌瘤)

表现

- 平滑肌瘤和平滑肌肉瘤
  - 无痛性肿块
    - 通常缓慢生长
    - 如果妊娠或恶性则生长迅速
  - 临床通常认为是囊肿(平滑肌瘤最常见),尤其是前庭大腺囊肿

治疗

- 平滑肌瘤
  - 边界清晰的局部切除
- 平滑肌肉瘤
  - 根治性切除±放疗和/或化疗

预后

- 平滑肌瘤
  - 如果完全切除,非常好
- 平滑肌肉瘤
  - 可复发或转移(肺最常见)
    - 复发率为 50%
    - 一项研究中提到总体生存率为 70%

大体所见

一般特征

- 平滑肌瘤
  - 边界清晰
  - 质地坚韧
  - 切面漩涡状和凸起状(类似于对应的子宫)
    - 如果细胞外基质丰富(黏液/胶样物)则不明显
  - 白色至棕褐色
  - 可发生局灶囊性变
  - 通常没有出血
  - 如果多个(罕见),则导致阴蒂肥大
- 平滑肌肉瘤
  - 边界清晰或不规则,边缘浸润性生长
  - 肉样质地
  - 切面多样,通常奶油样或白色
  - 不同数量多出血和坏死

大小

- 平滑肌瘤
  - 典型者<5cm
- 平滑肌肉瘤
  - 通常>5cm(平均:9cm)

显微镜下所见

组织学特征

- 平滑肌瘤
  - 梭形
    - 束状交叉排列
    - 间质局灶玻璃样或水肿
  - 黏液玻璃样型
    - 外阴阴道平滑肌肿瘤常见
    - 继发于黏液玻璃样基质沉积而表现为网眼状或席纹状排列方式
    - 可见黏液湖
  - 上皮样(纯粹的上皮样形态罕见)
    - 弥漫性、巢状或条索样生长交替排列
    - 可有横纹肌样形态
  - 细胞密度增加和奇异核罕见
  - ±血管外皮瘤样血管
  - ±营养不良性钙化
  - 无肿瘤细胞坏死
- 平滑肌肉瘤
  - 梭形和不太常见的上皮样细胞束状交叉排列
  - 细胞密度可增加
  - 上皮样区域黏液透明基质更常见
  - 可发生肿瘤细胞坏死
- 一般来说,妊娠期黏液样变更常见

细胞学特征

- 拉长或多角形细胞，胞质多少不等，嗜酸性至淡染
- 平滑肌瘤
  - 雪茄样核，轮廓清晰；罕见情况下出现奇异核
  - 核分裂象罕见
- 平滑肌肉瘤
  - 中至重度细胞非典型性
  - 核分裂象常见，包括非典型核分裂象
- 诊断平滑肌肉瘤（需要以下依据中的三条）
  - >5cm
  - 边缘浸润性
  - 中至重度细胞非典型性
  - 核分裂象>5 个/10HPF
  - 肿瘤细胞坏死

辅助实验

免疫组织化学

- SMA、desmin、caldesmon 阳性
- ER 和 PR 阳性
- 角蛋白和 EMA 通常阴性
- S100 阴性

鉴别诊断

具有复发潜能的平滑肌肿瘤

- 出现下面的任一条
  - 边缘浸润性生长
  - 明显的细胞学非典型性（最好在×10 下观察）
  - 任何核分裂象
  - 肿瘤细胞坏死

深部（侵袭性）血管黏液瘤（尤其是妊娠患者和小活检）

- 细胞稀少，伴有广泛的黏液样背景
- 平滑肌成分少，通常围绕血管
- 大型和厚壁血管，伴管壁玻璃样变性
- 星芒状而不是上皮样细胞
- desmin 多数阴性

富于细胞性血管纤维瘤

- 短束状排列
- 显著的血管，常伴管壁玻璃样变性
- 胞质少，核卵圆形
- CD34 常常阳性
- 通常 desmin 阴性
- Rb 阴性（染色丢失）

血管肌成纤维细胞瘤

- 细胞稀疏区与密集区交替存在
- 显著的毛细血管
- 上皮样细胞围绕血管聚集
- 间质水肿，但不是黏液样间质
- SMA 通常阴性

富于细胞性假肉瘤样纤维上皮性息肉

- 无上皮样、索状或梁状结构
- 多核间质细胞散在分布
- 无黏液样背景

神经纤维瘤

- 可能与神经纤维瘤病有关
- 边界不清，包绕附属器结构
- 细胞小而纤细，核呈波浪状，胞质不明显
- S100 阳性
- 平滑肌标志物阴性

结节性筋膜炎

- 组织培养样外观
- 星芒状和神经节样细胞

孤立性纤维性肿瘤

- 细胞稀疏区和密集区交替无结构排列
- 致密的、玻璃样、“易断裂的”胶原带
- 显著的血管外皮瘤样血管
- 细胞核细长，胞质不明显
- CD34、STAT6、Bcl-2 阳性
- 平滑肌标志物阴性

肉瘤样鳞状细胞癌

- 至少局灶上皮样分化和/或与原位成分有关
- 角蛋白和上皮膜抗原通常阳性
- desmin 阴性

恶性黑色素瘤

- 交界性成分通常存在
- 胞质可有黑色素
- HMB-45、MART-1、S100 和 SOX10 阳性
- desmin 和 SMA 通常阴性

隆突性皮肤纤维肉瘤

- 漩涡状结构
- 细胞胞质少，末端尖
- CD34 阳性
- PDGFR-α、PDGFR-β 和 c-Abl 通常阳性
- ER 和 PR 阴性
- t(17;22)(q22;q13) 导致 *COL1A1-PDGFB* 融合

肌上皮肿瘤

- 导管分化或局灶鳞状化生，通常是突然出现的结节
- 肿瘤细胞围绕车辐状的胶原

- 共表达 EMA、角蛋白和 S100
- 高达 50% 的病例表达 GFAP 和 p63
- SMARCB1 丢失(近 50% 病例)
- *EWSR1* 基因重排(近 50% 病例)

胃肠道间质肿瘤,继发累及

- 骨盆/腹膜可能存在其他肿块
- 外部生长(从外向内)
- CD34 和 DOG1 阳性

滑膜肉瘤

- 细胞密集
- 长条束状排列
- 可有上皮性成分(腺体更多见)
- 显著的血管外皮瘤样血管成分
- 钙化不常见
- pax-8 可以阳性
- t(X;18)(p11;q11)

远端型上皮样肉瘤

- 多结节状生长
- 通常横纹肌样细胞形态
- CD34、EMA 和角蛋白常阳性
- SMA 和 desmin 阴性
- INI1/SMARCB1 表达常丢失
- 可见 t(10;22)

颗粒细胞瘤(如果是上皮样平滑肌肿瘤形态)

- 显著的嗜酸性胞质颗粒
- S100 阳性
- 平滑肌标志物、ER 和 PR 阴性

横纹肌肉瘤

- 发生于 20 岁以下
- 胚胎的(小的原始细胞)或腺泡结构
- myoD1、myogenin 和 myoglobin 阳性

诊断注意事项

病理诊断要点

- 平滑肌瘤中大量的黏液玻璃样间质常见,但是如果范围更广泛,平滑肌肿瘤的本质也许不明显
- 外阴平滑肌肿瘤中黏液样和玻璃样背景要比子宫体的平滑肌肿瘤更为常见,但并非意味着恶性
- 当考虑外阴平滑肌肉瘤时常需排除肉瘤样癌和恶性黑色素瘤

部分参考文献

1. Sayeed S et al: Criteria for risk stratification of vulvar and vaginal smooth muscle tumors: an evaluation of 71 cases comparing proposed classification systems. Am J Surg Pathol. 42(1):84-94, 2018
2. Jahanseir K et al: PDGFB rearrangements in dermatofibrosarcoma protuberans of the vulva: a study of 11 cases including myxoid and fibrosarcomatous variants. Int J Gynecol Pathol. ePub, 2017
3. Folpe AL et al: SMARCB1-deficient vulvar neoplasms: a clinicopathologic, immunohistochemical, and molecular genetic study of 14 cases. Am J Surg Pathol. 39(6):836-49, 2015
4. Levy RA et al: Smooth muscle neoplasms of the vulva masquerading as Bartholin gland duct cysts. Proc (Bayl Univ Med Cent). 27(1):25-7, 2014
5. Chen BJ et al: Loss of retinoblastoma protein expression in spindle cell/pleomorphic lipomas and cytogenetically related tumors: an immunohistochemical study with diagnostic implications. Am J Surg Pathol. 36(8):1119-28, 2012
6. Hoelscher AC et al: Hereditary esophageal-vulvar syndrome. Ann Thorac Surg. 94(3):e65-7, 2012
7. Edelweiss M et al: Dermatofibrosarcoma protuberans of the vulva: a clinicopathologic and immunohistochemical study of 13 cases. Am J Surg Pathol. 34(3):393-400, 2010
8. Tholpady A et al: Proximal-type epithelioid sarcoma of the vulva: relationship to malignant extrarenal rhabdoid tumor. Int J Gynecol Pathol. 29(6):600-4, 2010
9. Meenakshi M et al: Myoepithelial neoplasms involving the vulva and vagina: report of 4 cases. Hum Pathol. 40(12):1747-53, 2009
10. Mills AM et al: Smooth muscle tumors of the female genital Tract. Surg Pathol Clin. 2(4):625-77, 2009
11. Zhou J et al: Myxoid epithelioid leiomyoma of the vulva: a case report. Gynecol Oncol. 103(1):342-5, 2006
12. Tjalma WA et al: Myxoid leiomyosarcoma of the vulva. Gynecol Oncol. 96(2):548-51, 2005
13. Di Gilio AR et al: Rapid growth of myxoid leiomyosarcoma of the vulva during pregnancy: a case report. Int J Gynecol Cancer. 14(1):172-5, 2004
14. Nielsen GP et al: Mesenchymal tumors and tumor-like lesions of the female genital tract: a selective review with emphasis on recently described entities. Int J Gynecol Pathol. 20(2):105-27, 2001
15. Nucci MR et al: Vulvovaginal soft tissue tumours: update and review. Histopathology. 36(2):97-108, 2000
16. Nucci MR et al: Cellular pseudosarcomatous fibroepithelial stromal polyps of the lower female genital tract: an underrecognized lesion often misdiagnosed as sarcoma. Am J Surg Pathol. 24(2):231-40, 2000
17. Guillou L et al: "Proximal-type" epithelioid sarcoma, a distinctive aggressive neoplasm showing rhabdoid features. Clinicopathologic, immunohistochemical, and ultrastructural study of a series. Am J Surg Pathol. 21(2):130-46, 1997
18. Nielsen GP et al: Solitary fibrous tumor of soft tissue: a report of 15 cases, including 5 malignant examples with light microscopic, immunohistochemical, and ultrastructural data. Mod Pathol. 10(10):1028-37, 1997
19. O'Connell JX et al: Nodular fasciitis of the vulva: a study of six cases and literature review. Int J Gynecol Pathol. 16(2):117-23, 1997
20. Nielsen GP et al: Smooth-muscle tumors of the vulva. A clinicopathological study of 25 cases and review of the literature. Am J Surg Pathol. 20(7):779-93, 1996
21. Siegler RW et al: Gastroesophageal-vulvar leiomyomatosis presenting over the course of 20 years. Arch Pathol Lab Med. 120(12):1141-4, 1996
22. Curtin JP et al: Soft-tissue sarcoma of the vagina and vulva: a clinicopathologic study. Obstet Gynecol. 86(2):269-72, 1995
23. Newman PL et al: Smooth muscle tumours of the external genitalia: clinicopathological analysis of a series. Histopathology. 18(6):523-9, 1991
24. Tavassoli FA et al: Smooth muscle tumors of the vulva. Obstet Gynecol. 53(2):213-7, 1979

(左) 外阴平滑肌瘤边界清晰，很容易与周围组织分离。有些肿瘤细胞丰富，类似于来源于子宫体的平滑肌瘤。**(右)** 外阴平滑肌肿瘤可有黏液样基质，从而表现出细胞稀疏。这个特征没有预后价值，与子宫体平滑肌肿瘤不同，后者黏液样背景高度提示恶性可能。妊娠期间黏液样变更常见

边界清晰(平滑肌瘤)

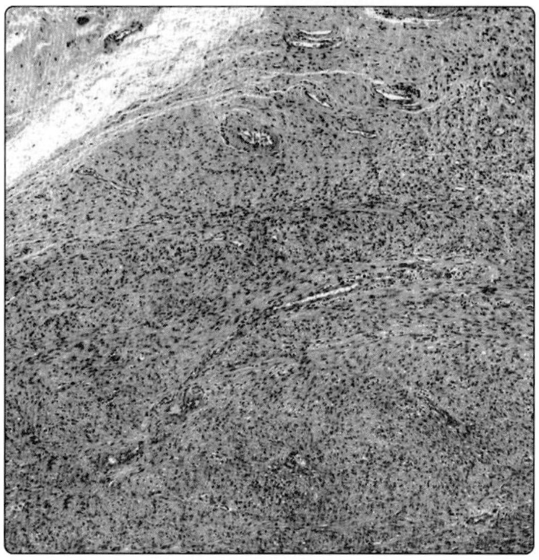

黏液样背景常见(良性和恶性平滑肌肿瘤)

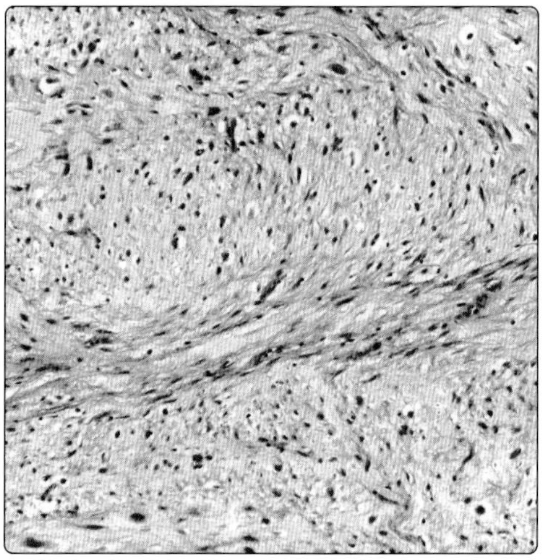

(左) 外阴平滑肌肿瘤另一个常见特征是黏液玻璃样基质沉积使肿瘤呈蕾丝花边样。当这种改变广泛时，可以将平滑肌束分隔开，从而使平滑肌瘤难以辨认。**(右)** 一些外阴平滑肌肿瘤由上皮样细胞构成，交错的索状和小梁状排列，与子宫体上皮样平滑肌瘤形态一致；但是这种形态比梭形细胞肿瘤要少见得多

黏液玻璃样基质

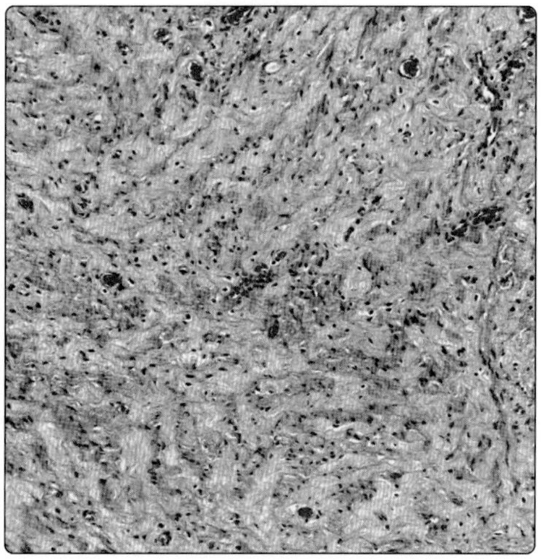

上皮样细胞条索

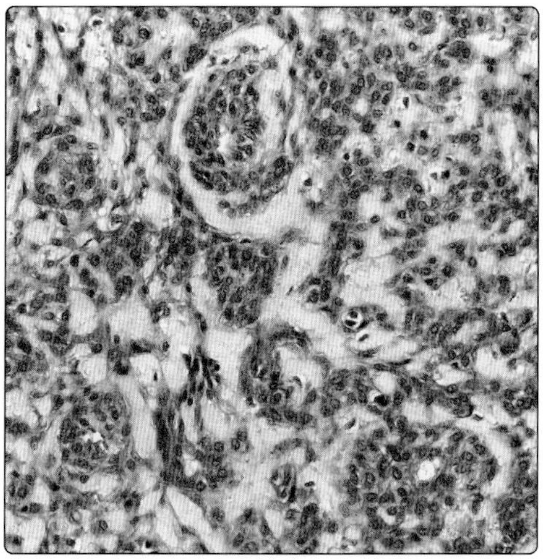

(左) 有些外阴平滑肌肿瘤可能包含大量胶原，使肿瘤呈现分隔状外观，偶尔与孤立性纤维性肿瘤所见到的形态重叠。**(右)** 具有复发潜能的平滑肌肿瘤可表现出明显的细胞非典型性⇨，低倍镜下就能观察到。发现这个特征，就应该仔细寻找其他恶性证据，包括核分裂象和肿瘤细胞坏死

显著的胶原沉积

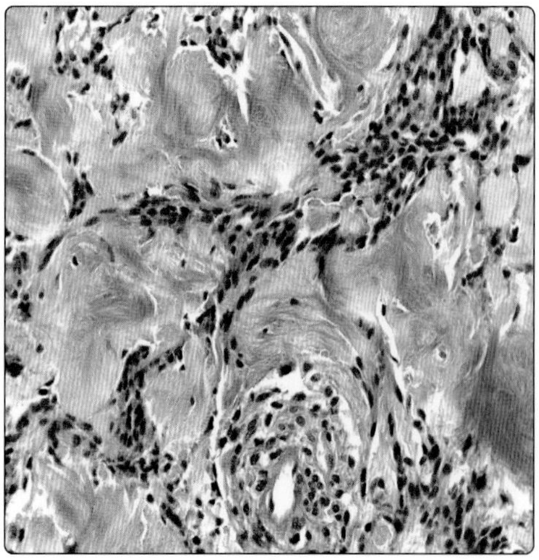

细胞非典型性

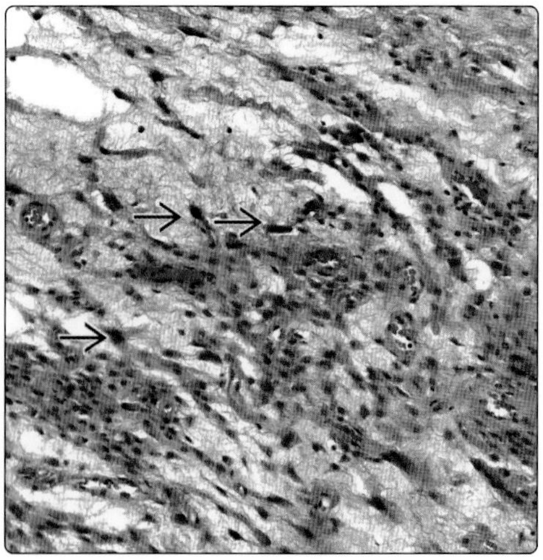

细胞非典型性(平滑肌肉瘤)

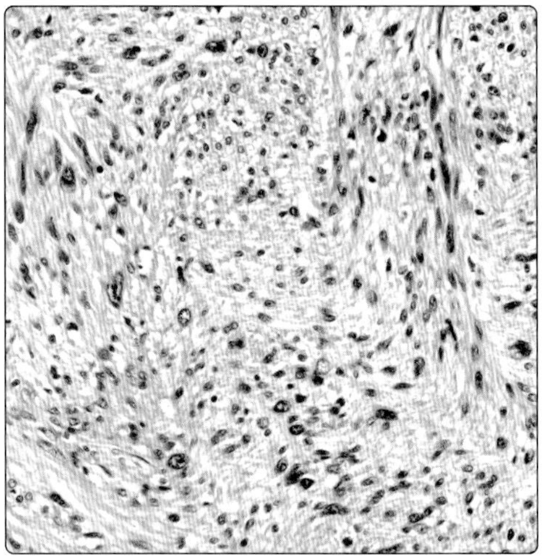

核分裂象活跃(平滑肌肉瘤)

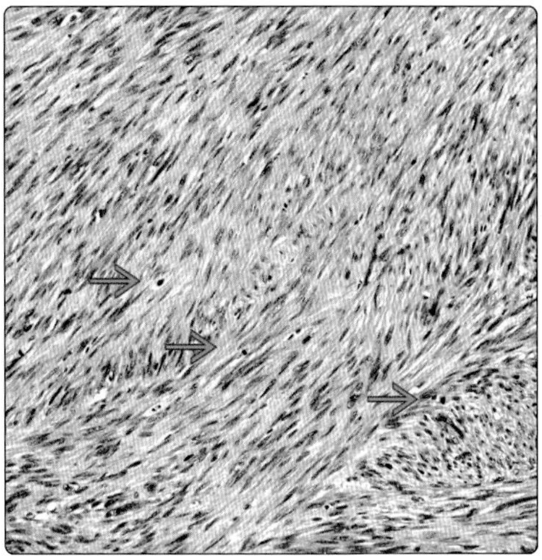

(**左**)外阴平滑肌肉瘤与平滑肌瘤不同,具有明显的细胞非典型性,可在低倍镜下(×10)识别出来。(**右**)外阴平滑肌肉瘤中核分裂象活跃很常见➡核分裂象>5个/10HPF 是归于恶性肿瘤依据之一

肿瘤细胞坏死(平滑肌肉瘤)

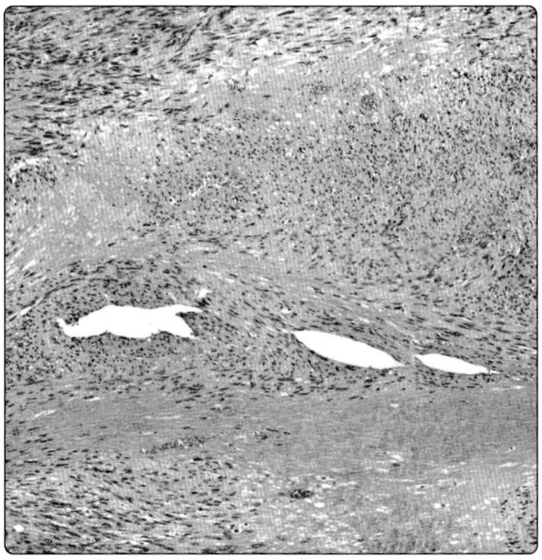

切缘阳性

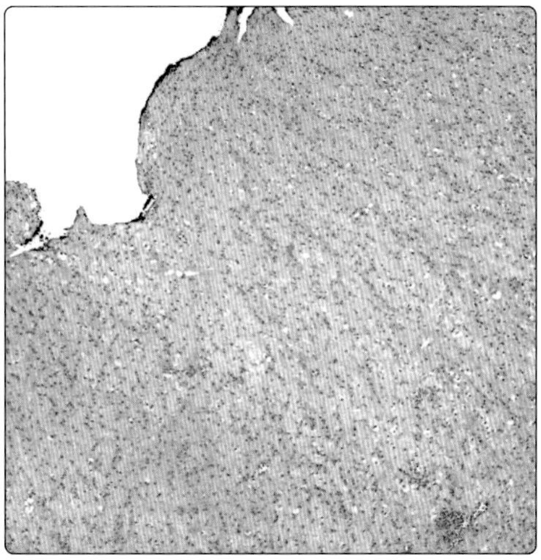

(**左**)从这个例子可以看出,外阴平滑肌肉瘤除了显著的细胞非典型性和活跃的核分裂象,还有肿瘤细胞坏死。其他恶性依据包括大小>5cm 和浸润性边缘。(**右**)在外阴平滑肌肿瘤中发现切缘阳性可能与复发风险增加有关

横纹肌样形态

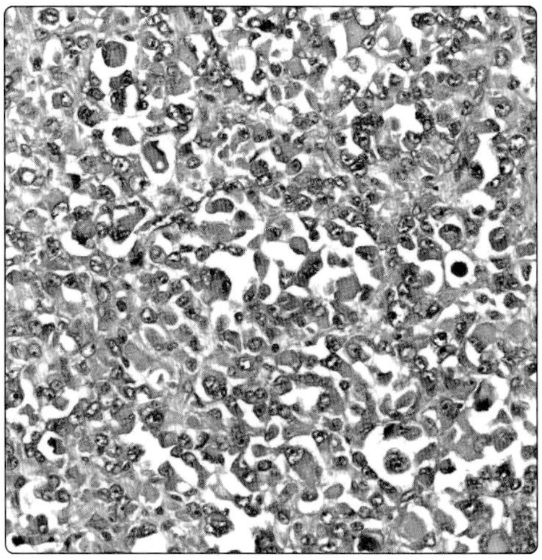

INI1 阳性表达

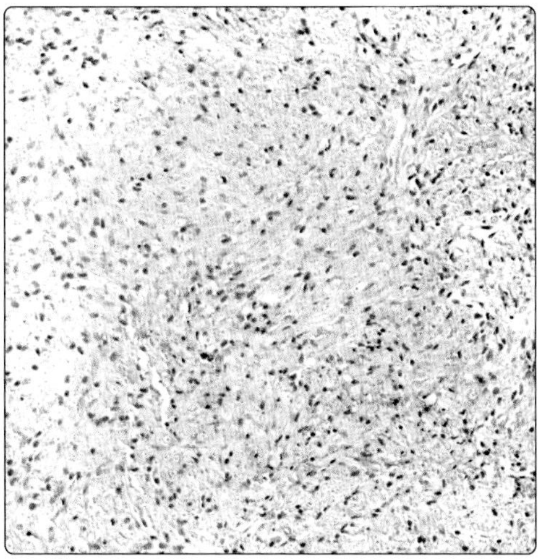

(**左**)存在横纹肌样形态不能排除外阴平滑肌肿瘤的诊断。许多不同肿瘤类型表现出横纹肌样形态,包括癌、黑色素瘤、横纹肌肉瘤、上皮样肉瘤和肌上皮肿瘤,这些肿瘤均可发生在外阴。(**右**)与远端型上皮样肉瘤不同,伴横纹肌样形态的外阴平滑肌肿瘤中 INI1 有表达

第 58 节 孤立性纤维性肿瘤

要 点

术语

- 由疏密不等、形态温和的梭形细胞,“无序性”生长和显著的血管外皮瘤样血管成分构成的间叶性肿瘤

临床问题

- 在女性生殖道中外阴是最常见部位
- 年龄范围广(30~80 岁);平均:48 岁
- 缓慢增大的肿块
- 一般良性;5%~10%恶性

大体所见

- 通常界限清晰,切面灰白,质地坚实
- 平均:5cm

显微镜下所见

- 细胞密度不等
- “无序”生长
- 显著的血管外皮瘤样血管模式常伴血管周玻璃样变性
- 片灶状的黏液样间质常见
- 局部区域致密的瘢痕疙瘩型胶原
- 多少不等脂肪成分
- 形态温和一致的梭形细胞
- 核分裂象不常见

辅助实验

- STAT6 和 CD34 阳性
- *NAB2-STAT6* 基因融合(大多数病例)

首要的鉴别诊断

- 深部(侵袭性)血管黏液瘤
- 血管肌成纤维细胞瘤
- 富于细胞性血管纤维瘤
- 青春期前外阴纤维瘤
- 非典型脂肪瘤性肿瘤/高分化脂肪肉瘤

无序的结构和细胞密度不等

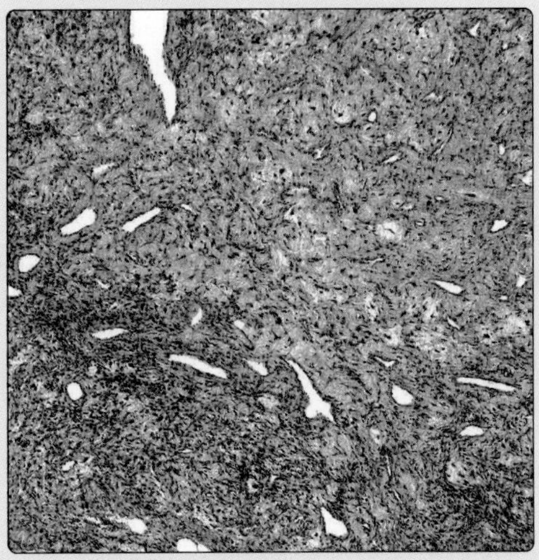

致密的胶原

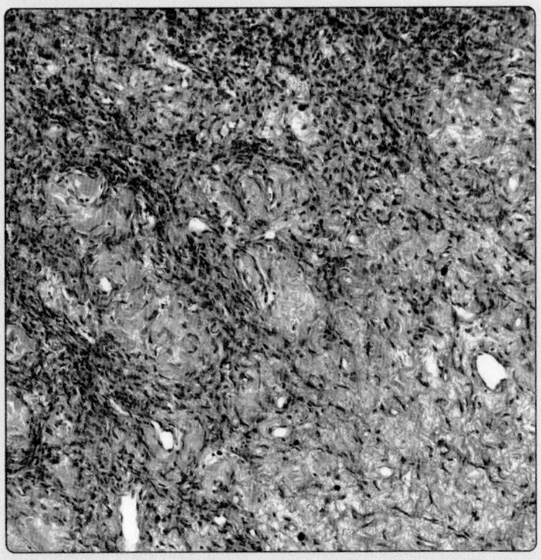

(左) 孤立性纤维性肿瘤发生部位广泛,最常位于皮下。在女性生殖道最常见部位的是外阴。以细胞稀疏区与密集区交替分布和一种“无序”结构为特征。注意血管外皮瘤样血管结构。**(右)** 孤立性纤维性肿瘤以肿瘤细胞分布于胶原束间为特征

脂肪性成分

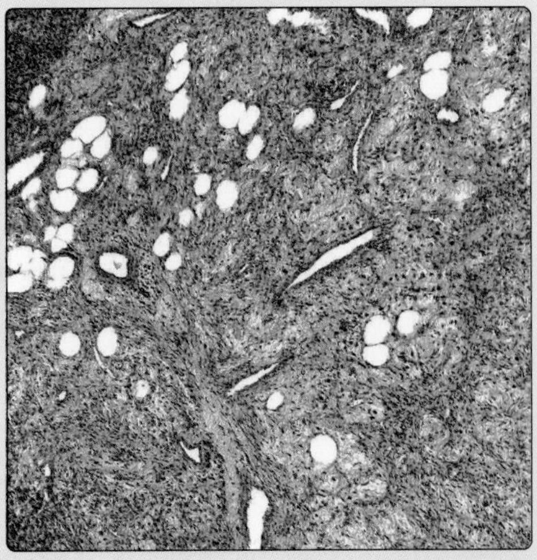

STAT6 阳性

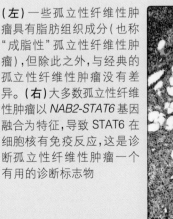

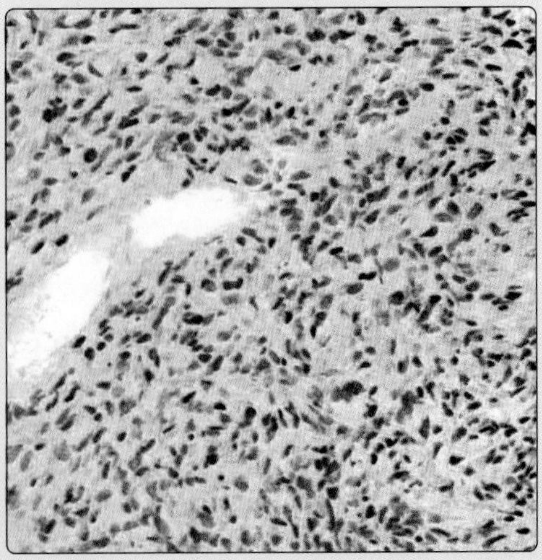

(左) 一些孤立性纤维性肿瘤具有脂肪组织成分(也称“成脂性”孤立性纤维性肿瘤),但除此之外,与经典的孤立性纤维性肿瘤没有差异。**(右)** 大多数孤立性纤维性肿瘤以 *NAB2-STAT6* 基因融合为特征,导致 STAT6 在细胞核有免疫反应,这是诊断孤立性纤维性肿瘤一个有用的诊断标志物

术语

同义词

- “成脂性”孤立性纤维性肿瘤(当脂肪细胞成分显著时)

定义

- 由疏密不等、束状排列的梭形细胞,“无序”生长和显著的血管外皮瘤样血管成分构成的间叶性肿瘤

临床问题

流行病学

- 发病率
  - 不常见
- 年龄
  - 范围广:30~80 岁(平均:48 岁)

部位

- 广泛的解剖学部位
  - 在女性生殖道中外阴是最常见部位

表现

- 缓慢增大的肿块
- 低血糖或杵状甲(罕见)

预后

- 一般良性
- 复发风险低
- 5%~10% 恶性生物学行为

大体所见

一般特征

- 通常界限清晰,也可分叶状
- 切面灰白,质地坚实

大小

- 平均:5cm

显微镜下所见

组织学特征

- 细胞密度明显不等
- “无序性”生长
- 显著的血管外皮瘤样血管模式
  - 常伴血管周玻璃样变性
- 斑驳的黏液样间质常见
  - 弥漫黏液样变罕见
- 局部区域致密的瘢痕疙瘩型胶原
- 多少不等的脂肪成分
  - “成脂性”孤立性纤维性肿瘤

细胞学特征

- 形态温和一致的梭形细胞
- 核分裂象不常见

与恶性生物学行为的高风险相关特征

- 年龄≥55 岁
- 大小≥15cm
- 核分裂象≥4 个/10HPF

辅助实验

免疫组织化学

- STAT6 和 CD34 阳性
- CD99 阳性,EMA 也可阳性
- RB 表达保持
- S100、actin、desmin、MDM2、CDK4 和角蛋白阴性

遗传学检测

- *NAB2-STAT6* 基因融合(大多数病例)

鉴别诊断

深部(侵袭性)血管黏液瘤

- 浸润性边缘
- 细胞稀疏均匀分布,间质黏液样
- 中等至大型血管均匀分布
- 纤细的胶原
- CD34、STAT6 阴性;HMGA2 阳性

血管肌成纤维细胞瘤

- 大量纤细的毛细血管
- 上皮样细胞围绕血管聚集
- 无明显的瘢痕疙瘩
- CD34 和 STAT6 阴性

富于细胞性血管纤维瘤

- 一致性细胞
- 大量小型至中等大的血管常伴管壁玻璃样变性
- 梭形细胞束状穿插
- 无瘢痕疙瘩型胶原
- RB 表达丢失
- 13q14 缺失或重排

青春期前外阴纤维瘤

- 青春期前女孩儿
- 与周围软组织的分界不清
- 细胞稀疏,均匀分布
- 各种水肿、黏液样和胶原性基质

非典型脂肪瘤性肿瘤/高分化脂肪肉瘤

- 脂肪母细胞
- MDM2、CDK4 阳性

诊断注意事项

病理诊断要点

- 梭形细胞“无序”生长,伴显著的血管外皮瘤样血管特征

部分参考文献

1. Yang EJ et al: Solitary fibrous tumour of the female genital tract: a clinicopathological analysis of 25 cases. Histopathology. ePub, 2017
2. Demicco EG et al: Solitary fibrous tumor: a clinicopathological study of 110 cases and proposed risk assessment model. Mod Pathol. 25(9):1298-306, 2012
3. Nielsen GP et al: Solitary fibrous tumor of soft tissue: a report of 15 cases, including 5 malignant examples with light microscopic, immunohistochemical, and ultrastructural data. Mod Pathol. 10(10):1028-37, 1997

第59节 隆突性皮肤纤维肉瘤

要 点

术语

- 位于真皮和皮下组织的肿瘤，由形态一致的成纤维细胞增生构成，席纹状排列，浸润和包绕脂肪组织

病因/发病机制

- 形成 *COL1A1-PDGFB* 嵌合基因

临床问题

- 不常见
- 缓慢生长的肿块
- 中位年龄：40~45 岁

显微镜下所见

- 边界不清
- 梭形细胞形态一致，席纹状排列，累及真皮和皮下组织
- 以花边样或蜂窝状模式包裹脂肪组织
- 无明显的细胞多形性
- 无极向的胶原
- 被覆表皮豁免，其旁有未受累的真皮带（Grenz 带）
- 纤维肉瘤变异型
  - 鱼骨样、束状生长和核分裂象增多

辅助实验

- CD34 阳性
- t(17;22)(q22;q13)

首要的鉴别诊断

- 真皮纤维瘤（纤维组织细胞瘤）
- 富于细胞性平滑肌瘤
- 促结缔组织增生的恶性黑色素瘤
- 恶性外周神经鞘肿瘤（vs. 纤维肉瘤变异型）
- 平滑肌肉瘤（vs. 纤维肉瘤变异型）
- 滑膜肉瘤（vs. 纤维肉瘤变异型）

斑块样和结节性外观

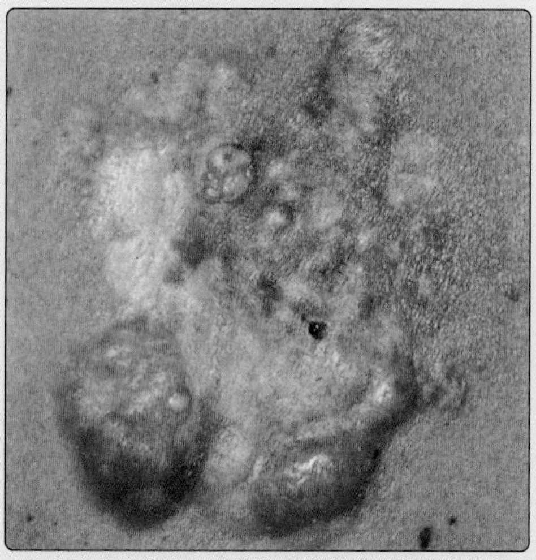

单形性席纹状生长

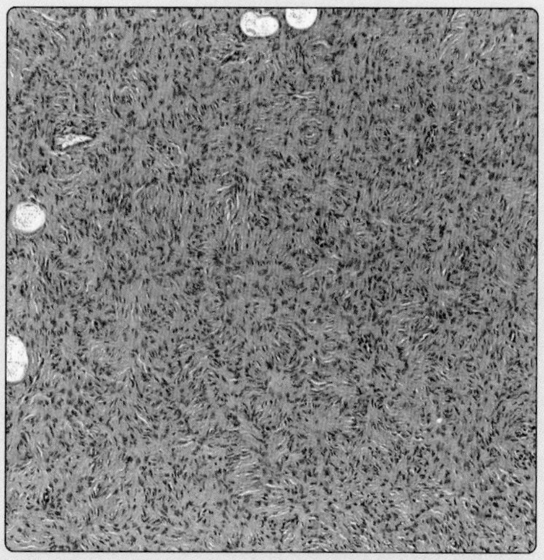

（左）隆突性皮肤纤维肉瘤临床上以外生性、边界不清、斑块样至结节性生长方式为特征。一些病变可能伴脱色素或色素沉积（Courtesy T. Mentzel, MD.）**（右）**隆突性皮肤纤维肉瘤由形态一致的梭形细胞群构成，排列成席纹状。梭形细胞核拉长，胞质嗜酸性，边界不清

显著浸润皮下脂肪组织

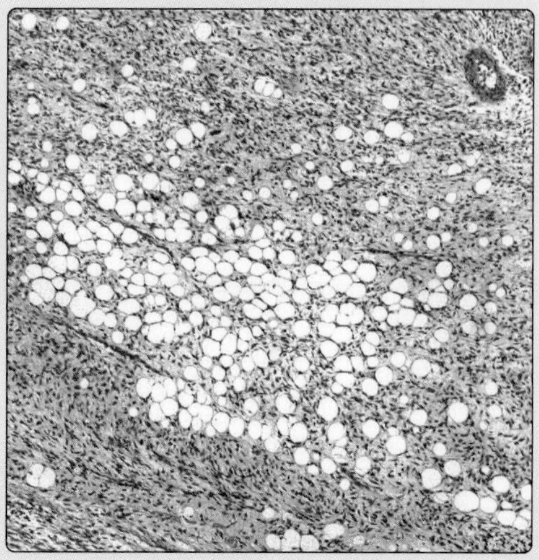

纤维肉瘤性改变

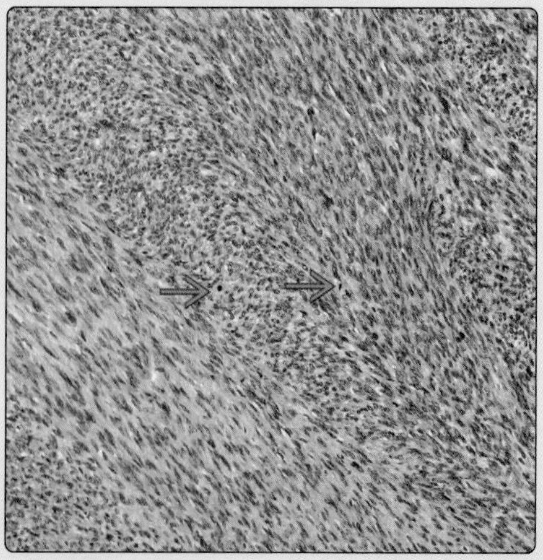

（左）隆突性皮肤纤维肉瘤梭形细胞以花边样或蜂窝状浸润周边皮下脂肪组织为特征。肿瘤内部的皮肤附属器通常也被围绕。**（右）**隆突性皮肤纤维肉瘤中纤维肉瘤变是以细胞密集区伴鱼骨样生长方式和活跃的核分裂象➡为特征。这些肿瘤临床上更具有侵袭性，伴 10%~15% 转移风险性

术语

定义

- 位于真皮和皮下组织的肿瘤，由形态一致的成纤维细胞增生构成，席纹状排列，浸润和包绕脂肪组织

病因/发病机制

遗传学

- 形成 *COL1A1-PDGFB* 嵌合基因
  - 持续活化 PDGFR-β 蛋白酪氨酸激酶启动细胞增殖和肿瘤生长
    - 在儿童，继发于超数量环形染色体伴 17 号和 22 号染色体序列扩增
    - 在成人，继发于 t(17;22)(q22;q13)

临床问题

流行病学

- 发病率
  - 不常见
- 年龄
  - 平均：40~45 岁（范围：19~83 岁）

表现

- 缓慢生长的肿块

治疗

- 广泛局部切除
- 如果局部进展或转移，可应用甲磺酸伊马替尼（蛋白酪氨酸抑制剂）

预后

- 如果切缘阳性，复发可能性高
- 近 3% 的转移风险（如果是纤维肉瘤变异型则 10%~15%）

大体所见

一般特征

- 斑块和/或外生性结节
- 色素脱失或沉积
- 1.2~15.0cm（平均：4.0cm）

显微镜下所见

组织学特征

- 边界不清
- 梭形细胞席纹状排列，累及真皮和皮下组织（蜂窝样）
- 以花边样或蜂窝状模式围绕脂肪组织
- 常见围绕皮肤附件
- 被覆表皮豁免，存在邻近真皮未累及带（Grenz 带）
- 偶尔黏液样变
- 缺乏有极向的胶原

细胞学特征

- 细胞多形性不明显（通常一致性）
- 核分裂象不等，但通常很少

纤维肉瘤变异型

- 鱼骨样、束状生长
- 核分裂象增多

辅助实验

免疫组织化学

- CD34 阳性

遗传学检测

- t(17;22)(q22;q13)

鉴别诊断

真皮纤维瘤（纤维组织细胞瘤）

- 缺少蜂窝样浸润脂肪组织
- 皮肤附件附属器结构不被围绕
- 偏振光下双折射胶原
- CD34 阴性
  - 富于细胞变异型周边可显示 CD34 阳性

富于细胞性平滑肌瘤

- 梭形细胞束状增生
- 缺乏席纹状生长方式
- 无围绕附件结构或脂肪组织
- SMA、desmin、caldesmon 阳性

促结缔组织增生的恶性黑色素瘤

- 通常是表皮内黑色素细胞增生
- S100 阳性
- MART-1 不同程度阳性；通常 HMB-45 阴性

恶性外周神经鞘肿瘤（vs. 纤维肉瘤变异型）

- 通常 S100 阳性

平滑肌肉瘤（vs. 纤维肉瘤变异型）

- SMA、desmin、caldesmon 阳性

滑膜肉瘤（vs. 纤维肉瘤变异型）

- t(X;18) 和 TLE1 阳性

诊断注意事项

病理诊断要点

- 蜂窝样浸润脂肪组织

部分参考文献

1. Jahanseir K et al: PDGFB rearrangements in dermatofibrosarcoma protuberans of the vulva: a study of 11 cases including myxoid and fibrosarcomatous variants. Int J Gynecol Pathol. ePub, 2017
2. Nguyen AH et al: Clinical features and treatment of dermatofibrosarcoma protuberans affecting the vulva: a literature review. Dermatol Surg. 43(6):771-774, 2017
3. Llombart B et al: Dermatofibrosarcoma protuberans: a comprehensive review and update on diagnosis and management. Semin Diagn Pathol. 30(1):13-28, 2013
4. Segura S et al: Identification of t(17;22)(q22;q13) (COL1A1/PDGFB) in dermatofibrosarcoma protuberans by fluorescence in situ hybridization in paraffin-embedded tissue microarrays. Hum Pathol. 42(2):176-84, 2011
5. Edelweiss M et al: Dermatofibrosarcoma protuberans of the vulva: a clinicopathologic and immunohistochemical study of 13 cases. Am J Surg Pathol. 34(3):393-400, 2010
6. Ghorbani RP et al: Dermatofibrosarcoma protuberans of the vulva: clinicopathologic and immunohistochemical analysis of four cases, one with fibrosarcomatous change, and review of the literature. Int J Gynecol Pathol. 18(4):366-73, 1999

要　点

术语

- 组织学来源不明确的恶性肿瘤，由上皮样细胞±具有丰富的嗜酸性胞质的梭形细胞构成

临床问题

- 远端型
  - 高峰年龄：20~40 岁
  - 好发于肢端（上肢>下肢）
- 近端型
  - 高峰年龄：30~50 岁
  - 好发于躯干/生殖器区

大体所见

- 多结节、细腻肉样、灰白色肿块

显微镜下所见

- 远端型
  - 花环样（假肉芽肿性）生长方式
  - 中等至大型上皮样和梭形细胞，胞质玻璃样
- 近端型
  - 多结节和/或片状生长
  - 细胞大，胞质丰富，嗜酸性或嗜双色性
- 横纹肌样形态（近端型>远端型）
- 染色质空泡状，可见明显核仁，核分裂象活跃

辅助实验

- INI1（SMARCB1）表达丢失
- 角蛋白、EMA、CD34（50%）阳性

首要的鉴别诊断

- 肉芽肿性炎性反应
- 分化差的鳞状细胞癌
- 恶性黑色素瘤
- 肌上皮癌

（左）近端型上皮样肉瘤表现为皮下肉样灰白色结节状肿块，伴出血和坏死。在外阴，最常累及大阴唇。**（右）**近端型上皮样肉瘤由大细胞呈结节状和实性片状分布。因为这是一种非常侵袭性的肿瘤，肿瘤细胞通常浸润皮下脂肪组织

结节状、棕褐色、肉样肿块伴出血和坏死

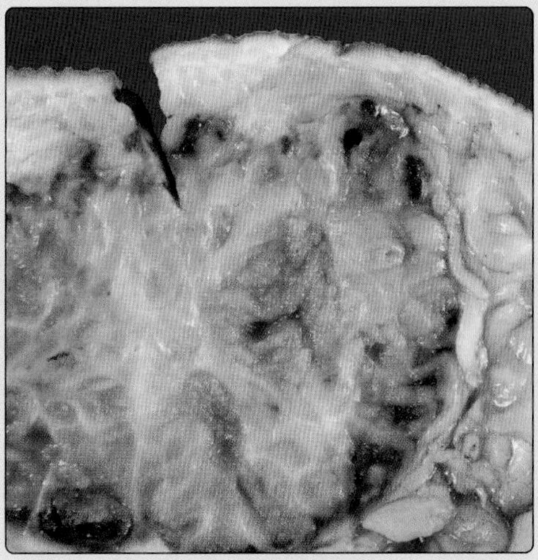

结节状和片状生长方式

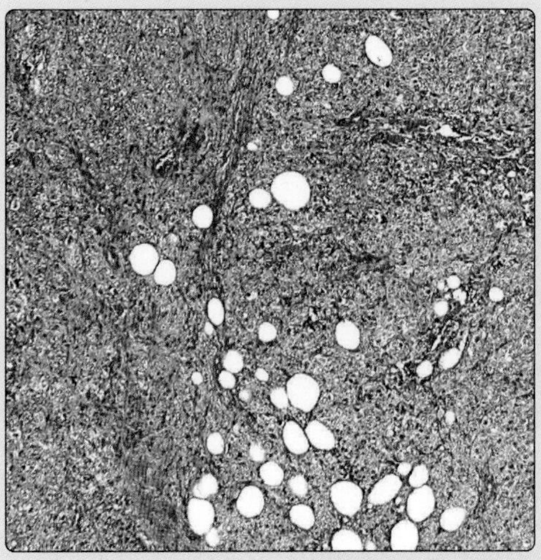

（左）近端型上皮样肉瘤的肿瘤细胞大，胞质丰富、致密、嗜酸性，非典型泡状核，核仁显著。**（右）**近端型和远端型上皮样肉瘤，对角蛋白不同程度阳性，可误认为癌。近端型上皮样肉瘤以 INI1 表达丢失为特征，CD34 可阳性（近 50% 病例）

丰富的嗜酸性胞质和显著的核仁

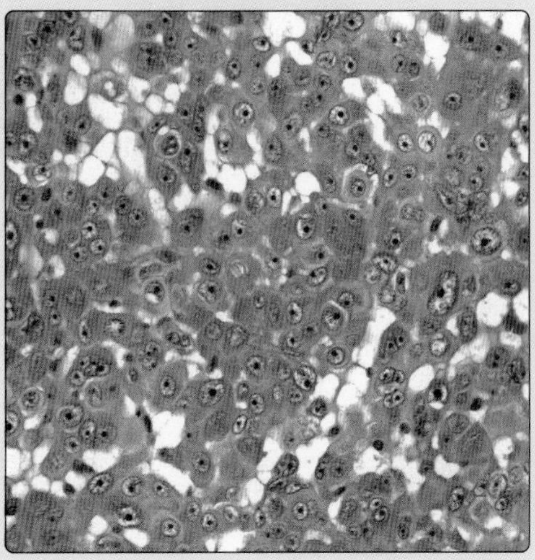

广泛的角蛋白阳性

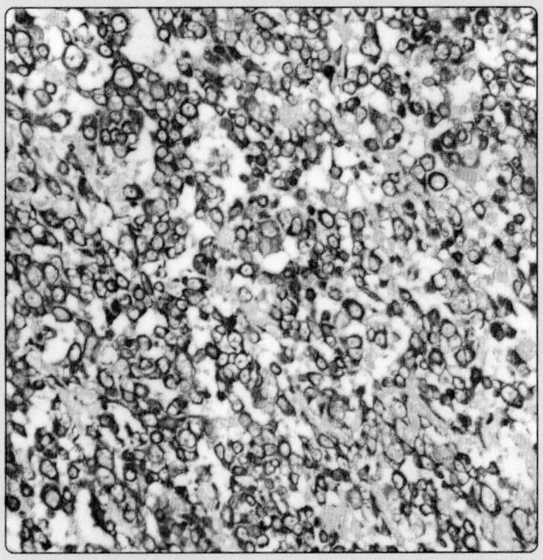

术语

同义词

- 远端型上皮样肉瘤(传统型)
- 近端型上皮样肉瘤

定义

- 组织学来源不明确的恶性肿瘤,由上皮样细胞±具有丰富的嗜酸性胞质的梭形细胞构成

临床问题

流行病学

- 发病率
  - 罕见
    - 近端型<远端型
- 年龄
  - 远端型:高峰年龄:20~40 岁
  - 近端型:高峰年龄:30~50 岁
- 性别
  - 男性>女性

部位

- 远端型
  - 好发于肢端(上肢>下肢;尤其是手/腕)
- 近端型
  - 好发于躯干/生殖器区(大阴唇>小阴唇)

表现

- 缓慢生长的结节或斑块
- 疼痛,溃疡常见

疾病自然史

- 远端型
  - 反复局部复发
    - 通常沿着神经血管或筋膜层播散
    - 卫星结节,有时距离原发部位>20cm 常见
  - 淋巴结转移可在肺转移之前出现
  - 头皮转移常见
- 近端型
  - 明显更具有侵袭性:转移较远端型出现得早

治疗

- 广泛局部切除及区域淋巴结清扫
- 常对放化疗抵抗

预后

- 远端型
  - 77% 复发率
  - 45% 转移率
  - 31% 死亡率
- 近端型
  - 50% 复发率/转移率
  - 45% 死亡率

大体所见

一般特征

- 位于皮下组织或深部软组织内的多结节、肉样灰白色肿块
- 局灶可见出血和坏死

大小

- 表浅部位,通常<5cm
- 位置深在者体积可能更大

显微镜下所见

组织学特征

- 远端(传统型)
  - 多结节,围绕坏死呈花环样(假肉芽肿性)生长方式
  - 血管周和神经周浸润常见
- 近端型
  - 多结节和/或片状生长,常伴坏死
  - 肉芽肿性表现罕见

细胞学特征

- 远端型
  - 胶原基质中均匀的上皮样细胞和梭形细胞,胞质呈玻璃状
  - 细胞质空泡化(30%)±假血管裂隙
  - 可能见到骨或软骨化生
- 近端型
  - 大的上皮样细胞,胞质丰富,嗜酸性或双嗜色性
- 横纹肌样胞质内包涵体形态(近端型>远端型)
- 核染色质空泡状、核仁显著,核分裂象活跃

辅助实验

免疫组织化学

- SMARCB1(INI1)表达丢失
- CD34(50%)、角蛋白、EMA 阳性
- SALL4 也可阳性
- CD31、ERG、actin、claudin-4 和 p63 阴性

遗传学检测

- 染色体 22q 异常,部分病例伴 SMARCB1/INI1 失表达(近端型比远端型多见)

电子显微镜检查

- 未分化，肌成纤维细胞或原始上皮性特征

鉴别诊断

肉芽肿性炎性反应（环状肉芽肿更常见）

- 局灶/广泛区域胶原变性±黏液
- 细胞轻度非典型性，肾形小核
- 多核巨细胞更常见
- CD68 阳性，角蛋白和 EMA 阴性

分化差的鳞状细胞癌

- 可能存在原位癌
- 角化或细胞间桥
- p63 和 CK5/6 阳性
- CD34 阴性

肌上皮癌

- 常常线状、小梁状和/或巢状结构
- 浆细胞样或透明细胞
- GFAP（50%）、SOX10（40%）、p63、claudin-4 和 S100 阳性
- CD34 阴性
- *EWSR1* 重排（近 50%）

恶性黑色素瘤

- 各种排列方式，包括梭形和巢状
- 原位成分可能存在
- 黑色素可见
- S100、HMB-45、Melan-A、SOX10、MITF 不同程度阳性

上皮样平滑肌肉瘤

- 局灶黏液样变可见
- SMA、desmin、caldesmon 阳性

上皮样血管肉瘤

- 血管形成
- 腔内空泡，并可伴有红细胞
- CD31 和 ERG 阳性

恶性肾外横纹肌样瘤

- 好发于婴幼儿
- 通常发生于内脏部位

诊断注意事项

病理诊断要点

- 具有丰富的嗜酸性胞质±横纹肌样形态的肿瘤应该与上皮样肉瘤鉴别
- 分化差的癌和上皮样肉瘤均可有角蛋白阳性；然而，癌 CD34 阳性不常见
- 尽管肌上皮癌和上皮样肉瘤具有显著的形态学重叠，但前者更常见线状和/或梁状排列，p63 和 claudin-4 阳性，GFAP 常阳性

部分参考文献

1. Schaefer IM et al: Claudin-4 expression distinguishes SWI/SNF complex-deficient undifferentiated carcinomas from sarcomas. Mod Pathol. 30(4):539-548, 2017
2. Folpe AL et al: SMARCB1-deficient vulvar neoplasms: a clinicopathologic, immunohistochemical, and molecular genetic study of 14 cases. Am J Surg Pathol. 39(6):836-49, 2015
3. Jo VY et al: Myoepithelial neoplasms of soft tissue: an updated review of the clinicopathologic, immunophenotypic, and genetic features. Head Neck Pathol. 9(1):32-8, 2015
4. Kohashi K et al: ERG and SALL4 expressions in SMARCB1/INI1-deficient tumors: a useful tool for distinguishing epithelioid sarcoma from malignant rhabdoid tumor. Hum Pathol. 46(2):225-30, 2015
5. Miettinen M et al: Sox10-A marker for not only schwannian and melanocytic neoplasms but also myoepithelial cell tumors of soft tissue: a systematic analysis of 5134 tumors. Am J Surg Pathol. 39(6):826-35, 2015
6. Iavazzo C et al: Dilemmas in the management of patients with vulval epithelioid sarcoma: a literature review. Eur J Obstet Gynecol Reprod Biol. 176:1-4, 2014
7. Kohashi K et al: Differential microRNA expression profiles between malignant rhabdoid tumor and epithelioid sarcoma: miR193a-5p is suggested to downregulate SMARCB1 mRNA expression. Mod Pathol. 27(6):832-9, 2014
8. Kruse AJ et al: Angiosarcomas of primary gynecologic origin: a clinicopathologic review and quantitative analysis of survival. Int J Gynecol Cancer. 24(1):4-12, 2014
9. Le Loarer F et al: Consistent SMARCB1 homozygous deletions in epithelioid sarcoma and in a subset of myoepithelial carcinomas can be reliably detected by FISH in archival material. Genes Chromosomes Cancer. 53(6):475-86, 2014
10. Sullivan LM et al: Epithelioid sarcoma is associated with a high percentage of SMARCB1 deletions. Mod Pathol. 26(3):385-92, 2013
11. Kim HJ et al: Proximal-type epithelioid sarcoma of the vulva with INI1 diagnostic utility. Ann Diagn Pathol. 16(5):411-5, 2012
12. Tholpady A et al: Proximal-type epithelioid sarcoma of the vulva: relationship to malignant extrarenal rhabdoid tumor. Int J Gynecol Pathol. 29(6):600-4, 2010
13. Hornick JL et al: Loss of INI1 expression is characteristic of both conventional and proximal-type epithelioid sarcoma. Am J Surg Pathol. 33(4):542-50, 2009
14. Hornick JL et al: Myoepithelial tumors of soft tissue: a clinicopathologic and immunohistochemical study of 101 cases with evaluation of prognostic parameters. Am J Surg Pathol. 27(9):1183-96, 2003
15. Hasegawa T et al: Proximal-type epithelioid sarcoma: a clinicopathologic study of 20 cases. Mod Pathol. 14(7):655-63, 2001
16. Guillou L et al: "Proximal-type" epithelioid sarcoma, a distinctive aggressive neoplasm showing rhabdoid features. clinicopathologic, immunohistochemical, and ultrastructural study of a series. Am J Surg Pathol. 21(2):130-46, 1997

远端型上皮样肉瘤

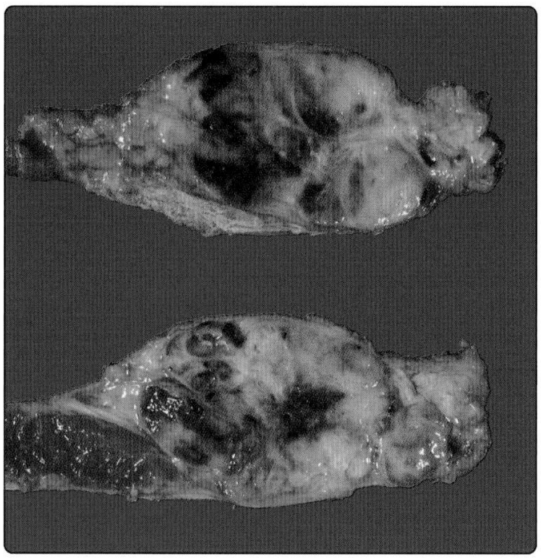

多结节状排列

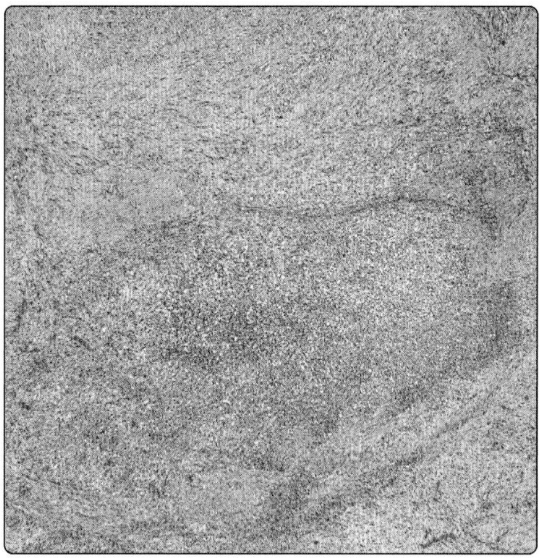

(左)传统型(远端型)上皮样肉瘤好发于上肢,尤其是手/腕部,表现为缓慢生长的结节或斑块;也可发生于外阴,但是不如近端型上皮样肉瘤常见。形成多结节,肉样灰白色肿块,伴出血和坏死。**(右)**远端型上皮样肉瘤累及皮下组织或深部软组织,低倍镜下具有多结节状外观

肉芽肿样结构

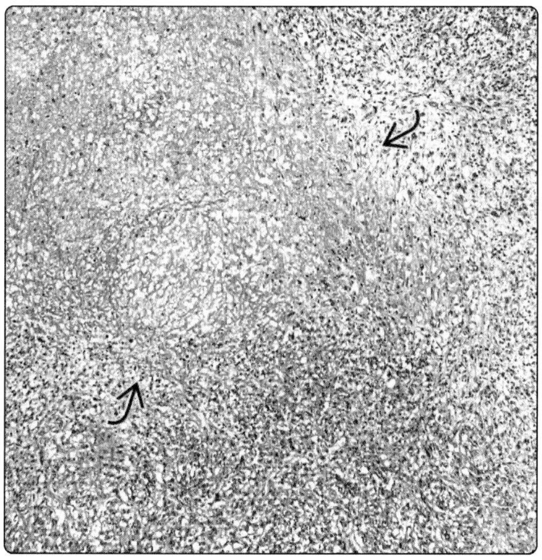

高度非典型上皮样细胞

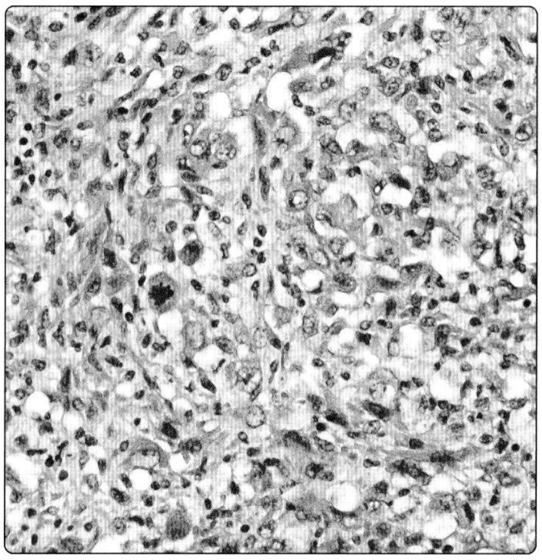

(左)远端型上皮样肉瘤具有假肉芽肿性外观,中心是坏死➚,周围肿瘤细胞呈花环样排列。**(右)**远端型上皮样肉瘤由大而均匀的上皮样细胞和梭形细胞构成,胞质嗜酸性,分布于多少不等的胶原间质中。核分裂象可以很活跃

横纹肌样形态

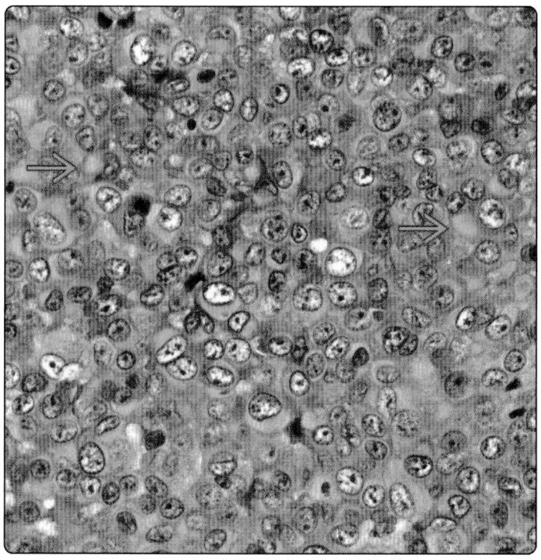

富含胞质内丝状物

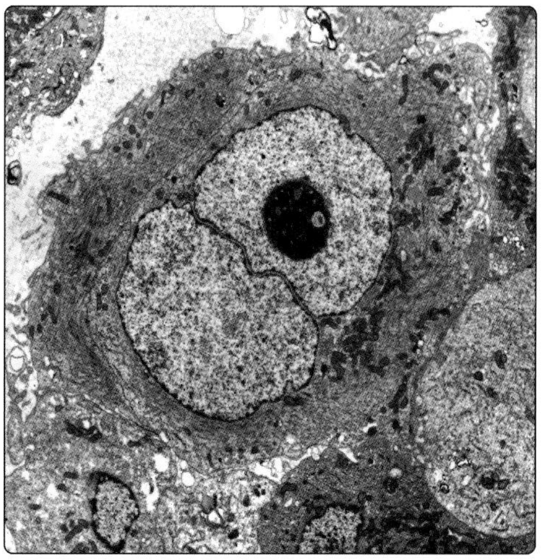

(左)近端型上皮样肉瘤中可见大的上皮样细胞胞质丰富、嗜酸性,并常见横纹肌样胞质内包涵体⇨。**(右)**上皮样肉瘤的组织学起源不清楚。电子显微镜下,肿瘤细胞表现为未分化或原始上皮性特征,但是以富含胞质内丝状物为特征

(左)上皮样血管肉瘤需与上皮样肉瘤鉴别，因为二者都表现为大细胞实性排列，细胞胞质丰富，嗜酸性，核仁显著。然而，仔细观察会发现裂隙状、形成不良的血管腔⇒，并可包含红细胞。**(右)**CD31 和 ERG 有助于鉴别上皮样血管肉瘤和上皮样肉瘤。二者 CD34 阳性

上皮样血管肉瘤

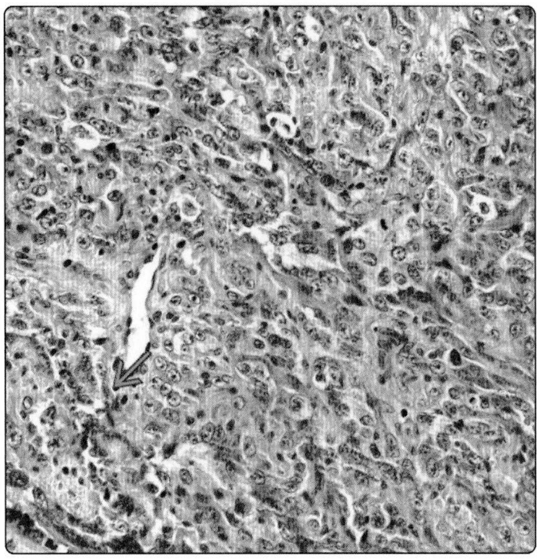

血管肉瘤 CD31 阳性

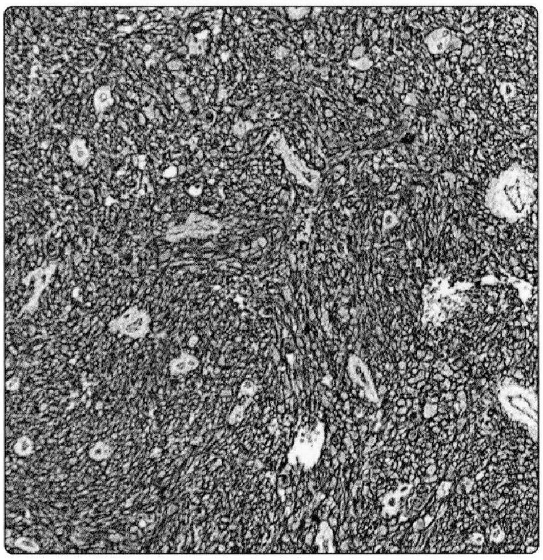

(左)恶性黑色素瘤需与上皮样肉瘤鉴别，因为常常这两种肿瘤均有上皮样形态。然而，前者更常见，可伴有原位病变成分，可伴有黑色素。**(右)**此外，原发和转移性黑色素瘤 SOX10 阳性，HMB-45 和 Melan A 不同程度阳性

恶性黑色素瘤

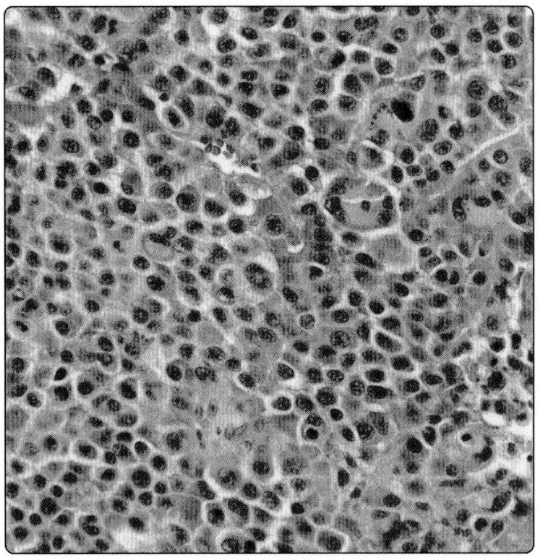

黑色素瘤 SOX10 阳性

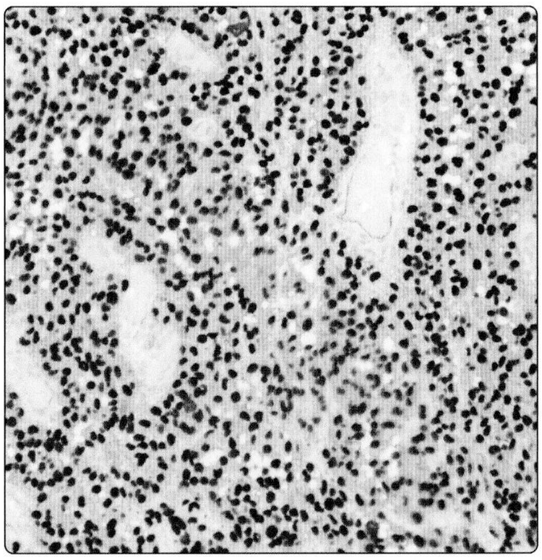

(左)上皮样平滑肌肉瘤需与上皮样肉瘤鉴别。上皮样平滑肌肉瘤是外阴最常见的肉瘤，常伴梭形细胞成分。注意多核巨细胞⇒，可见于平滑肌肉瘤。**(右)**平滑肌肉瘤中 desmin 和其他平滑肌标志物阳性

上皮样平滑肌肉瘤

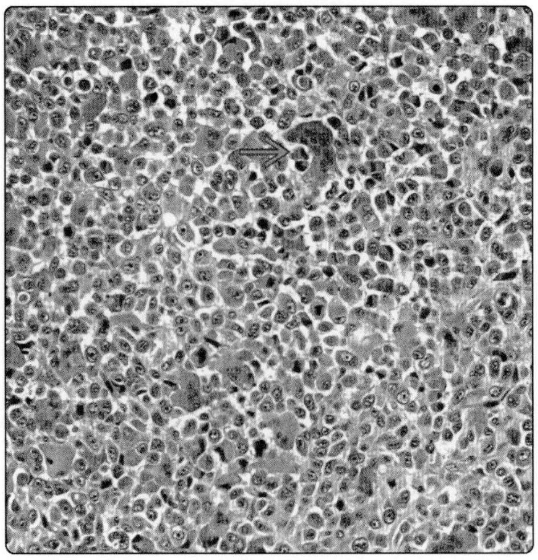

上皮样平滑肌肉瘤 desmin 阳性

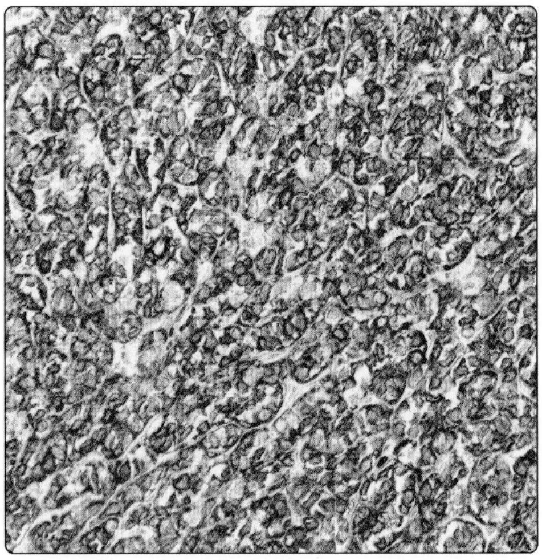

肌上皮癌条索状生长方式

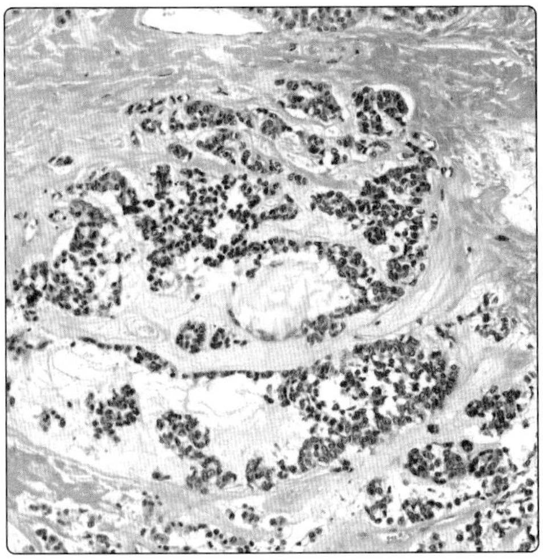

肌上皮癌 claudin-4 表达

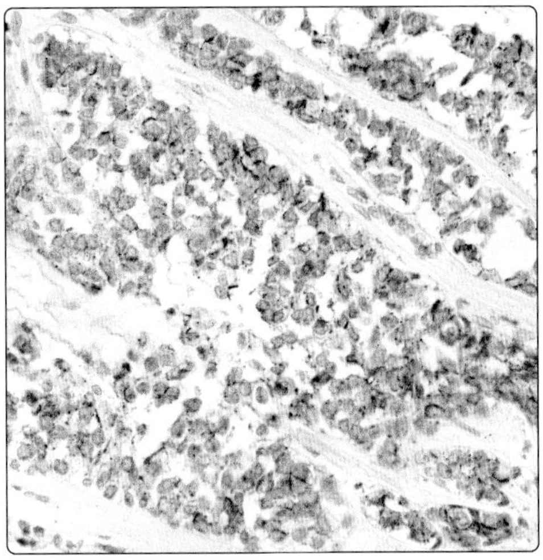

(左)尽管上皮样肉瘤与肌上皮癌的细胞学特征重叠，后者以条索样、小梁状和/或巢状结构为特征。(右)此外，肌上皮癌 claudin-4、GFAP(50%)和 S100 阳性，CD34 阴性

分化差的鳞状细胞癌

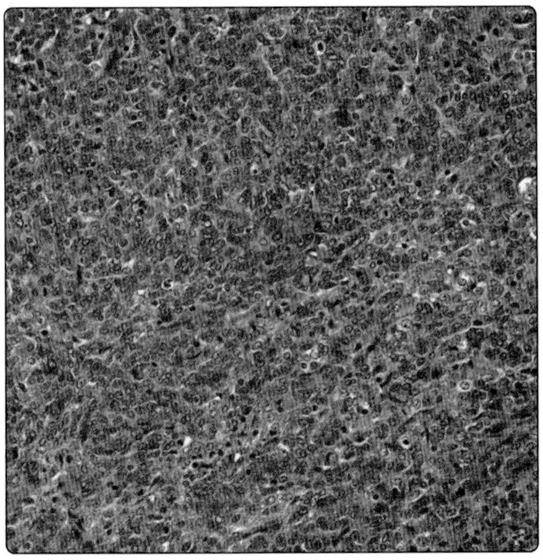

环状肉芽肿

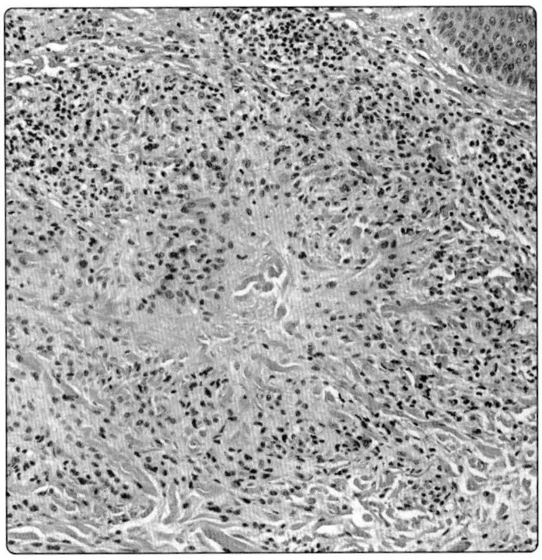

(左)分化差的鳞状细胞癌更常见，应该总是想到与外阴恶性上皮样肿瘤鉴别。如果存在局灶角化和细胞内间桥，是对诊断有帮助的线索。CK5/6 和 p63 在分化差的鳞状细胞癌也阳性。(右)肉芽肿性炎性反应与远端型上皮样肉瘤鉴别；然而，组织学成分显示轻微的细胞非典型性，并有小的肾形核

“横纹肌样肿瘤”

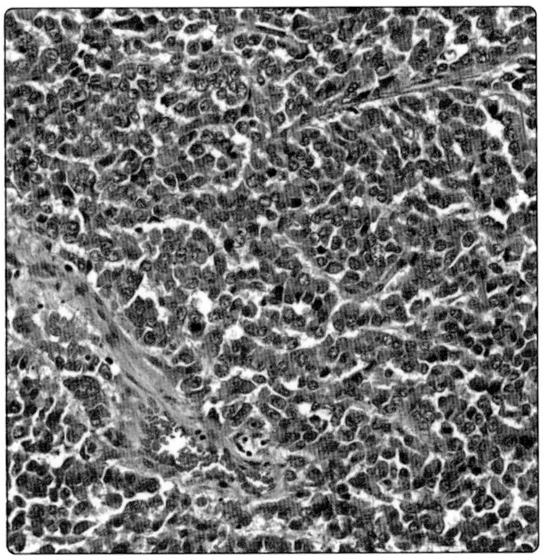

近端型上皮样肉瘤 INI1 表达丢失

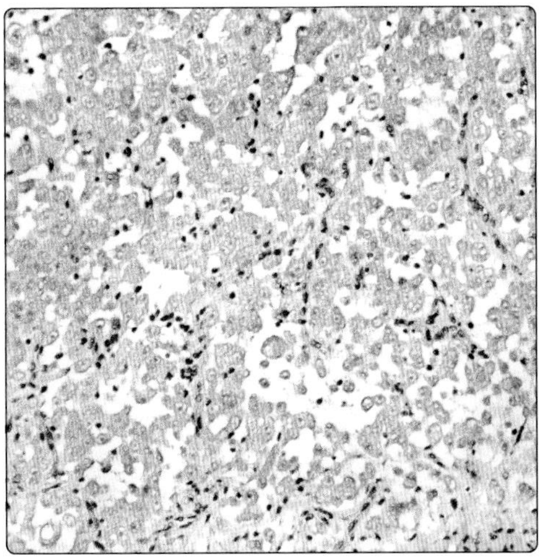

(左)肾外横纹肌样肿瘤在这个部位极其罕见，主要发生于婴幼儿；然而，形态学表现可与上皮样肉瘤一致。(右)而且，横纹肌样肿瘤和上皮样肉瘤都显示 INI1 丢失

第61节 颗粒细胞瘤

要 点

术语

- 施万细胞来源的肿瘤

临床问题

- 占所有颗粒细胞瘤的5%~15%
- 好发于非裔女性
- 可以是家族性的
- 孤立性、可活动、缓慢生长、无痛性结节
- 大阴唇是最常见部位
- 距边缘2cm局部切除避免复发
- 局部复发不常见(2%~5%),恶性行为罕见(1%~2%)

大体所见

- 皮下或真皮结节,无包膜,但界限清晰,切面白色,质地坚实
- 通常<5cm

显微镜下所见

- 推挤式、结节或浸润性生长
- 弥漫性、巢状或条索状生长模式
- 多边形至梭形细胞
- 丰富的颗粒状胞质,PAS阳性小球,耐淀粉酶消化
- 如果满足以下条件≥3条则为恶性:坏死,梭形细胞,高核质比,多形性,核仁明显,核分裂象>2个/10HPF
- 偶尔与假上皮瘤样增生有关

辅助实验

- S100、NSE、CD68阳性

首要的鉴别诊断

- 鳞状细胞癌(如果是表浅部位活检)
- 平滑肌肿瘤伴颗粒改变
- 伴大量组织细胞的反应性改变

(左)颗粒细胞瘤最常见位于大阴唇中央,边界清晰,可表现为外生性生长,局部溃疡,类似于鳞状细胞癌大体表现。(右)肿瘤细胞由多角形细胞呈巢状松散排列,胞质丰富,颗粒状,瘤细胞间被致密的胶原间质分隔

类似于恶性

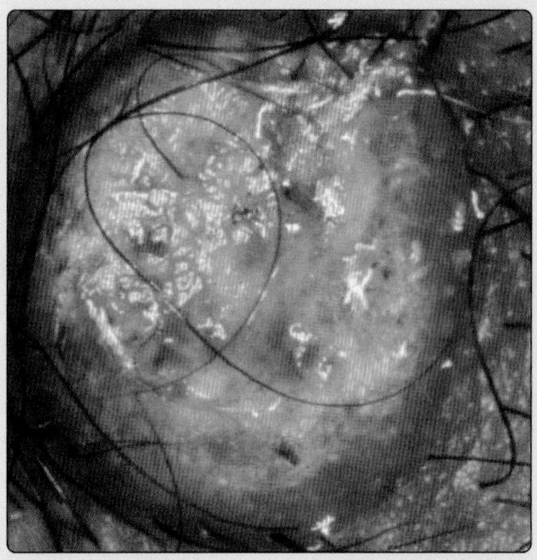

丰富的颗粒状胞质

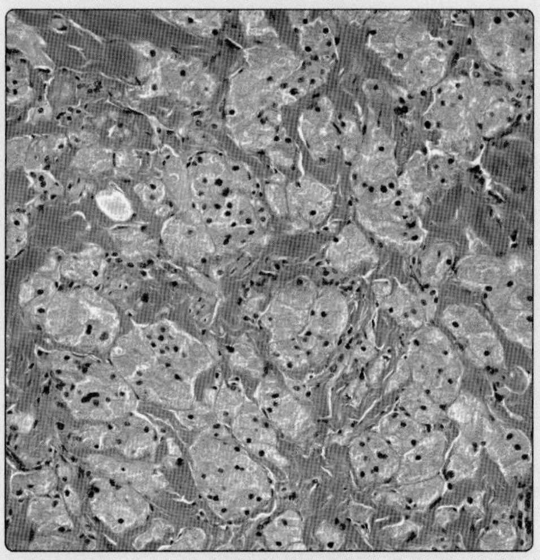

(左)颗粒细胞瘤可表现为明显的表皮增生,伴不规则的鳞状细胞巢,局灶可角化和显著的间质炎症反应(假上皮瘤样增生),可被误认为浸润性鳞状细胞癌。在做出诊断之前,一定要排除基底部有颗粒细胞瘤的可能性。(右)颗粒细胞瘤的瘤细胞包绕附属器结构,S100弥漫强阳性

显著的假上皮瘤样增生

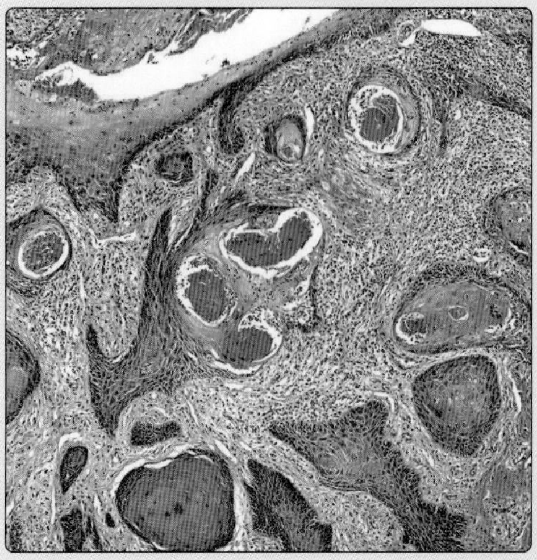

S100弥漫阳性

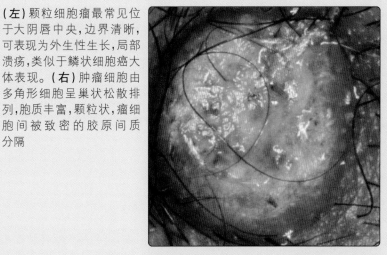

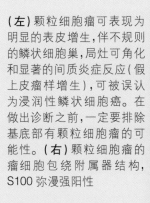

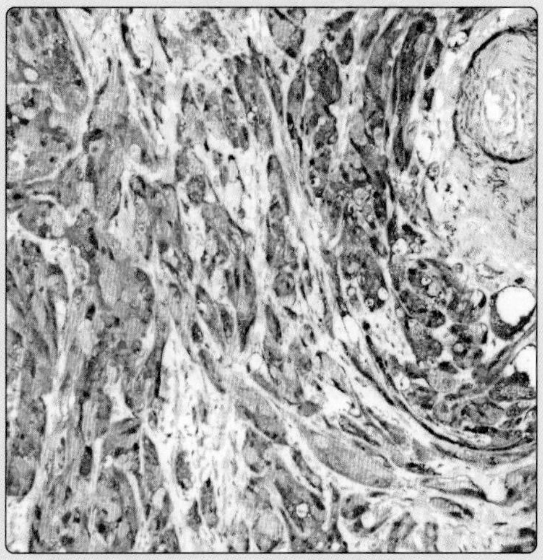

术语

缩略语

- 颗粒细胞瘤(granular cell tumor,GCT)

同义词

- 颗粒细胞肌成纤维细胞瘤

定义

- 发生于皮肤和软组织的肿瘤,来源于施万细胞,复发风险低

临床问题

流行病学

- 发病率
  - 占所有部位颗粒细胞瘤的 5%~15%
  - 可以是家族性的
- 年龄
  - 平均:52 岁(范围:6~76 岁)
- 种族
  - 非裔常见

表现

- 孤立性、可活动、缓慢生长、无痛性结节
  - 大阴唇是最常见部位
- 如果有症状则表现为瘙痒和疼痛
- 10%~15% 多灶

治疗

- 距边缘 2cm 局部切除避免复发

预后

- 多数患者结局好
- 2%~5% 局部复发
- 1%~2% 恶性行为

大体所见

一般特征

- 皮下或真皮结节,无包膜,但界限清晰
- 切面白色,质地坚实
- 很少有表面溃疡

大小

- 通常<5cm

显微镜下所见

组织学特征

- 推挤式、结节或浸润性生长
- 弥漫性、巢状或条索状生长模式
- 细胞松散
- 肿瘤细胞巢之间常有胶原带
- 包绕附属器结构(如果发生在大阴唇)
- 神经周侵犯常见
- 与表皮增生有关;如果显著(假上皮瘤样增生)

细胞学特征

- 多边形至梭形细胞
- 丰富的颗粒状胞质,PAS 阳性小球,耐淀粉酶消化(吞噬溶酶体)
- 核小而黑或空泡状,有核仁
- 如果满足以下 3 条或更多条特征则为恶性:坏死,梭形细胞,高核质比,多形性,核仁显著,核分裂象>2 个/10HPF

辅助实验

免疫组织化学

- S100、NSE、CD68、vimentin 阳性
- EMA、CD56、calretinin 和 inhibin 常阳性
- p53 阴性(良性);如果恶性,阳性细胞>10%
- Ki-67 阳性细胞<1%;如果恶性常>30%
- 神经纤维(NF)和 GFAP 阴性

电子显微镜检查

- 含有髓鞘和破碎粗面内质网的细胞内颗粒

鉴别诊断

鳞状细胞癌(如果是表浅部位活检)

- 缺乏鳞状上皮成熟±挖空细胞
- 核多形性程度更高
- 核分裂象多,包括非典型核分裂象

平滑肌肿瘤伴颗粒性改变

- 具有黏附性的细胞排列呈束状或片状(如果是上皮样细胞),缺乏胶原间质穿插
- 可有黏液样背景
- desmin 和 caldesmon 阳性

伴大量组织细胞的反应性改变

- 感染、创伤或剖宫产手术史
- 泡沫样巨噬细胞混有炎症细胞

诊断注意事项

病理诊断要点

- 在做出浸润性鳞状细胞癌诊断之前,要考虑到存在的颗粒细胞瘤伴假上皮瘤样增生的可能

部分参考文献

1. Gurzu S et al: The immunohistochemical profile of granular cell (Abrikossoff) tumor suggests an endomesenchymal origin. Arch Dermatol Res. 307(2):151-7, 2015
2. Papalas JA et al: Isolated and synchronous vulvar granular cell tumors: a clinicopathologic study of 17 cases in 13 patients. Int J Gynecol Pathol. 29:173-80, 2010
3. Levavi H et al: Granular cell tumor of the vulva: six new cases. Arch Gynecol Obstet. 273:246-9, 2006
4. Cheewakriangkrai C et al: A rare female genital tract tumor: benign granular cell tumor of vulva: case report and review of the literature. Gynecol Oncol. 97:656-8, 2005
5. Althausen AM et al: Granular cell tumors: a new clinically important histologic finding. Gynecol Oncol. 77:310-3, 2000
6. Ramos PC et al: Malignant granular cell tumor of the vulva in a 17-year-old: Case report and literature review. Int J Gynecol Cancer. 10:429-434, 2000
7. Fanburg-Smith JC et al: Malignant granular cell tumor of soft tissue: diagnostic criteria and clinicopathologic correlation. Am J Surg Pathol. 22:779-94, 1998
8. Horowitz IR et al: Granular cell tumors of the vulva. Am J Obstet Gynecol. 173:1710-3; discussion 1713-4, 1995
9. Wolber RA et al: Vulvar granular cell tumors with pseudocarcinomatous hyperplasia: a comparative analysis with well-differentiated squamous carcinoma. Int J Gynecol Pathol. 10:59-66, 1991

(王微 刘菊梅 吕聪慧 杨春梅
宁博涵 译 董颖 审)

第二章

阴　道

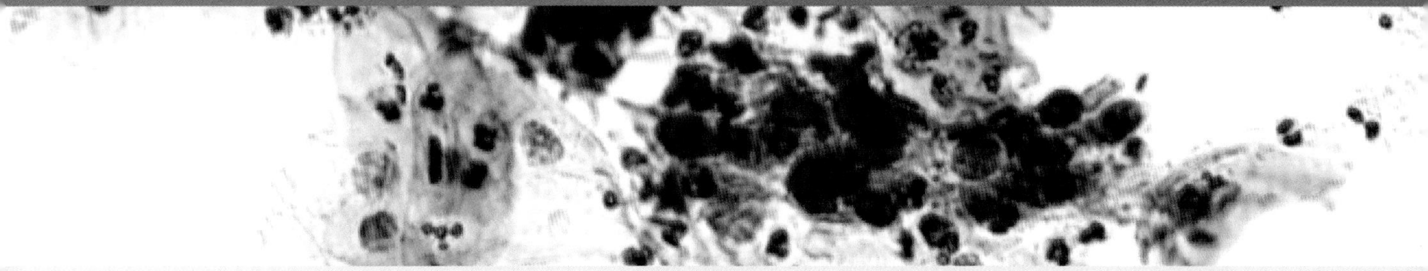

炎症性疾病

非肿瘤性病变

肿瘤

第1节 脱屑性炎症性阴道炎

要 点

术语

- 病因不明的阴道炎，特征是明显的炎症浸润和上皮脱落

病因/发病机制

- 可能是自身免疫性疾病或糜烂性扁平苔藓的变型

临床问题

- 罕见，常常诊断不足
- 部位
  - 阴道
  - 宫颈或外阴前庭是继发性受累
- 最常累及>50岁的白人妇女
- 性交困难，性交后出血和脓性阴道排液
- 表现为局灶性或弥漫性红斑
- 碱性阴道 pH(>4.5)
- 多数需要治疗>1年
  - 2%克林霉素霜，10%氢化可的松，或联合应用治疗

显微镜下所见

- 致密的急性和慢性炎症浸润
- 邻近的上皮变薄（类似于萎缩性阴道炎）和/或脱屑
- 湿涂片：许多白细胞，伴有多形核白细胞的副基底细胞与上皮细胞的比例>1∶1

首要的鉴别诊断

- 念珠菌性阴道炎
- 滴虫性阴道炎
- 细菌性阴道病

弥漫性红斑

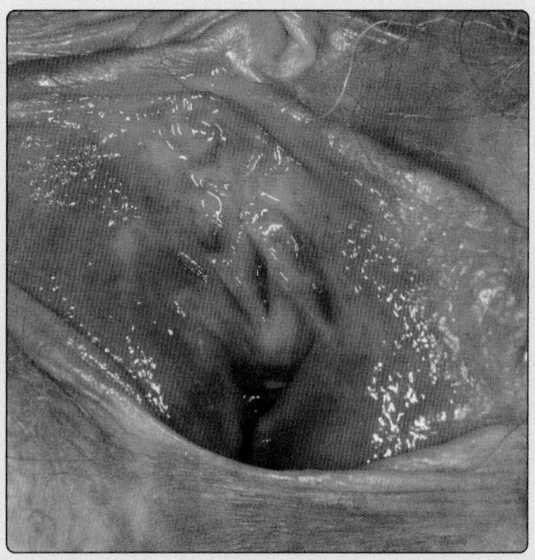

变薄的上皮和明显的炎症

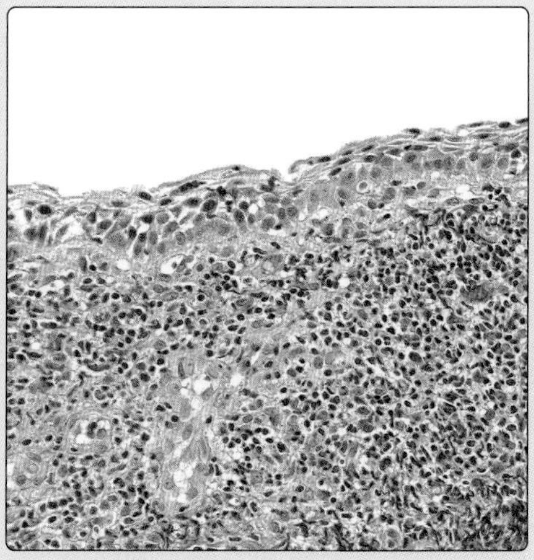

（左）脱屑性炎症性阴道炎通常表现为阴道黏膜红斑，或为局灶性或为弥漫性（如图所示）。患者常常诊断不足，而且常常有症状超过1年（Courtesy H. Haefner, MD.）（右）脱屑性炎症性阴道炎组织学特征通常为非特异性。鳞状黏膜常常变薄，伴有致密的混合性炎症浸润，导致反应性上皮改变

念珠菌感染

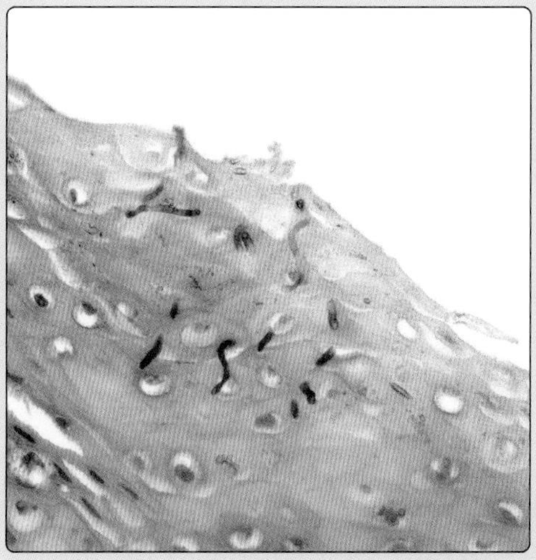

“线索”细胞代表细菌性阴道病

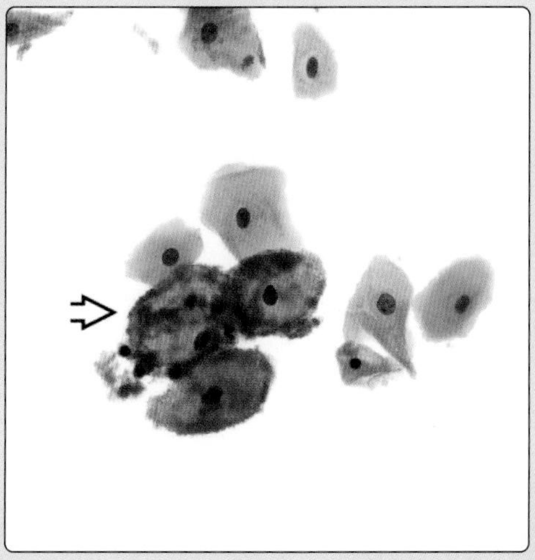

（左）上皮浅层见抗淀粉酶PAS染色阳性的分支状假菌丝，可以诊断为念珠菌性阴道炎。在诊断脱屑性炎症性阴道炎之前，应该做特殊染色以除外这种可能性。（右）脱屑性炎症性阴道炎的鉴别诊断包括细菌性阴道病。后者常见“线索”细胞⇨，即鳞状上皮细胞被细菌包绕

术语

定义

- 病因不明，特征为炎症浸润和上皮脱落

病因/发病机制

病因不明

- 可能是糜烂性扁平苔藓的变型
  - 可能与牙龈黏膜炎共存
- 可能是自身免疫性疾病
  - 对抗炎药有反应

临床问题

流行病学

- 发病率
  - 罕见
- 年龄
  - 最常见于 40~49 岁
    - 50% 为绝经后
- 种族
  - 白人妇女受累多于其他种族

部位

- 阴道
- 继发性累及宫颈或外阴前庭

表现

- 常常诊断不足
  - 患者通常有症状>1 年
- 脓性阴道排液
- 局灶性或弥漫性红斑
  - 偶尔形成假膜
- 性交后出血
- 性交困难

实验室检查

- 碱性阴道 pH(>4.5)

疾病自然史

- 慢性炎症性病变，常常需要长期治疗

治疗

- 2% 克林霉素霜，10% 氢化可的松，或联合应用治疗

预后

- 多数需要治疗>1 年
  - 在治疗 1 年时
    - 26% 治愈
    - 继续治疗 58% 症状消失
    - 16% 治疗部分有效

显微镜下所见

组织学特征

- 非特异性
  - 致密的急性和慢性炎症浸润
  - 上皮脱屑
  - 邻近的上皮变薄（类似于萎缩性阴道炎）

细胞学特征

- 制备的湿切片：许多白细胞和副基底细胞
  - 多形核白细胞与上皮细胞比例>1∶1

辅助实验

革兰氏染色

- 缺乏乳酸杆菌
- 革兰氏染色阳性球菌偶尔增加

鉴别诊断

念珠菌性阴道炎

- 常常瘙痒
- 黏稠的白色松软的干酪样排出物黏附到阴道黏膜
- 阴道 pH<4.5
- 湿涂片上见芽生孢子和/或假菌丝
- 苏木精-伊红染色或银染色在上皮层内见真菌

滴虫性阴道炎

- 常常伴有刺激和烧灼感
- 可能伴有排尿困难
- 黄绿色泡沫样有恶臭的排液
- 阴道 pH>4.5
- 盐水湿涂片上可见白细胞和能游动的滴虫

细菌性阴道病

- 阴道菌群改变，伴有乳酸杆菌减少
- 稀薄的"奶样"白色或灰色阴道排液
- 阴道 pH>4.5
- 添加 10% 氢氧化钾到阴道分泌物中出现氨（"鱼腥"）味
- 丰富的"线索"细胞（细菌黏附到剥脱的鳞状上皮细胞上）

萎缩性阴道炎

- 典型的发生在绝经后妇女（可以发生在产后）
- 少量的阴道排液
- 阴道 pH>5.0
- 炎症性反应不明显

诊断注意事项

病理诊断要点

- 缺乏治疗反应时应该迅速考虑其他诊断

部分参考文献

1. Reichman O et al: Desquamative inflammatory vaginitis. Best Pract Res Clin Obstet Gynaecol. 28(7):1042-50, 2014
2. Nyirjesy P et al: Chronic vulvovaginitis in women older than 50 years: analysis of a prospective database. J Low Genit Tract Dis. 16(1):24-9, 2012
3. Sobel JD et al: Prognosis and treatment of desquamative inflammatory vaginitis. Obstet Gynecol. 117(4):850-5, 2011
4. Bradford J et al: Desquamative inflammatory vaginitis: differential diagnosis and alternate diagnostic criteria. J Low Genit Tract Dis. 14(4):306-10, 2010
5. Murphy R et al: Desquamative inflammatory vaginitis: what is it? J Reprod Med. 53(2):124-8, 2008

要　点

术语

- 血纤维蛋白溶酶原缺乏导致黏膜木样病变，伴有上皮下纤维蛋白沉积和炎症

病因/发病机制

- 遗传性Ⅰ型血纤维蛋白溶酶原缺乏

临床问题

- 罕见
  - 较常见于土耳其血统妇女
- 累及女性生殖道时平均年龄：30岁（1~65岁）
- 临床症状和体征的程度和范围不可预测
- 阴道和宫颈（如果累及女性生殖道）
  - 其他部位：结膜>口腔黏膜>呼吸道

大体所见

- 急性期
  - 假膜
- 慢性期
  - 无蒂或有蒂，质硬黄白色或红色肿块或斑块

显微镜下所见

- 上皮下无定形嗜酸性物质（纤维蛋白）沉积
- 可能伴有肉芽组织、慢性炎症和假上皮瘤增生

辅助实验

- 刚果红阴性

首要的鉴别诊断

- 淀粉样变性
- 瘢痕

假上皮瘤增生

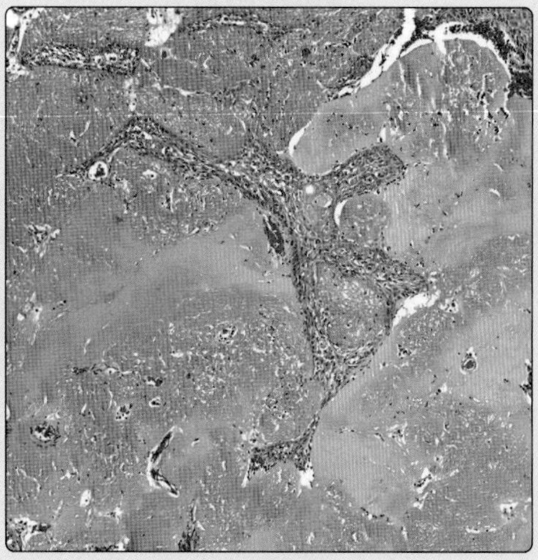

丰富的无定形嗜酸性物质

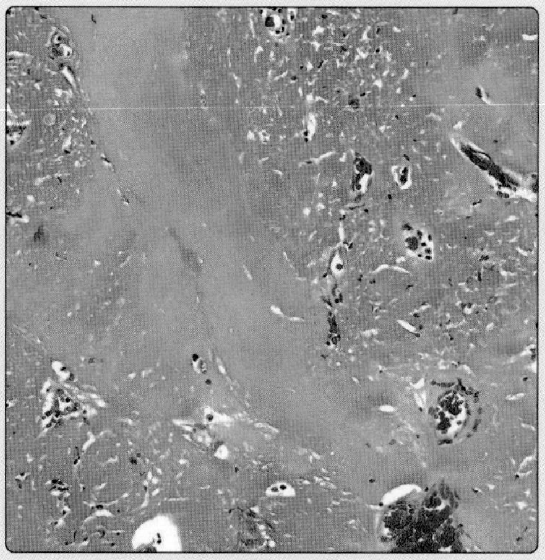

（左）木样阴道炎的特征是上皮下无定形嗜酸性物质沉积。注意伴有假上皮瘤增生。**（右）**沉积在木样阴道炎的无定形嗜酸性物质是纤维蛋白的异常积聚，继发于血纤维蛋白溶酶原基因突变。注意缺乏血管壁受累，这有助于与淀粉样变性鉴别

淀粉样变性

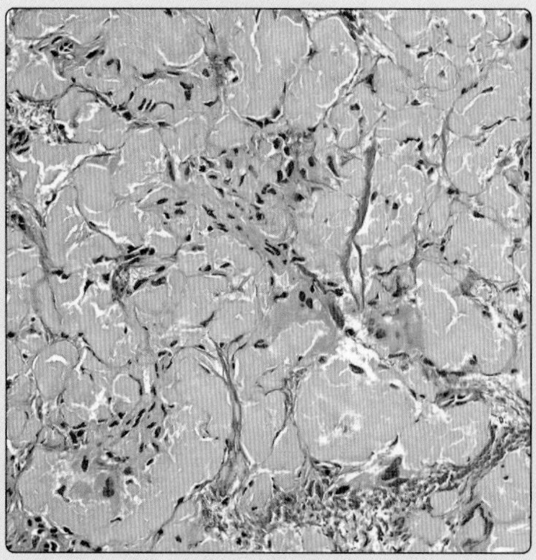

淀粉样变性：苹果绿双折光

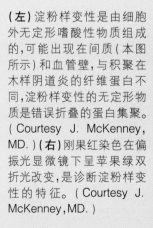

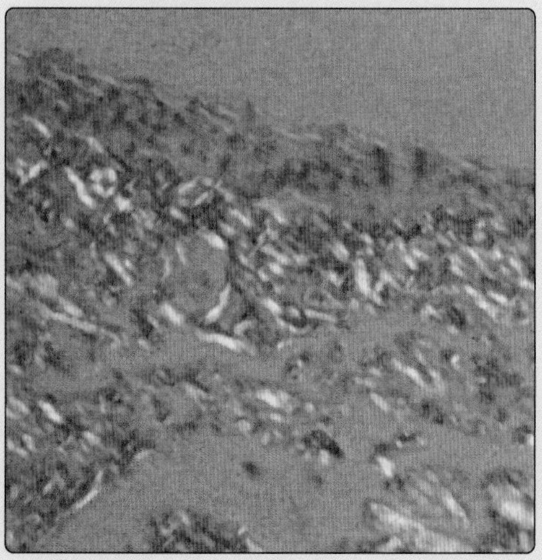

（左）淀粉样变性是由细胞外无定形嗜酸性物质组成的，可能出现在间质（本图所示）和血管壁，与积聚在木样阴道炎的纤维蛋白不同，淀粉样变性的无定形物质是错误折叠的蛋白集聚。（Courtesy J. McKenney, MD.）**（右）**刚果红染色在偏振光显微镜下呈苹果绿双折光改变，是诊断淀粉样变性的特征。（Courtesy J. McKenney, MD.）

术语

同义词

- 假膜性阴道炎

定义

- 血纤维蛋白溶酶原缺乏导致黏膜木样病变,伴有上皮下纤维蛋白沉积和炎症

病因/发病机制

遗传性

- 遗传性 I 型血纤维蛋白溶酶原缺乏(遗传性低纤维蛋白溶酶原血症)
  - 由于分泌损害和降解增加,导致纤维蛋白溶酶原水平和功能活性降低
  - 血纤维蛋白溶酶原介导的细胞外纤维蛋白溶解损害导致交叉结合的纤维蛋白沉积在从前受损的或炎症组织

临床问题

流行病学

- 发病率
  - 罕见
- 年龄
  - 如果累及女性生殖道,平均年龄:30 岁(范围:1~65 岁)
  - 广泛(从新生儿到 61 岁)木样结膜炎
- 性别
  - 女性占优势,即使缺乏女性生殖道受累
- 种族
  - 较常见于土耳其血统妇女

部位

- 阴道和宫颈(如果累及女性生殖道)
- 其他部位:结膜>口腔黏膜>呼吸道黏膜

表现

- 非妇科症状/体征常常是第一个表现
  - 结膜炎
- 妇科症状/体征
  - 痛经
  - 性交后出血
  - 原发性不育
  - 细胞学异常
  - 阴道排液

治疗

- 没有标准的治疗

预后

- 临床症状和体征的程度和范围不能预测
  - 可能与外界诱发因素有关(例如损伤、局部感染)
- 木样结膜炎可能引起失明
- 重度木样牙龈炎可能导致牙齿脱失
- 木样支气管炎可能伴有肺炎

大体所见

一般特征

- 急性期
  - 假膜
- 慢性期
  - 无蒂到有蒂的肿块或斑块
  - 质硬,黄白色或红色

显微镜下所见

组织学特征

- 上皮下无定形嗜酸性物质(纤维蛋白)集聚
- 可能伴有肉芽组织、慢性炎症和假上皮瘤性增生

主要的形态/损伤型

- 纤维蛋白沉积

辅助实验

组织化学

- 刚果红
  - 反应:阴性

遗传学检测

- 血浆蛋白酶原(*PLG*)基因突变
  - K19E 突变最常见

鉴别诊断

淀粉样变性

- 常见于血管壁
- 刚果红阳性,偏振光显微镜下呈现苹果绿双折光
- 电子显微镜检查,没有伴有扭曲的 β-折叠片层结构的分支原纤维
- 免疫组织化学检查证实克隆相关性浆细胞群

瘢痕

- 没有明显的嗜酸性物质
- 早期,不同量的成纤维细胞和炎症细胞
- 晚期,粗的平行排列的胶原束
- 胶原双折射,与纤维蛋白不同

诊断注意事项

病理诊断要点

- 缺乏血管壁受累有助于除外淀粉样变性

部分参考文献

1. Lotan TL et al: Inherited plasminogen deficiency presenting as ligneous vaginitis: a case report with molecular correlation and review of the literature. Hum Pathol. 38(10):1569-75, 2007
2. Tefs K et al: Molecular and clinical spectrum of type I plasminogen deficiency: A series of 50 patients. Blood. 108(9):3021-6, 2006
3. Pantanowitz L et al: Ligneous (pseudomembranous) inflammation involving the female genital tract associated with type-1 plasminogen deficiency. Int J Gynecol Pathol. 23(3):292-5, 2004

第3节 软斑病

要点

术语

- 各种细菌感染引起的慢性炎症性病变，由含有细胞内和细胞外包涵体（Michaelis-Gutmann 小体）的大量组织细胞组成

病因/发病机制

- 受损的组织细胞对于常见细菌感染的反应
- 70%~80%伴有致病性大肠杆菌的非特异性染色

临床问题

- 年龄>50 岁
- 免疫受损和免疫缺陷患者
- 阴道出血，排液，或疼痛

大体所见

- 质软的黄色斑块到结节（通常<1cm）

显微镜下所见

- 成片的组织细胞，核卵圆形至肾形，胞质泡沫状嗜酸性（von Hansemann 细胞）
- 细胞内和细胞外 Michaelis-Gutmann 小体
  - 5~20μm 的嗜碱性小球，为同心圆分层结构，可能是矿化
  - 靶样或牛眼表现

辅助实验

- Michaelis-Gutmann 小体 PAS-D 和 von Kossa 阳性

首要的鉴别诊断

- 肉芽肿性炎症
- 颗粒细胞瘤
- 转移性印戒细胞癌（包括乳腺小叶癌）

软的黄色斑块或结节

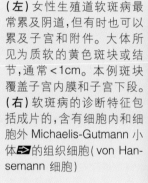

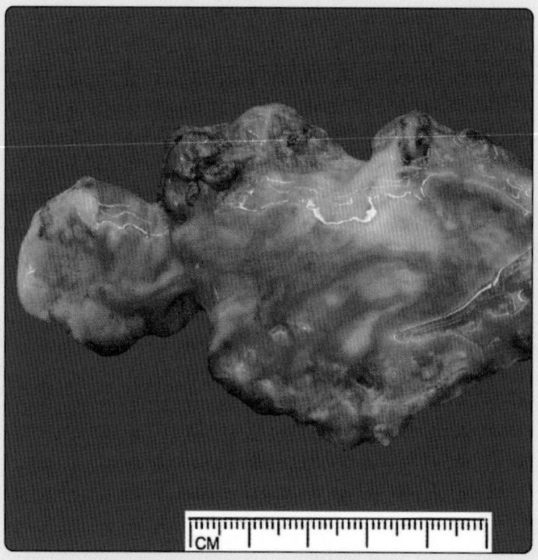

成片的组织细胞和 Michaelis-Gutmann 小体

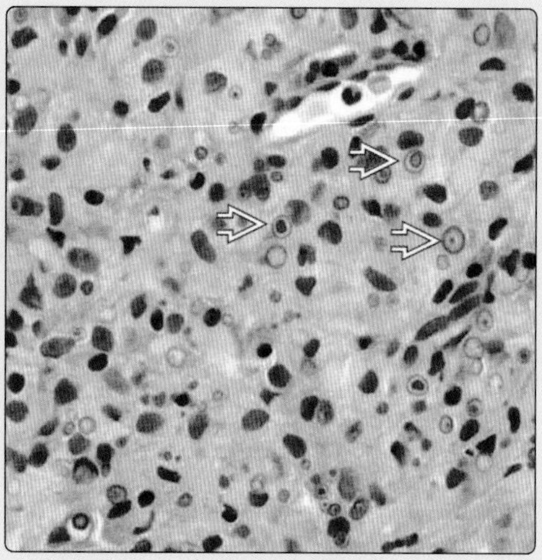

(左) 女性生殖道软斑病最常累及阴道，但有时也可以累及子宫和附件。大体所见为质软的黄色斑块或结节，通常<1cm。本例斑块覆盖子宫内膜和子宫下段。**(右)** 软斑病的诊断特征包括成片的，含有细胞内和细胞外 Michaelis-Gutmann 小体➡的组织细胞（von Hansemann 细胞）

靶样或牛眼表现

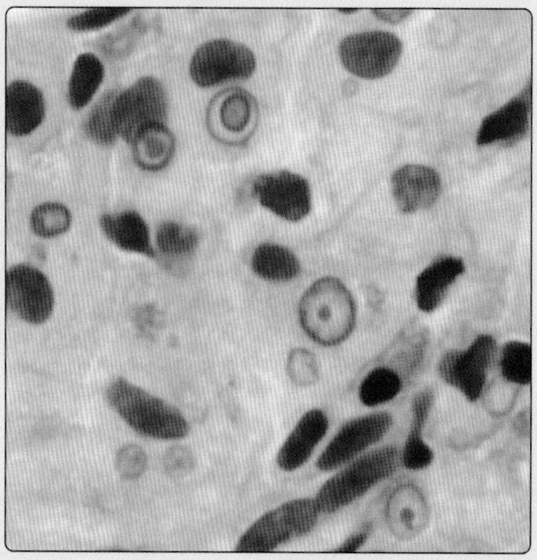

von Kossa 阳性

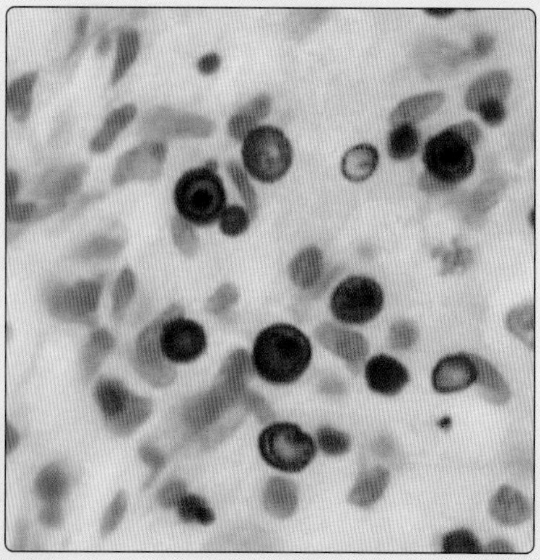

(左) 软斑病的特征是含有 Michaelis-Gutmann 小体，它呈同心圆形状，形成靶样或牛眼表现。电子显微镜检查显示为含有漩涡或分层状磷脂、细菌结构和细菌片段的吞噬溶酶体。**(右)** 软斑病典型的 Michaelis-Gutmann 小体 von Kossa 染色阳性。PAS 染色也阳性，而且抗淀粉酶

术语

定义

- 各种细菌感染引起的慢性炎症性病变，由许多伴有细胞内和细胞外包涵体（Michaelis-Gutmann 小体）的组织细胞组成

病因/发病机制

原发性或获得性免疫缺陷

- 常见的细菌感染损害组织细胞的反应
  - 70%～80%伴有致病性大肠埃希菌非特异性染色
  - 马红球菌与 HIV/AIDS 患者有关
- 由于细胞内 cGMA 水平低造成微管和溶酶体功能异常
  - 细胞内降解缺陷和吞噬溶酶体仅部分消化细菌

临床问题

流行病学

- 年龄
  - >50 岁

部位

- 在女性生殖道，阴道最常见
- 总的来说，膀胱最常见

表现

- 阴道出血，排液，或疼痛

治疗

- 手术处理
  - 取决于受累范围
- 药物
  - 抗生素
    - 喹诺酮、复方新诺明（TMP-SMX）和/或利福平
  - 胆碱酶受体激动剂（氯贝胆碱）和维生素 C
- 如果可能，停止应用免疫抑制药物

预后

- 如果治疗，预后好（取决于免疫抑制）

大体所见

一般特征

- 质软，黄色斑块到结节（通常<1cm）
- 可能形成溃疡

显微镜下所见

组织学特征

- 成片的组织细胞（von Hansemann 细胞）
- Smith 分期
  - 早期：在水肿的间质中见浆细胞和 von Hansemann 细胞
  - 典型/肉芽肿期：含 Michaelis-Gutmann 小体的大的组织细胞，偶见巨细胞和淋巴细胞
  - 修复期：成纤维细胞和胶原围绕组织细胞；散在的 Michaelis-Gutmann 小体

细胞学特征

- 组织细胞核圆形，均匀一致，胞质泡沫状嗜酸性
- 细胞内和细胞外 Michaelis-Gutmann 小体
  - 呈同心圆分层排列的 5～20μm 的嗜酸性小球，可能是矿化
  - 靶样或牛眼表现

辅助实验

组织化学

- Michaelis-Gutmann 小体 PAS-D 和 von Kossa 阳性

电子显微镜检查

- 有弯曲界膜的吞噬溶酶体，含有漩涡或平行层状磷脂、细菌和细菌片段

鉴别诊断

肉芽肿性炎症

- 霉菌或结核感染
  - 通常为干酪样肉芽肿
  - 应用特殊染色可以检测微生物
- 结节病
  - 非干酪样松散的肉芽肿

颗粒细胞瘤

- 多角形细胞伴有丰富的颗粒状胞质
- PAS-D 和 S-100 阳性
- 常常被覆增生的鳞状上皮

转移性印戒细胞癌（包括乳腺小叶癌）

- 从前的临床病史
- 细胞具有胞质内空泡
- 常见细胞异型性和核分裂活性
- 角蛋白阳性

诊断注意事项

病理诊断要点

- Michaelis-Gutmann 小体诊断价值最大，但不是诊断的必要条件

部分参考文献

1. Mirfazaelian H et al: Uterine malakoplakia diagnosed in a cervical Pap smear. Cytopathology. 27(2):133-4, 2016
2. Yousef GM et al: Malakoplakia outside the urinary tract. Arch Pathol Lab Med. 2007 Feb;131(2):297-300. review. Erratum in: Arch Pathol Lab Med. 133(6):850, 2009
3. Ramdial PK et al: Concomitant malacoplakia and granuloma inguinale of the cervix in acquired immune deficiency syndrome. Int J Gynecol Pathol. 27(2):282-7, 2008
4. Agnarsdóttir M et al: Malacoplakia of the cervix uteri and vulva. Acta Obstet Gynecol Scand. 83(2):214-6, 2004
5. Kogulan PK et al: Malakoplakia involving the abdominal wall, urinary bladder, vagina, and vulva: case report and discussion of malakoplakia-associated bacteria. Int J Gynecol Pathol. 20(4):403-6, 2001
6. Dasgupta P et al: Malacoplakia: von Hansemann's disease. BJU Int. 84(4):464-9, 1999
7. Van der Walt JJ et al: Malacoplakia of the vagina. first case report. S Afr Med J. 47(30):1342-4, 1973

第4节 阴道囊肿

要 点

术语

- 内衬不同类型良性上皮的阴道囊性间隙

临床问题

- 米勒管囊肿>鳞状囊肿>Gartner 管囊肿
- 平均年龄:35 岁
- 阴道侧壁和后壁最常见

大体所见

- 圆顶形光滑的结节
- 多发性罕见;通常<3cm

显微镜下所见

- 米勒管囊肿
  - 单层宫颈内膜型柱状上皮>>>纤毛或子宫内膜样上皮
  - 没有子宫内膜型间质
  - 温和的位于基底的卵圆形到圆形细胞核
  - 几乎没有核分裂象
- 内衬鳞状上皮的囊肿
  - 内衬复层鳞状上皮
  - 中心角质碎屑
  - 如果破裂,间质组织细胞和巨细胞反应
  - 温和的核的特征(如果有炎症则有反应性改变)
  - 核分裂象罕见
- Gartner 管囊肿
  - 单层立方到柱状细胞,伴有少量嗜酸性到空泡状胞质
  - 没有黏液性上皮
  - 温和的卵圆形到圆形细胞核
  - 核分裂象少见

首要的鉴别诊断

- 前庭大腺囊肿
- 子宫内膜异位症
- 中肾管残余

(左)米勒管囊肿是最常见的阴道囊肿。多数内衬单层宫颈内膜样分泌黏液的上皮,核良性,位于基底,偶尔可见内衬纤毛或子宫内膜型上皮。典型者几乎没有核分裂象。(右)Gartner 管囊肿内衬单层立方到柱状非黏液性上皮,伴有嗜酸性到颗粒状胞质。无细胞学异型性,几乎没有核分裂象

米勒管囊肿:宫颈内膜型上皮

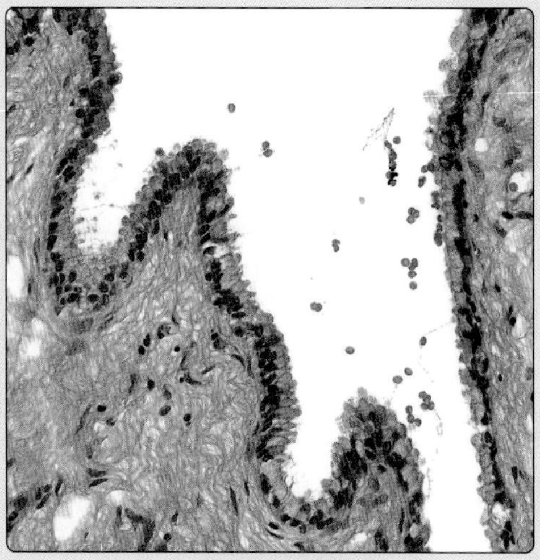

Gartner 管囊肿:立方到柱状细胞,伴有少量非黏液性胞质

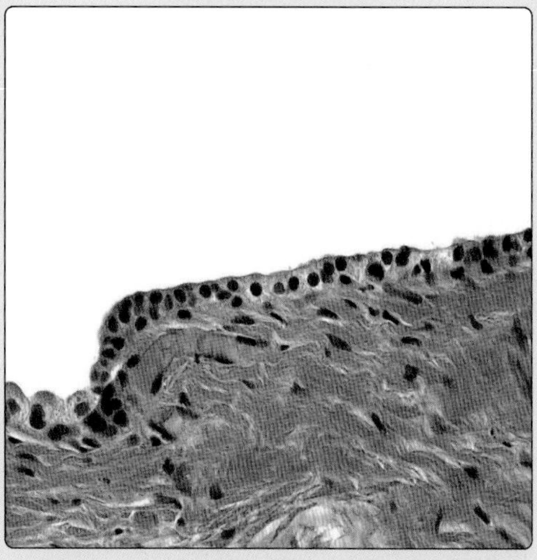

(左)鳞状上皮囊肿从前常常有手术(外阴切开)或外伤史,内衬良性复层鳞状上皮。典型者囊腔含有角质碎屑。囊肿破裂引起间质组织细胞性和浆细胞反应。(右)累及阴道的子宫内膜异位症有时可能呈囊性,但不同于米勒管囊肿,它有子宫内膜样腺体和间质⮚

鳞状上皮囊肿:内衬复层鳞状上皮

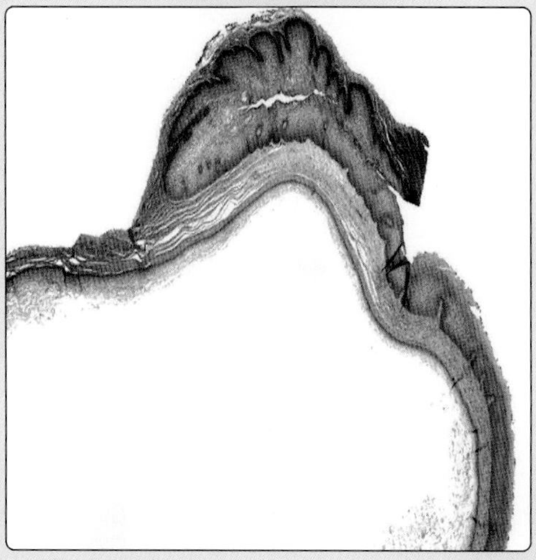

子宫内膜异位症:子宫内膜型腺体和间质

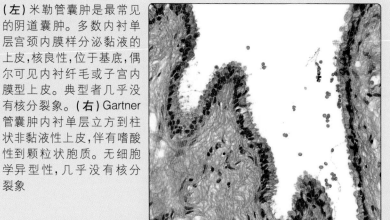

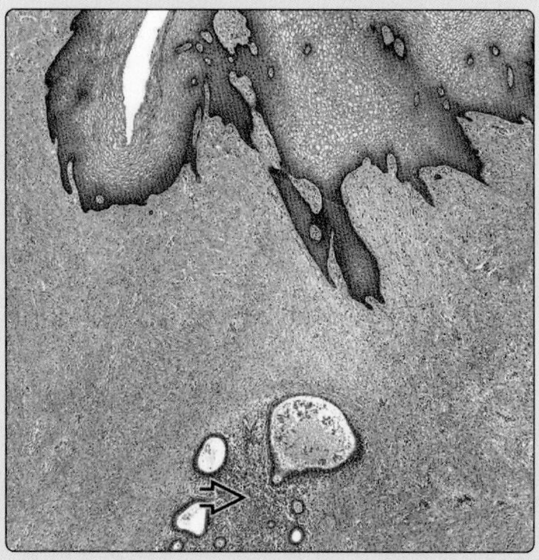

术语

定义

- 内衬不同类型良性上皮的阴道囊性间隙

病因/发病机制

发育性

- 由胚胎残余引起
  - Gartner 管(中肾管)囊肿
  - 米勒管(腺病)囊肿

获得性

- 外伤或从前手术(常常是外阴切开)
  - 鳞状上皮囊肿

临床问题

流行病学

- 发病率
  - 米勒管囊肿>鳞状上皮囊肿>Gartner 管囊肿
- 年龄
  - 平均:35 岁
  - 罕见于新生儿(Gartner 管囊肿)

部位

- 最常见于侧壁和后壁

表现

- 通常为妇科检查时的偶然发现
- 如果>2cm 或 3cm,性交困难和/或排液
- 如果感染,可能疼痛
- 如果囊肿大,少数可能酷似阴道脱垂

治疗

- 通常无需治疗
- 如果大或有症状
  - 引流
  - 单纯切除
- 如果感染,用抗生素

预后

- 良好

大体所见

一般特征

- 圆顶形光滑的结节
- 多发性罕见

大小

- 通常<3cm

显微镜下所见

米勒管囊肿

- 组织学特征
  - 单层柱状宫颈内膜型上皮最常见
  - 偶见纤毛或子宫内膜样上皮
  - 无子宫内膜型间质
- 细胞学特征
  - 位于基底的良性卵圆形到圆形细胞核
  - 核分裂象罕见到缺乏

鳞状上皮囊肿

- 组织学特征
  - 内衬复层鳞状上皮
  - 中心角质碎屑
  - 如果破裂,间质组织细胞和巨细胞反应
- 细胞学特征
  - 良性核(如果有炎症呈反应性改变)
  - 核分裂象罕见

Gartner 管(中肾管)囊肿

- 组织学特征
  - 单层立方到柱状细胞,伴有少量嗜酸性泡沫状胞质
  - 无黏液上皮
- 细胞学特征
  - 良性卵圆形到圆形细胞核
  - 核分裂活性少见

鉴别诊断

前庭大腺囊肿

- 小阴唇后外侧到阴道入口
- 移行、矮立方或黏液性上皮
- 囊肿附近有正常(残留)的黏液腺

子宫内膜异位症

- 新近或从前出血的证据±伴随的组织细胞
- 伴随子宫内膜型间质
- 间质 CD10 阳性

中肾管残余

- 罕见的囊肿
- 小管状结构,含有致密的嗜酸性 PAS 阳性物质

诊断注意事项

病理诊断要点

- 区分米勒管囊肿和前庭大腺囊肿主要根据部位

部分参考文献

1. Davidson ERW et al: A Gartner duct cyst masquerading as anterior vaginal prolapse. Obstet Gynecol. 130(5):1039-1041, 2017
2. Tiwari C et al: Neonatal Gartner duct cyst: two case reports and literature review. Dev Period Med. 21(1):35-37, 2017
3. Heller DS: Vaginal cysts: a pathology review. J Low Genit Tract Dis. 16(2):140-4, 2012
4. Hwang JH et al: Multiple vaginal mullerian cysts: a case report and review of literature. Arch Gynecol Obstet. 280(1):137-9, 2009
5. Kondi-Pafiti A et al: Vaginal cysts: a common pathologic entity revisited. Clin Exp Obstet Gynecol. 35(1):41-4, 2008
6. Pradhan S et al: Vaginal cysts: a clinicopathological study of 41 cases. Int J Gynecol Pathol. 5(1):35-46, 1986

第5节 腺 病

要 点

术语

- 异位的米勒管上皮取代鳞状上皮或在固有膜内形成腺体

病因/发病机制

- 胎儿期宫内接触己烯雌酚(DES)
  - 如果<8 周妊娠,100% 发生腺病
  - 如果>15 周妊娠,6% 发生腺病

临床问题

- 平均:44 岁
- 典型者无症状
- DES 相关性(90%),非 DES 相关性(10%)
- 可能伴有恶性肿瘤(每 1 000 例接触 DES 的妇女发生 1 例透明细胞癌)
- 阴道鳞状上皮内肿瘤的危险性增加
- 预后良好(除非恶性变)

大体所见

- 典型者不明显
- 可能是红色颗粒,结节或囊肿
- 通常累及阴道的上 1/3

显微镜下所见

- 表面上皮或浅表固有膜
- 单纯或囊性腺体±乳头状内折
- 宫颈内膜>输卵管子宫内膜样>胚胎性(矮柱状到立方形细胞)上皮
- 可能发生鳞状、微腺体和肠化生

首要的鉴别诊断

- 子宫内膜异位症
- 透明细胞癌
- 转移性子宫内膜癌
- 中肾管残余

囊性腺体

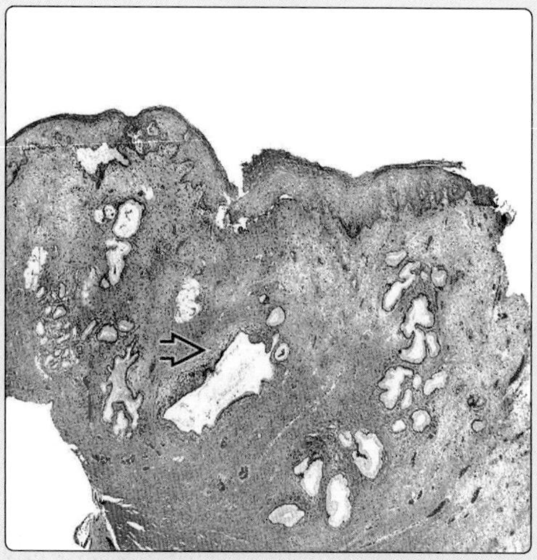

良性宫颈内膜型上皮

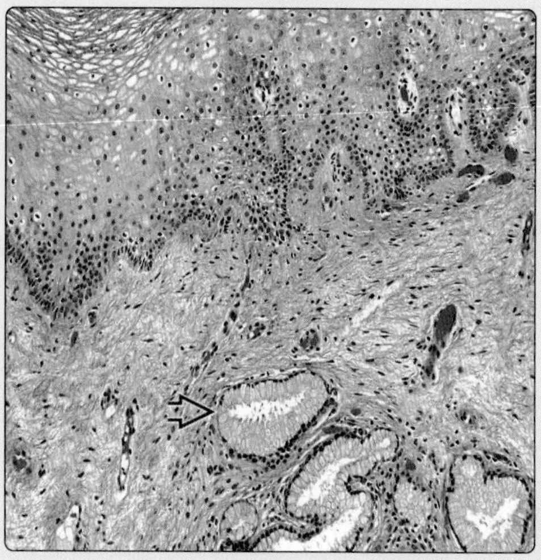

(左)典型的腺病累及表面上皮或固有膜,为轮廓光滑的腺体,可能呈囊性⇨,可局灶性或广泛性(如本图所示)。**(右)**腺病的腺体最常内衬良性宫颈内膜型上皮⇨;然而,可见输卵管子宫内膜样或"胚胎性"(矮柱状到立方细胞)上皮

输卵管子宫内膜样表现

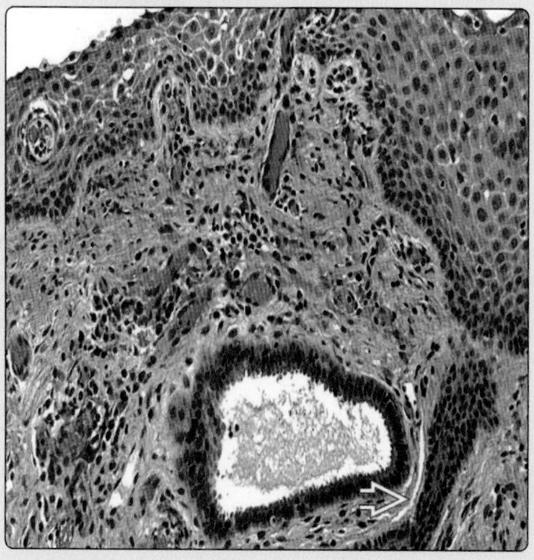

乳头状结构

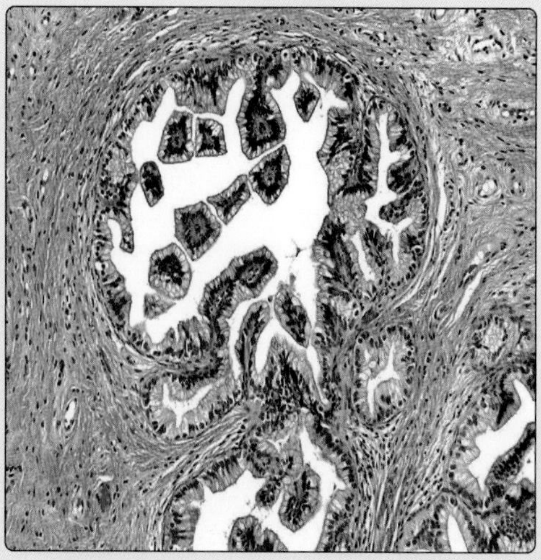

(左)阴道腺病的腺体可能有输卵管子宫内膜样表现,可以发生鳞状上皮化生⇨。最常见于老年妇女。**(右)**活跃的腺病可见乳头状结构不要误诊为恶性

术语

定义

- 异位的米勒管型腺上皮取代鳞状黏膜或在固有膜内形成腺体

病因/发病机制

自发性(发育异常)

- 胚后期米勒管上皮持续存在

环境接触

- 胎儿期宫内接触己烯雌酚(DES)
  - 如果<8 周妊娠,100% 发生腺病
  - 如果>15 周妊娠,60% 发生腺病
- DES 改变 p63 表达,可能导致米勒管型上皮持续到成年
- DES 可能经由米勒管上皮 SMAD/RUNX 1 介导细胞命运调节异常引起腺病

其他

- 可能继发于 CO_2 激光、5-氟尿嘧啶治疗或既往手术

临床问题

流行病学

- 发病率
  - 自发性:10% 的成年妇女
  - DES 相关性:高达 90% 的接触妇女
- 年龄
  - 平均:44 岁

表现

- 典型者无症状
- 可能发生阴道出血或黏液样排液

疾病自然史

- 可能伴有恶性肿瘤(每 1 000 例接触 DES 的病例发生 1 例透明细胞癌)
- 阴道鳞状上皮内肿瘤的危险性增加

治疗

- 密切观察
- 手术切除(如果活跃)
- 烧灼术

预后

- 良好(除非恶性变)

大体所见

一般特征

- 典型者不明显,但可为红色颗粒,结节或囊肿
- 通常累及阴道的上 1/3

显微镜下所见

组织学特征

- DES 和非 DES 相关性腺病形态学表现类似
- 典型者位于上皮表面("表面腺病")或浅表固有膜
- 从轻微到广泛
- 单纯或囊性腺体±乳头状内折
- 宫颈内膜>输卵管子宫内膜样>"胚胎性"(矮柱状到立方细胞)上皮
- 可能发生鳞状上皮化生(随年龄而增加)
- 微小腺体增生(特别与口服避孕药有关)
- 肠化生罕见

细胞学特征

- 良性卵圆形到圆形细胞核
- 核分裂象罕见

非典型性腺病

- 内衬单层细胞的轮廓光滑的腺体,伴有增大的异型性细胞核,核仁明显
- 约 75% 在阴道透明细胞癌的附近
- 可能是透明细胞癌的前体病变

鉴别诊断

子宫内膜异位症

- 伴有子宫内膜型间质
- 新近或从前出血的证据

透明细胞癌

- 管囊状、乳头状、实性生长
- 中度到明显的核的异型性
- 胞质糖原(PAS 阳性,淀粉酶敏感)

转移性子宫内膜样子宫内膜癌

- 从前或同时有子宫内膜癌的病史
- 复杂的腺体结构
- 常见核分裂活性

中肾管残余

- 位于阴道壁深部
- 缺乏纤毛和黏液性胞质
- 致密的腔内 PAS 阳性嗜酸性物质

诊断注意事项

病理诊断要点

- 腺病出现化生(例如微小腺体增生、Arias-Stella)或增生(乳头状结构)改变不要误认为恶性病变

部分参考文献

1. Laronda MM et al: Diethylstilbestrol induces vaginal adenosis by disrupting SMAD/RUNX1-mediated cell fate decision in the Müllerian duct epithelium. Dev Biol. 381(1):5-16, 2013
2. Kurita T et al: Roles of p63 in the diethylstilbestrol-induced cervicovaginal adenosis. Development. 131(7):1639-49, 2004
3. Dungar CF et al: Vaginal columnar cell metaplasia. An acquired adenosis associated with topical 5-fluorouracil therapy. J Reprod Med. 40(5):361-6, 1995
4. Sedlacek TV et al: Vaginal and vulvar adenosis. An unsuspected side effect of CO2 laser vaporization. J Reprod Med. 35(11):995-1001, 1990
5. Robboy SJ et al: Vaginal adenosis in women born prior to the diethylstilbestrol era. Hum Pathol. 17(5):488-92, 1986
6. Robboy SJ et al: Intrauterine diethylstilbestrol exposure and its consequences: pathologic characteristics of vaginal adenosis, clear cell adenocarcinoma, and related lesions. Arch Pathol Lab Med. 101(1):1-5, 1977

第6节 息 肉

要 点

术语

- 良性息肉样增生含有不同量的上皮和间质

临床问题

- 纤维上皮性间质息肉(FSP):阴道、外阴,宫颈罕见
- 小管鳞状息肉(TSP):宫颈>>阴道上部
- 局部切除后预后良好,如果切除不完全或持续性激素刺激可能复发

大体所见

- 常常单发,FSP 可能多发(如果妊娠),葡萄样罕见;通常<5cm

显微镜下所见

- 纤维上皮性息肉
  - ○ 与周围组织交界不清
  - ○ 中心纤维血管轴
  - ○ 间质细胞易变(接近轴心细胞可能增加)
  - ○ 星状和多核间质细胞
- 小管鳞状息肉
  - ○ 膨胀的鳞状细胞巢,周围栅栏状
  - ○ 中心角化珠或坏死碎屑±钙化
  - ○ 鳞状细胞巢内有小管,通常在周围

辅助实验

- FSP:desmin、vimentin、ER、PR 典型者阳性
- TSP:keratin(包括高分子量)(鳞状上皮)、ER 通常阳性(鳞状上皮和间质);小管 PSA、PAP、NKX3.1 阳性

首要的鉴别诊断

- 葡萄状横纹肌肉瘤(vs. FSP)
- 非特异性肉瘤(vs. FSP)
- 梭形细胞上皮瘤(vs. TSP)
- 伴有鳞状上皮化生的阴道腺病(vs. TSP)

中心纤维血管轴(FSP)

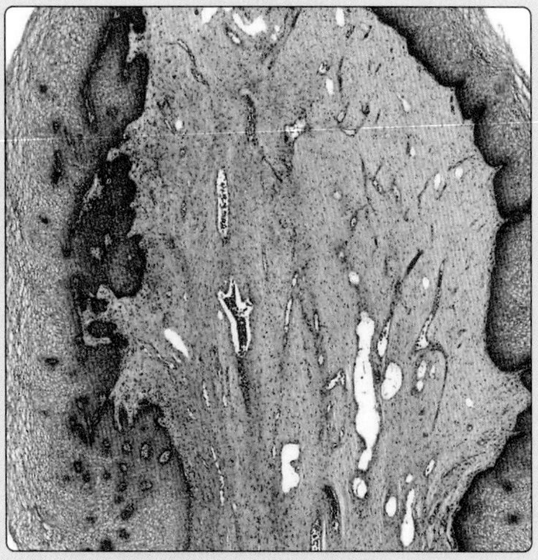

星形和多核间质细胞(FSP)

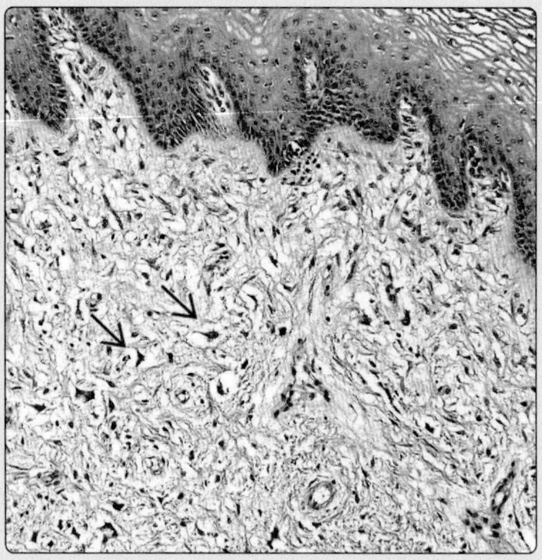

(左) FSP 的特征是中心纤维血管轴心,间质有不同量的细胞。可能有蒂或无蒂,乳头状罕见。鳞状上皮常常增生。**(右)** 在 FSP 的上皮间质交界或血管周围常见星形→和多核间质细胞,不总是明显,但如果出现非常有助于诊断

鳞状细胞巢伴有囊性变(TSP)

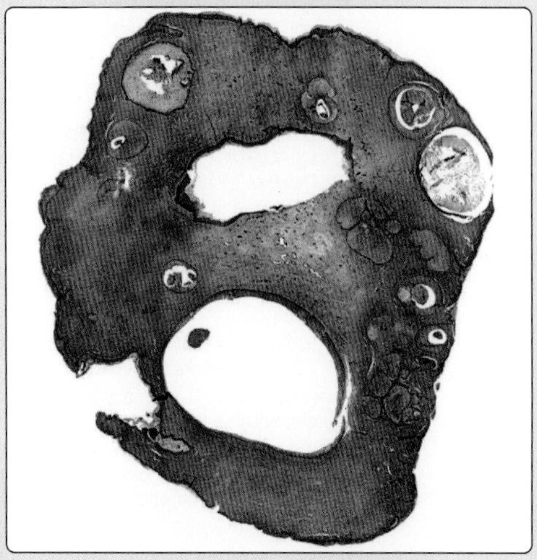

鳞状细胞巢周围小管(TSP)

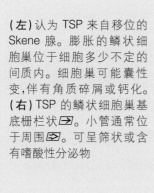

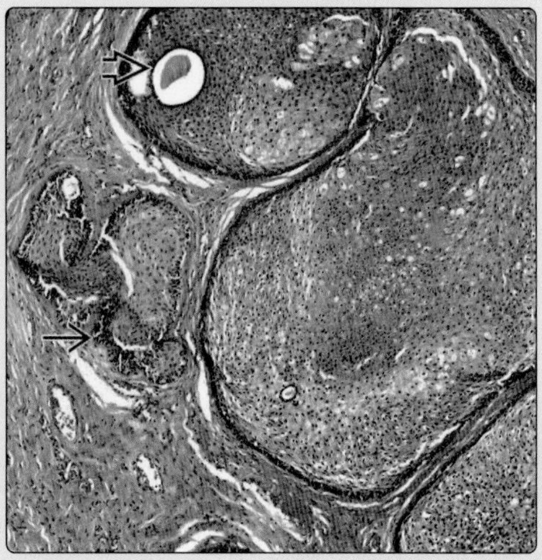

(左) 认为 TSP 来自移位的 Skene 腺。膨胀的鳞状细胞巢位于细胞多少不定的间质内。细胞巢可能囊性变,伴有角质碎屑或钙化。**(右)** TSP 的鳞状细胞巢基底栅栏状→。小管通常位于周围→。可呈筛状或含有嗜酸性分泌物

术语

缩略语

- 纤维上皮间质息肉(fibroepithelial stromal polyp,FSP)
- 小管鳞状息肉(tubulosquamous polyp,TSP)

同义词

- FSP:假葡萄状肉瘤

病因/发病机制

FSP

- 女性生殖道远端上皮下间质细胞对激素的反应

TSP

- 推测为移位的 Skene 腺

临床问题

流行病学

- 年龄
  - FSP:生育期
  - TSP:广泛,常常在绝经后

部位

- FSP:阴道、外阴,宫颈罕见
- TSP:宫颈>>阴道上部

表现

- 常为偶然发现

疾病自然史

- FSP:典型者妊娠之后消退

治疗

- 局部切除

预后

- 良好(如果切除不完全或激素持续刺激 SPF 可能复发)

大体所见

一般特征

- 常常单发(<5cm),FSP 可能多发(如果妊娠)
- 葡萄样 FSP 罕见

显微镜下所见

组织学特征

- FSP
  - 间质细胞多少不定,排列无序(接近轴心细胞可能增加)
    - 可能富于细胞,形成不明显的细胞束
  - 与周围组织没有明显交界
  - 纤维血管轴心;常常为大血管
  - 鳞状上皮(可能是增生性)下无新生层
- TSP
  - 膨胀的鳞状细胞巢,周围栅栏状
  - 中心角化珠或坏死碎屑±钙化
  - 鳞状细胞巢内小管通常在周围
    - 可能为筛状或双层
  - 细胞稀少,成纤维细胞间质

细胞学特征

- FSP
  - 星形和多核间质细胞,典型者接近上皮间质交界或在血管周围
  - 良性细胞;核偶尔不规则增大,染色质模糊(假肉瘤,特别是妊娠时)
  - 核分裂活性不定,包括不典型核分裂象
- TSP
  - 细胞核良性,圆形,位于中心,胞质丰富,嗜酸性,糖基化
  - 胞质内黏液罕见

辅助实验

免疫组织化学

- FSP:desmin、vimentin、ER、PR 典型者阳性
- TSP:keratins(包括高分子量)(鳞状上皮)、ER 通常阳性(鳞状上皮和间质);小管 NKX3.1、PSA、PAP 阳性

鉴别诊断

胚胎性横纹肌肉瘤(vs. FSP)

- 细胞成分主要在上皮下
- 骨骼肌标志物阳性

非特异性肉瘤(vs. TSP)

- 破坏性浸润性边缘,常见坏死
- 缺乏星形和多核细胞

梭形细胞上皮瘤(vs. TPS)

- 边界清楚
- 梭形细胞混合鳞状细胞和黏液腺±玻璃样小球
- 前列腺标志物阴性

阴道腺病(vs. TSP)

- 宫颈内膜型腺体伴有鳞状上皮化生
- 前列腺标志物阴性

诊断注意事项

病理诊断要点

- 活跃的假肉瘤性息肉,接近上皮-间质交界发现典型的星形和多核细胞有助于与肉瘤鉴别

部分参考文献

1. Roma AA: Tubulosquamous polyps in the vagina. Immunohistochemical comparison with ectopic prostatic tissue and Skene glands. Ann Diagn Pathol. 22:63-6, 2016
2. Kelly P et al: Misplaced Skene's glands: glandular elements in the lower female genital tract that are variably immunoreactive with prostate markers and that encompass vaginal tubulosquamous polyp and cervical ectopic prostatic tissue. Int J Gynecol Pathol. 30(6):605-12, 2011
3. McCluggage WG et al: Tubulo-squamous polyp: a report of ten cases of a distinctive hitherto uncharacterized vaginal polyp. Am J Surg Pathol. 31(7):1013-9, 2007
4. Nucci MR et al: Cellular pseudosarcomatous fibroepithelial stromal polyps of the lower female genital tract: an underrecognized lesion often misdiagnosed as sarcoma. Am J Surg Pathol. 24(2):231-40, 2000

第7节 输卵管脱垂

要 点

术语

- 部分或整个输卵管由于后天缺陷突入阴道

病因/发病机制

- 子宫切除罕见的合并症，占比<0.1%
- 最常见于阴式子宫切除术

临床问题

- 长期疼痛，性交困难，阴道出血，排液
- 通常需要输卵管切除和修复缺陷
- 预后良好

大体所见

- 阴道顶端的软组织肿块或结节

显微镜下所见

- 伞端脱垂>>整个输卵管，伴有下面一项或几项改变
  - 输卵管上皮伴有分泌细胞、纤毛细胞和闰细胞
    - 陷入间质的上皮可能形成腺样结构，伴有不同程度的复杂性直至假癌改变
    - 鳞状上皮化生和反应性细胞学改变
  - 有序的平滑肌束
  - 水肿性、血管性、胶原性间质
- 巴氏涂片具有普通的细胞学特征，可见成片有序的分泌细胞

首要的鉴别诊断

- 息肉样肉芽组织
- 子宫内膜异位症
- 外阴/阴道间叶性病变
  - 侵袭性血管黏液瘤
  - 血管肌成纤维细胞瘤
  - 纤维上皮性间质息肉
- 子宫内膜样腺癌

伞端脱垂

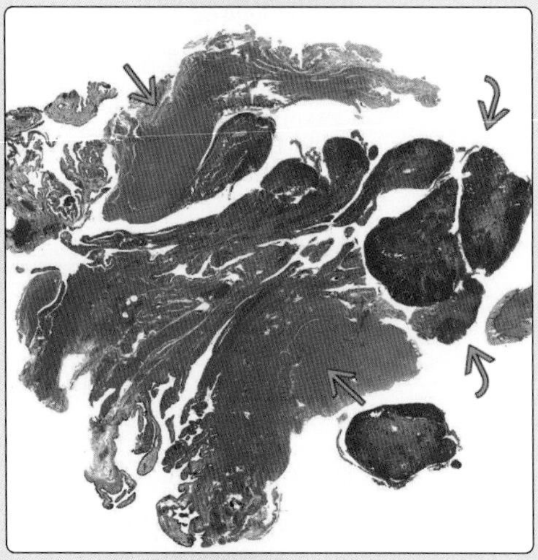

陷入的腺样结构

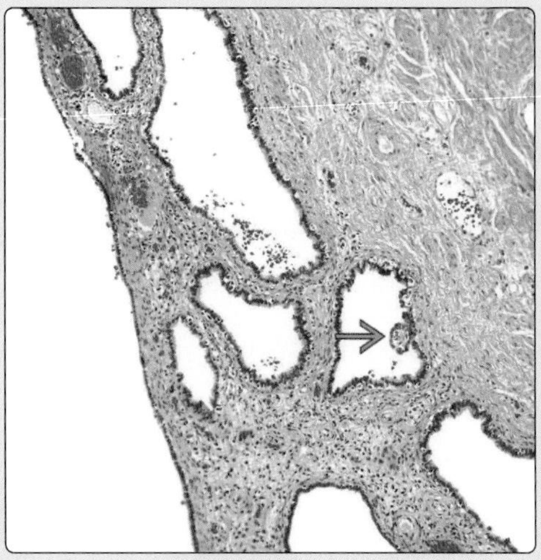

(左)此例输卵管脱垂的输卵管伞端突入阴道缺陷→。注意低倍镜下分支状息肉伴有明显的血管，充血和慢性炎症弯→。(右)某些脱垂陷入的上皮可能形成腺样结构，伴有不同程度的结构复杂性。注意一个乳头结构→

纤毛上皮和反应性细胞学改变

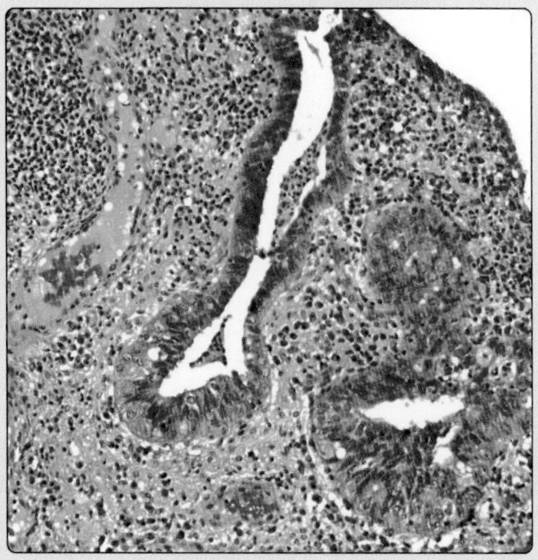

巴氏涂片的纤毛细胞

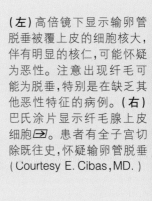

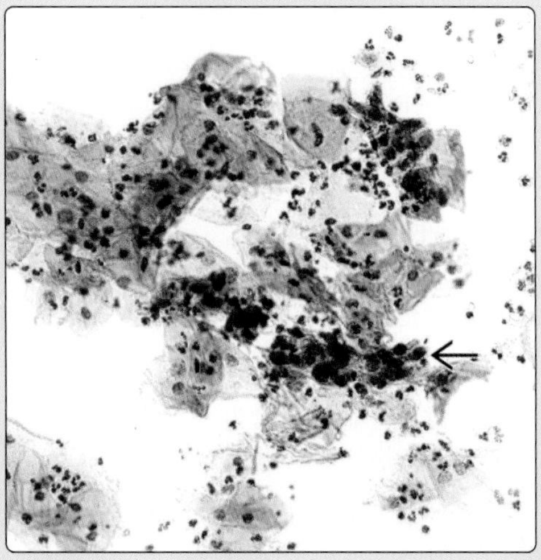

(左)高倍镜下显示输卵管脱垂被覆上皮的细胞核大，伴有明显的核仁，可能怀疑为恶性。注意出现纤毛可能为脱垂，特别是在缺乏其他恶性特征的病例。(右)巴氏涂片显示纤毛腺上皮细胞→。患者有全子宫切除既往史，怀疑输卵管脱垂(Courtesy E. Cibas, MD.)

术语

定义

- 部分或整个输卵管突入有缺陷的阴道

病因/发病机制

后天性缺陷

- 罕见的手术合并症
  - 最常见于阴式>>经腹或腹腔镜全子宫切除>宫颈上子宫切除(跨宫颈脱垂)
  - 与盆腔引流部位和方法有关,造成顶端阴道腹膜瘘(例如被忽视的子宫托)

临床问题

流行病学

- 发病率
  - 在所有子宫切除术后占比<0.1%

部位

- 阴道顶端

表现

- 子宫切除术后 1 个月到 32 年
- 长期疼痛,性交困难,阴道出血排液
- 偶尔无症状

治疗

- 输卵管切除和修复缺陷
- 自愈罕见

预后

- 良好

大体所见

一般特征

- 阴道顶端软组织肿块或结节
- 可见伞端

显微镜下所见

组织学特征

- 输卵管伞端脱垂>>整个输卵管,伴有下面一项或几项特征
  - 输卵管伞端和皱襞被覆输卵管上皮
    - 陷入间质的上皮可能形成腺样结构,伴有不同程度的复杂性直至假癌改变
    - 鳞状上皮化生和反应性细胞学改变
  - 有序的平滑肌束
  - 间质水肿,高度富于血管(血管肌成纤维细胞瘤样),或偶为胶原性
    - 急慢性混合性炎症浸润
- 血管周围可能有嗜酸性胶原原纤维集聚

细胞学特征

- 输卵管上皮(分泌细胞、纤毛细胞和闰细胞)

巴氏涂片所见

- 有序成片的分泌细胞,细胞核小而均一
  - 可见混合的纤毛细胞
- 核的轮廓光滑,染色质均匀
- 可见伴有核增大的反应性非典型性
- 背景混合性炎症细胞

鉴别诊断

息肉样肉芽组织

- 疏松的水肿性间质伴有肥胖的成纤维细胞和许多小血管
- 混合性急性和慢性炎症
- 没有输卵管上皮和平滑肌束

子宫内膜异位症

- 异位的子宫内膜腺体和间质,伴有吞噬含铁血黄素的巨噬细胞

外阴/阴道间叶性病变

- 侵袭性血管黏液瘤
  - 疏松的黏液样间质内梭形到星形细胞
  - 间隙均一的中到厚壁大血管
  - 血管周围也可能有嗜酸性胶原纤维集聚
- 血管肌成纤维细胞瘤
  - 细胞结构交替出现
  - 在疏松的间质内见胞质稀少的星形到锥形细胞
  - 富于毛细血管成分
- 纤维上皮性间质息肉
  - 鳞状上皮覆盖中心的纤维血管轴心
  - 星形和多核间质细胞,常常接近上皮-间质交界

子宫内膜样腺癌

- 腺体复杂和细胞非典型性
- 缺乏有序的平滑肌束

诊断注意事项

病理诊断要点

- 当在阴道尖端活检做出腺癌诊断之前,需要考虑伴有假癌性改变的输卵管脱垂的可能性,特别是如果出现纤毛细胞

部分参考文献

1. Ouldamer L et al: Fallopian tube prolapse after hysterectomy: a systematic review. PLoS One. 8(10):e76543, 2013
2. Nasir N et al: Prolapsed fallopian tube: cytological findings in a ThinPrep liquid based cytology vaginal vault sample. Diagn Cytopathol. 41(2):146-9, 2011
3. Fan QB et al: Fallopian tube prolapse following hysterectomy. Chin Med Sci J. 21(1):20-3, 2006
4. Varnholt H et al: Fallopian tube prolapse mimicking aggressive angiomyxoma. Int J Gynecol Pathol. 24(3):292-4, 2005
5. Michal M et al: Prolapse of the fallopian tube after hysterectomy associated with exuberant angiomyofibroblastic stroma response: a diagnostic pitfall. Virchows Arch. 437(4):436-9, 2000
6. Wheelock JB et al: Prolapsed fallopian tube masquerading as adenocarcinoma of the vagina in a postmenopausal woman. Gynecol Oncol. 21(3):369-75, 1985

第 8 节 阴道上皮内肿瘤

要 点

术语

- 高级别鳞状上皮内病变(HSIL)= 阴道上皮内肿瘤(VaIN)2 或 VaIN 3
- HSIL(VaIN 2/3)与生殖道其他部位的 HSIL 相同,例如宫颈上皮内瘤变(CIN)2/3
- 低级别鳞状上皮内病变(LSIL)= VaIN 1
- LSIL(VaIN 1)与生殖道其他部位的 LSIL 相同,例如 CIN 1

临床问题

- 较常见于>40 岁(高峰:60~70 岁)
- 常常有 HPV 相关性 CIN,VIN,或宫颈或外阴鳞状细胞癌的病史

大体所见

- 应用醋酸可见不同程度的白色色变(醋白)
- 珍珠白,灰白色表现,粗的小斑点,或非典型性血管(如果高级别)

显微镜下所见

- HSIL(VaIN 2/3)
  - 全层上皮受累
  - 缺乏正常成熟和角化不良细胞
  - 核质比高,染色质粗
- LSIL(VaIN 1)
  - 上皮上层挖空细胞非典型性
  - 细胞巨大,胞质透明,大的脑回状细胞核,双核细胞

辅助实验

- p16 弥漫强阳性;全层出现 Ki-67 阳性细胞[HSIL(VaIN 2/3)]
- p16 局灶弱阳性,Ki-67 标记基底部细胞[LSIL(VaIN 1)]

首要的鉴别诊断

- 反应性鳞状上皮非典型性
- 萎缩
- 移行细胞化生
- 佩吉特病

HSIL(VaIN 2/3)全层细胞成熟丧失

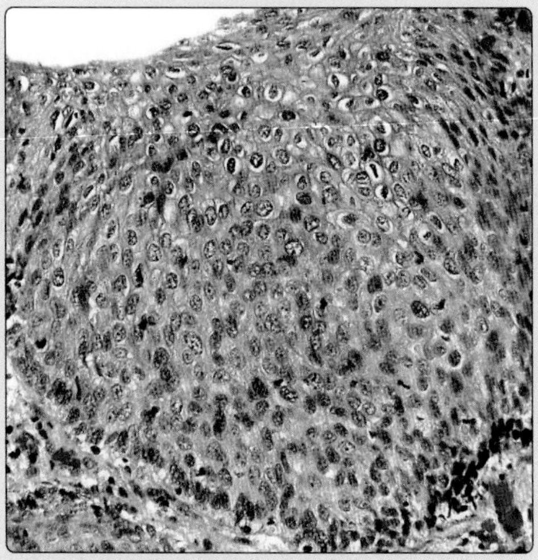

HSIL(VaIN 2/3)核分裂象和凋亡小体

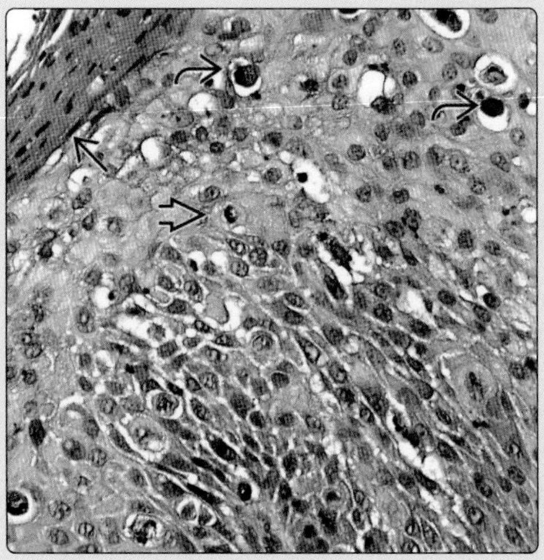

(左) HSIL(VaIN 2/3)显示细胞成分增加,成熟丧失。上皮全层异型性。核质比增加,核不规则,核膜明显。**(右)** 高倍镜下,HSIL(VaIN 2/3),上皮上 1/3 有核分裂象➡和许多凋亡小体/角化不良细胞➡。表层角化不全➡并不少见

LSIL(VaIN 1)挖空细胞改变

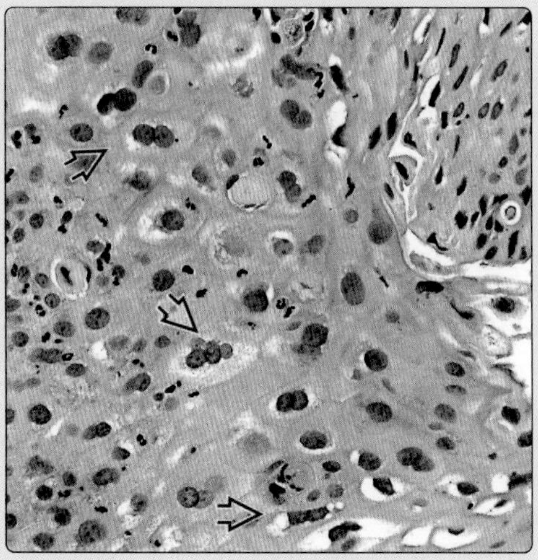

LSIL(VaIN 1)p16 局灶阳性

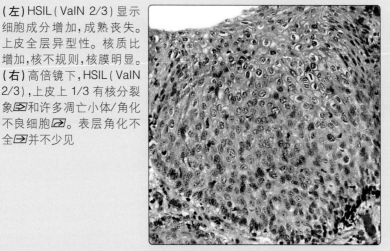

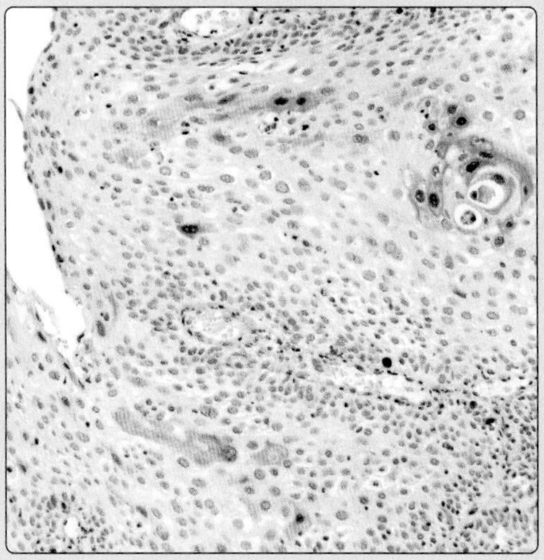

(左) LSIL(VaIN 1)显示浅层鳞状细胞挖空细胞改变➡(多核,核增大,核周空晕)。这些挖空细胞改变可以轻微或明显。**(右)** LSIL(VaIN 1)可能显示片块状弱阳性 p16 免疫染色,不同于 HSIL,典型的 HSIL 显示异型增生的鳞状细胞块状强阳性染色。重要的是,要明智而审慎地应用 p16

术语

缩略语

- 阴道上皮内肿瘤(vaginal intraepithelial neoplasia,VaIN)

同义词

- 高级别鳞状上皮内病变(HSIL)= VaIN2 或 VaIN 3
- 低级别鳞状上皮内病变(LSIL)= VaIN 1

定义

- HSIL(VaIN 2/3)与生殖道其他部位的 HSIL 相同,例如 CIN 2/3
- LSIL(VaIN 1)与生殖道其他部位的 LSIL 相同,例如 CIN 1

病因/发病机制

环境接触

- 吸烟、免疫抑制、放疗

感染因子

- 高危型人乳头瘤病毒(HPV)感染(特别是 HPV 16),在高级别 VaIN 比低级别常见
- 低危险 HPV 感染见于多数低级别 VaIN

临床问题

流行病学

- 发病率
  - 下生殖道鳞状上皮内肿瘤最少见的部位
  - 常常并发或从前有宫颈或外阴鳞状上皮内病变或癌
- 年龄
  - 较常见于>40 岁(高峰:60~70 岁);然而,较年轻的妇女发病率在上升

部位

- 阴道上 1/3(后壁)最常见

表现

- 典型者无症状;阴道排液罕见
- 乳头状或分叶状病变(如果是外生性湿疣)

疾病自然史

- 消退最常见,但可能持续或进展(<10% 进展为浸润性鳞状细胞癌)

治疗

- HSIL(VaIN 2/3):手术、CO_2 激光或 5-氟尿嘧啶霜
- LSIL(VaIN 1):密切随访(阴道镜、重复细胞学检查和/或活检)

预后

- 良好,如果不伴有浸润癌

大体所见

一般特征

- 单发或多发
- 阴道镜检查异常
  - 应用醋酸可见不同程度的白色色变(醋白),界限清楚
  - 珍珠白,灰白色表现,粗的小斑点,或非典型性血管(如果是高级别病变)

显微镜下所见

组织学特征

- 从正常上皮突然转化
- HSIL(VaIN 2/3)
  - 上皮全层受累
  - 缺乏正常成熟和角化不良细胞
- LSIL(VaIN 1)
  - 上皮上层挖空细胞异型性
  - 基底层膨胀伴有散在的核分裂象

细胞学特征

- 核质比高,染色质粗[HSIL(VaIN 2/3)]
- 细胞巨大,胞质透明,大的脑回状细胞核,双核细胞[LSIL(VaIN 1)]

辅助实验

免疫组织化学

- p16 弥漫强阳性,全层出现 Ki-67 阳性细胞[(VaIN 2/3)]
- p16 局灶弱阳性,Ki-67 标记基底部[(VaIN 1)]细胞

鉴别诊断

反应性鳞状上皮异型性

- 缺乏突然转化
- 明显的炎症和再生性细胞异型性
- 基底 p16 片块状免疫反应

萎缩

- 阴道镜检查黏膜薄
- 核均匀一致,没有核分裂活性
- Ki-67 指数低,p16 阴性

移行细胞化生

- 核良性,均匀一致,有核沟

佩吉特病

- 伴有透明胞质的大细胞,核空泡状
- 某些细胞有胞质内黏液
- GCDFP-15、GATA3 和 CK7 阳性(如果为原发性)

诊断注意事项

临床相关性病理学特征

- 宫颈和/或外阴鳞状上皮肿瘤病史

部分参考文献

1. Darragh TM et al: The Lower Anogenital Squamous Terminology Standardization project for HPV-associated lesions: background and consensus recommendations from the College of American Pathologists and the American Society for Colposcopy and Cervical Pathology. Int J Gynecol Pathol. 32(1):76-115, 2013
2. Tsimplaki E et al: Human papillomavirus genotyping and e6/e7 mRNA expression in greek women with intraepithelial neoplasia and squamous cell carcinoma of the vagina and vulva. J Oncol. 2012:893275, 2012
3. Srodon M et al: The distribution of low and high-risk HPV types in vulvar and vaginal intraepithelial neoplasia (VIN and VaIN). Am J Surg Pathol. 30(12):1513-8, 2006
4. Rome RM et al: Management of vaginal intraepithelial neoplasia: A series of 132 cases with long-term follow-up. Int J Gynecol Cancer. 10(5):382-390, 2000

第 9 节 鳞状细胞癌

要 点

术语

- 恶性浸润性上皮性肿瘤，由显示不同程度鳞状分化（角质形成或细胞间桥）的细胞组成

临床问题

- 最常见的阴道恶性肿瘤（85%）
- 高危型 HPV>非 HPV 相关性（阴道下部）
- 典型者为绝经后（>60 岁）
- 阴道出血；与肿块有关的体征/症状

大体所见

- 通常位于阴道后上 1/2
- 外生性或内生性，常有溃疡

显微镜下所见

- 非角化性>角化性>基底细胞样>湿疣性
  - 角化较常见于非 HPV 相关性
- 乳头状（鳞状移行）、梭形细胞和棘层松解性结构少见
- 不规则岛状、巢状和/或单个细胞埋在纤维组织增生性间质中
- 不同程度的角化（鳞状上皮角化株、单个角化不良细胞、细胞间桥）
- 多角形或梭形细胞，伴有不同量的嗜酸性到淡染的胞质和细胞非典型性

辅助实验

- p63、p40、keratin 5/6、keratin 903 阳性
- HPV 相关性，p16 阳性/p53 阴性
- 非 HPV 相关性，p16 阴性/p53 阳性

首要的鉴别诊断

- 宫颈或外阴鳞状细胞癌
- 恶性黑色素瘤
- 平滑肌肉瘤
- 从尿路上皮癌延伸而来

外生性和内生性生长

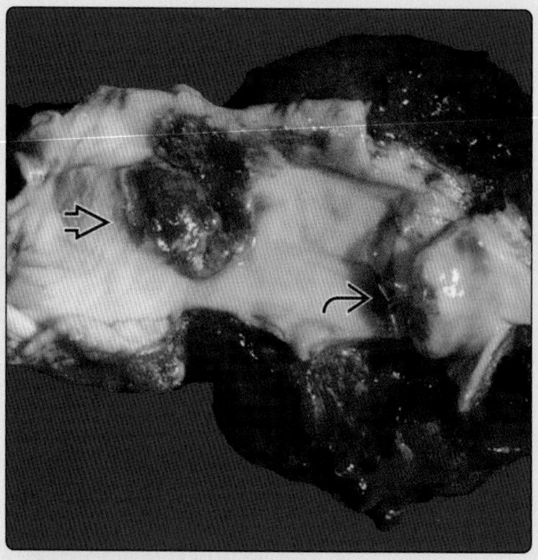

不同程度的角化

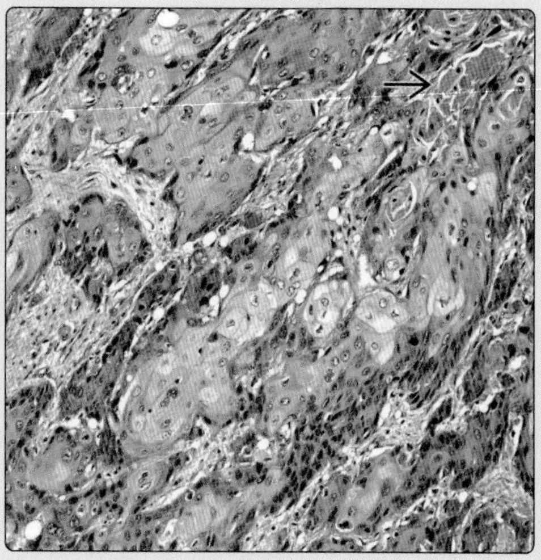

（左）阴道浸润性鳞状细胞巢，可能显示内生性和外生性生长，有出血，脆而易碎的表现。通常累及阴道后壁上 1/2，宫颈未受累。**（右）**阴道浸润性鳞状细胞癌可以显示不同程度的角化伴有鳞状角珠形成，或单个细胞角化。可见细胞间桥

多角形细胞伴有嗜酸性胞质

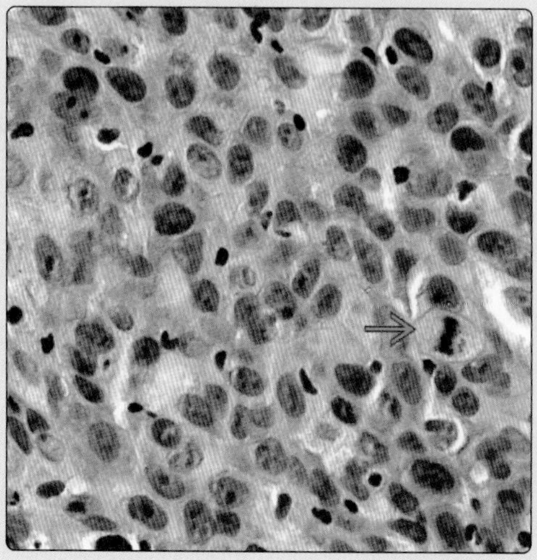

突出的炎症浸润

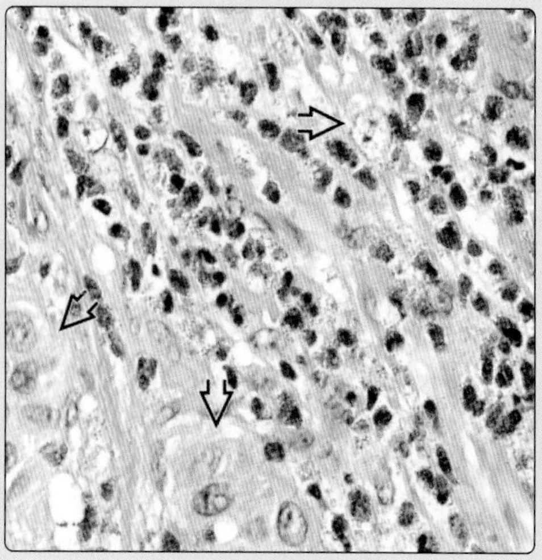

（左）阴道浸润性鳞状细胞癌由伴有丰富嗜酸性胞质的多角形细胞组成。肿瘤显示不同程度的细胞非典型性，核不规则增大，核仁明显。核分裂活跃。**（右）**某些浸润性鳞状细胞癌有致密的嗜酸性粒细胞浸润，以致掩盖肿瘤细胞。可能伴有系统性嗜酸性粒细胞增多症

术语

缩略语

- 鳞状细胞癌(squamous cell carcinoma,SCC)

定义

- 恶性浸润性上皮性肿瘤,由显示不同程度鳞状分化(角质形成或细胞间桥)的细胞组成

病因/发病机制

感染原

- 高危型 HPV:HPV 16 最常见

临床问题

流行病学

- 发病率
  - 占所有妇科恶性肿瘤的 1%~2%
  - 最常见的阴道恶性肿瘤(85%)
  - HPV 相关性>非 HPV 相关性(后者在阴道下部)
  - 比宫颈或外阴 HPV 相关性鳞状细胞癌少见得多
  - 30% 从前有宫颈鳞状细胞癌的病史
- 年龄
  - 典型者发生在绝经后(>60 岁)

表现

- 阴道出血,可能在性交后
- 体征和症状与肿块有关
- 巴氏涂片异常

治疗

- 如果Ⅰ期或Ⅱ期早期手术;如果晚期则放疗

预后

- 分期是最重要的预后因素
  - 生存率:Ⅰ期=70%,Ⅱ期=45%,Ⅲ期=30%,Ⅳ期=15%
- 其他不利因素:HPV 阴性,>4cm,年龄大,位于阴道外上 1/3
- 5 年总的生存率<40%;10 年<30%

危险因素

- 与 HPV 相关性宫颈鳞状上皮肿瘤相同

大体所见

一般特征

- 通常位于阴道后上 1/2
- 外生性或内生性(环周)±溃疡

显微镜下所见

组织学特征

- 非角化性>角化性>基底细胞样>湿疣性
  - 角化较常见于非 HPV 相关性
- 不规则的岛状、巢状和/或单个细胞包埋在纤维组织增生性间质中
- 不同程度的角化(鳞状上皮角化珠、单个角化不良细胞和/或细胞间桥)
- 湿疣性表现(warty)
- 球样细胞巢,周围栅栏状(基底细胞样)
- 乳头状(鳞状移行)、梭形和棘层松解性结构少见
- 纤维组织增生性,偶尔为黏液样间质,常常伴有炎症
- ±HSIL(VaIN 2/3)

细胞学特征

- 多角形或梭形细胞,伴有不同量的嗜酸性到淡染的胞质
- 细胞核大,圆形到卵圆形,核仁明显;不同程度的多形性
- 横纹肌样形态学罕见
- 核分裂象常见(包括不典型核分裂象)

辅助实验

免疫组织化学

- p63、p40、keratin 5/6、keratin 903 阳性
- HPV 相关性,p16 阳性/野生型 p53
- 非 HPV 相关性,p16 阴性/p53 异常(过表达或完全缺失)

鉴别诊断

宫颈或外阴鳞状细胞癌

- 现在或从前的临床病史(5 年内)

恶性黑色素瘤

- 伴有原位黑色素瘤±黑色素
- S-100、HMB-45 和 Melan-A 阳性;keratin、p63 阴性

平滑肌肉瘤,梭形或上皮样

- 无原位成分;desmin、caldesmon 阳性

从尿路上皮癌延伸而来

- 现在或从前的临床病史
- uroplakin、GATA3 和 CK20 阳性

诊断注意事项

病理诊断要点

- 5 年内有宫颈或外阴原发性鳞状细胞癌的阴道鳞状细胞癌,为复发而不是原发性阴道鳞状细胞癌

部分参考文献

1. Gadducci A et al: Squamous cell carcinoma of the vagina: natural history, treatment modalities and prognostic factors. Crit Rev Oncol Hematol. 93(3):211-24, 2015
2. Alonso I et al: Human papillomavirus as a favorable prognostic biomarker in squamous cell carcinomas of the vagina. Gynecol Oncol. 125(1):194-9, 2012
3. Brunner AH et al: The prognostic role of human papillomavirus in patients with vaginal cancer. Int J Gynecol Cancer. 21(5):923-9, 2011
4. Fuste V et al: Primary squamous cell carcinoma of the vagina: human papillomavirus detection, p16(INK4A) overexpression and clinicopathological correlations. Histopathology. 57(6):907-16, 2010
5. Hegemann S et al: Long-term results of radiotherapy in primary carcinoma of the vagina. Strahlenther Onkol. 185(3):184-9, 2009
6. Ferreira M et al: HPV DNA detection and genotyping in 21 cases of primary invasive squamous cell carcinoma of the vagina. Mod Pathol. 21(8):968-72, 2008
7. Hellman K et al: Clinical and histopathologic factors related to prognosis in primary squamous cell carcinoma of the vagina. Int J Gynecol Cancer. 16(3):1201-11, 2006
8. Tjalma WA et al: The role of surgery in invasive squamous carcinoma of the vagina. Gynecol Oncol. 81(3):360-5, 2001

(左)非角化性鳞状细胞癌(SCC)比角化性SCC常见,常常与高危型HPV有关。肿瘤细胞可能大,伴有丰富的胞质,但没有鳞状上皮角化珠、单个细胞角化或细胞间桥的证据。(右)某些非角化性SCC是由小细胞组成的,伴有少量嗜酸性胞质

缺乏角化(大细胞非角化性SCC)

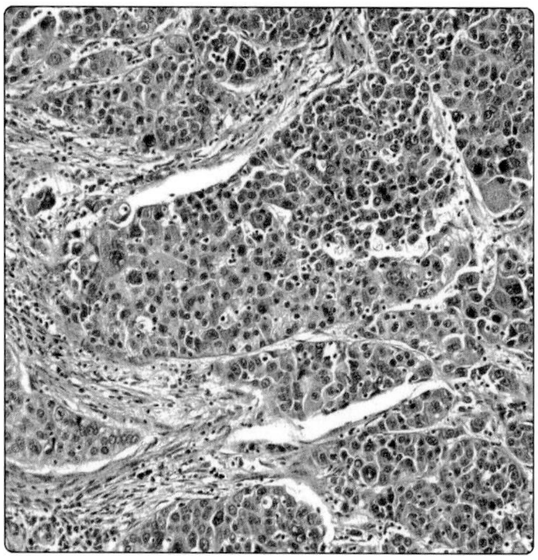

伴有少量胞质的小细胞(小细胞非角化性SCC)

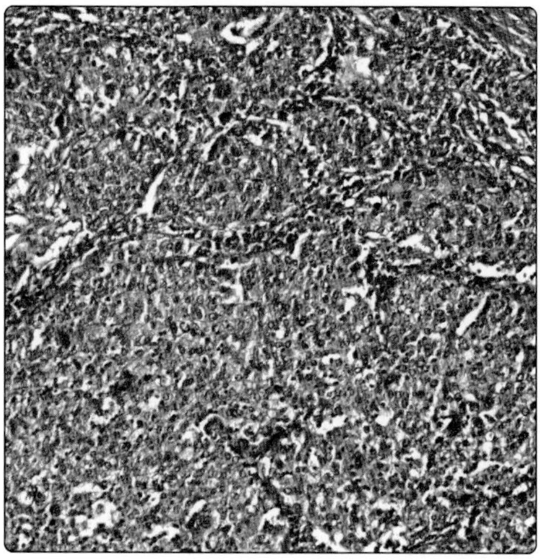

(左)阴道某些SCC具有基底细胞样表现,由球状细胞巢组成,周围细胞核呈栅栏状。细胞巢中心坏死。总的看来呈蓝色表现。(右)阴道基底细胞样浸润性SCC,局部有角化的证据,例如角化珠➡。(右)这种组织学类型的浸润性SCC典型的与高危型HPV有关

球状细胞巢,周围核栅栏状(基底细胞样SCC)

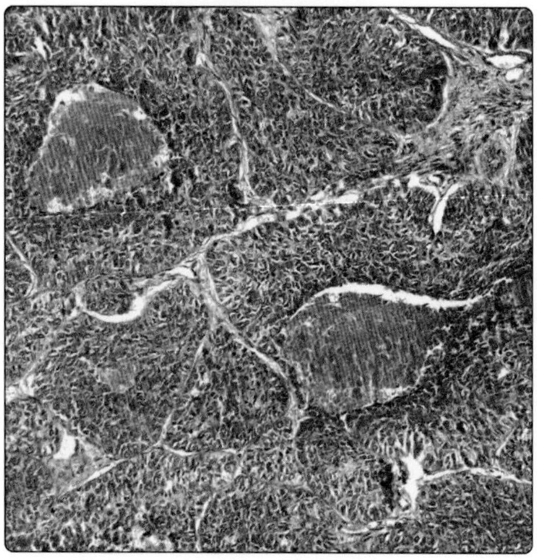

鳞状上皮角化珠

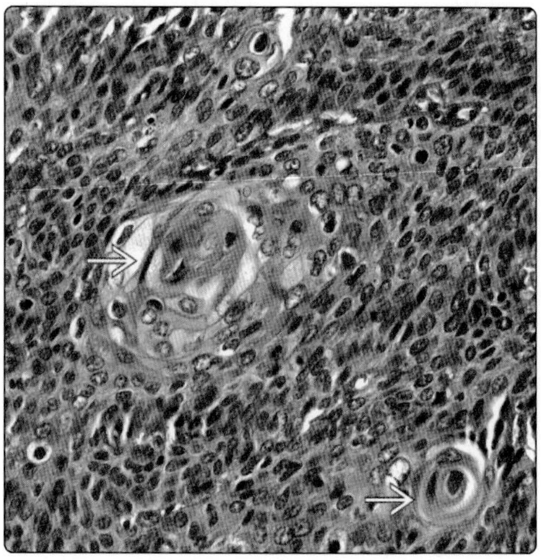

(左)湿疣性阴道浸润性SCC因其突出的乳头状生长方式可能酷似湿疣。然而,它缺乏成熟,伴有细胞学异型性和核分裂象。(右)表面挖空细胞改变➡是湿疣性阴道SCC常见的特征。这种类型的浸润性SCC典型者与高危型HPV有关,如同发生在外阴的对应病变一样

乳头状生长(湿疣性SCC)

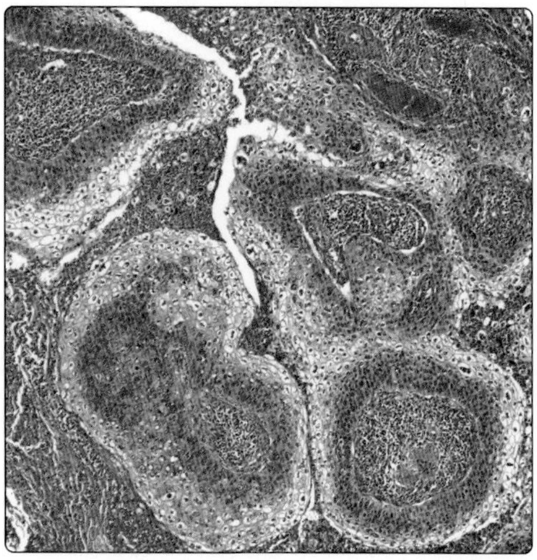

表面挖空细胞改变(湿疣性SCC)

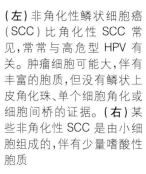

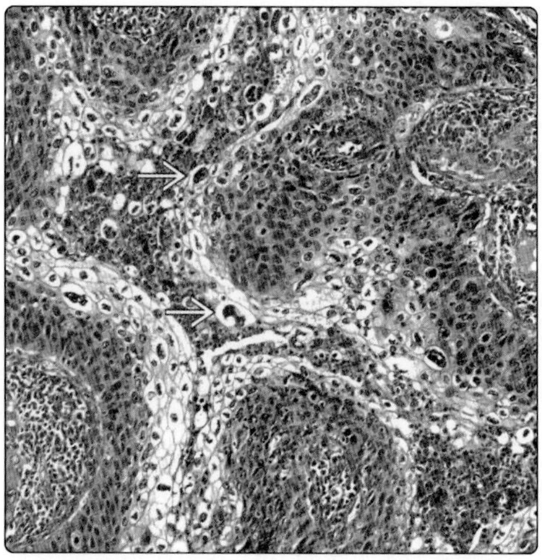

突出的乳头状结构

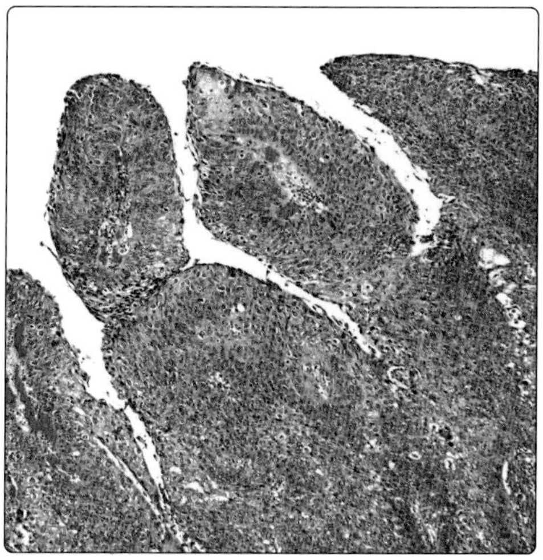

棘层松解

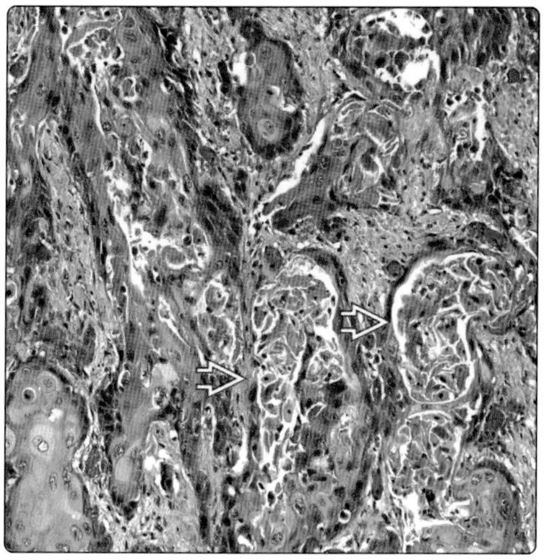

(左)阴道某些浸润性 SCC 可能有明显的乳头状结构。这些肿瘤缺乏见于湿疣性浸润性 SCC 的挖空细胞非典型性。(右)偶尔有明显的棘层松解➡,可能扭曲了浸润性 SCC 的典型表现,在极端的病例,酷似血管肿瘤

梭形细胞形态学

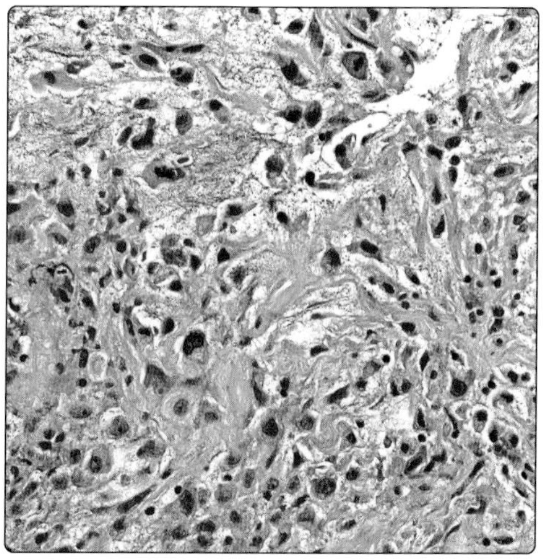

p63 表达(梭形细胞 SCC)

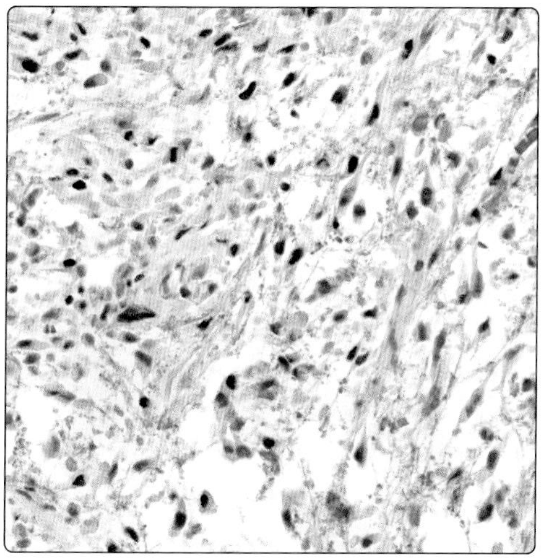

(左)完全由梭形细胞组成的阴道浸润性 SCC,可能非常类似于肉瘤,特别是平滑肌肉瘤。阴道梭形细胞癌比肉瘤更为常见,所以总是应该除外癌。(右)通过核 p63 阳性证实梭形细胞 SCC 诊断,p63 是一种比 keratin、EMA 可靠的标志物,因为后者平滑肌肉瘤也可能阳性

弥漫性核和胞质 p16 阳性(HPV 相关性 SCC)

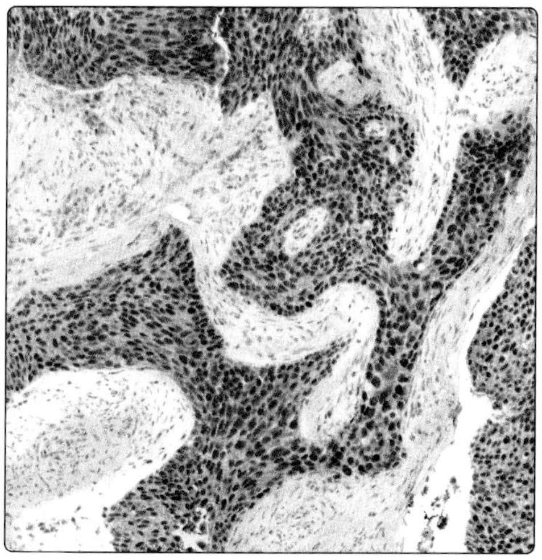

p53 过表达(非 HPV 相关性 SCC)

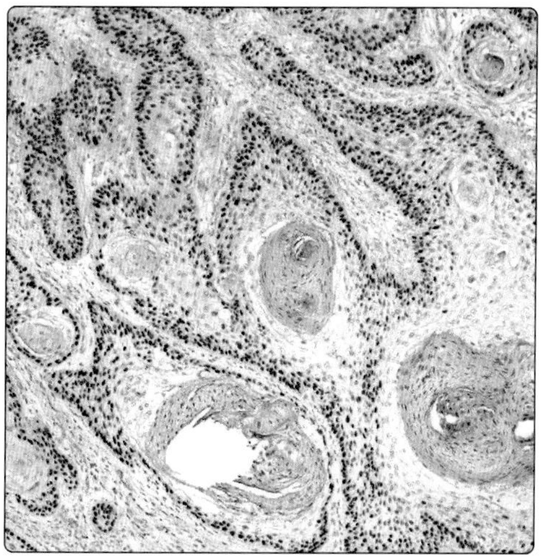

(左)多数阴道 SCC p16 染色弥漫强阳性,因为它们与高危型 HPV 感染有关。(右)少数非高危型 HPV 相关性阴道浸润性 SCC p16 阴性,但可能表达 p53。p53 阳性典型者见于肿瘤细胞巢的下层。下层 p53 染色应为弥漫强阳性

第10节 非透明细胞型腺癌

要点

术语

- 米勒管(子宫内膜样或宫颈内膜型)、肠型或其他来源(中肾、神经内分泌)的恶性上皮性肿瘤

临床问题

- 少见(占原发性阴道癌的5%~10%)
- 异常阴道出血/排液最常见
- 年龄范围:34~81岁
- 多数肿瘤在诊断时分期低

大体所见

- 常常位于阴道顶端,特别是从前曾行子宫切除者(子宫内膜样)

显微镜下所见

- 子宫内膜样
  - ○ 形状大小不同的管状腺体±鳞状和黏液性分化
  - ○ 立方到柱状细胞,伴有中等量的顶端嗜酸性胞质
  - ○ 可见子宫内膜异位症或腺病
- 肠型(或不常见的胃型)
  - ○ 形状大小不同的管状腺体
  - ○ 其他结构包括绒毛状、筛状和实性
  - ○ 柱状细胞伴有嗜酸性到黏液性胞质(特别是胃型)及杯状细胞
  - ○ ±肠型腺瘤、泄殖腔残余或腺病(胃型)
- 宫颈内膜型
  - ○ 与普通型宫颈内膜腺癌相同

首要的鉴别诊断

- 转移性腺癌
- 透明细胞腺癌
- 非典型性腺病
- 子宫内膜异位症
- 肠型腺瘤

背靠背腺体(子宫内膜样腺癌)

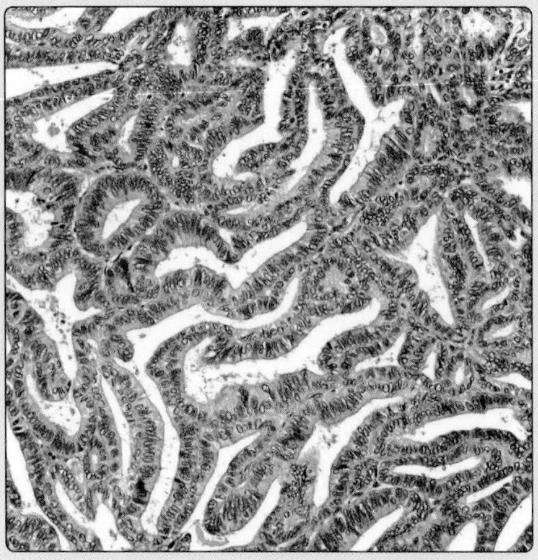

筛状结构和纤维组织增生(子宫内膜样腺癌)

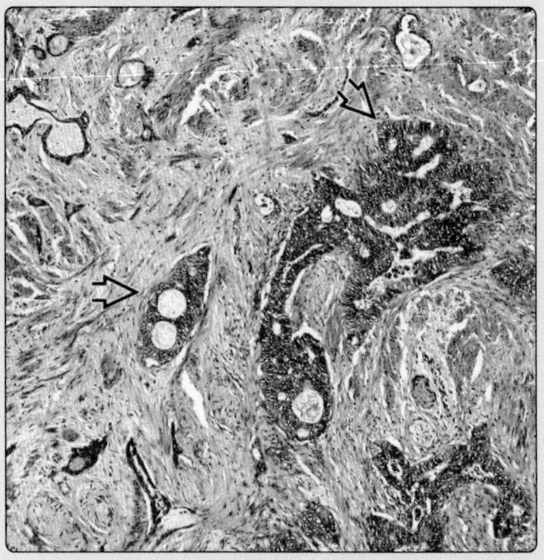

(左)阴道子宫内膜样腺癌可能为高分化,典型者由背靠背的腺体组成,内衬柱状细胞,细胞核圆形到卵圆形,类似于子宫内膜样腺癌。**(右)**某些阴道子宫内膜样腺癌具有筛状结构→,偶尔伴有明显的纤维组织增生性间质反应。注意出现腔内黏液

纤细的乳头(子宫内膜样腺癌)

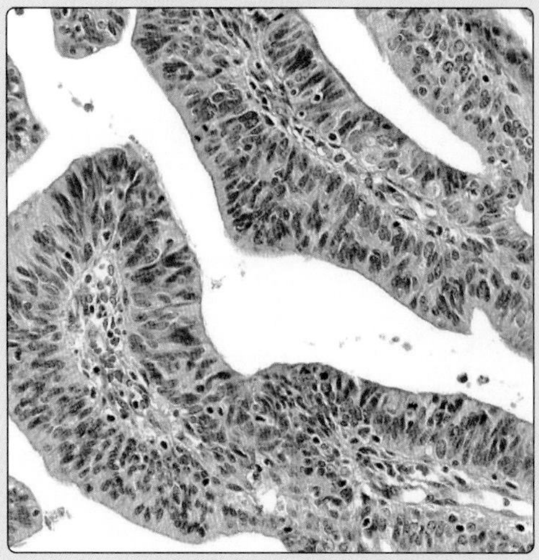

分泌性改变(子宫内膜样腺癌)

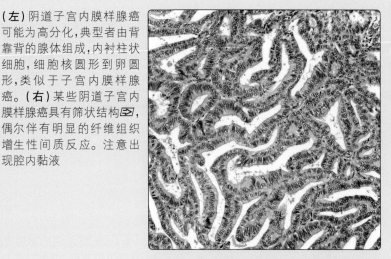

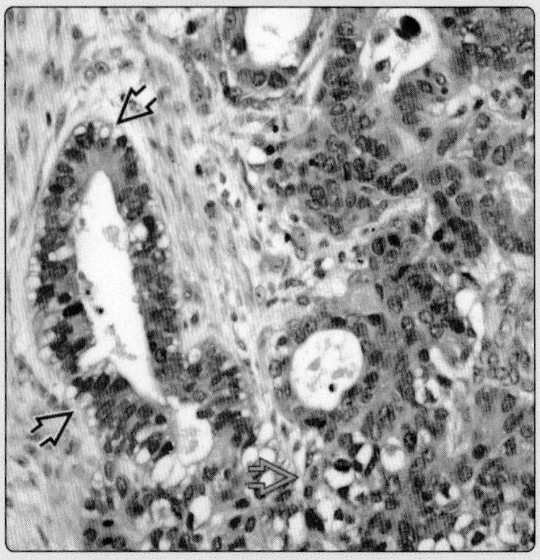

(左)阴道子宫内膜样腺癌可能有明显的纤细乳头,这种表现与发生在子宫内膜的具有绒毛管状结构的低级别子宫内膜样腺癌无法区分。**(右)**子宫内膜样腺癌可能出现分泌性改变,表现为核下或核上空泡→。有时当它见于子宫内膜时,透明改变与伴有透明胞质→的分泌改变或鳞状上皮化生无关

术语

定义

- 米勒管(子宫内膜样或宫颈内膜型)、肠型或其他来源(中肾、神经内分泌)的恶性上皮性肿瘤

病因/发病机制

环境因素

- 可能与非对抗性雌激素疗法有关(子宫内膜样)
- 可能与 HPV 有关(宫颈内膜性)

前体病变

- 子宫内膜异位症
- 腺病
- 肠型腺瘤
- 泄殖腔残余

临床问题

流行病学

- 发病率
    - 少见(原发宫颈癌的 5%~15%)
- 年龄
    - 子宫内膜样:34~81 岁(平均:60 岁)
    - 肠型:35~55 岁(平均:49 岁)

表现

- 异常阴道出血/排液最常见
- 肿块、盆腔疼痛,或巴氏涂片异常

治疗

- 局部(特别是早期)切除或根治性手术和/或化疗/放疗

预后

- 子宫内膜样:分期相关性
    - 分期低,可能复发,但不转移
- 肠型:分期相关性
    - 持续,但不转移(除了胃型,因为侵袭性可能较强)

大体所见

一般特征

- 阴道顶端最常见,特别是曾经切除子宫者(子宫内膜样)
- 息肉样或偏平,溃疡性
- 实性或少数囊性(子宫内膜样)

显微镜下所见

组织学特征

- 子宫内膜样
    - 与子宫内膜样癌相同
    - ±鳞状上皮或黏液性化生(±类似的微小腺体增生)或小的非绒毛状乳头
    - 不伴有间质反应的恶性腺瘤样生长罕见
    - 可见与子宫内膜异位症或腺病的移行
- 肠型(或罕见的胃型)
    - 与宫颈内膜肠型或胃型腺癌相同
    - 管状腺体±绒毛状、筛状或实性结构
    - 杯状,神经内分泌型细胞(数量不等)
    - 丰富的透明或嗜酸性胞质,细胞边界清楚,如果为胃型
    - ±肠型腺瘤、泄殖腔残余或腺病
- 宫颈内膜型
    - 与普通型宫颈内膜腺癌相同

细胞学特征

- 卵圆到细长,假复层细胞核,核分裂象不定

辅助实验

免疫组织化学

- 如果是胃型,则 HIK1083 和/或 MUC6 阳性

鉴别诊断

转移性子宫内膜样或肠型腺癌

- 从前或同时腺癌的病史
- 肿瘤不在黏膜表面(肠型)
- 不伴有子宫内膜异位症、腺病、肠型腺瘤或泄殖腔残余

透明细胞腺癌

- 典型者为混合性结构:管囊性、实性和乳头状

非典型性腺病

- 通常没有肿块,轻微的结构复杂性
- 缺乏重度的细胞非典型性和间质浸润

子宫内膜异位症

- 子宫内膜间质和新近或陈旧出血
- ±增生,缺乏癌的特征

肠型腺瘤

- 缺乏筛状结构和间质浸润

诊断注意事项

病理诊断要点

- 在确立阴道来源之前,必须除外由子宫内膜、宫颈内膜或肠腺癌播散而来
- 如果存在前体病变,支持阴道原发
- 在多数病例,免疫组织化学无助于鉴别原发和转移

部分参考文献

1. Shibata T et al: Adenocarcinoma arising from vaginal stump: unusual vaginal carcinogenesis 7 years after hysterectomy due to cervical intraepithelial neoplasia. Int J Gynecol Pathol. 32(6):606-10, 2013
2. Talia KL et al: Primary vaginal mucinous adenocarcinoma of gastric type arising in adenosis: a report of 2 cases, 1 associated with uterus didelphys. Int J Gynecol Pathol. 31(2):184-191, 2012
3. Staats PN et al: Primary endometrioid adenocarcinoma of the vagina: a clinicopathologic study of 18 cases. Am J Surg Pathol. 31(10):1490-501, 2007
4. Tjalma WA et al: Primary vaginal adenocarcinoma of intestinal type arising from a tubulovillous adenoma. Int J Gynecol Cancer. 16(3):1461-5, 2006

(**左**)鳞状上皮化生，伴有角化珠形成，如同子宫内膜腺癌所见一样，在阴道子宫内膜样腺癌并不少见。(**右**)某些肿瘤鳞状上皮化生可能表现为成片的透明细胞，胞质透明，含有糖原。这种表现应与透明细胞癌鉴别

鳞状上皮化生(子宫内膜样腺癌)

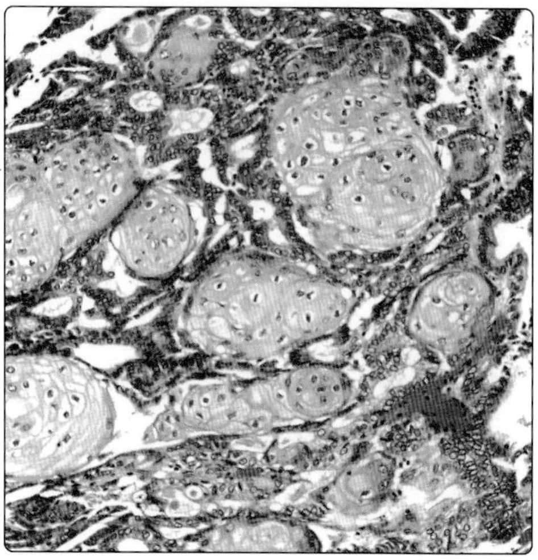

透明鳞状细胞化生(子宫内膜样腺癌)

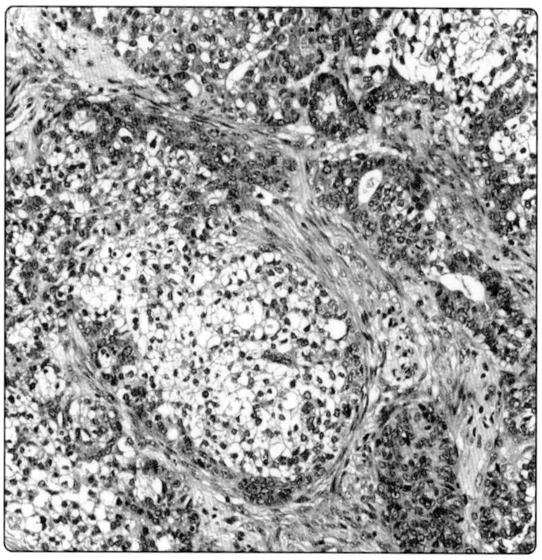

(**左**)某些子宫内膜样腺癌可能伴有明显的炎症反应，以致掩盖肿瘤，包括深部浸润，并歪曲肿瘤的表现。(**右**)微小腺体样形态学，腺体伴有核下空泡和大量急性炎症细胞，可能是阴道子宫内膜样腺癌的特征

突出的炎症反应(子宫内膜样腺癌)

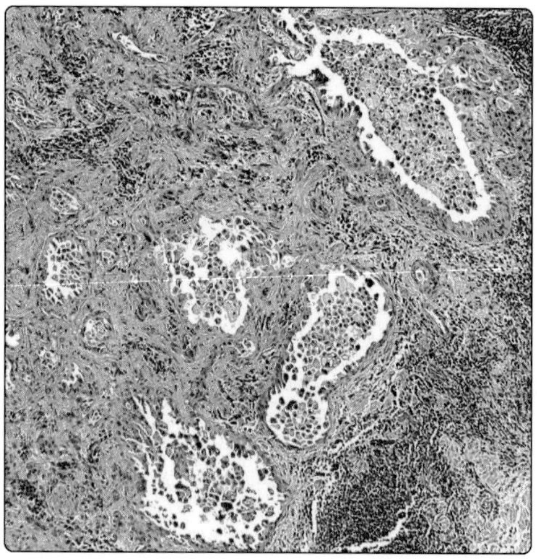

微小腺体样形态学(子宫内膜样腺癌)

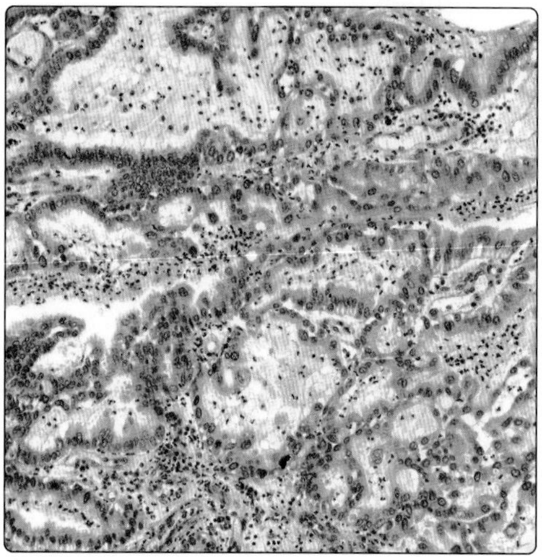

(**左**)少数阴道子宫内膜样腺癌可能显示恶性腺瘤样表现，伴有深部浸润，腺体间隔宽，结构良好，不伴有间质反应。(**右**)高倍镜下，显示恶性腺瘤样区域的细胞核质比高，大而圆的细胞核，核仁明显，散在的核分裂象➩

恶性腺瘤的浸润形态(子宫内膜样腺癌)

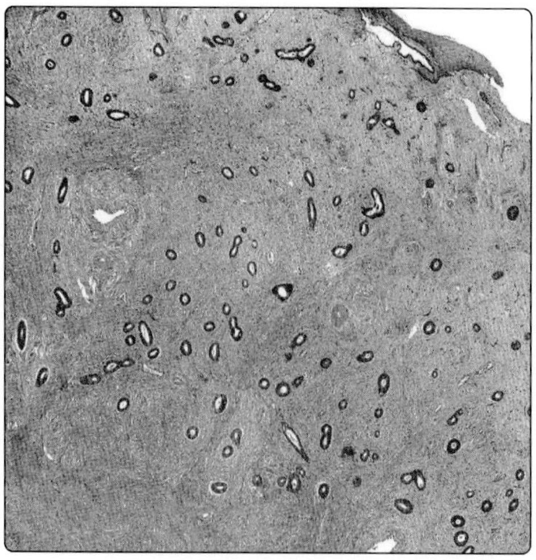

相对良性的细胞学特征(子宫内膜样腺癌，恶性腺瘤样)

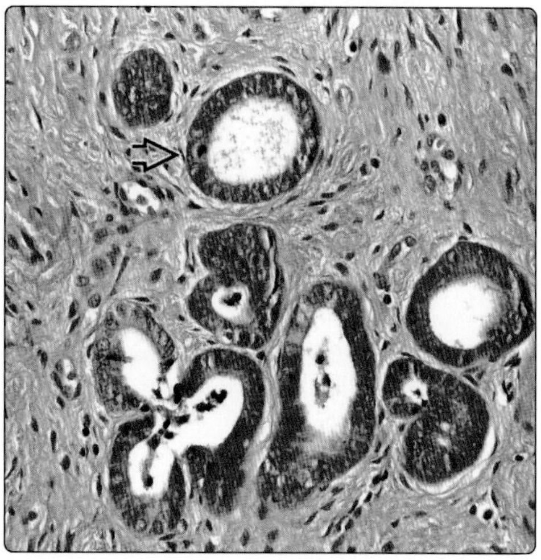

明显的囊性改变(子宫内膜样腺癌)

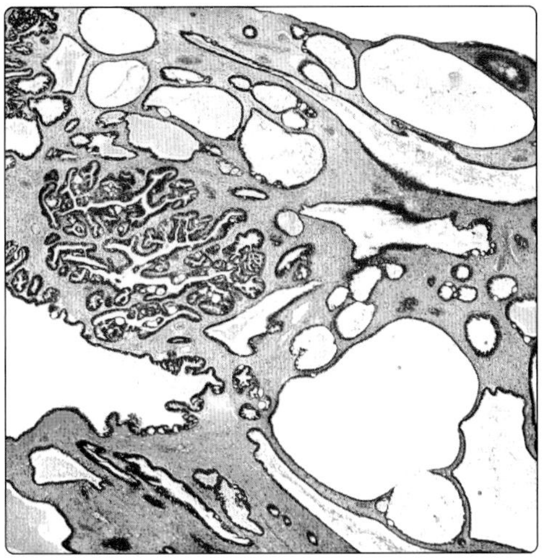

中肾样形态学(子宫内膜样腺癌)

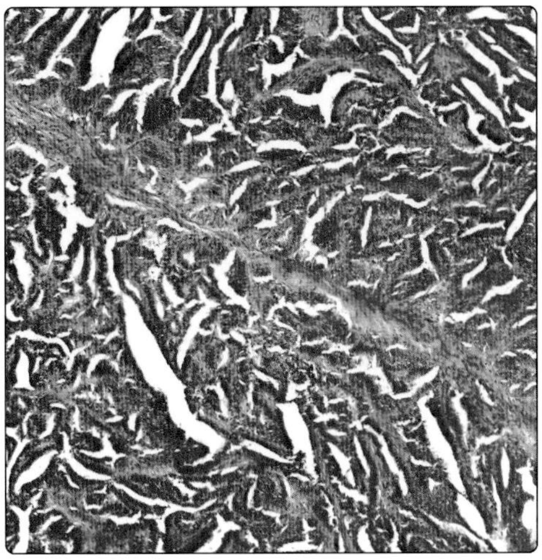

(左)某些阴道子宫内膜样腺癌可以呈明显的囊性改变,类似于子宫内膜癌继发累及宫颈的表现。(右)某些阴道子宫内膜样腺癌组织学上可能类似于中肾癌,阴道中肾癌罕见。寻找其他结构形态并发现前体病变是有助于诊断的线索

纤细的乳头

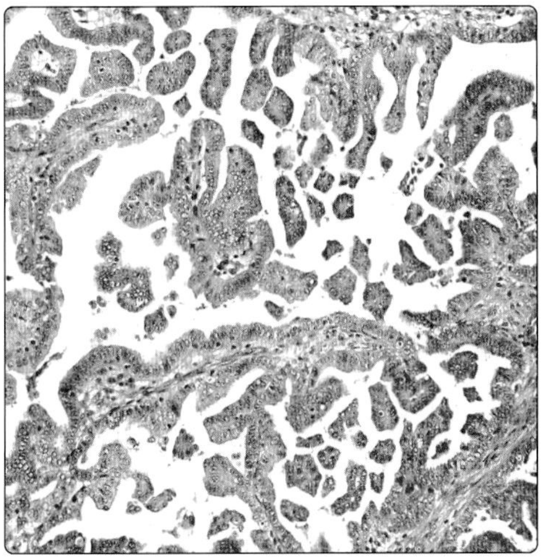

黏液分化(子宫内膜样腺癌)

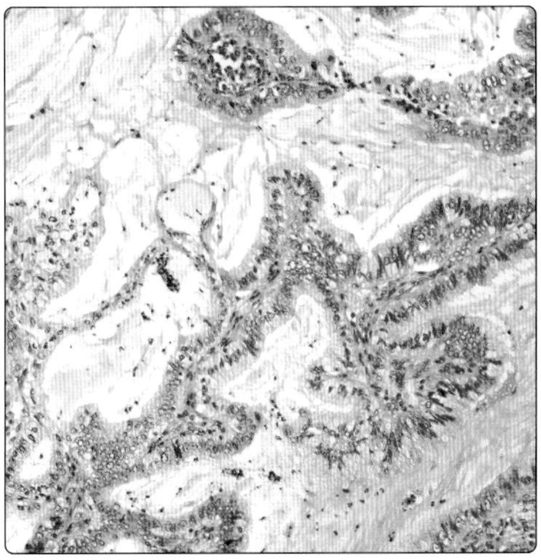

(左)某些子宫内膜样腺癌可能有纤细的乳头,伴有复杂的结构,低倍镜下可能关注是否为浆液性乳头状癌。注意肿瘤缺乏明显的细胞学异型性。(右)阴道子宫内膜样腺癌可能有黏液分化(宫颈内膜型),伴有丰富的腔内黏液和急性炎症浸润

绒毛状结构(肠型腺癌)

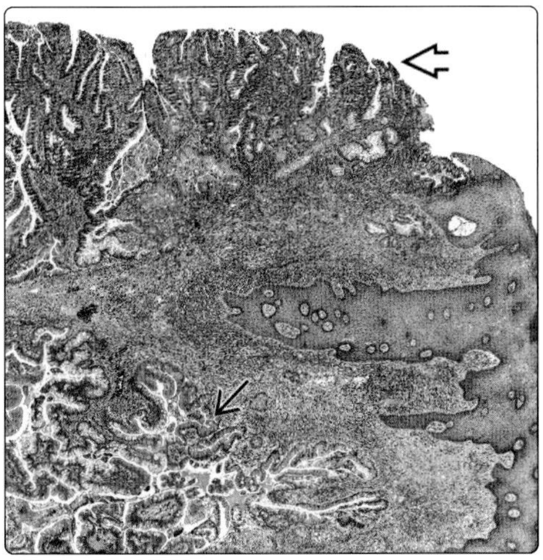

筛状结构和黏液性胞质(肠型腺癌)

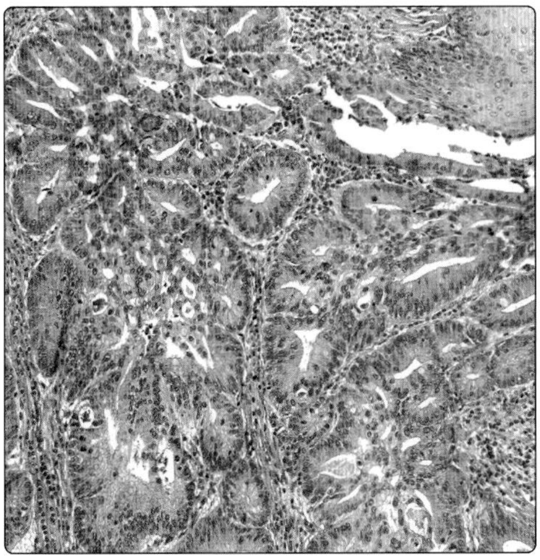

(左)阴道肠型腺癌可能显示绒毛状生长,类似于发生在胃肠道的肿瘤➡。这种肿瘤的发生与绒毛状腺瘤➡有关,有利于阴道原发性肿瘤的诊断。(右)阴道肠型腺癌是由大小和形状不同的管状腺体组成的,可能显示筛状生长。腺体内衬柱状细胞伴有黏液性胞质和顶端刷状缘(这个放大倍数看不到)

第 11 节 透明细胞癌

要 点

术语

- 米勒管型腺癌，由具有透明胞质的细胞组成±鞋钉样细胞，特征是管囊状、实性和乳头状结构

病因/发病机制

- 宫内接触己烯雌酚（DES）（20 世纪 50 年代和 60 年代用于预防早期妊娠流产的药物）
  - 伴有阴道上部广泛腺病（推测是前体病变）的证据
- 老年妇女没有 DES 接触史

临床问题

- 罕见；接触 DES 绝对危险，1∶1 000（但总的发病率在降低）
- 两个高峰
  - 儿童/年轻人（大多数）
  - 绝经后
- 阴道前壁，上 1/3
- 阴道出血或排液、高钙血症、巴氏涂片异常
- 分期是最重要的预后因素
- DES 相关性透明细胞癌预后较好

显微镜下所见

- 管囊状>>乳头状>实性或混合性
- 中到重度核的非典型性
- 核分裂象通常<10 个/10HPF

辅助实验

- CK7、EMA、pax-8、Napsin-A、HNF-1β 阳性
- pax-2 和 CA125 常常阳性

首要的鉴别诊断

- 非典型性腺病
- 腺病或子宫内膜异位症的 Arias-Stella 反应
- 卵黄囊瘤
- 转移性肾透明细胞癌
- 转移性透明细胞子宫内膜癌

扁平和溃疡表现

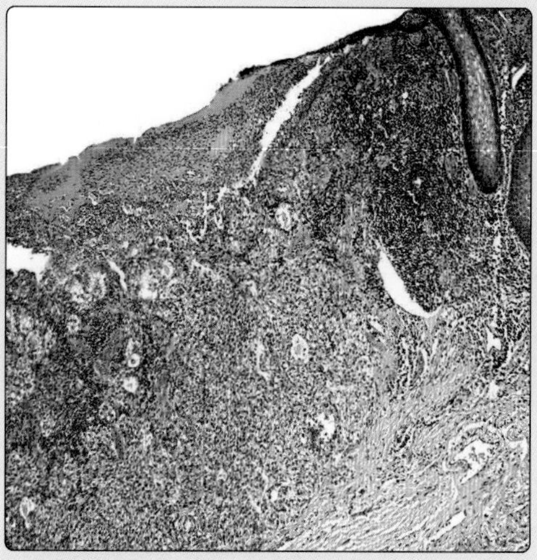

管囊性结构

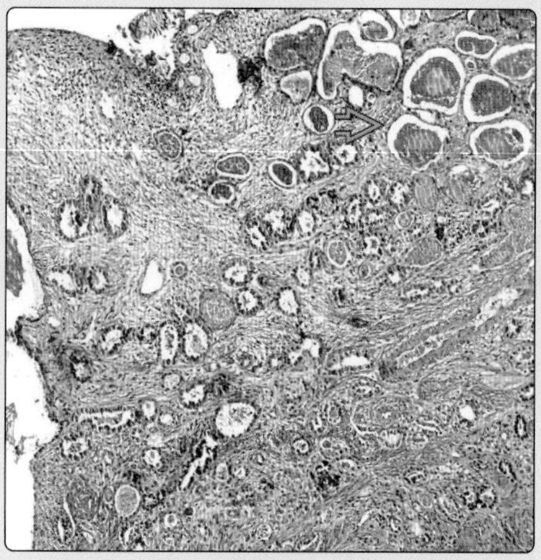

(左) 透明细胞癌可能表现为溃疡性病变。肿瘤由密集排列的腺管组成。注意伴有突出的炎症反应，常常富于浆细胞。**(右)** 阴道透明细胞癌可能显示混合性管囊状、乳头状和实性生长，但管囊状结构最常见，某些管腔内含有鲜明的致密嗜酸性物质➡。注意广泛浸润阴道壁

实性生长

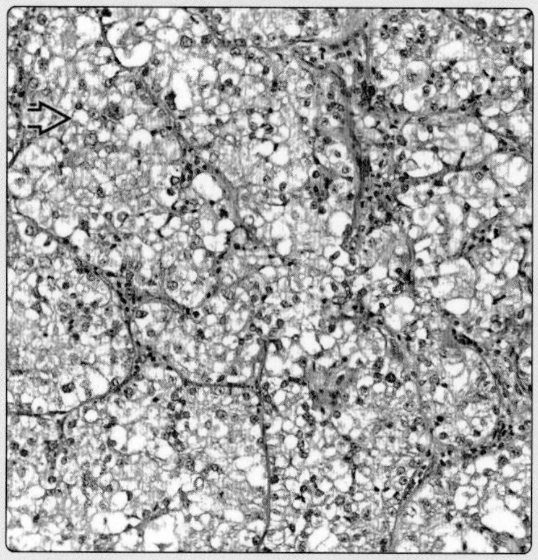

腺病

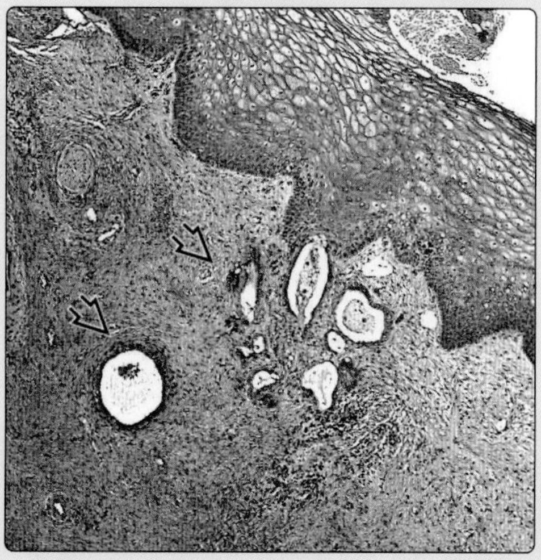

(左) 透明细胞癌可见实性生长结构。细胞具有丰富的透明胞质，至少有中度细胞非典型性➡，但核分裂象少见。典型者，核分裂象<10 个/10HPF。**(右)** 阴道壁表面有小灶状腺病➡。没有非典型性或间质浸润，可以除外透明细胞癌

术语

定义

- 米勒管型腺癌，由具有透明胞质的细胞组成±鞋钉样细胞，特征是管囊状、实性和乳头状生长

病因/发病机制

环境接触

- 儿童/年轻妇女透明细胞癌病例多数但不是全部与宫内接触己烯雌酚(DES)(20 世纪 50 年代和 60 年代用于预防早期妊娠流产的药物)有关
- 接触 DES 伴有阴道上部广泛的腺病(推测是某些透明细胞癌的前体病变)
- 老年妇女没有 DES 接触史

临床问题

流行病学

- 发病率
  - 罕见；接触 DES 绝对危险，1∶1 000(但总的发病率在降低)
  - 两个高峰
    - 儿童/年轻人(大多数)
    - 绝经后

部位

- 阴道前壁，上 1/3

表现

- 阴道出血或排液或高钙血症
- 巴氏涂片异常

疾病自然史

- 倾向于晚期复发和远处转移

治疗

- 手术(青春期/年轻)或化放疗(老年)

预后

- 分期是最重要的预后因素
  - Ⅰ期肿瘤>90%生存，如果转移大约 30%生存
- 复发率：诊断 3 年之内约为 25%
- DES 相关性，预后较好

大体所见

一般特征

- 息肉样或扁平±溃疡

大小

- ≤10cm

显微镜下所见

组织学特征

- 管囊状>>乳头状、实性或混合性结构
- 可见玻璃样小球和砂粒体
- 可能伴有腺病或子宫内膜异位症

细胞学特征

- 透明或嗜酸性胞质和/或鞋钉样细胞(位于尖端的核，突入腺腔)
- 中到重度核的非典型性，核增大，核仁明显
- 核分裂象通常<10 个/10HPF

辅助实验

免疫组织化学

- CK7、EMA、pax-8、Napsin-A、HNF-1β 阳性
- pax-2 和 CA125 常常阳性

鉴别诊断

非典型性腺病

- 缺乏重度非典型性和间质浸润

腺病或子宫内膜异位症的 Arias-Stella 反应

- 保留结构，部分腺体受累
- 退变型非典型性，核分裂象罕见

卵黄囊瘤

- 年轻(<3 岁)血清 AFP 升高
- 网状结构和 Schiller-Duval 小体
- AFP 和 SALL4 阳性；典型者 CK7 和 EMA 阴性

转移性肾透明细胞癌

- 从前或伴随肾肿块的病史
- 明显的巢状生长和窦样血管结构
- CD10 阳性

转移性子宫内膜癌

- 既往病史

诊断注意事项

病理诊断要点

- 重要的是要除外来自子宫内膜的转移，特别是老年患者

部分参考文献

1. Mentrikoski MJ et al: Immunohistochemical distinction of renal cell carcinoma from other carcinomas with clear-cell histomorphology: utility of CD10 and CA-125 in addition to PAX-2, PAX-8, RCCma, and adipophilin. Appl Immunohistochem Mol Morphol. 22(9):635-41, 2014
2. Ansari DO et al: Successful treatment of an adolescent with locally advanced cervicovaginal clear cell adenocarcinoma using definitive chemotherapy and radiotherapy. J Pediatr Hematol Oncol. 34(5):e174-6, 2012
3. Smith EK et al: Higher incidence of clear cell adenocarcinoma of the cervix and vagina among women born between 1947 and 1971 in the United States. Cancer Causes Control. 23(1):207-11, 2012
4. Uehara T et al: A case of vaginal clear cell adenocarcinoma complicated with congenital anomalies of the genitourinary tract and metanephric remnant without prenatal diethylstilbestrol exposure. J Obstet Gynaecol Res. 36(3):681-5, 2010
5. van der Aa MA et al: Vaginal and (uncommon) cervical cancers in the Netherlands, 1989-2003. Int J Gynecol Cancer. 20(4):638-45, 2010
6. Renaud MC et al: Primitive clear cell carcinoma of the vagina treated conservatively. J Obstet Gynaecol Can. 31(1):54-6, 2009
7. Savvari P et al: Paraneoplastic humorally mediated hypercalcemia induced by parathyroid hormone-related protein in gynecologic malignancies: a systematic review. Onkologie. 32(8-9):517-23, 2009
8. Herbst AL et al: An analysis of 346 cases of clear cell adenocarcinoma of the vagina and cervix with emphasis on recurrence and survival. Gynecol Oncol. 7(2):111-22, 1979
9. Herbst AL et al: Epidemiologic aspects and factors related to survival in 384 Registry cases of clear cell adenocarcinoma of the vagina and cervix. Am J Obstet Gynecol. 135(7):876-86, 1979
10. Robboy SJ et al: Intrauterine diethylstilbestrol exposure and its consequences: pathologic characteristics of vaginal adenosis, clear cell adenocarcinoma, and related lesions. Arch Pathol Lab Med. 101(1):1-5, 1977

第 12 节 混合性肿瘤

要 点

术语

- 由良性梭形细胞(为主)和腺体和/或鳞状上皮(常常为少量)(梭形细胞瘤)组成的良性肿瘤

临床问题

- 罕见
- 阴道远端,接近处女膜环
- 偶然发现或缓慢生长的肿块
- 如果切除不完全,偶尔可能复发

大体所见

- 境界清楚,典型者<5cm
- 灰色,白色,切面胶状,质韧或质软而均匀一致

显微镜下所见

- 主要是梭形细胞成分
  - 成束、网状、成巢或条索状结构(常常混合)
  - 胶原性和/或黏液瘤性基质,伴有嗜酸性物质小球
- 少量上皮成分
  - 通常为黏液性和/或鳞状上皮,伴有良性细胞学特征

辅助实验

- 梭形细胞:CD10、WT-1 和 PR 阳性;AE1/AE3 和 CK7 常常阳性;平滑肌标志物阳性不定
- 上皮细胞:AE1/AE3、CK7、EMA、CD10 和 PR 阳性

首要的鉴别诊断

- 平滑肌瘤
- 伴有梭形形态学的癌
- 腺肉瘤
- 子宫内膜间质肉瘤

混合性梭形细胞和上皮成分

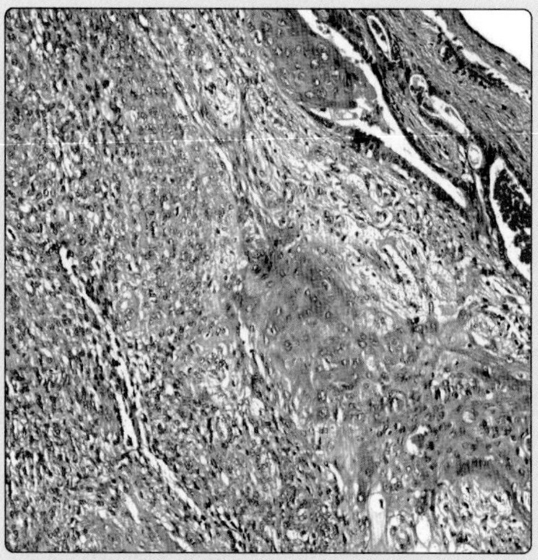

胶原性背景中的良性梭形细胞

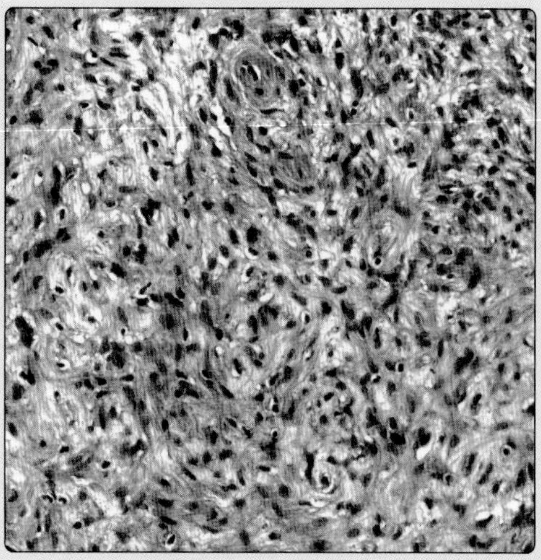

(**左**)阴道混合性肿瘤显示梭形细胞(**左**)和上皮细胞,包括腺上皮和/或鳞状上皮双相性生长。(**右**)阴道混合性肿瘤突出的成分显示良性,均匀一致的梭形细胞,胞质稀少,可呈束状、网状、巢状或条索状结构(常常共存)伴有不同量的胶原沉积或水肿

腺上皮伴有普通的细胞学特征

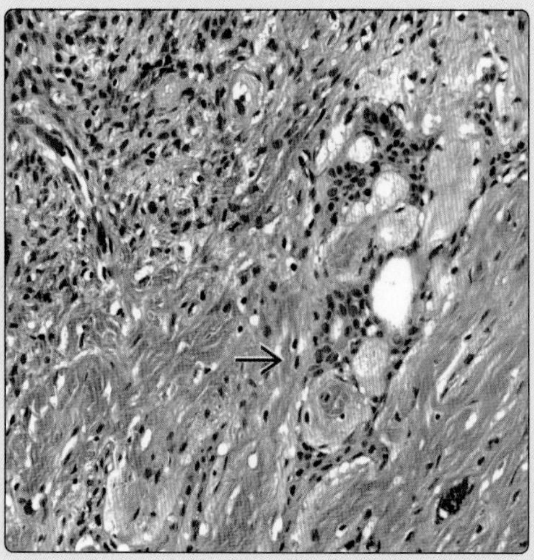

梭形细胞 keratin 免疫反应

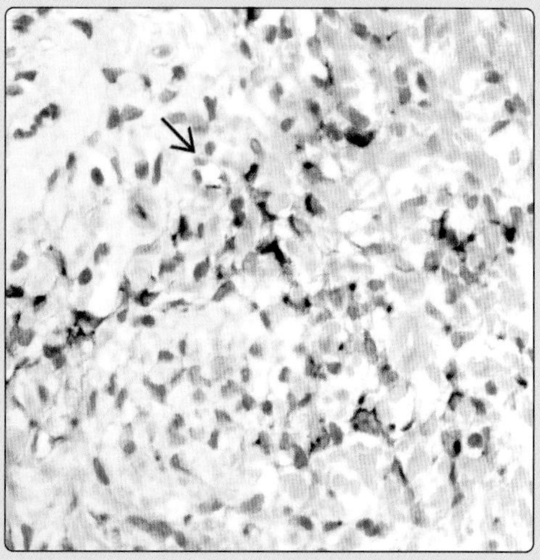

(**左**)良性混合性肿瘤的上皮成分→常常不明显,可能是黏液性腺上皮、鳞状上皮或两者,最常见于肿瘤周围。(**右**)CK-PAN 免疫染色显示梭形细胞→胞质局灶弱阳性。梭形细胞 CK7、CD10、WT-1 和 CD34 也阳性,平滑肌标志物不同程度阳性

术语

同义词

- 梭形细胞上皮瘤

定义

- 由良性梭形细胞（典型者为主）和腺上皮和/或鳞状上皮（常常少量）组成的良性肿瘤

临床问题

流行病学

- 发病率
  - 罕见
- 年龄
  - 平均：40 岁

部位

- 阴道远端，接近处女膜环
  - 最常见于后壁

表现

- 偶然发现或缓慢生长的肿块

治疗

- 手术切除

预后

- 如果切除不完全，偶尔可能复发
- 无转移潜能

大体所见

一般特征

- 边界清楚
- 灰色，白色，切面胶样，质韧或质软而均匀一致
- 无出血或坏死

大小

- 典型者<5cm

显微镜下所见

组织学特征

- 非常局限，无包膜
- 主要是梭形细胞成分
  - 成束、网状、巢状或条索状结构（常常共存）
  - 胶原性和/或黏液瘤性间质背景
  - 嗜酸性物质小球（间质基质浓缩）
- 少量上皮成分
  - 米勒管型腺上皮（通常为黏液性）、鳞状上皮，或两者

细胞学特征

- 梭形细胞
  - 核良性，卵圆、圆形或梭形，核仁不明显
  - 核分裂象罕见
- 上皮细胞
  - 黏液性上皮：高柱状细胞，胞质充满黏液，核小，位于基底
  - 鳞状上皮：多角形细胞，胞质嗜酸性，核小圆形；可能显示角化
  - 核分裂象罕见到缺乏

辅助实验

免疫组化

- 梭形细胞
  - CD10、WT-1 和 PR 阳性
  - AE1/AE3 和 CK7 常常阳性
  - CD34 常常阳性
  - 平滑肌标志物不同程度阳性（最常见的是 actin 和 desmin）
  - S-100、CD99 和 ER 阴性
- 上皮细胞
  - 上皮标志物（AE1/AE3、CK7 和 EMA）及 PR 阳性
  - CD10 常常阳性
  - 平滑肌标志物、CD34、CD99 和 S-100 典型者阴性

鉴别诊断

平滑肌瘤

- 无上皮成分
- 排列一致成束的梭形细胞，胞质嗜酸性
- 平滑肌标志物弥漫阳性

具有梭形形态学的癌

- 浸润性生长
- 上皮成分相对广泛
- 细胞非典型性和核分裂活性明显

腺肉瘤

- 囊肿伴有囊内间质突起（叶状结构）和腺体周围间质细胞套
- 间质细胞可能显示细胞学非典型性或相对明显的核分裂活性

子宫内膜/子宫内膜样间质肉瘤

- 浸润性/穿透性生长±淋巴血管浸润
- 均匀一致的小蓝细胞弥漫生长，常常出现小动脉血管
- 如果出现上皮分化，为子宫内膜样形态学

诊断注意事项

病理诊断要点

- 当梭形细胞成分明显时，可能需要多做切片以辨认上皮成分

部分参考文献

1. Berdugo J et al: Spindle cell epithelioma of the vagina: report of two cases, literature review, and new immunohistochemical markers. Int J Surg Pathol. 23(8):677-81, 2015
2. Oliva E et al: Mixed tumors of the vagina: an immunohistochemical study of 13 cases with emphasis on the cell of origin and potential aid in differential diagnosis. Mod Pathol. 17(10):1243-50, 2004
3. Branton PA et al: Spindle cell epithelioma, the so-called mixed tumor of the vagina. A clinicopathologic, immunohistochemical, and ultrastructural analysis of 28 cases. Am J Surg Pathol. 17(5):509-15, 1993

第13节 横纹肌瘤

要点

术语

- 由显示骨骼肌分化的细胞组成的良性间叶性肿瘤

临床问题

- 阴道>>宫颈、外阴
- 平均:42 岁
- 通常为偶然发现;少数出现性交困难、压迫症状、出血
- 与结节性硬化无关
- 复发(推测是由于切除不完全)罕见

大体所见

- 通常<3cm,但可能较大(>10cm)
- 常常呈息肉样,被覆完整的黏膜
- 灰白色,切面有光泽

显微镜下所见

- 界限不清,成束杂乱生长
- 带状(纵切)和卵圆形、多角形细胞(横切)
- 嗜酸性胞质显示横纹
- 疏松的胶原性,水肿性到黏液样间质
- 没有细胞非典型性或核分裂象

辅助实验

- 免疫组织化学:MSA、desmin、myoglobin、myogenin 和 PTAH 阳性

首要的鉴别诊断

- 葡萄状横纹肌肉瘤
- 纤维上皮性息肉
- 平滑肌瘤

息肉样和黏膜下

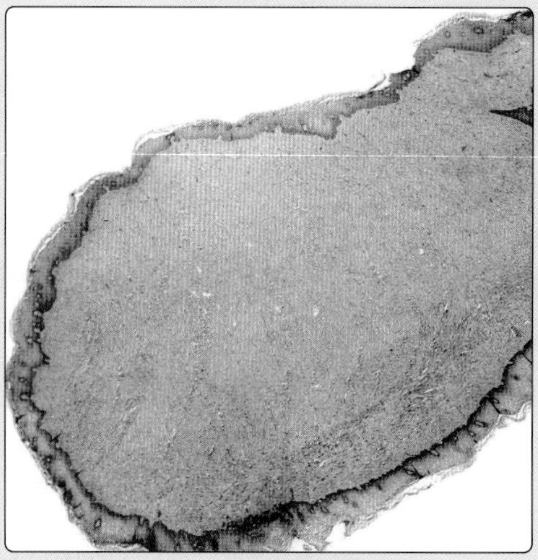

细胞间丰富的胶原

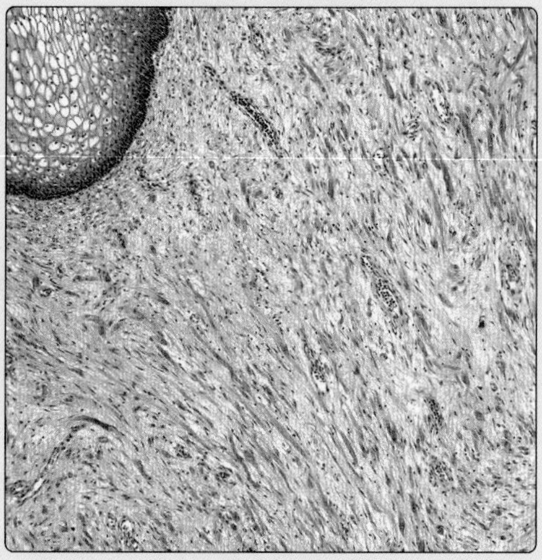

(左)典型的阴道横纹肌瘤位于黏膜下,可以形成带蒂的息肉,常常<3cm,典型者与其下组织界限不清。(右)中倍镜下检查,阴道横纹肌瘤显示肿瘤细胞成束排列,位于胶原性到黏液样间质中。重要的是仔细检查间质以发现带状或多角形细胞

细胞均匀一致,伴有丰富的嗜酸性胞质

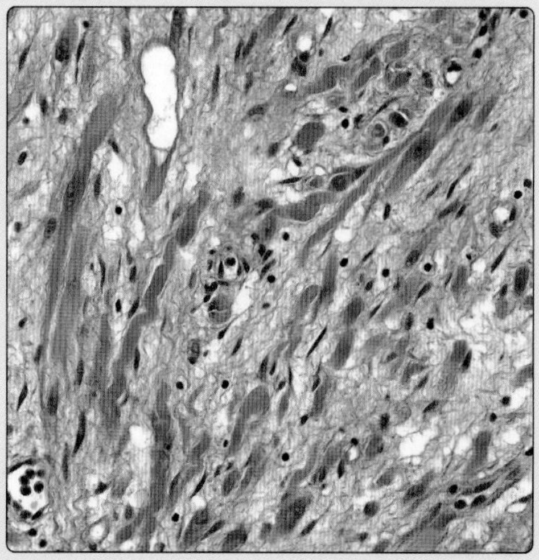

带状细胞伴有横纹

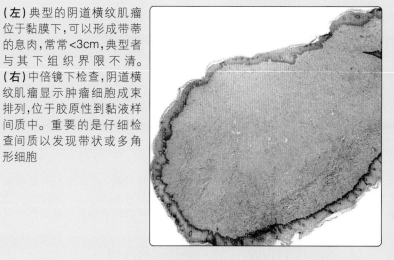

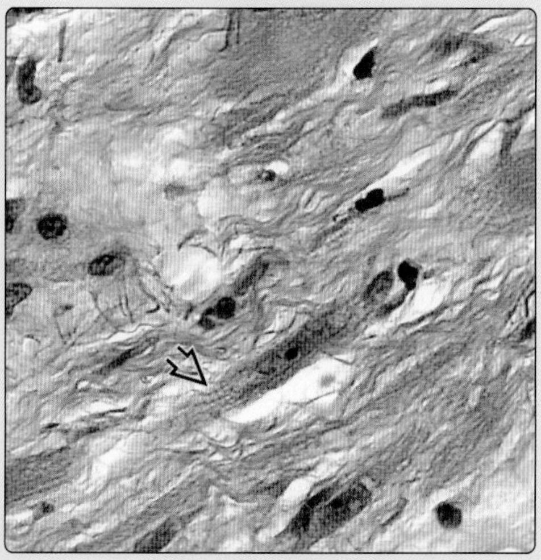

(左)阴道横纹肌瘤的细胞从带状到略呈多角形,具有均一的形态学特征,包括丰富的嗜酸性胞质和卵圆到圆形细胞核。(右)横纹⇨典型者见于阴道横纹肌瘤的带状细胞(如果纵切)。注意大的位于中心的细胞核和明显的核仁,不同于正常骨骼肌细胞。PTAH 染色突显横纹

术语

定义

- 由显示骨骼肌分化的细胞组成的良性间叶性肿瘤

临床问题

流行病学

- 发病率
  - 阴道>>宫颈、外阴
- 年龄
  - 平均:42岁

表现

- 通常为偶然发现
- 性交困难、压迫症状、出血罕见

治疗

- 保守手术切除

预后

- 良好
- 复发(推测是由于切除不完全)罕见

大体所见

一般特征

- 常常为息肉样,被覆完整的黏膜
- 可能有蒂
- 灰白色,切面有光泽

大小

- 通常<3cm,但可以较大(>10cm)

显微镜下所见

组织学特征

- 没有包膜,边界不清
- 细胞有些成束,但排列杂乱,伴有丰富的嗜酸性胞质
- 带样(纵切)卵圆形、多角形细胞(横切)
- 背景为疏松胶原性、水肿性到黏液样间质

细胞学特征

- 核位于中心(不同于正常横纹肌细胞),核大,伴有均匀分布的空泡状染色质,核仁明显
- 胞质横纹
- 实际上无核分裂象

辅助实验

组织化学

- PTAH 阳性(显示横纹)

免疫组织化学

- SMA、desmin、myoglobin、myogenin 和 MyoD1 阳性
- CD56 和 S-100 阳性少见
- SMAα 阴性

鉴别诊断

葡萄状横纹肌肉瘤

- 常常呈息肉样,可能有蒂
- 典型者发生在婴儿和幼儿
- 浸润性生长
- 表面上皮下间质细胞丰富(新生层)
- 小圆细胞,核质比高
- 核分裂活跃

纤维上皮性息肉

- 常常呈息肉样,可能有蒂
- 厚壁血管,位于中心
- 不同量的星形和多核间质细胞
- 间质细胞缺乏横纹
- 骨骼肌标志物阴性(除了罕见的病例表达 myogenin 外)

平滑肌瘤

- 界限清楚
- 成束排列
- 雪茄形细胞核伴有核旁空泡
- 没有横纹
- α-SMA、ER 和 PR 阳性
- EMA 和 keratin 可能阳性
- 骨骼肌标志物阴性

诊断注意事项

临床相关性病理学特征

- 与心脏横纹肌瘤不同,与结节性硬化综合征无关

病理诊断要点

- 当评估阴道水肿性-黏液样病变时,总是要寻找伴有横纹的带状或多角形细胞

部分参考文献

1. Schoolmeester JK et al: Genital rhabdomyoma of the lower female genital tract: a study of 12 cases with molecular cytogenetic findings. Int J Gynecol Pathol. ePub, 2017
2. McCluggage WG et al: Myogenin expression in vulvovaginal spindle cell lesions: analysis of a series of cases with an emphasis on diagnostic pitfalls. Histopathology. 63(4):545-50, 2013
3. Imai A et al: Leiomyoma and rhabdomyoma of the vagina. Vaginal myoma. J Obstet Gynaecol. 28(6):563-6, 2008
4. Nucci MR et al: Cellular pseudosarcomatous fibroepithelial stromal polyps of the lower female genital tract: an underrecognized lesion often misdiagnosed as sarcoma. Am J Surg Pathol. 24(2):231-40, 2000
5. Iversen UM: Two cases of benign vaginal rhabdomyoma. case reports. APMIS. 104(7-8):575-8, 1996
6. Shy SW et al: Rhabdomyosarcoma of the vagina in a postmenopausal woman: report of a case and review of the literature. Gynecol Oncol. 58(3):395-9, 1995
7. López JI et al: Rhabdomyoma of the vagina. Eur J Obstet Gynecol Reprod Biol. 45(2):147-8, 1992
8. Tavassoli FA et al: Smooth muscle tumors of the vagina. Obstet Gynecol. 53(6):689-93, 1979
9. Gee DC et al: Benign vaginal rhabdomyoma. Pathology. 9(3):263-7, 1977
10. Gad A et al: Rhabdomyoma of the vagina. J Pathol. 115(3):179-81, 1975

第 14 节 恶性黑色素瘤

要 点

术语

- 由显示黑色素细胞分化的细胞组成的恶性肿瘤

临床问题

- 占所有恶性黑色素瘤<0.3%
- 占阴道恶性肿瘤<3%
- 围绝经或绝经后(平均:57 岁)
- 最常见的部位阴道远端 1/3(前壁)
- 预后不良;平均存活:<2 年

大体所见

- 常常呈黑色(<10% 为无色素性)
- 单个或多发("卫星")病变
- 息肉样最常见,常常伴有溃疡

显微镜下所见

- 弥漫性、巢状、小梁状和/或束状结构
- 上皮样±梭形细胞
- 在侧缘可见原位成分(放射性生长期)
- 核常常为均一的肾形或马蹄形,伴有不同程度核的非典型性和突出的核仁
- ±多核细胞

辅助实验

- 典型者 S-100>Melan-A>小眼因子(MITF)>HMB-45 阳性(从最敏感到最不敏感)
- 常见 *BRAF* 或 *c-KIT* 突变

首要的鉴别诊断

- 鳞状细胞癌
- 平滑肌肉瘤
- 佩吉特病
- 转移性恶性黑色素瘤

息肉样黑色肿块

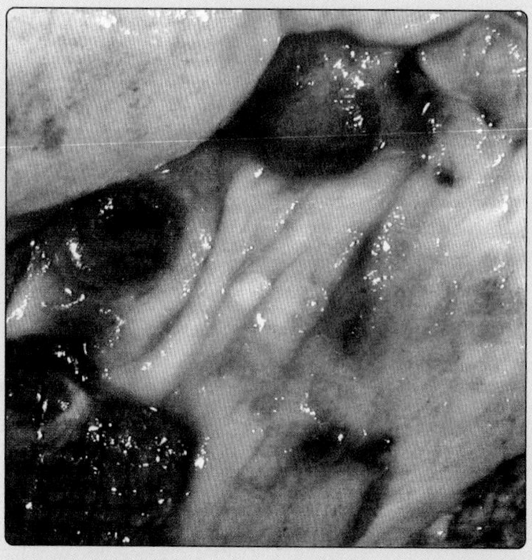

无黏附性上皮样细胞

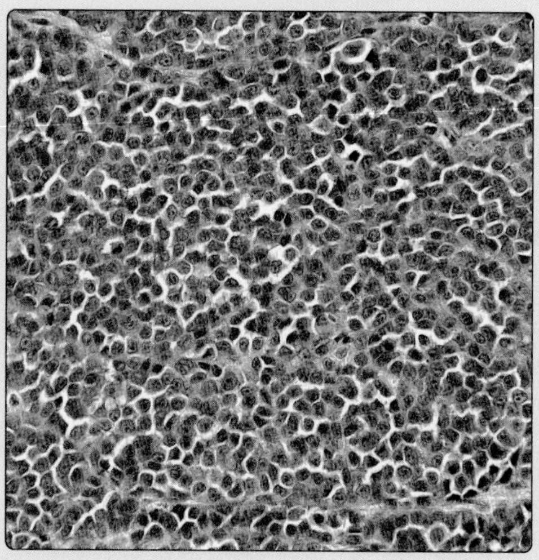

(左)阴道恶性黑色素瘤可能表现为一个或几个色素性肿块,可能呈息肉样。有时,肿瘤出现溃疡区,或可能为无色素性。本例可见多发性卫星病变。**(右)**恶性黑色素瘤可能显示无黏附性上皮样细胞弥漫性生长,伴有不同量的嗜酸性到双嗜性胞质。出现一种以上生长方式和细胞类型的肿瘤并不少见

丰富的嗜酸性胞质和局灶胞质内黑色素

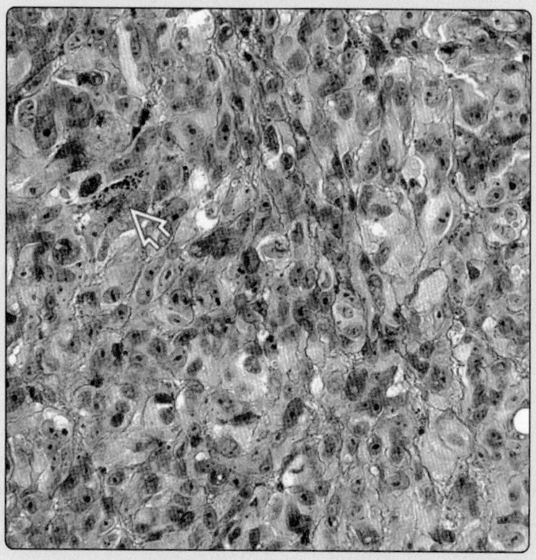

HMB-45 免疫反应

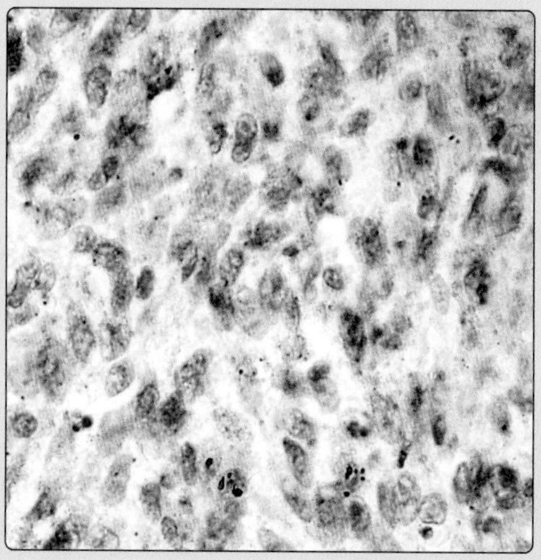

(左)恶性黑色素瘤细胞常常为上皮样,通常有丰富的嗜酸性胞质,胞质内常常出现黑色素(但并不恒定),至少为局灶性➡。**(右)**阴道恶性黑色素瘤一种或一种以上黑色素瘤标志物可能阴性,因此主张应用一种以上免疫染色。HMB-45 是最不敏感的黑色素瘤标志物,可能仅为弱阳性

术语

定义

- 由显示黑色素细胞分化的细胞组成的恶性肿瘤

临床问题

流行病学

- 发病率
  - 占所有恶性黑色素瘤<0.3%
  - 占阴道恶性肿瘤<3%
- 年龄
  - 围绝经或绝经后(平均:57 岁)

部位

- 最常见的部位阴道远端 1/3(前壁)

表现

- 阴道出血或排液
- 可触及的肿块(可为色素性)

治疗

- 手术(如果局部病变明显可能需要广泛切除)
- 淋巴结切除与前哨淋巴结取样比较(后者不太有效)
- 放疗(如果肿瘤不能切除或接近边缘)

预后

- 预后不良
  - 5 年生存率:14%;平均生存<2 年
- 比皮肤黑色素瘤预后差
- 常常局部复发
- 肺是最常见的转移部位

大体所见

一般特征

- 单个或多发性("卫星")病变
- 息肉样最常见,常常伴有溃疡
- 早期病变斑点状
- 常有色素(<10% 为非色素性)

大小

- 平均:3cm

显微镜下特征

组织学特征

- 弥漫性、巢状、小梁状和/或束状结构
- 上皮样±梭形细胞
- 少数细胞具有浆细胞样或印戒细胞形态学
- 胞质内常见黑色素,至少局灶性
- ±侧缘原位成分(放射性生长期)
- 可能发生于长期存在的痣

细胞学特征

- 核常常为均一马蹄形,伴有不同程度核的非典型性和突出的核仁
- ±多核细胞
- 核分裂活跃

分期方法(Chung 层面)

- 层面Ⅰ:肿瘤局限于表面上皮
- 层面Ⅱ:浸润≤1mm
- 层面Ⅲ:浸润≤2mm
- 层面Ⅳ:浸润>2mm

辅助实验

免疫组织化学

- 典型者 S-100>Melan-A>小眼因子(MITF)>HMB-45 阳性(从最敏感到最不敏感)
- 常见 *BRAF* 或 *c-KIT* 突变

鉴别诊断

低分化鳞状细胞癌

- 局灶角质形成和细胞间桥
- 可能出现阴道上皮内肿瘤
- keratin 阳性
- HMB-45、Melan-A、S-100 阴性

平滑肌肉瘤

- 没有细胞色素
- desmin、caldesmon 阳性
- HMB-45、Melan-A、S-100 阴性

佩吉特病

- 局灶腺体结构
- 细胞常常伴有细胞内黏液(印戒细胞)
- CK7、GATA3 阳性;HMB-45、Melan-A 阴性

转移性恶性黑色素瘤

- 既往病史(通常为皮肤),可能已切除
- 无原位成分

诊断注意事项

临床相关性病理学特征

- 肿瘤厚度从表面测量到浸润最深的前缘

病理诊断要点

- 如果为大的阴道口肿瘤则无法区分是阴道还是外阴来源(不过没有临床意义)
- 任何低分化的阴道肿瘤均应考虑黑色素瘤的诊断
- 应该应用一种以上的黑色素瘤标志物以提高诊断准确率

部分参考文献

1. Rouzbahman M et al: Malignant melanoma of vulva and vagina: A histomorphological review and mutation analysis--A single-center study. J Low Genit Tract Dis. 19(4):350-3, 2015
2. Aulmann S et al: Comparison of molecular abnormalities in vulvar and vaginal melanomas. Mod Pathol. 27(10):1386-93, 2014
3. Frumovitz M et al: Primary malignant melanoma of the vagina. Obstet Gynecol. 116(6):1358-65, 2010
4. Sugiyama VE et al: Management of melanomas of the female genital tract. Curr Opin Oncol. 20(5):565-9, 2008
5. Gupta D et al: Vaginal melanoma: a clinicopathologic and immunohistochemical study of 26 cases. Am J Surg Pathol. 26(11):1450-7, 2002

第15节 卵黄囊瘤

要点

术语

- 具有重现正常卵黄囊不同发育阶段组织学特征的原始生殖细胞恶性肿瘤

临床问题

- 非常罕见，但约占性腺外卵黄囊瘤的90%
- 儿童<3岁
- 阴道出血/排液
- 无痛性阴道肿块，可能从阴道口脱出
- 血清AFP水平明显升高

大体所见

- 息肉样肿块，常有溃疡
- 脆而易碎，切面灰白色伴有出血和/或坏死
- 1~10cm(平均:5cm)

显微镜下所见

- 混合性结构(网状、实性、乳头状和多卵黄囊泡最常见)
- Schiller-Duval小体罕见，但如果出现具有诊断意义
- 细胞核原始，明显的双嗜性核仁
- ±胞质内玻璃样小体
- 疏松的黏液样到水肿性间质

辅助实验

- AFP、Glypican-3、LIN28、CDX2和SALL4阳性

首要的鉴别诊断

- 混合性肿瘤(梭形细胞上皮瘤)
- 透明细胞癌
- 葡萄状胚胎性横纹肌肉瘤
- 中肾癌

网状和微囊性结构

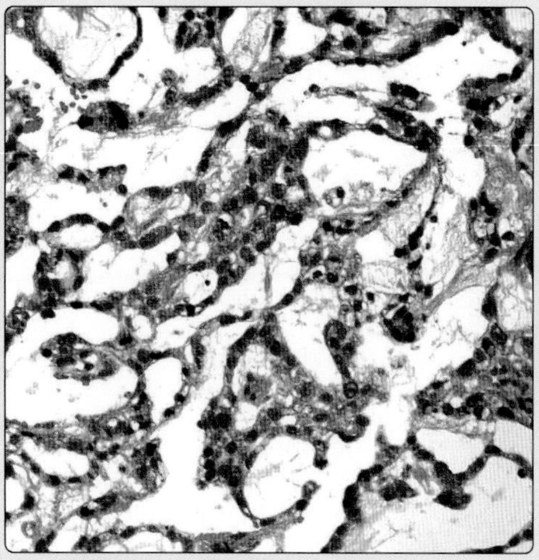

弥漫性结构

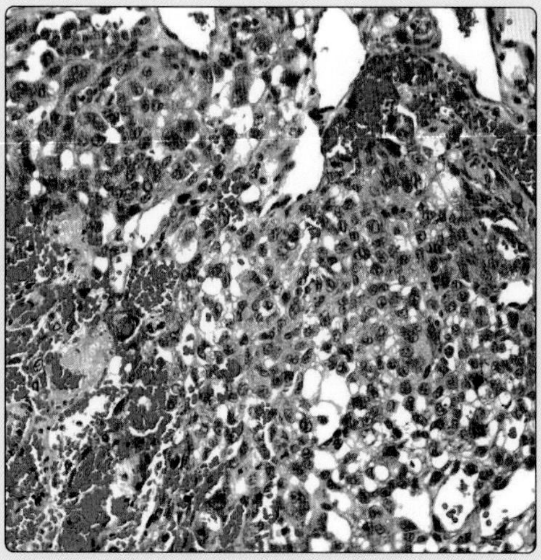

(左)典型的阴道卵黄囊瘤显示混合性结构(网状和微囊性结构最常见)，具有彼此连接的被覆扁平到立方细胞的条索，核深染，间质细胞稀少，水肿到黏液样。**(右)**包括阴道在内，卵黄囊瘤纯粹的实性生长方式少见。这个肿瘤的其他区域显示卵黄囊瘤较典型的结构

乳头状结构

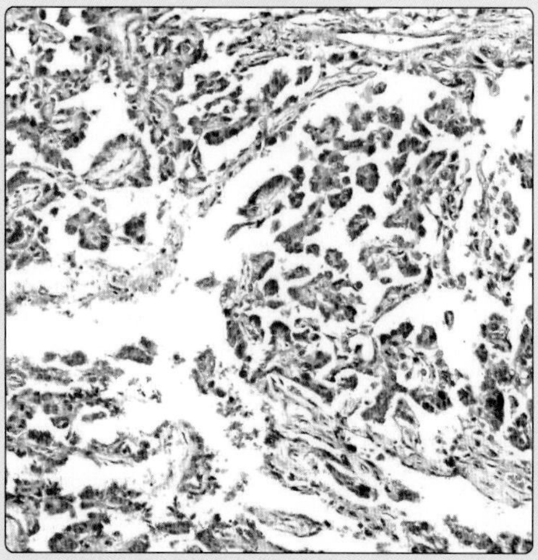

Schiller-Duval 小体

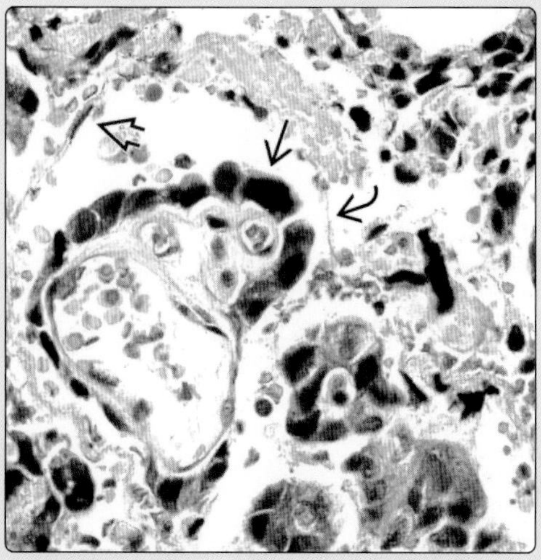

(左)卵黄囊瘤伴有乳头状结构，需与透明细胞癌鉴别诊断。然而，典型的透明细胞癌发生在成人，可能有DES接触史。透明细胞癌不显示卵黄囊瘤细胞核具有的特征性的原始表现。**(右)**卵黄囊瘤可见Schiller-Duval小体➢(乳头伴有中心血管➔和水肿性间质，被覆立方细胞)，位于被覆扁平细胞➔的间隙内

术语

同义词

- 内胚窦瘤

定义

- 具有重现正常卵黄囊不同发育阶段组织学特征的原始生殖细胞恶性肿瘤

临床问题

流行病学

- 发病率
  - 非常罕见,但约占性腺外卵黄囊瘤的 90%
- 年龄
  - 儿童<3 岁

表现

- 阴道出血/排液
- 无痛性阴道肿块,可以从阴道口脱出
- 血清 AFP 水平明显升高

治疗

- 联合化疗(通常用博来霉素、依托泊苷和顺铂)
- 血清 AFP 可以用于监测治疗反应

预后

- >95% 治愈

大体所见

一般特征

- 息肉样肿块,常常有溃疡
- 脆而易碎,切面灰白色伴有出血和/或坏死

大小

- 1~10cm(平均:5cm)

显微镜下所见

组织学特征

- 结构多样,典型者为混合性
  - 网状、微囊、实性、乳头状和多卵黄囊泡最常见
- 疏松的黏液样到水肿性间质
- Schiller-Duval 小体罕见,但具有诊断意义
  - 乳头状结构,伴有中心血管,被覆立方细胞,位于内衬扁平细胞的间隙内
- ±腺体,肝细胞分化

细胞学特征

- 不同量的鲜明嗜酸性到透明的胞质
- 细胞核原始,常常伴有明显的双嗜性核仁
- ±胞质内玻璃样小体
- 核分裂象常见

辅助实验

免疫组织化学

- 玻璃样小球 PAS 阳性
- AFP、Glypican-3、LIN28、CDX2 和 SALL4 阳性

鉴别诊断

混合性肿瘤(梭形细胞上皮瘤)

- 育龄期妇女
- 境界清楚
- 局灶上皮(鳞状或腺体)成分,最常见于周围
- 间质样细胞具有良性细胞学特征
- 间质样细胞 EMA、ER、PR 及肌肉标志物不同程度阳性

透明细胞癌

- 成年妇女
- DES 接触史
- 高级别核,缺乏原始表现
- pax-8 和上皮标志物(EMA、CK7)弥漫强阳性

葡萄状胚胎性横纹肌肉瘤

- 上皮下新生层富于细胞(原始细胞伴有少量胞质)
- 带状细胞伴有胞质横纹
- desmin、myoglobin、myogenin 和 MyoD1 阳性

中肾癌

- 成年妇女
- 子宫内膜样形态学
- GATA3 阳性

诊断注意事项

病理诊断要点

- 做出儿童透明细胞癌诊断之前必须考虑卵黄囊瘤的可能性
- 过去文献将许多卵黄囊瘤最初报告为中肾或透明细胞癌
- 虽然卵黄囊瘤常常有与胚胎性横纹肌肉瘤重叠的临床表现,但它缺乏后者特征性的葡萄样大体表现

部分参考文献

1. Ravishankar S et al: Yolk sac tumor in extragonadal pelvic sites: still a diagnostic challenge. Am J Surg Pathol. 41(1):1-11, 2017
2. Hou JY et al: Treatment results of extracranial malignant germ cell tumor with regimens of cisplatin, vinblastine, bleomycin or carboplatin, etoposide, and bleomycin with special emphasis on the sites of vagina and testis. Pediatr Neonatol. 56(5):301-6, 2015
3. Tao T et al: Conservative treatment and long-term follow up of endodermal sinus tumor of the vagina. Gynecol Oncol. 125(2):358-61, 2012
4. Wang F et al: Diagnostic utility of SALL4 in extragonadal yolk sac tumors: an immunohistochemical study of 59 cases with comparison to placental-like alkaline phosphatase, alpha-fetoprotein, and glypican-3. Am J Surg Pathol. 33(10):1529-39, 2009
5. Lacy J et al: Endodermal sinus tumor of the infant vagina treated exclusively with chemotherapy. J Pediatr Hematol Oncol. 28(11):768-71, 2006
6. Davidoff AM et al: Endodermal sinus tumor in children. J Pediatr Surg. 31(8):1075-8; discussion 1078-9, 1996
7. Copeland LJ et al: Endodermal sinus tumor of the vagina and cervix. Cancer. 55(11):2558-65, 1985
8. Young RH et al: Endodermal sinus tumor of the vagina: a report of nine cases and review of the literature. Gynecol Oncol. 18(3):380-92, 1984

第 16 节 继发性肿瘤

要 点

术语

- 恶性肿瘤经由血行或直接蔓延继发累及阴道

临床问题

- 在诊断阴道原发性恶性肿瘤之前,必须除外继发性累及(需要结合临床)
- 最常见的原发部位:宫颈(50%)>子宫内膜(13%)>肾(1%)
- 90%的阴道腺癌和75%的阴道鳞状细胞癌为继发性
- 滋养细胞肿瘤(主要为绒毛膜癌),肉瘤,胃肠间质瘤,黑色素瘤,淋巴瘤罕见
- 常常为围绝经和绝经期(除了典型的横纹肌肉瘤较年轻以外)
- 阴道出血或排液
- 如果来自子宫内膜癌,位于阴道顶端
- 典型者预后不良,因为继发累及阴道,属于晚期阶段

显微镜下所见

- 类似于原发性肿瘤
- 没有原位成分或前体病变
- 被覆黏膜可能完整或显示佩吉特样播散
- 淋巴血管浸润可能明显
- 如果是直接蔓延,典型者外壁广泛受累

辅助实验

- 免疫染色有助于确定女性生殖道外来源部位的诊断

首要的鉴别诊断

- 原发性腺癌
- 原发性透明细胞癌
- 原发性鳞状细胞癌
- 原发性平滑肌肉瘤/横纹肌肉瘤
- 原发性恶性黑色素瘤

转移造成阴道黏膜收缩

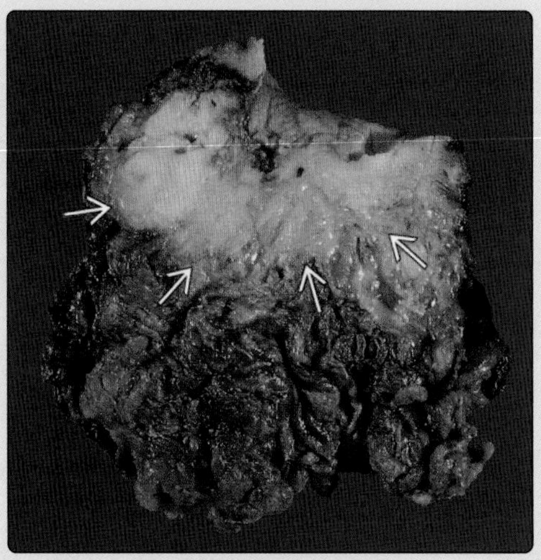

转移性浆液性癌

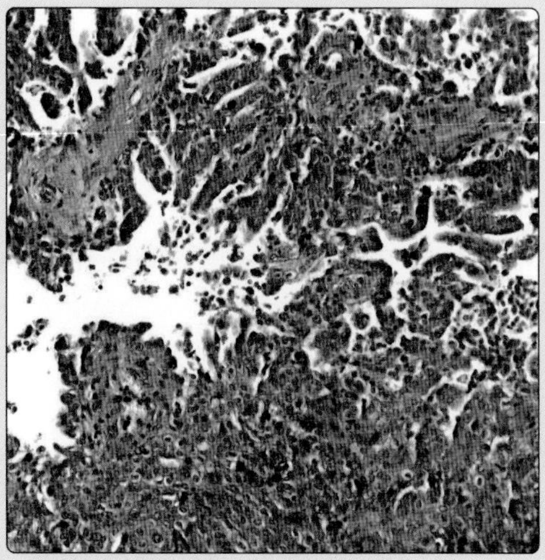

(左)阴道转移性肿瘤可能与原发性肿瘤有类似的表现,可以位于阴道壁内1/2 ➡,但较常见于外1/2,子宫内膜癌阴道顶端复发是一个例外。**(右)**来自女性生殖道的阴道转移,例如从卵巢浆液性癌播散而来,是最常见的继发性肿瘤;然而,来自宫颈和子宫内膜癌的继发累及也较常见

转移性结肠癌

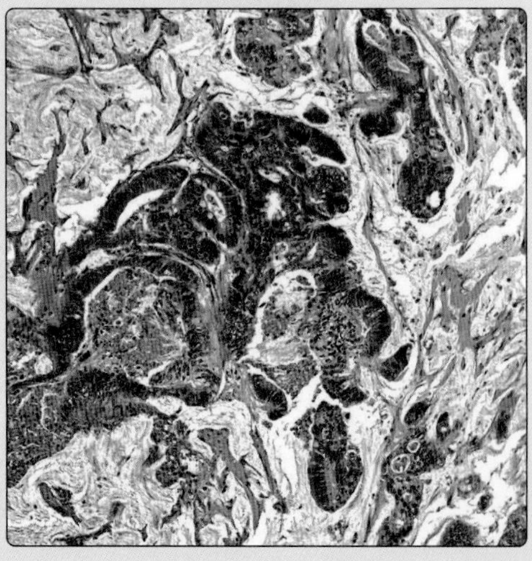

转移性结直肠癌 CDX-2 免疫反应

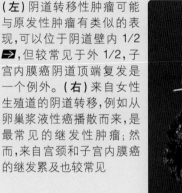

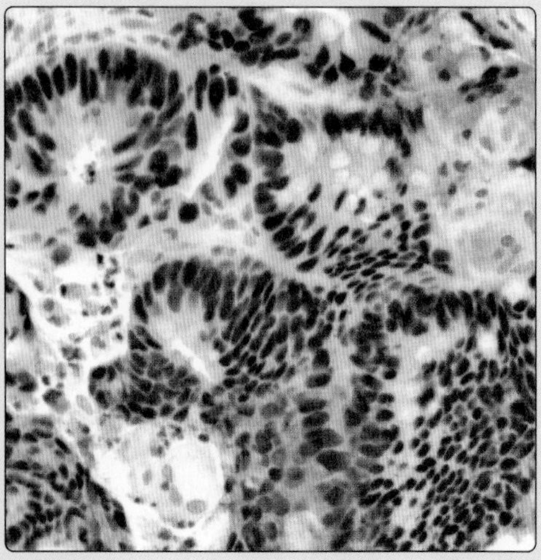

(左)阴道的转移性结肠癌在临床上,细胞学和免疫组织化学上可能与肠型阴道腺癌无法区分,出现前体病变(腺瘤)支持阴道原发;然而,即使出现,仍然需要除外结肠原发。**(右)**CDX-2核强阳性染色无助于区分原发性肠型和转移性结肠腺癌

术语

定义

- 恶性肿瘤通过血行或直接延伸继发累及阴道

临床问题

流行病学

- 发病率
  - 罕见
  - 最常来自：宫颈（50%）>子宫内膜（13%）>肾（1%）
  - 90%的阴道腺癌为继发性
    - 来自女性生殖道：宫颈>子宫内膜>卵巢（典型者为浆液性癌）>外阴
    - 女性生殖道外：结直肠>乳腺>泌尿道
  - 75%的阴道鳞状细胞癌为继发性
    - 宫颈和外阴
  - 滋养细胞肿瘤（主要为绒毛膜癌）
  - 肉瘤：横纹肌肉瘤、平滑肌肉瘤、胃肠道间质肿瘤
  - 黑色素瘤和淋巴瘤（非常罕见）
- 年龄：
  - 常常为围绝经和绝经期（除了典型的横纹肌肉瘤年轻以外）

表现

- 阴道出血或排液
- 肿块相关性症状
  - 来源于子宫内膜腺癌位于阴道顶端
- 偶然发现

治疗

- 取决于肿瘤类型和范围

预后

- 典型者预后差，因为继发性阴道受累与疾病晚期有关

显微镜下所见

组织学特征

- 结构和细胞学特征类似于原发性肿瘤
- 没有原位成分或前体病变
- 被覆黏膜可能完整或显示佩吉特样播散
- 淋巴血管浸润可能明显
- 如果直接蔓延，外壁较常受累

辅助实验

免疫组织化学

- 免疫染色有助于确定来源于女性生殖道外肿瘤部位的诊断
  - 如果是结直肠，CD20、SATB2、CDX-2
  - 如果是乳腺，mammaglobin、GCDFP-15、GATA3
  - 如果是肾，CD10、pax-8、RCC、CAIX
  - 如果是尿路上皮，CK20、p63、uroplakin
  - 如果是胃肠道间质肿瘤，DOG1 和 CD117

鉴别诊断

原发性腺癌

- 既往史或现病史没有别处腺癌
- 可能存在前体病变（腺病、腺肌症、宫颈内膜异位症，绒毛状腺瘤）
- 常常以阴道壁内 1/2 为中心

原发性透明细胞癌（vs. 转移性肾细胞癌）

- 患者年轻，常常伴有宫内 DES 接触史
- 从前或现在患阴道腺病
- 典型的结构形态
- 典型者缺乏弥漫性 CD10 阳性表达

原发性鳞状细胞癌

- 既往史或现病史没有宫颈癌或外阴癌
- 常常共存上皮内病变

原发性平滑肌肉瘤/横纹肌肉瘤

- 既往史或现病史

原发性恶性黑色素瘤

- 既往史或现病史
- 前体病变

诊断注意事项

病理诊断要点

- 在诊断原发性阴道肿瘤之前必须除外继发性阴道受累（需要结合临床）
- 虽然罕见，如果存在前体病变，可能支持诊断原发性阴道肿瘤；然而，重要的是要知道非常少见的转移癌可能酷似原位癌
- 如果怀疑女性生殖道原发性肿瘤，免疫组织化学没有帮助

部分参考文献

1. Ladjevic IL et al: Vagina as a rare location of renal cell carcinoma metastasis. Eur J Gynaecol Oncol. 37(3):434-5, 2016
2. Ng HJ et al: Vaginal metastases from colorectal cancer. Int J Surg. 11(10):1048-55, 2013
3. Reyes MC et al: Urothelial carcinoma involving the gynecologic tract: a morphologic and immunohistochemical study of 6 cases. Am J Surg Pathol. 36(7):1058-65, 2012
4. Cagayan MS: Vaginal metastases complicating gestational trophoblastic neoplasia. J Reprod Med. 55(5-6):229-35, 2010
5. Bozaci EA et al: Metachronous metastases from renal cell carcinoma to uterine cervix and vagina: case report and review of literature. Gynecol Oncol. 99(1):232-5, 2005
6. Okada Y et al: A case of vaginal metastasis of transitional cell carcinoma. Hinyokika Kiyo. 50(4):283-6, 2004
7. Cantisani V et al: Vaginal metastasis from uterine leiomyosarcoma. magnetic resonance imaging features with pathological correlation. J Comput Assist Tomogr. 27(5):805-9, 2003
8. Gupta D et al: Metastatic melanoma to the vagina: clinicopathologic and immunohistochemical study of three cases and literature review. Int J Gynecol Pathol. 22(2):136-40, 2003
9. Ordi J et al: CD10 expression in epithelial tissues and tumors of the gynecologic tract: a useful marker in the diagnosis of mesonephric, trophoblastic, and clear cell tumors. Am J Surg Pathol. 27(2):178-86, 2003
10. Chagpar A et al: Vaginal metastasis of colon cancer. Am Surg. 67(2):171-2, 2001
11. Fu YS et al: Pathology of the Uterine Cervix, Vagina, and Vulva. Philadelphia: Saunders. 336-379, 1989
12. Mazur MT et al: Metastases to the female genital tract. Analysis of 325 cases. Cancer. 53(9):1978-84, 1984

（刘芳芳 译　钱利华 审）

第三章
宫　　颈

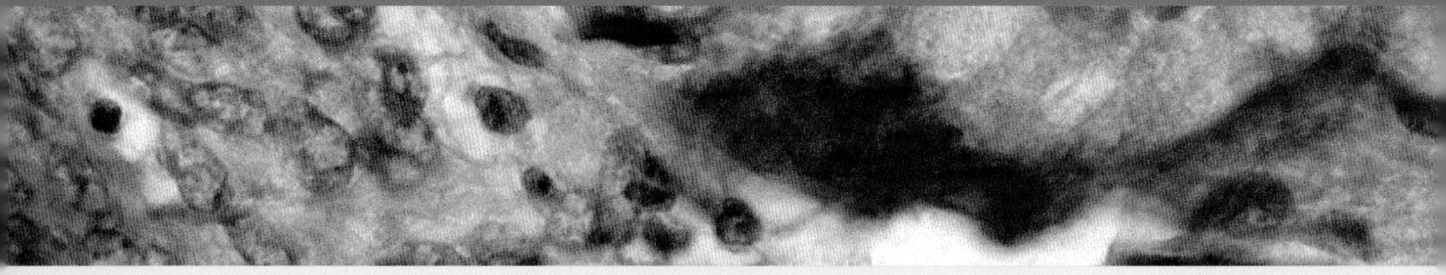

非肿瘤性病变

肿瘤

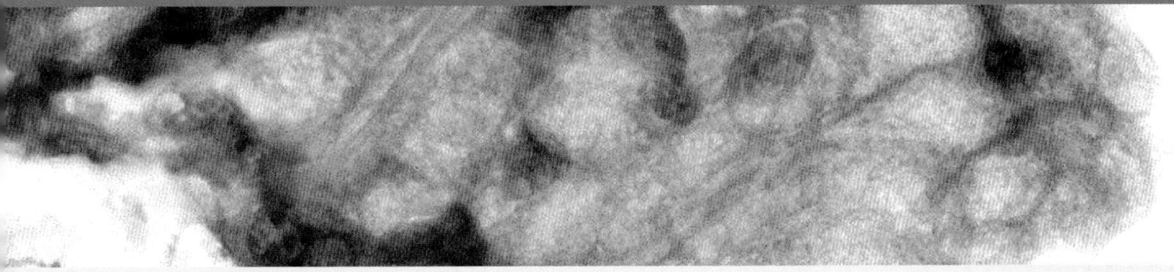

第1节　宫颈感染

要　点

术语

- 微生物侵袭宫颈组织并伴有宿主反应±组织损伤

临床问题

- 以沙眼衣原体或淋病奈瑟菌感染最常见
- 育龄期，常为性活跃期女性
- 通常无症状
- 可形成肿块病变（分枝杆菌和血吸虫）
- 不育（分枝杆菌、淋病奈瑟菌）
- 病原体特异性抗菌治疗
- 经恰当治疗，预后良好

显微镜下所见

- 沙眼衣原体：生发中心形成，无组织坏死
- 梅毒螺旋体：以浆细胞浸润为主
- HSV：多核、染色质边集（Cowdry A 型包涵体）、核形清晰。
- CMV：大的嗜碱性至双嗜性核内包涵体（"猫头鹰眼"）
- 传染性软疣：软疣小体
- 阴道毛滴虫：梨形，有鞭毛，位于细胞外
- 结核分枝杆菌：干酪样肉芽肿，抗酸染色（AFB）阳性
- 埃及血吸虫：卵有端刺

辅助实验

- 淋病奈瑟菌及沙眼衣原体：对宫颈标本行核酸扩增检测
- 有病毒感染的细胞 HSV 或 CMV 免疫染色阳性

首要的鉴别诊断

- 慢性宫颈炎，非特殊型
- 淋巴瘤样病变
- 造血系统肿瘤
- 放疗相关的非典型性
- Rosai-Dorfman 病

细胞多核化（HSV 感染）

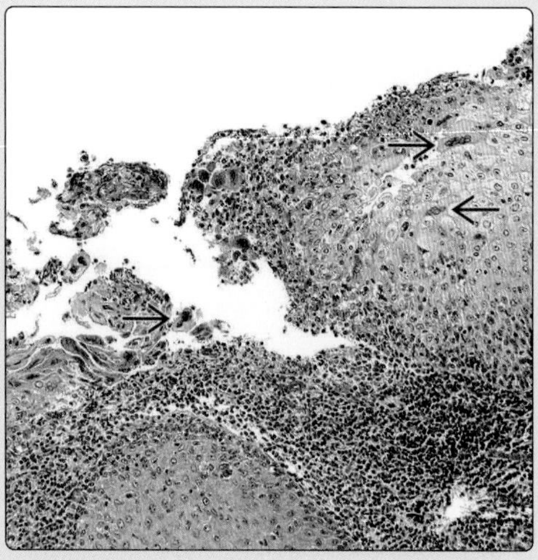

HSV1/2 阳性（HSV 感染）

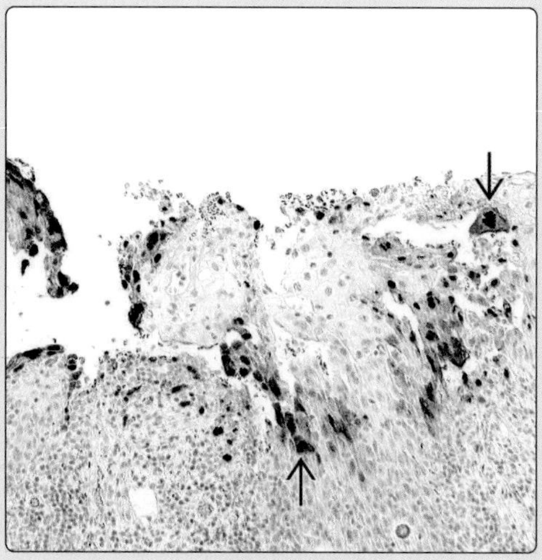

（左）宫颈 HSV 感染常伴有鳞状上皮增生、显著的急性和慢性炎症、继发的反应性细胞非典型性。特征性的病毒细胞病变效应➡表现为被感染的细胞呈多核及具有 Cowdry A 型包涵体。（右）免疫组织化学染色 HSV 1/2 阳性，突出了细胞的特征性病毒感染细胞的改变➡，证实宫颈发生单纯疱疹病毒感染

巴氏涂片中细胞染色质边集和多核化（疱疹病毒感染）

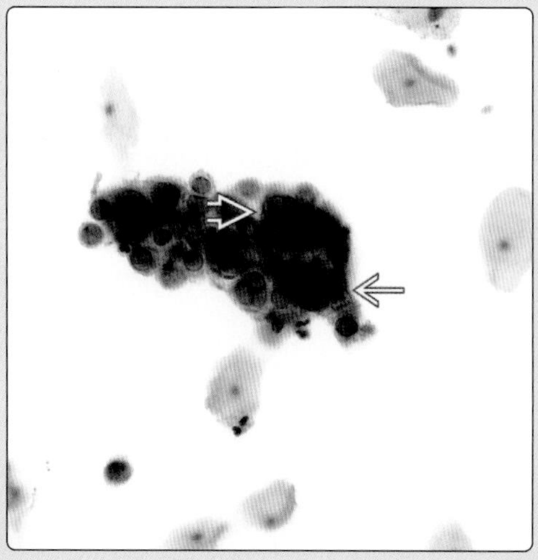

巴氏涂片中梨形有鞭毛的微生物（阴道毛滴虫）

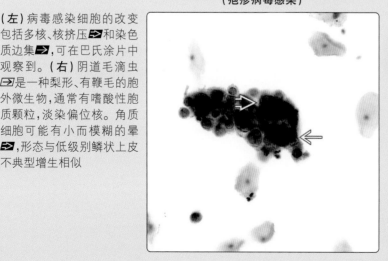

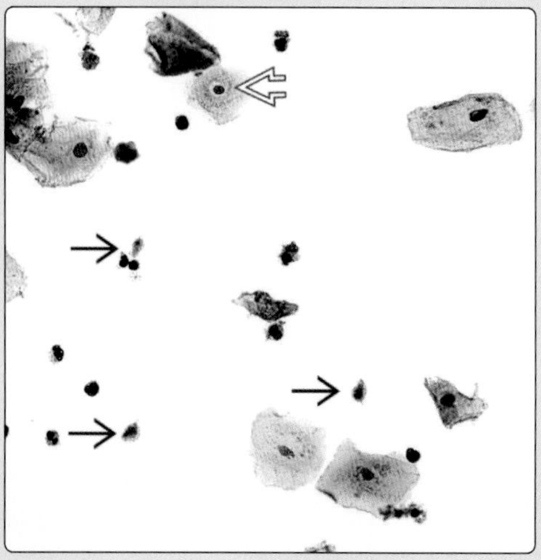

（左）病毒感染细胞的改变包括多核、核挤压➡和染色质边集➡，可在巴氏涂片中观察到。（右）阴道毛滴虫➡是一种梨形、有鞭毛的胞外微生物，通常有嗜酸性胞质颗粒，淡染偏位核。角质细胞可能有小而模糊的晕➡，形态与低级别鳞状上皮不典型增生相似

术语

定义

- 微生物侵袭宫颈组织并伴有宿主反应±组织损伤

病因/发病机制

感染原

- 细菌
  - 沙眼衣原体(血清型 D-K 型)
    - 细胞内病原体
    - 缺乏肽聚糖层和胞壁酸
  - 淋病奈瑟菌
    - 革兰氏阴性双球菌
    - 兼性厌氧菌
  - 梅毒螺旋体(梅毒)
    - 螺旋状,革兰氏染色阴性
    - 外膜的磷脂丰富,相对无抗原性
    - 周质鞭毛
- 病毒
  - 有包膜的双链 DNA 病毒
    - HSV1、HSV2
    - CMV
    - 传染性软疣
- 其他
  - 阴道毛滴虫:原生生物
  - 结核分枝杆菌:兼性胞内芽孢杆菌
  - 埃及血吸虫(血吸虫病):淡水吸虫

免疫抑制

- 新感染或合并感染的风险较高
  - 1/5 的 HIV 患者同时患有梅毒

临床问题

流行病学

- 发病率
  - 30%~45%的门诊性传播疾病患者患有感染性宫颈炎
  - 最常见:沙眼衣原体或淋病奈瑟菌
    - 10%~50%的宫颈炎与沙眼衣原体感染有关
    - 宫颈炎与淋病奈瑟菌的相关性取决于人群患病率
  - 4%~12%的宫颈炎与 CMV 感染相关
  - 3%的生殖器结核累及宫颈
  - 因感染性宫颈炎导致的宫颈上皮损伤可增加 HIV 的传播风险
- 年龄
  - 育龄期
- 种族
  - 埃及血吸虫
    - 非洲、地中海南部及中东地区的地方性流行病

表现

- 共同表现
  - 无症状
  - 阴道排液,性交困难,性交后出血
- 可发生肿块病变(分枝杆菌和血吸虫病)
- 不育(分枝杆菌、淋病奈瑟菌)

治疗

- 微生物特异性抗菌药物
- 如可能,应调控免疫抑制的问题

预后

- 配合适当的治疗,预后良好
- 发病率与不适当或不充分治疗有关
  - 盆腔炎±不孕(如播散到上生殖道)
  - 妊娠并发症
    - 异位妊娠风险增加
    - 传染给胎儿

大体所见

阴道镜检查

- 所有类型
  - 不同程度的水肿、红斑或变色
- 沙眼衣原体和淋病奈瑟菌
  - 脓性渗出物,血管明显
- 梅毒螺旋体
  - 罕见硬下疳
- HSV
  - 上皮易碎±溃疡
- 结核分枝杆菌
  - 偶见增厚和/或溃疡性肿块
- 埃及血吸虫
  - 偶见结节性和/或溃疡性肿块
  - 乳头状瘤罕见

显微镜下所见

组织学特征

- 沙眼衣原体
  - 表面糜烂伴上皮内急性炎症(初期)
  - 生发中心形成("滤泡性宫颈炎")
  - 上皮下和腺体周围可见浆细胞、淋巴细胞及组织细胞等慢性炎症
  - 无组织坏死
- 淋病奈瑟菌
  - 一般不采用组织病理学方法评估
- 梅毒螺旋体
  - 密集的上皮下慢性炎(浆细胞为主)
  - 浆细胞和淋巴细胞性小血管炎

- 偶有肉芽肿性炎
- 单纯性疱疹病毒(HSV)
  - 急性期(36小时至数天)
    - 上皮内囊泡
    - 邻近上皮的基底细胞增生
  - 间期(数天至数周)
    - 溃疡伴进行性组织坏死
    - 密集的急慢性炎蔓延至宫颈壁深处,不形成生发中心
- 巨细胞病毒(CMV)
  - 密集的急慢性炎
  - 淋巴滤泡形成
  - 小血管内纤维蛋白性血栓形成
- 传染性软疣
  - 分叶状、内生性的鳞状上皮增生
  - ±密集的淋巴细胞浸润
- 结核分枝杆菌
  - 干酪性肉芽肿性炎伴上皮样组织细胞聚集和中央坏死
  - 常伴多核巨细胞浸润
  - 边缘伴淋巴细胞和浆细胞浸润
- 埃及血吸虫
  - 慢性肉芽肿性炎
  - 多核巨细胞
  - 显著的嗜酸性粒细胞浸润±微脓肿
  - 继发性纤维化
  - 邻近的鳞状上皮增生
- 所有感染都可能与鳞状上皮增生有关,鳞状上皮及宫颈上皮细胞的非典型程度取决于炎症的严重程度

细胞学特征

- HSV
  - 速发期(36小时以内)
    - 鳞状上皮及宫颈上皮的副基底层细胞核及核仁增大
    - 细胞肿胀
  - 急性期(36小时至数天)
    - 上皮内多核巨细胞伴核型清晰和染色质边集
    - 偶见核内嗜酸性包涵体(Cowdry A型)
- CMV
  - 大的嗜碱性至双嗜性核内包涵体(“猫头鹰眼”)
    - 宫颈隐窝上皮细胞>>内皮细胞和基质细胞
  - 嗜酸性至双嗜性胞质内包涵体
    - 宫颈上皮细胞、内皮细胞或间质细胞
- 传染性软疣
  - 大的嗜酸性、颗粒状胞质内包涵体(“软疣小体”或“Henderson-Paterson小体”)
- 结核分枝杆菌
  - 组织细胞胞质呈弱嗜酸性,细胞边界不清
- 埃及血吸虫
  - 卵有端刺
    - 死卵广泛钙化
  - 罕见的情况下,微静脉内可见成虫

辅助实验

细胞学

- 巴氏涂片
  - 沙眼衣原体
    - 在淋巴细胞和浆细胞的背景中可见淋巴组织细胞聚集
    - 虫蚀样破碎的鳞状上皮及宫颈细胞
    - 嗜酸性胞质内包涵体(不可靠)
  - HSV1、HSV2上皮
    - 多核巨细胞、核型清晰和染色质边集
    - 溃疡底部刮出物病变明显
  - 梅毒螺旋体
    - 如有活动性感染,在暗视野显微镜下可观察到特征性螺旋微生物
  - 阴道毛滴虫
    - 梨形,有鞭毛
    - 嗜酸性胞质颗粒和淡染的偏心核

组织化学

- 沙眼衣原体
  - 革兰氏染色阴性
- 淋病奈瑟菌
  - 白细胞内的革兰氏阴性双球菌
- 梅毒螺旋体
  - Warthin Starry或Steiner染色阳性
- 结核分枝杆菌
  - 抗酸染色(AFB)阳性
    - 其他分枝杆菌属及分泌分枝菌酸的微生物(如诺卡菌)也呈AFB阳性

免疫组织化学

- HSV免疫染色
  - 针对HSV特异性抗原的抗体
  - 有些抗体可能无法区分HSV1和HSV2
- CMV免疫染色
  - 针对CMV特异性抗原的抗体
- 螺旋菌免疫染色
  - 针对螺旋菌抗原的抗体

基因检测

- 沙眼衣原体
  - 宫颈样本核酸扩增检测
  - 宫颈标本酶免疫分析
- 淋病奈瑟菌、阴道毛滴虫及结核分枝杆菌
  - 宫颈样本核酸扩增检测

血清学检测

- 梅毒螺旋体
  - 间接免疫荧光螺旋体抗体吸收(FTA-ABS)
    - 检测梅毒螺旋体的特异性抗体
  - VDRL和RPR检测
    - 检测非特异性抗脂抗体

培养

- 沙眼衣原体
  - 不能在人工培养基上培养
  - 必须在细胞内培养(如McCoy细胞)
- 淋病奈瑟菌
  - 含抗生素的巧克力琼脂(Thayer-Martin VCN培养基)
- 梅毒螺旋体
  - 不能在人工培养基上培养
- 结核分枝杆菌
  - 在培养基上生长非常缓慢(Lowenstein-Jensen培养基)

鉴别诊断

慢性宫颈炎，非特殊型

- 以鳞柱状上皮交界处为中心
- 反应性上皮和间质细胞非典型性，无包涵体、微生物、多核化或肉芽肿性炎

淋巴瘤样病变

- 带状分布的混合性炎症细胞浸润伴大 B 淋巴样细胞（免疫母细胞和/或中心母细胞）浸润
  - 可能有明显的免疫母细胞浸润
- 星空外观
- 可能合并沙眼衣原体感染
- 可能与 EB 病毒感染有关（EBER 阳性）

造血系统肿瘤

- 髓系肉瘤
  - 单形性不成熟髓样细胞
  - 胞质稀少，圆形单形性核，染色质细腻
  - 氯乙酸酯酶、溶菌酶、髓过氧化物酶、CD43、C-kit、CD34、CD68 阳性
  - B 细胞和 T 细胞的标志物通常为阴性
- 弥漫大 B 细胞淋巴瘤
  - 弥漫的单一形态的大细胞
  - 卵圆形或圆形至不规则的多叶核
  - 通常细胞核或核仁明显
  - CD20 和 Bcl-6 阳性（60%～90%）
  - 单克隆轻链重排，Ki-67 增殖指数高
- 滤泡性淋巴瘤
  - 密集分布的不典型淋巴滤泡±融合
    - 缺乏套区
  - 形态单一的中心细胞，偶见中心母细胞
  - CD20、Bcl-2-和 Bcl-6 阴性，CD10 阳性
  - 单克隆轻链重排

放疗相关的非典型性

- 骨盆或宫颈的放射史
- 不同程度的细胞非典型性，核质聚集，结构模糊，包括多核巨细胞
- 间质纤维化及继发性血管改变

Rosai-Dorfman 病

- 以组织细胞为主的炎性浸润
- 大组织细胞吞噬淋巴细胞（伸入现象）

诊断注意事项

病理诊断要点

- 分枝杆菌属或埃及血吸虫感染性宫颈炎可表现为大而易碎的肿块，临床表现类似于宫颈癌
- 由于某些感染与鳞状细胞增生、细胞非典型性和坏死有关，在小活检标本中难以与浸润过程区分；因此，应首先排除感染
- 多种辅助检查可用于诊断和/或明确感染
  - 与传统的组织化学染色相比，免疫组织化学染色更可靠，更容易解读
- 因 HIV 阳性患者继发性感染的风险较高，在这种情况下应特别注意感染的可能
- 尽管宫颈黏膜出现有生发中心的淋巴滤泡是非特异性的组织学特征，但该表现可能与衣原体感染有关
- 下生殖道衣原体或淋球菌感染的诊断非常重要，因为如果没有正确治疗，10%～20% 可发展为盆腔炎

部分参考文献

1. Bagel A et al: Molluscum contagiosum of cervix - a case report. J Clin Diagn Res. 11(1):ED03-ED04, 2017
2. Buckley K et al: Corpora amylacea and molluscum contagiosum on a cervical Pap smear. Diagn Cytopathol. 45(2):179-181, 2017
3. Dehon PM et al: Histological evidence of chronic Mycoplasma genitalium-induced cervicitis in HIV-infected women: a retrospective cohort study. J Infect Dis. 213(11):1828-35, 2016
4. Ukita M et al: Nontuberculous mycobacterial infection in the uterine cervix mimics invasive cervical cancer in immunocompetent woman. Int J Gynecol Pathol. 35(2):127-33, 2016
5. Toller A et al: An interesting finding in the uterine cervix: Schistosoma hematobium calcified eggs. Autops Case Rep. 5(2):41-4, 2015
6. Küçük Z et al: Isolated hydatid cyst of uterine cervix: a case report. J Obstet Gynaecol Res. 40(4):1157-60, 2014
7. Kalyani R et al: Cytological diagnosis of tuberculous cervicitis: a case report with review of literature. J Cytol. 29(1):86-88, 2012
8. Khalbuss WE et al: Cytomorphology of unusual infectious entities in the Pap test. Cytojournal. 9:15, 2012
9. Lewis DA et al: Urethritis/cervicitis pathogen prevalence and associated risk factors among asymptomatic HIV-infected patients in South Africa. Sex Transm Dis. 39(7):531-6, 2012
10. Sachan R et al: Genital tuberculosis with variable presentation: a series of three cases. BMJ Case Rep. 2012, 2012
11. Shebel HM et al: Genitourinary schistosomiasis: life cycle and radiologic-pathologic findings. Radiographics. 32(4):1031-46, 2012
12. Wiesenfeld HC et al: Subclinical pelvic inflammatory disease and infertility. Obstet Gynecol. 120(1):37-43, 2012
13. Dyer MJ et al: Primary lymphoma-like lesions of the uterine cervix; sheep in wolves' clothing. Br J Haematol. 153(6):791-4, 2011
14. McGowin CL et al: Mycoplasma genitalium: an emerging cause of sexually transmitted disease in women. PLoS Pathog. 7(5):e1001324, 2011
15. Rodrigues MM et al: Frequency of Chlamydia trachomatis, Neisseria gonorrhoeae, Mycoplasma genitalium, Mycoplasma hominis and Ureaplasma species in cervical samples. J Obstet Gynaecol. 31(3):237-41, 2011
16. Walker CK et al: Gonorrhea infection in women: prevalence, effects, screening, and management. Int J Womens Health. 3:197-206, 2011
17. Gupta R et al: Cervical tuberculosis detection in Papanicolaou-stained smear: case report with review of literature. Diagn Cytopathol. 37(8):592-5, 2009
18. Cook RL et al: Systematic review: noninvasive testing for Chlamydia trachomatis and Neisseria gonorrhoeae. Ann Intern Med. 142(11):914-25, 2005
19. McGalie CE et al: Cytomegalovirus infection of the cervix: morphological observations in five cases of a possibly under-recognised condition. J Clin Pathol. 57(7):691-4, 2004
20. Zeger W et al: Gynecologic infections. Emerg Med Clin North Am. 21(3):631-48, 2003
21. Poggensee G et al: Diagnosis of genital cervical schistosomiasis: comparison of cytological, histopathological and parasitological examination. Am J Trop Med Hyg. 65(3):233-6, 2001
22. Murray J et al: Rosai-Dorfman disease of the uterine cervix. Int J Gynecol Pathol. 10(2):209-13, 1991
23. Kiviat NB et al: Histopathology of endocervical infection caused by Chlamydia trachomatis, herpes simplex virus, Trichomonas vaginalis, and Neisseria gonorrhoeae. Hum Pathol. 21(8):831-7, 1990
24. Young RH et al: Lymphoma-like lesions of the lower female genital tract: a report of 16 cases. Int J Gynecol Pathol. 4(4):289-99, 1985
25. Willcox RR: Necrotic cervicitis due to primary infection with the virus of herpes simplex. Br Med J. 1(5592):610-2, 1968

(**左**)在CMV性宫颈炎中，宫颈上皮细胞内可见大的核内包涵体➡。由于炎症极少甚至缺乏，且整个腺体结构得以保留，因此在低倍镜检查时，特征性包涵体可能会被忽略。(**右**)高倍镜显示CMV性宫颈炎特有的嗜碱性核内包涵体➡，即猫头鹰眼状外观

无显著炎症反应(CMV)

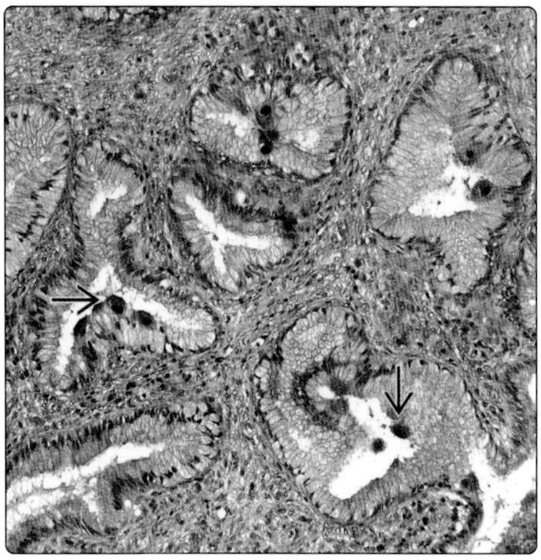

核内及胞质内包涵体(CMV)

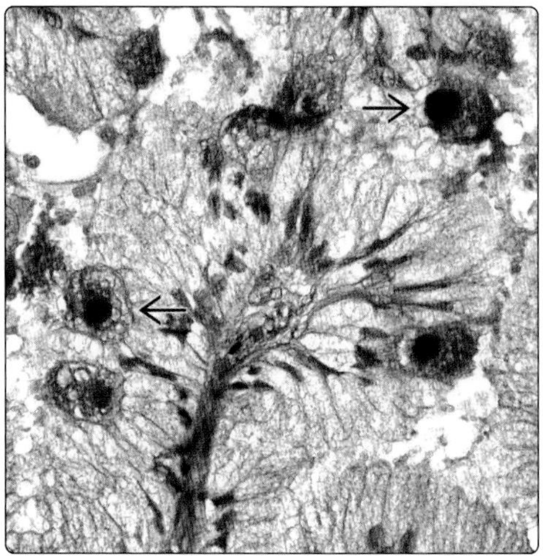

(**左**)淋巴滤泡形成是衣原体性宫颈炎的特征之一➡。衣原体性宫颈炎患者可合并HPV感染。因此，应仔细检查邻近鳞状上皮细胞是否存在HPV相关性改变。(**右**)上皮下淋巴滤泡生发中心形成("滤泡性宫颈炎")是非特异性的，但可能与沙眼衣原体感染有关。在这种情况下应考虑进行病原体检测，因为这种感染可能与盆腔炎症有关

巴氏涂片中的淋巴滤泡(沙眼衣原体)

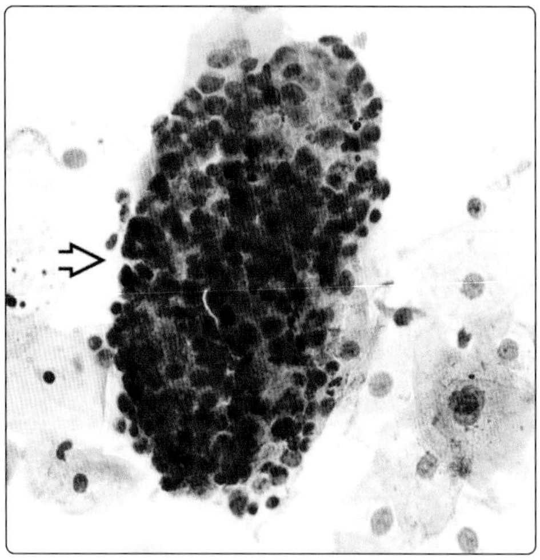

淋巴滤泡伴生发中心形成(沙眼衣原体)

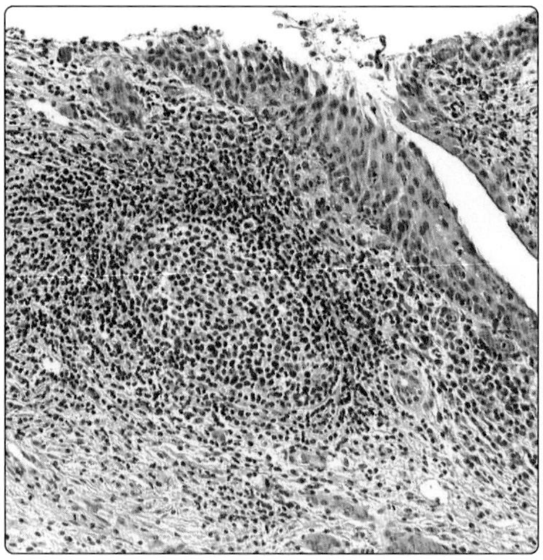

(**左**)肉芽肿性炎以宫颈间质内出现上皮样组织细胞、多核巨细胞和淋巴细胞围绕➡为特征，此时应进一步检查排除分枝杆菌和真菌感染。(**右**)血吸虫卵以端刺为特征➡，与宿主的炎症反应有关，包括显著的嗜酸性粒细胞、淋巴细胞和多核巨细胞浸润➡

肉芽肿(分枝杆菌或真菌感染)

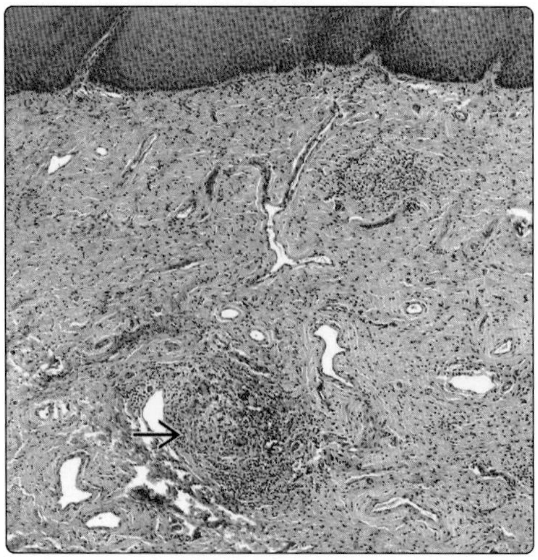

卵有端刺及显著的嗜酸性粒细胞浸润(血吸虫)

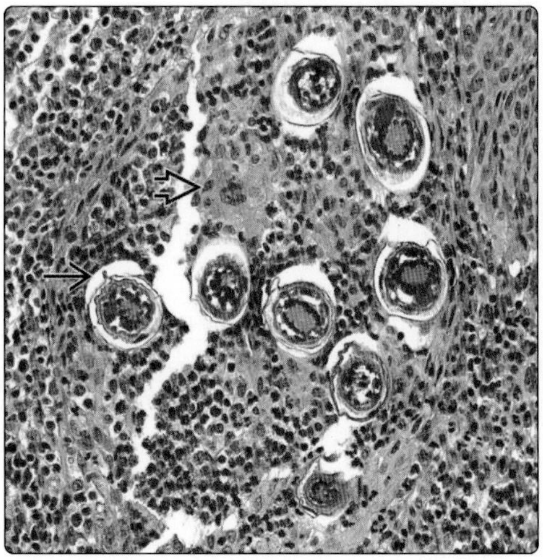

巴氏涂片中的髓系肉瘤

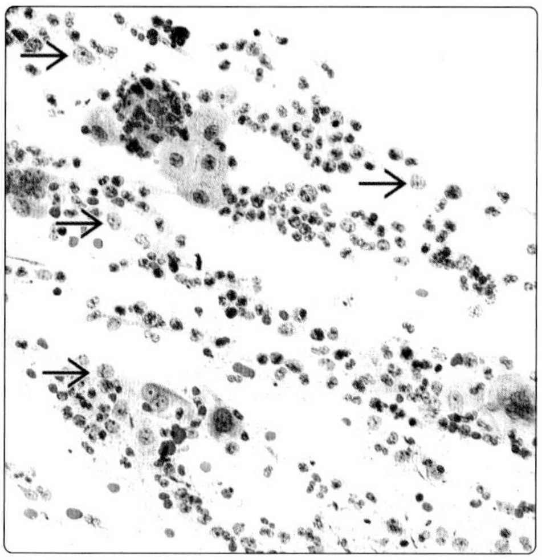

髓系肉瘤

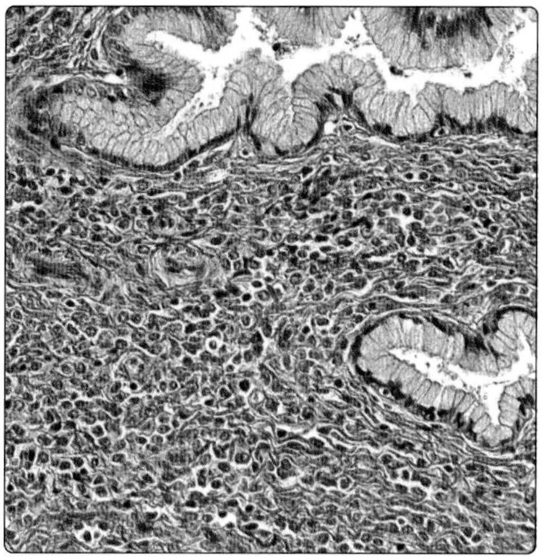

(左)宫颈髓系肉瘤与感染形态相似，在巴氏涂片中可见大量蓝染的淋巴样细胞。然而，这些细胞比淋巴细胞大，染色质相对细腻，可见胞质颗粒，后者取决于成熟程度➡。**(右)**在活检组织中，髓系肉瘤易与感染鉴别，表现为形态单一的不成熟造血细胞

非特异性慢性宫颈炎

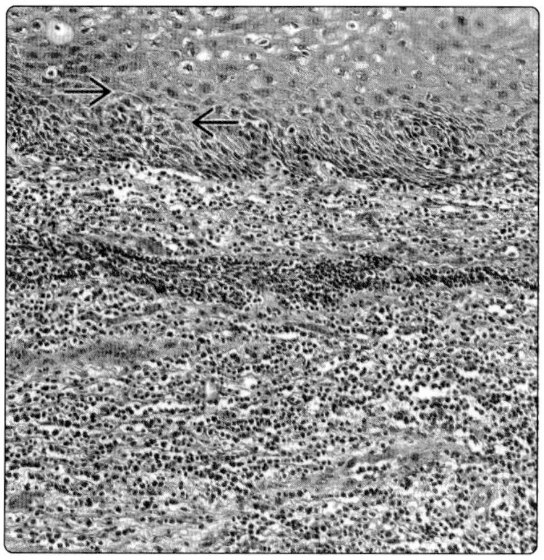

非特异性宫颈炎伴溃疡形成

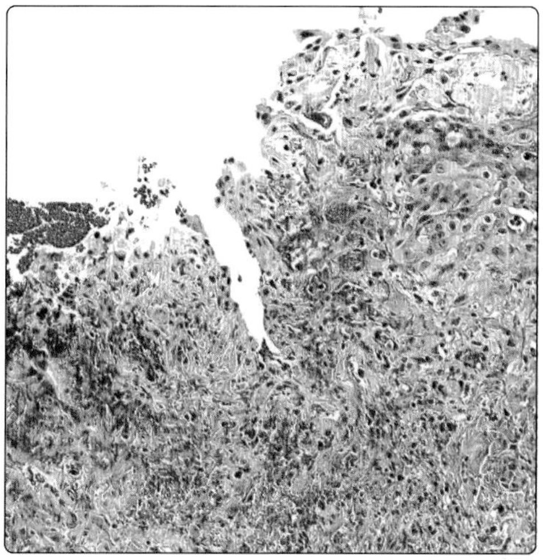

(左)在慢性宫颈炎中，炎症表浅且可能与上皮➡和/或间质细胞的反应性改变有关；但不出现包涵体、微生物、多核化或肉芽肿性炎。**(右)**溃疡可见于宫颈炎或侵袭性肿瘤。尽管溃疡属非特异性发现，在小活检标本中应想到感染的可能性，并进行仔细检查

放射相关的非典型性

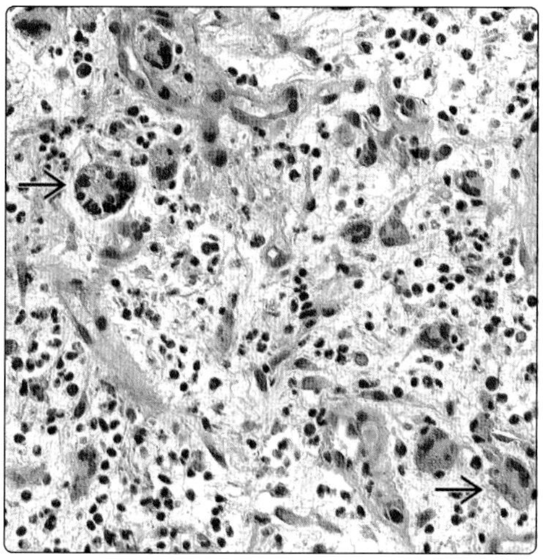

放射相关的非典型性

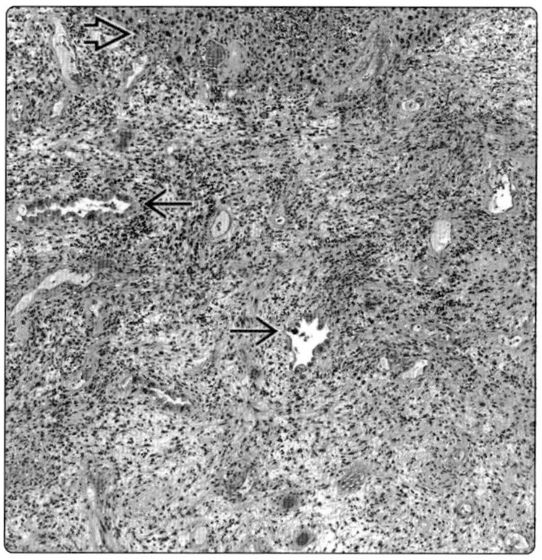

(左)既往放疗引起的间质细胞不典型增生伴多核化➡可能与HSV感染的多核细胞形态相似；而后者很少感染间质细胞。内皮细胞饱满及血管壁玻璃样提示放疗效应。**(右)**侵袭性鳞状细胞癌➡进行放疗后，残存的宫颈腺体可呈重度细胞学异型性➡。这种非典型性可能与病毒细胞病变效应形态相似，但病毒特异性免疫组织化学染色呈阴性

第2节 萎 缩

要 点

术语

- 与雌激素减少有关的鳞状上皮病变谱

病因/发病机制

- 低雌激素水平

临床问题

- 通常是绝经后
- 通常无症状
- 既往巴氏涂片异常[非典型鳞状细胞-无明确意义(ASC-US)最常见]

显微镜下所见

- 成熟障碍(部分至完全萎缩)
- 上皮薄厚不等,不等量胞质,胞质内糖原少或无
- 基底层极性仍存在
- 一致的胞质空晕及核周外围胞质浓缩,偶见双核(假挖空细胞);细胞核常位于空晕中央
- 拉长的("溪流样")、有时有核沟的("移行样")小细胞核,核质深染,核质比增大,但染色质均匀
- 通常细胞核大小和间距一致
  - 偶见表层细胞核增大("绝经后鳞状上皮非典型性")
- 无有丝分裂活性

辅助实验

- MIB-1 增殖指数低(仅基底局灶阳性)
- p16 和 ProEx C 阴性

首要的鉴别诊断

- 高级别鳞状上皮内病变(vs. 完全萎缩)
- 低级别鳞状上皮内病变(vs. 部分萎缩)

(左)虽然上皮厚度可不同,但宫颈鳞状上皮黏膜萎缩通常表现为上皮变薄。特征性改变为上皮胞质缺乏成熟度,细胞核大小和染色均匀一致。**(右)**移行细胞化生是宫颈萎缩的一种亚型,其上皮层更厚,细胞核拉长,有丰富的核沟。请注意,细胞核呈溪流样朝向上皮表面

上皮变薄且缺乏成熟度

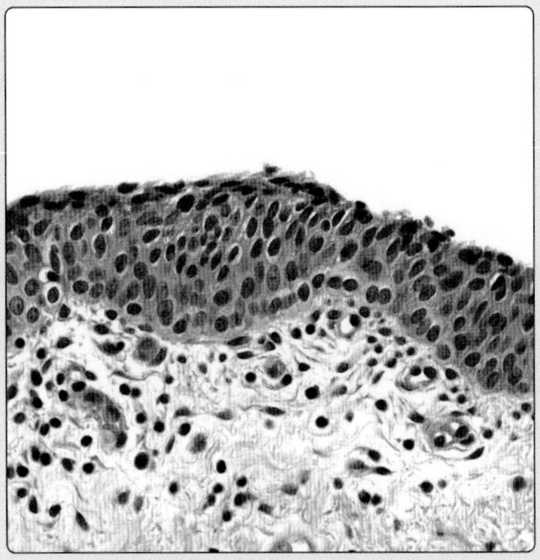

拉长的有核沟的细胞核

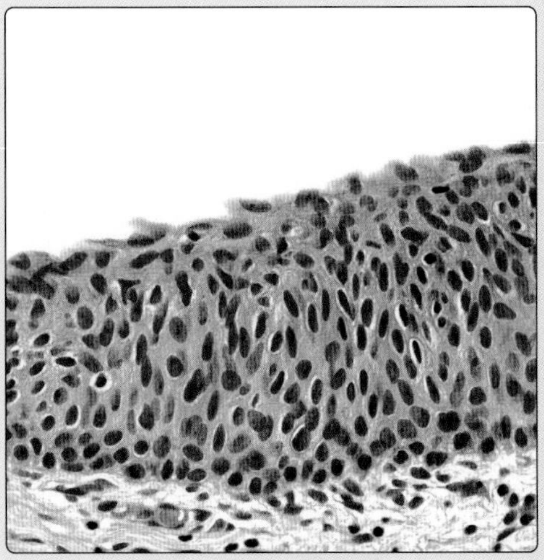

(左)在宫颈萎缩中,当出现明显的胞质空晕时,其形态可能与低级别鳞状上皮内病变相似;但应注意胞质空晕及位于空晕中央的细胞核大小一致且无有丝分裂。**(右)**在刮除标本中鉴别萎缩和高级别鳞状上皮内病变极具挑战性。萎缩呈 p16 阴性且 Ki-67 增殖活性少或无

一致的胞质空晕

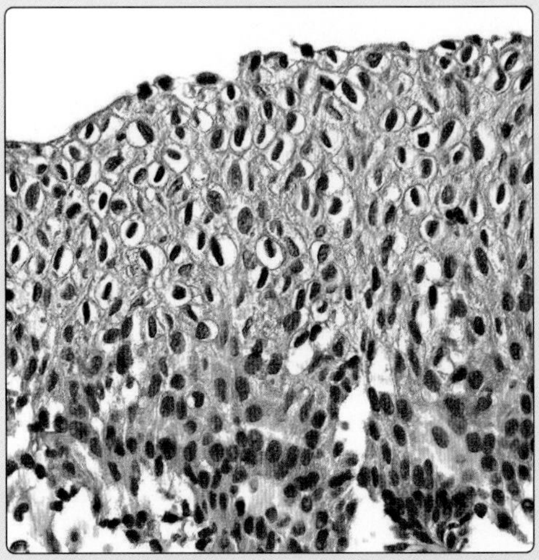

MIB-1 增殖指数低或无

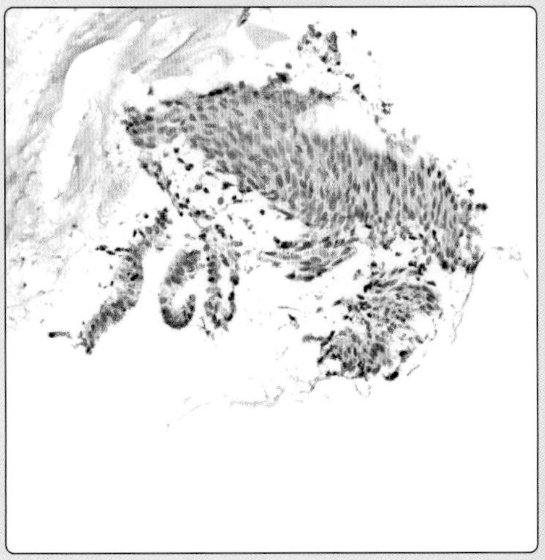

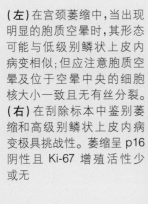

术语

同义词

- 绝经后鳞状上皮非典型性(变型)
- 移行上皮化生(变型)

定义

- 与雌激素减少有关的鳞状上皮病变谱

病因/发病机制

正常激素环境的改变

- 低雌激素水平
  - 绝经期后(最常见)
  - 产后
  - 含低剂量雌激素的口服避孕药
  - 双侧输卵管卵巢切除术后
  - Turner 综合征

临床问题

流行病学

- 年龄
  - 通常为绝经后

部位

- 宫颈和阴道最常见

表现

- 通常无症状
- 出血,比较少见
  - 上皮变薄不能充分保护其下层基质和脉管系统
- 既往巴氏涂片异常(ASC-US 最常见)

治疗

- 每日进行局部雌激素治疗

预后

- 良好

显微镜下所见

组织学特征

- 成熟障碍(部分至完全萎缩)
  - 皮薄厚不等,不等量胞质,胞质内糖原少或无
- 基底层极性仍存在

细胞学特征

- 一致的胞质空晕及核周外围胞质浓缩,偶见双核(假挖空细胞);细胞核常位于空晕中央
- 拉长的("溪流样")、有时有核沟的("移行样")小细胞核,核质深染,核质比增大,但染色质均匀
- 通常细胞核大小和间距一致
  - 偶见表层细胞核增大("绝经后鳞状上皮非典型性")
- 无有丝分裂活性

辅助实验

细胞学

- 基底层和副基底层细胞数量增加
- 规则、均匀的核间隔,核染色质一致,常有核沟,且核质比高
- "蓝色斑点",指圆形无定形的团块(裸核或浓缩黏液)

免疫组织化学

- MIB-1 增殖指数低(仅基底层局灶阳性)
- p16 和 ProEx C 阴性

鉴别诊断

高级别鳞状上皮内病变(vs. 完全萎缩)

- 上皮极性消失
- 细胞核异型程度更高
- 染色质粗糙并且有丝分裂活跃
- p16 弥漫阳性(细胞核和细胞质)
- Ki-67 阳性(全层)

低级别鳞状上皮内病变(vs. 部分萎缩)

- 上皮层上部的细胞核大小和染色变异程度更高
- 空晕大小及形态各异
  - 细胞核形状不规则,位于空晕内
  - 外周胞质浓缩及细胞边界明显
- 非典型性角化不全
- MIB-1 阳性(上皮层上部),p16 呈不同程度阳性

诊断注意事项

临床相关性病理学特征

- 绝经后
- 与 HPV 无关

病理诊断要点

- 局部雌激素治疗后,萎缩的细胞学和组织学特征通常会消失
- 对于绝经后患者,在诊断鳞状上皮内病变之前,应考虑萎缩性病变

部分参考文献

1. Richards A et al: Abnormal cervicovaginal cytology, unsatisfactory colposcopy and the use of vaginal estrogen cream: an observational study of clinical outcomes for women in low estrogen states. J Obstet Gynaecol Res. 41(3):440-4, 2015
2. Mokhtar GA et al: Atypical squamous cells, cannot exclude high-grade squamous intraepithelial lesion: cytohistologic correlation study with diagnostic pitfalls. Acta Cytol. 52(2):169-77, 2008
3. Pinto AP et al: Biomarker (ProEx C, p16(INK4A), and MiB-1) distinction of high-grade squamous intraepithelial lesion from its mimics. Mod Pathol. 21(9):1067-74, 2008
4. Egan AJ et al: Transitional (urothelial) cell metaplasia of the uterine cervix: morphological assessment of 31 cases. Int J Gynecol Pathol. 16(2):89-98, 1997
5. Weir MM et al: Transitional cell metaplasia of the uterine cervix and vagina: an underrecognized lesion that may be confused with high-grade dysplasia. A report of 59 cases. Am J Surg Pathol. 21(5):510-7, 1997
6. Jovanovic AS et al: Postmenopausal squamous atypia: a spectrum including "pseudo-koilocytosis". Mod Pathol. 8(4):408-12, 1995

第3节 移行细胞化生

要 点

术语

- 鳞状上皮的细胞学和组织学表现与尿路上皮相似，属于萎缩性改变的范畴
- 同义词：绝经后鳞状上皮非典型性

临床问题

- 绝大多数为绝经后
- 宫颈；阴道、外阴少见
- 通常无症状
- 通常偶然发现，也可能表现为巴氏涂片异常
  - 最常见：不能排除高级别鳞状上皮内病变的非典型鳞状细胞（ASC-H）

显微镜下所见

- 上皮层厚度>10层细胞
- 拉长的（“溪流样”）细胞核，伴特征性的纵行核沟（“咖啡豆”）
- 核大小、核间距及染色质一致
- 基底层缺乏垂直方向的“栅栏”状结构
- 表层细胞类似于伞细胞
- 有丝分裂罕见

辅助实验

- p63阳性
- CK13、CK17、CK18局灶阳性
- p16和HPV阴性

首要的鉴别诊断

- 高级别鳞状上皮内病变（CIN 3）
- 化生中出现的低级别鳞状上皮内病变（CIN 1）
- 反应性鳞状上皮化生

形态与鳞状上皮不典型增生相似

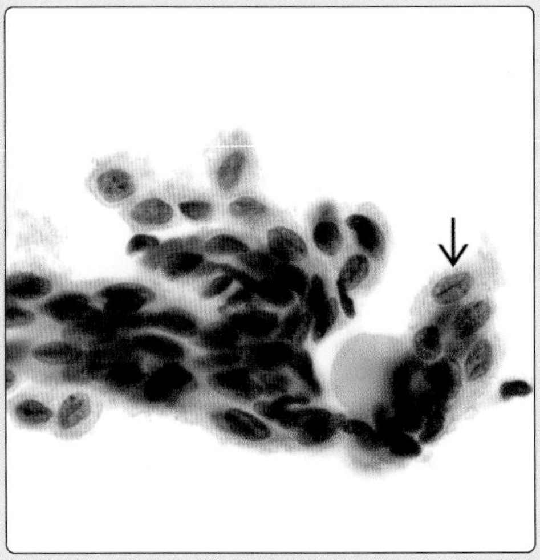

“溪流样”细胞

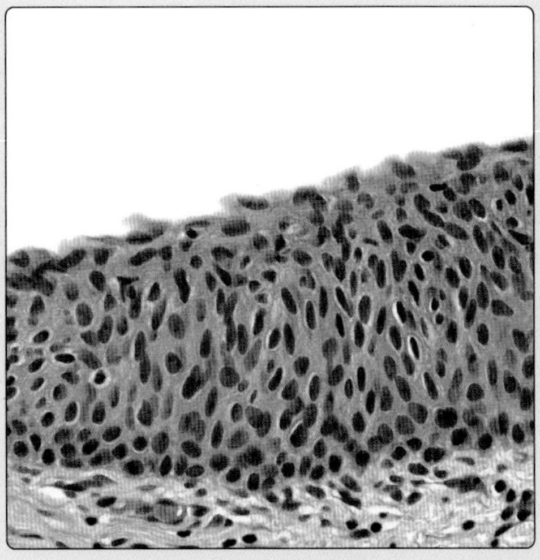

（左）移行细胞化生可能被误诊为鳞状上皮不典型增生。这种情况多发生在细胞标本中，因其呈高核质比而易误诊为高级别鳞状上皮内病变；细腻、均质的染色质和纵行核沟⇨是其诊断特征。**（右）**移行细胞化生的特征是形态温和的上皮细胞增生，厚度通常>10层细胞，呈溪流样排列，类似于尿路上皮

染色质细腻和核沟

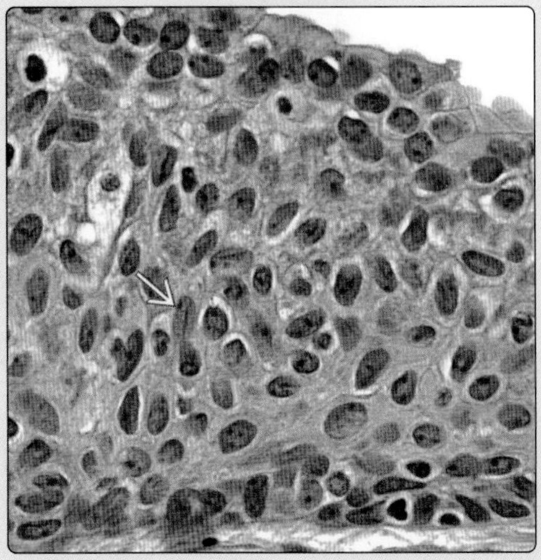

p16染色弱阳性或阴性

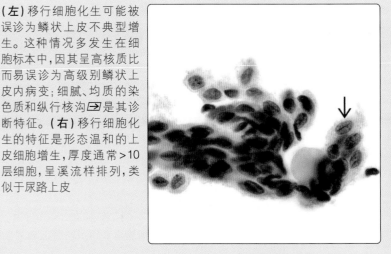

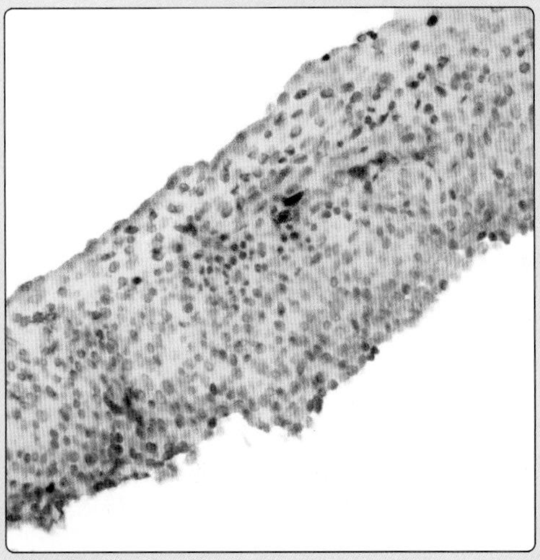

（左）尽管细胞成熟程度很低，但卵圆形细胞核、染色质细腻及纵行核沟⇨，有助于诊断移行细胞化生。应注意其缺乏核质深染、非典型性及有丝分裂。**（右）**移行细胞化生p16染色弱阳性或阴性，而高级别鳞状上皮内病变呈弥漫强阳性

术语

同义词

- 绝经后鳞状上皮非典型性

定义

- 鳞状上皮的细胞学和组织学表现与尿路上皮相似,属于萎缩性改变的范畴

临床问题

流行病学

- 发病率
  - 不常见
- 年龄
  - 绝大多数为绝经后

部位

- 宫颈
- 阴道和外阴少见

表现

- 通常无症状
- 偶然发现
- 既往巴氏涂片异常
  - 最常见:不能排除高级别鳞状上皮内病变的非典型鳞状细胞(ASC-H)

治疗

- 一般来说不需要治疗,因为没有增加鳞状上皮细胞不典型增生或癌的风险
- 如有症状,局部雌激素治疗

预后

- 良好

显微镜下所见

组织学特征

- 类似于尿路上皮增生
- 上皮层厚度>10 层细胞
- 紊乱或溪流样的外观
- 基底层缺乏垂直方向的"栅栏"状结构
- 表层细胞类似于伞细胞

细胞学特征

- 拉长的("溪流样")核
- 特征性的纵行核沟("咖啡豆")
- 核大小、核间距及染色质一致
- 有丝分裂罕见

辅助实验

免疫组织化学

- p63 阳性
- CK13、CK17、CK18 局灶阳性
- p16 和 CK20 阴性
- 降钙素或血清素可能阳性

PCR

- HPV 阴性

鉴别诊断

高级别鳞状上皮内病变(CIN 3)

- 缺乏核沟
- 核质深染,染色质粗糙
- 易见有丝分裂
- p16 弥漫强阳性

化生中出现的低级别鳞状上皮内病变(CIN 1)

- 核的大小存在更大的变异性
- 染色质分布不均匀
- 轻度挖空样改变

反应性鳞状上皮化生

- 保留正常细胞极性
- 缺乏核沟
- 通常胞质更丰富,细胞呈多角形
- 易见有丝分裂

萎缩

- 鳞状上皮变薄
- 小的核周空晕,细胞核位于空晕中央
- 缺乏核沟

尿路上皮癌继发性累及宫颈(罕见)

- 临床病史

诊断注意事项

病理诊断要点

- 对于绝经后女性,在巴氏涂片中诊断高级别鳞状上皮内病变或 ASC-H 前,应考虑移行细胞化生
- 不规则的溪流样结构、染色质细腻、纵行核沟及有丝分裂活性罕见或缺乏,有助于与鳞状上皮不典型增生相鉴别
- 移行细胞化生可能与鳞状上皮不典型增生相伴随

部分参考文献

1. Reyes MC et al: Urothelial carcinoma involving the gynecologic tract: a morphologic and immunohistochemical study of 6 cases. Am J Surg Pathol. 36(7):1058-65, 2012
2. Murali R et al: Cytological features of transitional cell metaplasia of the lower female genital tract. Pathology. 42(2):113-8, 2010
3. Houghton O et al: The expression and diagnostic utility of p63 in the female genital tract. Adv Anat Pathol. 16(5):316-21, 2009
4. Duggan MA: Cytologic and histologic diagnosis and significance of controversial squamous lesions of the uterine cervix. Mod Pathol. 13(3):252-60, 2000
5. Harnden P et al: Immunophenotype of transitional metaplasia of the uterine cervix. Int J Gynecol Pathol. 18(2):125-9, 1999
6. Weir MM et al: Transitional cell metaplasia of the cervix: a newly described entity in cervicovaginal smears. Diagn Cytopathol. 18(3):222-6, 1998
7. Egan AJ et al: Transitional (urothelial) cell metaplasia of the uterine cervix: morphological assessment of 31 cases. Int J Gynecol Pathol. 16(2):89-98, 1997
8. Weir MM et al: Transitional cell metaplasia of the uterine cervix and vagina: an underrecognized lesion that may be confused with high-grade dysplasia. A report of 59 cases. Am J Surg Pathol. 21(5):510-7, 1997

第 4 节 不成熟性鳞状上皮化生

要 点

术语

- 不成熟的鳞状细胞取代原有腺上皮的非肿瘤性增生

病因/发病机制

- 宫颈管柱状上皮在阴道酸性环境的慢性刺激下产生的继发性改变

临床问题

- 流行病学
  - 常见
  - 常为育龄期女性
- 表现
  - 偶然发现
  - 醋酸白试验可呈蓝-白色外观
- 部位
  - 位于或靠近鳞-柱状上皮移行区

显微镜下所见

- 不成熟鳞状细胞呈小叶状或巢状排列，伴核密度增大
- 表层细胞胞质成熟伴有黏液滴或宫颈管细胞得以保留
- 细胞核间隔均匀，伴轻度核拥挤
- 细胞边界清晰，通常有明显棘突
- 细胞核大小和形状一致，染色质细腻，核仁清晰
- 有丝分裂程度不一，但无非典型表现

辅助实验

- p63 阳性
- p16 通常为阴性，偶见局灶阳性
- MIB-1 表达局限于基底/副基底层

首要的鉴别诊断

- 化生中出现的鳞状上皮内病变
- 高级别鳞状上皮内病变

细胞核密度一致伴有轻微的细胞学异型性

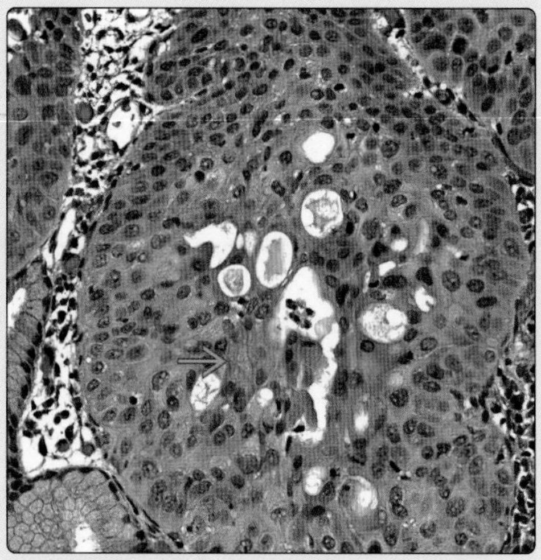

表层细胞核密度降低（部分成熟的鳞状上皮化生）

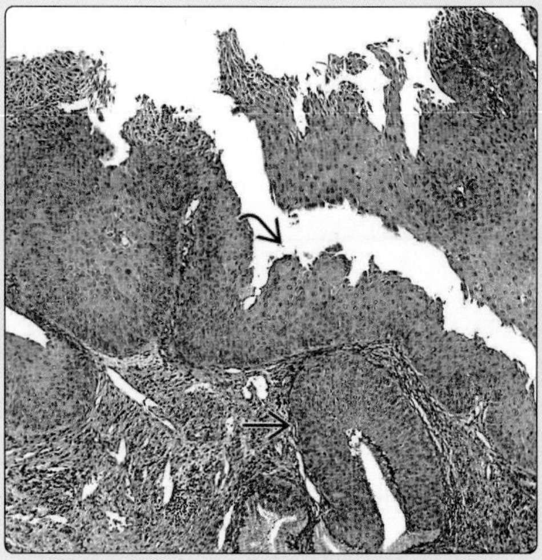

（左）不成熟鳞状上皮化生的特征是核密度增加但分布均匀，核间距一致。细胞呈轻微异型性，核圆形，染色质细腻，核仁清晰。可见沿表层分布的黏液滴或宫颈管细胞→。（右）与一致的不成熟鳞状上皮化生相比→，成熟的鳞状上皮化生→表现为更丰富的嗜酸性胞质及表面细胞核密度下降

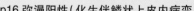

轻微细胞改变（化生伴鳞状上皮内病变）

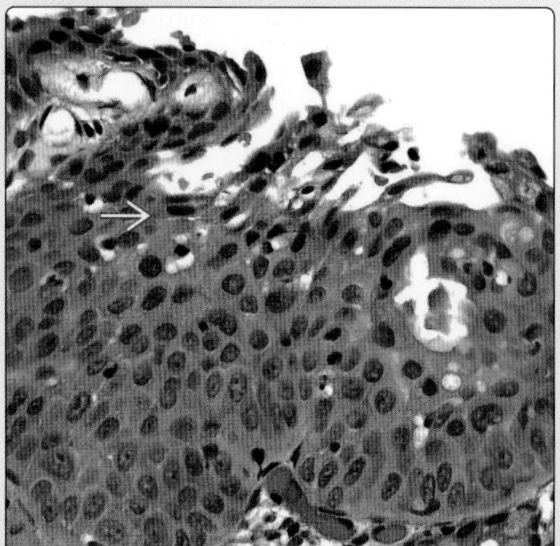

p16 弥漫阳性（化生伴鳞状上皮内病变）

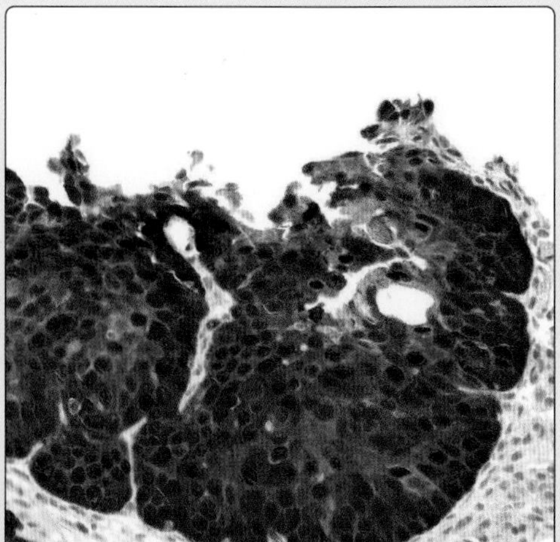

（左）宫颈不成熟鳞状上皮化生性病变的鉴别诊断包括鳞状上皮内病变累及化生。注意表面呈轻微细胞病变效应，细胞核形状不规则、核质深染→。（右）p16 细胞核和细胞质弥漫强阳性支持鳞状上皮内病变的诊断。这些病变往往难以分级

术语

定义

- 取代原有腺上皮的不成熟鳞状细胞的非肿瘤性增生

病因/发病机制

反应性生理过程

- 宫颈管柱状上皮在阴道酸性环境的慢性刺激下产生的继发性改变
  - 青春期雌激素水平升高导致宫颈外翻，暴露宫颈管上皮

临床问题

流行病学

- 发病率
  - 常见
- 年龄
  - 生育年龄

部位

- 位于或靠近鳞-柱状上皮移行区

表现

- 偶然发现

疾病自然史

- 发展为成熟鳞状上皮化生后与外翻的宫颈管上皮难以区分，但仍保留之前的宫颈管腺体的扇形轮廓

治疗

- 无

预后

- 良好

大体所见

阴道镜检查

- 位于或靠近鳞-柱状上皮移行区
- 通常边界清晰
- 进行醋酸白试验可呈蓝-白色外观

显微镜下所见

组织学特征

- 不成熟鳞状细胞呈小叶状或巢状排列
- 核密度增大但均匀一致
- 保留表面细胞的成熟度
- 细胞核间隔均匀，伴轻度核拥挤
- 细胞边界清晰，通常有明显棘突
- 表面有黏液滴或宫颈管细胞

细胞学特征

- 细胞核均匀一致伴轻微细胞学异型性
- 染色质细腻、核仁清晰
- 有丝分裂程度不一，但无非典型表现

辅助实验

免疫组织化学

- p63 弥漫阳性
- p16 通常为阴性，也可呈局灶阳性
- MIB-1 表达局限于基底/副基底层

鉴别诊断

化生背景中出现的鳞状上皮内病变

- 轻微的细胞病理改变
- p16 弥漫阳性
- HPV 相关
- 最好诊断为低级别鳞状上皮内病变或难以分级的鳞状上皮内病变（CIN Ⅰ-Ⅱ）

高级别鳞状上皮内病变

- 细胞核密度高，常有核重叠及核质深染
- 细胞核大小不一，核轮廓不规则，核质比高
- 上皮各层均可见有丝分裂，包括非典型有丝分裂
- 可见凋亡和角化不良细胞
- p16 弥漫阳性
- Ki-67 全层阳性

诊断注意事项

病理诊断要点

- 出现非典型有丝分裂象、上皮层上部细胞密度高或上皮表层细胞核非典型性，应怀疑鳞状上皮内病变
- 化生背景中出现的鳞状上皮内病变可能难以分级
- “不典型不成熟化生”指鳞状上皮内病变累及化生

部分参考文献

1. Skapa P et al: p16(INK4a) immunoprofiles of squamous lesions of the uterine cervix-implications for the reclassification of atypical immature squamous metaplasia. Pathol Oncol Res. 19(4):707-14, 2013
2. Houghton O et al: The expression and diagnostic utility of p63 in the female genital tract. Adv Anat Pathol. 16(5):316-21, 2009
3. Walts AE et al: P16/Ki-67 immunostaining is useful in stratification of atypical metaplastic epithelium of the cervix. Clin Med Pathol. 1:35-42, 2008
4. Iaconis L et al: p16 and Ki-67 immunostaining in atypical immature squamous metaplasia of the uterine cervix: correlation with human papillomavirus detection. Arch Pathol Lab Med. 131(9):1343-9, 2007
5. Miyatake T et al: Clonality analysis and human papillomavirus infection in squamous metaplasia and atypical immature metaplasia of uterine cervix: is atypical immature metaplasia a precursor to cervical intraepithelial neoplasia 3? Int J Gynecol Pathol. 26(2):180-7, 2007
6. Regauer S et al: CK17 and p16 expression patterns distinguish (atypical) immature squamous metaplasia from high-grade cervical intraepithelial neoplasia (CIN III). Histopathology. 50(5):629-35, 2007
7. Duggan MA et al: Atypical immature cervical metaplasia: immunoprofiling and longitudinal outcome. Hum Pathol. 37(11):1473-81, 2006
8. O'Neill CJ et al: p16 expression in the female genital tract and its value in diagnosis. Adv Anat Pathol. 13(1):8-15, 2006

第5节 输卵管及输卵管子宫内膜样化生

要 点

术语

- 输卵管或子宫内膜样上皮(增殖的或不活跃的)替代宫颈上皮

病因/发病机制

- 获得性:与既往手术操作有关
- 化生:可能与改变细胞分化通路的基因表达有关
- 环境:宫内已烯雌酚(DES)暴露史,罕见

临床问题

- 常在育龄期女性偶然发现
- 在多达 2/3 的宫颈锥切术后患者中出现
- 宫颈管多见

显微镜下所见

- 累及深部和/或浅表腺体或表面
- 通常腺体分布均匀,偶有拥挤,呈分支状或囊性;罕见假浸润性外观
- 腺体周围富于细胞性水肿或黏液样间质
- 立方至假复层纤毛细胞、分泌细胞和插入细胞,细胞学特征温和
- 细胞可表现为顶部胞质突起
- 细胞非典型性可达到原位癌的程度

辅助实验

- Bcl-2、pax-2、vimentin、ER 和 PR 阳性
- p16 阳性,但通常呈片灶状
- MIB-1 和 ProEX C 阴性至局灶阳性
- 巴氏涂片:细胞群边缘呈光滑扇形,无羽毛状或菊形团状边缘,具有纹状缘和纤毛

首要的鉴别诊断

- 宫颈原位腺癌,普通型
- 子宫内膜异位症
- 中肾管残件

(左)输卵管及输卵管子宫内膜样化生的腺体与正常宫颈腺体的分布相似,大小及形态略有变化。在既往接受过宫颈手术的患者中偶然发现。(右)输卵管化生常见腺体周围间质细胞增多→、黏液样改变或水肿,但缺乏促结缔组织增生反应。有时可见小的钙化和/或慢性炎症

腺体的分布相对均匀

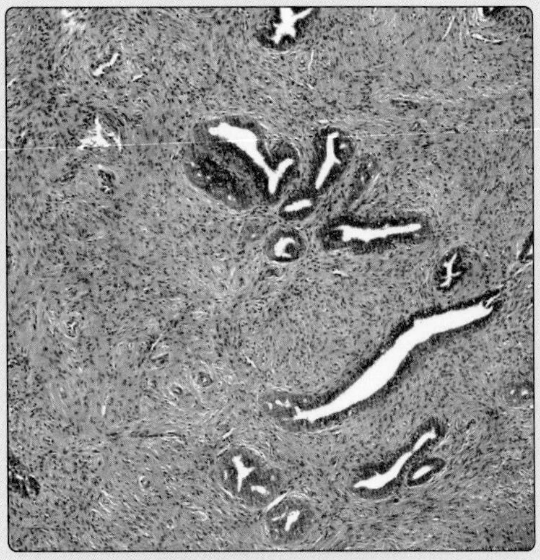

间质细胞丰富

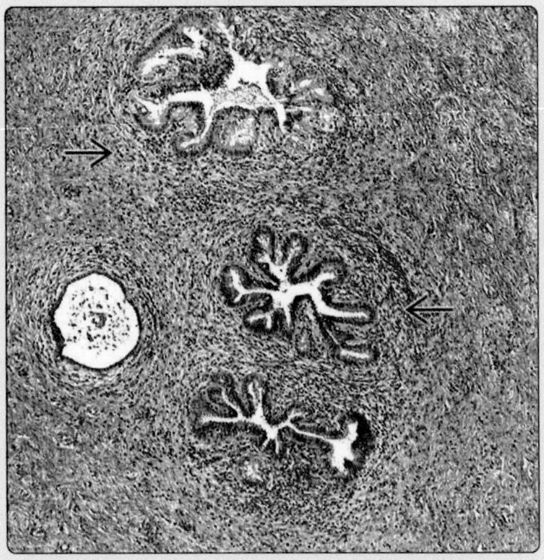

(左)输卵管子宫内膜样化生的腺体被覆纤毛细胞和含顶端空泡的分泌细胞→。也可见假复层核和顶部胞质突起→。(右)输卵管和输卵管子宫内膜样化生的腺体被覆细胞呈不同程度的非典型性,可达到原位癌的程度。偶见孤立的核分裂象,不提示原位癌→

纤毛细胞和伴顶部胞质突起的分泌细胞混合存在

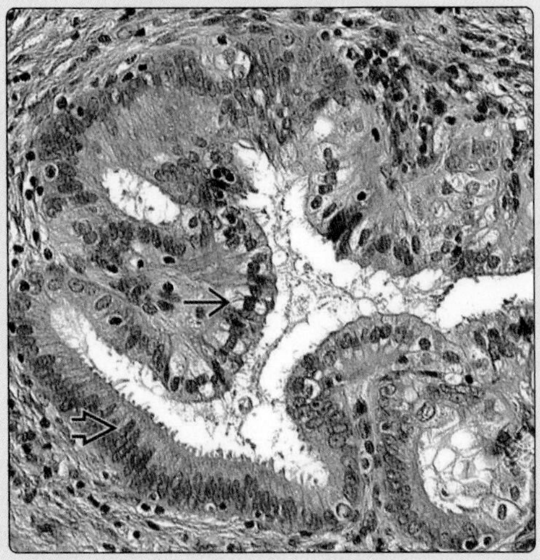

轻度细胞学异型性和核分裂象

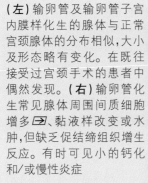

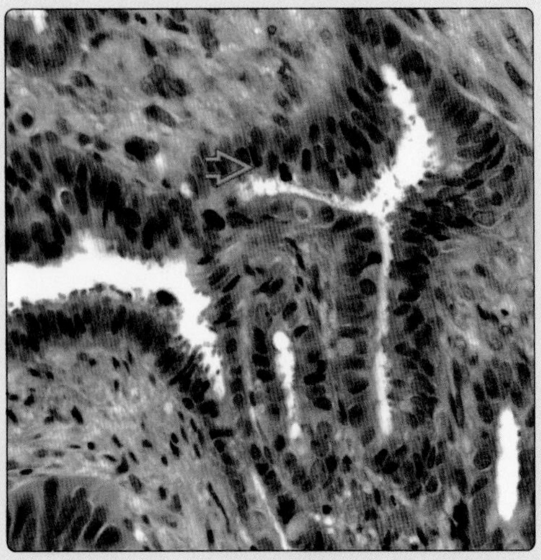

术语

定义

- 输卵管或子宫内膜样上皮（增殖的或不活跃的）替代宫颈上皮

病因/发病机制

环境暴露

- 罕见与宫内己烯雌酚（DES）暴露有关

获得性（更常见）

- 与既往手术操作相关，包括活检、宫颈环形电切术（LEEP）或宫颈锥切术

化生

- 可能与改变细胞分化通路的基因表达有关

临床问题

流行病学

- 发病率
  - 在多达 2/3 的宫颈锥切术后患者中出现
- 年龄
  - 育龄期女性（平均 39 岁）

部位

- 通常宫颈管多见

表现

- 无症状

预后

- 良好（无需治疗）

大体所见

肉眼观

- 罕见囊性扩张（偶然发现）

显微镜下所见

组织学特征

- 深在和/或浅表腺体或表面
  - 通常局限于宫颈壁浅表 1/3
  - 可呈部分腺体受累
  - 罕见假浸润性生长
- 腺体通常分布均匀，大小和形状略有变化；偶尔排列拥挤，呈分支状和/或囊状
- 腺体周围富于细胞性（常见）、水肿性或黏液样间质
- ±罕见钙化

细胞学特征

- 立方至假复层纤毛细胞、分泌细胞和插入细胞混合存在
- 不同程度的细胞核拥挤，但核形态温和
- 纤毛细胞：纤毛和/或纹状缘
- 分泌细胞：顶端空泡，可表现为顶部胞质突起
- 核分裂和凋亡小体罕见
- 细胞非典型性可达到原位癌的程度
- 巴氏涂片：细胞群边缘呈光滑扇形，无羽毛状或菊形团状边缘，具有纹状缘和纤毛

辅助实验

免疫组织化学

- Bcl-2（胞质）、pax-2、vimentin、ER 和 PR 阳性
- p16 阳性，但通常呈片灶状
- MIB-1 和 ProEX C 阴性至局灶阳性

鉴别诊断

宫颈原位腺癌

- 纤毛不常见（输卵管变型除外）
- 核增大，核质深染，核形状不规则，有丝分裂，凋亡
- p16 阳性（弥漫强阳性）
- MIB-1 指数高（>30%），ProEx C 阳性
- Bcl-2、vimentin、pax-2 阴性，ER 和 PR 散在或不表达

子宫内膜异位症

- 肉眼可见红至紫色出血性病变
- 腺体周围数量不等的子宫内膜间质细胞
- 含铁血黄素沉积（可见于巨噬细胞内）和/或近期出血
- ±核分裂和凋亡
- 子宫内膜间质 CD10 强阳性

中肾管残件

- 常位于宫颈壁深部
- 无纤毛、假复层排列的细胞核和间质改变
- 管腔内可见浓稠、PAS 阳性的嗜酸性分泌物
- CD10 阳性，腔面处着色加重；GATA3 阳性

诊断注意事项

病理诊断要点

- 输卵管化生在细胞学和组织学标本中常被误诊为宫颈原位腺癌；在诊断恶性之前应考虑到本病

部分参考文献

1. Rabban JT et al: PAX2 distinguishes benign mesonephric and mullerian glandular lesions of the cervix from endocervical adenocarcinoma, including minimal deviation adenocarcinoma. Am J Surg Pathol. 34(2):137-46, 2010
2. O'Connell F et al: Cytologic features of ciliated adenocarcinoma of the cervix: a case report. Acta Cytol. 49(2):187-90, 2005
3. Vang R et al: Pseudoinfiltrative tubal metaplasia of the endocervix: a potential form of in utero diethylstilbestrol exposure-related adenosis simulating minimal deviation adenocarcinoma. Int J Gynecol Pathol. 24(4):391-8, 2005
4. Cameron RI et al: Immunohistochemical staining with MIB1, bcl2 and p16 assists in the distinction of cervical glandular intraepithelial neoplasia from tubo-endometrial metaplasia, endometriosis and microglandular hyperplasia. Histopathology. 41(4):313-21, 2002
5. Schlesinger C et al: Endocervical adenocarcinoma in situ of tubal type and its relation to atypical tubal metaplasia. Int J Gynecol Pathol. 18(1):1-4, 1999
6. Oliva E et al: Tubal and tubo-endometrioid metaplasia of the uterine cervix. Unemphasized features that may cause problems in differential diagnosis: a report of 25 cases. Am J Clin Pathol. 103(5):618-23, 1995
7. Al-Nafussi A et al: The prevalence of tuboendometrioid metaplasia and adenomatoid proliferation. Histopathology. 22:177-9, 1993
8. Ismail SM: Cone biopsy causes cervical endometriosis and tubo-endometrioid metaplasia. Histopathology. 18(2):107-14, 1991

要 点

术语

- 与妊娠有关的上皮细胞胞质和细胞核改变

临床问题

- 可发生在女性生殖道的任何部位
- 育龄期(妊娠)最常见,也可见于口服避孕药或者激素替代治疗的任何年龄段女性

大体所见

- 通常不形成肿块性病变
- 可形成广泛的息肉

显微镜下所见

- 通常为局灶性,偶尔呈广泛的微乳头状和筛状生长
- 受累腺体表现为一系列细胞核和细胞质改变
- 细胞常突出到管腔内,呈鞋钉样外观
- 细胞增大,伴丰富嗜酸性至空泡状胞质
  - 核质比保持不变
- 细胞核不同程度增大,核轮廓不规则,染色质形态各异
  - 胞质内包涵体常见
- 有丝分裂活性罕见

辅助实验

- MIB-1 增殖指数低
- Napsin-A 常阳性

首要的鉴别诊断

- 原位腺癌(宫颈)
- 透明细胞癌(宫颈、子宫内膜、卵巢、腹膜)
- 孕激素相关的异型性

(左) Arias-Stella 反应常为局灶表现。在该宫颈举例中,只有少数腺体受累。低倍镜下可见微乳头状生长和鞋钉细胞。(右) Arias-Stella 反应的特征是细胞核和细胞质的一系列变化,包括不同程度的核增大,核轮廓不规则,染色质聚集,核内假包涵体⇨,丰富的嗜酸性至空泡状胞质。细胞常突入管腔内,形成鞋钉样外观

Arias-Stella 反应:保留腺体结构

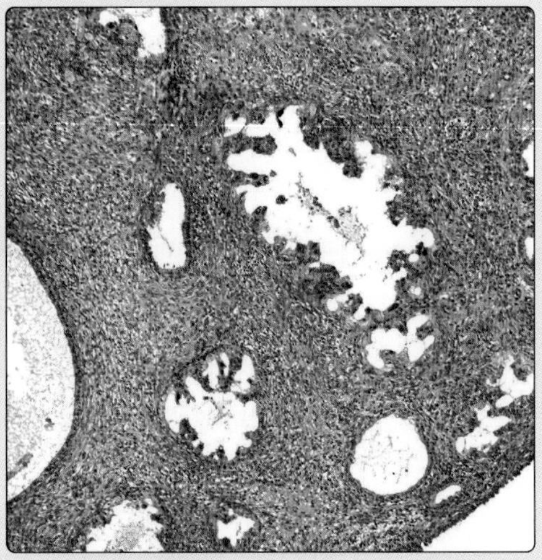

Arias-Stella 反应:染色质聚集及核内假包涵体

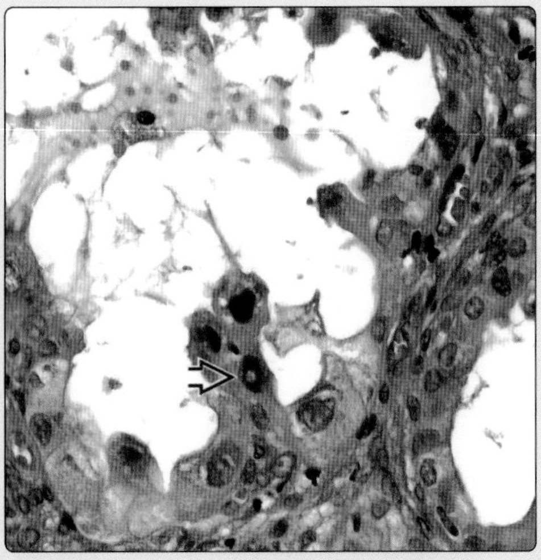

(左) 宫颈原位腺癌表现为细胞核假复层排列、核质比增高、核质深染、顶端有丝分裂象⇨和凋亡小体。(右) 透明细胞癌常形成肿块性病变,多种生长方式混合存在(管状、乳头状和实性)、显著细胞学非典型性(如图所示)和有丝分裂活性。应注意,透明细胞癌和 Arias-Stella 反应均可呈 Napsin-A 阳性

原位腺癌:假复层,核质深染和核分裂象

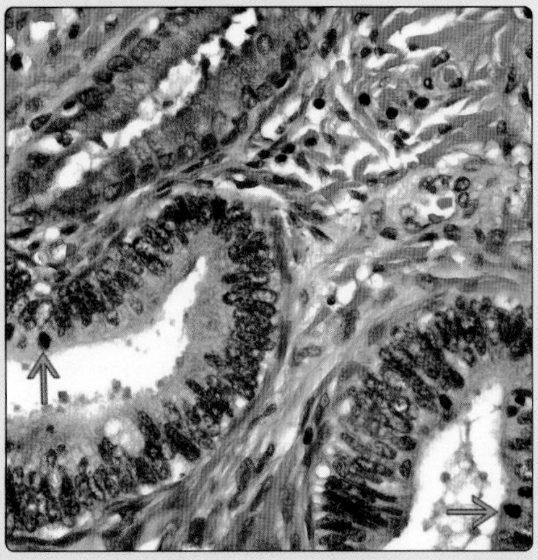

透明细胞癌:弥漫细胞学非典型性

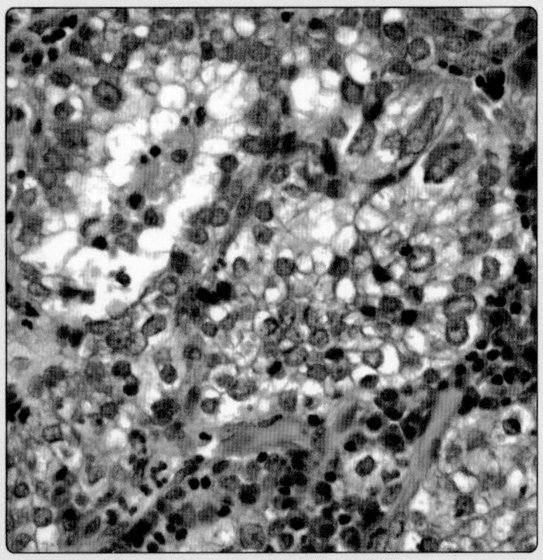

术语

同义词

- Arias-Stella 现象(Arias-Stella phenomenon)
- Arias-Stella 改变(Arias-Stella change)
- Arias-Stella 效应(Arias-Stella effect)

定义

- 与妊娠有关的上皮细胞胞质和细胞核改变

病因/发病机制

激素

- 继发于促性腺激素水平升高

临床问题

流行病学

- 发病率
  - 相对常见
  - 可见于 50% 的妊娠子宫切除术后
- 年龄
  - 育龄期(妊娠)最常见
  - 也可见于口服避孕药或者激素替代治疗的任何年龄段女性

部位

- 多见于妊娠期子宫内膜
- 可发生在女性生殖道的任何部位
  - 病变位于宫颈时,诊断相对复杂

表现

- 偶然发现

疾病自然史

- 产后病变消退

治疗

- 无

预后

- 良好

大体所见

一般特征

- 通常不形成肿块性病变
- 可形成广泛的息肉

显微镜下所见

组织学特征

- 通常呈局灶性
  - 累及部分腺体,单一腺体或少量腺体
- 偶尔融合
  - 呈微乳头状和筛状生长
- 细胞常突入腺腔内,呈鞋钉样外观

细胞学特征

- 一系列的细胞核和胞质的改变
- 细胞增大,胞质呈丰富的嗜酸性或空泡状
  - 核质比保持不变
- 细胞核不同程度增大
  - 核轮廓不规则
  - 染色质形态各异
    - 染色质从块状聚集至均匀细腻
  - 胞质内包涵体常见
- 通常无有丝分裂活性

辅助实验

免疫组织化学

- MIB-1 增殖指数低
- Napsin-A 常阳性

鉴别诊断

原位腺癌(宫颈)

- 细胞核常复层化
- 核质比增高
- 核质深染
- 顶端有丝分裂活动增加
- 常见凋亡小体
- 通常无鞋钉样外观

透明细胞癌(宫颈、子宫内膜、卵巢、腹膜)

- 通常形成肿块
- 多种组织学生长方式混合存在
  - 管状、乳头状和实性
- 上皮细胞呈恶性的细胞学外观
  - 缺乏核质聚集、退行性变的核
- 核分裂象活跃

孕激素相关的非典型性

- 相似的组织学表现
- 如果患者没有妊娠,则可解释为孕激素替代相关性

诊断注意事项

病理诊断要点

- 通常不形成肿块
- 各种不同程度的核非典型性是识别的关键
- 不存在核分裂活跃的现象

部分参考文献

1. Fadare O: Expression of Napsin A is common in Arias-Stella reaction. Hum Pathol. 54:202, 2016
2. Dhingra N et al: Arias-Stella reaction in upper genital tract in pregnant and non-pregnant women: a study of 120 randomly selected cases. Arch Gynecol Obstet. 276(1):47-52, 2007
3. Nucci MR et al: Arias-Stella reaction of the endocervix: a report of 18 cases with emphasis on its varied histology and differential diagnosis. Am J Surg Pathol. 28(5):608-12, 2004
4. Arias-Stella J: The Arias-Stella reaction: facts and fancies four decades after. Adv Anat Pathol. 9(1):12-23, 2002
5. Rhatigan RM: Endocervical gland atypia secondary to Arias-Stella change. Arch Pathol Lab Med. 116(9):943-6, 1992
6. Cariani DJ et al: Gestational atypia in endocervical polyps--the Arias-Stella reaction. Am J Obstet Gynecol. 95(4):589-90, 1966

第7节 蜕膜样变

要点

术语

- 异位、蜕膜化的宫颈间质细胞，形态与妊娠期子宫内膜间质细胞相似

病因/发病机制

- 妊娠期对孕激素的生理性反应

临床问题

- 通常无症状
- 通常处于妊娠期第二和第三阶段
- 激素撤退后的生理性退变（分娩），预后良好

大体所见

- 阴道镜下可见一系列明显的改变，外观与上皮内病变或侵袭性恶性肿瘤相似

显微镜下所见

- 间质细胞具有丰富的双嗜性胞质
- 病变界限不清（通常靠近黏膜）
- 小而圆的泡状核，核仁不明显
- 可能与其他妊娠改变相关，包括宫颈腺体增生和 Arias-Stella 反应

辅助实验

- 免疫组织化学
  - CD10 阳性，角蛋白和 EMA 阴性
- 巴氏涂片
  - 体积大的细胞聚集，胞质呈嗜碱性至双嗜性，染色质呈细腻颗粒状

首要的鉴别诊断

- 鳞状细胞癌
- 胎盘部位滋养细胞肿瘤
- 印戒细胞癌
- 肉芽肿性炎

(左)蜕膜（蜕膜改变）弥漫分布于宫颈间质内。特别当宫颈上皮下方偶见含丰富嗜酸性胞质的细胞聚集时，让人担忧为鳞状细胞癌。**(右)**蜕膜的特征是细胞含丰富的双嗜性胞质和圆形泡状核，核仁不明显，无有丝分裂活性。偶见混入的慢性炎症细胞

弥漫分布

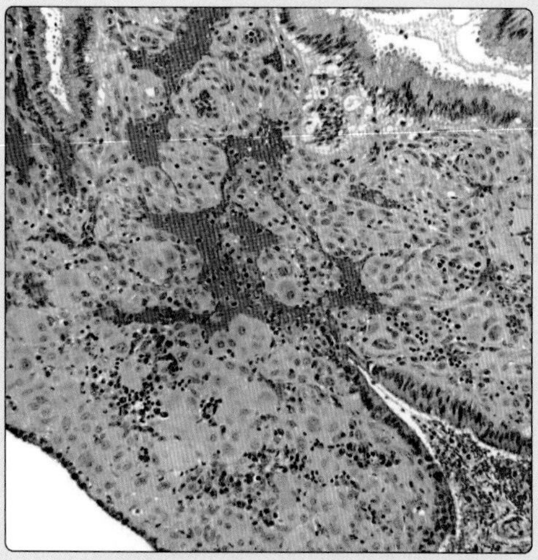

丰富的双嗜性胞质

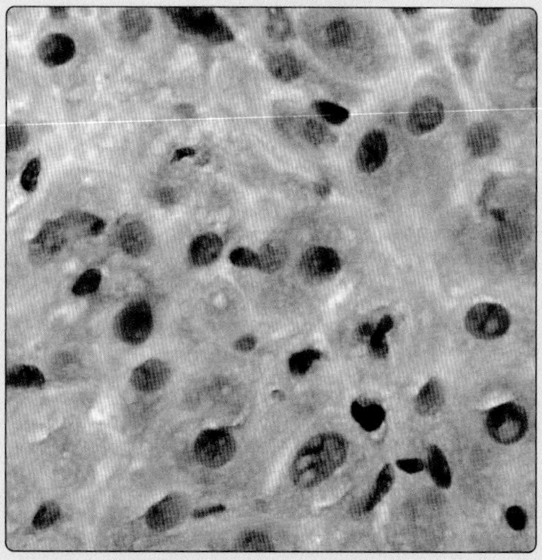

(左)罕见情况下，鳞状细胞癌和低分化腺鳞癌（包括毛玻璃细胞癌）可能与蜕膜混淆，因两者均有丰富的胞质，并可能伴有明显的炎性浸润。注意显著的细胞学非典型性。**(右)**胎盘部位滋养细胞肿瘤的肿瘤细胞可能与蜕膜混淆，但后者通常不会以单个细胞存在，且肿瘤细胞可能呈多形性

毛玻璃细胞癌

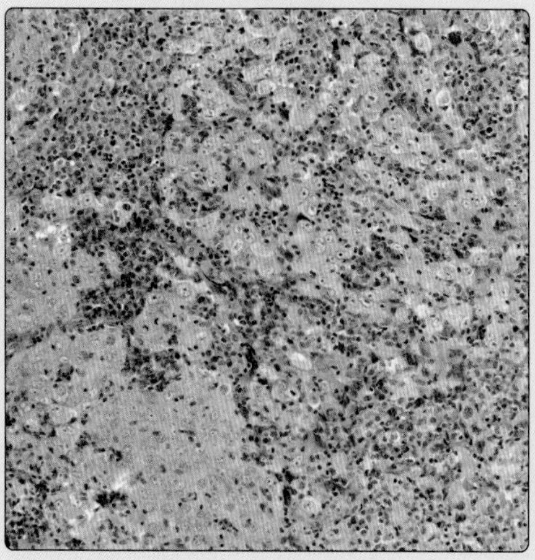

胎盘部位滋养细胞肿瘤

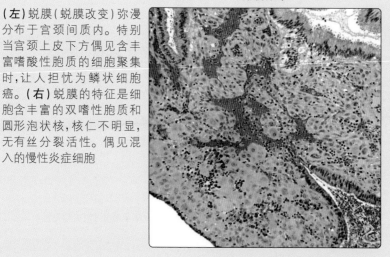

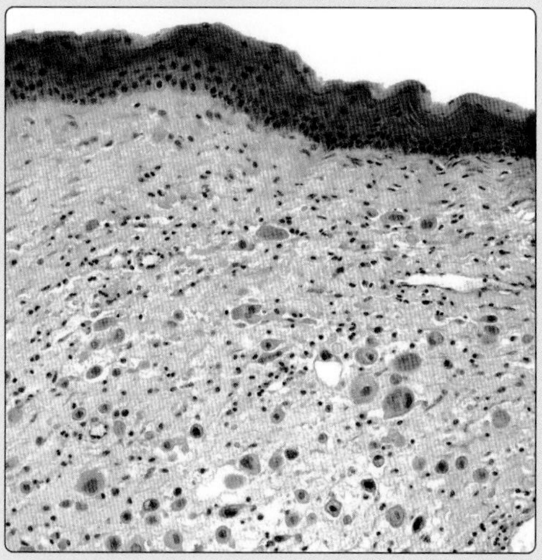

术语

定义

- 异位、蜕膜化的宫颈间质细胞，形态与妊娠期子宫内膜间质细胞相似

病因/发病机制

生理反应

- 妊娠期宫颈间质细胞对孕激素的蜕膜化反应

临床问题

流行病学

- 发病率
  - 10%～34%的妊娠女性

部位

- 宫颈、阴道、卵巢、网膜、阑尾、腹膜、淋巴结（罕见）

表现

- 通常无症状
- 偶见阴道出血或排液

疾病自然史

- 通常处于妊娠期第二和第三阶段（最早出现在第16周）
- 激素撤退后的生理性退变（分娩）

治疗

- 烧灼术（仅用于分娩前大出血）
- 如为大出血或易碎宫颈，可能需要行剖宫产

预后

- 良好

大体所见

阴道镜下表现

- 扁平
  - 大的界限不清的充血区
  - 醋酸白改变
- 局灶
  - 小的棕褐色至浅棕色胶状丘疹
  - 极少或无醋酸白改变
- 肿瘤样
  - 红至紫色假息肉，常靠近宫颈口
  - 轻度醋酸白改变
- 溃疡性
  - 从扁平、局灶性或肿瘤样病变演变而来
  - 指应用醋酸后纤维样渗出物凝固形成“白霜”

显微镜下所见

组织学特征

- 增大的间质细胞，胞质呈丰富嗜酸性至双嗜性，有时呈空泡状（偶尔呈印戒样），于宫颈壁内形成界限不清的病变区（通常靠近黏膜）
- 可为局灶性或弥漫性
- 不同程度的急性和慢性炎症
- 可能呈显著的黏液样变
- 被覆鳞状上皮可能具有反应性
- 可见含铁血黄素或脂褐素样色素

细胞学特征

- 小而圆的泡状核，核仁不明显
- 偶见细胞核增大和印戒细胞改变

与妊娠有关的其他改变

- 宫颈腺体增生
- Arias-Stella 反应

辅助实验

免疫组织化学

- CD10 阳性
- 细胞角蛋白和 EMA 阴性

细胞学（巴氏涂片）

- 体积大的细胞聚集，胞质呈嗜碱性至双嗜性，染色质呈细腻颗粒状

鉴别诊断

鳞状细胞癌

- 溃疡性或易碎肿块
- 条索状、簇状或单个细胞，伴非典型细胞核
- 可见角化
- EMA 和细胞角蛋白阳性

胎盘部位滋养细胞肿瘤

- 肿瘤浸润性生长并分隔平滑肌纤维
- 片状、巢状分布的多边形细胞，少数呈梭形伴非典型细胞核
- 侵犯血管伴纤维蛋白样变性
- 角蛋白、抑制素和 MEL-CAM（CD146）阳性

印戒细胞癌

- 胞质内黏液
- 核质深染的非典型细胞核
- EMA 和细胞角蛋白阳性

肉芽肿性炎

- 细胞胞质相对较少，肾形核（组织细胞）
- CD10 阴性，CD68 阳性

诊断注意事项

病理诊断要点

- 妊娠患者诊断鳞状细胞癌前一定要考虑蜕膜样变的可能

部分参考文献

1. van Diepen DA et al: Cervical deciduosis imitating dysplasia. BMJ Case Rep. 2015, 2015
2. Gornall AS et al: Massive necrosis of cervical ectopic decidua presenting in labour. BJOG. 107(4):573-5, 2000
3. Palazzetti PL et al: Hysterectomy in women with cervical pregnancy complicated by life-threatening bleeding: a case report. Clin Exp Obstet Gynecol. 24(2):74-5, 1997
4. Zaytsev P et al: Pregnancy-associated ectopic decidua. Am J Surg Pathol. 11(7):526-30, 1987

第8节 子宫内膜异位症

要 点

术语

- 子宫内膜腺体、间质和/或出血

临床问题

- 育龄期(<50岁)
- 疼痛、出血或无症状
- 巴氏涂片中常被诊断为意义未明的非典型腺细胞

大体所见

- 通常肉眼观不明显
- 偶尔可见出血性或蓝黑色斑点
- 罕见囊肿或肿块形成(息肉样子宫内膜异位症)

显微镜下所见

- 通常局限于宫颈浅表1/3
- 子宫内膜样腺体±化生性改变,输卵管化生最多见(类似于正常位置的子宫内膜);罕见增生性改变或肿瘤转化
- 子宫内膜型间质常为增殖期,小动脉样血管常伴纤维化,±正常子宫内膜间质常见的改变(如假蜕膜或蜕膜改变)
- 新近或陈旧性出血的证据为不等量的吞噬铁血黄素的巨噬细胞或含铁血黄素沉积
- 常见隐匿性炎症
- 通常腺体和间质均形态温和

辅助实验

- ER、PR、pax-2阳性
- p16可呈局灶阳性

首要的鉴别诊断

- 宫颈原位腺癌
- 子宫内膜腺癌
- 输卵管子宫内膜样化生

子宫内膜型腺体和间质,伴局部出血

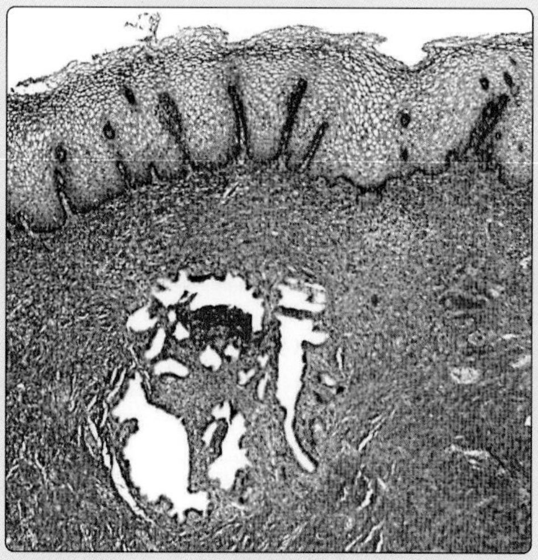

一般细胞学特征

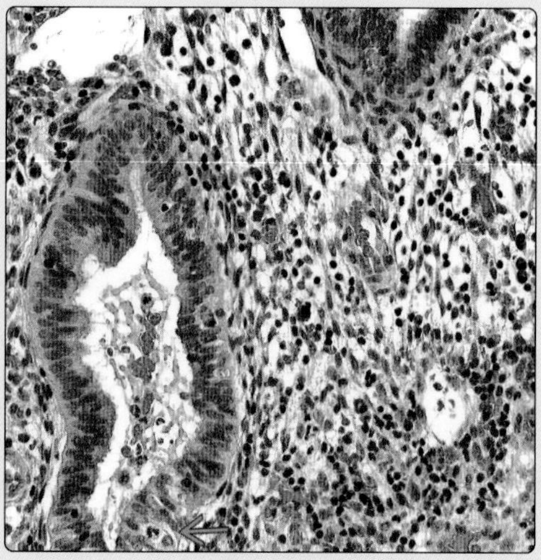

(左) 宫颈子宫内膜异位症定义为子宫内膜样腺体和间质出现在子宫体以外。在该举例中,发育良好的腺体和间质很容易识别。腺体形状和大小各异,基质成分从不明显到丰富不等。**(右)** 子宫内膜异位症的腺体和间质形态可与非肿瘤性增殖期子宫内膜极为相似。注意凋亡小体→和输卵管化生

位置表浅

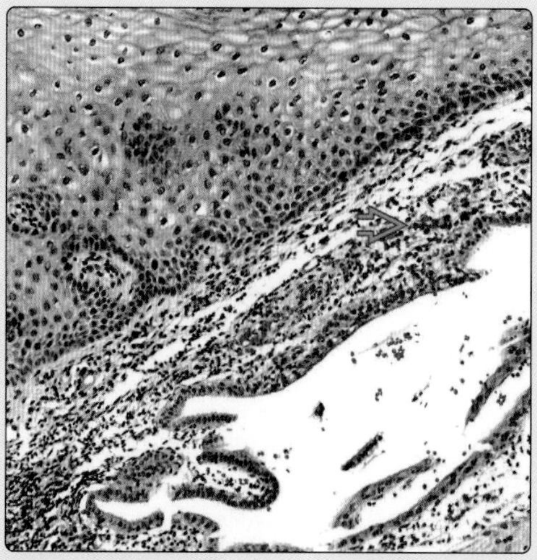

息肉样子宫内膜异位症

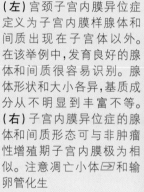

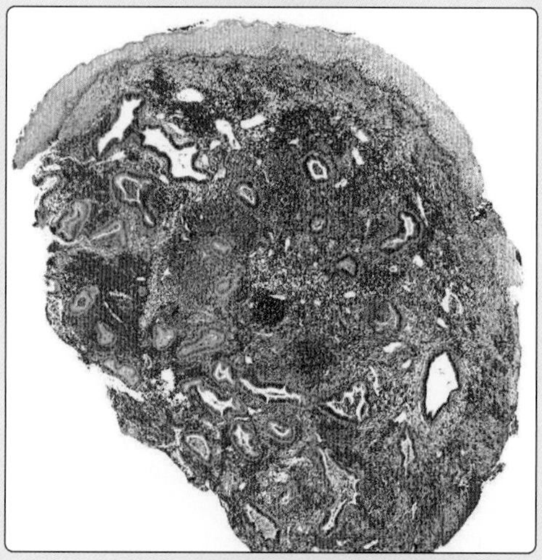

(左) 子宫内膜异位症通常累及宫颈管壁的内1/3,常位于上皮下。该举例中可见吞噬含铁血黄素的巨噬细胞→,提示陈旧性出血。**(右)** 子宫内膜异位症可形成宫颈肿块,突入宫颈管,临床表现类似宫颈息肉。组织学上外观与宫颈息肉重叠

术语

定义

- 子宫内膜型腺体、间质和/或累及宫颈的陈旧性/近期出血证据

病因/发病机制

术后

- 常发生在宫颈锥切术或环形电切术后

多种因素

- 与发生在其他部位的子宫内膜异位症相似

临床问题

流行病学

- 发病率
  - 宫颈<<卵巢、子宫浆膜
- 年龄
  - 通常为育龄期(<50 岁)
  - 发病高峰:30~45 岁
  - 绝经后罕见

表现

- 异常出血
- 痛经、性交困难
- 无症状

疾病自然史

- 与宫颈狭窄/瘢痕有关的不孕风险较小

治疗

- 如果有症状,保守手术治疗
- 如果无症状,无需治疗

预后

- 良好
- 罕见情况下,可进展为腺癌(子宫内膜样,透明细胞亚型)

大体所见

一般特征

- 通常肉眼观不明显
- 偶见出血性或蓝黑色斑点
- 罕见囊肿或肿块形成(息肉样子宫内膜异位症)

显微镜下所见

组织学特征

- 内子宫颈或外子宫颈
- 通常局限于管壁表浅 1/3
- 子宫内膜型腺体
  - ±化生性改变,以输卵管化生最多见(类似于原位子宫内膜相似)
  - 增生或肿瘤性改变罕见
- 子宫内膜型间质
  - 通常为增生期,伴小动脉样血管
  - 常伴纤维化(特别是术后)
  - ±原位子宫内膜常见的间质改变(如假蜕膜或蜕膜改变)
- 新近或陈旧性出血的证据
  - 不等量的吞噬含铁血黄素的巨噬细胞或含铁血黄素沉积
- 常见隐匿性炎症

细胞学特征

- 子宫内膜样腺体
  - 立方至柱状细胞,常伴嗜酸性胞质±凋亡
- 间质
  - 小的梭形细胞,胞质不明显
- 腺体和间质成分细胞核均形态温和,伴数量不等的有丝分裂

辅助实验

细胞学

- 呈片状和条状分布的柱状细胞±核分裂象
  - 巴氏涂片中常被诊断为意义未明的非典型腺细胞
- 相关的子宫内膜间质有助于诊断

免疫组织化学

- ER、PR、pax-2 阳性
- p16 可呈局灶阳性

鉴别诊断

宫颈原位腺癌

- 细胞核非典型性,染色质粗糙
- p16 弥漫阳性,ER 和 PR 通常为阴性

子宫内膜样腺癌

- 复杂的腺样生长和细胞核非典型性

输卵管子宫内膜样化生

- 缺乏子宫内膜间质和新近/陈旧性出血

诊断注意事项

病理诊断要点

- 在诊断宫颈原位腺癌前应考虑子宫内膜异位症

部分参考文献

1. Rodriguez-Urrego PA et al: Endometriosis mimicking glandular atypia in a cervical cytology. J Cytol. 34(1):61-63, 2017
2. Wang S et al: Cervical endometriosis: clinical character and management experience in a 27-year span. Am J Obstet Gynecol. 205(5):452, 2011
3. Cumiskey J et al: A detailed morphologic and immunohistochemical comparison of pre- and postmenopausal endometriosis. J Clin Pathol. 61(4):455-9, 2008
4. Szyfelbein WM et al: Superficial endometriosis of the cervix: a source of abnormal glandular cells on cervicovaginal smears. Diagn Cytopathol. 30(2):88-91, 2004
5. Baker PM et al: Superficial endometriosis of the uterine cervix: a report of 20 cases of a process that may be confused with endocervical glandular dysplasia or adenocarcinoma in situ. Int J Gynecol Pathol. 18(3):198-205, 1999
6. Oliva E et al: Tubal and tubo-endometrioid metaplasia of the uterine cervix. unemphasized features that may cause problems in differential diagnosis: a report of 25 cases. Am J Clin Pathol. 103(5):618-23, 1995
7. Ismail SM: Cone biopsy causes cervical endometriosis and tubo-endometrioid metaplasia. Histopathology. 18(2):107-14, 1991
8. Young RH et al: Pseudoneoplastic glandular lesions of the uterine cervix. Semin Diagn Pathol. 8(4):234-49, 1991

第 9 节 隧道状腺丛

要 点

术语

- 良性宫颈腺体增生

临床问题

- 多产>未经产
- 通常无症状

大体所见

- 偶然发现
- 可导致宫颈壁扩张(罕见)

显微镜下所见

- 界限清楚,分叶状结构
- 缺乏间质反应
- 常为 A 型和 B 型两种生长方式混合
- A 型
    - ○ 拉长的紧密排列腺体
    - ○ 被覆立方细胞,细胞核形态温和,卵圆形,位于基底部,有顶端黏液性胞质
    - ○ 可呈轻度细胞学非典型性
- B 型(最常见)
    - ○ 紧密排列的囊状扩张腺体,其内充满浓稠黏液
    - ○ 被覆细胞扁平,细胞核形态温和,卵圆形

辅助实验

- pax-2 阳性,p16 阴性或灶状阳性,Ki-67 指数低

首要的鉴别诊断

- 宫颈腺囊肿
- 原位腺癌
- 恶性腺瘤
- 微囊腺癌
- 中肾管残余/增生

旺炽型隧道状腺丛与宫颈腺囊肿(纳氏囊肿)相关

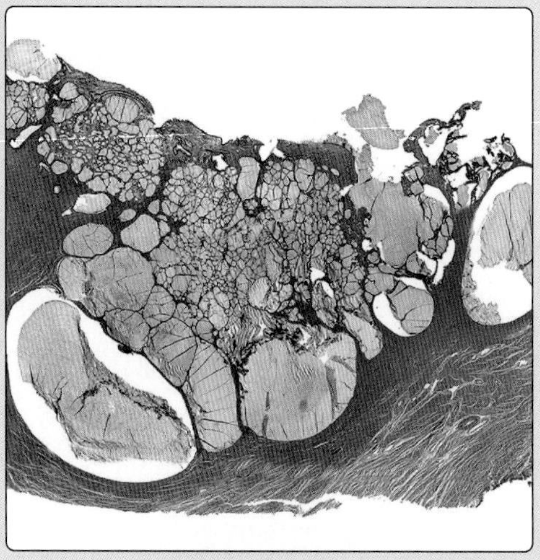

A 型与 B 型隧道状腺丛混合存在

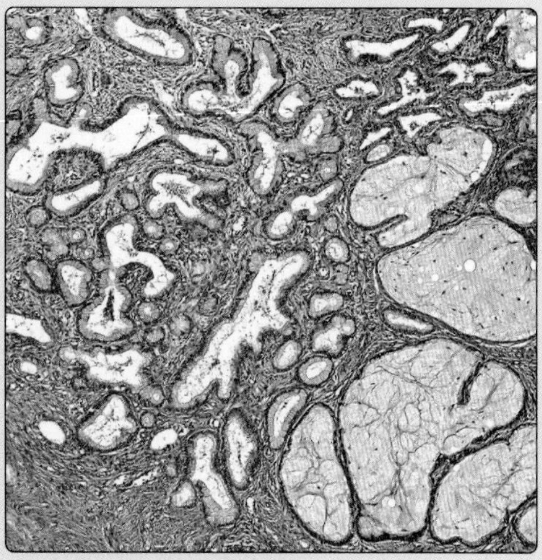

(左)旺炽型隧道状腺丛呈分叶状结构。B 型比 A 型更常见,可能与宫颈腺囊肿(纳氏囊肿)有关。旺炽型病变可延伸至宫颈壁深处。**(右)**A 型隧道状腺丛由紧密排列的、拉长的腺体组成。腺上皮富含顶端黏液性胞质,细胞核位于基底部。A 型和/或 B 型隧道状腺丛常混合存在。注意缺乏间质反应

囊性扩张的(B 型)隧道状腺丛

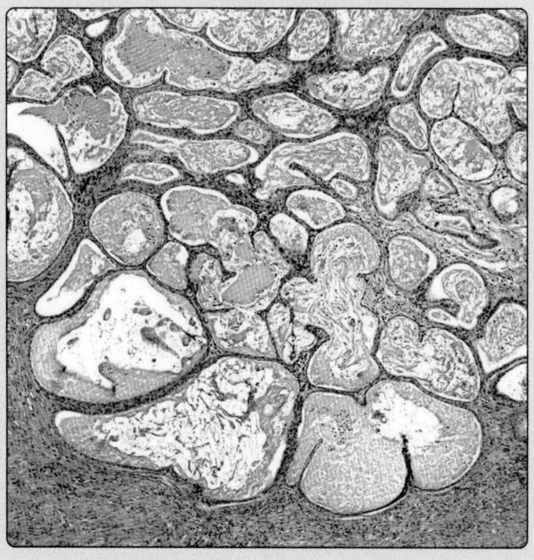

至多有轻度细胞学非典型性

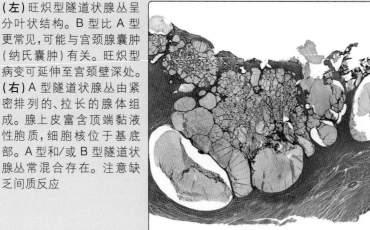

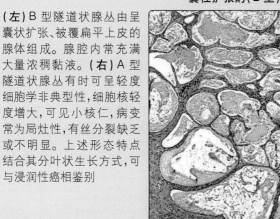

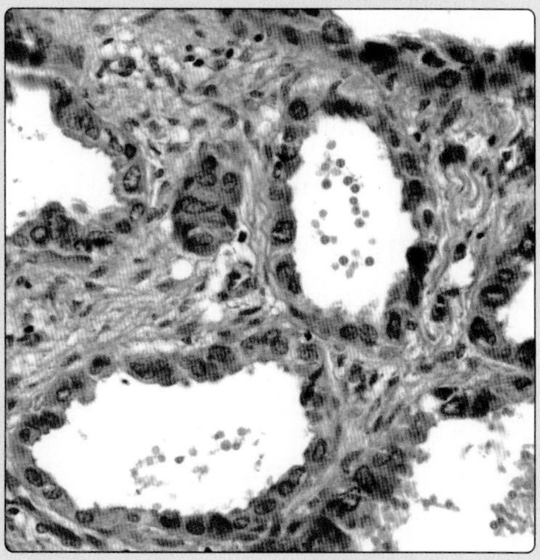

(左)B 型隧道状腺丛由呈囊状扩张、被覆扁平上皮的腺体组成。腺腔内常充满大量浓稠黏液。**(右)**A 型隧道状腺丛有时可呈轻度细胞学非典型性,细胞核轻度增大,可见小核仁,病变常为局灶性,有丝分裂缺乏或不明显。上述形态特点结合其分叶状生长方式,可与浸润性癌相鉴别

术语

定义

- 良性宫颈腺体增生(由 Fluhmann 于 1961 年首次描述)

病因/发病机制

不明

- 可能代表了宫颈腺体应对激素环境刺激的增生性改变

临床问题

流行病学

- 发病率
  - 8% 成年女性
  - 多产>未经产
  - 可能在妊娠期更多见

表现

- 通常无症状
- 少数病变在阴道镜下可见

预后

- 良好

大体所见

一般特征

- 偶然发现
- 可导致宫颈壁扩张(罕见)

显微镜下所见

组织学特征

- 界限清楚,分叶状结构
- 两种类型
  - A 型:拉长的、紧密排列的腺体
  - B 型(最常见):紧密排列的囊状扩张腺体,其内充满浓稠黏液
  - 独立存在或两种形态并存
- 缺乏间质反应
- 可能与宫颈腺囊肿(纳氏囊肿)有关

细胞学特征

- A 型
  - 被覆立方细胞,细胞核形态温和,卵圆形,位于基底部,有顶端黏液性胞质
  - 可呈轻度细胞学非典型性:细胞核增大及小核仁
  - 胃型化生占 15%
- B 型
  - 被覆细胞扁平,细胞核形态温和,卵圆形

辅助实验

免疫组织化学

- pax-2 阳性,p16 阴性或灶状阳性,Ki-67 指数低
- 胃型化生 HIK 1083 阳性

鉴别诊断

宫颈腺囊肿(纳氏囊肿)

- 最多肉眼可见几个大且充满黏液的囊腔
- 无分叶状生长

原位腺癌

- 细胞核核质深染、假复层排列和异型性
- 顶端有丝分裂和凋亡小体
- p16 弥漫阳性

恶性腺瘤

- 无分叶状生长
- 不规则分支状腺体
- 常累及宫颈壁深处
- 至少存在局灶促结缔组织增生和明显的恶性细胞学特征
- pax-2 失表达

宫颈微囊腺癌

- 浸润性生长
- 可伴有促结缔组织增生
- 细胞学非典型性
- 大量有丝分裂和凋亡
- p16 弥漫阳性

中肾管残余/增生

- 多位于宫颈壁深处,偶尔位置表浅
- 柱状非黏液性细胞
- 浓稠嗜酸性腔内分泌物
- GATA3 阳性

诊断注意事项

病理诊断要点

- 分叶状生长有助于鉴别隧道状腺丛(即使是旺炽型)和浸润性癌

部分参考文献

1. Rabban JT et al: PAX2 distinguishes benign mesonephric and mullerian glandular lesions of the cervix from endocervical adenocarcinoma, including minimal deviation adenocarcinoma. Am J Surg Pathol. 34(2):137-46, 2010
2. Kondo T et al: Gastric mucin is expressed in a subset of endocervical tunnel clusters: type A tunnel clusters of gastric phenotype. Histopathology. 50(7):843-50, 2007
3. Nucci MR: Symposium part III: tumor-like glandular lesions of the uterine cervix. Int J Gynecol Pathol. 21(4):347-59, 2002
4. Tambouret R et al: Microcystic endocervical adenocarcinomas: a report of eight cases. Am J Surg Pathol. 24(3):369-74, 2000
5. Jones MA et al: Endocervical type A (noncystic) tunnel clusters with cytologic atypia. a report of 14 cases. Am J Surg Pathol. 20(11):1312-8, 1996
6. Young RH et al: Pseudoneoplastic glandular lesions of the uterine cervix. Semin Diagn Pathol. 8(4):234-49, 1991
7. Segal GH et al: Cystic endocervical tunnel clusters. a clinicopathologic study of 29 cases of so-called adenomatous hyperplasia. Am J Surg Pathol. 14(10):895-903, 1990
8. Sherrer CW et al: Adenomatous hyperplasia of the endocervix. Obstet Gynecol. 49(1):65-8, 1977
9. Fluhmann CF: Focal hyperplasias (tunnel clusters) of the cervix uteri. Obstet Gynecol. 17:206-14, 1961

第10节 微腺体增生

要 点

术语

- 良性非肿瘤性宫颈腺体增生

临床问题

- 无症状，育龄期最常见

大体所见

- 少数情况下见小息肉样病变（多为显微镜下发现）

显微镜下所见

- 典型结构
  - 紧密排列的管状或囊性扩张腺体
  - 腔内黏液伴少量急性炎症
  - 间质少伴有不等量急性和慢性炎症
- 组织学变型（不常见）
  - 实性、网状或小梁状生长
  - 假浸润性生长
  - 富于黏液样或透明变间质
- 立方至矮柱状宫颈细胞，常伴核下及核上空泡
- 不成熟鳞状细胞或储备细胞位于宫颈细胞下方
- 细胞形态温和，最多有局灶轻度细胞学非典型性
- 有丝分裂罕见或缺乏

辅助实验

- p16 常阴性，也可不同程度阳性
- p63、keratin 17（储备细胞）及 pax-2 阳性
- CEA 腔缘阳性（宫颈细胞）及胞质阳性（鳞状上皮化生）
- ER 和 PR 阳性；MIB-1 增殖指数低

首要的鉴别诊断

- 微腺体增生样子宫内膜样腺癌
- 宫颈腺癌
- 透明细胞腺癌

紧密排列的腺体

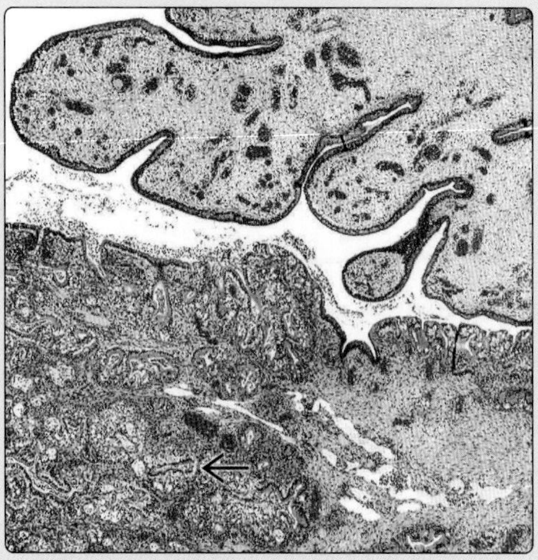

显著的核下空泡

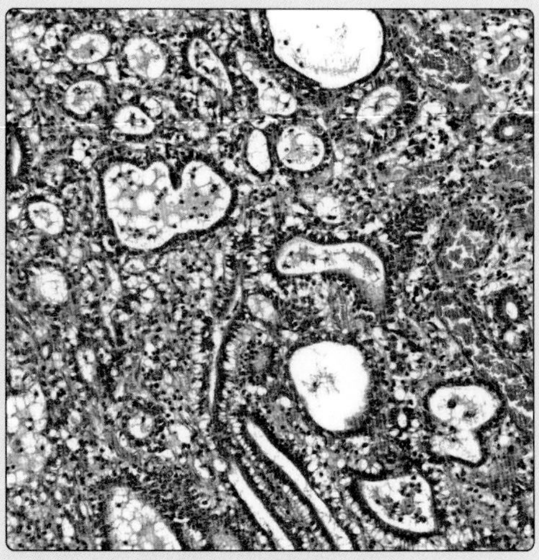

（左）宫颈微腺体增生常由紧密排列的腺体➡组成，有时位于宫颈息肉内；少数情况下，可形成肉眼可见病变。多为偶然发现，主要见于育龄期女性，也可见于绝经后患者。**（右）**微腺体增生的腺体可呈管状或囊性扩张，被覆立方至矮柱状宫颈细胞，常伴核下及核上空泡

反应性不典型增生及大量急性炎症

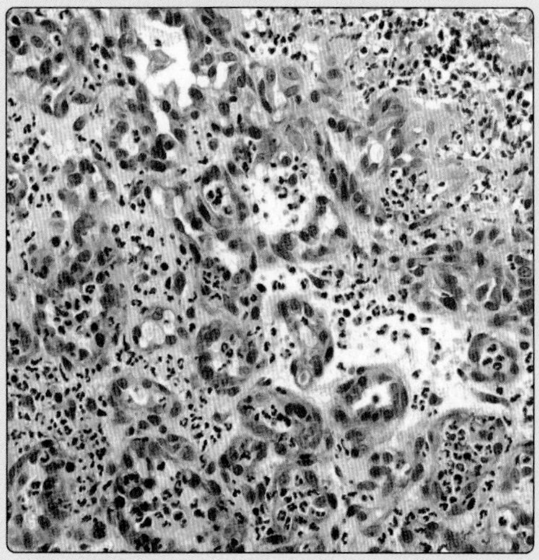

微腺体增生样宫颈腺癌

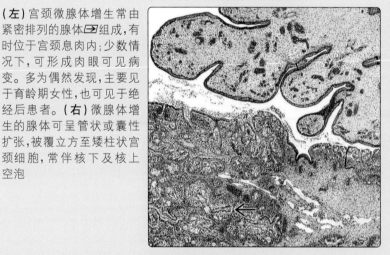

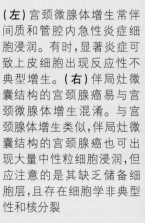

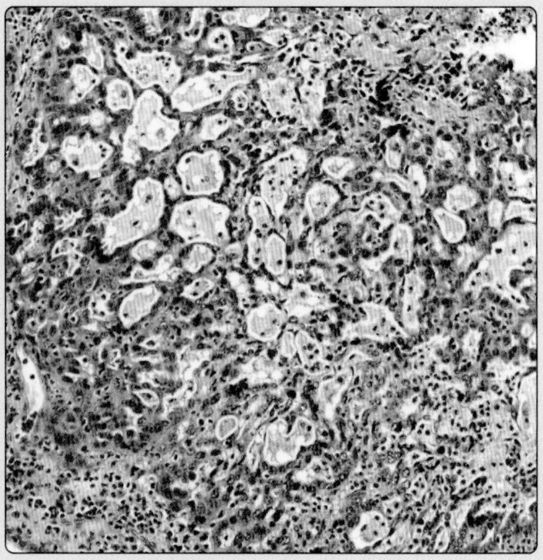

（左）宫颈微腺体增生常伴间质和管腔内急性炎症细胞浸润。有时，显著炎症可致上皮细胞出现反应性不典型增生。**（右）**伴局灶微囊结构的宫颈腺癌易与宫颈微腺体增生混淆。与宫颈腺体增生类似，伴局灶微囊结构的宫颈腺癌也可出现大量中性粒细胞浸润，但应注意的是其缺乏储备细胞层，且存在细胞学非典型性和核分裂

术语

定义

- 良性非肿瘤性宫颈腺体增生

病因/发病机制

环境暴露

- 激素暴露
  - 妊娠期/产后
  - 口服避孕药
  - 激素替代治疗

临床问题

流行病学

- 年龄
  - 育龄期，绝经后罕见

表现

- 无症状

预后

- 良好

大体所见

一般特征

- 小的息肉样病变罕见
- 多数为显微镜下偶然发现

显微镜下所见

组织学特征

- 位置表浅，但也可位于深方
- 低倍镜下常呈息肉样
- 典型结构
  - 紧密排列的管状或囊性扩张腺体
  - 腔内黏液伴少量急性炎症
  - 间质少，伴不等量急性和慢性炎症
- 组织学变型（不常见）
  - 实性、网状或小梁状生长
  - 假浸润性生长
  - 富于黏液样或透明变间质

细胞学特征

- 立方至矮柱状宫颈细胞，常伴核下及核上空泡
  - 偶见鞋钉样和印戒样细胞伴少量核下及核上空泡
- 常见不成熟鳞状细胞或储备细胞，分布于宫颈细胞下方（可为扁平或纤细状）
- 细胞形态温和，最多有局灶轻微细胞学非典型性
- 有丝分裂罕见或缺乏

辅助实验

免疫组织化学

- p16 常阴性，也可不同程度阳性
- p63、keratin 17（储备细胞）及 pax-2 阳性
- CEA 腔面阳性（宫颈细胞）及胞质阳性（鳞状上皮化生）
- ER 和 PR 阳性；MIB-1 增殖指数低

鉴别诊断

微腺体增生样子宫内膜样腺癌

- 常见于绝经后女性
- 一定程度的细胞学非典型性和有丝分裂活性
- 可见间质泡沫样巨噬细胞
- pax-2 失表达

宫颈腺癌

- 不规则无序生长
- 显著细胞学异型性、有丝分裂和凋亡
- 无核下及核上空泡
- p16、ProEx C、HPV 阳性；MIB-1 高表达

透明细胞腺癌

- 常为多种形态结构混合生长
- 无核下及核上空泡
- 明显的细胞学异型性
- 无储备细胞或鳞状上皮化生
- 有丝分裂通常>1 个/10HPF
- HNF-1-β 阳性

诊断注意事项

病理诊断要点

- 对于绝经后女性，在考虑诊断微腺体增生前，应首先排除伴有微腺体特征的子宫内膜腺癌及（较少见）宫颈腺癌
- 在具有微腺体结构的病变中，存在任何程度的核分裂活性或细胞学非典型性都强烈提示腺癌

部分参考文献

1. Mockler D et al: Keratin 17 Is a prognostic biomarker in endocervical glandular neoplasia. Am J Clin Pathol. 148(3):264-273, 2017
2. Hong W et al: Diagnostic application of KRAS mutation testing in uterine microglandular proliferations. Hum Pathol. 46(7):1000-5, 2015
3. Stewart CJ et al: PAX2 and cyclin D1 expression in the distinction between cervical microglandular hyperplasia and endometrial microglandular-like carcinoma: a comparison with p16, vimentin, and Ki67. Int J Gynecol Pathol. 34(1):90-100, 2015
4. Abi-Raad R et al: Mitotically active microglandular hyperplasia of the cervix: a case series with implications for the differential diagnosis. Int J Gynecol Pathol. 33(5):524-30, 2014
5. Roh MH et al: P16 immunostaining patterns in microglandular hyperplasia of the cervix and their significance. Int J Gynecol Pathol. 28(2):107-13, 2009
6. Chekmareva M et al: Immunohistochemical differences between mucinous and microglandular adenocarcinomas of the endometrium and benign endocervical epithelium. Int J Gynecol Pathol. 27(4):547-54, 2008
7. Qiu W et al: Comparison of morphologic and immunohistochemical features of cervical microglandular hyperplasia with low-grade mucinous adenocarcinoma of the endometrium. Int J Gynecol Pathol. 22(3):261-5, 2003
8. Zaloudek C et al: Microglandular adenocarcinoma of the endometrium: a form of mucinous adenocarcinoma that may be confused with microglandular hyperplasia of the cervix. Int J Gynecol Pathol. 16(1):52-9, 1997
9. Greeley C et al: Microglandular hyperplasia of the cervix: a true "pill" lesion? Int J Gynecol Pathol. 14(1):50-4, 1995
10. Young RH et al: Pseudoneoplastic glandular lesions of the uterine cervix. Semin Diagn Pathol. 8(4):234-49, 1991
11. Young RH et al: Atypical forms of microglandular hyperplasia of the cervix simulating carcinoma. a report of five cases and review of the literature. Am J Surg Pathol. 13(1):50-6, 1989

第10节 微腺体增生

(左) 显著间质玻璃样变性可见于宫颈微腺体增生，并导致腺体的正常结构发生扭曲，让人担忧为透明细胞癌。但与透明细胞癌不同的是，微腺体增生的细胞核形态温和且缺少有丝分裂。注意可见核下空泡。**(右)** 偶见微腺体增生的间质呈显著的黏液样改变，易与浸润过程中产生的促结缔组织增生性间质混淆

显著间质玻璃样变性

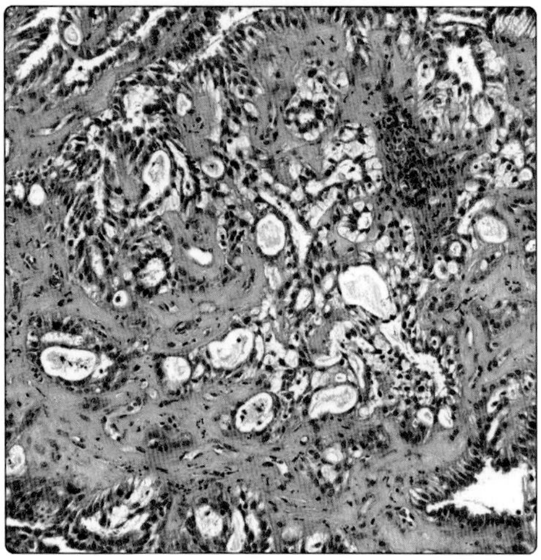

黏液样间质

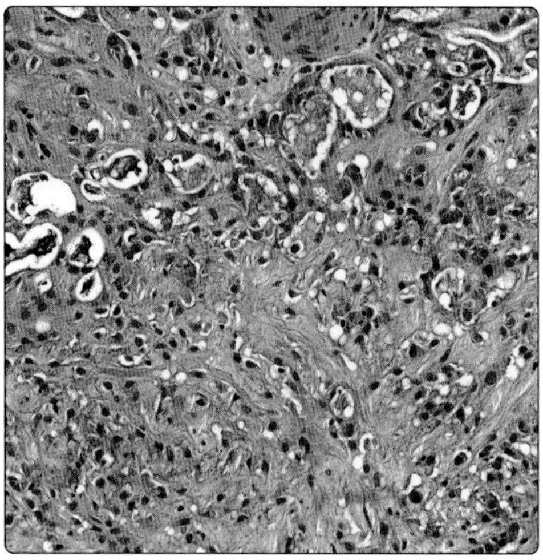

(左) 有时宫颈微腺体增生的腺体呈塌陷的假小梁状结构，让人担忧为侵袭性改变；但这些结构常与典型的病变区域并存。**(右)** 实性生长或印戒样细胞也可见于微腺体增生。这些细胞形态温和，支持微腺体增生的诊断，而不应诊断为印戒细胞癌

假小梁状结构

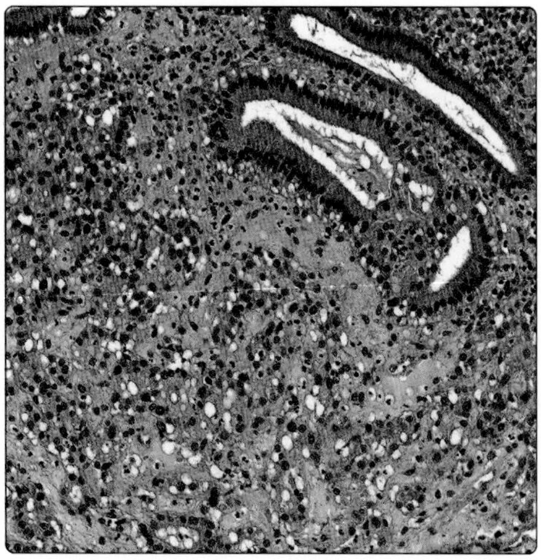

实性生长

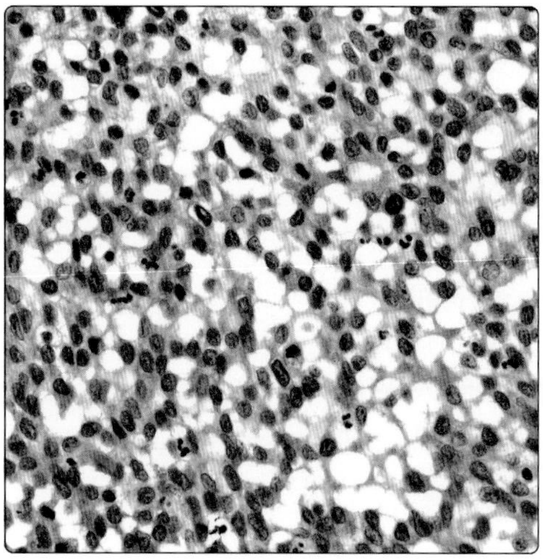

(左) 旺炽型微腺体增生可呈显著乳头状生长，临床表现为小的息肉样病变。**(右)** 乳头表面被覆柱状细胞，并与化生性鳞状上皮混杂在一起呈现复杂交错的生长方式。注意乳头轴心内出现炎症细胞及上皮的良性细胞学特征，均支持微腺体增生的诊断，而不应诊断为宫颈腺癌

显著的乳头状生长

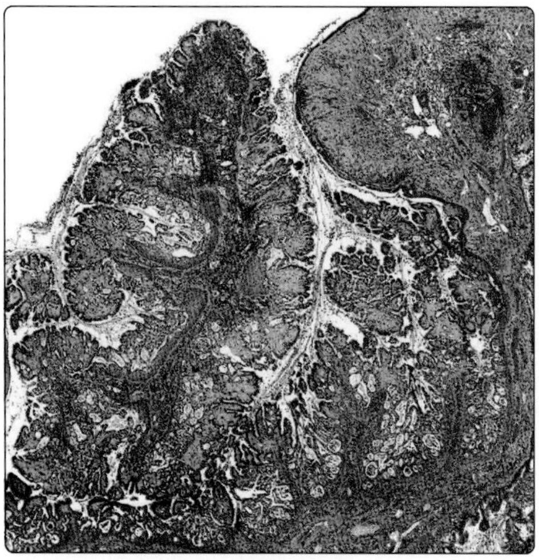

复杂交错的生长方式
但细胞核形态温和

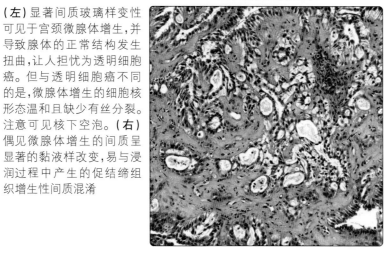

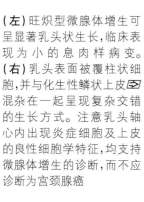

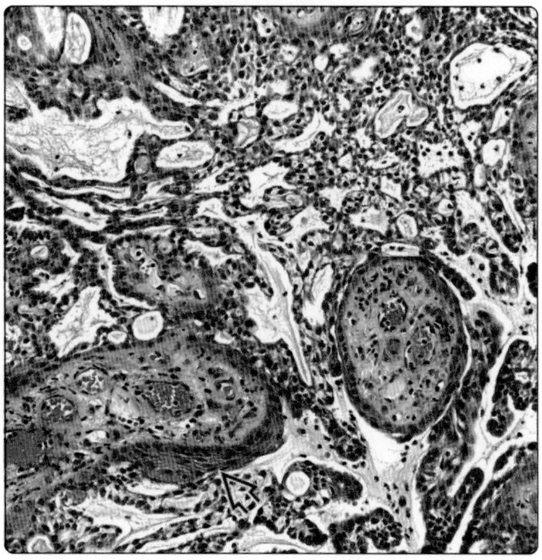

储备细胞

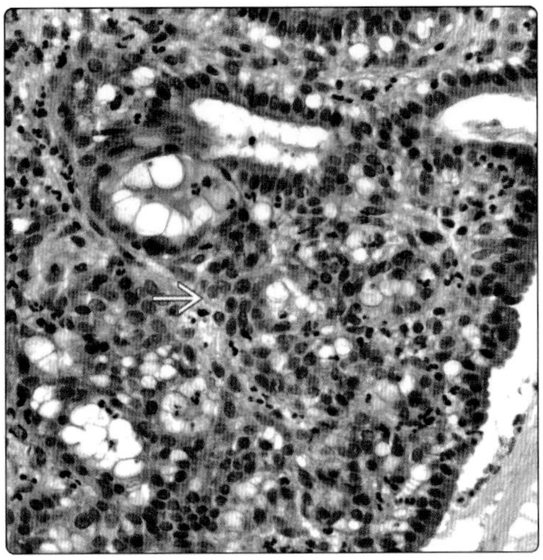

低 MIB1 增殖指数

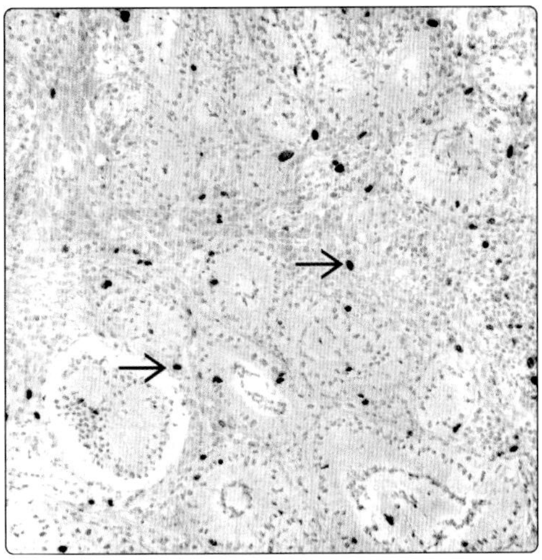

(左)微腺体增生的某些腺体可能被覆一层以上细胞。化生性鳞状上皮起源自最外层储备细胞➡,可能具有有丝分裂活性。(右)微腺体增生的腺上皮增殖指数低或无。增殖指数阳性见于化生性鳞状上皮和混入的炎症细胞➡,但不应将其视作上皮增生的证据

微腺体增生样子宫内膜样癌

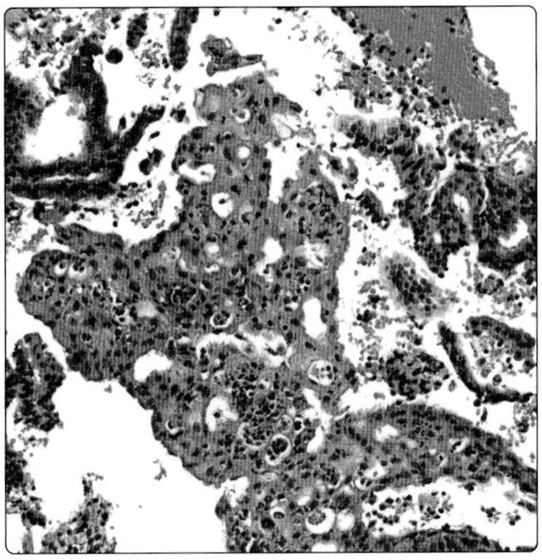

微腺体增生样子宫内膜样癌

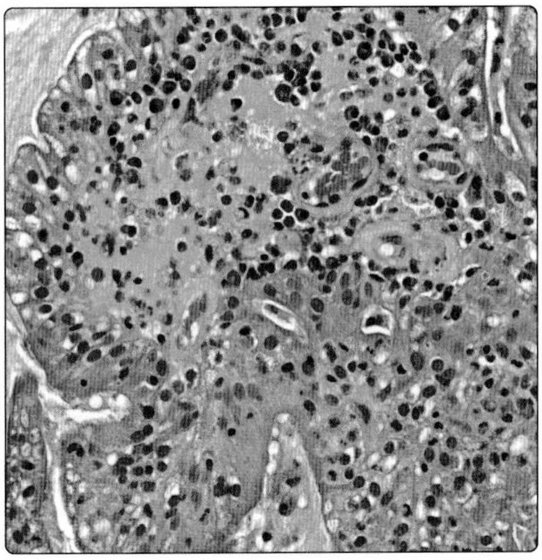

(左)子宫内膜高分化子宫内膜样癌中出现的微腺体增生样改变,易与宫颈微腺体增生混淆。特别对于绝经后女性,缺少核下和核上空泡及出现任何程度的细胞学非典型性应考虑子宫内膜样癌的可能。(右)微腺体增生样子宫内膜样癌的部分区域,如果单独评估,可能无法与微腺体增生鉴别

透明细胞癌

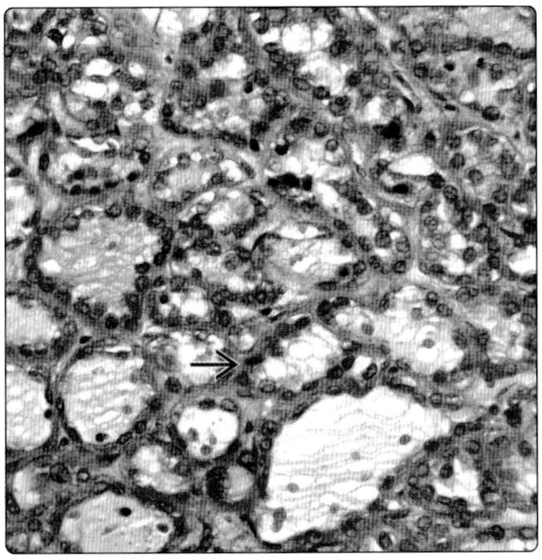

宫颈腺癌

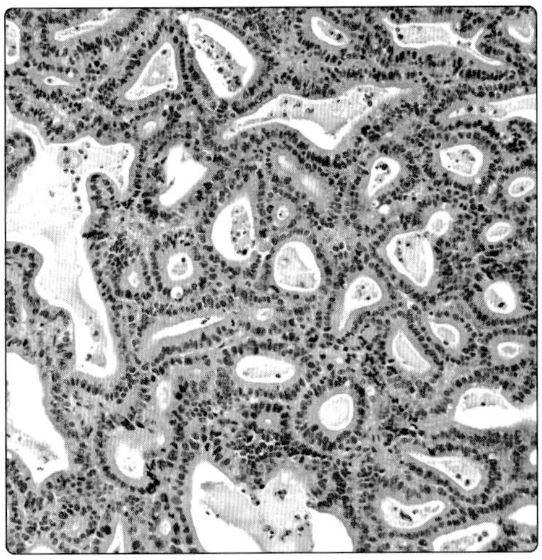

(左)透明细胞癌的管状结构➡缺乏核下和核上空泡及伴随的急性炎症浸润,细胞学异型性比微腺体增生重。(右)尽管经典的宫颈腺癌腺体可能与微腺体增生的腺体形态相重叠,但其被覆细胞呈一致的深染细胞核,有丝分裂活跃,缺乏核下和核上空泡

第 11 节　深部腺体和囊肿

要　点

术语

- 良性宫颈腺体和囊肿，位于宫颈壁外 1/3

临床问题

- 常为偶然发现
- 临床或影像学怀疑为癌时予以切除

大体所见

- 深部宫颈腺囊肿
  - 多发充满黏液的圆形囊肿；通常<0.5cm
- 旺炽型深部腺体
  - 肉眼观病变常不明显

显微镜下所见

- 累及宫颈壁中层至外层
- 宫颈腺囊肿
  - 多发大小不一、圆形至轻度不规则形囊肿
- 旺炽型深部腺体
  - 相对一致、中等大小的圆形至卵圆形腺体
- 单层柱状上皮，细胞核位于基底部，顶端淡染黏液性胞质
- 缺乏促结缔组织性间质反应
- 有丝分裂常缺乏

辅助实验

- pax-2 和 pax-8 阳性
- CEA 腔缘阳性
- 低 MIB-1 增殖率
- HIK 1083 阴性

首要的鉴别诊断

- 微偏腺癌
- 微囊性宫颈腺癌
- 隧道状腺丛
- 中肾管残余/增生

深部宫颈腺囊肿（纳氏囊肿）

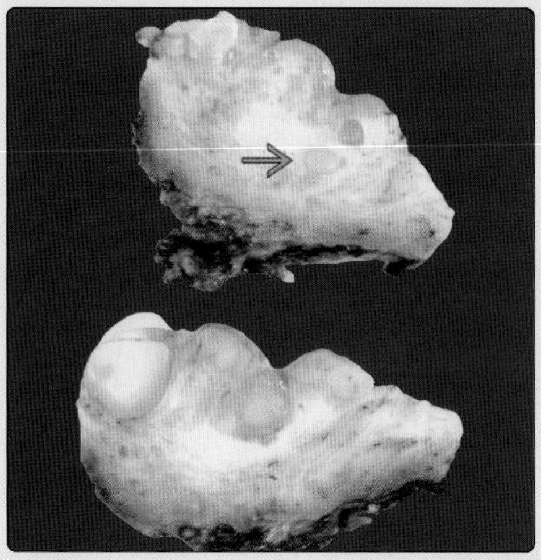

位于宫颈中层至外层

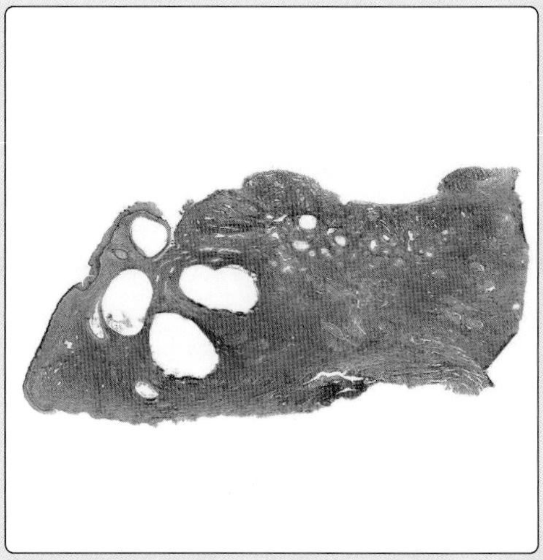

（左）宫颈腺囊肿（纳氏囊肿）大小不一，位于宫颈壁内 1/3，有时可向深方延伸→。偶尔在临床或病理检查时可见肿块样病变。**（右）**深部腺体和囊肿常累及宫颈外壁。在该举例中，宫颈腺囊肿累及宫颈外壁。当腺体无囊性扩张改变但位于宫颈外壁时，应归类为深部腺体

多发性、充满黏液的囊腔

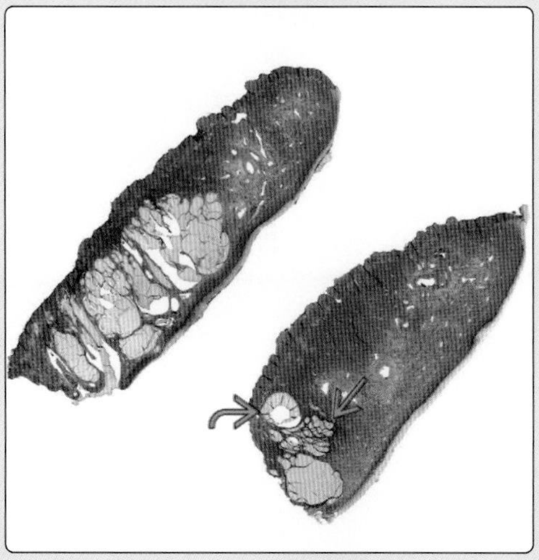

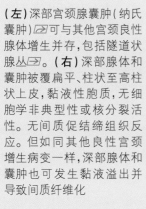

无细胞学异型性或核分裂象

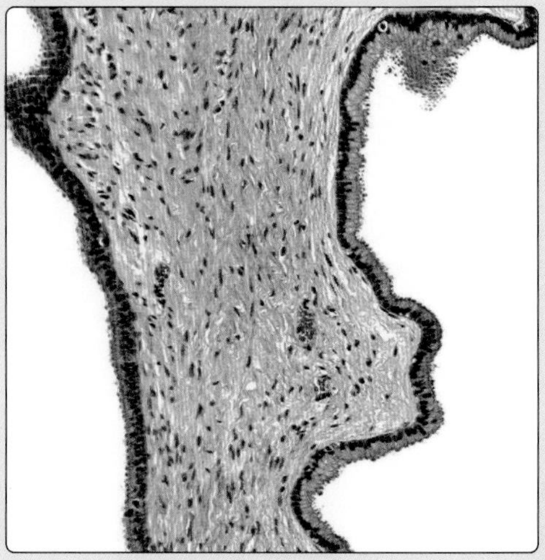

（左）深部宫颈腺囊肿（纳氏囊肿）→可与其他宫颈良性腺体增生并存，包括隧道状腺丛→。**（右）**深部腺体和囊肿被覆扁平、柱状至高柱状上皮，黏液性胞质，无细胞学非典型性或核分裂活性。无间质促结缔组织反应。但如同其他良性宫颈增生病变一样，深部腺体和囊肿也可发生黏液溢出并导致间质纤维化

术语

同义词

- 深部宫颈腺囊肿，深部纳氏囊肿
- 旺炽型深部腺体

定义

- 良性宫颈腺体和囊肿，位于宫颈壁外 1/3

病因/发病机制

反应性过程

- 炎症过程(慢性宫颈炎)引起宫颈腺体开口堵塞，导致囊肿形成

解剖变异

- 宫颈黏膜裂隙较深，与黏膜表面失去连接，形成潴留性囊肿

临床问题

流行病学

- 发病率
  - 不常见
- 年龄
  - 育龄期

表现

- 偶然发现

治疗

- 临床或影像学怀疑为癌时予以切除

预后

- 良好

大体所见

一般特征

- 深部宫颈腺囊肿(纳氏囊肿)
  - 多发充满黏液的圆形囊肿
  - 通常<0.5cm(至 1.5cm)
  - 偶见宫颈增大
- 旺炽型深部腺体
  - 肉眼观病变常不明显

显微镜下所见

组织学特征

- 累及宫颈壁外 2/3，但未达宫颈旁软组织
- 宫颈腺囊肿
  - 多发大小不一、圆形至轻度不规则形囊肿
- 旺炽型深部腺体
  - 相对一致、中等大小的圆形至卵圆形腺体
- 缺乏促结缔组织性间质反应
  - 囊腔破裂及黏液溢出可引起局灶间质反应

细胞学特征

- 单层柱状、立方或扁平细胞，伴不等量的顶端淡染黏液性胞质
- 圆形至卵圆形细胞核，染色质细腻，核仁不明显
- 缺乏有丝分裂

辅助实验

免疫组织化学

- pax-2 和 pax-8 阳性
- CEA 腔缘阳性
- 低 MIB-1 增殖率
- HIK 1083 阴性

鉴别诊断

微偏腺癌(恶性腺瘤)

- 宫颈质地坚硬，有易碎或溃烂黏膜
- 可累及子宫旁软组织
- 腺体大小和形状变异大
- 常伴促结缔组织反应
- 可见神经周围侵犯和血管侵犯
- 至少局灶出现细胞学异型性及偶见核分裂
- CEA(胞质)和 HIK 1083 阳性

微囊性宫颈腺癌

- 常位于宫颈内壁
- 浸润性生长，腺体排列拥挤
- 细胞学非典型性和核分裂活性

隧道状腺丛

- 位置表浅(内 1/3)
- 界限清楚的分叶状结构

中肾管残余/增生

- 肉眼通常不呈囊性
- 被覆矮立方细胞，胞质内无黏液
- 典型的腔内浓稠嗜酸性分泌物
- CD10、GATA3、AR 阳性

诊断注意事项

病理诊断要点

- 如腺体数量少且呈圆形轮廓，在诊断微偏腺癌前，应考虑深部腺体和囊肿

部分参考文献

1. Vural F et al: Large nabothian cyst obstructing labour passage. J Clin Diagn Res. 9(10):QD06-7, 2015
2. Temur I et al: A giant cervical nabothian cyst compressing the rectum, differential diagnosis and literature review. Clin Exp Obstet Gynecol. 38(3):276-9, 2011
3. Young RH et al: Endocervical adenocarcinoma and its variants: their morphology and differential diagnosis. Histopathology. 41(3):185-207, 2002
4. Tambouret R et al: Microcystic endocervical adenocarcinomas: a report of eight cases. Am J Surg Pathol. 24(3):369-74, 2000
5. Daya D et al: Florid deep glands of the uterine cervix. another mimic of adenoma malignum. Am J Clin Pathol. 103(5):614-7, 1995
6. Young RH et al: Pseudoneoplastic glandular lesions of the uterine cervix. Semin Diagn Pathol. 8(4):234-49, 1991
7. Clement PB et al: Deep nabothian cysts of the uterine cervix. a possible source of confusion with minimal-deviation adenocarcinoma (adenoma malignum). Int J Gynecol Pathol. 8(4):340-8, 1989

第 12 节 宫颈腺体增生(弥漫与叶状)

要 点

术语

- 具有小叶状(LEGH)或层状(DEGH)生长方式的良性宫颈腺体增生

临床问题

- 常偶然发现
- 如出现非典型特征(LEGH),需完整切除以排除并发的恶性病变

显微镜下所见

- 弥漫性层状宫颈腺体增生
  - 常位于宫颈管壁的内 1/3
  - 圆形至分支状腺体呈层状增生
  - 细胞核轻度增大,可见核仁(反应性改变),伴间质慢性炎症,后者在最深处的交界面更显著
- 小叶状宫颈腺体增生
  - 常位于宫颈管壁的内 1/2
  - 小至中等大圆形腺体围绕一个较大的腺体呈小叶状增生
  - 被覆高柱状黏液性上皮,细胞核形态温和,位于基底部
- LEGH 伴有非典型特征
  - 上皮内折或明显的乳头状突起
  - 细胞核极性消失,伴出芽或"剥落"
  - 细胞核增大,核质深染,核仁明显
  - 凋亡小体和/或腔内碎片
  - 偶见顶端有丝分裂

首要的鉴别诊断

- 微偏腺癌(恶性腺瘤)
- 宫颈腺肌瘤
- 子宫颈管内膜异位
- 隧道状腺丛
- 透明细胞腺癌

界限清楚的层状增生

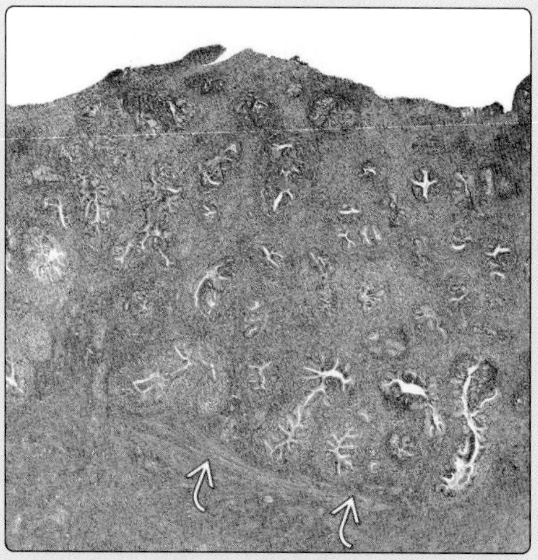

分支状腺体伴随慢性炎症

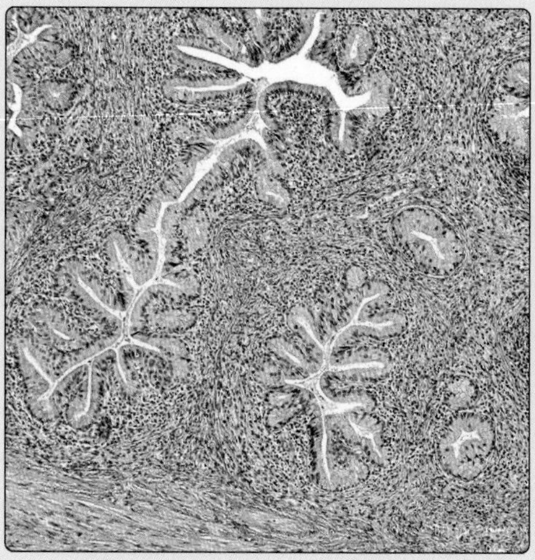

(左)弥漫性层状宫颈腺体增生呈带样增生,腺体形状不规则,与深处宫颈间质分界清楚➡。**(右)**弥漫性层状宫颈腺体增生的腺体常呈分支状结构。此外,显著的慢性炎症浸润并环绕在腺体周围是该病变的常见表现,炎症在腺体增生的最深面尤为突出

腺体小叶状增生

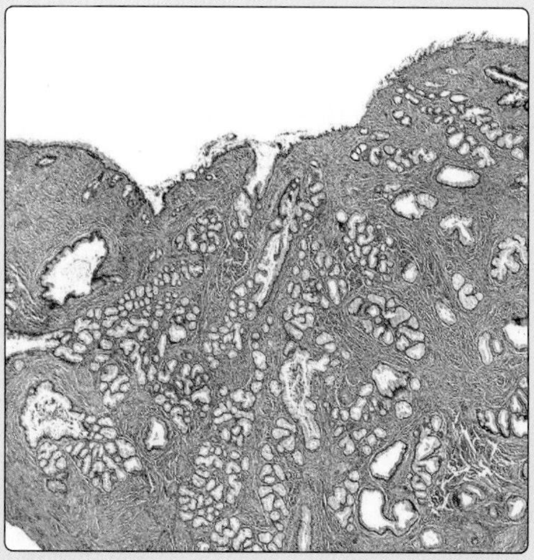

无炎症或促结缔组织反应

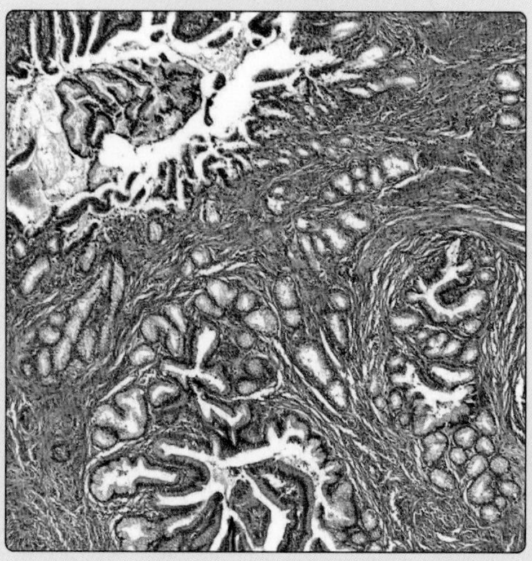

(左)小叶状宫颈腺体增生(LEGH)的典型特征是小至中等大圆形腺体呈小叶状增生,并以一个较大的裂缝状腺体为中心。**(右)**LEGH 的宫颈腺体常成簇围绕在一个较大的腺体周围,形成同心放射状外观。注意增生腺体与间质界限分明,且缺乏炎症浸润或促结缔组织反应

术语

缩略语

- 弥漫性宫颈腺体增生（diffuse endocervical glandular hyperplasia，DEGH）
- 小叶状宫颈腺体增生（lobular endocervical glandular hyperplasia，LEGH）

定义

- 具有小叶状（LEGH）或层状（DEGH）生长方式的良性宫颈腺体增生

临床问题

表现

- 常偶然发现
- 阴道（有时为黏液样）分泌物

治疗

- 如出现非典型特征（LEGH），需完整切除以排除并发的恶性病变

预后

- 良好
- LEGH 伴有非典型结构或细胞学特征，可能与恶性腺瘤有关（预后不良）

大体所见

一般特征

- 常无肉眼可见的肿块
- 偶见界限清楚的肿块（LEGH）

显微镜下所见

组织学特征

- DEGH
  - 常位于宫颈管壁的内 1/3
  - 深处界限清晰
  - 圆形至分支状腺体呈层状增生
  - 慢性炎症浸润，以最深处的交界面更显著
- LEGH
  - 常位于宫颈管壁的内 1/2
  - 小至中等大圆形腺体常围绕一个较大腺体呈小叶状增生
  - 无相关间质反应
- LEGH 伴有非典型特征
  - 上皮内折或明显的乳头状突起
  - 细胞出芽或"剥落"

细胞学特征

- DEGH
  - 被覆高柱状黏液性上皮
  - 细胞核轻度增大，可见核仁（反应性改变），伴间质炎症，后者于最深处的交界面更显著
- LEGH
  - 被覆高柱状黏液性上皮
    - 胞质可呈嗜酸性、颗粒样（胃型分化）
  - 细胞核形态温和，位于基底部
- LEGH 伴有非典型特征
  - 细胞核极性消失
  - 核增大，核质深染
  - 核仁明显
  - 凋亡小体和/或腔内碎片
  - 偶见顶端有丝分裂

辅助实验

免疫组织化学

- ±HIK 1083 阳性（LEGH）

鉴别诊断

微偏腺癌（恶性腺瘤）

- 常累及宫颈外壁
- 复杂分支状腺体
- 局灶恶性细胞学特征和促结缔组织增生
- 神经周围和/或脉管侵犯

宫颈腺肌瘤

- 界限清楚，有显著的肌瘤性间质和形态一致的温和细胞核

子宫颈管内膜异位

- 以宫颈外壁/宫颈旁软组织为中心

隧道状腺丛

- 常为局灶性
- 常为柱状黏液性（A 型）和扁平上皮（B 型）混合存在
- 囊腔内常富含浓稠黏液

透明细胞腺癌

- 管囊状、乳头状和实性生长方式混合存在
- 恶性细胞学特征；富于有丝分裂

诊断注意事项

病理诊断要点

- 低倍镜下的结构特点有助于除外恶性病变
- LEGH 伴有非典型特征可能与恶性腺瘤有关

部分参考文献

1. Talia KL et al: The developing spectrum of gastric-type cervical glandular lesions. Pathology. ePub, 2017
2. Talia KL et al: HPV-negative gastric type adenocarcinoma in situ of the cervix: a spectrum of rare lesions exhibiting gastric and intestinal differentiation. Am J Surg Pathol. 41(8):1023-1033, 2017
3. Mikami Y et al: Reappraisal of synchronous and multifocal mucinous lesions of the female genital tract: a close association with gastric metaplasia. Histopathology. 54(2):184-91, 2009
4. Kawauchi S et al: Is lobular endocervical glandular hyperplasia a cancerous precursor of minimal deviation adenocarcinoma?: a comparative molecular-genetic and immunohistochemical study. Am J Surg Pathol. 32(12):1807-15, 2008
5. Mikami Y et al: Gastrointestinal immunophenotype in adenocarcinomas of the uterine cervix and related glandular lesions: a possible link between lobular endocervical glandular hyperplasia/pyloric gland metaplasia and 'adenoma malignum'. Mod Pathol. 17(8):962-72, 2004
6. Mikami Y et al: Lobular endocervical glandular hyperplasia is a metaplastic process with a pyloric gland phenotype. Histopathology. 39(4):364-72, 2001
7. Nucci MR et al: Lobular endocervical glandular hyperplasia, not otherwise specified: a clinicopathologic analysis of thirteen cases of a distinctive pseudoneoplastic lesion and comparison with fourteen cases of adenoma malignum. Am J Surg Pathol. 23(8):886-91, 1999
8. Jones MA et al: Diffuse laminar endocervical glandular hyperplasia. A benign lesion often confused with adenoma malignum (minimal deviation adenocarcinoma). Am J Surg Pathol. 15(12):1123-9, 1991

(**左**)弥漫性层状宫颈腺体增生的慢性炎症浸润可导致细胞核出现反应性改变(核增大,分散的染色质,可见核仁)➡。(**右**)LEGH 腺体被覆高柱状黏液性上皮,细胞核形态温和,位于基底部。胞质可呈嗜酸性颗粒状(胃型分化)。有丝分裂活性罕见或缺乏

反应性细胞核改变(DEGH)

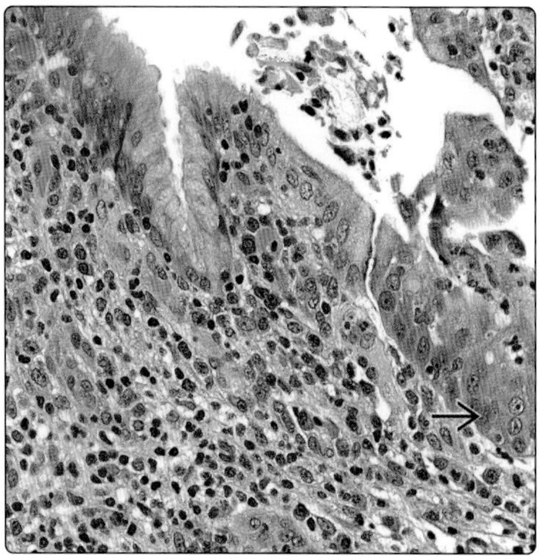

高柱状黏液性上皮(LEGH)

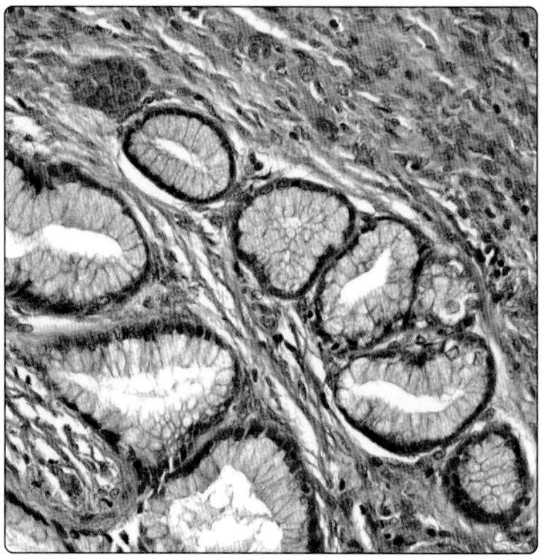

(**左**)上皮内折或显著的乳头状突起➡是非典型 LEGH 的特征。(**右**)黏液性上皮细胞核失去极性伴出芽和“剥落”➡可见于小叶状宫颈腺体增生伴有非典型特征。细胞核增大,核质深染。也可出现凋亡小体、顶端有丝分裂和/或腔内碎片

乳头状内折(非典型 LEGH)

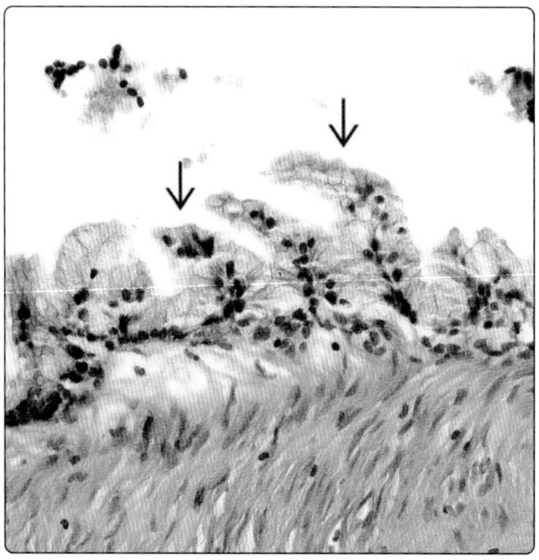

极性消失和上皮出芽(非典型 LEGH)

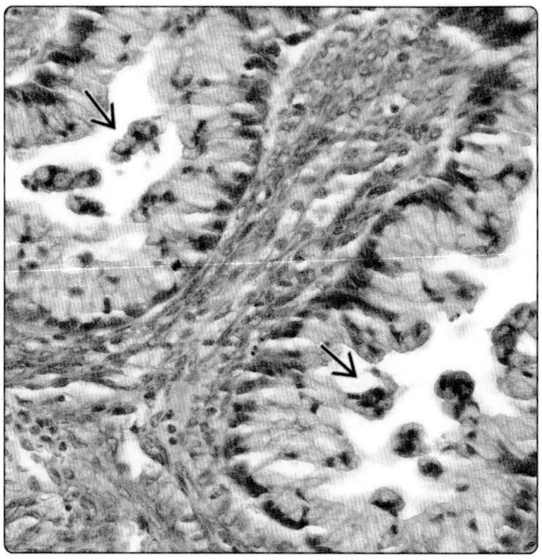

(**左**)细胞核增大、核质深染➡及突出核仁➡可见于小叶状宫颈腺体增生伴有非典型特征。(**右**)有丝分裂活性➡位于腺体腔面也是非典型 LEGH 的特征之一。注意细胞质更具嗜酸性和颗粒样外观,与胃型(幽门)分化一致

细胞核增大,核质深染及核仁(非典型 LEGH)

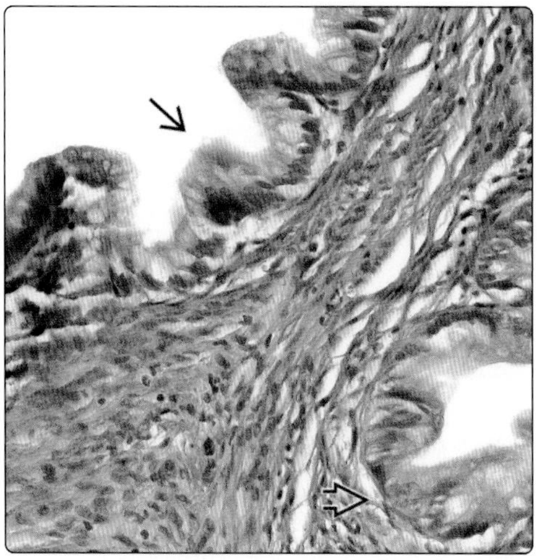

顶端核分裂象(非典型 LEGH)

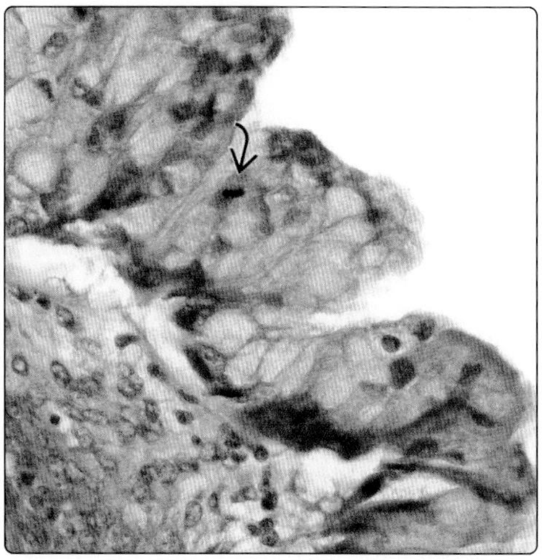

相关的早期浸润性癌(非典型 LEGH)

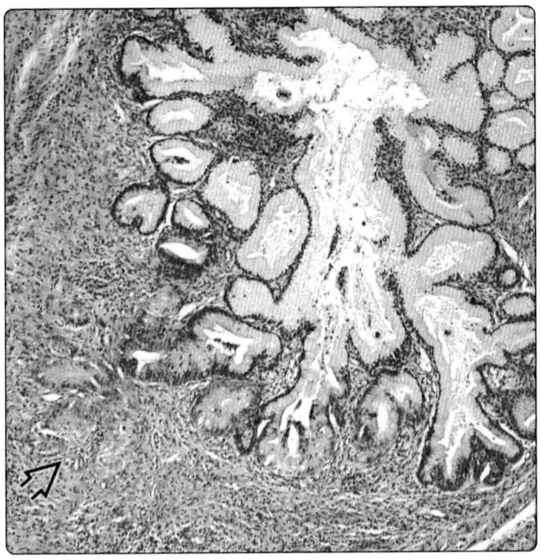

恶性腺瘤伴深度浸润性不规则形腺体

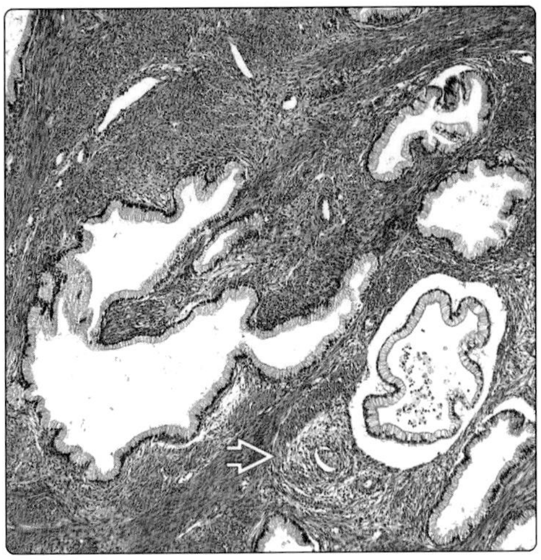

(左)非典型 LEGH 可与恶性腺瘤有关。在这一举例中,可见非典型 LEGH 与浸润性腺癌⮊相移行。(右)恶性腺瘤(微偏腺癌)的典型特征是不规则分支状腺体深度浸润宫颈壁且无明显边界。注意局灶的促结缔组织增生⮊

恶性腺瘤伴恶性细胞学特征
及促结缔组织性间质

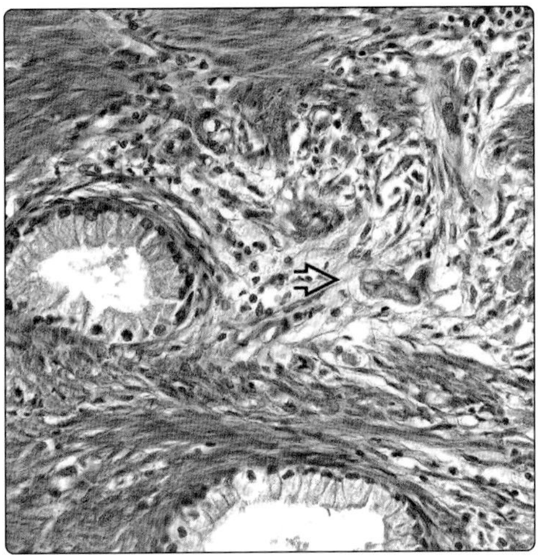

宫颈腺肌瘤伴显著肌瘤性间质

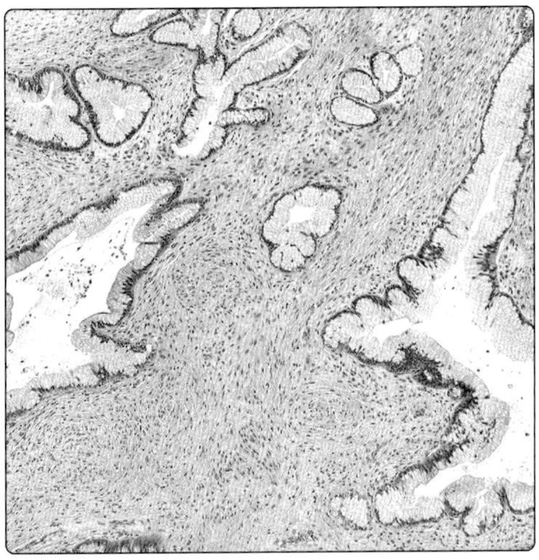

(左)恶性腺瘤的肿瘤性腺体常呈高分化,易与宫颈上皮混淆。注意呈恶性细胞学特征的肿瘤性上皮细胞簇位于促结缔组织性间质内⮊。(右)宫颈腺肌瘤以宫颈腺体增生为特点。但与宫颈腺体增生不同,宫颈腺肌瘤常形成界限清楚的肿块并伴有显著的肌瘤性间质

隧道状腺丛,囊腔被覆柱状
黏液性和扁平上皮

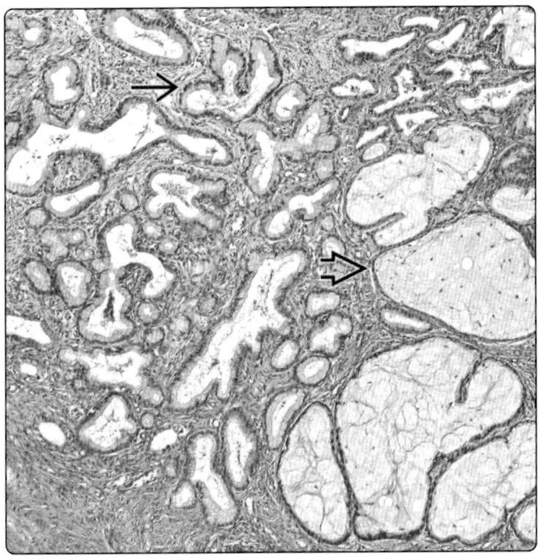

透明细胞癌呈管囊状生长和
恶性细胞学特征

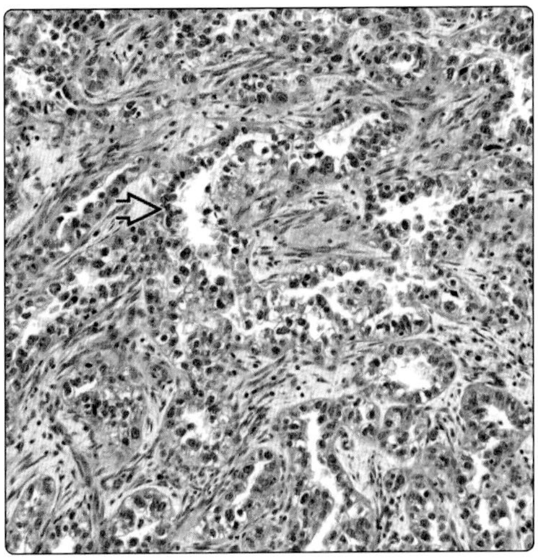

(左)隧道状腺丛多为偶然发现的宫颈局灶性病变,常由柱状黏液上皮→和扁平上皮⮊混合组成,后者多伴囊性改变(B 型隧道状腺丛)。(右)尽管透明细胞癌核分裂活性低,但细胞核具有异型性⮊,在高倍镜下可与非肿瘤性宫颈上皮相鉴别。其他有助于诊断的特征还包括管囊状、乳头状结构和实性生长方式混合存在

第13节 宫颈息肉

要点

术语

- 起源于宫颈管的呈息肉样生长的良性病变,包括上皮和间质成分

临床问题

- 常见
- 多产>未经产
- 40~60岁
- 可能有症状,尤其对于较大息肉
  - 异常出血(尤其在性交后和绝经后)
- 常为孤立性
- 预后良好
- 如妊娠期切除,有流产或早产风险

大体所见

- 彼此分离的息肉,呈分叶状,表面充血

显微镜下所见

- 息肉样或叶状结构
- 上皮成分常位于表面,常形成囊性扩张的腺体
  - 偶见局灶腺体周围间质细胞密度增加
  - ±微腺体增生(表面)
  - Arias-Stella反应
- 胶原化的、水肿的或蜕膜样间质
- 富含血管,尤其在纤维血管轴心
- 不同程度的慢性炎症

首要的鉴别诊断

- 宫颈息肉内的宫颈原位腺癌(vs. 反应性非典型性)
- 宫颈息肉内的鳞状上皮内病变(vs. 反应性非典型性)
- 米勒管腺肉瘤
- 胚胎性横纹肌肉瘤
- 腺肌瘤

息肉样生长

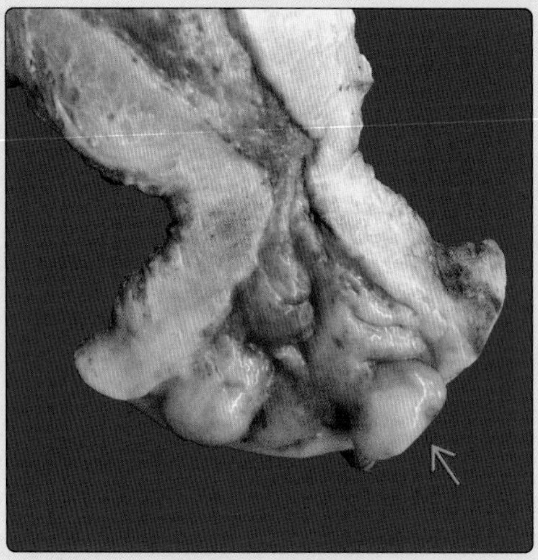

显著的血管结构和不成熟鳞状上皮化生

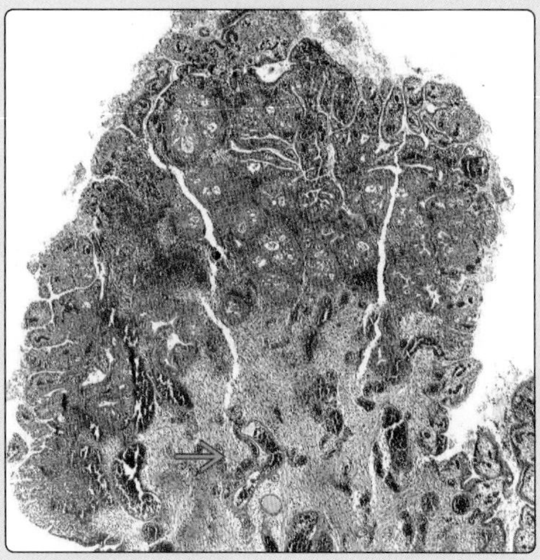

(左)宫颈息肉可无蒂,有蒂者更多见➩,常<4cm。较大息肉可呈不同程度的出血或溃疡外观。**(右)**尽管低倍镜下该息肉上皮成分结构复杂,可疑为恶性,但高倍镜下见宫颈腺体被形态温和的鳞状上皮化生取代。注意明显的血管轴心➩

叶状外观和胶原化间质

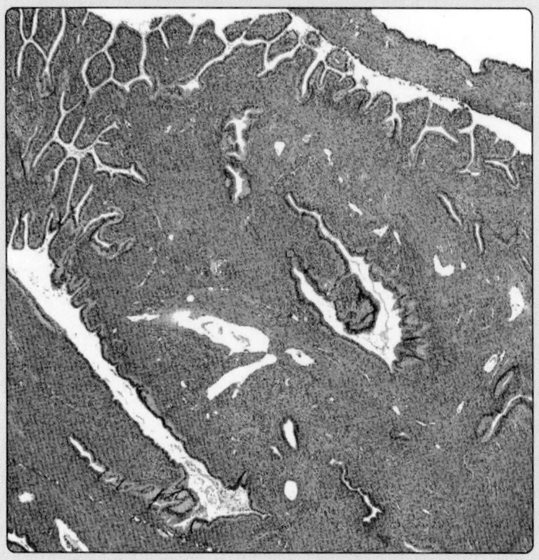

炎症和反应性上皮改变

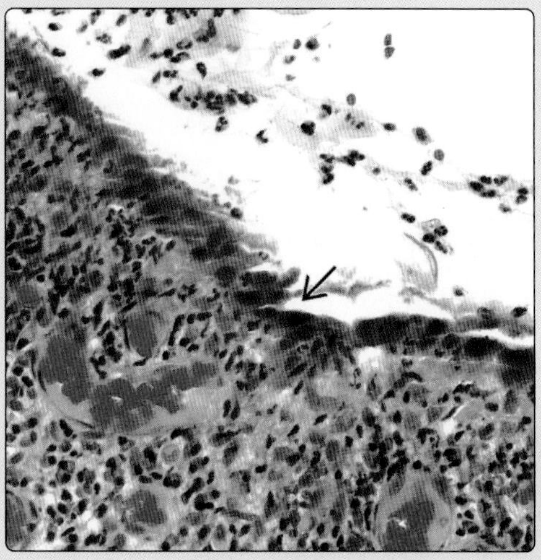

(左)宫颈息肉常伴有胶原化间质,有时间质也可呈水肿性或蜕膜样。叶状结构可见于宫颈息肉表面,但通常缺乏胶原化间质。**(右)**当存在重度炎症时,宫颈息肉可出现反应性上皮非典型性。增大的细胞核呈圆形,染色质聚集,但仍保留正常的核质比➩

术语

缩略语

- 宫颈息肉(endocervical polyp,ECP)

定义

- 起源于宫颈管的呈息肉样生长的良性病变,包括上皮和间质成分

病因/发病机制

不明

- 推测为良性肿瘤性生长

临床问题

流行病学

- 发病率
  - 常见
  - 多产>未经产
- 年龄
  - 40~60岁

表现

- 可能有症状,尤其对于较大息肉
  - 异常出血(尤其在性交后和绝经后)
- 可能与巴氏涂片异常有关
  - 意义未明的非典型鳞状细胞
  - 意义未明的非典型腺细胞

治疗

- 局部切除
  - 除非怀疑为恶性病变,否则应避免在妊娠期切除

预后

- 良好
- 如妊娠期切除,有流产或早产风险

大体所见

一般特征

- 彼此分离的息肉呈分叶状,表面充血

大小

- 几毫米至3~4cm;肿块样病变(罕见)

显微镜下所见

组织学特征

- 息肉样或叶状结构
- 上皮成分常位于表面并形成囊性扩张的腺体
  - 偶见局灶腺体周围间质细胞密度增加
  - ±微腺体增生(表面)
  - Arias-Stella反应
- 胶原化的、水肿的或蜕膜样间质
- 富含血管,尤其在纤维血管轴心
- 不同程度的慢性炎症
- 如发生摩擦或扭转,可形成溃疡±肉芽组织或梗死
- 骨、软骨或表皮(包括皮肤结构)化生(罕见)

细胞学特征

- 柱状宫颈型黏液上皮,细胞核形态温和,位于基底部,可混有不等量、不同成熟程度的鳞状上皮化生
- 如出现反应性非典型性,则表现为核增大、圆形;有时呈多核,染色质聚集模糊或分散,伴或不伴核仁

鉴别诊断

宫颈息肉内的宫颈原位腺癌(vs. 反应性异型性)

- 复层化拥挤排列的增大细胞核,核质深染
- 常见顶端有丝分裂和凋亡
- 弥漫p16阳性

宫颈息肉内的鳞状上皮内病变(vs. 反应性异型性)

- 发育不良的鳞状细胞,有丝分裂活跃
- 弥漫p16阳性

米勒管腺肉瘤

- 显著叶状结构
- 腺腔内息肉样突起
- 广泛的腺体周围富于间质细胞(袖套状)
- 可见间质细胞非典型性
- 有丝分裂活性常>2个/10HPF

胚胎性横纹肌肉瘤

- 原始细胞上皮下致密聚集(生发层),核质比高±带状细胞
- desmin、myoD1阳性

腺肌瘤

- 良性宫颈腺体和平滑肌并存

诊断注意事项

病理诊断要点

- 仅有局灶腺体周围间质细胞密度增加不足以诊断腺肉瘤
- 宫颈鳞状上皮内肿瘤或原位腺癌极少累及ECP(0.1%~2.7%),但仍需除外

部分参考文献

1. Angra S et al: Endocervical polyp with florid "epidermal metaplasia": report of a previously undescribed phenomenon. Int J Gynecol Pathol. 35(5):478-81, 2016
2. Howitt BE et al: Uterine polyps with features overlapping with those of Müllerian adenosarcoma: a clinicopathologic analysis of 29 cases emphasizing their likely benign nature. Am J Surg Pathol. 39(1):116-26, 2015
3. Heatley MK: Squamous intraepithelial lesions arising in benign endocervical polyps: a report of 9 cases with correlation to the pap smears, HPV analysis, and immunoprofile. Int J Gynecol Pathol. 28(6):567; author reply 567, 2009
4. Terada T: Large endocervical polyp with cartilaginous and osseous metaplasia: a hitherto unreported entity. Int J Gynecol Pathol. 28(1):98-100, 2009
5. Yi KW et al: Giant endocervical polyp mimicking cervical malignancy: primary excision and hysteroscopic resection. J Minim Invasive Gynecol. 16(4):498-500, 2009
6. Chin N et al: Squamous intraepithelial lesions arising in benign endocervical polyps: a report of 9 cases with correlation to the Pap smears, HPV analysis, and immunoprofile. Int J Gynecol Pathol. 27(4):582-90, 2008

第 14 节 异位前列腺

要 点

术语

- 少见的良性腺性/鳞状增生，具有前列腺组织形态学及免疫表型特征

病因/发病机制

- 最可能为 Skene 腺异位

临床问题

- 常偶发
- 预后良好

大体所见

- 极少情况下可形成息肉样病变或肿块

显微镜下所见

- 导管、腺体和腺泡±筛状结构，中心为显著鳞状上皮化生
- 与表面上皮不连续
- 可见鳞状上皮成熟过程
- 潘氏细胞样改变罕见
- 缺乏间质或炎症反应
- 缺乏肌瘤性间质（同男性前列腺）

辅助实验

- 腔上皮细胞：NKX3.1 阳性，PSAP 和/或 PSA 阳性（两种标志物同时阴性的可能性达 25%）
- 基底细胞：34βe12 和 p63 阳性
- 鳞状细胞：PSAP 和 PSA 阴性
- p16 阴性和低 MIB-1 增殖指数（所有细胞类型）

首要的鉴别诊断

- 腺样基底细胞癌
- 腺鳞癌
- 宫颈原位腺癌

显著的鳞状成分

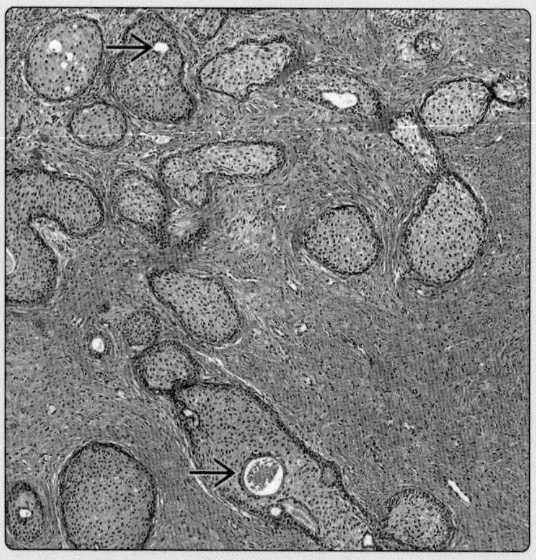

被覆双层细胞的小腺体

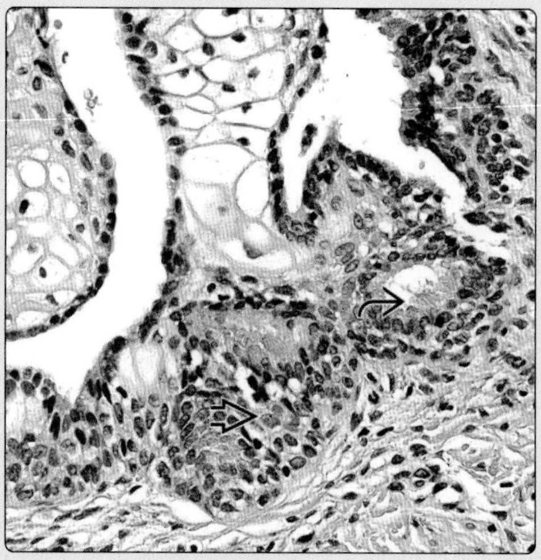

（左）异位前列腺常为偶然发现，偶尔可呈旺炽型。异位前列腺由导管和腺体组成→，常伴有显著的鳞状上皮化生。注意缺乏间质反应和炎症反应，有助于将其归类为良性病变。**（右）**在异位前列腺中可见到两种成分：由小导管形成的腺体及由基底细胞层→围绕形成的腺泡，中央为形态温和的鳞状成分。潘氏细胞样改变罕见→

明显的筛状生长

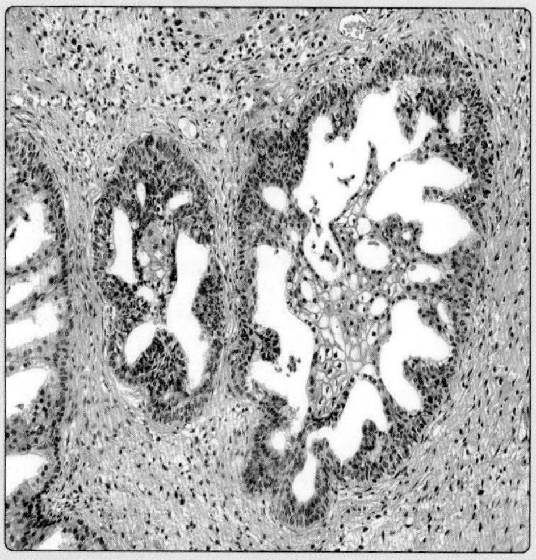

腔上皮细胞 NKX3.1 阳性

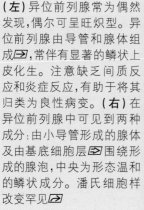

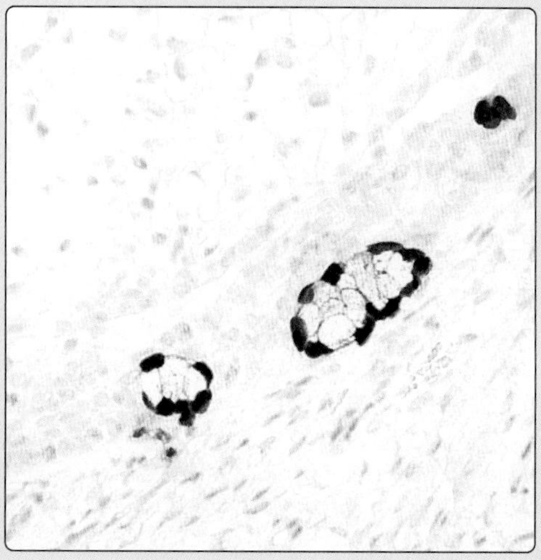

（左）异位前列腺偶见腺体成分呈乳头状和/或筛状生长，腺腔中央为继发的鳞状上皮化生。**（右）**腺体成分的前列腺标志物常呈阳性表达，包括前列腺特异性抗原，前列腺特异性酸性磷酸酶和 NKX3.1（一种雄激素依赖性转录因子，仅表达于前列腺，核着色），对后者的经验有限

术语

同义词

- 前列腺化生

定义

- 少见的良性腺性/鳞状增生，具有前列腺组织形态学及免疫表型特征

病因/发病机制

不明

- 宫颈腺体化生
- 发育异常
  - Skene 腺异位

临床问题

流行病学

- 年龄
  - 21~81 岁（绝经前期更多见）

部位

- 常累及外子宫颈或移行带

表现

- 常偶发

治疗

- 无

预后

- 良好

大体所见

一般特征

- 极少情况下可形成息肉样病变或肿块

显微镜下所见

组织学特征

- 导管、腺体和腺泡±筛状结构，中央显著鳞状上皮化生
- 与表面上皮不连续
- 可见鳞状上皮成熟过程伴不同程度的糖原形成
- 缺乏间质或炎症反应
- 缺乏肌瘤性间质（同男性前列腺）

细胞学特征

- 腺体成分
  - 双层细胞
    - 外层（基底）：扁平至立方细胞，胞质稀少，细胞核卵圆形至扁平状，体积小且温和
    - 内层（腔上皮）：胞质更丰富，透明、嗜酸性、泡沫样至颗粒样，细胞核小而圆，核仁不明显
  - 潘氏细胞样改变罕见
- 鳞状成分
  - 嗜酸性至透明（糖原形成的）胞质
  - 细胞核小，轮廓光滑，染色质细腻

辅助实验

免疫组织化学

- 腺体成分（腔上皮细胞）
  - 前列腺特异性抗原（PSA）和前列腺特异性酸性磷酸酶（PSAP）常阳性（可为局灶性）
    - 一种标志物阴性的可能性为 50%
    - 两种标志物同时阴性的可能性为 25%
  - NKX3.1 阳性（经验有限）
  - CD10、AR、AMACR 阳性
- 腺体成分（基底细胞）
  - 34βe12 和 p63 阳性
- 鳞状成分
  - PSA 和 PSAP 阴性
  - AR 可能阳性
- p16 阴性和低 MIB-1 增殖指数（所有细胞类型）

鉴别诊断

腺样基底细胞癌

- 浸润性生长
- 发育不良的鳞状上皮巢（与表面邻近）
- 基底样细胞巢，细胞核形态温和（深方）
- 可见高级别鳞状上皮内病变
- p16 阳性；PSA 和 PSAP 阴性

腺鳞癌

- 浸润性生长伴促结缔组织反应
- 恶性细胞学特征
- p16 阳性；PSA 和 PSAP 阴性

宫颈原位腺癌

- 细胞核复层化，形状不规则，核质深染
- 顶端有丝分裂和凋亡小体
- p16 阳性；PSA 和 PSAP 阴性

诊断注意事项

病理诊断要点

- 腔面腺上皮细胞 NKX3.1 阳性
- PSA 和 PSAP 阴性不能除外诊断

部分参考文献

1. Roma AA: Tubulosquamous polyps in the vagina. immunohistochemical comparison with ectopic prostatic tissue and Skene glands. Ann Diagn Pathol. 22:63-6, 2016
2. Halat S et al: Ectopic prostatic tissue: histogenesis and histopathological characteristics. Histopathology. 58(5):750-8, 2011
3. Kelly P et al: Misplaced Skene's glands: glandular elements in the lower female genital tract that are variably immunoreactive with prostate markers and that encompass vaginal tubulosquamous polyp and cervical ectopic prostatic tissue. Int J Gynecol Pathol. 30(6):605-12, 2011
4. McCluggage WG et al: Ectopic prostatic tissue in the uterine cervix and vagina: report of a series with a detailed immunohistochemical analysis. Am J Surg Pathol. 30(2):209-15, 2006
5. Nucci MR et al: Ectopic prostatic tissue in the uterine cervix: a report of four cases and review of ectopic prostatic tissue. Am J Surg Pathol. 24(9):1224-30, 2000
6. Larraza-Hernandez O et al: Ectopic prostatic tissue in the uterine cervix. Int J Gynecol Pathol. 16(3):291-3, 1997

要 点

术语

- 中肾管残件：未退化中肾管的残留成分
- 中肾管增生：中肾管残余增生>6mm

大体所见

- 常偶然发现

显微镜下所见

- 中肾管残余
  - 位于宫颈壁深处至正常宫颈腺体之间
  - 小至中等大圆形小管呈孤立小簇状或线性排列
  - 腔内浓稠嗜酸性物质
- 小叶状中肾管增生（最常见）
  - 小至中等大的圆形至形态不规则小管呈小叶状排列，以不等量间质成分相间隔
- 弥漫性中肾管增生
  - 由间隔一致的小至中等的大圆形小管组成，偶见囊性变
  - 缺乏相关的间质反应
- 中肾管增生（最少见）
  - 中至大导管呈裂缝状轮廓
  - 短小乳头向腔内突起

辅助实验

- EMA、calretinin、pax-2、CD10（腔缘）（+）
- pax-8、TTF-1、GATA3 常（+）；±p16 灶（+）

首要的鉴别诊断

- 中肾管癌
- 子宫内膜样子宫内膜腺癌累及宫颈
- 透明细胞癌
- 原位腺癌（vs. 单纯中肾管增生）

小至中等大圆形小管

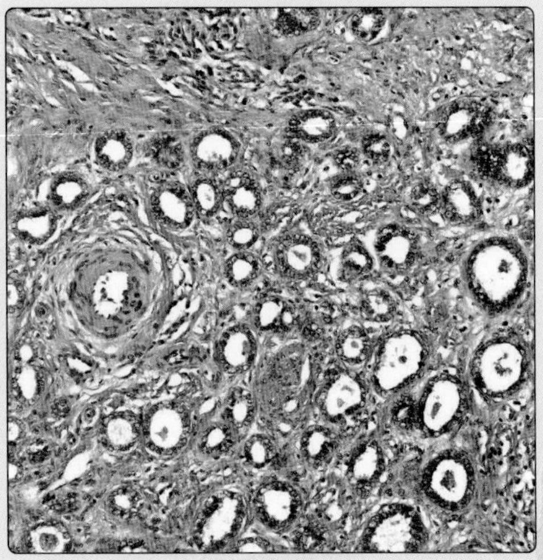

立方细胞和腔内嗜酸性分泌物

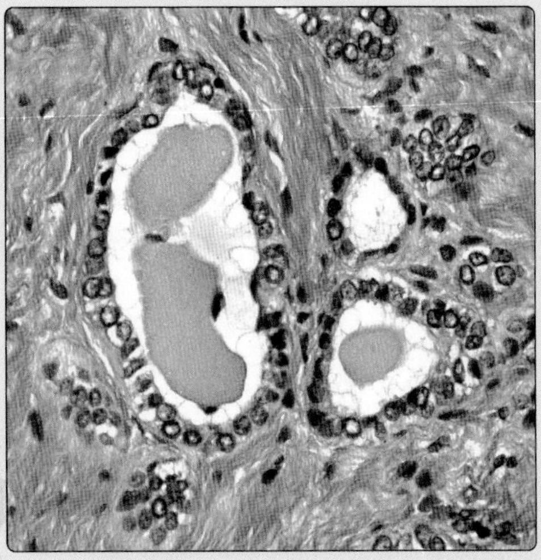

（左）中肾管残件和增生的特征是间隔一致的小至中等大的小管，缺乏间质促结缔组织反应。中肾管增生指增生的中肾小管>6mm。**（右）**中肾管残余和增生的腺管被覆形态温和的立方形细胞，腔内常有浓稠嗜酸性分泌物

小叶状增生（小叶状中肾管增生）

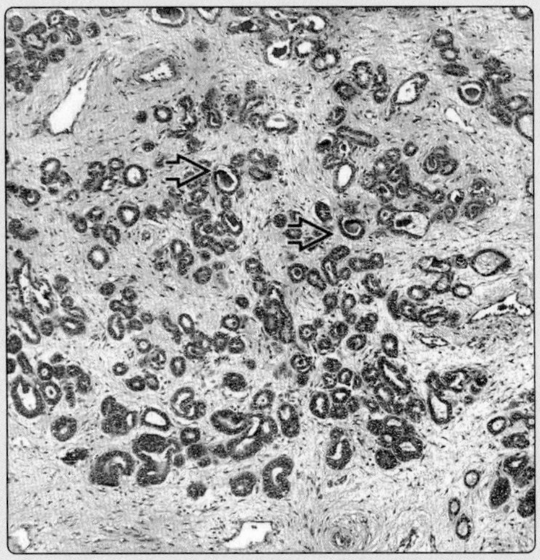

间隔一致的小管（弥漫性中肾管增生）

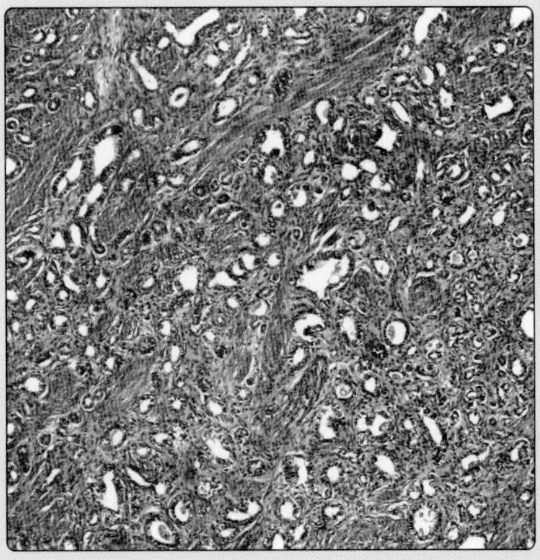

（左）小叶状中肾管增生的特征为中肾管呈小叶状增生，边界清楚，间隔一致，缺少间质反应，常含腔内嗜酸性分泌物➡。**（右）**弥漫性中肾管增生以弥漫分布于宫颈间质的间隔一致的小管结构为特点。缺乏背靠背生长及细胞学非典型性有助于与中肾管癌相鉴别

术语

定义

- 中肾管残件:未退化中肾管的残留成分
- 中肾管增生:中肾管残余增生>6mm

临床问题

部位

- 宫颈侧壁(3 点和 9 点),子宫体侧壁及颈管旁软组织

表现

- 常偶然发现(旺炽型增生可形成肿块)

显微镜下所见

组织学特征

- 中肾管残件
  - 常位于宫颈壁深处至正常宫颈腺体之间
  - 小至中等大圆形小管呈孤立小簇状或线性排列
  - 常见浓稠嗜酸性 PAS(+)的腔内分泌物
- 小叶状中肾管增生(最常见)
  - 小至中等大的圆形至形态不规则小管呈小叶状排列,以不等量间质成分相间隔
  - 常见浓稠嗜酸性 PAS(+)的腔内分泌物
  - 缺乏相关的间质反应
- 弥漫性中肾管增生
  - 由间隔一致的小至中等大的圆形小管组成,偶见囊性变
  - 腔内浓稠嗜酸性物质常见
  - 缺乏相关的间质反应
- 中肾管增生(最少见)
  - 常位于正常宫颈腺体下方
  - 中至大导管呈裂缝状轮廓
  - 短小乳头向腔内突起
  - ±邻近小至中等大圆形小管
  - 缺少腔内嗜酸性分泌物

细胞学特征

- 中肾管残件、小叶状和弥漫性中肾管增生
  - 被覆立方细胞,含少量嗜酸性胞质
  - 细胞核圆形至卵圆形,形态温和
  - 核裂活性罕见或缺乏
- 中肾管增生
  - 被覆柱状细胞,胞质嗜酸性
  - 圆形至拉长的细胞核
  - 有丝分裂活性罕见或缺乏

辅助实验

免疫组织化学

- EMA、calretinin、pax-2、AR、CD10(腔缘)(+)
- pax-8、TTF-1、GATA3 常(+)
- p16 可局灶(+)[但 HPV(-)]

分子特征

- 增生:无 *KRAS/NRAS* 突变

鉴别诊断

中肾管癌

- 常为肿块性病变
- 紧密排列的小至中等大的小管伴少量间质
- 可呈网状、导管状和梭形细胞型生长方式
- 可见相关的间质反应
- 轻至中度细胞学异型性伴有丝分裂
- *KRAS/NRAS* 突变(81%)
- *ARID 1A/ARID 1B/SMARCA4* 突变(62%)

子宫内膜样子宫内膜腺癌累及宫颈

- 子宫内膜腺癌从子宫内膜蔓延至宫颈
- 腺体被覆复层上皮
- ±中度细胞学异型性
- 腔内黏液性分泌物

透明细胞癌

- 常以黏膜为中心;可能为息肉样
- 多种生长方式混合存在(管囊状、实性、乳头状)
- 透明胞质[PAS(+)/淀粉酶敏感]
- 显著的核异型性

原位腺癌(vs. 中肾管增生)

- 细胞核复层化,核质深染
- 细胞核大小不等,形状各异
- 凋亡小体和顶端有丝分裂
- p16(弥漫性)和 HPV(+)

诊断注意事项

病理诊断要点

- 浓稠嗜酸性腔内分泌物不是中肾管残件/增生特异性的病理改变

部分参考文献

1. Howitt BE et al: Mesonephric proliferations of the female genital tract. Pathology. 50(2):141-150, 2017
2. Mirkovic J et al: Cervical mesonephric hyperplasia lacks KRAS/NRAS mutations. Histopathology. 71(6):1003-1005, 2017
3. Rabban JT et al: PAX2 distinguishes benign mesonephric and mullerian glandular lesions of the cervix from endocervical adenocarcinoma, including minimal deviation adenocarcinoma. Am J Surg Pathol. 34(2):137-46, 2010
4. McCluggage WG et al: CD10 and calretinin staining of endocervical glandular lesions, endocervical stroma and endometrioid adenocarcinomas of the uterine corpus: CD10 positivity is characteristic of, but not specific for, mesonephric lesions and is not specific for endometrial stroma. Histopathology. 43(2):144-50, 2003
5. Tambouret R et al: Endometrial endometrioid adenocarcinoma with a deceptive pattern of spread to the uterine cervix: a manifestation of stage IIb endometrial carcinoma liable to be misinterpreted as an independent carcinoma or a benign lesion. Am J Surg Pathol. 27(8):1080-8, 2003
6. Seidman JD et al: Mesonephric hyperplasia of the uterine cervix: a clinicopathologic study of 51 cases. Int J Gynecol Pathol. 14(4):293-9, 1995
7. Ferry JA et al: Mesonephric remnants, hyperplasia, and neoplasia in the uterine cervix. A study of 49 cases. Am J Surg Pathol. 14(12):1100-11, 1990

第 15 节 中肾管残件/增生

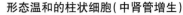

(左) 中肾管增生由裂缝状的大导管组成，导管上皮常向腔内形成短小乳头状突起，易与宫颈原位腺癌混淆。**(右)** 与宫颈原位腺癌不同，中肾管增生被覆柱状细胞，复层化不明显，细胞核形态温和。此外，缺乏核分裂活性或凋亡小体

裂缝状导管(中肾管增生)

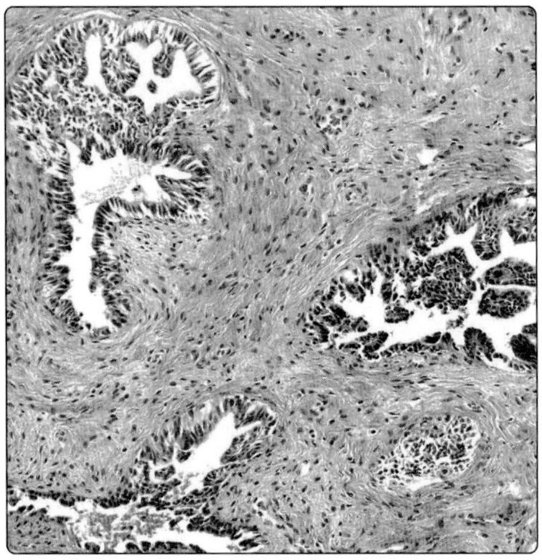

形态温和的柱状细胞(中肾管增生)

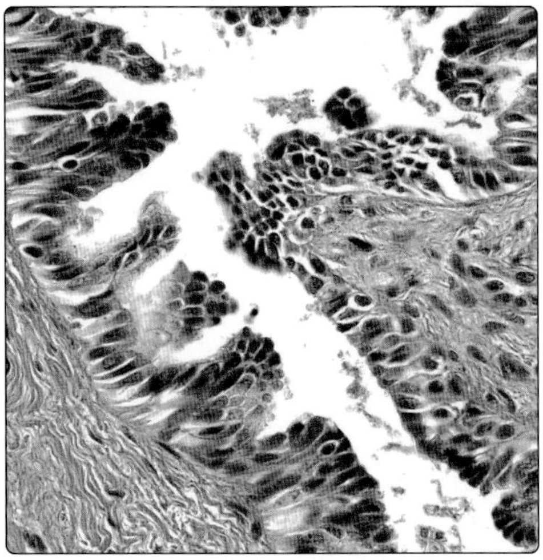

(左) 中肾管增生囊性变，低倍镜下易与透明细胞癌的管囊状结构混淆。但中肾管增生缺少透明细胞癌的其他特征性生长方式(实性、乳头状)及细胞学非典型性。**(右)** 宫颈中肾管残余和增生呈 GATA3 阳性。应注意，发生在子宫附件的中肾管残余 GATA 阳性表达减少

显著囊性变(中肾管增生)

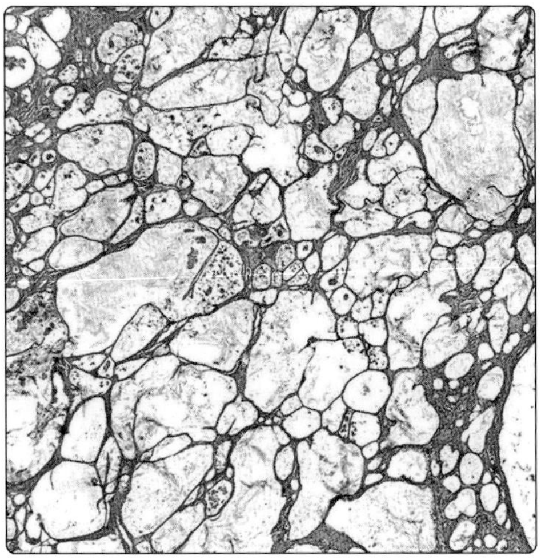

GATA3 核阳性

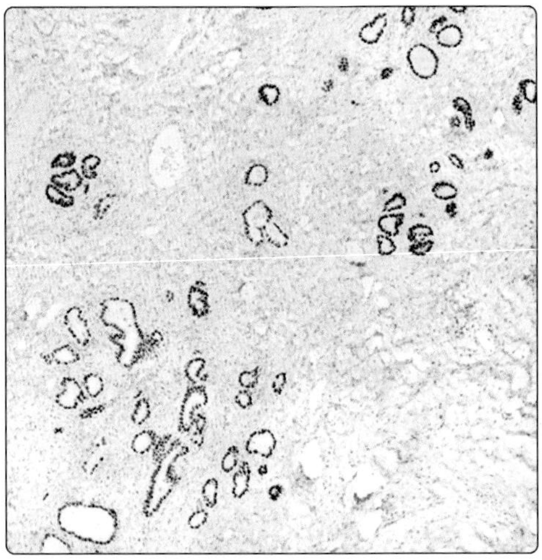

(左) 宫颈中肾管残件和增生 CD10 呈典型的腔缘阳性，但这不是中肾管增生的特异性表现，因此不能作为确诊依据。**(右)** 中肾管残余和增生的小管被覆细胞呈灶状 p16 细胞核和细胞质阳性⇨。此外，小管被覆细胞还可呈 EMA、calretinin、pax-2、Bcl-2 和 AR 阳性表达

CD10 腔缘阳性

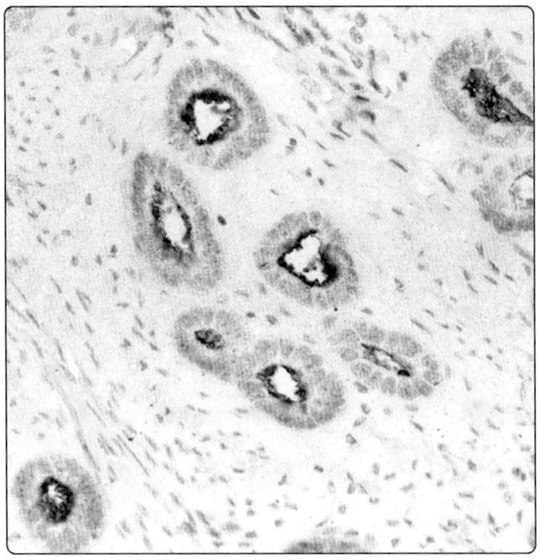

p16 灶状阳性

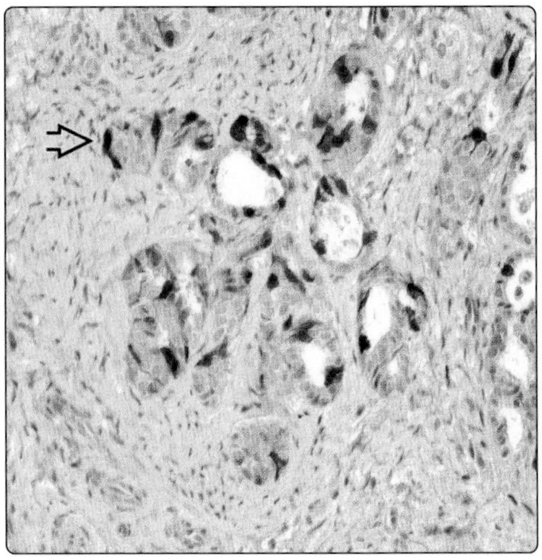

背靠背生长(中肾管癌)

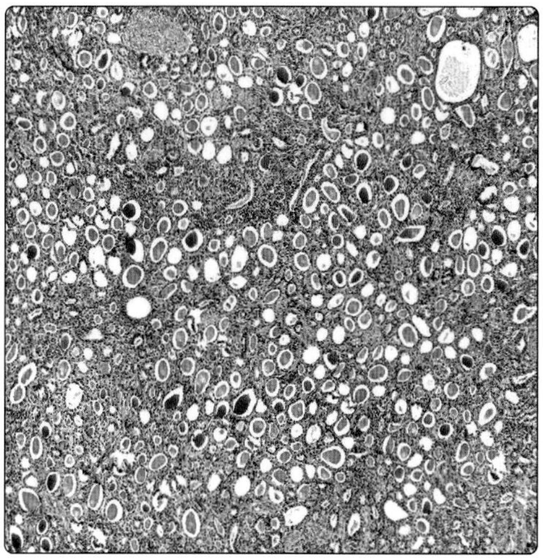

融合的小管和细胞学非典型性
(中肾管癌)

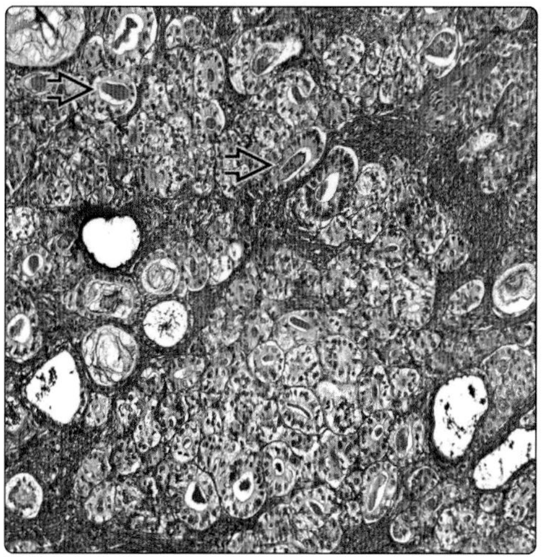

(左)与中肾管增生不同，中肾管癌的导管变型呈背靠背融合生长，缺乏或含少量相关间质。**(右)**除融合生长外，出现细胞学异型性支持中肾管癌的诊断。部分导管可见典型的腔内嗜酸性分泌物⇨，提示中肾管来源(不是诊断性特征)

子宫内膜样癌与中肾管增生形态相似

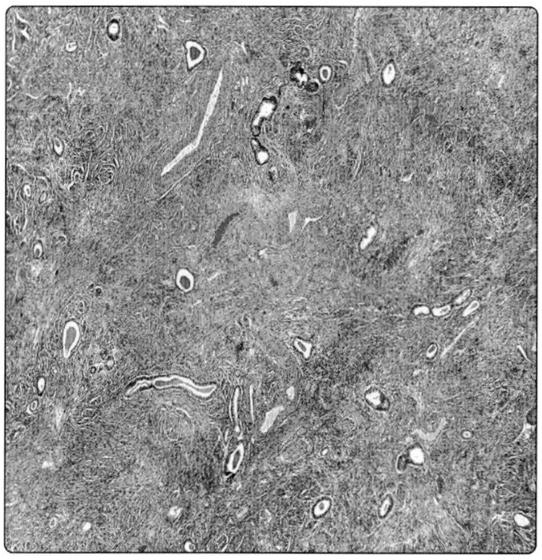

腔内嗜酸性分泌物(子宫内膜样癌)

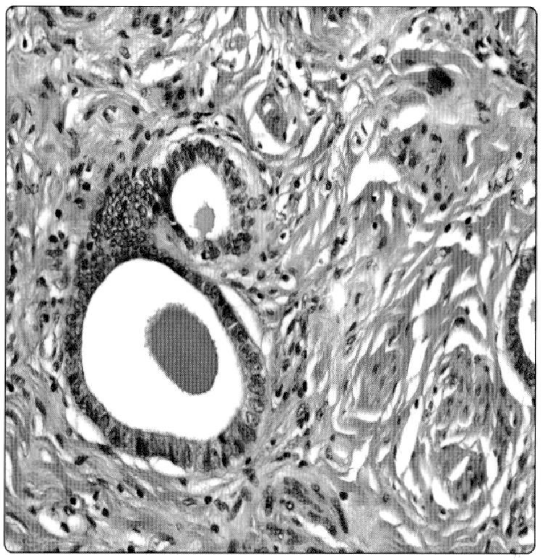

(左)发生在子宫内膜的子宫内膜样腺癌可继发累及宫颈，其肿瘤性腺体被覆细胞的复层化程度和非典型性往往低于肿瘤性的内膜腺体，易与弥漫性中肾管增生混淆。腺体间隔大和杂乱浸润性的生长方式是腺癌的特点。**(右)**子宫内膜腺癌的肿瘤性内膜样腺体腔内含嗜酸性分泌物，易与中肾管残余/增生混淆

显著的细胞核非典型性(透明细胞癌)

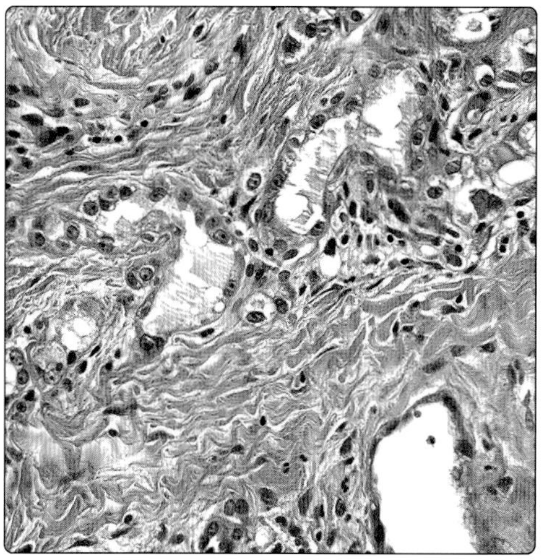

细胞核复层化，核质深染
(经典型宫颈原位腺癌)

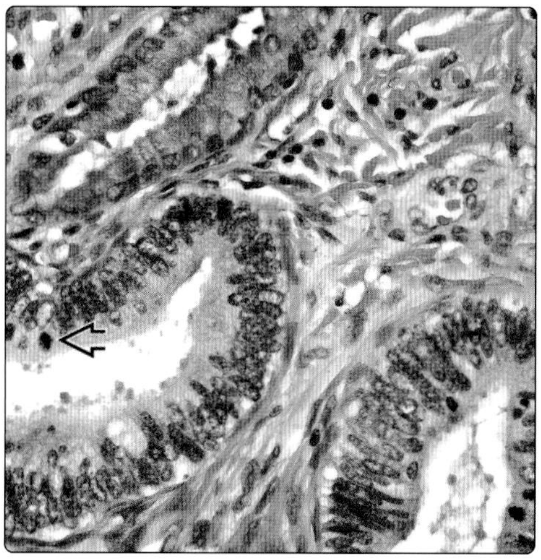

(左)透明细胞癌可呈管状生长，但其被覆细胞的非典型程度重于中肾管增生。此外，透明细胞癌的肿瘤细胞常富含透明或空泡状胞质。**(右)**宫颈原位腺癌，可通过肿瘤细胞的细胞核形态、顶端有丝分裂⇨及凋亡等特点与导管型中肾管增生相鉴别

第16节 子宫颈管内膜异位

要 点

术语

- 子宫颈管腺体异位

病因/发病机制

- 化生理论：由于激素环境改变引起的米勒管残件分化
- 植入理论：既往腹部/盆腔手术（如剖宫产术）引起的宫颈管细胞异位

临床问题

- 育龄期
- 可表现为盆腔痛、排尿困难、尿频或血尿
- ±子宫内膜异位症病史或腹部手术史
- 以膀胱后壁、膀胱穹顶和宫颈外壁最多见

大体所见

- 可形成肿块样病变
- 切面呈大囊或微囊状
- 肉眼可见黏液

显微镜下所见

- 形状各异、大小不等的腺体
  - 无拥挤排列或背靠背腺体
  - 极少情况下可见乳头状内折
- 宫颈细胞呈高柱状至立方状，形态温和
- 缺乏促纤维结缔组织性反应
- 与未受累宫颈壁之间有豁免区（常为弥漫性）

辅助实验

- pax-2、pax-8、ER、PR 阳性；MIB1 指数低

首要的鉴别诊断

- 微偏腺癌
- 旺炽型深部宫颈腺体和深部宫颈腺囊肿（纳氏囊肿）
- 深部输卵管子宫内膜样化生
- 转移性胃肠黏液腺癌
- 膀胱腺癌

（左）子宫颈管内膜异位最常位于膀胱前外侧壁，也可发生于宫颈旁软组织。可形成肿块样病变，让人担忧为恶性，注意大小不等的囊腔，包括大囊。（右）子宫颈管内膜异位的腺体形态各异，大小不一，局灶呈乳头状内折➪，腺体紧邻平滑肌束。无拥挤排列或背靠背腺体

形成大囊的肿块样病变

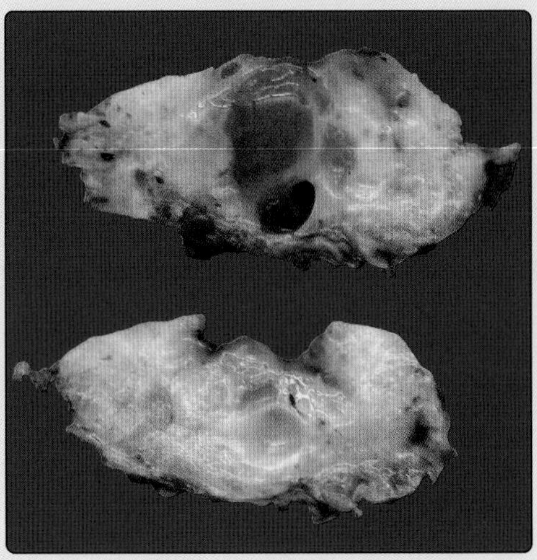

腺体形各异、大小不等

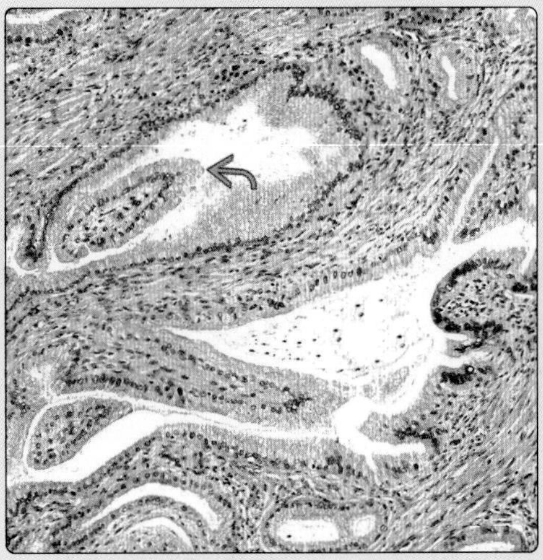

（左）子宫颈管内膜异位的腺体被覆结构单层柱状或立方形黏液性上皮，其形态与颈管型上皮非常相似。偶见小核仁等反应性非典型性➡。（右）子宫颈管内膜异位局灶可见黏液溢出伴间质纤维化，但缺乏促结缔组织增生。仔细检查是否存在恶性细胞学特征对于排除恶性病变至关重要

形态温和的宫颈型上皮

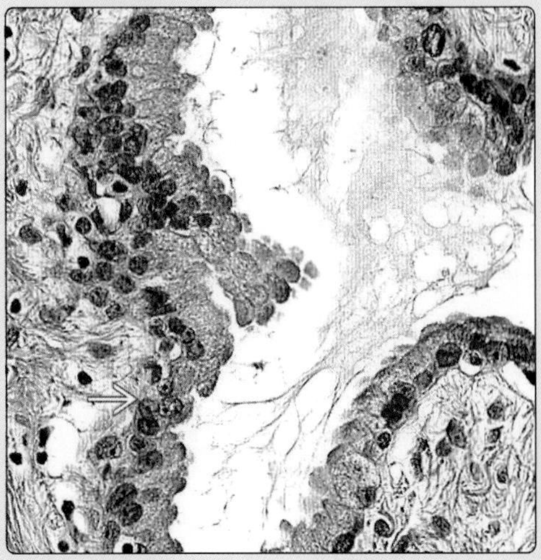

黏液溢出

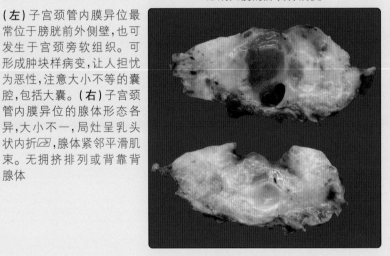

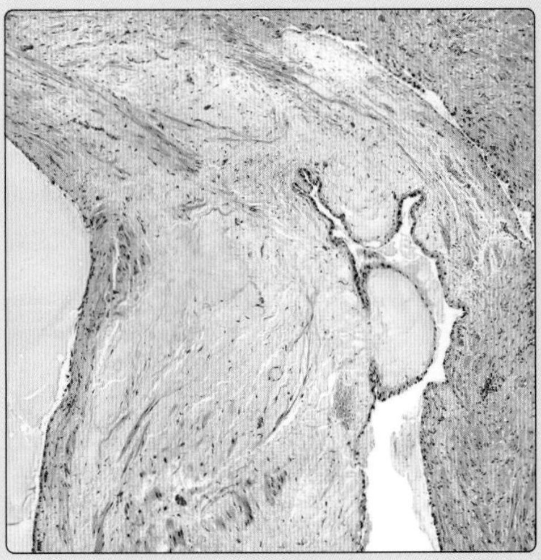

术语

定义

- 异位宫颈型腺体，可形成囊腔
- 如同时发生输卵管内膜异位症和/或子宫内膜异位症，称为米勒管型上皮异位症

病因/发病机制

化生理论

- 由于激素环境改变引起的米勒管型上皮巢分化

植入理论

- 既往腹部/盆腔手术（如剖宫产术）引起的宫颈细胞异位

临床问题

流行病学

- 育龄期
- 绝经后（膀胱）罕见

部位

- 膀胱后壁或膀胱穹顶
- 宫颈外壁、宫颈前壁（常见）及宫颈周围区域
- 极少情况下可发生在输卵管旁、直肠、阴道、小肠、结肠、淋巴结或剖宫产术瘢痕内

表现

- 盆腔痛、痛经
- 症状与膀胱感染或膀胱肿瘤相似
  - 排尿困难、尿频、血尿
- 可能无症状或既往有子宫内膜异位症病史或腹部手术史

治疗

- 完整切除常可治愈

预后

- 良好；恶性转化罕见

大体所见

一般特征

- 可形成大小至 5cm 的肿块样病变
- 切面呈大囊或微囊状±黏液

显微镜下所见

组织学特征

- 形状各异、大小不等的腺体，偶见囊性变
  - 无拥挤排列或背靠背腺体
  - 极少情况下形成乳头状内折
- 与未受累宫颈壁之间有豁免区（常弥漫性）
- 缺乏促纤维结缔组织性反应；囊肿破裂可导致反应性间质内出现无细胞性黏液
- ±可与子宫内膜异位症或输卵管内膜异位症同时发生（米勒管型上皮异位症）

细胞学特征

- 柱状至立方状细胞（如囊性变，细胞呈扁平状），胞质顶端可见宫颈型黏液
- 细胞核圆形至卵圆形，位于基底部，核仁不明显
- 偶见轻度反应性细胞不典型增生
- 有丝分裂罕见或缺乏

辅助实验

免疫组织化学

- CK7、pax-8、pax-2、ER、PR 阳性；MIB1 指数低

鉴别诊断

微偏腺癌

- 宫颈质地坚硬（桶状）
- 常见深在的浸润性腺体（浸润全层）
- 形状不规则的分支状腺体
- 至少出现局灶恶性细胞学特征和促结缔组织增生
- pax-2 阴性，MIB1 升高

旺炽型深部宫颈腺体和深部宫颈腺囊肿

- 常位于宫颈壁内 1/3
- 偶尔可累及宫颈壁全层
  - 缺乏与未受累宫颈壁之间的豁免区

深部输卵管子宫内膜样化生

- 腺体被覆导管型和/或子宫内膜型上皮

转移性胃肠黏液腺癌

- 腺体形状和大小不规则，常呈筛状，被覆恶性黏液性上皮
- 促结缔组织性间质反应常见
- 常见急性炎症和细胞碎片（肮脏的坏死灶）
- 细胞核形状不规则，核质深染，核仁明显
- 易见有丝分裂和凋亡
- CK20 和 CDX-2（+/-）；CK7、pax-8 阴性

膀胱腺癌

- 浸润性生长和促结缔组织增生常见
- 恶性细胞学特征，易见有丝分裂
- CK7 和 CK20 常阳性；pax-8 阴性

诊断注意事项

病理诊断要点

- 在诊断恶性腺瘤前，尤其当腺体仅累及宫颈外壁且缺少细胞学非典型性时，应考虑子宫颈管内膜异位的可能性

部分参考文献

1. Mobarki M et al: Endocervicosis of the uterine cervix. Int J Gynecol Pathol. 35(5):475-7, 2016
2. Batt RE et al: Müllerianosis: four developmental (embryonic) mullerian diseases. Reprod Sci. 20(9):1030-7, 2013
3. Hao H et al: Immunohistochemical phenotype of the urinary bladder endocervicosis: comparison with normal endocervix and well-differentiated mucinous adenocarcinoma of uterine cervix. Pathol Int. 60(7):528-32, 2010
4. Young RH et al: Endocervicosis involving the uterine cervix: a report of four cases of a benign process that may be confused with deeply invasive endocervical adenocarcinoma. Int J Gynecol Pathol. 19(4):322-8, 2000

（张旭　郑贤静　宁博涵 译　董颖 审）

第 17 节 鳞状上皮内病变/异型增生

要 点

术语

- 宫颈移行带鳞状细胞非典型性，由高危型 HPV 感染引起

临床问题

- 多数 LSIL 自行恢复
- 少数 HSIL 可能进展为癌

显微镜下所见

- LSIL
  - 棘层增厚，角化过度，角化不全，±乳头状瘤病
  - 上层核的密度增加；基底保留极性
  - 上层细胞核增大，轮廓不规则，核深染
  - “挖空细胞非典型性”（上层）但基底层异型性轻微
  - 典型者核分裂象在上皮下 1/3
- HSIL
  - 棘层增厚，伴有细胞密度增加±不典型角化不全±挖空细胞非典型性
  - 全层细胞核增大，深染
  - 核密集，增大，形状不规则
  - 上皮全层核分裂象±非典型核分裂象
  - 凋亡可能明显

辅助实验

- p16：块状（+）染色，用于证实 SIL
- 类型特异性 HR-HPV 实验（“共同实验”）

首要的鉴别诊断

- 反应性鳞状上皮化生
- 不成熟鳞状上皮化生
- 萎缩
- 原位腺鳞癌
- 胎盘种植部位/斑块
- 早期浸润性鳞状细胞癌

（左）挖空细胞非典型性，特征是核增大和双核→伴有明显的核周空晕。这是典型的低级别上皮内病变。然而，只有这种特征不能诊断。必须见到另外的 LSIL 细胞学特征，包括核的轮廓不规则和染色质粗糙。（右）LSIL 显示鳞状上皮表层核深染，轮廓不规则，和核周空晕

挖空细胞形成（LSIL）

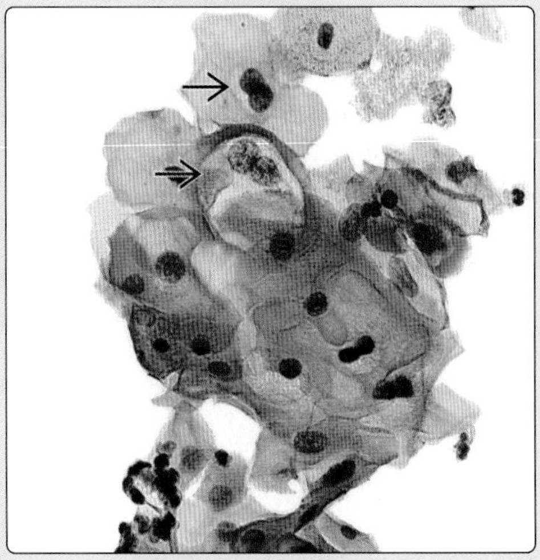

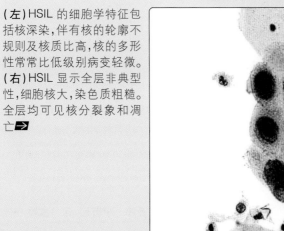

上层深染的细胞核伴有空晕（LSIL）

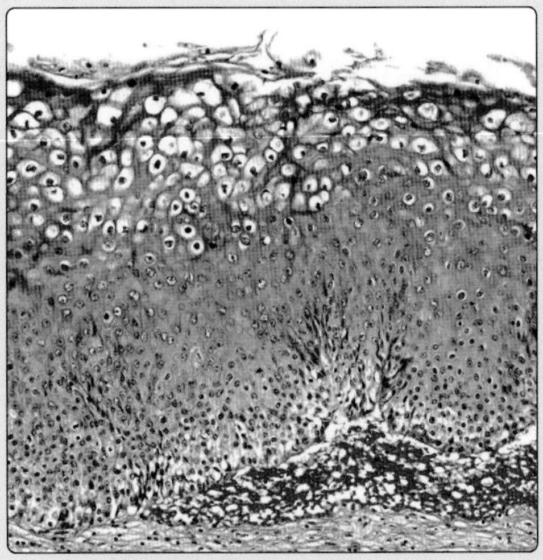

（左）HSIL 的细胞学特征包括核深染，伴有核的轮廓不规则及核质比高，核的多形性常常比低级别病变轻微。（右）HSIL 显示全层非典型性，细胞核大，染色质粗糙。全层均可见核分裂象和凋亡→

核质比高及核深染（HSIL）

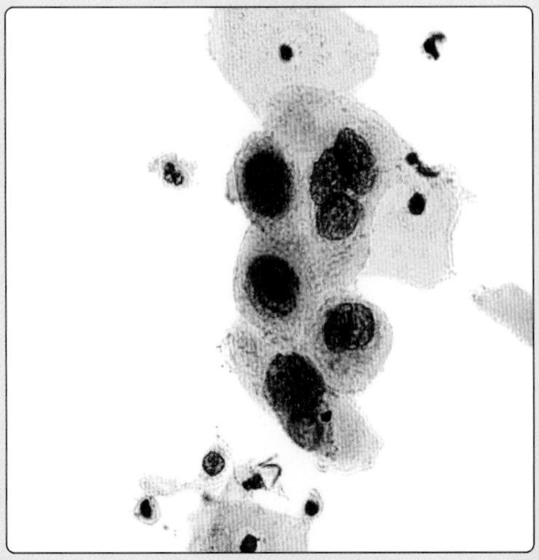

全层成熟丧失（HSIL）

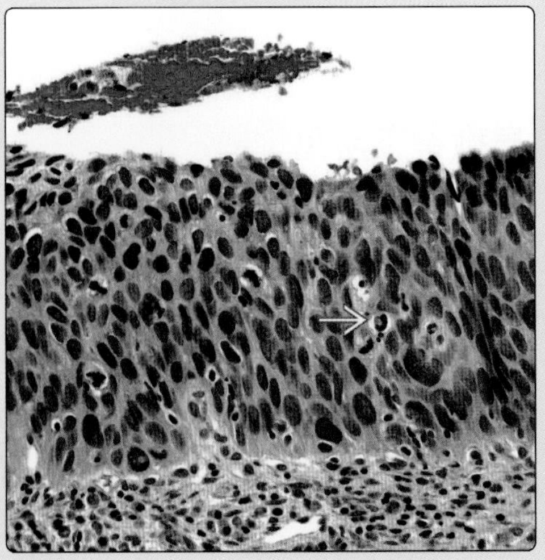

术语

缩略语

- 低级别鳞状上皮内病变(low-grade squamous intraepithelial lesion,LSIL)
- 高级别鳞状上皮内病变(high-grade squamous intraepithelial lesion,HSIL)

同义词

- Bethesda 系统鳞状上皮内病变(SIL)术语用于细胞学和/或宫颈活检诊断
- 宫颈上皮内肿瘤(CIN)术语用于宫颈活检诊断
  - LSIL=CIN 1 和扁平/外生性湿疣
  - HSIL=CIN 2 和 CIN 3

定义

- 宫颈移行带鳞状细胞非典型性,由高危型 HPV 病毒(HR-HPV)感染引起
- 活检时用于浸润前宫颈鳞状病变的用语是
  - LSIL 被认为是产毒性病毒感染,可能自行消散
    - 当测量时,LSIL 病毒载量常常高于 HSIL;因此,对于预示进展无用
  - HSIL 被认为是持续的病毒感染,伴有进展为癌的高度危险

病因/发病机制

HPV

- 低危型(LR)和高危型(HR)HPV
  - LR-HPV 6 型和 11 型与 HSIL 或癌无关
  - 大约 5% HR-HPV 基因型伴有癌的潜能
    - HPV 基因型 16、18、45 和 31 危险最高
- HR-HPV 的性传播
  - 与年轻,性交年龄早,多个和杂乱性伴侣有关
- 持续感染导致病毒基因组插入
  - 可能损害宿主局部免疫(例如吸烟),炎症和某些病毒因素
- 病毒基因 E6 和 E7 表达
  - 肿瘤抑制基因 *TP53* 抑制,通过影响视网膜母细胞瘤蛋白导致细胞增生
  - E6:端粒体酶上调和复制性细胞分裂丧失,中心体不稳定
  - E7:影响细胞增生和无限生长的另外一种可能

临床问题

流行病学

- 年龄
  - 通常<40 岁

表现

- 无症状,巴氏涂片筛查时发现

疾病自然史

- 在多数妇女,HPV 感染在 5 年内自行消退
  - 大多数 LSIL 随着感染自行消退而恢复
  - <15% 的 LSIL 可能进展为 HSIL
- HR-HPV 基因型持续感染与 HSIL 危险增加有关
  - 如果不经治疗,10%~20% 的 HSIL 进展为浸润癌
- HIV(+)患者的经过可能呈侵袭性

治疗

- 切除(LEEP 或冷刀锥切)或消融(冷冻疗法)推荐用于
  - HSIL>21 岁的妇女
  - LSIL 持续>2 年或选择继续观察
- 观察
  - 所有 LSIL 一般首先推荐巴氏涂片
    - 随后可能缩短随访间隔和 HPV 实验间隔
  - 青春期或年轻人首次发现 HSIL 或以上病变,推荐
    - 在 12 个月时行阴道镜检查
  - 妊娠期间发现 SIL 产后 6 周重复取样

预后

- LSIL:良好,多数自行消退
- HSIL:良好,即使不经治疗(少数进展为浸润癌)

筛查推荐

- 22~29 岁:巴氏涂片筛查,每 3 年一次
- 30~65 岁:巴氏涂片筛查伴有 HPV 实验,每 3~5 年一次

显微镜下所见

组织学特征

- LSIL
  - 棘层增厚,角化过度,角化不全±乳头状瘤病(外生性湿疣)
    - 广泛的外生性 LSIL(巨大湿疣):乳头状瘤病
    - 不成熟外生性 LSIL(不成熟湿疣):纤细的丝状乳头
  - 基底细胞极性一般保留很好
  - 表面宫颈内膜上皮,特别是不成熟病变
- HSIL
  - 棘层增厚±非典型性角化不全
  - 上层细胞核密度增加
    - 整个上皮细胞核的密度高,伴有轻微的表面成熟
  - 可能伴有原位腺癌

细胞学特征

- LSIL
  - 上层上皮细胞核增大深染,轮廓不规则
  - 双核或多核细胞,伴有清楚的核周空晕("挖空细胞非典型性")
    - 不成熟病变(扁平或外生性)轻微
  - 基底层几乎没有非典型性
  - 典型者核分裂象局限于上皮的下 1/3

HPV 相关性宫颈鳞状上皮病变的免疫组织化学染色概况			
诊断分类	p16(核和胞质)	Ki-67(核)	伴随的 HPV
反应性鳞状上皮或萎缩	阴性	仅基底层核阳性	没有
不成熟或成熟性外生性 LSIL	弱,片块,或阴性	阳性核在上皮下 2/3	LR-HPV 基因型 6 和 11
LSIL	基底层常常弥漫弱阳性到强阳性染色	阳性核在上皮下 2/3	中危型和 HR-HPV
HSIL	弥漫全层阳性	阳性核在整个上皮层	HR-HPV 基因型 16、18、31 和 45

- HSIL
  - 上皮全层细胞核增大深染
  - 细胞核密集,常常均匀一致增大,轮廓不规则
  - 上皮全层核分裂象增多,包括非典型性核分裂象
  - 凋亡可能明显

辅助实验

免疫组织化学

- p16:块状(+)染色,用于证实 SIL
  - 广泛而致密的染色不能用于区分 LSIL 和 HSIL
- MIB1:用途有限,最多用于区分萎缩(低度增生)和 HSIL(高度增生)
- stathmin 1:对于 CIN 3 和鳞状细胞癌高度特异
- CK7:可以作为预测 LSIL 进展为 CIN 2+的标志物(概率:2.8)

HPV 实验

- 30~65 岁的妇女"共同实验"
  - 类型特异性 HR-HPV 实验加上巴氏涂片

鉴别诊断

反应性鳞状上皮化生

- 海绵层水肿和上皮内中性粒细胞
- ±双核细胞,核圆形均匀一致,染色质均匀,伴有核仁
- ±核轻微增大,没有深染或密度增加

不成熟鳞状上皮化生

- 表面柱状细胞和黏液小滴
- 细胞核间隔均匀一致,核的大小和染色质有轻微差异
- 副基底或基底细胞无非典型性

原位腺鳞癌

- 鳞状细胞和腺细胞并置混合
- p63 突显鳞状成分

萎缩

- 上层上皮缺乏非典型性
- 核深染,温和,细长,有时见核沟(移行细胞化生),无核分裂象

辐射变化

- 细胞间隔均匀一致,核增大,染色质模糊,细胞核深染,胞质丰富,无核分裂象

胎盘种植部位/斑块

- 与间质交界不清
- 胞质丰富,嗜酸性,细胞边界不清
- 退行型非典型性,核内假包涵体
- 细胞间明显的嗜酸性细胞基质
- inhibin、PLAP、HLA-G 阳性

早期浸润性鳞状细胞癌

- 上皮-间质交界面不清
- 细胞出芽,成熟反常,极性丧失

腺样基底细胞癌(vs. 累及腺体的 HSIL)

- 小巢状基底细胞样细胞,通常出现在正常宫颈内膜腺体水平以下
- 胞质稀少,核卵圆形,染色质均匀一致,非典型性轻微,有时伴有腔隙

诊断注意事项

病理诊断要点

- p16 弥漫阳性代表 HR-HPV 感染;然而,它在 LSIL 和 HSIL 均可弥漫阳性,不能用于分级
- 间质下方显著的炎症可以见于 HSIL,未必代表浸润;然而,需要仔细检查这些区域

部分参考文献

1. Shain AF et al: Utility of p16 immunohistochemistry in evaluating negative cervical biopsies following high-risk Pap test results. Am J Surg Pathol. 42(1):69-75, 2018
2. Demarco M et al: Risks of CIN 2+, CIN 3+, and cancer by cytology and human papillomavirus status: the foundation of risk-based cervical screening guidelines. J Low Genit Tract Dis. 21(4):261-267, 2017
3. Reich O et al: Thin HSIL of the cervix: detecting a variant of high-grade squamous intraepithelial lesions with a p16INK4a antibody. Int J Gynecol Pathol. 36(1):71-75, 2017
4. Clark JL et al: Overdiagnosis of HSIL on cervical biopsy: errors in p16 immunohistochemistry implementation. Hum Pathol. 55:51-6, 2016

成堆的角化不良(LSIL)

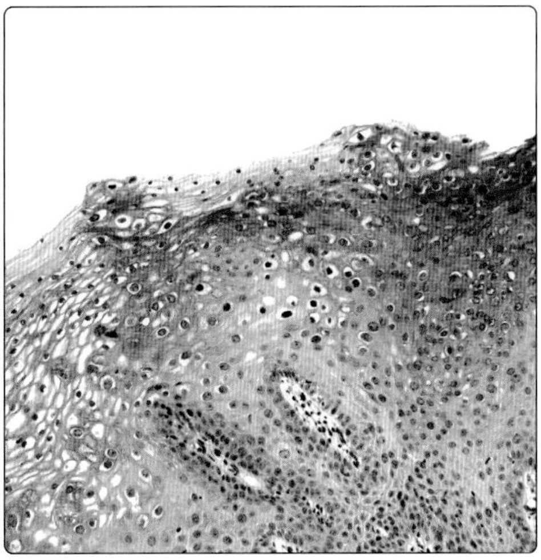

挖空细胞异型性(LSIL)

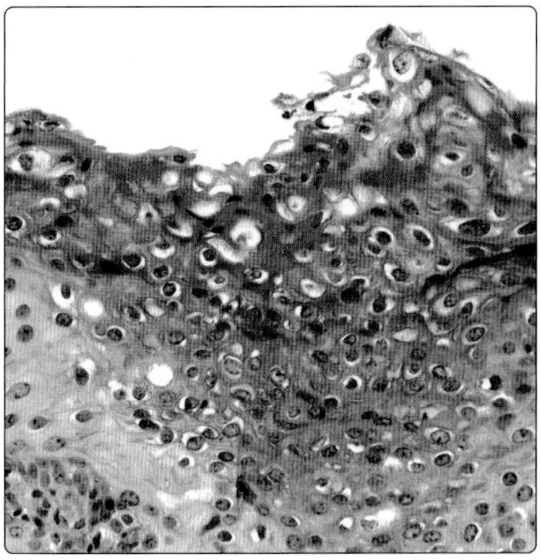

(**左**)某些 LSIL 显示轻微的峰状表现,伴有明显的角化过度和角化不全。注意挖空细胞改变不明显。(**右**)LSIL 挖空细胞非典型性的特征是核的大小和形状不同,有明显的核周空晕

片状 p16 染色(LSIL)

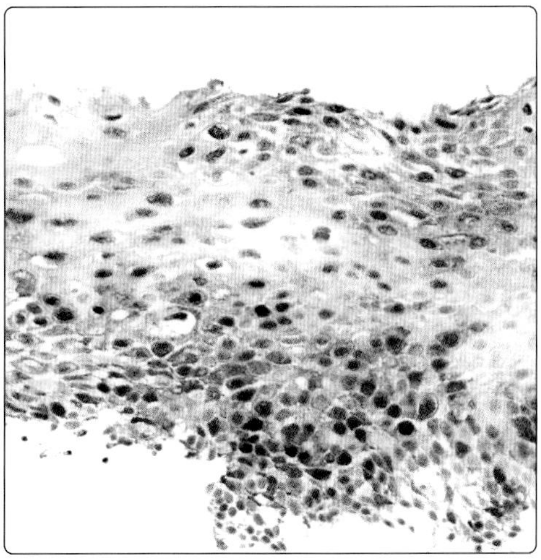

广泛的外生性生长(LSIL)

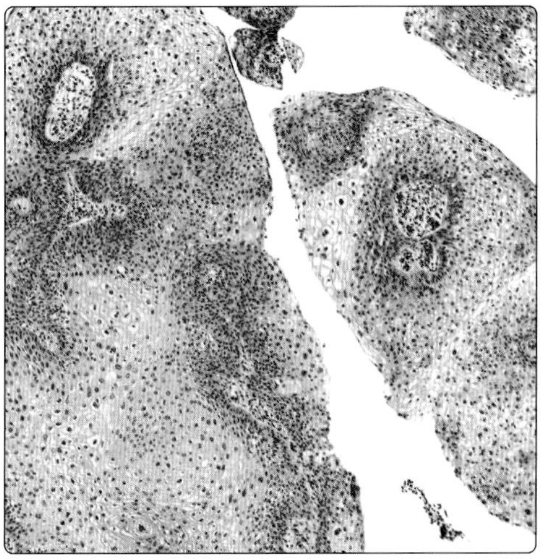

(**左**)LSIL 的 p16 染色范围和强度不同,如果定位不好可能难以解释。虽然片块染色支持这一诊断,但可能出现弥漫染色,不要诊断为高级别不典型增生。(**右**)广泛的外生性 LSIL 的特征是丰富的乳头状瘤病,但挖空细胞非典型性轻微。成熟也保留,不同于不成熟性外生性低级别病变

纤细的乳头和表面成熟
(不成熟外生性 LSIL)

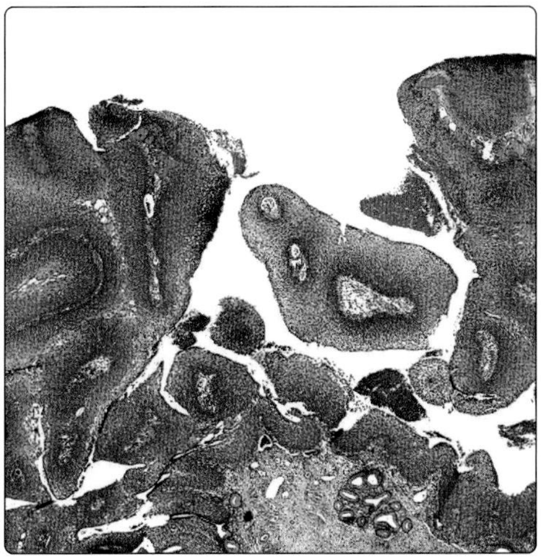

核密度高但核分裂活性轻微
(不成熟外生性 LSIL)

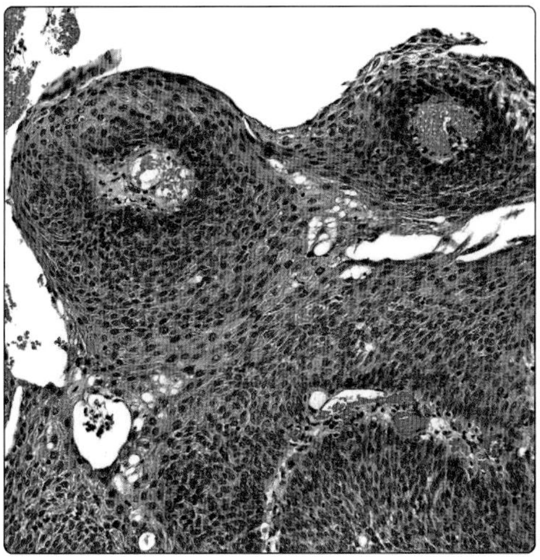

(**左**)不成熟外生性 LSIL 是由纤细的乳头组成的,伴有一些表面成熟。(**右**)高倍镜下,不成熟外生性 LSIL 显示核的密度高,浅表挖空细胞非典型性轻微,但缺乏见于高级别病变的核分裂象和核的多形性。因为挖空细胞非典型性的程度与上皮成熟有关,不成熟湿疣倾向于显示较轻微的浅表核的改变

(**左**) HSIL 可能显示表面挖空细胞改变；因此，在巴氏涂片中仅仅取到表面上皮是与组织学所见不一致的原因（所谓的纵向取样错误）。注意核的非典型性在较低水平，可以诊断高级别病变。(**右**) 有时，区别 LSIL 和 HSIL 可能具有挑战性，特别是当后者显示明显的表面成熟和挖空细胞改变时

上皮下层核的非典型性(HSIL)

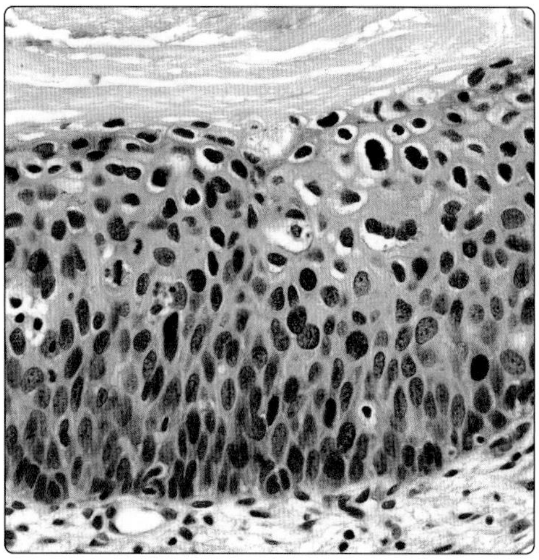

低级别和高级别特征重叠

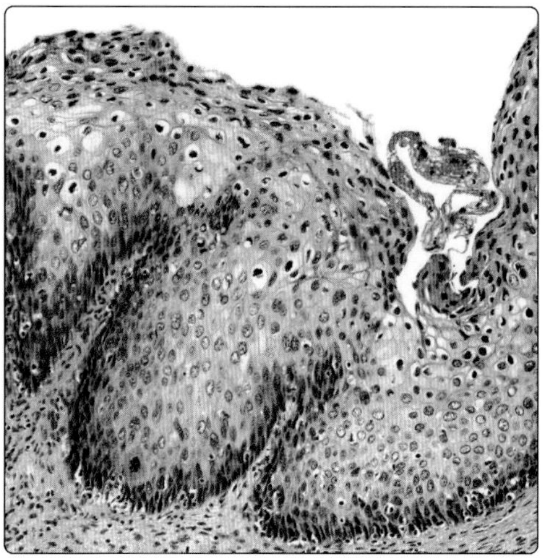

(**左**) 仔细检查上皮基底显示核深染，形状不规则➡和一个不典型核分裂象⇨，符合 HSIL。(**右**) 偶尔，HSIL 可能具有局灶或广泛角化的特征；尽管成熟，但基底层细胞非典型性，细胞极性丧失，以及核分裂象增加足以诊断 HSIL

基底细胞非典型性和不典型核分裂象(HSIL)

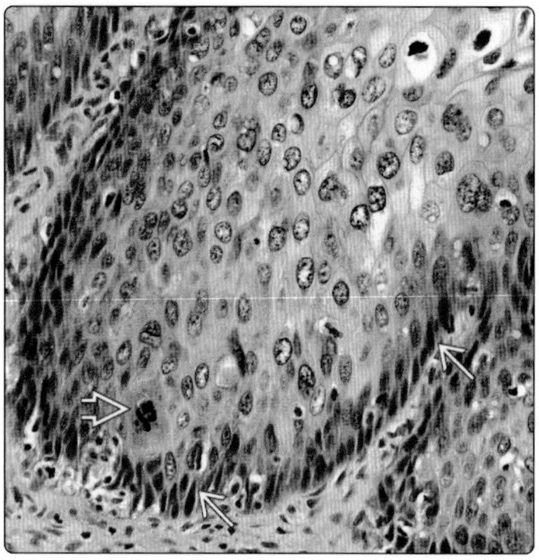

表面成熟，包括角化(HSIL)

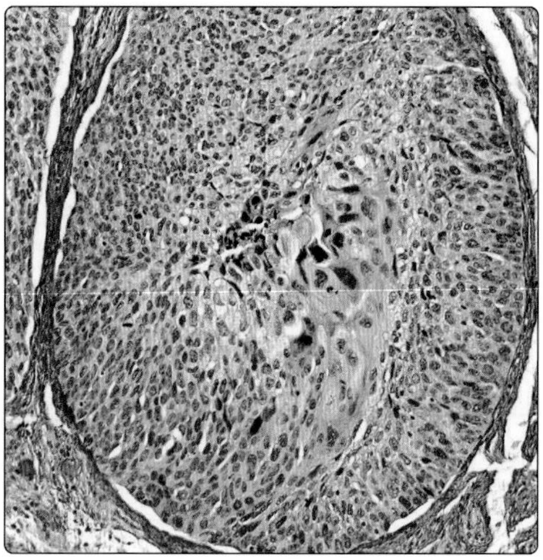

(**左**) 某些 HSIL 表现为上皮变薄，可能非常类似于萎缩；然而，注意核不规则，染色质粗糙，以及基底细胞极性丧失和核重叠。(**右**) 在 HSIL 和萎缩的鉴别诊断中，p16 弥漫强阳性支持高级别异型增生的诊断

鳞状上皮变薄，类似于萎缩(HSIL)

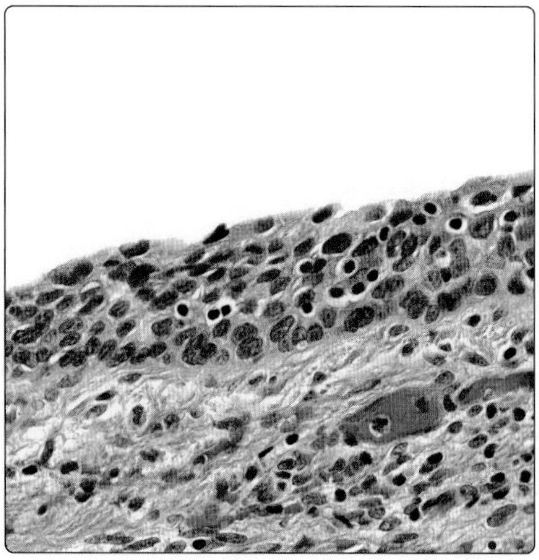

p16 块样强阳性(薄的 HSIL)

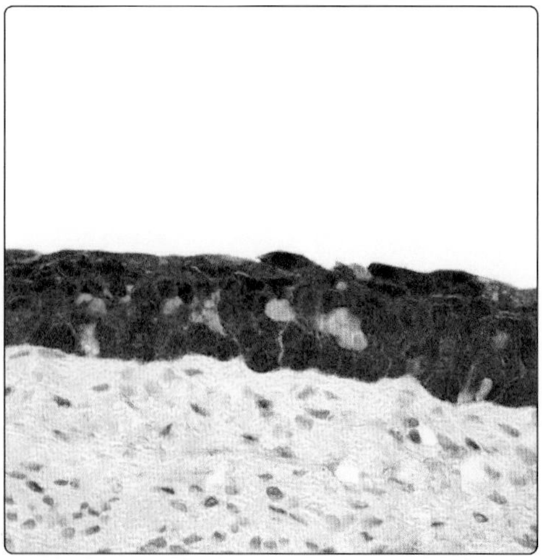

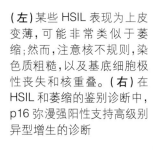

宫颈内膜腺体受累(HSIL)

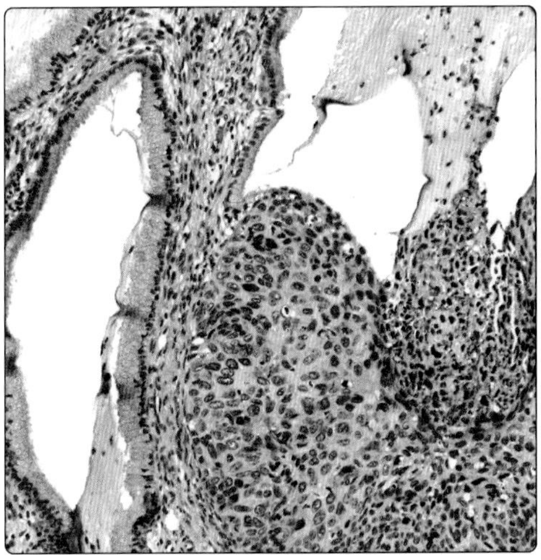

在 HSIL 的背景下，早期出芽浸润间质

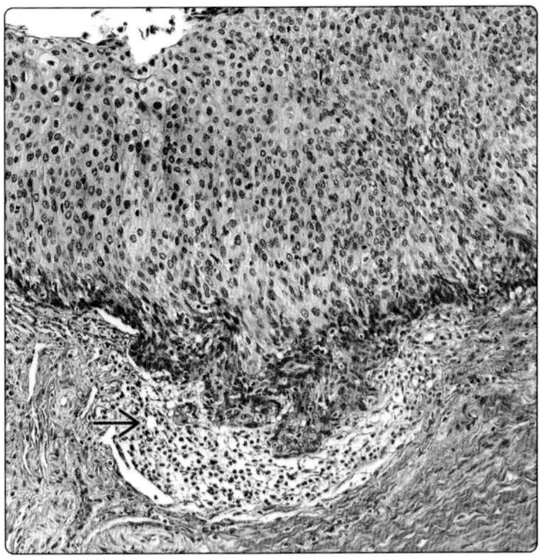

(左)HSIL 可能向下延伸到宫颈内膜腺体，当病变明显和/或切线切片时可能类似于浸润癌。累及部分腺体及圆形轮廓是其特征。(右)早期浸润性鳞状细胞癌常常显示细胞出芽，伴有不规则的轮廓和生硬的成熟➡。在所有伴有 HSIL 的宫颈活检中，必须仔细除外浸润

原位腺鳞癌

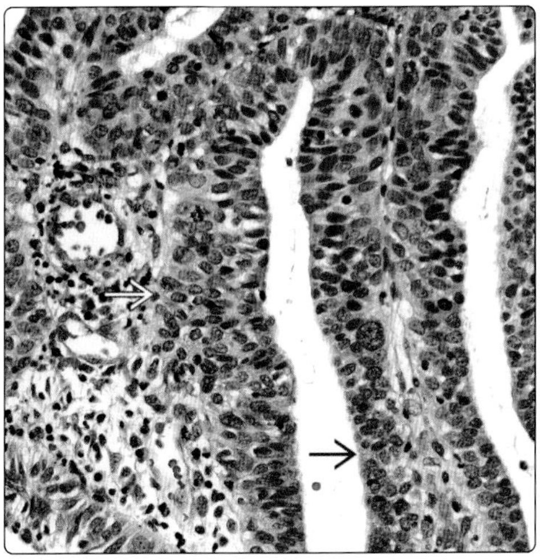

原位腺鳞癌，p63 染色

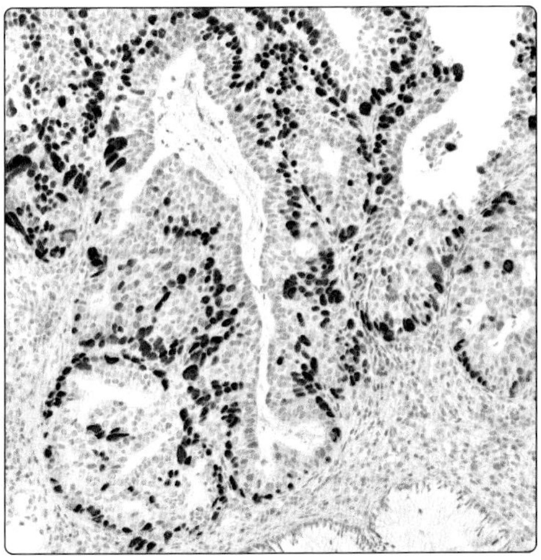

(左)原位腺鳞癌的特征是肿瘤细胞具有腺上皮➡和鳞状上皮➡两种分化。两种成分可能并列或紧密混合。(右)p63 染色突显原位腺鳞癌的鳞状成分，当两种成分紧密混合时特别有帮助

不成熟鳞状上皮化生

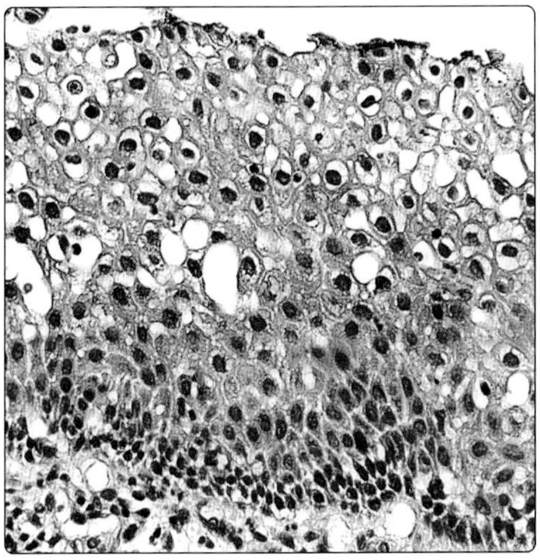

萎缩的鳞状上皮

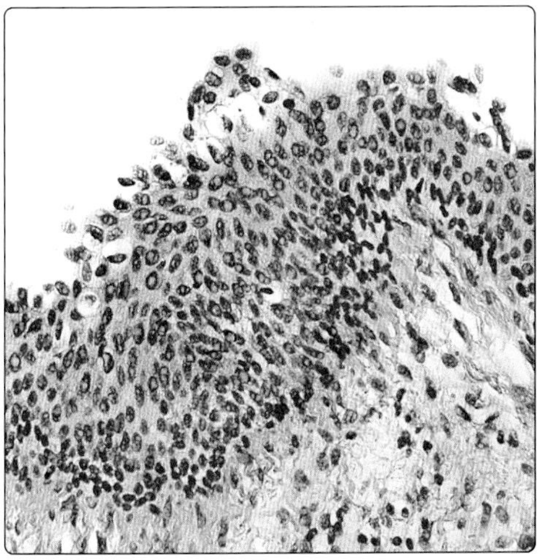

(左)不成熟鳞状上皮化生当出现核周胞质透明时，可能类似于 LSIL。然而，它缺乏核增大，挖空细胞非典型性和表层核的密度增加。(右)虽然萎缩的鳞状上皮具有核密度高的特征，而且构成细胞的胞质比糖基化的鳞状上皮少，但细胞学特征是温和的，并且缺乏核分裂象

第 18 节 鳞状细胞癌

要 点

术语

- 来源于宫颈移行带或其附近的显示鳞状分化的恶性肿瘤

病因/发病机制

- HR-HPV（16 型、18 型）最常见

临床问题

- 异常的巴氏涂片或阴道出血
- >50%的致死病例缺乏足够的细胞学筛查

大体所见

- 质硬，溃疡，或隆起的颗粒区（早期）
- 乳头状、息肉样、结节性、溃疡性肿块，或桶状宫颈（晚期）

显微镜下所见

- 角化性大细胞（高分化）
- 非角化性大细胞（中分化）
- 非角化性小细胞（低分化）
- 亚型：肉瘤样、淋巴上皮样、“湿疣性”、疣状、乳头状、鳞状/鳞状移行细胞性、基底细胞样

辅助实验

- CK7、p63、p16 阳性（除了疣状癌）

首要的鉴别诊断

- HSIL 广泛累及宫颈内膜腺体切线切片
- 腺样基底细胞癌
- 玻璃样细胞癌
- 小细胞神经内分泌癌
- 上皮样滋养细胞肿瘤
- 胎盘种植部位/胎盘部位结节
- 透明细胞癌（vs. 伴有丰富胞质糖原的 SCC）
- 癌肉瘤（vs. 梭形细胞 SCC）
- 神经内分泌癌（vs. 基底细胞样 SCC）

以移行带为中心的外生性颗粒状肿块

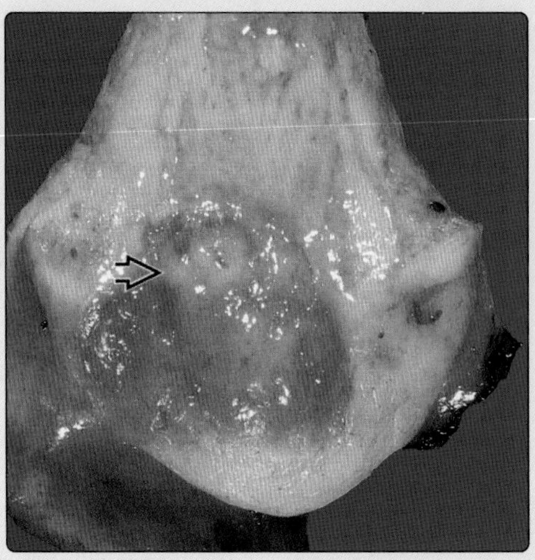

高分化细胞巢伴有丰富的角化

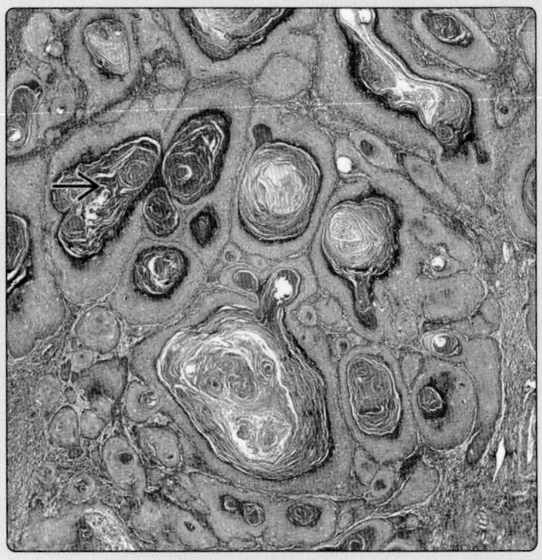

（左）宫颈浸润性鳞状细胞癌➡可能表现为外生性颗粒状区域，累及外宫颈和宫颈管，但也可能为内生性和广泛溃疡性。**（右）**浸润性大细胞角化性（高分化）鳞状细胞癌是由不同大小的（常常为大的）成熟鳞状细胞巢组成的，伴有丰富的角化珠➡

中分化细胞伴有局灶角化

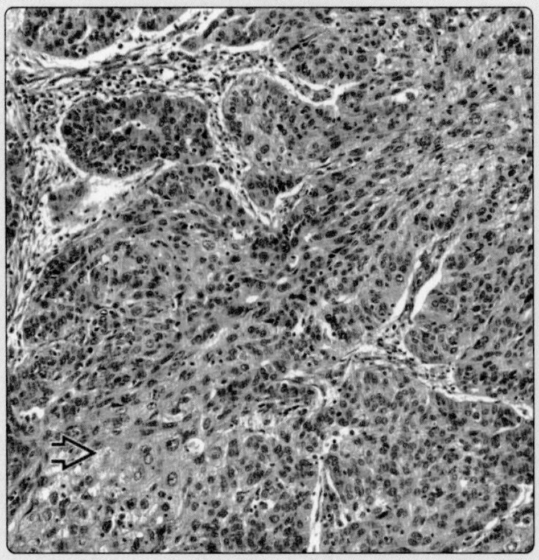

低分化细胞仅有轻度角化

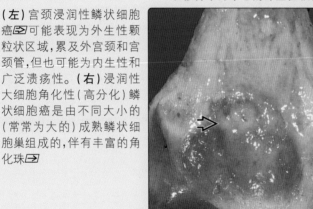

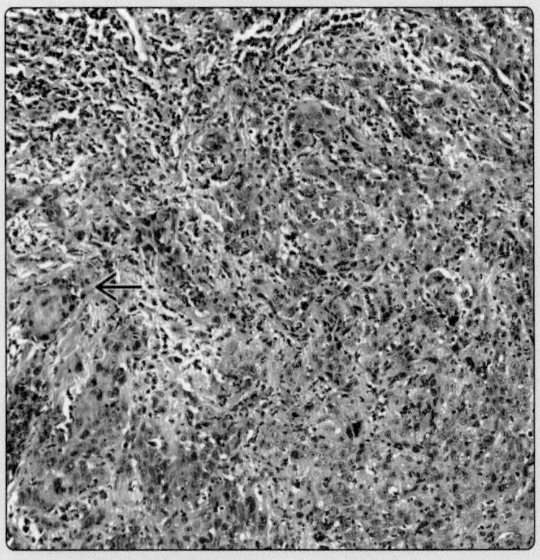

（左）浸润性大细胞非角化性（中分化）鳞状细胞癌是由形状不规则不同大小的细胞巢组成的，伴有少量明显的角化➡。**（右）**浸润性小细胞非角化性鳞状细胞癌是由小的细胞巢小梁和片块组成的，仅有局灶角化➡的证据。细胞一般小，胞质稀少

术语

缩略语

- 鳞状细胞癌(squamous cell carcinoma,SCC)

定义

- 来源于宫颈移行带或其附近的显示鳞状分化的恶性肿瘤

病因/发病机制

感染原

- HR-HPV(16 型、18 型)最常见
  - HR-HPV DNA 整合到宿主基因组后(约 15%病毒 DNA 仍然在染色体外),病毒蛋白 E6 和 E7 引起 SCC
  - 细胞周期进展失活伴有细胞不断增生
  - 癌的危险性增加与持续感染有关
  - 与 HPV 危险增加相关的其他因素:免疫抑制(HIV 或移植后),吸烟,胎次高,性伴侣杂乱,终身伴侣数量增加

临床问题

流行病学

- 发病率
  - 美国 3.97/100 000 人年(2006—2007)
    - 美国每年的新发病例数约为 11 000,死亡数量为 4 000
    - 由于改善巴氏涂片筛查,发达国家过去 50 年发病率降低 75%
  - 全球第二常见的癌(17.8/100 000 妇女)并引起死亡(9.8/100 000 妇女)
- 年龄
  - 大多在 40~55 岁
- 种族
  - 非洲裔发病率高

表现

- 巴氏涂片异常
- 阴道出血
- 偶尔出现疼痛和阴道排液

疾病自然史

- 原发肿瘤通过淋巴管扩散到局部(即髂、闭孔、下腹、骶骨)淋巴结

治疗

- 环形电切术或锥切术,如果浅表浸润(ⅠA 期)
  - 浸润<3mm,水平范围<7mm,边缘未受累,无淋巴血管侵犯
- 根治性子宫切除伴有前哨淋巴结定位和/或盆腔淋巴结清扫±放疗,如果明显浸润
- 放疗和基于顺铂的化疗,如果分期高

预后

- 总的 5 年无病生存率为 95%(ⅠA 期);70%~85%(ⅠB1 和ⅡA 期);50%~70%(ⅠB2 和ⅡB 期);30%~50%(Ⅲ期);5%~15%(Ⅳ期)
  - >50%的死亡病例缺乏足够的细胞学筛查(老年妇女,社会经济状况低,新近从发展低下国家移民而来)
- 淋巴上皮癌或疣状癌,预后较好
- HIV 血清阳性,伴有 CD4 计数低,预后不良
- 如果癌的深度>3mm,伴有淋巴血管浸润,预后不良

大体所见

一般特征

- 质硬,溃疡,或隆起的颗粒区(早期)
- 乳头状、息肉样、结节性、溃疡性肿块,或桶状宫颈(晚期)

大小

- 不同

显微镜下所见

组织学特征

- 大细胞角化性(高分化)
  - 形状大小不规则的细胞巢,伴有丰富的角化珠±中心坏死
  - 大细胞伴有丰富的嗜酸性胞质和细胞间桥
- 大细胞非角化性(中分化)
  - 圆形到不规则形的大小不同的细胞巢、条索、片块,角化不明显
  - 细胞均一,大到中等大小,边界清楚
  - 许多核分裂象
- 小细胞非角化性(低分化)
  - 细胞巢、条索、片块±单个细胞,至多局部角化
  - 细胞大小不同,一般小,核深染
  - 核分裂活跃
- 可见局灶黏液分化
- 纤维组织增生性间质反应
- 可见淋巴管血管侵犯
- 浸润深度是从表面上皮与间质交界测量到最深的部位

形态学亚型

- 梭形细胞/肉瘤样
  - 高到中分化癌巢,移行到梭形细胞
  - 梭形细胞,核深染,核仁突出
  - 常见许多核分裂象
  - 偶见破骨细胞样巨细胞
  - ±地图样和单个细胞坏死
- 淋巴上皮样癌
  - 粘连松散的鳞状细胞巢伴有空泡状核和核仁,细胞边界不清,伴有明显的淋巴细胞浸润

○ 没有角化的证据，缺乏细胞间桥

- 疣状癌
  - 外生性生长，伴有棘层增厚的鳞状上皮增生和角化不全
  - 宽基底，"推挤性"浸润
  - 轻度细胞非典型性，核分裂象罕见
- 湿疣性（"warty"）癌
  - 外生性，常常为分叶样棘层增厚的鳞状上皮
  - 高分化多角形细胞，伴有基底层明显异型性和浅表挖空细胞非典型性
- 乳头状鳞状和鳞状移行细胞癌
  - 乳头伴有纤维血管轴心，被覆多层上皮，有不同程度的鳞状和/或移行细胞分化
  - 细胞有相对丰富的嗜酸性胞质，核深染，有核仁
  - 可见核分裂象
- 基底细胞样鳞状细胞癌
  - 小的基底细胞样细胞巢，周围核呈栅栏状排列
  - 可见条索和单个细胞
  - 偶见伴有角化的细胞巢
  - 细胞胞质少，核深染
  - 核分裂象常见

辅助实验

免疫组织化学

- CK7、p63、p16 阳性（除了疣状癌）

鉴别诊断

HSIL 广泛累及宫颈内膜腺体切线切片

- 圆形细胞巢，边缘光滑
- 基底上皮细胞极性保留
- 交界面没有突然的成熟

腺样基底细胞癌

- 位置深在的基底细胞样鳞状细胞巢，核栅栏状排列，某些有腔隙
- 没有纤维组织增生性间质反应

玻璃样细胞癌

- 实性细胞巢，细颗粒状玻璃样胞质
- 明显的嗜酸性细胞和浆细胞浸润

小细胞神经内分泌癌

- 胞质稀少的小细胞组成的细胞巢、细条索和小梁
- 核密集，常常出现挤压假象
- 活跃的核分裂，凋亡，地图样坏死常见
- p63 阳性；chromogranin、synaptophysin 和 CD56 常常阳性

上皮样滋养细胞肿瘤

- 界限常常非常清楚
- 肿瘤细胞围绕血管排列，与地图样玻璃样坏死区并列，没有角化
- inhibin、hPL、CK18 阳性

胎盘部位结节

- 圆形，轮廓光滑
- 没有角化；几无核分裂象
- inhibin 阳性

透明细胞癌（vs. 伴有丰富的胞质糖原的 SCC）

- 其他特征性的形态结构
- HNF-1-β、napsin-A 阳性，p63 阴性

癌肉瘤（vs. 梭形细胞 SCC）

- 恶性间叶性成分
- 异源性成分

神经内分泌癌（vs. 基底细胞样 SCC）

- 核伴有颗粒状染色质±嗜酸性胞质颗粒
- 常常伴有原位腺癌

移位假象（vs. 淋巴血管浸润）

- 与局部注射麻醉药有关
- 邻近的血管扩张
- 可见裂隙样间隙伴有出血（针道）

诊断注意事项

病理诊断要点

- 淋巴血管浸润最好在病变周围评估；在缺乏组织浸润的情况下，诊断淋巴血管浸润要当心
- 在做出较少见的癌的诊断之前要了解 SCC 一系列的形态学改变

部分参考文献

1. Casey S et al: A rare case of HPV-negative cervical squamous cell carcinoma. Int J Gynecol Pathol. 34(2):208-12, 2015
2. Kadkhodayan S et al: Sentinel node biopsy for lymph nodal staging of uterine cervix cancer: a systematic review and meta-analysis of the pertinent literature. Eur J Surg Oncol. 41(1):1-20, 2015
3. Miller RA et al: Squamous cell carcinoma of the cervix: a cytology-histology-human papillomavirus correlation in clinical practice. Arch Pathol Lab Med. 139(6):776-81, 2015
4. Shah AA et al: Adjunct p16(INK4a) immunohistochemistry aids the detection of high-grade squamous intraepithelial lesions in endocervical curettage specimens. Am J Clin Pathol. 141(3):342-7, 2014
5. Adegoke O et al: Cervical cancer trends in the United States: a 35-year population-based analysis. J Womens Health (Larchmt). 21(10):1031-7, 2012
6. Darragh TM et al: The Lower Anogenital Squamous Terminology Standardization Project for HPV-Associated Lesions: background and consensus recommendations from the College of American Pathologists and the American Society for Colposcopy and Cervical Pathology. Arch Pathol Lab Med. 136(10):1266-97, 2012
7. Mori T et al: Lymphoepithelial-like carcinoma of the uterine cervix; a case report. Eur J Gynaecol Oncol. 32(3):325-7, 2011
8. Kwon YS et al: Pure basaloid squamous cell carcinoma of the uterine cervix: a case report. J Korean Med Sci. 24(3):542-5, 2009
9. Kumar M et al: Sarcomatoid squamous cell carcinoma of uterine cervix: pathology, imaging, and treatment. J Cancer Res Ther. 4(1):39-41, 2008
10. Ho GY et al: Natural history of cervicovaginal papillomavirus infection in young women. N Engl J Med. 338(7):423-8, 1998
11. Koenig C et al: Papillary squamotransitional cell carcinoma of the cervix: a report of 32 cases. Am J Surg Pathol. 21(8):915-21, 1997
12. Remmink AJ et al: The presence of persistent high-risk HPV genotypes in dysplastic cervical lesions is associated with progressive disease: natural history up to 36 months. Int J Cancer. 61(3):306-11, 1995

淋巴上皮样癌突出的炎症浸润

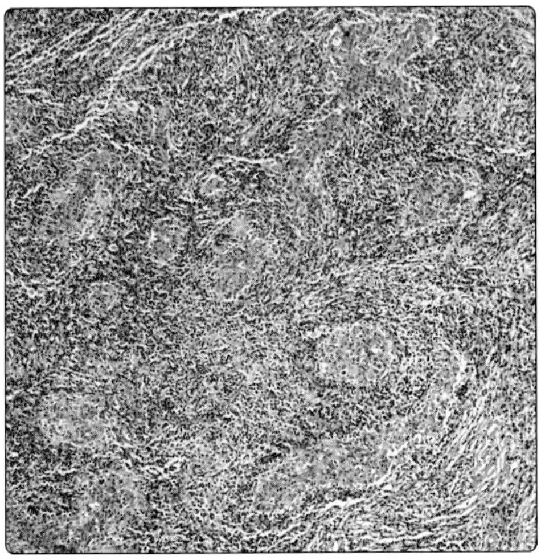

鳞状细胞合体细胞排列(淋巴上皮样癌)

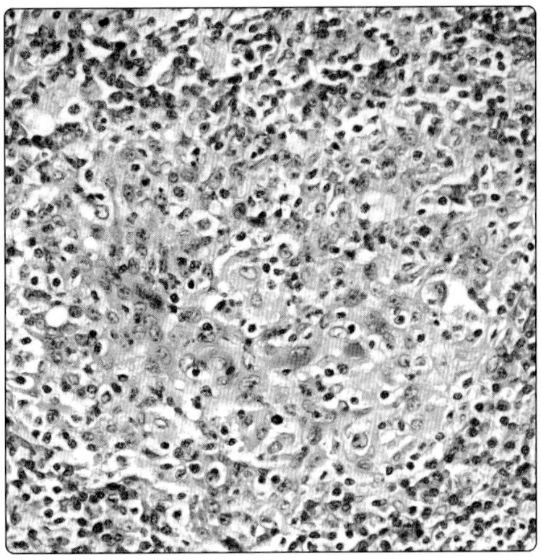

(左)淋巴上皮样癌是由松散的细胞不规则集聚组成的,细胞边界不清,被含有明显炎症浸润的不同量的间质分开。**(右)**淋巴上皮样癌肿瘤细胞显示细胞边界不清,嗜酸性胞质相对丰富,空泡状染色质,核仁明显。炎症浸润常常与肿瘤细胞紧密混合

梭形细胞(肉瘤样 SCC)

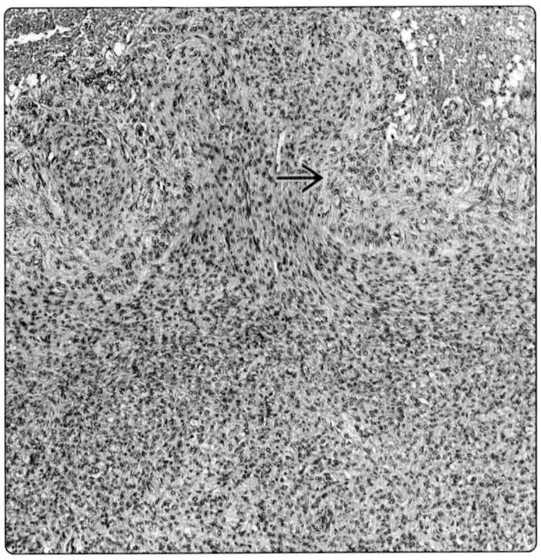

局部角化(肉瘤样 SCC)

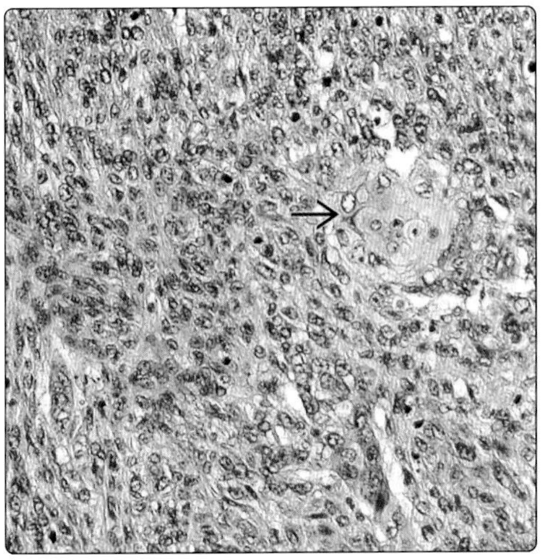

(左)梭形/肉瘤样 SCC 的特征是勉强可以觉察到与非典型性表面上皮移行➡。这种亚型的 SCC 常常误诊为肉瘤。**(右)**诊断肉瘤之前,要考虑肉瘤样 SCC 的可能性。仔细检查,多数梭形细胞 SCC 显示局灶明确的角化➡。在疑难的病例,p63 免疫染色可能有帮助

p16 弥漫强阳性(肉瘤样 SCC)

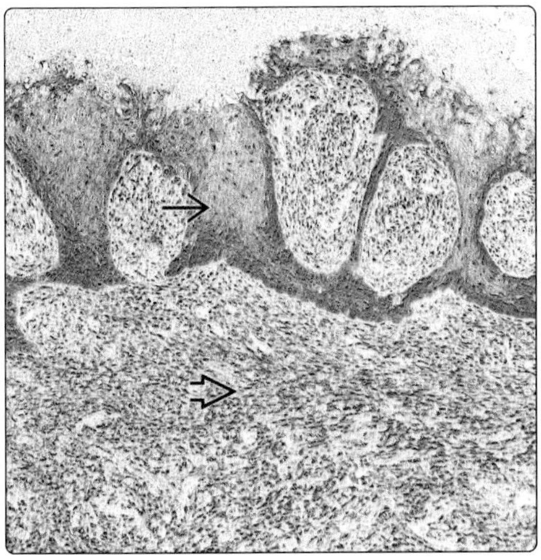

早期表面间质浸润

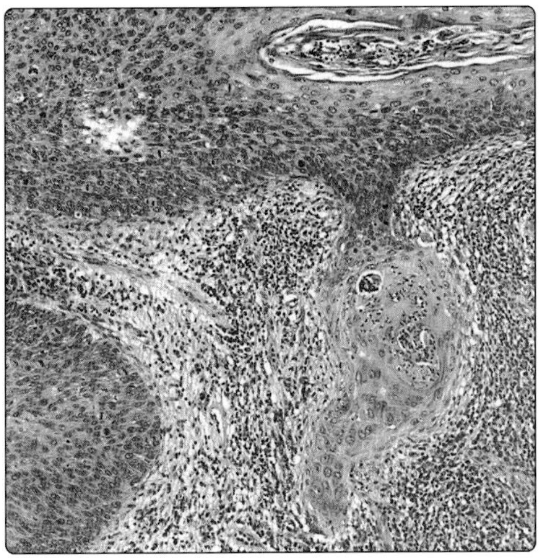

(左)p16 免疫组织化学染色对于诊断梭形细胞 SCC 可能有帮助,因为上皮➡和梭形细胞➡成分均呈弥漫阳性反应。**(右)**表面宫颈间质浸润是细胞突然成熟,轮廓不规则,上皮间质交界模糊,伴有核的极性丧失

湿疣性结构(“湿疣性”SCC)

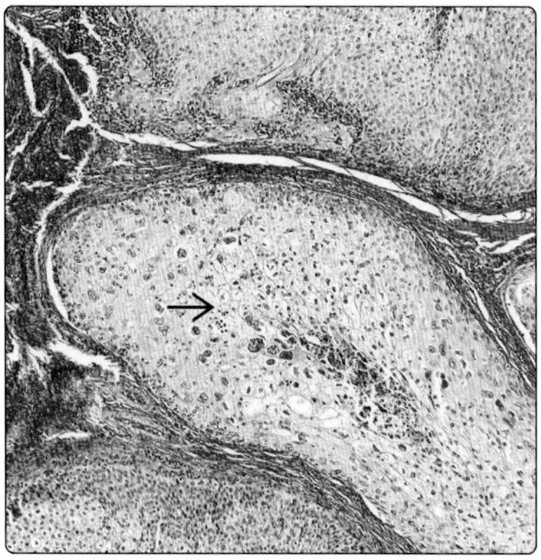

挖空细胞改变(“湿疣性”SCC)

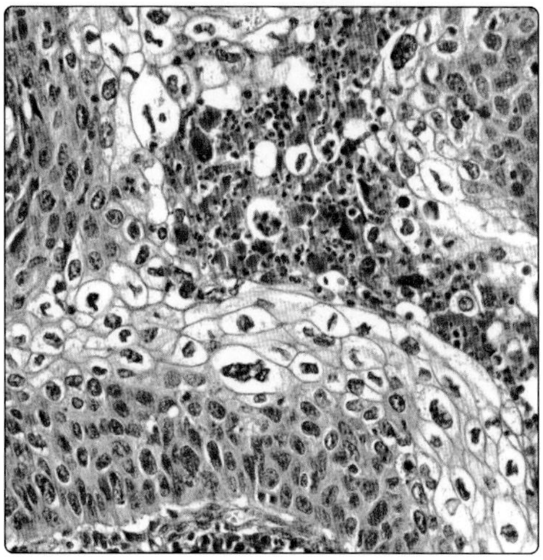

(左)SCC,“湿疣性”亚型,典型者具有湿疣性结构,伴有表面挖空细胞改变➡。**(右)**“湿疣性”SCC 表面成分细胞差异很大,细胞大小形状不同,核深染,有明显的空晕,类似于湿疣;然而,注意基底细胞核有明显的非典型性,表现为形状不规则和深染

乳头状结构(鳞状移行细胞癌)

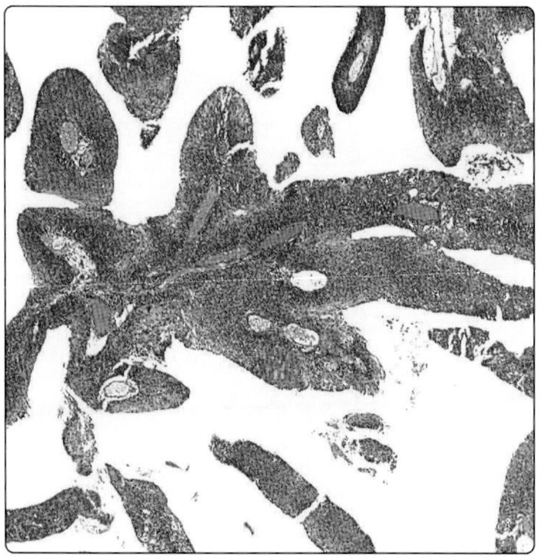

多层移行细胞样上皮(鳞状移行细胞癌)

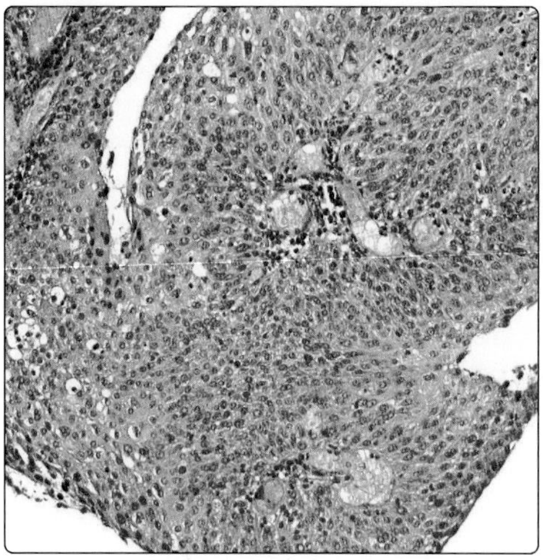

(左)乳头状鳞状(鳞状移行)细胞癌的特征是分支状乳头,伴有纤细的纤维血管轴心。**(右)**多层上皮,胞质相对稀少,核偶见重叠,造成乳头状鳞状移行细胞癌呈移行细胞样表现。全层上皮核深染

“蓝”细胞巢,伴有周围栅栏状排列(基底细胞样 SCC)

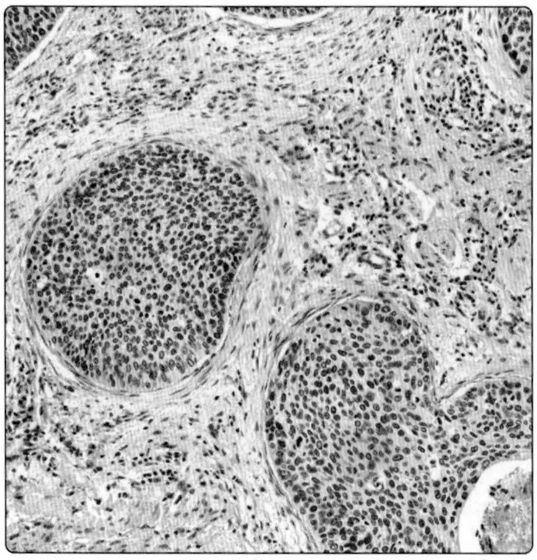

腺样基底细胞癌

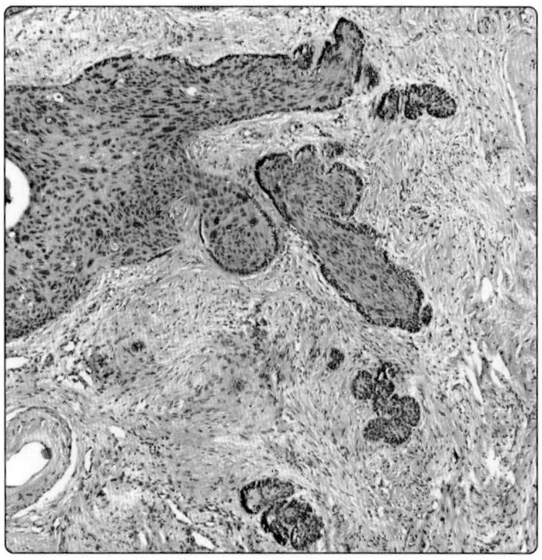

(左)基底细胞样亚型的浸润性 SCC 特征是小细胞巢,深染,胞质稀少,周围核呈栅栏状排列。可见中心坏死,偶见角化。**(右)**腺样基底细胞癌的特征是成巢的基底细胞样细胞,周围核呈栅栏状排列,最常见于宫颈壁深部肿瘤的周围,不伴有纤维组织增生性反应

肿瘤位于内衬内皮细胞的间隙内
（淋巴血管浸润）

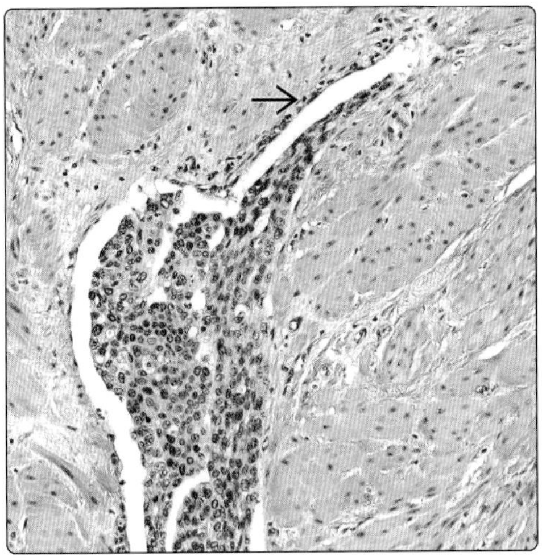

肿瘤细胞巢伴有间质回缩
（类似于淋巴血管浸润）

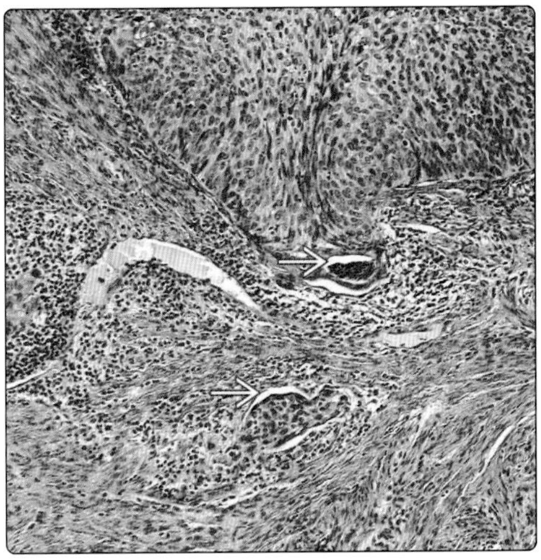

（左）淋巴血管间隙浸润，特征是不明显的内皮⇨内衬和淋巴血管间隙内的肿瘤性上皮彼此挤压。**（右）**肿瘤性鳞状细胞巢周围间质➡回缩，可能非常类似于淋巴血管间隙浸润。缺乏内皮内衬是关键的鉴别特征

HSIL 伴有广泛的腺体受累

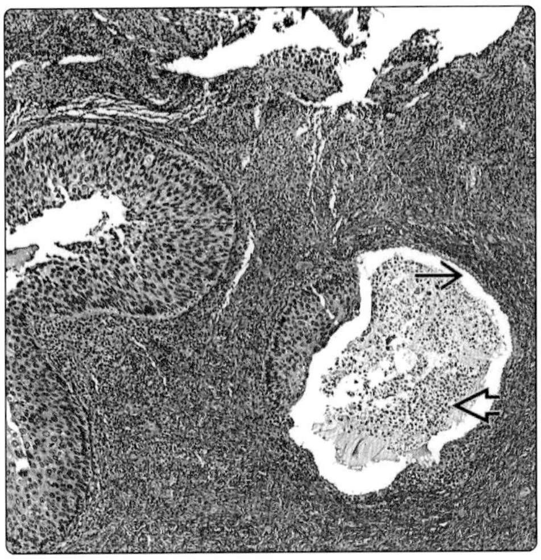

小细胞癌

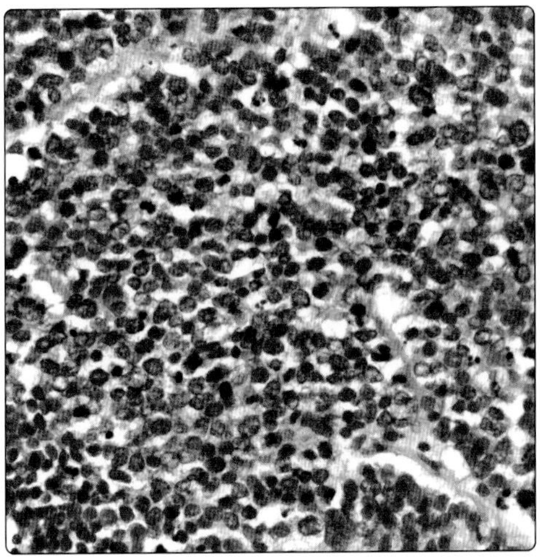

（左）HSIL 伴有广泛的腺体受累，可能类似于高分化 SCC ⇨细胞巢浸润。然而，缺乏纤维组织增生性间质，而且细胞巢内有残留的宫颈内膜细胞⇨是鉴别的特征。**（右）**小细胞癌成片、条索和小梁状生长，细胞小，胞质稀少，核深染，常常彼此挤压，典型者核分裂活跃，有丰富的凋亡

上皮样滋养细胞肿瘤

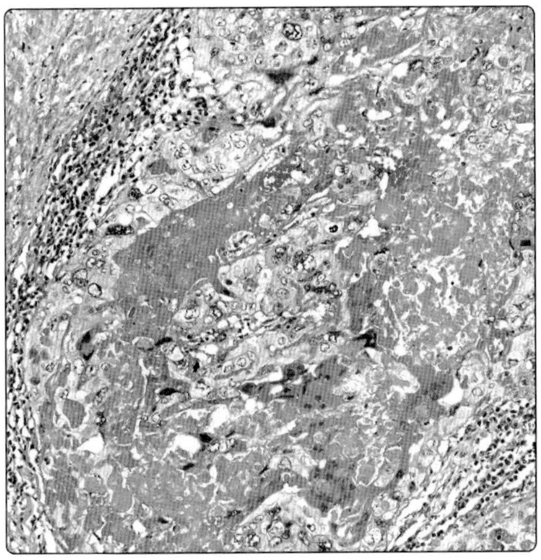

癌肉瘤

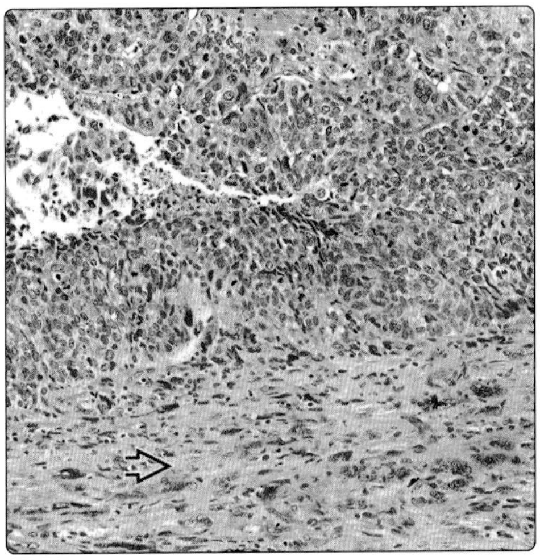

（左）上皮样滋养细胞肿瘤，由非典型性滋养细胞组成，被玻璃样变性样物质包围，可能类似于浸润性 SCC；然而，没有角化，肿瘤细胞的特征是 inhibin、hPL 和 CK18 阳性。**（右）**宫颈癌肉瘤是由 SCC 的恶性上皮和具有异源性分化的恶性间叶成分⇨组成的

第 19 节 原位腺癌,包括变型

要 点

术语

- 肿瘤性宫颈内膜腺体,浸润性腺癌的前体病变

病因/发病机制

- HR-HPV 感染(80%~90%);HPV-18 最常见

临床问题

- 平均年龄:38 岁
- 常常与鳞状上皮内病变共存
- 巴氏涂片为不典型腺细胞

大体所见

- 典型者为偶然发现

显微镜下所见

- 普通型
  - 保留正常的腺体结构
  - 从正常突然转化为肿瘤
  - 增大深染的细胞核,假复层,伴有顶端嗜酸性到黏液性胞质
  - 顶端核分裂象和凋亡小体
- 其他变型:肠型、胃型、子宫内膜样、腺鳞型、输卵管型

辅助实验

- p16(弥漫)和 ProEx C 阳性(包括多数变型)
- CDX-2 阳性,如果肠型
- p63 阳性,如果腺鳞型
- 普通型 Ki-67 增生指数:典型者高(>75%);其他变型不定

首要的鉴别诊断

- 浸润性宫颈内膜腺癌
- 反应性宫颈内膜
- 输卵管化生
- 子宫内膜异位症
- Arias-Stella 反应

突然转化和核深染

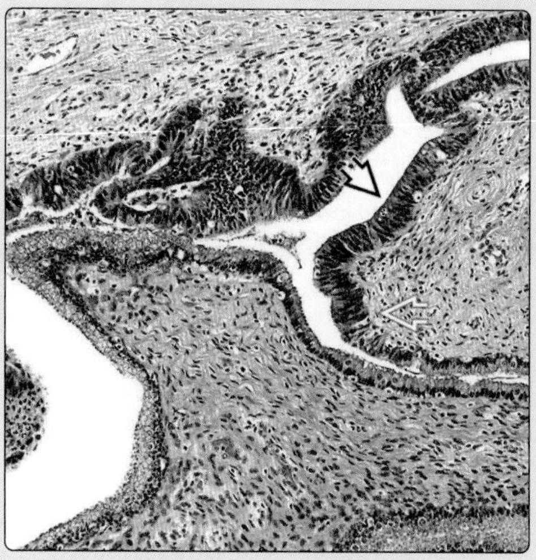

核假复层和顶端核分裂象

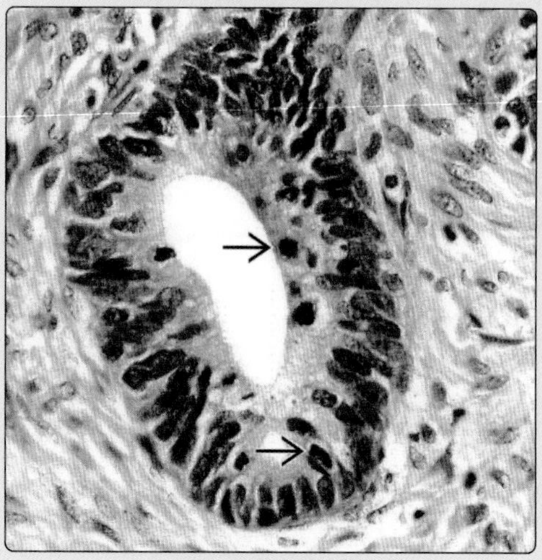

(左)低倍镜下,原位腺癌细胞假复层,核深染➡。可能显示腺体部分受累,突然转化为正常宫颈内膜上皮➡。(右)原位腺癌的细胞显示核假复层,大小不规则,深染。核分裂象常常丰富,典型者位于顶端➡。这些是 HPV 相关性原位腺癌的特征

黏液减少和凋亡小体

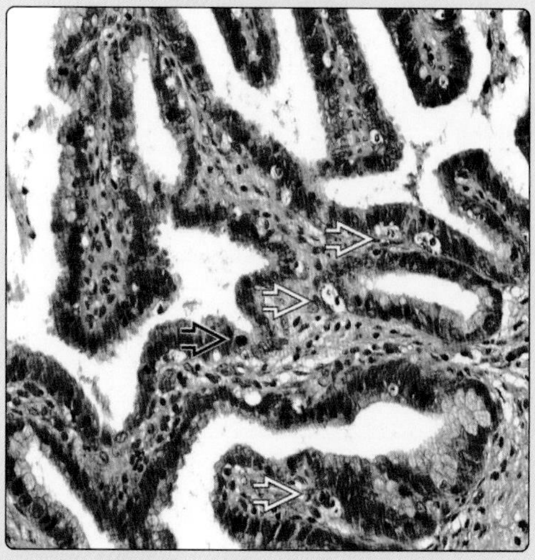

分叶状和缺乏间质反应

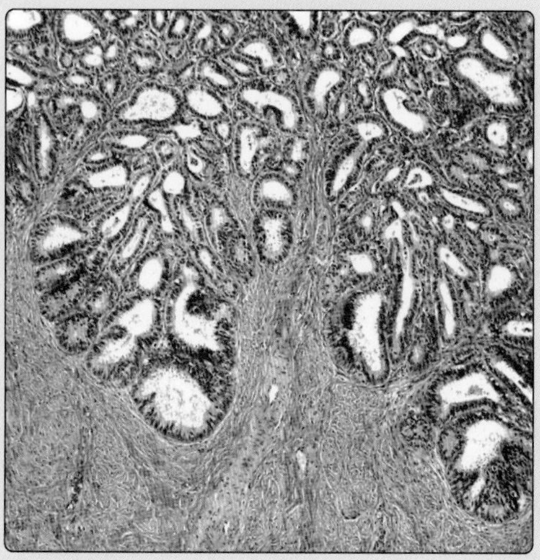

(左)原位腺癌显示不同量的黏液性胞质,如果为普通型,黏液常常减少,核分裂活跃,伴有顶端核分裂象➡和凋亡小体➡。(右)原位腺癌有时可能明显;然而,本例呈分叶状,界限清楚,缺乏纤维组织增生性间质反应,这些特征有助于与浸润性腺癌鉴别

术语

缩略语

- 原位腺癌（adenocarcinoma in situ，AIS，ACIS）

定义

- 肿瘤性宫颈内膜腺体，浸润性腺癌的前体病变

病因/发病机制

感染原

- HR-HPV 感染（80%～90%）；HPV-18 最常见

临床问题

流行病学

- 发病率
  - 少见，但相对于鳞状病变在增加
  - 常常与 SIL 共存（50%～70%）
- 年龄
  - 平均 38 岁；比浸润性腺癌年轻 10 岁

部位

- 典型者在移行带或其附近

表现

- 无症状；阴道出血罕见
- 巴氏涂片为不典型腺细胞

治疗

- 切除（冷刀锥切）；子宫切除

预后

- 良好
- 少数 AIS 可能呈佩吉特样播散累及子宫内膜和/或卵巢

大体所见

一般特征

- 典型者偶然发现
- 黏膜可能出现红斑

显微镜下所见

组织学特征

- 普通型
  - 正常腺体结构保留
  - 从正常突然转化；常常是“跳跃性”病变
  - 可能显示部分腺体或仅仅表面受累
  - 筛状或乳头状腺体内生长少见到罕见
  - 没有纤维组织增生性间质反应，炎症成分轻微
- 肠型
  - 正常腺体结构保留
  - 从正常突然转变；常常是“跳跃性”病变
  - 可能显示部分腺体受累
  - 常常与普通型混合
  - 没有纤维组织增生性间质反应，炎症成分轻微
- 胃型
  - 正常腺体结构保留
  - 从正常突然转变
  - 轻微的腺体复杂性
  - 可能与肠型成分混合
  - 没有纤维组织增生性间质反应，炎症成分轻微
- 分层产生黏液的上皮内病变（SMILE）
  - 不同程度的假复层上皮
  - 从正常突然转变
  - 没有纤维组织增生性间质反应，炎症成分轻微
- 子宫内膜样和输卵管型
  - 正常腺体结构保留
  - 没有纤维组织增生性间质反应，炎症成分轻微
- ±原位 SCC［并列或紧密混合（原位腺鳞癌）］

细胞学特征

- 宫颈内膜性（普通型）
  - 增大深染的假复层细胞核
  - 核分裂象常见，常常位于顶端
  - 不同量的顶端嗜酸性到黏液性胞质（典型者稀少）
  - 常见凋亡小体
  - 如果只是表面的话
    - 年轻妇女（平均 27 岁）
    - 典型者局限于表面
    - 核的假复层和增大不明显；凋亡小体少
- 肠型
  - 常见杯状细胞
  - 胰胆型上皮少见
  - 可见潘氏细胞和内分泌细胞
  - 典型者核分裂象和凋亡小体少
- 胃型
  - 柱状细胞伴有淡染泡沫状到黏液性胞质，细胞边缘清楚，核位于基底
    - 与“不典型分叶状宫颈内膜腺体增生”形态重叠
  - 存在核分裂象和凋亡小体，但比普通类型的 AIS 少
- SMILE
  - 复层多角形柱状细胞，伴有嗜酸性和黏液性胞质
- 子宫内膜样
  - 少量致密嗜酸性胞质，几乎没有黏液
  - 类似于增生期/静止的子宫内膜腺体
- 输卵管型
  - 顶端嗜酸性胞质和纤毛
  - 不同程度的细胞非典型性和核分裂象

辅助实验

细胞学

- 巴氏涂片所见

- 普通型
  - 密集成堆深染的细胞核（细胞核重叠）
  - 可见“羽毛状”肿瘤细胞
  - 可以形成菊形团样结构
- 胃型
  - 胞质内金黄色黏液

免疫组织化学

- p16（弥漫）和 ProEx C 阳性（包括多数亚型）
  - 肠型 p16 可能阴性
  - 胃型可能阴性或阳性（局灶或弥漫）（非 HPV 相关性）
- CDX-2 阳性，如果肠型
- p63 阳性，如果腺鳞型
- vimentin、PR 和 ER 通常阴性
- pax-2 和 Bcl-2 阴性
- Ki-67 增生指数
  - 典型者高（>75%）
  - 其他变型不定

HPV 检测

- PCR 或原位杂交
- 胃型和肠型 HPV 可能阴性

鉴别诊断

浸润性宫颈内膜腺癌

- 不规则，杂乱排列，融合和/或深部生长
- 纤维组织增生性间质反应

反应性宫颈内膜腺体

- 缺乏突然转化到正常宫颈内膜细胞
- 常见明显的炎症浸润
- 染色质通常散在，核仁明显
- p16 阴性到局灶阳性

输卵管化生

- ±从前宫颈锥切术/环形电切术的病史
- 丰富的纤毛细胞
- 没有 AIS（典型的输卵管型 AIS）其他的形态
- Bcl-2、pax-2、vimentin、ER 和 PR 阳性

子宫内膜异位症

- 子宫内膜间质（可能稀少）
- 新近或从前出血的证据
- 上皮：Bcl-2、pax-2、vimentin、ER 和 PR 阳性
- 间质：CD10 阳性

Arias-Stella 反应

- 妊娠或激素治疗病史
- 丰富的嗜酸性空泡状胞质，核质比保留
- 没有核分裂象和凋亡小体
- ER、PR 阳性，MIB-1 低；p16 阴性

中肾管残余/增生

- 典型者位于宫颈壁深部
- 缺乏显著的细胞非典型性和核分裂象
- p16 阴性；GATA3 阳性

微小腺体增生

- 大量的急性炎症细胞
- 常见核下空泡和核上空泡
- 无凋亡小体

诊断注意事项

病理诊断要点

- 当有肠的分化时总是应该考虑 AIS，因为宫颈肠上皮化生非常罕见
- 对比肿瘤性腺体的结构与先前存在的腺体结构有助于鉴别原位癌与浸润性腺癌

部分参考文献

1. Douglas G et al: Architectural overlap between benign endocervix and pattern-A endocervical adenocarcinoma: are all pattern-A tumors invasive? Pathol Res Pract. 213(7):799-803, 2017
2. Talia KL et al: The developing spectrum of gastric-type cervical glandular lesions. Pathology. ePub, 2017
3. Talia KL et al: HPV-negative gastric type adenocarcinoma in situ of the cervix: a spectrum of rare lesions exhibiting gastric and intestinal differentiation. Am J Surg Pathol. 41(8):1023-1033, 2017
4. Lastra RR et al: Invasive stratified mucin-producing carcinoma and stratified mucin-producing intraepithelial lesion (SMILE): 15 cases presenting a spectrum of cervical neoplasia with description of a distinctive variant of invasive adenocarcinoma. Am J Surg Pathol. 40(2):262-9, 2016
5. Parra-Herran C et al: Pattern-based classification of invasive endocervical adenocarcinoma, depth of invasion measurement and distinction from adenocarcinoma in situ: interobserver variation among gynecologic pathologists. Mod Pathol. 29(8):879-92, 2016
6. Loureiro J et al: The spectrum of cervical glandular neoplasia and issues in differential diagnosis. Arch Pathol Lab Med. 138(4):453-83, 2014
7. Howitt BE et al: Intestinal-type endocervical adenocarcinoma in situ: an immunophenotypically distinct subset of AIS affecting older women. Am J Surg Pathol. 37(5):625-33, 2013
8. Mikami Y et al: Endocervical glandular lesions exhibiting gastric differentiation: an emerging spectrum of benign, premalignant, and malignant lesions. Adv Anat Pathol. 20(4):227-37, 2013
9. Rabban JT et al: PAX2 distinguishes benign mesonephric and mullerian glandular lesions of the cervix from endocervical adenocarcinoma, including minimal deviation adenocarcinoma. Am J Surg Pathol. 34(2):137-46, 2010
10. Park KJ et al: Current concepts in cervical pathology. Arch Pathol Lab Med. 133(5):729-38, 2009
11. McCluggage WG et al: Intestinal-type cervical adenocarcinoma in situ and adenocarcinoma exhibit a partial enteric immunophenotype with consistent expression of CDX2. Int J Gynecol Pathol. 27:92-100, 2008
12. Ronnett BM et al: Endocervical adenocarcinomas with ovarian metastases: analysis of 29 cases with emphasis on minimally invasive cervical tumors and the ability of the metastases to simulate primary ovarian neoplasms. Am J Surg Pathol. 32(12):1835-53, 2008
13. Nucci MR et al: Redefining early cervical neoplasia: recent progress. Adv Anat Pathol. 14(1):1-10, 2007
14. Vang R et al: Pseudoinfiltrative tubal metaplasia of the endocervix: a potential form of in utero diethylstilbestrol exposure-related adenosis simulating minimal deviation adenocarcinoma. Int J Gynecol Pathol. 24(4):391-8, 2005
15. Witkiewicz A et al: Superficial (early) endocervical adenocarcinoma in situ: a study of 12 cases and comparison to conventional AIS. Am J Surg Pathol. 29(12):1609-14, 2005
16. Insinga RP et al: Diagnoses and outcomes in cervical cancer screening: a population-based study. Am J Obstet Gynecol. 191(1):105-13, 2004
17. Zielinski GD et al: The presence of high-risk HPV combined with specific p53 and p16INK4a expression patterns points to high-risk HPV as the main causative agent for adenocarcinoma in situ and adenocarcinoma of the cervix. J Pathol. 201(4):535-43, 2003
18. Park JJ et al: Stratified mucin-producing intraepithelial lesions of the cervix: adenosquamous or columnar cell neoplasia? Am J Surg Pathol. 24(10):1414-9, 2000
19. Schlesinger C et al: Endocervical adenocarcinoma in situ of tubal type and its relation to atypical tubal metaplasia. Int J Gynecol Pathol. 18(1):1-4, 1999

第 19 节　原位腺癌,包括变型

AIS,普通型

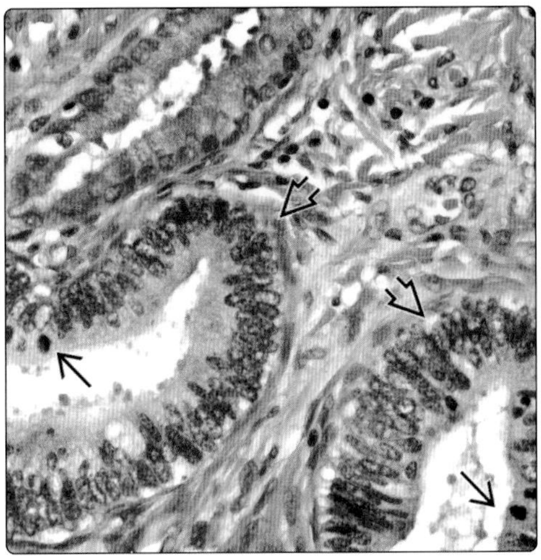

AIS,子宫内膜样型

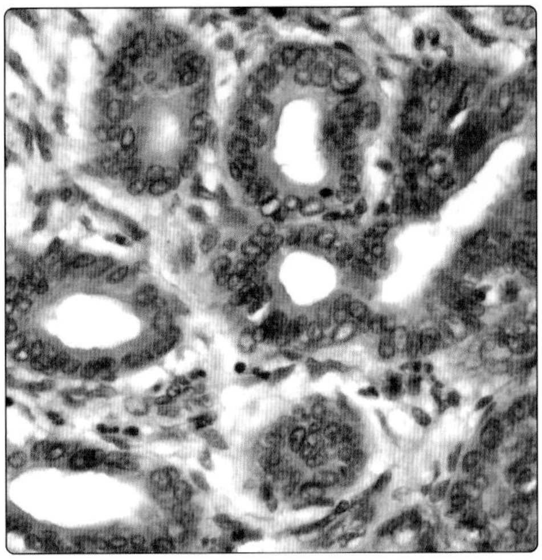

(左) 普通型 AIS 是由具有假复层深染和不规则核➡的细胞组成的。典型者核分裂象➡在腔面。与正常腺体比较黏液常常减少。**(右)** 子宫内膜样型 AIS 罕见,特征是嗜酸性胞质,表现类似于静止的子宫内膜腺体

AIS,肠型

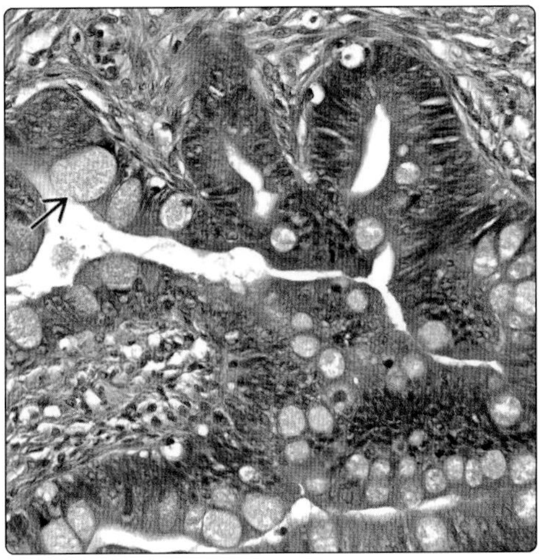

AIS,胃型

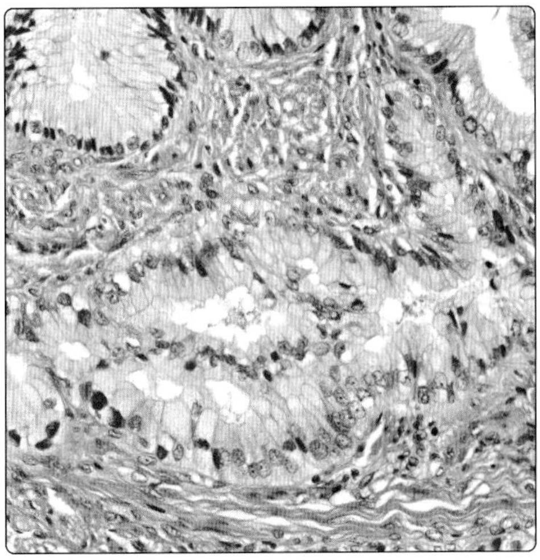

(左) 肠型 AIS 典型者含有不同量的杯状细胞成分➡±潘氏细胞,与普通型比较,假复层核不明显,核分裂象少。**(右)** 胃型 AIS 与 HR-HPV 感染无关。形态学上,细胞具有丰富的淡染/嗜酸性胞质,边界清楚,核分裂象少见;然而,具有细胞非典型性。可见散在的杯状细胞

原位腺鳞癌

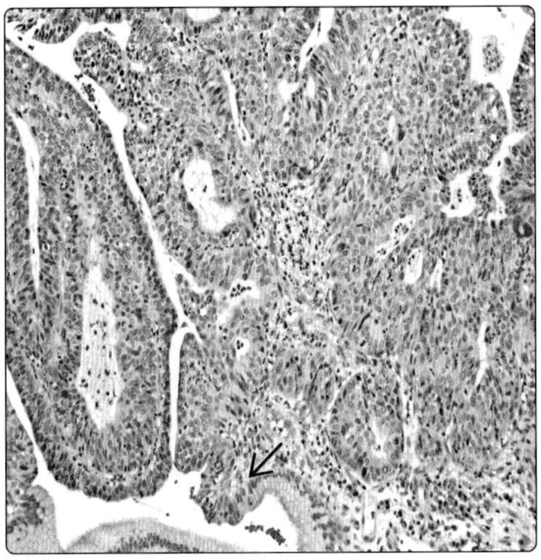

原位腺鳞癌

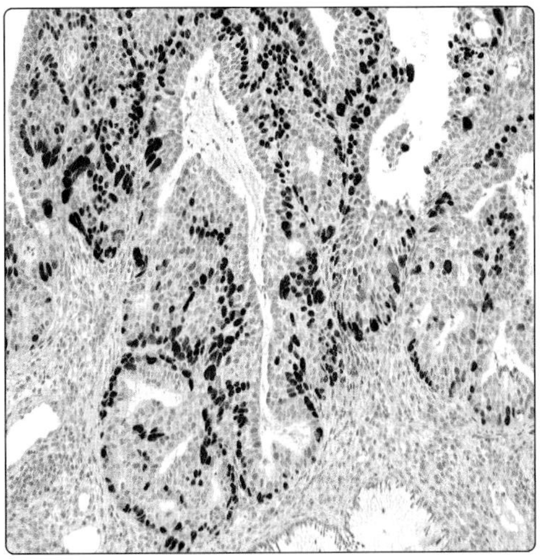

(左) 原位腺鳞癌的特征是肿瘤细胞群显示腺体和鳞状分化,可以紧密混合或并列。注意细胞分层和突然转变为正常宫颈内膜➡。**(右)** 原位腺鳞癌 p63 染色突显肿瘤性鳞状成分,而在腺体分化的区域阴性

第 19 节 原位腺癌，包括变型

(左) 在做出 AIS 的诊断之前，要考虑子宫内膜异位症的可能，特别是在从前有深部锥切的患者。发现子宫内膜间质有助于诊断。(右) 中肾管余残典型者发生于宫颈壁深部，偶尔可能见于宫颈表层，鳞状上皮下和/或宫颈内膜腺体，核质比相对高，可能怀疑有 AIS 的可能性，但缺乏核分裂象和明显的核的非典型性，可以消除疑虑

子宫内膜异位症

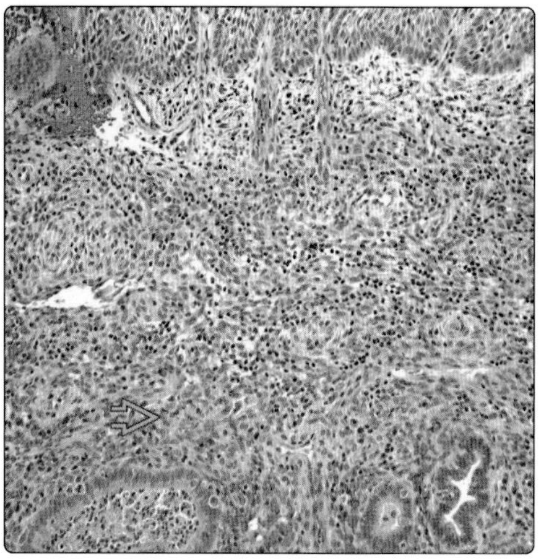

中肾管残件

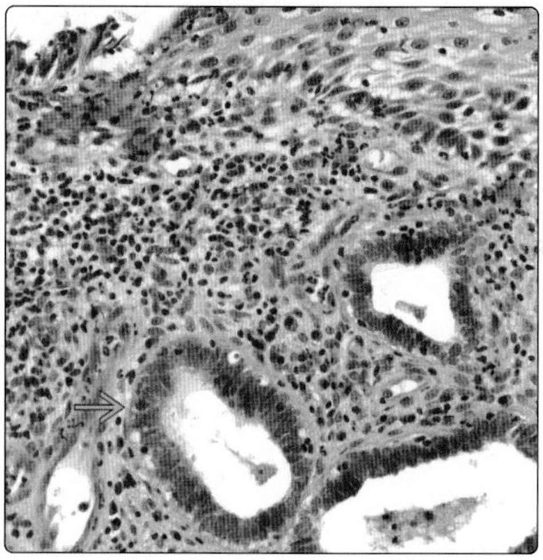

(左) 明显的微小腺体增生可能关注是否为 AIS；然而，核小圆形，伴有丰富的胞质内空泡。(右) 反应性宫颈内膜炎应与 AIS 鉴别，因为它常常伴有核增大和核分裂象；然而，染色质散在，存在核仁，符合反应性病变。注意伴有明显的炎症

微小腺体增生

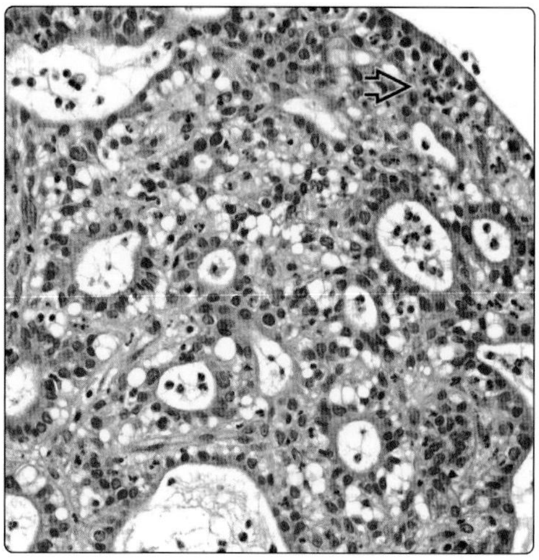

反应性宫颈内膜炎

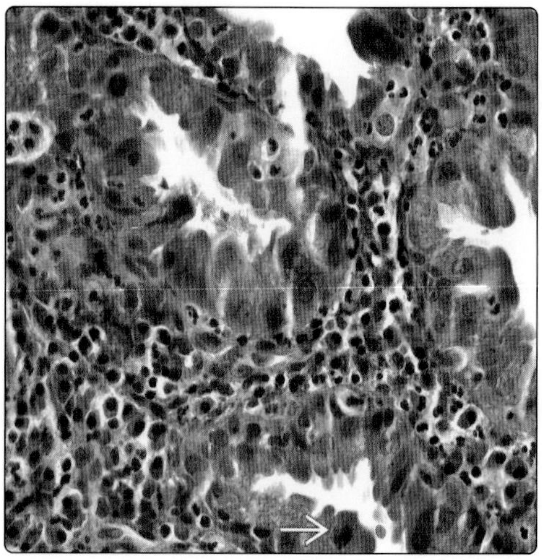

(左) 宫颈的输卵管化生是由伴有深染核的细胞组成的，怀疑有无 AIS 的可能性；然而，核的形态温和，有突出的纤毛。(右) Arias-Stella 反应的特征是细胞核不规则增大；然而，有丰富的空泡状到嗜酸性胞质，保留正常的核质比。而且，核染色质表现“模糊”

输卵管化生

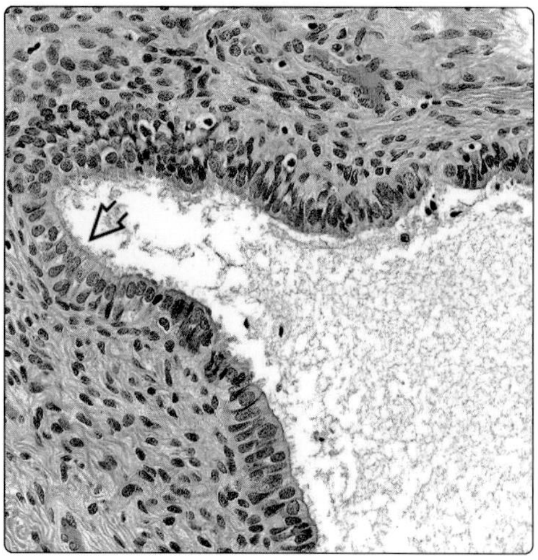

Arias-Stella 反应

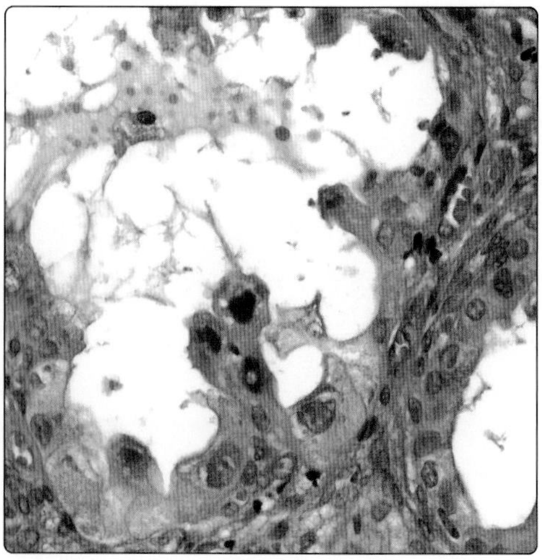

分层产生黏液的上皮内病变

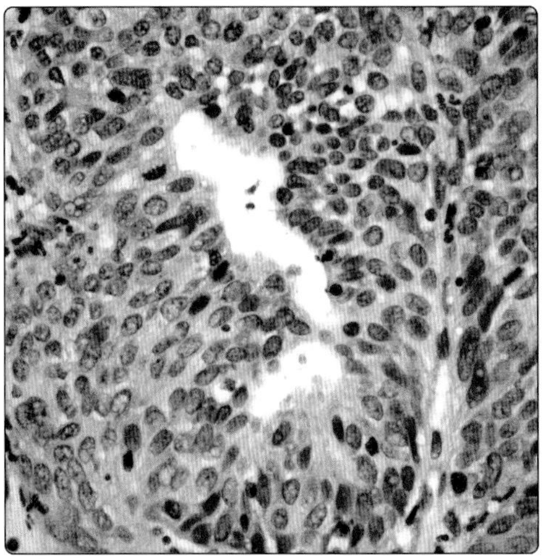

浅表 AIS

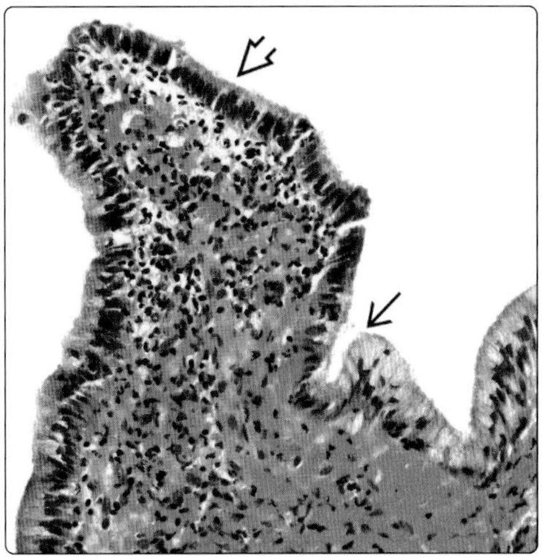

(左) 分层产生黏液的上皮内病变低倍镜下可能与原位 SCC 混淆,因为有明显的细胞复层结构。**(右)** 浅表 AIS 的组成细胞核深染,但核的复层和核增大⇨不明显,造成诊断困难。注意突然转化到良性宫颈内膜上皮⇨是典型的原位肿瘤性宫颈内膜上皮的特征

局灶乳头状内折(AIS)

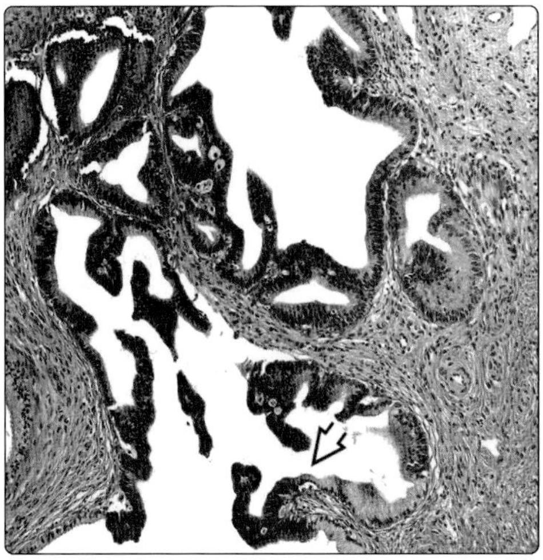

局灶筛状结构(AIS)

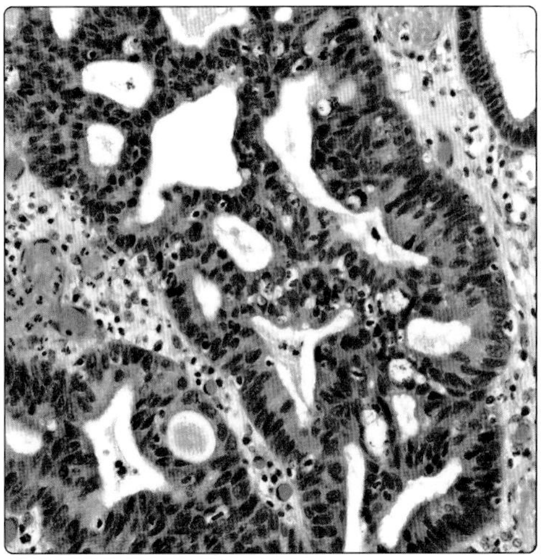

(左) 少数 AIS 可能显示乳头状腺体内生长,但典型者为局灶所见。在同一个腺体内突然转化到正常⇨宫颈内膜细胞也有助于与浸润性腺癌鉴别。**(右)** 筛状结构有时可能见于 AIS;然而,典型者为局灶性,而广泛的筛状结构应该关注浸润性腺癌的可能性,如同本例一样

AIS

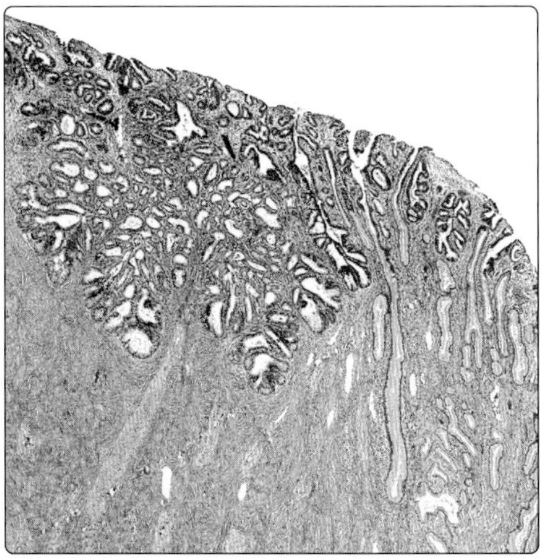

浸润性腺癌

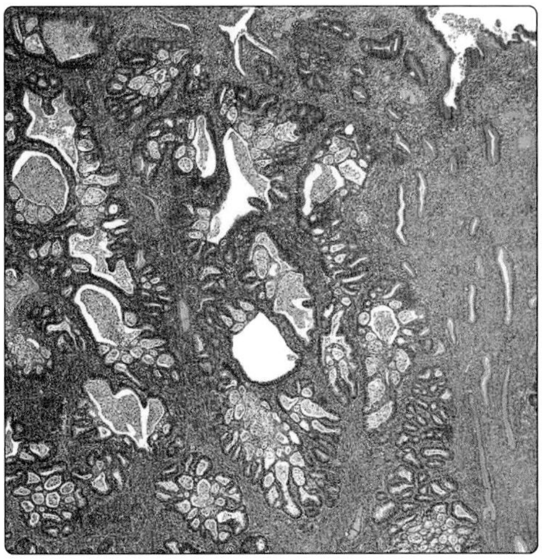

(左) AIS 可能有明显和局灶膨胀;然而,分叶和界限清楚与先前存在的腺体结构比较有助于做出 AIS 的诊断。**(右)** 浸润性腺癌不同于 AIS,它具有复杂的结构,蔓延到宫颈壁深部

第 20 节　普通型腺癌

要　点

术语

- 宫颈恶性 HPV 相关性腺体肿瘤，伴有不同量的黏液分化，但典型者黏液减少

病因/发病机制

- HPV（90%~95%）

临床问题

- 宫颈肿块或肉眼异常
- 异常阴道出血（50%~75%）

大体所见

- 息肉样溃疡性肿块或桶状宫颈
- 没有大体异常（~20%）

显微镜下所见

- 密集排列的间隙不规则的腺体
- 筛状、微小腺体、乳头状、微囊性或实性生长±成簇、条索或单个细胞
- ±纤维组织增生性间质和/或淋巴血管浸润
- ±鳞状上皮内病变或癌（~60%）
- ±伴有其他 HPV 相关性类型腺癌（肠型、SMILE、神经内分泌性）
- ±AIS（普通型、子宫内膜样、肠型、分层产生黏液亚型）

辅助实验

- 典型者 p16（弥漫强阳性）、ProEx C、CEA 阳性
- vimemntin、ER、PR 阴性

首要的鉴别诊断

- 宫颈内膜 AIS
- 子宫内膜腺癌继发累及宫颈
- 中肾管增生/癌
- 转移性腺癌

外生性和乳头状溃疡性肿块

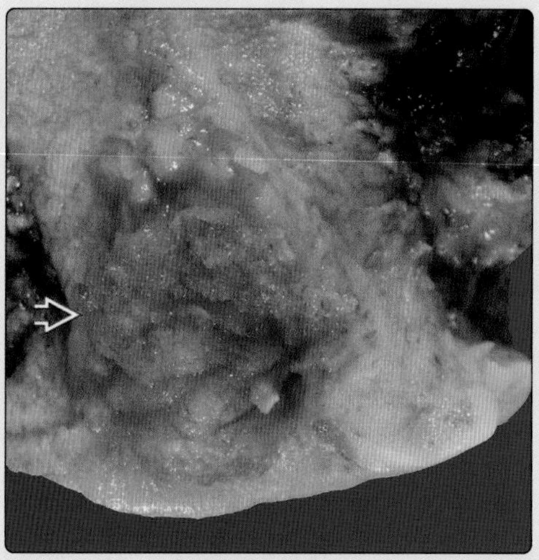

腺体结构复杂

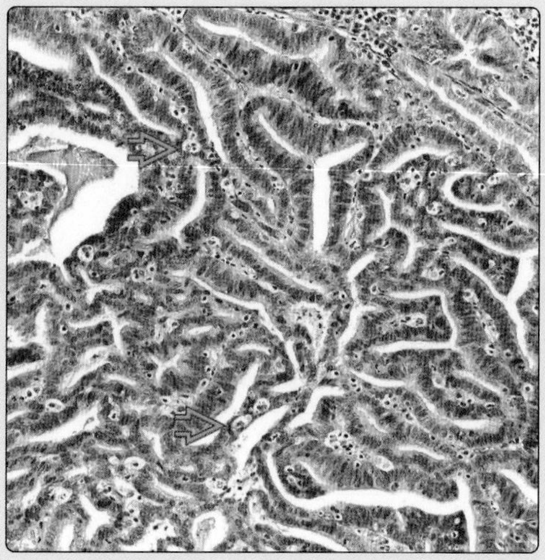

（左）宫颈腺癌可能表现为外生性，褐色到粉色肿块➡，累及宫颈管。某些肿瘤可能出现明显的溃疡，内生性或桶状病变。约 20% 没有大体异常。**（右）**普通型宫颈腺癌常常显示复杂的结构，伴有背靠背腺体，其间几乎没有间质。注意腺体基底有丰富的凋亡小体⇨

细胞黏液减少

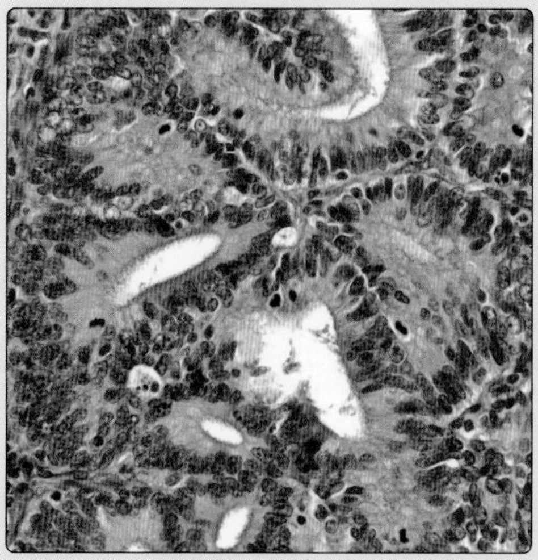

顶端核分裂象和凋亡小体及胞质内有些黏液

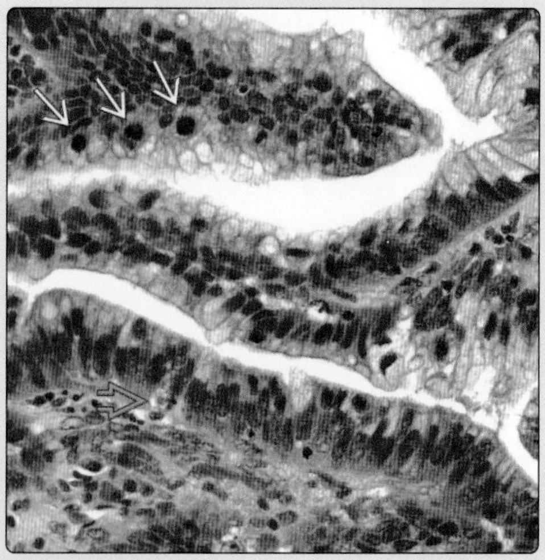

（左）普通型宫颈腺癌腺上皮细胞内有不同量的黏液，但黏液常常减少，造成假子宫内膜样形态。**（右）**某些普通型宫颈腺癌具有相对丰富的黏液性胞质。另外，细胞有假复层，密集，深染和细长的细胞核及丰富的核分裂象➡和局灶凋亡小体⇨

术语

同义词

- 传统型宫颈腺癌
- 普通型宫颈腺癌
- 宫颈内膜型腺癌

定义

- 宫颈 HPV 相关性恶性腺体肿瘤，伴有不同程度的黏液性分化，典型者黏液减少

病因/发病机制

感染原

- HR-HPV 感染（90%～95%）
  - HPV-18>HPV-16>其他 HR-HPV

临床问题

流行病学

- 发病率
  - 所有宫颈癌的约 25%
  - 宫颈腺癌的约 50%
  - 宫颈腺癌最常见的亚型
- 年龄
  - 30～49 岁

表现

- 宫颈肿块或肉眼检查异常（85%）
- 阴道异常出血（50%～75%）
- 无症状
- 巴氏涂片为不典型腺细胞
- 最初可能表现为转移性疾病，最常累及卵巢

治疗

- 根治性子宫切除伴有盆腔淋巴结清扫
- 如果希望保留生育，可行子宫颈切除术±盆腔淋巴结清扫
- 如果处于晚期不能手术，可行放疗和/或化疗

预后

- 总的 5 年生存率：50%～65%
  - ⅠA 期 93%～100%；ⅠB 期 83%；Ⅱ期 50%～59%；Ⅲ期 13%～31%；Ⅳ期 6%

大体所见

一般特征

- 息肉样、溃疡性或颗粒状肿块
- 桶状宫颈
- 没有大体异常（约 20%）

显微镜下所见

组织学特征

- 紧密排列或间隙不规则的腺体
- 筛状、微小腺体、乳头、微囊或实性结构
- 成簇、条索或单个细胞
- 偶见黏液池
- ±纤维组织增生性间质
- ±淋巴血管浸润
- 伴有鳞状上皮内病变或浸润癌（约 60%）
- ±AIS（普通型、子宫内膜样、肠型、分层产生黏液亚型）
- 有时伴有其他 HPV 相关性腺癌［肠型、分层产生黏液（SMILE）］
- 少数伴有神经内分泌、绒毛膜癌和肝样分化
- ±子宫内膜腺体继发性受累（可能类似于子宫内膜原发）

细胞学特征

- 顶端黏液性胞质量不同，通常减少
- 核增大，深染，密集，常常假复层
- 顶端常见核分裂象和凋亡小体

根据浸润形态结构提出的分类（没有标准化）

- A 型
  - 界限清楚的腺体呈分叶状排列
  - 缺乏
    - 破坏性浸润和间质反应
    - 实性结构
    - 单个细胞浸润
    - 淋巴血管浸润
- B 型
  - A 型伴有
    - 局灶周围出芽或单个细胞破坏性浸润
    - ±淋巴血管浸润
- C 型
  - 弥漫性破坏性浸润
  - ±实性生长
  - 腺体、乳头或筛状结构至少涵盖 5mm（间质仅在乳头内）
  - 黏液湖至少涵盖 5mm
  - ±淋巴血管浸润

辅助实验

免疫组织化学

- p16（弥漫强阳性）、ProEx C、CEA 阳性
- GATA3、vimentin、ER 可能阳性
- pax-8 阳性，但不如上胃肠道常见
- pax-2（表达缺失）和 PR 典型者阴性

PCR

- HR-HPV 阳性

鉴别诊断

宫颈内膜 AIS

- 没有延伸到正常腺体水平以下
- 正常宫颈腺体结构保留
- 几无筛状结构

子宫内膜腺癌继发累及宫颈

- 已知子宫内膜原发
- 与 EIN/不典型增生共存
- 间插的间质稀少,泡沫样组织细胞
- 典型者 PR 和 vimentin 阳性
- ProEx C、CEA、p16 阴性(后者有时片状阳性)
- HPV 阴性

中肾管增生/癌

- 典型者位于宫颈侧壁(深)
- 子宫内膜样表现伴有嗜酸性腔内分泌物
- 立方上皮,没有黏液
- GATA3、CD10(腔)阳性
- ER 阴性

转移性腺癌

- 临床病史
- 突出的淋巴血管或宫颈外壁受累
- 广泛的印戒细胞成分,来自胃肠道
- 相应的免疫组织化学表达

微小腺体增生

- 核下和核上空泡
- 储备细胞层保留
- 典型者没有核分裂象或细胞非典型性
- p16 通常阴性(有例外)

隧道状腺丛

- 宫颈壁内 1/3
- 明显的分叶(特别是 B 型)
- 没有间质反应
- 没有到至多轻度细胞非典型性
- 几无核分裂象

深部腺体

- 典型者不形成肿块
- 腺体散在,缺乏杂乱生长
- 没有细胞非典型性或间质反应

子宫内膜异位症

- 伴有子宫内膜型间质和出血
- vimentin、ER、PR、pax-2 阳性
- p16 至多片块阳性

诊断注意事项

临床相关性病理学特征

- 浸润深度从表面测量到浸润最深点
- 肿瘤分级应用 FIGO 系统用于子宫内膜和卵巢的方法:1 级(实性<5%),2 级(实性 6%~50%),3 级(实性>50%)
- 在做出子宫内膜和宫颈内膜原发的诊断之前,广泛取材可能有助于辨认两个肿瘤之间的移行

病理诊断要点

- 根据细胞学表现可能难以区分普通型浸润性腺癌和其他组织学类型;因为存在明显的观察者之间的差异;这对于确定肿瘤是否为 HPV 相关性比较重要,HPV 状况好像具有预后意义。类似于其他部位;新的宫颈浸润性腺癌的病理遗传学分类已经提出

部分参考文献

1. Stolnicu S et al: International endocervical adenocarcinoma criteria and classification (IECC): a new pathogenetic classification for invasive adenocarcinomas of the endocervix. Am J Surg Pathol. 42(2):214-226, 2018
2. Alvarado-Cabrero I et al: Factors predicting pelvic lymph node metastasis, relapse, and disease outcome in pattern C endocervical adenocarcinomas. Int J Gynecol Pathol. 36(5):476-485, 2017
3. Hodgson A et al: Genomic abnormalities in invasive endocervical adenocarcinoma correlate with pattern of invasion: biologic and clinical implications. Mod Pathol. 30(11):1633-1641, 2017
4. Parra-Herran C et al: Pattern-based classification of invasive endocervical adenocarcinoma, depth of invasion measurement and distinction from adenocarcinoma in situ: interobserver variation among gynecologic pathologists. Mod Pathol. 29(8):879-92, 2016
5. Roma AA et al: New pattern-based personalized risk stratification system for endocervical adenocarcinoma with important clinical implications and surgical outcome. Gynecol Oncol. 141(1):36-42, 2016
6. Roma AA et al: Invasive endocervical adenocarcinoma: a new pattern-based classification system with important clinical significance. Am J Surg Pathol. 39(5):667-72, 2015
7. Stewart CJ et al: PAX2 and cyclin D1 expression in the distinction between cervical microglandular hyperplasia and endometrial microglandular-like carcinoma: a comparison with p16, vimentin, and Ki67. Int J Gynecol Pathol. 34(1):90-100, 2015
8. Diaz De Vivar A et al: Invasive endocervical adenocarcinoma: proposal for a new pattern-based classification system with significant clinical implications: a multi-institutional study. Int J Gynecol Pathol. 32(6):592-601, 2013
9. Negri G et al: Usefulness of p16ink4a, ProEX C, and Ki-67 for the diagnosis of glandular dysplasia and adenocarcinoma of the cervix uteri. Int J Gynecol Pathol. 30(4):407-13, 2011
10. Stewart CJ et al: Correlation between invasive pattern and immunophenotypic alterations in endocervical adenocarcinoma. Histopathology. 58(5):720-8, 2011
11. Kong CS et al: A panel of 3 markers including p16, ProExC, or HPV ISH is optimal for distinguishing between primary endometrial and endocervical adenocarcinomas. Am J Surg Pathol. 34(7):915-26, 2010
12. Yahata T et al: Conservative treatment of stage IA1 adenocarcinoma of the uterine cervix with a long-term follow-up. Int J Gynecol Cancer. 20(6):1063-6, 2010
13. Park KJ et al: Frozen-section evaluation of cervical adenocarcinoma at time of radical trachelectomy: pathologic pitfalls and the application of an objective scoring system. Gynecol Oncol. 110(3):316-23, 2008
14. Ronnett BM et al: Endocervical adenocarcinomas with ovarian metastases: analysis of 29 cases with emphasis on minimally invasive cervical tumors and the ability of the metastases to simulate primary ovarian neoplasms. Am J Surg Pathol. 32(12):1835-53, 2008
15. Elishaev E et al: Synchronous and metachronous endocervical and ovarian neoplasms: evidence supporting interpretation of the ovarian neoplasms as metastatic endocervical adenocarcinomas simulating primary ovarian surface epithelial neoplasms. Am J Surg Pathol. 29(3):281-94, 2005
16. Wheeler DT et al: The relationship of glands to thick-wall blood vessels as a marker of invasion in endocervical adenocarcinoma. Int J Gynecol Pathol. 24(2):125-30, 2005
17. Ansari-Lari MA et al: Distinction of endocervical and endometrial adenocarcinomas: immunohistochemical p16 expression correlated with human papillomavirus (HPV) DNA detection. Am J Surg Pathol. 28(2):160-7, 2004
18. Young RH et al: Endocervical adenocarcinoma and its variants: their morphology and differential diagnosis. Histopathology. 41(3):185-207, 2002
19. Shintaku M et al: Adenocarcinoma of the uterine cervix with choriocarcinomatous and hepatoid differentiation: report of a case. Int J Gynecol Pathol. 19(2):174-8, 2000
20. Tambouret R et al: Microcystic endocervical adenocarcinomas: a report of eight cases. Am J Surg Pathol. 24(3):369-74, 2000

深部与融合性结构和非肿瘤性腺体对比

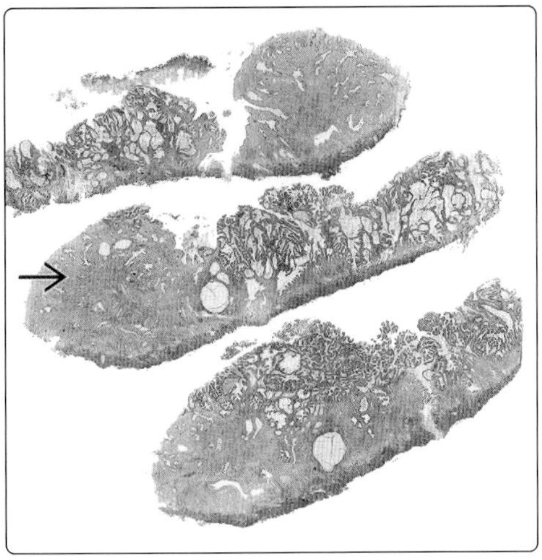

形状大小不同的肿瘤性腺体

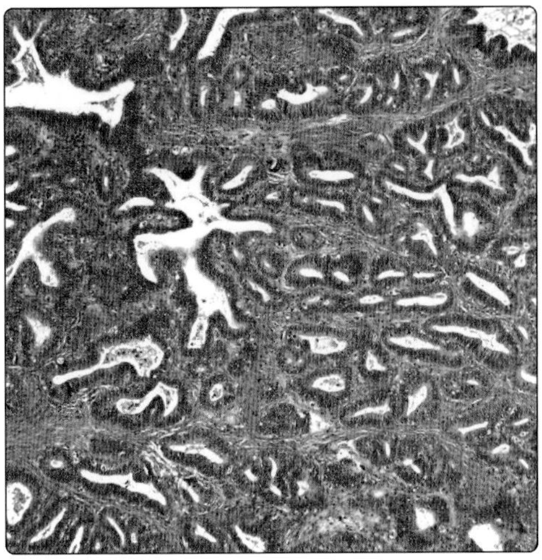

(左) 宫颈腺癌可能显示腺体融合性生长，广泛累及宫颈壁。重要的是要比较肿瘤性增生和先前正常的宫颈内膜腺体➡结构。因为比较常常有助于诊断。**(右)** 浸润性宫颈腺癌可能显示种种结构形态。典型者腺体大小和形状不同，但通常出现一种中等大小的腺体成分

突出的筛状结构

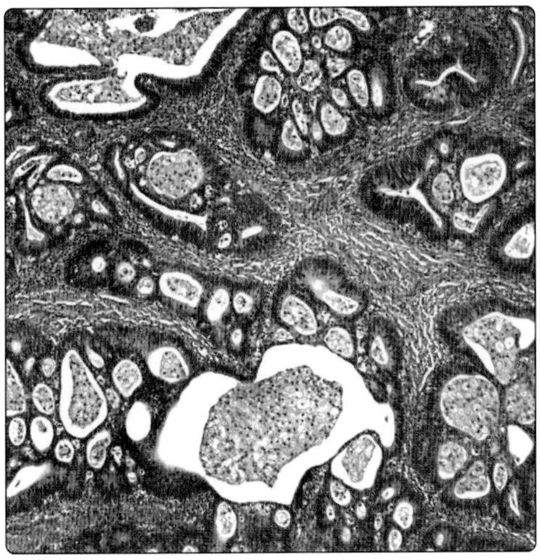

伴随的明显的淋巴细胞反应

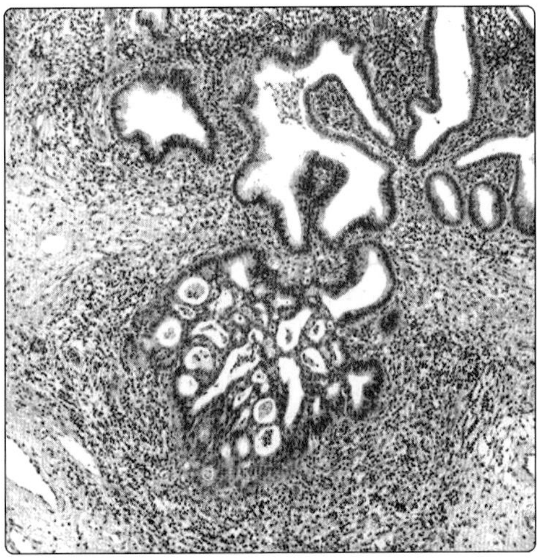

(左) 浸润性宫颈腺癌可能有明显的筛状结构。**(右)** 而 AIS 偶尔也显示筛状生长，但通常较轻，达不到浸润性病变的程度。在某些病例，鉴别可能困难，但附近出现纤维组织增生和明显的炎症反应，应高度怀疑早期浸润

微小腺体样结构

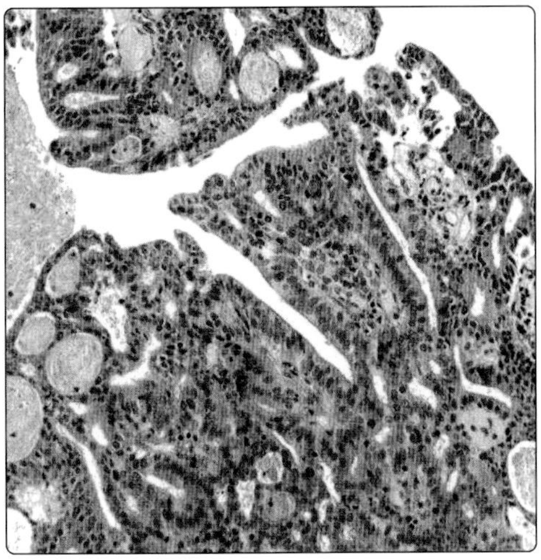

乳头状结构

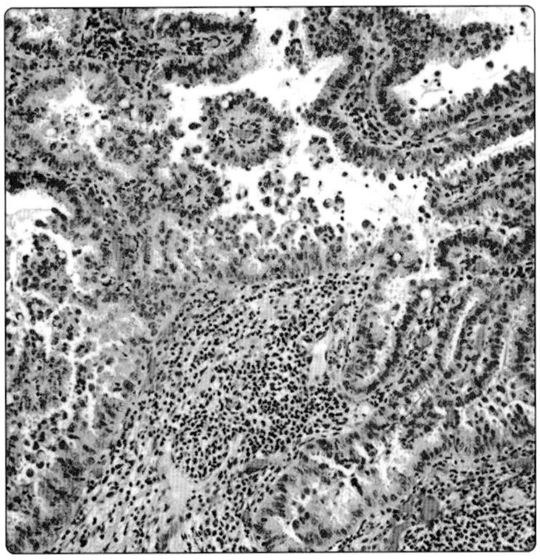

(左) 虽然比子宫内膜的子宫内膜样腺癌少见，微小腺体样结构可以见于普通型宫颈内膜腺癌。**(右)** 少数浸润性普通型腺癌可能显示乳头状结构，这种表现不要与浆液性癌混淆。典型的普通型腺癌细胞学非典型性不明显，伴有普通型腺癌的区域

突出的纤维组织增生

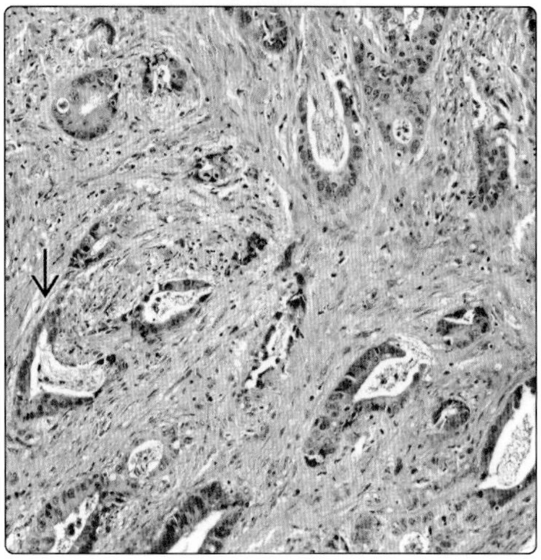

肿瘤性腺体杂乱排列

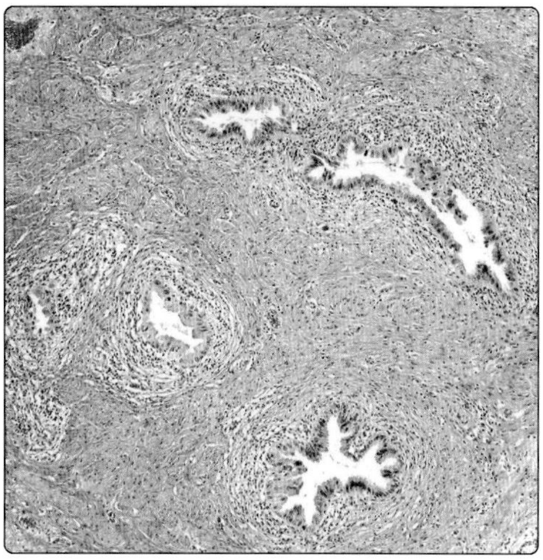

(左) 虽然普通型腺癌并不总是出现广泛的纤维组织增生，但当出现时有助于确定诊断。注意浸润性腺体➡不规则成角的轮廓，不同于良性增生圆形的表现。**(右)** 某些普通型宫颈内膜浸润性腺癌容易辨认，腺体杂乱排列伴有炎症反应

肿瘤性腺体碎片

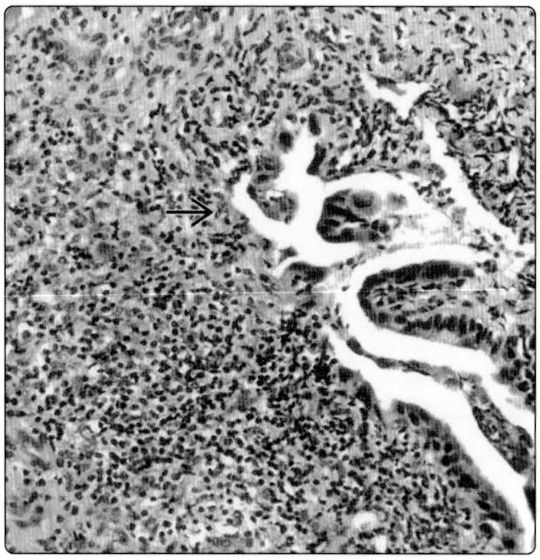

肿瘤性腺体与血管并列

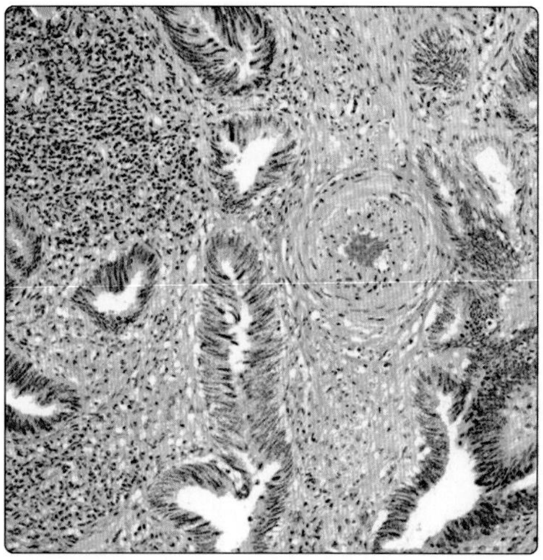

(左) 出现伴有细胞非典型性的➡腺体碎片，伴有炎症反应代表普通型宫颈腺癌早期间质浸润。**(右)** 在普通型宫颈腺癌，肿瘤性腺体靠近厚壁血管，距离≤血管壁厚度，高度提示浸润，即使缺乏间质反应

明显的囊性改变

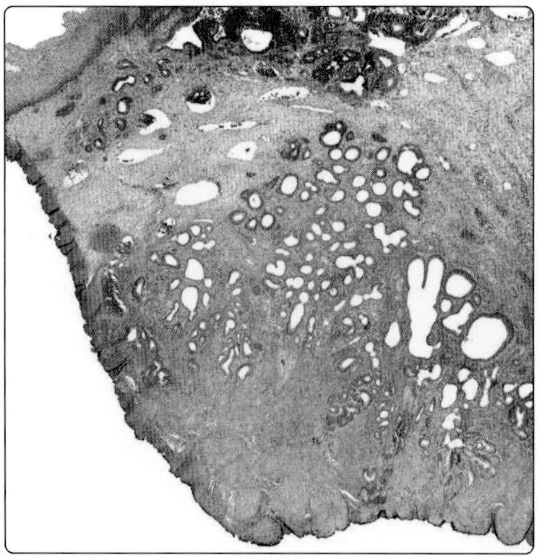

如果为囊性改变，缺乏间质反应

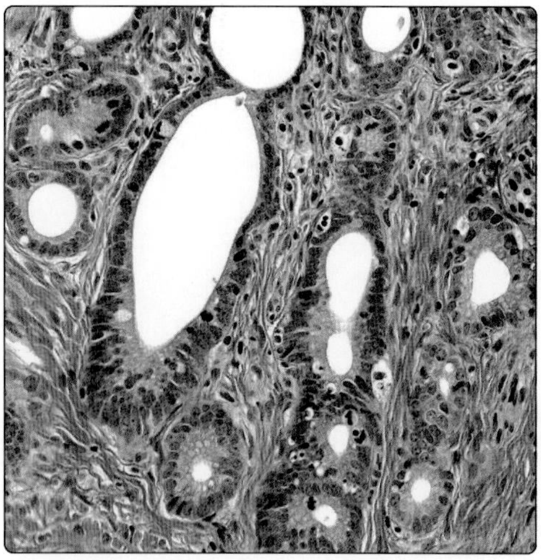

(左) 某些普通型浸润性宫颈内膜腺癌，肿瘤性腺体显示突出的囊性改变，可能类似于良性宫颈内膜病变；然而，注意腺体密度高，形状不规则，延伸到深部。**(右)** 普通型浸润性腺癌的腺体显示突出的囊性改变，常常不伴有间质反应。还可见到典型的区域

假复层，密集而深染的细胞核

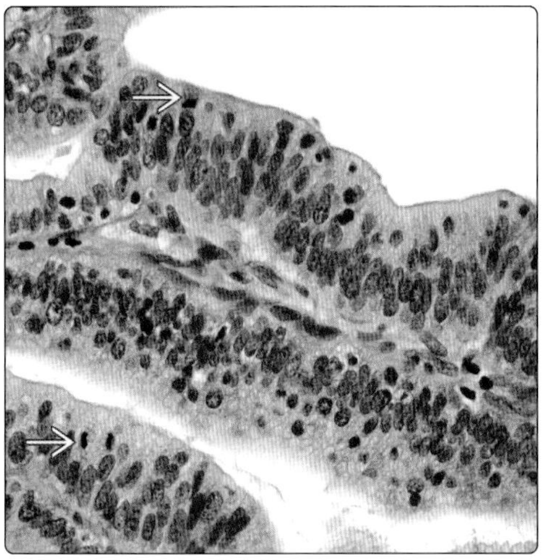

少量黏液性胞质

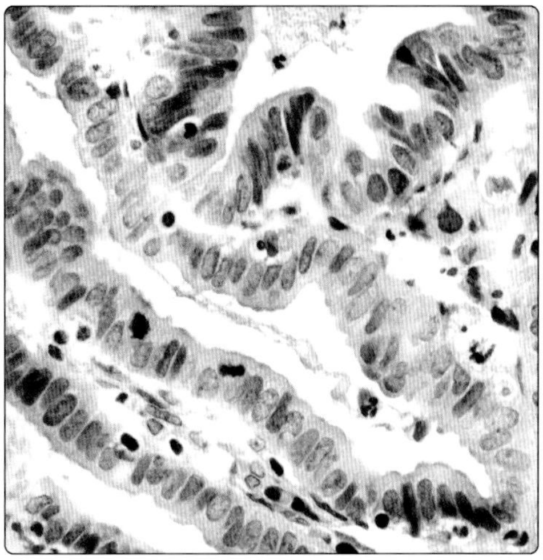

（左）普通型宫颈腺癌细胞的特征是假复层，密集，核深染。顶端核分裂象➡明显。**（右）**虽然要考虑宫颈黏液型腺癌，但普通型宫颈腺癌也可能显示少量的顶端黏液性胞质

淋巴血管浸润

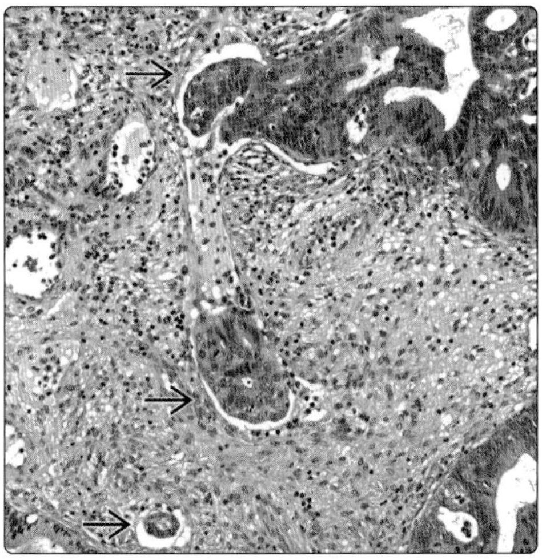

肿瘤细胞挤入血管间隙

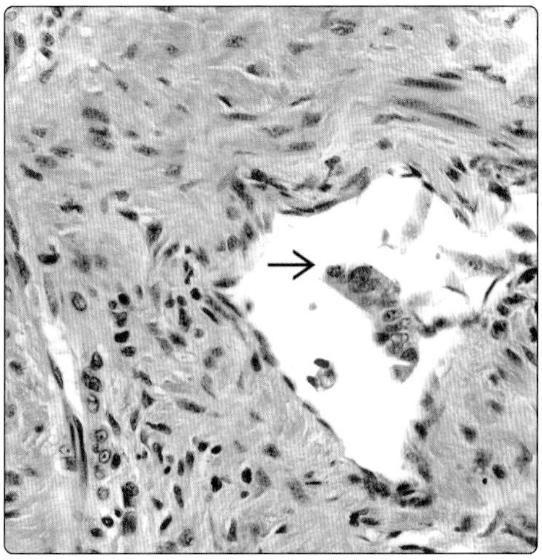

（左）只有当肿瘤位于有内衬内皮的间隙➡内时才能做出宫颈腺癌淋巴血管浸润的诊断。**（右）**如果上皮条带➡出现在血管腔内，没有黏附或证实是血管的形状，应该诊断为“挤入”假象。这最常发生于切口下或组织包埋时。脆而易碎的肿瘤特别容易出现这种假象

p16 弥漫强阳性

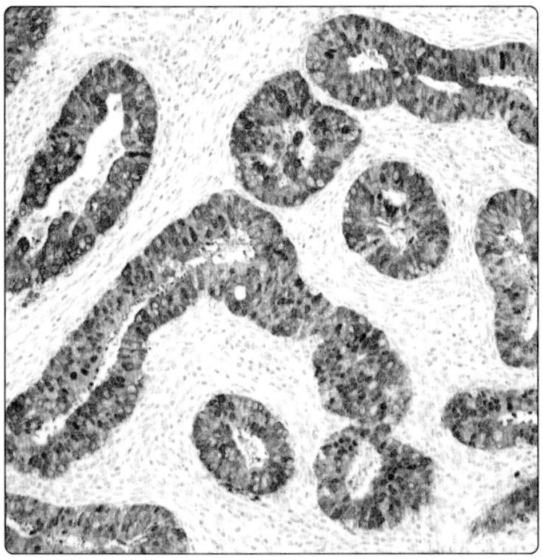

ER 阴性

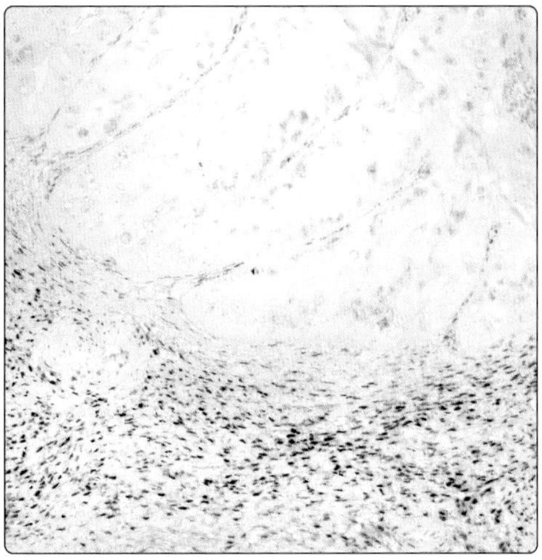

（左）普通型宫颈腺癌与 HR-HPV 有关；因此，这种肿瘤 p16 弥漫强阳性。**（右）**典型的普通型宫颈腺癌 ER 阴性；然而，PR 可能阳性，这对于与子宫内膜的子宫内膜样腺癌的鉴别诊断价值有限

显著的普通型 AIS

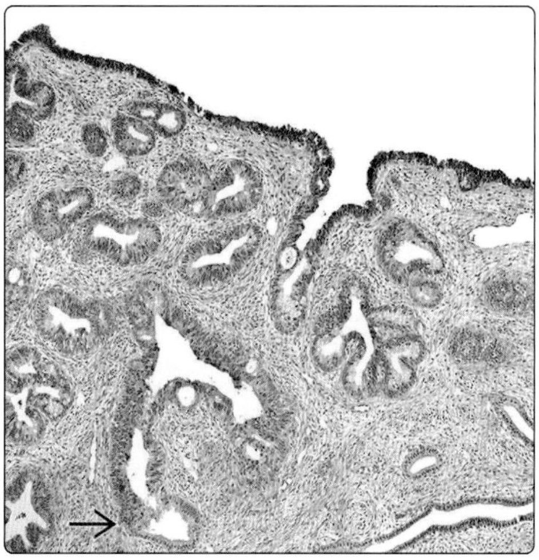

子宫内膜的子宫内膜样癌继发累及宫颈

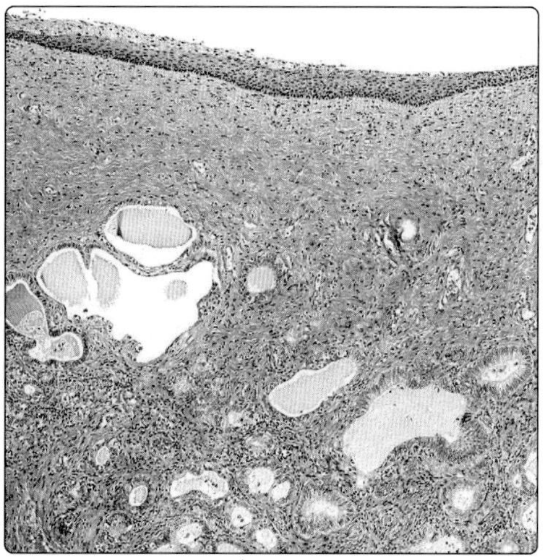

(左) 显著的 AIS 可能类似于普通型浸润性宫颈腺癌;然而,注意受累腺体的外形类似于正常宫颈内膜腺体。另外,部分腺体受累➡有助于鉴别。(右) 子宫内膜腺癌可能浸润宫颈间质,非常类似于普通型宫颈腺癌

子宫内膜样子宫内膜腺癌

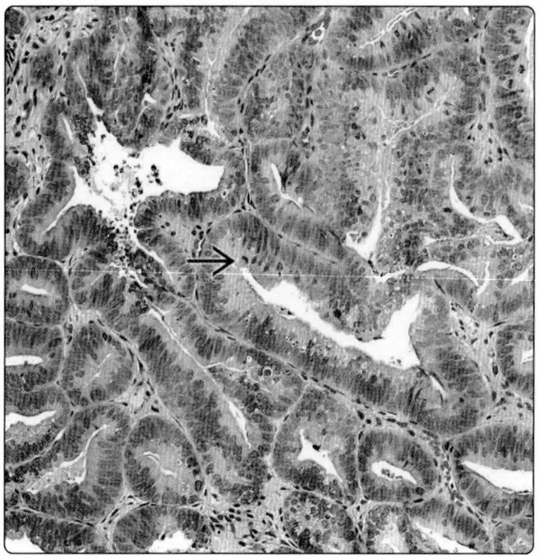

vimentin 周边膜阳性

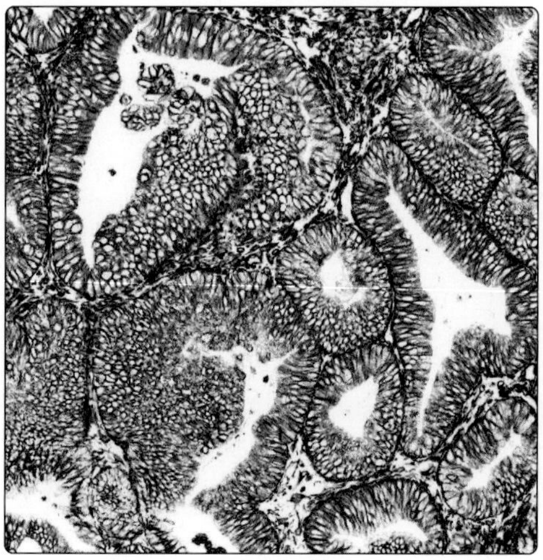

(左) 因为子宫内膜样子宫内膜腺癌可能显示顶端核分裂象➡和凋亡小体,所以仅根据形态学可能难以与普通型宫颈内膜腺癌鉴别。(右) vimentin、p16 和 ER 可能有助于两者的鉴别。子宫内膜的子宫内膜样腺癌 vementin 弥漫强阳性(周边膜)

中肾管癌

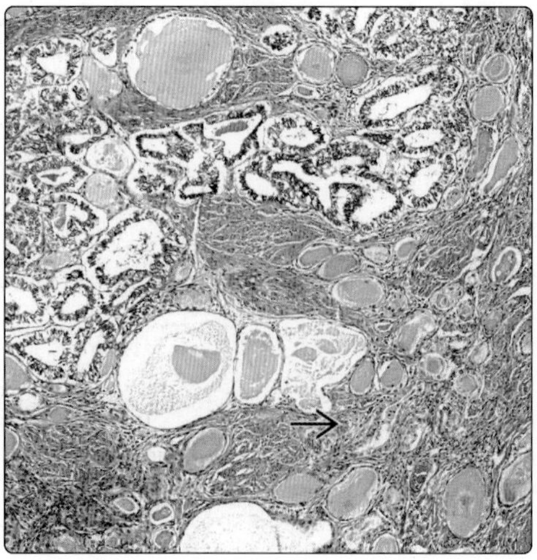

中肾管癌

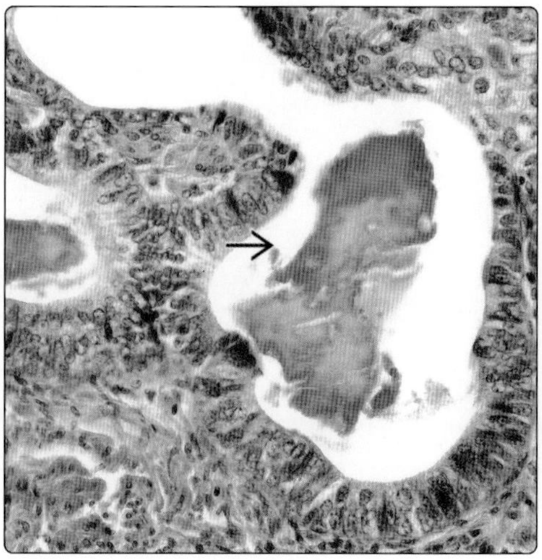

(左) 中肾管癌可以与普通型宫颈腺癌鉴别,因为它常常伴有中肾管增生➡,而且典型者具有子宫内膜样表现。(右) 典型的中肾管增生小管含有嗜酸性分泌物➡,没有顶端核分裂象和凋亡小体

Silva A 型浸润

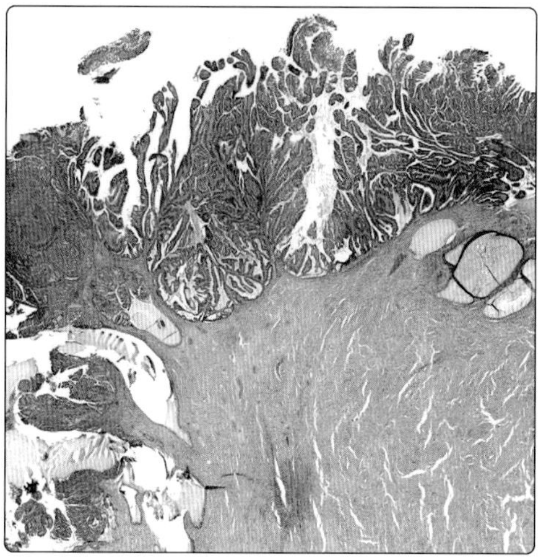

Silva A 型浸润

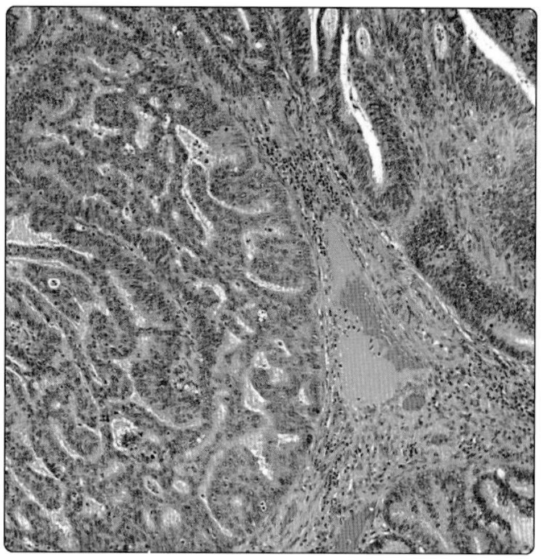

(左)复杂的非破坏性浸润，但无实性结构是 Silva A 型宫颈内膜腺癌浸润的特征。缺乏渗透性侵犯浸润。与显著的 AIS 鉴别可能困难。(右)注意缺乏间质反应或渗透性生长

Silva B 型浸润

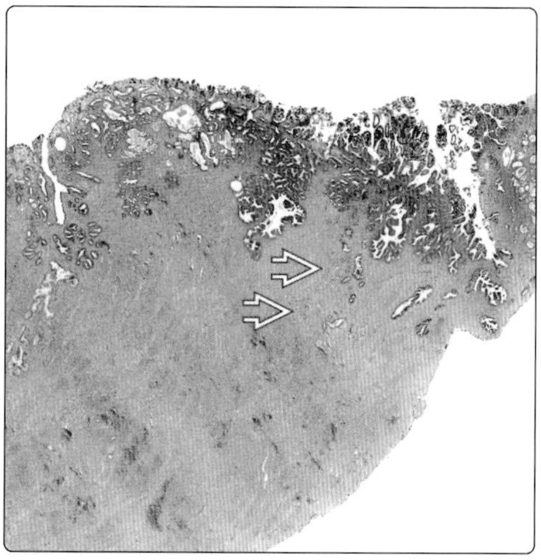

Silva B 型浸润

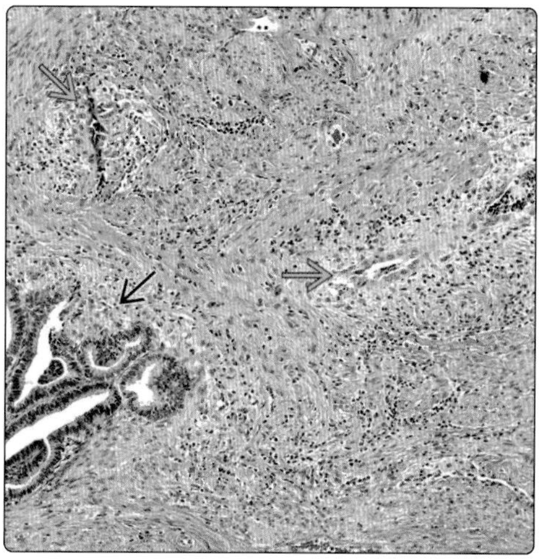

(左)许多宫颈内膜腺癌可能是原位或非破坏性 A 型浸润性腺癌；然而，显示局灶渗透性侵犯和间质反应➡，应诊断为 B 型浸润。(右)有局灶渗透性侵犯的腺体伴有间质反应➡，不同于非破坏性结构➡，局灶破坏性浸润应该认为是 B 型腺癌

Silva C 型浸润

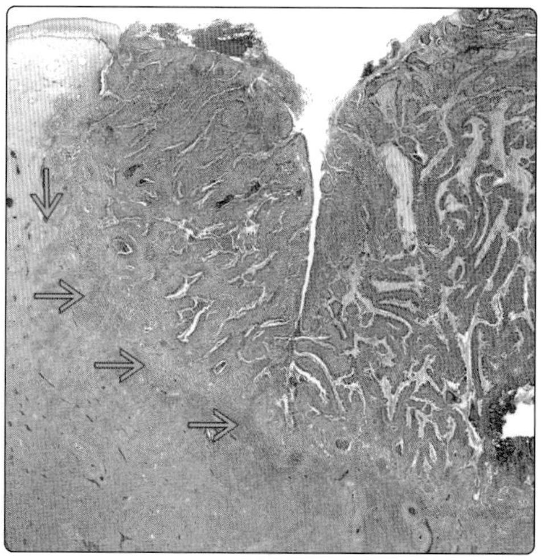

Silva C 型浸润

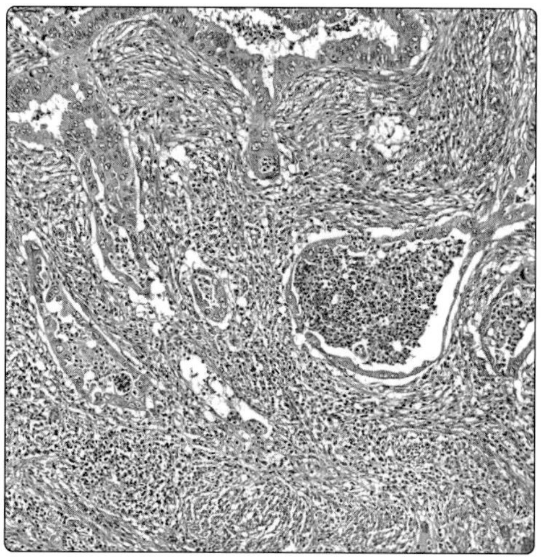

(左)C 型腺癌，有广泛的破坏性浸润，伴有明显的间质反应➡。这是最容易辨认的类型。这种类型的浸润伴有淋巴结转移。(右)Silva C 型浸润性腺癌有不规则浸润的腺体伴有广泛的间质反应和炎症

第21节 微偏腺癌

要 点

术语

- 分化非常高的宫颈内膜黏液性或子宫内膜样腺癌，没有广泛的间质反应

临床问题

- 占所有宫颈腺癌的 1%～3%
- 患者年轻（平均 40 岁）
- 阴道出血或黏液样/水样排液

大体所见

- 没有明显的异常
- 宫颈壁增厚或质硬

显微镜下所见

- 复杂的腺体伴有杂乱和深部浸润
- 腺体大小形状不规则，伴有分支，外翻和乳头状内折
- 柱状细胞伴有丰富的富于黏液的胞质和明确的边界，伴有胃型表型
- 轻微到缺乏间质反应，除了深部前面以外
- 邻近大的厚壁血管和神经周围，以及淋巴血管浸润

辅助实验

- CEA 局灶到弥漫胞质阳性（黏液性和子宫内膜样变型）
- 胃型：HIK 1083、MUC6、CK7、CEA 和 HNF-1-β 阳性；p16（局灶或弥漫）；p53、pax-8、CDX2、CA125 和 chromogranin 可能阳性；ER、PR 和 HPV 阴性

首要的鉴别诊断

- 不典型分叶状宫颈内膜腺体增生
- 深部宫颈内膜腺体
- 隧道状腺丛
- 输卵管/输卵管子宫内膜样化生（vs. 微偏子宫内膜样腺癌）
- 普通型和胃型宫颈内膜腺癌

杂乱分布和深部腺体

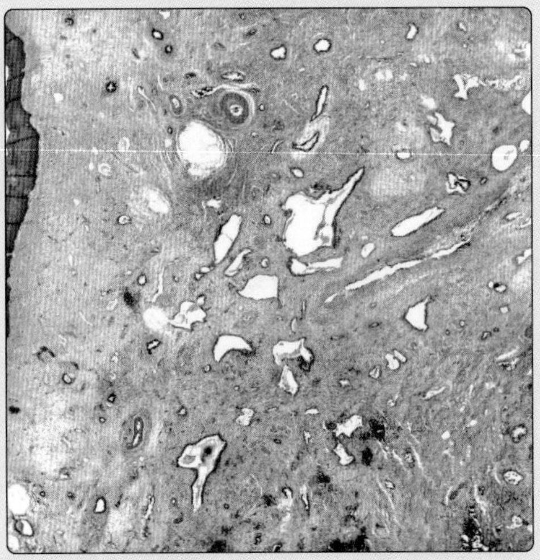

形状异常的宫颈内膜腺体

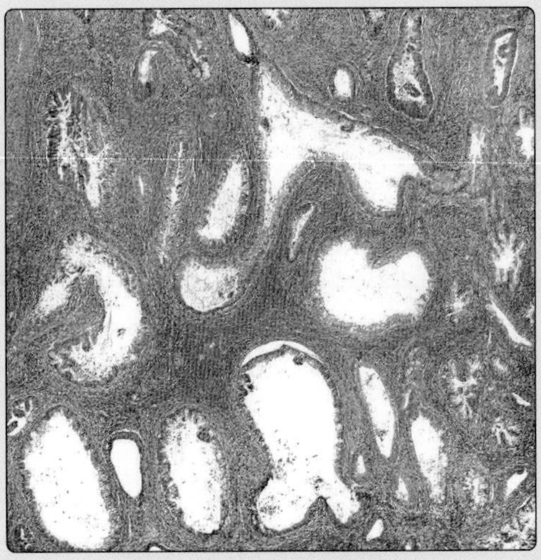

（左）典型的微偏腺癌显示浸润宫颈壁的肿瘤性腺体无序分布。注意腺体延伸到宫颈壁深部，这不是典型的良性宫颈腺体增生的特征。**（右）**微偏腺癌常常是由形状和大小不规则的恶性宫颈内膜腺体组成的。注意缺乏伴随的纤维组织增生性反应

细胞边界清楚伴有丰富的淡染到泡沫状胞质

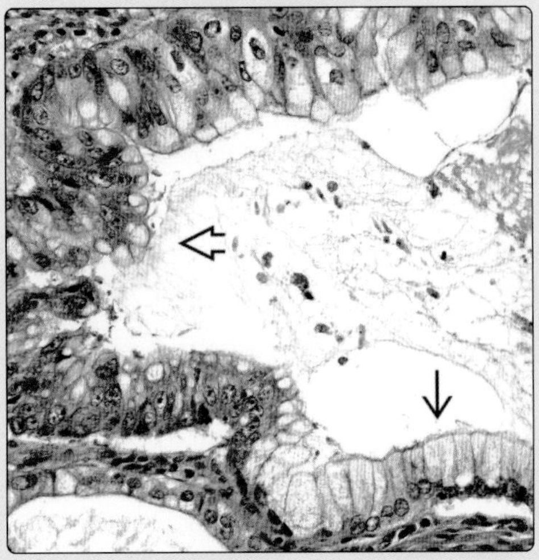

伴随不典型分叶状宫颈内膜腺体增生

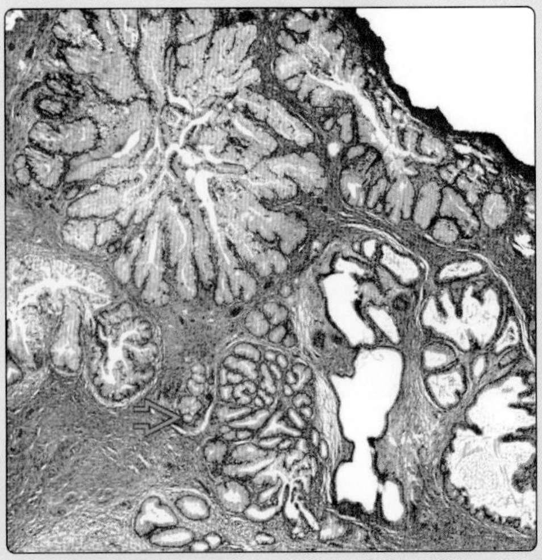

（左）典型的宫颈微偏腺癌显示恶性腺体内衬柱状细胞，有丰富的淡染到泡沫状胞质，边界清楚，核位于基底➡，但在同一或其他腺体➡也见到明显非典型性的细胞。后一特征典型者仅为局灶性。**（右）**微偏腺癌常常伴有不典型分叶状宫颈内膜腺体增生➡，认为是其前体病变

术语

缩略语

- 微偏腺癌(minimal deviation adenocarcinoma,MDA)

同义词

- 恶性腺瘤

定义

- 分化非常高的宫颈内膜黏液性或子宫内膜样腺癌,没有广泛的间质反应

病因/发病机制

遗传异常

- 可见 *STK11* 基因突变(或 Peutz-Jeghers 综合征或散发性)(如果为黏液性)
- 与 HPV 无关
- p53 异常罕见

临床问题

流行病学

- 发病率
  - 占所有宫颈腺癌的 2%~3%
- 年龄
  - 年轻患者(平均 40 岁)
- 种族
  - 没有种族偏好

表现

- 阴道出血和/或黏液样/水样排液
- 宫颈质硬,脆而易碎和出血
- 无症状(较常见于子宫内膜样变型)
- 黏液样变型可能伴有 Peutz-Jeghers 综合征(包括卵巢黏液性肿瘤、伴有环状小管的性索肿瘤及富于脂质和嗜酸性细胞的 Sertoli 细胞瘤)

治疗

- 根治性子宫切除伴有双侧输卵管卵巢切除和淋巴结清扫

预后

- 黏液性 MDA
  - 差,总的生存率(2 年时为 30%)
  - 如果 I 期 50% 生存
- 子宫内膜样 MDA
  - 总的结果较好

大体所见

一般特征

- 没有明显的异常
- 宫颈壁增厚或质硬
- 脆而易碎和/或表面出血
- 切面黄色到灰白色,偶见囊肿

显微镜下所见

组织学特征

- 轻微偏离黏液性和子宫内膜样腺癌
  - 复杂的腺体结构,伴有杂乱排列,浸润宫颈壁深部
  - 腺体大小,形状不规则,伴有分支,外翻和乳头状内折
  - 腺体可能囊性扩张或为小腺体(后者在深部浸润的前缘)
  - 间质反应不明显,除了深部腺体周围(水肿性、黏液样或纤维组织增生性)
  - 接近大的厚壁血管,神经周围,淋巴血管浸润
- ±分叶状宫颈内膜腺体增生,伴有异型性特征或 AIS(黏液性)

细胞学特征

- 黏液性 MDA
  - 肿瘤细胞伴有丰富的富于黏液的胞质,边界清楚,具有胃的表型
  - 细胞核小,位于基底,核仁小
  - 核分裂活性低
  - 存在不同程度的局灶高级别细胞非典型性和核分裂活性
- 子宫内膜样 MDA
  - 单层立方细胞,胞质稀少,缺乏黏液
  - 偶见胞质顶端突起和纤毛
  - 卵圆形核(有时假复层)核仁罕见,没有明显的细胞非典型性
  - 典型者核分裂象低

辅助实验

免疫组织化学

- 局灶到弥漫 CEA 胞质阳性(黏液性和子宫内膜样)
- 黏液性变型
  - HIK 1083、MUC6、CK7、CEA 和 HNF-1-β 阳性
  - p16(局灶或弥漫)和 p53 可能阳性
  - pax-8、CDX2、CA125 和 chromogranin 可能阳性
  - ER、PR 和 HPV 阴性
- 周围间质细胞 ER 阳性减少,α-SMA 阳性增加(黏液性变型)

原位杂交

- HPV 阴性

遗传学检测

- 位于染色体 19p 上的与 Peutz-Jeghers 综合征相关性 *STK11* 基因(丝氨酸苏氨酸激酶基因)体细胞突变

鉴别诊断

不典型分叶状宫颈内膜腺体增生

- 界限清楚,宫颈壁内 1/2

- 分叶状排列
- 每一个小叶中心有大导管/腺体,被小到中等大小的腺体围绕
- 无间质反应
- 可能是 MDA 的前体病变(两者均由幽门型上皮组成)

深部宫颈内膜腺体

- 没有肿块形成
- 散在的腺体,常常出现在宫颈壁内 1/3 到 1/2
- 良性细胞学特征

隧道状腺丛

- 浅表和分叶状排列
- 单层囊性扩张的腺体,混合细长的腺体
- 立方到扁平上皮
- 缺乏细胞非典型性和核分裂活性

腺肌瘤,宫颈内膜型

- 界限清楚,无包膜
- 良性平滑肌和宫颈内膜型腺体双相性生长
- 宫颈内膜腺体可能呈分叶状排列
- 两种成分细胞学均呈良性

普通型宫颈内膜腺癌

- 多数腺上皮细胞黏液减少
- 明显的细胞非典型性和核分裂活性
- 可能伴有 AIS 或鳞状上皮异型增生
- HIK 1083 阴性(无胃型黏液)
- p16 弥漫阳性(HR-HPV)

胃型宫颈内膜腺癌

- 中到重度细胞非典型性,核分裂活跃,(但类似于 MDA 的黏液谱)

输卵管/输卵管子宫内膜样化生(vs. 子宫内膜样 MDA)

- 典型者腺体局限于宫颈壁浅表位置(<8mm)
- 腺体大小形状差异不大
- 广泛的纤毛,无细胞非典型性或核分裂活性
- 无 CEA 胞质染色

宫颈内膜异位症

- 宫颈壁外 1/2 和宫颈旁组织
- 不累及正常位置宫颈内膜腺体与宫颈内膜异位症之间的宫颈间质
- 没有细胞非典型性或核分裂象
- 没有纤维组织增生性间质反应,但由于黏液外渗,少数腺体周围可有反应

诊断注意事项

临床相关性病理学特征

- 伴有 Peutz-Jeghers 综合征

病理诊断要点

- 发现形状大小异常的腺体,内衬柱状细胞,伴有丰富的富于黏液的胞质,边界清楚,排列分布杂乱,应该怀疑胃型黏液性 MDA。

部分参考文献

1. Talia KL et al: The developing spectrum of gastric-type cervical glandular lesions. Pathology. 50(2):122-133, 2017
2. Talia KL et al: HPV-negative gastric type adenocarcinoma in situ of the cervix: a spectrum of rare lesions exhibiting gastric and intestinal differentiation. Am J Surg Pathol. 41(8):1023-1033, 2017
3. Carleton C et al: A detailed immunohistochemical analysis of a large series of cervical and vaginal gastric-type adenocarcinomas. Am J Surg Pathol. 40(5):636-44, 2016
4. Meserve EE et al: Peutz-Jeghers syndrome: pathobiology, pathologic manifestations, and suggestions for recommending genetic testing in pathology reports. Surg Pathol Clin. 9(2):243-68, 2016
5. Park KJ et al: Unusual endocervical adenocarcinomas: an immunohistochemical analysis with molecular detection of human papillomavirus. Am J Surg Pathol. 35(5):633-46, 2011
6. Kusanagi Y et al: Absence of high-risk human papillomavirus (HPV) detection in endocervical adenocarcinoma with gastric morphology and phenotype. Am J Pathol. 177(5):2169-75, 2010
7. Kawauchi S et al: Is lobular endocervical glandular hyperplasia a cancerous precursor of minimal deviation adenocarcinoma?: a comparative molecular-genetic and immunohistochemical study. Am J Surg Pathol. 32(12):1807-15, 2008
8. Kojima A et al: Gastric morphology and immunophenotype predict poor outcome in mucinous adenocarcinoma of the uterine cervix. Am J Surg Pathol. 31(5):664-72, 2007
9. Mikami Y et al: Immunophenotypic alteration of the stromal component in minimal deviation adenocarcinoma ('adenoma malignum') and endocervical glandular hyperplasia: a study using oestrogen receptor and alpha-smooth muscle actin double immunostaining. Histopathology. 46(2):130-6, 2005
10. Vang R et al: Pseudoinfiltrative tubal metaplasia of the endocervix: a potential form of in utero diethylstilbestrol exposure-related adenosis simulating minimal deviation adenocarcinoma. Int J Gynecol Pathol. 24(4):391-8, 2005
11. Xu JY et al: Absence of human papillomavirus infection in minimal deviation adenocarcinoma and lobular endocervical glandular hyperplasia. Int J Gynecol Pathol. 24(3):296-302, 2005
12. Mikami Y et al: Gastrointestinal immunophenotype in adenocarcinomas of the uterine cervix and related glandular lesions: a possible link between lobular endocervical glandular hyperplasia/pyloric gland metaplasia and 'adenoma malignum'. Mod Pathol. 17(8):962-72, 2004
13. Kuragaki C et al: Mutations in the STK11 gene characterize minimal deviation adenocarcinoma of the uterine cervix. Lab Invest. 83(1):35-45, 2003
14. Young RH et al: Endocervical adenocarcinoma and its variants: their morphology and differential diagnosis. Histopathology. 41(3):185-207, 2002
15. Ichimura T et al: Immunohistochemical expression of gastric mucin and p53 in minimal deviation adenocarcinoma of the uterine cervix. Int J Gynecol Pathol. 20(3):220-6, 2001
16. Mikami Y et al: Lobular endocervical glandular hyperplasia is a metaplastic process with a pyloric gland phenotype. Histopathology. 39(4):364-72, 2001
17. Young RH et al: Endocervicosis involving the uterine cervix: a report of four cases of a benign process that may be confused with deeply invasive endocervical adenocarcinoma. Int J Gynecol Pathol. 19(4):322-8, 2000
18. Mikami Y et al: Florid endocervical glandular hyperplasia with intestinal and pyloric gland metaplasia: worrisome benign mimic of "adenoma malignum". Gynecol Oncol. 74(3):504-11, 1999
19. Nucci MR et al: Lobular endocervical glandular hyperplasia, not otherwise specified: a clinicopathologic analysis of thirteen cases of a distinctive pseudoneoplastic lesion and comparison with fourteen cases of adenoma malignum. Am J Surg Pathol. 23(8):886-91, 1999
20. Gilks CB et al: Adenomyomas of the uterine cervix of of endocervical type: a report of ten cases of a benign cervical tumor that may be confused with adenoma malignum [corrected]. Mod Pathol. 9(3):220-4, 1996
21. Daya D et al: Florid deep glands of the uterine cervix. Another mimic of adenoma malignum. Am J Clin Pathol. 103(5):614-7, 1995
22. Young RH et al: Minimal-deviation endometrioid adenocarcinoma of the uterine cervix. A report of five cases of a distinctive neoplasm that may be misinterpreted as benign. Am J Surg Pathol. 17(7):660-5, 1993
23. Rahilly MA et al: Minimal deviation endometrioid adenocarcinoma of cervix: a clinicopathological and immunohistochemical study of two cases. Histopathology. 20(4):351-4, 1992
24. Gilks CB et al: Adenoma malignum (minimal deviation adenocarcinoma) of the uterine cervix. A clinicopathological and immunohistochemical analysis of 26 cases. Am J Surg Pathol. 13(9):717-29, 1989

缺乏分叶，腺体杂乱分布

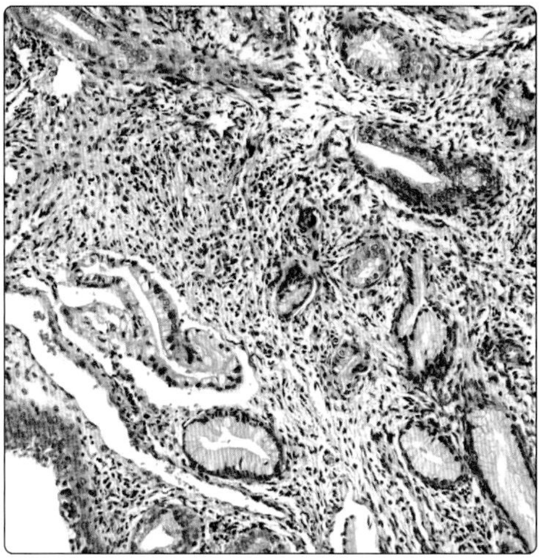

p16 染色不同

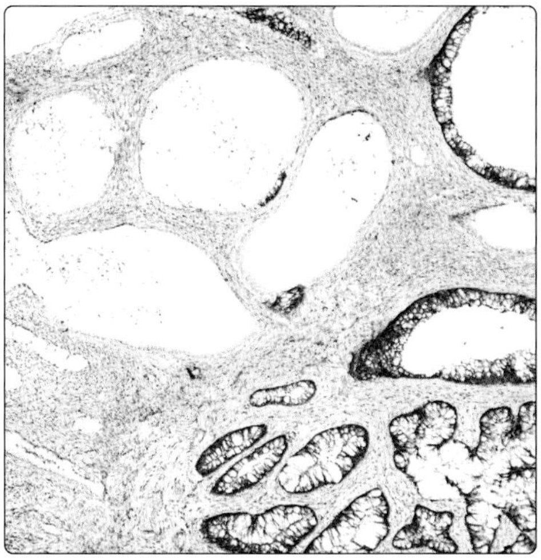

(左) 活检标本可能难以确定宫颈 MDA 的诊断。然而，腺体杂乱分布，内衬细胞伴有丰富的淡染到泡沫样胞质应该提醒 MDA 的可能性。**(右)** MDA 某些肿瘤性腺体 p16 强阳性，而另外一些腺体阴性，某些病例可见弥漫阳性，但与 HPV 感染无关，还有一些肿瘤 p16 阴性

浸润性边缘，明显恶性的腺体

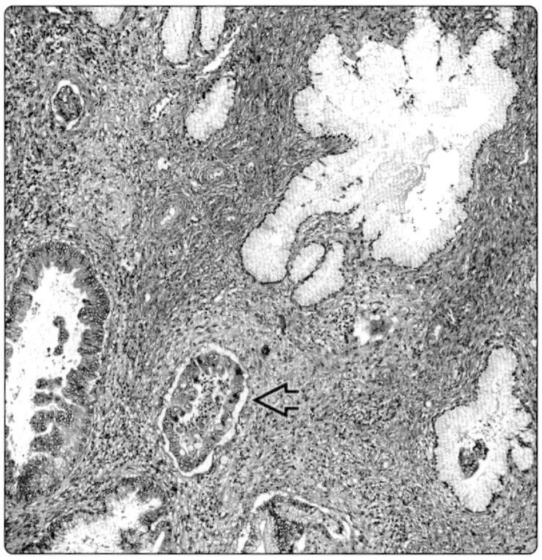

肿瘤性腺体靠近血管，伴有间质反应

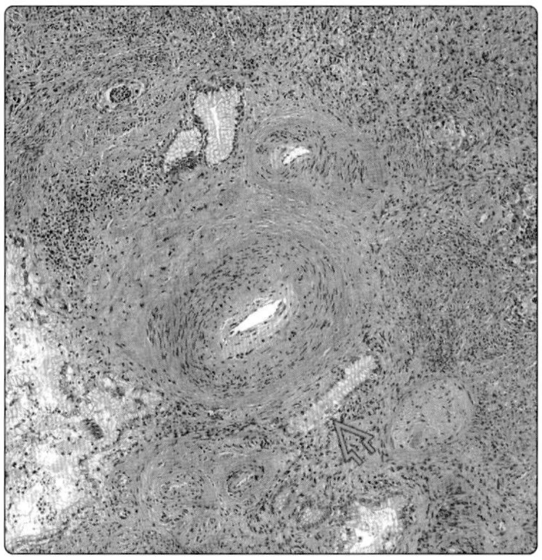

(左) 在恶性腺瘤（MDA）浸润的前缘，典型者肿瘤性腺体显示明显的细胞非典型性⇨并伴有纤维组织增生性反应。有利于诊断。**(右)** MDA（胃型）的肿瘤性腺体可能非常接近大的厚壁血管⇨（典型者代表宫颈腺体增生为恶性），可能伴有异常的间质反应

复杂的腺体增生（子宫内膜样型）

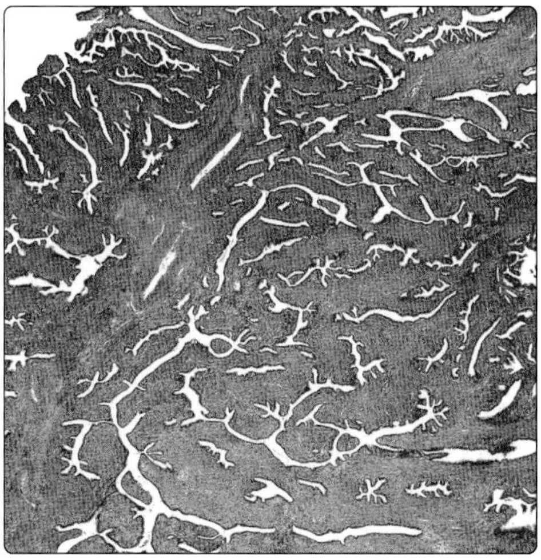

突出的间质反应（子宫内膜样型）

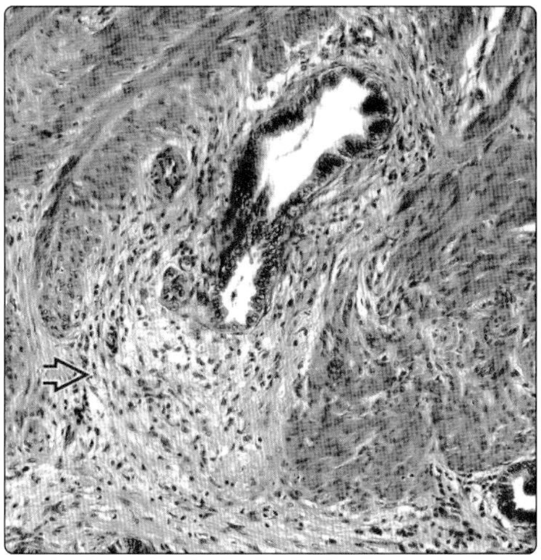

(左) 子宫内膜样 MDA 可见复杂的腺体增生（这是迄今为止少见的胃型 MDA）。**(右)** 即使子宫内膜样 MDA 的腺体显示轻微的细胞非典型性，也可以引起明显的间质反应⇨，这非常有助于确立恶性的诊断。重要的是要除外子宫内膜的子宫内膜样癌继发延伸到宫颈

第22节 绒毛腺管状腺癌

要 点

术语

- 伴有明显表面乳头“绒毛”状成分的恶性上皮性肿瘤，最重要的是具有低级别细胞学非典型性

病因/发病机制

- HPV 16、18 和 45 型

临床问题

- 在所有宫颈内膜腺癌中占比<1%
- 年龄范围：23~55 岁（平均 35 岁）
- 表现：阴道出血，巴氏涂片异常
- 保守性锥切：如果没有或仅有浅表浸润，没有淋巴血管浸润，可能需要分析深切缘以除外普通腺癌的成分
- 绝大多数预后良好；如果出现这样的成分，类似于输卵管型腺癌

显微镜下所见

- 乳头状结构，乳头从细长到短粗不一
- 柱状细胞，伴有低级别核，几无黏液，肠型（杯状）或子宫内膜样细胞罕见
- 缺乏或仅有轻微的界限清楚的表面浸润
- 伴有分支状管状腺体或乳头的浸润性成分±纤维组织增生性反应
- 核分裂象少

辅助实验

- CEA 和 p16 阳性

首要的鉴别诊断

- 普通型乳头状宫颈内膜腺癌
- 透明细胞癌和浆液性癌
- 乳头状宫颈内膜炎、米勒管乳头状瘤、绒毛腺管状腺瘤

外生性脆而易碎的肿块

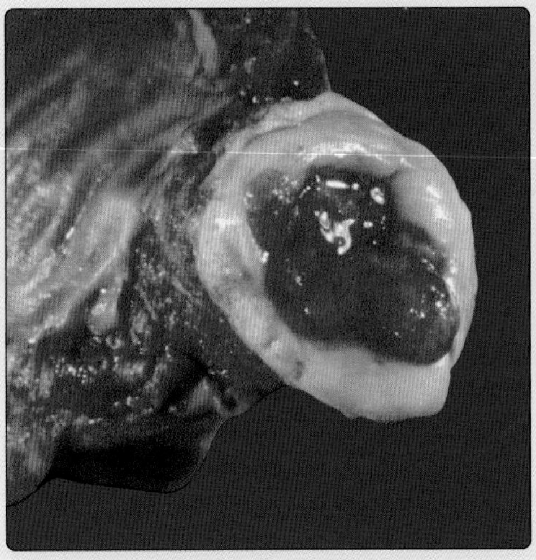

乳头状生长

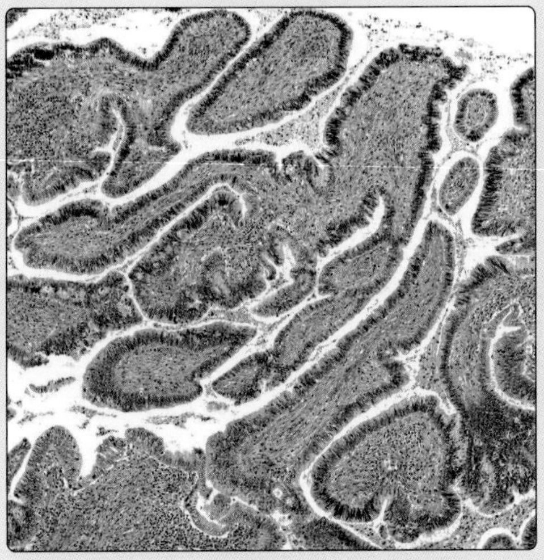

（左）绒毛腺管状腺癌是宫颈癌少见的类型。典型者外生性生长，呈丝绒状，脆而易碎有出血的表现。（右）绒毛腺管状腺癌的特征是由细长的不同大小的乳头组成的，乳头从细长到粗短不一，纤维血管轴心有明显的炎症

核呈假复层和低级别细胞学

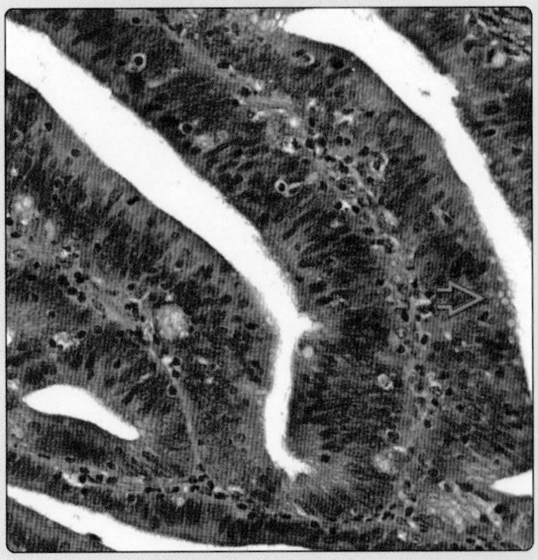

浸润性成分

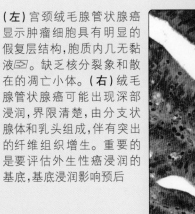

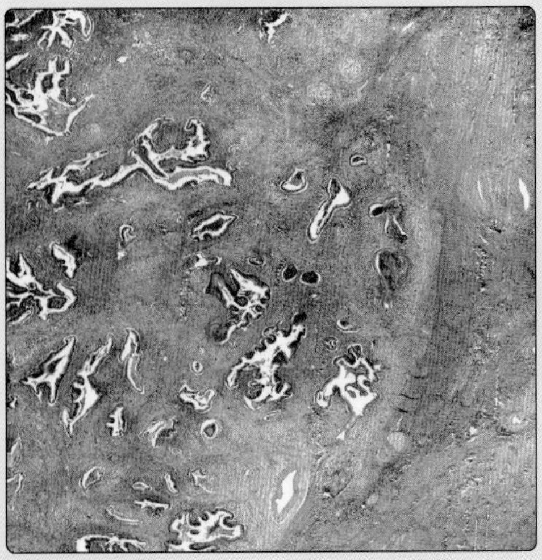

（左）宫颈绒毛腺管状腺癌显示肿瘤细胞具有明显的假复层结构，胞质内几无黏液⇨。缺乏核分裂象和散在的凋亡小体。（右）绒毛腺管状腺癌可能出现深部浸润，界限清楚，由分支状腺体和乳头组成，伴有突出的纤维组织增生。重要的是要评估外生性癌浸润的基底，基底浸润影响预后

第 22 节 绒毛腺管状腺癌

术语

同义词

- 高分化绒毛腺管状乳头状腺癌

定义

- 伴有突出的表面乳头"绒毛"成分的恶性上皮性肿瘤，最重要的是具有低级别细胞学异型性

病因/发病机制

环境因素

- 口服避孕药

感染原

- HPV16 型、18 型和 45 型

临床问题

流行病学

- 发病率
  - 在所有宫颈腺癌中占比<1%
- 年龄
  - 范围：23～55 岁（平均 35 岁）
    - 总的来说，比普通型宫颈内膜腺癌年轻

表现

- 阴道出血
- 巴氏涂片异常

治疗

- 保守（锥切）
  - 如果没有或仅有浅表浸润，没有淋巴血管浸润，而且可以评估深部切缘以除外普通型腺癌成分

预后

- 绝大多数良好
- 转移（到淋巴结）可能性小
- 如果出现绒毛腺管状成分类似于普通型腺癌的预后

大体所见

一般特征

- 外生性脆而易碎的肿块

大小

- 大至 4cm

显微镜下所见

组织学特征

- 细长（较常见）到短粗的宽乳头
- 纤维血管轴心含有急性和慢性炎症细胞
- 缺乏或仅有轻度的界限清楚的浅表浸润；深部浸润罕见
  - 如果出现浸润，分支状管状腺体或乳头±纤维组织增生性反应
- 常常伴有鳞状上皮内肿瘤和/或 AIS

细胞学特征

- 柱状细胞，几无黏液
- 肠型（杯状细胞）或非黏液细胞（子宫内膜样）罕见
- ±凋亡小体
- 低级别核的特征
- 核分裂象少

辅助实验

免疫组织化学

- CEA 和 p16 阳性

鉴别诊断

普通型宫颈内膜腺癌伴有乳头状结构

- 高级别细胞学特征

其他乳头状腺癌

- 如果为透明细胞癌，典型的结构特征
- 如果为浆液性癌，高级别核的特征及肿瘤细胞明显出芽

乳头状宫颈内膜炎、米勒管乳头状瘤、绒毛腺管状腺瘤

- 没有细胞非典型性，没有间质浸润

诊断注意事项

病理诊断要点

- 在小的活检标本中，不应做出绒毛腺管状腺癌的诊断，因为见不到肿瘤基底和可能存在的普通型宫颈内膜腺癌

部分参考文献

1. Kim HJ et al: Prognostic factors influencing decisions about surgical treatment of villoglandular adenocarcinoma of the uterine cervix. Int J Gynecol Cancer. 24(7):1299-305, 2014
2. Lataifeh IM et al: Villoglandular papillary adenocarcinoma of the cervix: a series of 28 cases including two with lymph node metastasis. Int J Gynecol Cancer. 23(5):900-5, 2013
3. Giordano G et al: Villoglandular adenocarcinoma of the cervix: two new cases with morphological and molecular study. Int J Gynecol Pathol. 26:199-204, 2007
4. Heatley MK: Villoglandular adenocarcinoma of the uterine cervix-a systematic review of the literature. Histopathology. 51:268-9, 2007
5. Macdonald RD et al: Villoglandular adenocarcinoma of the cervix: clarity is needed on the histological definition for this difficult diagnosis. Gynecol Oncol. 100:192-4, 2006
6. Jones MW et al: Well-differentiated villoglandular adenocarcinoma of the uterine cervix: a clinicopathological study of 24 cases. Int J Gynecol Pathol. 12:1-7, 1993
7. Young RH et al: Villoglandular papillary adenocarcinoma of the uterine cervix. a clinicopathologic analysis of 13 cases. Cancer. 63:1773-9, 1989

第23节 胃型和肠型腺癌，包括印戒细胞癌

要 点

术语

- 宫颈内膜黏液性腺癌，伴有胃型或肠型，包括印戒细胞（形态学和免疫组织化学）表型

显微镜下所见

- 胃型
  - 结构完整到不完整的腺体，晚期伴有细胞松散的印戒细胞和杯状细胞及纤维组织增生反应
  - 由于腺体破裂黏液可能外渗
  - ±正常宫颈内膜幽门型化生
  - ±AIS 和/或同时发生的女性生殖道黏液性化生/肿瘤
  - >90%的细胞具有大量的透明/淡染，嗜酸性/泡沫状胞质，细胞界限清楚
- 肠型
  - 结构完整到不完整的腺体到自由漂浮的细胞巢（黏液样）到印戒细胞伴有杯状细胞

辅助实验

- 胃型：阿尔辛蓝/PAS 红染（中性黏液）
  - HIK 1083（可能局灶）、MUC6 和 p53 阳性；pax-8、CK7、CEA、CDX2、CA19.9、CA125、CA-Ⅸ典型者阳性；HNF-1-β 常常阳性；p16 可能阴性，片块或弥漫阳性
- 肠型和印戒细胞型：CK7、CEA 和 p16 弥漫阳性；CDX2 局灶到弥漫阳性

首要的鉴别诊断

- MDA
- 浸润性分层产生黏液的腺癌
- 普通型宫颈内膜腺癌
- 转移性结直肠腺癌
- 微小腺体增生，实性结构
- 转移性印戒细胞癌

不同程度的腺体复杂性

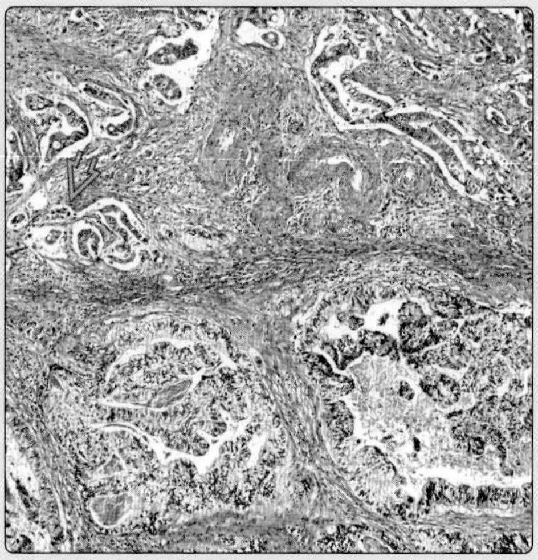

丰富的杯状细胞

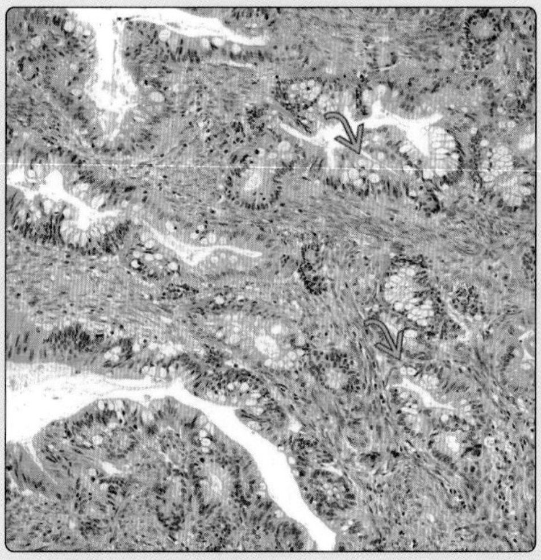

(左) 胃型腺癌显示一系列的腺体分化。某些肿瘤性腺体复杂，大，内衬细胞伴有不同量的透明胞质，而另外一些腺体结构不完整，但全都明显为恶性。注意明显的间质反应。**(右)** 肠型腺癌显示肿瘤性腺体伴有不同程度的复杂性，内衬细胞伴有嗜酸性胞质，交替出现丰富的杯状细胞

透明胞质

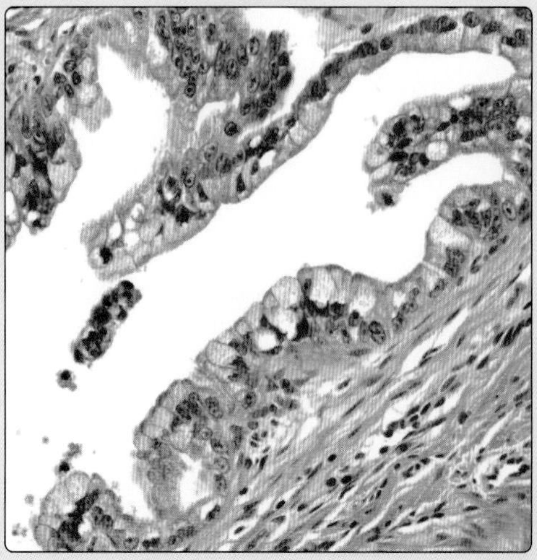

肠样形态学

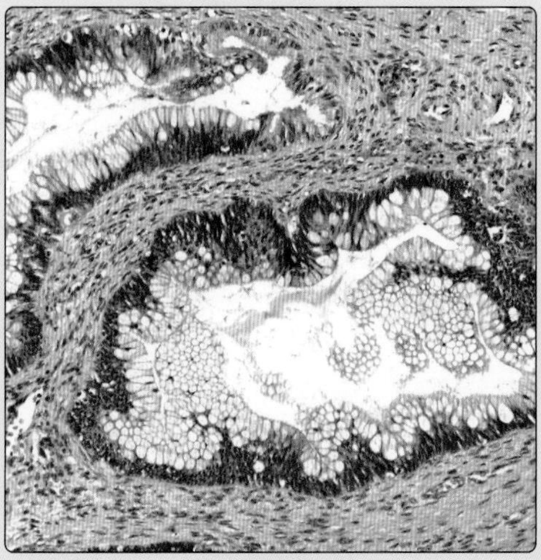

(左) 多数胃型腺癌的腺体，胞质透明或淡染，细胞边界常常清楚。核增大，显示不同程度的细胞非典型性。**(右)** 肠型癌是肠型 AIS 的浸润成分。每个肿瘤杯状细胞的数量不同，可见潘氏细胞和嗜银细胞

术语

缩略语

- 胃型腺癌(gastric-type adenocarcinoma，GAC)
- 肠型腺癌(intestinal-type adenocarcinoma，IAC)

定义

- 宫颈内膜黏液性腺癌，伴有胃型或肠型，包括印戒细胞(形态学和免疫组织化学)表型

病因/发病机制

遗传学

- 少数与 Peutz-Jeghers 综合征有关(胃型)

临床问题

流行病学

- 发病率
  - GAC：所有宫颈内膜腺癌的 10%～30%
  - IAC：所有宫颈内膜腺癌的 10%～15%
- 年龄
  - GAC：32～84 岁(平均 50 岁)
  - IAC：4～54 岁
- 种族
  - 日本妇女 GAC 可能高

表现

- 巴氏涂片异常
- 阴道出血或水样排液
- 腹部不适
- 无症状

预后

- GAC：预后不良，可能是由于浸润深，诊断时分期晚(常常Ⅱ到Ⅳ期)和/或抗化疗
- IAC：类似于普通型宫颈内膜腺癌，取决于分级、分期和淋巴结受累

大体所见

一般特征

- 外生性、乳头状、息肉样或溃疡性肿块
- 弥漫性/结节性肿大或硬结少见
- 可能不明显

显微镜下所见

组织学特征

- GAC
  - 完整到不完整的腺体结构(伴有筛状、融合、腔内乳头、实性)
  - 细胞松散，晚期印戒细胞和杯状细胞
  - ±由于腺体破裂，黏液外渗(假黏液瘤型浸润，罕见)
  - 常见纤维组织增生性反应
  - 类似于普通型腺癌的成分罕见
  - ±AIS
  - ±幽门型化生(非肿瘤性宫颈内膜腺体/表面)
  - 同时存在的女性生殖道黏液性化生/肿瘤
- IAC
  - 完整和不完整的腺体
  - 常见纤维组织增生性反应
  - ±AIS，肠型和/或普通型
- 胶样癌(仅为肠型)
  - 腺体或细胞巢自由漂浮在黏液池中
- 印戒细胞癌(胃型和肠型)
  - 弥漫性小梁状和条索样生长，没有纤维组织增生性间质
  - ±不完整的腺体和细胞岛
  - ±普通型腺癌

细胞学特征

- GAC
  - >90% 伴有大量透明或淡染，嗜酸性或泡沫状胞质，细胞边界清楚
    - ±杯状细胞和潘氏样神经内分泌细胞
  - 中到重度细胞异型性，伴有空泡状核和嗜酸性核仁
    - ±低级别细胞学异型性(确保诊断 GAC，<10% 的细胞)
  - 核分裂象常见
- IAC
  - 杯状细胞、潘氏样神经内分泌细胞和/或嗜银细胞
  - 核偏心的杯状细胞和印戒细胞
  - 凋亡小体和核分裂活跃

辅助实验

组织化学

- GAC
  - 阿尔辛蓝/PAS 红染(中性黏液)

免疫组织化学

- GAC
  - 溶菌酶和胃蛋白酶原Ⅱ阳性
  - NIK1083(可能局灶)、MUC6 和 p53 阳性
  - pax-8、CK7、CEA、CDX2、CA19.9、CA125、CA-Ⅸ典型者阳性
  - HNF-1-β 常常阳性
  - CK20 和神经内分泌标志物可能阳性
  - p16 可能阴性，片块或弥漫阳性
  - ER 和 PR 阴性
- IAC
  - CK7、CEA 和 p16 弥漫阳性

- CDX-2 局灶到弥漫阳性
- CD20 可能局灶阳性
- ER 和 PR 阴性

PCR

- HPV：GAC 阴性，IAC 阳性

鉴别诊断

MDA（vs. GAC）

- 低级别细胞学特征（>90% 的细胞）
- 间质纤维组织增生轻微

浸润性分层产生黏液的腺癌（vs. GAC）

- 典型者多层上皮
- ±普通型腺癌成分
- p16 弥漫强阳性

普通型腺癌（vs. GAC）

- 典型者诊断时分期低
- 典型者黏液减少（有例外）
- HIK 1083 和 MUC6 多数阴性或仅局灶阳性
- p16 和 HPV 阳性

转移性印戒细胞癌

- 从前病史（最常来源于乳腺或胃）

转移性结直肠癌（vs. IAC）

- 此前病史或肿块以结肠为中心延伸到宫颈的放射学所见
- 腺腔内污秽坏死
- 典型者 CK20 阳性；CK7 阴性
- p16 和 HPV 阴性

实性微小腺体增生（vs. 印戒细胞癌）

- 缺乏细胞非典型性和核分裂活性
- 伴有核下空泡的普通的区域

诊断注意事项

病理诊断要点

- GAC 可能有杯状细胞，但多数肿瘤细胞具有大量的透明或淡染嗜酸性胞质，和清楚的细胞界限；这些肿瘤 HPV 阴性，不同于普通型和肠型腺癌
- 巴氏涂片发现 HPV 阴性的不典型腺细胞应该想到 GAC 的可能性
- 在做出宫颈原发性印戒细胞癌的诊断之前，应该除外从其他部位转移而来

部分参考文献

1. Garg K et al: Uncommon hereditary gynaecological tumour syndromes: pathological features in tumours that may predict risk for a germline mutation. Pathology. 50(2):238-256, 2018
2. Kojima A et al: Chemoresistance of gastric-type mucinous carcinoma of the uterine cervix: a study of the sankai gynecology study group. Int J Gynecol Cancer. 28(1):99-106, 2018
3. Stolnicu S et al: International endocervical adenocarcinoma criteria and classification (IECC): a new pathogenetic classification for invasive adenocarcinomas of the endocervix. Am J Surg Pathol. 42(2):214-226, 2018
4. Lee S et al: Tissue-based mmunohistochemical biomarker expression in malignant glandular lesions of the uterine cervix: a systematic review. Int J Gynecol Pathol. 37(2):128-140, 2017
5. Talia KL et al: The developing spectrum of gastric-type cervical glandular lesions. Pathology. 50(2):122-133, 2017
6. Talia KL et al: HPV-negative gastric type adenocarcinoma in situ of the cervix: a spectrum of rare lesions exhibiting gastric and intestinal differentiation. Am J Surg Pathol. 41(8):1023-1033, 2017
7. Carleton C et al: A detailed immunohistochemical analysis of a large series of cervical and vaginal gastric-type adenocarcinomas. Am J Surg Pathol. 40(5):636-44, 2016
8. Lastra RR et al: Invasive stratified mucin-producing carcinoma and stratified mucin-producing intraepithelial lesion (SMILE): 15 cases presenting a spectrum of cervical neoplasia with description of a distinctive variant of invasive adenocarcinoma. Am J Surg Pathol. 40(2):262-9, 2016
9. McCluggage WG: Recent developments in non-HPV-related adenocarcinomas of the lower female genital tract and their precursors. Adv Anat Pathol. 23(1):58-69, 2016
10. Rubio A et al: Pseudomyxoma-type invasion in gastrointestinal adenocarcinomas of endometrium and cervix: a report of 2 cases. Int J Gynecol Pathol. 35(2):118-22, 2016
11. Pirog EC: Diagnosis of HPV-negative, gastric-type adenocarcinoma of the endocervix. Methods Mol Biol. 1249:213-9, 2015
12. Ishida M et al: Colloid carcinoma of the uterine cervix: a case report with respect to immunohistochemical analyses. Int J Gynecol Pathol. 33(3):248-52, 2014
13. Buell-Gutbrod R et al: Endometrioid adenocarcinoma with simultaneous endocervical and intestinal-type mucinous differentiation: report of a rare phenomenon and the immunohistochemical profile. Diagn Pathol. 8:128, 2013
14. Mikami Y et al: Carbonic anhydrase type IX expression in lobular endocervical glandular hyperplasia and gastric-type adenocarcinoma of the uterine cervix. Pathol Res Pract. 209(3):173-8, 2013
15. Matsushita H et al: Metastatic gastric cancer mimicking an advanced cervical cancer: a case report. Eur J Gynaecol Oncol. 32(2):199-200, 2011
16. Park KJ et al: Unusual endocervical adenocarcinomas: an immunohistochemical analysis with molecular detection of human papillomavirus. Am J Surg Pathol. 35:633-46, 2011
17. Balci S et al: Primary signet-ring cell carcinoma of the cervix: case report and review of the literature. Int J Gynecol Pathol. 29:181-4, 2010
18. Houghton O et al: p16 Immunoreactivity in unusual types of cervical adenocarcinoma does not reflect human papillomavirus infection. Histopathology. 57:342-50, 2010
19. Kusanagi Y et al: Absence of high-risk human papillomavirus (HPV) detection in endocervical adenocarcinoma with gastric morphology and phenotype. Am J Pathol. 177:2169-75, 2010
20. Shintaku M et al: Colloid carcinoma of the intestinal type in the uterine cervix: mucin immunohistochemistry. Pathol Int. 60:119-24, 2010
21. McCluggage WG et al: Intestinal-type cervical adenocarcinoma in situ and adenocarcinoma exhibit a partial enteric immunophenotype with consistent expression of CDX2. Int J Gynecol Pathol. 27:92-100, 2008
22. Sullivan LM et al: Comprehensive evaluation of CDX2 in invasive cervical adenocarcinomas: immunopositivity in the absence of overt colorectal morphology. Am J Surg Pathol. 32(11):1608-12, 2008
23. Kojima A et al: Gastric morphology and immunophenotype predict poor outcome in mucinous adenocarcinoma of the uterine cervix. Am J Surg Pathol. 31(5):664-72, 2007
24. Haswani P et al: Primary signet ring cell carcinoma of the uterine cervix: a clinicopathologic study of two cases with review of the literature. Int. J Gynecol Pathol. 8:374-9, 1998

胃型腺癌占据子宫内膜

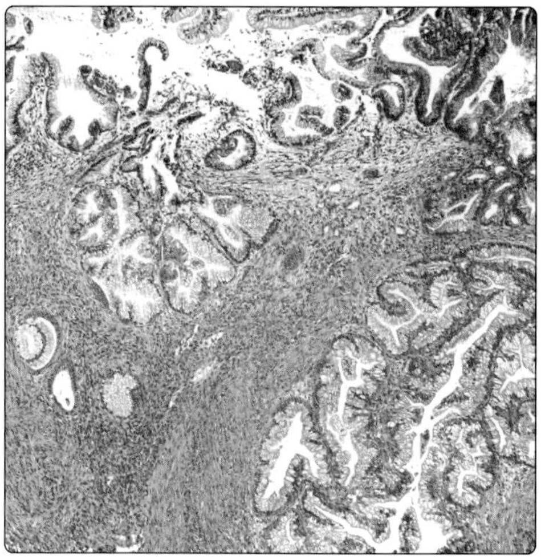

幽门型化生

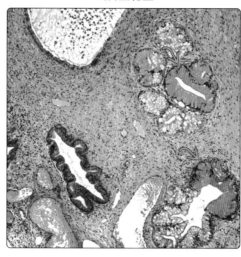

（左）胃型腺癌可能占据子宫内膜腺体，类似于原发性子宫内膜黏液性癌的表现，两者均无 p16 弥漫强阳性反应。典型者 MUC6 阳性。**（右）**幽门型化生▱是宫颈和阴道内胃型增生，包括胃型癌的前体病变。它可能见于宫颈内膜腺体内或表面，病变可能轻微

原发性印戒细胞癌

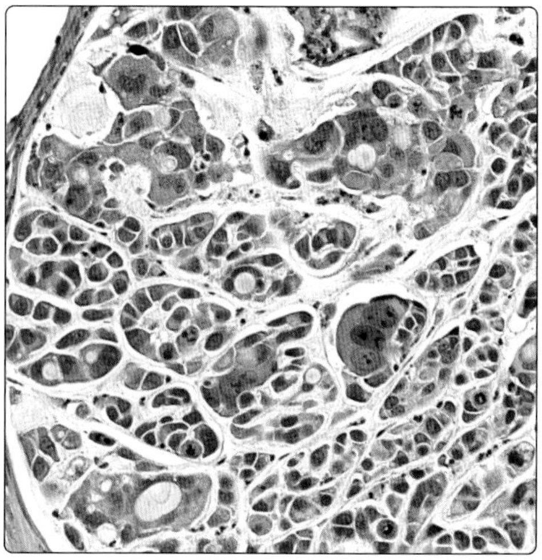

来自回肠的转移性印戒细胞癌

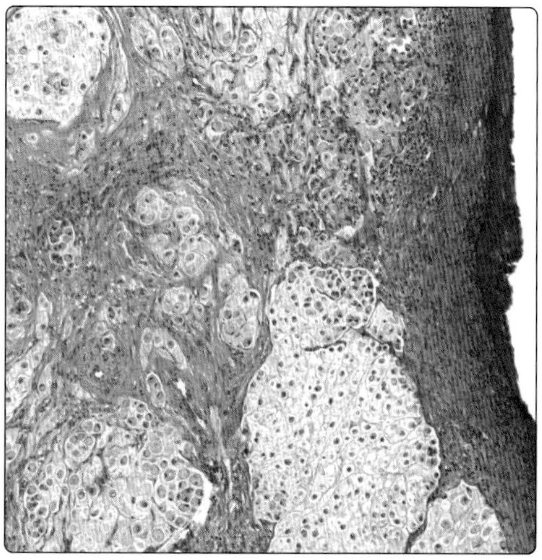

（左）纯粹的宫颈印戒细胞癌非常罕见；因此，做出这个诊断之前，应该慎重考虑。如果这种成分是混合性腺鳞癌的成分的一部分，诊断可能比较容易（Courtesy C. Tornos，MD.）。**（右）**宫颈壁内的印戒细胞浸润淋巴血管和杂乱分布，应该高度怀疑是转移性印戒细胞癌。鉴别原发性和转移性肠型癌免疫染色价值有限

浸润性分层产生黏液的腺癌

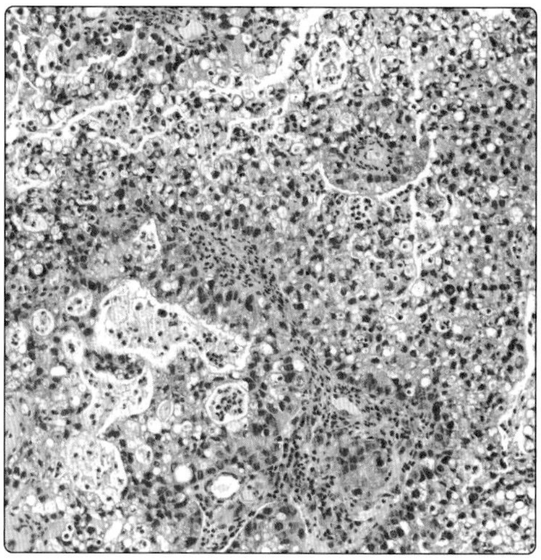

浸润性分层产生黏液的腺癌 p16 染色

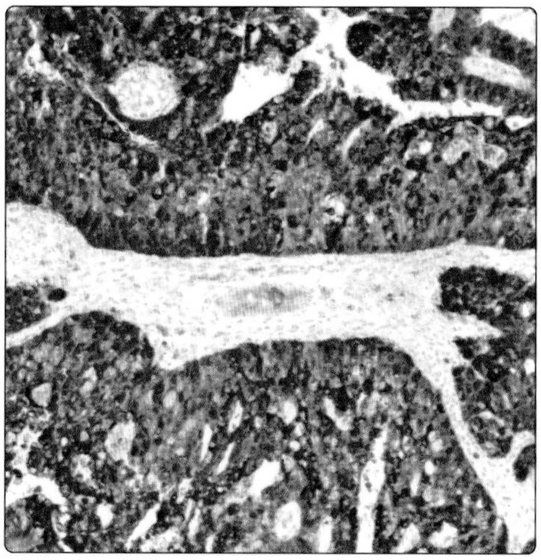

（左）浸润性分层产生黏液的腺癌具有透明或空泡状胞质，可能类似于胃型甚或肠型癌。然而，上皮分层，不同于胃型癌，而且可能伴有普通型腺癌或 SCC。**（右）**浸润性分层产生黏液的腺癌，肿瘤细胞 p16 弥漫强阳性表达，因为它是 HPV 相关性，不同于胃型腺癌

第24节 子宫内膜样腺癌

要点

术语

- 发生在宫颈的恶性上皮性肿瘤，类似于子宫内膜的子宫内膜样腺癌

病因/发病机制

- HR-HPV（最常见的是 HPV-16）
- 子宫内膜异位症（罕见）

临床问题

- 罕见（1%～2%）
- 平均年龄：44～54 岁
- 子宫出血或阴道排液；无症状少见
- 预后与普通型腺癌类似或略微好些

大体所见

- 可见息肉样或溃疡性肿块

显微镜下所见

- 单纯性腺管状（圆形到卵圆形）>>复杂的结构（筛状和乳头状）
- 假复层柱状细胞，细胞核圆形，几无黏液±纤毛细胞；没有鳞状上皮化生
- 附近常常伴有 AIS

辅助实验

- CK7、EMA、CEA 和 p16（弥漫）阳性；±pax-8 阳性
- 典型者 ER、PR 和 vemintin 阴性

首要的鉴别诊断

- 子宫内膜的子宫内膜样腺癌延伸到宫颈
- 普通型宫颈内膜腺癌伴有黏液减少
- 输卵管/输卵管子宫内膜样化生
- 子宫内膜异位症
- 中肾管增生/癌

腺管状结构

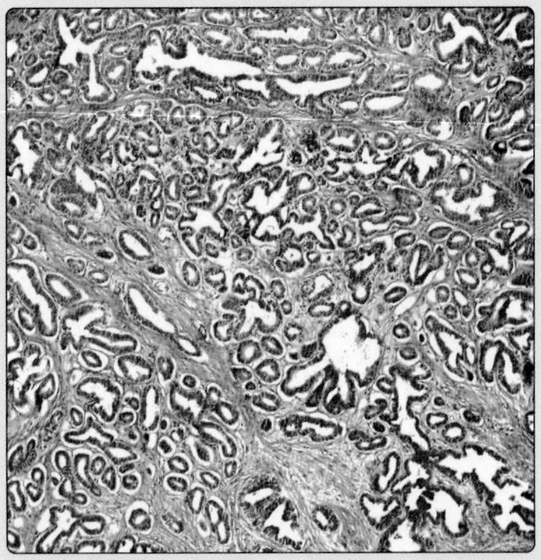

误导的深部浸润的腺体（子宫内膜样 MDA）

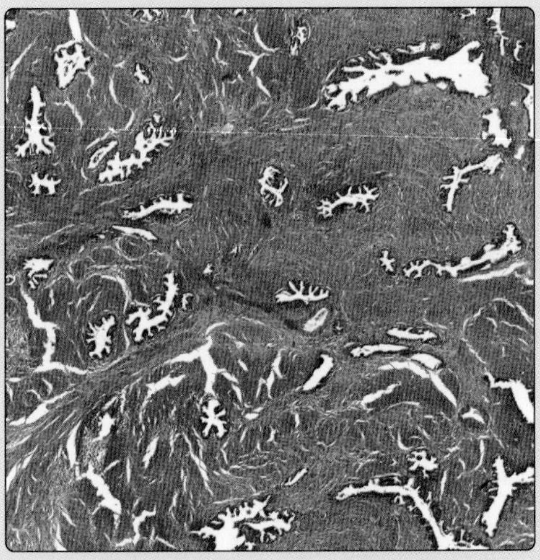

（左）典型的宫颈子宫内膜样腺癌具有明显的腺管状结构。腺管排列密集，轮廓简单，某些腺管扩张。间质反应轻微。（右）子宫内膜样 MDA 显示大的相对单一的腺体，间隔宽，浸润宫颈间质，没有反应。在这种误导的温和肿瘤的鉴别中最有帮助的特征是在宫颈壁深处出现多个腺体

低级别细胞学非典型性

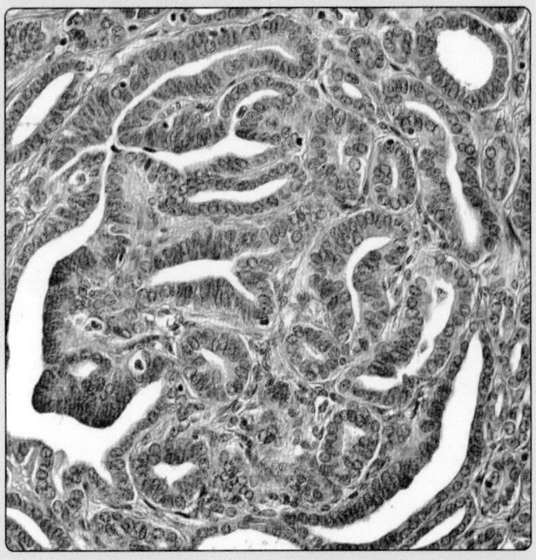

子宫内膜的子宫内膜样腺癌累及宫颈

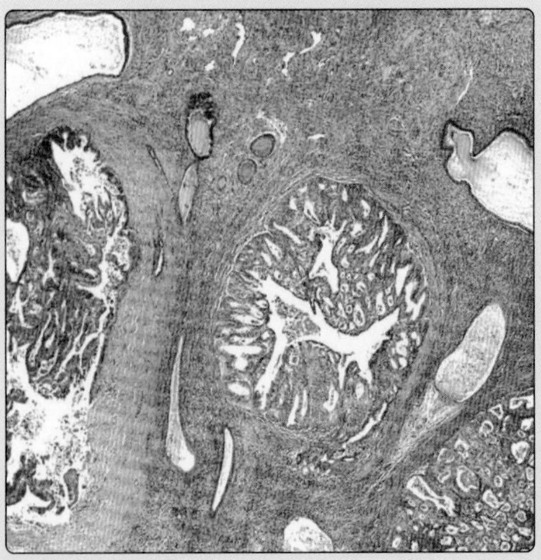

（左）子宫内膜样癌显示腺体内衬普通的立方细胞。注意胞质缺乏黏液。肿瘤非常类似于子宫内膜的子宫内膜样腺癌。（右）子宫内膜的子宫内膜样腺癌延伸到宫颈，在良性宫颈内膜腺体之间生长，伴有纤维组织增生。肿瘤主体在子宫体，与子宫下段和宫颈肿瘤延续，形态学类似，支持这一诊断

术语

定义

- 发生在宫颈的恶性上皮性肿瘤,类似于子宫内膜的子宫内膜样腺癌

病因/发病机制

感染原

- HR-HPV(HPV-16 最常见)

其他

- 子宫内膜异位症(罕见)

临床问题

流行病学

- 发病率
  - 罕见(1%~2%)
- 年龄
  - 平均 44~54 岁

表现

- 子宫出血或阴道排液
- 外生性病变
- 无症状(少数)

预后

- 与普通型腺癌类似或略好
  - 取决于分级和分期

大体所见

一般特征

- 可见息肉样或溃疡性肿块

显微镜下所见

组织学特征

- 单纯的(圆形到卵圆形)腺管状腺体(最常见)
- 复杂的结构(筛状和乳头状)
- 附近常常伴有 AIS
- 如果分化非常高:子宫内膜样 MDA

细胞学特征

- 假复层柱状细胞
- 嗜酸性胞质伴有至多少量黏液
- 细胞核圆形到卵圆形,轻度至中度细胞非典型性
- 有时见纤毛细胞
- 没有鳞状上皮化生

辅助实验

免疫组织化学

- CK7、EMA、CEA 和 p16(弥漫)阳性
- pax-8 可能阳性
- 典型者 ER、PR 和 vimentin 阴性

鉴别诊断

子宫内膜的子宫内膜样腺癌延伸到宫颈

- 肿瘤主体在宫体
- 子宫内膜和宫颈肿瘤形态相似
- 可见鳞状上皮化生
- ER、PR 和 vimentin 通常强阳性
- p16 阴性或弱/片块阳性,如果高分化
- CEA 阴性

普通型"黏液减少性"宫颈内膜腺癌

- 结构复杂
- 肿瘤细胞伴有局灶胞质黏液
- 核分裂象和凋亡小体活跃

输卵管/输卵管子宫内膜样化生

- 典型者腺体局限于表层(8mm)
- 没有复杂的结构
- 纤毛细胞和钉细胞突出
- 没有/轻微细胞非典型性或核分裂象
- vimentin、Bcl-2 阳性;p16 片块阳性;CEA 阴性

子宫内膜异位症

- 子宫内膜型间质伴有小血管
- 新近出血或含铁血黄素沉积

中肾管增生/癌

- 以宫颈壁为中心
- 小腺管伴有腔内嗜酸性物质
- pax-2(仅仅增生性)、CD10、p16(片块)阳性
- GATA3 阳性(增生>癌)

诊断注意事项

临床相关性病理学特征

- 肿块主体的部位:宫颈还是宫体

病理诊断要点

- 形态学而不是免疫组织化学特征类似于子宫内膜的子宫内膜样腺癌(p16 阳性,但 ER、PR 和 vimentin 阴性)

部分参考文献

1. Pirog EC et al: HPV prevalence and genotypes in different histological subtypes of cervical adenocarcinoma, a worldwide analysis of 760 cases. Mod Pathol. 27(12):1559-67, 2014
2. Kalyanasundaram K et al: Diffusely infiltrating endometrial carcinomas with no stromal response: report of a series, including cases with cervical and ovarian involvement and emphasis on the potential for misdiagnosis. Int J Surg Pathol. 18(2):138-43, 2010
3. Kong CS et al: A panel of 3 markers including p16, ProExC, or HPV ISH is optimal for distinguishing between primary endometrial and endocervical adenocarcinomas. Am J Surg Pathol. 34:915-26, 2010
4. An HJ et al: Prevalence of human papillomavirus DNA in various histological subtypes of cervical adenocarcinoma: a population-based study. Mod Pathol. 18(4):528-34, 2005
5. Landry D et al: Endometrioid adenocarcinoma of the uterus with a minimal deviation invasive pattern. Histopathology. 42:77-82, 2003
6. Tambouret R et al: Endometrial endometrioid adenocarcinoma with a deceptive pattern of spread to the uterine cervix: a manifestation of stage IIb endometrial carcinoma liable to be misinterpreted as an independent carcinoma or a benign lesion. Am J Surg Pathol. 27:1080-8, 2003
7. Castrillon DH et al: Distinction between endometrial and endocervical adenocarcinoma: an immunohistochemical study. Int J Gynecol Pathol. 21:4-10, 2002
8. Baker PM et al: Superficial endometriosis of the uterine cervix: a report of 20 cases of a process that may be confused with endocervical glandular dysplasia or adenocarcinoma in situ. Int J Gynecol Pathol. 18:198-205, 1999
9. Oliva E et al: Tubal and tubo-endometrioid metaplasia of the uterine cervix. Unemphasized features that may cause problems in differential diagnosis: a report of 25 cases. Am J Clin Pathol. 103:618-23, 1995

第 25 节 透明细胞腺癌

要 点

术语

- 伴有见于女性生殖道其他部位透明细胞癌典型形态结构的恶性上皮性肿瘤

病因/发病机制

- 与宫内接触 DES 或其他类似的非类固醇雌激素或子宫内膜异位症有关

临床问题

- 双峰分布
  - 青春期,年轻(平均 17~26 岁)
  - 围绝经期到绝经后妇女
- 分期低(Ⅰ和ⅡA)的肿瘤预后良好(90%)
- 晚期肿瘤 2~3 年内复发

大体所见

- 接触 DES 的患者,多数以宫颈为中心

显微镜下所见

- 实性、腺管状、囊性,乳头状少见
- 囊肿可能小,伴有误导的表现
- 腺管和囊肿伴有细胞内糖原和腔内嗜酸性/黏液性分泌物(PAS-D 和黏液阳性);无细胞内黏液
- 扁平到立方细胞;不同数量的鞋钉样细胞
- 胞质常常透明,嗜酸性胞质少见
- 可能伴有子宫内膜异位症

辅助实验

- HNF-1-β 和 Napsin-A 阳性
- p16 常常阳性,但 HPV 阴性

首要的鉴别诊断

- Arias-Stella 反应
- 微小腺体增生
- 伴有突出透明细胞的鳞状细胞癌
- 中肾管增生

外生性和息肉样肿块

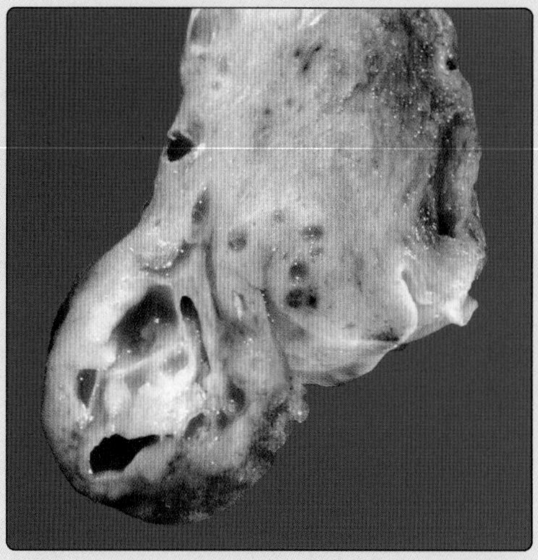

复杂的腺管状结构

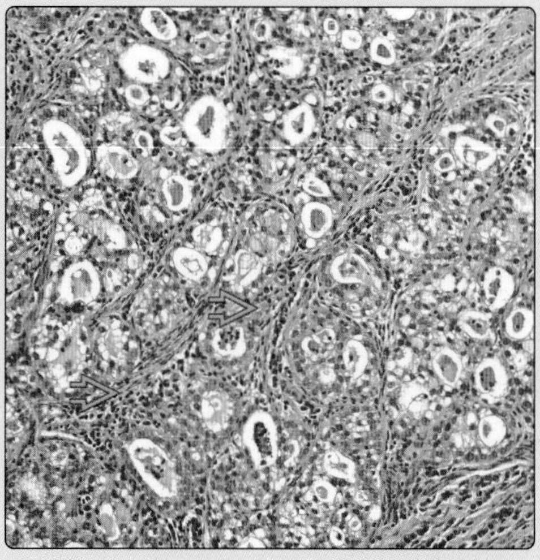

(左)宫颈透明细胞癌可呈息肉样,白色到褐色实性区与囊肿交替出现。**(右)**透明细胞癌具有突出的腺管状结构。腺管相对一致,排列密集。常常有嗜酸性和/或黏液性腔内分泌物,但应注意黏液不在细胞胞质内。注意背景间质中常见丰富的浆细胞

囊性结构和鞋钉样细胞

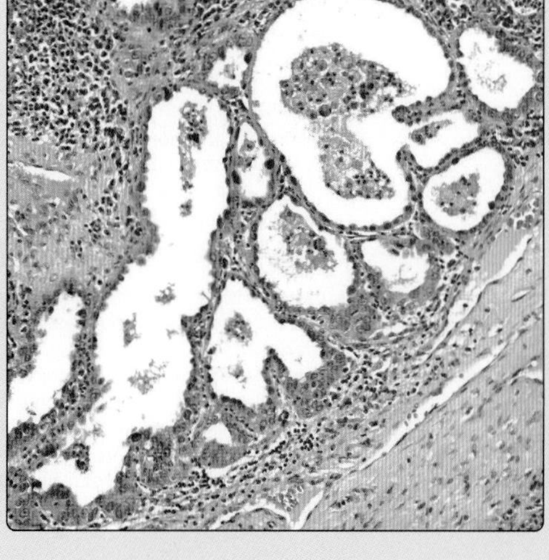

明显的间质玻璃样变性

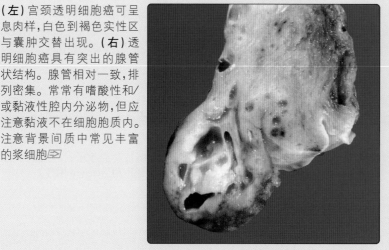

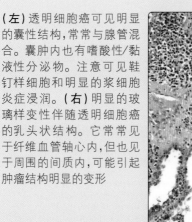

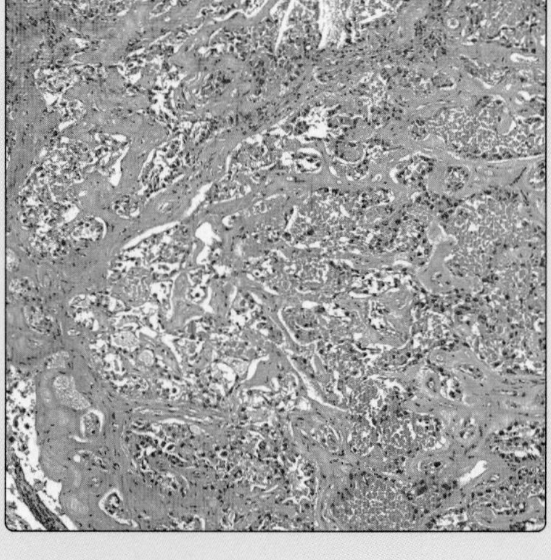

(左)透明细胞癌可见明显的囊性结构,常常与腺管混合。囊肿内也有嗜酸性/黏液性分泌物。注意可见鞋钉样细胞和明显的浆细胞炎症浸润。**(右)**明显的玻璃样变性伴随透明细胞癌的乳头状结构。它常常见于纤维血管轴心内,但也见于周围的间质内,可能引起肿瘤结构明显的变形

术语

同义词

- 过去的文献中称为"中肾管癌"

定义

- 伴有见于女性生殖道其他部位透明细胞癌典型结构的恶性上皮性肿瘤

病因/发病机制

环境因素

- 与宫内接触 DES 或过去接触其他类似的非类固醇雌激素有关
  - 伴随非肿瘤性宫颈阴道病变:宫颈糜烂、阴道腺病、阴道和宫颈横脊
  - 可能与先天性泌尿道异常共存

其他

- 伴有子宫内膜异位症

临床问题

流行病学

- 发病率
  - 在所有宫颈腺癌中<5%
- 年龄
  - 双峰分布
    - 青春期,年轻(平均 17~26 岁)
    - 围绝经到绝经后妇女

表现

- 阴道出血和/或排液最常见
- 妇科检查发现息肉样/外生性病变
- 巴氏涂片异常
- 偶然发现

预后

- 如果分期低(Ⅰ和ⅡA 期),良好(90%)
- 晚期肿瘤 2~3 年内复发
- 盆腔淋巴结是最常见的复发部位

大体所见

一般特征

- 在接触 DES 的患者多数以外宫颈为中心
- 息肉样或溃疡性脆而易碎的肿块
- 外生性大至 4cm,内生性更大

显微镜下所见

组织学特征

- 实性、腺管状、囊性,乳头状少见
  - 囊肿可能小,伴有误导的表现
- 被覆单层细胞的乳头,纤维轴心玻璃样变,水肿或空旷
- 腺管和囊肿腔内有嗜酸性/黏液性分泌物(PAS-D 和黏液阳性)
- ±广泛的间质玻璃样变性
- 常见浆细胞
- ±砂粒体
- 可见伴随的子宫内膜异位症

细胞学特征

- 扁平到立方细胞;不同数量的鞋钉样细胞
- 胞质常常透明或少数为嗜酸性胞质
- 偶见印戒细胞
- 胞质内不同量的糖原
- 细胞内没有黏液,但黏液可以见于腔内
- 核的非典型性均匀一致,伴有明显的核仁
- 核分裂象通常少

辅助实验

免疫组织化学

- HNF-1-β 和 Napsin-A 阳性
- p16 常常阳性
- p53、CD10、CEA、ER 和 PR 阴性

PCR

- HPV 阴性

鉴别诊断

Arias-Stella 反应

- 口服避孕药或妊娠病史
- 偶然发现
- 没有肿块形成
- 先前存在的腺体结构保留
- 常常累及部分腺体
- 核内包涵体
- 退行型非典型性
- 无核分裂象

微小腺体增生

- 通常为偶然发现
- 没有透明细胞癌的典型形态
- 核下空泡,没有透明或鞋钉样细胞

- 胞质黏液而不是糖原
- 可能有不成熟鳞状上皮化生
- 腺腔内急性炎症细胞
- 没有细胞非典型性
- 没有核分裂活性

伴有突出透明细胞的鳞状细胞癌

- 缺乏透明细胞癌典型的生长方式
- 存在角化
- p63 和 p40 阳性
- 典型者 HPV 阳性

中肾管增生

- 以宫颈壁深部为中心
- 缺乏实性结构
- 没有透明或鞋钉样细胞
- 细胞非典型性和核分裂象仅见于癌
- CD10 和 GATA3 阳性
- *KRAS* 突变和染色体 1q 获得（如果为癌）

转移性肾透明细胞癌

- 成巢生长
- 特征性的窦样血管结构
- 常见新鲜出血
- CD10、RCC 和 CAIX 阳性

透明细胞黑色素瘤

- 既往临床病史
- 成巢或梭形生长和黑色素
- 可能有上皮内成分
- S100、HMB-45、SOX10 和 Melan-A 阳性

腺泡状软组织肉瘤

- 没有乳头或囊性结构
- 细胞伴有透明，而呈颗粒状的胞质
- 出现抗 PAS-D 的结晶
- TEF-3 阳性

辐射引起的非典型性

- 既往恶性肿瘤放疗史
- 结构保留
- 核质比正常或低
- 退行性非典型性
- 不伴有间质改变或炎症细胞

诊断注意事项

临床相关性病理学特征

- 与接触 DES 或子宫内膜异位症有关

病理诊断要点

- 实性、管囊状和乳头状结构，但没有诊断所必需的透明或鞋钉样细胞
- 圆形乳头，伴有玻璃样变或水肿性轴心提示诊断
- pax-8 无助于与中肾管增生或转移性肾细胞癌的鉴别诊断

部分参考文献

1. Huo D et al: Incidence rates and risks of diethylstilbestrol-related clear-cell adenocarcinoma of the vagina and cervix: update after 40-year follow-up. Gynecol Oncol. 146(3):566-571, 2017
2. Ju B et al: Morphologic and immunohistochemical study of clear cell carcinoma of the uterine endometrium and cervix in comparison to ovarian clear cell carcinoma. Int J Gynecol Pathol. ePub, 2017
3. Lee S et al: Tissue-based immunohistochemical biomarker expression in malignant glandular lesions of the uterine cervix: a systematic review. Int J Gynecol Pathol. ePub, 2017
4. Mirkovic J et al: Cervical mesonephric hyperplasia lacks KRAS/NRAS mutations. Histopathology. 71(6):1003-1005, 2017
5. Mukonoweshuro P et al: Clear cell carcinoma of the cervix with choriocarcinomatous differentiation: report of an extremely rare phenomenon associated with mismatch repair protein abnormality. Int J Gynecol Pathol. 36(4):323-327, 2017
6. Yang L et al: Clear cell carcinoma of the uterine cervix: a clinical and pathological analysis of 47 patients without intrauterine diethylstilbestrol exposure. Int J Gynecol Cancer. 27(5):1009-1014, 2017
7. Wilbur DC: Practical issues related to uterine pathology: in situ and invasive cervical glandular lesions and their benign mimics: emphasis on cytology-histology correlation and interpretive pitfalls. Mod Pathol. 29 Suppl 1:S1-11, 2016
8. Howitt BE et al: GATA3 Is a sensitive and specific marker of benign and malignant mesonephric lesions in the lower female genital tract. Am J Surg Pathol. 39(10):1411-9, 2015
9. Mirkovic J et al: Targeted genomic profiling reveals recurrent KRAS mutations and gain of chromosome 1q in mesonephric carcinomas of the female genital tract. Mod Pathol. 28(11):1504-14, 2015
10. Hasegawa K et al: Gynecologic Cancer InterGroup (GCIG) consensus review for clear cell carcinoma of the uterine corpus and cervix. Int J Gynecol Cancer. 24(9 Suppl 3):S90-5, 2014
11. Mentrikoski MJ et al: Immunohistochemical distinction of renal cell carcinoma from other carcinomas with clear-cell histomorphology: utility of CD10 and CA-125 in addition to PAX-2, PAX-8, RCCma, and adipophilin. Appl Immunohistochem Mol Morphol. 22(9):635-41, 2014
12. Nucci MR: Pseudoneoplastic glandular lesions of the uterine cervix: a selective review. Int J Gynecol Pathol. 33(4):330-8, 2014
13. Park KJ et al: Unusual endocervical adenocarcinomas: an immunohistochemical analysis with molecular detection of human papillomavirus. Am J Surg Pathol. 35:633-46, 2011
14. Kaminski PF et al: Clear cell adenocarcinoma of the cervix unrelated to diethylstilbestrol exposure. Obstet Gynecol. 62:720-7, 1983
15. Herbst AL et al: Clear-cell adenocarcinoma of the vagina and cervix in girls: analysis of 170 registry cases. Am J Obstet Gynecol. 119:713-24, 1974

误导的表现

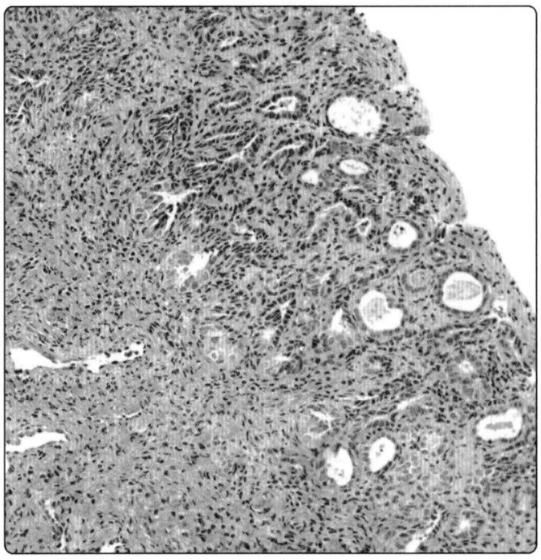

透明或嗜酸性胞质

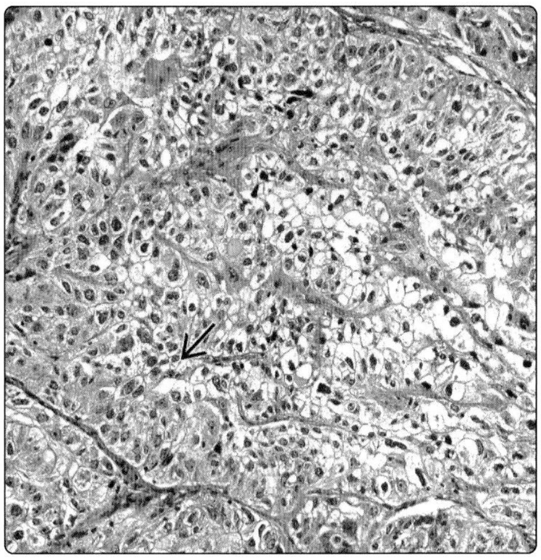

(左)某些宫颈透明细胞癌可能具有普通的低级别表现。腺管和散在的囊肿小，不伴有间质反应，但有融合性生长，以及细胞非典型性。**(右)**宫颈透明细胞癌可能显示弥漫性生长，这是所有结构中最少见的。虽然细胞常常具有丰富的透明胞质，也可能有嗜酸性胞质。透明细胞癌的诊断不是根据发现透明细胞

细胞异型性均匀一致

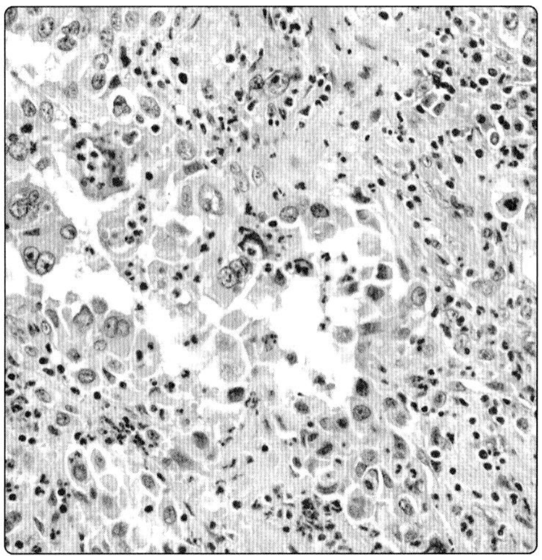

Arias-Stella 反应

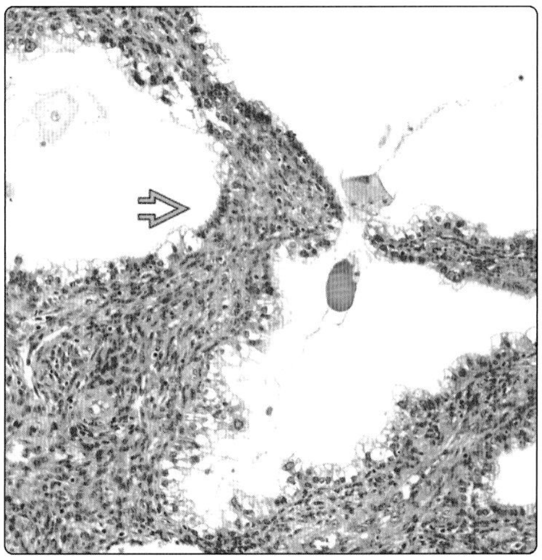

(左)宫颈透明细胞癌显示细胞非典型性，虽然典型者核的非典型性均匀一致。核分裂象不常见。注意突出的鞋钉样细胞。**(右)** Arias-Stella 反应可能需要与透明细胞癌鉴别；然而，必须记住，先前存在的结构保留，可能累及部分腺体，细胞异型性属于退行性，细胞核模糊

微小腺体增生

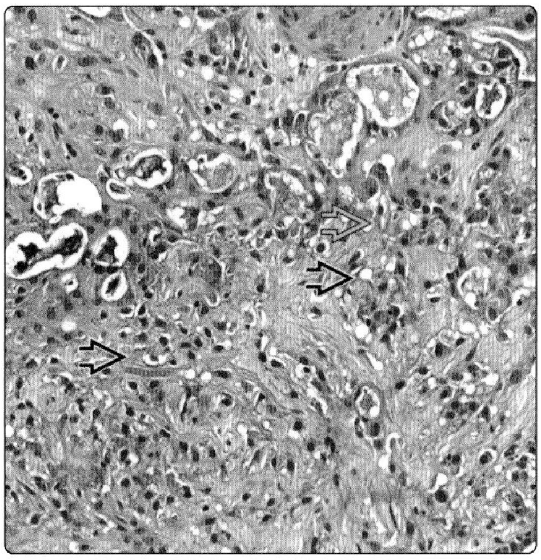

伴有透明细胞的鳞状细胞癌

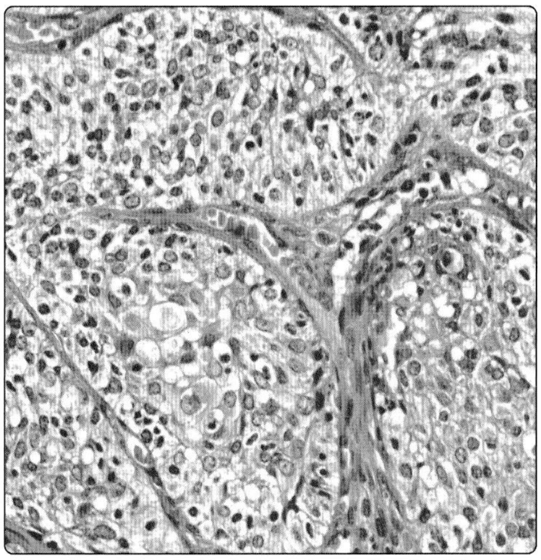

(左)当微小腺体增生具有不典型结构特征时，可能需要与宫颈透明细胞癌鉴别，表现为相互吻合的条索或伴有黏液样间质改变。注意存在小的胞质空泡。**(右)**少数鳞状细胞癌可能含有丰富的透明细胞，因此，需要与透明细胞癌鉴别，但它缺乏透明细胞癌的典型结构，HPV 阳性

要 点

术语

- 类似于子宫内膜或附件浆液性腺癌的恶性上皮性肿瘤

临床问题

- 在所有宫颈内膜腺癌中占比<1%
- 年龄范围:26~70 岁
  - 双峰分布(或年轻或绝经后)
- 出现的症状
  - 阴道出血(最常见)
  - 巴氏涂片异常
- 预后不良(与分期有关);绝经后妇女预后好像更差

显微镜下所见

- 复杂的乳头状结构,伴有裂隙样间隙或腺体,腺腔边缘不规则
- 腺体和乳头细胞出芽
- 核的极性消失
- 高级别核的特征和活跃的核分裂
- 可见多核或奇异细胞
- 绒毛腺管状腺癌最常伴有的第二种成分

辅助实验

- p16 强阳性(1 例;HPV 也阳性)
- CEA、CA125、WT1 和 p53 不同程度阳性
- 典型者 ER 和 PR 阴性

首要的鉴别诊断

- 转移性高级别或低级别(少见)附件/腹膜浆液性癌
- 从子宫内膜浆液性腺癌继发延伸而来
- 普通型宫颈内膜腺癌伴有乳头状特征
- 乳头状透明细胞癌
- 中肾管腺癌

乳头状结构伴有裂隙样间隙

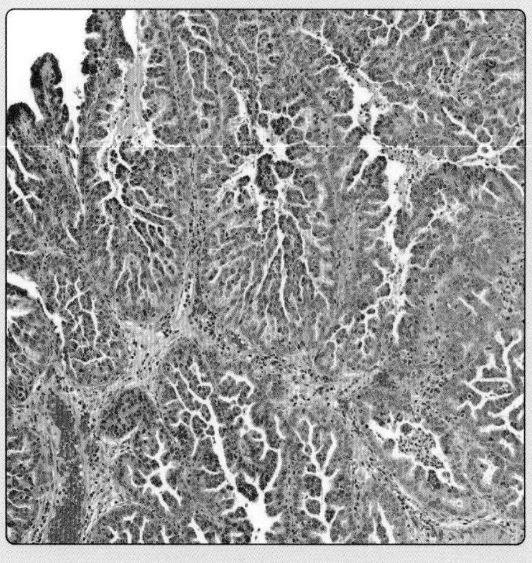

明显的出芽和缺乏核的极性

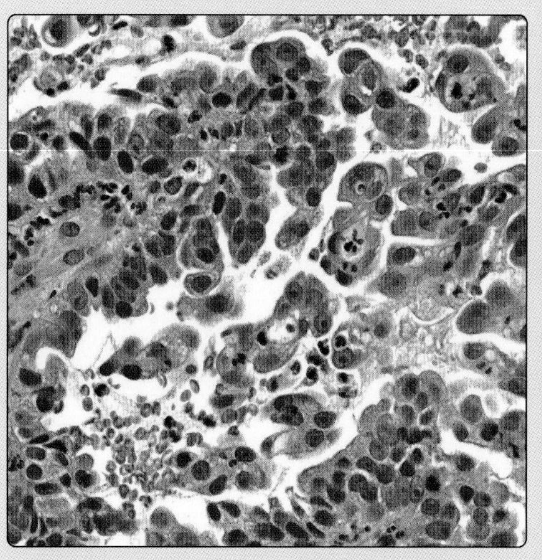

(左)宫颈原发性浆液性癌显示明显的乳头状结构和裂隙样间隙,这种特征与较常见的子宫内膜和附件浆液性癌高度重叠。因为本病罕见,因此总是应该除外从上生殖道播散而来的可能。**(右)**成簇或单个细胞从不同大小的乳头明显的出芽及明显的细胞非典型性是乳头状浆液性癌的特征

中肾管癌伴有乳头状结构

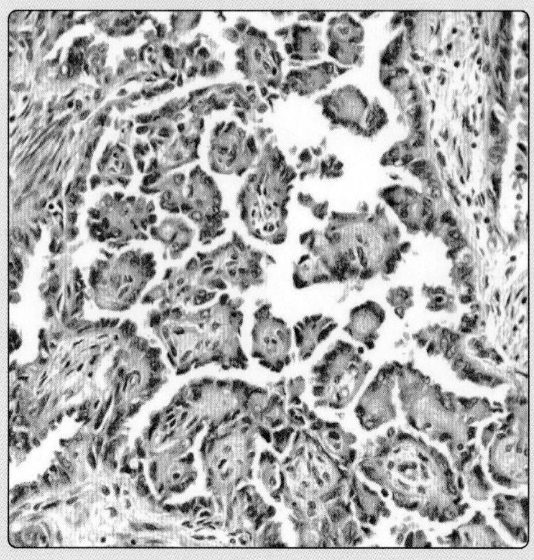

转移性浆液性癌类似于原发性宫颈肿瘤

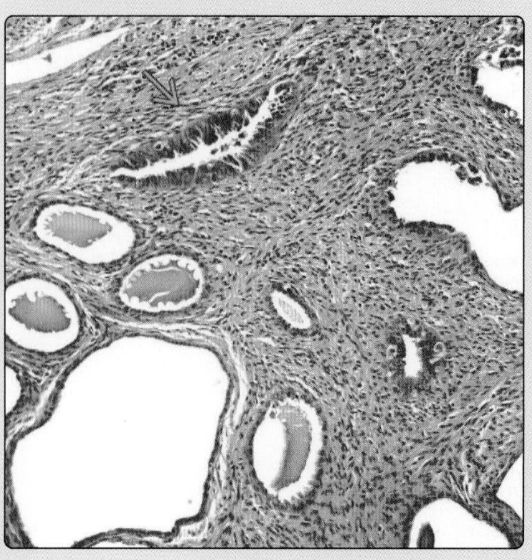

(左)中肾管腺癌不同于浆液性癌,缺乏细胞出芽和核的假复层结构,常常出现腺管或导管结构。**(右)**上生殖道的浆液性癌可能表现为巴氏涂片异常。它可能取代先前存在的宫颈腺体,被误诊为宫颈原发性肿瘤,或误认为宫颈 AIS ⇒。注意细胞非典型性程度,它是正确诊断的线索

术语

定义

- 类似于子宫内膜或附件浆液性腺癌的恶性上皮性肿瘤

病因/发病机制

感染原

- HR-HPV 阳性罕见(仅有少数检测的病例)

临床问题

流行病学

- 发病率
  - 在所有宫颈内膜腺癌中占比<1%
- 年龄
  - 范围:26~70 岁
  - 双峰分布(或年轻或绝经后)

表现

- 阴道出血(最常见)
- 巴氏涂片异常
- 无症状

预后

- 不良(相对于分期)
  - 绝经后妇女好像预后最差
- 最常见的转移部位是盆腔和主动脉周围淋巴结(一个系列报告)

大体所见

一般特征

- 息肉样或蕈伞状肿物
- 宫颈质硬

显微镜下所见

组织学特征

- 复杂的乳头状结构,伴有裂隙样间隙
- 腺体,腔缘不规则
- 腺体和乳头细胞出芽
- 核无极性
- 实性结构少见
- 绒毛腺管状腺癌最常见的第二种成分(在仅有的已发表的系列中约占 1/2)

细胞学特征

- 立方到柱状细胞伴有嗜酸性胞质
- 高级别核的特征
- 可见多核或奇异核
- 核分裂活跃
- 砂粒体少见

辅助实验

免疫组织化学

- p16 强阳性(1 例;HPV 也阳性)
- CEA、CA125、WT1 和 p53 不同程度阳性
- 典型者 ER 和 PR 阴性

鉴别诊断

转移性高级别或低级别(少见)附件/腹膜浆液性癌

- 典型者有腹膜广泛性疾病±腹水和淋巴结受累
- 肿瘤主要以宫颈壁外部为中心
- 肿瘤细胞通常仅在血管/淋巴管间隙内
- 黏膜受累罕见

从子宫内膜腺癌继发延伸而来

- 大块肿瘤位于子宫下段或子宫体
- 宫颈片块状受累(如果下降转移)

伴有乳头状特征的普通型宫颈内膜腺癌

- 普通型腺癌和/或 AIS 区域
- 多数病例没有明显的核的多形性

乳头状透明细胞癌

- 小圆形均匀一致的乳头,常常伴有玻璃样变纤维血管轴心
- 其他典型的形态结构(腺管状和实性)
- 几无肿瘤细胞出芽
- 细胞非典型性均匀一致

中肾管腺癌

- 常常与腺管状或导管结构共存
- 几无细胞出芽
- 常常伴有中肾管残件
- CD10 和 calretinin 阳性
- GATA3 可能阳性
- CEA 阴性
- AR 不同程度阳性

诊断注意事项

临床相关性病理学特征

- 双峰年龄分布

病理诊断要点

- 在确立宫颈浆液性癌的诊断之前,应该除外女性生殖道其他较常见部位的浆液性癌或伴有乳头状生长的宫颈普通型腺癌

部分参考文献

1. Malpica A et al: Ovarian low-grade serous carcinoma involving the cervix mimicking a cervical primary. Int J Gynecol Pathol. 30(6):613-9, 2011
2. Park KJ et al: Unusual endocervical adenocarcinomas: an immunohistochemical analysis with molecular detection of human papillomavirus. Am J Surg Pathol. 35:633-46, 2011
3. McCluggage WG et al: Metastatic carcinomas in the cervix mimicking primary cervical adenocarcinoma and adenocarcinoma in situ: report of a series of cases. Am J Surg Pathol. 34:735-41, 2010
4. Nofech-Mozes S et al: Immunophenotyping of serous carcinoma of the female genital tract. Mod Pathol. 21:1147-55, 2008
5. Nofech-Mozes S et al: Immunohistochemical characterization of endocervical papillary serous carcinoma. Int J Gynecol Cancer. 16 Suppl 1:286-92, 2006
6. Zhou C et al: Papillary serous carcinoma of the uterine cervix: a clinicopathologic study of 17 cases. Am J Surg Pathol. 22:113-20, 1998

第27节 中肾管腺癌

要 点

术语

- 来自宫颈中肾管(Wolffian 管)残余的恶性上皮性肿瘤

显微镜下所见

- 浸润性(较常见)或膨胀性生长
- 导管结构(假子宫内膜样)最常见
- 腺管结构伴有背靠背圆形腺管±嗜酸性分泌物或网状结构
- 其他结构(实性、条索、小梁、性索样)
- 恶性混合性间叶性肿瘤:恶性梭形细胞±异源性成分
- 常见伴随中肾管增生
- 轻度至(至多)中度细胞非典型性和不同程度的核分裂率(除了恶性梭形成分)

辅助实验

- AE1/AE3、CK1、CAM5.2、CK7、EMA、pax-8 阳性
- vimentin、CD10(顶端)和 calretinin(核)常常阳性
- AR 和 inhibin 阳性约 1/3
- p16 可能显示片块而不是弥漫阳性
- CK20、ER、PR 和 CEA 阴性
- TTF-1、GATA3 和 HNF-1-β 可能阳性
- HR-HPV 阴性
- *KRAS*>>>>>*NRAS* 突变
- *ARID 1A*、*ARID 1B* 或 *SMARCA4* 突变约 60%
- 无 *PIK3CA* 和 *PTEN* 突变
- 常见染色体 1q 获得

首要的鉴别诊断

- 弥漫性中肾管增生
- 普通型宫颈内膜腺癌
- 子宫内膜样子宫内膜腺癌延伸到宫颈
- 子宫内膜样宫颈腺癌
- 透明细胞癌

密集的导管结构

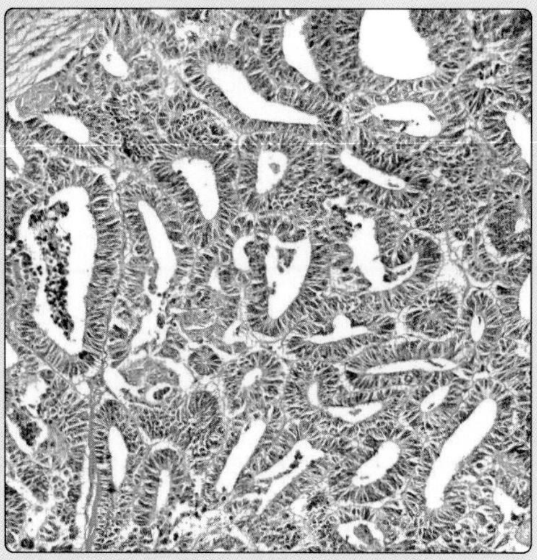

腺管结构

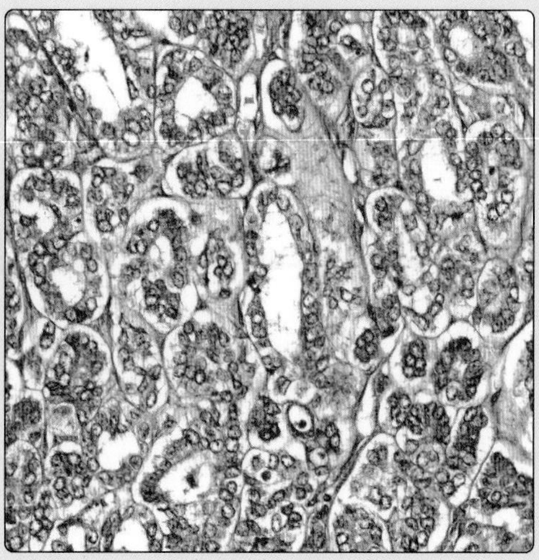

(左)中肾管腺癌可能有导管结构,显示密集排列的腺体伴有假子宫内膜样表现。注意缺乏间插的间质,这不同于中肾管增生。**(右)**中肾管腺癌的腺管结构是由密集排列的小腺体组成的,内衬单层非典型性立方细胞,伴有少量胞质

裂隙样结构

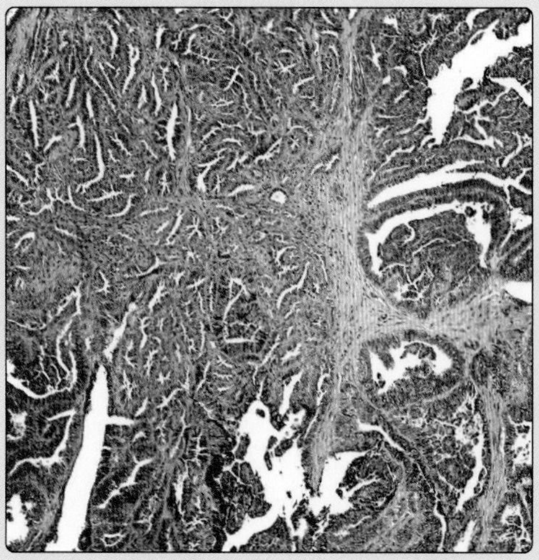

伴有中肾管增生

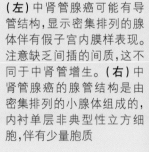

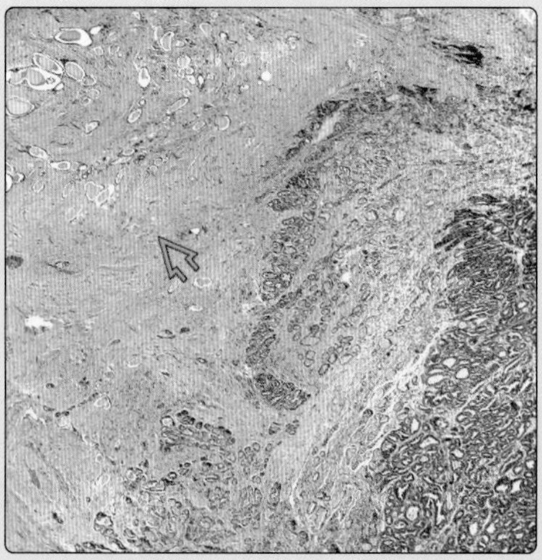

(左)低倍镜下,某些中肾管腺癌可能显示与浆液性癌重叠的表现。注意腺体结构内多数裂隙样间隙。高倍镜下,与浆液性癌不同,这些肿瘤不显示典型的松散和多形性细胞。**(右)**虽然中肾管腺癌与子宫内膜样癌形态重叠,发现中肾管增生➡有助于确定肿瘤的来源

术语

同义词

- 中肾管癌

定义

- 来自宫颈中肾管(或 Wolffian 管)残余的恶性上皮性肿瘤

病因/发病机制

其他

- 来源于中肾管残件和/或增生

临床问题

流行病学

- 发病率
  - 宫颈腺癌罕见的亚型(<1%)
- 年龄
  - 生育期和绝经妇女(30~72 岁)

表现

- 异常阴道出血(最常见)
- 巴氏涂片异常
- 盆腔检查宫颈肿块
- 偶然发现

预后

- 可能有侵袭性行为,即使低级别
- 如果有恶性梭形细胞成分,侵袭性较强

大体所见

一般特征

- 外生性肿块
- 宫颈壁增厚(桶状)
- 如果小,以侧壁为中心

大小

- 1~7cm

显微镜下所见

组织学特征

- 浸润性(较常见)或膨胀性生长
- 导管结构(假子宫内膜样)最常见
  - 典型者为大导管,可能含有腔内乳头
- 腺管结构
  - 背靠背,小圆形,均匀一致的腺管
  - ±致密的腔内分泌物
- 网状结构
  - 裂隙样分支腺管,可能出现腔内玻璃样变乳头
- 其他结构(实性、条索、小梁、性索样)
- 恶性混合性间叶性肿瘤:恶性梭形细胞(类似于非特异性肉瘤或子宫内膜间质肉瘤)±异源性成分(非典型性软骨、横纹肌肉瘤、骨肉瘤、其他)
- 常常伴有中肾管增生
- 可能与神经内分泌癌混合

细胞学特征

- 立方到柱状细胞
- 淡染到嗜酸性胞质
- 假复层细胞核
- 轻度到(至多)中度细胞非典型性(除了恶性梭形成分)
- 核分裂率不同(典型者恶性梭形成分高)

辅助实验

免疫组织化学

- AE1/AE3、CK1、CAM5.2、CK7、EMA、pax-8 阳性
- vimentin、CD10(顶端)、HMGA-2、CA125 和 calretinin(核)常常阳性
- AR 和 inhibin 阳性约 1/3
- p16 可能显示片块而不是弥漫阳性
- TTF-1、GATA3 和 HNF-1-β 可能阳性
- CK20、ER、PR 和 CEA 阴性

PCR

- HR-HPV 阴性

分子实验

- *KRAS*>>>>>*NRAS* 突变
- *ARID1A*、*ARID1B* 或 *SMARCA4* 突变(约 60%)
- 无 *PIK3CA* 和 *PTEN* 突变
- 染色体 1q 获得常见

鉴别诊断

弥漫性中肾管增生

- 没有背靠背腺管
- 没有明显的细胞非典型性或核分裂象
- 没有神经周围或血管浸润

普通型宫颈内膜腺癌

- 常常为单纯的腺管结构
- 胞质黏液和明显的核的假复层
- 丰富的凋亡小体
- 伴随腺癌或鳞状细胞癌
- 典型者 CEA 阳性
- calretinin、AR 和 Inhibin 阴性
- HPV 阳性

子宫内膜的子宫内膜样腺癌延伸到宫颈

- 肿瘤主体以子宫体或子宫下段为中心
- 可能有鳞状分化
- 典型者 ER 和 PR 阳性
- calretinin、AR 和 Inhibin 阴性

透明细胞癌

- ±接触 DES
- 混合性形态结构（管囊性、乳头状和实性）
- 常见鞋钉样和透明细胞

宫颈子宫内膜样腺癌

- 可见输卵管或输卵管子宫内膜样化生
- 鳞状上皮化生罕见
- 可见原位成分
- CEA、HPV 阳性
- HNF-1-β、calretinin、AR 和 inhibin 阴性

浆液性癌

- 典型者为转移性，常见于表面
- 常见的结构形态（乳头状、实性）
- 高级别多形性
- 如果来自子宫外，WT1 弥漫阳性

诊断注意事项

病理诊断要点

- 中肾管癌的特征是导管（假子宫内膜样最常见）、腺管（伴有致密的嗜酸性分泌物）和网状结构混合
- 发现中肾管增生可能有助于确定中肾管癌的诊断
- 约 1/3 inhibin 阳性，但不如性索间质肿瘤广泛和致密
- *KRAS* 或 *NRAS* 突变或染色体 1q 获得有助于确定诊断

部分参考文献

1. Cavalcanti MS et al: Mixed mesonephric adenocarcinoma and high-grade neuroendocrine carcinoma of the uterine cervix: case description of a previously unreported entity with insights into its molecular pathogenesis. Int J Gynecol Pathol. 36(1):76-89, 2017
2. Howitt BE et al: Mesonephric proliferations of the female genital tract. Pathology. 50(2):141-150, 2017
3. Lee S et al: Tissue-based immunohistochemical biomarker expression in malignant glandular lesions of the uterine cervix: a systematic review. Int J Gynecol Pathol. 37(2):128-140, 2017
4. McCluggage WG: Recent developments in non-HPV-related adenocarcinomas of the lower female genital tract and their precursors. Adv Anat Pathol. 23(1):58-69, 2016
5. Mirkovic J et al: Targeted genomic profiling reveals recurrent KRAS mutations and gain of chromosome 1q in mesonephric carcinomas of the female genital tract. Mod Pathol. 28(11):1504-14, 2015
6. Roma AA et al: Differential expression patterns of GATA3 in uterine mesonephric and nonmesonephric lesions. Int J Gynecol Pathol. 34(5):480-6, 2015
7. Goyal A et al: Differential patterns of PAX8, p16, and ER immunostains in mesonephric lesions and adenocarcinomas of the cervix. Int J Gynecol Pathol. 33(6):613-9, 2014
8. Roma AA: Mesonephric carcinosarcoma involving uterine cervix and vagina: report of 2 cases with immunohistochemical positivity For PAX2, PAX8, and GATA-3. Int J Gynecol Pathol. 33(6):624-9, 2014
9. Kenny SL et al: Mesonephric adenocarcinomas of the uterine cervix and corpus: HPV-negative neoplasms that are commonly PAX8, CA125, and HMGA2 positive and that may be immunoreactive with TTF1 and hepatocyte nuclear factor 1-β. Am J Surg Pathol. 36(6):799-807, 2012
10. Park KJ et al: Unusual endocervical adenocarcinomas: an immunohistochemical analysis with molecular detection of human papillomavirus. Am J Surg Pathol. 35:633-46, 2011
11. Houghton O et al: p16 Immunoreactivity in unusual types of cervical adenocarcinoma does not reflect human papillomavirus infection. Histopathology. 57:342-50, 2010
12. Yap OW et al: Mesonephric adenocarcinoma of the cervix: a case report and review of the literature. Gynecol Oncol. 103:1155-8, 2006
13. Bagué S et al: Malignant mesonephric tumors of the female genital tract: a clinicopathologic study of 9 cases. Am J Surg Pathol. 28:601-7, 2004
14. Silver SA et al: Mesonephric adenocarcinomas of the uterine cervix: a study of 11 cases with immunohistochemical findings. Am J Surg Pathol. 25:379-87, 2001
15. Clement PB et al: Malignant mesonephric neoplasms of the uterine cervix. A report of eight cases, including four with a malignant spindle cell component. Am J Surg Pathol. 19:1158-71, 1995

第 27 节 中肾管腺癌

丰富的嗜酸性分泌物

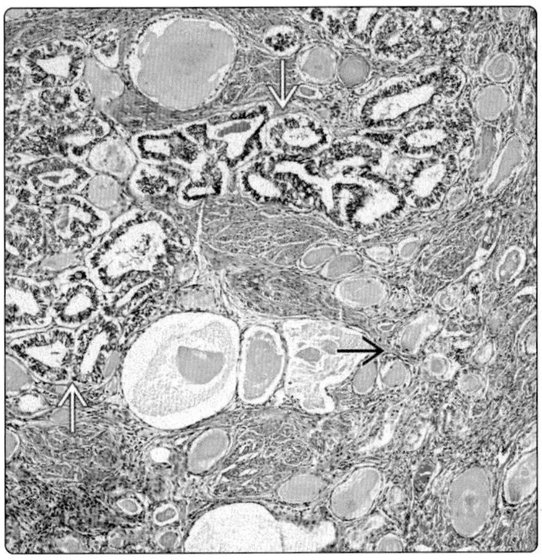

假复层上皮和轻度至中度细胞非典型性

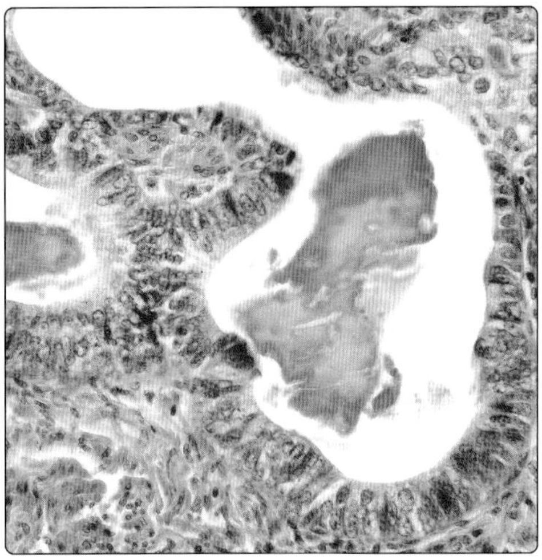

(左) 可见从弥漫性中肾管增生⇨移行到中肾管腺癌➡;通过假子宫内膜样表现和细胞非典型性可以确认中肾管腺癌。良性和恶性腺腔内均可见丰富的嗜酸性分泌物。**(右)** 中肾管腺癌肿瘤性腺体内衬假复层上皮细胞,核深染,显示轻度至中度细胞非典型性

与子宫内膜样癌高度重叠

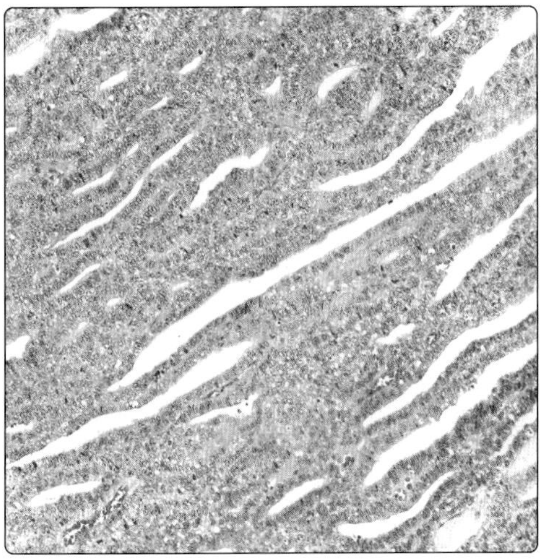

扩张的腺体伴有异常的轮廓

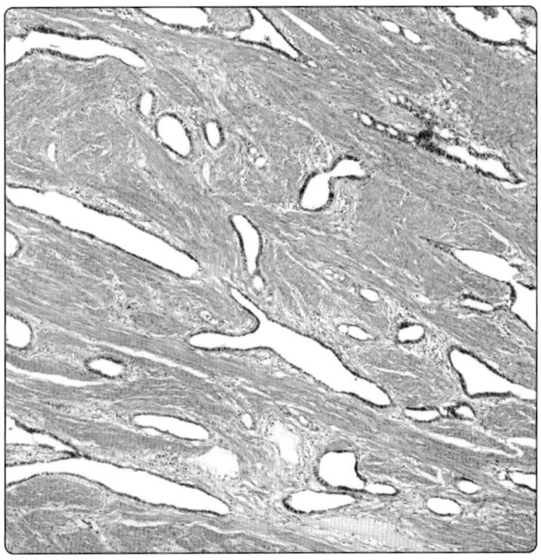

(左) 中肾管腺癌可以由细长的腺体组成,非常类似于子宫内膜样腺癌。**(右)** 中肾管腺癌腺体间隔合适(偶尔扩张),伴有非常类似于子宫内膜样 MDA 的扁平上皮。位置深在宫颈壁,出现其他中肾管形态结构是鉴别诊断的重要特征

网状形态学

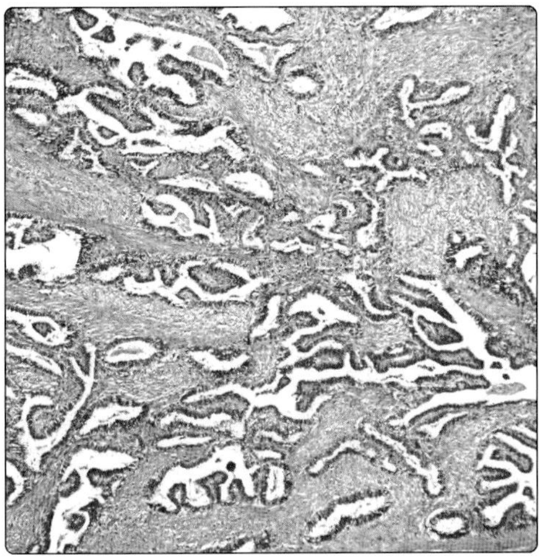

筛样结构

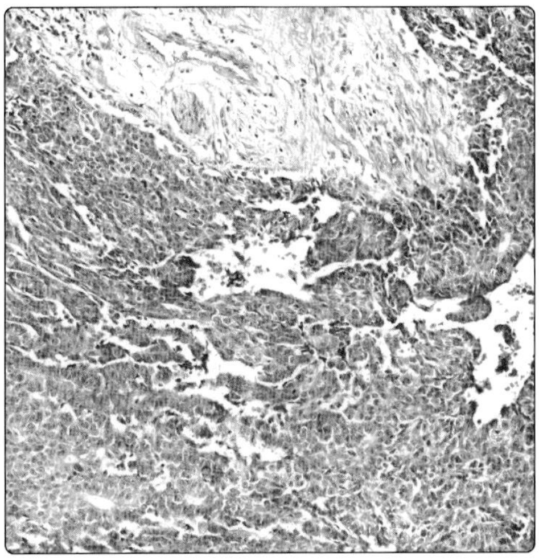

(左) 中肾管腺癌可能显示导管和网状形态学,由细长的分支状腺管组成,伴有小的腔内乳头。这种表现非常类似于卵巢网或睾丸网。**(右)** 中肾管腺癌筛状结构是网状形态的一种变型,显示裂隙样和囊性间隙,散在实性肿瘤细胞片块。这是这种肿瘤常见的生长方式

第 27 节 中肾管腺癌

(**左**)中肾管腺癌可能主要由密集排列的相互吻合的条索和小梁组成,被纤维母细胞间质分开。(**右**)中肾管腺癌的这些小梁和细胞巢类似于腺腔受压的腺管,形成一种显著的性索样表现。中肾管增生附近见到这种现象可能有助于确定中肾管腺癌的诊断,这是少见的形态学结构

条索和小梁状生长

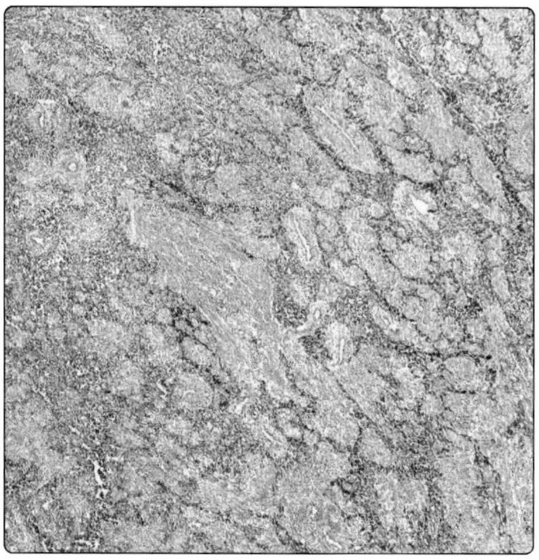

性索样形态学

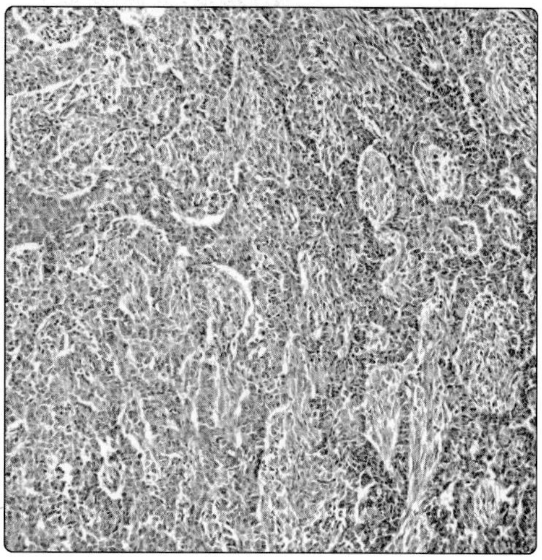

(**左**)某些中肾管腺癌可能与透明细胞癌混淆,因为它们可能显示明显的囊性结构,而且两种肿瘤 pax-8 和 HNF-1-β 均阳性。然而,典型的中肾管腺癌为局部表现。(**右**)中肾管腺癌的实性亚型典型者局灶仍含有小圆形腺管,内含嗜酸性分泌物➡,这是中肾管分化的特征,有助于肿瘤的分类

囊性结构

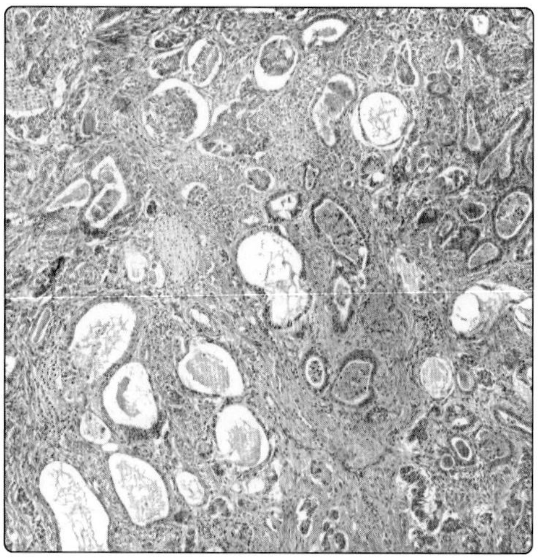

实性结构

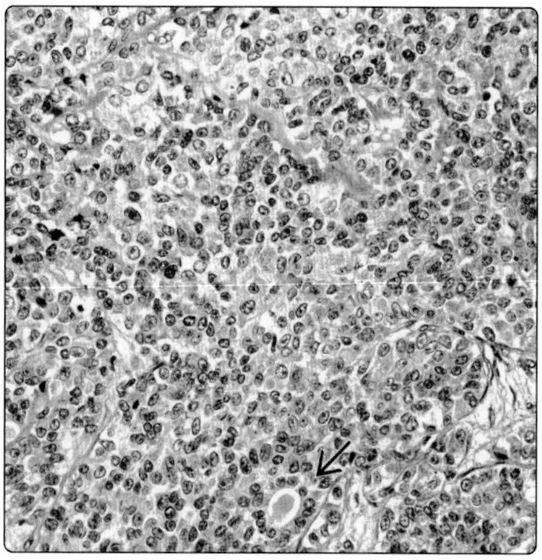

(**左**)中肾管腺癌可能含有突出的梭形成分。在这样的病例,重要的是至少要考虑中肾管癌肉瘤的可能性。然而,后者显示恶性细胞明确的双相性生长。(**右**)恶性混合性中肾管肿瘤可能有双相性结构,伴有子宫内膜样型腺体,与恶性梭形细胞成分并列

梭形成分

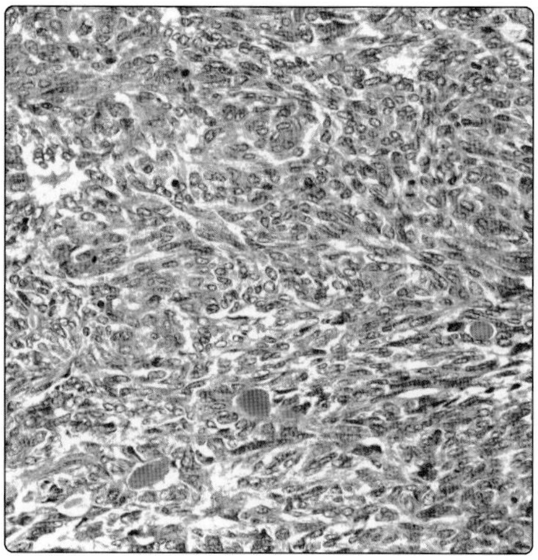

癌肉瘤双相性生长

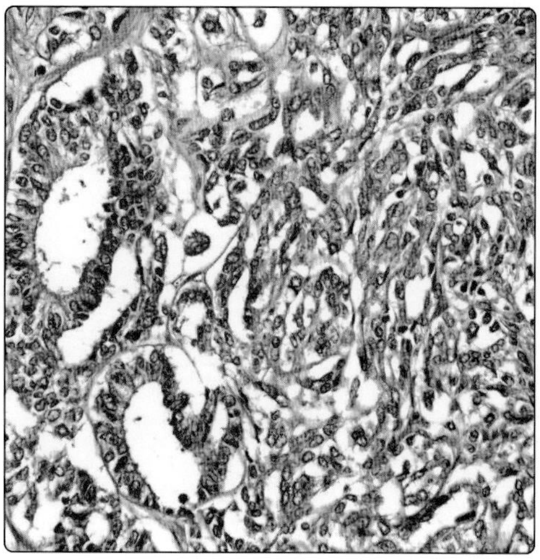

子宫内膜样和浆液性癌之间的混合性表现

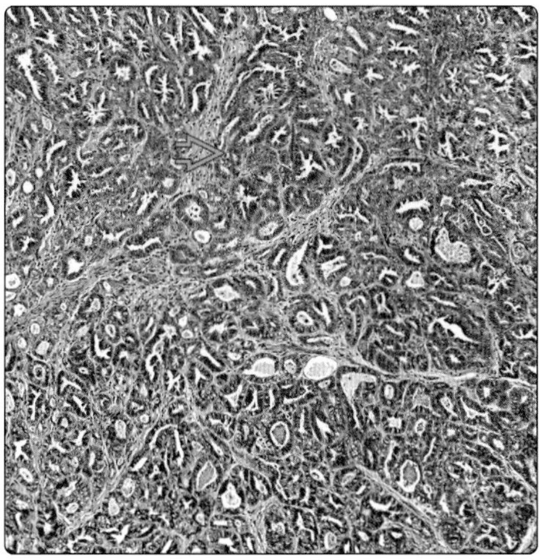

导管和增生样形态

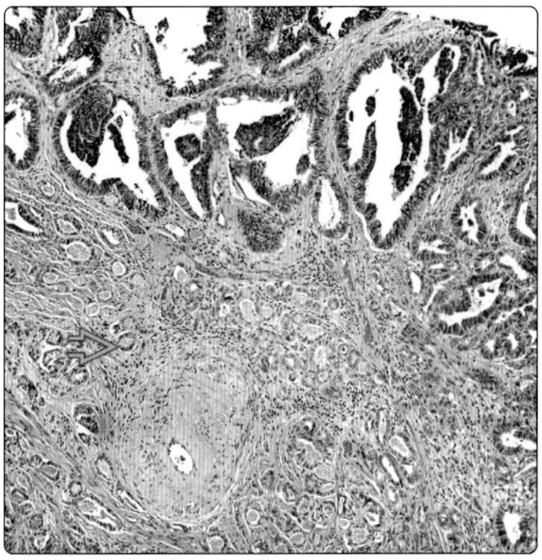

(左) 中肾管癌的生长类似于子宫内膜样癌，但少数有混合性形态，包括浆液性伴有裂隙样结构⇨。发现不同的形态学结构应该考虑中肾管腺癌。**(右)** 中肾管腺癌可能有难以与弥漫性中肾管增生⇨鉴别的区域，发现融合的腺管或间质反应支持中肾管腺癌

顶端 CD10 阳性

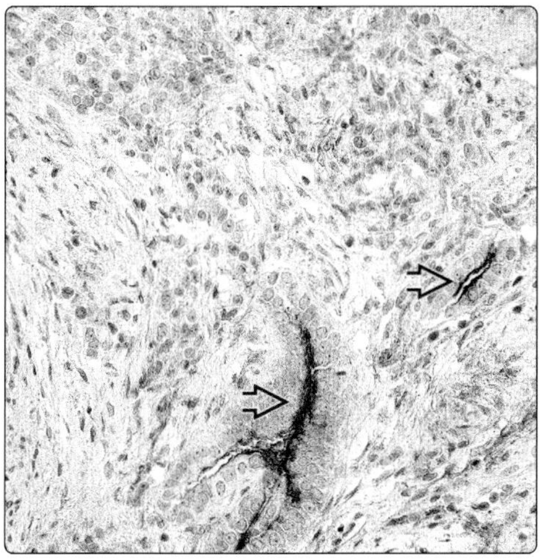

vimentin 阳性

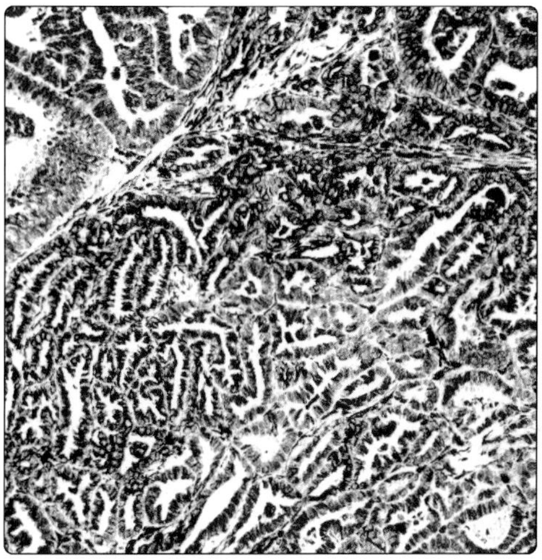

(左) 高分化腺体成分⇨ CD10 顶端阳性是中肾管腺癌的染色特征。然而，单用这个标志物不能诊断中肾管腺癌。**(右)** 如同子宫内膜样癌一样，中肾管癌 vimentin 也呈阳性。pax-8 也阳性。然而，不同于子宫内膜样癌，中肾管癌 ER 和 PR 常常阴性

p16 片状阳性

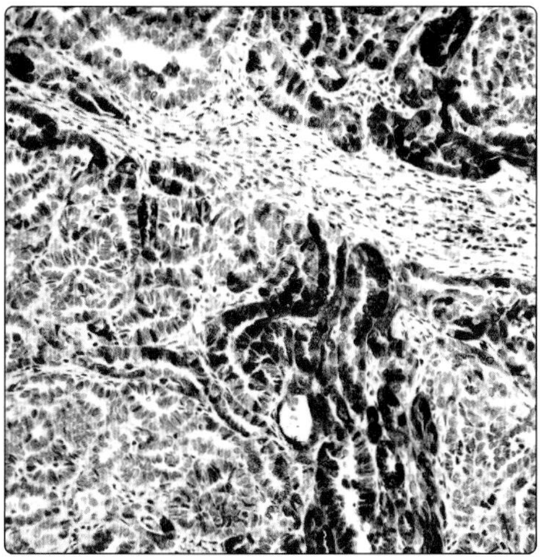

calretinin 不同程度阳性

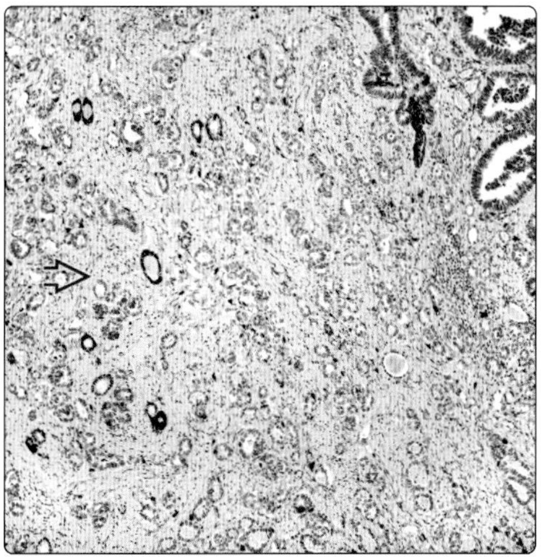

(左) 如同子宫内膜样癌一样，中肾管腺癌 p16 染色可能不同程度阳性；然而，与普通型宫颈癌不同，中肾管腺癌不显示弥漫阳性，因为它与 HPV 无关。**(右)** 中肾管癌虽然 calretinin 常常不同程度阳性，但这个标志物中肾增生⇨也阳性。这些肿瘤也可能显示 inhibin 阳性，虽然典型者为局灶性，GATA3 阳性

第 28 节 腺鳞癌，包括玻璃样细胞癌

要 点

术语

- 在常规 H&E 切片上可辨认的由腺体和鳞状成分组成的恶性上皮性肿瘤

病因/发病机制

- HR-HPV（主要为 18 型>16 型）

临床问题

- 比腺癌少见的多
- 通常发生于围绝经/绝经后（平均 57 岁）
  - 玻璃样细胞癌：常常较年轻，与妊娠有关
- 预后类似于宫颈其他类型（鳞或腺）癌
- 表现：阴道出血，巴氏涂片异常

大体所见

- 宫颈壁增厚
- 外生性和/或溃疡性肿块

显微镜下所见

- 常规组织学检查见恶性鳞状和腺上皮成分紧密混合
- 玻璃样细胞癌：丰富的颗粒状（毛玻璃样），嗜酸性到双嗜性胞质，核大，伴有巨大核仁，混合有嗜酸性粒细胞和浆细胞浸润
- 透明细胞鳞状细胞癌：鳞状细胞富于糖原，好似胞质透明

辅助实验

- CEA（腺上皮）、p63（鳞状上皮）、p16（两者）阳性

首要的鉴别诊断

- 由鳞状细胞癌和腺癌混合而成
- 子宫内膜的子宫内膜样腺癌伴有鳞状分化
- 大细胞非角化性鳞状细胞癌
- 淋巴上皮瘤样癌
- 透明细胞癌

鳞状和腺上皮成分

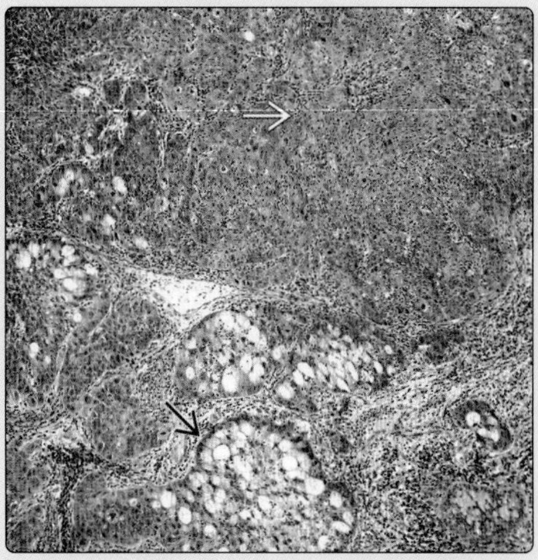

大细胞伴有嗜酸性胞质（鳞状）和印戒细胞

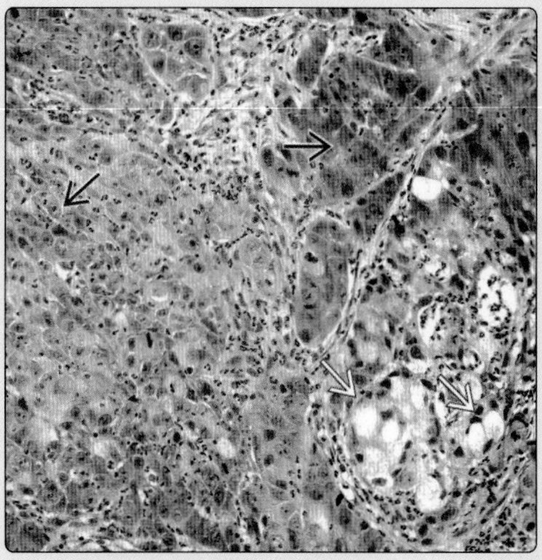

（左）在常规 H&E 染色切片上，宫颈腺鳞癌可能显示鳞状➡和腺上皮⇨成分混合。特殊染色发现这种现象，不能做出腺鳞癌的诊断。注意明显的炎症浸润。**（右）**宫颈腺鳞癌显示大的，非角化性鳞状细胞伴有丰富的嗜酸性胞质⇨，混合有黏液型腺上皮➡，伴有局灶印戒细胞形态学

毛玻璃样胞质和突出的核（玻璃样细胞）

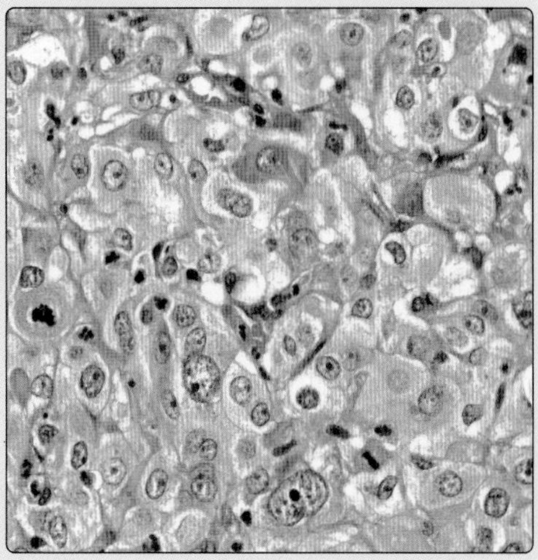

透明鳞状细胞

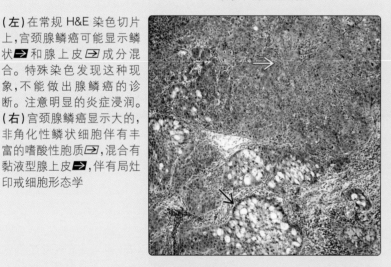

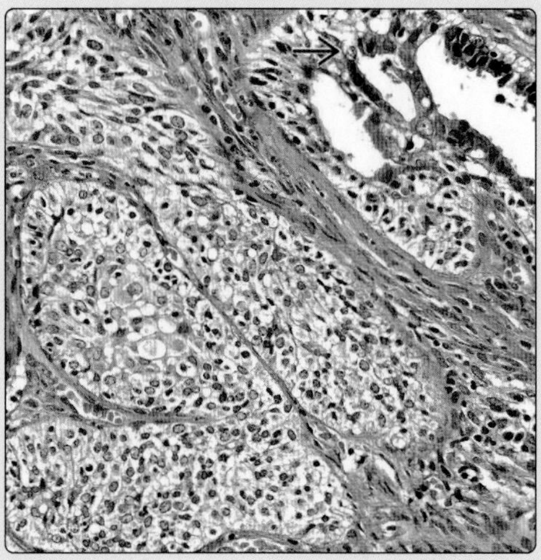

（左）丰富的颗粒状，毛玻璃样胞质，核大，空泡状，核仁巨大是玻璃样细胞癌的细胞学特征。注意活跃的核分裂活性。**（右）**透明细胞腺鳞癌显示高度不典型鳞状细胞伴有富于糖原的胞质。注意混合有恶性腺体⇨。当这种透明细胞鳞状成分非常广泛时，可能误诊为透明细胞癌。但不出现透明细胞癌典型的结构特征

术语

同义词

- 透明细胞腺鳞癌（如果富于糖原）

定义

- 在常规 H&E 切片上可以辨认的由腺体和鳞状成分组成的恶性上皮性肿瘤

病因/发病机制

感染原

- HR-HPV（主要为 18 型>16 型）

临床问题

流行病学

- 发病率
  - 比腺肉瘤少见的多
  - 在所有癌中占比<2%（玻璃样癌）
- 年龄
  - 通常为围绝经/绝经后（平均 57 岁）
  - 玻璃样细胞癌常常较年轻，伴有妊娠

部位

- 移行带

表现

- 阴道出血
- 巴氏涂片异常

预后

- 类似于其他类型的宫颈（鳞或腺）癌
- 常见局部淋巴结转移（特别是玻璃样癌）

大体所见

一般特征

- 宫颈壁增厚
- 外生性和/溃疡性肿块

显微镜下所见

组织学特征

- 恶性鳞状和腺体成分紧密混合
  - 鳞状成分可能出现角化珠和细胞间桥
  - 腺体成分可能有复杂的结构
- 玻璃样细胞癌：成片和岛屿状大的非角化细胞，混合有许多炎症细胞（主要是嗜酸性粒细胞和浆细胞）
- 透明细胞腺鳞癌：成片的空泡状细胞，被细的结缔组织间隔分开（分叶状表现）
- ±AIS 和/或原位鳞状细胞癌

细胞学特征

- 鳞状细胞：±嗜酸性胞质，但主要是非角化性大细胞
- 腺上皮细胞：普通型、黏液型（伴有胞质内黏液，包括印戒细胞）或子宫内膜样型
- 玻璃样细胞癌：丰富的颗粒状（毛玻璃样）嗜酸性到双嗜性胞质，核大伴有巨大核仁
- 透明细胞腺鳞癌：鳞状细胞胞质透明（富于糖原）
- 中度至重度细胞非典型性
- 核分裂活跃

辅助实验

免疫组织化学

- CEA（腺）、p63（鳞）、p16（两者）阳性
- MUC2±（玻璃状细胞）和 ARID1a 常常丢失

鉴别诊断

鳞状细胞和腺癌混合（碰撞性肿瘤）

- 两种成分没有紧密的混合

大细胞非角化性鳞状细胞癌

- 在 H&E 切片上缺乏腺体成分（黏液染色可能阳性）
- 缺乏毛玻璃样胞质和巨大核仁
- 典型者没有明显的炎症浸润

子宫内膜样腺癌伴有鳞状分化

- 子宫体（为主）继发累及宫颈

淋巴上皮瘤样癌

- 合体细胞样上皮细胞，核分裂象少
- 致密的炎症浸润伴有 T 淋巴细胞

透明细胞癌

- 其他典型的管囊性和乳头状结构

诊断注意事项

病理诊断要点

- 常规组织学检查恶性鳞状和腺上皮细胞共存
- 低分化亚型
  - 玻璃样细胞：毛玻璃样细胞，核大，巨大核仁；混合嗜酸性粒细胞和浆细胞
  - 透明细胞亚型：胞质富于糖原

部分参考文献

1. Yoon N et al: Clinical outcomes of advanced-stage glassy cell carcinoma of the uterine cervix: a need for reappraisal. Oncotarget. 7(48):78448-78454, 2016
2. Guitarte C et al: Glassy cell carcinoma of the cervix: a systematic review and meta-analysis. Gynecol Oncol. 133(2):186-91, 2014
3. de Sanjose S et al: Human papillomavirus genotype attribution in invasive cervical cancer: a retrospective cross-sectional worldwide study. Lancet Oncol. 11:1048-56, 2010
4. Hopkins MP et al: Glassy cell adenocarcinoma of the uterine cervix. Am J Obstet Gynecol. 190:67-70, 2004
5. Gray HJ et al: Glassy cell carcinoma of the cervix revisited. Gynecol Oncol. 85:274-7, 2002
6. Kato N et al: Glassy cell carcinoma of the uterine cervix: histochemical, immunohistochemical, and molecular genetic observations. Int J Gynecol Pathol. 21:134-40, 2002
7. Costa MJ et al: Cervical carcinoma with glandular differentiation: histological evaluation predicts disease recurrence in clinical stage I or II patients. Hum Pathol. 26:829-37, 1995

第 29 节　腺样基底细胞癌

要　点

术语

- 由小的细胞巢组成的局部浸润性肿瘤，伴有基底细胞形态学和温和的核的特征

病因/发病机制

- 典型者 HPV 阳性，特别是 HR-HPV 16 型

临床问题

- 通常绝经后
- 典型者偶然发现
- 单纯性，预后良好

显微镜下所见

- 大小不同，但常常较小的细胞巢或条索，孤立或成簇，类似于皮肤基底细胞癌
- 浸润性生长，浸润深部，通常<10mm
- 不伴有纤维组织增生
- 细胞巢周围细胞明显的栅栏状排列
- 鳞状上皮或移行细胞样分化
- 小的形态单一的细胞，胞质稀少，核不规则，卵圆形，嗜碱性
- 核分裂象非常低到缺乏
- 可能与伴随的 HSIL 混合

辅助实验

- p16 弥漫阳性
- p63 阳性（鳞状细胞和基底细胞）
- CAM5.2（主要是基底细胞）阳性
- EMA、CK7 和 CEA 常常阳性

首要的鉴别诊断

- 腺样基底细胞增生
- 腺样囊性癌
- 鳞状细胞癌（普通型/基底细胞样）
- 腺鳞癌
- 小细胞神经内分泌癌

（左）典型的腺样基底细胞癌是偶然发现的，由显示浸润性生长（典型者<10mm）的不同大小的细胞巢→组成，常常伴有或与 HSIL 混合。（右）典型的腺样基底细胞癌的肿瘤细胞巢显示周围栅栏状排列；可能为实性或有中心腔。肿瘤细胞显示良性的细胞核特征，伴有均匀一致的圆形到卵圆形嗜碱性细胞核，没有核仁或核分裂象

浸润性生长

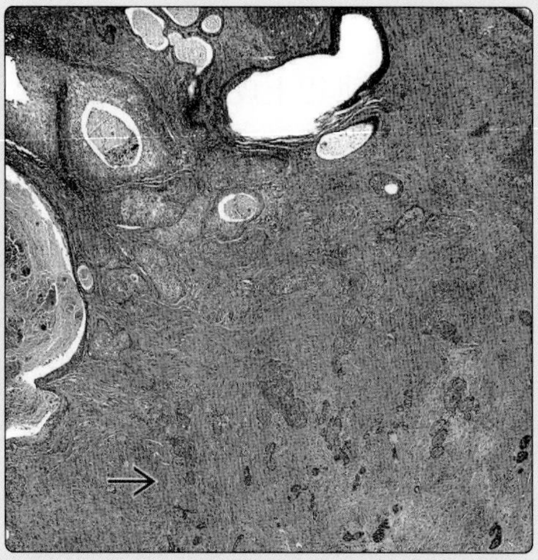

周围栅栏状排列，温和的细胞学特征

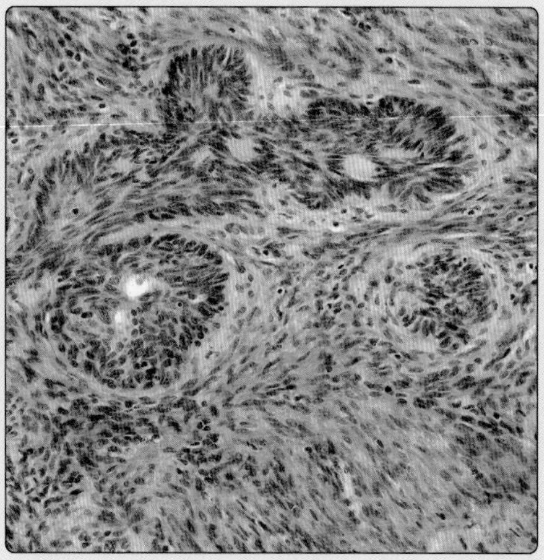

（左）腺样基底细胞癌的细胞巢是由明显的基底细胞样细胞→组成的。伴有突出的周围栅栏状排列。其他的细胞巢还显示鳞状细胞→、移行细胞或腺上皮→分化。（右）伴随的 HSIL（显示腺体受累）→和腺样基底细胞癌→ p16 均呈弥漫强阳性反应。说明与 HR-HPV 有关（典型者为 16 型）

基底细胞样，鳞状和腺体分化

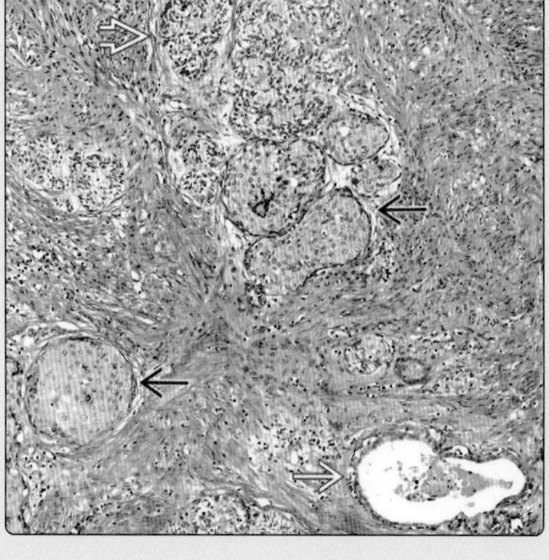

p16 弥漫强阳性

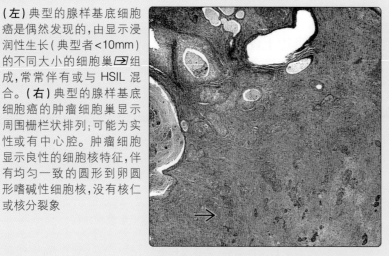

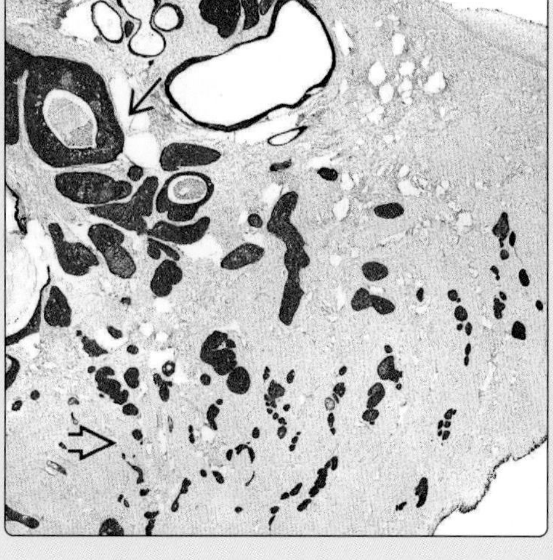

术语

同义词

- 腺样基底细胞上皮瘤/肿瘤

定义

- 由具有基底细胞样形态学和良性细胞核特征的小细胞组成的局部浸润性肿瘤

病因/发病机制

感染原

- HPV,特别是 16 型

其他

- 可能来源于储备细胞

临床问题

流行病学

- 发病率
    - <1%宫颈癌
- 年龄
    - 主要是绝经后(平均 64 岁)
- 种族
    - 较常见于黑人

表现

- 无症状
- 巴氏涂片异常(由于同时发生的 HSIL)

预后

- 良好

大体所见

一般特征

- 通常为偶然发现

显微镜下所见

组织学特征

- 大小不同,但通常是小的细胞巢或条索,孤立或成簇,类似于皮肤基底细胞癌
- 浸润性生长(浸润深度通常<10mm)
- 不伴有纤维组织增生
- 细胞巢周围明显的栅栏状排列
- 鳞状上皮或移行细胞样分化
- 偶见黏液细胞和中心腔±坏死碎屑
- 可能与伴随的 HSIL 混合
- 可能是癌肉瘤的上皮成分或伴随其他宫颈癌

细胞学特征

- 小,形态单一的细胞,胞质稀少,核不规则,卵圆形,嗜碱性
- 由于糖原集聚,胞质透明
- 核分裂率非常低到缺乏

辅助实验

免疫组织化学

- p16 弥漫阳性
- p63 阳性(鳞状和基底细胞样细胞)
- CAM5.2(主要是基底细胞样细胞)
- EMA、CK7 和 CEA 常常阳性

鉴别诊断

腺样基底细胞增生

- 网脊"落下的"条带不规则出芽(<1mm)
- 其上鳞状上皮正常或轻度非典型性

腺样囊性癌

- 形成肿块
- 明显的筛状结构±纤维组织增生
- 腔内玻璃样(基底膜样)物质
- 非典型性核和活跃的核分裂

浸润性鳞状细胞癌

- 常常有较丰富的嗜酸性胞质
- 细胞巢周围没有栅栏状排列
- 纤维组织增生性间质

基底细胞样鳞状细胞癌

- 缺乏成熟,伴有轻度角化
- 高级别核,常见核分裂象

腺鳞癌

- 明显的腺体和鳞状成分
- 高级别核的特征

小细胞神经内分泌癌

- 通常为大块肿瘤,伴有坏死
- 核挤压和凋亡小体
- 核分裂象高(通常>20 个/10HPF)
- chromogranin、synaptophysin、CD56 阳性

诊断注意事项

病理诊断要点

- 偶然发现的小的分叶状基底细胞样良性细胞巢,常常伴有 HSIL

部分参考文献

1. Xing D et al: Lower female genital tract tumors with adenoid cystic differentiation: P16 expression and high-risk HPV detection. Am J Surg Pathol. 40(4):529-36, 2016
2. Chen TD et al: Adenoid basal carcinoma of the uterine cervix: clinicopathologic features of 12 cases with reference to CD117 expression. Int J Gynecol Pathol. 31(1):25-32, 2012
3. Kerdraon O et al: Adenoid basal hyperplasia of the uterine cervix: a lesion of reserve cell type, distinct from adenoid basal carcinoma. Hum Pathol. 43(12):2255-65, 2012
4. Russell MJ et al: Adenoid basal lesions of the uterine cervix: evolving terminology and clinicopathological concepts. Diagn Pathol. 1:18, 2006
5. Parwani AV et al: Cervical adenoid basal tumors comprised of adenoid basal epithelioma associated with various types of invasive carcinoma: clinicopathologic features, human papillomavirus DNA detection, and P16 expression. Hum Pathol. 36(1):82-90, 2005
6. Cviko A et al: Adenoid basal carcinomas of the cervix: a unique morphological evolution with cell cycle correlates. Hum Pathol. 31(6):740-4, 2000
7. Ferry JA et al: "Adenoid cystic" carcinoma and adenoid basal carcinoma of the uterine cervix. a study of 28 cases. Am J Surg Pathol. 12(2):134-44, 1988

第 30 节 腺样囊性癌

要 点

术语

- 伴有丰富基底膜样物质的恶性上皮性肿瘤，类似于涎腺腺样囊性癌

病因/发病机制

- 有存在或缺乏 HR-HPV 的两组病例

临床问题

- 绝经后非白种人
- 侵袭性肿瘤，常常复发和转移
- 主要发生在绝经后（平均 71 岁）

显微镜下所见

- 一系列的生长方式：主要为筛状结构，其次为腺管状、实性条索和小梁状
- 筛状间隙伴有嗜酸性玻璃样黏液性嗜碱性基底膜样物质
- 腺腔导管上皮细胞和丰富的基底肌上皮细胞
- 中度多形性的核，核分裂率高
- 间质黏液样，成纤维细胞，或玻璃样变反应
- 坏死常常广泛
- 常常混合有鳞癌和/或腺样基底细胞癌

辅助实验

- 腺腔和腺腔周围细胞膜 EMA 和 CEA 阳性
- 腺腔外的细胞肌上皮标志物阳性
- GATA3、SOX10、CD117 常常弥漫阳性
- 如果 HPV 阳性，p16 弥漫表达
- t(6;9) 伴有 *MYB* 和 *NFIB* 融合转录

首要的鉴别诊断

- 腺样基底细胞癌
- 基底细胞样鳞状细胞癌
- 小细胞神经内分泌癌

特有的筛状结构

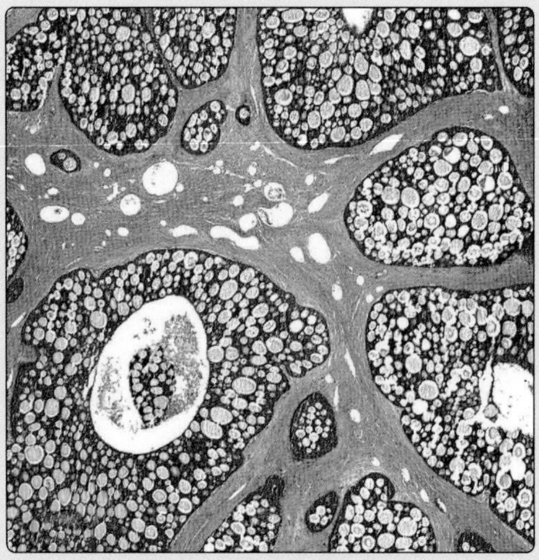

均匀一致的细胞学特征，核质比高

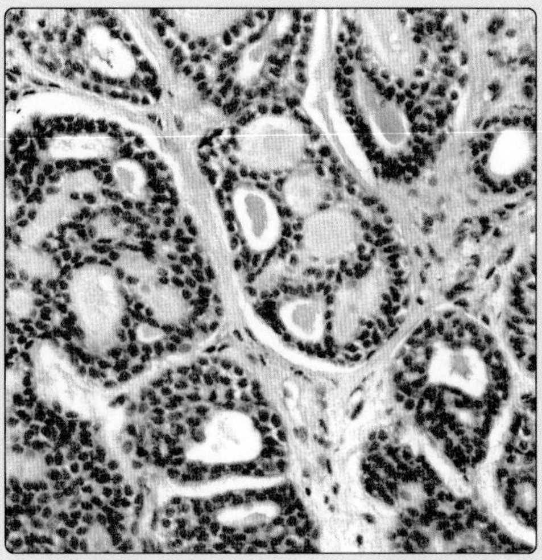

（左）腺样囊性癌的特征是组成肿瘤的细胞巢具有突出的筛状结构。假囊性间隙含有黏液性嗜碱性物质。肿瘤细胞巢的中心可见明显的坏死。**（右）**肿瘤细胞小，伴有圆形到卵圆形中度非典型性的细胞核。核质比高。腔内含有黏液样嗜碱性或嗜酸性物质

实性、条索样和筛状结构

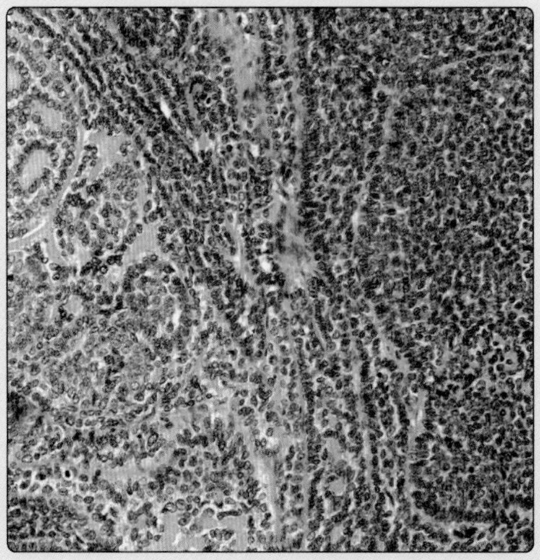

腺腔外细胞 p63 阳性

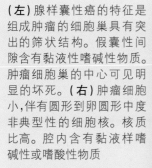

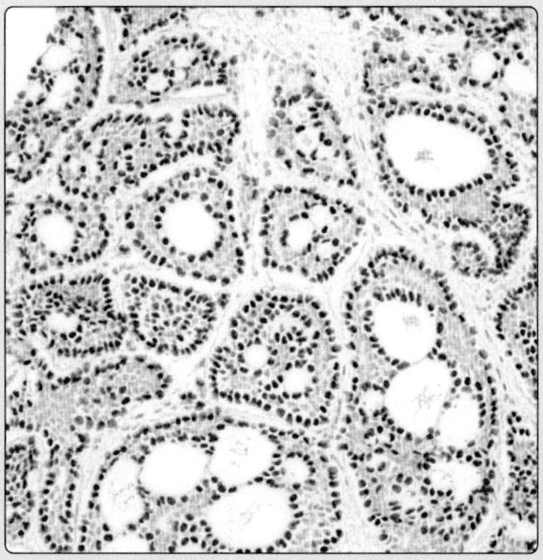

（左）腺样囊性癌可能显示筛状、条索样和实性结构。注意筛状间隙充满无定形，嗜酸性，基底膜样物质。**（右）**p63 染色突显腺腔外改良的肌上皮细胞，而腺腔导管细胞阴性

术语

定义

- 伴有丰富的基底膜样物质的恶性上皮性肿瘤，类似于涎腺腺样囊性癌

病因/发病机制

感染原

- HR-HPV（主要是 HPV 16 型）（约 50% 的肿瘤）

其他

- 认为是来自小的分泌腺和宫颈储备细胞

临床问题

流行病学

- 发病率
  - 宫颈腺癌<1%
- 年龄
  - 主要在绝经后（平均 71 岁；范围 27~86 岁）
- 种族
  - 较常见于非白种人

表现

- 绝经后出血
- 盆腔检查发现外生性或内生性肿块

治疗

- 根治性子宫切除和辅助放疗

预后

- 侵袭性肿瘤，即使早期
- 常常伴有局部复发，包括局部淋巴结和远处转移（肺、腹腔和脑）

显微镜下所见

组织学特征

- 各种结构不同的混合
- 肿瘤细胞岛和巢，伴有筛状结构是最独特的结构
- 条索、小梁、实性或腺样基底细胞样区域少见
- 纯粹的"未分化"生长（实性亚型）罕见
- 凿孔状间隙伴有无定形、玻璃样到黏液性嗜酸性基底膜样物质
- 细胞巢周围栅栏状排列
- 黏液样、成纤维细胞或玻璃样间质反应
- 常见坏死，可能广泛
- 常见淋巴血管间隙浸润
- 常常与鳞癌，腺样基底细胞癌或癌肉瘤的上皮成分混合

细胞学特征

- 小细胞，核质比高
- 少量嗜酸性胞质，透明胞质罕见
- 圆形到卵圆形，中度多形性细胞核
- 常见高核分裂活性

辅助实验

免疫组织化学

- 广谱 keratin、CK7、GATA3、SOX10 和 CD117 阳性
- 腺腔和腺腔周围细胞膜 EMA 和 CEA 阳性
- 肌上皮细胞 p63、SMA、calponin 和 S100 阳性
- 如果 HPV 阳性，p16 弥漫表达
- 神经内分泌标志物典型者阴性

原位杂交

- t（6;9）伴有癌基因 *MYB* 和 *NFIB* 融合转录

鉴别诊断

腺样基底细胞癌

- 主要是小的实性细胞巢，没有筛状结构
- 没有基底膜样物质或坏死
- 温和的核的特征
- 无或非常稀少核分裂活性
- 从表面 HSIL 移行到深部小的基底细胞样细胞巢

基底细胞样鳞状细胞癌（vs. 实性亚型）

- 没有玻璃样基底膜样物质
- 没有广泛的坏死
- 普通型鳞状细胞癌
- p63 阳性和 C-kit 阴性

小细胞神经内分泌癌（vs. 实性亚型）

- 没有玻璃样基底膜样物质
- 可见小的菊形团样或腺泡结构
- 没有周围栅栏状排列
- 核挤压和核碎片
- 免疫组织化学或电子显微镜检查（分泌颗粒）发现神经内分泌特征

诊断注意事项

病理诊断要点

- 如果有充满玻璃样基底膜样或黏液性物质的凿孔样间隙，应该高度考虑腺样囊腺癌的诊断

部分参考文献

1. Gonda TJ et al: Adenoid cystic carcinoma can be driven by MYB or MYBL1 rearrangements: new insights into MYB and tumor biology. Cancer Discov. 6(2):125-7, 2016
2. Xing D et al: Lower female genital tract tumors with adenoid cystic differentiation: p16 expression and high-risk HPV detection. Am J Surg Pathol. 40(4):529-36, 2016
3. Shi X et al: Co-existing of adenoid cystic carcinoma and invasive squamous cell carcinoma of the uterine cervix: a report of 3 cases with immunohistochemical study and evaluation of human papillomavirus status. Diagn Pathol. 10:145, 2015
4. Grayson W et al: Adenoid cystic and adenoid basal carcinoma of the uterine cervix: comparative morphologic, mucin, and immunohistochemical profile of two rare neoplasms of putative 'reserve cell' origin. Am J Surg Pathol. 23:448-58, 1999
5. Ferry JA et al: "Adenoid cystic" carcinoma and adenoid basal carcinoma of the uterine cervix. A study of 28 cases. Am J Surg Pathol. 12:134-44, 1988

第 31 节 神经内分泌肿瘤

要 点

术语

- 由神经内分泌细胞组成的具有不同预后的上皮性肿瘤，包括低级别神经内分泌肿瘤（类癌、不典型类癌），高级别神经内分泌肿瘤（SCNEC 和 LCNEC）

病因/发病机制

- HR-HPV，主要是 16 型和 18 型

显微镜下所见

- 共同特征
  - 弥漫性、器官样、岛屿状、巢状和小梁状
  - 椒盐样染色质（LCNEC 除外）
- 低级别神经内分泌肿瘤
  - 类癌（1 级神经内分泌肿瘤）
    - 形态温和，核分裂罕见，无坏死
  - 不典型类癌（2 级神经内分泌肿瘤）
    - 中度非典型性，核分裂象 5~10 个/10HPF，局灶坏死
- 高级别神经内分泌肿瘤
  - SCNEC
    - 细胞致密
    - 细胞深染，核分裂活跃
    - 核密集，挤压假象和坏死
  - LCNEC
    - 丰富的嗜酸性胞质，核大，核仁突出
    - 周围常呈栅栏状排列
    - 核分裂活跃（>10 个/10HPF）

辅助实验

- synaptophysin、chromogranin、NSE、CD56、Leu-7 不同程度阳性；为诊断 LCNEC 所必需，而不是 SCNEC

首要的鉴别诊断

- 转移性小细胞癌（SCNEC）
- 基底细胞样/小细胞鳞状细胞癌（SCNEC）

大的溃疡性和出血性肿块环周累及宫颈

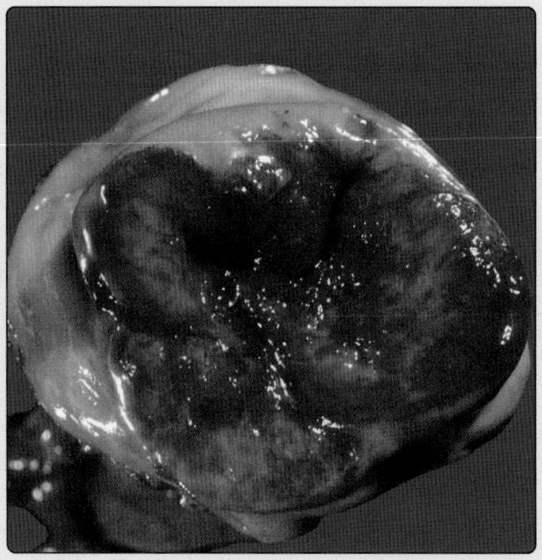

大的细胞丰富的细胞岛（SCNNEC）

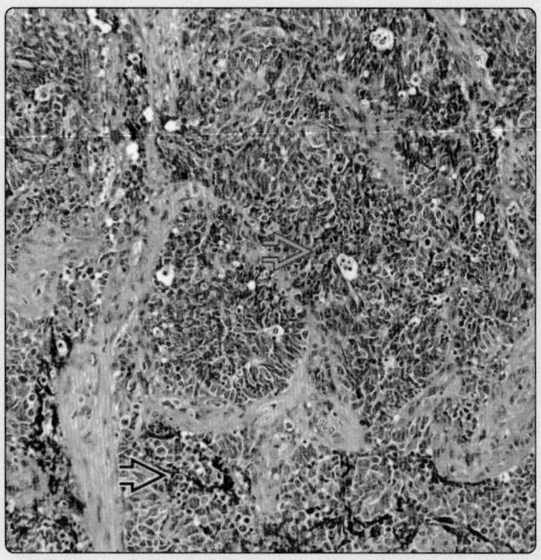

（左）SCNEC 可能形成环周大的外生性肿块，有广泛的溃疡和出血。某些肿瘤可能呈息肉样，从宫颈口突出。**（右）**SCNEC 的特征是细胞丰富的细胞岛、条索和小梁，局灶可能显示假腺泡结构。注意挤压假象

大的细胞岛伴有地图样坏死（LCNEC）

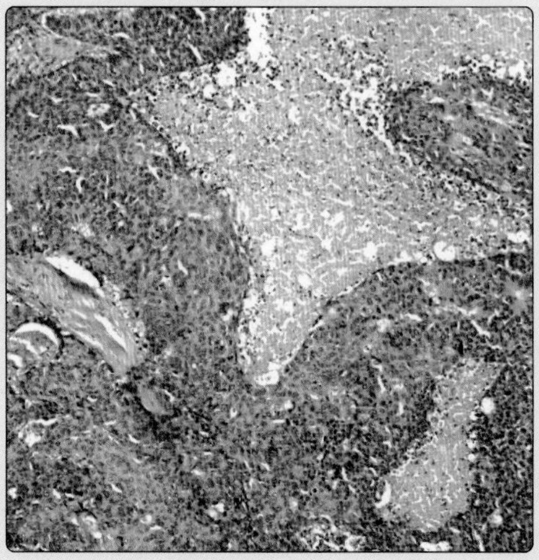

chromogranin 阳性（SCNEC）

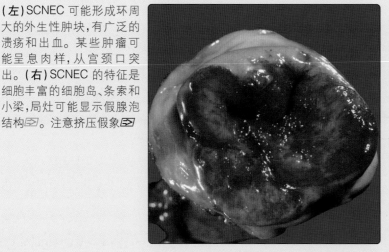

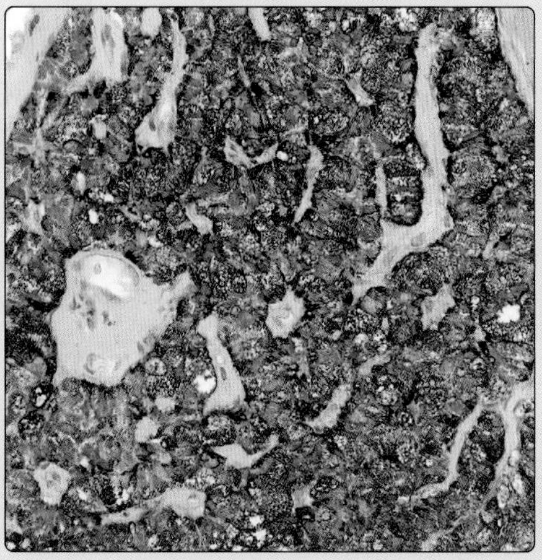

（左）LCNEC 显示大的细胞岛或增粗的小梁及广泛的地图样坏死区。**（右）**chromogranin-A 弥漫阳性可见于低级别和高级别神经内分泌肿瘤。然而，synaptophysin 和 CD56 比 chromogranin 阳性常见。认为神经内分泌标志物阳性为诊断 LCNEC 所必需，而不是诊断 SCNEC 的条件

术语

缩略语

- 小细胞神经内分泌癌(small cell neuroendocrine carcinoma, SCNEC)
- 大细胞神经内分泌癌(large cell neuroendocrine carcinoma, LCNEC)

同义词

- 低级别神经内分泌肿瘤、类癌和不典型类癌、小细胞未分化癌

定义

- 由神经内分泌细胞组成的伴有不同预后的上皮性肿瘤,包括低级别神经内分泌肿瘤(类癌、不典型类癌)和高级别神经内分泌肿瘤(SCNEC 和 LCNEC)

病因/发病机制

感染原

- HR-HPV

临床问题

流行病学

- 发病率
  - 约占所有宫颈肿瘤的 2%
  - 高级别 SCNEC 最常见;低级别神经内分泌肿瘤几乎不存在
- 年龄
  - 范围:21~87 岁(平均 36~42 岁)

表现

- 阴道出血,宫颈肿块
- 巴氏涂片异常
- 副肿瘤表现
  - Cushing 综合征(ACTH)
  - 抗利尿激素分泌异常综合征(SIADH)
  - 类癌综合征(5-羟色胺)
  - 低血糖(胰岛素)

治疗

- 如果早期,根治性子宫切除
- 晚期或不能手术,可行化疗或化放疗

预后

- 典型的类癌:预后较好,但有转移潜能
- 不典型类癌:预后接近于高级别神经内分泌癌(经验非常有限)
- SCNEC 和 LCNEC:所有分期的预后均差,复发率高,即使最初新辅助化疗有效
- 普通的癌伴有少量神经内分泌成分可能具有类似的较差的预后

大体所见

一般特征

- 从小而不明显到大的桶状,不同大小的溃疡性肿块
- 偶尔呈息肉样

显微镜下所见

组织学特征

- 低级别神经内分泌肿瘤
  - 类癌(1 级神经内分泌肿瘤)
    - 器官样巢状结构最常见
    - 小梁、岛屿、带样和滤泡样结构
    - 常见菊形团样结构(血管周围)
    - 无坏死
  - 不典型类癌(2 级神经内分泌肿瘤)
    - 器官样巢状结构最常见
    - 小梁、岛屿、梭形、带样和滤泡样结构,以及菊形团样结构
    - 局灶坏死
- 高级别神经内分泌肿瘤
  - SCNEC
    - 弥漫、岛屿、条索、小梁或巢状
    - 偶见菊形团样或腺泡结构
    - 典型者细胞丰富
    - 明显的坏死和淋巴血管浸润
    - ±浸润性或原位腺癌
    - 原位或浸润性鳞状细胞癌少见
  - LCNEC
    - 弥漫、岛屿器官样、小梁或条索样
    - 常常有明显的周围栅栏状排列
    - 局灶腺体分化
    - 广泛的地图样坏死和淋巴血管浸润
    - 附近常常有浸润性或原位腺癌和/或鳞状细胞癌
    - 可能与少量 SCNEC 成分混合

细胞学特征

- 低级别神经内分泌肿瘤
  - 类癌(1 级神经内分泌肿瘤)
    - 丰富的细颗粒状嗜银胞质
    - 圆形到卵圆形细胞核,伴有明显的核仁和椒盐样染色质
    - 几无细胞非典型性
    - 核分裂象非常罕见
  - 不典型类癌(2 级神经内分泌肿瘤)
    - 椒盐样染色质和颗粒状胞质
    - 轻度至中度细胞非典型性
    - 核分裂象增加:5~10 个/10HPF
- 高级别神经内分泌肿瘤
  - SCNEC
    - 小圆形,卵圆形到梭形,细胞形态单一,胞质稀少(核质比高)
    - 核伴有细而散在的染色质或深染,核仁不明显(椒盐样染色质)
    - 核密集和挤压假象常见
    - 核分裂活跃(核分裂象>10 个/10HPF)

第 31 节 神经内分泌肿瘤

宫颈神经内分泌肿瘤分类					
肿瘤分类	肿瘤	生长方式	细胞非典型性	核分裂活性	坏死
低级别 NET	类癌(1 级 NET)	器官样、岛屿、小梁、条索样	无到轻度	非常罕见	无
	不典型类癌(2 级 NET)	器官样、岛屿、小梁、条索样	轻到中度	5~10 个/10HPF	局灶
高级别 NET	SCNEC	弥漫性、巢状、小梁、条索样	中到重度	>10 个/10HPF	广泛
	LCNEC	弥漫性、小梁和条索样，伴有周围栅栏状	重度	>10 个/10HP	地图样

NET，神经内分泌肿瘤。

  - 许多凋亡小体
  - 偶见中间型细胞，伴有较大的，较均匀一致的细胞核和粗染色质
- ○ LCNEC
  - 中到大细胞，胞质丰富，嗜酸性/嗜银
  - 常见嗜酸性胞质颗粒
  - 大的空泡状细胞核，核仁突出
  - 核分裂活跃（核分裂象>10 个/10HP）

辅助实验

免疫组织化学

- 低分子量 cytokeratin（点状染色）、EMA、CEA、p16 和 p53 不同程度阳性
- 神经内分泌标志物（synaptophysin、chromogranin、NSE、CD56、Leu-7）常常阳性
- TTF-1 阳性多达 40%
- 胰岛素瘤相关蛋白 1 常常阳性（高级别神经内分泌癌）
- 多肽和胺激素（生长抑素、5-羟色胺，降钙素、胰岛素或胰高血糖素）偶尔阳性

PCR

- HPV 阳性，常常为 16 型或 18 型

鉴别诊断

转移性小细胞癌（SCNEC）

- 从前相关的临床病史和放射学所见
- 诊断时常常广泛转移
- HPV 阴性

伴有小细胞和/或基底细胞样细胞的鳞状细胞癌（SCNEC）

- 缺乏小梁状或条索样结构
- 没有核密集或挤压假象
- p63 阳性
- 神经内分泌标志物阴性或仅局灶阳性

伴有神经内分泌特征的腺癌（LCNEC）

- 普通腺癌的区域
- 腺体神经内分泌标志物染色阴性

淋巴瘤/白血病（SCNEC 和 LCNEC）

- 已知既往病史
- 非黏附性细胞，没有岛屿或巢状生长结构
- 不同阶段的髓细胞分化（白血病）
- 伴随明显的硬化（B 细胞淋巴瘤）
- B-或 T-系标志物（淋巴瘤）
- CD43、髓过氧化物酶、溶菌酶和氯醋酸酯酶（白血病）阳性
- 神经内分泌标志物阴性

腺样基底细胞癌（SCNEC）

- 典型者为偶然发现
- 小的细胞巢，常见周围栅栏状排列，在高级别鳞状上皮异型增生下方
- 低级别细胞学特征
- p63 阳性

淋巴上皮瘤样癌（LCNEC）

- 常常为合体细胞生长
- 明显的成熟的 T 淋巴细胞浸润
- 神经内分泌标志物阴性

诊断注意事项

临床相关性病理学特征

- 伴有副肿瘤表现：Cushing 综合征、SIADH、类癌综合征或低血糖症

病理诊断要点

- SCNEC 所有的神经内分泌标志物可能阴性；synaptophsin 和 CD56 是最敏感的标志物，虽然 CD56 为非特异性
- 确立 LCNEC 的诊断需要神经内分泌标志物阳性
- 非神经内分泌癌内可见神经内分泌标志物散在阳性，由于存在孤立的神经内分泌细胞，不要看成是神经内分泌肿瘤的成分

部分参考文献

1. Castle PE et al: A systematic review and meta-analysis on the attribution of human papillomavirus (HPV) in neuroendocrine cancers of the cervix. Gynecol Oncol. 148(2):422-429, 2018
2. Patibandla JR et al: Small cell cancers of the female genital tract: molecular and clinical aspects. Gynecol Oncol. ePub, 2018
3. Howitt BE et al: Pathology of neuroendocrine tumours of the female genital tract. Curr Oncol Rep. 19(9):59, 2017
4. McCluggage WG et al: Large cell neuroendocrine carcinoma of the uterine cervix exhibiting TTF1 immunoreactivity. Histopathology. 51:405-7, 2007
5. Horn LC et al: p16, p14, p53, and cyclin D1 expression and HPV analysis in small cell carcinomas of the uterine cervix. Int J Gynecol Pathol. 25:182-6, 2006
6. Gilks CB et al: Large cell neuroendocrine [corrected] carcinoma of the uterine cervix: a clinicopathologic study of 12 cases. Am J Surg Pathol. 21:905-14, 1997

染色过深的挤压的单个细胞凋亡(SCNEC)

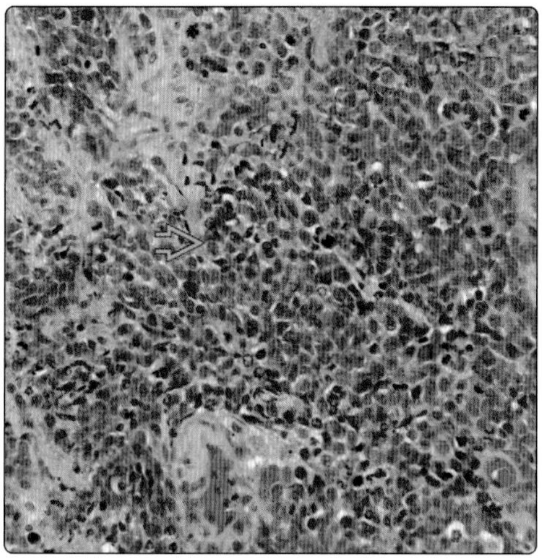

丰富的嗜酸性胞质和大的细胞核，伴有突出的核仁(LCNEC)

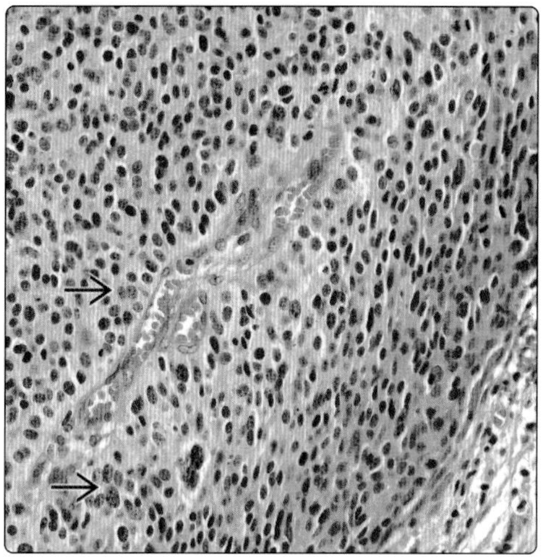

(**左**)SCNEC 的特征是由具有核质比高的细胞组成的，细胞核深染，明显挤压。注意显著的单个细胞凋亡⇨。核分裂活跃。(**右**)LCNEC 的肿瘤细胞具有丰富的嗜酸性胞质和大的有时是多形性的细胞核，常常伴有突出的核仁⇨。典型者见许多核分裂象。注意周围栅栏状排列

明显的条索样结构(类癌，1 级神经内分泌肿瘤)

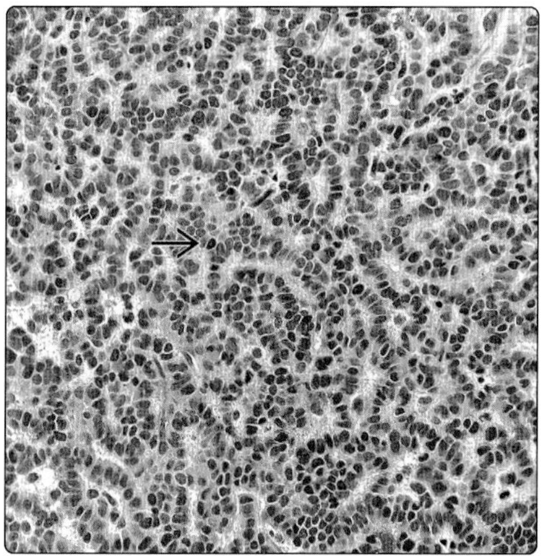

细胞巢和条索，伴有中度细胞异型性(不典型类癌，2 级神经内分泌肿瘤)

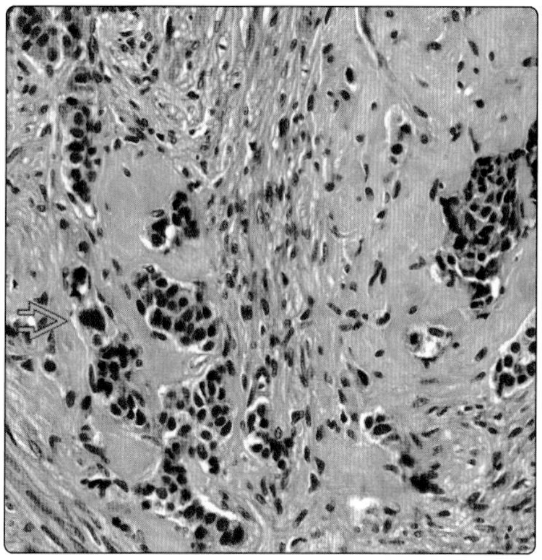

(**左**)类癌是由相互吻合的细胞条索和小梁组成的，核圆形到卵圆形，具有椒盐样染色质和良性的细胞学特征⇨。核分裂象非常罕见。缺乏坏死。(**右**)宫颈不典型类癌和典型类癌非常罕见。不典型类癌与典型类癌的区别是具有中度细胞非典型性⇨及发现核分裂象和局灶坏死

chromogranin-A 阳性(典型类癌)

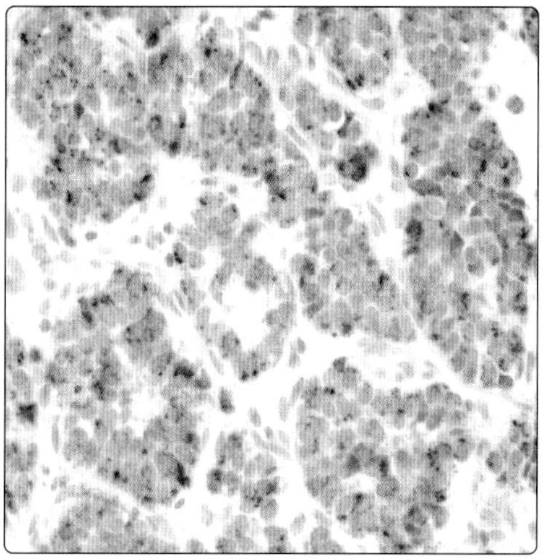

腺癌伴有神经内分泌癌成分

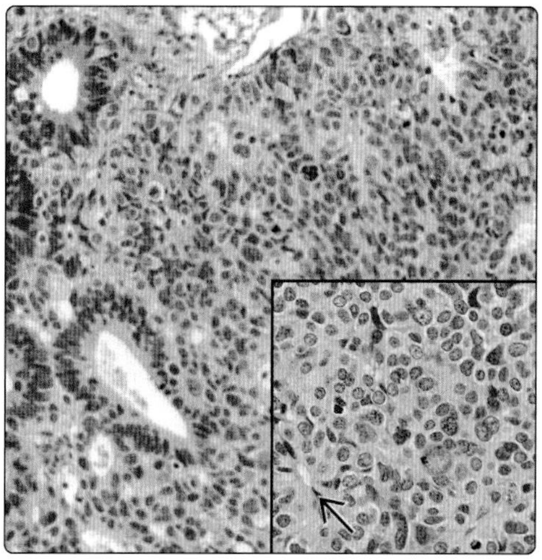

(**左**)典型类癌可能显示 chromogranin-A 核旁点状免疫染色而不是弥漫性染色。(**右**)普通型浸润性宫颈内膜腺癌(伴有核的假复层和顶端黏液)及浸润性鳞状细胞癌可能伴有神经内分泌成分，较常见的是小细胞癌(插图)，显示局灶性菊形团样结构⇨

第 32 节 宫颈内膜型腺肌瘤

要 点

术语

- 由米勒管型腺体和平滑肌组成的良性双相性肿瘤

临床问题

- 绝经前
- 无症状或异常阴道出血
- 预后良好
- 如果切除不完全，局部复发

大体所见

- 常常为息肉样，境界清楚
- 有时以外宫颈为中心，不累及黏膜（典型者较大）
- 大至 23cm
- 质硬，切面灰-黄褐色
- 囊肿（直径通常<1cm，大至 3cm）伴有胶样内容物

显微镜下所见

- 形状和大小不规则的腺体
- 黏液性、子宫内膜样和输卵管型上皮
- 无杯状细胞和潘氏细胞
- 平滑肌束混合有胶原带
  - ±奇异核

辅助实验

- 宫颈内膜腺体 CEA 阳性（顶端）
- SMA、desmin 和 caldesmon 平滑肌细胞阳性

首要的鉴别诊断

- 恶性腺瘤
- 米勒管腺纤维瘤/腺肉瘤
- 不典型息肉样腺肌瘤
- 宫颈内膜异位症

界限清楚

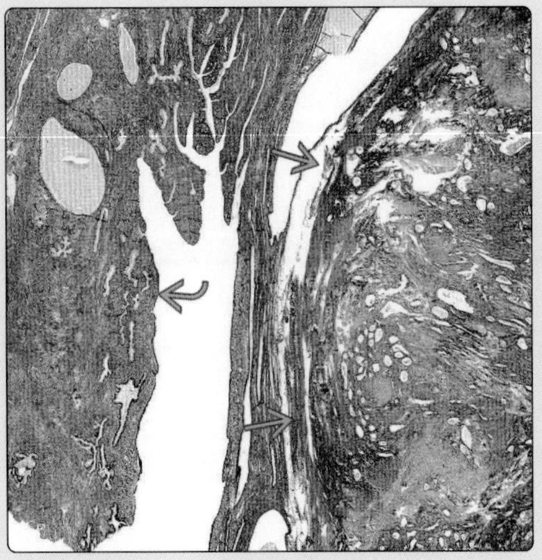

良性腺体和平滑肌混合

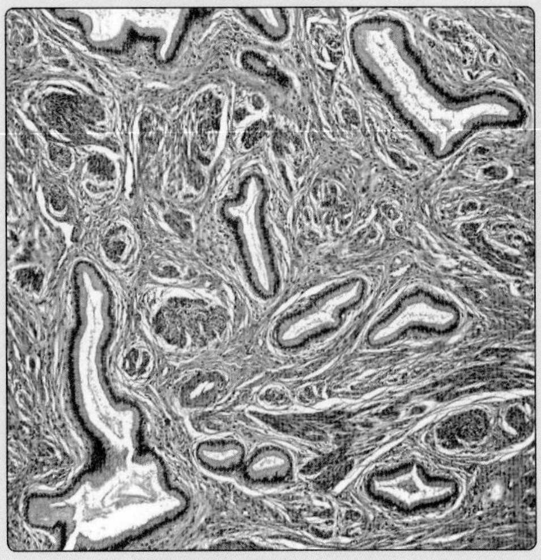

（左）米勒管腺肌瘤常常为息肉样肿块，从宫颈壁内长出，因此可能引起出血或排液症状。注意肿瘤边缘与邻近宫颈黏膜⇨界限非常清楚⇨。**（右）**宫颈腺肌瘤见不同数量的腺体与平滑肌混合，多数是宫颈内膜型，虽然可能发生子宫内膜样腺肌瘤和不典型息肉样腺肌瘤。两者上皮和间叶成分细胞学上均为良性

腺体破裂继发间质反应

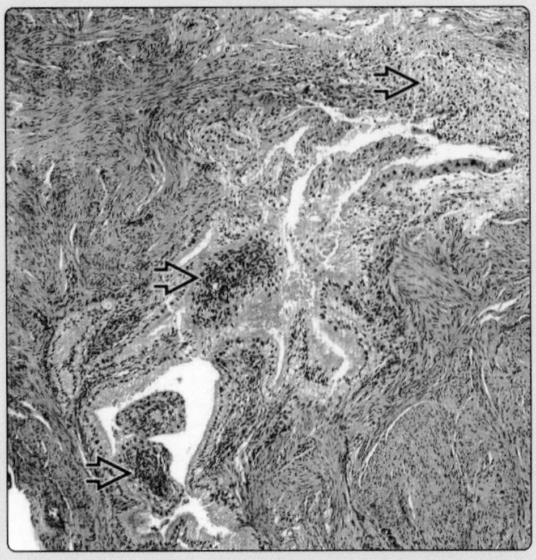

丰富而密集的平滑肌成分

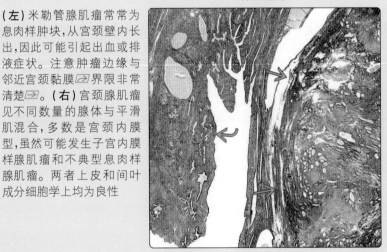

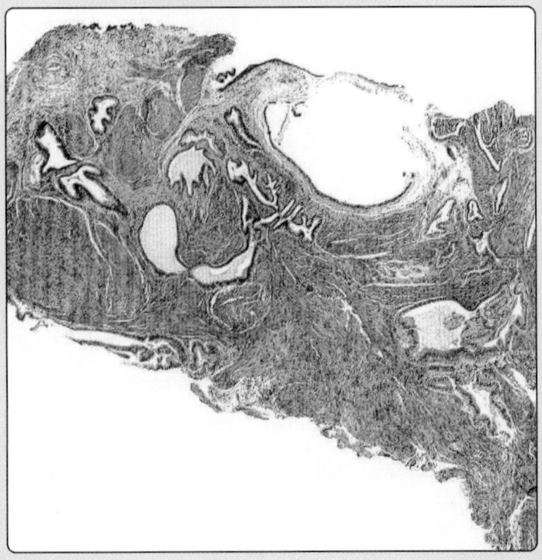

（左）虽然腺体破裂可能伴有间质反应，但缺乏细胞学非典型性和纤维组织增生性反应，可与恶性腺瘤鉴别开来。在这种特别的病例，发现腺体周围局灶子宫内膜型间质⇨有助于鉴别诊断。**（右）**因为典型的宫颈仅有小束的平滑肌包埋在胶原中，良性平滑肌束和宫颈内膜腺体紧密混合应该考虑腺肌瘤的诊断

术语

同义词

- 子宫内膜样型腺肌瘤

定义

- 由米勒管型腺体和平滑肌组成的良性双相性肿瘤

临床问题

流行病学

- 发病率
  - 罕见
- 年龄
  - 典型者绝经前(21~56 岁)

表现

- 无症状
- 异常阴道出血或黏液样排液
- 息肉通过宫颈内口脱出
- 偶见壁内肿块

治疗

- 切除或子宫切除

预后

- 良好;如果切除不完全,局部复发

大体所见

一般特征

- 常常呈息肉样,偶为多发性
- 有时以外宫颈为中心(典型者较大)
- 境界清楚
- 质硬,切面灰-黄褐色
- 囊肿(直径通常<1cm,大至 3cm)伴有胶样内容物
- 小的出血区

大小

- 大至 23cm

显微镜下所见

组织学特征

- 形状大小不规则的米勒管型腺体被不同量的平滑肌围绕
- 如果为宫颈内膜性,大的腺体分叶状排列,伴有乳头状内折和较小的单纯的腺体
- 如果宫颈内膜性,平滑肌和胶原组织混合(后者较显著,有时围绕腺体)
- 如果子宫内膜样,腺体周围一圈子宫内膜型间质(常常少量)被突出的平滑肌围绕
- 肿瘤性平滑肌的边缘与先前存在的平滑肌混合
- 腺体周围没有纤维组织增生性间质反应

细胞学特征

- 上皮成分
  - 单层良性黏液性细胞,输卵管/子宫内膜样上皮少见(宫颈内膜型)
  - 没有杯状或潘氏细胞
  - 假复层子宫内膜型上皮伴有少量输卵管、宫颈内膜和鳞状上皮
  - 立方细胞伴有嗜酸性腔内分泌物(中肾性)
- 平滑肌成分
  - ±奇异核
- 没有细胞非典型性或核分裂象

辅助实验

免疫组织化学

- 宫颈内膜性腺体 CEA 阳性(顶端)
- pax-8、ER 和 PR 阳性
- ER、PR 阴性和 CD10 腺腔阳性,如果中肾性
- 平滑肌 SMA、desmin 和 caldesmon 阳性

鉴别诊断

恶性腺瘤(黏液性和子宫内膜样)

- 界限不清的肿块或宫颈壁弥漫性增厚
- 不规则,杂乱,浸润性生长
- 细胞非典型性,局灶高级别
- 深部腺体周围纤维组织增生性反应
- 常见神经周围和淋巴管血管浸润
- 胃型黏液(HIK1083、MUC6)弥漫阳性(黏液性亚型),CEA 胞质阳性

米勒管腺纤维瘤/腺肉瘤

- 轻度到缺乏平滑肌分化
- 囊内间质乳头状突起
- 细胞丰富,非典型性,核分裂活跃,腺体周围间质明显(腺肉瘤)

不典型息肉样腺肌瘤

- 显著的腺体成分,可能具有非典型性
- 常见鳞状桑葚,伴有中心坏死

宫颈内膜异位症

- 典型者位于宫颈外壁
- 缺乏界限,分叶状结构,或平滑肌

诊断注意事项

病理诊断要点

- 界限清楚的分叶状腺体(某些病例),平滑肌成束排列,缺乏细胞非典型性或核分裂象,有助于鉴别腺肌瘤和恶性腺瘤

部分参考文献

1. Casey S et al: Adenomyomas of the uterine cervix: report of a cohort including endocervical and novel variants [corrected]. Histopathology. 66(3):420-9, 2015
2. Uppal S et al: Adenomyoma of the cervix: report of a case and review of the literature. J Low Genit Tract Dis. 7:218-20, 2003
3. Gilks CB et al: Uterine adenomyomas excluding atypical polypoid adenomyomas and adenomyomas of endocervical type: a clinicopathologic study of 30 cases of an underemphasized lesion that may cause diagnostic problems with brief consideration of adenomyomas of other female genital tract sites. Int J Gynecol Pathol. 19:195-205, 2000
4. Gilks CB et al: Adenomyomas of the uterine cervix of of endocervical type: a report of ten cases of a benign cervical tumor that may be confused with adenoma malignum. Mod Pathol. 9:220-4, 1996

第 33 节 米勒管乳头状瘤

要 点

术语

- 米勒管来源的良性乳头状病变，典型者发生在青春期前女孩

临床问题

- 青春期，通常<10 岁
- 阴道（前壁、后壁或侧壁）>>宫颈
- 阴道出血，外生性肿块
- 完全局部切除预后良好
- 恶性变危险非常小（如果没有完全切除）

大体所见

- 褐色/粉色乳头状肿物，通常<5cm
    - 可能有葡萄样表现

显微镜下所见

- 不同大小的分支状乳头
- 被覆立方到柱状上皮
- ±伴有腺腔的实性上皮巢
- 纤维血管轴心，伴有水肿性/黏液样改变
- 嗜酸性胞质和温和的细胞核
- 没有胞质内黏液
- 核分裂象缺乏到罕见

辅助实验

- 上皮细胞：EMA、CEA（顶端）、CAM5.2 阳性
- 间质细胞：vimentin 阳性；desmin、myogenin 阴性
- MIB-1 染色低（两种类型细胞）

首要的鉴别诊断

- 胚胎性横纹肌肉瘤，葡萄样
- 纤维上皮性息肉
- 肾源性腺瘤（如果阴道）
- 尖锐湿疣
- 透明细胞癌

乳头状结构

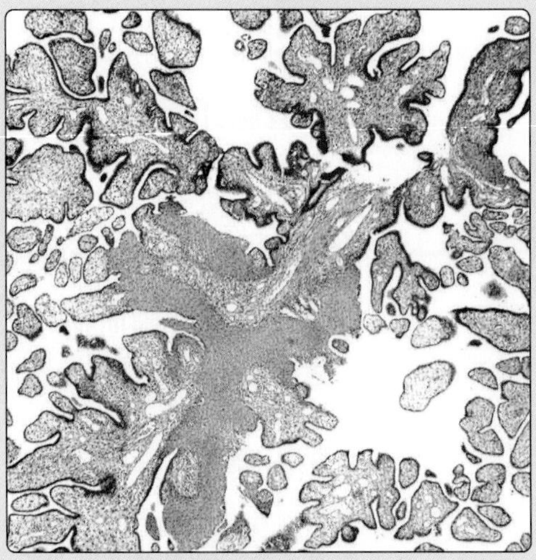

温和的立方上皮

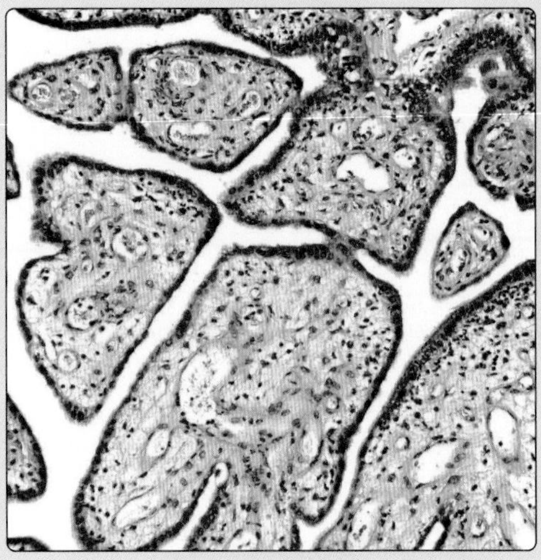

（左）典型的米勒管乳头状瘤发生在年轻的青春期女孩，最常见于阴道但也可见于宫颈。它是由不同大小的乳头组成的，被覆单层上皮细胞。**（右）**被覆米勒管乳头状瘤乳头的立方到柱状细胞，伴有嗜酸性胞质和良性细胞核。乳头轴心常常为水肿性

胚胎性横纹肌肉瘤

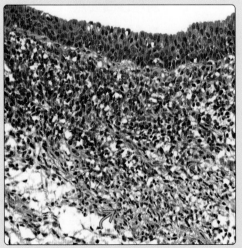

尖锐湿疣

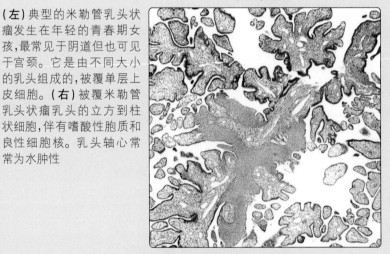

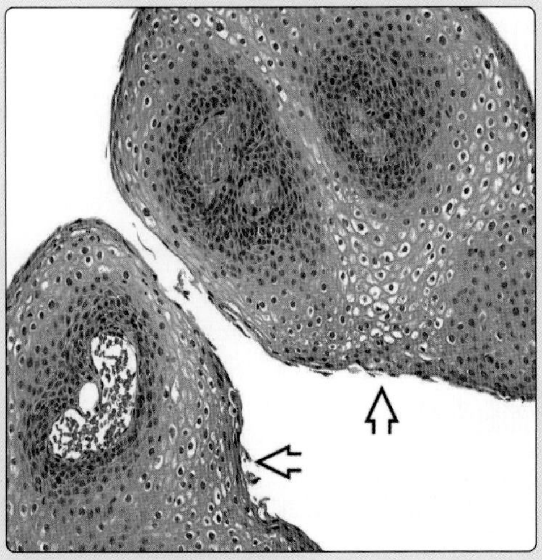

（左）小的原始蓝细胞在上皮下集聚（所谓的"新生层"）是胚胎性横纹肌肉瘤的特征。可见带形横纹肌母细胞伴有嗜酸性胞质→。**（右）**米勒管乳头状瘤的乳头状表现临床上可能酷似尖锐湿疣。与前者不同，尖锐湿疣的乳头粗，被覆显示挖空细胞→改变的鳞状上皮

术语

同义词

- 儿童良性米勒管乳头状瘤
- 中肾管乳头状瘤

定义

- 米勒管来源的良性乳头状病变,典型者发生在青春期前女孩

病因/发病机制

不明

- 可能由宫颈/阴道上部的米勒管衍化而来

临床问题

流行病学

- 年龄
  - 青春期前,通常<10 岁
  - 成年妇女罕见

部位

- 阴道(前壁、后壁或侧壁)
- 宫颈

表现

- 阴道出血
- 外生性肿块

治疗

- 局部切除

预后

- 良好
- 恶性变(如果切除不完全)危险非常小

大体所见

一般特征

- 褐色/粉色息肉样或乳头状肿块
- 可能有葡萄样表现
- 可能脆而易碎,或显示表面溃疡

大小

- 通常<5cm

显微镜下表现

组织学特征

- 不同大小的分支状乳头
- 被覆立方到柱状上皮
- ±实性上皮巢,伴有腺腔
- 水肿性或黏液样纤维血管轴心

细胞学特征

- 嗜酸性胞质和温和的细胞核
- 没有胞质内黏液
- 核分裂象缺乏到罕见
- 非典型性特征(可能代表恶性)
  - 多层上皮,伴有核的异型性
  - 常见核分裂象包括不典型核分裂象

辅助实验

细胞学特征

- 紧密结合的乳头簇
- ±羽毛状边缘
- 细胞密集,重叠,核质比高,但核的轮廓规则
- 没有核分裂象

免疫组织化学

- 上皮细胞:EMA、CEA(顶端)和 CAM5.2 阳性
- 间质成分:vimentin 阳性;desmin、myogenin 阴性
- MIB-1 染色低(两型细胞)

鉴别诊断

胚胎性横纹肌肉瘤,葡萄状

- 小的原始蓝细胞在上皮下集聚(所谓的"新生层")
- 梭形或带状横纹肌母细胞,伴有嗜酸性胞质
- 核分裂活跃和核的非典型性
- desmin、myogenin、myoD1 阳性

纤维上皮性息肉

- 乳头状结构少见
- 被覆鳞状上皮
- 星形和多核间质细胞
- 突出的中到大血管

中肾管腺瘤

- 腺管和囊肿常见于上皮下间质
- ±鞋钉样和透明细胞
- 常见间质改变(玻璃样变,钙化)
- AMACR、RCC、CK20、pax-2 不同程度阳性

尖锐湿疣

- 典型者乳头巨大,轴心常常玻璃样变
- 被覆鳞状上皮,伴有挖空细胞形成

透明细胞癌

- 混合性形态和核的非典型性

诊断注意事项

病理诊断要点

- 女孩阴道或宫颈温和的乳头状增生(单层上皮)应该怀疑米勒管乳头状瘤的可能性

部分参考文献

1. McQuillan SK et al: Literature review of benign müllerian papilloma contrasted with vaginal rhabdomyosarcoma. J Pediatr Adolesc Gynecol. 29(4):333-7, 2016
2. Hollowell ML et al: Cytologic features of müllerian papilloma of the cervix: mimic of malignancy. Diagn Cytopathol. 35(9):607-11, 2007
3. Mierau GW et al: Benign müllerian papilloma of childhood. Ultrastruct Pathol. 29(3-4):209-16, 2005
4. Schmedding A et al: Benign papilloma of the cervix in childhood: immunohistochemical findings and review of the literature. Eur J Pediatr. 156(4):320-2, 1997
5. Ulbright TM et al: Intramural papilloma of the vagina: evidence of müllerian histogenesis. Cancer. 48(10):2260-6, 1981

第 34 节 米勒管腺肉瘤

要 点

术语

- 米勒管（良性或非典型性）和低度恶性间质（常常是同源性）双相性生长的低度恶性的肿瘤

病因/发病机制

- 雌激素相对过多
- 可能来源于宫颈子宫内膜异位症

大体所见

- 常常为孤立性，无蒂，有蒂，息肉样或乳头状；实性伴有几个囊肿

显微镜下所见

- 间质细胞丰富（腺体周围"套袖"）围绕叶状或囊性腺体，常常形成腔内突起
- 异源性成分：胎儿型软骨、横纹肌母细胞和/或脂肪母细胞（罕见）
- 间质如同低级别子宫内膜间质肉瘤或纤维肉瘤，伴有轻到中度细胞非典型性
- 肉瘤性过度生长（MASO）：>25% 的肿瘤仅由肿瘤性间质组成，典型者为高级别，伴有横纹肌分化
- 宫颈内膜或非角化性鳞状上皮伴有轻度细胞非典型性

辅助实验

- ER、PR 和 CD10 强阳性，除了 MASO
- WT1 和 SMA 常常阳性
- desmin（特别是如果有平滑肌分化），AE1/AE3 和 CD34 可能阳性

首要的鉴别诊断

- 宫颈内膜息肉
- 宫颈内膜/子宫内膜型腺肌瘤
- 米勒管腺纤维瘤
- 胚胎性横纹肌肉瘤

突出的乳头状/息肉样结构

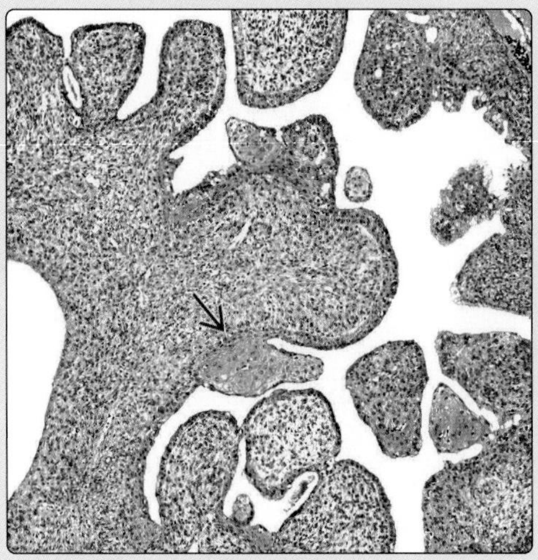

肥胖的间质细胞

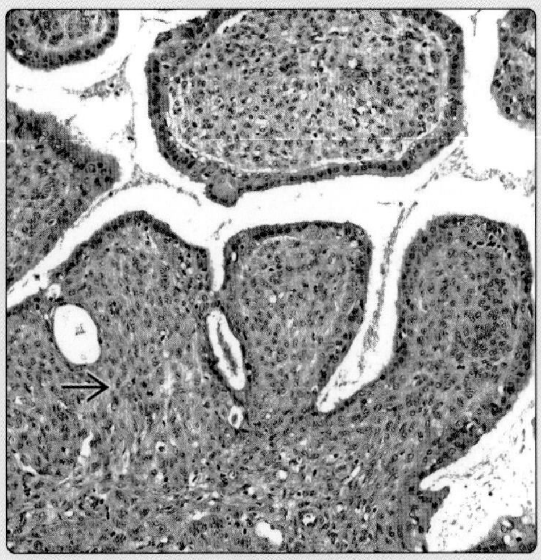

（左）低级别宫颈米勒管腺肉瘤可能显示明显的息肉样突起，肿瘤性间质突入腺腔。注意上皮下间质成分细胞过多。上皮有明显的鳞状分化⇨。**（右）**上皮下的间质成分是由肥胖的细胞组成的，伴有某些核分裂活性但没有明显的细胞非典型性⇨

叶型结构

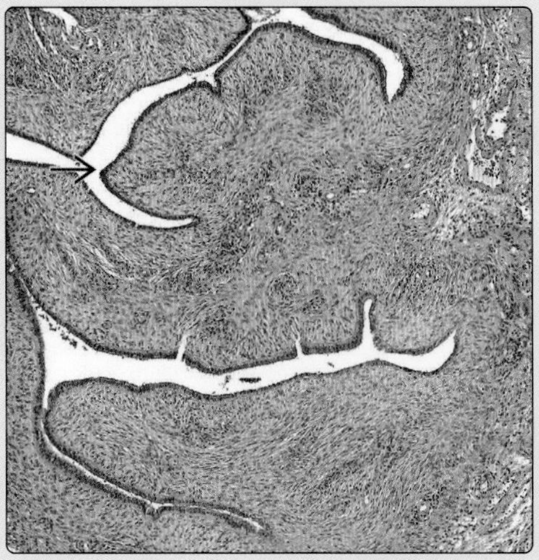

子宫内膜样和宫颈内膜型上皮混合

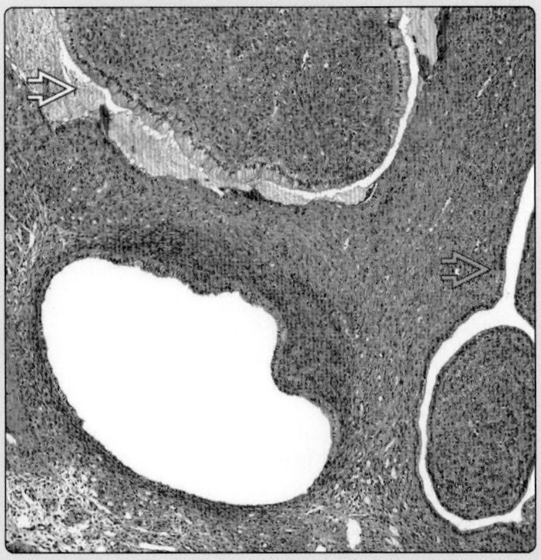

（左）宫颈低级别米勒管腺肉瘤可能有明显的叶状（分叶样）结构，伴有腔内细胞丰富的肿瘤性间质息肉样突起⇨。**（右）**宫颈低级别米勒管腺肉瘤可能显示囊性扩张的腺体，伴有肿瘤性间质细胞套袖。典型的上皮成分是良性或至多为非典型性上皮，可能出现不同类型的细胞，包括子宫内膜样⇨和宫颈内膜型⇨，输卵管或鳞状细胞

术语

定义

- 米勒管(良性或非典型性)和低度恶性间质(常常是同源性)双相性生长的低度恶性的肿瘤

病因/发病机制

- 可能与雌激素过多有关
- 可能来自宫颈子宫内膜异位症

临床问题

流行病学

- 发病率
  - 非常罕见(<2% 所有腺肉瘤)
- 年龄
  - 范围广泛:14~79 岁(平均 57 岁)岁

部位

- 宫颈内膜

表现

- 阴道出血或盆腔疼痛
- 从宫颈口突出息肉样肿块
- 复发性息肉的病史

治疗

- 选择经腹全子宫切除±放疗,如果浸润宫颈壁
- 年轻希望保留生育,局部切除,切缘干净,并密切随访

预后

- 如果没有侵犯宫颈壁,预后良好
- 侵犯宫颈壁有复发的危险
- 如果肉瘤性过度生长(MASO),预后不良

大体所见

一般特征

- 常常为孤立性,无蒂,有蒂,息肉样或乳头状,界限清楚
- 质软到质硬到肉样±囊肿
- 可见出血和/或坏死

显微镜下所见

组织学特征

- 叶状或囊性腺体(间隔通常宽)周围的间质细胞丰富(腺体周围"套袖")
- 间质成分常常形成息肉样突起突入腺腔
- 黏液样或纤维性背景可能明显
- 异源性成分:胎儿型软骨、横纹肌母细胞和/或脂肪母细胞(罕见)
- 可能出现性索样成分
- MASO:>25% 的肿瘤仅由肿瘤性间质组成,典型者高级别,常常伴有横纹肌母细胞分化
- 多灶性或同时累及子宫内膜罕见

细胞学特征

- 间质类似于低级别子宫内膜间质肉瘤,纤维肉瘤或混合
  - 低到中度非典型性和不同的核分裂率,但典型者≤2个/10HPF
  - 多核间质细胞±奇异核和组织细胞
- 宫颈内膜或非角化性鳞状上皮
  - 轻度非典型性,核分裂象(如果非典型性达到原位癌,典型者仅局灶)罕见

辅助实验

免疫组织化学

- 典型者 ER、PR 和 CD10 阳性
- WT1 和 SMA 常常阳性
- desmin(特别是如果平滑肌分化)AE1/AE3 和 CD34 可能阳性
- MASO 很少出现 ER、PR 和 CD34 阳性

鉴别诊断

宫颈内膜息肉

- 没有腺体周围"套袖"或轻微,间质接近和远离腺体,均匀分布
- 没有细胞非典型性或核分裂象

宫颈内膜/子宫内膜型腺肌瘤

- 宫颈内膜/子宫内膜型腺体和平滑肌
- ±腺体周围子宫内膜型间质;没有"套袖"或息肉样突起
- 没有细胞非典型性,核分裂象罕见

米勒管腺纤维瘤

- 没有腺体周围间质细胞"套袖"
- 没有细胞非典型性或核分裂活性
- 除外诊断

胚胎性横纹肌肉瘤

- 葡萄样生长和少量内陷的腺体
- 细胞稀少(常常黏液样)和细胞丰富区域交替出现
- 肿瘤性原始"蓝"间质细胞围绕和远离上皮
- ±DICER 突变

诊断注意事项

病理诊断要点

- 如果诊断特征仅仅局灶出现或不甚明显,不应做出低级别米勒管腺肉瘤的诊断

部分参考文献

1. Howitt BE et al: Uterine polyps with features overlapping with those of müllerian adenosarcoma: a clinicopathologic analysis of 29 cases emphasizing their likely benign nature. Am J Surg Pathol. 39(1):116-26, 2015
2. Gallardo A et al: Müllerian adenosarcoma: a clinicopathologic and immunohistochemical study of 55 cases challenging the existence of adenofibroma. Am J Surg Pathol. 33(2):278-88, 2009
3. Park HM et al: Müllerian adenosarcoma with sarcomatous overgrowth of the cervix presenting as cervical polyp: a case report and review of the literature. Int J Gynecol Cancer. 14(5):1024-9, 2004
4. Clement PB et al: Müllerian adenosarcoma of the uterus: a clinicopathologic analysis of 100 cases with a review of the literature. Hum Pathol. 21(4):363-81, 1990

第 35 节　恶性混合性米勒管肿瘤

要　点

术语

- 恶性双相性肿瘤，由高级别上皮和间叶成分紧密混合组成，而不是融合

病因/发病机制

- HPV，HR-HPV
- 既往盆腔放疗史

临床问题

- 罕见；<1% 恶性宫颈肿瘤
- 少见；<3% 所有子宫恶性混合性米勒管肿瘤
- 典型者绝经后
- 早期，≤50% 生存；分期高，预后不良

大体所见

- 常常息肉样或有蒂
- 大至 17cm

显微镜下所见

- 癌和肉瘤性成分紧密混合，而不是融合
- 癌的成分
  - 通常为鳞状细胞癌：基底细胞样（最常见）、角化性或非角化性
  - 偶见腺样基底细胞或腺样囊性癌、腺癌或小细胞癌
- 肉瘤成分
  - 同源性或异源性分化

辅助实验

- 两种成分 p16 常常阳性（HPV 相关性）

首要的鉴别诊断

- 肉瘤样鳞状细胞癌
- 腺肉瘤伴有肉瘤性过度生长
- 胚胎性横纹肌肉瘤

息肉样和出血性肿块

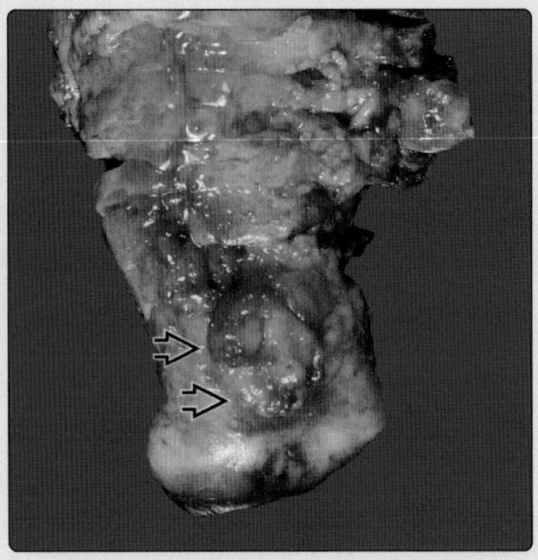

双相性表现

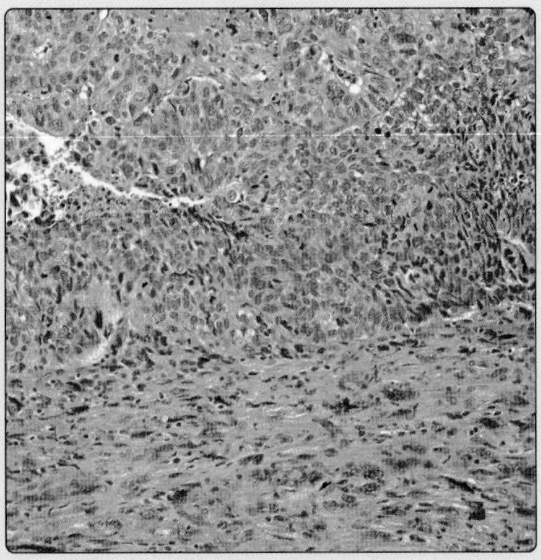

(左) 宫颈恶性混合性米勒管肿瘤可能形成息肉样实性肿块→类似于子宫体同名病变，常常浸润宫颈间质深部。**(右)** 鳞状细胞癌是宫颈恶性混合性米勒管肿瘤最常见的上皮成分。间叶成分显示高级别核的异型性。注意两种成分并列而不是融合

小细胞和普通的腺癌成分

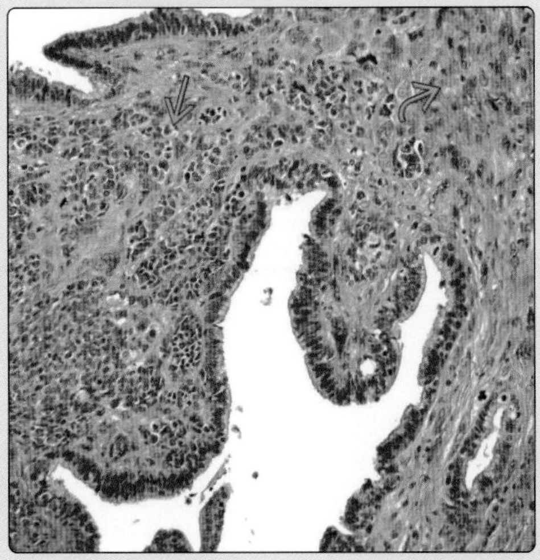

p16 弥漫强阳性

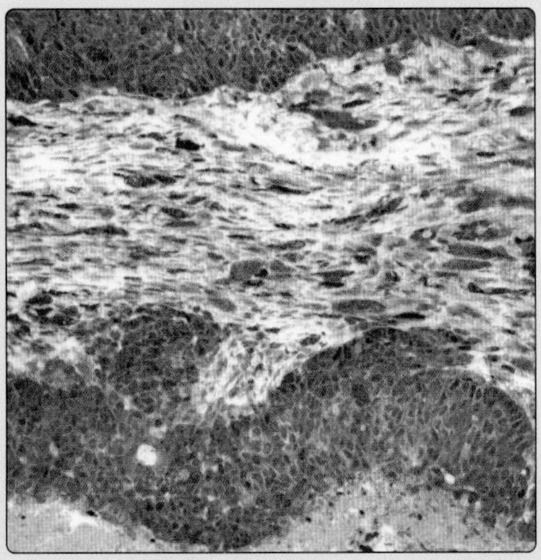

(左) 这个宫颈恶性混合性米勒管肿瘤显示小细胞癌成分→，紧邻普通腺癌和高级别间质→区域，这些上皮成分比鳞状细胞癌少见。**(右)** 宫颈恶性混合性米勒管肿瘤的上皮成分和肉瘤成分 p16 阳性，因为是 HR-HPV 相关性

术语

缩略语

- 恶性混合性米勒管肿瘤(malignant mixed müllerian tumor,MMMT)

同义词

- 癌肉瘤

定义

- 恶性双相性肿瘤,由高级别上皮和间叶成分紧密混合组成,而不融合

病因/发病机制

诱发因素

- HR-HPV
- 既往盆腔放疗史

临床问题

流行病学

- 发病率
  - 罕见;<1%恶性宫颈肿瘤
  - 少见;<3%所有子宫 MMMT
- 年龄
  - 典型者绝经后
  - 范围:12~93 岁(平均 60~65 岁)

表现

- 绝经后阴道出血
- 巴氏涂片异常或宫颈肿块

治疗

- 子宫切除伴有双侧输卵管卵巢切除
- 辅助放疗或化疗

预后

- 早期,≤50%生存;分期高,预后不良

大体所见

一般特征

- 常为息肉样或有蒂,大至 17cm
- 质软或质硬,切面奶油色到褐-灰色
- 广泛的坏死和出血区

显微镜下所见

组织学特征

- 不同量的癌和肉瘤成分,但可能以一种成分为主
- 恶性上皮成分
  - 典型者鳞癌:片块、巢状、基底细胞样细胞相互吻合的小梁(最常见),角化或非角化性细胞
  - 偶见腺样基底细胞或腺样囊性癌、普通型、子宫内膜样或小细胞癌
  - 常常可见原位鳞癌
- 恶性间叶成分
  - 同源性:高级别,非特异性;子宫内膜间质肉瘤;平滑肌肉瘤或(黏液样)纤维肉瘤
  - 异源性(少见):胚胎性横纹肌肉瘤、软骨肉瘤
- 癌常常侵犯淋巴血管

细胞学特征

- 与组织学类型有关
  - 癌的成分:从伴有少量胞质的小细胞到大的角化细胞
  - 肉瘤成分:非典型性卵圆到梭形到多形性(少见)细胞±巨细胞或带状细胞
- 典型者许多核分裂象

辅助实验

免疫组织化学

- 恶性上皮成分
  - cytokeratins 和 EMA 典型者阳性
  - vimentin 可能阳性
- 恶性间叶成分
  - vinentin 和 actin 弥漫阳性
  - cytokeratin 和 EMA 可能片块阳性
  - 如果为横纹肌肉瘤,desmin 或骨骼肌标志物阳性
- 两种成分 p16 常常阳性(HPV 相关性)

鉴别诊断

肉瘤样鳞状细胞癌

- 梭形和普通的区域融合
- 没有异源性成分

米勒管腺肉瘤伴有异源性肉瘤过度生长

- 叶状生长和腺腔内突起
- 良性或低级别非典型性腺体,但没有癌

胚胎性横纹肌肉瘤

- 葡萄样大体表现
- 表面上皮下新生层
- 细胞过少和细胞过多区域交替出现
- 散在陷入的良性腺体

子宫内膜 MMMT 延伸到宫颈

- 肿瘤主要以子宫体为中心

诊断注意事项

病理诊断要点

- 与宫体 MMMT 不同,典型的癌的成分为鳞状细胞癌,偶尔为腺样基底细胞癌,腺样囊性癌,或普通腺癌

部分参考文献

1. Munakata S et al: Malignant müllerian mixed tumor of the uterine cervix with a small cell neuroendocrine carcinoma component. Case Rep Pathol. 2013:630859, 2013
2. Ribeiro-Silva A et al: Malignant mixed Mullerian tumor of the uterine cervix with neuroendocrine differentiation. Int J Gynecol Cancer. 12(2):223-7, 2002
3. Takeshima Y et al: Co-existent carcinosarcoma and adenoid basal carcinoma of the uterine cervix and correlation with human papillomavirus infection. Int J Gynecol Pathol. 21:186-90, 2002
4. Grayson W et al: Carcinosarcoma of the uterine cervix: a report of eight cases with immunohistochemical analysis and evaluation of human papillomavirus status. Am J Surg Pathol. 25:338-47, 2001
5. Clement PB et al: Malignant mullerian mixed tumors of the uterine cervix: a report of nine cases of a neoplasm with morphology often different from its counterpart in the corpus. Int J Gynecol Pathol. 17:211-22, 1998

第36节 横纹肌肉瘤

要 点

术语

- 由具有不同分化程度的骨骼肌组成的恶性间叶性肿瘤

病因/发病机制

- *DICER1*-胸膜肺母细胞瘤家族肿瘤好发综合征:肺母细胞瘤、囊性肾瘤、卵巢 Sertoli-Leydig 细胞瘤(中分化或低分化)、宫颈葡萄状横纹肌肉瘤(RMS),结节性甲状腺增生或甲状腺癌及其他

临床问题

- 儿童到年轻妇女(胚胎性)或<50岁(腺泡状)
- 葡萄状 RMS:息肉样、葡萄状肿块

显微镜下所见

- 葡萄状胚胎性 RMS
  - 细胞带(新生层)及细胞稀少(黏液样和/或水肿性)与细胞丰富区
  - 胎儿型软骨(多达50%)
- 腺泡状 RMS:巢状、腺泡状或实性结构
- 小的原始(胚胎性)或多角形(腺泡状)细胞和横纹肌母细胞(包括带状细胞)

辅助实验

- myosin、myogenin、myoglobin、myoD1 阳性
- Ki-67 高表达,特别是细胞丰富的区域
- t(2;13)(q35;q14)(85%)或 t(1;13)(p36;q14)(腺泡状 RMS)
- *DICER1* 种系或体细胞突变

首要的鉴别诊断

- 米勒管腺肉瘤
- 米勒管腺肉瘤伴有肉瘤过度生长
- 平滑肌肉瘤
- Ewing 肉瘤/PNET

息肉样肿块

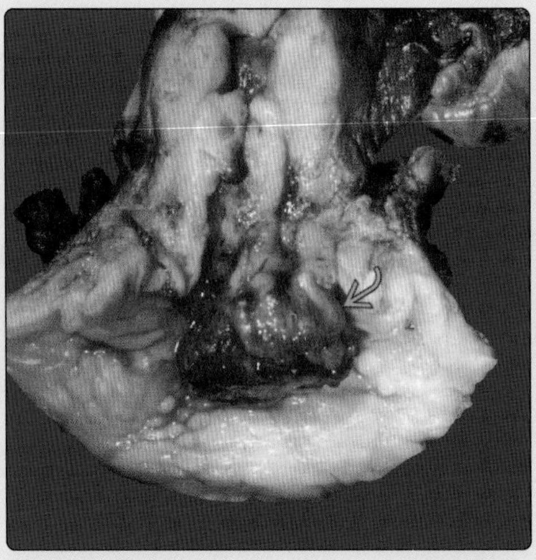

新生层和胎儿型软骨

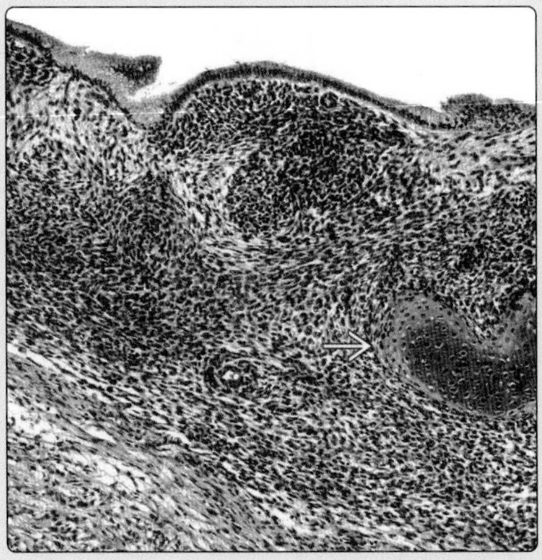

(左)宫颈胚胎性 RMS 是骨骼肌恶性肿瘤最常见的类型,常常表现为息肉样或葡萄状肿块▷,常常在Ⅰ期做出诊断。(右)胚胎性 RMS 的特征是显示上皮下小蓝细胞集聚(新生层),可能不均匀一致。注意存在小岛状胎儿型软骨➡,这是这种肿瘤的特征性所见

细胞稀少和细胞过多区域交替出现

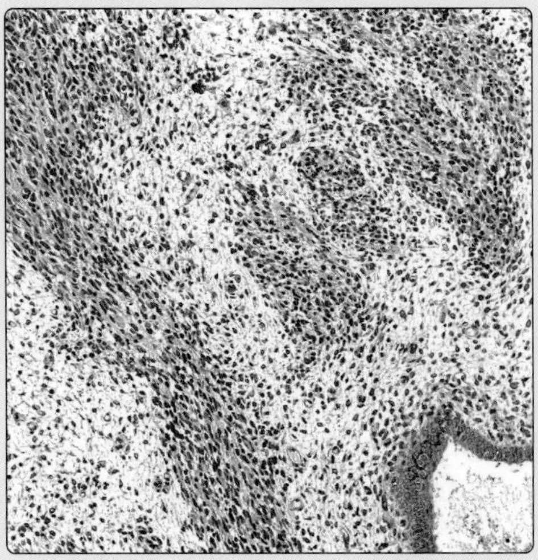

横纹肌母细胞分化

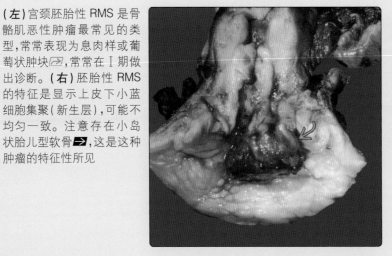

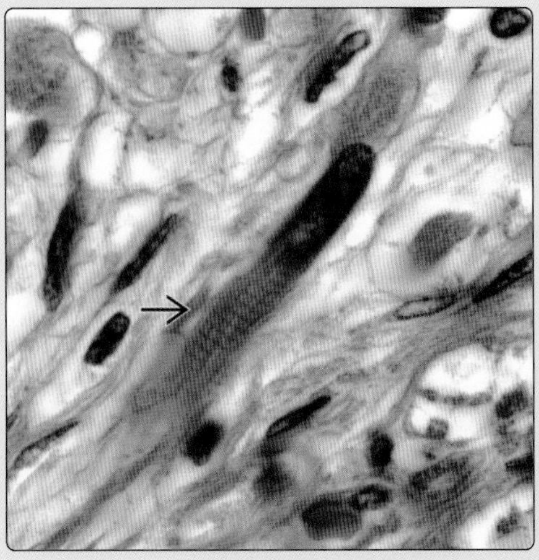

(左)典型的胚胎性 RMS 显示细胞过多和细胞稀少区域交替,后者的特征是水肿性和/或黏液样。出现误导的良性的区域并不少见。(右)虽然诊断并不需要,但横纹肌母细胞➡可见横纹,伴有横纹肌分化的细胞常常见于这种肿瘤细胞丰富的区域

术语

缩略语

- 横纹肌肉瘤(rhabdomyosarcoma,RMS)

同义词

- 葡萄样肉瘤(胚胎性 RMS 伴有葡萄样临床表现和新生层)

定义

- 由具有不同分化程度的骨骼肌组成的恶性间叶性肿瘤

病因/发病机制

遗传学

- *DICER1*-肺胸膜母细胞瘤家族肿瘤好发综合征
  - 肺母细胞瘤、囊性肾瘤、鼻软骨间叶性错构瘤、卵巢 Sertoli-Leydig 细胞瘤(中分化或低分化)、宫颈葡萄状胚胎性 RMS、睫状体髓上皮瘤、松果体母细胞瘤、垂体母细胞瘤和结节性甲状腺增生或甲状腺癌

临床问题

流行病学

- 发病率
  - 占儿童实体肿瘤的 8%
  - <1% 成人软组织肉瘤
  - 胚胎性 RMS 是最常见的组织学亚型
- 年龄
  - 胚胎性 RMS:儿童到年轻妇女(但年龄广泛)
  - 腺泡状 RMS:典型者绝经前(<50 岁)

表现

- 阴道出血
- 通过宫颈口突出的肿块

治疗

- 单纯子宫切除或局部切除±化疗(特别是 I 期)
- 根治性手术和辅助治疗(如果晚期)

预后

- 总的 5 年生存率(所有组织学类型):68.4%
  - 预后好的相关因素:年轻,没有转移,胚胎性组织学,淋巴结阴性,手术切除
- 儿童胚胎性 RMS:5 年生存率为 70%~90%,应用化疗
  - 根治性手术的预后不比局部切除+化疗好
- 成人胚胎性 RMS:生存率<20%

大体所见

一般特征

- 息肉样、葡萄状肿块(葡萄状 RMS)
- 质地软,切面同质性,肉样,黄褐色到灰粉色黏液样
- 通常 3~4cm(大至 30cm)

显微镜下所见

组织学特征

- 胚胎性 RMS(葡萄型)
  - 表面上皮下致密的原始小蓝细胞带(新生层)。并围绕陷入的上皮结构
  - 细胞稀少(伴有黏液样和/或水肿性间质)和细胞过多区交替
  - 不同数量的横纹肌母细胞
  - 胎儿型软骨岛(多达 50%)
- 胚胎性 RMS(梭形细胞型)
  - 细长交叉排列的细胞束或席纹状结构
- 胚胎性 RMS(间变型)
  - 典型的胚胎性 RMS 出现成簇的多形性多核细胞
- 腺泡状 RMS
  - 巢状和腺泡状或实性结构
  - 细胞巢之间玻璃样变性,纤维性间隔
  - 可能与胚胎性 RMS 混合

细胞学特征

- 小的圆形、细长或梭形细胞,伴有不同程度的骨骼肌分化
- 原始小细胞,伴有少量胞质,丰富的凋亡小体(典型的胚胎性 RMS)
- 多角形细胞伴有不同量的胞质(典型的腺泡状 RMS)
- 横纹肌母细胞伴有丰富的嗜酸性胞质(当细长时称为带状细胞)±横纹
- ±多核巨细胞
- 核深染,核仁小
- 不同量的核分裂象,但常常活跃

辅助实验

免疫组织化学

- desmin、SMA、myosin、myogenin、myoblobin、myoD1 阳性
  - 典型者 desmin 与 myogenin 共同表达
- CD99、cytokeratin、EMA、S100、ER、PR 或 WT1 阳性罕见
- SATB2 阴性
- Ki-67 表达高,特别是细胞丰富的区域

遗传学检测

- 胚胎性 RMS
  - 11 号染色体长臂缺失
- 腺泡状 RMS
  - t(2;13)(q35;q14)85%
  - t(1;13)(p36;q14)
- *DICER1* 种系突变或体细胞突变

鉴别诊断

米勒管腺肉瘤

- 叶状生长伴有腺腔内息肉样间质突起
- 较显著的腺体成分(肿瘤的固有部分)
- 各种各样的米勒型上皮
- 通常低级别核的特征(没有原始表现)
- 核分裂象低

米勒管腺肉瘤伴有肉瘤过度生长

- 普通腺肉瘤区域

平滑肌肉瘤

- 成束生长
- 梭形细胞伴有细长(梭形)或圆形(上皮样)细胞核
- 没有横纹或原始细胞
- ER/PR 常常阳性
- myogenin 和 myoD1 阴性

Ewing 肉瘤/PNET

- 没有新生层
- 没有细胞稀少和细胞过多区
- 胞质内糖原,但无横纹
- t(11;22)

恶性横纹肌样瘤

- 胞质丰富,嗜酸细胞样包涵体
- 没有新生层
- 没有原始表现的核
- EMA 阳性,而肌肉标志物阳性少见

低分化癌

- 细胞黏附,伴有局灶角化或腺腔
- EMA 和 keratin 阳性
- 肌肉标志物阴性

腺泡状软组织肉瘤

- 突出的窦样血管网
- 同质性的细胞
- PAS-D 阳性的棒状结晶和颗粒
- TFE3 阳性,der(17)t(X;17)(p11.2;q25)

恶性混合性米勒管肿瘤(MMMT)

- 恶性上皮成分
- HPV 常常阳性

诊断注意事项

病理诊断要点

- 上皮下致密的原始细胞带(新生层)是胚胎性 RMS 的特征
- 如果有丰富的腺体成分,要考虑米勒管腺肉瘤
- 伴有突出间质的任何息肉样病变,均要在高倍镜下仔细寻找伴有原始细胞的细胞丰富区

部分参考文献

1. Pinto A et al: Uterine Rhabdomyosarcoma in adults. Hum Pathol. ePub, 2018
2. Nasioudis D et al: Rhabdomyosarcoma of the lower female genital tract: an analysis of 144 cases. Arch Gynecol Obstet. 296(2):327-334, 2017
3. Sangoi AR et al: SATB2 expression Is sensitive but not specific for osteosarcomatous components of gynecologic tract carcinosarcomas: a clinicopathologic study of 60 cases. Int J Gynecol Pathol. 36(2):140-145, 2017
4. Bouchard-Fortier G et al: Fertility-sparing surgery for the management of young women with embryonal rhabdomyosarcoma of the cervix: a case series. Gynecol Oncol Rep. 18:4-7, 2016
5. Witkowski L et al: Recently characterized molecular events in uncommon gynaecological neoplasms and their clinical importance. Histopathology. 69(6):903-913, 2016
6. Conlon N et al: A survey of DICER1 hotspot mutations in ovarian and testicular sex cord-stromal tumors. Mod Pathol. 28(12):1603-12, 2015
7. Kirsch CH et al: Outcome of female pediatric patients diagnosed with genital tract rhabdomyosarcoma based on analysis of cases registered in SEER database between 1973 and 2006. Am J Clin Oncol. 37(1):47-50, 2014
8. Schultz KA et al: DICER1-pleuropulmonary blastoma familial tumor predisposition syndrome: a unique constellation of neoplastic conditions. Pathol Case Rev. 19(2):90-100, 2014
9. Li RF et al: Embryonal rhabdomyosarcoma (botryoid type) of the uterine corpus and cervix in adult women: report of a case series and review of the literature. Am J Surg Pathol. 37(3):344-55, 2013
10. McCluggage WG et al: Myogenin expression in vulvovaginal spindle cell lesions: analysis of a series of cases with an emphasis on diagnostic pitfalls. Histopathology. 63(4):545-50, 2013
11. Cakar B et al: Alveolar rhabdomyosarcoma originating from the uterine cervix. Eur J Gynaecol Oncol. 32(2):196-8, 2011
12. Gitau GM et al: Alveolar soft part sarcoma of the uterine cervix. Int J Gynecol Cancer. 18(4):853-6, 2008
13. Rivasi F et al: Alveolar rhabdomyosarcoma of the uterine cervix. A case report confirmed by FKHR break-apart rearrangement Int J Gynecol Pathol. 27:442-6, 2008
14. Ferguson SE et al: Clinicopathologic features of gynecologic RMS in adults. Am J Surg Pathol. 31:382-9, 2007
15. Houghton JP et al: Embryonal rhabdomyosarcoma of the cervix with focal pleomorphic areas. J Clin Pathol. 60(1):88-9, 2007
16. McClean GE et al: Cervical embryonal rhabdomyosarcoma and ovarian Sertoli-Leydig cell tumour: a more than coincidental association of two rare neoplasms? J Clin Pathol. 60:326-8, 2007
17. Riedlinger WF et al: Myogenic markers in the evaluation of embryonal botryoid rhabdomyosarcoma of the female genital tract. Pediatr Dev Pathol. 8(4):427-34, 2005
18. Caruso RA et al: Anaplastic subtype embryonal rhabdomyosarcoma of the cervix. Arch Gynecol Obstet. 270:278-80, 2004
19. Zanetta G et al: Conservative treatment followed by chemotherapy with doxorubicin and ifosfamide for cervical sarcoma botryoides in young females. Br J Cancer. 80(3-4):403-6, 1999
20. Balat O et al: Sarcoma botryoides of the uterine endocervix: long-term results of conservative surgery. Eur J Gynaecol Oncol. 17(5):335-7, 1996
21. Lin J et al: Sarcoma botryoides of the cervix treated with limited surgery and chemotherapy to preserve fertility. Gynecol Oncol. 58(2):270-3, 1995
22. Gordon AN et al: Sarcoma botryoides of the cervix: excision followed by adjuvant chemotherapy for preservation of reproductive function. Gynecol Oncol. 36(1):119-24, 1990
23. Perrone T et al: Rhabdomyosarcoma with heterologous cartilage of the uterine cervix: a clinicopathologic and immunohistochemical study of an aggressive neoplasm in a young female. Med Pediatr Oncol. 18(1):72-6, 1990
24. Daya DA et al: Sarcoma botryoides of the uterine cervix in young women. Gynecol Oncol. 29:290-304, 1988
25. Montag TW et al: Embryonal rhabdomyosarcoma of the uterine corpus and cervix. Gynecol Oncol. 25(2):171-94, 1986

细胞丰富的区域和明显的出血

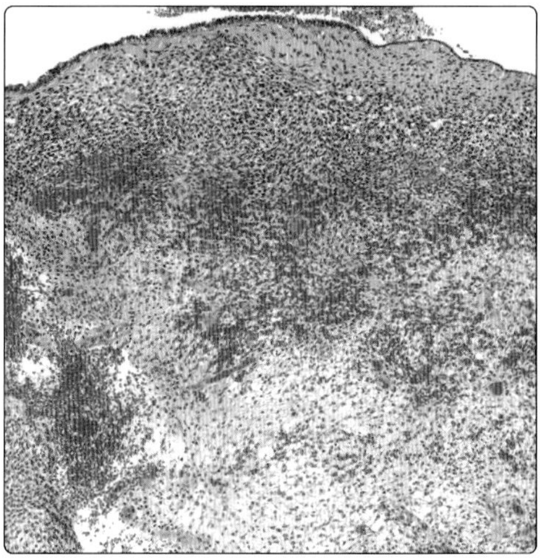

显著的水肿

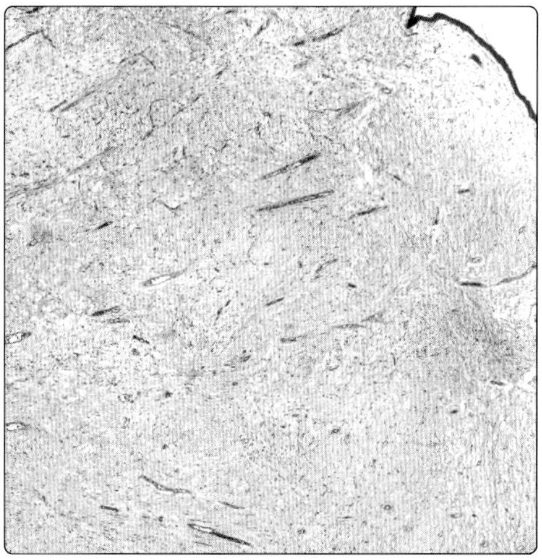

(左) 新生层是常见于胚胎性 RMS 的特征，而且新近出血可能相当突出，它能掩盖肿瘤性深染的细胞。**(右)** 胚胎性 RNS 的某些独立的区域可能与水肿性宫颈内膜息肉混淆。重要的是要仔细评估这些病变，以便辨认细胞丰富区的原始细胞

原始的间质细胞

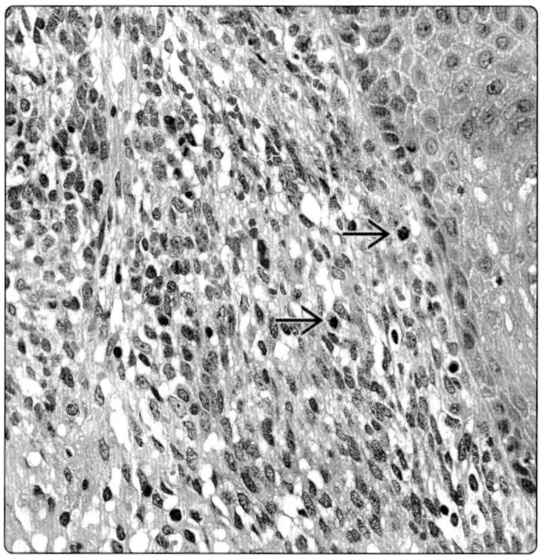

凋亡小体和玻璃样小球

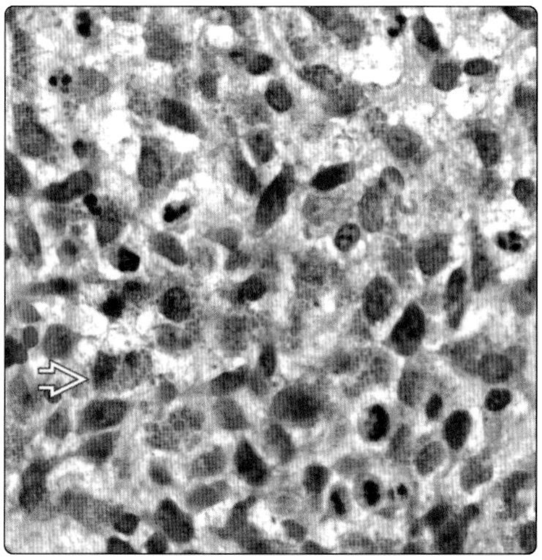

(左) 胚胎性 RMS 的肿瘤细胞具有原始的深染表现，核分裂象→常见。其上的鳞状上皮可能显示反应性改变。**(右)** 胚胎性 RMS 的细胞核质比高，核卵圆形，轮廓不规则，可见小的核仁。注意有不同大小但典型者较小的玻璃样小球⇨和凋亡小体。后者是由于代谢高所致

胎儿型软骨

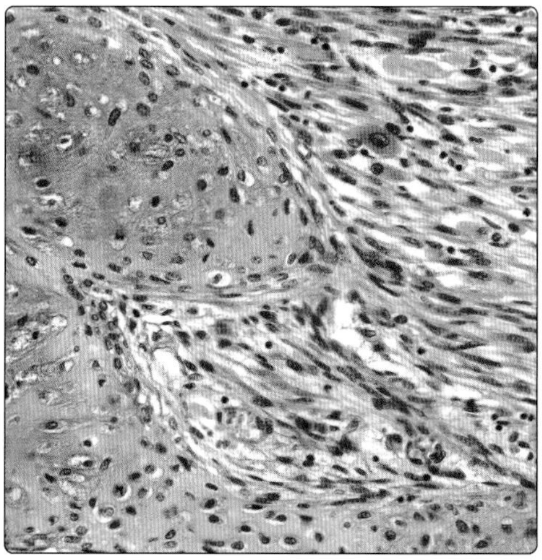

myogenin 广泛阳性

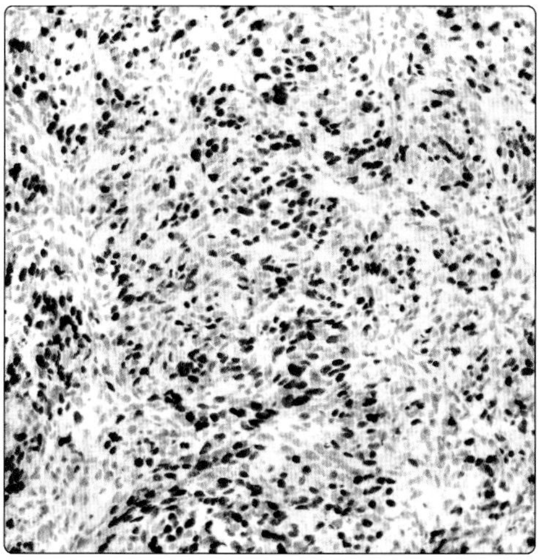

(左) 约 50% 的胚胎性 RMS 可见胎儿型软骨结节，与具有不同分化程度的横纹肌母细胞并列。胎儿型软骨也可能见于米勒管腺肉瘤，但不见于 MMMT，MMMT 的软骨细胞学上是恶性的。**(右)** 所有亚型的 RMS 显示骨骼肌标志物阳性，包括 myogenin、myoD1 和 myoglobin

第 37 节　下生殖道淋巴瘤和白血病

要　点

术语

- 恶性淋巴组织或造血组织肿瘤(原发或继发)

临床问题

- 发病率:宫颈>阴道>外阴
- 较常表现为继发性改变
- 如果宫颈或阴道原发,总的预后良好
- 阴道出血,性交困难,或盆腔疼痛

大体所见

- 质硬或质韧,出血,褐-白色到灰色肿块
- 常常延伸到深部软组织和周围器官(膀胱、直肠、盆壁)
- 在外阴/阴道界限不清,但在宫颈界限清楚
- 巨大的肿块,伴有宫颈环周增大

显微镜下所见

- 淋巴瘤
  - 最常见:弥漫大 B 细胞淋巴瘤
    - 成片或条索样排列的松散的细胞
    - 深部浸润,常有明显的间质硬化
    - 溃疡或坏死罕见
- 粒细胞肉瘤
  - 形态单一的,中到大的,松散的不成熟髓细胞弥漫浸润
  - 与多少不定的成熟髓细胞、淋巴细胞、易染小体巨噬细胞和巨核细胞混合
  - 硬化和累及血管壁

首要的鉴别诊断

- 淋巴瘤样病变
- 朗格汉斯细胞组织细胞增生症(外阴)
- 小细胞神经内分泌癌(宫颈)
- 淋巴上皮癌
- 继发性累及(vs. 原发性淋巴瘤)
- 肉瘤(包括子宫内膜间质肉瘤)

未累及的间质带(弥漫大 B 细胞淋巴瘤)

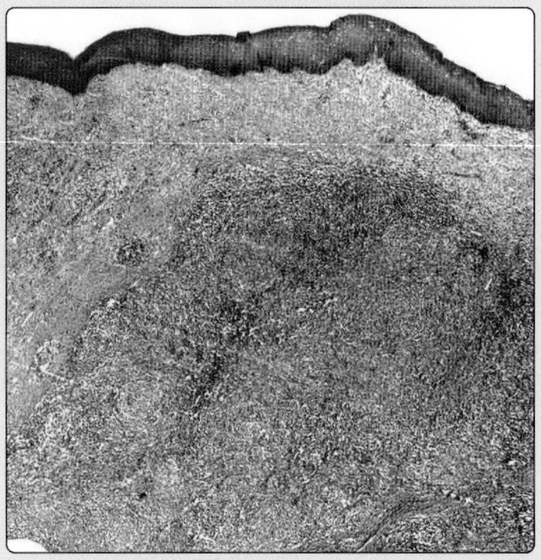

结构不完整的滤泡(滤泡性淋巴瘤)

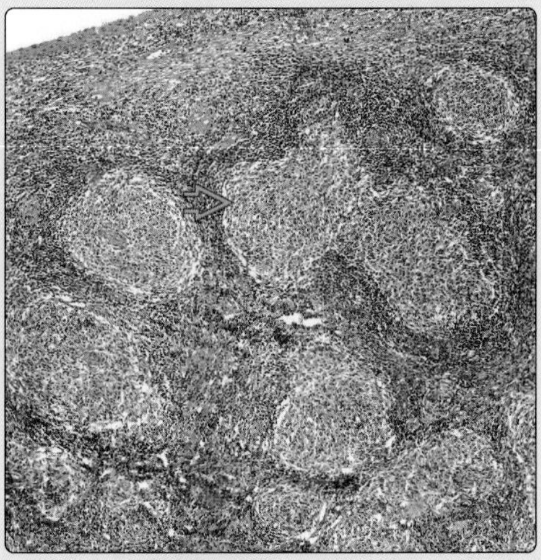

(左)显示弥漫大 B 细胞淋巴瘤鳞状上皮下未被累及的间质带。肿瘤浸润宫颈壁深部,呈多结节生长。**(右)**滤泡性淋巴瘤是由多个不好确定的淋巴滤泡组成的,没有外套区。某些滤泡融合⇨。滤泡数目明显多于反应性病变

明显的间质硬化(B 细胞淋巴瘤)

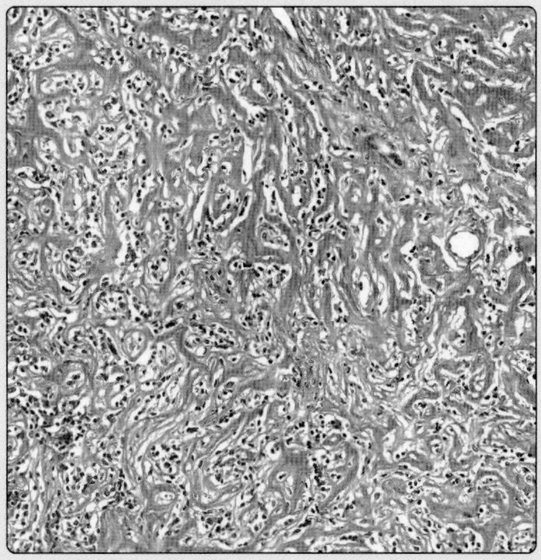

未受累的宫颈内膜腺体(弥漫大 B 细胞淋巴瘤)

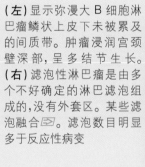

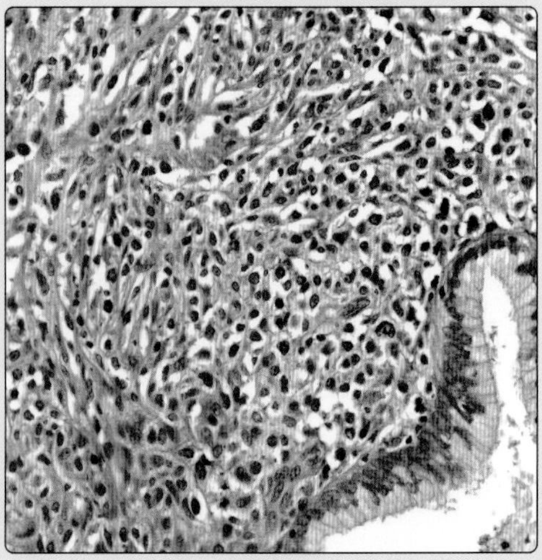

(左)B 细胞淋巴瘤显著的硬化,非常具有特征性,不见于淋巴瘤样病变,是诊断的线索。**(右)**宫颈弥漫大 B 细胞淋巴瘤典型者围绕但不破坏先前存在的宫颈内膜腺体。注意淋巴细胞浸润的非典型表现

术语

同义词

- 粒细胞肉瘤、髓细胞肉瘤或绿色瘤(白血病)

定义

- 恶性淋巴组织或造血组织肿瘤(原发性或继发性)

病因/发病机制

感染原

- EB 病毒相关性少见,不同于其他部位
- 少数发生在 HIV 或医源性免疫抑制

临床问题

流行病学

- 发病率
  - 宫颈>阴道>外阴
  - 原发性:所有肿瘤的<1%
  - 较常表现为继发性受累
- 年龄
  - 淋巴瘤
    - 宫颈:平均为 44 岁(主要在绝经前);较常见于经产妇女
    - 阴道:平均为 52 岁(绝经前或绝经后)
    - 外阴:平均为 60 岁(主要在绝经后)
    - 原发性与继发性:(42 岁与 65 岁)
  - 粒细胞肉瘤
    - 绝经后,典型者>65 岁

表现

- 阴道出血
- 外阴、阴道或宫颈肿块
- 无症状
- 巴氏涂片异常的淋巴细胞
- 性交困难或盆腔疼痛
- 尿频和/或尿血(常常伴有膀胱受累)

治疗

- 化疗±放疗
- 虽然常常手术治疗,但不是主要的疗法

预后

- 淋巴瘤
  - 如果宫颈或阴道原发,总的预后较好
  - 如果外阴原发,侵袭性行为
  - 如果分期高,预后差(所有部位)
- 粒细胞肉瘤
  - 常常播散伴有骨髓受累,预后不良

大体所见

一般特征

- 质硬到质韧,出血,褐-白色到灰色肿块
- 绿色(粒细胞肉瘤)(暴露在空气中髓过氧化物酶氧化)
- 常常延伸到周围器官(膀胱、直肠、盆壁)或深部软组织

外阴

- 界限不清的结节、硬结或肿胀
- 可能仅累及阴蒂或前庭大腺

阴道

- 界限不清,阴道壁增厚

宫颈

- 弥漫性增大或呈桶状
- 息肉样单个结节或多结节生长
- 多数与周围组织分界清楚
- 累及子宫下段罕见(除非分期高的疾病)
- 平均直径:4cm

显微镜下所见

组织学特征

- 特殊的部位相关性特征
  - 外阴
    - 穿透深部软组织,破坏先前存在的附件结构
    - 常常不累及上面的真皮和表皮
    - 弥漫大 B 细胞淋巴瘤最常见
    - 其他:淋巴浆细胞性淋巴瘤、蕈样霉菌病(继发性)、粒细胞肉瘤
  - 阴道
    - 浸润深壁
    - 明显的硬化
    - 弥漫大 B 细胞淋巴瘤和粒细胞肉瘤最常见
    - 滤泡性淋巴瘤、伯基特淋巴瘤、淋巴浆细胞性淋巴瘤、T 细胞淋巴瘤罕见
  - 宫颈
    - 表面上皮下狭窄的未受累的间质带
    - 溃疡或坏死罕见
    - 向宫颈深部延伸,推挤性边缘
    - 不累及宫颈内膜腺体
    - 明显的硬化
    - 弥漫大 B 细胞淋巴瘤最常见
    - 其他:滤泡性淋巴瘤、套细胞淋巴瘤、伯基特淋巴瘤、霍奇金淋巴瘤或鼻型 NK/T 细胞淋巴瘤(罕见)、粒细胞肉瘤
- 特异性组织学相关性特征
  - 弥漫大 B 细胞淋巴瘤
    - 成片的大的松散的淋巴细胞混合小淋巴细胞
    - 偶见条索样或梭形细胞形态学和/或席纹样结构(继发于硬化)
  - 滤泡性淋巴瘤
    - 通常为结节性生长
    - 形态单一的大滤泡,没有套区
    - 深部血管周围非肿瘤性滤泡
  - 粒细胞肉瘤
    - 形态单一,松散,中到大的不成熟髓细胞弥漫性浸润性生长
    - 混合不同量的成熟髓细胞、淋巴细胞、易染小体巨噬细胞和巨核细胞

- 常见硬化和血管壁受累
- 假腺泡、小梁或条索样结构罕见
- 伴有急性髓细胞白血病、慢性髓细胞增生性疾病，或没有血液疾病的临床证据

细胞学特征

- 弥漫大 B 细胞淋巴瘤
  - 大的空泡状、卵圆形、不规则、多叶核
  - 粗糙到空泡状染色质，沿着核膜分布
  - 核分裂活跃
  - 常常伴有挤压假象
- 滤泡性淋巴瘤
  - 主要是小裂淋巴细胞（中心细胞）和大淋巴细胞（中心母细胞）
  - 易染小体巨噬细胞罕见
- 粒细胞肉瘤
  - 胞质稀少，核圆形到卵圆形，染色质细而散在
  - 胞质空泡可能类似于印戒细胞

辅助实验

免疫组织化学

- 弥漫大 B 细胞淋巴瘤：CD20（+），CD79（+），Bcl-6（+/-）CD10（-/+），Bcl-2（+/-）
- 滤泡性淋巴瘤：CD20（+），Bcl-6（+），Bcl-2（+），CD10（+），CD56（-），cyclin-D1（-）
- T 淋巴母细胞性淋巴瘤：CD1a（+），TdT（+）
- 霍奇金淋巴瘤：CD15（+），CD30（+）
- 粒细胞肉瘤：CD68（+），CD43（+），CD45（+），CD117（+），髓过氧化物酶（+），以及 naphthol-ASD CAE（+）；CD34、CD13、CD14、CD15、抗胰蛋白酶和抗糜蛋白酶也可能（+）

流式细胞检查

- 单克隆性 B 细胞（淋巴瘤）
- 不成熟的髓细胞前体标志物（粒细胞肉瘤）

遗传学检测

- 免疫球蛋白重链基因克隆性重排（B 细胞淋巴瘤）
- 55% 的粒细胞肉瘤染色体异常

鉴别诊断

淋巴瘤样病变

- 明显的（非特异性）反应性淋巴组织增生
  - 致密的浅表（带样）混合性淋巴细胞浸润（B 细胞和 T 细胞），伴有急性炎症
  - 没有肿块，浸润深部或硬化
  - 表面糜烂较常见
  - 免疫球蛋白重链基因克隆性重排（1/3）

朗格汉斯细胞组织细胞增生症（外阴）

- 瘙痒性病变，常常伴有溃疡
- 细胞核大，卵圆形折叠，伴有长的核沟
- 散在嗜酸性粒细胞
- S100 和 CD1a 阳性

小细胞神经内分泌癌（宫颈）

- 散在的肿瘤细胞成巢、岛屿或片状生长
- 椒盐样染色质
- HR-HPV（p16）（+）；上皮和神经内分泌标志物阳性

继发性受累（vs. 原发性淋巴瘤）

- 临床病史/检查
- 淋巴结和生殖器官外同时发生的肿瘤

淋巴上皮癌（vs. 淋巴瘤）

- 紧密结合的细胞巢
- 上皮标志物阳性

胚胎性 RMS（vs. 淋巴瘤）

- 小圆蓝细胞，细胞稀少和细胞丰富区
- 上皮下新生层
- 胎儿型软骨 50%

其他

- 原始神经外胚叶肿瘤（PNET）
- 黑色素瘤
- 转移性低分化癌（乳腺）
- 肉瘤（包括子宫内膜间质肉瘤）

诊断注意事项

临床相关性病理学特征

- 淋巴瘤或白血病病史

病理诊断要点

- 深部浸润，伴有明显硬化，常常累及邻近的软组织和/或周围器官（膀胱、直肠、盆壁），支持淋巴瘤而不是反应性淋巴组织病变

部分参考文献

1. Nasioudis D et al: Primary lymphoma of the female genital tract: an analysis of 697 cases. Gynecol Oncol. 145(2):305-309, 2017
2. Pai T et al: Florid reactive lymphoid hyperplasia (lymphoma-like lesion) of cervix: a diagnostically challenging case and a brief review of literature. J Cancer Res Ther. 11(4):1035, 2015
3. Horowitz NA et al: Reproductive organ involvement in non-Hodgkin lymphoma during pregnancy: a systematic review. Lancet Oncol. 14(7):e275-82, 2013
4. Geyer JT et al: Florid reactive lymphoid hyperplasia of the lower female genital tract (lymphoma-like lesion): a benign condition that frequently harbors clonal immunoglobulin heavy chain gene rearrangements. Am J Surg Pathol. 34:161-8, 2010
5. Ma J et al: Lymphoma-like lesion of the uterine cervix: report of 12 cases of a rare entity. Int J Gynecol Pathol. 26:194-8, 2007
6. Kosari F et al: Lymphomas of the female genital tract: a study of 186 cases and review of the literature. Am J Surg Pathol. 29:1512-20, 2005
7. Vang R et al: Non-Hodgkin's lymphoma involving the gynecologic tract: a review of 88 cases. Adv Anat Pathol. 8:200-17, 2001
8. Oliva E et al: Granulocytic sarcoma of the female genital tract: a clinicopathologic study of 11 cases. Am J Surg Pathol. 21:1156-65, 1997
9. Axiotis CA et al: Langerhans cell histiocytosis of the female genital tract. Cancer. 67:1650-60, 1991
10. Ferry JA et al: Malignant lymphoma, pseudolymphoma, and hematopoietic disorders of the female genital tract. Pathol Annu. 26 Pt 1:227-63, 1991
11. Young RH et al: Lymphoma-like lesions of the lower female genital tract: a report of 16 cases. Int J Gynecol Pathol. 4:289-99, 1985
12. Harris NL et al: Malignant lymphoma and granulocytic sarcoma of the uterus and vagina. A clinicopathologic analysis of 27 cases. Cancer. 53:2530-45, 1984

溃疡和位置表钱(淋巴瘤样病变)

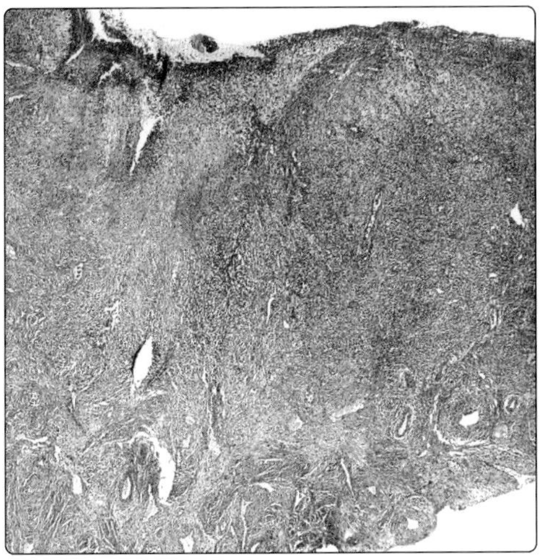

混合性炎症细胞(淋巴瘤样病变)

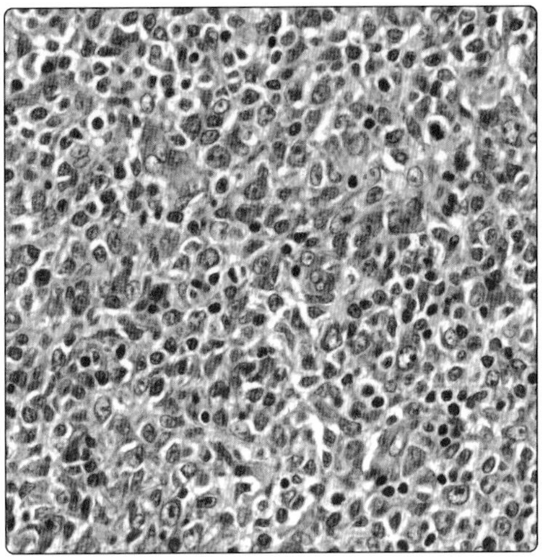

(左)不同于 B 细胞淋巴瘤,淋巴瘤样病变显示表面上皮溃疡和淋巴细胞浸润带样分布,不累及深部宫颈组织。(右)典型的淋巴瘤样病变是由大的免疫母细胞、中心母细胞、小淋巴细胞、浆细胞和少数嗜酸性细胞组成的,不同于淋巴瘤单一形态的细胞群

条索样结构(髓外髓细胞瘤)

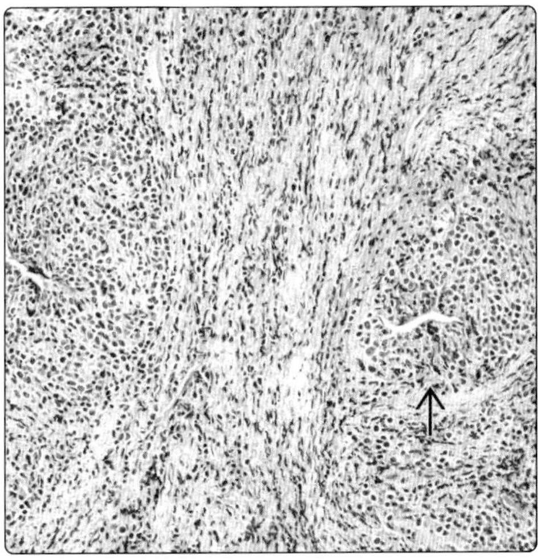

髓过氧化物酶(粒细胞肉瘤)

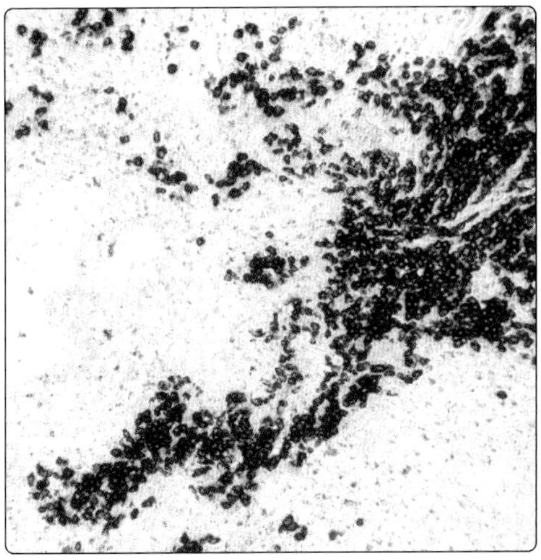

(左)粒细胞肉瘤可能显示条索样结构。肿瘤细胞明显累及血管➡是特征性的表现。这种低倍镜下表现可能非常类似于转移性乳腺癌的表现。(右)髓过氧化物酶染色显示粒细胞肉瘤浸润性肿瘤髓细胞弥漫阳性

子宫内膜间质肉瘤

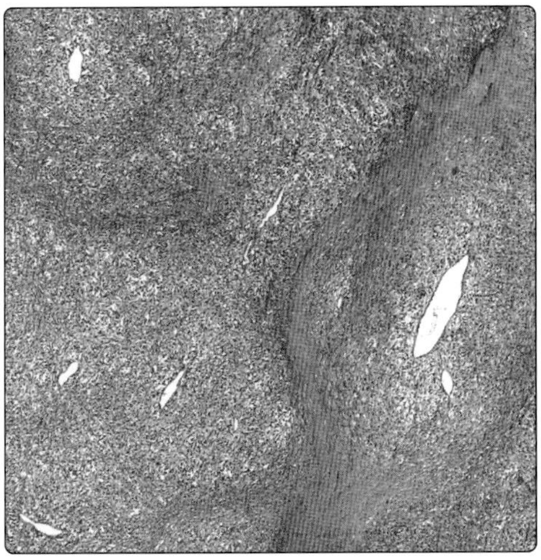

CD10 免疫反应(B 细胞淋巴瘤)

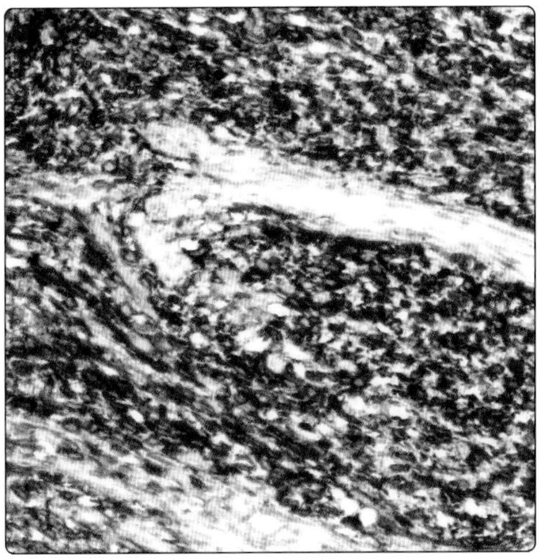

(左)本例子宫内膜间质肉瘤单一形态的小蓝细胞弥漫性生长,低倍镜下可能类似于 B 细胞淋巴瘤。然而,典型者细胞较小,而且伴有其他的形态特征。(右)非典型性 B 淋巴细胞 CD10 弥漫阳性。然而,应用这个标志物应该小心,因为它在需要鉴别诊断的非淋巴组织肿瘤,包括子宫内膜间质肿瘤,也可能阳性

要　点

术语

- 转移或继发延伸而来的累及宫颈的恶性肿瘤

临床问题

- 非常罕见(在转移性疾病部位中占比<1%)
- 可能出现同时、先前或随后诊断的原发性肿瘤;癌最常见

显微镜下所见

- 最常见的转移癌包括卵巢(浆液性)、结肠、胃和乳腺(小叶性)
- 邻近播散最常见来自子宫内膜、卵巢和结肠
- 结肠癌常常伴有腺腔内污秽坏死,最常见的乳腺癌是小叶癌
- 多灶性受累/多结节生长
- 常常有明显的间质±淋巴血管受累
- 宫颈内膜腺体部分受累罕见,类似于原位腺癌

辅助实验

- vimentin、ER、PR 广泛阳性:子宫内膜样癌
- mammaglobin、GATA3 和 GCDFP-15 阳性(高达 50%);pax-8 阴性:乳腺癌
- CK20、SATB2 和 CDX-2 阳性(肠型宫颈内膜腺癌也阳性):结肠癌
- 结肠和胃癌 p16 片块阳性(但在肠型宫颈内膜腺癌也可片块阳性)

首要的鉴别诊断

- 宫颈内膜癌

结肠癌透壁性浸润

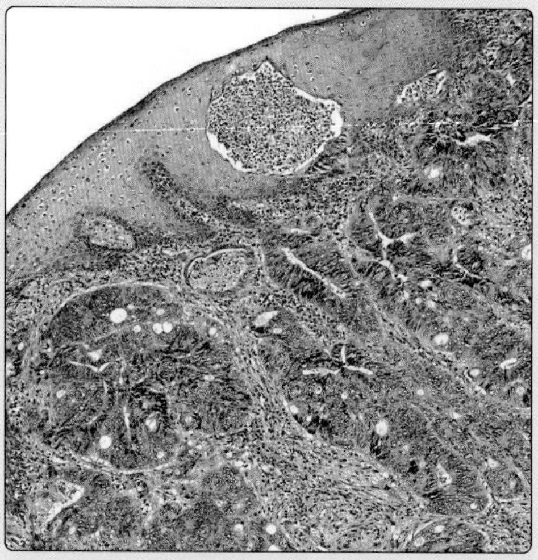

子宫内膜样癌直接延伸

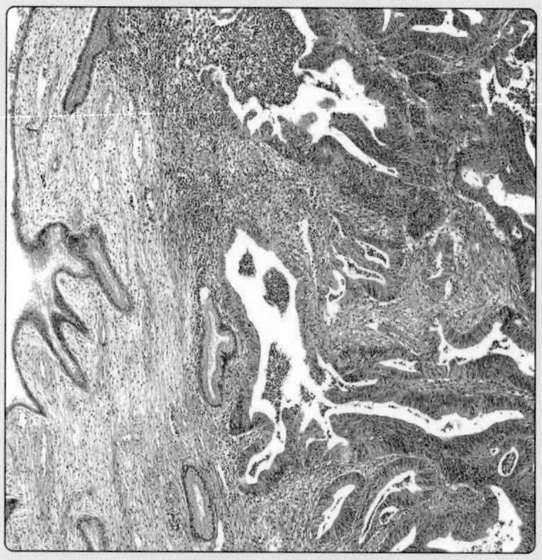

(左)中分化结肠腺癌广泛浸润宫颈壁,达到鳞状上皮。肿瘤显示腺管和筛状结构,黏液稀少。**(右)**高分化子宫内膜的子宫内膜样腺癌浸润邻近的宫颈间质,并伴有明显的间质纤维组织增生。在某些病例,可能难以证实宫颈间质浸润,因为可能不伴有间质反应

来自乳腺小叶癌的转移

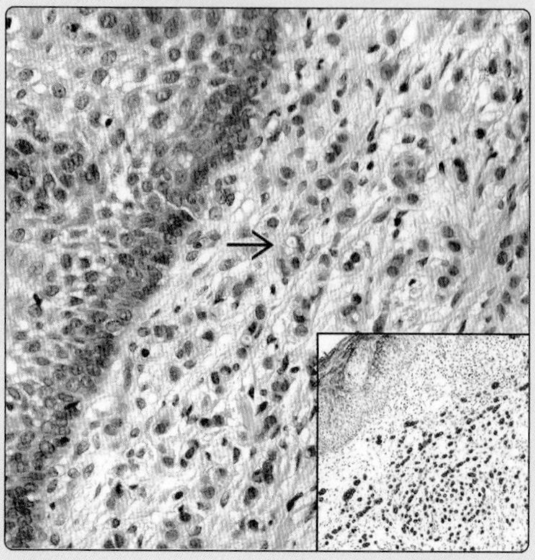

卵巢浆液性癌下降转移

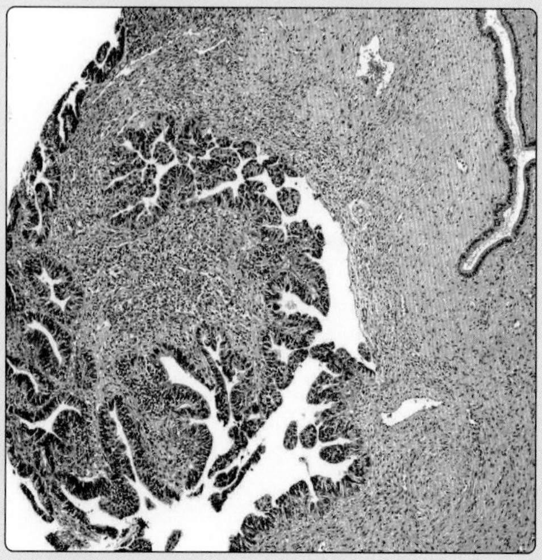

(左)转移性乳腺小叶癌是由结构不完整的队列和单个细胞组成的,某些细胞具有胞质内空泡➡。多数肿瘤细胞 keratin 阳性(插图)。**(右)**卵巢浆液性癌累及宫颈黏膜。浆液性癌在宫颈的这种表现总是应该提醒上生殖道原发的可能性

术语

定义

- 转移或继发延伸而来的累及宫颈的恶性肿瘤

临床问题

流行病学

- 发病率
  - 非常罕见(在转移部位中占比<1%)
  - 比转移到卵巢、阴道和子宫体的少见的多
- 年龄
  - 范围广泛(36~73 岁)

表现

- 阴道出血
- 宫颈增大,质硬
- 溃疡性肿块
- 子宫体增大(原发性肿瘤)
- 巴氏涂片异常
- 无症状

疾病自然史

- 可能存在同时、先前或随后诊断的原发性肿瘤
- 来自乳腺癌和结肠癌的转移常常比卵巢和胃有较长的无病生存期

预后

- 不良,因为常常代表广泛转移
- 从子宫内膜的子宫内膜样腺癌直接延伸而来,预后相对较好

大体所见

一般特征

- 没有特殊的异常
- 溃疡或质硬的肿块
- 从子宫内膜肿瘤直接延伸或"下降"转移

显微镜下所见

组织学特征

- 最常见的转移癌包括卵巢、结肠、胃和乳腺
- 邻近播散最常来自子宫内膜、卵巢和结肠
- 恶性上皮性肿瘤形成腺体,伴有不同程度的分化,包括印戒细胞
- 浆液性癌最常见的是卵巢癌
- 子宫内膜样癌最常见的是子宫内膜癌伴有继发性累及
- 乳腺癌最常见的是小叶癌
- 结肠癌腺腔内常常伴有污秽坏死
- 结肠和卵巢癌常常以宫颈壁外 1/2 为中心
- 多灶性受累/多结节生长
- 常常明显累及间质±淋巴血管
- 宫颈内膜腺体部分受累罕见,类似于原位腺癌

细胞学特征

- 不同程度的细胞非典型性和核分裂活性,取决于分化程度

辅助实验

免疫组织化学

- 子宫内膜样子宫内膜癌:vimentin、ER、PR 相对阳性
- 乳腺癌:mammaglobin、GATA3 和 GCDFP-15 阳性(高达 50%);pax-8 阴性
- 结肠癌:CK20、SATB2 和 CDX-2 阳性;(肠型宫颈内膜腺癌也阳性)
- 结肠和胃癌 p16 片块阳性(但肠型宫颈内膜腺癌也可能片块阳性)
- 胃癌没有特异的标志物

鉴别诊断

宫颈内膜癌

- 普通型,包括黏液减少和子宫内膜样型(vs. 子宫内膜的子宫内膜样腺癌)
- 胃和肠型(vs. 结肠癌鉴别)
- 腺鳞型(vs. 子宫内膜的子宫内膜样腺癌伴有鳞状分化)
- 伴有印戒细胞(vs. 胃癌和乳腺癌)
- 原发性浆液性(vs. 卵巢浆液性癌,前者罕见)

诊断注意事项

临床相关性病理学特征

- 临床病史和恰当的影像学检查

病理诊断要点

- 在多数病例,单单免疫组织化学染色无助于鉴别转移性和原发性宫颈癌
- 在做出原发性浆液性癌的诊断之前,应该除外转移性浆液性癌

部分参考文献

1. McCluggage WG et al: Metastatic carcinomas in the cervix mimicking primary cervical adenocarcinoma and adenocarcinoma in situ: report of a series of cases. Am J Surg Pathol. 34:735-41, 2010
2. Jordan LB et al: Clinicopathological study of the pattern and significance of cervical involvement in cases of endometrial adenocarcinoma. Int J Gynecol Cancer. 12:42-8, 2002
3. Mulvany NJ et al: Non-primary cervical adenocarcinomas. Pathology. 28:293-7, 1996
4. Imachi M et al: Metastatic adenocarcinoma to the uterine cervix from gastric cancer. A clinicopathologic analysis of 16 cases. Cancer. 71:3472-7, 1993
5. Yazigi R et al: Breast cancer metastasizing to the uterine cervix. Cancer. 61:2558-60, 1988
6. Lemoine NR et al: Epithelial tumors metastatic to the uterine cervix. a study of 33 cases and review of the literature. Cancer. 57:2002-5, 1986

(刘芳芳 译　回允中 审)

第四章

子 宫 体

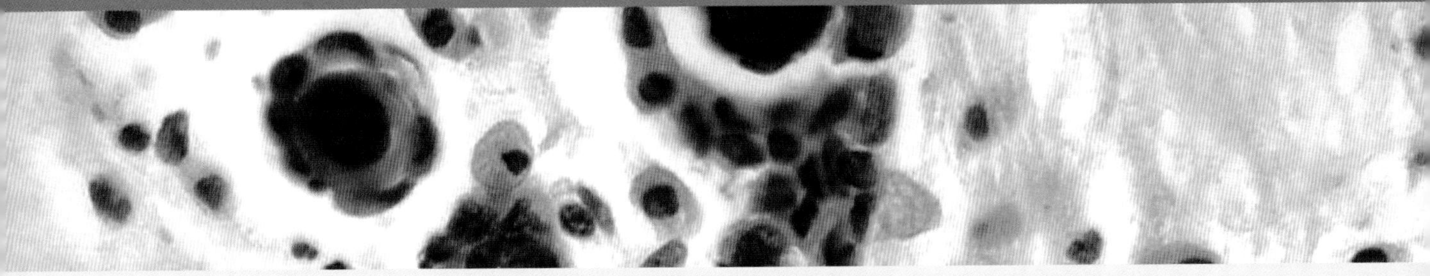

非肿瘤性病变

肿瘤

第1节 子宫内膜炎

要 点

术语

- 继发于感染性、非感染性或全身性原因引起的炎症过程

显微镜下所见

- 慢性子宫内膜炎
  - 浆细胞(必须),±淋巴滤泡
  - 梭形间质细胞
- 肉芽肿性子宫内膜炎
  - 聚集的上皮样组织细胞,边缘有淋巴细胞,常中央坏死,典型局限于子宫内膜
  - 可见多核巨细胞
  - 如果是病毒性的,可引起上皮细胞、间质细胞或内皮细胞变化
- 急性细菌性子宫内膜炎
  - 伴有微脓肿的显著急性炎
  - 上皮结构破坏±肉芽组织±菌落
- 结构破坏相关性子宫内膜炎
  - 子宫肌瘤或子宫内膜息肉引起的溃疡或炎症
  - 梗阻,子宫积脓,伴有急性炎性渗出、坏死
- IUD 相关性子宫内膜炎
  - 假蜕膜样间质
  - 放线菌菌团
  - 假放线菌性放射性颗粒
- 黄色肉芽肿性子宫内膜炎
  - 泡沫样组织细胞及含铁血黄素细胞聚集
- 结节病
  - 非干酪样肉芽肿性炎

首要的鉴别诊断

- 淋巴瘤
- 前蜕膜样间质细胞
- 结节性组织细胞增生症

(左)虽然还有淋巴细胞及嗜酸性粒细胞浸润,但浆细胞➡的存在是诊断慢性子宫内膜炎的依据。(右)在慢性子宫内膜炎中,浆细胞常与聚集的淋巴组织相邻➡,这是寻找浆细胞的好方法。子宫内膜腺体可能表现为不活跃、增生或分泌,并可能与间质不同步

浆细胞(慢性子宫内膜炎)

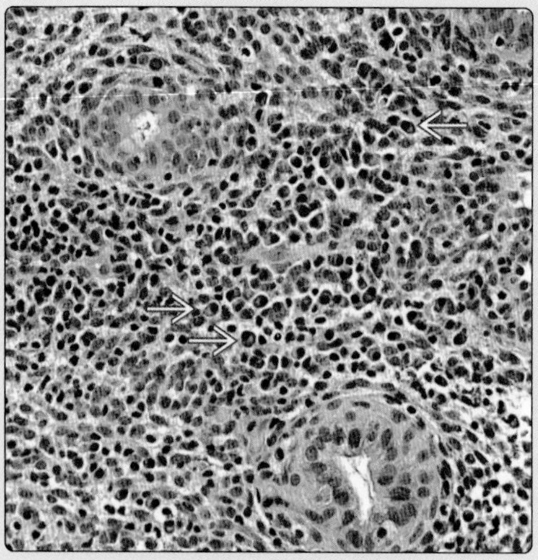

浆细胞常与聚集的淋巴组织相邻(慢性子宫内膜炎)

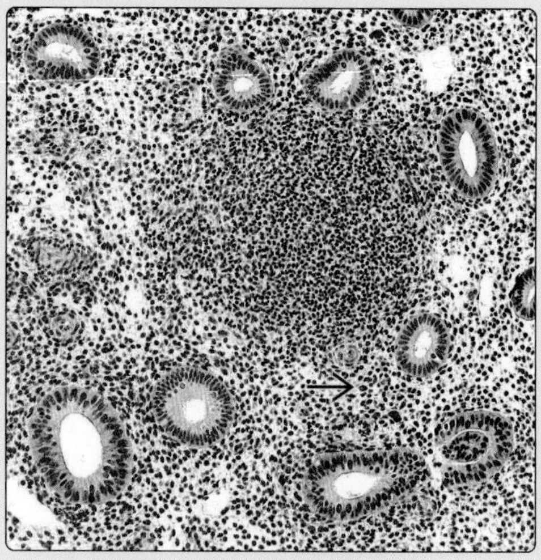

(左)慢性子宫内膜炎中,内膜间质常被破坏➡,腺腔内出现急性炎症细胞➡,则诊断为急慢性子宫内膜炎。(右)与近期妊娠相关的慢性子宫内膜炎,可诊断为浆细胞性蜕膜炎➡

急慢性炎(急慢性子宫内膜炎)

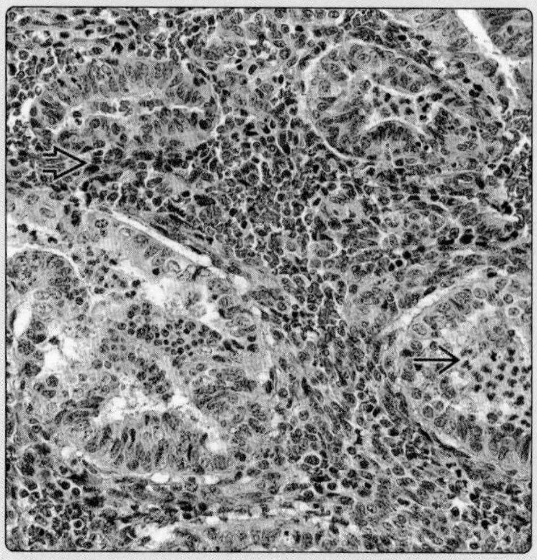

蜕膜中浆细胞(与近期妊娠相关)

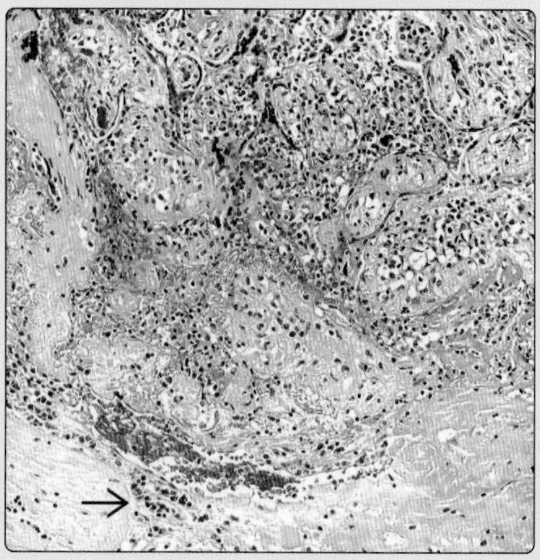

术语

定义

- 继发于感染性、非感染性或全身性原因引起的炎症过程

病因/发病机制

感染性病原体

- 慢性子宫内膜炎
  - 细菌，最常见于厌氧的革兰氏阴性球菌
  - 脲原体、支原体、衣原体及淋病奈瑟菌
- 肉芽肿性子宫内膜炎
  - HSV、CMV、分枝杆菌、血吸虫、球孢子菌
- 急性子宫内膜炎（产后败血症）
  - 继发于妊娠时产物
  - 葡萄球菌、链球菌、梭菌

非感染性因素

- 与结构缺陷相关（子宫内膜息肉、黏膜下平滑肌瘤、子宫脱垂）
- 与宫内节育器（IUD）相关±放线菌
- 继发于放射性损伤（黄色肉芽肿性）

全身性疾病

- 结节病

临床问题

表现

- 无症状
- 不规则子宫出血
- 如果是盆腔炎性疾病，可有附件±宫颈区压痛，阴道分泌物增多
- ±不孕或反复流产史
- 子宫脱垂和不常见的阻塞症状

治疗

- 抗生素（尤其是高风险的盆腔炎症疾病），外科消融/刮除术

预后

- 通常预后良好；子宫内膜癌合并子宫积脓预后差

显微镜下所见

组织学特征

- 慢性子宫内膜炎
  - 浆细胞（必须），±淋巴滤泡
  - 梭形间质细胞±间质破坏±水肿
  - 子宫内膜增殖不良、增殖紊乱或混合性生长
  - ±子宫内膜化生，最常见于鳞状上皮化生或嗜酸性化生
- 肉芽肿性子宫内膜炎
  - 聚集的上皮样组织细胞，边缘有淋巴细胞，常中央坏死，典型局限于子宫内膜
  - 可见多核巨细胞
  - 邻近上皮细胞和/或间质细胞出现坏死
  - 如果是病毒性的，可引起上皮细胞、间质细胞或内皮细胞变化
- 急性细菌性子宫内膜炎
  - 伴有微脓肿的显著急性炎症
  - 上皮结构破坏±肉芽组织±菌落
- 结构破坏相关性子宫内膜炎
  - 子宫肌瘤或子宫内膜息肉引起的溃疡或炎症
  - 梗阻，子宫积脓，伴有急性炎性渗出、坏死
- IUD 相关性子宫内膜炎
  - 假蜕膜样间质
  - 放线菌团（外周有嗜碱性放射丝，中心致密、嗜酸性）
  - 假放线菌性放射性颗粒（PAMRAG；具有棒状突起的折射颗粒）
- 黄色肉芽肿性子宫内膜炎
  - 泡沫样组织细胞及含铁血黄素细胞聚集
  - 伴中性粒细胞、淋巴细胞、浆细胞浸润
  - 伴或不伴有纤维化或钙化
- 结节病
  - 非干酪样肉芽肿性炎

辅助实验

组织化学

- AFB（分枝杆菌）、MSS（真菌、放线菌），PAS（真菌）、革兰氏（细菌、放线菌）［如果是 PAMRAG，革兰氏/银染（-）］

免疫组织化学

- 浆细胞：CD138 或多配体蛋白聚糖（syndecan）阳性
- HSV 或 CMV 免疫染色

鉴别诊断

淋巴瘤

- 单克隆、非典型的淋巴细胞

前蜕膜样的间质细胞

- 缺乏钟面核，CD138 阴性

结节性组织细胞增生症

- 组织细胞与淋巴细胞混合，自由漂浮、聚集（不在组织中）

诊断注意事项

病理诊断要点

- 在诊断慢性子宫内膜炎前，应排除子宫内膜息肉和/或黏膜下平滑肌瘤（尤其是已经被破坏），因为上述情况可能含有浆细胞
- 子宫内膜间质细胞，尤其是前蜕膜样细胞，能够模拟浆细胞，因此，钟面样染色质最具有诊断特征

部分参考文献

1. Cicinelli E et al: Chronic endometritis in patients with unexplained infertility: prevalence and effects of antibiotic treatment on spontaneous conception. Am J Reprod Immunol. 79(1), 2018
2. Smith M et al: Chronic endometritis: a combined histopathologic and clinical review of cases from 2002 to 2007. Int J Gynecol Pathol. 29(1):44-50, 2010
3. Cicinelli E et al: Chronic endometritis: correlation among hysteroscopic, histologic, and bacteriologic findings in a prospective trial with 2190 consecutive office hysteroscopies. Fertil Steril. 89(3):677-84, 2008

第1节 子宫内膜炎

（左） 当出现一些腺体与主要腺体不同时，应怀疑慢性子宫内膜炎（混合形式的子宫内膜）。**（右）** 生理性浆细胞可在月经期子宫内膜活检中发现；与慢性子宫内膜炎不同，月经期子宫内膜间质广泛破坏

混合形式的子宫内膜
（慢性子宫内膜炎）

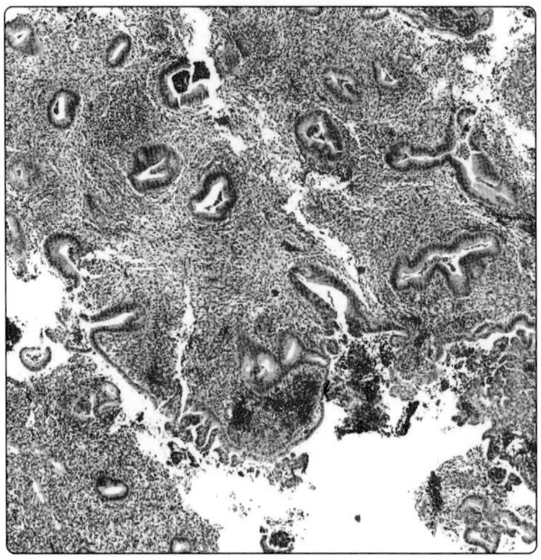

月经期子宫内膜，伴有生理性浆细胞
（不是慢性子宫内膜炎）

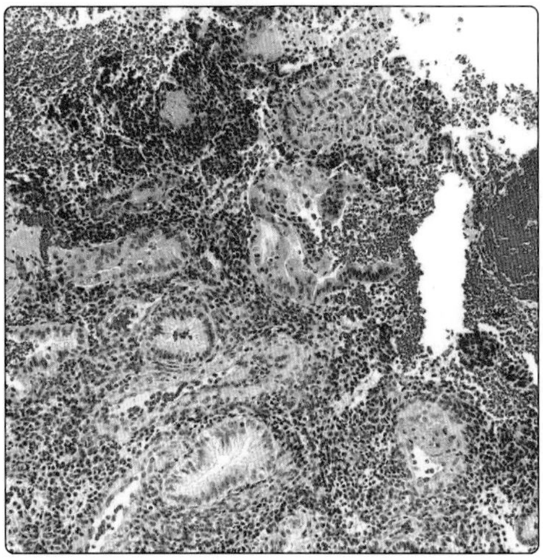

（左） 子宫内膜中类似浆细胞的常见形态，包括具有大量嗜酸性胞质的间质细胞⇨，两个细胞核重叠模拟浆细胞核偏位及核周空晕→。**（右）** 慢性子宫内膜炎中可以看见化生，最常见鳞状上皮化生→或嗜酸性化生。当鳞状上皮化生广泛存在时，应考虑可能同时存在恶性肿瘤，尤其是绝经后患者

重叠的细胞核和间质细胞（类似浆细胞）

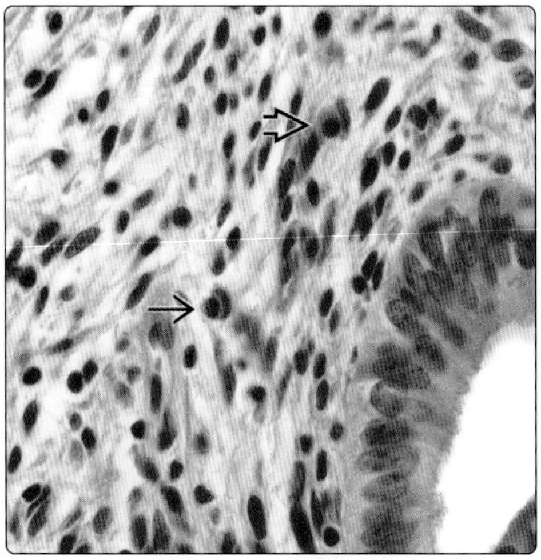

广泛鳞状上皮化生（慢性子宫内膜炎）

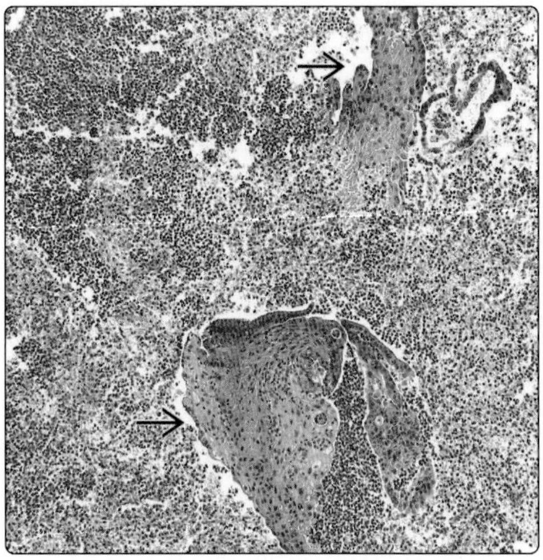

（左） 与宫内节育器（IUD）相关的慢性子宫内膜炎，假蜕膜样改变⇨，淋巴组织聚集，浆细胞出现是其典型表现。假蜕膜样改变是由于宫内节育器释放黄体酮。**（右）** IUD 碎片（假放线菌辐射颗粒）表现出特征性的棒状突起→，缺乏中心致密，这与放线菌相反，这种材料是革兰氏染色和银染色阴性

子宫内膜间质改变
（与 IUD 相关的慢性子宫内膜炎有关）

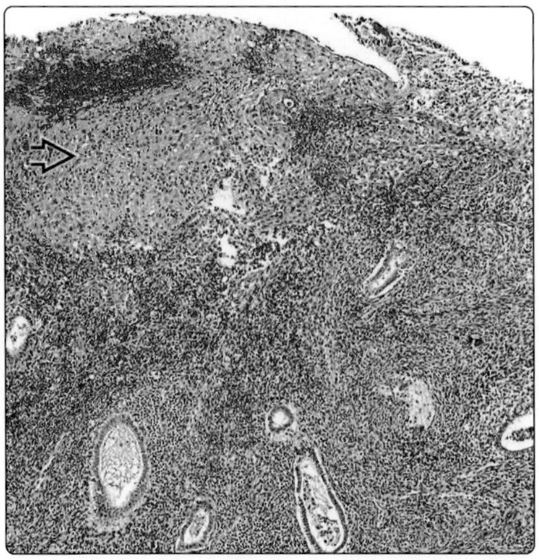

具有棒状形态的物质
（IUD 相关的慢性子宫内膜炎）

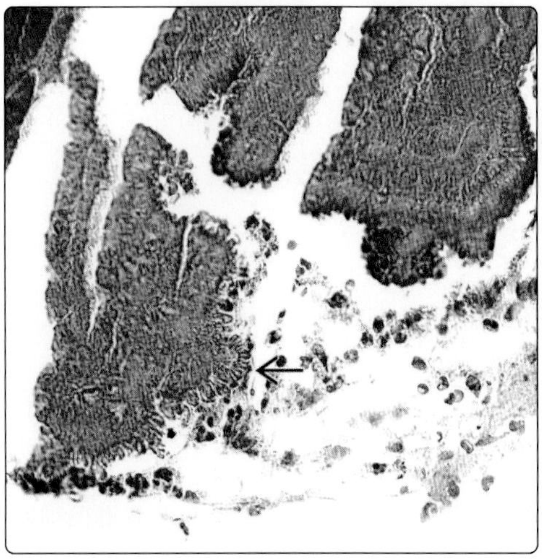

干酪样肉芽肿
（暗示分枝杆菌子宫内膜炎）

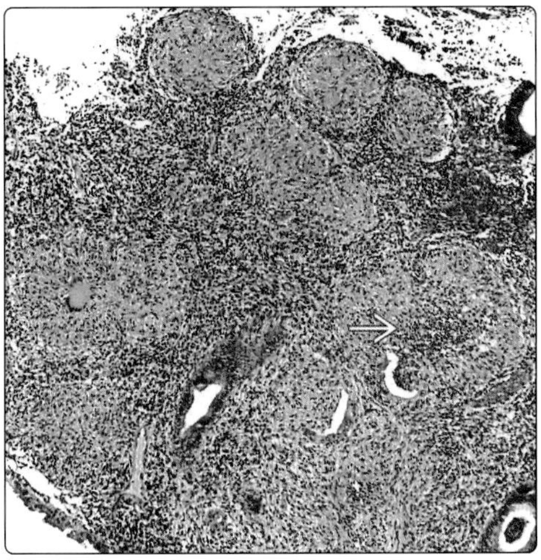

朗汉斯巨细胞与浆细胞紧邻干酪样肉芽肿
（分枝杆菌子宫内膜炎）

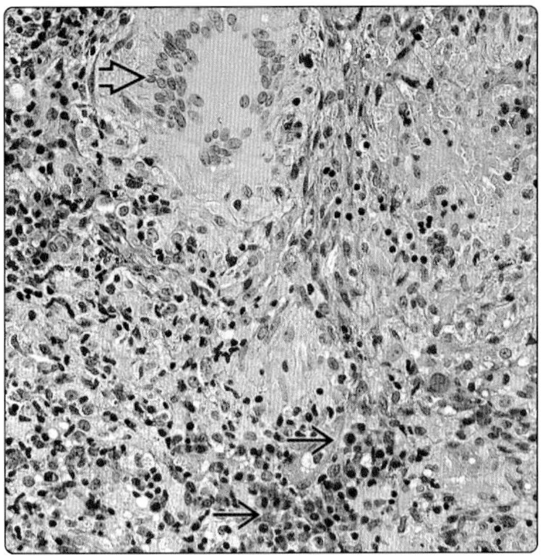

(左) 在西方国家不常见的结核性子宫内膜炎中，子宫内膜中出现大量的、有时融合的小肉芽肿，干酪样→和非干酪样肉芽肿均可见到。**(右)** 在结核性子宫内膜炎中，多核朗汉斯巨细胞→与浆细胞→、淋巴细胞位于干酪样肉芽肿附近

抗酸杆菌（结核性子宫内膜炎）

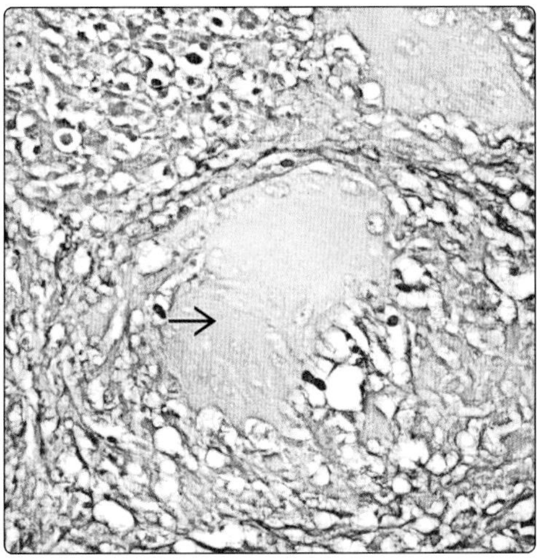

非干酪样肉芽肿性炎（全身性疾病）

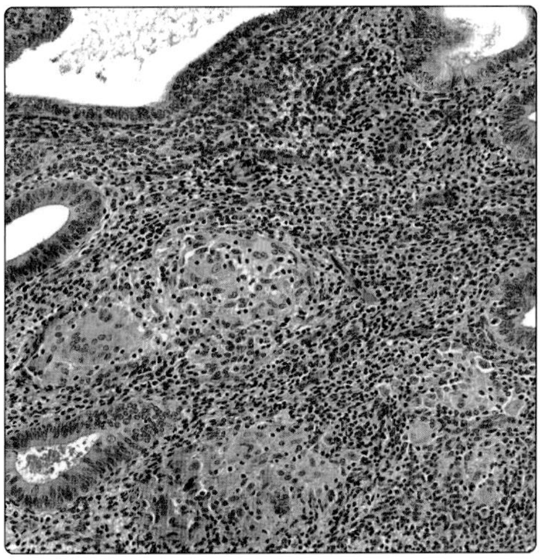

(左) 在结核性子宫内膜炎中，抗酸杆菌可在肉芽肿中的多核巨细胞→中发现，子宫内膜应该仔细检查，尤其对感染流行或有易感因素的患者（常常有免疫抑制的患者）。**(右)** 子宫内膜的肉芽肿性炎，特别是均一的非干酪样时，可能继发于全身性疾病，如结节病

病毒性细胞病变（CMV 性子宫内膜炎）

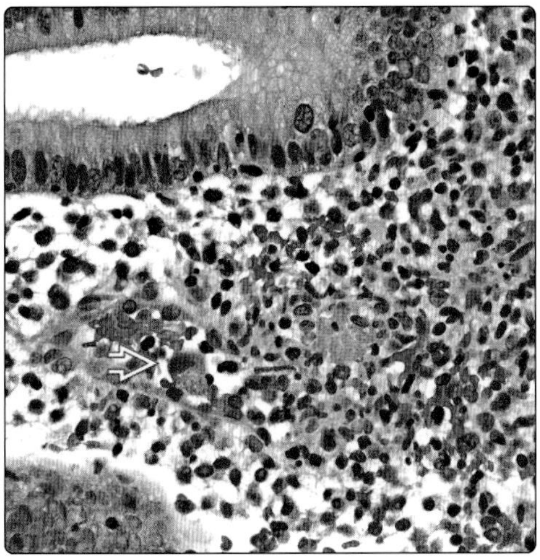

CMV 免疫组织化学染色

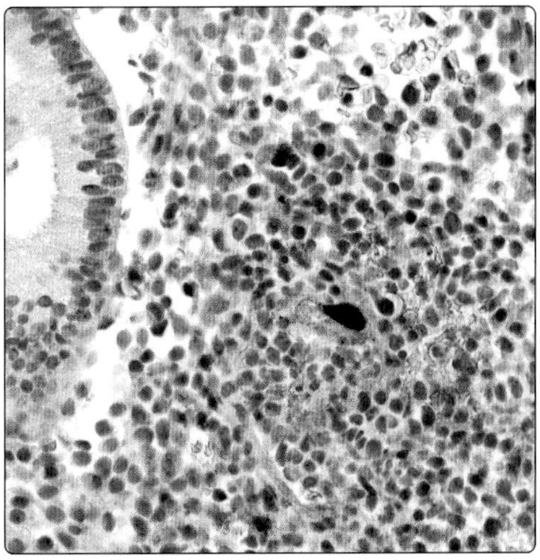

(左) 子宫内膜 CMV 感染，其特征为核内包涵体→，通常与肉芽肿发育不良有关。病毒包涵体可见于上皮细胞、间质细胞或内皮细胞。**(右)** CMV 免疫组织化学染色显示子宫内膜内的淋巴细胞聚集灶中含病毒包涵体的细胞

第2节 子宫内膜化生

要 点

术语

- 成熟的子宫内膜上皮细胞向其他类型的米勒管上皮转化

临床问题

- 如果化生与复杂结构无关，一般预后良好
- 如果腺体结构复杂，患癌风险较高

显微镜下所见

- ±复杂结构，包括从单层到乳头状，再到复杂的微腺状、筛状结构
- 类型（常共存）：鳞状，黏液样，乳头合体状，输卵管（纤毛）上皮状，嗜酸性，鞋钉样
  - 鳞状：修复性、桑葚状、鱼鳞状
  - 黏液样：宫颈内膜型或少见的肠型
  - 输卵管状：输卵管纤毛柱状上皮状
  - 嗜酸性：细胞质颗粒状，强嗜酸性，无纤毛
  - 鞋钉状：单个细胞，胞质嗜酸性至空泡状伴有胞质顶端突出

辅助实验

- 输卵管（纤毛）化生：低 Ki-67 指数，p16 斑驳阳性，p53 野生型
- 乳头合体状化生：ER 阳性，p16 弥漫阳性，p53 野生型
- 肠上皮化生：CK20 和 CDX-2 阳性，p16 阴性
- Arias-Stella 反应：Ki-67 指数低，p53 阴性

首要的鉴别诊断

- 非典型息肉状腺肌瘤，鳞状细胞癌（vs. 鳞状上皮化生）
- 宫颈内膜微腺性增生，宫颈黏液腺癌（vs. 黏液性化生）
- 浆液性癌，宫颈原位腺癌[vs. 输卵管（纤毛）化生]
- 浆液性癌，透明细胞癌，Arias-Stella 改变（vs. 鞋钉化生）

鳞状、桑葚状化生

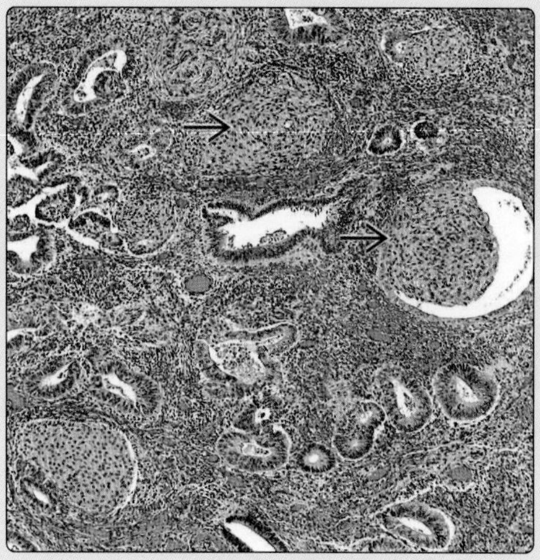

输卵管（纤毛）化生

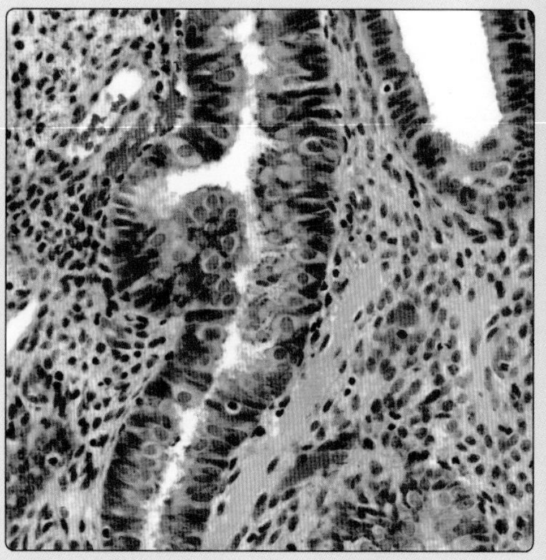

（左）化生的不成熟鳞状上皮充满子宫内膜腺腔➡，然而，受累的腺体无细胞异型性，结构复杂性小。**（右）**子宫内膜输卵管（纤毛）化生，以分泌细胞和纤毛细胞为特征，再现输卵管上皮的形态。子宫内膜腺体上皮因为细胞数量多，故颜色较深，但细胞无异型

黏液性化生

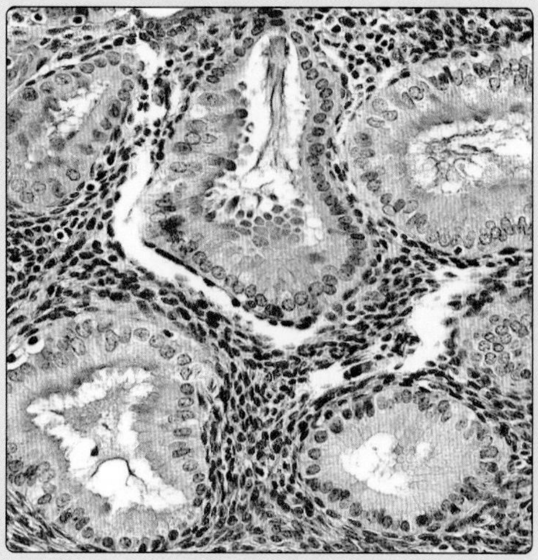

子宫内膜息肉中黏液性化生

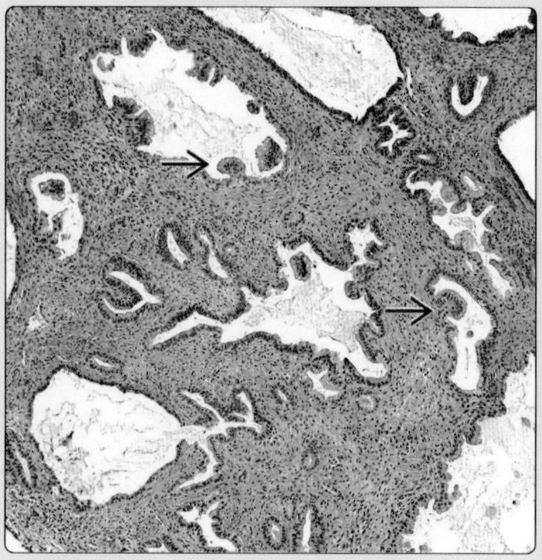

（左）黏液性化生，宫颈内膜型，核小，位于基底部，细胞异型性小，顶端黏液丰富。腺体复杂性与细胞异型性大大增加了黏液腺癌的可能性。**（右）**子宫内膜息肉中黏液性化生，表现为轻度的结构复杂性➡，包括局限的小而简单的簇状假乳头

术语

定义

- 成熟的子宫内膜上皮细胞向其他类型的米勒管上皮转化

病因/发病机制

过量的雌激素暴露

- 无排卵
- 激素替代疗法
- 多囊卵巢综合征

化学/物理刺激

- 宫内节育器
- 刮宫或宫腔镜检查
- 慢性子宫内膜炎

临床问题

流行病学

- 年龄
  - 一般为围绝经期和绝经后妇女

表现

- 无症状
- 阴道排出物或流血
  - 骨刺样排出物(如果伴有骨化)
- 疼痛少见

治疗

- 重复取样/刮宫
  - 如果先前的活检有异型性
  - 如果是骨性碎片
- 密切跟踪具有患癌高风险的化生

预后

- 如化生与复杂结构无关,一般预后好
  - 桑葚状、鳞状上皮化生与 5% 的腺癌有关
  - 子宫鳞化(成熟鳞状上皮化生)很少与鳞癌相关
- 如果腺体结构复杂,患癌的风险增高
  - 复杂黏液性化生,患腺癌风险>60%
  - 桑葚状、鳞状上皮化生,患腺癌风险为 20%

影像

超声发现

- 如果内膜鳞状上皮化生,可出现增厚的子宫内膜条纹
- 骨碎片可能出现高回声

大体所见

一般特征

- 一般无大体可见病变
- 鱼鳞病
  - 有角蛋白碎片的灰色/白色结节/斑块
- 骨化生
  - 灰色/白色硬碎片和/或骨刺
  - 通常呈圆盘状

显微镜下所见

组织学特征

- 化生常混合存在,鳞状、黏液样、输卵管上皮状、乳头合体状、嗜酸性、鞋钉样等
- 多种复杂结构,从单层到乳头簇状,再到复杂的微腺状、筛状结构(最常见的是黏液样、输卵管状)
  - 复杂的结构常预示肿瘤的发生
- 鳞状上皮化生
  - 修复性的
    - 伴有不同程度糖原化的小的散在成熟性鳞状上皮取代子宫内膜的表面
    - 常与慢性子宫内膜炎有关
  - 桑葚状
    - 未成熟性鳞状上皮球±中央坏死球
    - 最多有轻度细胞异型性
    - 缺少核分裂
  - 鱼鳞病
    - 成熟性鳞状上皮广泛取代子宫内膜表面/腺体
    - 肌层内成熟的鳞状上皮排列,伴囊状空隙(取代子宫腺肌病)
- 黏液性化生
  - 柱状细胞,顶端黏液,核位于基底,模拟宫颈内膜上皮
  - 肠上皮分化(杯状细胞、潘氏细胞)少见
  - 细胞异型性不常见
- 乳头合体状
  - 子宫内膜表面(通常)受累,而浅表腺体(较少)受累
  - 合体样,不规则的鳞状上皮样细胞聚集,这些细胞胞质嗜酸,边缘模糊,形成假乳头
  - 伴有细胞核固缩和/或染色质浑浊,变性的细胞核改变
  - 偶尔可见核分裂
  - 常与由于生理周期紊乱导致的间质破坏有关
- 输卵管(纤毛)化生
  - 常与嗜酸性化生并存
  - 柱状细胞,胞核淡而圆,泡状,胞质透明或嗜酸性,顶端有纹,腔面有纤毛
  - ±轻度细胞异型性
- 嗜酸性化生
  - 柱状细胞,具有大量的嗜酸性、颗粒状胞质,缺乏纤毛
    - 由于具有大量线粒体(如果是嗜酸性)
  - 无细胞核异型性,罕见核分裂象
- 鞋钉样细胞
  - 通常与息肉梗死或表面修复性改变有关
  - 单个细胞,胞质中等嗜酸至空泡状
    - 细胞顶端呈网球拍或泪滴状
    - 轻度细胞核异型性,罕见核分裂象
- 其他少见化生

- 乳头状增生(Lehman 与 Hart)
  - 真正的乳头状突起具有不同程度分支,常位于子宫内膜表面,但也可能位于腺体内
  - 常见于子宫内膜息肉
  - 常伴有黏液性化生、嗜酸性化生、鳞状上皮化生和/或鞋钉样化生
  - 温和的单层或轻度假复层上皮
  - 最多有轻度细胞异型性
  - 偶见核分裂象
- Arias-Stella 反应
  - 子宫内膜腺体呈假乳头状或簇状
  - 细胞质丰富,透明至弱嗜酸性,可以是鞋钉样的
  - 细胞核大小和形状不等,许多具有变性的特征(细胞核污秽),无核分裂象
  - 如果妊娠,间质蜕膜样变
- 分泌型:分泌期子宫内膜可见核上、核下空泡
- 透明细胞型:柱状细胞,胞质透明,细胞核位于胞质顶端
- 子宫内膜间质
  - 骨化:编织(成熟)骨
  - 平滑肌:由短束状的梭形细胞构成的小结节

辅助实验

免疫组织化学

- 输卵管(纤毛)化生
  - 低 Ki-67 指数,p16 斑驳阳性,p53 野生型
- 乳头合体状化生
  - 一般 ER 阳性,p16 弥漫阳性,p53 野生型
- 肠上皮化生
  - CK20 和 CDX-2 阳性,p16 阴性
- Arias-Stella 反应
  - Ki-67 指数低,p53 阴性

鉴别诊断

鳞状上皮化生

- 非典型息肉状腺肌瘤
  - 无柄,通常为广基状息肉
  - 大量纤维肌瘤样间质
- 鳞状细胞癌
  - 恶性的细胞学特征

黏液性化生

- 宫颈内膜微腺性增生
  - 核上、核下空泡
  - 储备细胞增殖;p63 阳性
- 宫颈黏液腺癌
  - CEA(阳性)、p16(阳性)、vimentin(阴性)

输卵管(纤毛)化生

- 浆液性癌
  - 具有复杂分支或实性生长的广基乳头
  - 显著核异型性,核分裂活跃
  - p53 和 p16 阳性,ER 阴性,Ki-67 指数通常高
- 宫颈原位腺癌
  - 细胞核染色质深染,核分裂活跃,还有凋亡,p16 弥漫阳性

鞋钉样化生

- 浆液性癌
  - 显著核异型性,核分裂常见
  - Ki-67 指数高,p53 阳性
- 透明细胞癌
  - 组织类型混杂
  - 大而明显的细胞异型性
- Arias-Stella 反应
  - 间质蜕膜样变

乳头状增生(Lehman 与 Hart)

- 子宫内膜腺癌
  - 明显复杂或广泛生长
  - 明显核异型性和核分裂

诊断注意事项

病理诊断要点

- 如果腺体结构复杂,不能诊断癌前病变,应反复活检以排除共存的肿瘤
- 尽管属于野生型 p53 染色范围内,乳头状合体细胞化生的阳性细胞比例明显高于其他类型化生

部分参考文献

1. Garg D et al: Endometrial osseous metaplasia: an unusual cause of infertility. BMJ Case Rep. 2015, 2015
2. Turashvili G et al: Mucinous metaplasia of the endometrium: current concepts. Gynecol Oncol. 136(2):389-93, 2015
3. Ip PP et al: Papillary proliferation of the endometrium: a clinicopathologic study of 59 cases of simple and complex papillae without cytologic atypia. Am J Surg Pathol. 37(2):167-77, 2013
4. McCluggage WG et al: Papillary syncytial metaplasia associated with endometrial breakdown exhibits an immunophenotype that overlaps with uterine serous carcinoma. Int J Gynecol Pathol. 31(3):206-10, 2012
5. Haley SL et al: The immunohistochemical profile of atypical eosinophilic syncytial changes vs serous carcinoma. Ann Diagn Pathol. 15(6):402-6, 2011
6. Nicolae A et al: Endometrial intestinal metaplasia: a report of two cases, including one associated with cervical intestinal and pyloric metaplasia. Int J Gynecol Pathol. 30(5):492-6, 2011
7. Simon RA et al: Tubal metaplasia of the endometrium with cytologic atypia: analysis of p53, Ki-67, TERT, and long-term follow-up. Mod Pathol. 24(9):1254-61, 2011
8. Félix A et al: Polypoid endometriosis of the uterine cervix with Arias-Stella reaction in a patient taking phytoestrogens. Int J Gynecol Pathol. 29(2):185-8, 2010
9. Lin MC et al: Squamous morules are functionally inert elements of premalignant endometrial neoplasia. Mod Pathol. 22(2):167-74, 2009
10. Vang R et al: Proliferative mucinous lesions of the endometrium: analysis of existing criteria for diagnosing carcinoma in biopsies and curettings. Int J Surg Pathol. 11(4):261-70, 2003
11. Lehman MB et al: Simple and complex hyperplastic papillary proliferations of the endometrium: a clinicopathologic study of nine cases of apparently localized papillary lesions with fibrovascular stromal cores and epithelial metaplasia. Am J Surg Pathol. 25(11):1347-54, 2001
12. Nucci MR et al: Mucinous endometrial epithelial proliferations: a morphologic spectrum of changes with diverse clinical significance. Mod Pathol. 12(12):1137-42, 1999
13. Hendrickson MR et al: Endometrial epithelial metaplasias: proliferations frequently misdiagnosed as adenocarcinoma. Report of 89 cases and proposed classification. Am J Surg Pathol. 4(6):525-42, 1980

在子宫内膜表面的成熟性鳞状上皮化生

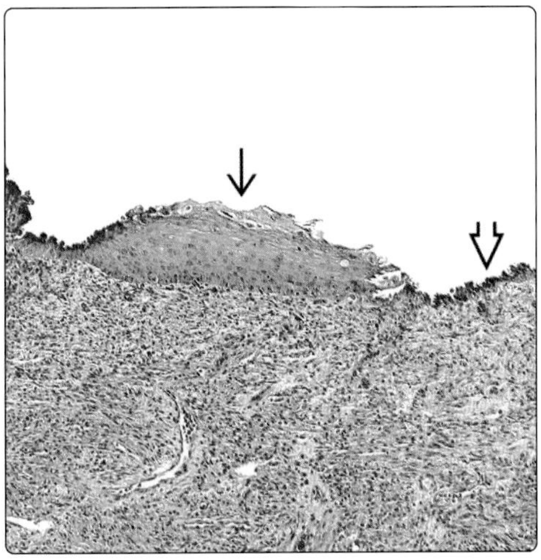

子宫内膜标本中大量成熟性鳞状上皮(鱼鳞病)

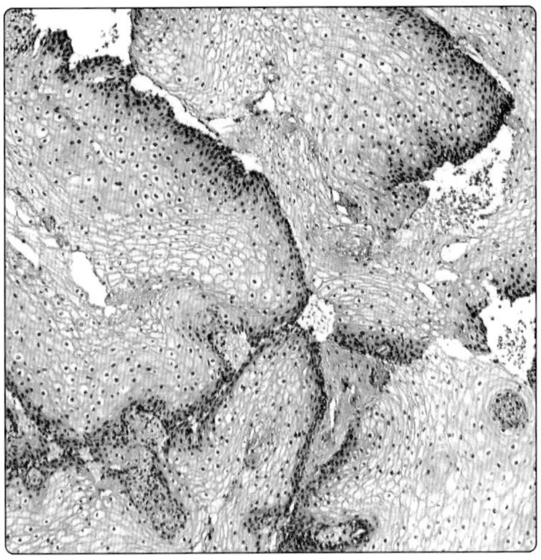

(**左**)成熟鳞状上皮化生➡紧邻反应性表面的子宫内膜➡,这是对慢性子宫内膜炎的反应。这是一个经典的,更是惊人的发现,请注意到成熟性。(**右**)子宫内膜刮除标本中存在大量成熟的鳞状上皮,提示子宫鱼鳞病。应排除高分化腺癌伴广泛鳞状上皮化生的可能性

广泛鳞状、桑葚状化生

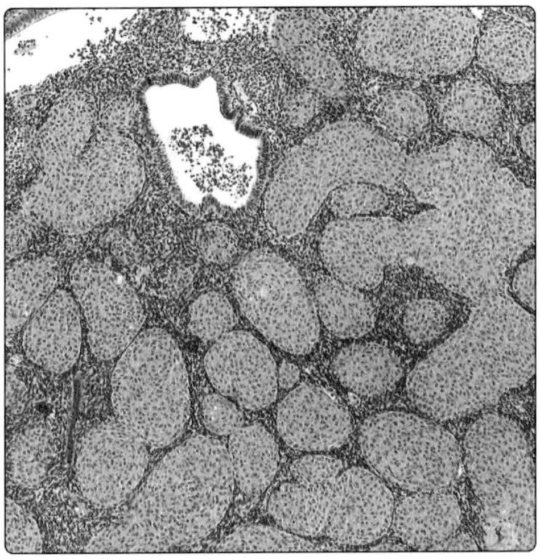

在鳞状、桑葚状化生的中央性坏死

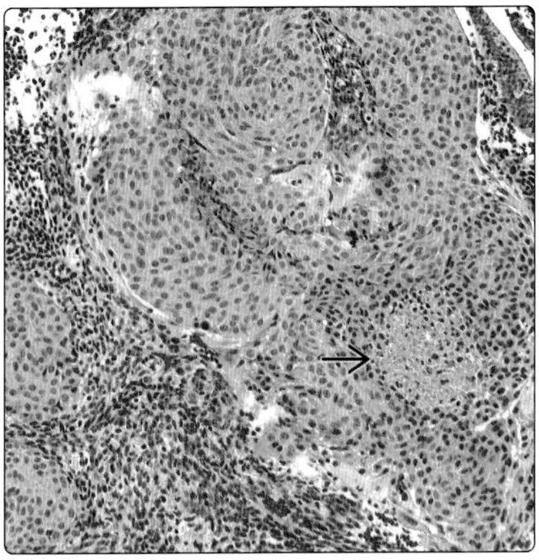

(**左**)鳞状、桑葚状化生广泛取代子宫内膜腺体,在低倍镜下可能与癌相似。当鳞状上皮化生广泛时,重要的是排除癌变的过程,因此,提示需要重新刮宫。(**右**)偶尔,鳞状、桑葚状化生中央可出现坏死➡,但这并不令人担忧,因为上皮未见细胞异型性。伴坏死的鳞状、桑葚状化生也可见于非典型息肉状腺肌瘤,间质为纤维肌瘤样的,而不是内膜样的

在子宫内膜表面和腺体中的黏液性化生

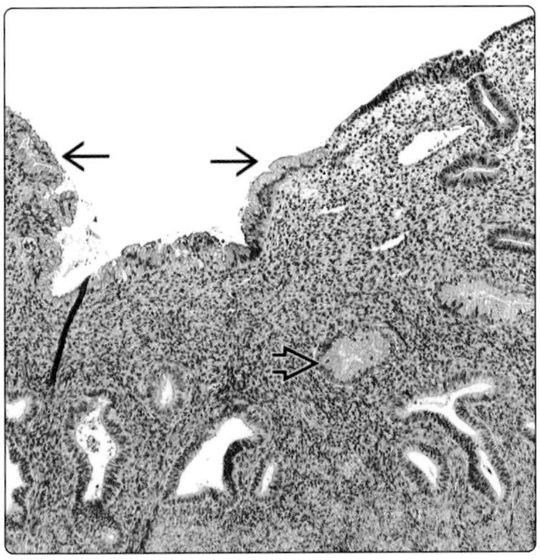

腺体内的黏液样增生

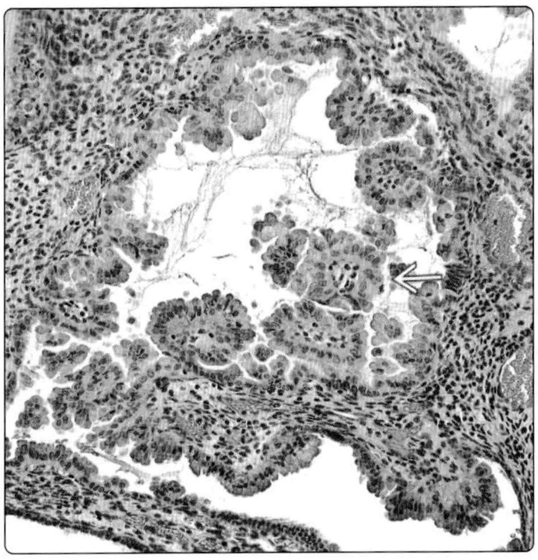

(**左**)黏液性化生可累及子宫内膜表面➡或沿腺体➡生长,重要的是,后者不应伴有结构复杂性。(**右**)在黏液增生中,随着结构复杂性增加,伴恶性肿瘤的风险增加。小簇状或小假乳头状通常认为是无意义的。然而,真正的乳头状突起➡,尤其是在分支的时候,应该建议重新活检

第2节 子宫内膜化生

(**左**)黏液性增生中出现微乳头状结构(后者有时很细微),应进行后续活检,以排除肿瘤的可能性。(**右**)肠型黏液性化生在子宫内膜极为罕见,因此,应当排除宫颈原位肠型或侵袭性腺癌扩散的可能性。有时,宫颈腺癌的继发性累及形态变化可能非常轻微

黏液性增生中出现微乳头状结构

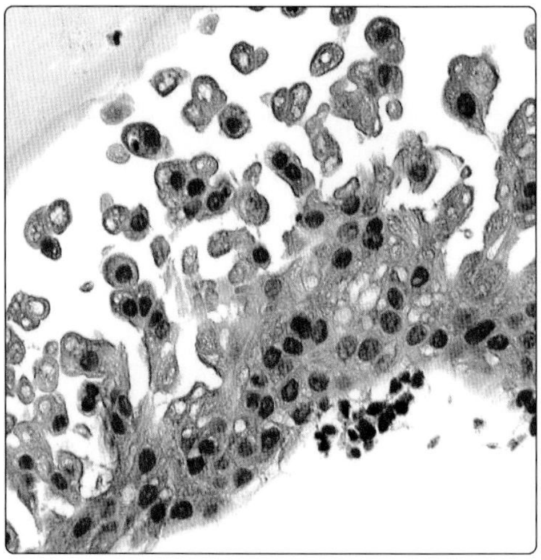

肠型黏液性化生

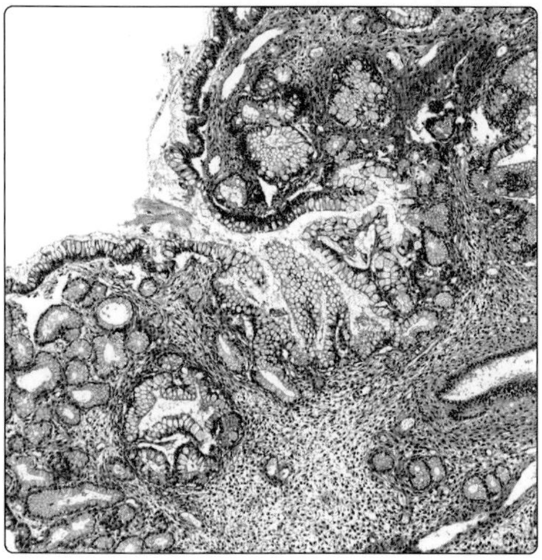

(**左**)输卵管化生常由假复层上皮组成,细胞通常有圆形的细胞核和核仁,这可能被怀疑为恶性肿瘤。然而,经常出现明显的纹状胞质顶端⇨,并缺乏多形性或结构的复杂性的纤毛细胞,是令人放心的。(**右**)非典型输卵管化生➡可见核增大,染色质深染,但核质比(变性型)相对不变,核分裂象少见

输卵管(纤毛)化生,具有纤毛及纹状胞质顶端

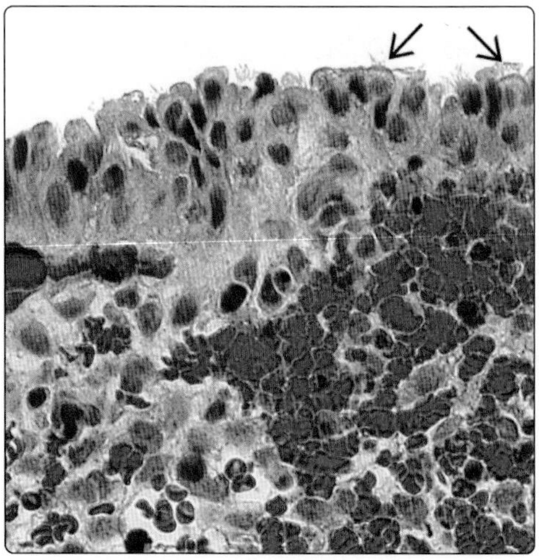

非典型输卵管化生

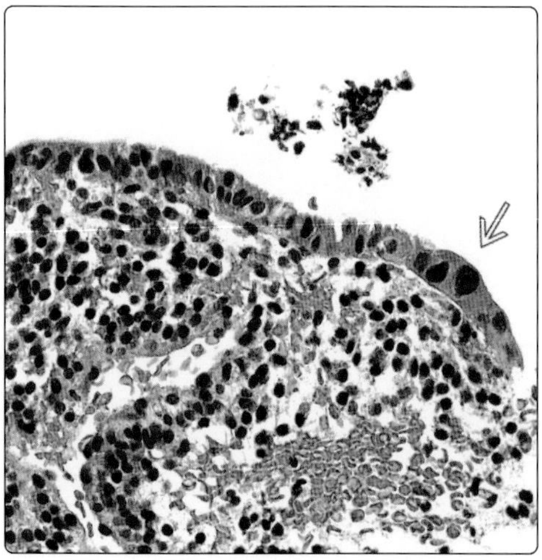

(**左**)嗜酸性化生在子宫内膜腺体内可能是局灶的或广泛的,常与纤毛上皮化生共存。(**右**)在子宫内膜腺癌表面可见化生,包括嗜酸性化生和乳头状化生⇨,因此,出现上述化生,通常需要对子宫内膜进行仔细评估

嗜酸性化生

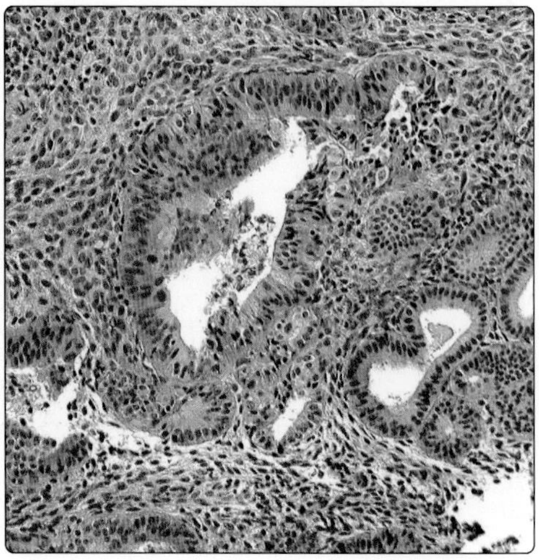

腺癌表面的嗜酸性化生

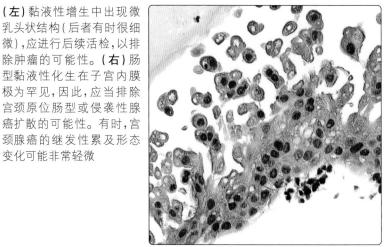

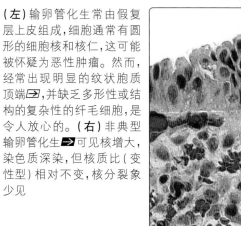

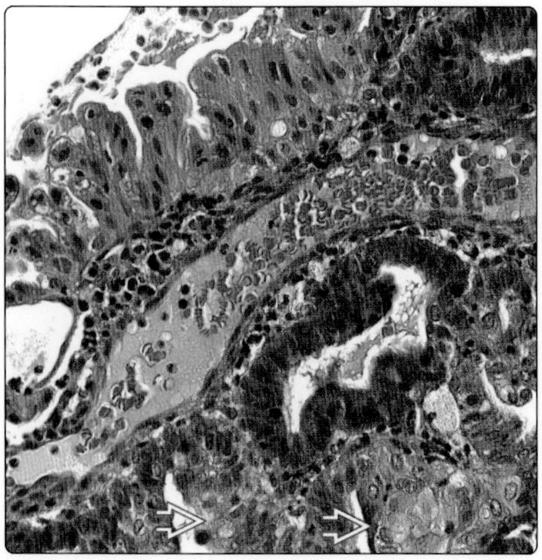

鞋钉样化生

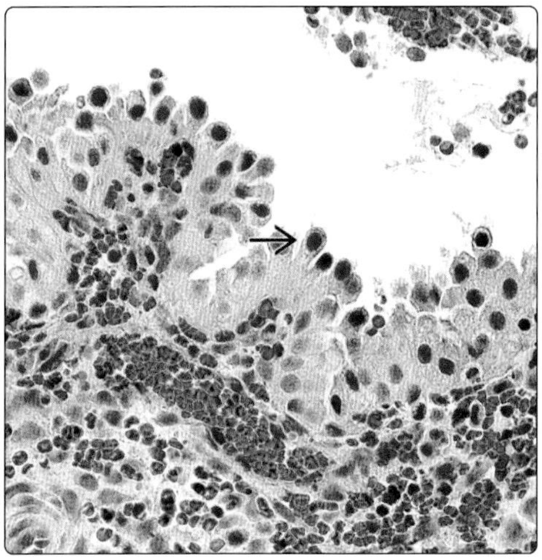

鞋钉样化生，与缺血/修复有关

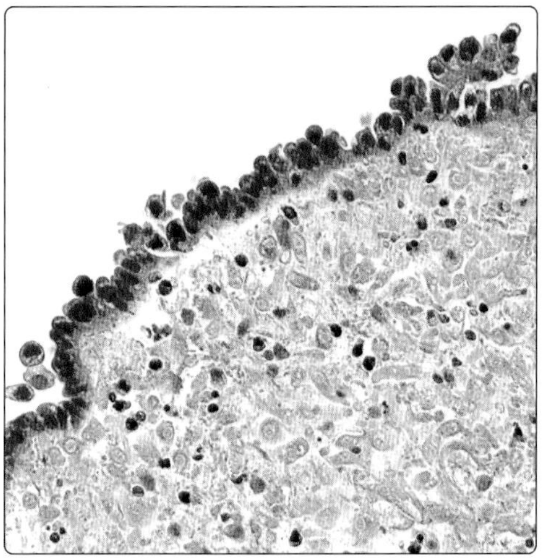

(左)鞋钉样化生⇨常出现子宫内膜表面作为修复性改变，细胞染色质深染，细胞核小而一致，无核分裂活性。**(右)**鞋钉样化生常继发于子宫内膜息肉表面缺血变化。在这次活检中，子宫内膜表面细胞下间质坏死，表面细胞显示鞋钉样改变

乳头状合体细胞化生

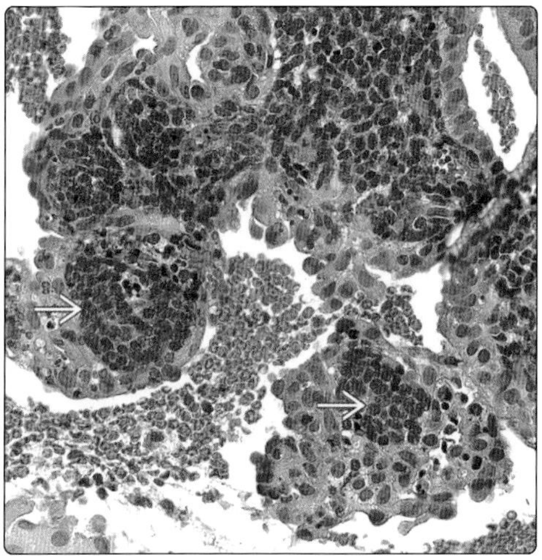

乳头状合体细胞化生，具有温和的假乳头

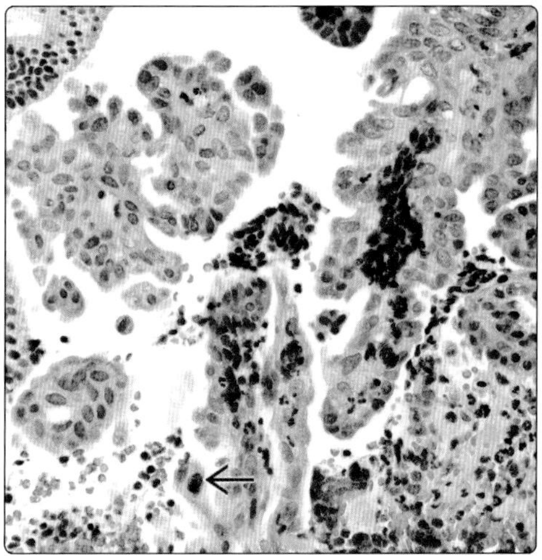

(左)乳头状合体细胞化生常伴有间质破坏➡，由边界不清的温和鳞状上皮样细胞组成的合胞体。**(右)**乳头状合体细胞化生的假乳头不应与乳头状癌混淆，乳头状合体细胞化生的假乳头细胞形态温和，核轻度增大，染色质模糊⇨，尽管可见小核仁

子宫内膜息肉中局限性乳头状增生

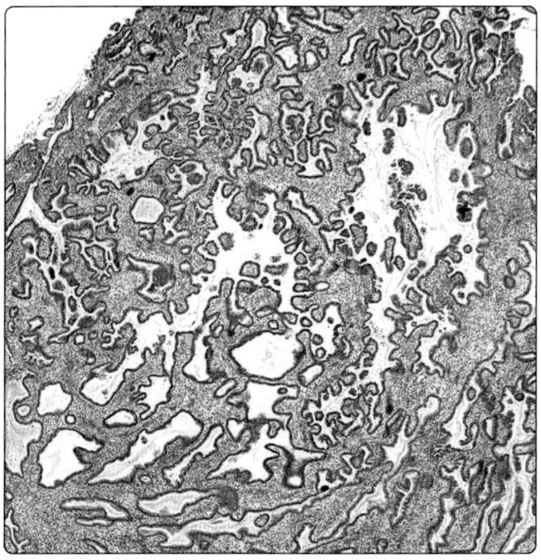

Lehman 与 Hart 乳头状增生

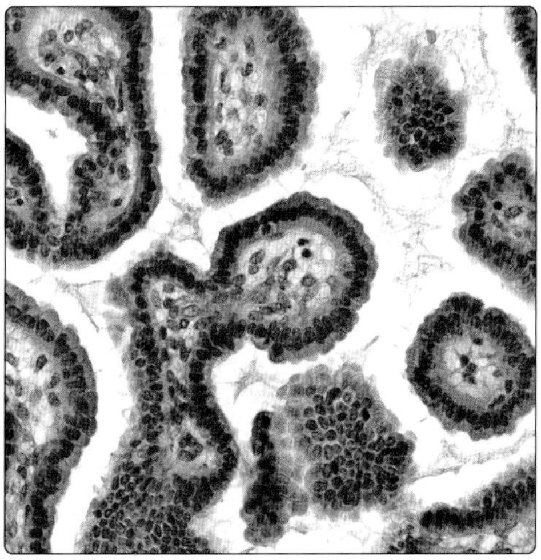

(左)与低级别乳头状腺癌不同，子宫内膜息肉表现为缺乏间质浸润和细胞异型性的局部乳头状增生。这种增生应该是局灶的。**(右)**Lehman 与 Hart 乳头状增生的高倍镜显示简单的棒状乳头，乳头被覆伴有黏液性化生的温和矮柱状细胞。这种类型的增生与更高的恶性肿瘤风险无关

第2节 子宫内膜化生

（左）看到分支乳头结构时→，即使诊断为良性病变，也应先考虑高分化腺癌的可能。（右）Arias-Stella 反应中，腺上皮细胞的细胞核增大→，但细胞质依然很丰富→，核质比维持正常。核分裂象常缺失

分支乳头

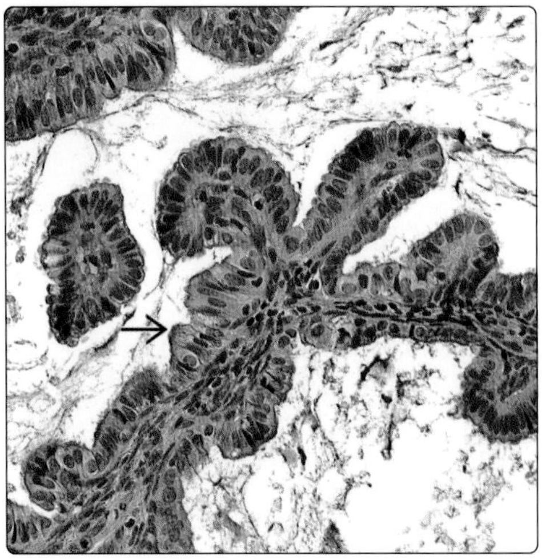

Arias-Stella 反应

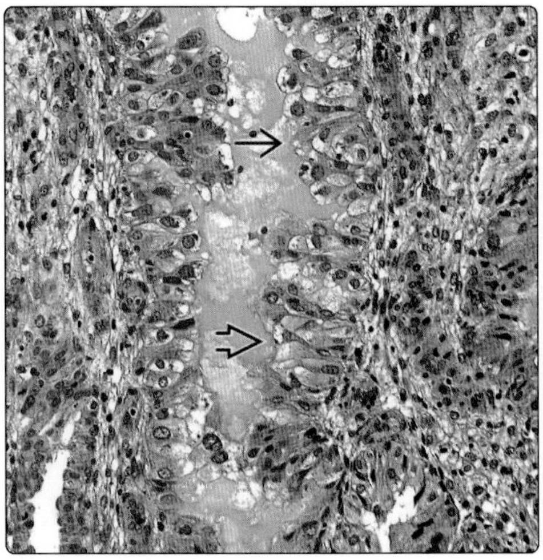

（左）退变型非典型性在 Arias-Stella 反应中常见。细胞核增大，核质呈污秽样外观→，并可能存在假包涵体。最重要的是，缺乏与之相关的核分裂象。（右）子宫内膜显著的 Arias-Stella 反应具有明显的假乳头上皮结构，其被覆上皮局灶可见鞋钉样细胞→。这种表现可能会被误认为是子宫内膜腺癌中的背靠背的腺体

Arias-Stella 反应中的退变型非典型性

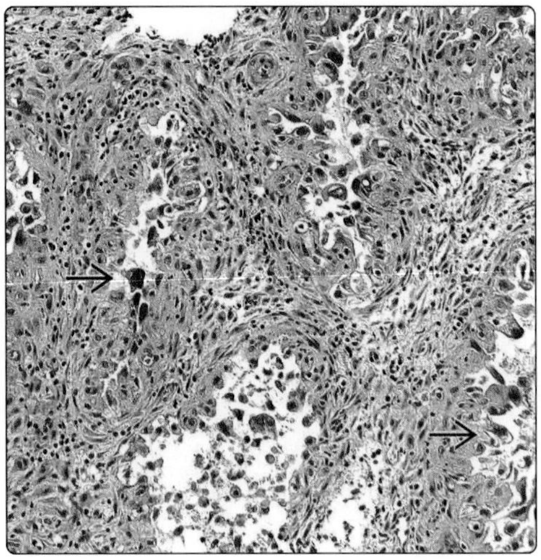

旺炽型 Arias-Stella 反应

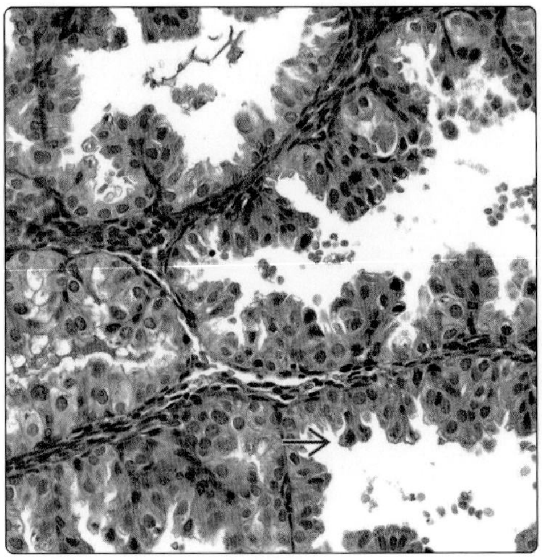

（左）不同类型（特别是黏液性和嗜酸性）的化生可能共存，表现为异质性。见到黏液细胞→与伴有嗜酸性胞质的细胞混合存在，更支持子宫内膜来源而不是宫颈。（右）另一种常见的组合是同时存在输卵管和嗜酸性化生。其他类型的化生也很常见，例如局灶的黏液性化生➡

不同类型的化生共存

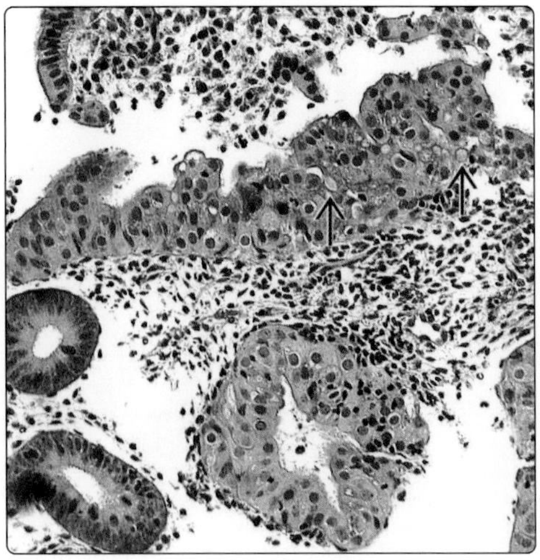

输卵管、嗜酸性和黏液性化生

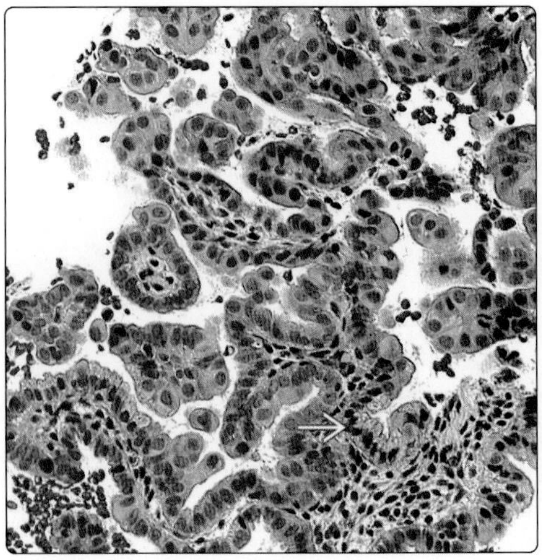

非典型息肉样腺肌瘤

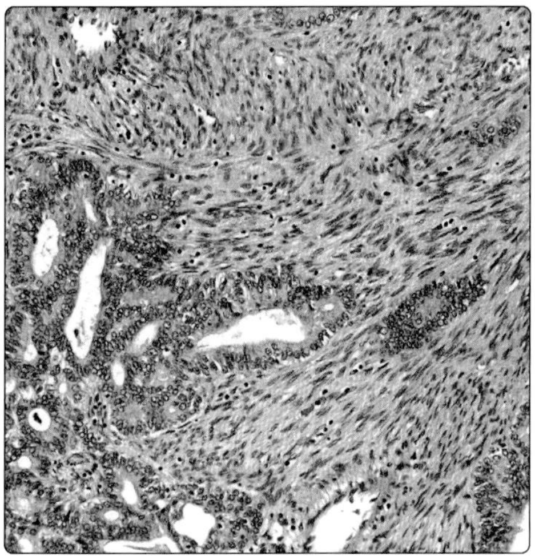

子宫内膜样腺癌伴有广泛的鳞状上皮化生

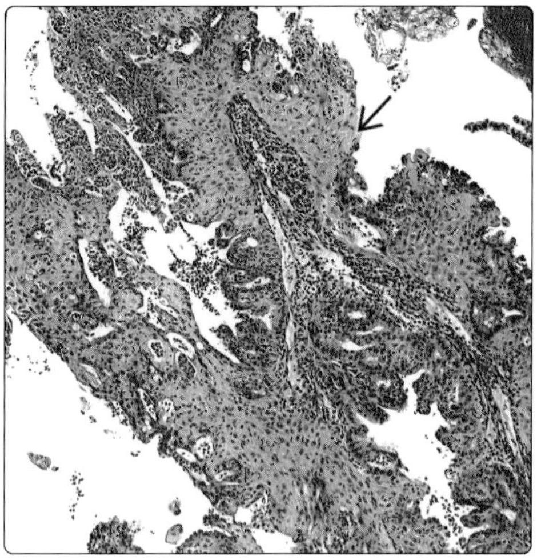

(左)非典型息肉样腺肌瘤常见子宫内膜样腺体,可能表现为鳞状上皮化生的桑葚小体(未显示),并以突出的纤维肌性间质为特征。(右)高分化子宫内膜样腺癌可能表现为具有成熟表现的广泛鳞状上皮分化,⇒可能与成熟的鳞状上皮化生极为相似;然而,腺体复杂性增生支持诊断子宫内膜腺癌

透明细胞癌

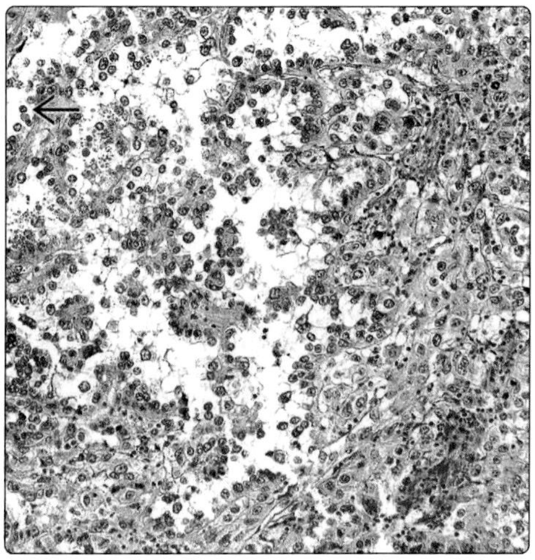

透明细胞癌

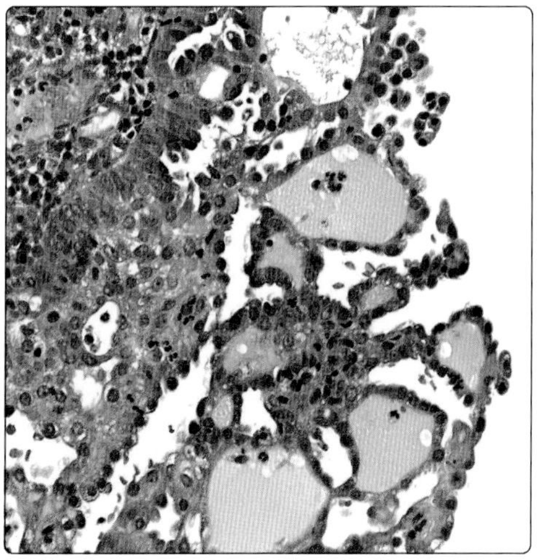

(左)透明细胞癌的特征是肿瘤细胞胞质透明或苍白,常表现为鞋钉样外观⇒。细胞核均匀增大,核仁明显,这些特征在鞋钉样化生中是见不到的。(右)除了细胞异型性,透明细胞癌还表现出典型的结构特征,包括小圆形乳头,常伴有玻璃样变的纤维血管轴心,并混有管囊状和/或实性生长方式

浆液性乳头状癌

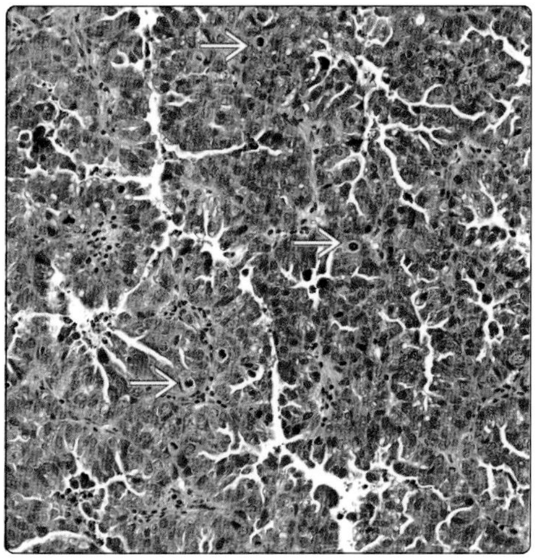

浆液性乳头状癌 p53 弥漫阳性

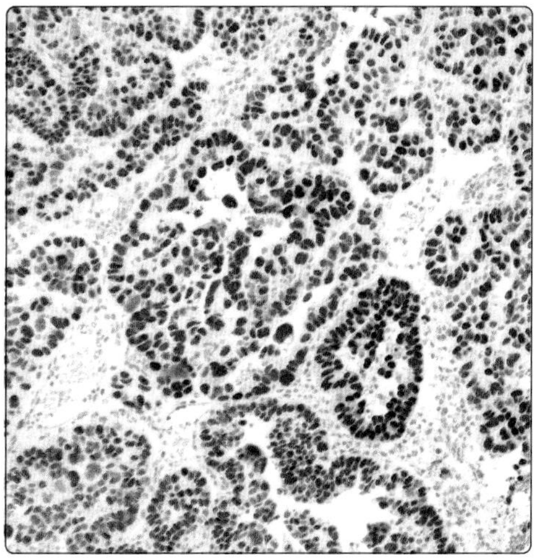

(左)子宫内膜乳头状浆液性腺癌表现为高度异型性的细胞和活跃的核分裂象➡及裂隙样生长方式,与输卵管化生均匀一致的外观不同。(右)p53 在输卵管上皮化生中呈斑片状阳性,在浆液性腺癌中的弥漫阳性

第3节 子宫内膜息肉

要 点

术语

- 腺体和间质异常增生，伴有中等到大型的厚壁血管

病因/发病机制

- 6p21（*HMGA1*）重排（基质成分）
- 可能与激素或他莫昔芬有关

临床问题

- 常见；占子宫内膜活检的25%
- 育龄期；通常<40岁
- 表现
  - 月经间期或绝经后子宫出血
  - 大的肿块可以伸出宫腔
  - 无症状

大体所见

- 息肉状，宽基底或细柄
- ±切面有小囊腔

显微镜下所见

- 以下三个特性中至少具备两个
  - 间质改变；形状及分布不规则的腺体；厚壁血管
- 息肉的茎部可发生平滑肌化生（腺肌瘤样息肉）
- 如果与他莫昔芬有关，常见腺体周围间质密集、水肿、黏液样改变和鹿角状的腺体沿长轴分布
- 可见到不典型的（奇异）细胞核，通常为灶性
- 罕见继发恶性肿瘤（1%～5%）

首要的鉴别诊断

- 子宫下段
- 子宫内膜基底层
- 非典型息肉样腺肌瘤
- 低级别米勒管腺肉瘤
- 伴有内陷腺体的平滑肌瘤

大的外生型肿块

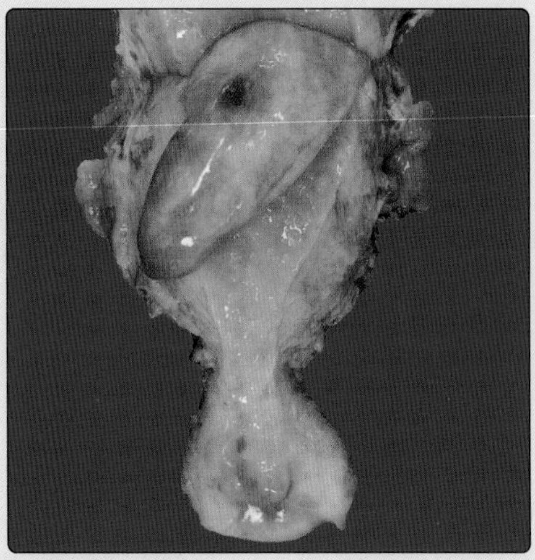

形状不规则的囊性腺体

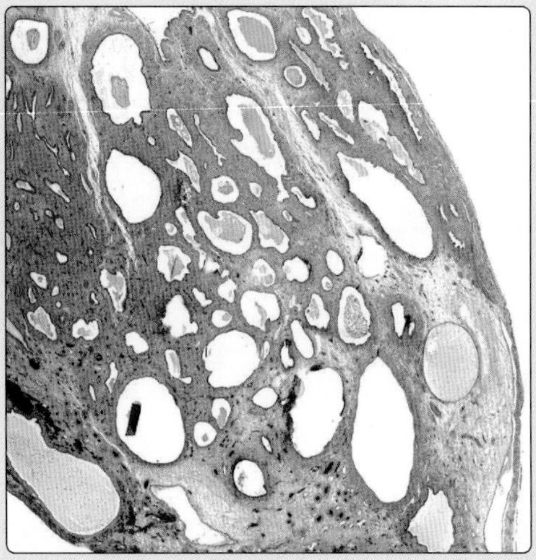

（左）子宫内膜息肉大小不一，可以很大，尤其是与他莫昔芬治疗相关时。息肉可充满宫腔，并继发溃疡和出血，类似于恶性肿瘤。**（右）**子宫内膜息肉间质数量不等，形状和分布不规则，腺体有时囊性扩张，并有中等到大型的厚壁血管。也可有水肿，或较少见的黏液样变性

致密的间质和周期性子宫内膜腺体

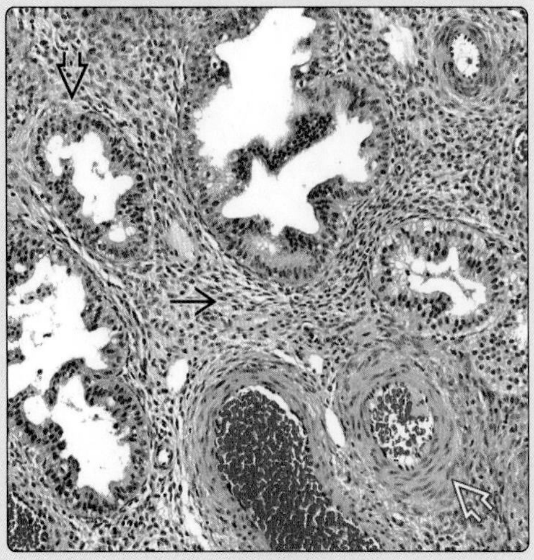

大的厚壁血管

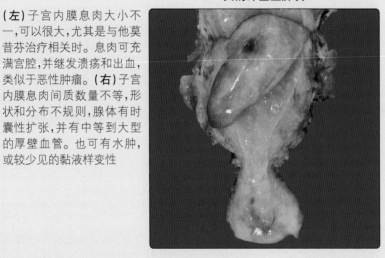

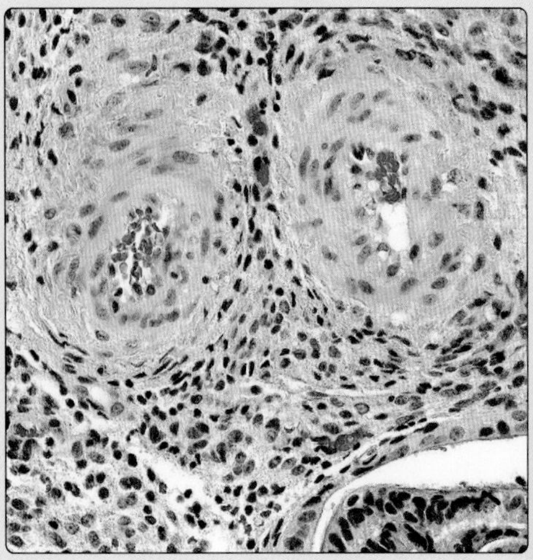

（左）子宫内膜息肉通常由形状和分布不规则的子宫内膜样腺体组成，具有月经周期子宫内膜腺体的外观 ➡；后者往往在接近息肉表面处更常见到。间质一般不活跃，排列紧密 ➡。注意厚壁血管 ➡。**（右）**子宫内膜息肉的特征之一是在息肉蒂部发现厚壁大血管

术语

定义

- 腺体和间质异常增生，伴有中等到大型的厚壁血管

病因/发病机制

肿瘤性

- 6p21(*HMGA1*)重排(基质成分)

激素

- 可能与激素或他莫昔芬治疗有关

临床问题

流行病学

- 发病率
  - 常见；占子宫内膜活检的 25%
- 年龄
  - 育龄期，通常<40 岁

表现

- 月经间期或绝经后子宫出血
- 形成大的肿块伸入宫腔
- 无症状

预后

- 极好

大体所见

一般特征

- 息肉状，宽基底或细柄
- ±切面有小囊腔

显微镜下所见

组织学特征

- 三个特性中至少应该具备两个
  - 间质改变
    - 富于细胞，均匀一致("蓝色")
    - 胶原化，特别是他莫昔芬治疗后
  - 腺体形状及分布不规则
    - 可能与表面平行
    - 绝经后呈明显囊性扩张("老年性"息肉)
    - ±局灶腺体拥挤
    - ±呈发育不良的叶状生长
  - 厚壁血管(通常位于息肉蒂部)
- 可能有平滑肌化生，通常位于蒂部(腺肌瘤样息肉)
- 如果与他莫昔芬有关，可能更常见
  - 腺体周边间质致密
  - 水肿和黏液样变性
  - 鹿角状腺体沿长轴极向分布
- 表面可发生糜烂和/或梗死
- 继发恶性肿瘤罕见(1%～5%)
  - 子宫内膜样>浆液性癌(后者主要见于老年患者；可能为局灶性)

细胞学特征

- 上皮细胞
  - 化生常见(如果与他莫昔芬治疗有关则更多见)
    - 输卵管、合胞体样、黏液性、鳞状、鞋钉状(尤其后者与缺血有关)
- 间质
  - 可见到非典型的(奇异)细胞核，通常为局灶性
- 核分裂象多少不等

鉴别诊断

子宫下段

- 缺乏厚壁血管

子宫内膜基底层

- 无厚壁血管，但有基底动脉的小灶聚集(通常每个横截面≥6 个)

非典型息肉样腺肌瘤

- 通常发生于子宫下段
- 复杂的腺体结构和鳞状上皮化生的桑葚小体
- 缺乏内膜间质

低级别米勒管腺肉瘤

- 发育良好且广泛分布的叶状结构
- 上皮下间质富于细胞("套袖结构")

伴有内陷腺体的平滑肌瘤

- 腺体位于外周
- 平滑肌束排列紧密(主要成分)

诊断注意事项

病理诊断要点

- 息肉中的腺体周围局灶间质致密和/或发育不良的叶状生长可能引起对腺肉瘤的关注；然而，这些所见不足以确定诊断
- 绝经后患者息肉中的浆液性癌可能很小；因此，高倍镜下的仔细检查是必要的
- 子宫内膜息肉可出现局灶细胞非典型性，与继发于缺血有关，不应被误诊为透明细胞癌

部分参考文献

1. Howitt BE et al: Uterine polyps with features overlapping with those of müllerian adenosarcoma: a clinicopathologic analysis of 29 cases emphasizing their likely benign nature. Am J Surg Pathol. 39(1):116-26, 2015
2. Mittal K et al: Endometrial hyperplasia and carcinoma in endometrial polyps: clinicopathologic and follow-up findings. Int J Gynecol Pathol. 27(1):45-8, 2008
3. Kim KR et al: A diagnostically useful histopathologic feature of endometrial polyp: the long axis of endometrial glands arranged parallel to surface epithelium. Am J Surg Pathol. 28(8):1057-62, 2004
4. McCluggage WG et al: Uterine serous carcinoma and endometrial intraepithelial carcinoma arising in endometrial polyps: report of 5 cases, including 2 associated with tamoxifen therapy. Hum Pathol. 34(9):939-43, 2003
5. Sington JD et al: Cytological atypia in endometrial polyps and immunostaining for p16, p53 and Ki67. Histopathology. 41(1):86-8, 2002
6. Tai LH et al: Endometrial polyps with atypical (bizarre) stromal cells. Am J Surg Pathol. 26(4):505-9, 2002
7. Hattab EM et al: The stromal component of large endometrial polyps. Int J Gynecol Pathol. 18(4):332-7, 1999
8. Kennedy MM et al: Tamoxifen and the endometrium: review of 102 cases and comparison with HRT-related and non-HRT-related endometrial pathology. Int J Gynecol Pathol. 18(2):130-7, 1999

(左)子宫内膜息肉可出现间质广泛的玻璃样变性,可能伴有出血和上皮变薄➡,最常继发于缺血/梗死。**(右)**子宫内膜息肉中的缺血性改变可出现相关的上皮异常,通常表现为鞋钉样改变,引起对透明细胞癌的关注;然而子宫内膜间质缺血改变,伴水肿和出血,缺乏典型透明细胞癌的形态

继发于缺血的间质广泛玻璃样变性

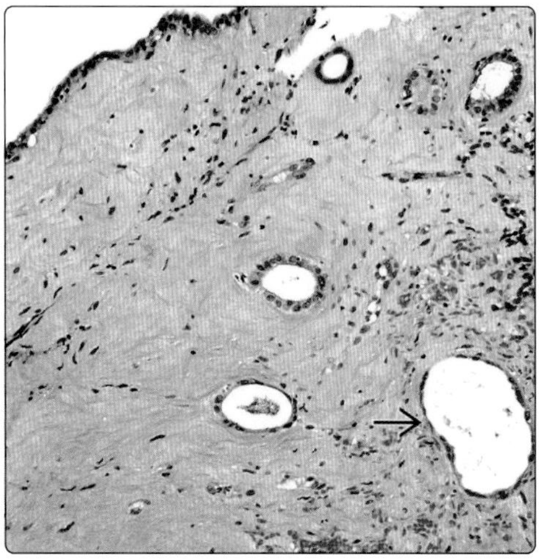

继发于缺血现象的鞋钉样改变

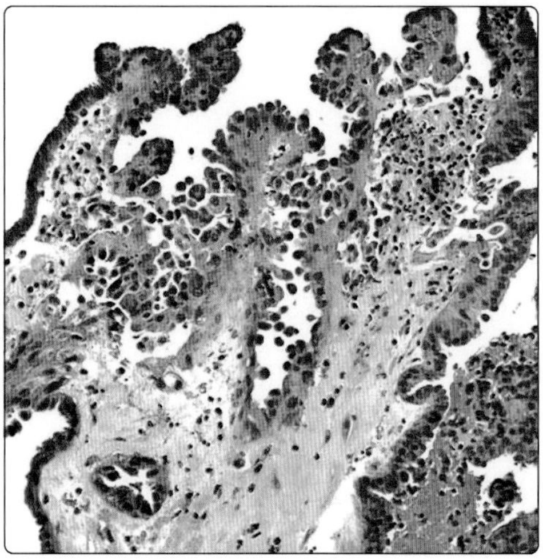

(左)子宫内膜息肉的上皮细胞核增大,核型不规则,但要注意染色质模糊,缺少核仁,胞质丰富且核质比正常,是退行型非典型性的特征。**(右)**子宫内膜息肉常表现出上皮化生现象,当出现黏液化生时,常伴有单纯无分支的乳头(Lehman 与 Hart)。若出现广泛或复杂的乳头结构,应排除子宫内膜肿瘤

退行型非典型性

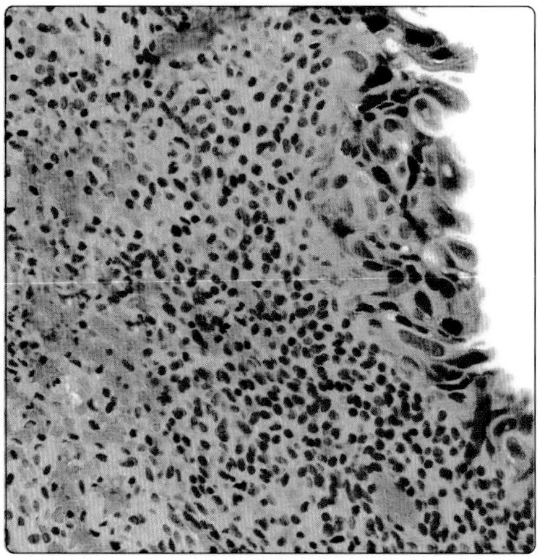

乳头状黏液性化生

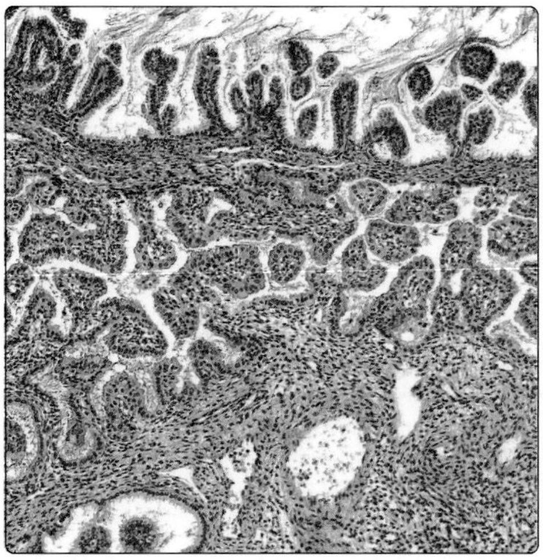

(左)一些子宫内膜息肉可能明显富于细胞;然而,整体上细胞一致。破碎的富于细胞的息肉可能增加医师对子宫内膜间质肿瘤的关注;然而,间质细胞排列紧凑,缺乏核分裂象和细胞非典型性。**(右)**子宫内膜息肉可出现腺体成分广泛囊性扩张,间质成分极少;这种现象最常见于绝经后妇女("老年"息肉)

富于细胞性"蓝色"间质

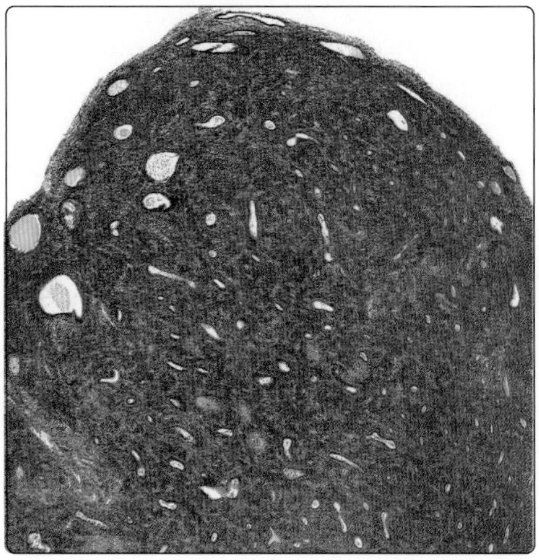

明显的囊性腺体

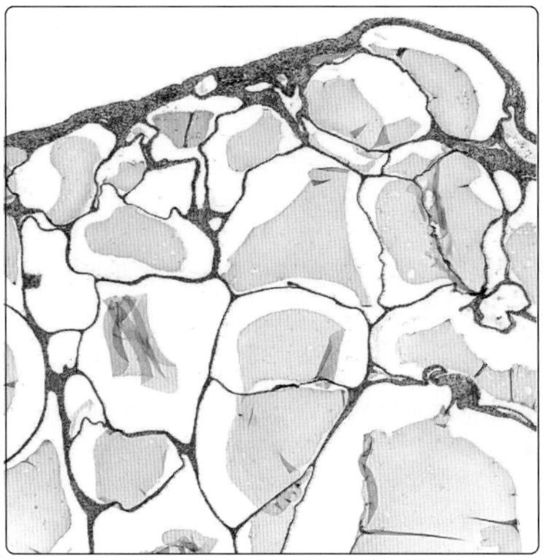

肌瘤成分

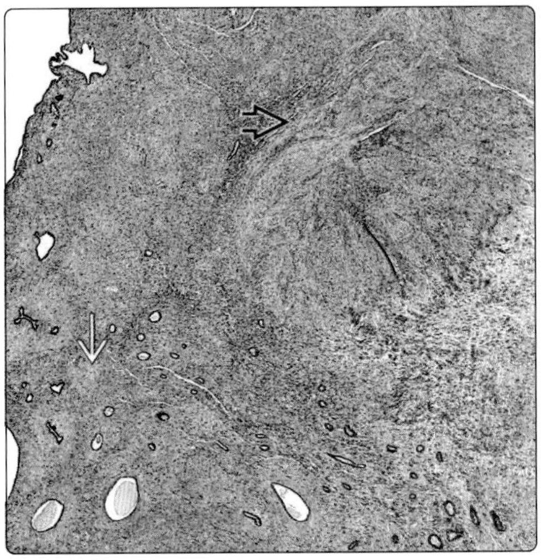

非典型(奇异型)间质细胞

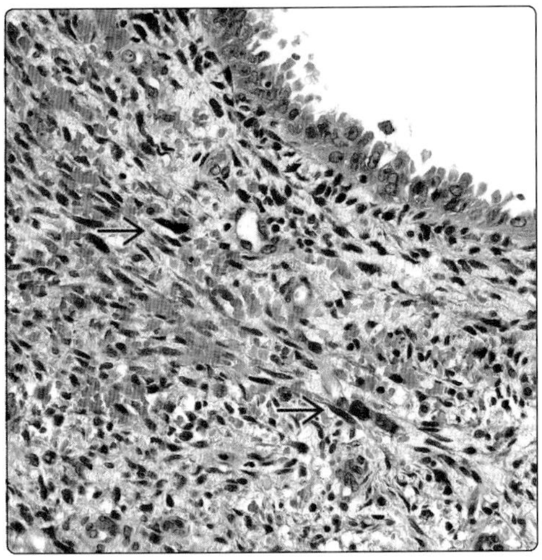

(左)子宫内膜腺肌瘤样息肉可出现一些类似于典型子宫内膜息肉的区域➡;然而,息肉蒂部中央可见大量平滑肌成分⇨。(右)一些子宫内膜息肉的间质中会出现非典型的"奇异"间质细胞⇨,类似于子宫平滑肌肿瘤中出现的细胞。但在子宫内膜息肉的背景下,这些所见没有临床意义。这种所见通常局灶,且非典型细胞无核分裂象

浆液性癌

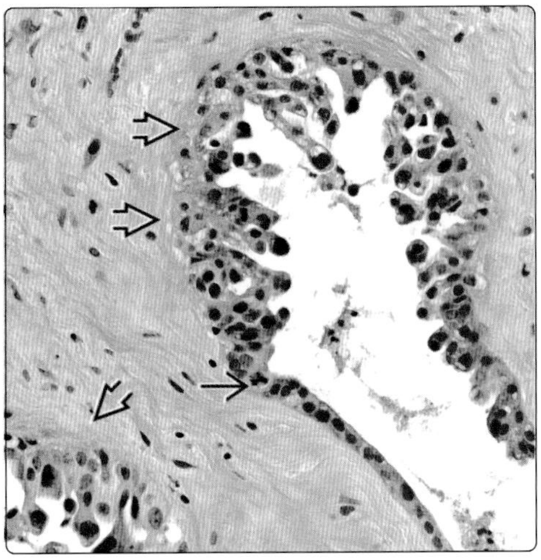

浆液性癌中高 Ki-67 指数

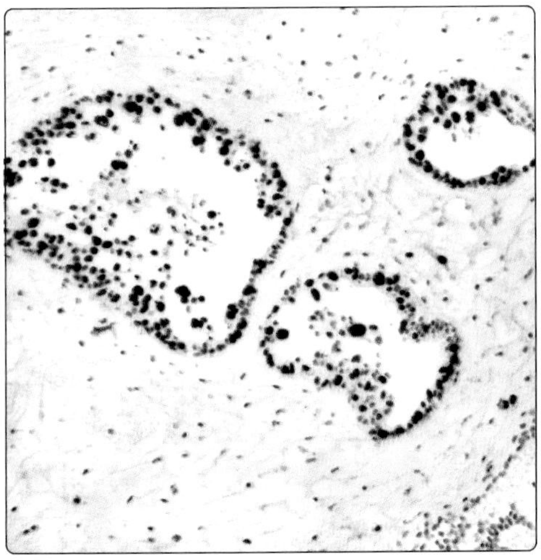

(左)绝经后妇女的子宫内膜息肉可含有恶性肿瘤,尤其是浆液性癌⇨,因此必须仔细检查。肿瘤上皮细胞呈复层排列,细胞核增大,深染,失去极性。可见核分裂象⇨,包括非典型核分裂象。(右)免疫染色 Ki-67 高增殖指数,勾勒出累及子宫内膜息肉的浆液性癌,与退行型非典型息肉的 Ki-67 指数形成鲜明对比

子宫内膜样腺癌

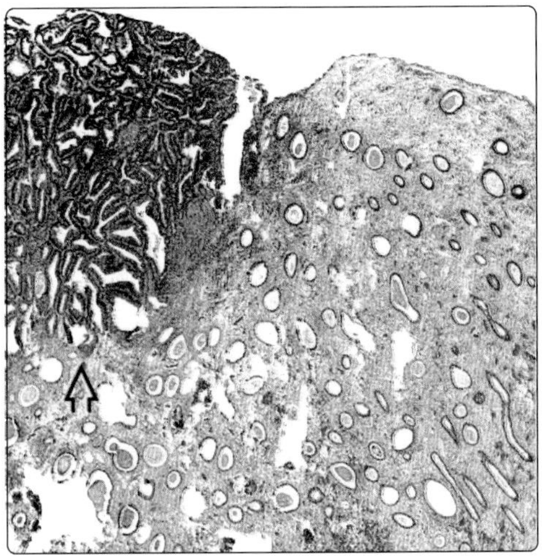

发育不良的叶状生长和富于细胞性间质

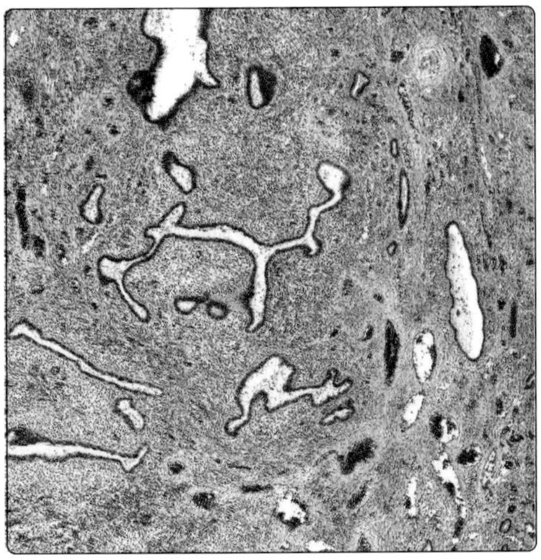

(左)子宫内膜的子宫内膜样腺癌⇨常起源于或继发累及子宫内膜息肉;因此,评估非息肉的子宫内膜对于确定疾病的范围十分必要。如果癌变局限于息肉,患者具有极好的预后。(右)子宫内膜息肉中可见微小腺体分支(发育不良的叶状生长)和腺体周围间质密集,不足以诊断为腺肉瘤

第4节 子宫内膜上皮内瘤变/子宫内膜不典型增生

要 点

术语

- 子宫内膜癌前病变，易向子宫内膜样腺癌恶性转化

临床问题

- 范围广（平均年龄：60岁）
- 异常阴道出血
- 预后良好（如不合并腺癌）

显微镜下所见

- 子宫内膜上皮内瘤变（EIN）诊断标准
  - 病灶≥1mm
  - 腺体：间质超过1∶1（腺体成分大于病灶区域的50%）
  - 病变的腺上皮细胞学特征明显不同于背景子宫内膜细胞
- 可累及子宫内膜息肉（1/3）
- 非子宫内膜样分化（化生）常见：鳞状上皮化生（常为桑葚样）、黏液性化生、输卵管化生、分泌性化生
- 大约20%累及整个子宫内膜（非局限性）

辅助实验

- ER、PR阳性；p16阴性
- p53野生型
- *PTEN* 44%失活；*PAX2* 71%失活
- 30% *PTEN* 和 *PAX2* 共同突变

首要的鉴别诊断

- 人工假象
- 子宫内膜息肉
- 非典型息肉样腺肌瘤
- 不伴非典型性的子宫内膜增生
- 子宫内膜样腺癌
- 浆液性子宫内膜腺癌

从正常子宫内膜进展为EIN的过程

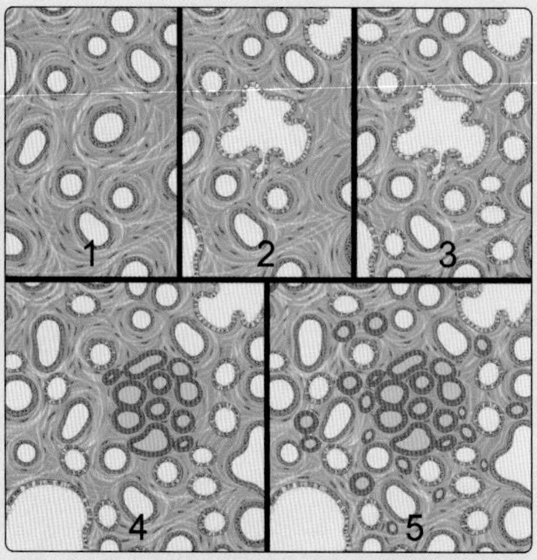

腺体排列拥挤，形态与周围子宫内膜腺体明显不同

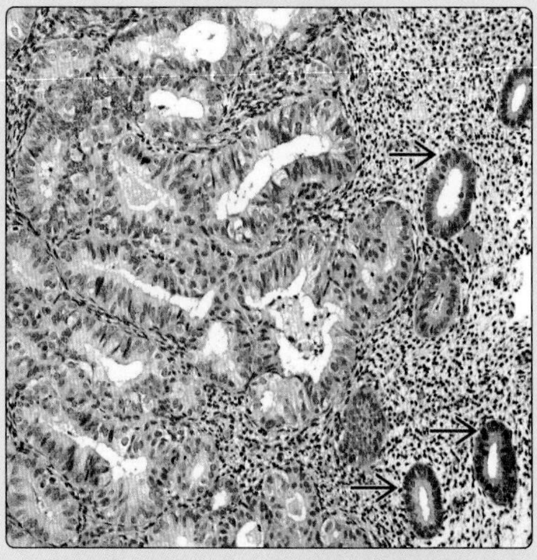

（左）正常子宫内膜（1）暴露于雌激素后呈囊性改变（2），随后腺体增多（不伴非典型性的子宫内膜增生）（3）。EIN为单克隆性，由此开始形成局限性病灶（4），并可向周围扩张（5）。**（右）**EIN通常为一个局限性的病变（>1mm），腺体排列拥挤（腺体密度>50%），细胞学特征与背景子宫内膜明显不同➡

桑葚样鳞状化生呈融合性生长

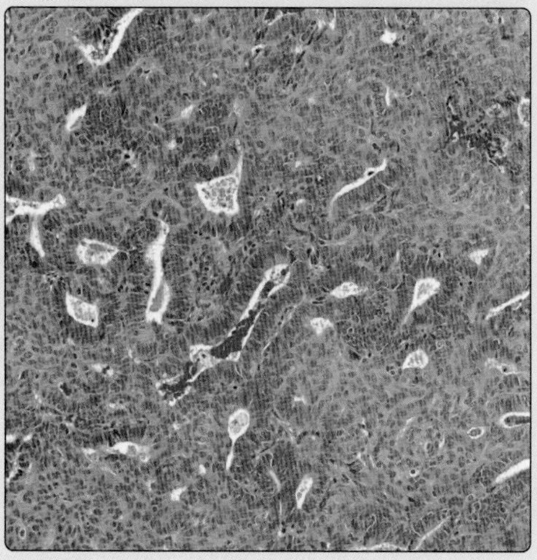

子宫内膜息肉内的不典型增生/EIN

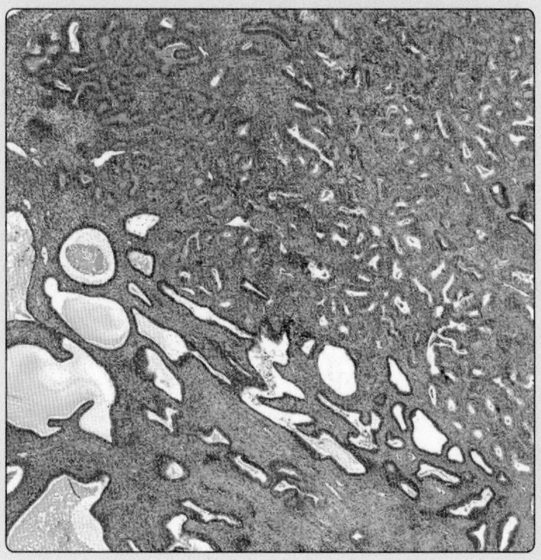

（左）EIN可伴有桑葚样鳞状上皮化生。在诊断EIN时，必须去除鳞状分化区域，其余腺体必须符合所有的诊断标准。**（右）**背景子宫内膜腺体（左下）形态不规则，低倍镜下与不典型增生/EIN区域（右上）有明显的细胞学分界，后者由较小的而排列拥挤的腺体组成

第 4 节 子宫内膜上皮内瘤变/子宫内膜不典型增生

术语

缩略语

- 子宫内膜上皮内瘤变(endometrial intraepithelial neoplasia, EIN)
- 子宫内膜不典型增生(atypical endometrial hyperplasia, AEH)

定义

- 子宫内膜癌前病变,易向子宫内膜样腺癌恶性转化

病因/发病机制

激素(雌激素)效应

- 肥胖(继发性于脂肪组织中的外周芳香化酶活性)
- 无排卵周期延长
- 激素治疗(不含孕激素的雌激素)
- 多囊卵巢综合征
- 产生雌激素的肿瘤

分子异常(体细胞)

- 单克隆扩增
- *PTEN* 失活(肿瘤抑制因子),最常见
- 微卫星不稳定性(20%~25%)(林奇综合征和多发性错构瘤综合征)
- *KRAS* 突变(-15%)
- *CTNNB1* 突变(25%~30%)
- *MLH1* 表观遗传失活(15%~20%)

临床问题

流行病学

- 发病率
  - 在所有子宫内膜标本中(任何指征)约占 1.5%
- 年龄
  - 范围广(平均年龄:60 岁)
    - 平均年龄:比子宫内膜样腺癌年轻 7~8 岁

表现

- 异常阴道出血

疾病自然史

- 如有 EIN,发展为子宫内膜样腺癌的风险增加大约 45 倍
- 如有 EIN,合并子宫内膜样腺癌的概率为 25%~35%
- 内膜活检中如未发现 EIN,对癌症预后有 99% 的阴性预测值

治疗

- 孕激素治疗(不能实施手术患者或有生育需求者)
  - 大约 1/3 的病灶在孕激素治疗后消退
  - 没有既定指南规定孕激素的给药方式(口服/孕激素释放宫内节育器)、疗程(间断给药或持续给药)或持续时间
  - 为排除腺癌进行多次活检(根据临床指征)
  - 孕激素治疗应在再次活检前停止,以便评估疗效
- 子宫及双侧输卵管切除术

预后

- 非常好(如未合并腺癌)

大体所见

一般特征

- 非癌性改变通常无明显肿块
- 可见子宫内膜增厚或息肉

显微镜下所见

组织学特征

- EIN 诊断标准
  - 病灶≥1mm
  - 腺体:间质超过1:1(腺体成分大于病灶区域的 50%)
  - 病变的腺上皮细胞学特征明显不同于背景子宫内膜细胞
- 腺腔内可见小的、非绒毛样乳头
- 无融合性背靠背腺样生长或浸润肌壁
- 可累及子宫内膜息肉(1/3)
- 大约 20% 累及整个子宫内膜(非局限性)

细胞学特征

- 细胞学特征与正常子宫内膜不同,可呈不同外观
  - 子宫内膜样,伸长的细胞核呈假复层排列
  - 细胞核变圆,非复层化±突出核仁
  - 常见非子宫内膜样分化(化生);可多种化生混合出现
    - 鳞状上皮化生(典型的桑葚样化生)最常见
    - 黏液性化生(宫颈细胞型),细胞核形态温和,位于基底(最常见)
    - 输卵管化生(嗜酸性胞质,细胞核变圆±纤毛)
    - 分泌性化生(核下或核上空泡±腔内分泌物)

辅助实验

免疫组织化学

- ER、PR 阳性
- p16 阴性
- p53 野生型

遗传学检测

- *PTEN* 44% 失活
- *PAX2* 71% 失活
- *PTEN* 和 *PAX2* 共同突变(30%)

鉴别诊断

人工假象

- 正常良性子宫内膜腺体套叠
  - 腺上皮堆积呈现假的腺体拥挤外观
  - 细胞学特征介于拥挤腺体和正常腺体之间
- 碎片化和腺体推挤造成的人工假象
  - 腺体与间质分离
  - 碎片状腺体

子宫内膜息肉

- 腺体拥挤、不规则,但无明显的细胞学异常

非典型息肉样腺肌瘤

- 分叶状结构
- 纤维肌瘤样间质

不伴非典型性的子宫内膜增生(弥漫性激素改变)

- 腺体形态不规则,偶见排列拥挤,广泛累及子宫内膜
- 一致或偶见不规则的细胞学外观,广泛分布于整个子宫内膜(无细胞学异常)
- 常见纤维蛋白血栓、间质崩解和修复性子宫内膜上皮

子宫内膜腺癌

- 常形成肿块
- 具有以下一种或多种复杂结构
  - 广泛筛状结构
  - 绒毛腺样结构
  - 非化生上皮呈实性生长
- 肌层浸润

宫颈原位腺癌(定植于子宫内膜腺体)

- 既往史
- 腺体排列拥挤,伸长的细胞核,核质深染,可见顶端有丝分裂和凋亡小体
- p16 弥漫阳性
- ER、PR 常阴性
- 原位杂交或 PCR 检测呈 HPV 阳性

子宫内膜浆液性癌(腺性)

- 显著的细胞学异型性
- 有丝分裂活跃,包括不典型增生
- p53 弥漫阳性或全阴性

诊断注意事项

病理诊断要点

- 在子宫切除标本中,应对子宫内膜全部取样进行组织学检查以排除腺癌
- 若癌前病变累及子宫内膜息肉,应将息肉内的非肿瘤性腺体(而不是背景子宫内膜)作为细胞学参照
- 子宫内膜腺上皮细胞学外观并非一成不变,其根据激素环境变化(正常和增生)而发生相应变化
  - 在评估是否存在子宫内膜癌前病变时,出现细胞学的形态差异至关重要
- PTEN 和 pax-2 免疫组织化学染色有助于了解疾病的发病机制,但不能作为常规的诊断指标,因为 1/2 的 EIN 表达 PTEN,1/3 的 EIN 表达 pax-2
- 在不具有腺体融合性生长时,腺腔内非绒毛样乳头不应被误认为高分化腺癌
- 腺体拥挤但均单独存在,有助于区分 EIN 和高分化腺癌,后者存在复杂的结构改变
- 若病灶不能诊断 EIN(病灶范围<1mm 或者接近 1mm 但不符合 50% 的腺体拥挤的阈值),在随后的取样中,“腺体拥挤”的病灶被认为有 20% 与 EIN 相关
- EIN/AEH 可累及子宫腺肌病,不应被误认为浸润性癌

部分参考文献

1. Ip PP: Benign endometrial proliferations mimicking malignancies: a review of problematic entities in small biopsy specimens. Virchows Arch. ePub, 2018
2. Ordi J et al: Reproducibility of current classifications of endometrial endometrioid glandular proliferations: further evidence supporting a simplified classification. Histopathology. 64(2):284-92, 2014
3. Parra-Herran CE et al: Endometrial intraepithelial neoplasia with secretory differentiation: diagnostic features and underlying mechanisms. Mod Pathol. 26(6):868-73, 2013
4. Kane SE et al: Endometrial intraepithelial neoplasia terminology in practice: 4-year experience at a single institution. Int J Gynecol Pathol. 31(2):160-165, 2012
5. Trimble CL et al: Management of endometrial precancers. Obstet Gynecol. 120(5):1160-75, 2012
6. Usubutun A et al: Reproducibility of endometrial intraepithelial neoplasia diagnosis is good, but influenced by the diagnostic style of pathologists. Mod Pathol. 25(6):877-84, 2012
7. Semere LG et al: Endometrial intraepithelial neoplasia: clinical correlates and outcomes. Obstet Gynecol. 118(1):21-8, 2011
8. Huang EC et al: Clinical outcome in diagnostically ambiguous foci of 'gland crowding' in the endometrium. Mod Pathol. 23(11):1486-91, 2010
9. Lacey JV Jr et al: Absolute risk of endometrial carcinoma during 20-year follow-up among women with endometrial hyperplasia. J Clin Oncol. 28(5):788-92, 2010
10. Monte NM et al: Joint loss of PAX2 and PTEN expression in endometrial precancers and cancer. Cancer Res. 70(15):6225-32, 2010
11. Allison KH et al: Diagnosing endometrial hyperplasia: why is it so difficult to agree? Am J Surg Pathol. 32(5):691-8, 2008
12. Carlson JW et al: Endometrial intraepithelial neoplasia is associated with polyps and frequently has metaplastic change. Histopathology. 53(3):325-32, 2008
13. Giede KC et al: Significance of concurrent endometrial cancer in women with a preoperative diagnosis of atypical endometrial hyperplasia. J Obstet Gynaecol Can. 30(10):896-901, 2008
14. Lacey JV Jr et al: Endometrial carcinoma risk among women diagnosed with endometrial hyperplasia: the 34-year experience in a large health plan. Br J Cancer. 98(1):45-53, 2008
15. Lacey JV Jr et al: Risk of subsequent endometrial carcinoma associated with endometrial intraepithelial neoplasia classification of endometrial biopsies. Cancer. 113(8):2073-81, 2008
16. Mutter GL et al: Benign endometrial hyperplasia sequence and endometrial intraepithelial neoplasia. Int J Gynecol Pathol. 26(2):103-14, 2007
17. Baak JP et al: The molecular genetics and morphometry-based endometrial intraepithelial neoplasia classification system predicts disease progression in endometrial hyperplasia more accurately than the 1994 World Health Organization classification system. Cancer. 103(11):2304-12, 2005
18. Zheng W et al: Involution of PTEN-null endometrial glands with progestin therapy. Gynecol Oncol. 92(3):1008-13, 2004
19. Bergeron C et al: A multicentric European study testing the reproducibility of the WHO classification of endometrial hyperplasia with a proposal of a simplified working classification for biopsy and curettage specimens. Am J Surg Pathol. 23(9):1102-8, 1999

腺体间质比超过 1∶1

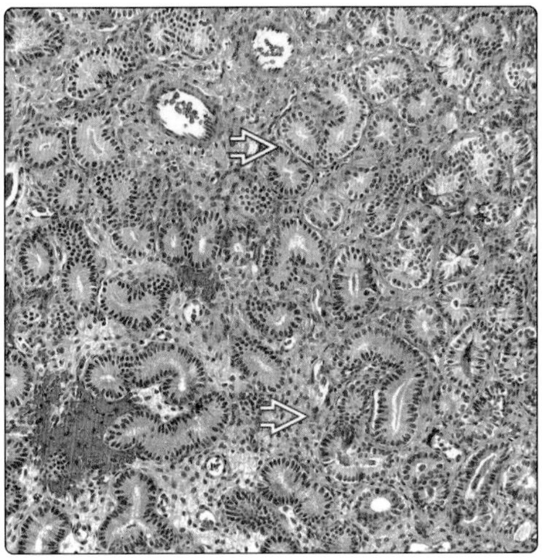

假复层排列、伸长的细胞核

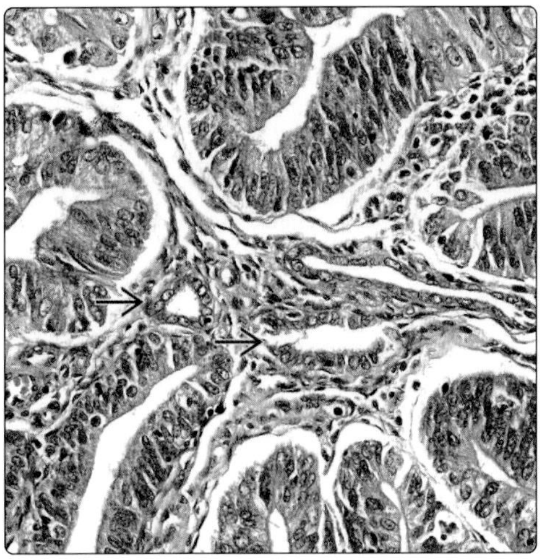

(左)在 EIN/AEH 中，肿瘤性腺体之间的间质含量多少不等，但在某些区域➡，腺体与间质的比超过 1∶1。(右)某些 EIN/不典型增生可呈假分层排列、拉长的细胞核，形态类似于增殖期子宫内膜，然而，背景子宫内膜呈萎缩性➡，与癌前病变有明显的界限

桑葚样鳞状化生

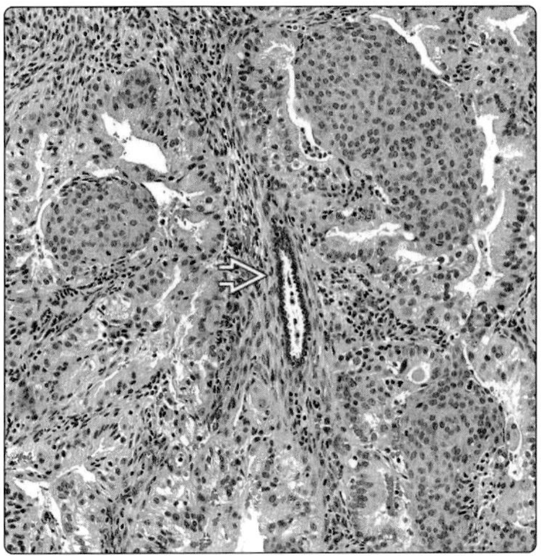

融合的桑葚样化生让人怀疑为腺癌

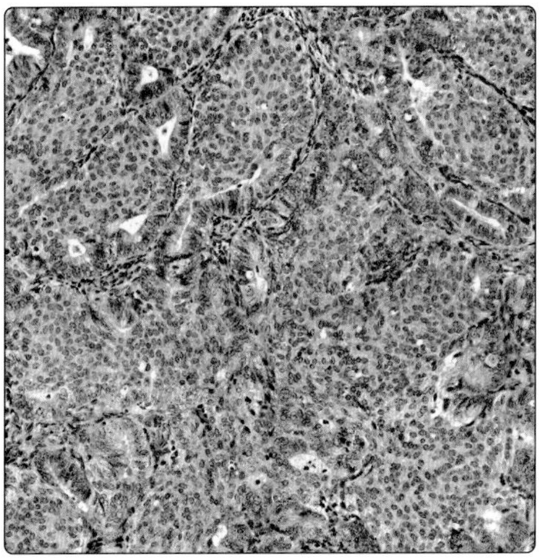

(左)EIN/不典型增生可呈现不同类型的分化，最常见的是桑葚样鳞状分化。注意穿插其中的良性腺体➡，其细胞学特征与癌前病变腺体明显不同。(右)在某些病例中，EIN/不典型增生中的桑椹样化生可广泛存在；然而，诊断取决于对腺体成分的评估

丰富的顶端胞质

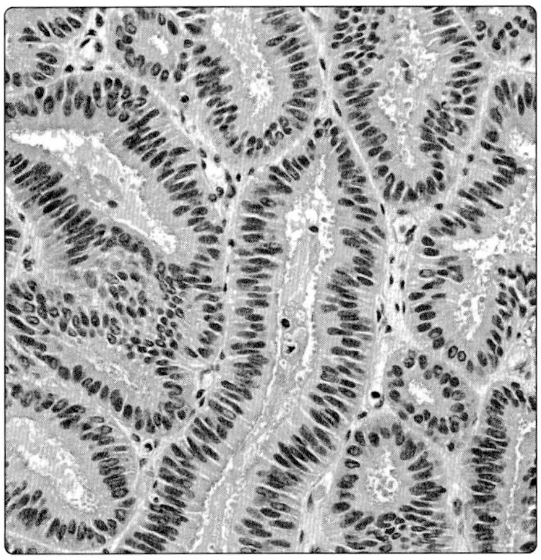

嗜酸性分化

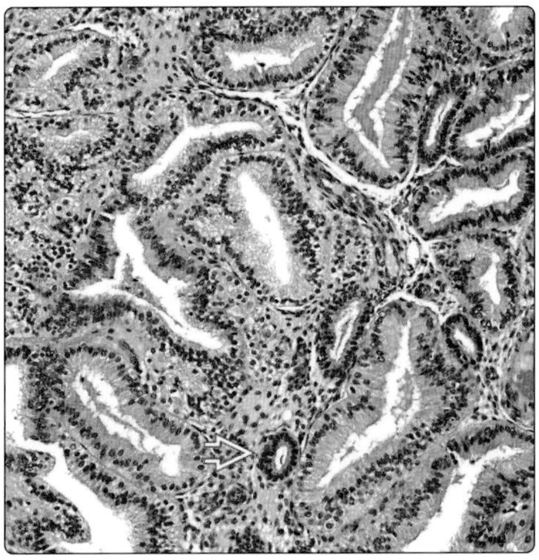

(左)EIN/AEH 可能有丰富的顶端嗜酸性胞质，无纤毛。(右)EIN/不典型增生伴嗜酸性分化的细胞学特征明显不同于背景良性子宫内膜腺体➡。需牢记，嗜酸性化生可以发生在子宫内膜样癌中，并且还可以看到一系列不同类型的化生

(左) 黏液分化可见于EIN/不典型增生。低倍镜下，病变区域与背景子宫内膜之间界限清晰→(膨胀性克隆性生长)，组织学差异明显。**(右)** 某些子宫内膜癌前病变，特别是伴黏液分化者，可表现出温和的细胞学特征。注意相关的嗜酸性改变

黏液分化

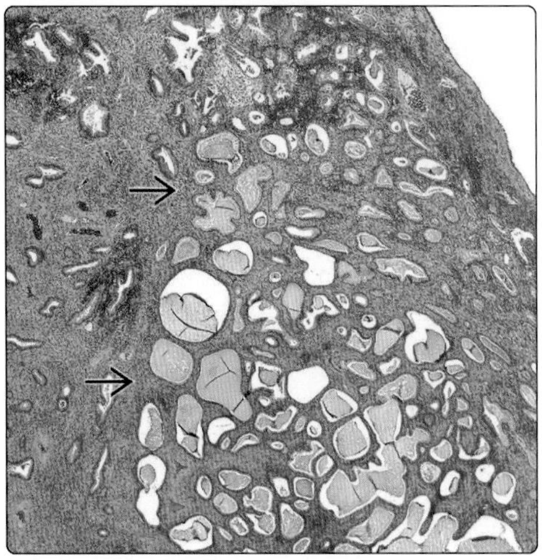

黏液和嗜酸性化生

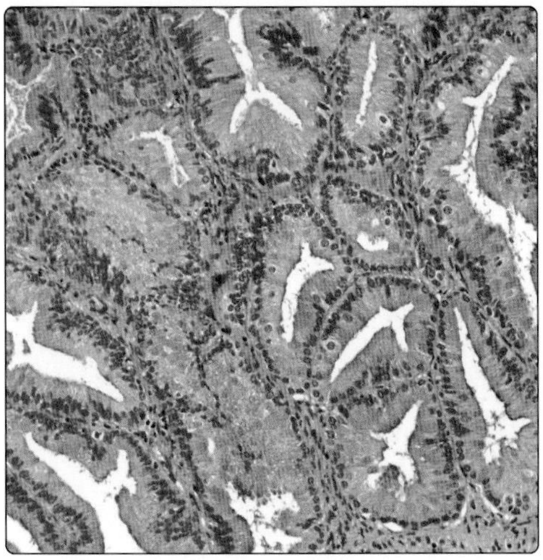

(左) 诊断子宫内膜息肉中的EIN/不典型增生具有挑战性，因为息肉内的腺体常随机聚集，但腺体间质比超过50%的区域→应在高倍镜下仔细检查。**(右)** 诊断子宫内膜息肉中的EIN/不典型增生需以息肉内的背景腺体作为细胞学参照→，而不能以功能层的腺体作为参照

子宫内膜息肉中的不典型增生

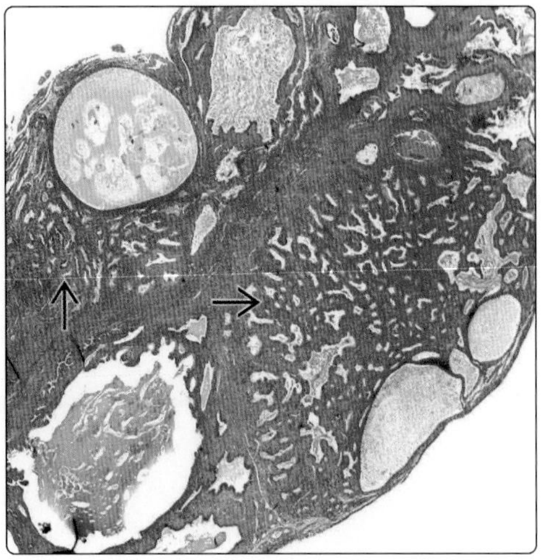

子宫内膜息肉中的不典型增生/EIN

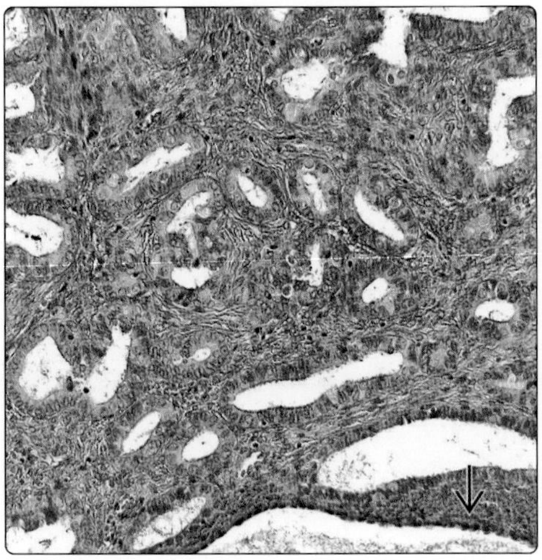

(左) EIN有时广泛累及息肉，背景腺体可能穿插其中，注意一处残存的良性腺体→，其细胞学特征与其他腺体明显不同，有助于诊断EIN。**(右)** 伴分泌性分化的EIN/不典型增生可能与分泌期子宫内膜难以区分；但应注意，病变区域与背景增殖期子宫内膜的腺体分界截然→，且腺体轮廓不规则

不典型增生/EIN广泛累及子宫内膜息肉

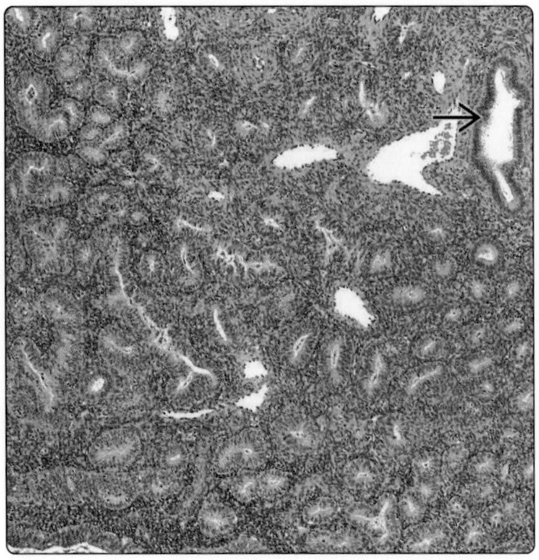

分泌改变

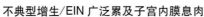

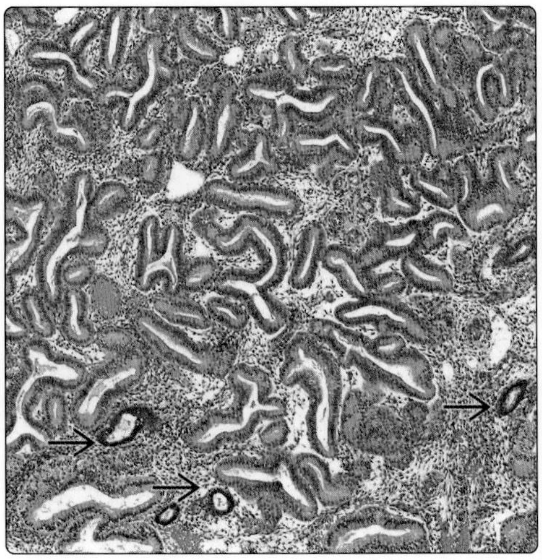

子宫腺肌病

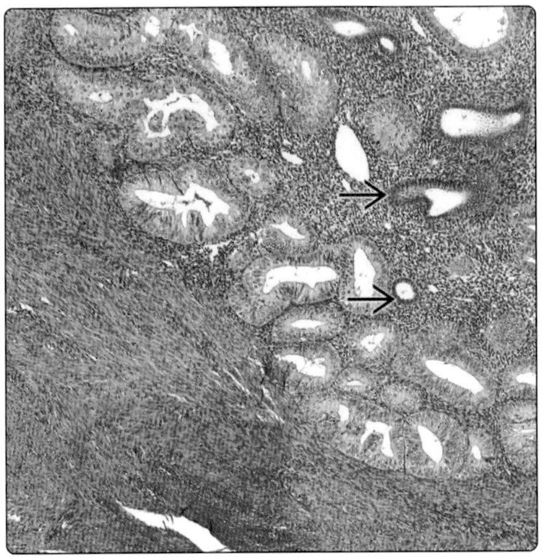

碎片太小，无法明确不典型增生/EIN 的诊断

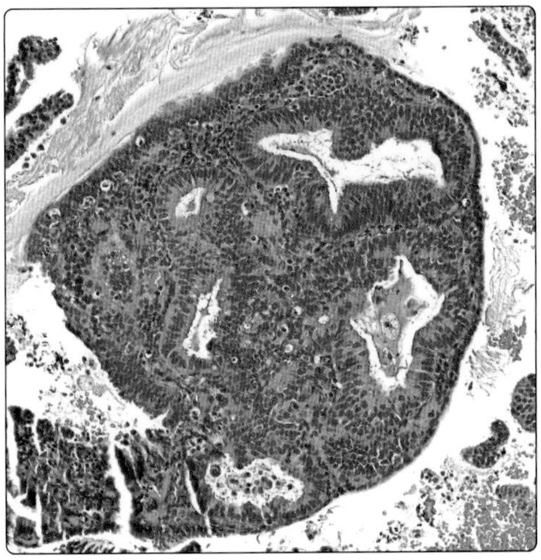

（左）EIN/不典型增生可累及子宫腺肌病。累及范围可非常广泛，但不应被误认为浸润性癌。存在子宫内膜型间质和良性腺体➡有助于识别这一生长方式。（右）这种组织碎片，可疑为 EIN，但不符合 1mm 的大小标准；这种情况下，可以诊断为腺体拥挤，并进行后续取样

孕激素效应

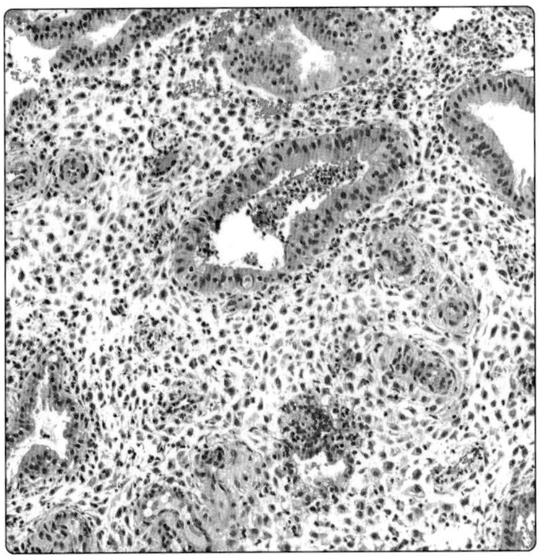

增生性腺体可在治疗后被识别

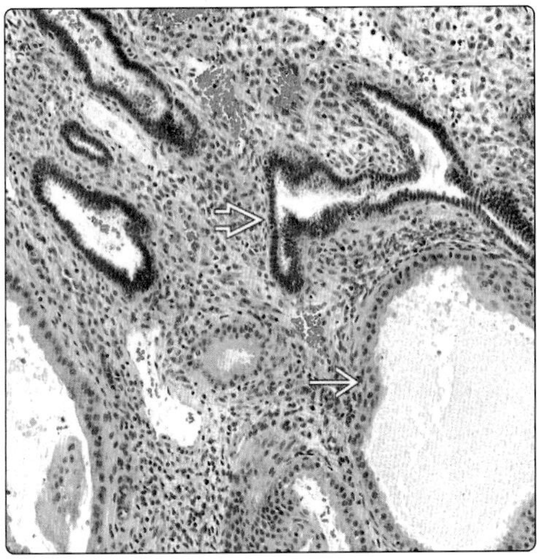

（左）孕激素治疗后的不典型增生/EIN 可能难以识别，因为假蜕膜化的间质成分将肿瘤性腺体分隔开来，腺体成分未超过 50%。（右）孕激素治疗后的不典型增生/EIN ➡将保持其与背景子宫内膜➡的细胞学界限，这有助于识别残存的癌前病变腺体

孕酮治疗后常见黏液化生和嗜酸细胞化生

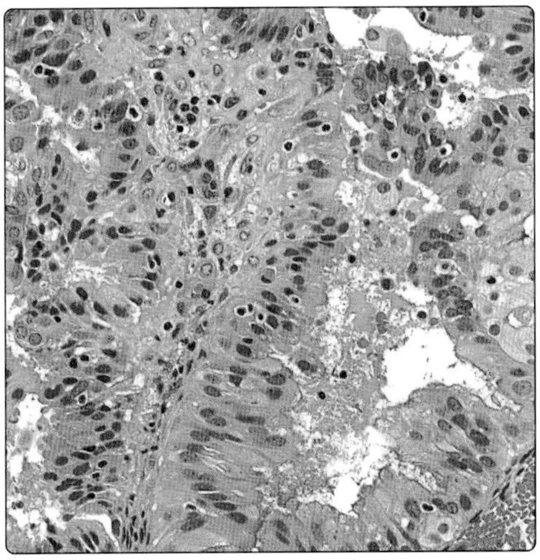

不典型增生治疗后同一标本中异常病灶与背景腺体的比较

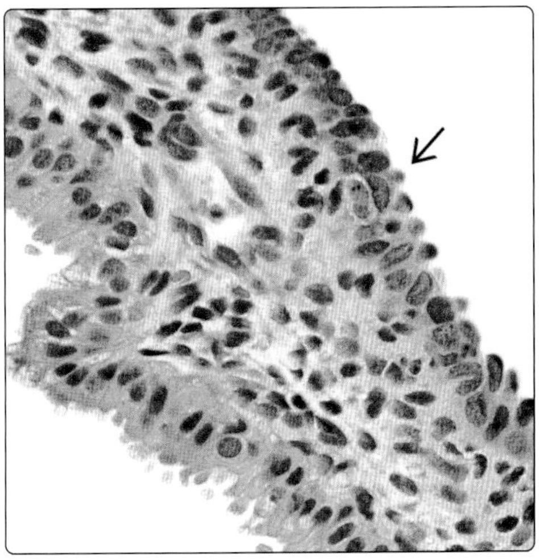

（左）肿瘤细胞同样对激素治疗有反应，因此，孕激素治疗后的不典型增生/EIN，其形态特征通常与治疗前活检不同。肿瘤细胞常同时呈嗜酸细胞分化和黏液分化。（右）在孕激素治疗后的 EIN 中，应将病灶与同一样本中的背景腺体进行比较➡，而不应与治疗前的活检标本进行比较

(左)人工假象，例如“套叠”，不应被误认为 EIN。尽管腺体看起来排列拥挤，但应注意到它们是碎片状的，并且相互折叠在一起➡。(右)不伴非典型性的子宫内膜增生的特征是腺体数量增加，大小和形状略有不规则，包括囊性改变；然而，由于这种形态改变继发于雌激素暴露，而非肿瘤性，腺体呈现一致性外观

“套叠”

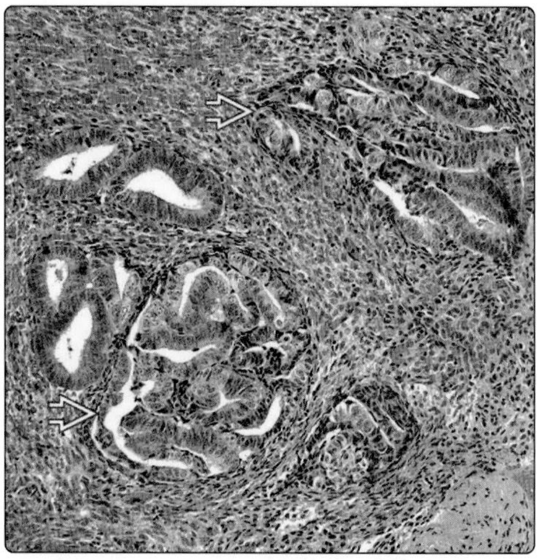

不伴异型性的子宫内膜增生

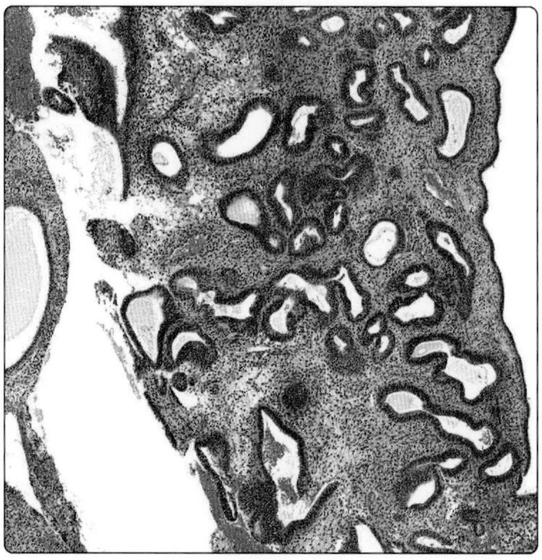

(左)子宫内膜息肉腺体间隔不规则，在某些区域可能排列拥挤➡，但是腺体间质比通常不超过 50%。此外，腺体排列拥挤病灶区域的细胞学特征与背景腺体并无差异。(右)很重要的一点是，息肉对激素变化的反应不像子宫内膜那样强烈；因此息肉内腺体的细胞学特征可能与背景功能层腺体不同

子宫内膜息肉腺体间隔不规则

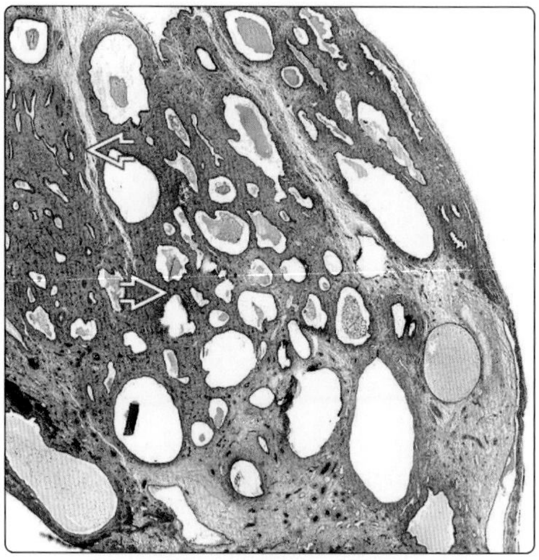

子宫内膜息肉腺体与功能层腺体不同

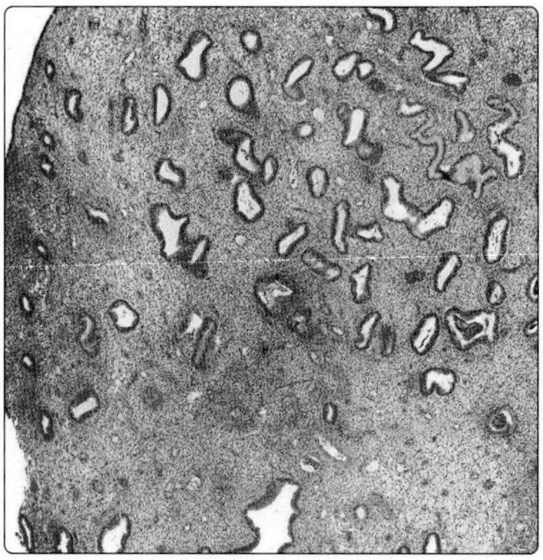

(左)非典型息肉样腺肌瘤与不典型增生具有相似的组织学特征，包括腺体排列拥挤、不规则和桑葚样鳞状分化，因此在诊断不典型增生前应考虑到非典型息肉样腺肌瘤可能。(右)非典型息肉样腺肌瘤与不典型增生/EIN 不同，其特征为分叶状生长、腺体间纤维肌瘤样间质和息肉样外观。桑葚样鳞状分化常见

非典型息肉样腺肌瘤

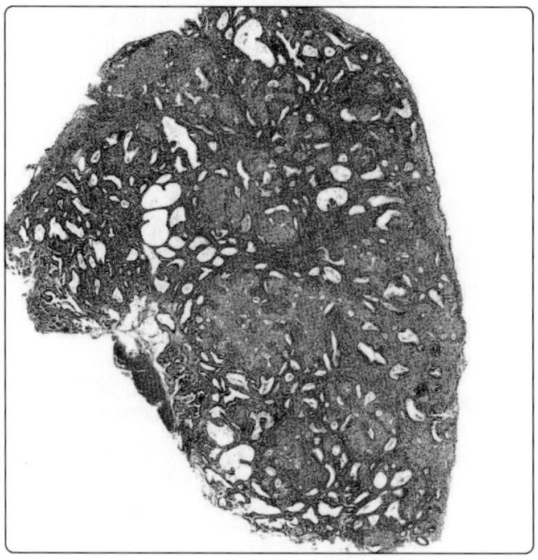

非典型息肉样腺肌瘤

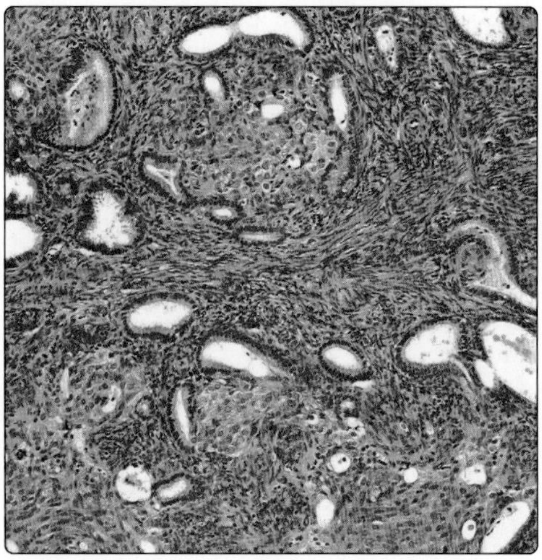

高分化子宫内膜样癌伴筛状结构

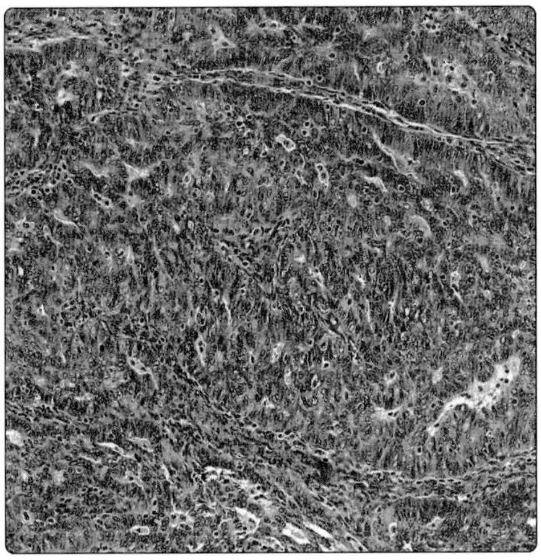

高分化子宫内膜样癌腺体背靠背

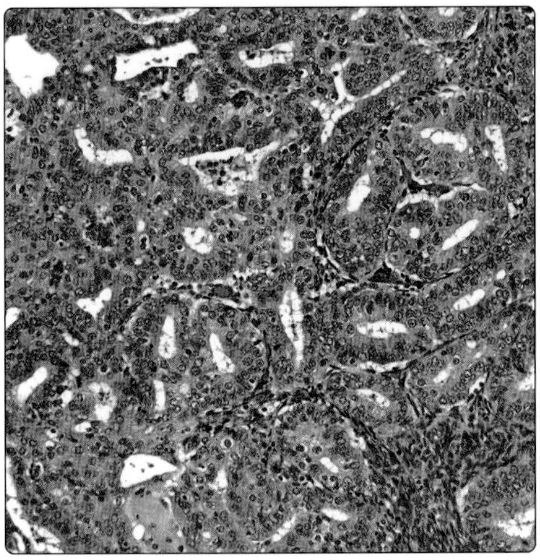

(**左**)高分化腺癌可以通过其结构特征与癌前病变区别开来，前者可表现为广泛的筛状结构。(**右**)子宫内膜高分化子宫内膜样腺癌表现为腺体背靠背融合，间质稀少。注意其背景间质呈炎症性或促结缔组织增生性，不同于子宫内膜间质

宫颈原位腺癌子宫内膜腺体内定植

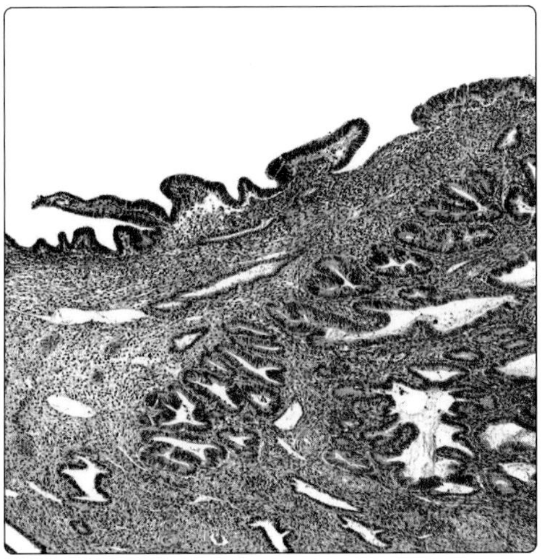

宫颈原位腺癌累及子宫内膜腺体

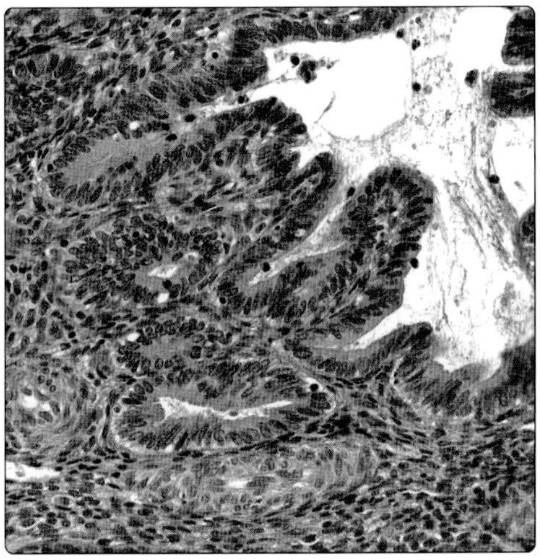

(**左**)少见情况下，宫颈原位腺癌可定植于子宫内膜，与不典型增生形态相似。(**右**)宫颈原位腺癌累及子宫内膜表现出典型的形态学特征，如顶端黏液性胞质、假复层排列深染的细胞核、顶端有丝分裂和凋亡。p16 染色弥漫强阳性支持该诊断

浆液性子宫内膜上皮内癌

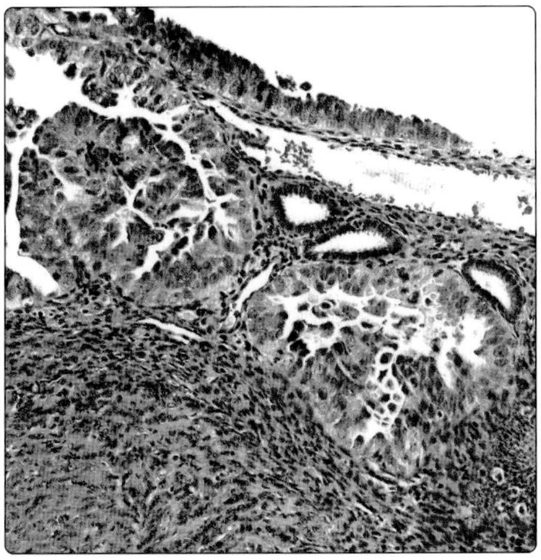

浆液性子宫内膜上皮内癌 p53 弥漫强阳性

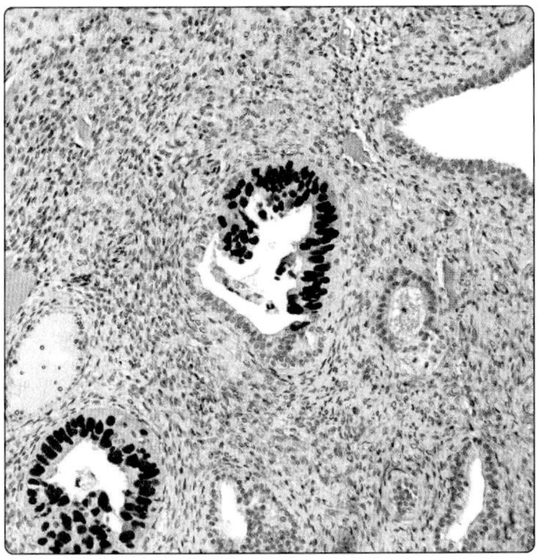

(**左**)浆液性癌(浆液性子宫内膜上皮内癌)可累及子宫内膜表面并延伸至腺体。不同于 EIN/不典型增生，浆液性上皮内癌细胞核非典型性显著。(**右**)与 EIN/不典型增生不同，浆液性子宫内膜上皮内癌呈 p53 染色弥漫强阳性或全部失表达(全阴性表型)

第5节 子宫内膜样腺癌及其变型

要 点

术语

- 恶性腺性肿瘤伴不同结构特征±实性生长

病因/发病机制

- 无拮抗性雌激素刺激
- 遗传易感性
  - 林奇综合征(高达60%的终身风险)
  - 多发性错构瘤综合征(高达28%的终身风险)

大体所见

- 常见息肉样外生性肿块
- 多发生于子宫后壁

显微镜下所见

- 典型特征类似于增殖期子宫内膜,但发生组织学变异
- 组织学分级取决于腺体成分实性生长的范围
- 与邻近的EIN/不典型增生相关
- 如有显著的细胞学非典型性(10倍镜下可观察到),组织学分级可上升一级
- 肌层浸润模式不同

辅助实验

- p53、p16阴性或散在阳性(根据分级)
- ER、PR阳性
- 最常见的高频突变:*PTEN*(>50%)、*PIK3CA*(约30%)、*PIK3R*、*ARIDIA*(约40%)、*KRAS*(约25%;尤其是黏液性癌)、*TP53*(30%为3级)

首要的鉴别诊断

- 子宫内膜化生
- 宫颈微腺体增生
- 非典型息肉样腺肌瘤
- 宫颈腺癌
- 浆液性腺癌和透明细胞癌
- 癌肉瘤

外生性息肉样生长

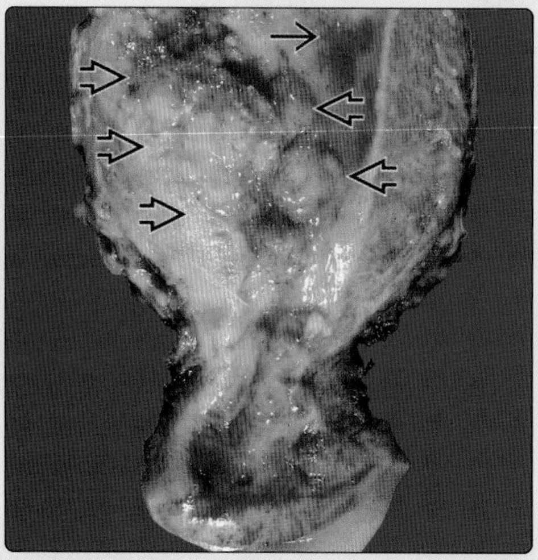

继发性宫颈受累

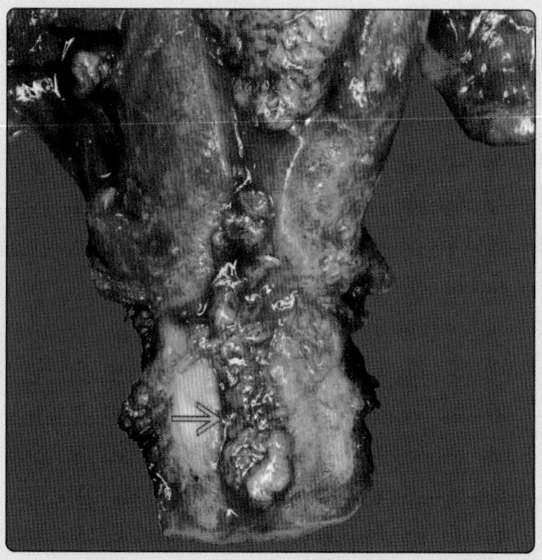

(左)子宫内膜腺癌,子宫内膜样型,常表现为子宫内膜内的息肉样肿块→。而正常子宫内膜表面平坦、光滑→。**(右)**分期是子宫内膜癌最重要的预后因素,因此仔细检查子宫颈是否有继发性受累至关重要→。当浸润性肿瘤侵入子宫颈间质时,分期从Ⅰ期升为Ⅱ期

深肌层浸润

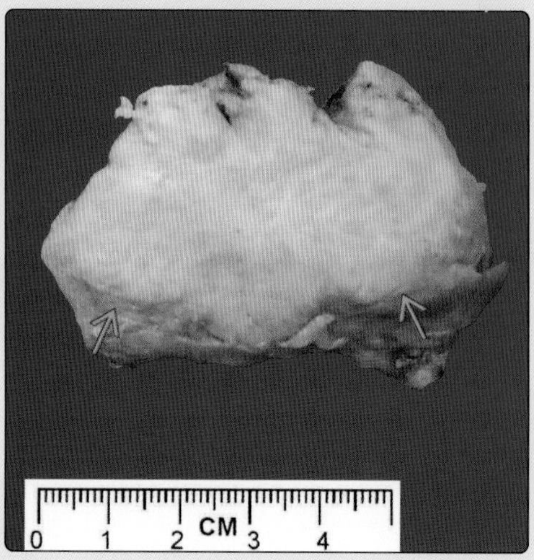

腺体背靠背

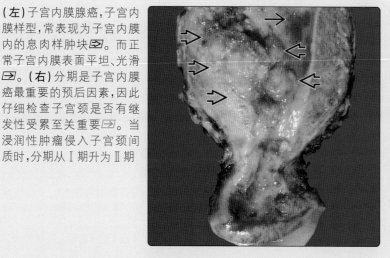

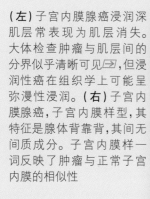

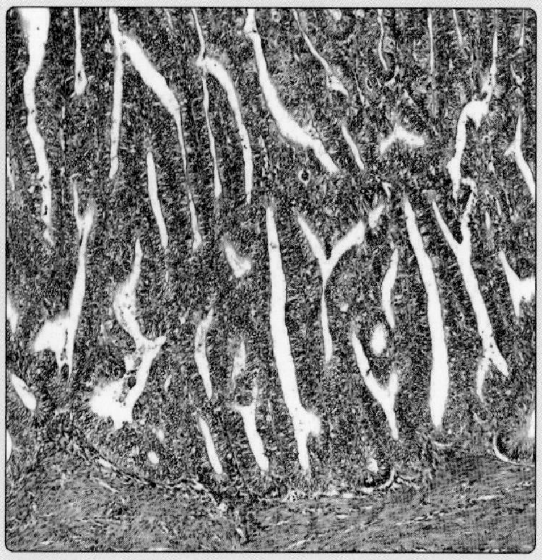

(左)子宫内膜腺癌浸润深肌层常表现为肌层消失。大体检查肿瘤与肌层间的分界似乎清晰可见→,但浸润性癌在组织学上可能呈弥漫性浸润。**(右)**子宫内膜腺癌,子宫内膜样型,其特征是腺体背靠背,其间无间质成分。子宫内膜样一词反映了肿瘤与正常子宫内膜的相似性

术语

定义

- 恶性腺性肿瘤伴不同结构特征±实性生长

病因/发病机制

无拮抗性雌激素刺激

- 无排卵
- 外源性雌激素治疗
- 肥胖(脂肪组织中的雄激素转化为雌酮)

遗传易感性

- 林奇综合征(高达 60% 的终身风险)
  - *MLH1*、*MSH2*、*MSH6*、*PMS2* 缺陷,*MSH6* 最常受累
- 多发性错构瘤综合征(高达 28% 的终身风险)
  - *PTEN* 胚系突变

临床问题

流行病学

- 发病率
  - 每 10 万女性中有 10~20 人(西方国家)
- 年龄
  - 围绝经期和绝经后常见

表现

- 异常阴道出血
- 无症状

疾病自然史

- 相关前体病变:子宫内膜上皮内瘤变(EIN)/不典型增生
- 播散至宫颈、卵巢、阴道、盆腔和主动脉旁淋巴结
- 并发卵巢癌(约 20%)
- 林奇综合征患者患结肠癌和卵巢癌(子宫内膜样癌、透明细胞癌)风险增加

治疗

- 腹式全子宫伴双侧卵巢输卵管切除术±前哨淋巴结
- ±局部淋巴结切除,如为高级别肿瘤,肿瘤大小>2cm,深肌层浸润
- 依据病变范围进行放疗
- 晚期患者可采用化疗和/或激素治疗

预后

- 5 年生存率:1 期(90%),2 期(30% ~ 50%),3 ~ 4 期(20%)
- 肌层浸润模式可能影响 1 级肿瘤预后
  - 浸润性腺体与高分期,淋巴血管侵犯的发生率升高及高复发率相关
- β-catenin 和 *TP53* 突变与低分期、低分级肿瘤患者较差的无复发生存率相关

大体所见

一般特征

- 子宫可能增大、变软
- 常见息肉样外生性肿块
- 子宫内膜弥漫性或局限性增厚
- 子宫后壁最常见
- 子宫下段受累多见于年轻女性(林奇综合征)
- 可能出现坏死和/或出血

显微镜下所见

组织学特征

- FIGO 1 级
  - 腺体结构相对清晰,类似增生期子宫内膜,但通常更大且轮廓不规则
  - 腺体背靠背
  - 可见筛状和乳头状生长
  - ≤5% 实性生长(不包括鳞状分化区域)
- FIGO 2 级
  - 与 1 级相似,6% ~50% 实性生长(不包括鳞状分化区域)
- FIGO 3 级
  - 腺体分化差,50% 实性生长(不包括鳞状分化区域)
- 间质泡沫样组织细胞
- 若为浸润性,可见促结缔组织性间质
- ±淋巴血管浸润
- 背景为无排卵性子宫内膜或 EIN/不典型增生
- 可与子宫内膜癌其他亚型并存(混合型定义为每种组织学亚型成分>10%)

细胞学特征

- 细胞核均匀一致,保留极性,核轻度增大、深染(1 级)
- 常见细胞核多形性、核深染、核仁(×10 可辨认)(2 级和 3 级)
- 显著的细胞学非典型性(×10)上升 1 级

变型

- 伴鳞状分化(10% ~25%)
  - 桑葚样(不成熟外观)±中央区坏死
  - 细胞角化伴不同程度的细胞非典型性
- 伴黏液样分化
  - 局灶性或弥漫性的细胞内黏液,类似于宫颈型上皮
  - 筛状、微腺泡状或乳头状结构
  - 细胞学形态温和至显著恶性
    - 微腺样癌看似形态温和,但有复杂的筛状结构
  - 胃型或肠型分化罕见
  - 大于 50% 的区域由黏液细胞组成,称为黏液癌
- 伴输卵管分化
  - 纤毛细胞伴纹状缘

- 伴分泌改变(<2%)
  - 较大腺体,扇形腺腔
  - 基底或核上空泡
- 绒毛腺性(乳头状)
  - 第二常见变型,但占子宫内膜样腺癌<5%
    - 在 15%~30% 的子宫内膜样腺癌中为局灶发现
  - 长而纤细的乳头伴纤维血管轴心,被覆低级别细胞
- 伴小的非绒毛性乳头
  - 上皮细胞出芽突入腺腔,细胞内含有丰富的嗜酸性胞质,部分含黏液,细胞学非典型性低
- Sertoli 型
  - 管状、条索状和小梁状结构
  - 丰富的顶端胞质,细胞学特征呈低级别
  - 背景为经典型子宫内膜样癌
- 去分化
  - 1 级或 2 级子宫内膜样癌与未分化区域并存
  - 未分化成分
    - 相对松散的细胞呈弥漫性或模糊的巢状生长
    - 常缺乏间质,也可伴黏液样间质
    - 细胞含中等量淡染胞质(横纹肌样);可见多核细胞
    - 相对一致、中等大小细胞核,伴核仁
- 其他罕见生长方式
  - 伴梭形细胞
    - 常与腺性成分混合
    - 不具有高级别核的特征
  - 伴条索状、透明变及其他间质改变
    - 透明变间质挤压细胞成条索状生长
    - 可见软骨黏液样改变
    - 细胞学级别低,与经典型子宫内膜样癌成分混合
    - 可见异质性成分(成熟骨、脂肪组织)
  - 伴印戒细胞
  - 伴滋养层分化
  - 伴肝样分化
  - 伴肿瘤巨细胞
  - 伴罕见分化(绒毛膜癌、卵黄囊瘤、原始神经外胚叶肿瘤)

肌层浸润模式(可共存)

- 浸润的不规则腺体(单个腺体模式)
  - 最常见
  - 单个分散的腺体,广泛分布于子宫肌层
  - 腺体轮廓不规则
  - 可伴有促结缔组织增生
- 宽大的前缘
  - 紧密堆积的肿瘤性腺体,伴推挤的线性边界(不像典型的内膜与肌层交界那样呈波浪状)
  - 通常无促结缔组织增生
- 微囊性、伸长的和碎片状腺体(MELF)
  - 不常见
  - 常出现在肿瘤前缘
  - 常伴纤维黏液样间质反应和炎症细胞(中性粒细胞和嗜酸性粒细胞)
  - 单个肿瘤细胞(可能呈组织细胞样)、肿瘤细胞簇或碎片状腺体,常呈鳞状或嗜酸性外观
  - 如见肿瘤腺体,常呈裂隙样或微囊性
  - 常伴淋巴血管侵犯(脉管内细胞呈组织细胞样外观)
- 腺肌病样
  - 紧密排列的肿瘤性腺体,但相对于子宫腺肌病的腺体分布来说,腺体数量太多
- 恶性腺瘤样
  - 规则的圆形的,通常间隔较宽的腺体浸润肌层,不伴有促结缔组织增生或炎症反应

少见类型的宫颈侵犯

- 欺骗性的浸润方式可能类似于良性腺体,可在子宫内膜样癌和黏液癌中出现
  - 如为子宫内膜样癌(类似中肾管增生/残余,深部腺体,输卵管上皮化生),深部的腺体挖掘式浸润
  - 如为黏液癌,腺体位置表浅,看似良性,但其分布杂乱无序

浸润深度测量

- 标准测量:从内膜与肌层交界处至浸润最深处
- 如内膜与肌层交界处不规则、外生性肿瘤或累及腺肌病
  - 当内膜与肌层交界处不规则时,如合并炎症反应或促结缔组织增生,则可疑为浸润
  - 如为外生性肿瘤,应测量浸润深度,而不是肿瘤厚度
    - 测量的参考点应邻近内膜与肌层交界处,因为肌层纤维可能被““拉起”至外生部分
  - 如累及腺肌病,不应解释为肌层侵犯
    - 罕见情况下,浸润发生在被癌累及的深部腺肌病病灶;推荐的测量方法是从腺肌病受累区域至浸润最深处

辅助实验

免疫组织化学

- 常规
  - 细胞角蛋白和 EMA 阳性
    - 如为未分化成分,通常仅局灶阳性
  - p53、p16 通常呈阴性或片灶状阳性,高级别肿瘤可呈弥漫阳性
  - ER、PR 通常为阳性;高级别肿瘤可呈阴性
  - mammaglobin 阳性(约 50%)
  - pax-8、vimentin、WTI(不同程度)阳性
  - HNF-1-β 可能为阳性
  - p16、p63、CD10 阳性(鳞状区域)
  - Napsin-A 通常为阴性,分泌型除外
  - 未分化成分 SMARCA4 表达丢失
- 错配修复检测
  - MLH1/PMS2/MSH2/MSH6 完整着色:不太可能发生胚系突变(<5%)
  - MSH2/MSH6 缺失:提示胚系突变,建议进行遗传咨询
  - MLH1/PMS2 缺失:建议进行 MLH1 启动子甲基化检测

  - 如为高甲基化,可能为散发性失活而非胚系突变
  - 如无高甲基化,可能为 MLH1 胚系突变,建议进行遗传咨询

分子发现

- 最常见的突变:*PTEN*(>50%)、*PIK3CA*(约 30%)、*PIK3RI*、*ARIDIA*(约 40%)、*KRAS*(约 25%;特别是黏液性)、*TP53*(30%,3 级)
- 子宫内膜癌的基因组(TCGA)分类
  - 高拷贝数:约 25% 的高级别子宫内膜样癌
  - 低拷贝数:主要为低级别子宫内膜样癌
  - 微卫星不稳定超突变(错配修复蛋白基因常发生改变)
  - 聚合酶 ε(POLE)超突变:子宫内膜样癌的所有级别

鉴别诊断

子宫内膜化生

- 偶然发现
- 结构简单
- 无细胞学非典型性,有丝分裂不活跃(不包括黏液上皮化生与黏液癌)
- 缺乏子宫内膜样肿瘤的典型表现

宫颈微腺体增生

- 明显的核下和核上空泡
- 通常无细胞学非典型性或有丝分裂活性(腺细胞)
- ±未成熟和成熟鳞状化生

非典型息肉样腺肌瘤

- 界限分明的肿块
- 可呈分叶状结构
- 分化良好、结构简单但排列拥挤的子宫内膜样腺体
- 纤维肌性间质

癌累及子宫腺肌病(vs. 腺肌病样肌层浸润)

- 分叶状、圆形轮廓
- 残存的良性子宫内膜腺体和/或间质常被挤压,分布于病灶周围
- 邻近未受累的子宫腺肌病

宫颈腺癌

- 大体可见宫颈异常
- 明显的细胞核假复层排列,核质深染
- 易见细胞凋亡和顶端有丝分裂
- 若有较大的组织碎片,可见肿瘤性腺体间隔较宽,并被丰富的促结缔组织性间质分隔
- ±宫颈原位腺癌
- 可能伴有鳞状上皮异型增生
- 无泡沫组织细胞
- p16、mCEA、ProEx C 弥漫阳性
- ER、PR、vimentin 阴性

浆液性腺癌,腺型(vs. 经典型子宫内膜样癌)

- 组织结构呈低级别,但细胞学为高级别
- 极性丧失,腺腔分化不良
- 裂隙状或星形管腔伴细胞出芽
- 高级别细胞学异型性,易见有丝分裂和凋亡
- 常见乳头状生长±砂粒体
- 常见裂隙状腺体显著的肌层侵犯

浆液性癌(vs. 绒毛腺性癌)

- 乳头形状和大小不规则
- 非黏附性细胞,细胞出芽
- 细胞核极性消失或清晰的管腔边界
- 高级别核特征

透明细胞癌

- 常为多种典型结构混合生长
- 大细胞,胞质透明,边界清晰
- Napsin-A 和 racemase 弥漫强阳性;ER、PR 阴性

癌肉瘤

- 高级别上皮成分和间叶成分,二者不融合
- 常见异质性成分

结肠癌

- 既往史
- 低级别结构特征,但细胞学为高级别
- 腺体有污秽的节段性坏死
- 杯状细胞分化
- CK20、CDX-2、SATB2、villin 阳性
- CK7 和 pax-8 阴性

乳腺癌(vs. 3 级子宫内膜样癌)

- 既往史
- 印戒细胞(若为小叶癌)
- 非黏附性细胞(若为小叶癌)
- GCDFP-15、GATA3 阳性;pax-8 阴性

淋巴瘤(vs. 去分化癌)

- LCA 和其他淋巴细胞标志物阳性
- EMA、角蛋白阴性

诊断注意事项

病理诊断要点

- p63 可能有助于区分实性鳞状细胞分化和子宫内膜样腺癌的实性生长,后者通常为阴性
- 子宫内膜癌腺腔内出现黏液不提示黏液分化
- 不应在子宫内膜活检标本中诊断黏液癌,因为黏液分化常发生在子宫内膜样癌的表面,而内膜活检只能在表面进行取样

- 在诊断子宫内膜部位的子宫内膜样腺癌患者宫颈腺体的良性或恶性病变之前，应考虑子宫内膜原发性腺癌蔓延到宫颈的可能性
- 内膜与肌层交界通常不规则，因此在评估浅肌层侵犯时应谨慎
- 子宫肌层内出现伴黏液样间质的微脓肿时，应仔细检查以排除肿瘤细胞的存在（MELF 浸润）
- 若出现 MELF 浸润模式，应仔细检查淋巴血管侵犯，因后者常与 MELF 相关
  - 无论在子宫还是淋巴结中，肿瘤细胞都可能具有迷惑性，常伴有嗜酸性胞质（组织细胞样）
- 肿瘤细胞进入血管的人工假象，常见于机器人辅助子宫切除术，不应被误认为淋巴血管侵犯
- 提示人工假象的特征包括：大脉管受累、碎片状肿瘤聚集但不形成脉管的形状，以及与纤维蛋白无关
- CD10 对鉴别腺癌累及腺肌病 vs. 腺肌病样浸润型腺癌没有帮助，因二者均可被 CD10 阳性细胞环绕
- 少见情况下，宫颈腺癌可定植于子宫内膜上皮，类似于原发性子宫内膜腺癌
  - 然而，细胞学特征包括明显的细胞核假复层化、深染、顶端有丝分裂和凋亡，都提示继发性蔓延至内膜的可能

部分参考文献

1. McCluggage WG: Pathologic staging of endometrial carcinomas: selected areas of difficulty. Adv Anat Pathol. 25(2):71-84, 2018
2. Murali R et al: Evolving roles of histologic evaluation and molecular/genomic profiling in the management of endometrial cancer. J Natl Compr Canc Netw. 16(2):201-209, 2018
3. Bodurtha Smith AJ et al: Sentinel lymph node assessment in endometrial cancer: a systematic review and meta-analysis. Am J Obstet Gynecol. 216(5):459-476.e10, 2017
4. Kurnit KC et al: CTNNB1 (beta-catenin) mutation identifies low grade, early stage endometrial cancer patients at increased risk of recurrence. Mod Pathol. 30(7):1032-1041, 2017
5. Piulats JM et al: Molecular approaches for classifying endometrial carcinoma. Gynecol Oncol. 145(1):200-207, 2017
6. Rossi EC et al: A comparison of sentinel lymph node biopsy to lymphadenectomy for endometrial cancer staging (FIRES trial): a multicentre, prospective, cohort study. Lancet Oncol. 18(3):384-392, 2017
7. Malpica A: How to approach the many faces of endometrioid carcinoma. Mod Pathol. 29 Suppl 1:S29-44, 2016
8. Liu Y et al: Clinical significance of CTNNB1 mutation and Wnt pathway activation in endometrioid endometrial carcinoma. J Natl Cancer Inst. 106(9), 2014
9. Myers A et al: β-Catenin mutations in recurrent FIGO IA grade I endometrioid endometrial cancers. Gynecol Oncol. 134(2):426-7, 2014
10. Barlin JN et al: Redefining stage I endometrial cancer: incorporating histology, a binary grading system, myometrial invasion, and lymph node assessment. Int J Gynecol Cancer. 23(9):1620-8, 2013
11. Blanco LZ Jr et al: Immunohistochemical characterization of squamous differentiation and morular metaplasia in uterine endometrioid adenocarcinoma. Int J Gynecol Pathol. 32(3):283-92, 2013
12. Buell-Gutbrod R et al: Endometrioid adenocarcinoma with simultaneous endocervical and intestinal-type mucinous differentiation: report of a rare phenomenon and the immunohistochemical profile. Diagn Pathol. 8:128, 2013
13. Cole AJ et al: Patterns of myoinvasion in endometrial adenocarcinoma: recognition and implications. Adv Anat Pathol. 20(3):141-7, 2013
14. Galic V et al: Prognostic significance of mucinous differentiation of endometrioid adenocarcinoma of the endometrium. Cancer Invest. 31(7):500-4, 2013
15. Han G et al: Histological features associated with occult lymph node metastasis in FIGO clinical stage I, grade I endometrioid carcinoma. Histopathology. 31(7):500-4, 2013
16. Ip PP et al: Papillary proliferation of the endometrium: a clinicopathologic study of 59 cases of simple and complex papillae without cytologic atypia. Am J Surg Pathol. 37(2):167-77, 2013
17. Ishida M et al: Endometrioid adenocarcinoma with choriocarcinomatous differentiation: a case report and review of the literature. Oncol Lett. 6(3):655-658, 2013
18. Le Gallo M et al: The emerging genomic landscape of endometrial cancer. Clin Chem. 60(1):98-110, 2013
19. Matias-Guiu X et al: Molecular pathology of endometrial carcinoma. Histopathology. 62(1):111-23, 2013
20. Ordi J et al: Reproducibility of current classifications of endometrial endometrioid glandular proliferations: further evidence supporting a simplified classification. Histopathology. 64(2):284-92, 2013
21. Wei JJ et al: Histologic and immunohistochemical analyses of endometrial carcinomas: experiences from endometrial biopsies in 358 consultation cases. Arch Pathol Lab Med. 137(11):1574-83, 2013
22. Alvarez T et al: Molecular profile of grade 3 endometrioid endometrial carcinoma: is it a type I or type II endometrial carcinoma? Am J Surg Pathol. 36(5):753-61, 2012
23. Garg K et al: Strategies for distinguishing low-grade endometrioid and serous carcinomas of endometrium. Adv Anat Pathol. 19(1):1-10, 2012
24. Musa F et al: Does the presence of adenomyosis and lymphovascular space invasion affect lymph node status in patients with endometrioid adenocarcinoma of the endometrium? Am J Obstet Gynecol. 207(5):417, 2012
25. Quick CM et al: Low-grade, low-stage endometrioid endometrial adenocarcinoma: a clinicopathologic analysis of 324 cases focusing on frequency and pattern of myoinvasion. Int J Gynecol Pathol. 31(4):337-43, 2012
26. Sany O et al: Correlation between preoperative endometrial sampling and final endometrial cancer histology. Eur J Gynaecol Oncol. 33(2):142-4, 2012
27. Bartosch C et al: Endometrial carcinomas: a review emphasizing overlapping and distinctive morphological and immunohistochemical features. Adv Anat Pathol. 18(6):415-37, 2011
28. Tafe LJ et al: Endometrial and ovarian carcinomas with undifferentiated components: clinically aggressive and frequently underrecognized neoplasms. Mod Pathol. 23(6):781-9, 2010
29. Ali A et al: Difficulties in assessing the depth of myometrial invasion in endometrial carcinoma. Int J Gynecol Pathol. 26(2):115-23, 2007
30. Liang SX et al: Sertoliform endometrioid carcinoma of the endometrium with dual immunophenotypes for epithelial membrane antigen and inhibin alpha: case report and literature review. Int J Gynecol Pathol. 26(3):291-7, 2007
31. Murray SK et al: Endometrioid carcinomas of the uterine corpus with sex cord-like formations, hyalinization, and other unusual morphologic features: a report of 31 cases of a neoplasm that may be confused with carcinosarcoma and other uterine neoplasms. Am J Surg Pathol. 29(2):157-66, 2005
32. Murray SK et al: Unusual epithelial and stromal changes in myoinvasive endometrioid adenocarcinoma: a study of their frequency, associated diagnostic problems, and prognostic significance. Int J Gynecol Pathol. 22(4):324-33, 2003
33. Tambouret R et al: Endometrial endometrioid adenocarcinoma with a deceptive pattern of spread to the uterine cervix: a manifestation of stage IIb endometrial carcinoma liable to be misinterpreted as an independent carcinoma or a benign lesion. Am J Surg Pathol. 27(8):1080-8, 2003
34. Murray SK et al: Uterine endometrioid carcinoma with small nonvillous papillae: an analysis of 26 cases of a favorable-prognosis tumor to be distinguished from serous carcinoma. Int J Surg Pathol. 8(4):279-289, 2000
35. Longacre TA et al: Diffusely infiltrative endometrial adenocarcinoma: an adenoma malignum pattern of myoinvasion. Am J Surg Pathol. 23(1):69-78, 1999
36. Eichhorn JH et al: Sertoliform endometrial adenocarcinoma: a study of four cases. Int J Gynecol Pathol. 15(2):119-26, 1996
37. Pitman MB et al: Endometrioid carcinoma of the ovary and endometrium, oxyphilic cell type: a report of nine cases. Int J Gynecol Pathol. 13(4):290-301, 1994
38. Young RH et al: Uterine carcinomas simulating microglandular hyperplasia. A report of six cases. Am J Surg Pathol. 16(11):1092-7, 1992

1 级(<5%的实性生长)

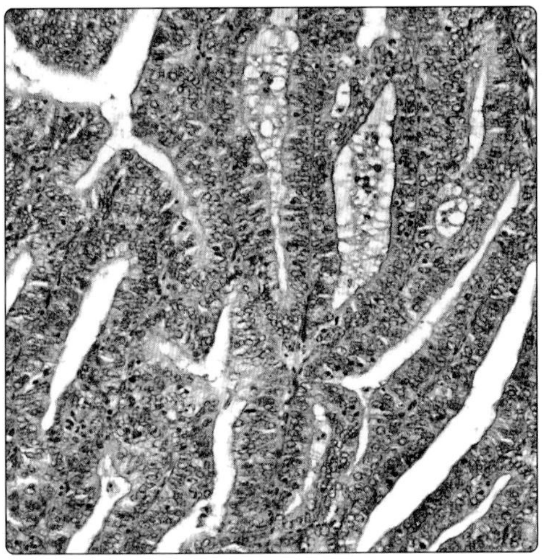

2 级(5%~50%的实性生长)

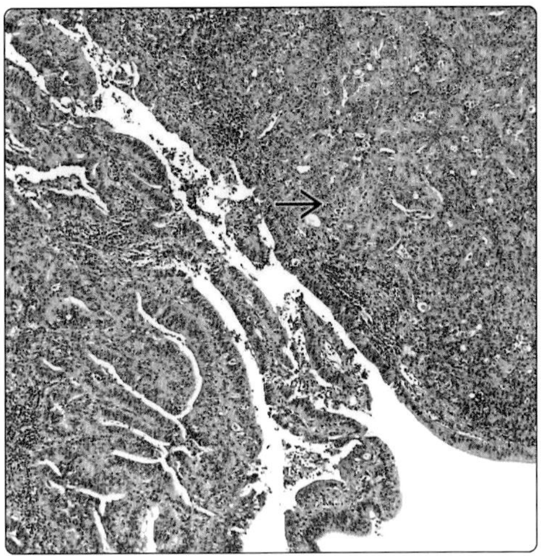

(左)子宫内膜样腺癌，1 级，特征为<5%实性生长，细胞核一致，保留极性，仅轻度增大。(右)子宫内膜样癌，2 级，特征为 5%~50%实性生长➡。在腺体和实性区域之间可能分界截然，也可平缓过渡

出现核多形性，应上升 1 级

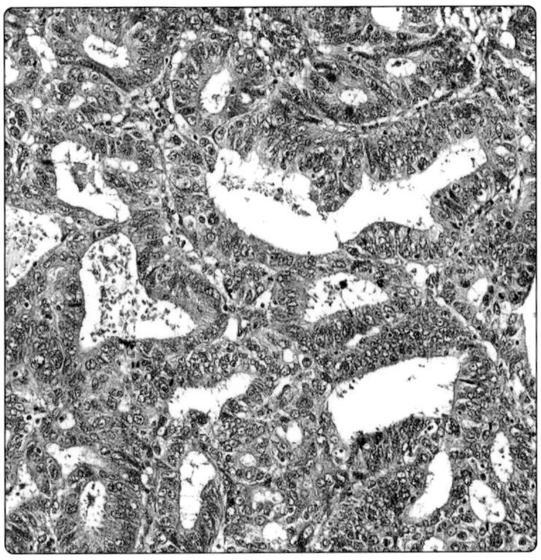

3 级(>50%的实性生长)

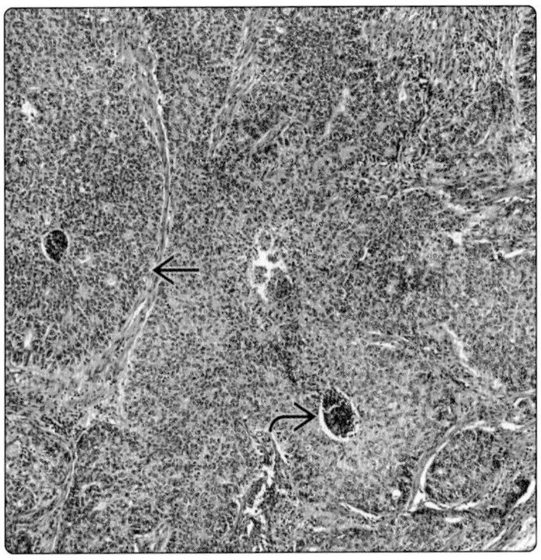

(左)即便无实性生长，出现核多形性、核质深染和 10 倍镜下可辨认的核仁，提示子宫内膜样腺癌分级应上升 1 级。(右)子宫内膜样癌，3 级，>50%实性生长，部分区域残存腺性分化➡。高级别肿瘤常见坏死➡及淋巴血管侵犯

桑葚样鳞状分化

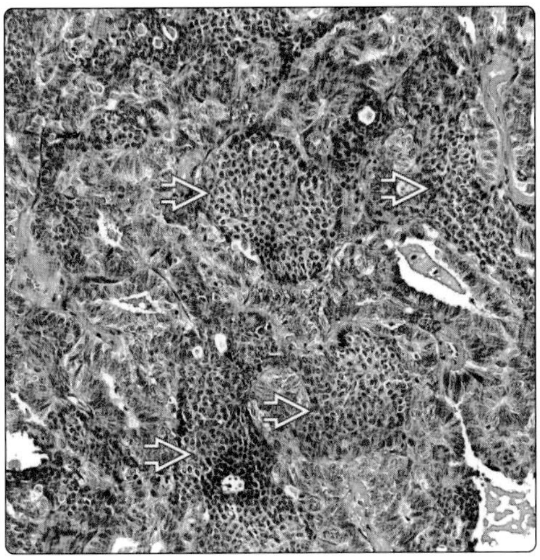

有明显糖原成分的鳞状分化

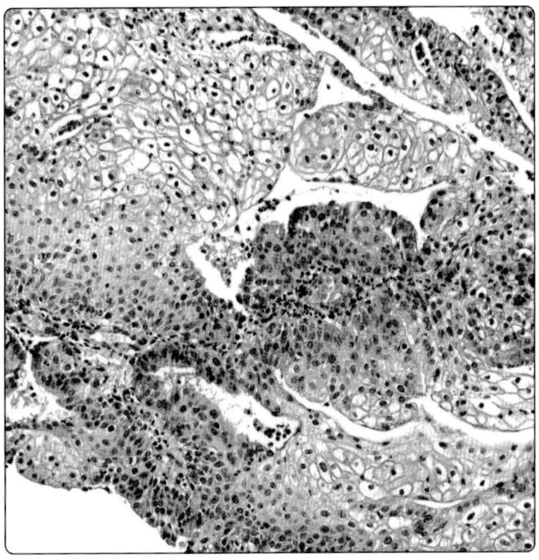

(左)25%的子宫内膜样癌可见桑葚样鳞状分化➡。重要的是，在评估实性生长的百分比以进行分级时，它们不包含在实性生长范围内。(右)子宫内膜样腺癌可呈广泛的鳞状分化伴胞质成熟与含有糖原。这种鳞状成分可能被误认为是良性的子宫颈组织；然而，出现腺体成分是诊断的线索之一

(左)虽然不具有特异性，但泡沫样间质组织细胞的出现通常与子宫内膜的子宫内膜样肿瘤有关。(右)子宫内膜样腺癌的分泌变型，通常由大型腺体组成，边缘呈扇形，显著的基底或核上空泡，形态与分泌型子宫内膜相似。这些特征让人担心透明细胞癌的可能，但应注意其一致的低级别细胞学特征

泡沫样间质组织细胞

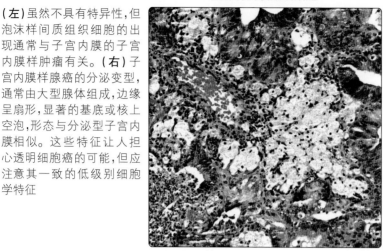

分泌变型

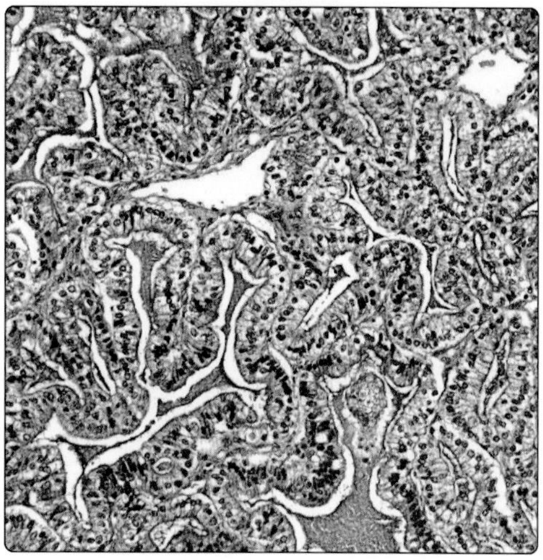

(左)黏液性子宫内膜腺癌可呈筛状生长，但细胞形态温和。至少 50% 的肿瘤呈黏液性分化时，称为黏液性癌。(右)发生在子宫内膜的子宫内膜样癌可能以小管的形式➡累及宫颈间质，形态与良性腺体增生相似，具有欺骗性。然而，这些腺体的排列常杂乱无序，并与可识别的肿瘤性子宫内膜样腺体相融合

黏液变型

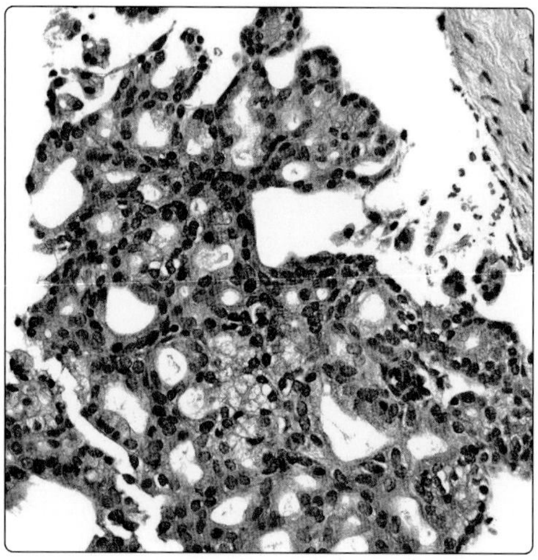

具有欺骗性的宫颈间质受累

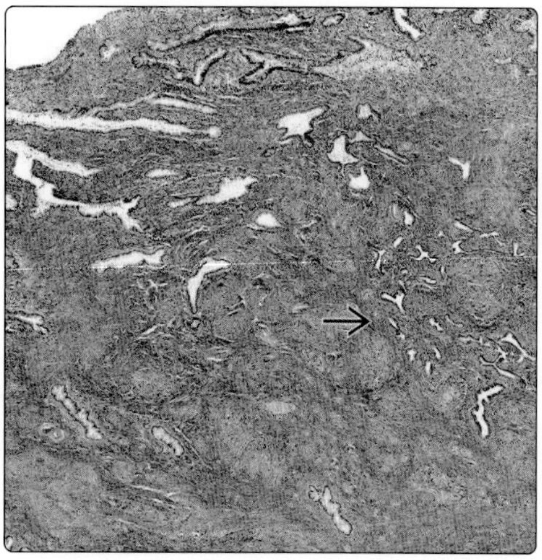

(左)与浆液性癌不规则形乳头不同，伴绒毛腺性结构的子宫内膜样腺癌的特征为纤细乳头，被覆假复层上皮。(右)绒毛腺性子宫内膜样腺癌的 p53 染色呈野生型模式(斑片状阳性)，与乳头状浆液性癌不同，后者 p53 染色呈弥漫强阳性或全阴性

绒毛腺性变型

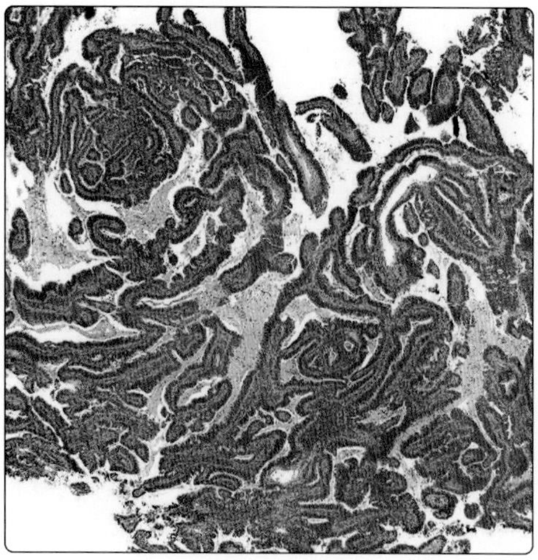

绒毛腺性变型中的 p53 野生型表达模式

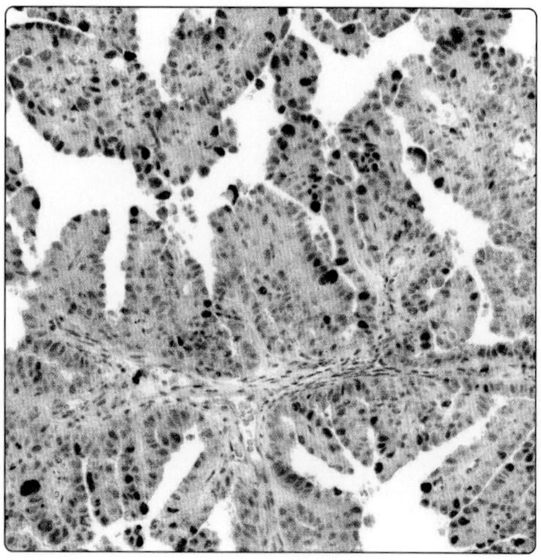

小的非绒毛状乳头

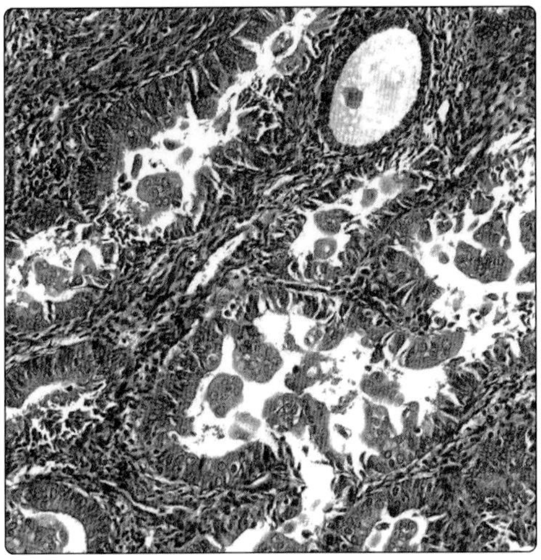

梭形细胞成分与腺体相融合

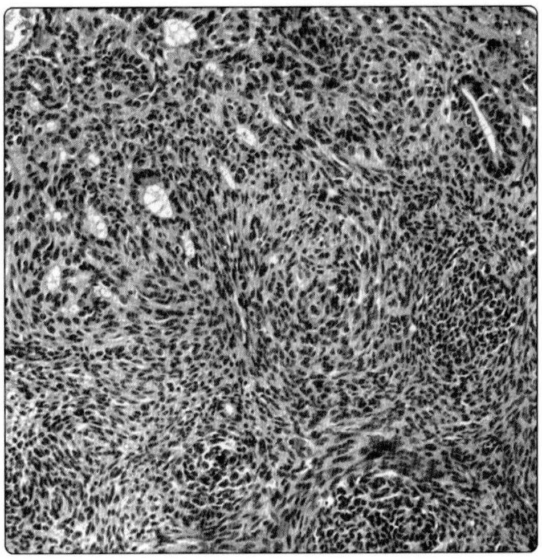

(左)子宫内膜的子宫内膜样腺癌伴小的非绒毛状乳头表现为小的上皮出芽突入腺腔内,上皮细胞富含嗜酸性胞质,部分含有黏液,细胞非典型程度低。(右)子宫内膜样腺癌伴梭形细胞成分,其双相性外观可能与癌肉瘤相似;然而,这些梭形细胞与腺性成分融合,且形态为低级别

印戒细胞成分

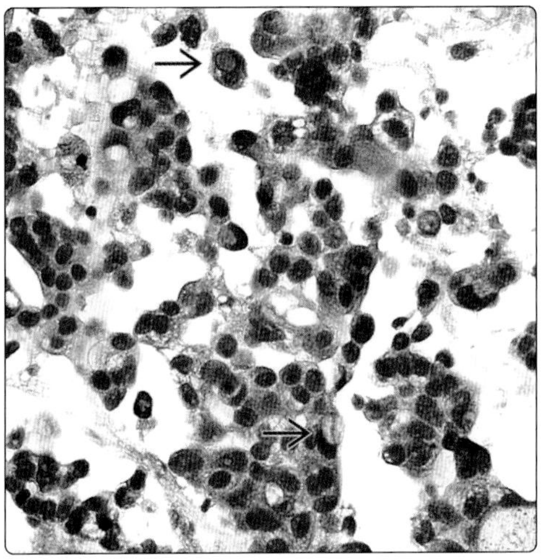

绒毛膜癌分化(罕见)

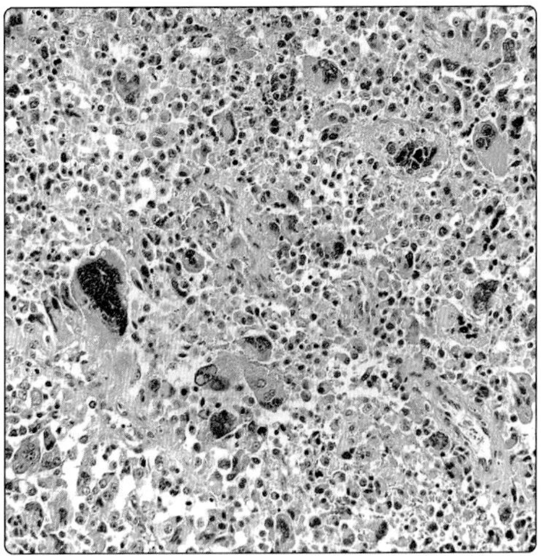

(左)罕见情况下,子宫内膜样腺癌可呈印戒细胞样,可见胞质内黏液空泡⇒,常与黏液分化相关。(右)一些子宫内膜样腺癌的细胞学特征提示绒毛膜癌分化,表现为细胞多形性、不规则深染的细胞核。合体滋养层细胞 HCG-β 阳性

去分化变型

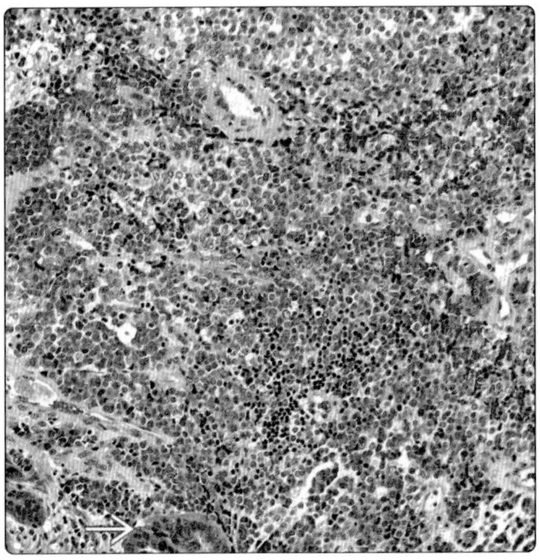

去分化成分 EMA 灶状阳性

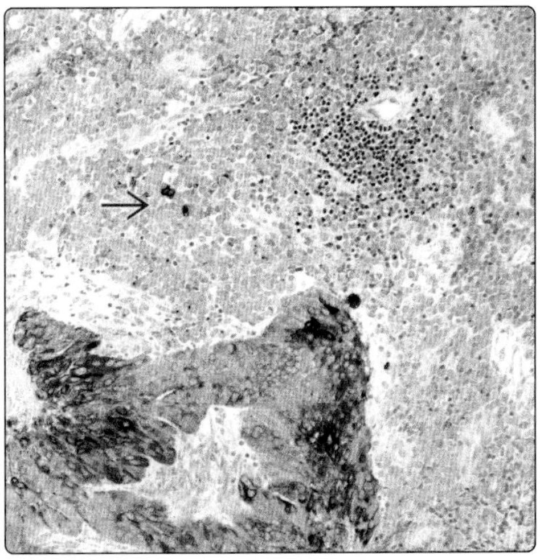

(左)伴有未分化成分的子宫内膜样腺癌表现为从 1 级~2 级子宫内膜样癌➡向弥漫性分布、胞质稀少且细胞核相对一致的松散细胞的突然转变。(右)去分化成分上皮膜抗原常呈灶状阳性⇒,但在子宫内膜样癌未分化成分中,分化较好的区域呈强阳性

（左）单个腺体浸润是子宫内膜样腺癌最常见的肌层侵犯模式。孤立的腺体散在分布于肌层各处。浸润深度从内膜与肌层交界处测量至腺体浸润最深处。（右）子宫内膜样腺癌宽大的浸前缘浸润伴有促结缔组织性间质→，而非浸润性肿瘤边缘呈波浪状，提示为不规则的子宫内膜与肌层交界面

单个腺体浸润模式

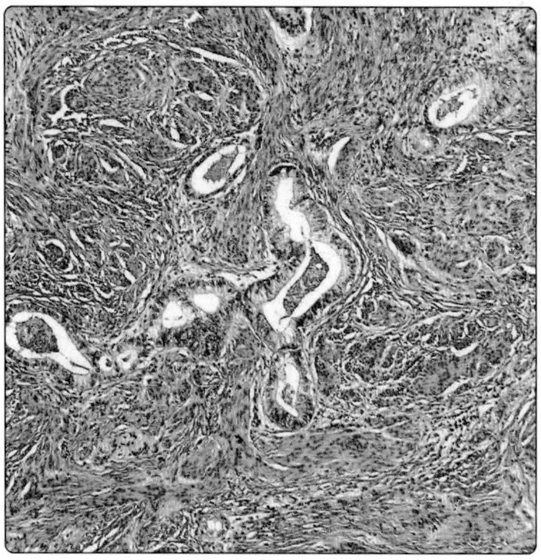

宽大的浸润前缘

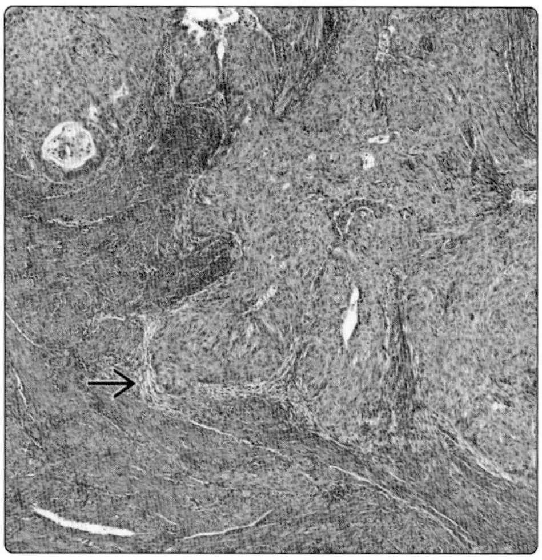

（左）子宫内膜部位的子宫内膜样腺癌的MELF浸润模式通常出现在肿瘤浸润的前缘➡。注意显著的炎性浸润（脓肿样）⇨。（右）呈MELF浸润模式的子宫内膜样癌，肿瘤细胞簇→或微囊性腺体⇨常呈鳞状上皮样外观，位于纤维黏液样的反应性间质内，并伴有大量炎症细胞。这些细胞簇的形态与淋巴血管侵犯相近

MELF 浸润模式

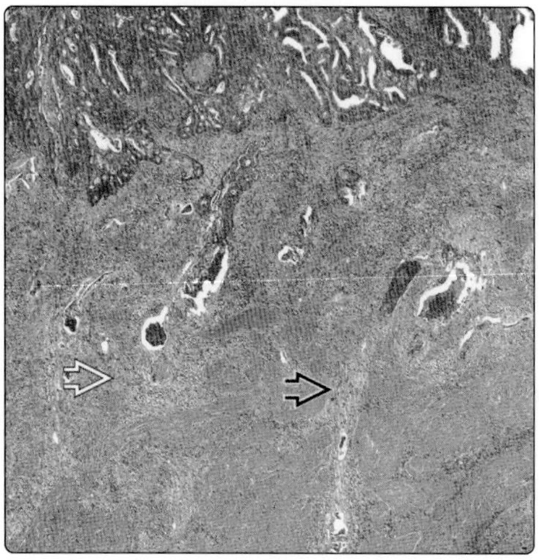

MELF 浸润模式伴纤维黏液样间质反应

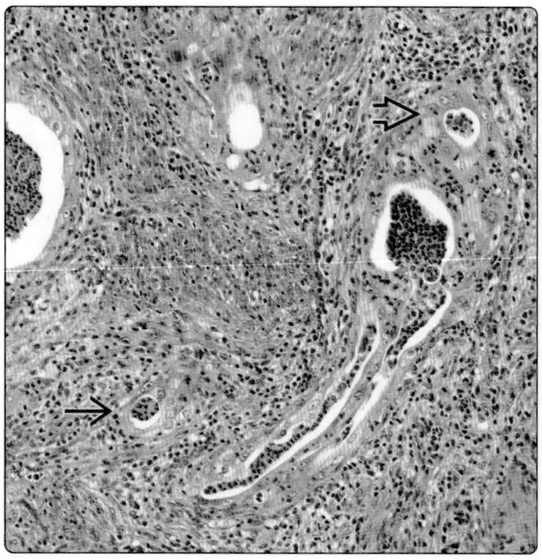

（左）规则、圆形、间隔较远的腺体浸润肌层，不伴有促结缔组织性或炎性反应，是子宫内膜样癌恶性腺瘤样浸润的典型特征。（右）子宫内膜样癌腺肌病样浸润模式中，大量肿瘤性腺体紧密排列，不能代表子宫肌层内腺肌瘤的正常分布

恶性腺瘤样浸润

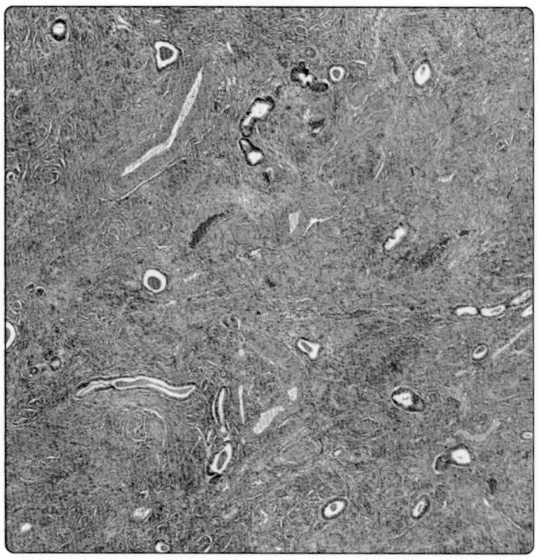

腺肌病样浸润

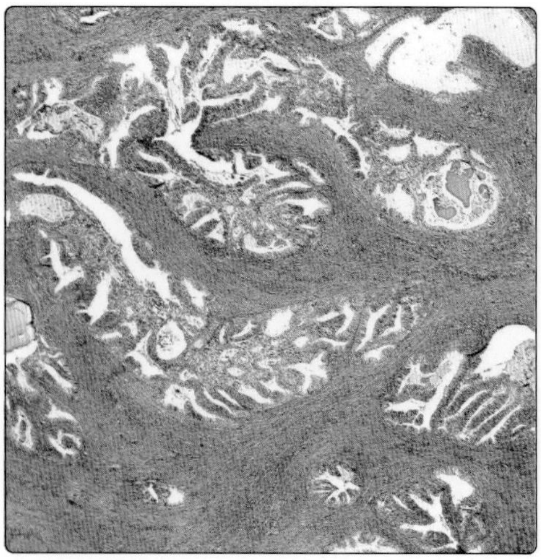

微腺样变型

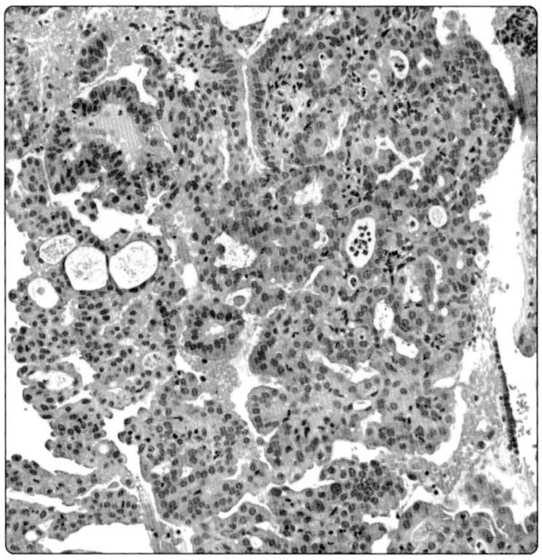

vimentin 阳性

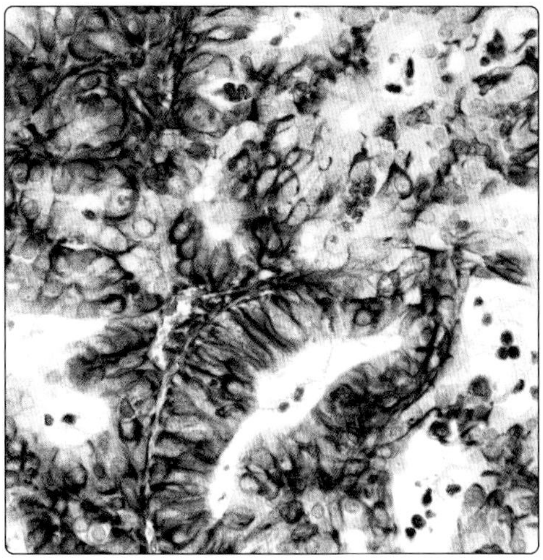

(左)子宫内膜样腺癌的微腺样生长,形态可能与宫颈微腺样改变相似。在内膜活检标本中与微腺体增生鉴别具有挑战性。注意缺乏核下空泡和储备细胞化生。(右)当细胞学改变轻微时,vimentin 阳性有助于鉴别宫颈微腺样改变和微腺样子宫内膜样癌,前者 vimentin 通常阴性

非典型息肉样腺肌瘤

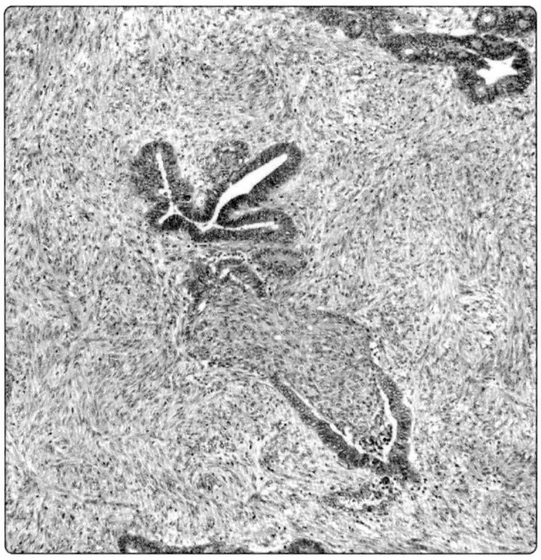

浆液性癌

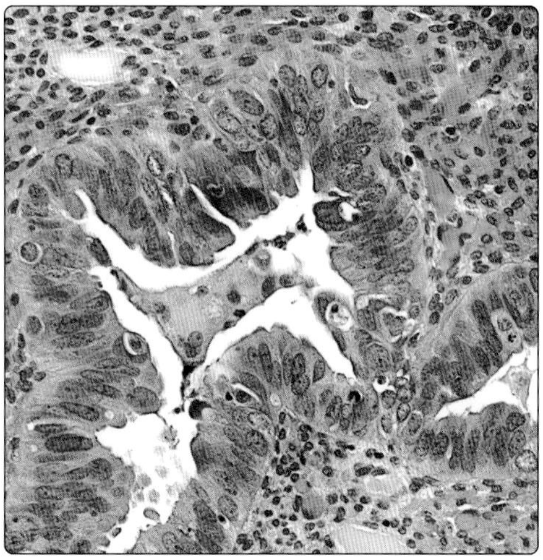

(左)非典型息肉样腺肌瘤腺体结构复杂,伴纤维肌性间质。在小活检中,其可能与浸润性子宫内膜样癌相混淆。但在腺癌诊刮标本中很少见到肌层组织。(右)浆液性癌的腺性结构可能与子宫内膜样癌相似。但腺体常呈"星形"结构,表现出显著的细胞非典型性和细胞核极性的消失

透明细胞癌

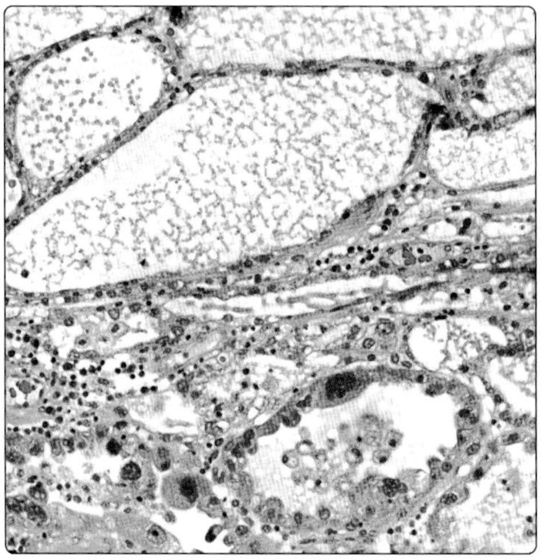

结肠癌

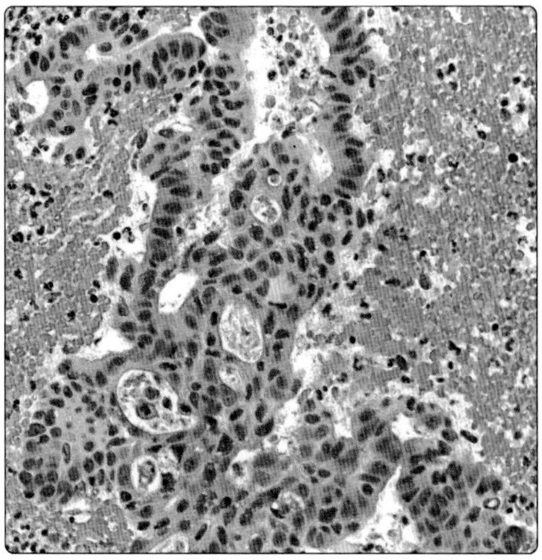

(左)子宫内膜透明细胞癌的管囊性成分可能类似于子宫内膜样癌,但还可见到透明细胞癌的其他生长方式。(右)结肠癌累及子宫内膜,其形态可能与原发性子宫内膜样腺癌非常相似。但应注意,肿瘤腺体分化良好伴有显著的细胞非典型性,提示肿瘤可能不源自子宫内膜

第 6 节 黏液性腺癌

要 点

术语

- >50% 的肿瘤细胞富含细胞内黏液的子宫内膜恶性肿瘤

临床问题

- 占原发性子宫内膜癌<10%
- 绝经后>围绝经期
- 5 年生存率>80%

大体所见

- 表面呈黏液样，其他与经典型子宫内膜样癌相似

显微镜下所见

- 腺体可呈腔内简单乳头、小的丝状乳头、绒毛腺样或微腺样结构具有穿凿样腺腔
- 宫颈型细胞，富含黏液，核形态温和，位于基底部，有丝分裂少见
- 不等量多形核白细胞（常位于细胞外黏液中）
- 杯状细胞、潘氏细胞、嗜银细胞或印戒细胞（罕见）
- ±黏液性化生
- 常侵犯宫颈间质（全子宫切除标本）

辅助实验

- vimentin、ER、PR 阳性
- p16 可局灶阳性；CEA 不同程度阳性
- 体细胞 *KRAS* 突变

首要的鉴别诊断

- 宫颈微腺体增生
- 子宫内膜/息肉黏液性化生
- 宫颈腺癌，胃型
- 宫颈腺癌，普通型
- 转移性黏液腺癌，包括转移性低级别阑尾肿瘤

复杂乳头状生长和低级别的细胞学改变

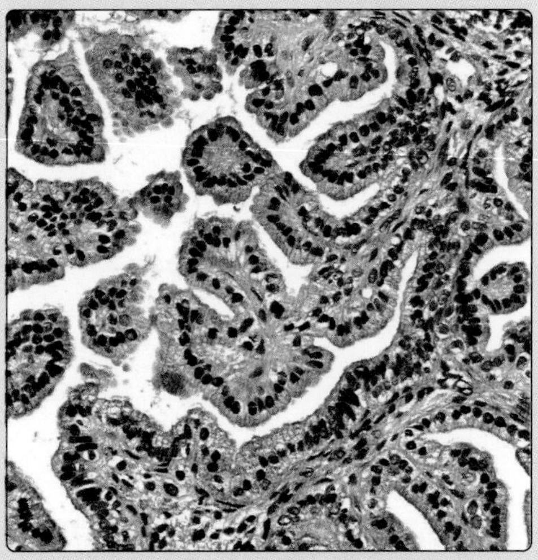

筛状结构

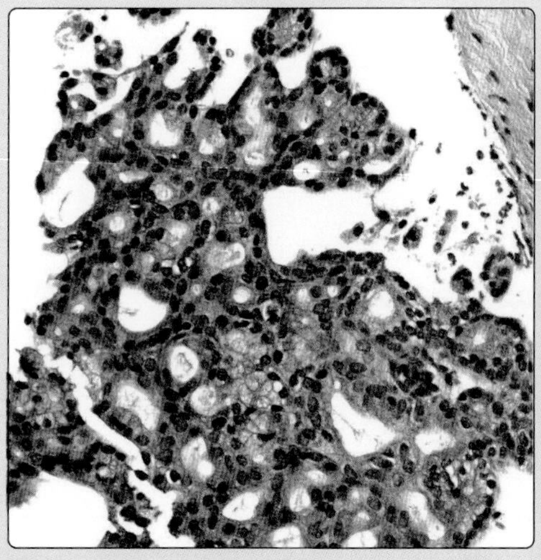

（左）黏液性腺癌常无或仅呈轻微细胞学非典型性，但有突出的复杂乳头状结构。**（右）**复杂筛状结构伴圆形穿凿样腺腔是子宫内膜黏液性腺癌的典型特征，该特点在子宫内膜良性黏液性病变中不可见

腺体形状不规则和黏液溢出

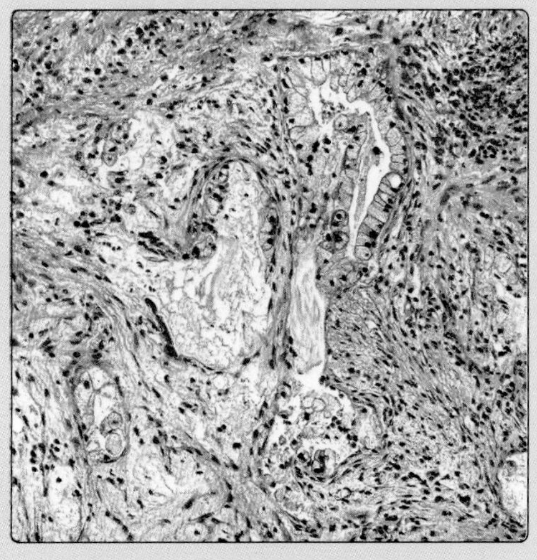

形态与微腺体增生相似

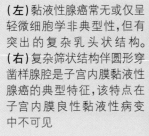

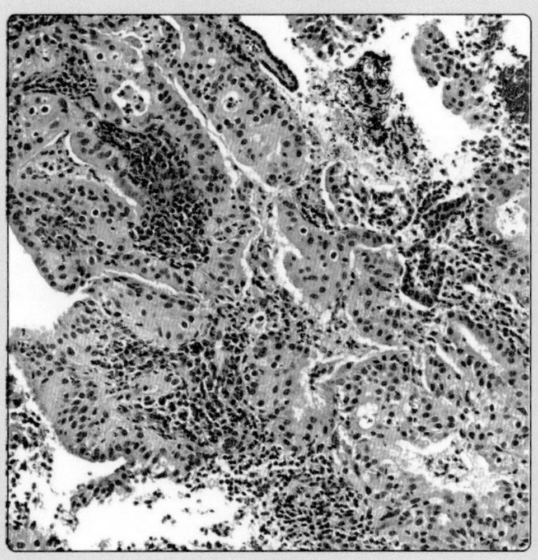

（左）黏液性腺癌温和的细胞学特征具有欺骗性，腺体形态不规则，伴有大量溢出性黏液。这种类型的子宫内膜腺癌与宫颈恶性腺瘤形态相似。**（右）**子宫内膜黏液性肿瘤常位于内膜表面，在刮宫标本中与宫颈微腺体增生形态相似。肿瘤细胞形态温和但结构复杂，常伴有肌层浸润

第 6 节　黏液性腺癌

术语

定义

- >50% 的肿瘤细胞富含细胞内黏液的子宫内膜恶性肿瘤

病因/发病机制

激素

- 与他莫昔芬、激素治疗有关

临床问题

流行病学

- 发病率
  - 占原发性子宫内膜癌<10%
- 年龄
  - 绝经后>围绝经期
  - 1/3 为绝经前期

表现

- 异常阴道出血
- 黏液性分泌物

治疗

- 子宫切除术和双侧输卵管卵巢切除术±分期±放化疗(如果分期高)

预后

- 5 年生存率>80%
- 与子宫内膜部位的子宫内膜样腺癌预后接近或稍好
  - 低级别、低分期肿瘤(肌层浸润不常见)

大体所见

一般特征

- 表面呈黏液样;与典型子宫内膜样癌相似

显微镜下所见

组织学特征

- 腺体伴腔内简单乳头
- 小的丝状乳头或绒毛腺样
- 微腺样结构伴穿凿样腺腔
- 不等量多形核白细胞(常位于细胞外黏液中)
- ±黏液化生
- ±子宫内膜样腺癌,经典型或其他变型,常伴鳞状上皮化生
- 宫颈间质侵犯常见,形态具有欺骗性(全子宫切除标本)

细胞学特征

- 富含黏液的宫颈型细胞
- 细胞核位于基底部,形态温和,圆形至卵圆形,有丝分裂指数低
  - 可见细胞核假复层排列
- 杯状细胞、潘氏细胞、嗜银细胞或印戒细胞(罕见)

辅助实验

免疫组织化学

- vimentin、ER、PR 阳性
- p16 可局灶阳性;CEA 不同程度阳性

遗传学检测

- 体细胞 *KRAS* 突变

鉴别诊断

宫颈微腺体增生

- 核下或核上空泡;储备细胞层
- vimentin、ER 阴性

子宫内膜黏液性化生

- 偶然发现;±混有其他类型的化生或内膜息肉

宫颈腺癌,胃型

- 可有广泛的肠型分化
- 显著细胞学异型性;ER 阴性

宫颈腺癌,普通型

- 显著核复层化,核质深染,顶端有丝分裂,凋亡
- p16 弥漫阳性;ER 阴性

转移性黏液性腺癌

- 病变以子宫外壁为中心(如直接浸润)±淋巴血管侵犯

继发于低级别阑尾黏液性肿瘤

- 肠型上皮;CK20 阳性,CK7 阴性

诊断注意事项

病理诊断要点

- 大多数黏液癌为低级别,诊断恶性依赖于其结构的复杂性
- 子宫内膜样腺癌可呈表面黏液改变;因此,在活检标本中不应做出黏液腺癌的诊断
- 黏液癌(尽管<<经典型子宫内膜样癌)可能与错配修复基因突变(林奇综合征)有关
- 当标本量少或缺乏结构复杂性时,可诊断为"非典型黏液性增生";在这种情况下,需密切随访

部分参考文献

1. Rawish KR et al: Atypical mucinous glandular proliferations in endometrial samplings: follow-up and other clinicopathological findings in 41 cases. Hum Pathol. 63:53-62, 2017
2. Fujiwara M et al: Low-grade mucinous adenocarcinoma of the uterine corpus: a rare and deceptively bland form of endometrial carcinoma. Am J Surg Pathol. 35(4):537-44, 2011
3. Vang R et al: Proliferative mucinous lesions of the endometrium: analysis of existing criteria for diagnosing carcinoma in biopsies and curettings. Int J Surg Pathol. 11(4):261-70, 2003
4. Nucci MR et al: Mucinous endometrial epithelial proliferations: a morphologic spectrum of changes with diverse clinical significance. Mod Pathol. 12(12):1137-42, 1999
5. Zaloudek C et al: Microglandular adenocarcinoma of the endometrium: a form of mucinous adenocarcinoma that may be confused with microglandular hyperplasia of the cervix. Int J Gynecol Pathol. 16:52-9, 1997
6. Young RH et al: Uterine carcinomas simulating microglandular hyperplasia. A report of six cases. Am J Surg Pathol. 16(11):1092-7, 1992
7. Melhem MF et al: Mucinous adenocarcinoma of the endometrium: a clinico-pathological review of 18 cases. Int J Gynecol Pathol. 6(4):347-55, 1987
8. Ross JC et al: Primary mucinous adenocarcinoma of the endometrium. A clinicopathologic and histochemical study. Am J Surg Pathol. 7(8):715-29, 1983

（左）子宫内膜黏液性腺癌有多种结构，包括腺体呈腔内乳头。乳头主要被覆宫颈型上皮，也可被覆含嗜酸性胞质的细胞⇨，该特点有助于判定其为子宫内膜来源，而非宫颈来源。（右）即便子宫内膜黏液性腺癌缺乏细胞学非典型性或有丝分裂，但出现丝状乳头和微腺泡样生长方式伴僵硬的、穿凿样腺腔⇨提示病变为恶性

复杂的腔内乳头

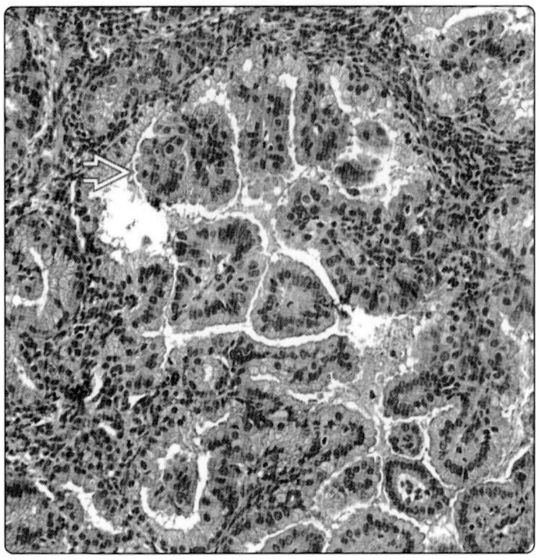

丝状乳头和穿凿样腺腔

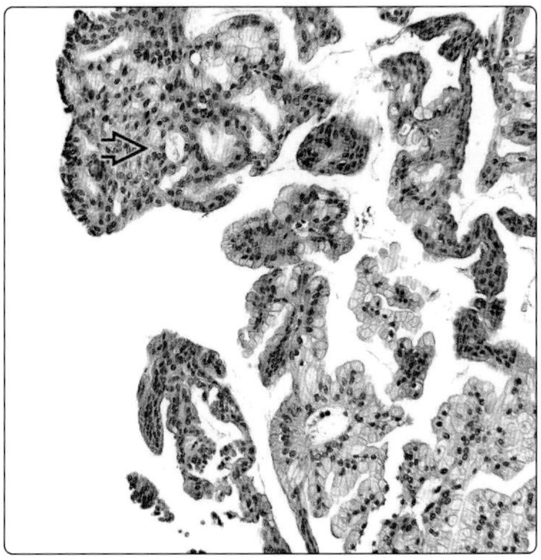

（左）同子宫内膜样癌一样，黏液性腺癌腺体呈背靠背排列并包绕在原有的萎缩子宫内膜腺体周围。（右）尽管大多数子宫内膜黏液性腺癌细胞核位于基底部且仅有轻微的细胞学非典型性，部分肿瘤细胞可呈细胞核假复层化及一定程度的核质深染。注意腺腔内的急性炎症浸润

背靠背腺体

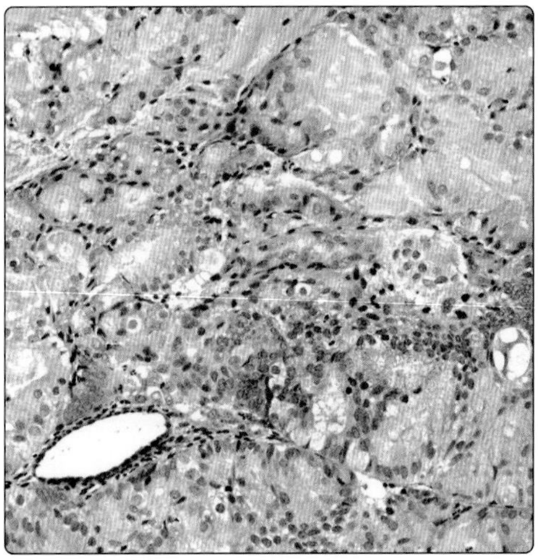

细胞核假复层化

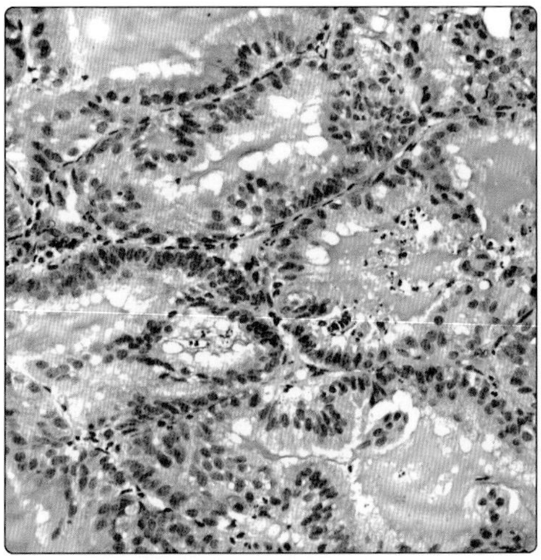

（左）尽管细胞形态温和且伴有极少的有丝分裂活性，子宫内膜黏液性腺癌仍为恶性病变。当标本量少或缺乏足够的结构复杂性时，可诊断为“非典型黏液性增生”。（右）子宫内膜黏液腺癌常侵犯宫颈间质，其形态具有欺骗性。靠近表面的腺体呈无序生长时应考虑宫颈侵犯

细胞形态温和及缺少复杂结构，仍可能为癌

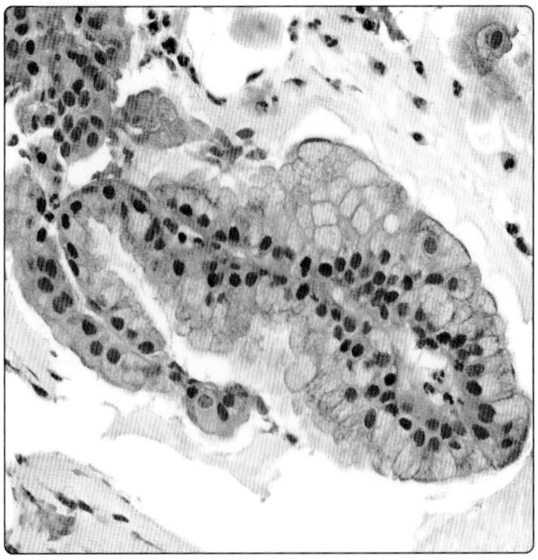

宫颈间质欺骗性浸润

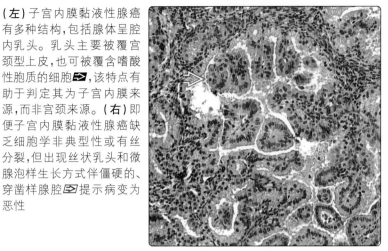

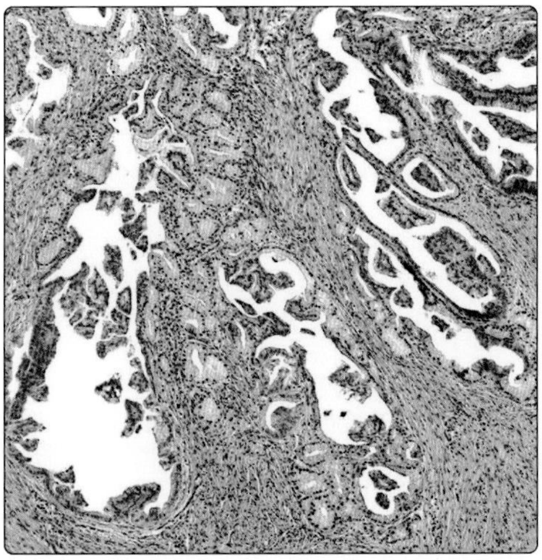

子宫内膜样癌表面黏液分化

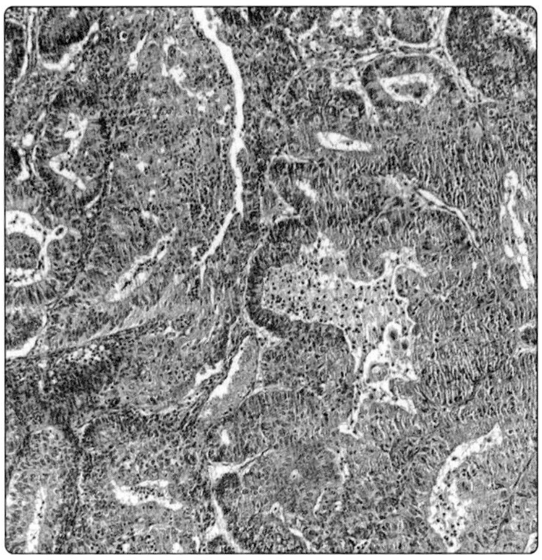

微腺体增生

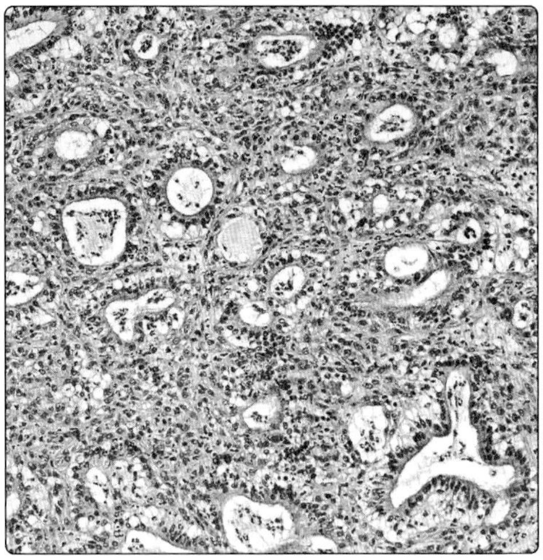

(左)子宫内膜部位的子宫内膜样腺癌表面常见黏液分化。≥50%的肿瘤伴黏液分化才诊断为黏液性腺癌，因此，刮宫标本不应做出黏液性腺癌的诊断。**(右)**旺炽型宫颈微腺体增生可与子宫内膜黏液性腺癌形态相似，但前者的特征为突出的核下空泡并常见储备细胞层

子宫内膜息肉内的黏液性增生

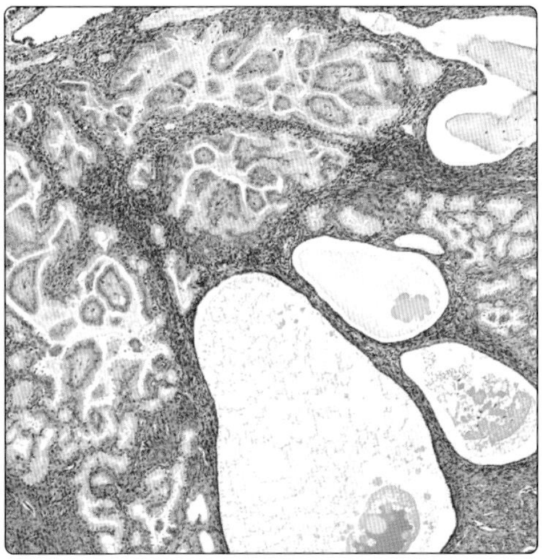

良性子宫内膜伴黏液性化生

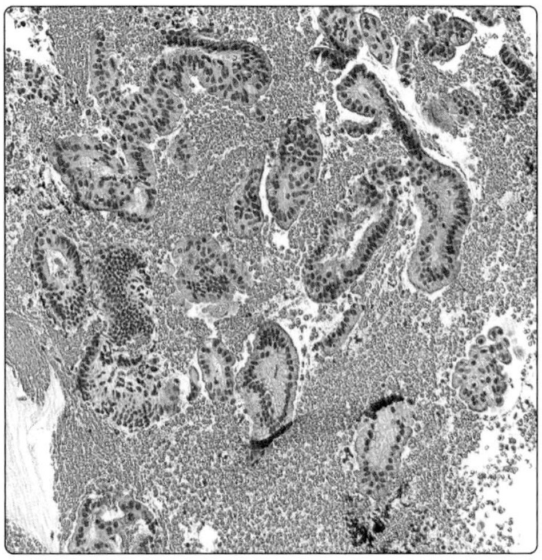

(左)子宫内膜息肉内常见乳头状增生，乳头多数被覆黏液细胞，形态温和，结构简单(简单乳头)，但多为局灶性改变。当出现复杂结构或多灶乳头状增生时，应怀疑为癌。**(右)**良性子宫内膜伴局灶黏液化生可见于有间质崩解和修复改变的活检组织中。注意病变缺乏结构复杂性

vimentin 阳性

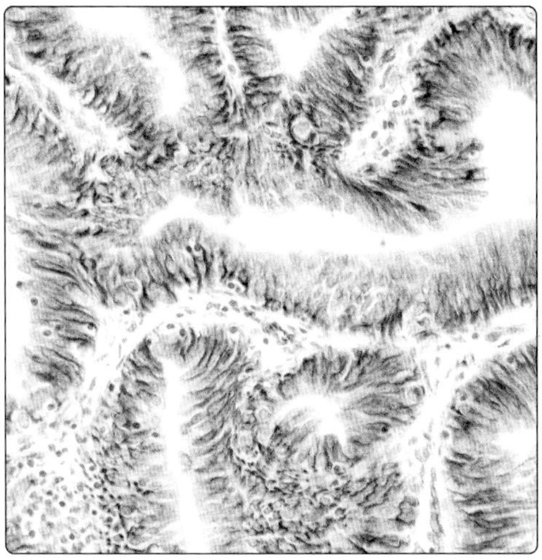

ER 阳性

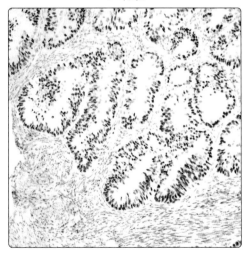

(左)子宫内膜源性黏液腺癌 vimentin 呈强阳性，而源自宫颈的腺癌 vimentin 常阴性。微腺体增生 vimentin 常阴性。**(右)**子宫内膜黏液腺癌 ER 常呈弥漫强阳性，而大多数宫颈腺癌 ER 呈阴性。PR 对二者的鉴别诊断没有帮助

第7节 浆液性腺癌

要 点

术语

- 浆液性癌:高级别子宫内膜癌伴乳头状、腺样、实性生长或多种生长方式混合,常伴显著的细胞出芽(非黏附性)
- 微小子宫浆液性癌指肿瘤浸润内膜间质<1cm

病因/发病机制

- 可见于乳腺癌(*BRCA1/BRCA2* 突变)或林奇综合征患者

临床问题

- 绝经后女性(平均年龄:60 岁)
- 非裔美国人>白种人
- 侵袭性;总生存率 30% ~40%
- 如病变局限于子宫内膜,生存率可达 90%

大体所见

- 常不可见

显微镜下所见

- 乳头状、假腺样和实性生长
- 不规则的分支状乳头伴细胞出芽
- 裂隙样腔隙
- 可仅累及子宫内膜息肉
- 可取代原有的子宫内膜腺体
- 突出的细胞核假复层化;核失去极性或腔缘,非黏附性细胞
- 高级别核,有丝分裂活跃

辅助实验

- p53 和 p16 弥漫强阳性
- pax-8、IMP2 和 IMP3 阳性
- ER、PR 和 WT1 常阴性或弱阳性

首要的鉴别诊断

- 子宫内膜样癌或透明细胞癌
- 继发性浆液性肿瘤(卵巢、输卵管或腹膜)
- 合体乳头/非典型化生/反应性改变

乳头状生长

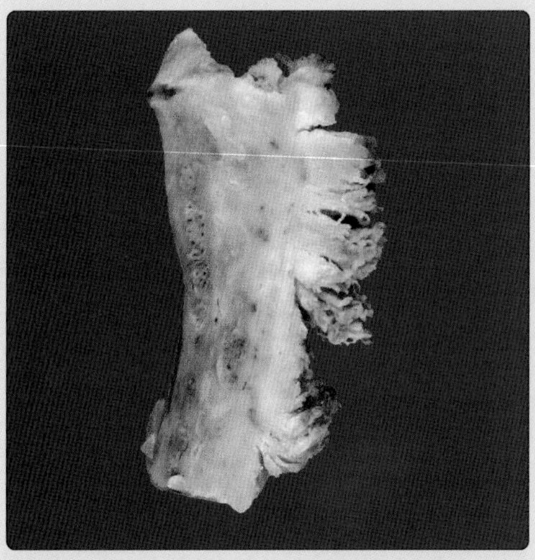

中等至较大的不规则形乳头

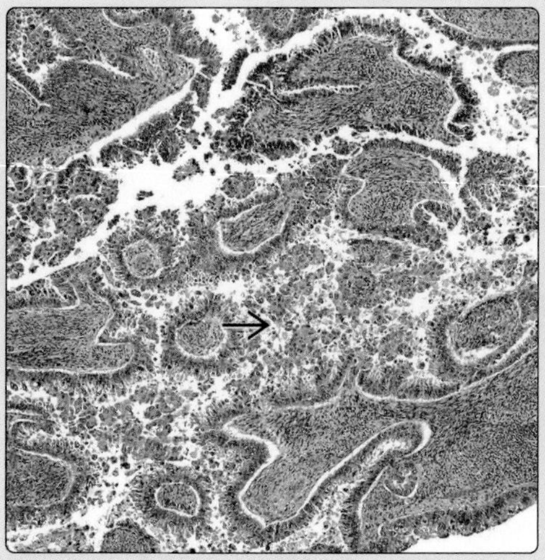

(左)子宫体浆液性癌可呈突出的乳头状生长伴出血。注意缺少深方肌层浸润。其他浆液性癌可出现弥漫的肌层浸润。(右)乳头状浆液性癌可见中等或较大的不规则形乳头与小乳头相移行。注意突出的成簇细胞或单个细胞出芽进入腔隙内➡

突出的裂隙样腔隙

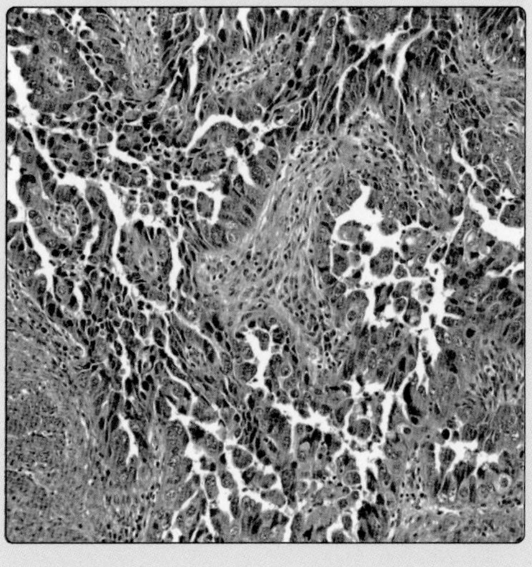

取代原有腺体("浆液性上皮内癌")

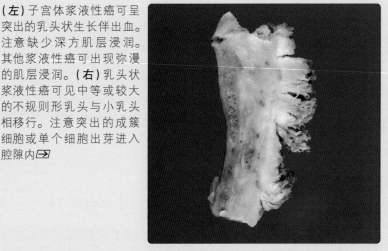

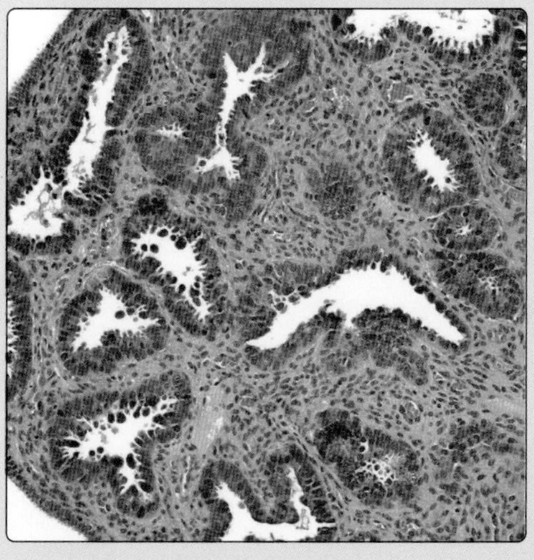

(左)子宫内膜乳头状浆液性癌的形态可与卵巢乳头状浆液性癌重叠,呈明显的裂隙样腔隙。(右)当恶性细胞部分或完全取代原有子宫内膜且未发生间质浸润时,可诊断为"浆液性上皮内癌",如图所示。尽管未发生间质浸润,这些肿瘤细胞可蔓延至腹膜。注意明显的细胞出芽和核极性消失

术语

同义词

- 浆液性癌、浆液性乳头状癌

定义

- 浆液性癌：高级别子宫内膜癌伴乳头状、腺样、实性生长或多种生长方式混合，常有显著的细胞出芽（非黏附性）
- 微小浆液性癌：浸润内膜间质，未浸润肌层，体积<1cm
- 浆液性子宫内膜上皮内癌：浆液性癌部分或完全取代原有子宫内膜腺体和/或表面内膜
  - 尽管指代浆液性癌的前体病变，但可能与子宫外病变有关；因此，该术语可能具有误导性
- 浆液性异型增生：病变具有浆液性癌的部分形态学和组织化学特征；体积<1cm

病因/发病机制

环境暴露

- 可能与放疗或他莫昔芬治疗有关
- 与肥胖、高血压或高雌激素水平无关

遗传倾向

- 可见于乳腺癌（*BRCA1*/*BRCA2* 突变）或林奇综合征患者

临床问题

流行病学

- 发病率
  - 占子宫内膜癌的 10%
- 年龄
  - 绝经后（平均年龄：60 岁）
- 种族
  - 非裔美国人>白种人

表现

- 绝经后出血
- 血性阴道分泌物
- 异常巴氏涂片
- 腹膜癌（内膜呈微小病变）罕见
- 子宫外播散的相关症状（肺、脑转移）
- 血清 CA-125 升高
- 副肿瘤综合征罕见（小脑萎缩、高钙血症）

治疗

- 经腹子宫切除术和双侧附件切除术及外科分期
- 辅助放疗和/或化疗（某些局限于息肉内的 Ⅰ 期肿瘤除外）

预后

- 总生存率为 30%～40%
- 如病变局限于子宫内膜，生存率可达 90%
- Ⅲ期和Ⅳ期患者生存率低（<15%）
- 常出现腹膜和淋巴结转移（45%），伴或不伴肌层浸润
- 高复发率，包括 Ⅰ 期和 Ⅱ 期肿瘤

大体所见

一般特征

- 子宫正常大小或显著增大
- 常不可见
- 内膜息肉可能是唯一发现
- 不规则息肉样/子宫内膜呈乳头状外观
- 肌壁弥漫性增厚
- ±坏死和/或出血

显微镜下所见

组织学特征

- 乳头状生长（最常见）
  - 不规则形、中等或较大的分支状乳头、小乳头和细胞出芽
  - 可有突出的微乳头成分
- 假腺样生长
  - 发育不良的“假腺体”（缺乏光滑的腔缘）
- 实性生长
  - 细胞紧密排列呈巢状或片状
- 裂隙样腔隙继发于密集的乳头状生长或发育不良的腺体
- 可仅累及子宫内膜息肉或内膜表面
- 可部分或全部取代原有的子宫内膜腺体
- 显著的细胞核假复层化、核极性消失
- 非黏附性细胞
- ±多核肿瘤细胞
- 可见砂粒体，但明显少于卵巢/腹膜的浆液性癌
- 肌层浸润，常见“裂隙状腺体”（无间质反应）
- 淋巴血管侵犯（常见小圆形乳头伴砂粒体）可不伴有显著肌层浸润
- 可与其他亚型的高级别子宫内膜癌并存
- 背景常为萎缩的子宫内膜

细胞学特征

- 嗜酸性（局灶透明）胞质或鞋钉样细胞
- 高核质比
- 高级别核，核质深染和多形性核，核仁突出
- 有丝分裂活跃（>10 个/10HPF），可见不典型有丝分裂

辅助实验

免疫组织化学

- p53 和 p16 弥漫强阳性
  - p53 可呈全阴性（缺失突变），而非弱阳性或局灶阳性
- pax-8、IMP2 和 IMP3 阳性

- HMGA2 常阳性
- >75% 的肿瘤细胞 Ki-67 阳性
- WT1 阳性(1/3)
- ER、PR 常阴性
- HER2/neu、D2-40 和 HNF-1-β 可阳性

鉴别诊断

子宫内膜样癌

- 低级别(包括乳头状非特殊型)
  - 腺体/乳头发育良好,具有核极性
  - 低级别核和低有丝分裂指数
  - p53 片状阳性或弱阳性
- 高级别
  - 局灶腺体轮廓清晰
  - 鳞状或黏液分化
  - ER 和 PR 常阳性
  - p53 和 p16 不同程度阳性
- 绒毛腺型
  - 纤细乳头,无分支或出芽
  - 无明显的细胞核假复层化、多形性或核极性消失
  - 常与经典型子宫内膜样癌混合存在
- 小的非绒毛状乳头
  - 缺乏纤维血管轴心
  - 发育良好的腺体内可见小的嗜酸性和/或黏液性细胞簇
  - 缺乏细胞学非典型性,有丝分裂罕见

透明细胞癌

- 管囊状和乳头状生长方式混合存在
- 小圆形乳头可发生玻璃样变性
- 形态一致的非典型核,有丝分裂指数低
- HNF-1-β 常阳性
- 多数呈 p53 和 p16 灶状阳性或弱阳性

继发性浆液性肿瘤(卵巢、输卵管或腹膜)

- 低级别浆液性肿瘤
  - 小乳头和低级别核
  - MIB-1 低表达和 p53 弱阳性
  - ER、PR 和 WT1 弥漫强阳性
- 高级别浆液性癌
  - ER、PR 和 WT1 弥漫强阳性

合体乳头或非典型输卵管化生

- 合体化生:常与间质崩解有关,无细胞质边界,罕见有丝分裂
- 输卵管化生:一致的细胞学特征,罕见有丝分裂,可见纤毛

反应性上皮改变

- 常见于梗死性息肉
- 局灶发生,常位于表面且缺乏有丝分裂

诊断注意事项

临床相关性病理学特征

- 浆液性癌与预后密切相关,因此,子宫内膜癌中出现任何比例的浆液性癌成分,都应体现在病理报告中

病理诊断要点

- 需在高倍镜下评价子宫内膜癌腺体的细胞学特征;支持浆液性癌的病理表现包括缺少腔缘,缺乏核极性,非黏附性细胞,与腺体结构无关的高级别核
- 如绝经后女性巴氏涂片中发现可疑为浆液性癌的非典型细胞,其子宫切除标本大体可见息肉而未见肿瘤,息肉应全部取样进行组织学检查
- p53 和 p16 弥漫阳性不是浆液性癌的特异性诊断特征,确诊还需结合其形态特征
- 当子宫内膜出现低级别乳头状浆液性肿瘤时,需检查是否存在子宫外来源(卵巢、输卵管或腹膜)
- 如子宫内膜肿瘤和输卵管/卵巢肿瘤同时发生,需评估子宫内膜肿瘤的数量及 WT1 和 ER 染色

部分参考文献

1. Goebel EA et al: The evolution of endometrial carcinoma classification through application of immunohistochemistry and molecular diagnostics: past, present and future. Virchows Arch. ePub, 2017
2. Kommoss F et al: Uterine serous carcinomas frequently metastasize to the fallopian tube and can mimic serous tubal intraepithelial carcinoma. Am J Surg Pathol. 41(2):161-170, 2017
3. Zadeh SL et al: Androgen receptor expression in endometrial carcinoma. Int J Gynecol Pathol. 37(2):167-173, 2017
4. Gatius S et al: Practical issues in the diagnosis of serous carcinoma of the endometrium. Mod Pathol. 29 Suppl 1:S45-58, 2016
5. Mills AM et al: Lynch syndrome screening should be considered for all patients with newly diagnosed endometrial cancer. Am J Surg Pathol. 38(11):1501-9, 2014
6. Semaan A et al: Clinical and pathologic characteristics of serous carcinoma confined to the endometrium: a multi-institutional study. Int J Gynecol Pathol. 32(2):181-7, 2013
7. Winer I et al: Correlation of tumor size with other prognostic factors in uterine serous carcinoma: a large multi-institutional study. Gynecol Oncol. 128(2):316-21, 2013
8. Garg K et al: Strategies for distinguishing low-grade endometrioid and serous carcinomas of endometrium. Adv Anat Pathol. 19(1):1-10, 2012
9. McCluggage WG et al: Papillary syncytial metaplasia associated with endometrial breakdown exhibits an immunophenotype that overlaps with uterine serous carcinoma. Int J Gynecol Pathol. 31(3):206-10, 2012
10. Bartosch C et al: Endometrial carcinomas: a review emphasizing overlapping and distinctive morphological and immunohistochemical features. Adv Anat Pathol. 18(6):415-37, 2011
11. Simon RA et al: Tubal metaplasia of the endometrium with cytologic atypia: analysis of p53, Ki-67, TERT, and long-term follow-up. Mod Pathol. 24(9):1254-61, 2011
12. Alkushi A et al: High-grade endometrial carcinoma: serous and grade 3 endometrioid carcinomas have different immunophenotypes and outcomes. Int J Gynecol Pathol. 29(4):343-50, 2010
13. Rabban JT et al: Minimal uterine serous carcinoma: current concepts in diagnosis and prognosis. Pathology. 39(1):125-33, 2007
14. Hui P et al: Minimal uterine serous carcinoma: a clinicopathological study of 40 cases. Mod Pathol. 18(1):75-82, 2005
15. Silva EG et al: Malignant neoplasms of the uterine corpus in patients treated for breast carcinoma: the effects of tamoxifen. Int J Gynecol Pathol. 13(3):248-58, 1994

第 7 节　浆液性腺癌

局灶累及子宫内膜息肉

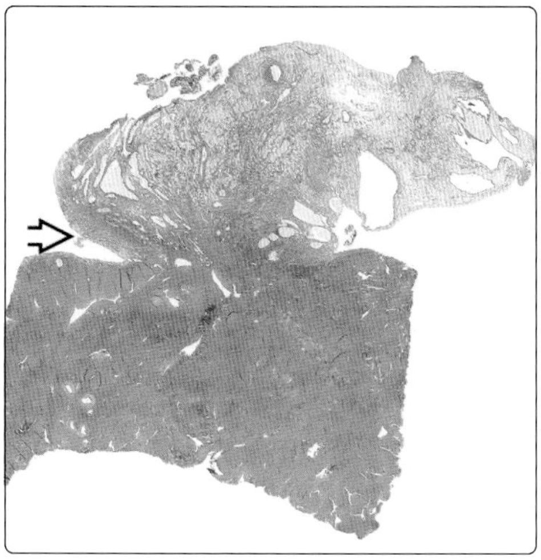

累及子宫内膜息肉

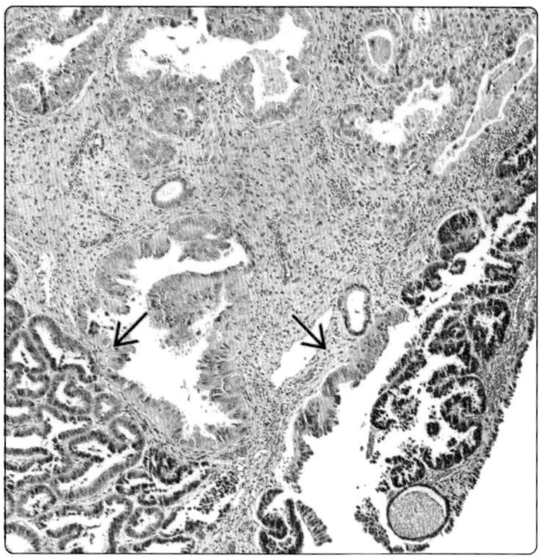

（左）在某些病例，子宫内膜浆液性腺癌仅局灶累及子宫内膜息肉，低倍镜下恶性病变易漏诊⇨，因此，仔细检查息肉表面上皮和腺上皮至关重要。（右）高倍镜下示浆液性腺癌累及子宫内膜息肉。注意腺上皮细胞核质深染，形态不规则及局灶的细胞出芽→

微乳头结构

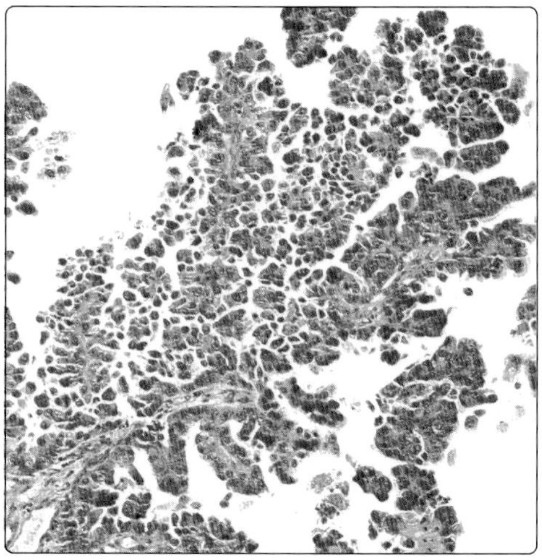

假腺样结构

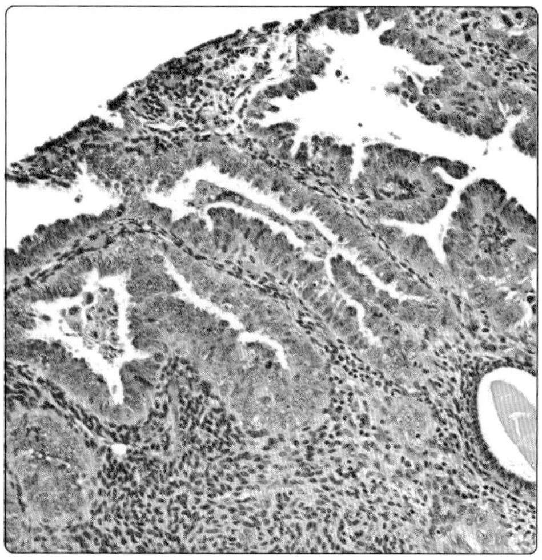

（左）某些浆液性腺癌有突出的微乳头状结构，易疑诊为透明细胞癌。注意肿瘤细胞的多形性显著。（右）某些浆液性腺癌可见突出的假腺样结构，低倍镜下与低级别子宫内膜样癌性形态相似。但应注意，细胞核呈显著的假复层化，缺少腔缘及核极性

黏附性差的高级别核

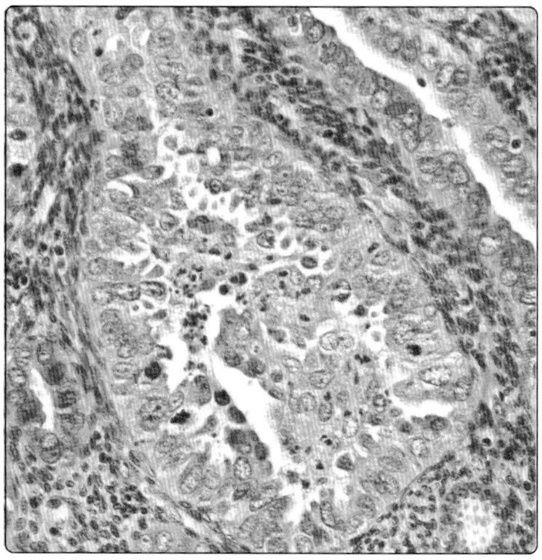

实性生长

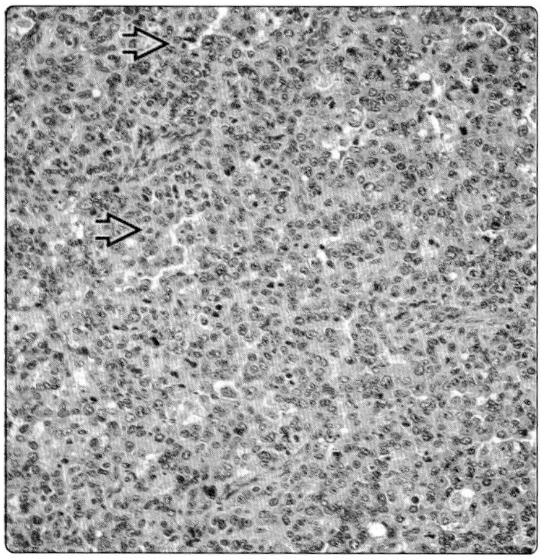

（左）浆液性腺癌的肿瘤细胞黏附性差，核质比高，核增大（某些核仁突出），有丝分裂和凋亡活跃，胞质常呈嗜酸性。（右）浆液性腺癌也可呈实性生长，可能由乳头结构紧密排列或相互融合形成。注意局灶裂隙状腔隙出现⇨是诊断线索之一

（左）少数情况下，浆液性癌可见纤细的乳头结构，形态与绒毛管状腺癌形态相似，但浆液性癌的肿瘤细胞黏附性差，有明显的细胞出芽和显著的细胞学非典型性。（右）浸润肌层的腺体常呈裂隙状伴极少的间质反应。侵袭性腺体的数量多少不等

相对纤细的乳头结构

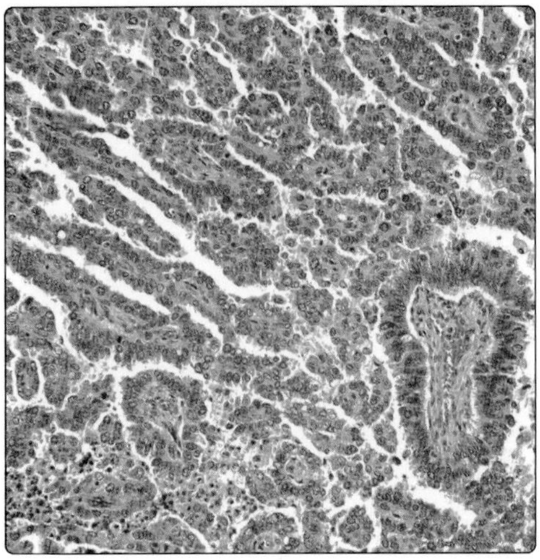

裂隙状腺体浸润

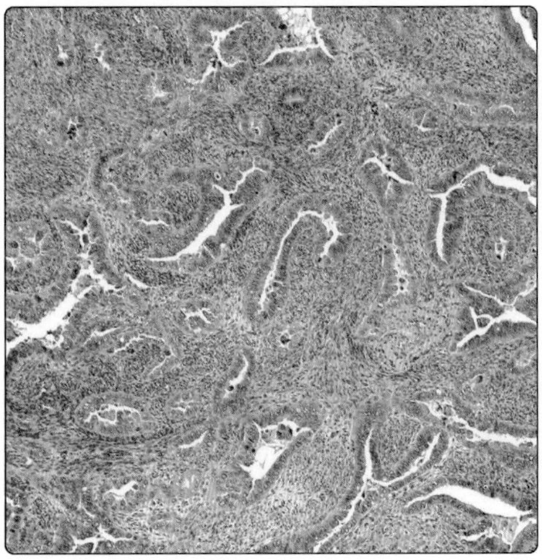

（左）诊断高级别浆液性癌前，应仔细检查周围间质以除外癌肉瘤的可能。（右）同典型的浆液性癌一样，浆液性上皮内癌呈 p53 弥漫强阳性，p53 突变时也可呈全阴性表达

癌肉瘤伴浆液性癌

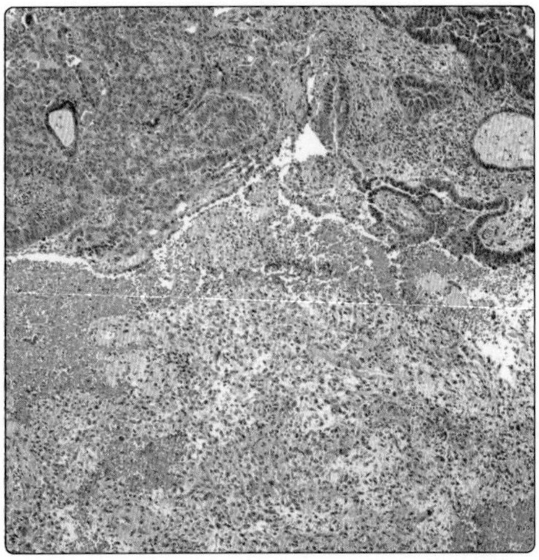

p53 弥漫强阳性

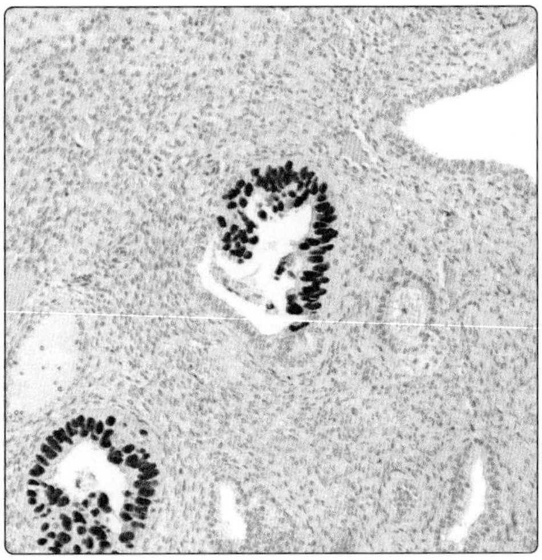

（左）尽管其病因与 HPV 感染无关，子宫内膜浆液性癌与卵巢和腹膜浆液性癌一样，呈 p16 弥漫强阳性。因此，p16 染色对鉴别诊断无帮助。（右）与卵巢浆液性癌不同，多数子宫内膜浆液性癌呈 ER 和 PR 阴性或弱阳性

p16 弥漫强阳性

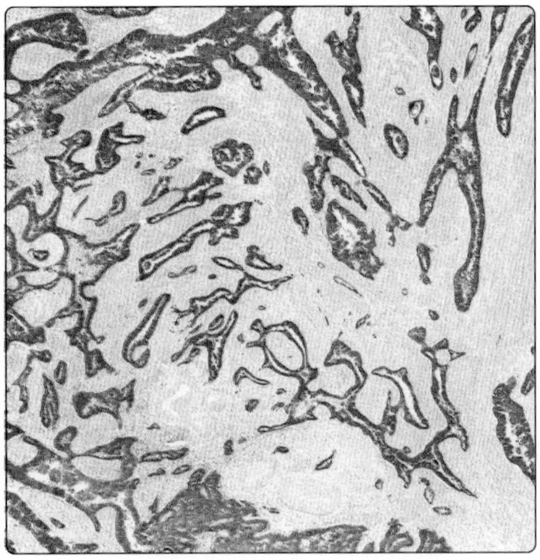

ER 弱阳性

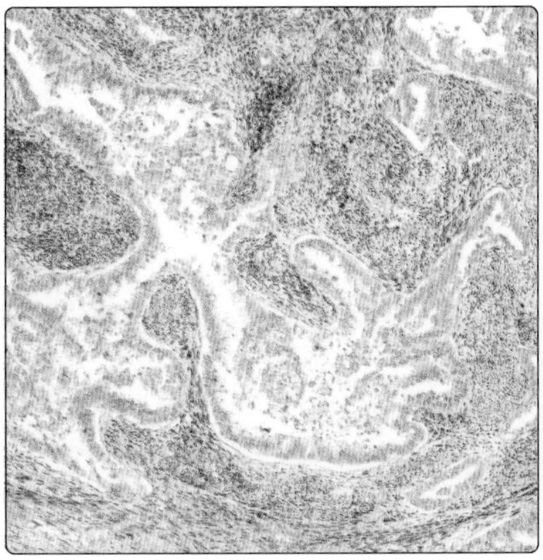

低级别子宫内膜样癌伴乳头状结构

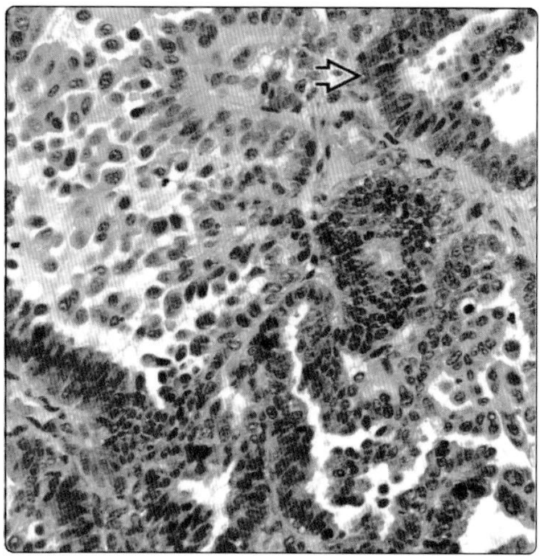

p53灶状阳性(低级别子宫内膜样癌伴乳头状结构)

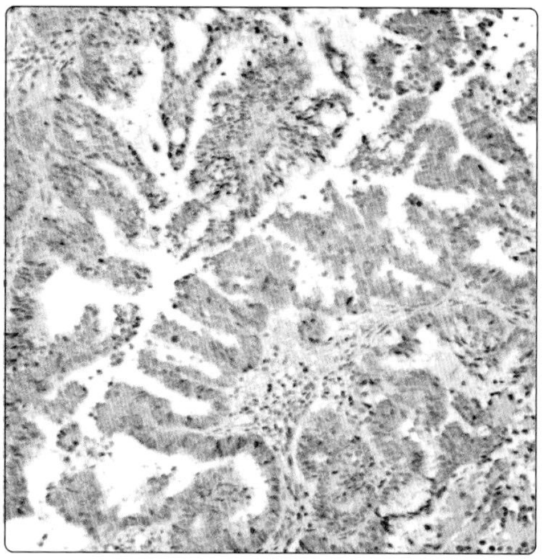

(左)低级别子宫内膜样癌伴乳头状结构常呈低级别核特征，保留细胞核极性➡，脱落的细胞常富含嗜酸性胞质，提示早期的鳞状化生。(右)低级别子宫内膜样癌p53呈散在或局灶的弱阳性至中等强度阳性，而浆液性癌呈p53弥漫强阳性或弥漫全阴性

子宫内膜样癌伴小的非绒毛状乳头

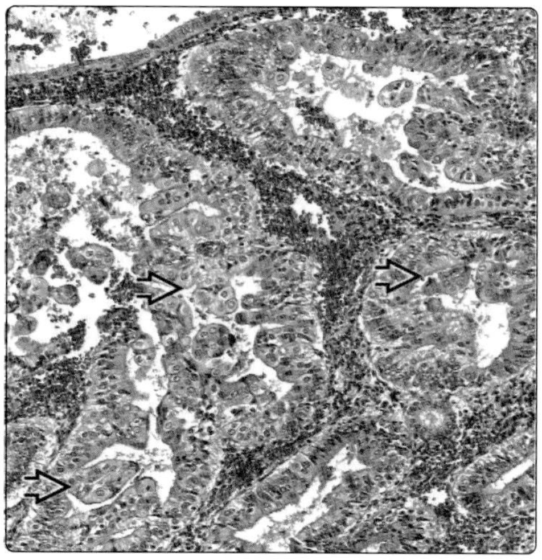

3级子宫内膜样癌伴实性生长

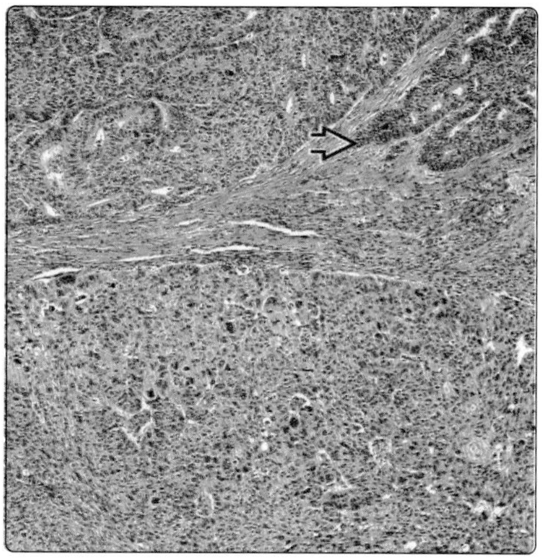

(左)低级别子宫内膜样癌可出现小的出芽细胞，胞质嗜酸性，轮廓清晰，提示早期鳞状上皮化生➡，不应与浆液性癌的真性乳头混淆。(右)和浆液性癌一样，3级子宫内膜样癌可呈弥漫实性生长，但还可见到发育良好的经典型子宫内膜样癌区域➡

低级别浆液性肿瘤

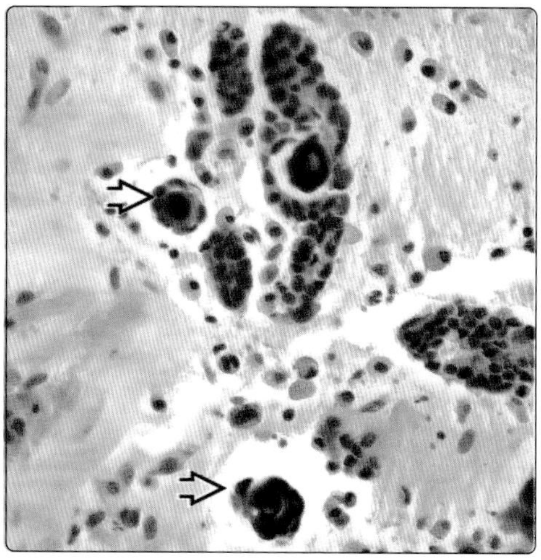

乳头状合体化生

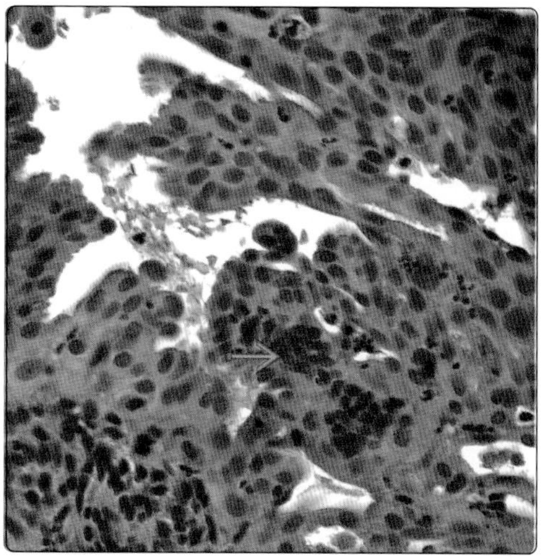

(左)刮宫标本或子宫内膜活检标本中出现低级别浆液性乳头状增生伴砂粒体➡，提示其来源于卵巢或腹膜，因为这些肿瘤不发生在子宫内膜。(右)乳头状合体化生可出现一定程度的细胞学非典型性，让人怀疑为浆液性癌，但乳头状合体化生常伴间质崩解➡，且仍保留正常的核质比

第8节 透明细胞腺癌

要 点

术语

- 恶性上皮源性肿瘤呈管囊状、乳头状和实性等多种形态混合生长，常伴透明细胞和/或鞋钉样细胞

病因/发病机制

- 可见于林奇综合征患者

临床问题

- 占全部子宫内膜癌比例<1%
- 绝经后
- 5年生存率为40%~60%
- 如分期低，预后与低分期的高级别子宫内膜样癌相似

显微镜下所见

- 管囊状、乳头状和实性生长（常混合）
- 透明细胞、鞋钉样细胞和/或嗜酸性细胞
- 大而圆的细胞核，核质深染，核仁突出，不等量的有丝分裂活性

辅助实验

- C-erb-B2、HNF-1、Napsin-A和racemase阳性
- WT1、p16和p53阳性（33%）
- ER、PR阴性
- MMR异常表达
- *TP53*（约45%）、*PIK3CA*（36%）和*ARID1A*（约20%）突变
- *CCNE1*（约8%）和*ERBB2*（约11%）扩增

首要的鉴别诊断

- 子宫内膜样癌伴鳞状分化、分泌型或透明细胞改变（非特殊型）
- 浆液性癌
- Arias-Stella反应
- 崩解间质或梗死性息肉的表面内膜呈反应性鞋钉样或透明变

弥漫息肉样生长

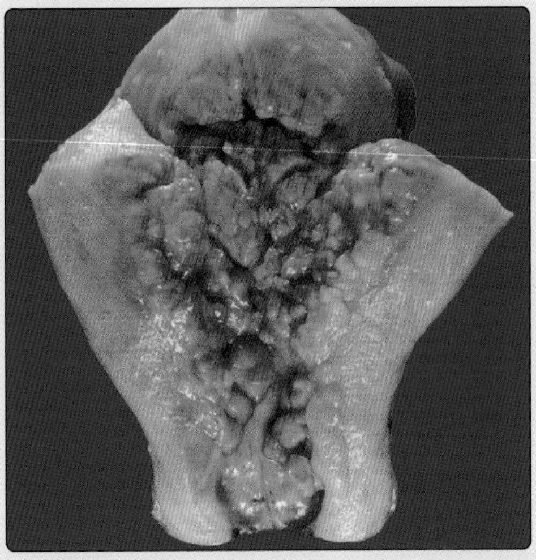

管囊状结构

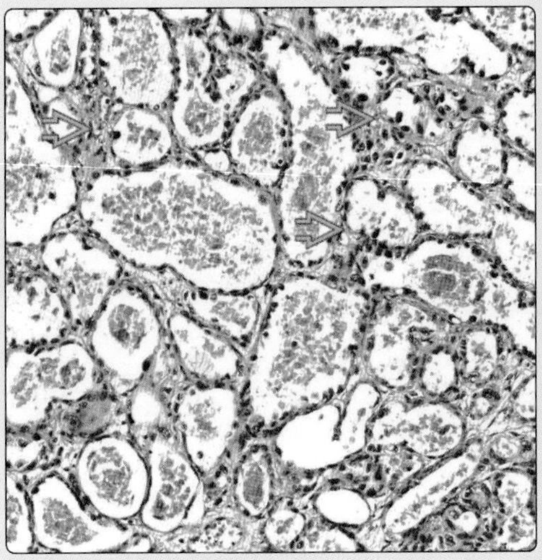

（左）透明细胞腺癌可呈多发息肉样肿块弥漫累及子宫内膜。该举例中，肿瘤蔓延至宫颈。在某些病例中，病变呈溃疡状或向宫腔内突起的息肉样肿块。（右）透明细胞癌呈大小和形状不等的管状及囊状结构，常含腔内嗜酸性分泌物。如为囊性结构，细胞呈扁平状或鞋钉样⇨

腺样结构

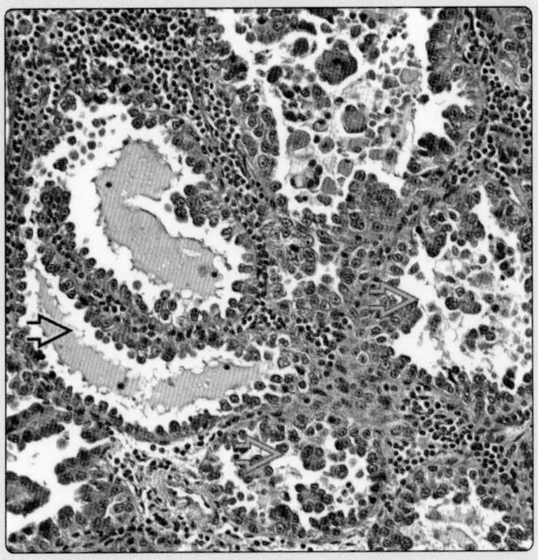

HNF-1β 细胞核弥漫强阳性

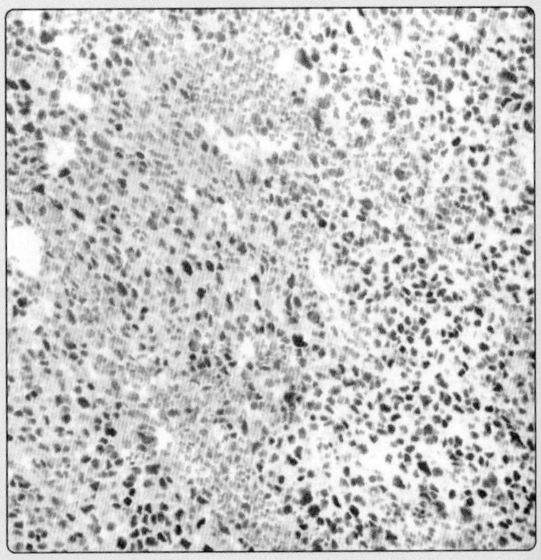

（左）同卵巢透明细胞癌一样，发生在子宫内膜的透明细胞癌可呈普通的腺样生长⇨，腺上皮常被覆1~2层细胞，腺腔内见微乳头。注意存在大量鞋钉样细胞⇨。（右）子宫内膜透明细胞癌HNF-1β弥漫强阳性。透明细胞癌Napsin-A和racemase也呈阳性表达

术语

定义

- 恶性上皮源性肿瘤呈管囊状、乳头状和实性等多种形态混合生长，常伴透明细胞和/或鞋钉样细胞

病因/发病机制

环境暴露

- 与己烯雌酚暴露无关
- 可能与既往盆腔放疗、外源性激素刺激或应用他莫昔芬有关

遗传倾向

- 可见于林奇综合征患者

临床问题

流行病学

- 发病率
  - 占全部子宫内膜癌比例<1%
  - 比卵巢浆液性癌少见
- 年龄
  - 绝经后
- 种族
  - 多见于非裔美洲人

表现

- 异常子宫出血(最常见)
- 血栓栓塞事件或副肿瘤性高钙血症罕见
- 与高级别子宫内膜样癌相比，高分期更多见
- 腹膜受累比浆液性癌少见

疾病自然史

- 常发生盆腔和淋巴结受累及远处转移，但腹腔内病变罕见

治疗

- 经腹子宫切除术和双侧卵巢输卵管切除术及分期±放疗或化疗

预后

- 5 年生存率 40%~60%
- 分期是最重要的预后因素
- 如分期低，预后与低分期的高级别子宫内膜样癌相似

大体所见

一般特征

- 弥漫或息肉样生长
- 质软易碎，常伴出血和坏死
- 不同程度的肌层浸润

取样

- 间隔 1cm 切除标本，同时进行仔细的大体检查(最好间隔 3~4mm 切取)
- 浸润最深处及不同外观区域均需取样
- 肿瘤与正常内膜交界处需取样
- 如肿瘤蔓延至宫颈管，需在子宫下段/宫颈上段取样
- 如肿瘤浸润子宫壁深方，宫旁组织需取样

显微镜下所见

组织学特征

- 主要生长方式，常混合存在
  - 管囊状
    - 大小不等囊腔+开放或闭合管状结构；单纯囊性结构罕见
    - 常见腔内嗜酸性分泌物
    - ±腔内(非细胞内)黏液
  - 乳头状
    - 小圆乳头>>不规则形乳头
    - 玻璃样变轴心>>水肿轴心(环状)，黏液样轴心少见
    - 可见微乳头
  - 腺样
    - 无特异性特征(非弥漫性)
  - 实性
    - 片状或巢状

细胞学特征

- 立方至扁平状或鞋钉样细胞
- 透明(更常见)和/或嗜酸性胞质
- 大而圆的细胞核，核质深染，核仁突出
- 不等量的有丝分裂活性(明显少于浆液性癌)

其他特征

- 砂粒体(不常见)
- 胞质内透明小体
- 胞质内黏液小滴(靶样细胞)
- ±显著浆细胞浸润
- 间质玻璃样变或水肿
- 背景为萎缩性子宫内膜
- ±其他组织学类型的子宫内膜癌(子宫内膜样癌和/或浆液性癌)

辅助实验

免疫组织化学

- p53 阳性占 30%
- WT1、p16 阳性(1/3)
- C-erb-B2 常阳性
- HNF-1>Napsin-A(敏感性低于卵巢病变)，racemase 阳性
- ER、PR 常阴性
- cyclin-D1 散在阳性或隐性
- E-cadherin 失表达
- BAF250α 失表达(*ARID1A* 突变的标志物)
- Ki-67 增殖指数高

遗传学检测

- *TP53*(约 45%)，*PIK3CA*(36%)和 *ARID1A*(约 20%)突变
- *CCNE1*(约 8%)和 *ERBB2*(约 11%)扩增
- ±MMR 异常表达

鉴别诊断

子宫内膜样癌伴鳞状分化

- 子宫内膜样癌典型结构
- 胞质透明的(糖原贮积)鳞状化生细胞与经典鳞状化生区域(角蛋白形成)相移行

子宫内膜样癌,分泌型

- 发育良好的子宫内膜样腺体伴核下或核上空泡
- 低级别核

子宫内膜样癌伴透明细胞改变,非特殊型

- 子宫内膜样癌典型结构
- 常呈低级别核特征

乳头状浆液性癌

- 不规则形及大小不等的乳头
- 显著细胞复层化
- 常见细胞脱离
- 显著细胞多形性
- 常见砂粒体
- p53 弥漫强阳性(如缺失性突变,p53 阴性)

Arias-Stella 反应

- 保留原有子宫内膜结构
- 部分累及子宫内膜腺体
- 细胞退行性变,但保留正常核质比
- 少量或缺乏有丝分裂
- 与激素效应有关的间质改变

崩解间质或梗死性息肉的表面内膜呈反应性鞋钉样或透明变

- 病变为局灶性,累及少数腺体或内膜表面
- 与同一腺体内或内膜表面的正常细胞相移行
- 与近期出血、纤维蛋白沉积、玻璃样变性或纤维化有关
- 常见其他化生性改变

胎盘部位滋养细胞肿瘤

- 细胞胞质丰富、浸润血管壁并取代内皮细胞,植入部位伴大量纤维蛋白沉积
- 散在多核细胞,部分为合胞滋养层细胞
- 缺乏乳头状、管状或囊状生长
- inhibin 和 HPL 阳性

上皮样平滑肌瘤伴透明细胞改变

- 细胞呈弥漫或条索状排列,常伴玻璃样变性
- 缺乏透明细胞癌的其他特征
- 可见梭形细胞成分
- 尽管 keratin 和 EMA 常阳性,但至少局灶呈平滑肌标志物阳性(actin、desmin、caldesmon)

血管周上皮样细胞肿瘤(PEComa)

- 细胞呈弥漫性或巢状生长,伴丰富透明/嗜酸性胞质
- 局灶围绕血管呈放射状排列
- 可见梭形细胞成分
- 部分细胞含黑色素
- HMB-45、Melan-A、小眼畸形转录因子和 cathepsin K 阳性,上皮标志物阴性

腺泡状软组织肉瘤

- 实性或腺泡状生长
- 细胞富含颗粒状胞质
- 细胞异型性不明显
- 胞质过碘酸雪夫(PAS)染色阳性,抗淀粉酶颗粒和 TFE3 阳性
- t(X;17)(p11.2;q25)

诊断注意事项

病理诊断要点

- 诊断依靠结构特征
  - 出现透明细胞不足以诊断
  - 透明细胞可见于其他类型子宫内膜癌[(子宫内膜样癌伴鳞状分化,分泌型,非特殊型),浆液性癌],非上皮源性肿瘤和反应性改变
- 透明细胞癌属高级别肿瘤,即使没有显著的核多形性或高有丝分裂指数

部分参考文献

1. DeLair DF et al: The genetic landscape of endometrial clear cell carcinomas. J Pathol. 243(2):230-241, 2017
2. Ju B et al: Morphologic and immunohistochemical study of clear cell carcinoma of the uterine endometrium and cervix in comparison to ovarian clear cell carcinoma. Int J Gynecol Pathol. ePub, 2017
3. Hoang LN et al: Targeted mutation analysis of endometrial clear cell carcinoma. Histopathology. 66(5):664-74, 2015
4. Lim D et al: Immunohistochemical comparison of ovarian and uterine endometrioid carcinoma, endometrioid carcinoma with clear cell change, and clear cell carcinoma. Am J Surg Pathol. 39(8):1061-9, 2015
5. Chiang S et al: Updates in diagnostic immunohistochemistry in endometrial carcinoma. Semin Diagn Pathol. 31(3):205-15, 2014
6. Fadare O et al: Frequent expression of napsin A in clear cell carcinoma of the endometrium: potential diagnostic utility. Am J Surg Pathol. 38(2):189-96, 2014
7. Lim D et al: Nonendometrioid endometrial carcinomas. Semin Diagn Pathol. 27(4):241-60, 2010
8. Soslow RA et al: Clinicopathologic analysis of 187 high-grade endometrial carcinomas of different histologic subtypes: similar outcomes belie distinctive biologic differences. Am J Surg Pathol. 31(7):979-87, 2007
9. Yamamoto S et al: Immunohistochemical detection of hepatocyte nuclear factor 1beta in ovarian and endometrial clear-cell adenocarcinomas and nonneoplastic endometrium. Hum Pathol. 38(7):1074-80, 2007
10. Reid-Nicholson M et al: Immunophenotypic diversity of endometrial adenocarcinomas: implications for differential diagnosis. Mod Pathol. 19(8):1091-100, 2006
11. Creasman WT et al: Prognosis of papillary serous, clear cell, and grade 3 stage I carcinoma of the endometrium. Gynecol Oncol. 95(3):593-6, 2004
12. Dupont J et al: Wilms tumor gene (WT1) and p53 expression in endometrial carcinomas: a study of 130 cases using a tissue microarray. Gynecol Oncol. 94(2):449-55, 2004
13. Vang R et al: Immunohistochemical staining for Ki-67 and p53 helps distinguish endometrial Arias-Stella reaction from high-grade carcinoma, including clear cell carcinoma. Int J Gynecol Pathol. 23(3):223-33, 2004
14. Carcangiu ML et al: Early pathologic stage clear cell carcinoma and uterine papillary serous carcinoma of the endometrium: comparison of clinicopathologic features and survival. Int J Gynecol Pathol. 14(1):30-8, 1995
15. Carcangiu ML et al: Immunohistochemical evaluation of estrogen and progesterone receptor content in 183 patients with endometrial carcinoma. Part I: Clinical and histologic correlations. Am J Clin Pathol. 94(3):247-54, 1990

大小不等、紧密排列的管状结构

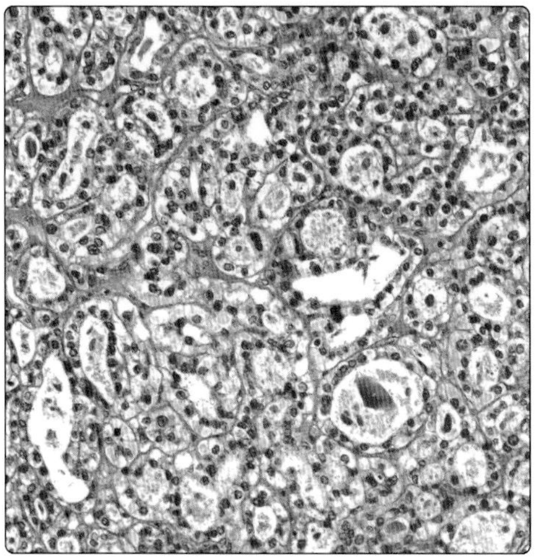

囊腔被覆扁平细胞

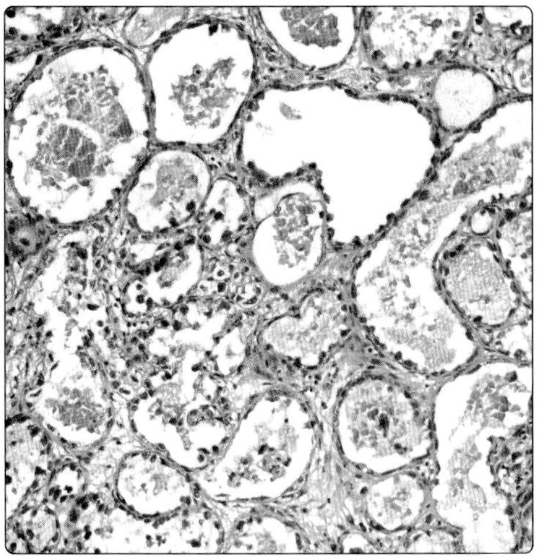

(左) 透明细胞癌的管状结构被覆立方细胞，胞质透明，核圆形、深染。应注意，与高级别浆液性癌相比，尽管透明细胞癌细胞核有非典型性，但无多形性。**(右)** 透明细胞癌的囊性结构常大小不一，被覆扁平细胞。尽管细胞核深染，但因被覆上皮扁平，细胞核的非典型性不明显。囊腔内常见嗜酸性或嗜碱性分泌物

疏松的水肿性间质

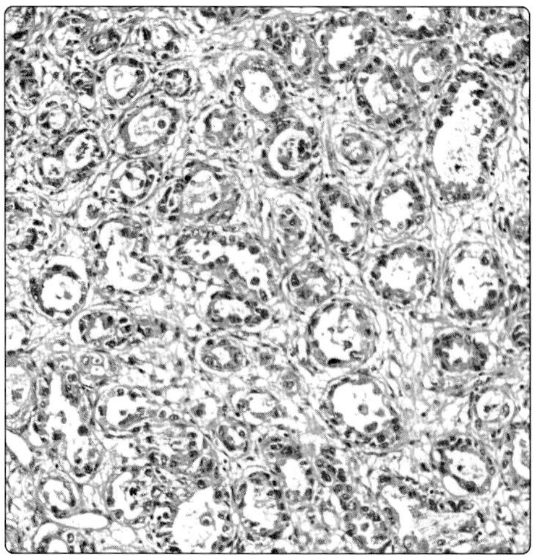

开放或实性管状结构

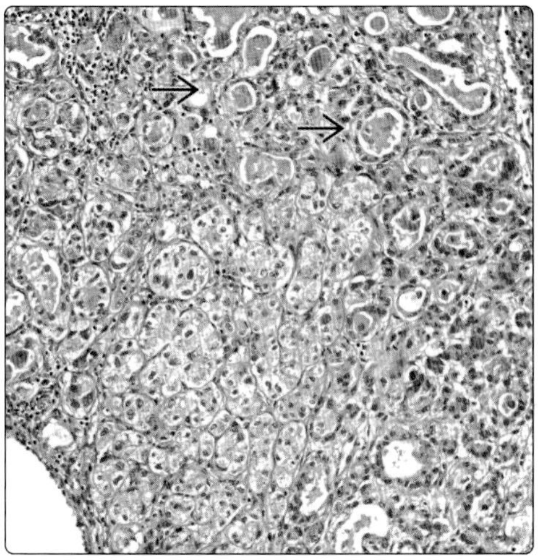

(左) 子宫内膜透明细胞癌的管状结构可能发生在少细胞的水肿性间质内。但这种特征更多见于卵巢透明细胞癌。注意被覆细胞胞质呈嗜酸性，而非透明胞质。**(右)** 透明细胞癌中可见紧密排列的实性导管与开放的导管相移行，腔内含浓稠的嗜酸性分泌物 ➔。有时可见腔内黏液

乳头状生长

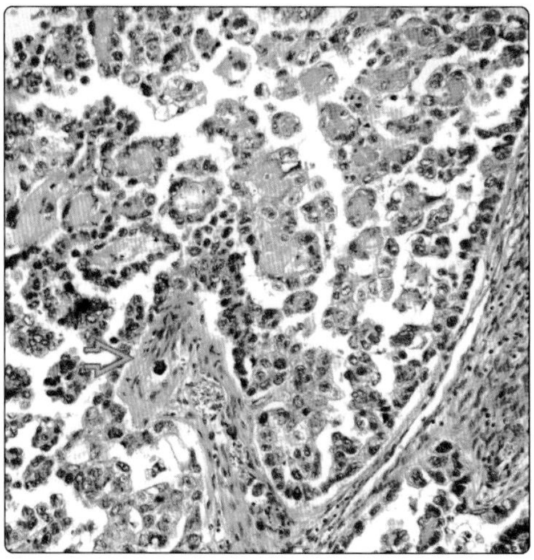

乳头轴心中央玻璃样变

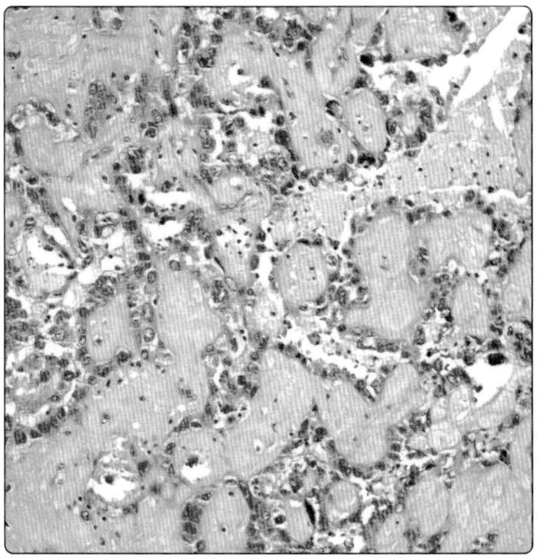

(左) 透明细胞癌可由均一的小圆形乳头组成，乳头被覆单层立方细胞。乳头大小可略有差异，可见微乳头。注意邻近的间质内出现小砂粒体 ⇨。**(右)** 尽管比卵巢透明细胞癌少见，但子宫透明细胞癌也可出现融合的乳头状生长及纤维血管轴心伴显著玻璃样变性

（左）透明细胞癌的肿瘤细胞胞质为富含糖原的透明胞质，核大，核仁明显。尽管具有细胞学非典型性，肿瘤细胞常一致性增大，呈均一外观。（右）子宫内膜透明细胞癌的肿瘤细胞可呈弥漫生长，富含嗜酸性胞质。需牢记，并非所有的透明细胞癌癌细胞均为透明胞质

透明胞质

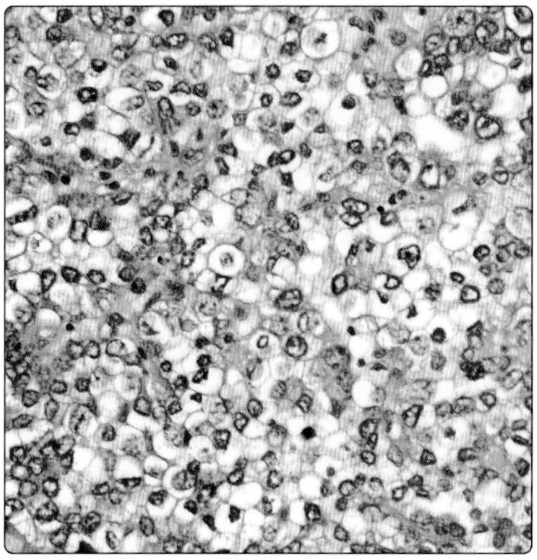

嗜酸性细胞和实性生长

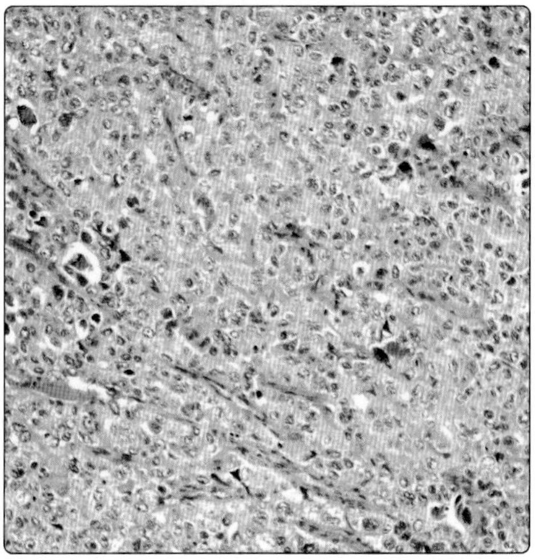

（左）子宫内膜透明细胞癌可由显著的鞋钉样细胞组成，细胞伸入腔内，核增大、深染。这种形态具有特征性，但并非出现在所有透明细胞癌中。（右）透明细胞癌局灶可见砂粒体⇨，但比浆液性癌中少见且体积更小。乳头轴心常伴玻璃样变性，也可为水肿性（环状）或黏液样

显著的鞋钉样细胞

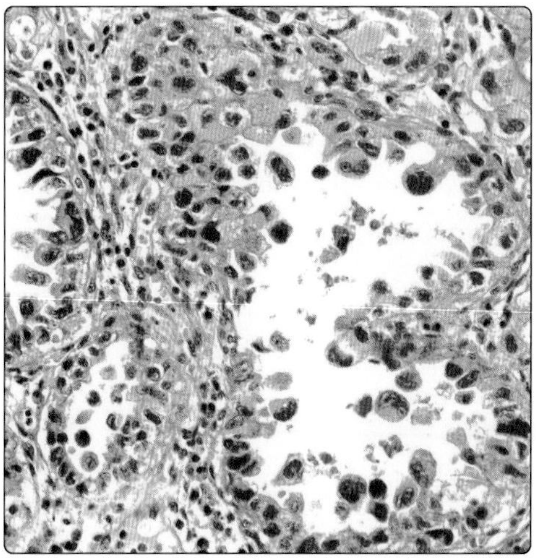

砂粒体

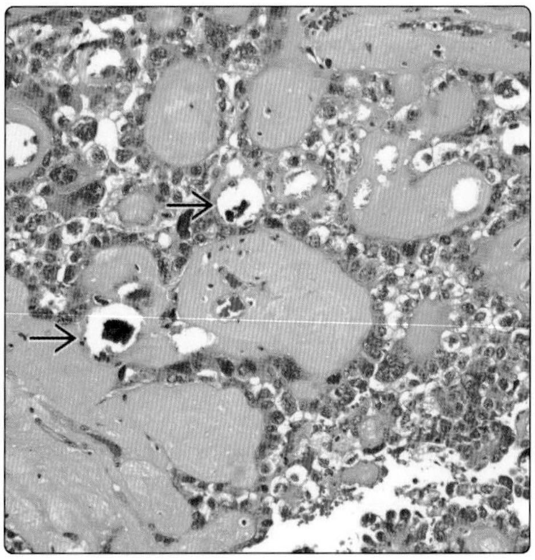

（左）如同其他高级别癌一样，透明细胞癌可广泛浸润肌壁并侵犯血管。当侵犯淋巴血管时，且形态常为乳头状伴明显的砂粒体。（右）透明细胞癌 ER 和 PR 常阴性

淋巴血管侵犯

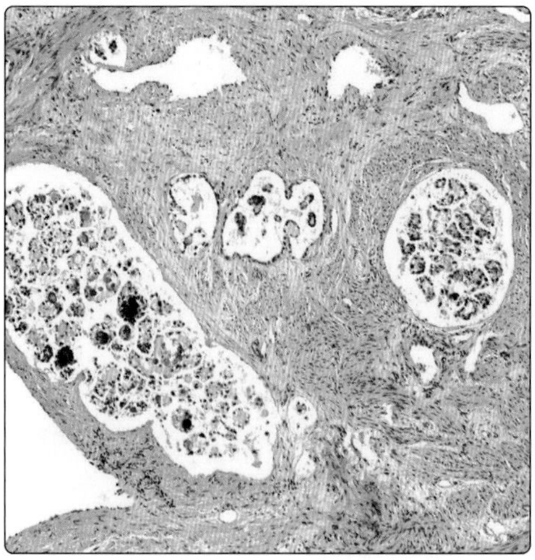

ER 阴性

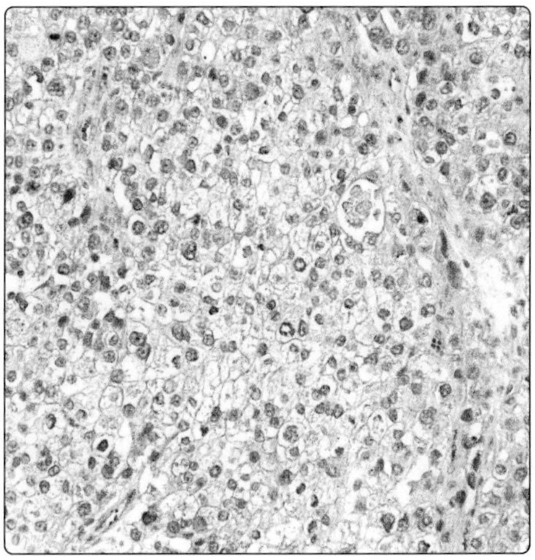

Arias-Stella 反应

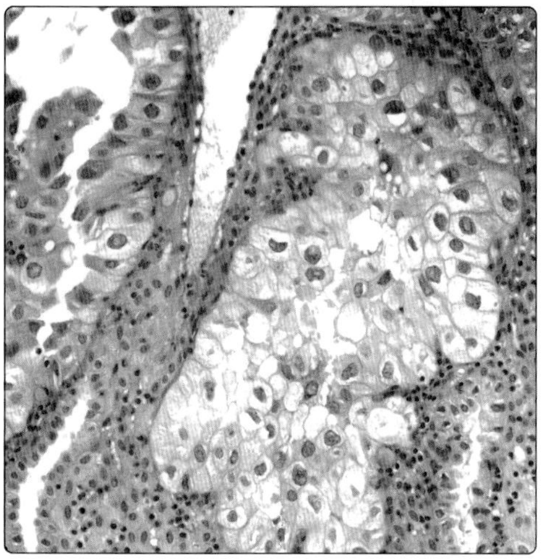

梗死的子宫内膜息肉伴反应性不典型增生

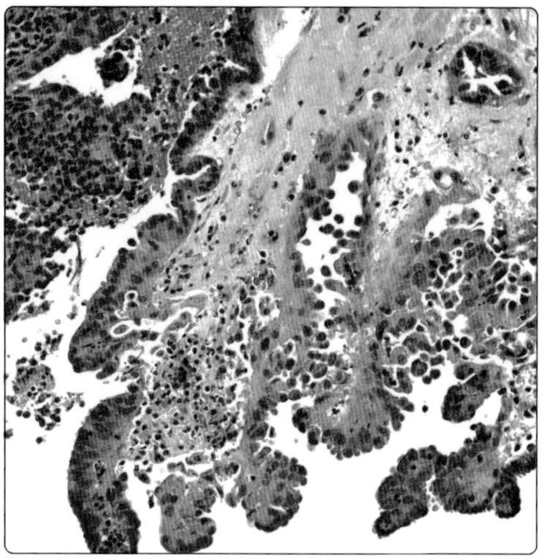

(左) Arias-Stella 反应中，内膜腺体被覆细胞含丰富的透明至弱嗜酸性胞质，核增大，染色质聚集。与透明细胞癌不同，Arias-Stella 反应保留原有的组织结构，可仅累及一个腺体的局部，缺乏有丝分裂活性。**(右)** 梗死性子宫内膜息肉的表面内膜呈小乳头状和鞋钉样细胞。该结构位于内膜表面，并与病变不显著的区域相移行，是诊断线索之一

子宫内膜样癌伴鳞状分化及透明细胞改变

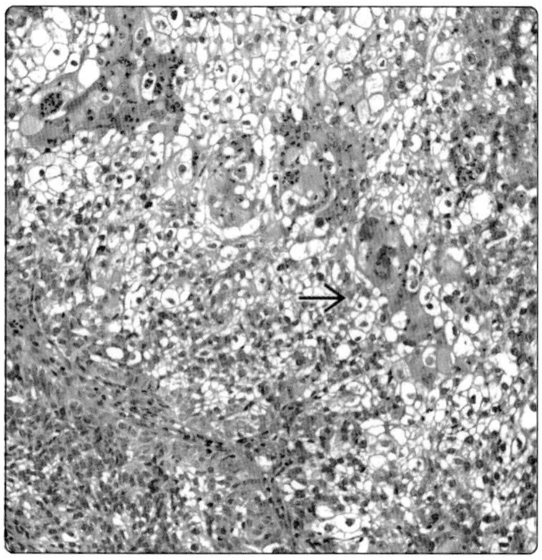

子宫内膜样癌，分泌变型

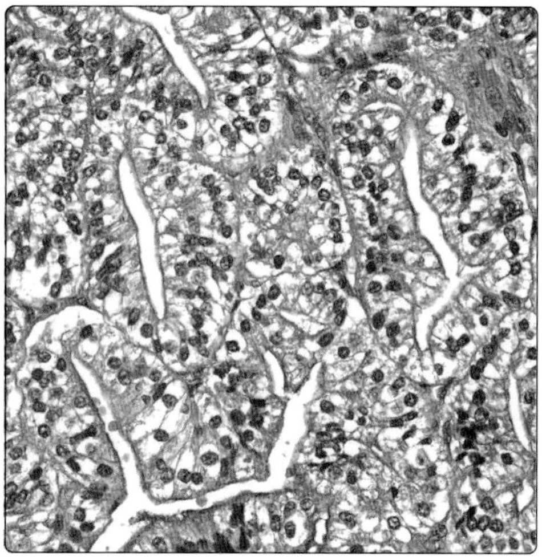

(左) 子宫内膜样癌也可伴透明细胞改变，易与透明细胞癌混淆。但这些细胞是富含糖原的鳞状化生细胞(注意透明细胞与小灶的角化区域移行➡) **(右)** 子宫内膜样癌腺体排列紧密，被覆细胞含丰富的透明胞质。注意透明区位于核下和低级别核特征。透明细胞成分常与典型子宫内膜癌混合存在

高级别浆液性癌

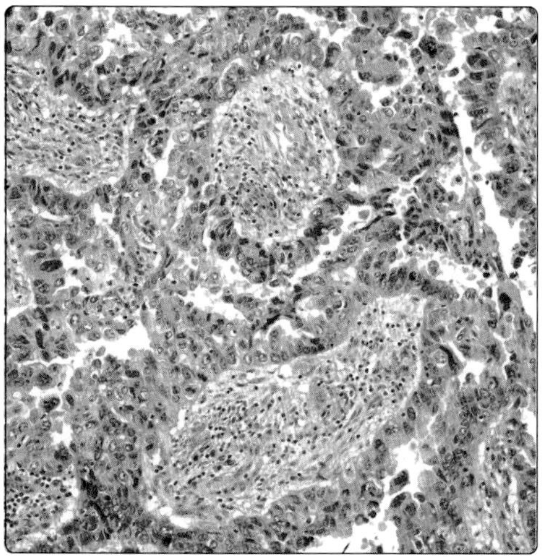

上皮样平滑肌瘤

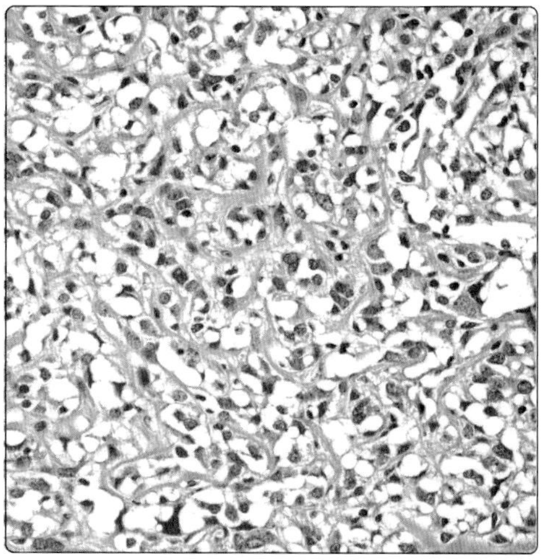

(左) 乳头状浆液性癌的特征是不规则及大小不一的乳头，被覆细胞呈显著的假复层化伴出芽，这些形态特征不见于透明细胞癌。**(右)** 上皮样平滑肌瘤，肿瘤细胞呈片状分布、富含空泡样透明胞质，形态可与透明细胞癌相似。但其缺少透明细胞癌的其他特征性的生长方式，且平滑肌标志物呈阳性

第9节 鳞状细胞癌

要点

术语

- 由不同分化程度的鳞状上皮组成的恶性上皮源性肿瘤

病因/发病机制

- 与 HPV 无关

临床问题

- 占子宫内膜癌比例<0.5%
- 绝经后(多为 60~65 岁)
- 异常阴道出血、阴道排液或子宫积脓,盆腔痛或肿块,异常巴氏涂片
- 分期依赖性:Ⅰ期生存率约为 70%,Ⅲ期生存率<25%
- 预后较子宫内膜样癌差(肌层侵犯更多见)

显微镜下所见

- 增厚的、不同分化程度的鳞状上皮(±乳头)
- 细胞间桥和/或孤立性至融合性角化
- 细胞学特征取决于分化程度
- 嗜酸性和透明(少见,取决于糖原含量)胞质
- 无并发的子宫内膜腺癌,无既往或伴发的宫颈鳞状细胞癌,鳞状细胞癌与宫颈上皮间无连接

辅助实验

- p16 阴性

首要的鉴别诊断

- 宫颈鳞状细胞癌向宫腔内蔓延
- 子宫内膜样癌伴广泛鳞状分化
- 中间滋养细胞增生(多为上皮样滋养细胞肿瘤)
- 移行细胞癌

片叶状结构,形似尖锐湿疣

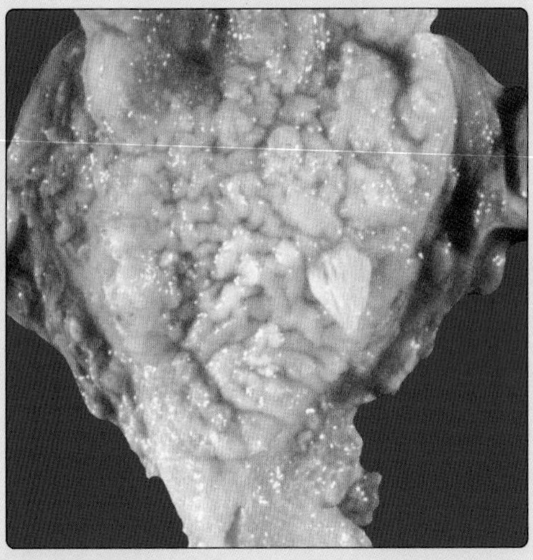

温和的细胞学特征

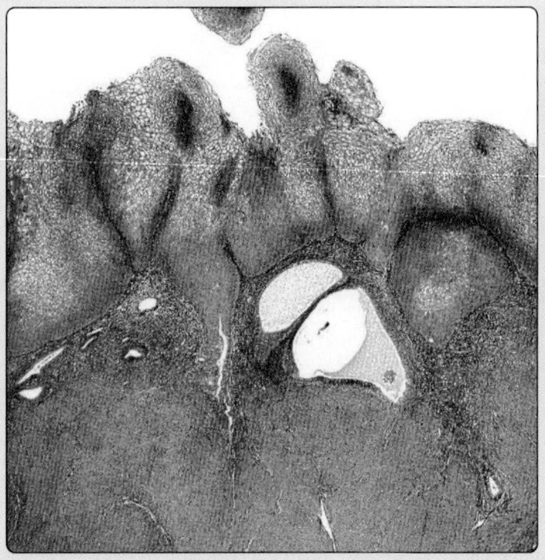

(左)子宫鳞状细胞癌可形成纤细乳头状、白色、片叶状结构(与尖锐湿疣相似)广泛累及整个宫腔内膜表面。**(右)**高分化子宫内膜鳞状细胞癌可仅累及表面内膜而不累及内膜腺体,因其形态温和,在诊刮标本中可能与富含糖原的正常宫颈上皮鉴别困难

浸润性癌细胞学非典型性和促结缔组织反应

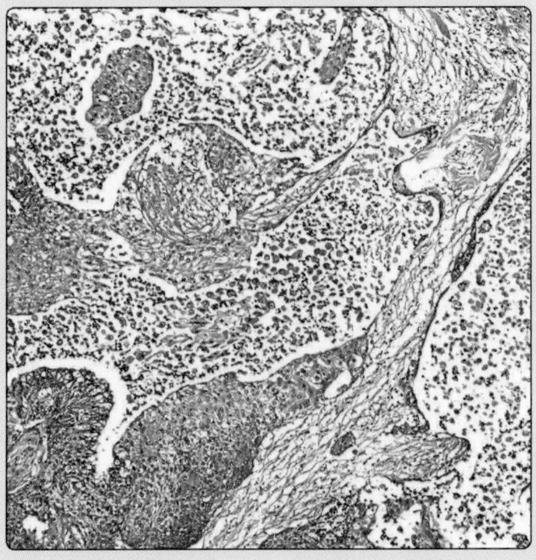

孤立性和融合性角化

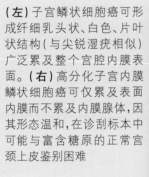

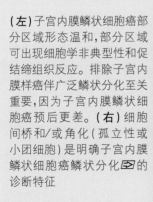

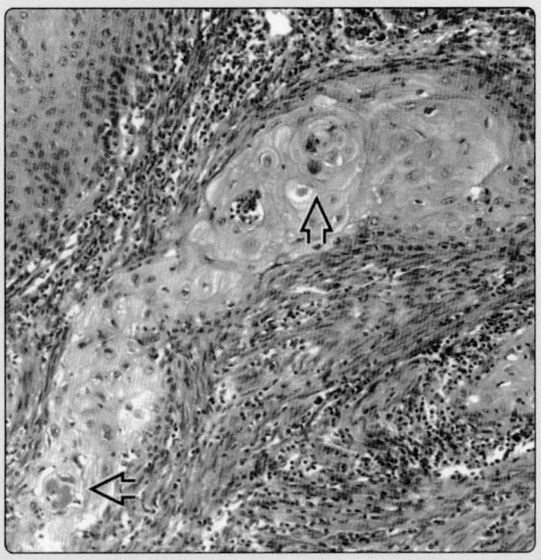

(左)子宫内膜鳞状细胞癌部分区域形态温和,部分区域可出现细胞学非典型性和促结缔组织反应。排除子宫内膜样癌伴广泛鳞状分化至关重要,因为子宫内膜鳞状细胞癌预后更差。**(右)**细胞间桥和/或角化(孤立性或小团细胞)是明确子宫内膜鳞状细胞癌鳞状分化⇨的诊断特征

术语

定义

- 由不同分化程度的鳞状上皮组成的恶性上皮源性肿瘤

病因/发病机制

感染原

- 与 HPV 无关

易感因素

- 宫颈狭窄，子宫积脓、脱垂，既往放疗史
- 鳞状上皮化生（子宫内膜鱼鳞病）

临床问题

流行病学

- 发病率
  - 占子宫内膜癌比例<0.5%
- 年龄
  - 绝经后（平均 60~65 岁）

表现

- 异常阴道出血
- 阴道排液或子宫积脓
- 盆腔痛或肿块
- 异常巴氏涂片

治疗

- 根治性子宫切除术±附件切除术
- 辅助化疗或放疗

预后

- 分期依赖性：Ⅰ期生存率约 70%，Ⅲ期生存率<25%
- 预后较子宫内膜样癌差（肌层侵犯更多见）
- 分级可能不影响预后
- 复发与不良预后有关
- 常远处转移（肺、肝、骨、脑）

大体所见

一般特征

- 息肉样或乳头状、叶状（尖锐湿疣样）
- 子宫壁显著一致性增厚或挖掘样浸润
- 切面白色、片状
- ±脓性分泌物
- 坏死和出血不常见

显微镜下所见

组织学特征

- 增厚的、不同分化程度的鳞状上皮（±乳头）
- 细胞间桥和/或不同程度角化
- 嗜酸性和透明（少见，取决于糖原含量）胞质
- 细胞可呈梭形（肉瘤样）
- 诊断性特征
  - 无并发的子宫内膜腺癌
  - 无既往或伴发的宫颈鳞状细胞癌
  - 鳞状细胞癌与宫颈上皮间无连接

细胞学特征

- 取决于分化程度
  - 高分化：低核质比，胞质丰富，圆形至卵圆形，泡状核
  - 低分化：高核质比，胞质稀少，核形状不规则，核仁突出，染色质粗糙
  - 不同程度的有丝分裂活性

辅助实验

免疫组织化学

- p16 阴性；CDK6 和 cyclin-D1 阳性

鉴别诊断

宫颈鳞状细胞癌向宫腔内蔓延

- 肿块主体位于宫颈
- p16 和 HPV 阳性

子宫内膜样癌伴广泛鳞状分化

- 散在分布的恶性子宫内膜样腺体
- 腺体呈 ER、PR 阳性，p16 片灶状阳性

移行细胞癌

- 广泛的乳头状结构
- 无角化

子宫内膜鱼鳞病

- 只有在子宫切除标本中才能排除该诊断

中间滋养细胞增生（多为上皮样滋养细胞肿瘤）

- 一致的多角形细胞，伴血管周嗜酸性纤维蛋白样物质
- HPL、inhibin、Mel-CAM 阳性

诊断注意事项

病理诊断要点

- 绝经后女性子宫诊刮或活检标本中出现“形态温和的”鳞状增生病变时，应警惕存在原发性子宫内膜鳞状细胞癌的可能

部分参考文献

1. Bures N et al: Primary squamous cell carcinoma of the endometrium: clinicopathologic and molecular characteristics. Int J Gynecol Pathol. 32(6):566-75, 2013
2. Chew I et al: p16 expression in squamous and trophoblastic lesions of the upper female genital tract. Int J Gynecol Pathol. 29(6):513-22, 2010
3. Kalhor N et al: Immunohistochemical studies of trophoblastic tumors. Am J Surg Pathol. 33(4):633-8, 2009
4. Goodman A et al: Squamous cell carcinoma of the endometrium: a report of eight cases and a review of the literature. Gynecol Oncol. 61(1):54-60, 1996
5. Dalrymple JC et al: Squamous endometrial neoplasia-are Fluhmann's postulates still relevant? Int J Gynecol Cancer. 5(6):421-425, 1995
6. Dalrymple JC et al: Primary endometrial squamous cell carcinoma with long-term survival. Aust N Z J Obstet Gynaecol. 33(3):330-2, 1993

第 10 节　神经内分泌癌

要　点

术语

- 具有神经内分泌形态学和免疫学表型的恶性上皮源性肿瘤

临床问题

- 罕见(<1%子宫内膜癌)
- 围绝经期或绝经后(平均年龄 57 岁)
- 异常子宫出血、可触及的腹部肿块、疼痛
- 预后不良;出现症状时常处于高分期

显微镜下所见

- 弥漫性、岛状或小梁状生长(可多种生长方式混合)
- SCNEC
  - 细胞小,卵圆形至梭形,胞质稀少
  - 椒盐状染色质
  - 燕麦核型及挤压变形常见
- LCNEC
  - 中至大型多角形细胞伴中等量嗜酸性或双嗜性胞质
  - 泡状核,核仁明显
- 常见凋亡小体,有丝分裂活跃
- 可见并发的子宫内膜样癌或浆液性癌或恶性米勒管混合瘤
- 易见坏死和淋巴血管侵犯

辅助实验

- synaptophysin、chromogranin、NSE、CD56、Leu-7 阳性
- CAM5.2、AE1/AE3、CK7、p16、p53 不同程度阳性

首要的鉴别诊断

- 宫颈小细胞癌
- 未分化癌
- 原始神经外胚叶肿瘤
- 淋巴瘤/白血病
- 高级别子宫内膜样癌和浆液性癌

息肉样肿块

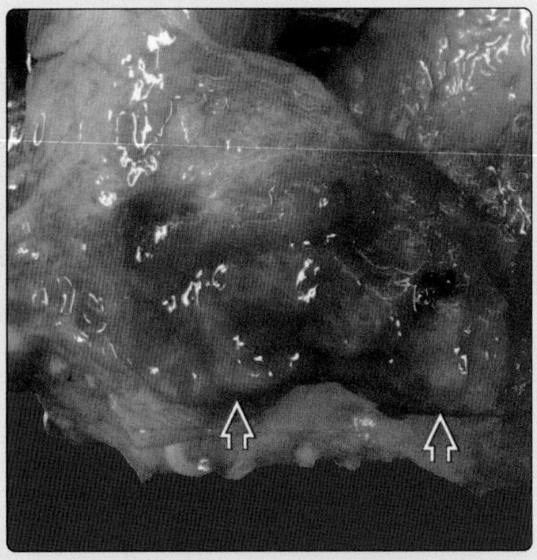

条索状生长

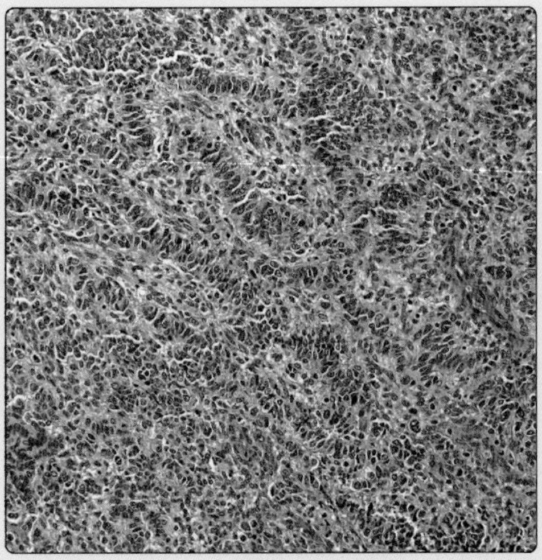

(左)子宫内膜神经内分泌癌常形成大的息肉样腔内肿块➡并侵犯深部肌壁。可伴广泛出血和坏死。(右)子宫内膜神经内分泌癌可主要呈条索状生长,也可与其他生长方式(如弥漫性或岛状生长)混合存在

卵圆至梭形细胞,核质深染,有丝分裂活跃

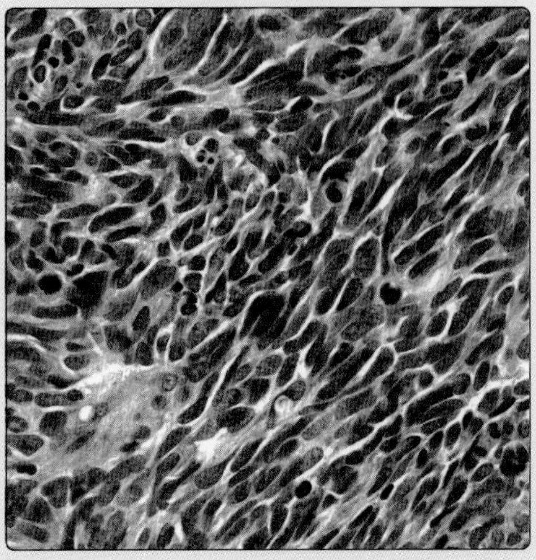

中至大型多角形细胞伴嗜酸性或双嗜性胞质

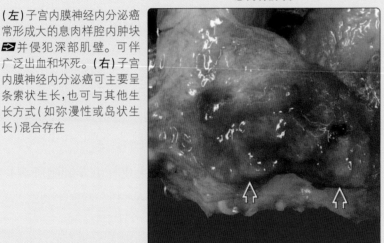

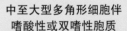

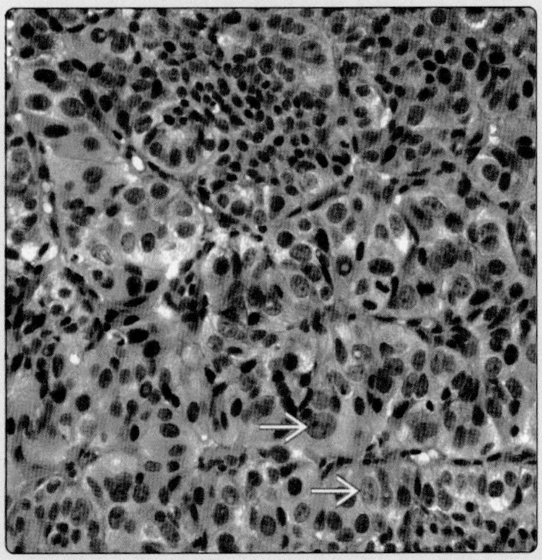

(左)子宫内膜 SCNEC 由卵圆形至梭形细胞组成,胞质稀少,核形状不规则,核质深染。有丝分裂活跃,常见凋亡小体。注意燕麦核型也是该肿瘤的典型特征。(右)LCNEC 由中至大型多角形细胞组成,胞质中等量,嗜酸性或双嗜性。注意泡状核,核仁明显➡

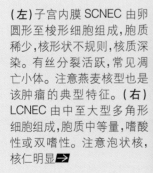

术语

缩略语

- 小细胞神经内分泌癌(small cell neuroendocrine carcinoma, SCNEC)
- 大细胞神经内分泌癌(large cell neuroendocrine carcinoma, LCNEC)

同义词

- 神经内分泌癌,小细胞型,3 级
- 神经内分泌癌,大细胞型,3 级

定义

- 具有神经内分泌形态学和免疫学表型的恶性上皮源性肿瘤

临床问题

流行病学

- 发病率
  - 罕见(<1%子宫内膜癌)
- 年龄
  - 围绝经期或绝经后(平均年龄:57 岁)

表现

- 异常子宫出血
- 可触及的腹部肿块、疼痛
- 副肿瘤综合征(库欣综合征,副肿瘤性视网膜病变)罕见

治疗

- 经腹全子宫切除术、双侧输卵管卵巢切除术及分期
- 化疗±放疗

预后

- 不良;出现症状时常处于高分期
- 如病变局限于子宫内膜息肉内,预后可能较好

大体所见

一般特征

- 大的息肉样肿块
- ±出血和坏死
- 常浸润肌壁深方组织
- 病变可局限于子宫内膜息肉内

显微镜下所见

组织学特征

- LCNEC>混合性 LCNEC/SCNEC>SCNEC
- 弥漫性、岛状或小梁状生长(可多种生长方式混合)
- 黏附性差(SCNEC)
- 偶见假菊形团样结构
- 常见并发的子宫内膜样癌或浆液性癌或恶性米勒管混合瘤
- 易见坏死
- 常见淋巴血管侵犯

细胞学特征

- SCNEC
  - 细胞小,卵圆形至梭形,胞质稀少(高核质比)
  - 细腻、分散的核染色质(椒盐状)或核质深染,核仁不明显
  - 常见燕麦核型及挤压变形人工假象
- LCNEC
  - 中至大型多角形细胞伴中等量嗜酸性或双嗜性胞质
  - 泡状核,核仁明显
- 常见凋亡小体
- 有丝分裂活跃

辅助实验

免疫组织化学

- synaptophysin、chromogranin、NSE、CD56, Leu-7 不同程度阳性
- CAM5.2、AE1/AE3、CK7 常阳性(片状或弥漫性)
  - 可呈点状阳性(AE1/AE3)
- p16 常阳性(局灶性或弥漫性)
- p53 不同程度阳性
- ±pax-8 阳性
- C-kit 可能阳性(与突变无关)
- 错配修复蛋白表达异常
- TTF-1 阴性(如阳性,常为局灶性表达)

遗传学

- 染色体 4、8、10 超倍型

鉴别诊断

宫颈小细胞癌

- 病变以宫颈为中心
- 同时发生的鳞状细胞癌或腺癌
- TTF-1 和 HPV 阳性

未分化癌

- 岛状或小梁状生长不突出
- 缺乏弥漫性神经内分泌标志物阳性(需<10%)
- 极少表达上皮标志物
- SMARCA4 失表达

原始神经外胚叶肿瘤

- 如为中央型,可呈胶质、室管膜或髓上皮分化
- 中央型 GFAP 阳性
- FLI-1 和 CD99 阳性;S100 阳性(50%)

- AE1/AE3 阳性罕见
- 外周型 t(11;22)

淋巴瘤/白血病

- 常为系统性疾病
- 上皮和神经内分泌标志物阴性

子宫内膜样癌,高级别(2 级和 3 级)

- 缺乏神经内分泌癌典型的组织学特征(巢状、缎带状、小梁状)
- 缺少神经内分泌标志物弥漫性表达

浆液性癌

- ±乳头状或假腺样生长
- 缺乏椒盐状染色质(vs. SLNEC)
- p53 弥漫阳性或全阴性
- 神经内分泌标志物阴性

癌肉瘤

- 上皮和间质成分
- 高级别上皮成分
- ±异源性肉瘤成分
- 极少或不表达神经内分泌标志物

诊断注意事项

病理诊断要点

- 诊断 SCNEC 和 LCNEC 所需的神经内分泌标志物阳性肿瘤细胞数量尚未达成共识
  - 诊断 LCNEC 要求>10% 的肿瘤细胞表达至少一种神经内分泌标志物(chromogranin、synaptophysin)且存在神经内分泌生长方式
    - CD56 缺乏特异性,仅 CD56 阳性不足以诊断
  - 诊断 SCNEC 不要求神经内分泌标志物阳性表达,只需存在经典的小细胞癌形态特征(WHO)即可诊断
- 诊断需除外低级别神经内分泌癌/类癌(罕见)
- 适用于肺和/或胰腺肿瘤的分类标准在子宫内膜神经内分泌癌中尚未建立,因后者均为高级别肿瘤

部分参考文献

1. Howitt BE et al: Pathology of neuroendocrine tumours of the female genital tract. Curr Oncol Rep. 19(9):59, 2017
2. Brudie LA et al: Serous carcinoma of endometrium in combination with neuroendocrine small-cell: a case report and literature review. Gynecol Oncol Rep. 17:79-82, 2016
3. Chougule A et al: Paranuclear dot-like pancytokeratin positivity and MLH1/PMS2 loss in large cell neuroendocrine carcinoma of the endometrium. Pathology. 48(7):736-739, 2016
4. Pocrnich CE et al: Neuroendocrine carcinoma of the endometrium: a clinicopathologic study of 25 cases. Am J Surg Pathol. 40(5):577-86, 2016
5. Atienza-Amores M et al: Small cell carcinoma of the gynecologic tract: a multifaceted spectrum of lesions. Gynecol Oncol. 134(2):410-8, 2014
6. Nguyen ML et al: Rare large cell neuroendocrine tumor of the endometrium: a case report and review of the literature. Int J Surg Case Rep. 4(8):651-5, 2013
7. Sato H et al: Small-cell carcinoma of the endometrium presenting as Cushing's syndrome. Endocr J. 57(1):31-8, 2010
8. Terada T: KIT-positive primary small cell carcinoma of the endometrium: a case report with immunohistochemical and molecular genetic analysis of KIT and PDGFRA genes. Arch Gynecol Obstet. 282(4):413-6, 2010
9. Albores-Saavedra J et al: Small cell carcinomas and large cell neuroendocrine carcinomas of the endometrium and cervix: polypoid tumors and those arising in polyps may have a favorable prognosis. Int J Gynecol Pathol. 27(3):333-9, 2008
10. Bige O et al: Small cell neuroendocrine carcinoma of the endometrium and laparoscopic staging: a clinicopathologic study of a case and a brief review of the literature. Int J Gynecol Cancer. 18(4):838-43, 2008
11. Korcum AF et al: Stage I small cell carcinoma of the endometrium: survival and management options. Acta Obstet Gynecol Scand. 87(1):122-6, 2008
12. Mulvany NJ et al: Combined large cell neuroendocrine and endometrioid carcinoma of the endometrium. Int J Gynecol Pathol. 27(1):49-57, 2008
13. Posligua L et al: Combined large cell neuroendocrine carcinoma and papillary serous carcinoma of the endometrium with pagetoid spread. Arch Pathol Lab Med. 132(11):1821-4, 2008
14. Melgoza F et al: p16-Positive small cell neuroendocrine carcinoma of the endometrium. Int J Gynecol Pathol. 25(3):252-6, 2006
15. Katahira A et al: Small cell carcinoma of the endometrium: report of three cases and literature review. Int J Gynecol Cancer. 14(5):1018-23, 2004
16. Eichhorn JH et al: Neuroendocrine tumors of the genital tract. Am J Clin Pathol. 115 Suppl:S94-112, 2001
17. van Hoeven KH et al: Small cell neuroendocrine carcinoma of the endometrium. Int J Gynecol Pathol. 14(1):21-9, 1995
18. Huntsman DG et al: Small-cell carcinoma of the endometrium. A clinicopathological study of sixteen cases. Am J Surg Pathol. 18(4):364-75, 1994
19. Manivel C et al: Neuroendocrine differentiation in müllerian neoplasms. An immunohistochemical study of a "pure" endometrial small-cell carcinoma and a mixed müllerian tumor containing small-cell carcinoma. Am J Clin Pathol. 86(4):438-43, 1986

条索状生长

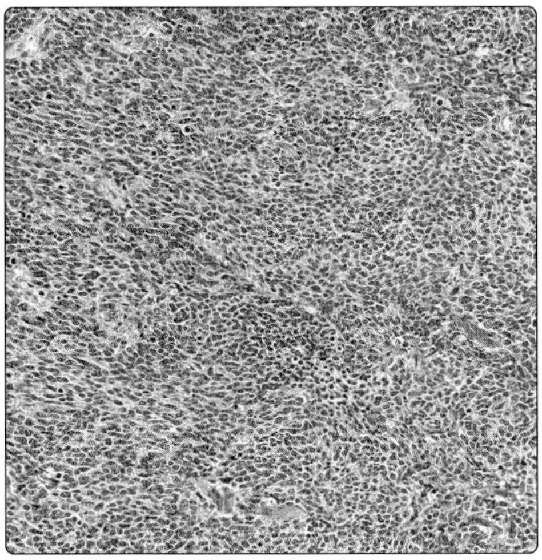

巢状结构

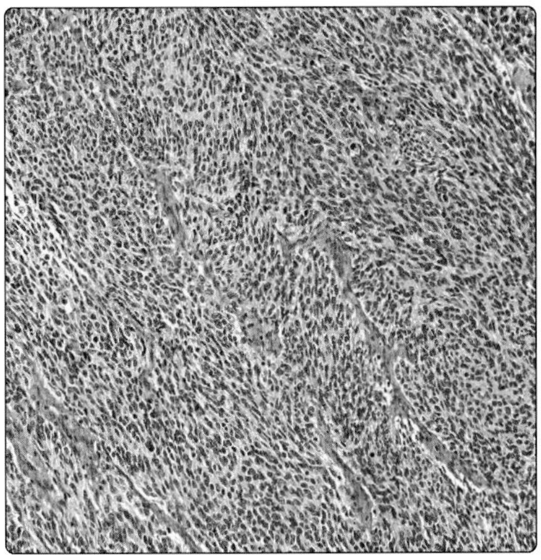

(左)子宫内膜神经内分泌癌可见多种生长方式,包括弥漫性生长,也可呈模糊的条索状生长,多种生长方式可混合存在。(右)部分子宫内膜神经内分泌癌呈巢状生长。这些肿瘤细胞密集,胞质较少,低倍镜下呈蓝色外观

伴随的子宫内膜样肿瘤

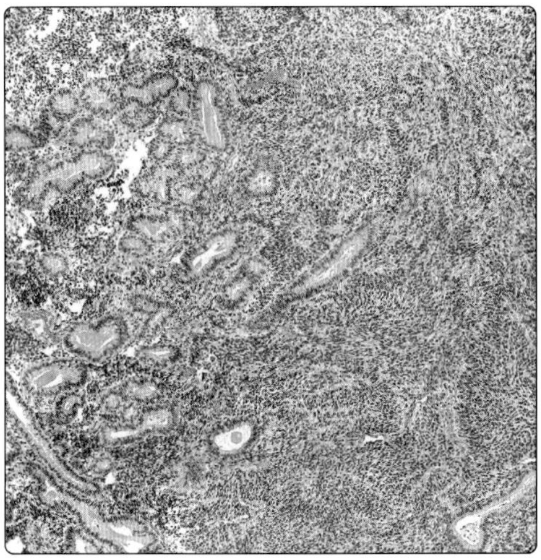

伴随的子宫内膜样癌

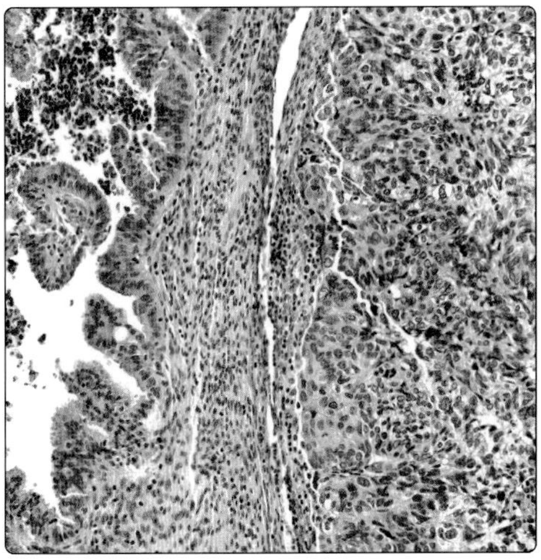

(左)子宫内膜神经内分泌癌常与子宫内膜样肿瘤并发。在该举例中,神经内分泌癌浸润子宫内膜及周围的子宫内膜样前体病变(子宫内膜上皮内瘤变/子宫内膜不典型增生)。(右)子宫内膜神经内分泌癌可邻近浆液性或子宫内膜样癌。有些肿瘤可能为癌肉瘤的组成成分

浸润肌壁深方

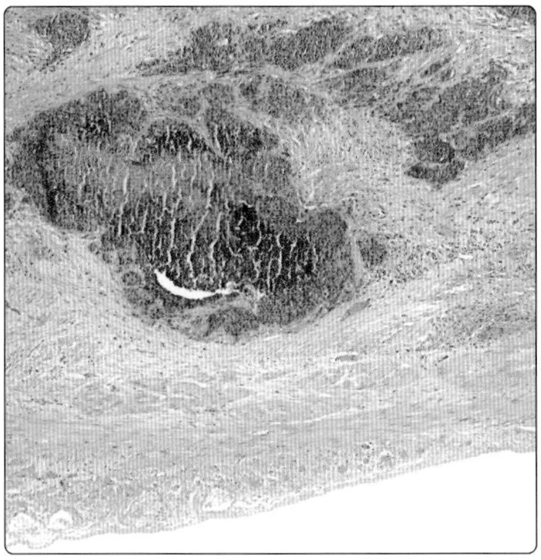

常见淋巴血管侵犯

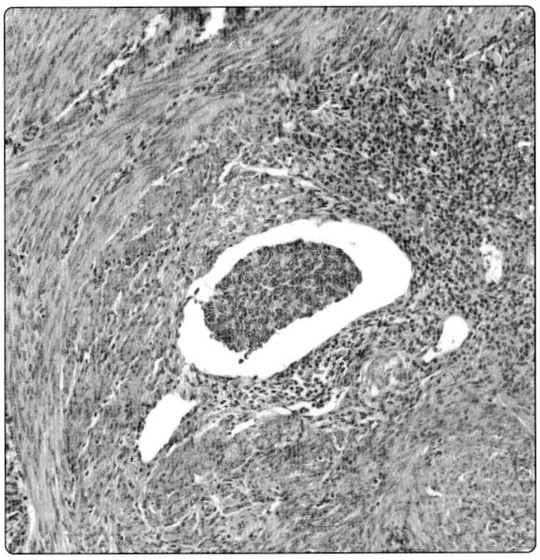

(左)子宫内膜神经内分泌癌常浸润肌壁深方。扩散至子宫外常见。患者常为晚期,预后差。(右)除浸润深肌层外,子宫内膜神经内分泌癌常见广泛淋巴血管侵犯。注意肿瘤呈现血管腔的形状,提示为淋巴血管受累而不是人工假象

chromogranin 弥漫阳性

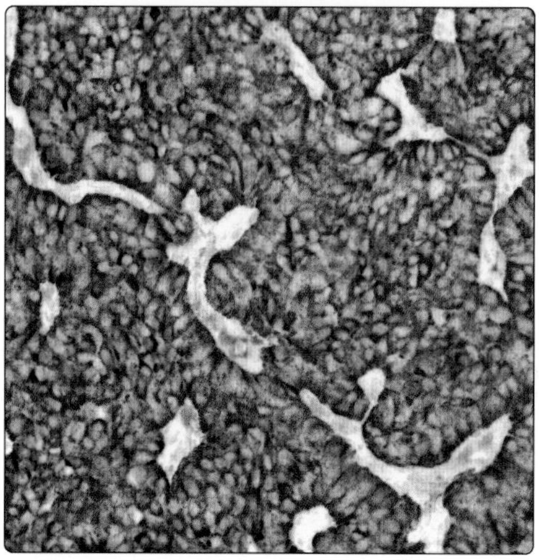

CD56 阳性

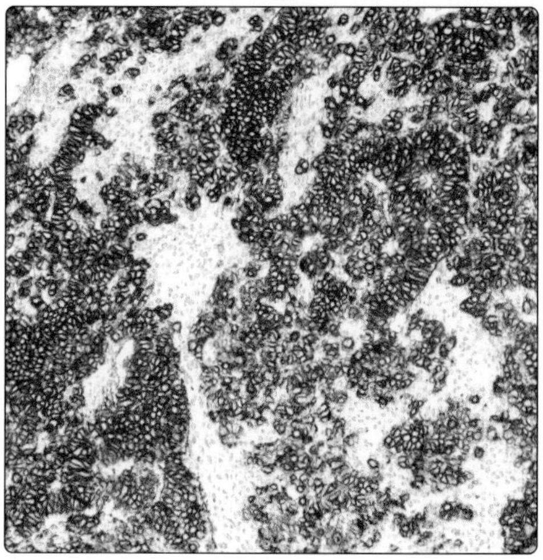

(左) 子宫内膜神经内分泌癌呈神经内分泌标志物阳性,包括 chromogranin(图示)。染色可呈弥漫强阳性,LCNEC 要求至少 10% 的肿瘤细胞阳性。**(右)** CD56 不是神经内分泌癌的特异性标志物,因此,不能单独作为确定神经内分泌分化的证据。但神经内分泌癌可呈 CD56 弥漫阳性

AE1/AE3 弥漫阳性

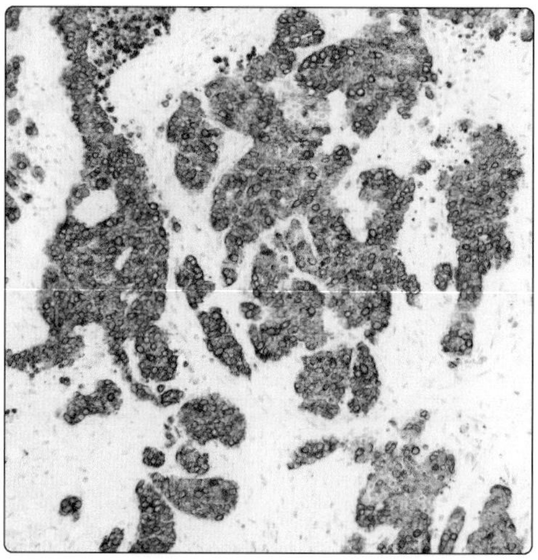

AE1/AE3 点状阳性

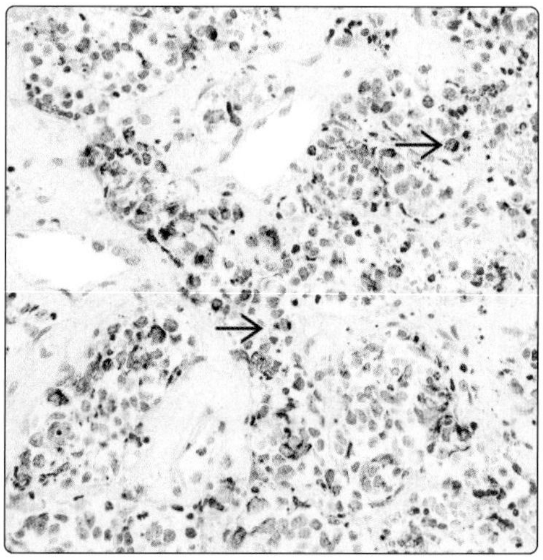

(左) 尽管有少数子宫内膜神经内分泌癌呈角蛋白阴性,但绝大多数肿瘤呈角蛋白片状或弥漫阳性。AE1/AE3 可能是最敏感的标志物。**(右)** 部分子宫内膜神经内分泌癌仅呈局灶角蛋白阳性。染色呈点状和核周阳性➩

p16 片状阳性

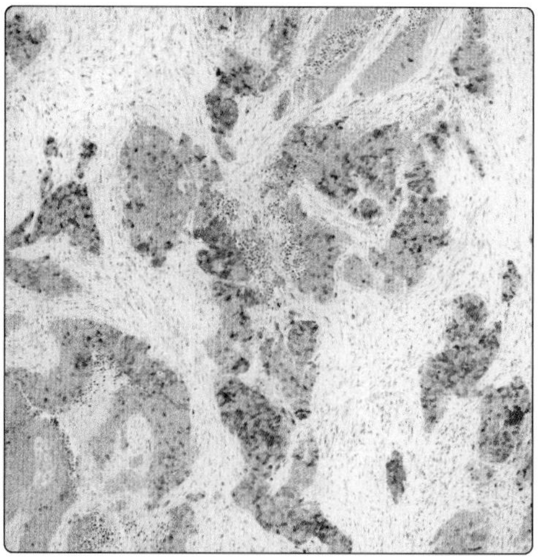

p16 弥漫阳性

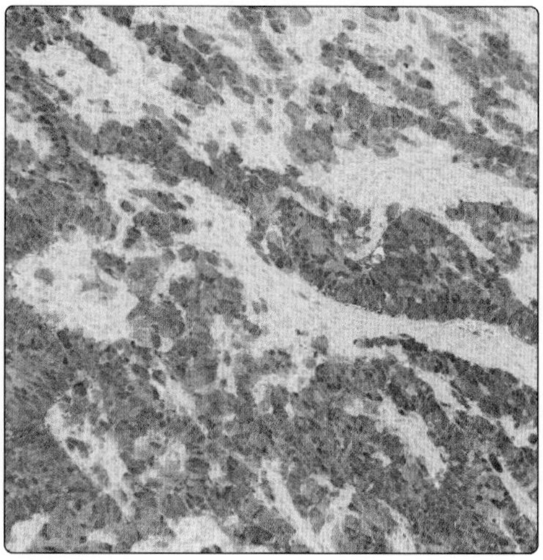

(左) 子宫内膜神经内分泌癌可呈 p16 局灶阳性。**(右)** 部分子宫内膜神经内分泌癌可呈 p16 弥漫阳性。因宫颈小细胞癌与 HPV 感染有关并呈 p16 弥漫阳性,故该标志物不能用于鉴别子宫内膜神经内分泌癌和宫颈小细胞癌

p53 野生型染色模式

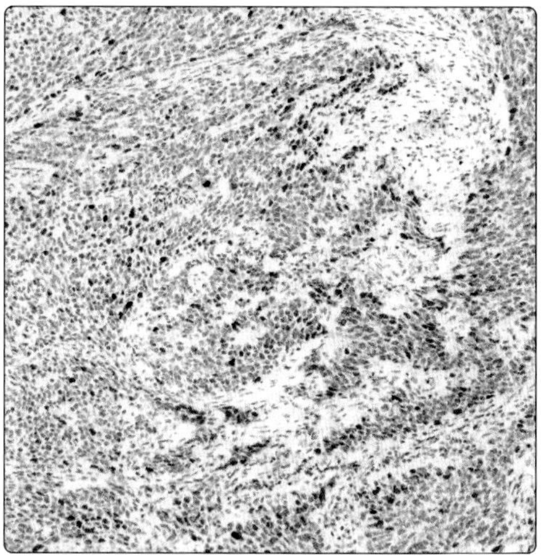

未分化癌

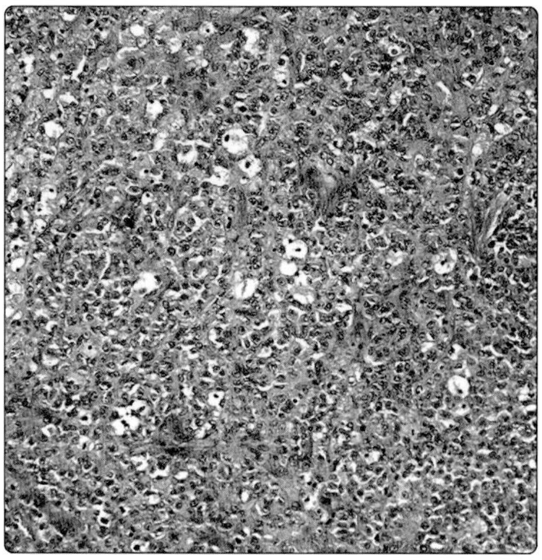

(左) 与浆液性癌不同，子宫内膜神经内分泌癌呈 p53 野生型染色模式。**(右)** 与子宫内膜神经内分泌癌不同，子宫内膜未分化癌缺乏小梁状和巢状生长，且神经内分泌标志物不呈弥漫阳性表达

淋巴瘤

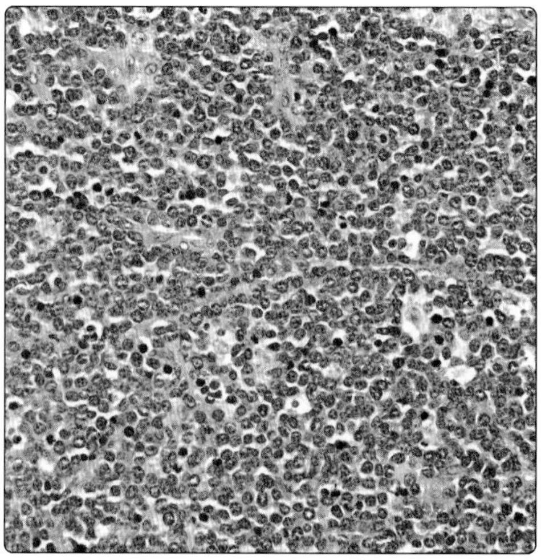

原始神经外胚叶肿瘤

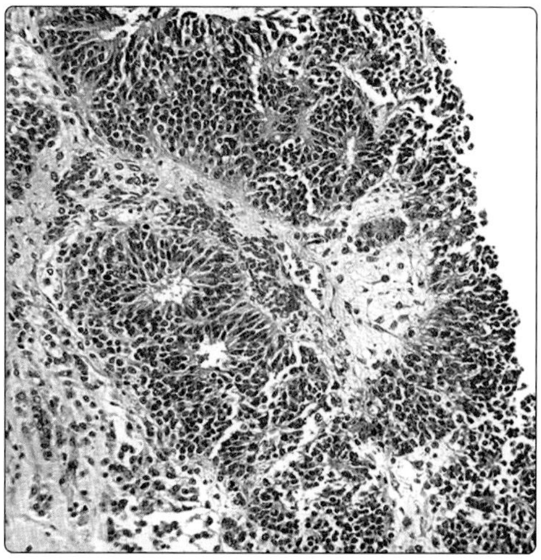

(左) 淋巴瘤多继发累及子宫，因此，患者常有系统性疾病。此外，肿瘤细胞为非黏附性，上皮和神经内分泌标志物阴性。**(右)** 与子宫内膜神经内分泌癌不同，子宫原发性原始神经外胚叶肿瘤 FLI-1 和 CD99 阳性，50% 的肿瘤呈 S100 阳性。如为中央型，可呈胶质、室管膜或髓上皮分化，GFAP 阳性

宫颈小细胞癌

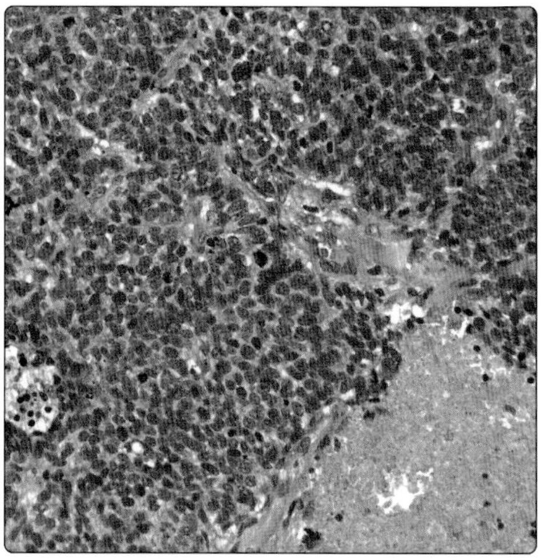

高级别子宫内膜样癌

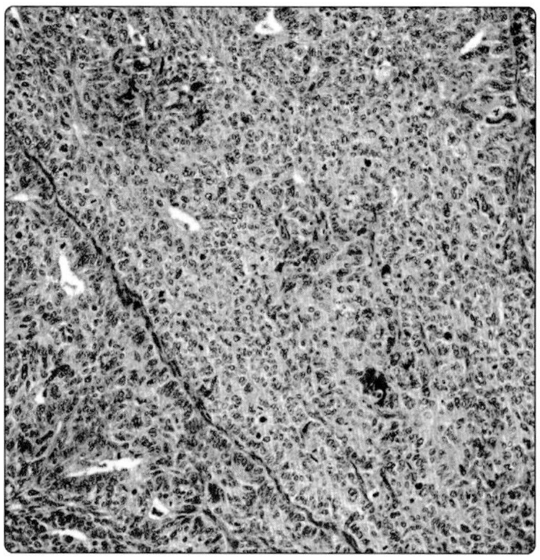

(左) 宫颈小细胞癌与子宫内膜 SCNEC 形态相似。两种肿瘤均可呈 p16 弥漫阳性，但 p16 灶状阳性支持子宫内膜原发。肿瘤的位置(原发性宫颈 vs. 子宫内膜)及 HPV 检测有助于鉴别诊断。**(右)** 与子宫内膜神经内分泌癌不同，3 级子宫内膜样癌缺乏神经内分泌癌的核特征，且神经内分泌标志物不呈弥漫阳性表达

第11节 未分化癌

要点

术语

- 未分化癌：无腺样或鳞状分化（WHO）证据的恶性上皮源性肿瘤[缺乏至少量（<10%）神经内分泌分化]
- 去分化癌：恶性上皮源性肿瘤，形态学和免疫组织化学特征与未分化癌重叠，同时混合有 1 级或 2 级子宫内膜样癌区域

病因/发病机制

- 可能与林奇综合征有关

大体所见

- 常位于子宫下段

显微镜下所见

- 弥漫性单形性生长
- 无小梁状、巢状或腺样生长，但局灶可见突然出现的鳞状细胞巢
- 间质常极少至缺乏±局灶黏液样
- 肿瘤内浸润性淋巴细胞常见
- 1 级或 2 级子宫内膜样癌（如为去分化癌）
- 缺乏黏附性、中等大小细胞伴不等量的透明/空泡状胞质±多形性和横纹肌样细胞；有丝分裂活性活跃

辅助实验

- keratin cocktail、EMA、CK18（约 80%）、pax-8（约 20%）、ER 和 PR（约 15%）、CK5/6（约 10%）阳性（可能为局灶性）
- 神经内分泌标志物阳性<10%
- p16 和 claudin-4 阳性；p53 异常表达
- ±MMR 异常表达
- SMARCA4 表达缺失>>E-Cadherin 和 CD44（约 50%）表达缺失

首要的鉴别诊断

- 子宫内膜样癌，3 级
- 大细胞神经内分泌癌

子宫下段弥漫性生长

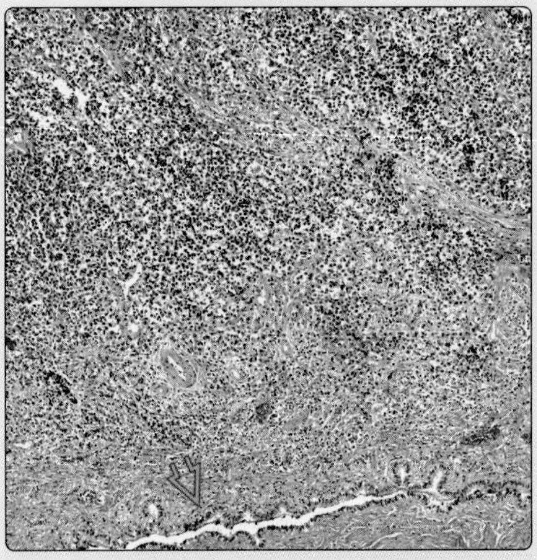

圆形非黏附性细胞

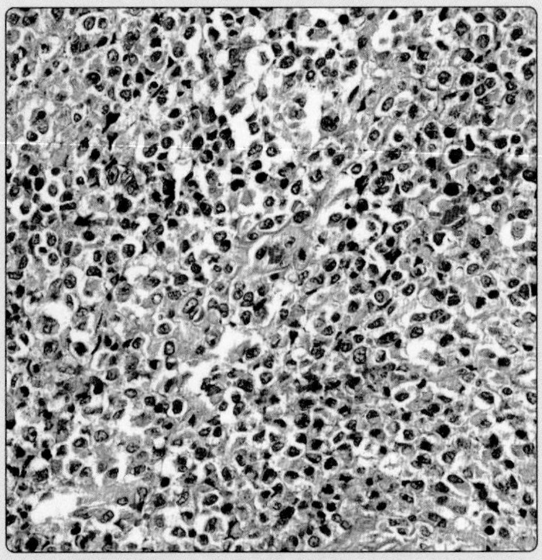

（左）子宫内膜未分化癌的特征是弥漫性生长，不伴腺体形成。肿瘤常以子宫下段为中心。注意终于邻近宫颈腺体。（右）子宫内膜未分化癌细胞呈圆形，伴不等量透明至空泡状胞质，细胞核圆形至卵圆形，呈泡状核，散见核仁，常见广泛坏死

未分化癌与高分化子宫内膜样癌混合（去分化癌）

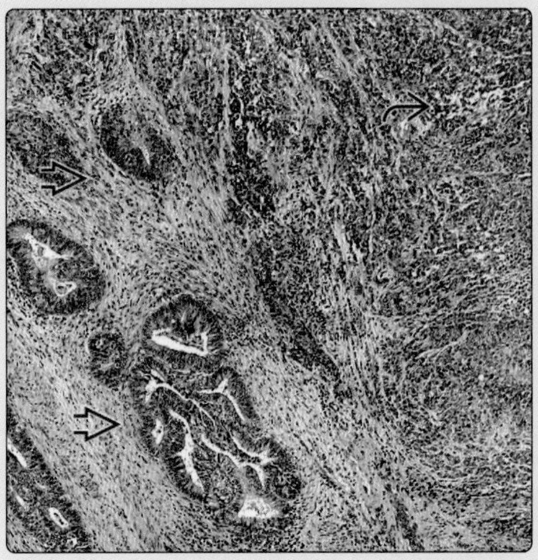

去分化/未分化成分 EMA 局灶阳性

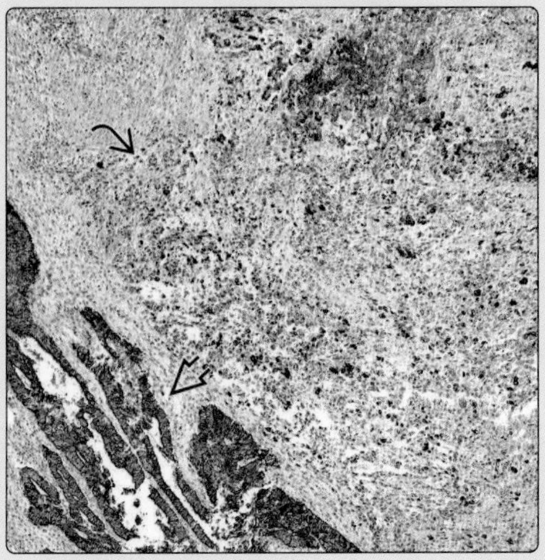

（左）未分化癌中可见高分化子宫内膜样癌成分。这类肿瘤被定义为“去分化癌”。注意未分化成分中出现少量的黏液样背景。（右）与高分化子宫内膜样癌成分相比，未分化癌区域的上皮标志物仅呈局灶强阳性。

术语

定义

- 未分化癌
  - 无腺样或鳞状分化（WHO）证据的恶性上皮源性肿瘤［缺乏至少量（<10%）神经内分泌分化］
- 去分化癌
  - 恶性上皮源性肿瘤，形态学和免疫组织化学特征与未分化癌重叠，同时混合有 1 级或 2 级子宫内膜样癌区域。

病因/发病机制

- 可能与林奇综合征有关

临床问题

流行病学

- 发病率
  - 占全部子宫内膜癌<10%
- 年龄
  - 范围广泛：21~80 岁（平均 50~55 岁）

表现

- 异常阴道排液或盆腔痛
- 症状和体征与是否有宫外播散有关

治疗

- 子宫切除±双附件切除术±化放疗

预后

- 不良（*POLE* 突变型除外）
  - >50% 患者诊断时为高分期（约 75% 死于疾病）

大体所见

一般特征

- 常位于子宫下段
- 息肉样，切面白色、鱼肉样
- 常伴广泛坏死和出血

大小

- 大（可至 15cm）

显微镜下所见

组织学特征

- 弥漫性单相性生长
- 无小梁状、巢状或腺样生长，但局灶可见突然出现的鳞状细胞巢
- 常伴极少至缺乏间质±局灶黏液样
- 肿瘤内浸润性淋巴细胞常见
- 与 1 级或 2 级子宫内膜样癌过渡截然（如为去分化癌）

细胞学特征

- 缺乏黏附性、中等大小细胞伴不等量的透明/空泡状胞质
  - ±多形性和横纹肌样细胞
- 高核质比，大的泡状核，仅偶见突出核仁
- 有丝分裂活性活跃（>10 个/HPF）

辅助实验

免疫组织化学

- keratin cocktail、CK18、EMA（约 80%）、pax-8（约 20%）、ER 和 PR（约 15%）、CK5/6（约 10%）阳性（可能为局灶性）
- chromogranin、synaptophysin、CD56 局灶阳性（<10% 的肿瘤细胞）
- p16（弥漫强阳性）和 claudin-4（细胞膜）阳性；p53 异常表达
- ±MMR 异常表达（MLH1/PMS2 缺失最常见）
- SMARCA4 表达缺失>>E-Cadherin 和 CD44（约 50%）表达缺失
- S100 和 CD10 可局灶阳性

分子改变

- *ARID1A* 和 *ARID1B* 失活
- 频繁 *POLE* 突变>>*PIK3CA*、*PTEN*、*TP53* 突变
- E-cadherin 表达下调

鉴别诊断

子宫内膜样癌，3 级

- 高级别区域肿瘤具有黏附性
- 上皮标志物弥漫阳性

大细胞神经内分泌癌

- 大细胞伴突出核仁和地图样坏死
- 神经内分泌标志物弥漫阳性

淋巴瘤

- CD45、CD5、CD20 阳性

未分化子宫肉瘤

- 至少局灶出现梭形及多形性细胞
- 上皮标志物阴性

恶性米勒管混合瘤

- 高级别癌和肉瘤双相性生长

诊断注意事项

病理诊断要点

- 未分化肿瘤呈局灶上皮免疫标志物阳性表达，肿瘤细胞黏附性差，应考虑未分化癌可能

部分参考文献

1. Espinosa I et al: Undifferentiated and dedifferentiated endometrial carcinomas with POLE exonuclease domain mutations have a favorable prognosis. Am J Surg Pathol. 41(8):1121-1128, 2017
2. Ramalingam P et al: Loss of expression of SMARCA4 (BRG1), SMARCA2 (BRM) and SMARCB1 (INI1) in undifferentiated carcinoma of the endometrium is not uncommon and is not always associated with rhabdoid morphology. Histopathology. 70(3):359-366, 2017
3. Ramalingam P et al: Undifferentiated carcinoma of the endometrium: an expanded immunohistochemical analysis including PAX-8 and basal-like carcinoma surrogate markers. Int J Gynecol Pathol. 35(5):410-8, 2016
4. Rosa-Rosa JM et al: Molecular genetic heterogeneity in undifferentiated endometrial carcinomas. Mod Pathol. 29(12):1594, 2016
5. Tafe LJ et al: Endometrial and ovarian carcinomas with undifferentiated components: clinically aggressive and frequently underrecognized neoplasms. Mod Pathol. 23(6):781-9, 2010
6. Silva EG et al: Association of low-grade endometrioid carcinoma of the uterus and ovary with undifferentiated carcinoma: a new type of dedifferentiated carcinoma? Int J Gynecol Pathol. 25(1):52-8, 2006
7. Altrabulsi B et al: Undifferentiated carcinoma of the endometrium. Am J Surg Pathol. 29(10):1316-21, 2005

第 12 节 子宫肌瘤及其变型

要 点

术语

- 良性平滑肌肿瘤,具有宽泛的大体及形态学谱系改变

大体所见

- 典型者呈白色至浅粉色凸起,质韧,切面漩涡状
- 红色变性:牛肉状(梗死或继发性出血,如妊娠或口服避孕药)
- 富于细胞性平滑肌瘤:常呈棕褐色至黄色,切面柔软
- 卒中性/出血性平滑肌瘤:卫星状出血灶±囊性变
- 平滑肌瘤伴结节周围明显的水肿:水肿将肌瘤分隔成多结节样
- 黏液性平滑肌瘤:凝胶状,柔软,灰色
- 脂肪平滑肌瘤:黄白相间
- 分割性平滑肌瘤(包括绒毛叶状平滑肌瘤或"Sternberg 瘤"):胎盘样外观,多个红色球茎状结节彼此以薄膜相连并分布于整个平滑肌层间
- 弥漫性平滑肌瘤病:多个<1cm 的融合性平滑肌瘤导致子宫肌壁弥漫性规则增厚
- 弥漫性腹膜平滑肌瘤病:结节数目不等,切面质韧,白色,漩涡状,散在分布于盆腔/腹膜内,常<2cm,少数可能较大
- 静脉内平滑肌瘤病:多个白色至浅粉色或棕褐色的蠕虫样栓子填充于子宫肌瘤范围以外的子宫肌壁及宫旁软组织(如有)
- 良性转移性平滑肌瘤:边界清楚,质韧、白色,漩涡状结节,多见于肺

边界清楚,切面白色漩涡状

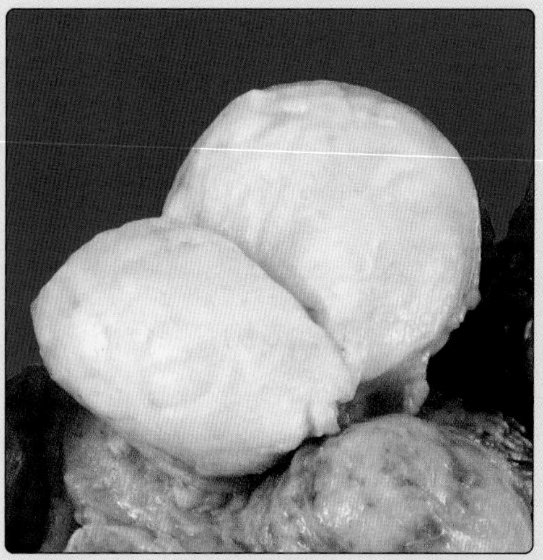

大面积梗死

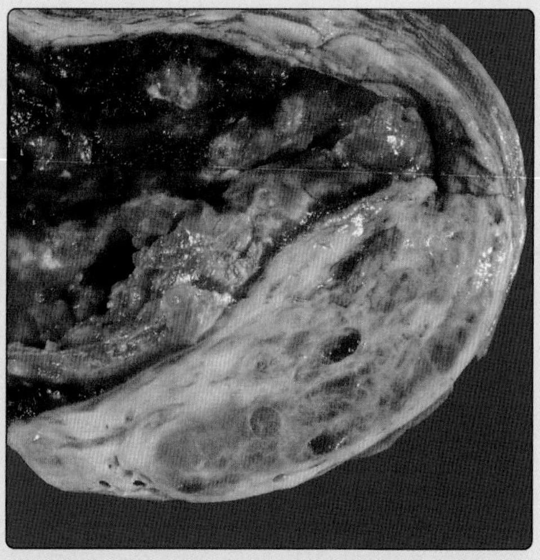

(左)经典型平滑肌瘤常边界清楚,从周围的子宫肌壁膨出,切面质韧、漩涡状、白色、均质。**(右)**部分平滑肌瘤可发生大面积梗死伴继发性出血和坏死,大体检查可疑为肉瘤。对远离这些区域的组织进行取样十分重要

囊性变

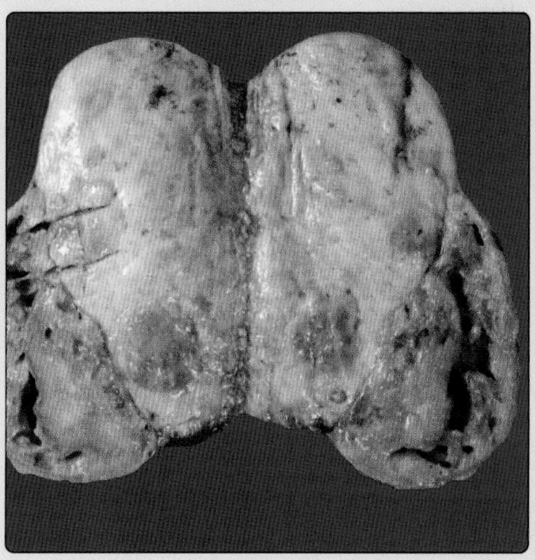

形态温和的梭形细胞束状生长

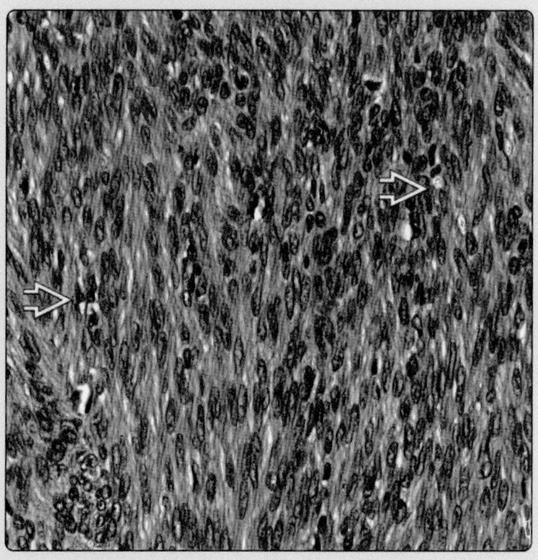

(左)有些平滑肌瘤变大时,尤其是位于浆膜下者,可发生扭转、梗死,梗死区域重吸收后可继发囊性变。**(右)**平滑肌瘤由呈束状生长的梭形细胞组成。肿瘤细胞胞质嗜酸,胞核呈雪茄状,核仁小,可见核旁空泡➡

术语

定义

- 良性平滑肌肿瘤，具有多样大体及形态学特征

病因/发病机制

遗传

- 约 40% 与克隆性细胞遗传异常有关
  - t(12;14) 在静脉内平滑肌瘤病被深入研究
    - *HMGA2* 和 *RAD51B* 平衡易位
- 肾癌-平滑肌瘤病综合征
  - 多发性皮肤和子宫平滑肌瘤，以及肾透明细胞癌
  - 年龄较轻，且多发
  - 延胡索酸酯水合酶基因 *FH*(1q43) 杂合性失功能性胚系突变
    - 散发性平滑肌瘤未见

临床问题

流行病学

- 发病率
  - 女性生殖道最常见肿瘤
  - 70% 子宫切除标本发现有平滑肌瘤
- 年龄
  - >30 岁：20% ~ 30%
  - >40 岁：40%
- 种族
  - 年轻黑人女性的发病率更高

部位

- 子宫底最常见
- 子宫颈：2%

表现

- 无症状最常见
- 阴道出血（严重时可致贫血）
  - 月经过多
- 腹部疼痛
  - 常继发于平滑肌瘤急性出血
    - 尤其是卒中性平滑肌瘤或肌瘤扭转
- 不孕或反复流产史
- 腹部肿胀或疼痛
- 如肌瘤破裂，可出现急性腹部症状
- 静脉内平滑肌瘤病，可出现心脏症状
  - 例如，心功能不全，血栓栓塞
- 罕见症状
  - 红细胞增多症
  - 感染
  - 腹水（pseudo-Meigs 综合征）
- 弥漫性腹膜平滑肌瘤病
  - 常发生在孕妇或产后

治疗

- 子宫肌瘤剔除术或单纯子宫切除术
- 子宫切除、双附件切除及其他部位肿瘤切除（如静脉内平滑肌瘤病、腹膜平滑肌瘤病）
- 促性腺激素释放荷尔蒙激动剂（CnRHa）
  - 常不能彻底治愈
- 子宫动脉栓塞术
- 子宫肌瘤粉碎术

预后

- 预后良好
  - 如未能完整切除，可复发（复发率高达 60%）
  - 伴血管侵犯的平滑肌瘤、静脉内平滑肌瘤病或良性转移性平滑肌瘤，可于 20 年后远期复发
    - 最常见于肺
    - 其他部位：骨盆、骨、淋巴结
  - 静脉内平滑肌瘤病可出现血栓栓塞或心功能不全
  - 粉碎术可致肿瘤播散和腹膜再生长
- 进展为平滑肌肉瘤罕见（<3%）

大体所见

一般特征

- 多发（黑人更常见）>单发
- 如果有蒂（浆膜下肌瘤），可发生扭转和分离（寄生平滑肌瘤）
- 边界清楚，无包膜（容易脱出）
- 白色至浅粉色凸起，质韧，切面漩涡状
- 红色变性“牛肉样”外观
  - 梗死或继发性出血所致，如妊娠或口服避孕药
- ±坏死和/或散在出血灶
- 如为黏膜下平滑肌瘤，可形成溃疡
- 水肿、囊性变、钙化
- 平滑肌瘤变型或伴罕见生长方式者可能出现差异
  - 富于细胞性平滑肌瘤：切面常呈棕褐色至黄色、质地柔软
  - 卒中性/出血性平滑肌瘤：卫星状出血灶±囊性变
  - 平滑肌瘤伴结节周围明显的水肿：水肿将肌瘤分隔成多结节样
  - 上皮样平滑肌瘤：常质地柔软，切面呈棕褐色
  - 黏液样平滑肌瘤：切面凝胶状，柔软，灰色
  - 脂肪平滑肌瘤：黄白相间
  - 分割性平滑肌瘤（包括绒毛叶状平滑肌瘤或“Sternberg 瘤”）

- 胎盘样外观，多发球茎状红色结节彼此以薄膜相连并分布于整个平滑肌层间
  - 弥漫性平滑肌瘤病
    - 多个<1cm 的融合性平滑肌瘤导致子宫肌壁弥漫性规则增厚
  - 弥漫性腹膜平滑肌瘤病
    - 结节数目不等，切面质韧，白色，漩涡状，散在分布于盆腔/腹膜内，包括网膜
    - 常<2cm，少数可达 10cm
  - 静脉内平滑肌瘤病
    - 多个白色至浅粉色或棕褐色的蠕虫样栓子填充于子宫肌瘤范围以外的子宫肌壁及宫旁软组织（如有）
  - 良性转移性平滑肌瘤
    - 一个或多个子宫外肿块呈界限清楚、质韧、白色的漩涡状结节，见于肺（最常见）、腹膜后、纵隔淋巴结、软组织和/或骨

大小

- 范围广

显微镜下所见

组织学特征

- 交错束状排列的梭形细胞
- 不等量的胶原沉积，包括胶原带
- ±细胞核栅栏状
- 常见不等量的肥大细胞
- 突出的大的厚壁血管
  - 有时为小而丰富的血管（血管平滑肌瘤）
- ±溃疡形成，伴急性和慢性炎症（如为黏膜下平滑肌瘤）
- 梗死型坏死
  - 坏死区与非坏死区之间出现肉芽组织，伴新近或陈旧性出血和/或纤维化
  - 与血管坏死有关的坏死区呈“干尸样”，可见鬼影细胞轮廓
  - 非坏死区无细胞异型性
  - 无血管周豁免区或污浊的坏死改变
- 横纹肌样细胞，大量中性粒细胞、嗜酸性粒细胞、淋巴细胞浸润，髓外造血，罕见情况下可见大量组织细胞（更多见于 GnRHa 治疗者）
- 平滑肌瘤变型
  - 核分裂活跃型：核分裂活性增加（5~15 个/10HPF），但无细胞非典型性和肿瘤细胞坏死
    - 可能与孕酮有关
    - 由于经验有限，如果核分裂象>15 个/10HPF，最好归类为低度恶性或恶性潜能未定
  - 奇异核（不伴延胡索酸水合酶异常）
    - 非典型的双核或多核细胞呈片状分布（也可呈弥漫性），其间散在形态温和的双极平滑肌细胞（显著的非典型性最可能由丰富的异染色质所致，后者与非活动性 DNA 有关）
    - 丰富嗜酸性胞质，可能有“横纹肌样”包涵体；±核仁明显或染色质污秽
    - 大量核碎裂（浓稠嗜酸性胞质、粗碎的染色质），不易与核分裂象混淆
    - 常出现血管改变（纤维蛋白样坏死、血管闭塞、血管周围渗出）
  - 子宫肌瘤伴延胡索酸水合酶异常
    - 鹿角样血管
    - 细胞密度增加和肺泡型水肿
    - 纤维蛋白样背景和横纹肌样细胞
    - 多核细胞伴退变的非典型性
    - 细胞核有嗜橙色大核仁伴核周空晕
  - 细胞性平滑肌瘤
    - 与邻近肌壁相比，细胞密度明显增加（新版 WHO 已删除）
  - 高度富于细胞性平滑肌瘤（新版 WHO 中归类为富于细胞性平滑肌瘤）
    - 平滑肌瘤细胞密度与子宫内膜间质肿瘤相似，但无细胞非典型性，核分裂<4 个/HPF
    - 可能有不规则的“假浸润性边界”，但其外缘与肌壁相融合
    - 常见贯穿其内的大的厚壁血管；血管受压或回缩的人工假象可形成裂隙样腔隙
    - 细胞小且胞质稀少；因此，束状生长可不明显
  - 平滑肌瘤伴激素相关改变（妊娠或孕酮）
    - 比例不一的出血、水肿、黏液样改变
    - 血管异常伴内膜层增厚、纤维化
    - 局部细胞丰富，细胞核多形性和核分裂增加
    - 卒中性平滑肌瘤：界限清楚的出血区域被平滑肌细胞包绕，细胞核丰满，核仁相对突出，核分裂活性增加（高达 9 个/10HPF），背景可能黏液样变性
      - 远离这些区域，外观呈良性平滑肌瘤（“分带”现象）
    - 经常出现血管改变
  - 伴水肿改变
    - 包含血管和散在成纤维细胞成分的结缔组织内出现界限清楚的水肿区，并将良性平滑肌分隔成界限清楚的岛状、条索状或小梁状
    - 如水肿显著，可导致平滑肌细胞形成结节状结构，伴随正常的紧密排列的束状结构消失
    - ±透明变性显著
  - 上皮样型：>50% 肿瘤由上皮样细胞组成，细胞无非典型性，核分裂≤4 个/10HPF，无肿瘤细胞坏死
    - 可呈弥漫性、巢状、条索状或小梁状结构
    - 如为条索状且≤1cm：丛状微小瘤，位于子宫内膜、子宫肌层或二者均出现（一个或多个）
    - ±假腺样腔隙

- 黏液样型：大量细胞外黏液基质（富含酸性黏蛋白），细胞形态温和，核分裂<2 个/10HPF，未见肿瘤细胞坏死
  - 可能与经典区域混合
  - 可能出现在妊娠期间
- 其他
  - 治疗后平滑肌瘤（GnRHs；应用聚乙烯醇或三烷基凝胶微粒进行子宫动脉栓塞；抗纤维蛋白溶解）
    - 肿瘤变小（"萎缩"）
    - 血管改变（血管减少，血管直径减小，内膜纤维化，黏液样和纤维蛋白样改变，血栓形成）
    - 梗死型坏死，透明变性，淋巴细胞浸润
    - 细胞核拥挤，核分裂活性增加（如果肿瘤在激素治疗几周后被切除）
    - 栓塞颗粒物聚集，梗死型坏死，异物巨细胞反应（继发改变可引起部分肌壁坏死）
  - 伴有异源性成分
    - 脂肪平滑肌瘤：经典平滑肌瘤成分混有数量不等的成熟脂肪组织，罕见棕色脂肪"冬眠瘤"；软骨样区域或恶变为脂肪肉瘤罕见
    - 其他：骨骼肌分化、骨化或软骨分化
  - 少见的生长方式
    - 分割型平滑肌瘤（包括绒毛叶状平滑肌瘤或"Sternberg 瘤"）：梭形细胞呈漩涡状生长，伴明显血管和水肿改变，由纤细的纤维基质及大的肌性血管分隔，常分布于子宫肌壁间并延伸至浆膜
    - 弥漫性平滑肌瘤病：界限不清，排列紧密的小结节，由呈束状排列且趋于融合的梭形细胞组成
    - 伴血管侵犯的平滑肌瘤：经典的平滑肌瘤或平滑肌瘤变型，显微镜下可见肿瘤在血管内生长
    - 静脉内平滑肌瘤病：平滑肌组织向血管腔内突起，表面覆盖内皮，形态与经典的平滑肌瘤或其变型相似，位于平滑肌瘤（如有）范围以外；内皮下良性平滑肌增生可能与血管内肿瘤相融合
    - 腹膜弥漫性平滑肌瘤病：由束状排列的梭形细胞组成的界限清楚的结节，无细胞非典型性及活跃的核分裂活性；可能混有蜕膜细胞
    - 良性转移性平滑肌瘤：由束状排列的梭形细胞组成的界限相对清楚的结节，良性细胞学特征，最常见于肺，可见卷入的肺泡间隔

细胞学特征

- 梭形细胞伴嗜酸性胞质
  - 常见核旁空泡，雪茄样核，染色质细腻，核仁小
- 上皮样细胞伴嗜酸性或透明胞质
  - 均匀一致的圆形核和小核仁
- 横纹肌样细胞伴丰富的嗜酸性胞质，圆形/球形外观
- 除怪异核细胞（富含嗜酸性胞质，单核或多核，核内假包涵体、核仁）外，最多有轻度的细胞学非典型性
- 核分裂活性不等
  - 通常较低，核分裂活跃的平滑肌瘤可达 15 个/10HPF
  - 梗死周围区域核分裂活性增加
  - 上皮样平滑肌瘤<4 个/10HPF
  - 黏液样平滑肌瘤<2 个/10HPF，但出现任何的核分裂都令人担忧

辅助实验

免疫组织化学

- SMA、desmin、caldesmon、smooth muscle myosin、HDAC8、oxytocin 均阳性
- keratin（广谱）和 EMA 常阳性（特别是上皮样平滑肌瘤）
- CD10 不同程度阳性（多见于富于细胞性平滑肌瘤）
- ER、PR、AR 阳性（AR 约 30%）
  - ER、PR 可能在 GnRHa 治疗后表达下降
- p16、p53 和 HMGA2 可能阳性，尤其是奇异核平滑肌瘤（FH 表达正常）
- 伴 FH 体细胞或胚系突变的平滑肌瘤亚群呈延胡索酸水合酶缺失伴 S-(2-succino)-cysteine(2SC) 阳性
  - 如果 FH/2SC 染色正常，p53 更常阳性
- 如为黏液样平滑肌瘤，阿尔辛蓝和胶质铁染色阳性，但水肿样平滑肌瘤此两种染色呈阴性
- 除核分裂活跃的平滑肌瘤外，MIB-1 和 PHH3 常低表达

流式细胞术

- 二倍体

遗传学检测

- 经典型平滑肌瘤 *MED12* 突变（对平滑肌瘤变型经验有限）
- 单纯核型异常
- 延胡索酸水合酶体细胞或胚系突变
- 静脉内平滑肌瘤病 der(14)t(12;14)(q15;q24)

鉴别诊断

子宫内膜间质肿瘤（vs. 富于细胞性平滑肌瘤）

- 无束状生长
- 小动脉；如出现大血管，常紧邻肿瘤与肌层交界
- 肿瘤细胞不与周围肌壁融合
- desmin 阴性或局灶阳性；caldesmon 阴性

子宫内膜间质肿瘤（vs. 静脉内平滑肌瘤病）

- 无厚壁血管，无裂隙样空隙或水肿改变
- 常不伴内皮增生
- desmin 阴性或局灶阳性；caldesmon 钙调蛋白阴性

梭形细胞平滑肌肉瘤（vs. 核分裂活跃的平滑肌瘤）

- 常破坏、侵犯肌壁

- 高级别细胞学特征和肿瘤坏死

低度恶性潜能/恶性潜能未定的平滑肌瘤（vs. 平滑肌瘤变型）

- 弥漫异型性和核分裂 5~9 个/10HPF
- 肿瘤细胞坏死或不确定类型的坏死
- 核分裂>15 个/10HPF，但无非典型性或坏死

梭形平滑肌肉瘤（vs. 伴奇异核的平滑肌瘤）

- 核分裂>10 个/10HPF
- 肿瘤细胞凝固性坏死，非整倍体

水肿性平滑肌瘤（vs. 静脉内平滑肌瘤病）

- 可挤出水样液体
- 肿块内结节形成
- 在平滑肌瘤范围以外，见不到向覆盖内皮的腔隙内突出

黏液样平滑肌肉瘤（vs. 黏液样平滑肌瘤）

- 浸润性边界
- 细胞学异型性和/或肿瘤细胞凝固性坏死
- 核分裂象≥2 个/10HPF

上皮样平滑肌肉瘤（vs. 上皮样平滑肌瘤）

- 大于轻度的细胞非典型性
- 核分裂象>4 个/10HPF

子宫肿瘤与卵巢性索间质肿瘤形态相似

- 其他特征性结构模式
- inhibin 阳性

血管周上皮样细胞肿瘤（vs. 上皮样平滑肌瘤）

- 可能存在黑色素
- 大量毛细血管网
- Melan-A±TEF3 阳性

胎盘滋养细胞肿瘤（vs. 上皮样平滑肌瘤）

- 浸润性生长方式（胎盘部位滋养细胞肿瘤）
- 丰富的纤维蛋白样物质，肿瘤细胞围绕血管生长（上皮样滋养细胞肿瘤）
- 散在多核细胞
- inhibin、GATA3 阳性

淋巴管平滑肌瘤病（vs. 平滑肌瘤或良性转移性平滑肌瘤）

- 结节性硬化症病史
- 结节边界不清
- 肿瘤细胞显著嗜酸性
- 伴胶原沉积的裂隙样空隙
- 胞质苍白，有时为空泡状
- Melan-A 阳性

横纹肌肉瘤（vs. 伴横纹肌特征的平滑肌瘤）

- 浸润性边界
- 显著的细胞核多形性和核分裂活性
- myogenin 和 myoD1 阳性

转移性平滑肌肉瘤（vs. 良性转移性平滑肌瘤）

- 恶性细胞学特征和显著核分裂活性

炎性肌成纤维细胞瘤（vs. 经典型或黏液样平滑肌瘤）

- 神经节样细胞
- ALK 阳性和易位

平滑肌瘤伴局部黏液样变（vs. v 黏液样平滑肌瘤）

- 通常<20% 肿瘤

腺瘤样瘤

- 肉眼观边界不清
- 在平滑肌束中可见上皮成分呈巢状、管状或单个细胞生长
- 间皮细胞 calretinin、WT1、D2-40 阳性

诊断注意事项

病理诊断要点

- 平滑肌肿瘤，特别是上皮样或黏液样平滑肌肿瘤，其大体表现对取材至关重要
- 如平滑肌肿瘤的大体表现非常典型，但显微镜下令人担忧，最有可能为伴奇异核的平滑肌瘤
- 如平滑肌瘤的大体表现令人担忧，但显微镜下形态典型，最可能为水肿样、卒中性或伴有红色变性的平滑肌瘤
- 如大体和显微镜下出现令人担忧的形态特征，最可能诊断为平滑肌肉瘤
- 多种平滑肌瘤变型可共存（例如富于细胞性和核分裂活跃的平滑肌瘤，伴奇异核和脂肪成分的平滑肌瘤）
- 大体检查鉴别水肿性平滑肌瘤和黏液样平滑肌肿瘤时，如挤压有水样液体流出，支持水肿性平滑肌瘤
- 需认识到，平滑肌瘤的边缘只有部分呈黏液样，不要把非黏液区域误认为肌层，进而误认为肿瘤为浸润性的恶性病变
- 胶原带虽然是子宫内膜间质肿瘤的典型特征，但也见于平滑肌瘤，包括静脉平滑肌瘤病
- 应在 10 镜下评估细胞的非典型性，有助于与周围肌壁进行比较
- 在计数非典型核分裂前，应考虑到核碎裂的可能，尤其对于伴奇异核的平滑肌瘤，典型核分裂不常见的情况下
- 如果梗死型坏死未充分发展，可能很难确定坏死的性质；在这种情况下，仔细观察细胞学特征和核分裂象以区分肿

瘤的良恶性

- 需认识到卒中型平滑肌瘤具有“分带”现象，即靠近出血/梗死的区域可能出现活跃的核分裂活性、黏液样变和细胞肥大
- 如要鉴别诊断上皮样平滑肌肿瘤和血管周上皮样细胞肿瘤（PEComa），不能仅依靠平滑肌标志物或 HMB-45
  - PEComa 可呈 actin、desmin 和/或 caldesmon 阳性，尤其是含有梭形细胞成分时
  - 平滑肌肿瘤可能呈 HMB-45 阳性
- 裂隙样空隙和厚壁血管是富于细胞性平滑肌瘤的特征性表现，在子宫内膜间质肿瘤罕见
- 尽管富于细胞性平滑肌瘤边缘常与周围肌壁交织生长，但也仅表现为轻度融合，与低级别子宫内膜间质肉瘤的舌状轮廓形成鲜明对比
- 富于细胞性平滑肌瘤可能在邻近肌壁内形成小的平滑肌瘤“种植”，可被误认为低级别子宫内膜间质肉瘤
- 由于富于细胞性平滑肌瘤可能呈 CD10 阳性，当鉴别富于细胞性平滑肌瘤和子宫内膜间质肿瘤时，不推荐单独使用 CD10，而建议将 CD10 作为标志物组合的一部分，即包括 CD10、desmin 和 caldesmon
- 当鉴别平滑肌肿瘤与炎性肌成纤维细胞瘤时，ALK 应作为免疫组织化学标志物的一部分
- 平滑肌肿瘤延胡索酸水合酶表达缺失，并不一定提示平滑肌瘤病-肾细胞癌综合征，因为大部分肿瘤与体细胞突变有关

部分参考文献

1. Croce S et al: Genome profiling is an efficient tool to avoid the STUMP classification of uterine smooth muscle lesions: a comprehensive array-genomic hybridization analysis of 77 tumors. Mod Pathol. ePub, 2018
2. Gupta M et al: Angioleiomyoma of uterus: a clinicopathologic study of 6 cases. Int J Surg Pathol. 26(1):18-23, 2018
3. Gupta M et al: Predictors of adverse outcome In uterine smooth muscle tumors of uncertain malignant potential (STUMP): a clinico-pathological analysis of 22 cases with a proposal for the inclusion of additional histologic parameters. Histopathology. ePub, 2018
4. Siegler L et al: Fumarate hydratase (FH) deficiency in uterine leiomyomas: recognition by histological features versus blind immunoscreening. Virchows Arch. ePub, 2018
5. Sizzi O et al: Assessing the risk of laparoscopic morcellation of occult uterine sarcomas during hysterectomy and myomectomy: literature review and the ISGE recommendations. Eur J Obstet Gynecol Reprod Biol. 220:30-38, 2018
6. Bennett JA et al: Leiomyoma with bizarre nuclei: a morphological, immunohistochemical and molecular analysis of 31 cases. Mod Pathol. 30(10):1476-1488, 2017
7. Busca A et al: Myxoid mesenchymal tumors of the uterus: an update on classification, definitions, and differential diagnosis. Adv Anat Pathol. 24(6):354-361, 2017
8. Chow KL et al: The mitosis-specific marker phosphohistone-H3 (PHH3) is an independent prognosticator in uterine smooth muscle tumours: an outcome-based study. Histopathology. 70(5):746-755, 2017
9. Ip PP et al: Immunoexpression of p16 in uterine leiomyomas with infarct-type necrosis: an analysis of 35 cases. Histopathology. 71(5):743-750, 2017
10. Maskey-Warzęchowska M et al: Metastasising leiomyoma of the uterus with pulmonary involvement - case report. Adv Respir Med. 85(4):211-215, 2017
11. Nogales FF et al: Endometrial changes in surgical specimens of perimenopausal patients treated with ulipristal acetate for uterine leiomyomas. Int J Gynecol Pathol. ePub, 2017
12. Pastré J et al: Pulmonary benign metastasizing leiomyoma presented as acute respiratory distress. Respirol Case Rep. 5(2):e00216, 2017
13. Salih AM et al: Parasitic leiomyoma: a case report with literature review. Int J Surg Case Rep. 41:33-35, 2017
14. Zhang Q et al: Fumarate hydratase mutations and alterations in leiomyoma with bizarre nuclei. Int J Gynecol Pathol. ePub, 2017
15. Anand N et al: Disseminated peritoneal leiomyomatosis status post laparoscopic hysterectomy with morcellation. J Radiol Case Rep. 10(12):12-18, 2016
16. Bennett JA et al: Apoplectic leiomyomas: a morphologic analysis of 100 cases highlighting unusual features. Am J Surg Pathol. 40(4):563-8, 2016
17. Liegl-Atzwanger B et al: Exploring chromosomal abnormalities and genetic changes in uterine smooth muscle tumors. Mod Pathol. 29(10):1262-77, 2016
18. Oliva E: Practical issues in uterine pathology from banal to bewildering: the remarkable spectrum of smooth muscle neoplasia. Mod Pathol. 29 Suppl 1:S104-20, 2016
19. Ordulu Z et al: Intravenous leiomyomatosis: an unusual intermediate between benign and malignant uterine smooth muscle tumors. Mod Pathol. 29(5):500-10, 2016
20. Ubago JM et al: Two subtypes of atypical leiomyoma: clinical, histologic, and molecular analysis. Am J Surg Pathol. 40(7):923-33, 2016
21. Croce S et al: Uterine smooth muscle tumor analysis by comparative genomic hybridization: a useful diagnostic tool in challenging lesions. Mod Pathol. 28(7):1001-10, 2015
22. Joseph NM et al: Morphology and immunohistochemistry for 2SC and FH aid in detection of fumarate hydratase gene aberrations in uterine leiomyomas from young patients. Am J Surg Pathol. 39(11):1529-39, 2015
23. Hirschowitz L et al: Intravascular adenomyomatosis: expanding the morphologic spectrum of intravascular leiomyomatosis. Am J Surg Pathol. 37(9):1395-400, 2013
24. Ly A et al: Atypical leiomyomas of the uterus: a clinicopathologic study of 51 cases. Am J Surg Pathol. 37(5):643-9, 2013
25. Mäkinen N et al: MED12 exon 2 mutations in histopathological uterine leiomyoma variants. Eur J Hum Genet. 21(11):1300-3, 2013
26. Mehine M et al: Characterization of uterine leiomyomas by whole-genome sequencing. N Engl J Med. 369(1):43-53, 2013
27. Reyes C et al: Uterine smooth muscle tumors with features suggesting fumarate hydratase aberration: detailed morphologic analysis and correlation with S-(2-succino)-cysteine immunohistochemistry. Mod Pathol. 27(7):1020-7, 2013
28. Sanz-Ortega J et al: Morphologic and molecular characteristics of uterine leiomyomas in hereditary leiomyomatosis and renal cancer (HLRCC) syndrome. Am J Surg Pathol. 37(1):74-80, 2013
29. Grigoriadis C et al: Clinicopathological changes of uterine leiomyomas after GnRH agonist therapy. Clin Exp Obstet Gynecol. 39(2):191-4, 2012
30. Hodge JC et al: Expression profiling of uterine leiomyomata cytogenetic subgroups reveals distinct signatures in matched myometrium: transcriptional profilingof the t(12;14) and evidence in support of predisposing genetic heterogeneity. Hum Mol Genet. 21(10):2312-29, 2012
31. Pérot G et al: MED12 alterations in both human benign and malignant uterine soft tissue tumors. PLoS One. 7(6):e40015, 2012
32. Seidman MA et al: Peritoneal dissemination complicating morcellation of uterine mesenchymal neoplasms. PLoS One. 7(11):e50058, 2012
33. Aboualfa K et al: Benign metastasizing leiomyoma presenting as cystic lung disease: a diagnostic pitfall. Histopathology. 59(4):796-9, 2011
34. Boyd C et al: Unusual morphological features of uterine leiomyomas treated with progestogens. J Clin Pathol. 64(6):485-9, 2011
35. Du J et al: Intravenous leiomyomatosis of the uterus: a clinicopathologic study of 18 cases, with emphasis on early diagnosis and appropriate treatment strategies. Hum Pathol. 42(9):1240-6, 2011
36. McDonald AG et al: Liposarcoma arising in uterine lipoleiomyoma: a report of 3 cases and review of the literature. Am J Surg Pathol. 35(2):221-7, 2011
37. Ip PP et al: Uterine smooth muscle tumors other than the ordinary leiomyomas and leiomyosarcomas: a review of selected variants with emphasis on recent advances and unusual morphology that may cause concern for malignancy. Adv Anat Pathol. 17(2):91-112, 2010
38. Ordulu Z et al: Disseminated peritoneal leiomyomatosis after laparoscopic supracervical hysterectomy with characteristic molecular cytogenetic findings of uterine leiomyoma. Genes Chromosomes Cancer. 49(12):1152-60, 2010
39. Bodner-Adler B et al: Intravenous leiomyomatosis of the uterus with pulmonary metastases or a case with benign metastasizing leiomyoma? Anticancer Res. 29(2):495-6, 2009
40. Nogales FF et al: Uterine and extrauterine plexiform tumourlets are sex-cord-like tumours with myoid features. Histopathology. 54(4):497-500, 2009
41. Hodge JC et al: Molecular and cytogenetic characterization of plexiform leiomyomata provide further evidence for genetic heterogeneity underlying uterine fibroids. Am J Pathol. 172(5):1403-10, 2008
42. Toledo G et al: Smooth muscle tumors of the uterus: a practical approach. Arch Pathol Lab Med. 132(4):595-605, 2008
43. Cohen DT et al: Uterine smooth-muscle tumors with unusual growth patterns: imaging with pathologic correlation. AJR Am J Roentgenol. 188(1):246-55, 2007

44. Ip PP et al: Tranexamic acid-associated necrosis and intralesional thrombosis of uterine leiomyomas: a clinicopathologic study of 147 cases emphasizing the importance of drug-induced necrosis and early infarcts in leiomyomas. Am J Surg Pathol. 31(8):1215-24, 2007
45. Shelekhova KV et al: Cotyledonoid dissecting leiomyoma of the uterus with intravascular growth: report of two cases. Virchows Arch. 450(1):119-21, 2007
46. Wang X et al: Uterine lipoleiomyomas: a clinicopathologic study of 50 cases. Int J Gynecol Pathol. 25(3):239-42, 2006
47. Botsis D et al: Frequency, histological, and immunohistochemical properties of massive inflammatory lymphocytic infiltration of leiomyomas of the uterus: an entity causing diagnostic difficulties. Int J Gynecol Pathol. 24(4):326-9, 2005
48. Parker RL et al: Skeletal muscle-like and rhabdoid cells in uterine leiomyomas. Int J Gynecol Pathol. 24(4):319-25, 2005
49. Colgan TJ et al: Pathologic features of uteri and leiomyomas following uterine artery embolization for leiomyomas. Am J Surg Pathol. 27(2):167-77, 2003
50. Dal Cin P et al: Intravenous leiomyomatosis is characterized by a der(14)t(12;14)(q15;q24). Genes Chromosomes Cancer. 36(2):205-6, 2003
51. Pron G et al: Hysterectomy for complications after uterine artery embolization for leiomyoma: results of a Canadian multicenter clinical trial. J Am Assoc Gynecol Laparosc. 10(1):99-106, 2003
52. Quade BJ et al: Fusion transcripts involving HMGA2 are not a common molecular mechanism in uterine leiomyomata with rearrangements in 12q15. Cancer Res. 63(6):1351-8, 2003
53. Oliva E et al: An immunohistochemical analysis of endometrial stromal and smooth muscle tumors of the uterus: a study of 54 cases emphasizing the importance of using a panel because of overlap in immunoreactivity for individual antibodies. Am J Surg Pathol. 26(4):403-12, 2002
54. Nucci MR et al: h-Caldesmon expression effectively distinguishes endometrial stromal tumors from uterine smooth muscle tumors. Am J Surg Pathol. 25(4):455-63, 2001
55. Baschinsky DY et al: Diffuse leiomyomatosis of the uterus: a case report with clonality analysis. Hum Pathol. 31(11):1429-32, 2000
56. Demopoulos RI et al: Mitotic activity in spindle cell neoplasms treated with gonadotropin-releasing hormone agonists (leuprolide acetate). Int J Gynecol Pathol. 19(3):295, 2000
57. Chen KT: Uterine leiomyohibernoma. Int J Gynecol Pathol. 18(1):96-7, 1999
58. Fornelli A et al: Leiomyoma of the uterus showing skeletal muscle differentiation: a case report. Hum Pathol. 30(3):356-9, 1999
59. Fukunaga M et al: Dissecting leiomyoma of the uterus with extrauterine extension. Histopathology. 32(2):160-4, 1998
60. Tiltman AJ: Leiomyomas of the uterine cervix: a study of frequency. Int J Gynecol Pathol. 17(3):231-4, 1998
61. Downes KA et al: Bizarre leiomyomas of the uterus: a comprehensive pathologic study of 24 cases with long-term follow-up. Am J Surg Pathol. 21(11):1261-70, 1997
62. Prayson RA et al: Epithelioid smooth-muscle tumors of the uterus: a clinicopathologic study of 18 patients. Am J Surg Pathol. 21(4):383-91, 1997
63. Roth LM et al: Cotyledonoid dissecting leiomyoma of the uterus. The Sternberg tumor. Am J Surg Pathol. 20(12):1455-61, 1996
64. Oliva E et al: Cellular benign mesenchymal tumors of the uterus. A comparative morphologic and immunohistochemical analysis of 33 highly cellular leiomyomas and six endometrial stromal nodules, two frequently confused tumors. Am J Surg Pathol. 19(7):757-68, 1995
65. Bell SW et al: Problematic uterine smooth muscle neoplasms. A clinicopathologic study of 213 cases. Am J Surg Pathol. 18(6):535-58, 1994
66. Mulvany NJ et al: Intravenous leiomyomatosis of the uterus: a clinicopathologic study of 22 cases. Int J Gynecol Pathol. 13(1):1-9, 1994
67. Büttner A et al: Pregnancy-associated ectopic decidua (deciduosis) of the greater omentum. An analysis of 60 biopsies with cases of fibrosing deciduosis and leiomyomatosis peritonealis disseminata. Pathol Res Pract. 189(3):352-9, 1993
68. Colgan TJ et al: The histopathology of uterine leiomyomas following treatment with gonadotropin-releasing hormone analogues. Hum Pathol. 24(10):1073-7, 1993
69. Clement PB et al: Diffuse, perinodular, and other patterns of hydropic degeneration within and adjacent to uterine leiomyomas. Problems in differential diagnosis. Am J Surg Pathol. 16(1):26-32, 1992
70. Prayson RA et al: Mitotically active leiomyomas of the uterus. Am J Clin Pathol. 97(1):14-20, 1992
71. O'Connor DM et al: Mitotically active leiomyomas of the uterus. Hum Pathol. 21(2):223-7, 1990
72. Ferry JA et al: Uterine leiomyomas with lymphoid infiltration simulating lymphoma. A report of seven cases. Int J Gynecol Pathol. 8(3):263-70, 1989
73. Clement PB et al: Intravenous leiomyomatosis of the uterus. A clinicopathological analysis of 16 cases with unusual histologic features. Am J Surg Pathol. 12(12):932-45, 1988
74. Norris HJ et al: Hemorrhagic cellular leiomyomas ("apoplectic leiomyoma") of the uterus associated with pregnancy and oral contraceptives. Int J Gynecol Pathol. 7(3):212-24, 1988
75. Perrone T et al: Prognostically favorable "mitotically active" smooth-muscle tumors of the uterus. A clinicopathologic study of ten cases. Am J Surg Pathol. 12(1):1-8, 1988
76. Tiltman AJ: Muscle tumor mitoses. Am J Surg Pathol. 12(12):967-8, 1988
77. Clement PB et al: Diffuse leiomyomatosis of the uterus: a report of four cases. Int J Gynecol Pathol. 6(4):322-30, 1987
78. Nogales FF et al: Uterine intravascular leiomyomatosis: an update and report of seven cases. Int J Gynecol Pathol. 6(4):331-9, 1987
79. Myles JL et al: Apoplectic leiomyomas of the uterus. A clinicopathologic study of five distinctive hemorrhagic leiomyomas associated with oral contraceptive usage. Am J Surg Pathol. 9(11):798-805, 1985
80. Nogales FF Jr et al: Leiomyomatosis peritonealis disseminata. An ultrastructural study. Am J Clin Pathol. 69(4):452-7, 1978
81. Kurman RJ et al: Mesenchymal tumors of the uterus. VI. Epithelioid smooth muscle tumors including leiomyoblastoma and clear-cell leiomyoma: a clinical and pathologic analysis of 26 cases. Cancer. 37(4):1853-65, 1976

细胞核栅栏状

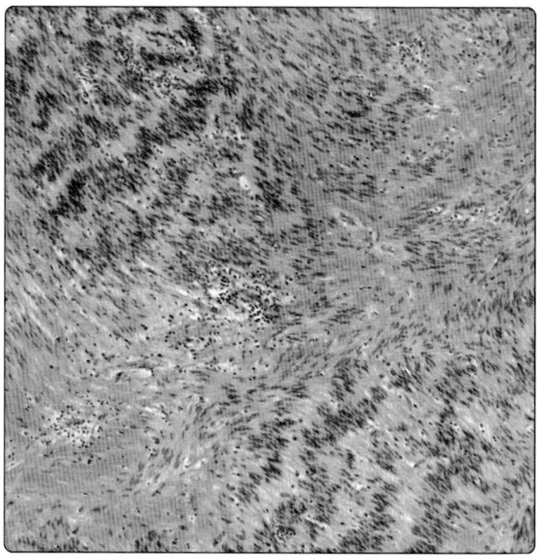

显著空泡改变

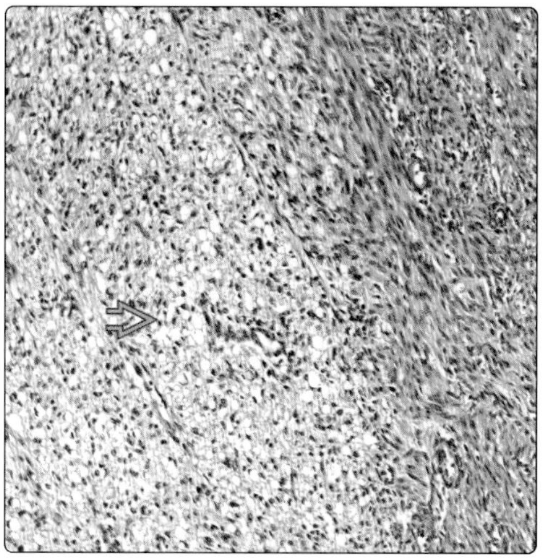

(左) 平滑肌瘤细胞核可呈明显的栅栏状排列,其外观与良性神经鞘瘤相似。**(右)** 虽然核旁空泡是平滑肌肿瘤(包括平滑肌瘤)的典型特征,但显著的胞质内空泡改变并不常见⇨。注意与经典区域相移行

胶原带

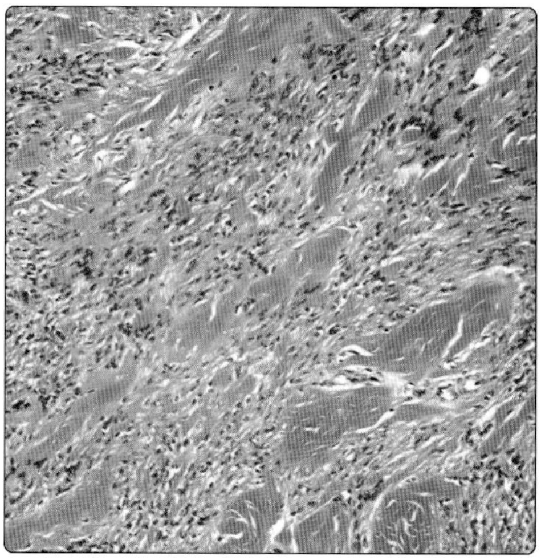

孤立性的细胞核固缩(早期梗死型坏死)

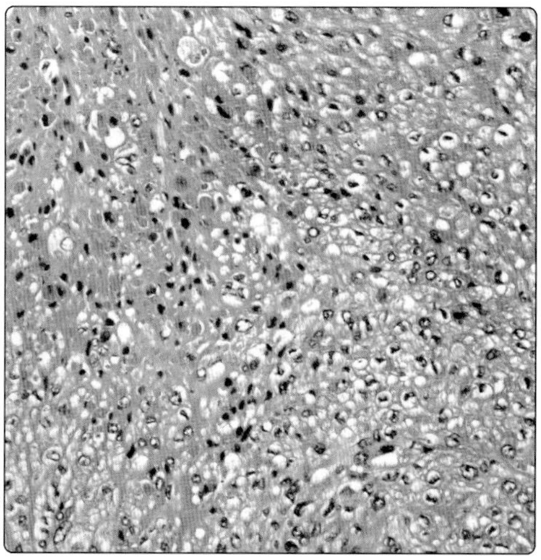

(左) 尽管胶原带更常见于子宫内膜间质肿瘤,其也可出现在平滑肌肿瘤中。梭形细胞核呈雪茄状、束状排列,有助于鉴别诊断。**(右)** 因缺乏典型特征,包括平滑肌瘤在内的平滑肌肿瘤的早期梗死型坏死可能难以诊断。可仅见一些细胞呈核固缩和浓稠嗜酸性胞质

肉芽组织带±出血(梗死型坏死)

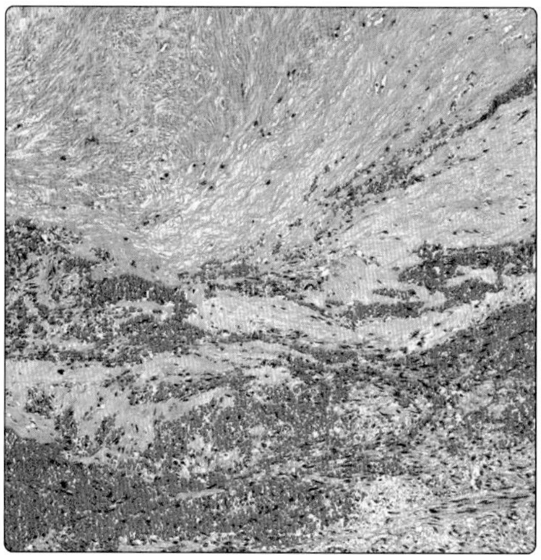

干尸样鬼影细胞(梗死型坏死)

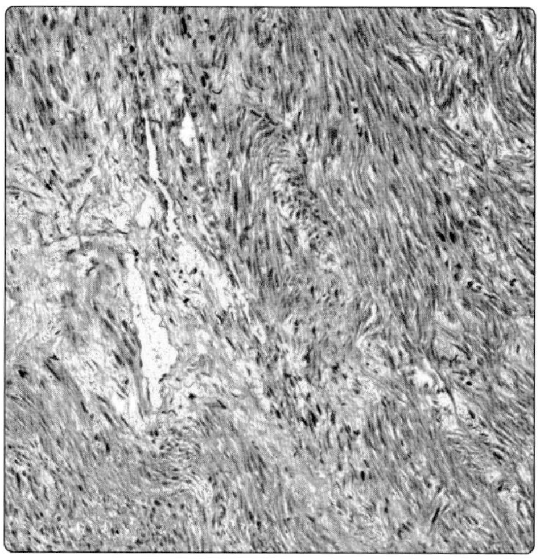

(左) 梗死型坏死的特征是伴出血和纤维化的带状肉芽组织分隔坏死区与非坏死区。非坏死区的细胞缺乏细胞学异型性。良性和恶性子宫平滑肌肿瘤均可见梗死型坏死。**(右)** 平滑肌瘤内梗死型坏死呈干尸样区域,但仍可见鬼影细胞轮廓。应注意,不仅肿瘤细胞出现坏死,血管也可坏死

肥大细胞

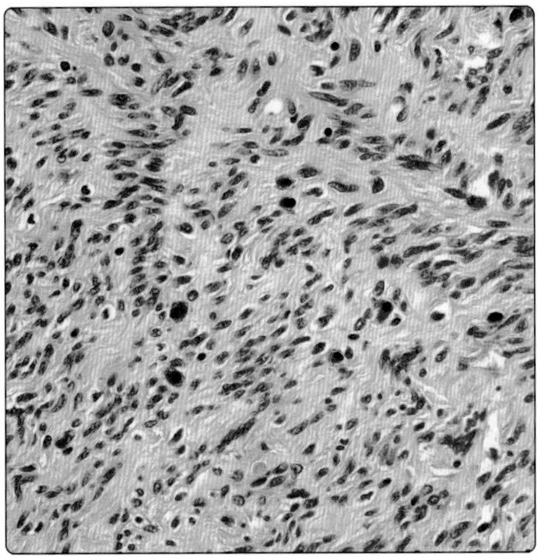

核分裂增加，不伴有细胞学非典型性（核分裂活跃的平滑肌瘤）

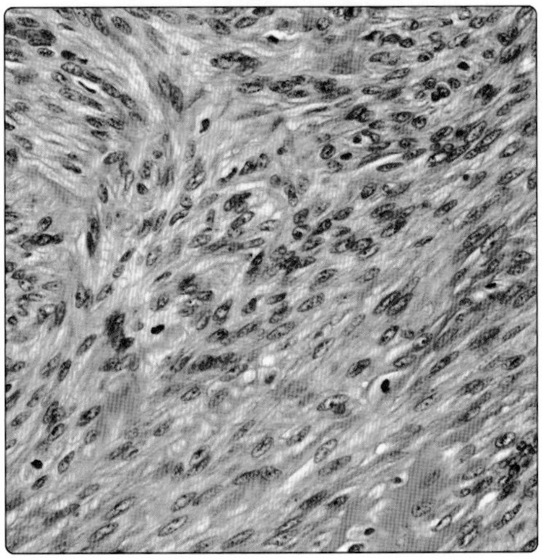

（左）肥大细胞常见于平滑肌瘤，但在某些肿瘤中也可能非常多。（右）核分裂活跃的平滑肌瘤的特征是核分裂象增多，通常 5～10 个。诊断核分裂活跃的平滑肌瘤最重要的特征是缺乏细胞学非典型性，后者应在 10 倍镜下评估。具有更高核分裂的肿瘤应归类为低度恶性潜能/恶性潜能未定的平滑肌瘤，对这类肿瘤的经验有限

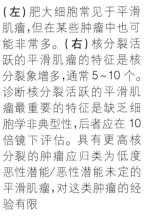

切面棕褐色至黄色（富于细胞性平滑肌瘤）

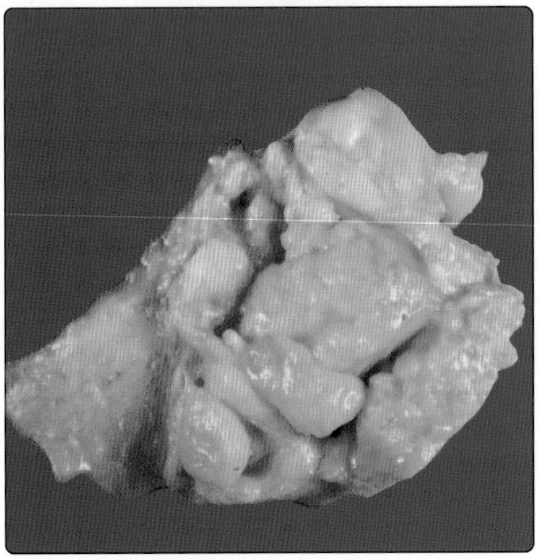

厚壁血管和裂隙样空隙（富于细胞性平滑肌瘤）

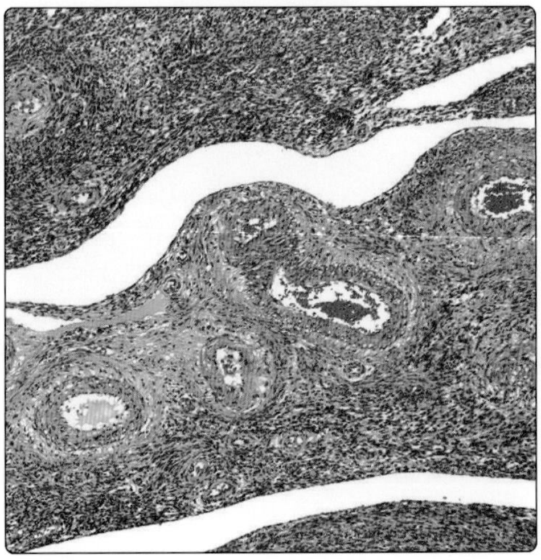

（左）与经典型平滑肌瘤相比，富于细胞性平滑肌瘤切面柔软，棕褐色至黄色。（右）有助于区分富于细胞性平滑肌瘤和子宫内膜间质肿瘤的特征包括：贯穿整个肿瘤的大的厚壁血管和裂隙样空隙，有些代表真正的血管空隙，有些则代表回缩假象

CD10 阳性

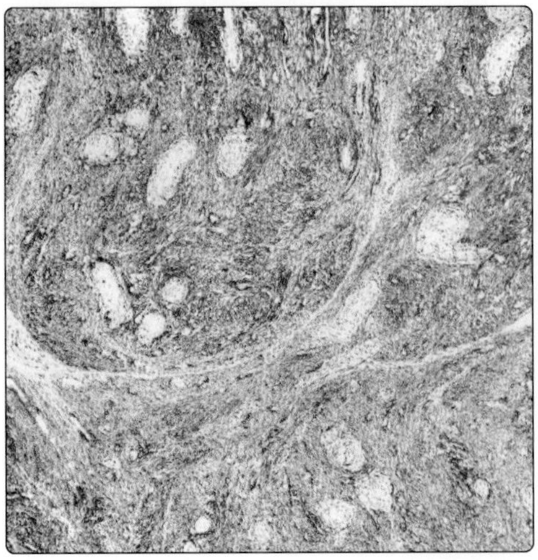

caldesmon 阳性

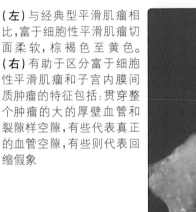

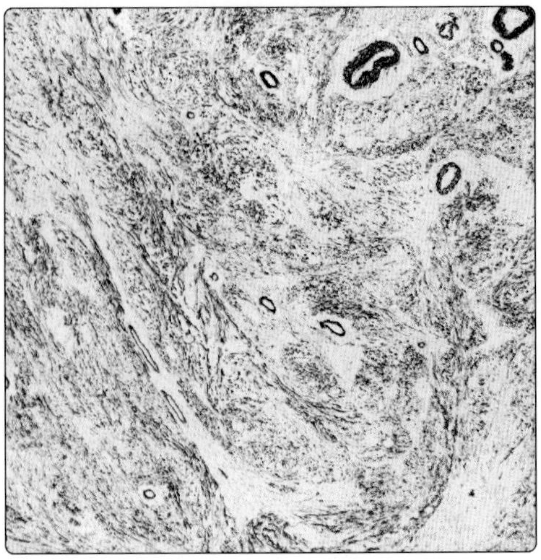

（左）CD10 在子宫内膜间质肿瘤和富于细胞性平滑肌瘤均呈阳性；因此，单独应用 CD10 对鉴别诊断没有帮助。（右）caldesmon 是诊断平滑肌肿瘤，特别是富于细胞性平滑肌瘤的良好标志物，这些肿瘤通常呈 caldesmon 弥漫阳性（罕见例外），而经典的子宫内膜间质肿瘤呈阴性

伴奇异核的平滑肌瘤

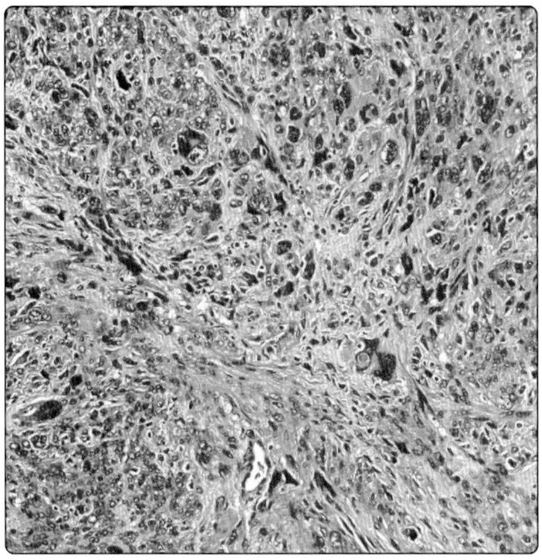

伴核内假包涵体和污浊染色质的单核/多核细胞

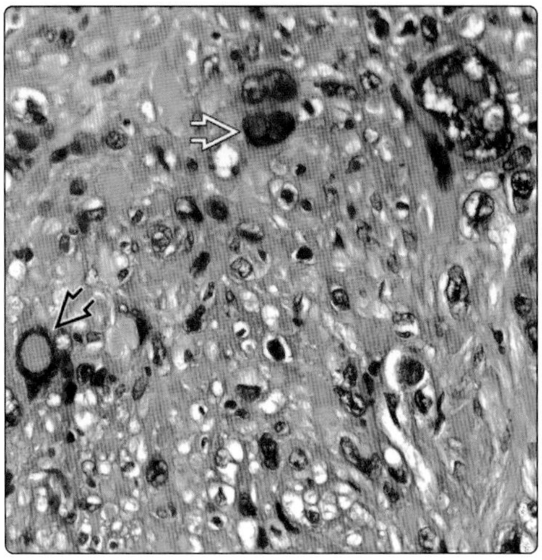

(左) 伴奇异核的平滑肌瘤常有斑片状分布的“奇异”核，但在某些情况下，这些细胞可能在肿瘤内弥漫分布，让人怀疑为平滑肌肉瘤。**(右)** 高倍镜下，伴奇异核的平滑肌瘤细胞常为双核或多核，可见核内假包涵体➲，染色质污浊，核仁明显➲，这些特征让人怀疑平滑肌肉瘤的可能

核碎裂，与非典型核分裂形态相似（伴奇异核的平滑肌瘤）

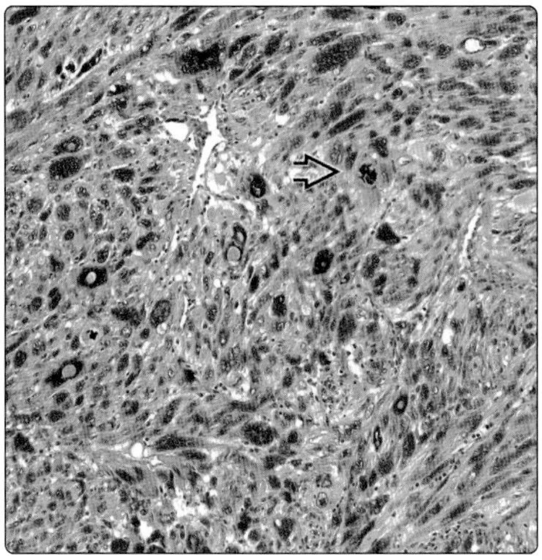

斑片状分布（伴奇异核的平滑肌瘤）

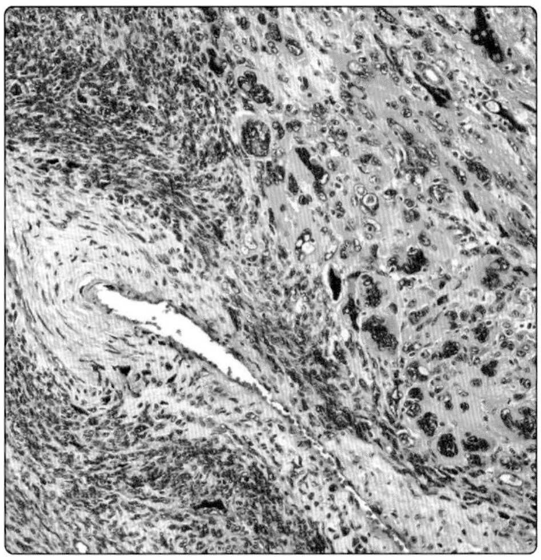

(左) 伴奇异核的平滑肌瘤中出现的核碎裂➲常被误认为非典型核分裂象，如弥漫分布，可误诊为平滑肌肉瘤。**(右)** 在经典的平滑肌瘤背景下出现斑片状分布的非典型核是有助于诊断良性病变的线索之一

细胞丰富伴有奇异核（延胡索酸水合酶缺陷型平滑肌瘤）

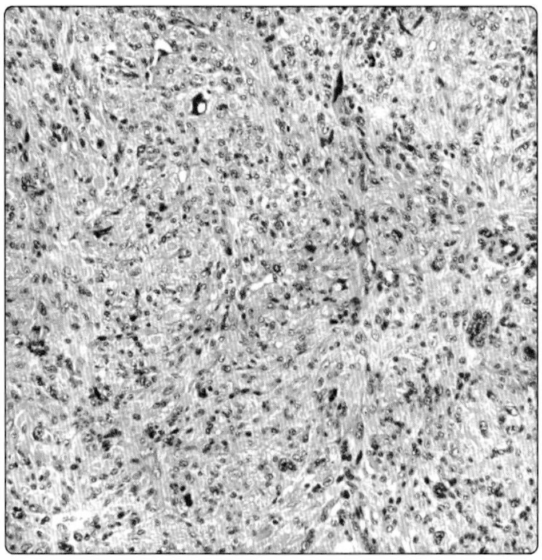

嗜酸性包涵体（延胡索酸水合酶缺陷型平滑肌瘤）

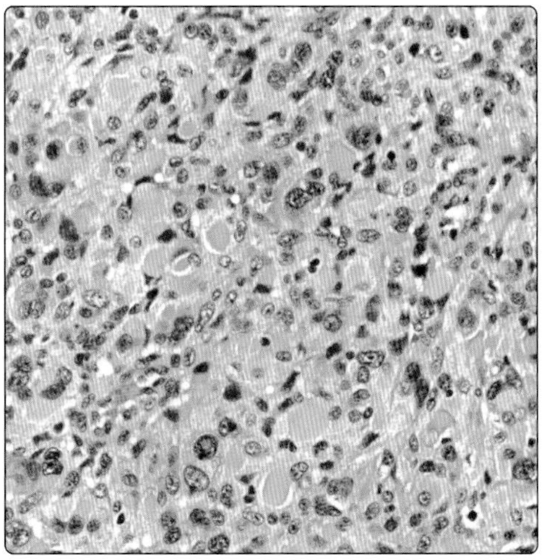

(左) 延胡索酸水合酶缺陷型平滑肌瘤，以及部分平滑肌瘤病-肾细胞癌综合征中的平滑肌瘤，常富于细胞且可见奇异型核。**(右)** 平滑肌瘤中可见横纹肌样包涵体，但其不与骨骼肌分化相对应，而是因细胞胞质内存在丰富的微丝结构。这种特征在伴奇异核的平滑肌瘤中很常见，在延胡索酸水合酶缺陷型平滑肌瘤中更多见

血管外皮瘤样血管(延胡索酸水合酶缺陷型平滑肌瘤)

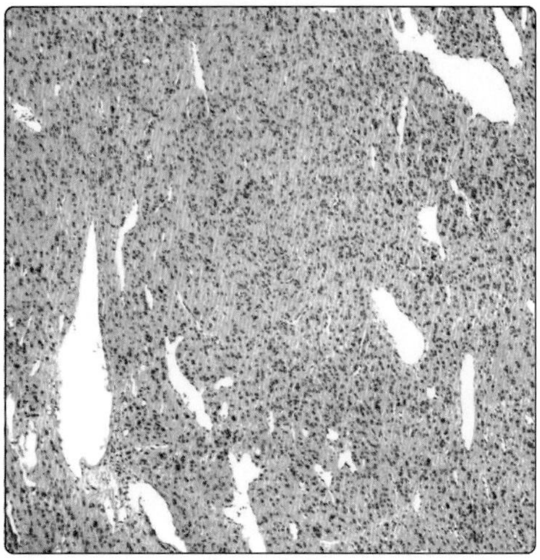

肺泡型水肿(延胡索酸水合酶缺陷型平滑肌瘤)

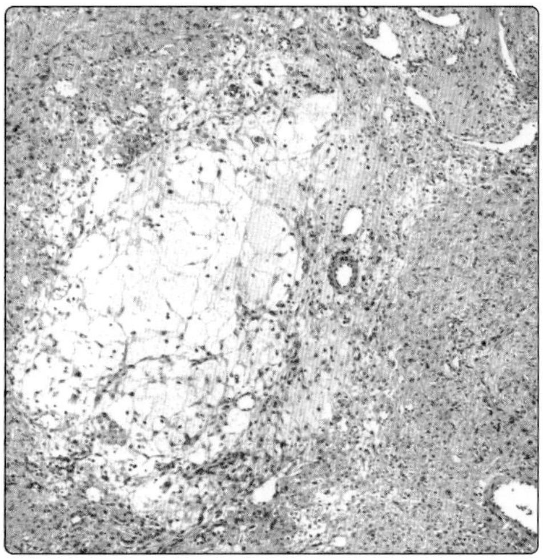

(**左**)延胡索酸水合酶缺陷型平滑肌瘤常伴有薄壁、扩张的血管外皮瘤样(鹿角样)血管。(**右**)延胡索酸水合酶缺陷型平滑肌瘤常呈肺泡型水肿,与肺泡相似,与水样水肿不同

突出的核仁及核周空晕(延胡索酸水合酶缺陷型平滑肌瘤)

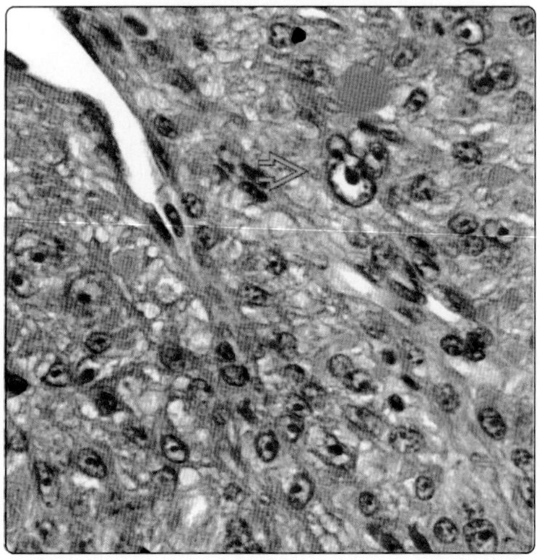

延胡索酸水合酶表达缺失

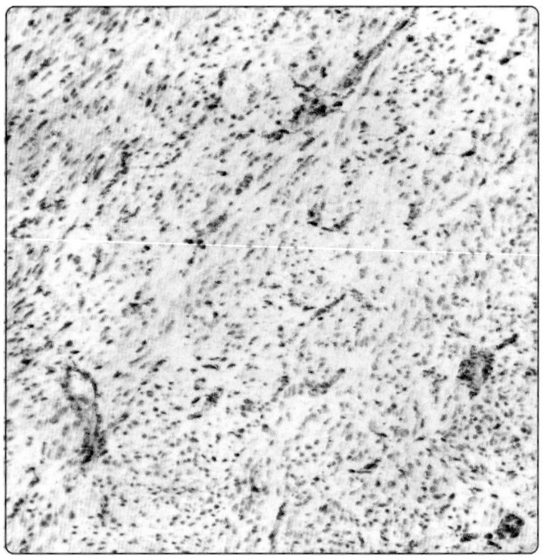

(**左**)与遗传性平滑肌瘤病-肾细胞癌综合征相关的平滑肌瘤的细胞核常有嗜橙色大核仁,伴核周空晕⊡。(**右**)平滑肌瘤细胞延胡索酸水合酶表达缺失(注意内对照阳性)。大多数肿瘤为体细胞突变,而非胚系突变,因此与平滑肌瘤病-肾细胞癌综合征无关

切面结节样(水肿性平滑肌瘤)

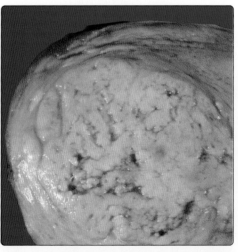

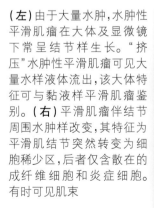

细胞丰富区向水肿样细胞稀少区截然过渡(水肿性平滑肌瘤)

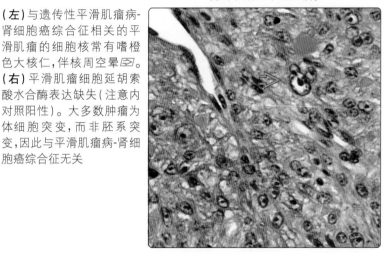

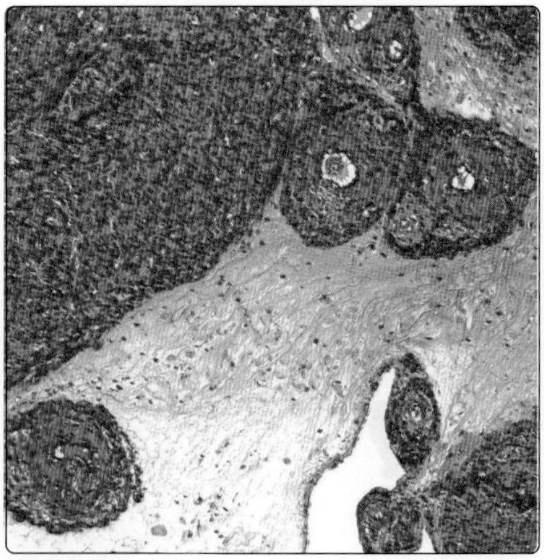

(**左**)由于大量水肿,水肿性平滑肌瘤在大体及显微镜下常呈结节样生长。“挤压”水肿性平滑肌瘤可见大量水样液体流出,该大体特征可与黏液样平滑肌瘤鉴别。(**右**)平滑肌瘤伴结节周围水肿样改变,其特征为平滑肌结节突然转变为细胞稀少区,后者仅含散在的成纤维细胞和炎症细胞。有时可见肌束

条索样结构(水肿性平滑肌瘤)

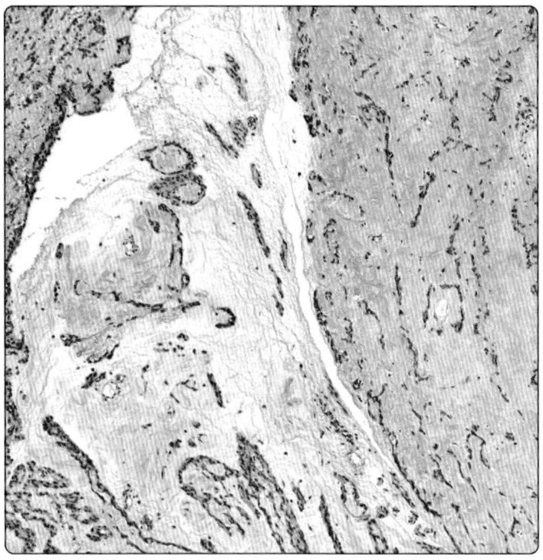

切面"牛肉样"(平滑肌瘤变性)

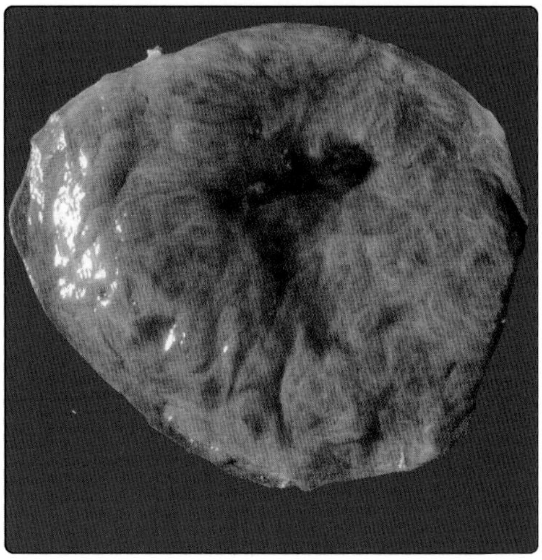

(**左**)一些伴水肿改变的平滑肌瘤部分区域透明变性明显,使肿瘤细胞呈现出条索状假上皮样外观。注意过渡到更典型区域。(**右**)出血性梗死导致平滑肌瘤呈"牛肉"样外观(所谓的红色变性),常见于孕妇或口服避孕药的人群

分带现象(卒中性平滑肌瘤)

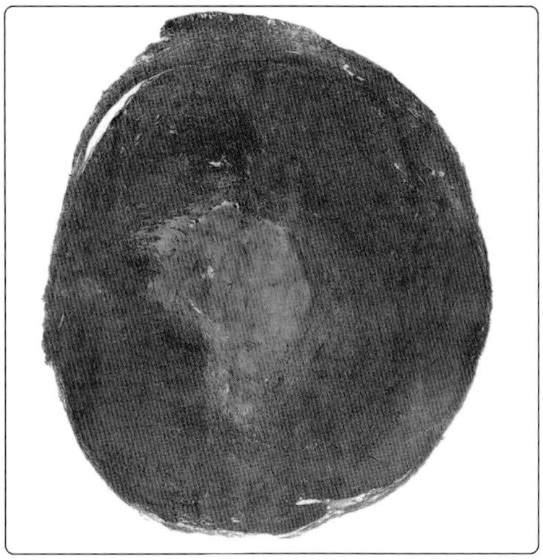

梗死灶周围富于细胞(卒中性平滑肌瘤)

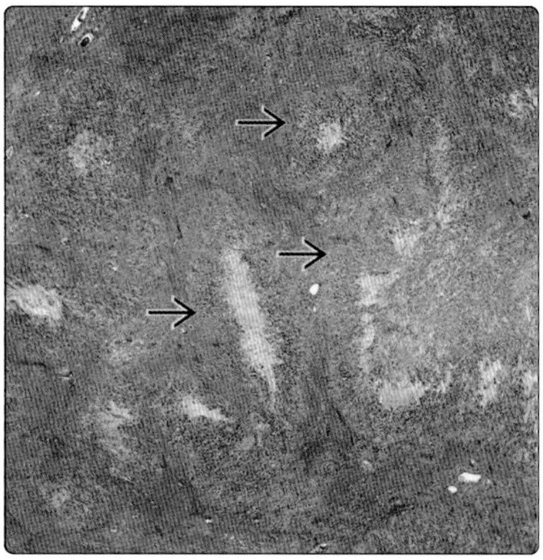

(**左**)平滑肌瘤卒中区域以中央星芒状梗死为特征,周围是富于细胞的平滑肌,而后者又被经典的平滑肌瘤区域包绕,即形成所谓的分带现象。(**右**)平滑肌瘤的卒中改变常表现为低倍镜下多发形状不规则且大小不一的病灶。注意梗死区周围是明显的富于细胞性边缘→

富于细胞的边缘,伴细胞核肥大和核分裂增加(卒中性平滑肌瘤)

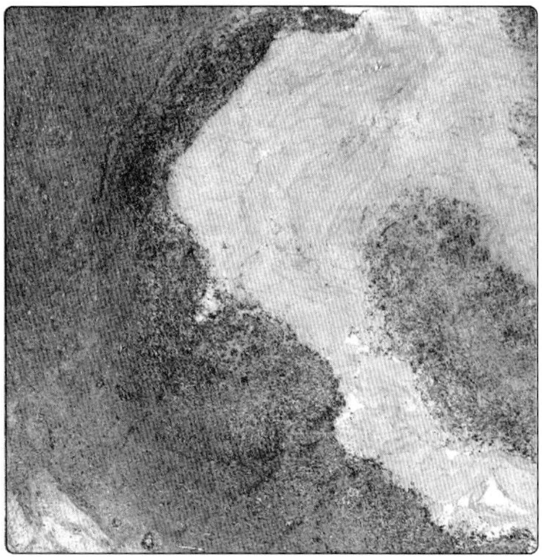

梗死型坏死周围 Ki-67 阳性

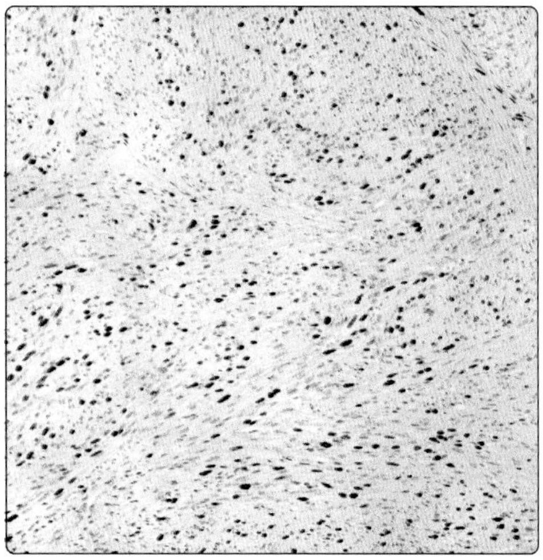

(**左**)卒中性平滑肌瘤梗死周围常富于细胞。高倍镜下,这些区域的细胞肥大,细胞核略增大,可见核仁,核分裂活性增加。(**右**)梗死型坏死周围的富于细胞区核分裂活性增加,Ki-67 表达增加。而远离富于细胞区,Ki-67 表达常非常低

(**左**)在刮除标本中,可能难以明确平滑肌碎片来自子宫肌壁还是平滑肌瘤。平滑肌瘤的平滑肌束排列紧密、无序,而子宫肌壁的肌纤维呈平行排列,且排列相对疏松⊳。(**右**)如果静脉内平滑肌瘤病与平滑肌瘤同时存在,其必须位于平滑肌瘤范围外。静脉内平滑肌瘤病,尤其富于细胞时,低倍镜下形态可与低级别子宫内膜间质肉瘤相似

刮除标本中的平滑肌瘤与子宫肌壁

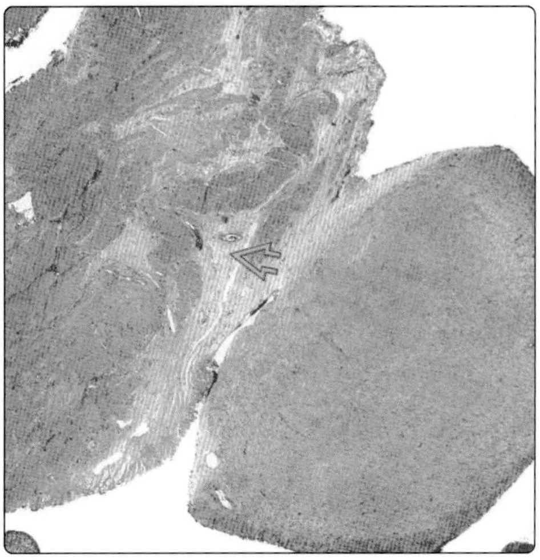

血管内多个肿瘤结节(静脉内平滑肌瘤病)

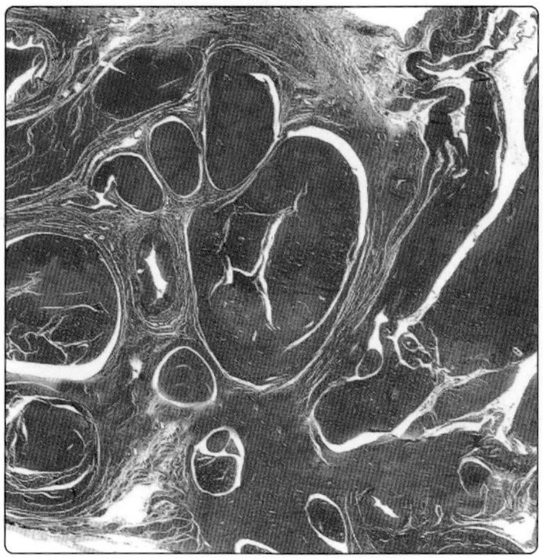

(**左**)分割型平滑肌瘤是一种少见的平滑肌瘤亚型,大体表现与胎盘非常相似,于肌壁内可见多发分割结节。(**右**)分割型平滑肌瘤的平滑肌细胞呈旋涡状生长,而非束状生长。结节被包含血管的疏松的成纤维间质分隔

多结节分割子宫肌壁(分割型平滑肌瘤)

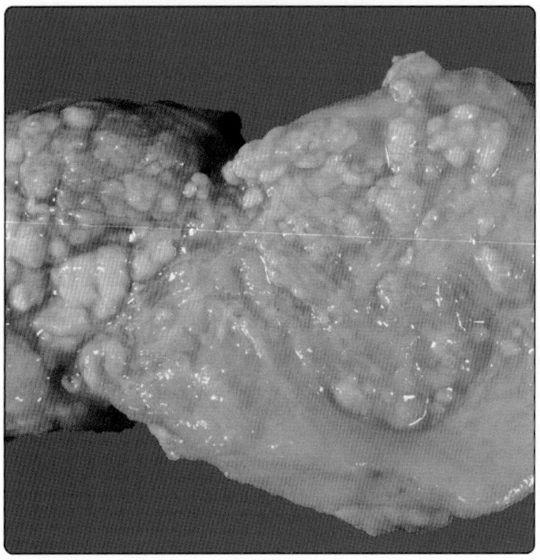

良性平滑肌细胞呈漩涡状生长(分割型平滑肌瘤)

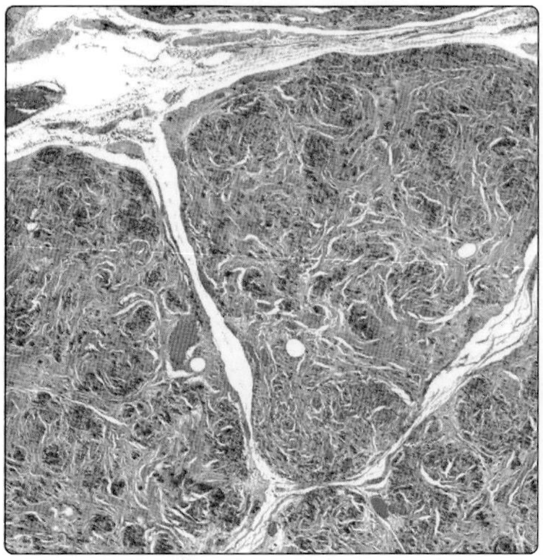

(**左**)脂肪平滑肌瘤由成熟的平滑肌细胞和脂肪细胞以任意比例无序混合组成。如果脂肪细胞成分较突出,肉眼可识别。(**右**)一些平滑肌肿瘤可伴有明显的黏液样基质。判断其是否为经典的平滑肌瘤的局灶性改变至关重要。否则,出现任何的细胞非典型性、核分裂活性或浸润性生长,都应怀疑为黏液样平滑肌肉瘤

平滑肌细胞与脂肪细胞混合(脂肪平滑肌瘤)

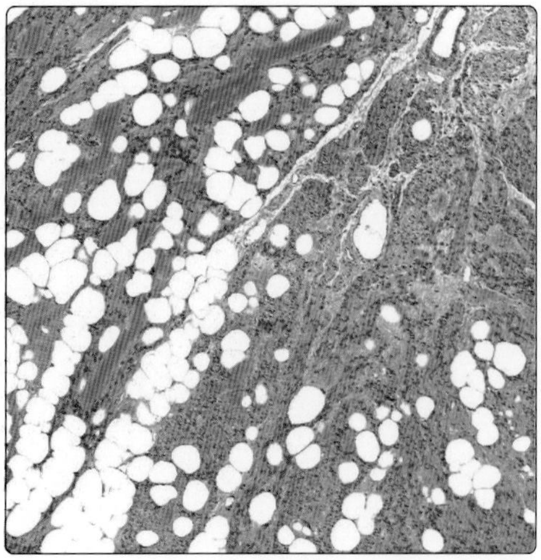

显著的黏液样背景(黏液样平滑肌瘤)

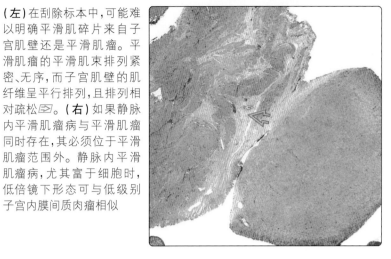

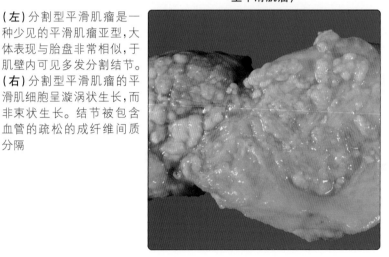

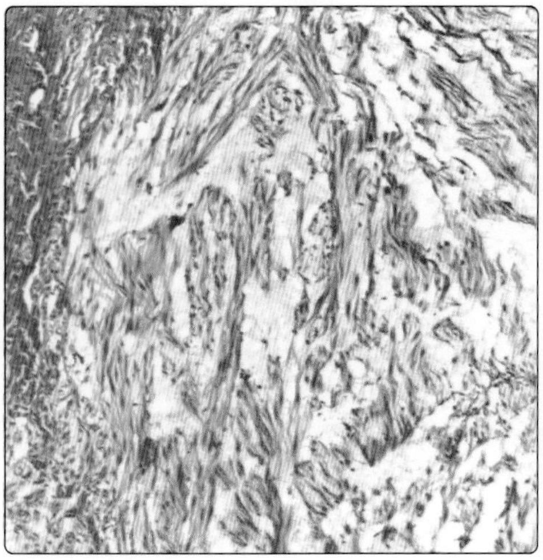

小(<1cm)结节(微小瘤)

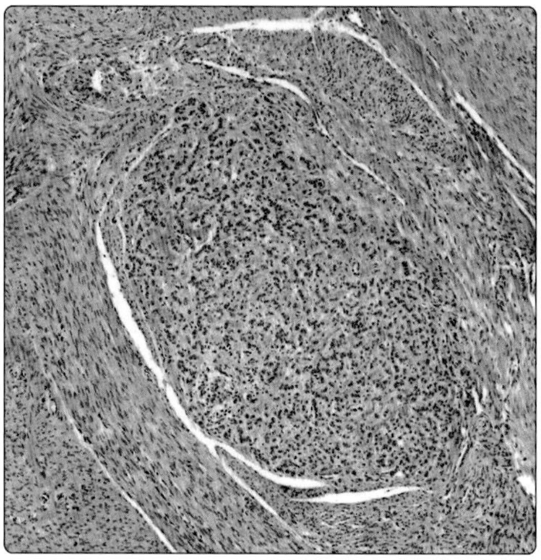

上皮样细胞束(微小瘤)

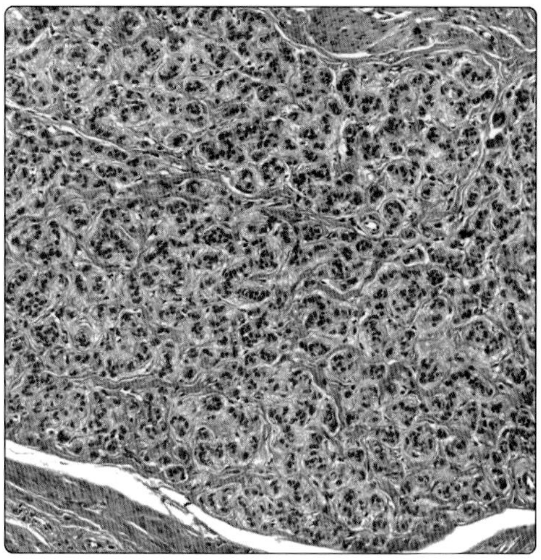

(**左**)丛状微小瘤可单发或多发,见于子宫肌壁或内膜内。最大径通常<1cm,因此,常为显微镜下偶然发现。(**右**)丛状微小瘤由上皮样细胞组成,胞质丰富、嗜酸性,胞核圆形,核质均匀,呈特征性的条索状生长,其间穿插有相对丰富的胶原成分

上皮样细胞呈弥漫性条索状生长(上皮样平滑肌瘤)

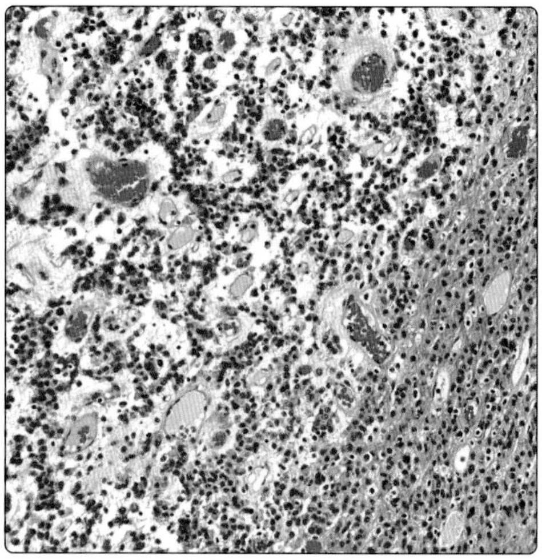

腹膜表面的界清结节(弥漫性腹膜平滑肌瘤病)

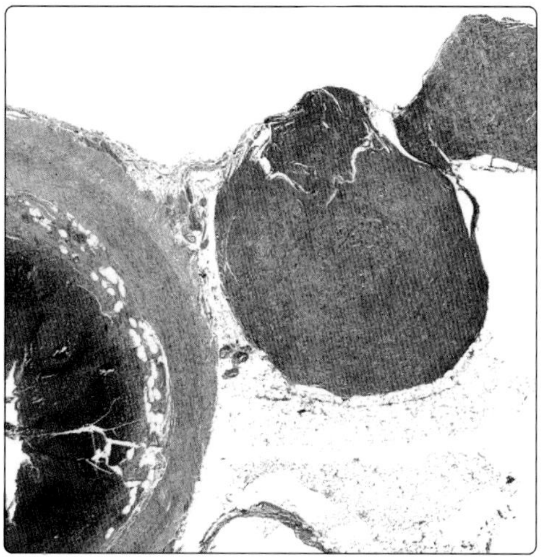

(**左**)良性上皮样平滑肌肿瘤由类似上皮细胞的细胞组成,富含嗜酸性胞质。少见情况下,细胞含透明胞质,呈束状、小梁状、巢状或呈弥漫性生长,形态一致、温和。(**右**)弥漫性腹膜平滑肌瘤病的特点是由良性平滑肌细胞形成的多发结节侵犯腹膜表面,包括网膜,常<2cm

界限清楚的平滑肌增生,卷入肺泡成分(良性转移性平滑肌瘤)

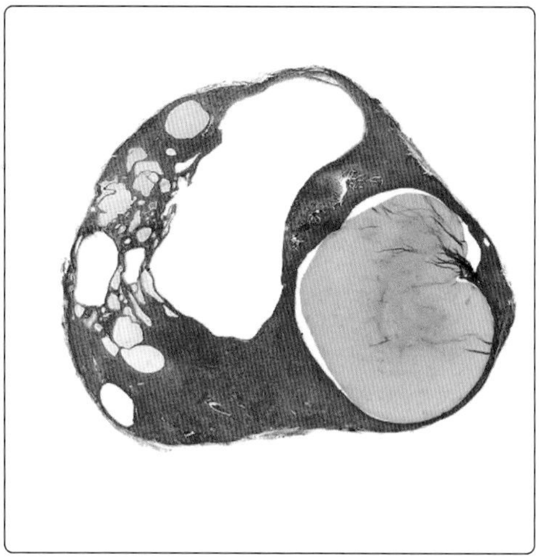

温和的细胞学特征(良性转移性平滑肌瘤)

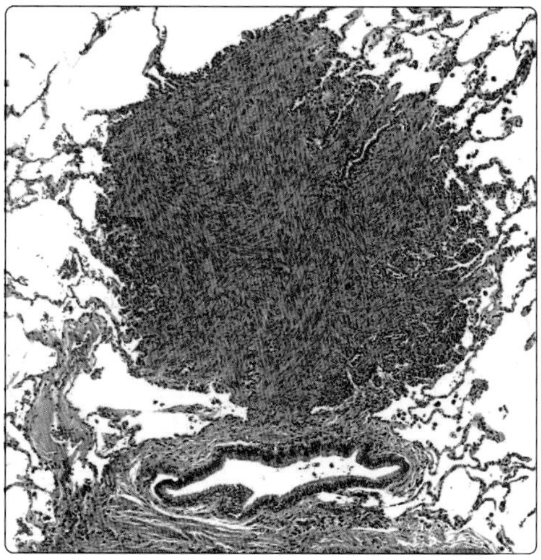

(**左**)良性转移性平滑肌瘤最常发生于肺内,其典型特征是卷入肺泡结构,轮廓清晰。(**右**)良性转移性平滑肌瘤的特征是平滑肌细胞的良性增殖。出现细胞非典型性或核分裂活性应考虑平滑肌肉瘤的诊断

第13节 静脉内平滑肌瘤病

要点

术语

- 组织学良性的平滑肌细胞血管内生长，发生在无平滑肌瘤背景下（或平滑肌瘤范围以外）

临床问题

- 年龄：26~76岁（平均47岁）
- 无症状或与平滑肌瘤表现相似
- 复发率高达30%，最晚可在15年后复发

大体所见

- 常以子宫底为中心
- 切面质韧到质软，白色/奶油色/黄色（平滑肌瘤样）
- 约50%病例肉眼可见血管肌层侵犯

显微镜下所见

- 被覆内皮细胞的增殖性改变，呈裂隙状、小叶状、假乳头状或不规则状
- 以束状生长的梭形细胞最常见（与经典型平滑肌瘤或平滑肌瘤变型相似）
- 厚壁血管
- ±透明变性或胶原带

辅助实验

- SMA、desmin、caldesmon、ER、PR 阳性
- CD10、WT1 可弥漫阳性
- MDM2 或 CDK4 表达缺失
- der(14)t(12;14)(q15;q24)
- 分层聚类分析表达谱更接近平滑肌肉瘤

首要的鉴别诊断

- 平滑肌瘤伴水样改变
- 低级别子宫内膜间质肉瘤
- 伴显著血管内生长的平滑肌肉瘤

蠕虫样栓子使静脉扩张

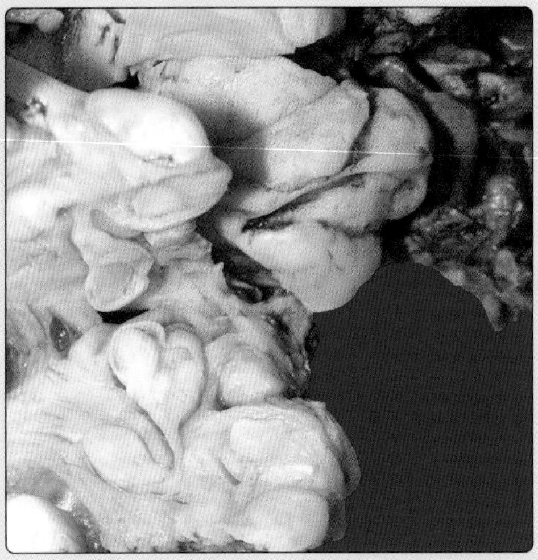

细丝状和短粗状自由漂浮的突起物

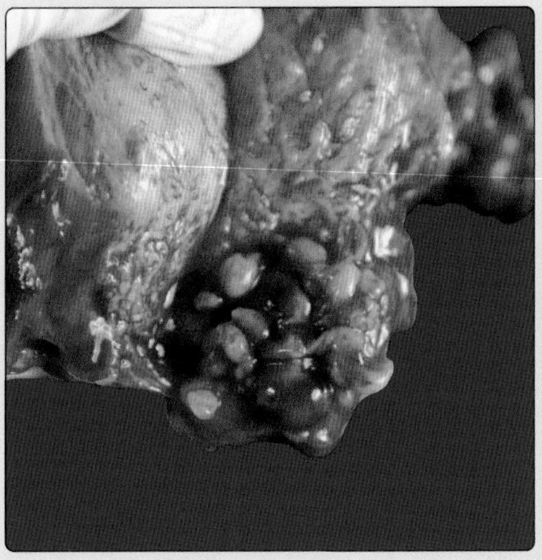

（左）静脉内平滑肌瘤病的特征是平滑肌瘤范围外出现多发蠕虫样肿瘤栓子使血管扩张。增生处切面呈白色凸起状。如果这种蛇状生长不明显，可诊断为平滑肌瘤。**（右）**在某些静脉内平滑肌瘤病病例中，其肉眼观可能不同寻常，如图例，可见紧密排列的葡萄状/短粗状和细丝状突起

血管内生长伴裂隙样轮廓

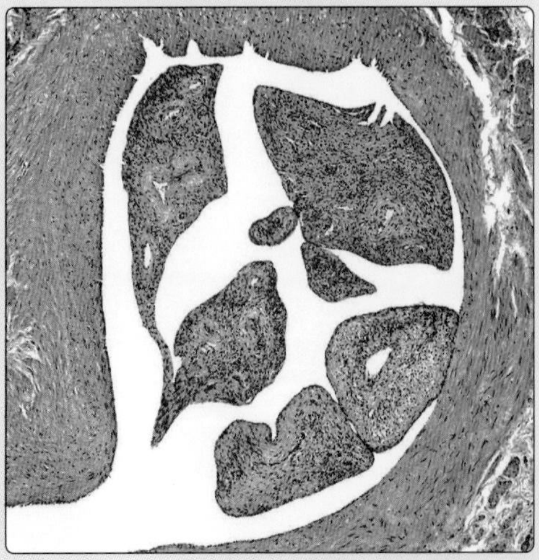

水肿改变和大血管

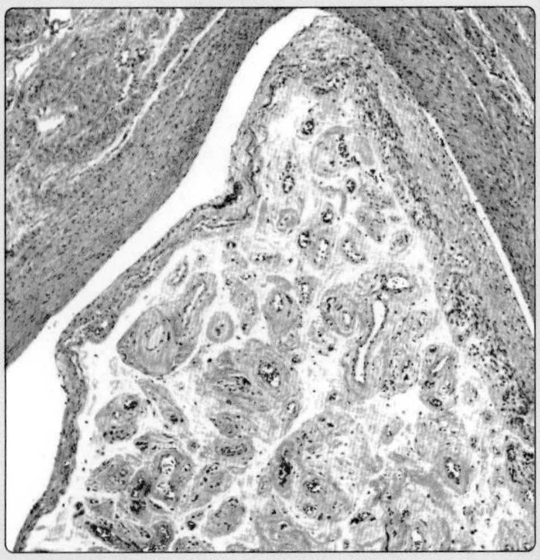

（左）静脉内平滑肌瘤病典型表现为衬覆内皮细胞的平滑肌增生，细胞数量不一，常伴有裂隙状轮廓。**（右）**与子宫平滑肌瘤一样，静脉内平滑肌瘤病也可发生水肿改变，这使得辨认梭形肿瘤细胞变得困难。注意出现大量厚壁血管

第 13 节　静脉内平滑肌瘤病

术语

缩略语

- 静脉内平滑肌瘤病(intravenous leiomyomatosis)

同义词

- 血管内平滑肌瘤病

定义

- 组织学良性的平滑肌细胞血管内生长,发生在无平滑肌瘤背景下(或平滑肌瘤范围以外)

病因/发病机制

基因改变

- *HMGA2*(3 拷贝)表达异常:参与转录调节的 DNA 结构因子

临床问题

流行病学

- 发病率
  - 罕见
- 年龄
  - 26~76 岁(平均 47 岁)
    - 大多数发生在绝经前

部位

- 子宫体

表现

- 无症状
- 月经过多
- 盆腔肿块
- 罕见心肺功能不全或晕厥(因肿瘤长入腔静脉和心脏右侧)
- 如最初症状出现在子宫外,既往常有子宫切除史

疾病自然史

- 通过不同的静脉途径延伸
  - 子宫静脉→髂总静脉→下腔静脉
  - 卵巢静脉→肾静脉→下腔静脉
- 80% 延伸至盆腔静脉
- 30% 延伸至下腔静脉及右侧心脏

治疗

- 全子宫、双附件切除,并切除任何受累的子宫外血管结构(常为阔韧带静脉)
- 如果病变广泛或不可手术治疗,可激素治疗(抗雌激素或他莫昔芬)
- 复发病例可采用手术或激素治疗

预后

- >70% 患者预后良好
- 复发率高达 30%,最晚可在 15 年后复发
- 复发与未彻底切除、累及大血管或肿瘤延伸至子宫外有关
- 血管并发症
  - 静脉功能不全
  - 肺栓塞(转移性平滑肌瘤)
  - 心功能不全罕见
  - 猝死

影像

超声发现

- 静脉内血栓

MR 发现

- T1 加权像低至中等信号强度,T2 加权像低信号强度,显示在静脉管腔内蛇形或条索状生长

大体所见

一般特征

- 常以宫底为中心
- 多发结节
- 边界清楚至不清
- 切面质韧到质软,白色/奶油色/黄色
- 如水肿改变,呈透明状或乳白色
- 可出现囊性变
- ±与平滑肌瘤(经典的或水肿性)或弥漫平滑肌瘤病的形态重叠
- 肉眼观约 50% 可见血管肌层侵犯
- 出血或钙化不常见
- 子宫外可见蠕虫样肿瘤栓子(最常见于阔韧带)

大小

- <1~24cm(平均 8cm)
- 子宫外蠕虫样肿瘤栓子可长达 50cm

显微镜下所见

组织学特征

- 病变范围不一(显微镜下可见到大体可见),5%~100% 肿瘤位于血管内
- 被覆内皮的平滑肌细胞增殖,在血管腔内呈裂隙状、小叶状、假乳头状或不规则状生长
- 梭形细胞呈束状生长最常见(与经典的平滑肌瘤相同)
- 厚壁血管(有时密集排列,血管瘤样生长)
- ±透明变性区域,少数情况系可见胶原带
- 纤维蛋白沉积、出血、慢性炎症细胞浸润少见

- 常伴内皮下平滑肌细胞增生
- 变型(如平滑肌瘤所见)
  - 富于细胞性:总体细胞密度高于周围肌壁
  - 高度富于细胞性:细胞密度与子宫内膜间质肿瘤相似
  - 上皮样:细胞胞质丰富嗜酸性或透明,核圆形
  - 黏液样:黏液样背景,细胞少
  - 伴水肿改变:大量水肿,使平滑肌岛分离
  - 伴奇异核:一个或多个增大的细胞核,染色质污秽,核内假包涵体,核仁明显
  - 伴脂肪组织:平滑肌细胞与脂肪细胞紧密混合
- 常伴平滑肌瘤,平滑肌瘤可能是主要病变

细胞学特征

- 细胞核拉长,雪茄状,染色质均匀,小核仁±核旁空泡状
- 胞质嗜酸性,少数情况下见透明胞质
- 核分裂活性低或无

辅助实验

免疫组织化学

- SMA、desmin、caldesmon 阳性
- ER、PR 阳性
- CD10、WT1 可弥漫阳性
- keratin、EMA 阳性程度不一
- 血管内皮细胞 CD31 阳性
- MDM2 或 CDK4 表达缺失

遗传学检测

- der(14)t(12;14)(q15;q24)
- 复发者更常丢失 22q12.3-q13.1、22q11.23-q13.31、1p36.13-p33,以及获得 6p22.2、2q37.3 和 10q22.2-q22.3
- 分层聚类分析表达谱更接近平滑肌肉瘤

鉴别诊断

平滑肌瘤伴水肿改变

- 平滑肌细胞结节漂浮在继发于水肿及回缩假象的腔隙内
- 平滑肌瘤内的改变显著

低级别子宫内膜间质肿瘤

- 肉眼观血管侵犯罕见
- 不规则舌状浸润子宫肌层
- 无大的厚壁血管
- 无裂隙样空隙和水肿改变
- 核分裂常见
- 如无平滑肌分化,desmin 和 caldesmon 常阴性

叶状分割性平滑肌瘤

- 良性平滑肌细胞组成的小的漩涡状结节分割子宫肌层,以胶原或水样基质分隔,呈蜿蜒状"浸润"(胎盘样)
- 无血管内生长

弥漫性平滑肌瘤病

- 子宫壁全部或大部分被大量融合的小的(常在显微镜下可见)良性平滑肌瘤结节取代
- 无血管内成分

平滑肌瘤伴血管侵犯

- 平滑肌瘤内部血管腔内可见肿瘤

平滑肌肉瘤伴显著的血管内生长

- 伴出血、坏死、鱼肉状
- 破坏性浸润子宫肌壁
- 细胞学非典型性,核分裂活跃±肿瘤细胞坏死

诊断注意事项

病理诊断要点

- 因为静脉内平滑肌瘤病常未被充分诊断,因此大体检查时应仔细观察平滑肌瘤周围是否有特征性区域

部分参考文献

1. Ordulu Z et al: Intravenous leiomyomatosis: an unusual intermediate between benign and malignant uterine smooth muscle tumors. Mod Pathol. 29(5):500-10, 2016
2. Yu X et al: Factors associated with recurrence after surgical resection in women with intravenous leiomyomatosis. Obstet Gynecol. 128(5):1018-1024, 2016
3. Carr RJ et al: Intravenous leiomyomatosis revisited: an experience of 14 cases at a single medical center. Int J Gynecol Pathol. 34(2):169-76, 2015
4. Buza N et al: Recurrent chromosomal aberrations in intravenous leiomyomatosis of the uterus: high-resolution array comparative genomic hybridization study. Hum Pathol. 45(9):1885-92, 2014
5. Du J et al: Intravenous leiomyomatosis of the uterus: a clinicopathologic study of 18 cases, with emphasis on early diagnosis and appropriate treatment strategies. Hum Pathol. 42(9):1240-6, 2011
6. Fasih N et al: Leiomyomas beyond the uterus: unusual locations, rare manifestations. Radiographics. 28(7):1931-48, 2008
7. Lee HJ et al: Pulmonary benign metastasizing leiomyoma associated with intravenous leiomyomatosis of the uterus: clinical behavior and genomic changes supporting a transportation theory. Int J Gynecol Pathol. 27(3):340-5, 2008
8. Coard KC et al: Leiomyosarcoma of the uterus with a florid intravascular component ("intravenous leiomyosarcomatosis"). Int J Gynecol Pathol. 21(2):182-5, 2002
9. Quade BJ et al: Intravenous leiomyomatosis: molecular and cytogenetic analysis of a case. Mod Pathol. 15(3):351-6, 2002
10. Oliva E et al: Endometrial stromal tumors: an update on a group of tumors with a protean phenotype. Adv Anat Pathol. 7(5):257-81, 2000
11. Roth LM et al: Dissecting leiomyomas of the uterus other than cotyledonoid dissecting leiomyomas: A report of eight cases. Am J Surg Pathol. 23(9):1032-9, 1999
12. Andrade LA et al: Intravenous leiomyomatosis of the uterus. A report of three cases. Pathol Oncol Res. 4(1):44-7, 1998
13. Han HS et al: The clear cell variant of epithelioid intravenous leiomyomatosis of the uterus: report of a case. Pathol Int. 48(11):892-6, 1998
14. Roth LM et al: Cotyledonoid dissecting leiomyoma of the uterus. the Sternberg tumor. Am J Surg Pathol. 20(12):1455-61, 1996
15. Canzonieri V et al: Leiomyomatosis with vascular invasion. A unified pathogenesis regarding leiomyoma with vascular microinvasion, benign metastasizing leiomyoma and intravenous leiomyomatosis. Virchows Arch. 425(5):541-5, 1994
16. Mulvany NJ et al: Intravenous leiomyomatosis of the uterus: a clinicopathologic study of 22 cases. Int J Gynecol Pathol. 13(1):1-9, 1994
17. Clement PB et al: Intravenous leiomyomatosis of the uterus. A clinicopathological analysis of 16 cases with unusual histologic features. Am J Surg Pathol. 12(12):932-45, 1988
18. Clement PB: Intravenous leiomyomatosis of the uterus. Pathol Annu. 23 Pt 2:153-83, 1988
19. Nogales FF et al: Uterine intravascular leiomyomatosis: an update and report of seven cases. Int J Gynecol Pathol. 6(4):331-9, 1987

富于细胞型静脉内平滑肌瘤病静脉内生长

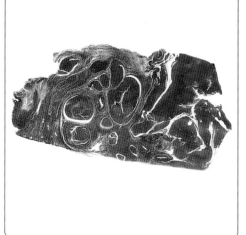

胶原带

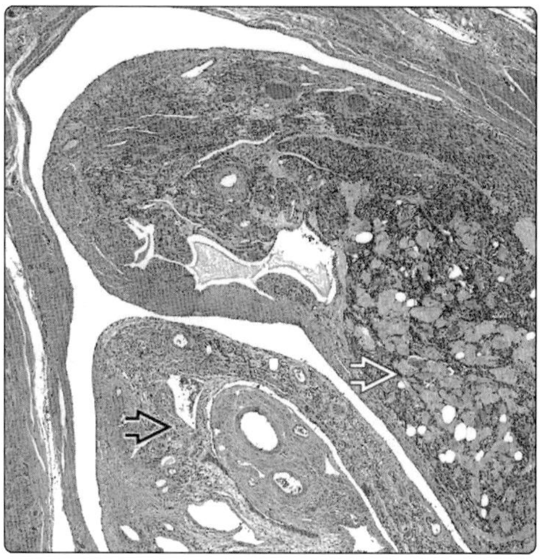

(左)静脉内平滑肌瘤病，当富于细胞时，可呈蓝色外观，类似子宫内膜间质肉瘤肌层内生长。但其轮廓呈圆形，有明显的裂隙且缺乏小动脉。(右)静脉内平滑肌瘤病中出现胶原带➡，需与子宫内膜间质肉瘤进行鉴别。平滑肌瘤的经典区域常伴有大血管⇨和裂隙样空隙

脂肪组织

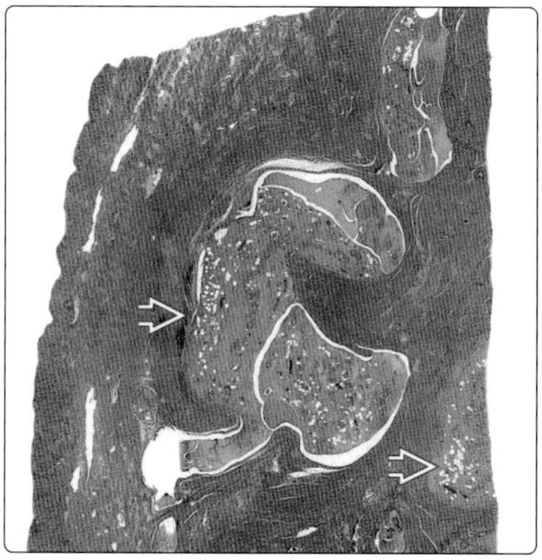

内皮下增殖

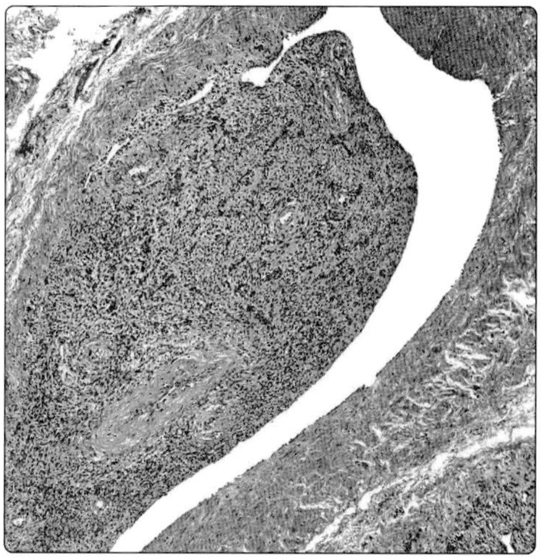

(左)虽然少见，同子宫平滑肌瘤一样，静脉内平滑肌瘤病可含有良性脂肪组织⇨、透明细胞或奇异核。(右)良性平滑肌内皮下增殖常见于静脉平滑肌瘤病，并被推测为该病的起源

平滑肌肉瘤伴显著血管受累

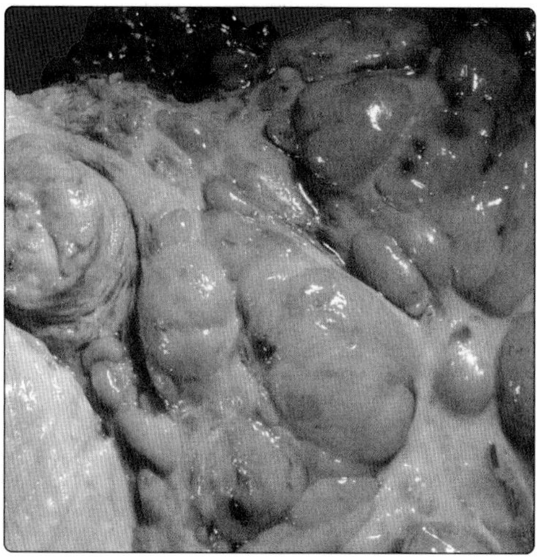

平滑肌瘤伴水肿改变

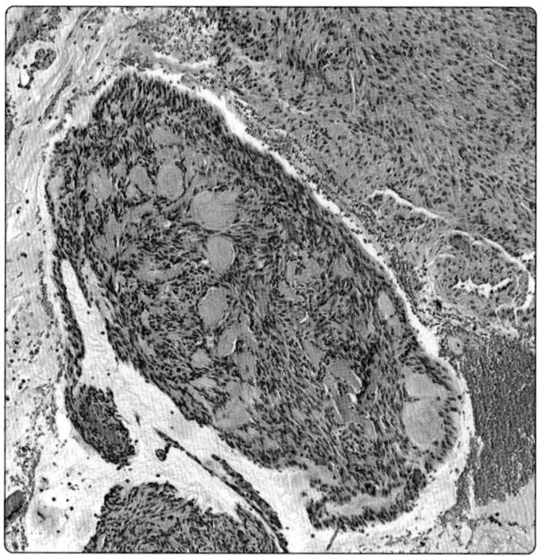

(左)平滑肌肉瘤伴显著血管侵犯时，肉眼观与静脉内平滑肌瘤病相似。然而，平滑肌肉瘤常有明显的细胞学非典型性，活跃的核分裂，并可出现肿瘤坏死。(右)静脉内平滑肌瘤病鉴别诊断还包括平滑肌瘤伴水肿改变，即平滑肌结节漂浮在水肿背景中，形态与血管内肿瘤相似。但 CD31 显示无内皮细胞成分

第 14 节 平滑肌肉瘤

要 点

术语

- 平滑肌源性恶性间叶性肿瘤,形态及分化程度不一

临床问题

- 约占 45% 的子宫肉瘤
- 年龄常>40 岁,高峰在 50 岁
- 黑人女性发病率增加
- 5 年总生存率为 25% ~ 75%

大体所见

- 孤立性大肿块,界限不一
- 如果黏液变,大体检查呈凝胶样

显微镜下所见

- 梭形细胞:常呈长的交错束状排列(通常为富于细胞性)
- 上皮样:弥漫性、巢状、条索状、丛状生长(>50% 细胞)
- 黏液样:以丰富的细胞间黏液为背景
- 细胞学非典型性和核分裂活性
- 梗死型坏死(以坏死和健活肿瘤交界区为特征,常见与出血有关的肉芽组织;坏死区呈干尸样,血管周围无健活的肿瘤)
- 肿瘤细胞坏死(健活区向坏死肿瘤突然过渡,其间无穿插的肉芽组织;坏死区内的细胞具有非典型性)

辅助实验

- SMA、desmin、caldesmon 阳性
- ER、PR 和 AR(较少)阳性
- p16、p53、CD10、Bcl-2、WT1、C-kit 常阳性
- keratin、EMA 阳性,尤其是上皮样型
- HMB-45 可阳性;Melan-A 阴性
- *MED12*、*TP53* 和 *ATRX* 常突变

切面鱼肉状、出血和坏死

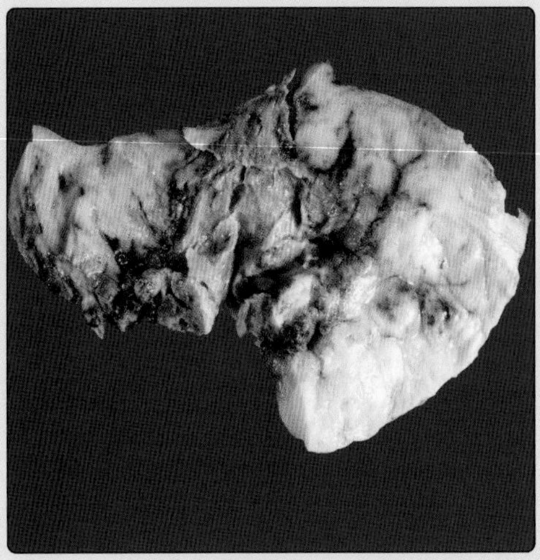

长的交错束状排列

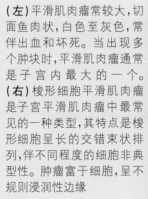

(左)平滑肌肉瘤常较大,切面鱼肉状,白色至灰色,常伴出血和坏死。当出现多个肿块时,平滑肌肉瘤通常是子宫内最大的一个。**(右)**梭形细胞平滑肌肉瘤是子宫平滑肌肉瘤中最常见的一种类型,其特点是梭形细胞呈长的交错束状排列,伴不同程度的细胞非典型性。肿瘤富于细胞,呈不规则浸润性边缘

细胞非典型程度不一

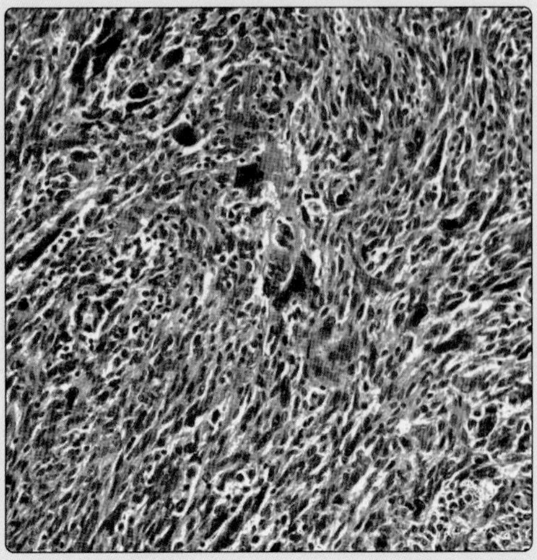

平滑肌瘤样区域

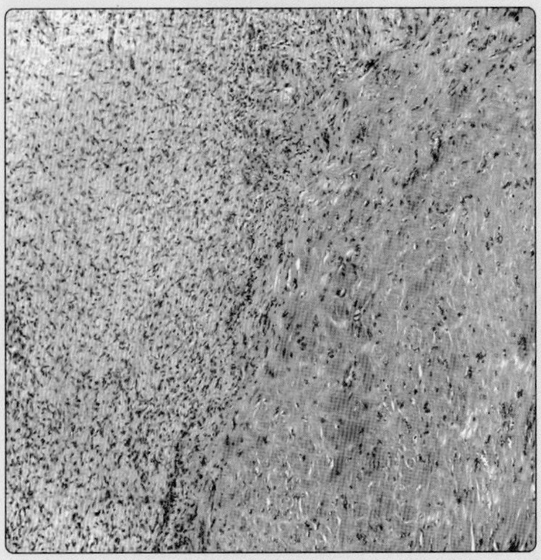

(左)梭形细胞平滑肌肉瘤由细胞非典型性中等至显著的梭形细胞组成。有些肿瘤可呈多核细胞。**(右)**有些平滑肌肉瘤具有异质性,当孤立观察某一区域时,可能诊断为经典型平滑肌瘤或伴奇异核的平滑肌瘤。因此,对大体特征不同的区域进行取样至关重要。图例中两个区域呈相似的免疫组织化学特征

术语

缩略语

- 平滑肌肉瘤(leiomyosarcoma,LMS)

同义词

- 恶性平滑肌肿瘤

定义

- 平滑肌源性恶性间叶性肿瘤,形态及分化程度不一

病因/发病机制

环境暴露

- 可能与先前的放疗有关
- 口服避孕药、他莫昔芬史
- 体重指数>27kg/m²

遗传易感性

- 视网膜母细胞瘤患者或遗传性平滑肌瘤病-肾细胞癌综合征患者发病率增加

前体病变

- 罕见,平滑肌瘤恶性转化

临床问题

流行病学

- 发病率
  - 约占软组织肉瘤的 7%
  - 约 40% 的女性 LMS 起源于子宫
  - 占全部子宫恶性肿瘤<1%
  - 占子宫肉瘤~45%
- 年龄
  - 常为育龄期和绝经后(>40 岁,高峰年龄为 50 岁)
- 种族
  - 黑人女性发病率增加(<<<平滑肌瘤)

表现

- 异常阴道出血和/或盆腔痛
- 迅速生长的"平滑肌瘤"
- 因肿瘤破裂引起的腹腔积血
- 与子宫外受累相关的症状与体征
- 罕见高磷血症

疾病自然史

- 诊断时约 35% 有子宫外疾病

治疗

- 全子宫根治术(±附件切除和/或淋巴结清扫)
- 放疗或化疗无明显疗效

预后

- 5 年总生存率为 25%~75%;Ⅰ期肿瘤为 50%~70%
- 病理分期是最强的预后因子。但一般来说,组织学或分子参数不是很好的预后因子
- 常复发(45%~73%),即使是Ⅰ期肿瘤
- 梭形细胞 LMS 2 年内复发;黏液样和上皮样 LMS 可在 10 年后复发

大体所见

一般特征

- 孤立性大肿块,界限不一
- 如伴有其他子宫平滑肌肿瘤,平滑肌肉瘤者通常是最大的肿块
- 2/3 位于子宫壁内,位于宫颈者罕见
- 切面质软、鱼肉状、隆起,白灰色至粉色
- 上皮样平滑肌肉瘤质地更软,均一,黄色至棕褐色
- 黏液样平滑肌肉瘤呈凝胶样
- ±坏死、出血或囊肿形成
- 可见显著的血管侵犯(静脉内血管平滑肌肉瘤病)

大小

- 范围:1~30cm(平均 9cm)

显微镜下所见

组织学特征

- 常见破坏性浸润边缘
- 梭形
  - 长的交错束状排列(通常为富于细胞性)
  - ±奇异的、破骨细胞型、黄色瘤样或横纹肌样细胞
- 上皮样
  - >50% 的细胞呈上皮样(多角形)形态
  - 弥漫、巢状、条索状、丛状生长
  - ±囊肿形成或腺样空隙
- 黏液样
  - 弥漫或束状生长
  - 由于黏液背景,细胞常稀少
- 常见多种组织学亚型混合
- ±梗死型坏死(以坏死和健活肿瘤交界区为特征,常见与出血有关的肉芽组织;坏死区呈干尸样,血管周围无健活的肿瘤)
- 肿瘤细胞坏死(健活区向坏死肿瘤突然过渡,其间无穿插的肉芽组织;坏死区内的细胞具有非典型性)
- 可发生去分化:高分化区域过渡到高级别多形性区域
- 可能与平滑肌瘤共存
- ±淋巴血管侵犯(可广泛存在)

细胞学特征

- 梭形
  - 梭形细胞±核旁空泡
  - 核质比变化不一,雪茄型核伴不同程度的细胞非典型性,核仁常明显
  - 核分裂活跃
- 上皮样
  - 多角形细胞伴不等量嗜酸性(更常见)或透明胞质
  - 细胞核质比变化不一,核圆形伴不同程度的细胞非典型性,可见核仁
- 黏液样
  - 梭形至星芒状细胞,少量嗜酸性胞质,拉长的但非雪茄形核
  - 轻度至显著的细胞非典型性
  - 核分裂程度不一;如无明显恶性细胞学特征,核分裂指数可能较低

LMS 诊断标准(取决于组织学亚型)

- 梭形(三条标准中需符合两条)

 - ○ 中度至重度细胞非典型性
 - ○ 肿瘤细胞坏死
 - ○ 核分裂≥10 个/10HPF
- 上皮样
 - ○ 核分裂≥5 个/10HPF 和中度至重度细胞非典型性，或肿瘤细胞坏死
 - ○ 如核分裂≤3 个/10HPF 且无细胞非典型性，应诊断为平滑肌瘤
- 黏液样
 - ○ 显著的细胞非典型性或肿瘤细胞坏死
 - ○ 缺乏细胞非典型性或肿瘤细胞坏死时核分裂>1～2 个/10HPF，尤其当存在浸润性边缘时

辅助实验

免疫组织化学

- SMA、desmin、caldesmon 阳性
- ER、PR 和 AR（较少）阳性
- p16、p53、CD10、Bcl-2、WT1 常阳性
- keratin、EMA±（上皮样型更广泛）
- HMB-45 可阳性；Melan-A 和 TFE3 阴性
- CD117（C-kit）常阳性，但无相关突变
- cyclin-D1 阴性（偶可例外）
- 如黏液变性，阿尔辛蓝染色阳性

分子异常

- *MED12*、*TP53* 和 *ATRX* 常突变

鉴别诊断

平滑肌瘤变异型（vs. 梭形 LMS）

- 核分裂活跃
 - ○ 无细胞非典型性
- 伴奇异核型
 - ○ 平均核分裂计数高达 2 个/10HPF
- 卒中性
 - ○ 远离坏死的区域细胞形态温和，核分裂少见

梭形横纹肌肉瘤（vs. 梭形 LMS）

- 可见横纹
- 亮嗜酸性胞质
- MyoD1、myogenin 和 myoglobin 阳性

未分化肉瘤（vs. 梭形 LMS）

- 无明显的束状生长（排除性诊断）

PEComa（vs. 梭形或上皮样 LMS）

- 可伴有结节性硬化复合症
- 肿瘤细胞围绕血管周围排列
- 显著的纤细血管系统
- 蜘蛛细胞和花型细胞
- 可见胞质内黑色素
- Melan-A 和 TFE3 阳性

胃肠间质瘤（vs. 梭形或上皮样 LMS）

- 常以子宫壁外侧为中心
- CD34 和 DOG1 阳性

中间型滋养细胞源性肿瘤（vs. 上皮样 LMS）

- 肿瘤细胞浸润血管壁，取代内皮细胞，伴纤维蛋白沉积（胎盘部位滋养细胞肿瘤）
- 肿瘤细胞围绕血管周围排列，穿插有大量的嗜酸性物质（上皮样滋养细胞肿瘤）
- inhibin、HPL、MEL-CAM 阳性
- p63 阳性（上皮样滋养细胞肿瘤）
- HCG 可局灶阳性
- 平滑肌标志物阴性

黑色素瘤（vs. 上皮样 LMS）

- 如转移：既往史
- 常淋巴血管侵犯
- Melan-A、S100、SOX10 阳性
- 平滑肌和角蛋白标志物阴性

未分化癌（vs. 上皮样 LMS）

- 局灶腺样分化
- desmin、caldesmon 阴性；CK18 阳性

类似卵巢性索肿瘤的子宫肿瘤（vs. 上皮样 LMS）

- 网状、性索样或岛状生长
- 胞质丰富、空泡状
- inhibin 和 Melan-A 阳性

转移性小叶癌（vs. 上皮样 LMS）

- 既往史
- 出现胞质内腺腔
- mammaglobin、GATA3 和 GCDFP15 阳性（～50%）
- desmin、caldesmon 阴性

上皮样血管肉瘤（vs. 上皮样 LMS）

- 切面出血
- 发育良好至发育不良的血管腔，其内可见红细胞
- CD31 和其他血管标志物阳性

黏液样或上皮样子宫内膜间质肉瘤

- 特征性舌状浸润性生长
- 小动脉和温和细胞学特征
- desmin 和 caldesmon 阴性

黏液性平滑肌瘤（vs. 黏液样 LMS）

- 常边界清楚
- 无细胞学非典型性，核分裂罕见或缺乏

伴黏液样和经典区域的平滑肌瘤（vs. 黏液样 LMS）

- 与周围子宫肌壁分界明显
- 黏液区（局灶）与非黏液区交替分布
- 无细胞非典型性或核分裂象

平滑肌瘤伴水样改变（vs. 黏液样 LMS）

- 水样（非黏性），多结节（阿尔辛蓝阴性）
- 无细胞非典型性，核分裂罕见或缺乏

诊断标准(依据组织学分型)			
	梭形细胞平滑肌肉瘤	上皮样平滑肌肉瘤	黏液样平滑肌肉瘤
细胞非典型性	中至重	中至重	轻至重
肿瘤细胞坏死	+/-	+/-	+/-
核分裂象	≥10 个/10HPF	≥5 个/10HPF*	缺乏细胞非典型性或肿瘤细胞坏死时核分裂>1~2 个/10HPF,尤其当存在浸润性边缘时**

* 核分裂<3 个/10HPF 的肿瘤为良性。**边界清楚且无核分裂、无细胞非典型性的肿瘤应诊断为平滑肌瘤。

炎性肌成纤维细胞瘤(vs. 梭形或黏液样 LMS)

- 紊乱的束状生长
- 常伴大量浆细胞及淋巴细胞
- ALK1 或 ROS1 阳性,caldesmon 阴性
- *ALK1*、*ROS1* 或其他重排

高级别子宫肉瘤伴 BCOR 异常(vs. 黏液样 LMS)

- *ZC3H7B-BCOR* 融合或 *BCOR* 内部串联复制
- cyclin-D1 和 BCOR(约 50%)阳性
- 平滑肌标志物弱阳或阴性

诊断注意事项

病理诊断要点

- 在评价平滑肌肿瘤的细胞非典型性时,应在 10 倍物镜下进行观察,如可能,应比较肿瘤与周围肌壁的细胞学特征
- 评估细胞学非典型性和核分裂计数至关重要,因为区分肿瘤细胞坏死和梗死型坏死可能很困难,且对二者的解读可重复性差
- 广泛取样总是有用的,特别对于上皮样和黏液样 LMS,广泛取样有助于发现核分裂活跃区域,后者是建立正确诊断的关键
- 应用免疫组织化学鉴别平滑肌肿瘤与其相似肿瘤时,使用抗体组合非常必要,因为单一抗体表达互相重叠的现象很常见(例如 PEComa 可表达 desmin,而 LMS 可表达 HMB45)

部分参考文献

1. Cuppens T et al: Integrated genome analysis of uterine leiomyosarcoma to identify novel driver genes and targetable pathways. Int J Cancer. 142(6):1230-1243, 2018
2. Bennett JA et al: Inflammatory myofibroblastic tumor of the uterus: a clinicopathological, immunohistochemical, and molecular analysis of 13 cases highlighting their broad morphologic spectrum. Mod Pathol. 30(10):1489-1503, 2017
3. Busca A et al: Myxoid mesenchymal tumors of the uterus: an update on classification, definitions, and differential diagnosis. Adv Anat Pathol. 24(6):354-361, 2017
4. Lewis N et al: ZC3H7B-BCOR high-grade endometrial stromal sarcomas: a report of 17 cases of a newly defined entity. Mod Pathol. ePub, 2017
5. Schaefer IM et al: Abnormal p53 and p16 staining patterns distinguish uterine leiomyosarcoma from inflammatory myofibroblastic tumour. Histopathology. 70(7):1138-1146, 2017
6. Mäkinen N et al: Exome sequencing of uterine leiomyosarcomas identifies frequent mutations in TP53, ATRX, and MED12. PLoS Genet. 12(2):e1005850, 2016
7. Parra-Herran C et al: Myxoid leiomyosarcoma of the uterus: a clinicopathologic analysis of 30 cases and review of the literature with reappraisal of Its distinction from other uterine myxoid mesenchymal neoplasms. Am J Surg Pathol. 40(3):285-301, 2016
8. Parra-Herran C et al: Inflammatory myofibroblastic tumor of the uterus: clinical and pathologic review of 10 cases including a subset with aggressive clinical course. Am J Surg Pathol. 39(2):157-68, 2015
9. Burch DM et al: Myxoid leiomyosarcoma of the uterus. Histopathology. 59(6):1144-55, 2011
10. Chen E et al: Dedifferentiated leiomyosarcoma: clinicopathological analysis of 18 cases. Histopathology. 59(6):1135-43, 2011
11. Veras E et al: "Low-grade leiomyosarcoma" and late-recurring smooth muscle tumors of the uterus: a heterogenous collection of frequently misdiagnosed tumors associated with an overall favorable prognosis relative to conventional uterine leiomyosarcomas. Am J Surg Pathol. 35(11):1626-37, 2011
12. Wang WL et al: Histopathologic prognostic factors in stage I leiomyosarcoma of the uterus: a detailed analysis of 27 cases. Am J Surg Pathol. 35(4):522-9, 2011
13. Abeler VM et al: Uterine sarcomas in Norway: a histopathological and prognostic survey of a total population from 1970 to 2000 including 419 patients. Histopathology. 54(3):355-64, 2009
14. Pelmus M et al: Prognostic factors in early-stage leiomyosarcoma of the uterus. Int J Gynecol Cancer. 19(3):385-90, 2009
15. Chen L et al: Immunohistochemical analysis of p16, p53, and Ki-67 expression in uterine smooth muscle tumors. Int J Gynecol Pathol. 27(3):326-32, 2008
16. Toro JR et al: Incidence patterns of soft tissue sarcomas, regardless of primary site, in the surveillance, epidemiology and end results program, 1978-2001: an analysis of 26,758 cases. Int J Cancer. 119(12):2922-30, 2006
17. Bodner K et al: Bcl-2 expression and other clinicopathologic parameters in uterine leiomyosarcoma. Wien Klin Wochenschr. 116(4):135-9, 2004
18. Kelley TW et al: Estrogen and progesterone receptor expression in uterine and extrauterine leiomyosarcomas: an immunohistochemical study. Appl Immunohistochem Mol Morphol. 12(4):338-41, 2004
19. Leath CA 3rd et al: Immunohistochemical evaluation of the c-kit proto-oncogene in sarcomas of the uterus: a case series. J Reprod Med. 49(2):71-5, 2004
20. Leitao MM et al: Tissue microarray immunohistochemical expression of estrogen, progesterone, and androgen receptors in uterine leiomyomata and leiomyosarcoma. Cancer. 101(6):1455-62, 2004
21. Silva EG et al: Uterine epithelioid leiomyosarcomas with clear cells: reactivity with HMB-45 and the concept of PEComa. Am J Surg Pathol. 28(2):244-9, 2004
22. Giuntoli RL 2nd et al: Retrospective review of 208 patients with leiomyosarcoma of the uterus: prognostic indicators, surgical management, and adjuvant therapy. Gynecol Oncol. 89(3):460-9, 2003
23. Leitao MM et al: Incidence of lymph node and ovarian metastases in leiomyosarcoma of the uterus. Gynecol Oncol. 91(1):209-12, 2003
24. Coard KC et al: Leiomyosarcoma of the uterus with a florid intravascular component ("intravenous leiomyosarcomatosis"). Int J Gynecol Pathol. 21(2):182-5, 2002
25. Levine PH et al: Rhabdoid epithelioid leiomyosarcoma of the uterine corpus: a case report and literature review. Int J Surg Pathol. 10(3):231-6, 2002
26. Iwata J et al: Immunohistochemical detection of cytokeratin and epithelial membrane antigen in leiomyosarcoma: a systematic study of 100 cases. Pathol Int. 50(1):7-14, 2000
27. Mayerhofer K et al: Leiomyosarcoma of the uterus: a clinicopathologic multicenter study of 71 cases. Gynecol Oncol. 74(2):196-201, 1999
28. Prayson RA et al: Epithelioid smooth-muscle tumors of the uterus: a clinicopathologic study of 18 patients. Am J Surg Pathol. 21(4):383-91, 1997
29. Bell SW et al: Problematic uterine smooth muscle neoplasms: a clinicopathologic study of 213 cases. Am J Surg Pathol. 18(6):535-58, 1994

(左)平滑肌肉瘤常破坏性浸润子宫肌壁，尽管某些肿瘤边界清晰，具有欺骗性。肿瘤边缘淋巴血管侵犯更明显。罕见情况下，可广泛侵犯淋巴血管，形态与血管内平滑肌瘤病相似。**(右)**大多数梭形细胞平滑肌肉瘤呈富于细胞性(不是诊断特征)，活跃核分裂。具有雪茄状细胞核，常伴核旁空泡

破坏性浸润及淋巴血管侵犯

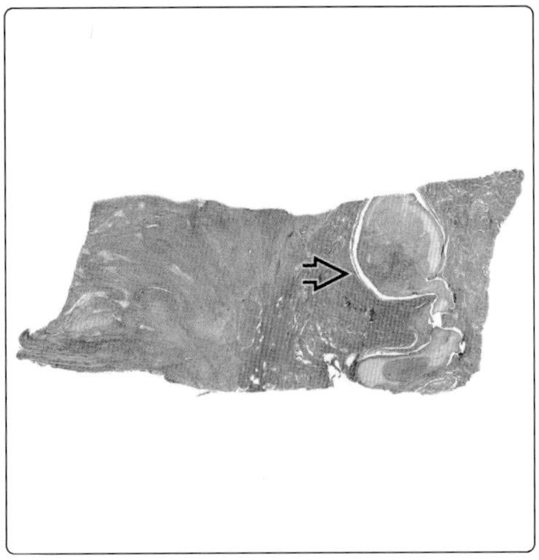

富于细胞，核分裂活跃

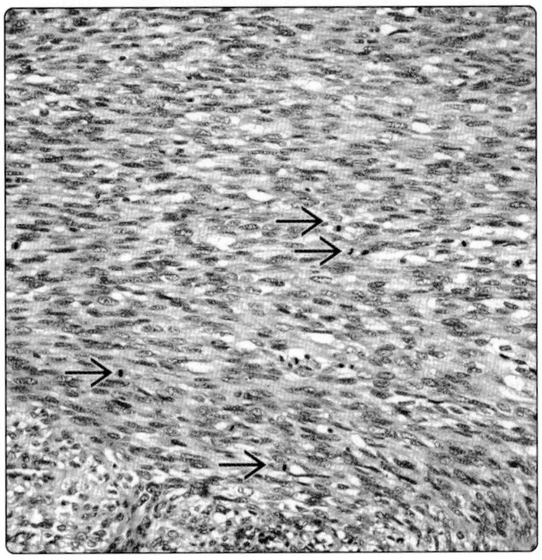

(左)肿瘤细胞坏死的特征是由健活区向坏死区的突然过渡，无穿插生长的肉芽组织；血管周围可见健活肿瘤细胞生长伴显著细胞异型性。**(右)**梗死型坏死的特征是健活区与坏死区之间常见肉芽组织带，伴出血；坏死区肿瘤细胞呈干尸样，血管坏死

肿瘤细胞坏死，血管周围的健活肿瘤

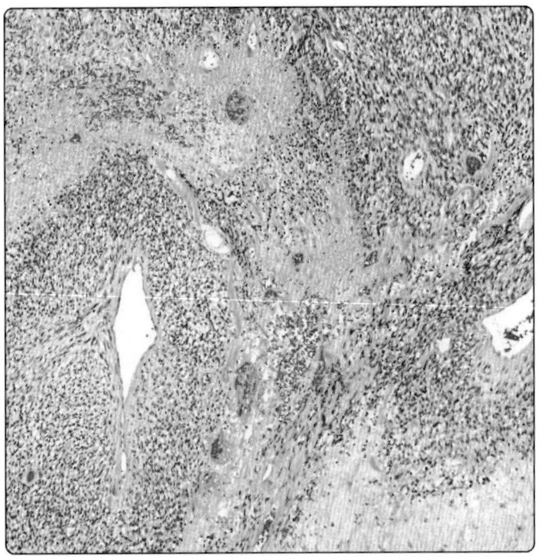

梗死型坏死

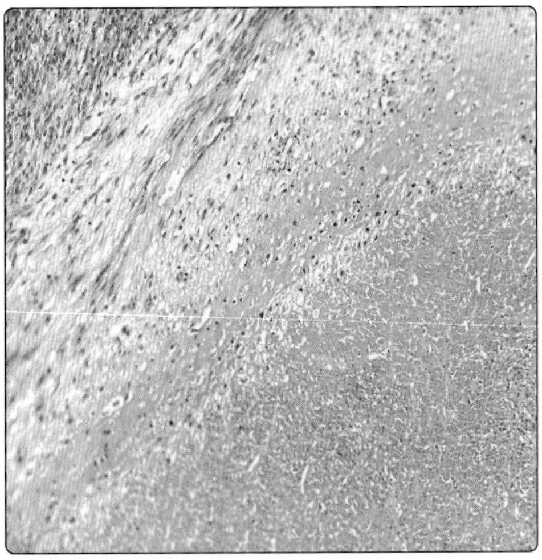

(左)需牢记，同富于细胞平滑肌瘤和其他子宫间质肿瘤一样，平滑肌肉瘤 CD10 常阳性。因此，CD10 应作为抗体组合的一部分。**(右)**恶性平滑肌肿瘤 p16 常呈弥漫强阳性。p16 有助于鉴别平滑肌肉瘤与平滑肌瘤变型；但伴奇异核的平滑肌瘤(常见的鉴别诊断)也常呈阳性

CD10 弥漫阳性

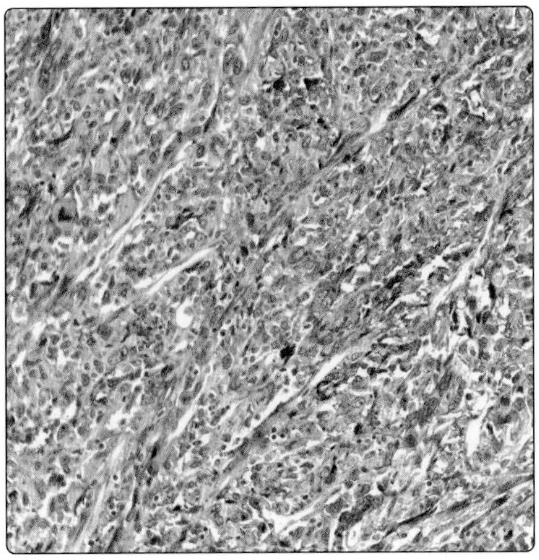

p16 细胞核和细胞质弥漫强阳性

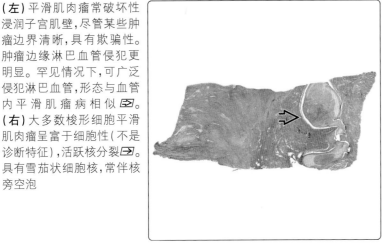

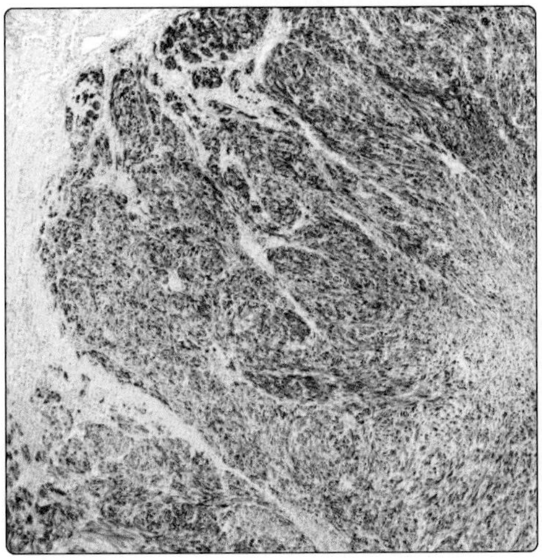

上皮样细胞呈弥漫巢状生长（上皮样平滑肌肉瘤）

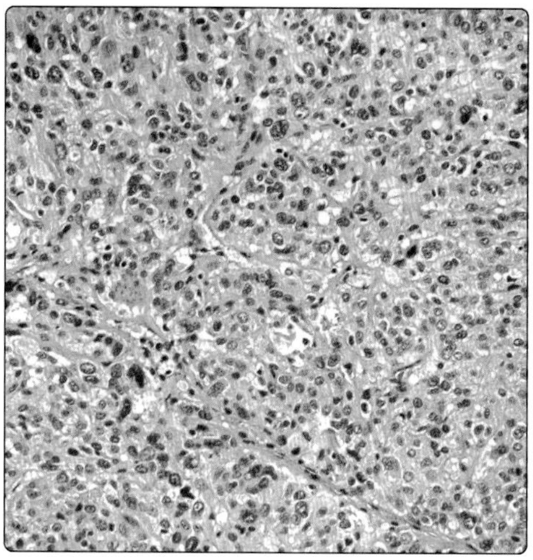

条索状生长（上皮样平滑肌肉瘤）

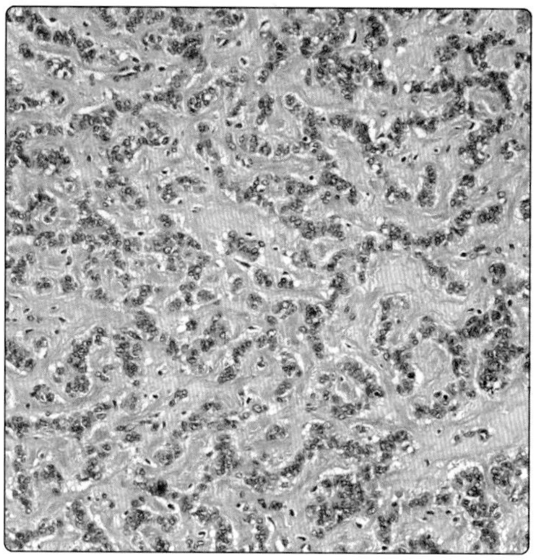

（左）上皮样平滑肌肉瘤常呈片状、条索状或巢状生长，由富含胞质的细胞组成，至少占肿瘤的 50%。**（右）**有些上皮样平滑肌肉瘤显示明显的条索样生长（丛状），与转移性小叶癌相似。肿瘤细胞被大量胶原分隔。良性上皮样平滑肌肿瘤可呈相同的生长方式，当肿瘤<1cm 且为良性时，称为丛状微小瘤

滤泡样间隙（上皮样平滑肌肿瘤）

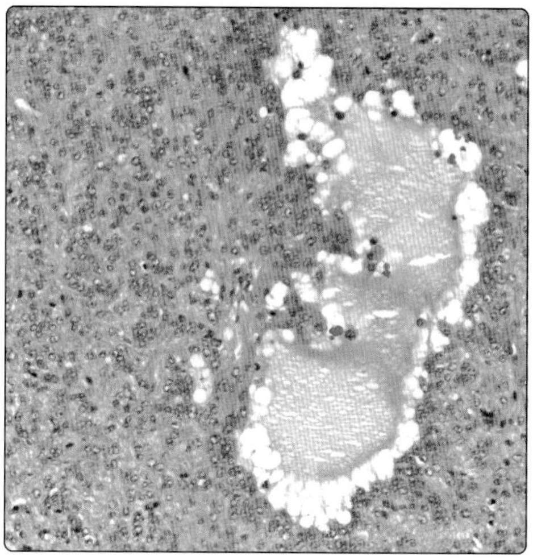

伴细胞非典型性及核分裂的多角形细胞（上皮样平滑肌肉瘤）

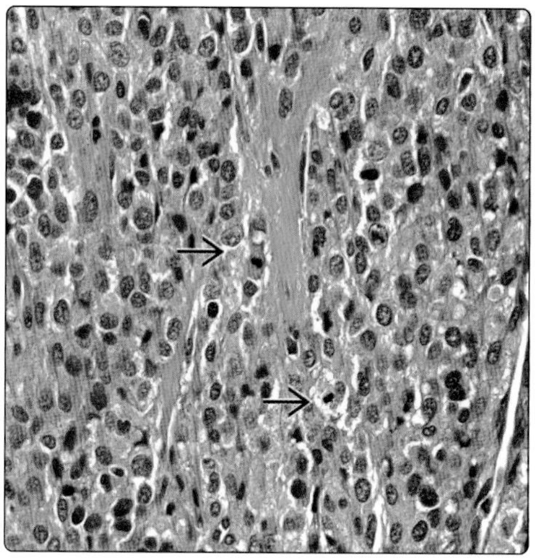

（左）一些上皮样平滑肌肿瘤（平滑肌瘤或平滑肌肉瘤）包含滤泡样或假腺样结构。注意肿瘤细胞簇。**（右）**上皮样平滑肌肉瘤常呈多角形至圆形细胞，丰富的嗜酸性胞质（透明胞质相对少见），细胞核圆形，至少有中度的非典型性。注意图例中可见 2 个核分裂象 ⮕。应仔细计数核分裂

EMA 阳性

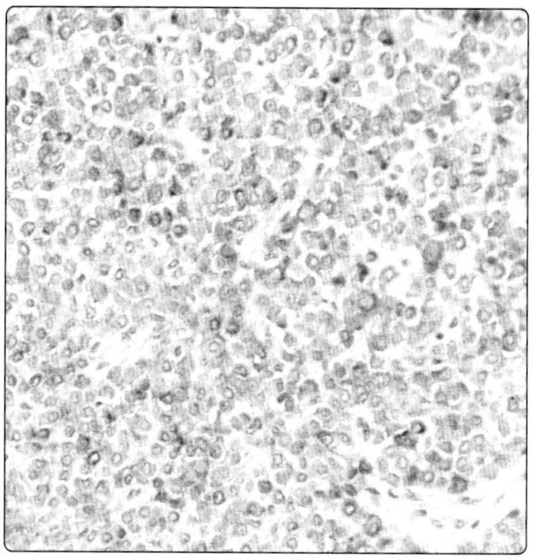

ER 弥漫强阳性表达

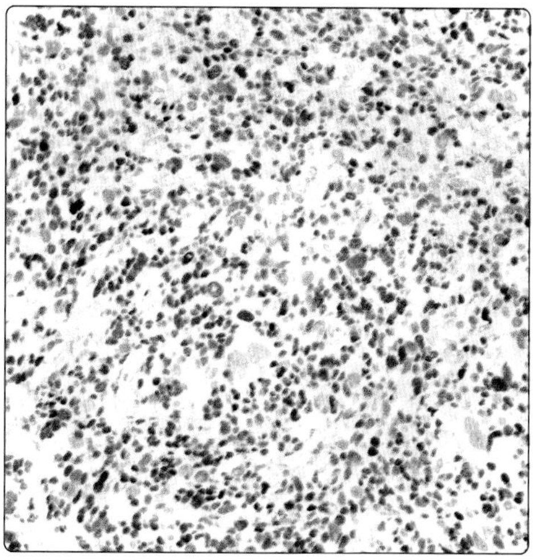

（左）上皮样平滑肌肿瘤（平滑肌瘤和平滑肌肉瘤）比梭形平滑肌肿瘤的上皮标志物阳性更常见。如需鉴别诊断低分化癌，这可能是一个陷阱。因此，应联合使用其他标志物。**（右）**绝大多数上皮样、梭形、黏液样平滑肌肉瘤呈 ER（如图所示）、PR 弥漫表达，约 50% AR 阳性

（左）黏液样平滑肌肉瘤切面常呈凝胶样，有光泽。与良性肿瘤相似，黏液样平滑肌肉瘤与周围肌壁分界清楚，具有欺骗性。**（右）**然而，仔细取样和检查肿瘤与肌壁交界，常见黏液样平滑肌肉瘤浸润性、破坏性侵犯肌层

切面灰色，有光泽（黏液样平滑肌肉瘤）

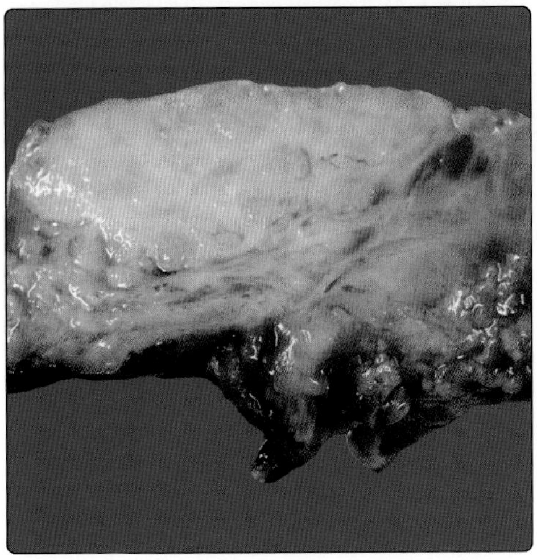

不规则浸润性生长（黏液样平滑肌肉瘤）

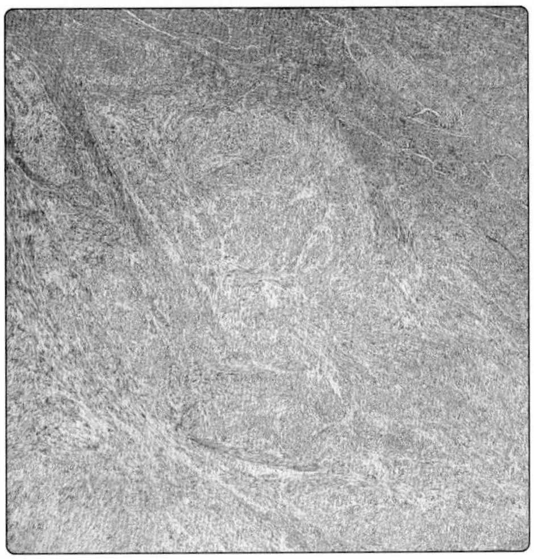

（左）黏液样平滑肌肉瘤常含丰富的黏液基质，分割肿瘤性肌纤维，并使整个束状结构发生扭曲。注意存在细胞非典型性是诊断恶性肿瘤的标准之一。**（右）**黏液样平滑肌肉瘤的细胞密度和细胞异型程度不一。当缺乏显著的细胞非典型性或肿瘤细胞坏死时，核分裂≥2 个/10HPF ⇨可作为诊断依据

丰富的黏液样基质（黏液样平滑肌肉瘤）

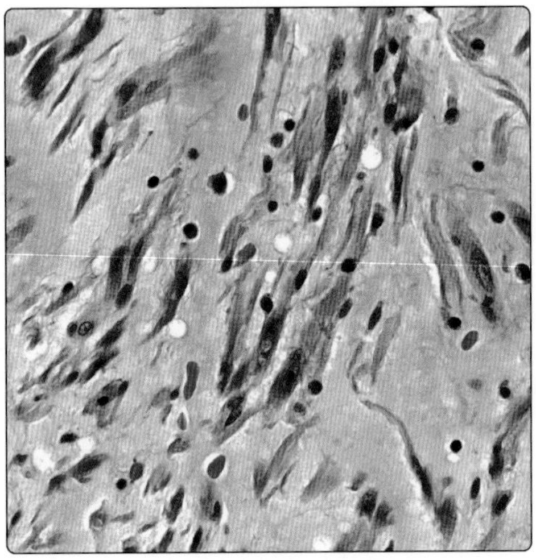

细胞异型程度不一伴核分裂（黏液样平滑肌肉瘤）

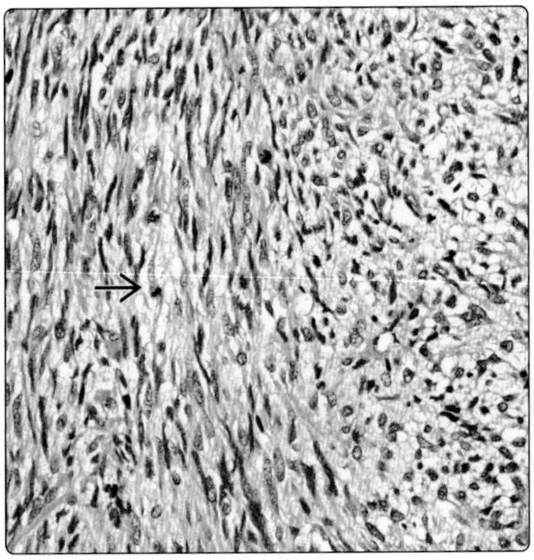

（左）阿尔辛蓝染色显示黏液样平滑肌肉瘤中存在丰富的细胞间黏液样基质。这有助于与平滑肌瘤伴显著细胞间水肿进行鉴别，后者阿尔辛蓝染色常阴性。**（右）**黏液样平滑肌肉瘤的平滑肌标志物常呈阳性，包括 desmin（如图所示）和 H-caldesmon，尽管有些肿瘤仅呈斑片状弱阳性

黏液基质呈阿尔辛蓝阳性（黏液样平滑肌肉瘤）

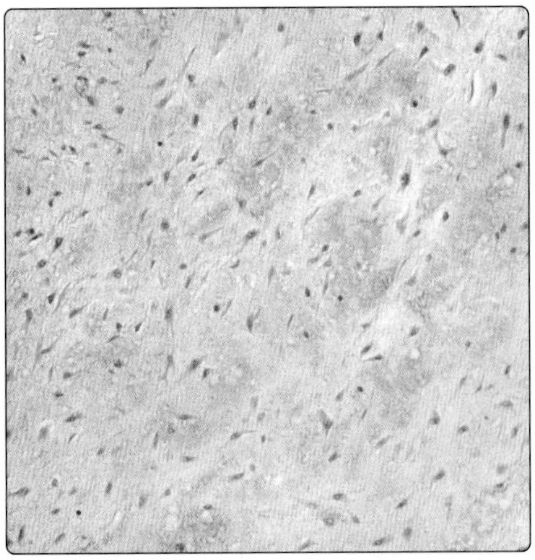

desmin 强阳性

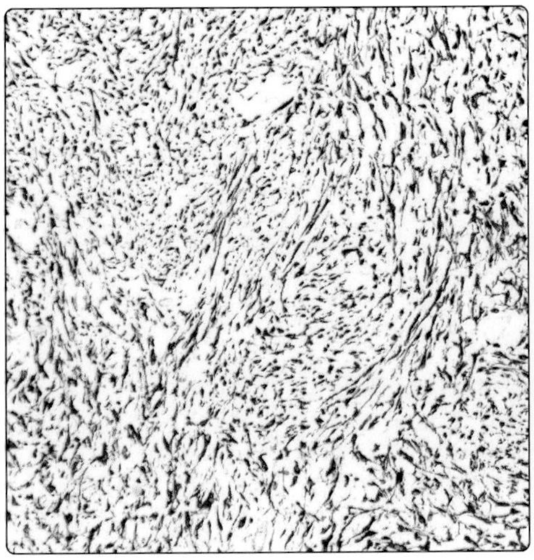

伴奇异核的平滑肌瘤

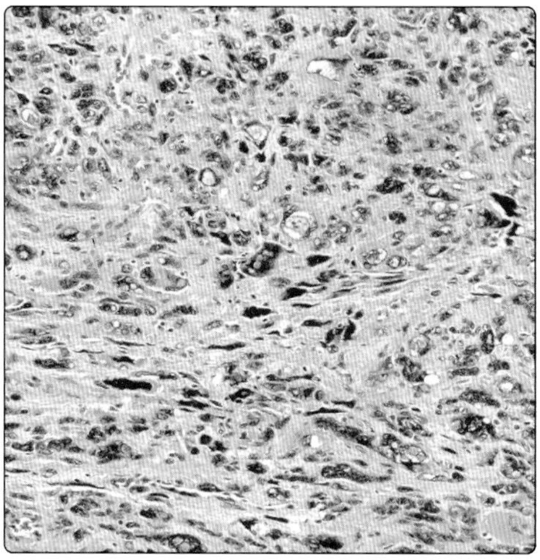

胃肠间质瘤

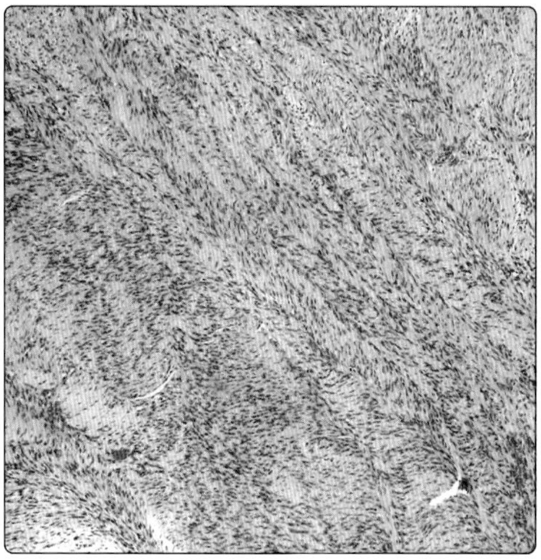

(左)伴奇异核的平滑肌瘤与梭形平滑肌肉瘤常鉴别困难，二者均可见大量的非典型细胞和凋亡小体，凋亡小体常被误认为非典型核分裂。且二者 p16 均呈阳性。**(右)**胃肠间质瘤可继发累及子宫，易与梭形或上皮样平滑肌肉瘤混淆。在这些病例中，抗体组合应包括 CD34、C-kit 和 DOG1，因为胃肠间质瘤可呈 desmin 阳性

类似性索肿瘤的子宫肿瘤

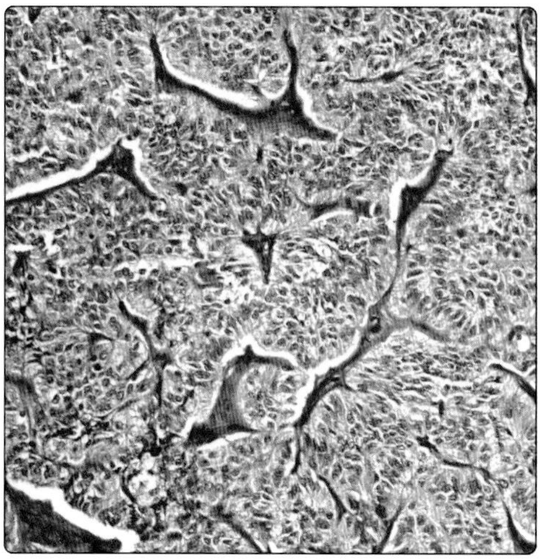

PEComa

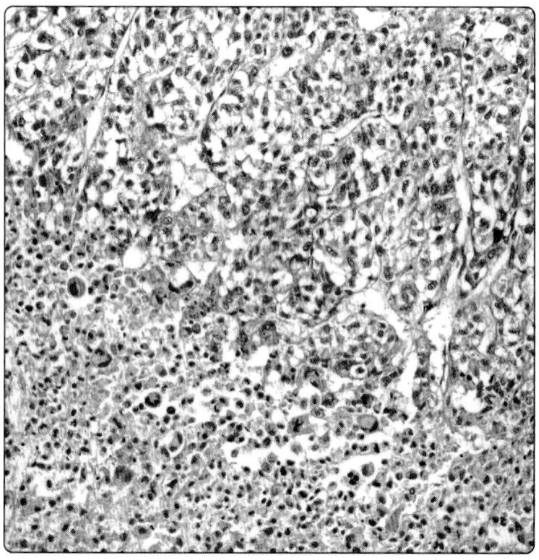

(左)类似卵巢性索肿瘤的子宫肿瘤，其生长方式可与上皮样平滑肌肉瘤相似，包括条索状、小梁状、巢状和片状。发现真性小管、网状生长，inhibin 或 Melan-A 阳性可排除上皮样平滑肌肉瘤。**(右)**上皮样平滑肌肉瘤需与 PEComa 进行鉴别。PEComa 也可呈束状、巢状生长，细胞呈梭形、多角形、嗜酸性和透明状

炎性肌成纤维细胞瘤

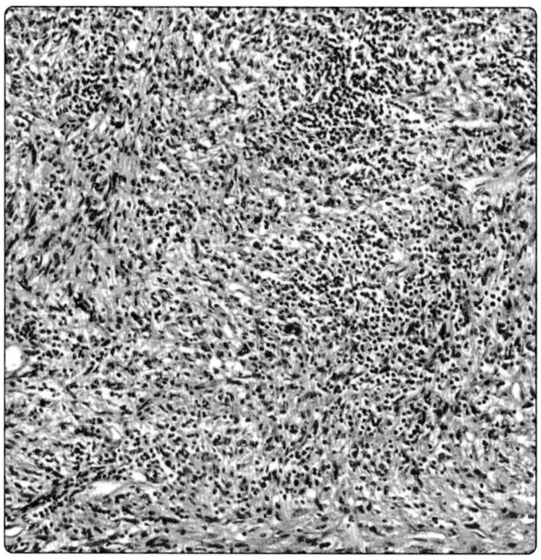

高级别子宫肉瘤伴 *BCOR* 异常

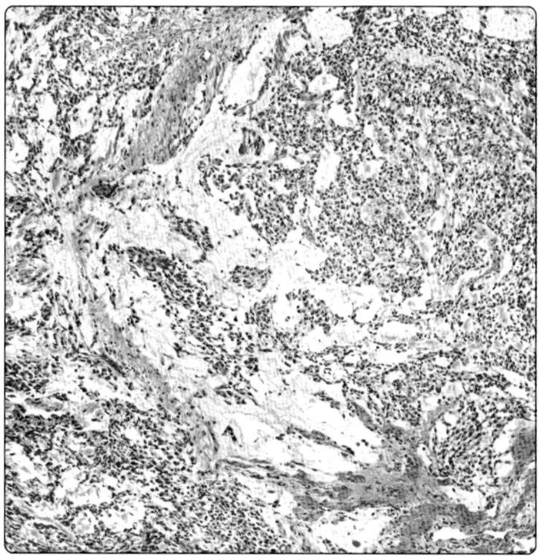

(左)炎性肌成纤维细胞瘤可能与梭形或黏液样良性或恶性平滑肌肿瘤非常相似。其平滑肌标志物也呈阳性。片状慢性炎症细胞浸润，ALK1 或 ROS1 阳性有助于鉴别诊断。**(右)**高级别子宫肉瘤伴 *ZC3H7B-BCOR* 融合或 *BCOR* 内部串联复制，常与黏液样平滑肌肿瘤混淆。前者 CD10、cyclin-D1 和约 50% BCOR 阳性

第 15 节 血管周上皮样细胞增生

要 点

术语

- 起源自神经嵴干细胞的肿瘤家族，具有肌样和黑色素细胞分化能力（血管周上皮样细胞）

临床问题

- 血管周上皮样细胞肿瘤：常位于子宫；宫体>宫颈
  - 如≥4 个如下特征则具有侵袭性：>5cm，浸润性，高级别核，核分裂>1 个/50HPF，坏死，血管浸润
- LAM：如发生在子宫，常累及肺；如果仅发生于子宫，则预后良好

显微镜下所见

- 血管周上皮样细胞肿瘤（PEComa）
  - 弥漫性、梭形、巢状生长；围绕血管放射性排列；纤细的毛细血管网
  - 梭形/上皮样细胞或混合型；±色素；不同程度的细胞非典型性，核分裂指数常较低
- LAM
  - 边界不清的束状梭形细胞由裂隙样空隙分隔，无细胞非典型性

辅助实验

- 同时表达 SMA、desmin、caldemon、HMB-45、Melan-A 和 MiTF
- 如为梭形：平滑肌>>黑色素细胞标志物；如为上皮样：黑色素细胞>>平滑肌标志物
- cathepsin-K 弥漫强阳性
- TFE3 阳性，尤其是透明细胞（TFE3、HMB-45、cathepsin-K 弥漫阳性）
- *TSC1* 和 *TSC2* 突变；*TFE3* 易位（XP11.2），尤其是透明细胞

首要的鉴别诊断

- 上皮样/梭形平滑肌肿瘤
- 上皮样子宫内膜间质肿瘤
- 黑色素瘤或外周神经鞘瘤

大的、坏死性息肉样肿块

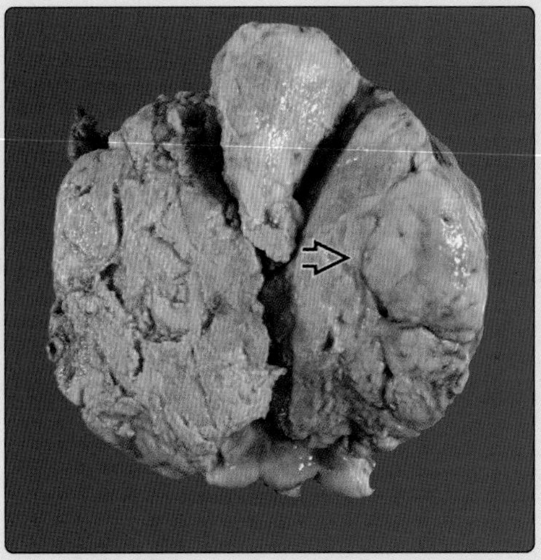

小的子宫肌层内结节

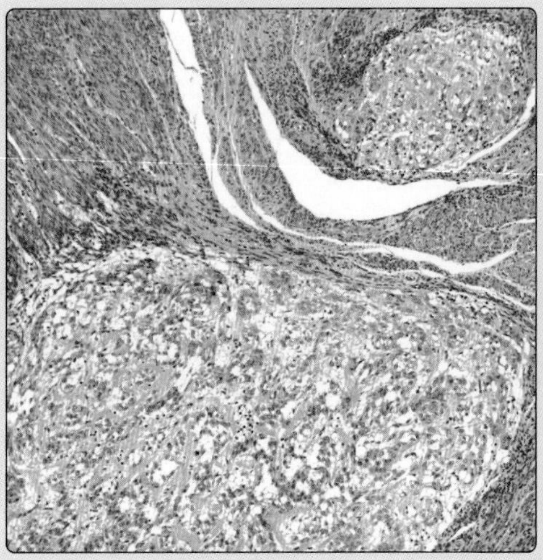

（左）PEComa 可表现为大的息肉样肿块。当为恶性 PEComa 时，可浸润子宫壁伴广泛坏死。注意白色至棕褐色的健活肿瘤→边缘。（右）在某些情况下，PEComa 可能因子宫肌瘤或其他指征进行子宫切除时的偶然发现。大小≥5cm 是与侵袭性行为有关的因素之一

上皮样细胞弥漫生长

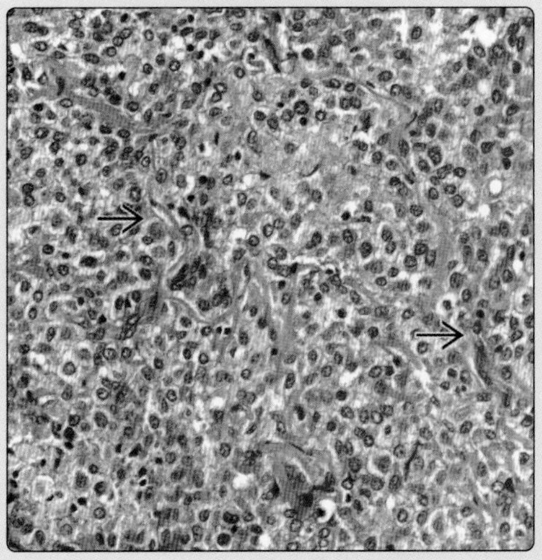

硬化变型

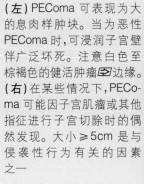

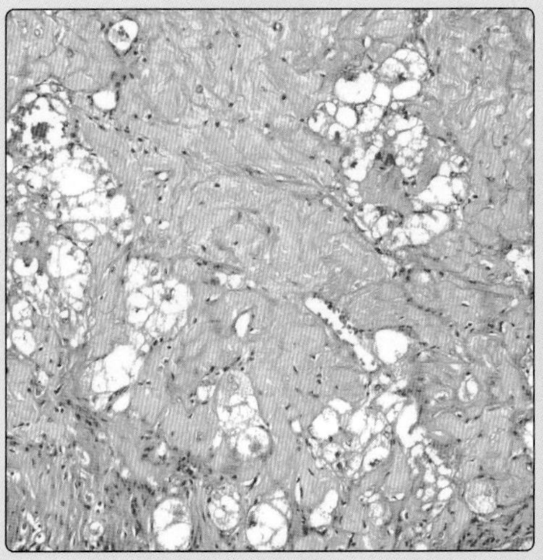

（左）PEComa 常由片状生长的上皮样细胞组成。注意丰富的纤细毛细血管网→是这些肿瘤的特征，有助于与平滑肌肿瘤鉴别。（右）PEComa 硬化变型更常见于腹膜后，也可发生于其他部位，包括子宫。显著的透明变性可能掩盖肿瘤典型的结构特征

术语

缩略语

- 淋巴管平滑肌瘤病(lymphangioleiomyomatosis,LAM)

定义

- 起源自神经嵴干细胞的肿瘤家族,具有肌样和黑色素细胞分化能力(血管周上皮样细胞)

病因/发病机制

基因异常

- 可能与伴有 *TSC1* 或 *TSC2* 基因突变的结节性硬化复合症(TSC)相关,*TSC1* 或 *TSC2* 基因突变可分别累及 hamartin 蛋白或 tuberin 蛋白(常染色体显性遗传)
  - 大脑皮层结节,皮肤病变,心脏横纹肌瘤,LAM,透明细胞性肾细胞癌
  - 与 LAM 相关性高于血管周上皮样细胞肿瘤(PEComa)
  - 与 TSC 的相关性低于女性生殖道以外的肿瘤

临床问题

流行病学

- 发病率
  - PEComa:不常见
  - LAM:罕见
- 年龄
  - PEComa
    - 范围广泛:28~75 岁
  - LAM
    - 绝经前妇女(平均 37 岁)

部位

- PEComa:子宫(女性生殖道最常见部位;宫体>宫颈)
- LAM:肺、淋巴结、腹膜后、盆腔(包括子宫,女性生殖道中最常见的部位)和纵隔

表现

- PEComa
  - 异常子宫出血/绝经后出血
  - 腹痛
  - 偶然发现(子宫肌瘤)
  - 腹腔积血
- LAM
  - 常偶然发现,但很少形成肿块
  - 症状与宫外受累或 TSC 有关

治疗

- PEComa
  - 子宫切除术±双附件切除术
  - 如为恶性,可采取放疗或化疗
  - mTOR 抑制剂可能有疗效
- LAM
  - 子宫受累者无特殊治疗

预后

- PEComa
  - 预后不确定,但子宫肿瘤常更具有侵袭性
    - 如为恶性,中位生存期:约 2 年
  - 如符合 4 条或 4 条以上特征,则可能出现侵袭性行为
    - 肿瘤大小>5cm
    - 浸润性生长
    - 高级别细胞学特征
    - 核分裂>1 个/50HPF
    - 坏死
    - 淋巴管血管浸润
- LAM
  - 如只发生于子宫,预后良好
  - 如伴有肺脏 LAM,患者可能需要肺移植

大体所见

一般特征

- PEComa
  - 切面鱼肉状,棕褐色、灰白色或黄色
  - 不同程度的出血和/或坏死
  - 可能多发(PEComa 病)(在子宫内或女性生殖道内)
- LAM
  - 如有肿块(如与 TSC 相关则更常见),切面呈淡黄色

大小

- PEComa:0.5~>20.0cm(平均 5.0cm)
- LAM:肌壁不规则增厚,或罕见肿块(常<3cm)

显微镜下所见

组织学特征

- PEComa
  - 界限清楚或浸润性、舌状(与子宫内膜间质肉瘤相似)或破坏性边界
  - 弥漫性、束状、巢状、条索状,LAM 样生长或混合生长
  - 肿瘤细胞血管周围放射性排列
  - 细胞密集程度不一
  - 纤细的毛细血管网
  - ±明显的血管周围透明变性或广泛的透明变性(硬化变型)
  - 可出现坏死和淋巴血管侵犯
- LAM
  - 常呈多中心性
  - 界限清楚至边界不清伴边缘不规则
  - 不规则束状结构由不规则的裂隙样空隙分隔
  - 可见薄的胶原带

细胞学特征

- PEComa
  - 细胞胞质嗜酸性至透明(罕见大量)至空泡状,核呈梭形至圆形(上皮样)伴小核仁,至大的多形性核质深染细胞

伴明显核仁
- ±横纹肌样细胞
- ±黑色素罕见
- 可见巨核仁和核内假包涵体
- 可见多核细胞（退变型）、蜘蛛样巨细胞
- 核分裂象多少不一（绝大多数≤1 个/50HPF）

- LAM
  - 梭形（平滑肌样），罕见上皮样细胞，胞质弱嗜酸性至空泡状，细胞一致、温和，无核分裂象

辅助实验

免疫组织化学

- 平滑肌标志物（SMA、desmin、caldesmon）和黑色素标志物（HMB-45、Melan-A、MiTF）共表达
  - 如为梭形：平滑肌标志物>>黑色素标志物；如为上皮样：黑色素标志物>>平滑肌标志物
- Melan-A、SMA 和 desmin 阳性（25%～50%）；CD1a 阳性
- cathpsin-K 弥漫强阳性
- S100、CD117 和 CD10（少见）可能阳性（PEComa）
- TFE3 阳性（部分）
  - 尤其是弥漫上皮样和透明细胞型：TFE3、HMB-45、cathpsin-K 弥漫阳性，±Melan-A 阳性和平滑肌标志物不同程度的弱阳性
- cytokeratin、CD34 和 inhibin 阴性
- 如有色素，Fontana-masson 可能阳性

分子研究

- *TSC1* 和 *TSC2* 突变
- *TFE3* 异位（Xp11.2），特别是透明细胞
- mTOR 通路激活（磷酸化 p70S6K 水平增加，磷酸化 AKT 水平降低，tuberin 蛋白表达缺失）
- 多染色体不平衡，包括 X 三联体，获得和丢失，包括含 *TSC2* 的 16p

鉴别诊断

上皮样/梭形平滑肌肿瘤

- 如为梭形：弥漫嗜酸性胞质，核旁空泡，雪茄形核
- 如为上皮样：无上皮样细胞血管周排列，细胞核均一
- 缺乏纤细的血管结构，但常有大的厚壁血管；无蜘蛛样细胞
- Melan-A 阴性
- ceratin 和 EMA 可阳性

上皮样子宫内膜间质肿瘤

- 典型区域由小细胞组成，胞质稀少
- 可见小动脉和胶原带
- CD10、ER、PR 常弥漫阳性
- WT1 和 cytokeratin 可阳性
- HMB-45 常阴性，但也有例外（Melan-A 在性索样区域可阳性）

黑色素瘤或外周神经鞘瘤（如为色素性）

- 黑色素瘤既往史（如转移性）
- 可见原位成分（如宫颈）
- 可能与神经纤维瘤病相关（外周神经鞘瘤）
- 细胞稀疏区，漩涡状细胞，细胞密度变化不一，锥形核（外周神经鞘瘤）
- S100 和 SOX10 阳性（如为恶性黑色素瘤，则弥漫阳性）
- 恶性外周神经鞘瘤 EMA 阳性，HMB-45 阴性

类似性索肿瘤的子宫肿瘤（上皮样）

- 管状和网状生长，无梭形成分
- 细胞核常有核沟/形状不规则
- inhibin、calretinin 和 keratin 常阳性

低分化癌

- 可见局灶腺样分化
- 缺乏血管周围肿瘤细胞放射状排列
- keratin、PAX8 和 EMA 阳性

胃肠间质瘤

- 缺乏纤细的血管网
- 纤维丝样胞质
- CD34、DOG-1 阳性

胎盘部位滋养细胞肿瘤

- 破坏性浸润子宫肌壁（肌细胞断裂）
- 常浸润血管壁伴纤维蛋白沉积
- inhibin、human placental lactogen、keratin 阳性
- actin、desmin、HMB-45 和 Melan-A 阴性

弥漫性平滑肌瘤病

- 无裂隙样空隙，无上皮样细胞，胞质强嗜酸性
- Melan-A 阴性

腺泡状软组织肉瘤

- 发育良好的细胞巢，中心细胞缺乏黏附性
- 杆状或菱形结晶或颗粒
- SMA、desmin、caldemon、Melan-A 和 HMB-45（可有例外）阴性
- *ASPSCR1-TFE3* 融合

诊断注意事项

病理诊断要点

- 在诊断子宫平滑肌肿瘤之前，应想到 PEComa 的可能性。如有必要，应使用抗体组合，包括 HMB-45、MelanA、MiTF 和 TFE3
- 识别 LAM 非常重要，因其常与肺部受累和 TSC 有关

部分参考文献

1. Acosta AM et al: Predicting the behavior of perivascular epithelioid cell tumors of the uterine corpus. Arch Pathol Lab Med. 141(3):463-469, 2017
2. Kovac O et al: Perivascular epithelioid cell tumor (PEComa) of the uterine cervix: a case report of a 43-Yr-old woman with abnormal uterine bleeding treated with hysterectomy. Int J Gynecol Pathol. ePub, 2017
3. Schoolmeester JK et al: Alveolar soft part sarcoma of the female genital tract: a morphologic, immunohistochemical, and molecular cytogenetic study of 10 cases with emphasis on its distinction from morphologic mimics. Am J Surg Pathol. 41(5):622-632, 2017

4. DeLair DF et al: Gynecologic manifestations of less commonly encountered hereditary syndromes. Surg Pathol Clin. 9(2):269-87, 2016
5. Prizant H et al: Minireview: lymphangioleiomyomatosis (LAM): the "other" steroid-sensitive cancer. Endocrinology. 157(9):3374-83, 2016
6. Conlon N et al: Perivascular epithelioid tumours (PEComas) of the gynaecological tract. J Clin Pathol. 68(6):418-426, 2015
7. Miettinen M et al: Sox10-A marker for not only schwannian and melanocytic neoplasms but also myoepithelial cell tumors of soft tissue: a systematic analysis of 5134 tumors. Am J Surg Pathol. 39(6):826-35, 2015
8. Musella A et al: Perivascular epithelioid cell neoplasm (PEComa) of the uterus: a systematic review. Int J Surg. 19:1-5, 2015
9. Schoolmeester JK et al: TFE3 translocation-associated perivascular epithelioid cell neoplasm (PEComa) of the gynecologic tract: morphology, immunophenotype, differential diagnosis. Am J Surg Pathol. 39(3):394-404, 2015
10. Albores-Saavedra J et al: Endometrial stromal sarcomas: immunoprofile with emphasis on HMB45 reactivity. Am J Clin Pathol. 141(6):850-5, 2014
11. Okada H et al: Perivascular epithelioid cell tumor of the uterus. Pathol Int. 64(3):151-3, 2014
12. Schoolmeester JK et al: Perivascular epithelioid cell neoplasm (PEComa) of the gynecologic tract: clinicopathologic and immunohistochemical characterization of 16 cases. Am J Surg Pathol. 38(2):176-88, 2014
13. Rao Q et al: Cathepsin K expression in a wide spectrum of perivascular epithelioid cell neoplasms (PEComas): a clinicopathological study emphasizing extrarenal PEComas. Histopathology. 62(4):642-50, 2013
14. Wataya-Kaneda M et al: Trends in the prevalence of tuberous sclerosis complex manifestations: an epidemiological study of 166 Japanese patients. PLoS One. 8(5):e63910, 2013
15. Bleeker JS et al: Malignant perivascular epithelioid cell tumor of the uterus. Rare Tumors. 4(1):e14, 2012
16. Clay MR et al: Microscopic uterine lymphangioleiomyomatosis perivascular epithelioid cell neoplasm: a case report with the earliest manifestation of this enigmatic neoplasm. Int J Gynecol Pathol. 30(1):71-5, 2011
17. Hayashi T et al: Prevalence of uterine and adnexal involvement in pulmonary lymphangioleiomyomatosis: a clinicopathologic study of 10 patients. Am J Surg Pathol. 35(12):1776-85, 2011
18. Lim GS et al: The morphologic spectrum of uterine PEC-cell associated tumors in a patient with tuberous sclerosis. Int J Gynecol Pathol. 30(2):121-8, 2011
19. Yamada Y et al: Sclerosing variant of perivascular epithelioid cell tumor in the female genital organs. Pathol Int. 61(12):768-72, 2011
20. Fadare O et al: Epithelioid smooth muscle tumors of the uterus do not express CD1a: a potential immunohistochemical adjunct in their distinction from uterine perivascular epithelioid cell tumors. Ann Diagn Pathol. 12(6):401-5, 2008
21. Fadare O: Perivascular epithelioid cell tumor (PEComa) of the uterus: an outcome-based clinicopathologic analysis of 41 reported cases. Adv Anat Pathol. 15(2):63-75, 2008
22. Hornick JL et al: Sclerosing PEComa: clinicopathologic analysis of a distinctive variant with a predilection for the retroperitoneum. Am J Surg Pathol. 32(4):493-501, 2008
23. Sharma S et al: PEComata: highly melanotic multiple perivascular epithelioid cell tumors (PEComa) of the uterus. APMIS. 116(11):1000-3, 2008
24. Simpson KW et al: HMB-45 reactivity in conventional uterine leiomyosarcomas. Am J Surg Pathol. 31(1):95-8, 2007
25. Pan CC et al: Comparative genomic hybridization study of perivascular epithelioid cell tumor: molecular genetic evidence of perivascular epithelioid cell tumor as a distinctive neoplasm. Hum Pathol. 37(5):606-12, 2006
26. Bosincu L et al: Perivascular epithelioid cell (PEC) tumors of the uterus: a clinicopathologic study of two cases with aggressive features. Mod Pathol. 18(10):1336-42, 2005
27. Folpe AL et al: Perivascular epithelioid cell neoplasms of soft tissue and gynecologic origin: a clinicopathologic study of 26 cases and review of the literature. Am J Surg Pathol. 29(12):1558-75, 2005
28. Fukunaga M: Perivascular epithelioid cell tumor of the uterus: report of four cases. Int J Gynecol Pathol. 24(4):341-6, 2005
29. Silva EG et al: Uterine epithelioid leiomyosarcomas with clear cells: reactivity with HMB-45 and the concept of PEComa. Am J Surg Pathol. 28(2):244-9, 2004
30. Vang R et al: Perivascular epithelioid cell tumor ('PEComa') of the uterus: a subset of HMB-45-positive epithelioid mesenchymal neoplasms with an uncertain relationship to pure smooth muscle tumors. Am J Surg Pathol. 26(1):1-13, 2002
31. Keel SB et al: Malignant schwannoma of the uterine cervix: a study of three cases. Int J Gynecol Pathol. 17(3):223-30, 1998
32. Ruco LP et al: Epithelioid lymphangioleiomyomatosis-like tumour of the uterus in a patient without tuberous sclerosis: a lesion mimicking epithelioid leiomyosarcoma. Histopathology. 33(1):91-3, 1998

第 15 节 血管周上皮样细胞增生

(左) PEComa 可呈多种形态，包括明显的巢状生长，巢状结构相对较小，排列紧密，常围绕数量不等的胶原伴纤细的毛细血管网。**(右)** PEComa 少见的生长方式包括相互吻合的条索状结构，类似子宫内膜间质肿瘤中的性索样分化。但这些肿瘤 inhibin 和 calretinin 呈阴性

巢状生长和纤细的血管结构

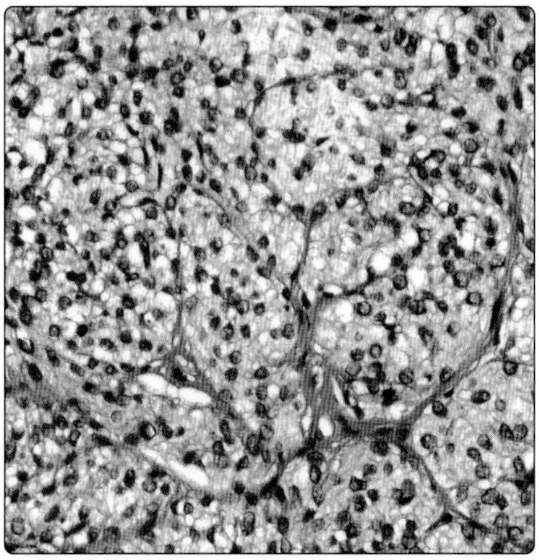

条索状生长

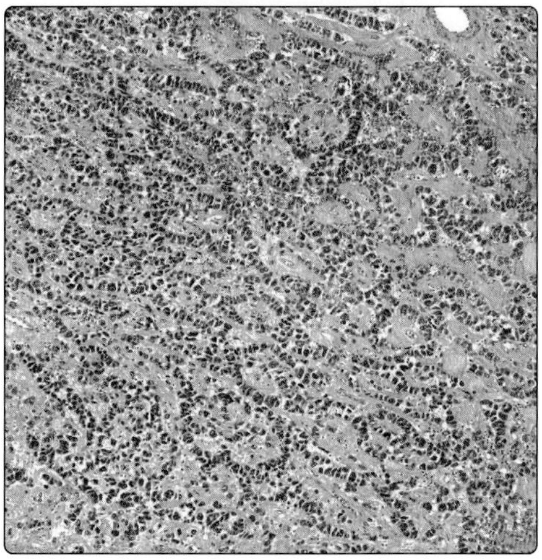

(左) PEComa 还可呈梭形细胞明显的束状生长，与平滑肌肿瘤非常相似。然而，与平滑肌肿瘤相比，PEComa 细胞质仅呈弱嗜酸性。此外，厚壁血管不明显。**(右)** 某些 PEComa 呈上皮样和梭形结构交替出现，与平滑肌肿瘤相似。注意上皮成分呈丰富的（气球样）泡沫样外观

梭形平滑肌样形态

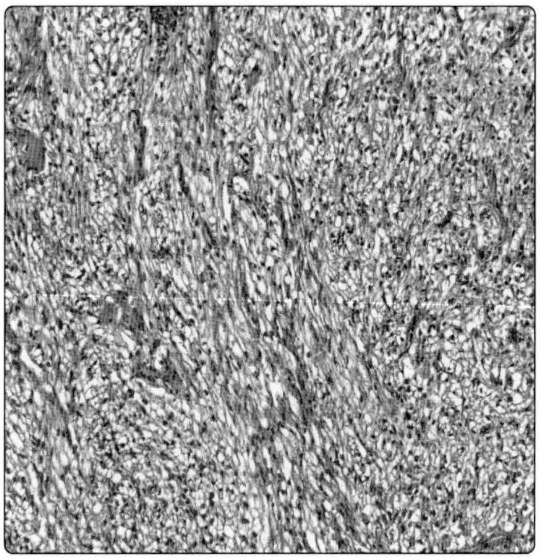

上皮样（气球样）或梭形

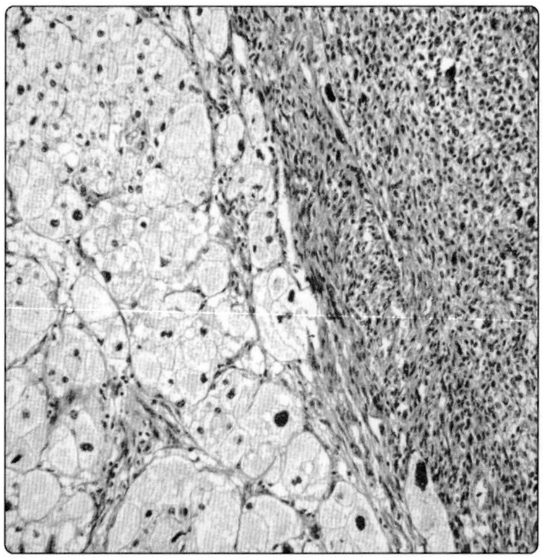

(左) PEComa 可能有胶原带和广泛的透明变性区域（包括硬化变型），如同子宫内膜间质肿瘤中所见。然而，与后者相比，PEComa 细胞更大，细胞质更丰富（上皮样）。**(右)** 肿瘤细胞⇨血管周围放射状排列是 PEComa 常见的典型特征

透明变性

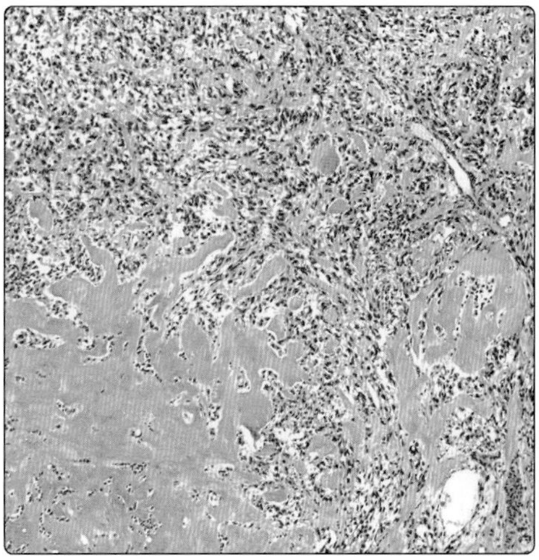

血管周围放射状排列

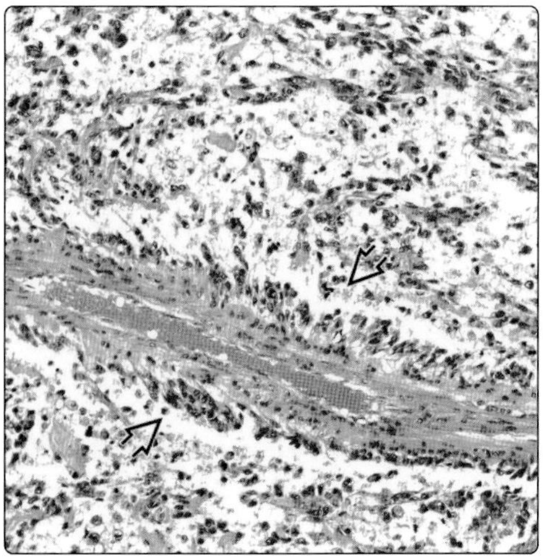

上皮样透明细胞

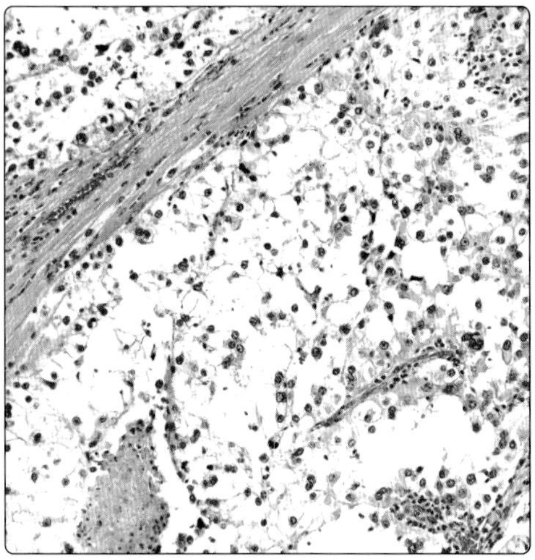

TFE3 弥漫强阳性

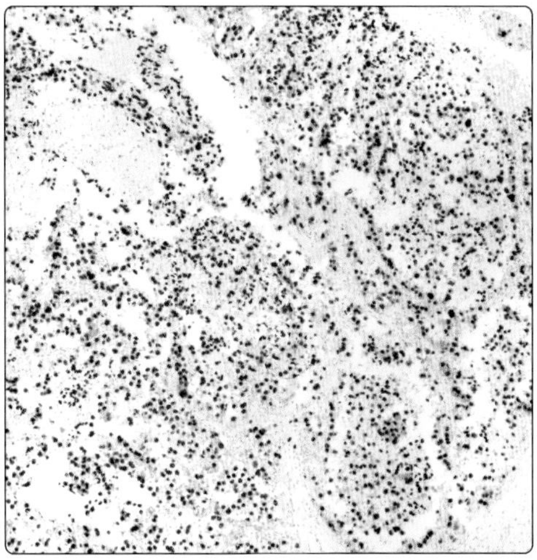

(左) 一些 PEComa 主要或全部由富含透明胞质的细胞组成。这种形态常伴有 HMB-45、TFE3 和 cathepsin-K 阳性，MiTF 和平滑肌标志物阴性(Courtesy R. Soslow, MD.)。**(右)** TFE3 相关性 PEComa(伴透明胞质)呈 TFE3 弥漫强阳。然而，不是所有的 TFE3 阳性的 PEComa 均与 TFE3 易位相关(Courtesy R. Soslow, MD.)

横纹肌样形态

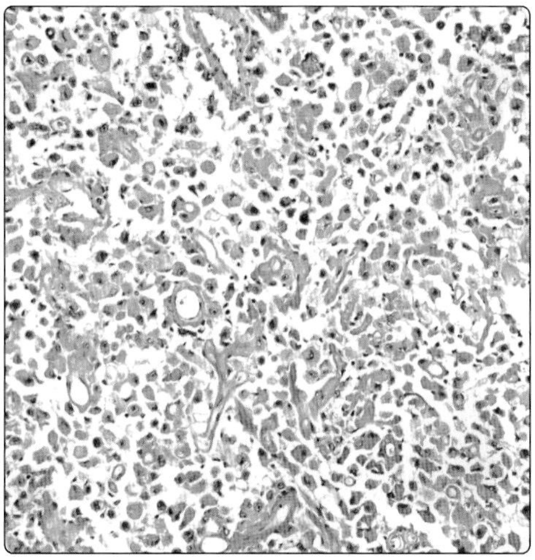

黑色素

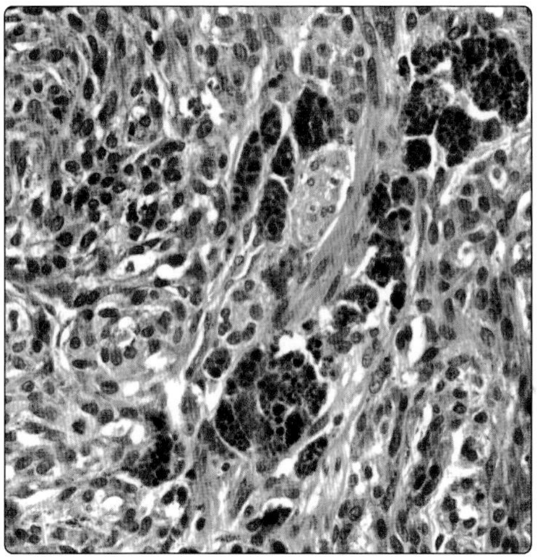

(左) 罕见情况下，PEComa 呈丰富嗜酸性胞质，核偏位，呈横纹肌样。**(右)** 尽管不常见，但在某些 PEComa 肿瘤细胞中可见黑色素。因这些肿瘤表达黑色素细胞标志物，包括 HMB-45、Melan-A 阳性，可能与黑色素瘤混淆。然而，这类肿瘤很少呈 S100 阳性，且 SOX10 阴性。此外，PEComa 平滑肌标志物阳性

细胞非典型性

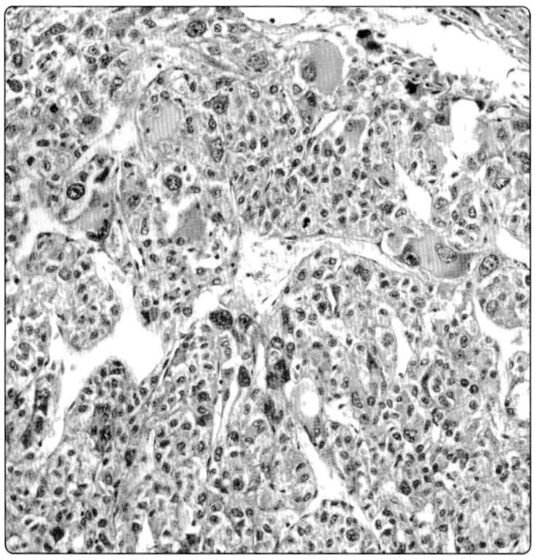

坏死

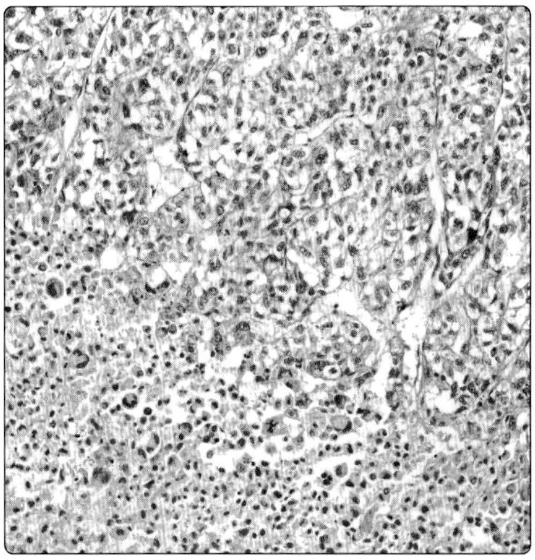

(左) 一些 PEComa 可见明显细胞非典型性，表现为细胞核增大、不规则，核仁明显。细胞非典型性可影响肿瘤预后。**(右)** 恶性 PEComa 常见不同程度的坏死。恶性 PEComa 至少应包含下列特征中的 4 项：≥5cm，浸润性，高级别非典型性，坏死，淋巴血管侵犯，或核分裂≥1 个/50HPF

HMB-45 阳性

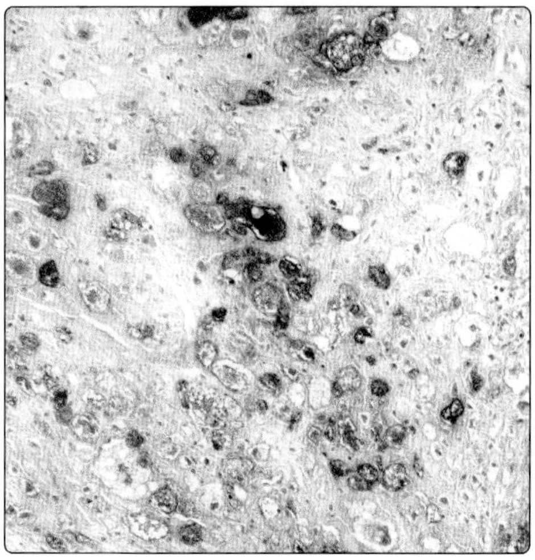

Melan-A 阳性

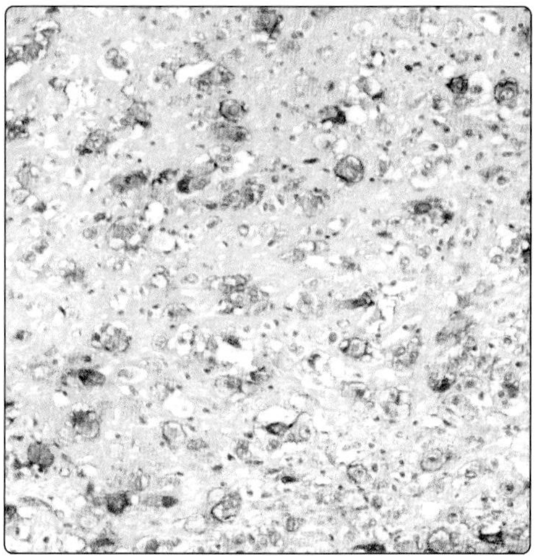

(左)PEComa 肿瘤细胞常呈 HMB-45 片状强阳性。需牢记罕见情况下,平滑肌肿瘤也可表达该标志物。因此,使用抗体组合进行鉴别诊断很重要。(右)PEComa 常呈 Melan-A 不同强度阳性表达。与 HMB-45 相比,平滑肌肿瘤(鉴别诊断)呈 Melan-A 阴性

MiTF 核阳性

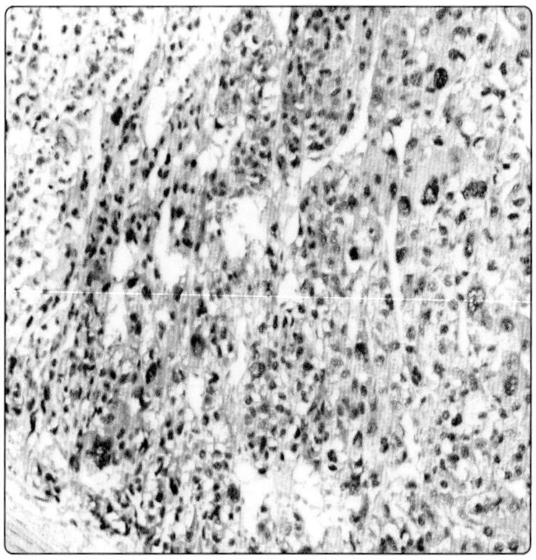

cathepsin-K 弥漫强阳性

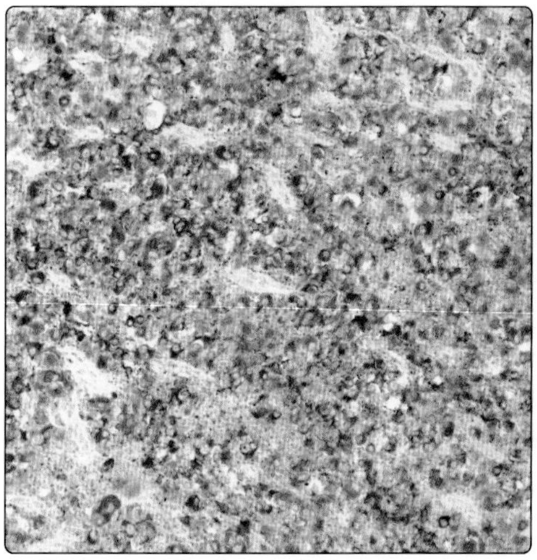

(左)PEComa 常呈小眼转录因子阳性,并显示核着色。然而,该标志物不是 PEComa 的特异性标志物,其他肿瘤,包括平滑肌肿瘤也可着色。(右)PEComa 常显示 cathepsin-K 弥漫强阳性,但其不是 PEComa 的特异性标志物,平滑肌肉瘤也可表达该标志物

与平滑肌肿瘤形态重叠

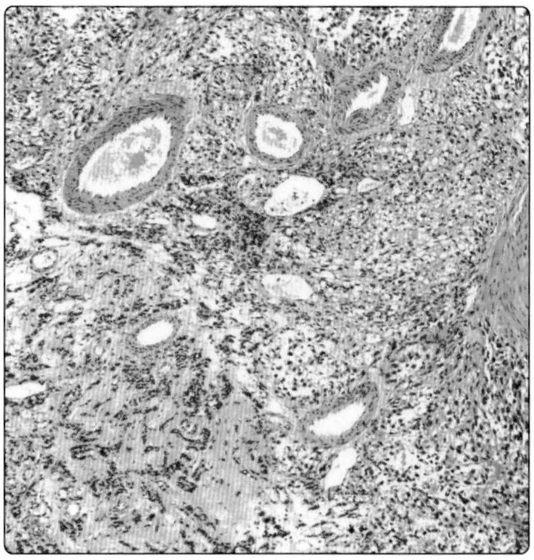

desmin 阳性程度不一

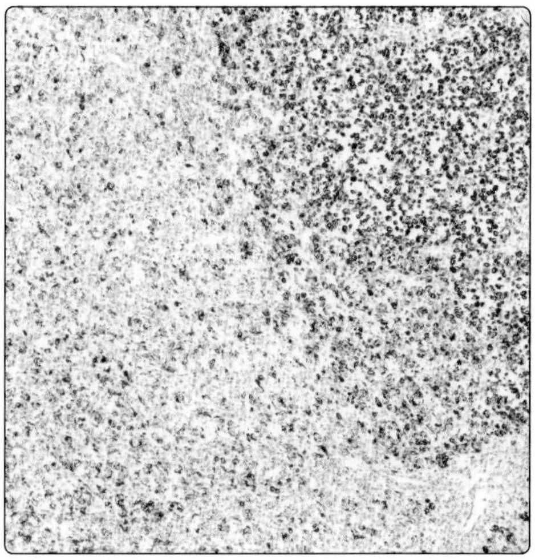

(左)PEComas 某些区域与平滑肌肿瘤形态非常相似,包括厚壁血管和丛状生长。(右)PEComa 平滑肌标志物(包括 desmin)常阳性,可能为弥漫强阳性表达。因此,应用抗体组合十分重要

淋巴管平滑肌瘤病

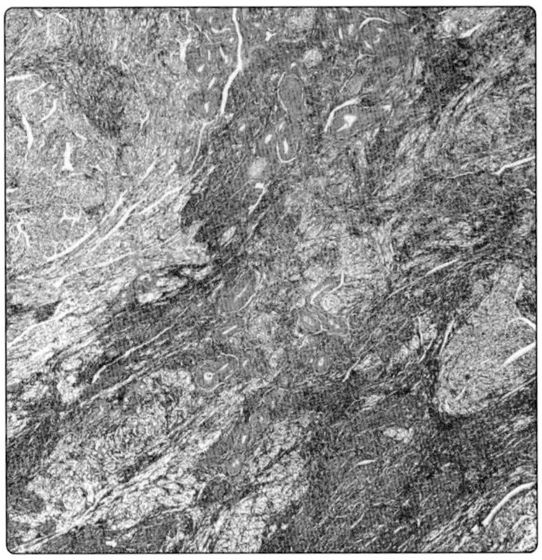

淋巴管平滑肌瘤病

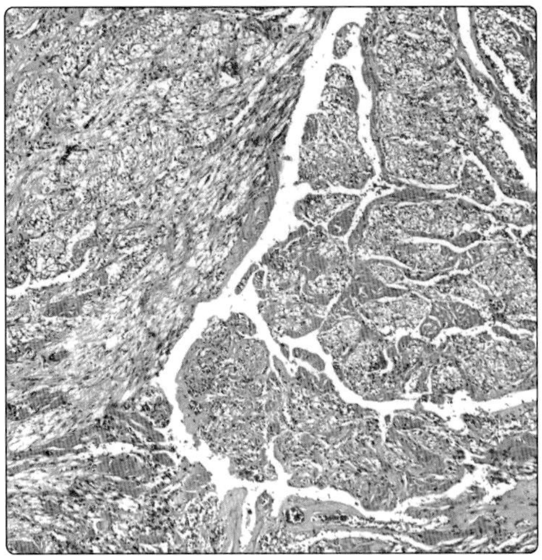

(左)淋巴管平滑肌瘤病的特征是梭形平滑肌样细胞呈束状生长，在肌壁呈不规则岛状。罕见情况下可在肌壁内形成界限清楚的肿块。**(右)**淋巴管平滑肌瘤病细胞胞质呈弱嗜酸性至空泡状，细胞核形态温和。肿瘤形成的束状结构由伴有胶原带的裂隙样空隙分隔。当肿瘤仅发生在子宫时，无侵袭性行为

梭形平滑肌肿瘤

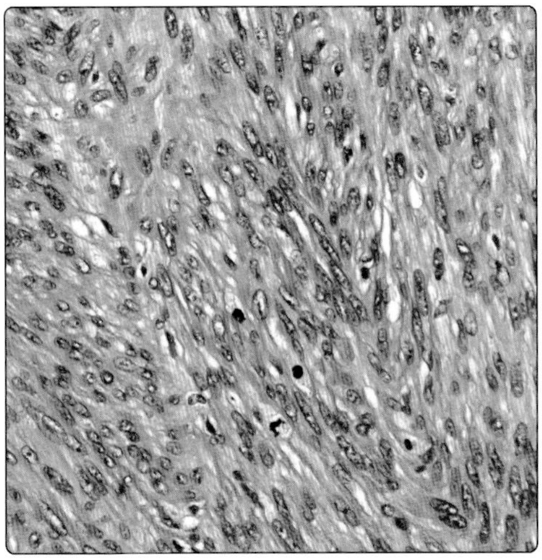

上皮样平滑肌肿瘤

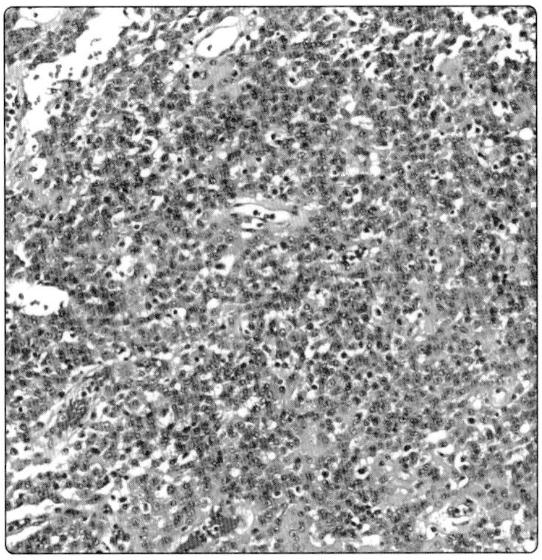

(左)尽管梭形平滑肌肿瘤与 PEComa 具有相同的梭形或上皮样细胞，但与 PEComa 相比，平滑肌肿瘤细胞的特征是弥漫的嗜酸性胞质、核旁空泡和雪茄状细胞核。**(右)**有助于区分上皮样平滑肌肿瘤与 PEComa 的特征包括缺乏纤细的血管结构，以及包括 EMA 在内的上皮标志物阳性

上皮样子宫内膜间质肿瘤

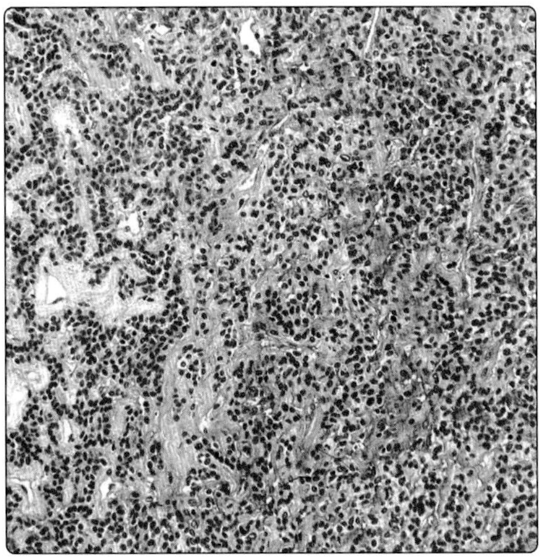

类似卵巢性索肿瘤的子宫肿瘤

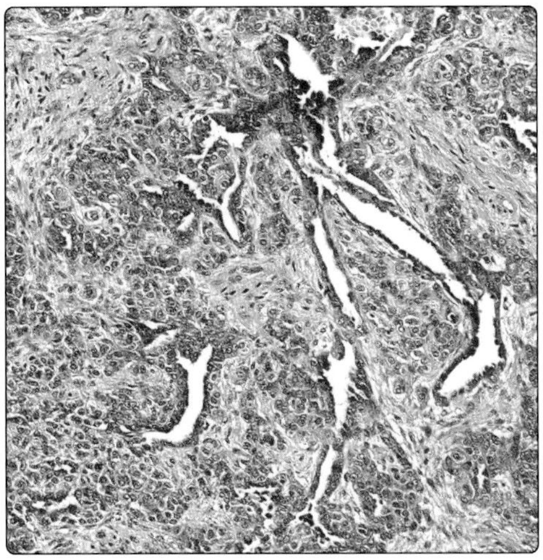

(左)与 PEComa 相比，上皮样子宫内膜间质肿瘤具有经典形态区域(均一的小蓝细胞)，有小动脉但无纤细的曲线形血管结构，CD10 常阳性，HMB-45 阴性，罕见情况下可例外。**(右)**类似卵巢性索间质肿瘤的子宫肿瘤常呈条索状、弥漫性、管状和网状生长。inhibin、calretinin、keratin 和 Melan-A 常呈阳性表达，而 HMB-45 阴性

第16节 炎性肌成纤维细胞瘤

要 点

术语

- 起源自肌成纤维细胞/成纤维细胞的间叶性肿瘤，混有包括淋巴细胞和浆细胞在内的炎症细胞

临床问题

- 年龄范围广：6~63岁
- 子宫体或子宫下段>宫颈
- 肿瘤大小(>7cm)，核分裂活性(>7个/10HPF)，淋巴血管侵犯，肿瘤细胞坏死，浸润性边界，可能与侵袭性行为相关的中度至重度细胞非典型性

大体所见

- 切面漩涡状和白色(肌瘤样)至灰黄色凝胶状
- 1~12cm

显微镜下所见

- 边界清楚>边界不清
- 多种生长方式(可混合)
  - 细胞稀疏(筋膜炎样)伴黏液样背景：梭形±神经节样细胞
  - 束状或席纹状：紧密排列的梭形细胞
  - 透明变性：胶原化背景中可见梭形+多角形细胞
  - 淋巴细胞、浆细胞性浸润常见
  - 通常核分裂指数低(平均5个/10HPF)

辅助实验

- ALK不同程度阳性
- 常见ALK重排

首要的鉴别诊断

- 黏液样平滑肌肉瘤
- 黏液样平滑肌瘤
- 黏液样低级别子宫内膜间质肉瘤

筋膜炎样外观

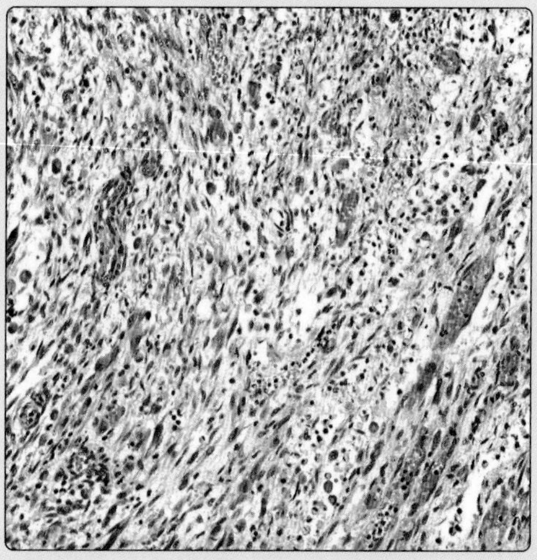

密集的束状结构

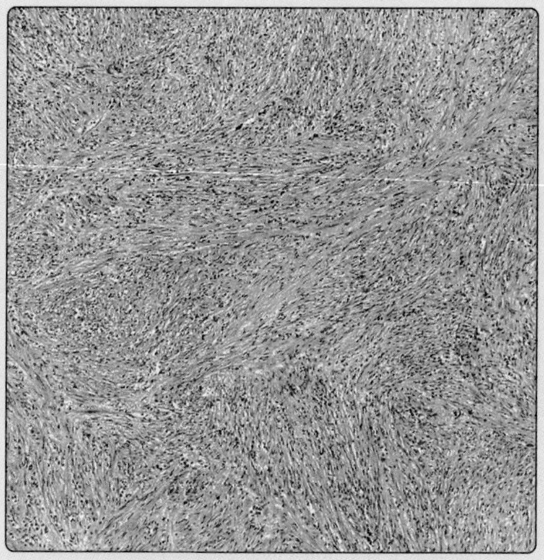

(左)炎性肌成纤维细胞瘤常见大量黏液样背景，由大量胞质嗜酸性的梭形细胞组成(呈筋膜炎样外观)。**(右)**一些炎性肌成纤维细胞瘤呈显著的束状生长和"粉红色"间质，低倍镜下形态与平滑肌肿瘤极为相似

梭形和神经节样细胞，混合淋巴细胞

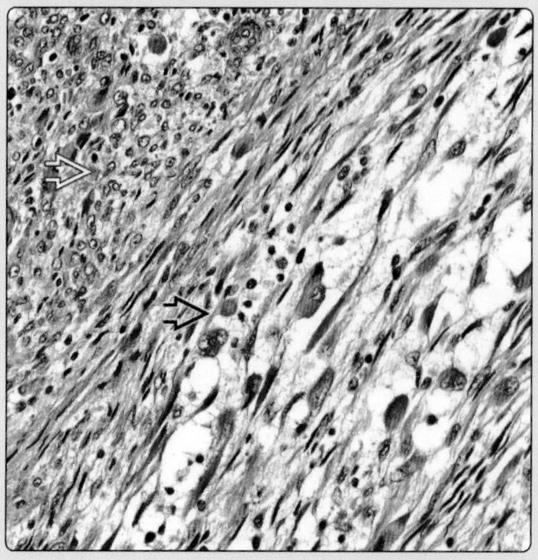

颗粒状胞质ALK阳性

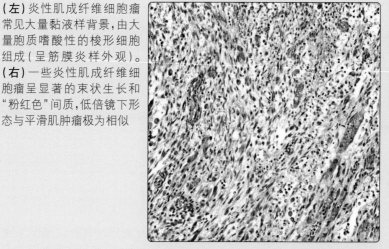

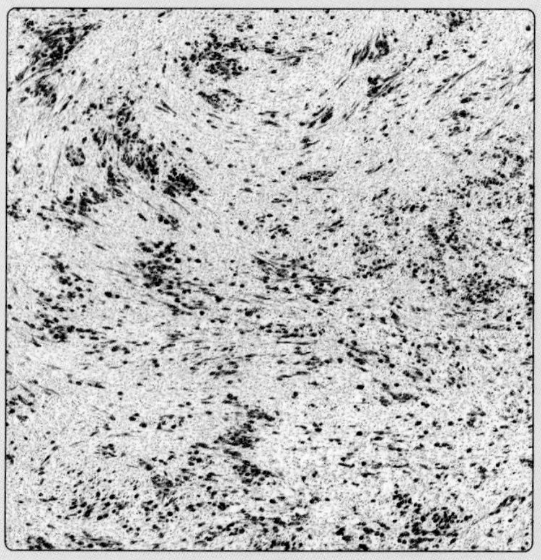

(左)炎性肌成纤维细胞瘤常由梭形➡、有时由神经节样细胞⇨组成。注意淋巴细胞零星分布是其特征性表现之一。**(右)**斑片状、颗粒状细胞质ALK阳性是炎性肌成纤维细胞瘤的特征，但在经典的形态背景下，ALK阴性不能排除该诊断

术语

缩略语

- 炎性肌成纤维细胞瘤(inflammatory myofibroblastic tumor, IMT)

定义

- 起源自肌成纤维细胞/成纤维细胞的间叶性肿瘤,混有包括淋巴细胞和浆细胞在内的炎症细胞

临床问题

流行病学

- 发病率
  - 罕见
  - 发病部位在女性生殖道以子宫最常见
- 年龄
  - 6~63 岁

部位

- 子宫体>子宫下段或宫颈

表现

- 月经过多
- 腹痛或盆腔肿块
- 全身症状:体重下降、发热、不适(可能与肿瘤产生 IL-6 有关)
- 在分娩时可能肿瘤可与胎盘有关(但基因分型支持起源子宫,而非胎盘)

治疗

- 子宫切除术
- 如在宫腔内和息肉样,宫腔镜下切除

预后

- 如彻底切除,预后良好
- 如未彻底切除,局部复发
- 大的肿瘤(>7cm),较高的核分裂活性(>10 个/10HPF),肿瘤细胞坏死,浸润性边界,淋巴血管侵犯,中度至重度细胞异型性可能更具侵袭性

大体所见

一般特征

- 如以子宫肌层为中心,巨大的肿块可覆盖整个子宫壁;可延伸至宫旁组织
- 如主要位于宫腔,呈息肉样
  - 可能通过宫颈脱出
- 切面漩涡状,白色,均质,橡胶样至鱼肉样肿块(平滑肌瘤样)至灰黄色凝胶状
- ±坏死或出血

大小

- 1~12cm

显微镜下所见

组织学特征

- 无包膜;边界清楚(更常见)至边界不清
- 细胞外观一致,但也可能变化
- 可多种生长方式混合
  - 细胞稀疏(筋膜炎样)伴黏液样背景
    - 梭形细胞±神经节样细胞
  - 束状或席纹状
    - 紧密排列的梭形细胞束
    - 可能有数量不等的黏液样间质
  - 透明变性
    - 在胶原化背景中见梭形和多角形细胞
- 常伴大量淋巴细胞、浆细胞性浸润,偶见淋巴样细胞聚集
- 伴少量嗜酸性粒细胞和中性粒细胞浸润
- 薄壁血管
- ±斑片状营养不良性钙化、透明变性或纤维化

细胞学特征

- 梭形细胞:稀少至中等量纤维丝状、弱嗜酸性胞质,圆形至拉长的细胞核,形态温和,泡状染色质
- 神经节样细胞:丰富多角形嗜酸性胞质,核圆形,核仁明显
- 核分裂常较低(平均 5 个/10HPF)

辅助实验

免疫组织化学

- ALK(胞质颗粒状)阳性
  - 可能仅呈弱和/或局灶阳性
  - 在黏液样区域表达常更强
- SMA、desmin、caldesmon、calponin 和 CD10 阳性程度不一(常呈局灶性)
- PR 可能呈局灶弱阳性,但 ER 阴性
- p53 呈野生型表达模式
- p16 可能阳性
- keratin、S100、CD117、CD34 阴性
- 浸润的淋巴细胞:CD3 和 CD20 阳性(多克隆)

遗传学检测

- *ALK* 基因重排常见(染色体 2p23)
  - 可见多种 *ALK* 融合模式

鉴别诊断

黏液样平滑肌肉瘤

- 梭形至星芒状细胞,至少伴局灶中度非典型性,包括细胞核多形性和染色质增多
- 无神经节样细胞
- 淋巴浆细胞浸润不具特征性
- desmin、caldesmon 阳性程度不一
- ER、PR 常阳性
- p53 表达异常
- ALK 常阴性

黏液样平滑肌瘤

- 可与经典型平滑肌瘤区域交替出现

- 大的厚壁血管
- 无神经节样细胞
- 常无淋巴浆细胞浸润
- ER 和 PR 阳性
- keratin 和 EMA 可能阳性
- ALK 阴性

黏液样低级别子宫内膜间质肉瘤

- 特征性舌状浸润性生长
- 可见经典的子宫内膜间质肿瘤区域
- 明显的血管(小动脉)成分
- 细胞形态与增殖期子宫内膜间质相似
- 缺乏淋巴浆细胞浸润
- CD10、ER、PR 阳性
- ALK 阴性

术后反应性梭形细胞结节

- 既往有手术或器械使用史
- 阴道和宫颈更常见
- 均一的束状生长
- 明显的新生血管,伴有红细胞外渗和含铁血黄素沉积
- 具有细长细胞核的梭形细胞,染色质均匀,胞质丰富
- 核分裂象多(高达 25 个/10HPF)

外周神经鞘瘤

- 可伴有神经纤维瘤病
- 细胞漩涡状,锥形核
- 如为恶性,可见地图状坏死
- S100 常阳性
- EMA 可能阳性

横纹肌肉瘤

- 数量不等的骨骼肌分化
- myogenin、myoD1 和 myoglobin 阳性

胃肠间质瘤继发累及

- 常出现子宫外成分,一个或数个腹膜肿块
- 无炎性浸润
- CD34、CD117 和 DOG1 阳性
- ALK 阴性

间变大细胞淋巴瘤

- 无梭形细胞
- 伴显著核多形性的上皮样形态
- CD4 和 CD30(至少 75% 细胞)阳性;CD8 阴性

孤立性纤维性肿瘤

- 无特征性生长模式
- 细胞稀疏区与密集区交替出现
- 大量分支状、鹿角样血管
- 无明显炎性浸润
- STAT6、CD34 和 Bcl-2 阳性

诊断注意事项

病理诊断要点

- 黏液样背景下梭形细胞增生和大量淋巴细胞、浆细胞浸润,应考虑 IMT 可能
- IMT 的束状生长可能呈 ALK 表达下降,平滑肌标志物表达增加,与平滑肌肿瘤非常相似
- 缺乏 ALK 阳性,不能除外 IMT
- ALK 阳性不是 IMT 的特异性诊断特征,因其还可能在间变性大细胞淋巴瘤、恶性外周神经鞘瘤、尤因肉瘤/原始神经外胚叶肿瘤、横纹肌肉瘤和脂肪细胞肿瘤中呈阳性表达;因此,诊断需结合形态特征
- 在子宫外 ALK 阴性的 IMT,可出现 *ROS1* 重排伴 ROS 表达

部分参考文献

1. Ladwig NR et al: Inflammatory myofibroblastic tumor associated with the placenta: short tandem repeat genotyping confirms uterine site of origin. Am J Surg Pathol. ePub, 2018
2. Bennett JA et al: Inflammatory myofibroblastic tumor of the uterus: a clinicopathological, immunohistochemical, and molecular analysis of 13 cases highlighting their broad morphologic spectrum. Mod Pathol. 30(10):1489-1503, 2017
3. Busca A et al: Myxoid mesenchymal tumors of the uterus: an update on classification, definitions, and differential diagnosis. Adv Anat Pathol. 24(6):354-361, 2017
4. Haimes JD et al: Uterine inflammatory myofibroblastic tumors frequently harbor ALK fusions with IGFBP5 and THBS1. Am J Surg Pathol. 41(6):773-780, 2017
5. Schaefer IM et al: Abnormal p53 and p16 staining patterns distinguish uterine leiomyosarcoma from inflammatory myofibroblastic tumour. Histopathology. 70(7):1138-1146, 2017
6. Parra-Herran C et al: Myxoid leiomyosarcoma of the uterus: a clinicopathologic analysis of 30 cases and review of the literature with reappraisal of its distinction from other uterine myxoid mesenchymal neoplasms. Am J Surg Pathol. 40(3):285-301, 2016
7. Banet N et al: Inflammatory myofibroblastic tumor of the placenta: a report of a novel lesion in 2 patients. Int J Gynecol Pathol. 34(5):419-23, 2015
8. Hornick JL et al: Expression of ROS1 predicts ROS1 gene rearrangement in inflammatory myofibroblastic tumors. Mod Pathol. 28(5):732-9, 2015
9. Parra-Herran C et al: Inflammatory myofibroblastic tumor of the uterus: clinical and pathologic review of 10 cases including a subset with aggressive clinical course. Am J Surg Pathol. 39(2):157-68, 2015
10. Oliva E: Cellular mesenchymal tumors of the uterus: a review emphasizing recent observations. Int J Gynecol Pathol. 33(4):374-84, 2014
11. Fuehrer NE et al: ALK-1 protein expression and ALK gene rearrangements aid in the diagnosis of inflammatory myofibroblastic tumors of the female genital tract. Arch Pathol Lab Med. 136(6):623-6, 2012
12. Mariano-Enriquez A et al: Epithelioid inflammatory myofibroblastic sarcoma: an aggressive intra-abdominal variant of inflammatory myofibroblastic tumor with nuclear membrane or perinuclear ALK. Am J Surg Pathol. 35(1):135-44, 2011
13. Olgan S et al: Hysteroscopic excision of inflammatory myofibroblastic tumor of the uterus: a case report and brief review. Eur J Obstet Gynecol Reprod Biol. 157(2):234-6, 2011
14. Jiang YH et al: Comparison of the clinical and immunohistochemical features, including anaplastic lymphoma kinase (ALK) and p53, in inflammatory myofibroblastic tumours. J Int Med Res. 37(3):867-77, 2009
15. Coffin CM et al: Inflammatory myofibroblastic tumor: comparison of clinicopathologic, histologic, and immunohistochemical features including ALK expression in atypical and aggressive cases. Am J Surg Pathol. 31(4):509-20, 2007
16. Shintaku M et al: Inflammatory myofibroblastic tumor of the uterus with prominent myxoid change. Pathol Int. 56(10):625-8, 2006
17. Rabban JT et al: Inflammatory myofibroblastic tumor of the uterus: a clinicopathologic study of 6 cases emphasizing distinction from aggressive mesenchymal tumors. Am J Surg Pathol. 29(10):1348-55, 2005
18. Azuno Y et al: Inflammatory myoblastic tumor of the uterus and interleukin-6. Am J Obstet Gynecol. 189(3):890-1, 2003
19. Cessna MH et al: Expression of ALK1 and p80 in inflammatory myofibroblastic tumor and its mesenchymal mimics: a study of 135 cases. Mod Pathol. 15(9):931-8, 2002
20. Coffin CM et al: ALK1 and p80 expression and chromosomal rearrangements involving 2p23 in inflammatory myofibroblastic tumor. Mod Pathol. 14(6):569-76, 2001
21. Cook JR et al: Anaplastic lymphoma kinase (ALK) expression in the inflammatory myofibroblastic tumor: a comparative immunohistochemical study. Am J Surg Pathol. 25(11):1364-71, 2001

浸润性边界

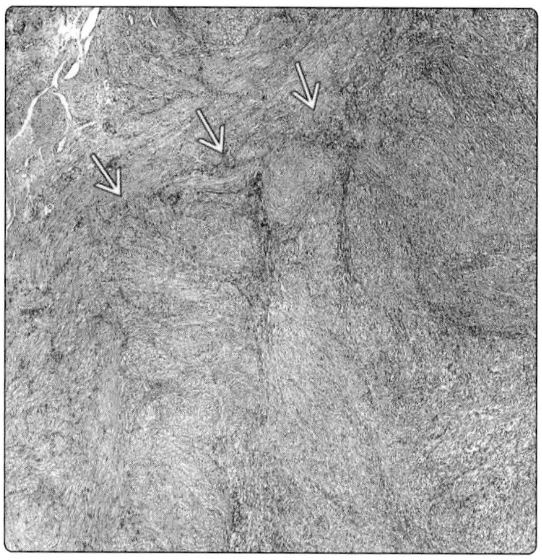

由于不同程度的黏液样背景，细胞稀疏区与细胞密集区交替出现

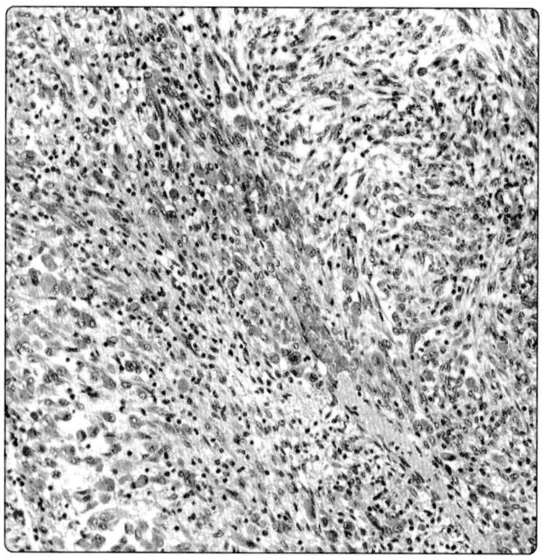

(左) 虽然炎性肌成纤维细胞瘤常界限清楚，但某些肿瘤可能向邻近肌壁➡不规则浸润。这种表现如伴有黏液样梭形细胞增生，应考虑平滑肌肉瘤的可能。**(右)** 尽管大部分炎性肌成纤维细胞瘤细胞形态均一，但呈明显黏液样改变的肿瘤可出现细胞稀疏区和密集区交替

席纹状结构

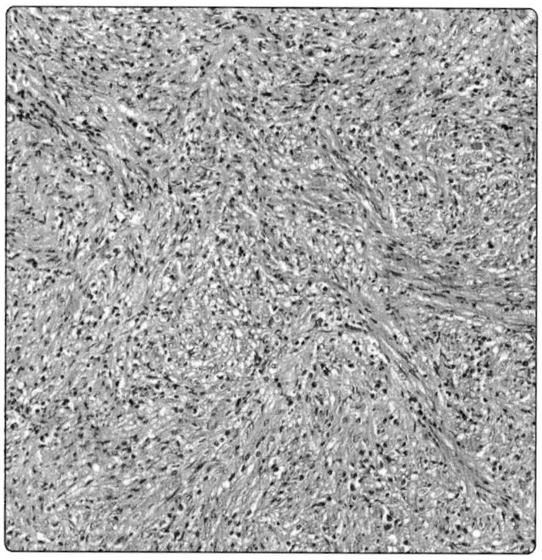

纤细的血管系统和黏液样基质

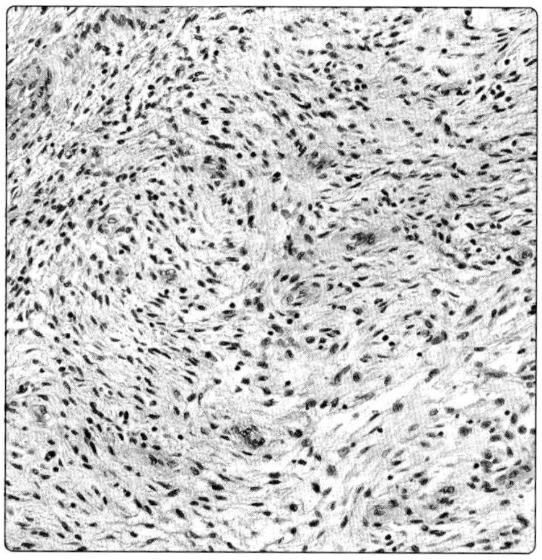

(左) 在炎性肌成纤维细胞瘤也可呈席纹状生长。注意胶原沉积和慢性炎症细胞浸润背景。**(右)** 炎性肌成纤维细胞瘤由黏液样背景下的梭形细胞组成，形态可能与黏液样平滑肌瘤非常相似。但请注意，与平滑肌瘤常见厚壁血管不同，炎性肌成纤维细胞瘤常见薄壁、纤细的血管

中等量嗜酸性胞质，核形态温和

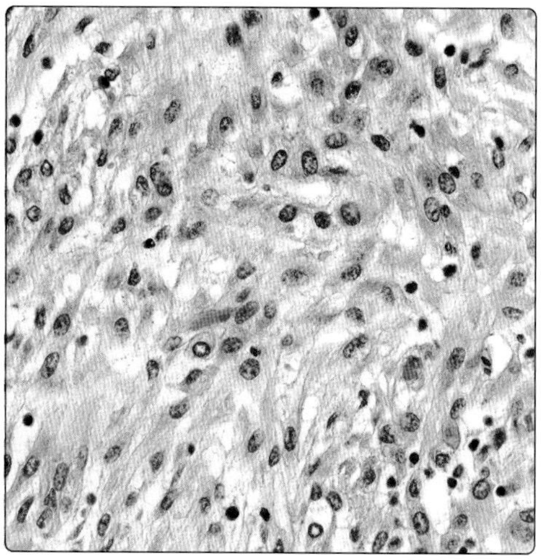

desmin 局灶阳性

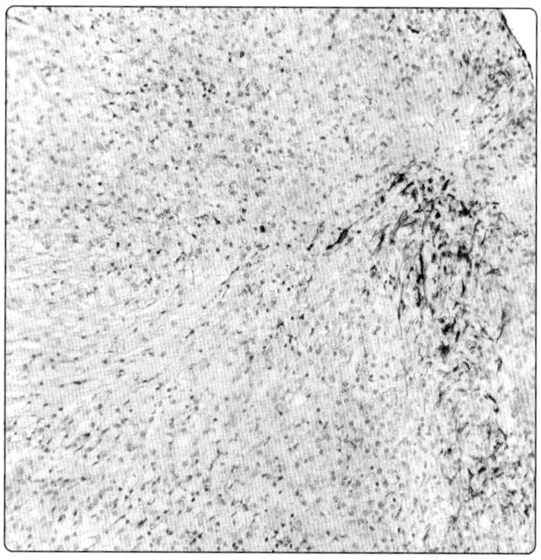

(左) 炎性肌成纤维细胞瘤的梭形细胞呈不同程度嗜酸性胞质，圆形至拉长的细胞核，形态温和，泡状染色质。**(右)** 在炎性肌成纤维细胞瘤中，desmin 可呈局灶阳性；其他子宫梭形细胞肿瘤也可呈 desmin 阳性，因此，在鉴别诊断子宫梭形细胞肿瘤时，使用抗体组合十分重要

第17节 良性和低级别子宫内膜间质肿瘤

要 点

术语

- 子宫内膜间质结节(ESN):无或仅有极少的肌层侵犯(<3mm和<3个突起),缺乏血管侵犯
- 子宫内膜间质肉瘤(ESS):伴有肌层和/或血管浸润的子宫内膜间质肿瘤(EST)
- 伴有限浸润的EST:子宫肌层浸润程度大于ESN,但不超过ESS,且缺乏淋巴血管侵犯

临床问题

- Ⅰ期或Ⅱ期肿瘤5年存活率为90%;10年存活率为70%

显微镜下所见

- ESN:边界清晰,推挤式边缘±小的不规则分叶状或指状突起侵犯肌层(数量<3个和大小<3mm),无淋巴血管侵犯
- ESS:轮廓不规则的"蓝色"肿瘤细胞岛浸润肌壁("舌状"生长)±血管侵犯
- ESN和ESS:小"蓝"细胞弥漫一致性生长,伴小动脉±胶原斑块
- 变型:平滑肌和横纹肌母细胞分化;黏液样和成纤维细胞样;上皮样伴性索样分化,腺体成分;透明、颗粒样、横纹肌样细胞,假乳头样伴脂肪组织或奇异核或多核细胞

辅助实验

- vimentin、CD10、WT1、ER、PR和actin通常为阳性
  - CD10可能为阴性

首要的鉴别诊断

- 富于细胞性平滑肌瘤
- 子宫内膜息肉(刮除标本中)
- 腺体稀少的血管内子宫腺肌病
- 富于细胞性静脉内平滑肌瘤病
- 类似卵巢性索间质肿瘤的子宫肿瘤

边界清楚的,棕褐色肿瘤

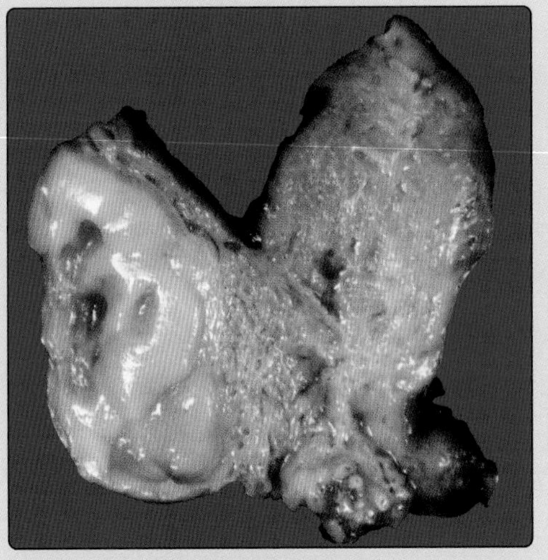

多结节浸润性生长

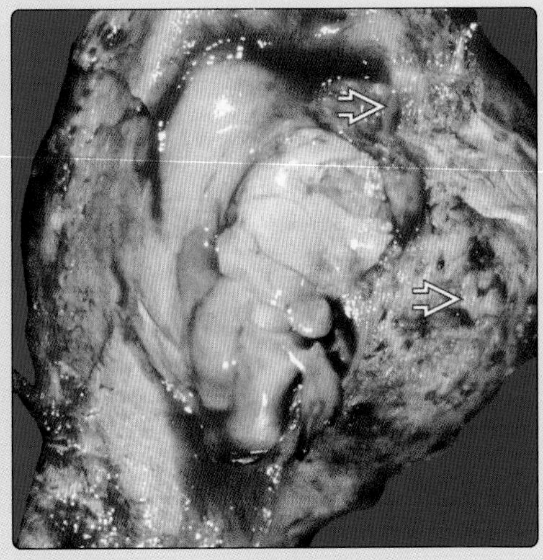

(左)子宫内膜间质结节的特征是大体和显微镜检查边界清楚。切面通常呈棕褐色至黄色,可能表现为囊性改变。无淋巴血管侵犯。**(右)**子宫内膜间质肉瘤形成多结节状、界限不清的肿块,切面黄褐色,质软。注意子宫肌层血管内➡有散在的蠕虫样瘤栓

小的一致性细胞

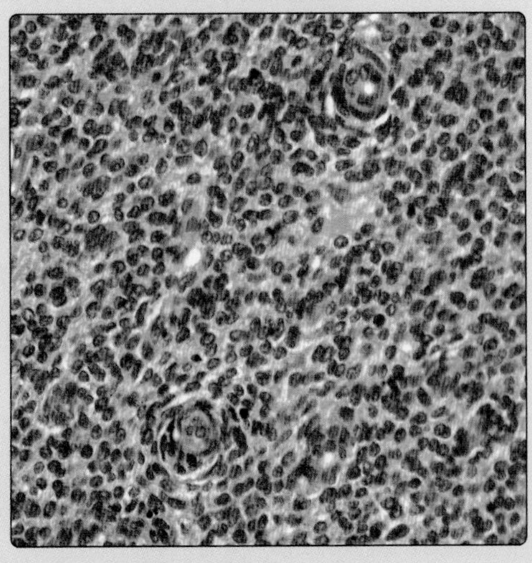

淋巴血管侵犯

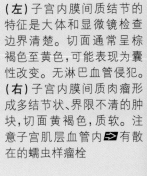

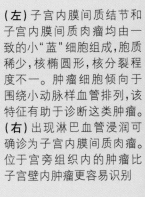

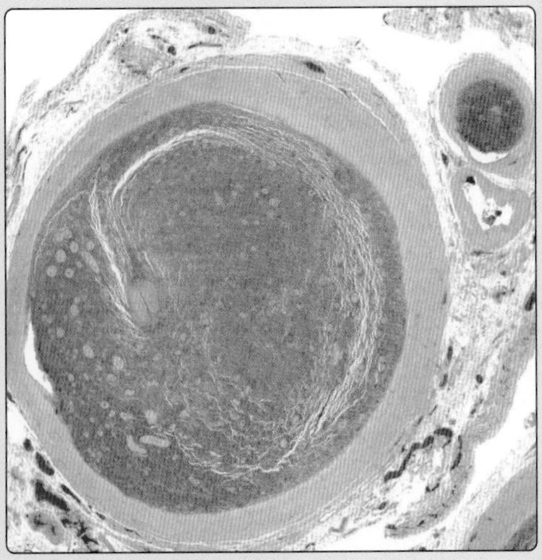

(左)子宫内膜间质结节和子宫内膜间质肉瘤均由一致的小"蓝"细胞组成,胞质稀少,核椭圆形,核分裂程度不一。肿瘤细胞倾向于围绕小动脉样血管排列,该特征有助于诊断这类肿瘤。**(右)**出现淋巴血管浸润可确诊为子宫内膜间质肉瘤。位于宫旁组织内的肿瘤比子宫壁内肿瘤更容易识别

术语

缩略语

- 子宫内膜间质肿瘤(endometrial stromal tumor,EST)
- 子宫内膜间质结节(endometrial stromal nodule,ESN)
- 子宫内膜间质肉瘤(endometrial stromal sarcoma,ESS)

定义

- ESN:无或仅有极少的肌层侵犯(<3mm 和<3 个突起),缺乏血管侵犯
- ESS:EST 伴肌层和/或血管浸润
- 伴有限浸润的 EST:子宫肌层浸润程度大于 ESN,但不超过 ESS,且缺乏淋巴血管侵犯

病因/发病机制

环境暴露

- 雌激素过多,他莫昔芬治疗,放疗

临床问题

流行病学

- 发病率
    - ESN
        - 罕见
    - ESS
        - 占全部子宫肉瘤的 6%~20%
        - 占全部子宫恶性肿瘤的 0.1%~1.0%
- 年龄
    - 17~96 岁(平均 55 岁)

表现

- 异常子宫出血
- 盆腔肿块
- 无症状
- 与子宫外扩散相关的症状和体征(后者见于 1/3 的 ESS;最常见于卵巢)
- 副肿瘤综合征罕见

治疗

- ESN
    - 子宫切除
    - 如需保留生育功能,应考虑宫腔镜切除肿瘤和/或影像学检查(如超声)以监测肿瘤再生
- ESS
    - 子宫切除±附件切除和淋巴结清扫
    - 或放射治疗、激素疗法或芳香化酶抑制剂

预后

- ESN
    - 良好
- ESS
    - Ⅰ期或Ⅱ期肿瘤 5 年存活率为 90%;10 年存活率为 70%
    - Ⅲ期或Ⅳ期肿瘤 5 年存活率为 50%
    - 老年人(>50 岁),非裔美国人,晚期肿瘤,无法手术及淋巴结转移与不良预后相关
    - 核分裂活性不是Ⅰ期肿瘤患者复发的预测因子
    - 坏死±预后因素

大体所见

一般特征

- 子宫体>>>宫颈
- ESN
    - 常表现为息肉样肿块突入宫腔
    - 可位于肌壁间
    - 切面均一的棕褐色至黄色,质软
    - ±囊腔形成
    - 可见坏死和出血
- ESS
    - 内膜下和肌壁间几个至多个融合的界限不清结节
    - 血管腔隙内蠕虫样瘤栓(宫旁软组织内可能更明显)
    - 罕见界清肿块
    - 切面棕褐色至黄色,质软
- 如伴平滑肌分化,质稍硬,灰白色与棕褐色区域交替
- 如黏液样,呈胶冻状("黏性")
- 如呈成纤维细胞样,切面白色质硬(平滑肌瘤样)
- ±坏死和/或出血

大小

- ESN:可达 12cm
- ESS:大小不一

显微镜下所见

组织学特征

- ESN
    - 边界清晰,推挤式边缘
    - 可见小的不规则分叶状或指状突起侵入深方肌壁(数量<3 个和大小<3mm)
    - 无淋巴脉管侵犯
- ESS
    - 轮廓不规则的"蓝色"肿瘤细胞岛浸润肌壁(舌样),不伴间质反应
- ESN 和 ESS
    - 胞质稀少的小"蓝"细胞呈弥漫一致性生长
    - 1/3 的肿瘤有类似增殖期小动脉的小血管(有时为曲线形血管),有时管壁伴透明变性
    - 胶原带和斑块
    - 组织细胞(单个或成群)可以和肿瘤细胞混合存在或者出现在伴胆固醇裂隙的坏死区周围
    - 大的厚壁血管不常见,如果出现,常邻近肿瘤与肌层交界处
- 变型特征

- 平滑肌分化
  - 子宫内膜间质细胞背景中出现"淡粉红色"岛状结构
  - 星暴样结构，即中央为透明区，并形成胶原带向周围放射，穿插有肥胖梭形细胞，逐渐过渡为小而无序的平滑肌束，进而形成发育良好的长的平滑肌束
  - 可能在纯的子宫内膜间质肿瘤区域和子宫肌壁之间形成带状结构（结节内）
  - 可与性索样分化区域融合
- 横纹肌母细胞分化
  - 富含嗜酸性胞质的单个细胞，含少量横纹
- 黏液样背景
  - 大量淡染的黏液样基质形成细胞稀疏区
- 成纤维细胞样
  - 大量纤细的胶原纤维分隔肿瘤细胞形成细胞稀疏区
- 伴性索样分化
  - 条索状、小梁状、岛状，少见的小管状和网状或弥漫性生长
  - 细胞可富含嗜酸性或空泡状胞质
- 伴子宫内膜腺体
  - 发育良好的管状腺体，内衬立方至柱状细胞，核呈假复层排列（良性>>>恶性）
- 上皮样
  - 细胞富含嗜酸性胞质
- 伴透明细胞或颗粒状胞质
- 伴横纹肌样特征
  - 胞质内嗜酸性玻璃样包涵体推挤细胞核
- 伴奇异核细胞
  - 散在的大细胞，细胞核大，有时为双核或多核，染色质污秽
- 伴脂肪组织
  - 常为成熟脂肪细胞；局灶性
- 乳头状或假乳头状结构
  - 很可能为人工假象
  - 通常为局灶性；可混有性索样分化区域
- 伴有多核巨细胞

- ESS 可能伴有高级别 ESS（*YWHAE-NUTM2A/B* 融合）

细胞学特征

- ESN 和 ESS
  - 高核质比，小的卵圆形核，染色质均匀，小核仁
  - 核分裂活性通常较低（<5/10HPF），但也可能较高（高达 15~20/10 HPF）

辅助实验

免疫组织化学

- vimentin、CD10、IFITM1 和 actin 通常呈阳性
  - CD10 可能为阴性
- WT1、ER 和 PR 通常为阳性；AR 可能为阳性
- 典型的 ETS、腺样和性索样区域 keratin 可能阳性
- 典型的 EST，desmin 和 caldesmon 罕见阳性，但平滑肌分化区域通常呈阳性，性索样分化区域阳性相对少见
- inhibin、calretinin、CD99 和 Melan-A（罕见 HMB-45）在性索样分化成分中可能阳性

遗传学检测

- t(7;17) 最常见
- *PHF1* 基因重排（如为性索样分化区域）
- 其他不常见的易位

鉴别诊断

富于细胞性平滑肌瘤（vs. ESN 或 ESS）

- 大的厚壁血管和裂缝样间隙
- 梭形细胞与外周肌壁融合
- desmin 和 caldesmon 弥漫阳性

子宫内膜息肉（刮除术中）

- 间质细胞呈萎缩性外观，无核分裂象
- 一些碎片中可见大的厚壁血管

腺体稀少的血管内子宫腺肌病（vs. ESS）

- 无肿块形成；最多有子宫肌壁不规则增厚
- 间质岛无扩张
- 经典子宫腺肌病区域

细胞性静脉内平滑肌瘤病

- 厚壁血管和裂隙状轮廓
- 束状结构和梭形细胞
- desmin 和 caldesmon 弥漫阳性

原始神经外胚叶肿瘤（PNET）

- 小"蓝"细胞，无纤细的血管结构
- 如为中央型（cPNET），可见神经、室管膜和髓上皮分化
- FLI-1 和 GFAP（c-PNET）阳性
- 如为尤因/外周型 PNET，t(11;22)

胚胎性横纹肌肉瘤

- 通常以子宫颈为中心
- 交替出现的细胞密集区和细胞稀疏区
- 横纹肌母细胞分化常见
- 原始形态细胞伴活跃的核分裂
- myogenin、myoglobin、myoD1 阳性

黏液样和上皮样平滑肌肿瘤（vs. ESN 或 ESS）

- 缺乏典型的舌状浸润和血管结构
- desmin 和 caldesmon 阳性

类似卵巢性索间质肿瘤的子宫肿瘤（vs. EST 或 ESS）

- 无子宫内膜间质肿瘤区域

米勒管腺肉瘤（vs. EST 伴腺体）

- 常以子宫内膜为中心，不伴肌层浸润（<20% 的病例）
- 特征性的叶片状腺体
- 低度恶性间质围绕腺体，呈衣领样

- 不同类型的米勒管上皮

米勒管腺肌瘤（vs. EST 伴腺体）

- 实性区域肉眼观与平滑肌瘤相似
- 常有少量子宫内膜间质成分
- 大量良性平滑肌成分（平滑肌瘤样）

诊断注意事项

病理诊断要点

- 在诊刮标本中出现子宫内膜间质增生，只能诊断为 EST，因为无法评估病变边缘
- 如果 ESS 累及卵巢，必须询问既往子宫切除史，因为相较于卵巢，EST 更容易发生在子宫
- 需对子宫肌层交界处进行广泛、充分取样，检查是否存在肌层浸润以除外 ESS
- 肿瘤如果具有类似增殖期子宫内膜间质的典型形态，同时具有典型的浸润式生长，不论其核分裂程度如何，都应归类为 ESS
- 如果诊刮标本中仅发现呈性索样分化的肿瘤成分，不能直接诊断为类似卵巢性索间质肿瘤的子宫肿瘤，因其可能为 EST 伴广泛性索样分化，此时需行子宫切除术
- EST 与富于细胞性平滑肌瘤进行鉴别诊断时，应使用抗体组合，包括 CD10、desmin 和 caldesmon，因为富于细胞性平滑肌瘤 CD10 常呈阳性
- actin 对鉴别 EST 和富于细胞性平滑肌瘤无帮助，因为二者均呈阳性

部分参考文献

1. Hoang L et al: Endometrial stromal sarcomas and related neoplasms: new developments and diagnostic considerations. Pathology. ePub, 2017
2. Nucci MR: Practical issues related to uterine pathology: endometrial stromal tumors. Mod Pathol. 29 Suppl 1:S92-103, 2016
3. Ali RH et al: Endometrial stromal tumours revisited: an update based on the 2014 WHO classification. J Clin Pathol. 68(5):325-32, 2015
4. Albores-Saavedra J et al: Endometrial stromal sarcomas: immunoprofile with emphasis on HMB45 reactivity. Am J Clin Pathol. 141(6):850-5, 2014
5. Conklin CM et al: Endometrial stromal tumors: the new WHO classification. Adv Anat Pathol. 21(6):383-93, 2014
6. Parra-Herran CE et al: Targeted development of specific biomarkers of endometrial stromal cell differentiation using bioinformatics: the IFITM1 model. Mod Pathol. 27(4):569-79, 2014
7. Stemme S et al: Diagnosis of endometrial stromal tumors: a clinicopathologic study of 25 biopsy specimens with identification of problematic areas. Am J Clin Pathol. 141(1):133-9, 2014
8. D'Angelo E et al: Endometrial stromal sarcomas with sex cord differentiation are associated with PHF1 rearrangement. Am J Surg Pathol. 37(4):514-21, 2013
9. Feng W et al: Prognostic value of the diagnostic criteria distinguishing endometrial stromal sarcoma, low grade from undifferentiated endometrial sarcoma, 2 entities within the invasive endometrial stromal neoplasia family. Int J Gynecol Pathol. 32(3):299-306, 2013
10. Hirschowitz L et al: Intravascular adenomyomatosis: expanding the morphologic spectrum of intravascular leiomyomatosis. Am J Surg Pathol. 37(9):1395-400, 2013
11. Somma A et al: Cystic variant of endometrial stromal sarcoma: report of two cases. Int J Surg Pathol. 21(3):278-81, 2013
12. Wu TI et al: Clinicopathologic parameters and immunohistochemical study of endometrial stromal sarcomas. Int J Gynecol Pathol. 32(5):482-92, 2013
13. Lee CH et al: The clinicopathologic features of YWHAE-FAM22 endometrial stromal sarcomas: a histologically high-grade and clinically aggressive tumor. Am J Surg Pathol. 36(5):641-53, 2012
14. Chiang S et al: Cytogenetic and molecular aberrations in endometrial stromal tumors. Hum Pathol. 42(5):609-17, 2011
15. Chiang S et al: Frequency of known gene rearrangements in endometrial stromal tumors. Am J Surg Pathol. 35(9):1364-72, 2011
16. Dos Santos LA et al: Incidence of lymph node and adnexal metastasis in endometrial stromal sarcoma. Gynecol Oncol. 121(2):319-22, 2011
17. Chew I et al: Endometrial stromal sarcomas: a review of potential prognostic factors. Adv Anat Pathol. 17(2):113-21, 2010
18. Abeler VM et al: Uterine sarcomas in Norway. A histopathological and prognostic survey of a total population from 1970 to 2000 including 419 patients. Histopathology. 54(3):355-64, 2009
19. McCluggage WG et al: Endometrial stromal sarcomas with extensive endometrioid glandular differentiation: report of a series with emphasis on the potential for misdiagnosis and discussion of the differential diagnosis. Histopathology. 54(3):365-73, 2009
20. Chan JK et al: Endometrial stromal sarcoma: a population-based analysis. Br J Cancer. 99(8):1210-5, 2008
21. McCluggage WG et al: Endometrial stromal sarcomas with true papillae and pseudopapillae. Int J Gynecol Pathol. 27(4):555-61, 2008
22. Baker P et al: Endometrial stromal tumours of the uterus: a practical approach using conventional morphology and ancillary techniques. J Clin Pathol. 60(3):235-43, 2007
23. Nucci MR et al: Molecular analysis of the JAZF1-JJAZ1 gene fusion by RT-PCR and fluorescence in situ hybridization in endometrial stromal neoplasms. Am J Surg Pathol. 31(1):65-70, 2007
24. Oliva E et al: High frequency of JAZF1-JJAZ1 gene fusion in endometrial stromal tumors with smooth muscle differentiation by interphase FISH detection. Am J Surg Pathol. 31(8):1277-84, 2007
25. Baker PM et al: Unusual morphologic features of endometrial stromal tumors: a report of 2 cases. Am J Surg Pathol. 29(10):1394-8, 2005
26. Bhargava R et al: Distinction of endometrial stromal sarcomas from 'hemangiopericytomatous' tumors using a panel of immunohistochemical stains. Mod Pathol. 18(1):40-7, 2005
27. Balleine RL et al: Expression of progesterone receptor A and B isoforms in low-grade endometrial stromal sarcoma. Int J Gynecol Pathol. 23(2):138-44, 2004
28. Huang HY et al: Molecular detection of JAZF1-JJAZ1 gene fusion in endometrial stromal neoplasms with classic and variant histology: evidence for genetic heterogeneity. Am J Surg Pathol. 28(2):224-32, 2004
29. Oliva E: CD10 expression in the female genital tract: does it have useful diagnostic applications? Adv Anat Pathol. 11(6):310-5, 2004
30. Kasashima S et al: Myxoid endometrial stromal sarcoma of the uterus. Pathol Int. 53(9):637-41, 2003
31. Dionigi A et al: Endometrial stromal nodules and endometrial stromal tumors with limited infiltration: a clinicopathologic study of 50 cases. Am J Surg Pathol. 26(5):567-81, 2002
32. Oliva E et al: An immunohistochemical analysis of endometrial stromal and smooth muscle tumors of the uterus: a study of 54 cases emphasizing the importance of using a panel because of overlap in immunoreactivity for individual antibodies. Am J Surg Pathol. 26(4):403-12, 2002
33. Oliva E et al: Epithelioid endometrial and endometrioid stromal tumors: a report of four cases emphasizing their distinction from epithelioid smooth muscle tumors and other oxyphilic uterine and extrauterine tumors. Int J Gynecol Pathol. 21(1):48-55, 2002
34. Koontz JI et al: Frequent fusion of the JAZF1 and JJAZ1 genes in endometrial stromal tumors. Proc Natl Acad Sci U S A. 98(11):6348-53, 2001
35. Nucci MR et al: h-Caldesmon expression effectively distinguishes endometrial stromal tumors from uterine smooth muscle tumors. Am J Surg Pathol. 25(4):455-63, 2001
36. Oliva E et al: Myxoid and fibrous endometrial stromal tumors of the uterus: a report of 10 cases. Int J Gynecol Pathol. 18(4):310-9, 1999
37. Oliva E et al: Mixed endometrial stromal and smooth muscle tumors of the uterus: a clinicopathologic study of 15 cases. Am J Surg Pathol. 22(8):997-1005, 1998
38. McCluggage WG et al: Endometrial stromal sarcoma with sex cord-like areas and focal rhabdoid differentiation. Histopathology. 29(4):369-74, 1996
39. Oliva E et al: Cellular benign mesenchymal tumors of the uterus. A comparative morphologic and immunohistochemical analysis of 33 highly cellular leiomyomas and six endometrial stromal nodules, two frequently confused tumors. Am J Surg Pathol. 19(7):757-68, 1995
40. Chang KL et al: Primary uterine endometrial stromal neoplasms. A clinicopathologic study of 117 cases. Am J Surg Pathol. 14(5):415-38, 1990

舌状浸润性生长

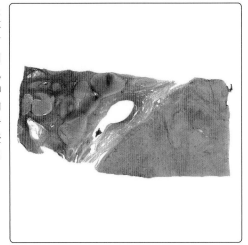

细胞间水肿和曲线形血管

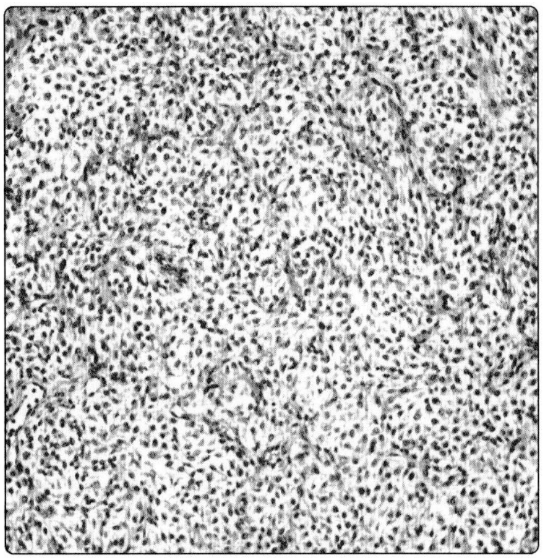

(左)子宫内膜间质肉瘤呈肌壁内浸润性生长,形成不规则的肿瘤细胞岛,不伴有间质反应。子宫肌层浸润程度可能极少至非常广泛。(右)有时,子宫内膜间质肿瘤的肿瘤细胞伴有显著的细胞间水肿,类似增殖期子宫内膜间质。注意在这些肿瘤中也可见到拉长的曲线形血管

突出的动脉样血管

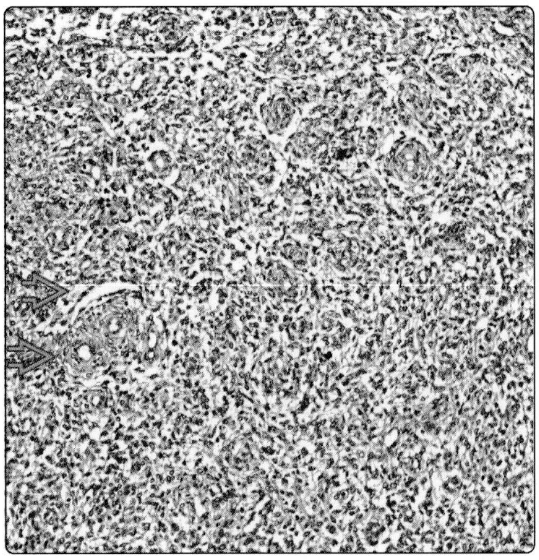

胶原斑块

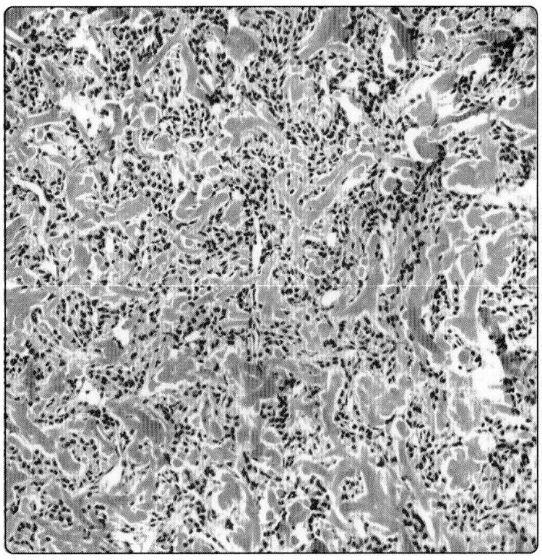

(左)子宫内膜间质肿瘤的典型特征是纤细的血管结构(小动脉样),尽管仅见于1/3的肿瘤。这些血管结构让人联想到正常的子宫内膜。通常,肿瘤细胞呈漩涡状围绕这些小血管➡。(右)常见胶原斑块与肿瘤细胞混合。胶原斑块可能非常显著并互相融合。该特点是子宫内膜间质肿瘤的典型特征,但不具有诊断性,因为在平滑肌肿瘤中也可出现

子宫肌层内淋巴血管侵犯

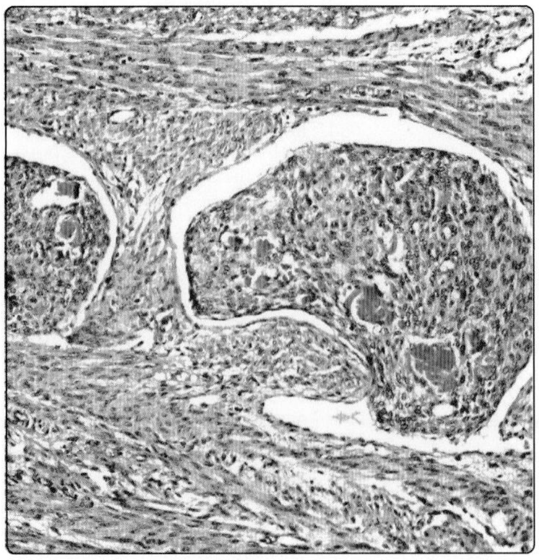

组织细胞聚集

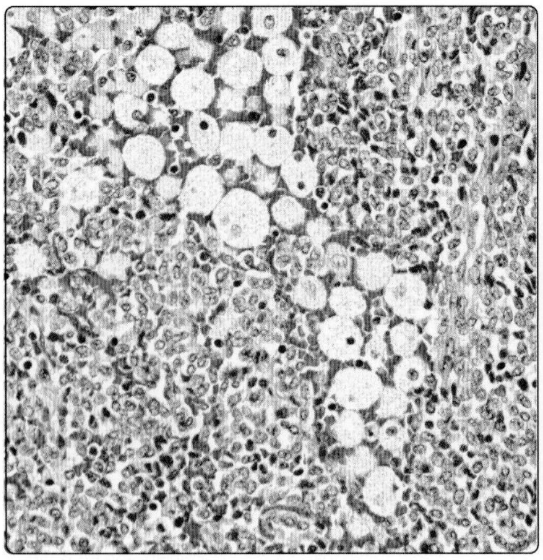

(左)淋巴血管侵犯是子宫内膜间质肉瘤的特征,可能非常轻微,但不应在子宫内膜间质结节中出现。(右)组织细胞在子宫内膜间质肿瘤中较常见。它们可单个或成群出现,混杂在肿瘤细胞中或出现在伴胆固醇裂隙的坏死区附近。虽然组织细胞在平滑肌肿瘤中罕见,但在间质肿瘤中却很常见

平滑肌(星暴样)分化

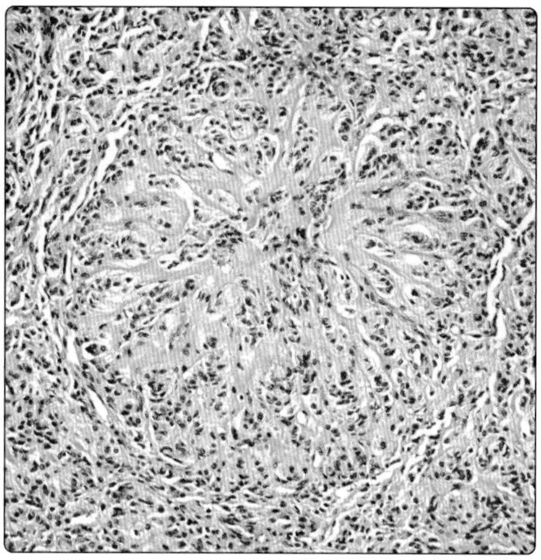

平滑肌化生区域 caldesmon 阳性

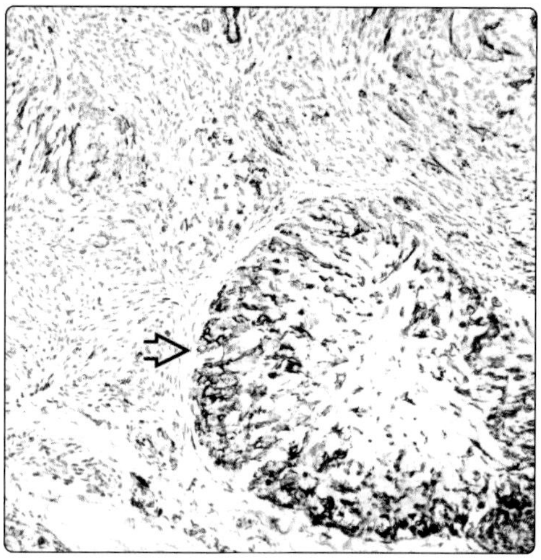

(左)子宫内膜间质肿瘤中的平滑肌分化,常见透明变性的中心区,周边形成放射状胶原带,包绕肥胖的肿瘤细胞("星暴"样)。这些结构和小而发育不良的化生性肌束相融合,并进一步过渡为拉长的成熟平滑肌束。**(右)**子宫内膜间质瘤中平滑肌分化区 desmin 和 H-caldesmon 通常阳性⇨

显著的黏液样基质

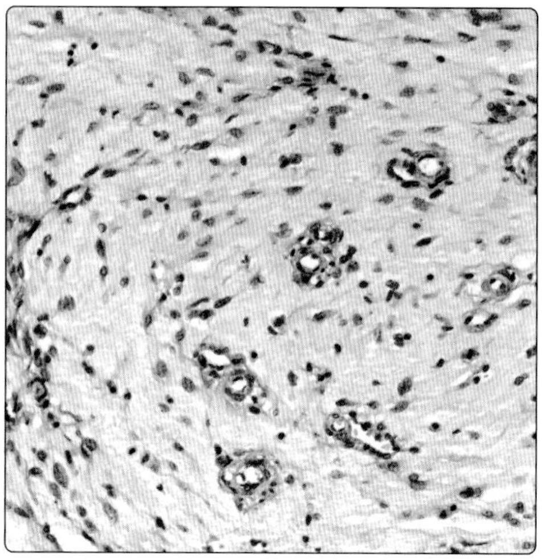

成纤维细胞外观

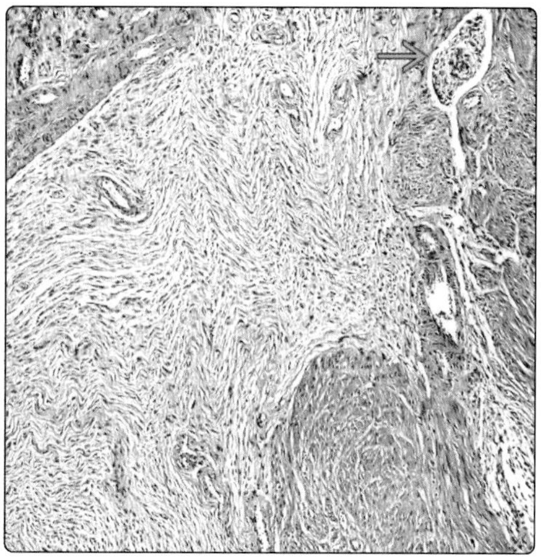

(左)与大多数子宫内膜间质瘤富于细胞性的蓝色外观相比,一些子宫内膜间质肿瘤有明显的黏液样基质,整体上呈现出少细胞性外观。注意出现特征性的小动脉样血管。**(右)**一些子宫内膜间质肿瘤具有显著的成纤维细胞形态,肿瘤细胞之间有丰富的纤细的胶原束。注意浸润性边界和相关淋巴血管侵犯⇨

子宫内膜型腺体

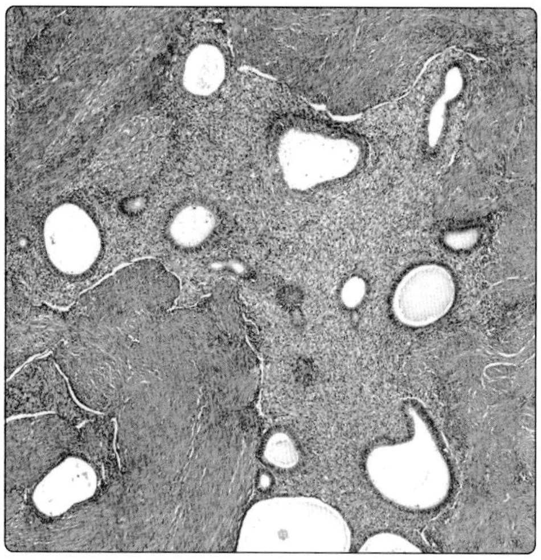

性索样分化

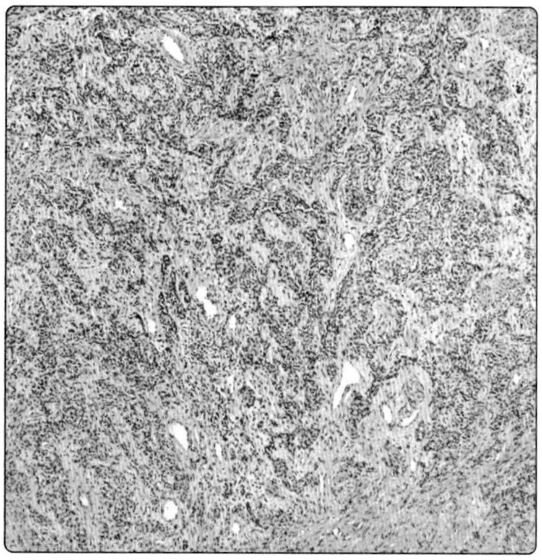

(左)子宫内膜型腺体可见于子宫内膜间质肿瘤内部。腺体内衬立方至柱状细胞,核呈假复层排列(细胞形态温和)。在大多数病例中,为局灶性发现。主要鉴别诊断是子宫腺肌病。**(右)**子宫内膜间质肿瘤可见性索样分化,呈条索样、小梁状、岛状、小管状或网状结构,这些结构是卵巢性索间质肿瘤的典型特征

(左) 典型的子宫内膜间质肿瘤细胞胞质稀少，与之相比，一些肿瘤由富含嗜酸性胞质的细胞（上皮样外观）组成。**(右)** 子宫内膜间质肿瘤罕见奇异核细胞⇒，后者常见于平滑肌肿瘤，也可出现在子宫内膜间质息肉和米勒管腺肉瘤中。注意肿瘤内平滑肌分化区域⇒（星暴样）

上皮样形态

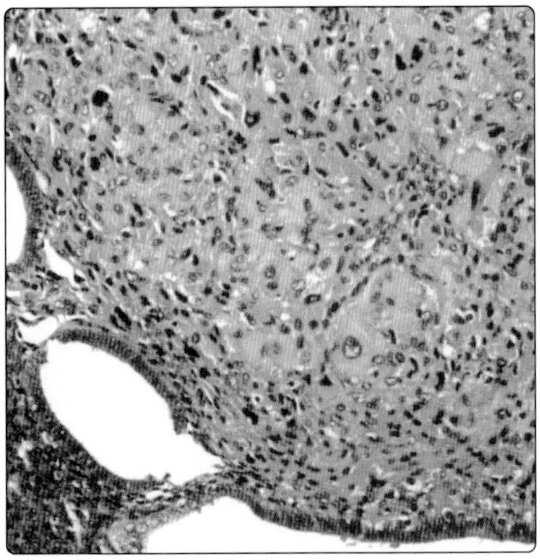

有奇异形核的间质细胞

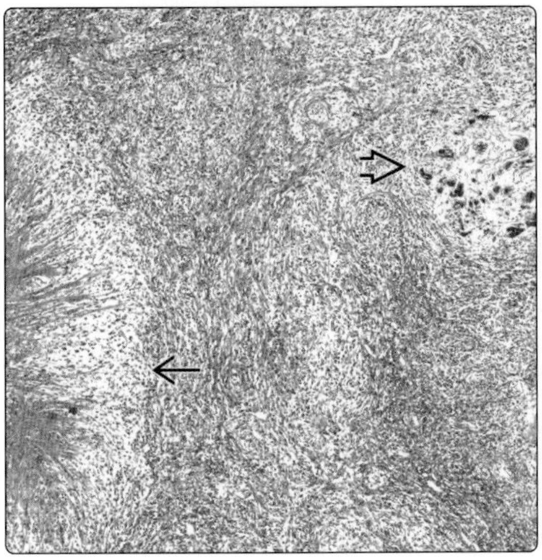

(左) 假乳头样结构是子宫内膜间质肿瘤的少见形态特征，可能由人工假象造成。当假乳头样结构非常显著时，应考虑恶性上皮源性肿瘤可能。但在子宫内膜间质肿瘤中仅见轻微的细胞学非典型性。**(右)** 尽管子宫内膜间质肿瘤的特征是出现小动脉样血管，但中至大血管也很常见，后者多位于肿瘤边缘，且大多数可能陷入肿瘤内⇒

假乳头状结构

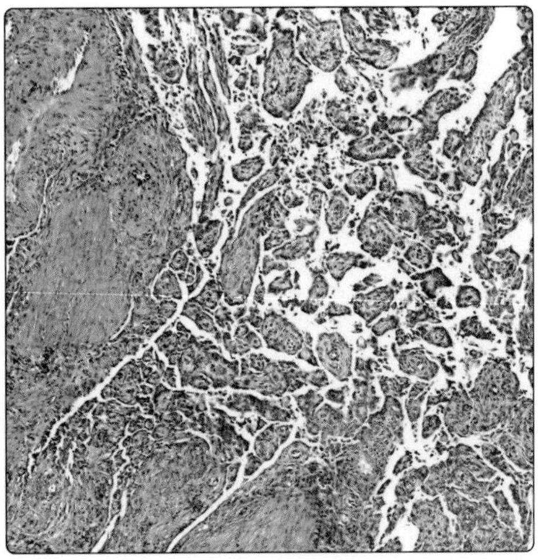

肿瘤周边陷入的厚壁血管

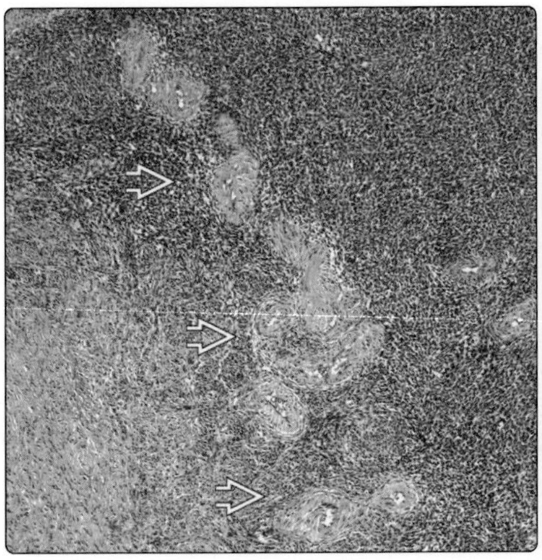

(左) 绝大多数经典的子宫内膜间质肿瘤 ER 和 PR 呈弥漫强阳性表达。**(右)** 尽管 CD10 是子宫内膜间质肿瘤的标志物之一，且绝大多数呈 CD10 弥漫阳性表达，但需牢记，一些肿瘤可能仅呈 CD10 局灶阳性。此外，许多其他类型的子宫间叶源性肿瘤 CD10 也可呈阳性表达

ER 强阳性

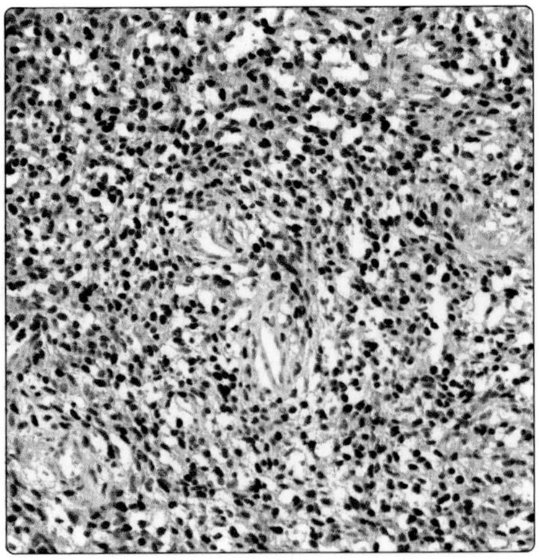

CD10 弥漫强阳性

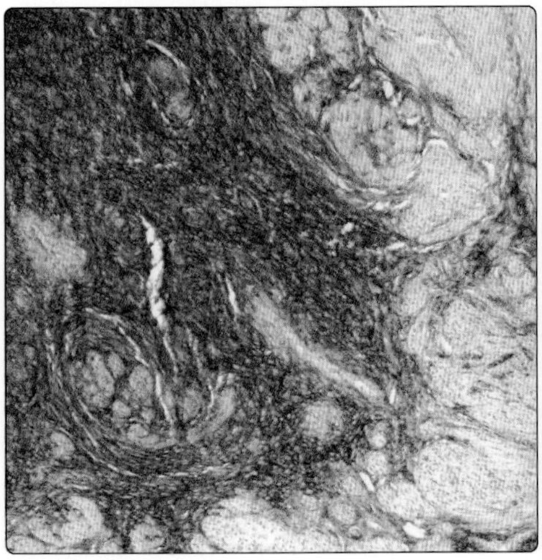

keratin 阳性(性索样区域)

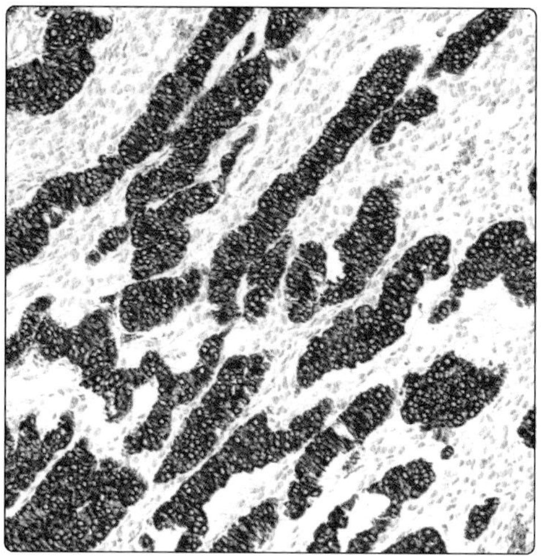

calretinin 阳性(性索样区域)

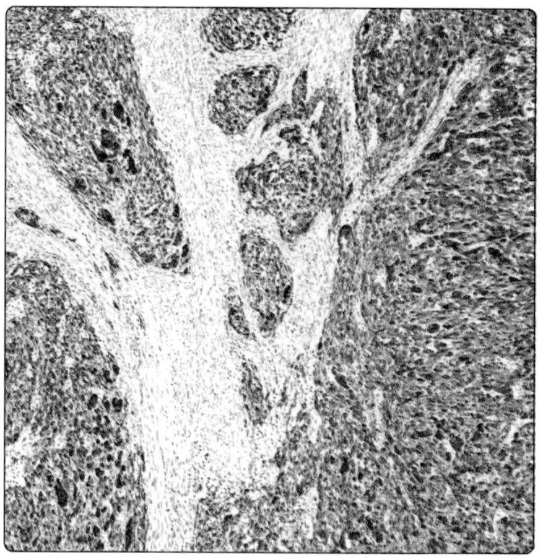

(左)子宫内膜间质肿瘤的性索样分化区域可能呈角蛋白强阳性表达，且因其呈条索状或小梁状结构，让人担心子宫内膜癌的可能。值得注意的是，纯的子宫内膜间质肿瘤也可能表达 keratin，但通常表达程度很低。(右)性索样分化区域 calretinin 可呈细胞核和胞质强阳性表达，同卵巢性索间质肿瘤中所见

富于细胞性平滑肌瘤

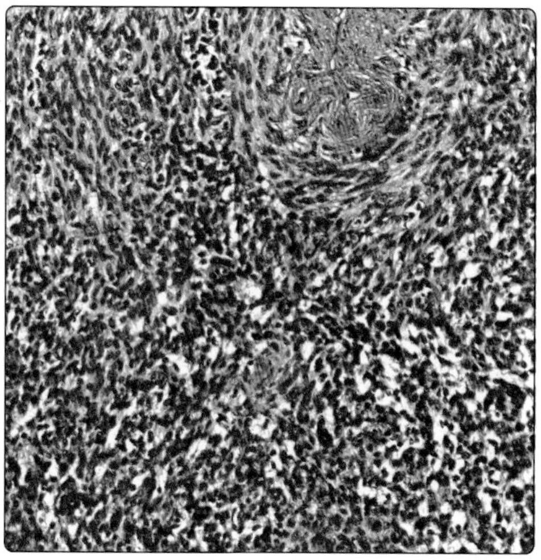

富于细胞性平滑肌瘤显著的小血管结构

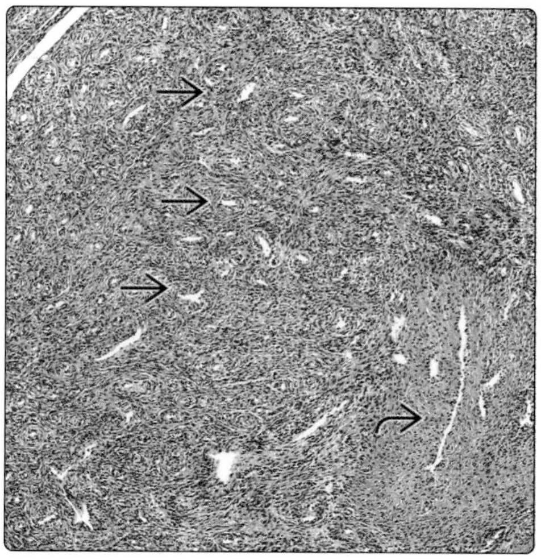

(左)富于细胞性平滑肌瘤是子宫内膜间质肿瘤最常见且具有挑战性的鉴别诊断，因其呈密集的富于细胞性形态(蓝色)，且可能缺乏朝向肿瘤中心的束状结构。(右)此外，细胞性或富于细胞性平滑肌瘤可见包括小动脉在内的显著的血管结构→。但通常为大的厚壁血管↪，并可见裂隙样腔隙

富于细胞性平滑肌瘤 CD10 弥漫阳性

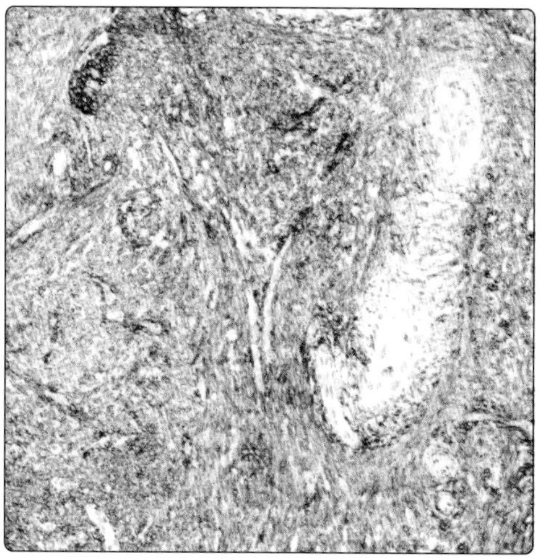

平滑肌肿瘤 caldesmon 强阳性

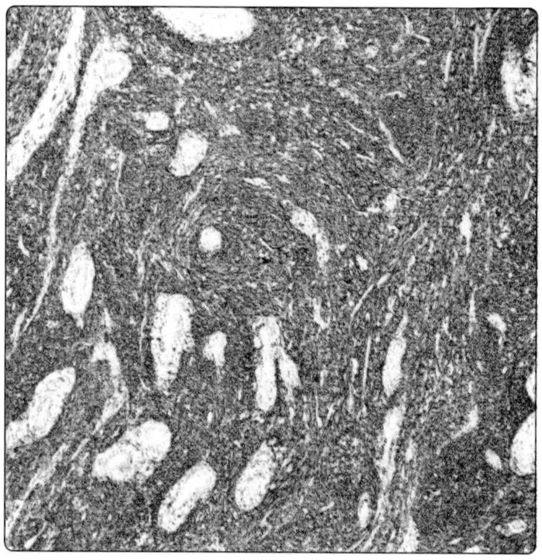

(左)需牢记，富于细胞性平滑肌瘤和平滑肌肉瘤常呈 CD10 阳性。因此，该标志物不能单独应用于间质肿瘤的鉴别诊断。(右)与经典的子宫内膜间质肿瘤相比，富于细胞性平滑肌瘤常呈 desmin 和 caldesmon 弥漫强阳性表达。因此，应使用包括 CD10、desmin 和 caldesmon 在内的标志物组合进行鉴别诊断

第18节 高级别子宫内膜间质肉瘤

要点

术语

- 高级别子宫内膜间质肿瘤有多种形态
  - 弥漫生长的小圆细胞±低级别纤维黏液成分伴(*YWHAE-FAM22*)基因融合
  - 形态一致的梭形细胞呈杂乱的束状排列伴不等量黏液样背景且具有(*ZC3H7B-BCOR*)基因融合,或束状或片状分布的一致性梭形或上皮样细胞,具有 *BCOR* 内部串联复制(ITD),不伴有相关低级别成分
  - 高级别肉瘤,非特殊型(NOS),与经典的低级别子宫内膜间质肉瘤相关

辅助实验

- *YWHAE-FAM22* 子宫内膜间质肉瘤
  - 高级别成分:cyclin-D1 和 BCOR 弥漫强阳性;C-kit 常阳性,CD10、ER 和 PR 阴性
  - 低级别成分:CD10、ER 和 PR 阳性;cyclin-D1 可呈片状阳性
- *C3H7B-BCOR* 和 *BCOR*-ITD 子宫内膜间质肉瘤
  - CD10 弥漫强阳性;cyclin-D1 和 BCOR 弥漫强阳性;SMA >desmin,可呈局灶阳性;ER 和 PR 不同程度表达(阴性>阳性)
- 高级别肉瘤 NOS,与经典的低级别子宫内膜间质肉瘤相关
  - 高级别成分:CD10、ER 和 PR±阳性;cyclin-D1 和 BCOR 常阴性或局灶阳性
  - 低级别成分:CD10、ER 和 PR 阳性;cyclin-D1±片状阳性

首要的鉴别诊断

- 上皮样平滑肌肉瘤
- 胃肠间质瘤
- 黏液样平滑肌肉瘤
- 未分化子宫肉瘤

息肉样和出血性宫腔内肿块(*YWHAE-NUTM2* 高级别子宫内膜间质肉瘤)

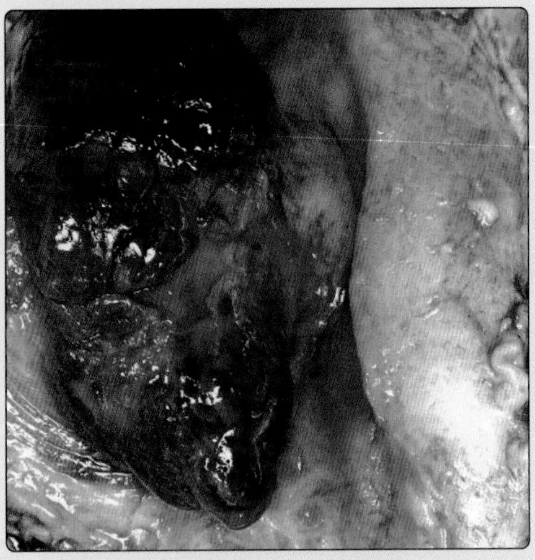

大的胶冻样肿块(*ZC3H7B-BCOR* 高级别子宫内膜间质肉瘤)

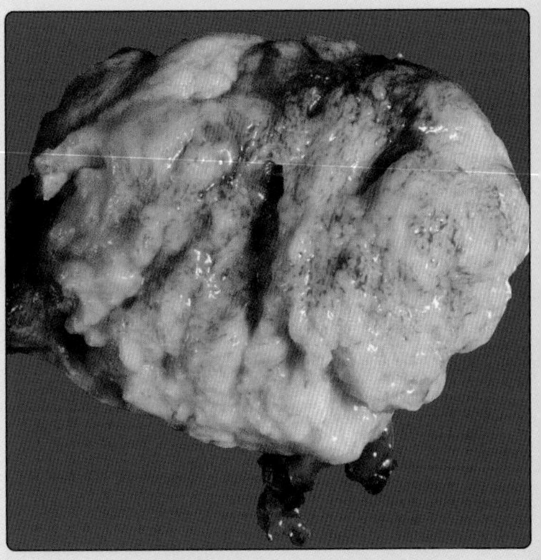

(左)具有 *YWHAE-NUTM2* 融合基因的高级别子宫内膜间质肉瘤通常呈宫腔内息肉样肿块,伴广泛的坏死和出血。(右)*ZC3H7B-BCOR* 高级别子宫内膜间质肉瘤常表现为大的息肉样肿块,可充满宫腔。注意显著的鱼肉样和胶冻样表面,后者是丰富的黏液样基质所致

弥漫性生长和纤细的血管结构(*YWHAE-NUTM2* 高级别子宫内膜间质肉瘤)

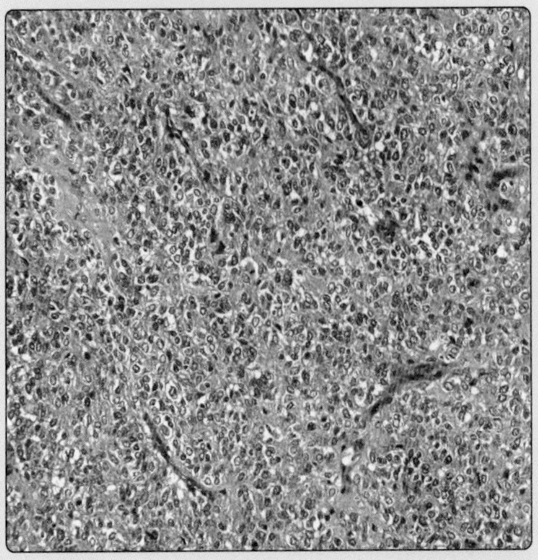

杂乱的细胞束(*ZC3H7B-BCOR* 高级别子宫内膜间质肉瘤)

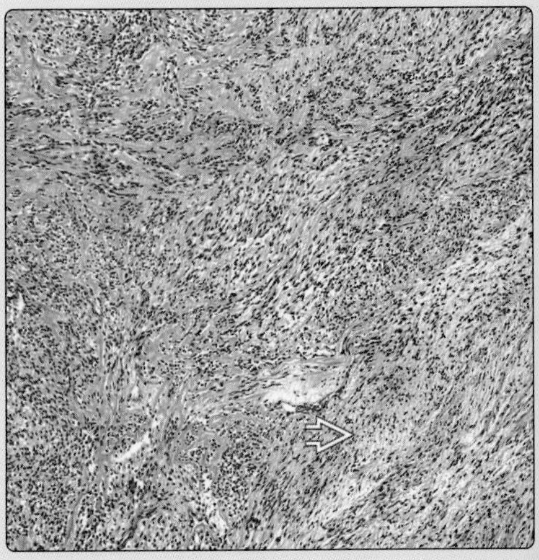

(左)具有 *YWHAE-NUTM2* 融合基因的高级别子宫内膜间质肉瘤常呈弥漫性或巢状生长的上皮样细胞,胞质稀少至中等量,伴有纤细的血管网。(右)*ZC3H7B-BCOR* 高级别子宫内膜间质肉瘤的特征是梭形细胞呈杂乱的束状生长。常与不等量的黏液样背景有关➡

术语

同义词

- *YWHAE-FAM22* 子宫内膜间质肉瘤(未分化子宫内膜肉瘤,一致型)
- *ZC3H7B-BCOR* 子宫内膜间质肉瘤
- 伴有 *BCOR* 基因内部串联复制(internal tandem duplication,ITD)的子宫内膜间质肉瘤

定义

- 高级别子宫内膜间质肿瘤的不同形态
  - 弥漫性生长的小圆细胞,具有特征性(*YWHAE-FAM22*)融合基因,形态学上常伴低级别纤维黏液样成分
  - 梭形细胞呈杂乱的束状排列伴不等量黏液样背景,具有特征性的 *ZC3H7B-BCOR* 基因融合,不伴有相关低级别成分
  - 梭形或上皮样细胞呈束状或片状排列,具有特征性的 *BCOR* ITD,不伴有相关低级别成分
  - 高级别肉瘤,非特殊型(NOS),常伴有经典的(或变型)低级别内膜间质肉瘤成分

临床问题

流行病学

- 发病率
  - 罕见
- 年龄
  - 范围广:20~67 岁(平均 50 岁)
    - 如为 *BCOR* ITD 子宫内膜间质肉瘤,年轻约 30 岁

部位

- 子宫体

表现

- 异常阴道出血或绝经后出血
- 与进展期相关的症状/体征

治疗

- 根治性子宫及双侧附件切除伴辅助性化疗和放疗

预后

- 比经典的低级别子宫内膜间质肉瘤更具侵袭性,但侵袭性不及未分化肉瘤
- 患者首诊后可带病存活 10 年以上
- 常见腹膜复发和肺转移

大体所见

一般特征

- 宫腔内息肉样肿块
- 边界不清伴显著肌层浸润
- 鱼肉样,质软至橡胶样,黄色至棕褐色至白色
- 常见坏死和出血区

大小

- 3~12cm(中位:7.5cm)

显微镜下所见

组织学特征

- *YWHAE-FAM22* 子宫内膜间质肉瘤
  - 舌状或破坏性侵犯肌层
  - 富于细胞,呈"蓝色"外观
  - 弥漫性、巢状和条索状生长
  - 显著且纤细的毛细血管网
  - 可出现假腺样外观
  - 可见假菊型团
  - 常见坏死和淋巴血管浸润
  - 成纤维细胞性或黏液样变型(约 50%),或经典的子宫内膜间质肉瘤相对少见
- *ZC3H7B-BCOR* 子宫内膜间质肉瘤
  - 舌状或宽大前缘式浸润肌壁
  - 一致性细胞呈无序束状排列
  - 常见广泛的黏液样间质和胶原斑块
  - 不同形态的血管结构,包括小动脉样>>血管周细胞样>厚壁大血管
  - 常见坏死和淋巴血管侵犯
  - 无经典的子宫内膜间质肿瘤区域
- *BCOR* ITD 子宫内膜间质肉瘤
  - 舌样或破坏性侵犯肌层
  - 束状或弥漫性生长
  - 胶原化或黏液样背景
  - 大量小血管
  - 常见坏死和淋巴血管侵犯
- 高级别肉瘤 NOS,与经典的低级别子宫内膜间质肉瘤相关
  - 弥漫性、束状或无序生长
  - 低级别子宫内膜间质肉瘤成分
  - 常见坏死和淋巴血管侵犯

细胞学特征

- *YWHAE-FAM22* 子宫内膜间质肉瘤
  - 高级别成分
    - 圆形上皮样细胞,胞质稀少至中等量、嗜酸性
    - 圆形至卵圆形泡状核,核轮廓不规则,可见核仁
    - 核分裂活跃
  - 低级别成分
    - 圆形至卵圆形细胞核,胞质稀少
    - 核分裂活性低
- *ZC3H7B-BCOR* 子宫内膜间质肉瘤
  - 梭形细胞,胞质稀少至中等量、嗜酸性
  - 卵圆形至梭形细胞核,核仁不明显
  - 核分裂活跃
- *BCOR* ITD 子宫内膜间质肉瘤
  - 梭形或上皮样细胞,胞质嗜酸性
  - 细胞核一致,染色质清晰
  - 核分裂活跃
- 高级别肉瘤 NOS,常伴有经典的低级别子宫内膜间质肉瘤
  - 高级别区域
    - 梭形或上皮样细胞,不等量胞质

- 明显的多形性，核分裂活跃
- 低级别区域
  - 卵圆形细胞，胞质稀少，核一致
  - 不同程度的核分裂活性

辅助实验

免疫组织化学

- *YWHAE-FAM22* 子宫内膜间质肉瘤
  - 高级别成分
    - cyclin-D1 和 BCOR 弥漫强阳性
    - CD117 常阳性，但 DOG1 阴性
    - β-catenin 可阳性
    - CD10、ER 和 PR 通常阴性
  - 低级别成分
    - CD10、ER 和 PR 通常阳性
    - cyclin-D1 可呈片状阳性，但 CD117 阴性
- *ZC3H7B-BCOR* 和 *BCOR* ITD 子宫内膜间质肉瘤
  - CD10 弥漫强阳性
  - cyclin-D1 和 BCOR 弥漫强阳性
  - SMA>desmin 可呈灶状阳性；caldesmon 阴性
  - ER 和 PR 不同程度表达（阴性>阳性）
- 高级别肉瘤 NOS，常伴有经典的低级别子宫内膜间质肉瘤
  - 高级别成分
    - CD10、ER 和 PR 不同程度阳性
    - cyclin-D1 和 BCOR 通常阴性或局灶阳性
  - 低级别成分
    - CD10、ER 和 PR 阳性
    - cyclin-D1 可呈片状阳性；CD117 阴性

遗传学检测

- t(10;17)伴 *YWHAE-FAM22* 融合基因
- *ZC3H7B-BCOR* 融合基因
- *BCOR* ITD
- 无 *KIT* 基因突变

鉴别诊断

上皮样平滑肌肉瘤（vs. *YWHAE-FAM22*）

- 无纤细的血管结构
- 细胞胞质丰富，多形性细胞核
- desmin、caldesmon、ER、PR 常阳性
- cyclin-D1 阴性或仅局灶阳性

胃肠间质瘤（vs. *YWHAE-FAM22*）

- 梭形和上皮样区域常混合存在
- 亮嗜酸性胞质
- DOG1 阳性
- *KIT* 基因突变

黏液样平滑肌肉瘤（vs. *ZC3H7B-BCOR*）

- 经典或上皮样区域
- desmin 和 caldesmon 阳性
- BCOR 阴性，大部分 cyclin-D1 阴性

未分化子宫肉瘤

- 排除性诊断

未分化和去分化癌（vs. *ZC3H7B-BCOR*）

- 经典的低级别癌区域
- pax-8、EMA 或角蛋白阳性

诊断注意事项

病理诊断要点

- 对于任何上皮样或梭形细胞肿瘤伴黏液样背景且细胞形态相对一致时，均应考虑高级别子宫内膜间质肉瘤的可能
- 如果含有经典的低级别成分，未分化子宫肉瘤可以归类为高级别子宫内膜间质肉瘤

部分参考文献

1. Chiang S et al: BCOR is a robust diagnostic immunohistochemical marker of genetically diverse high-grade endometrial stromal sarcoma, including tumors exhibiting variant morphology. Mod Pathol. 30(9):1251-1261, 2017
2. Hemming ML et al: YWHAE-rearranged high-grade endometrial stromal sarcoma: two-center case series and response to chemotherapy. Gynecol Oncol. 145(3):531-535, 2017
3. Hoang LN et al: Novel high-grade endometrial stromal sarcoma: a morphologic mimicker of myxoid leiomyosarcoma. Am J Surg Pathol. 41(1):12-24, 2017
4. Hoang L et al: Endometrial stromal sarcomas and related neoplasms: new developments and diagnostic considerations. Pathology. 50(2):162-177, 2017
5. Lewis N et al: ZC3H7B-BCOR high-grade endometrial stromal sarcomas: a report of 17 cases of a newly defined entity. Mod Pathol. ePub, 2017
6. Mariño-Enriquez A et al: BCOR internal tandem duplication in high-grade uterine sarcomas. Am J Surg Pathol. 42(3):335-341, 2017
7. Li X et al: The application of next-generation sequencing-based molecular diagnostics in endometrial stromal sarcoma. Histopathology. 69(4):551-9, 2016
8. Kruse AJ et al: Aggressive behavior and poor prognosis of endometrial stromal sarcomas with YWHAE-FAM22 rearrangement indicate the clinical importance to recognize this subset. Int J Gynecol Cancer. 24(9):1616-22, 2014
9. Lee CH et al: Frequent expression of KIT in endometrial stromal sarcoma with YWHAE genetic rearrangement. Mod Pathol. 27(5):751-7, 2014
10. Lee CH et al: Endometrial stromal sarcoma- the new genetic paradigm. Histopathology. 67(1):1-19, 2014
11. Sciallis AP et al: High-grade endometrial stromal sarcomas: a clinicopathologic study of a group of tumors with heterogenous morphologic and genetic features. Am J Surg Pathol. 38(9):1161-72, 2014
12. Croce S et al: YWHAE rearrangement identified by FISH and RT-PCR in endometrial stromal sarcomas: genetic and pathological correlations. Mod Pathol. 26(10):1390-400, 2013
13. Lee CH et al: Cyclin D1 as a diagnostic immunomarker for endometrial stromal sarcoma with YWHAE-FAM22 rearrangement. Am J Surg Pathol. 36(10):1562-70, 2012
14. Lee CH et al: The clinicopathologic features of YWHAE-FAM22 endometrial stromal sarcomas: a histologically high-grade and clinically aggressive tumor. Am J Surg Pathol. 36(5):641-53, 2012
15. Amant F et al: Case report of a poorly differentiated uterine tumour with t(10;17) translocation and neuroectodermal phenotype. Anticancer Res. 31(6):2367-71, 2011
16. Kurihara S et al: Coincident expression of beta-catenin and cyclin D1 in endometrial stromal tumors and related high-grade sarcomas. Mod Pathol. 23(2):225-34, 2010
17. Kurihara S et al: Endometrial stromal sarcomas and related high-grade sarcomas: immunohistochemical and molecular genetic study of 31 cases. Am J Surg Pathol. 32(8):1228-38, 2008

巢状生长（*YWHAE-NUTM2* 高级别子宫内膜间质肉瘤）

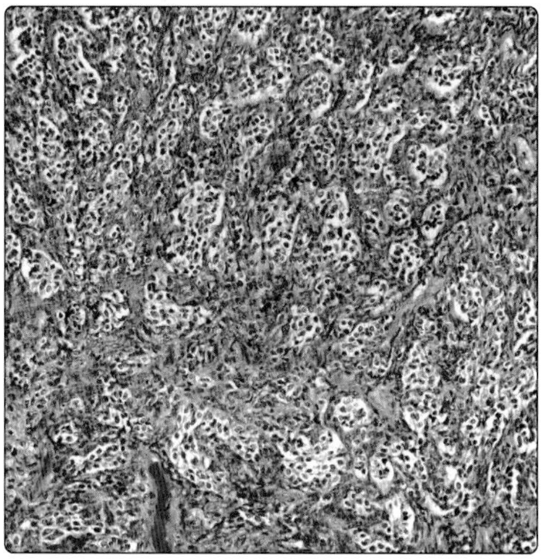

小而一致的上皮样细胞（*YWHAE-NUTM2* 高级别子宫内膜间质肉瘤）

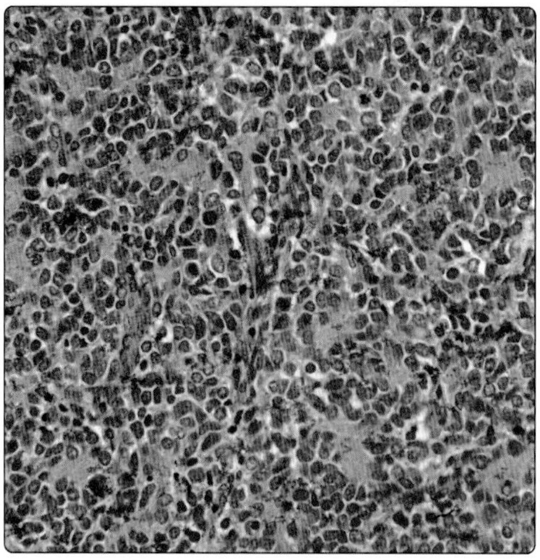

（左）有时，*YWHAE-NUTM2* 高级别子宫内膜间质肉瘤可呈条索状或巢状结构，可能被误认为性索样分化。这些区域的细胞学特征和弥漫生长区域的细胞学特征相同。（右）伴 *YWHAE-NUTM2* 基因融合的高级别子宫内膜间质肉瘤常呈小圆形细胞，胞质稀少，细胞学特征一致。常伴活跃的核分裂活性

低级别成纤维细胞成分（*YWHAE-NUTM2* 高级别子宫内膜间质肉瘤）

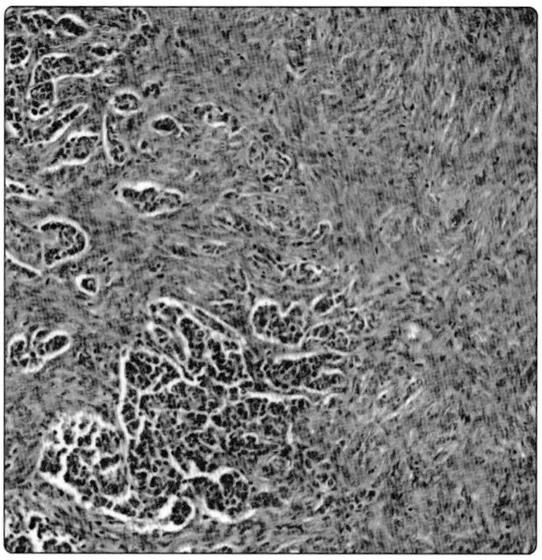

高级别区域肿瘤细胞呈 CD10 阴性（*YWHAE-NUTM2* 子宫内膜间质肉瘤）

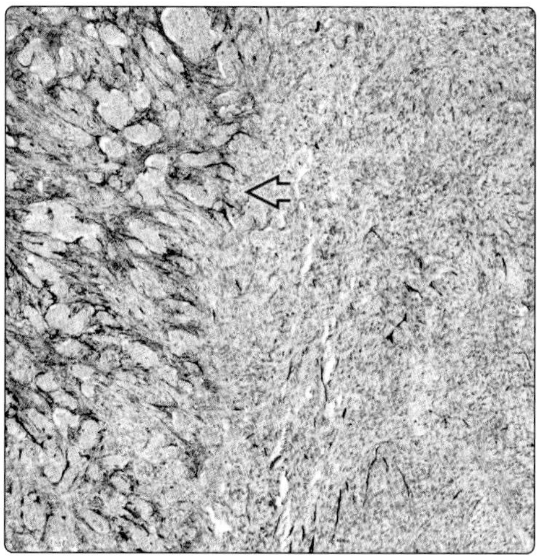

（左）上皮样细胞巢，即具有 *YWHAE-NUTM2* 融合基因的高级别子宫内膜间质肉瘤的典型表现，与子宫内膜间质肉瘤的低级别成纤维细胞变型相融合。（右）与经典的子宫内膜间质肿瘤相比，具有 *YWHAE-NUTM2* 融合基因的高级别子宫内膜间质肉瘤呈 CD10、ER 和 PR 阴性。注意低级别成纤维细胞成分 CD10 呈阳性表达⇨

高级别区域 cyclin-D1 弥漫强阳性表达（*YWHAE-NUTM2* 高级别子宫内膜间质肉瘤）

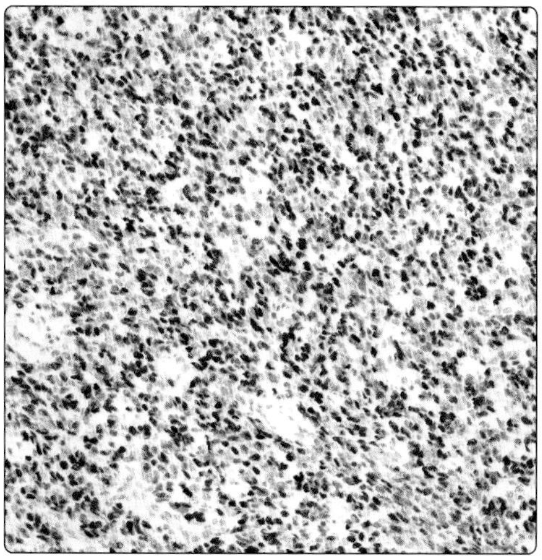

高级别区域 CD117 弥漫强阳性表达（*YWHAE-NUTM2* 高级别子宫内膜间质肉瘤）

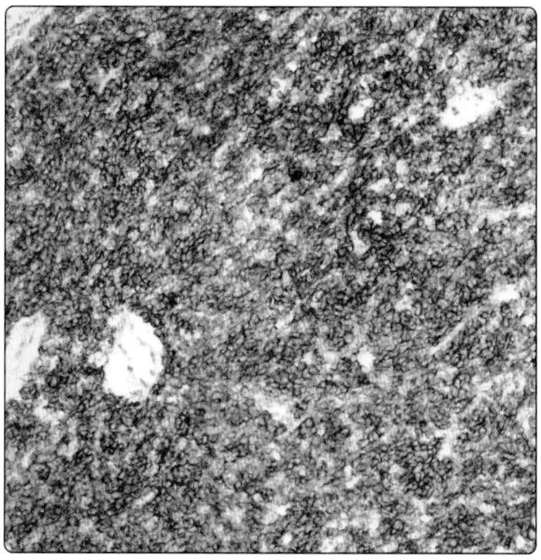

（左）具有 *YWHAE-NUTM2* 融合基因的高级别子宫内膜间质肉瘤的肿瘤细胞 cyclin-D1 呈弥漫强阳性表达。需牢记，具有 *ZC3H7B-BCOR* 融合基因的高级别子宫内膜间质肉瘤 cyclin-D1 也呈阳性。（右）同胃肠间质瘤一样，*YWHAE-NUTM2* 高级别子宫内膜间质肉瘤 CD117 常呈阳性表达（细胞膜）。但其 DOG1 呈阴性，且缺乏 *C-kit* 基因突变

（左）具有 *ZC3H7B-BCOR* 融合基因的高级别子宫内膜间质肉瘤细胞密度不等。在某些区域，肿瘤细胞密集 ⇨，而其他区域细胞稀少但常呈束状排列，并可见出血和坏死。（右）*ZC3H7B-BCOR* 高级别子宫内膜间质肉瘤既往常被误诊为黏液样平滑肌瘤，因二者均有显著的黏液样改变和形成梭形细胞束

密集束状和弥漫性生长（*ZC3H7B-BCOR* 高级别子宫内膜间质肉瘤）

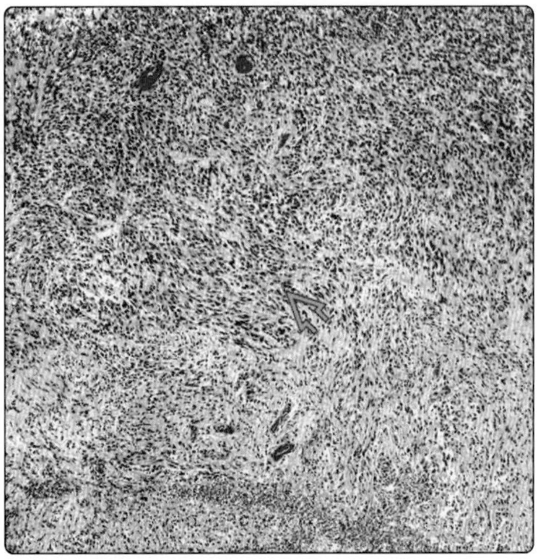

显著的黏液样改变（*ZC3H7B-BCOR* 高级别子宫内膜间质肉瘤）

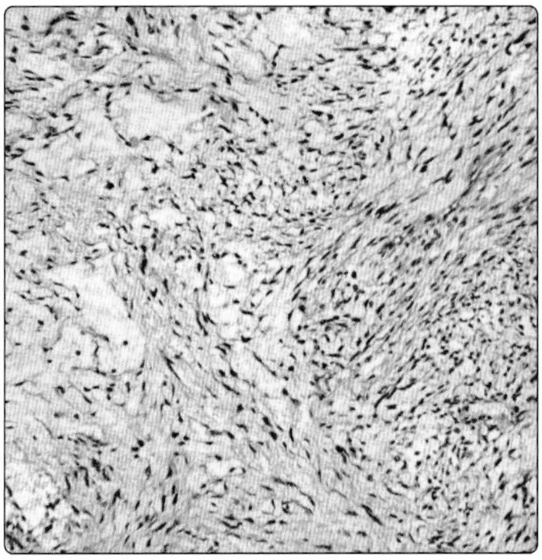

（左）*ZC3H7B-BCOR* 高级别子宫内膜间质肉瘤细胞呈梭形，多数情况下肿瘤细胞核多形性不显著，但核分裂活跃，且常见小血管。（右）*ZC3H7B-BCOR* 高级别子宫内膜间质肉瘤可见胶原斑块和透明变性，这些特征常见于低级别子宫内膜间质肿瘤

纤细的血管结构和轻度细胞学非典型性（*ZC3H7B-BCOR* 高级别子宫内膜间质肉瘤）

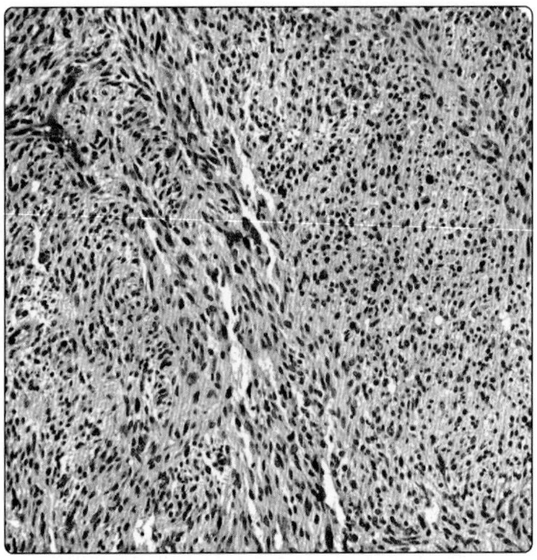

胶原斑块（*ZC3H7B-BCOR* 高级别子宫内膜间质肉瘤）

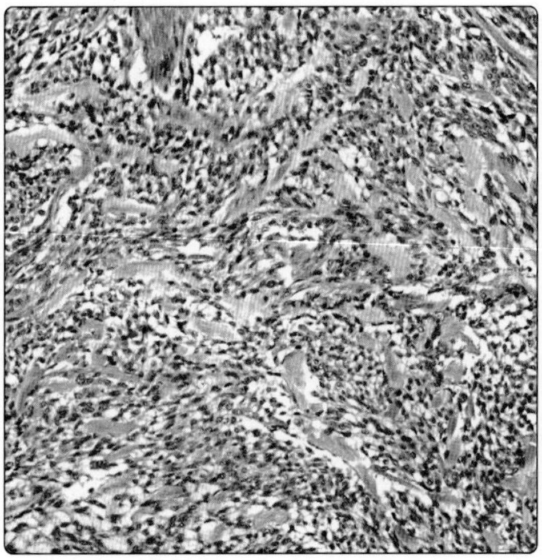

（左）与 *YWHAE-NUTM2* 高级别子宫内膜间质肉瘤相比，*ZC3H7B-BCOR* 高级别子宫内膜间质肉瘤通常呈 CD10 阳性，伴 ER 和 PR 不同程度表达。（右）*ZC3H7B-BCOR* 高级别子宫内膜间质肉瘤常与黏液样平滑肌肉瘤混淆，但与后者相比，*ZC3H7B-BCOR* 高级别子宫内膜间质肉瘤通常缺乏 caldesmon 阳性表达，且仅罕见表达 desmin

高级别区域 CD10 阳性（*ZC3H7B-BCOR* 高级别子宫内膜间质肉瘤）

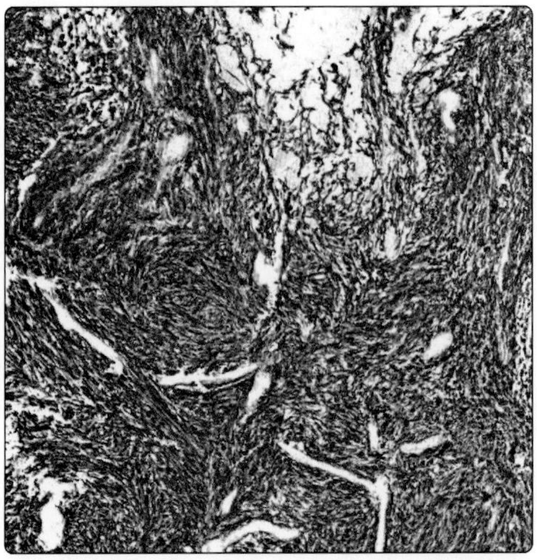

肿瘤细胞 caldesmon 阴性（*ZC3H7B-BCOR* 高级别子宫内膜间质肉瘤）

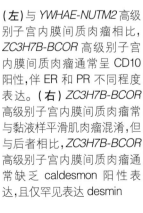

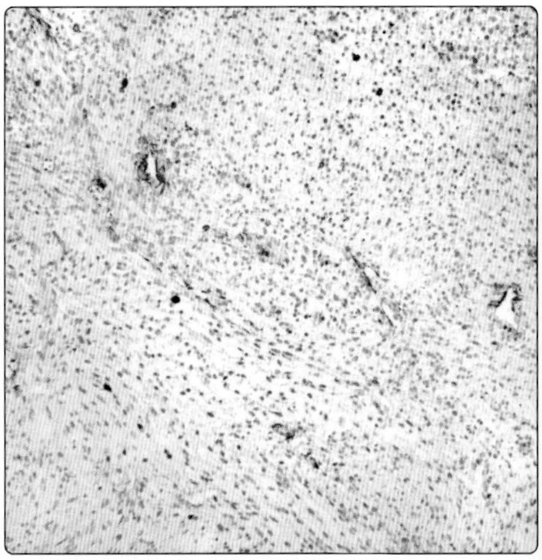

弥漫性生长
（*BCOR* ITD 子宫内膜间质肉瘤）

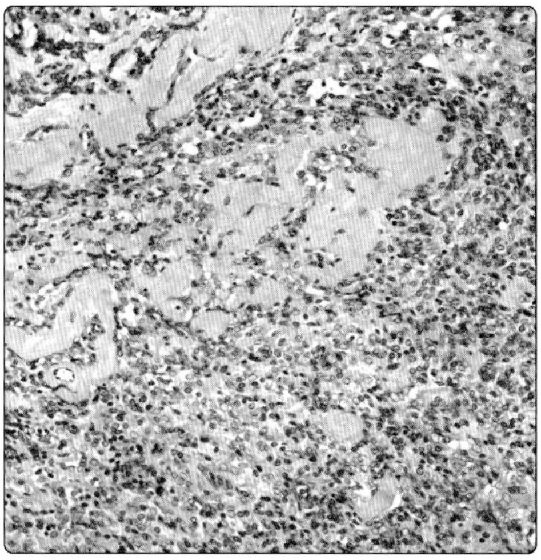

束状生长和黏液样背景
（*BCOR* ITD 子宫内膜间质肉瘤）

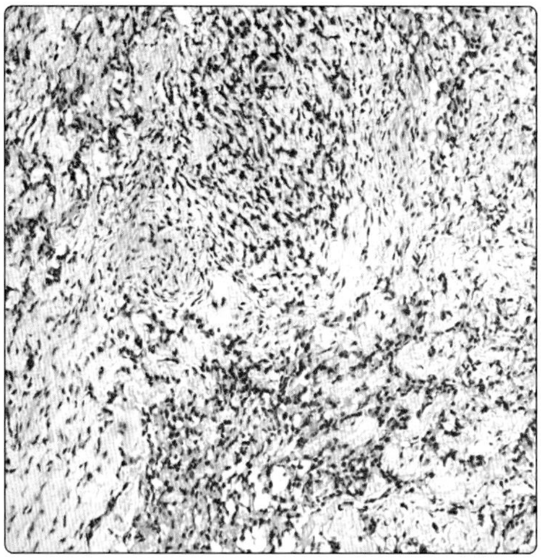

（左）具有 *BCOR* 内部串联复制（ITD）的子宫内膜间质肉瘤非常少见，易发生在年轻女性。肿瘤细胞常有梭形核，也可呈圆形至卵圆形。**（右）** *BCOR* ITD 子宫内膜间质肉瘤肿瘤细胞呈束状生长伴黏液样背景

一致性细胞
（*BCOR* ITD 子宫内膜间质肉瘤）

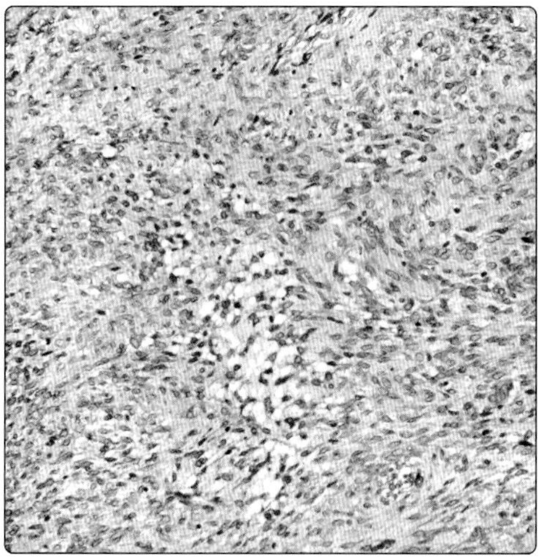

BCOR 阳性
（*BCOR* ITD 子宫内膜间质肉瘤）

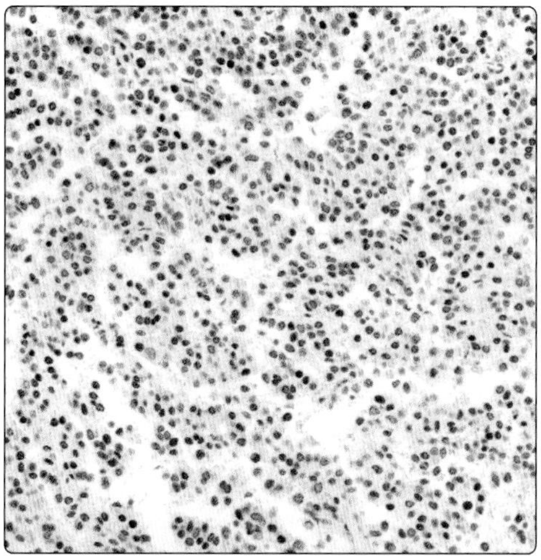

（左）与 *YWHAE-MUTM2* 和 *ZC3H7B-BCOR* 高级别子宫内膜间质肉瘤一样，*BCOR* ITD 子宫内膜间质肉瘤的肿瘤细胞呈梭形，形态一致，核分裂活跃。**（右）** *BCOR* ITD 子宫内膜间质肉瘤与 *YWHAE-MUTM2* 和 *ZC3H7B-BCOR* 高级别子宫内膜间质肉瘤通常呈 BCOR 细胞核弥漫强阳性表达

高级别子宫内膜间质肉瘤，非特殊型

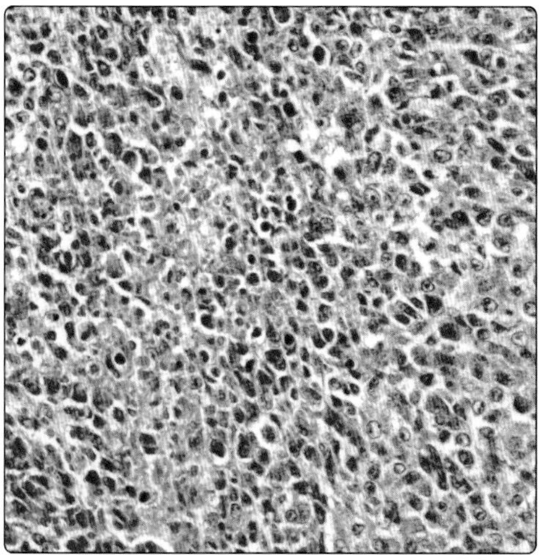

高级别子宫内膜间质肉瘤，非特殊型，
与低级别成分相关

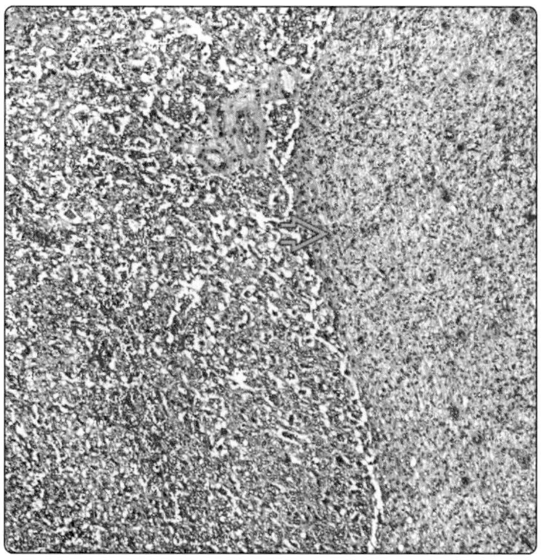

（左）一些高级别子宫内膜间质肉瘤呈高级别细胞学非典型性伴坏死，如果仅有高级别区域，只能诊断为未分化子宫肉瘤（排除性诊断）。肿瘤可呈 CD10、ER 和 PR 阳性。**（右）**在未分化子宫肉瘤中发现低级别子宫内膜间质成分⊳，应归类为高级别子宫内膜间质肉瘤。在这种情况下，广泛取样有助于诊断

第 19 节 类似卵巢性索肿瘤的子宫肿瘤

要 点

术语

- 类似卵巢性索肿瘤的间叶性肿瘤，由上皮样细胞组成，不含可识别的子宫内膜间质肿瘤成分

临床问题

- 占所有子宫间叶肿瘤的<<1%
- 育龄期/绝经后（平均 50 岁）
- 大多数患者预后良好

大体所见

- 黏膜下、肌壁间或浆膜下

显微镜下所见

- 边界清晰，但无包膜
- 弥漫生长、条索样、梁状、岛状、巢状、腺管状（包括实性管状）和网状结构
- 上皮样细胞，胞质丰富、嗜酸性或透明（±空泡状）
- 卵圆形核，不规则（±核沟）

辅助实验

- 性索标志物不同程度阳性：calretinin、Melan-A、CD99、WT1、CD56、SF1、FOXL2 和 inhibin（不常见）
- 上皮和肌源性标志物常阳性
- CD10 常阳性；P16 不同程度阳性
- ER、PR 阳性，AR 阳性不常见
- 缺乏 t(7;17) 相关的 *JAZF-SUZ12* 基因融合
- 缺乏 *PHF1* 重排
- 无 *DICER* 或 *FOXL2* 突变

首要的鉴别诊断

- 子宫内膜癌伴性索样排列
- 子宫内膜间质肿瘤伴性索分化
- 腺肉瘤伴性索样成分过度生长
- 上皮样平滑肌肿瘤

宫腔内息肉样生长

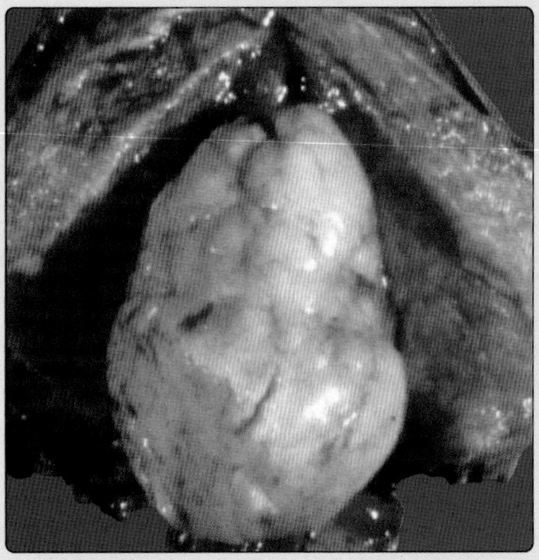

Sertoli 样腺管

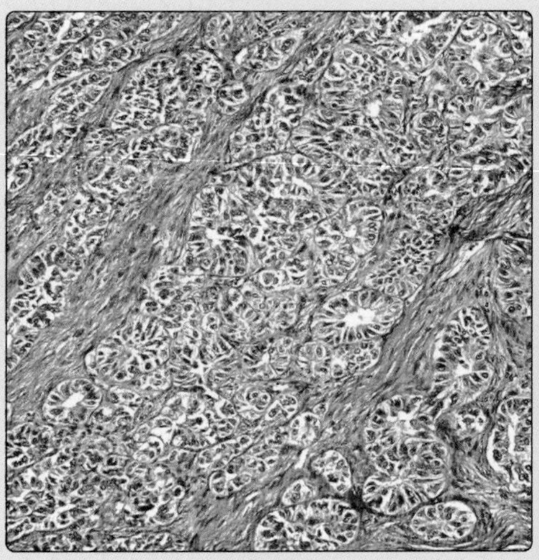

（左）类似卵巢性索肿瘤的子宫肿瘤息肉样生长，可通过小蒂连接于子宫内膜。位于肌壁间或浆膜下不常见。多数切面质韧，灰黄灰褐色。**（右）**类似卵巢性索肿瘤的子宫肿瘤由类似于 Sertoli 小管的管状结构构成，间质纤维化

巢状颗粒细胞样结构

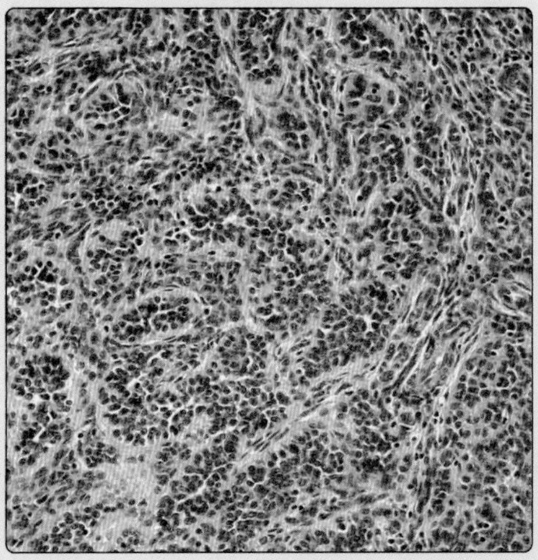

网状结构

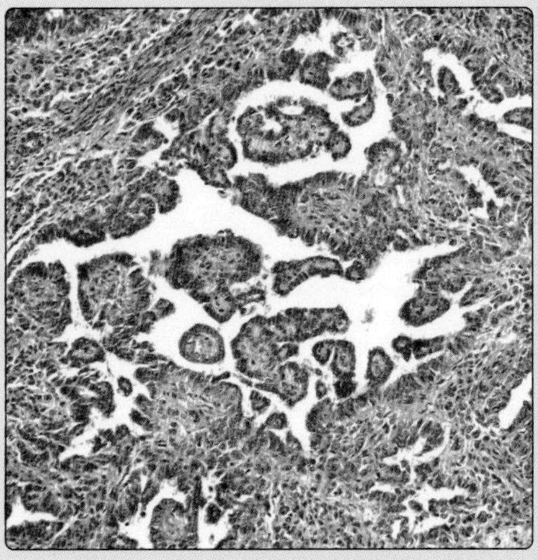

（左）类似卵巢性索肿瘤的子宫肿瘤具有显著的巢状结构，类似于成人型颗粒细胞肿瘤。注意细胞胞质稀少，局灶细胞核重叠、卵圆形/有点儿成角。**（右）**有些类似卵巢性索肿瘤的子宫肿瘤显示明显的网状结构，轮廓不规则，腔内有小乳头，类似卵巢网状肿瘤所见

术语

定义

- 类似卵巢性索肿瘤的间叶性肿瘤，由上皮样细胞组成，不含可识别的子宫内膜间质肿瘤成分

病因/发病机制

起源不明

- 最新 WHO 分类认为是间叶源性肿瘤

临床问题

流行病学

- 发病率
  - 占所有子宫间叶性肿瘤的<<1%
- 年龄
  - 育龄期和绝经后（平均 50 岁）

表现

- 异常出血/绝经后出血
- 子宫增大
- 可触及的肿块
- 无症状

治疗

- 完整切除或单纯子宫切除

预后

- 无明确的形态学预后因素
  - 显著的细胞非典型性、核分裂象、坏死、淋巴管血管浸润可能与预后不良有关
- 一般认为肿瘤具有恶性潜能
  - 多数预后良好
- 复发/转移罕见

大体所见

一般特征

- 子宫体（最常见）；子宫颈罕见
- 带蒂（黏膜下或浆膜下）或肌壁间
- 边界清晰
- 质硬至软，有韧性，切面灰色、棕色至黄色
- 罕见情况下，囊性为主
- 可见出血

大小

- 小到通过显微镜才能观察到，大到 20cm（平均 6cm）

显微镜下所见

组织学特征

- 边界清晰，无包膜
- 可浸润性生长
- 排列方式类似于颗粒细胞瘤和 Sertoli 细胞肿瘤：弥漫、束状、小梁状、岛状、巢状、管状（中空和实性）、网状、囊性
- 可见 Call-Exner 小体
- 间质内偶见支持细胞样细胞
- 穿插于肿瘤细胞之间的间质稀少（玻璃样变性、纤维化或水肿）

细胞学特征

- 最常见卵圆形核，边界不规则（有时可见核沟）
- 上皮样细胞，胞质通常丰富，嗜酸性和/或透明（包括空泡状）
- 横纹肌样细胞，胞质丰富，嗜酸性，核偏位（中间丝于核旁聚集）
- 多数情况下，核仁小到模糊，染色质分布均匀
- 出现细胞学非典型性，伴染色质深染和核仁是恶性表现
- 核分裂象少，除非恶性

辅助实验

免疫组织化学

- 性索标志物不同程度阳性：calretinin、Melan-A、CD99、WT1、CD56、SF1、FOXL2 和 inhibin（不常见）
- 上皮标志物：角蛋白常阳性；EMA 可局灶阳性
- 肌源性标志物常阳性（SMA、desmin、caldesmon，平滑肌肌球蛋白重链和脱乙酰化酶 8）
- CD10 常阳性
- ER、PR 阳性，AR 很少阳性
- p16 不同程度阳性
- CD117 可以弱阳性

电子显微镜

- 细胞连接、桥粒样连接、张力丝（提示上皮分化）
- 可能含有显著的脂质小滴
- 无致密斑，细胞质膜下致密小体或吞饮小泡（表明无平滑肌分化）

原位杂交和 PCR

- 缺乏 t(7;17) 相关的 *JAZF-SUZ12* 基因融合
- 缺乏 *PHF1* 重排
- 无 *DICER* 和 *FOXL2* 突变

鉴别诊断

癌伴性索间质样生长

- 低级别子宫内膜样癌的典型区域混有性索样区域
- inhibin、SF1、Melan-A 和 FOXL2 阴性(inhibin 极少数病例有例外)
- 平滑肌标志物阴性

子宫内膜间质肿瘤伴性索样成分过度生长

- 子宫内膜间质肿瘤的典型区域
- 典型区域性索标志物阴性
- 高达 50% 的病例存在与 t(7;17)相关的 *JAZF-SUZ12* 基因融合
- *PHF1* 重排常见

腺肉瘤伴性索样分化过度生长

- 具有良性腺体和低级别间质成分的双向性上皮-间质肿瘤的典型区域
- 富于细胞性间质±腔内息肉样突起
- CD10 在纯间质成分中弥漫阳性
- inhibin、Melan-A、WT1 和 CD56 在纯间质成分中阴性

上皮样平滑肌肿瘤

- 通常无上皮样分化
- 肿瘤细胞呈梭形但无腺管成分
- 不表达性索标志物,特别是 inhibin、SF1 和 FOXL2
- 基板和吞饮小泡

诊断注意事项

病理诊断要点

- 肿瘤的上皮样细胞和排列方式类似于卵巢性索肿瘤
- 缺乏典型的子宫内膜间质肿瘤特征
- 性索标志物多数情况下是特异的,但不总是阳性,因此有必要组合应用抗体
- 充分取样很必要,以除外相似病变

部分参考文献

1. Schraag SM et al: Uterine tumors resembling ovarian sex cord tumors - treatment, recurrence, pregnancy and brief review. Gynecol Oncol Rep. 19:53-56, 2017
2. Croce S et al: Uterine tumor resembling ovarian sex cord tumor (UTROSCT) commonly exhibits positivity with sex cord markers FOXL2 and SF-1 but lacks FOXL2 and DICER1 mutations. Int J Gynecol Pathol. 35(4):301-8, 2016
3. Mohammadizadeh F et al: Extensive overgrowth of sex cord-like differentiation in uterine mullerian adenosarcoma: a rare and challenging entity. Int J Gynecol Pathol. 35(2):153-61, 2016
4. Stewart CJ et al: SF1 immunohistochemistry is useful in differentiating uterine tumours resembling sex cord-stromal tumours from potential histological mimics. Pathology. 48(5):434-40, 2016
5. Stolnicu S et al: The impact on survival of an extensive sex cord-like component in mullerian adenosarcomas: a study comprising 6 cases. Int J Gynecol Pathol. 35(2):147-52, 2016
6. Chiang S et al: FOXL2 mutation is absent in uterine tumors resembling ovarian sex cord tumors. Am J Surg Pathol. 39(5):618-23, 2015
7. Blake EA et al: Clinical characteristics and outcomes of uterine tumors resembling ovarian sex-cord tumors (UTROSCT): a systematic review of literature. Eur J Obstet Gynecol Reprod Biol. 181:163-70, 2014
8. Nucci M.R. et al: Uterine tumors resembling ovarian sex cord tumor (UTROSCT) lack rearrangement of PHF1 by FISH. Mod. Pathol. 27:298A, 2014
9. Umeda S et al: Uterine tumors resembling ovarian sex cord tumors (UTROSCT) with metastasis: clinicopathological study of two cases. Int J Clin Exp Pathol. 7(3):1051-9, 2014
10. D'Angelo E et al: Endometrial stromal sarcomas with sex cord differentiation are associated with PHF1 rearrangement. Am J Surg Pathol. 37(4):514-21, 2013
11. Katoh T et al: Estrogen-producing endometrioid adenocarcinoma resembling sex cord-stromal tumor of the ovary: a review of four postmenopausal cases. Diagn Pathol. 7:164, 2012
12. de Leval L et al: Diverse phenotypic profile of uterine tumors resembling ovarian sex cord tumors. Am J Surg Pathol. 34:1749-61, 2010
13. Gupta M et al: Uterine tumors resembling ovarian sex cord tumors: an ultrastructural analysis of 13 cases. Ultrastruct Pathol. 34(1):16-24, 2010
14. Nogales FF et al: Retiform uterine tumours resembling ovarian sex cord tumours. a comparative immunohistochemical study with retiform structures of the female genital tract. Histopathology. 54(4):471-7, 2009
15. Oliva E et al: Endometrial/ioid stromal tumors and related neoplasms of the female genital tract. Surg Pathol Clin. 2(4):679-705, 2009
16. Staats PN et al: Uterine tumors resembling ovarian sex cord tumors (UTROSCT) lack the JAZF1-JJAZ1 translocation. Am J Surg Pathol. 33:1206-12, 2009
17. Stolnicu S et al: Uterine adenosarcomas overgrown by sex-cord-like tumour: report of two cases. J Clin Pathol. 62(10):942-4, 2009
18. Czernobilsky B: Uterine tumors resembling ovarian sex cord tumors: update. Int J Gynecol Pathol. 27:229-35, 2008
19. Irving JA et al: Uterine tumors resembling ovarian sex cord tumors are polyphenotypic neoplasms with true sex cord differentiation. Mod Pathol. 19(1):17-24, 2006
20. Clement PB et al: Uterine tumors resembling ovarian sex-cord tumors. Am J Clin Pathol. 66:512-25, 1976

第 19 节　类似卵巢性索肿瘤的子宫肿瘤

脂质细胞

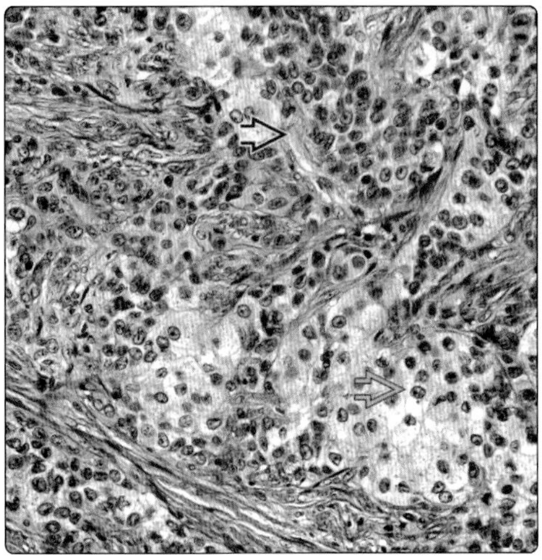

Leydig 样细胞

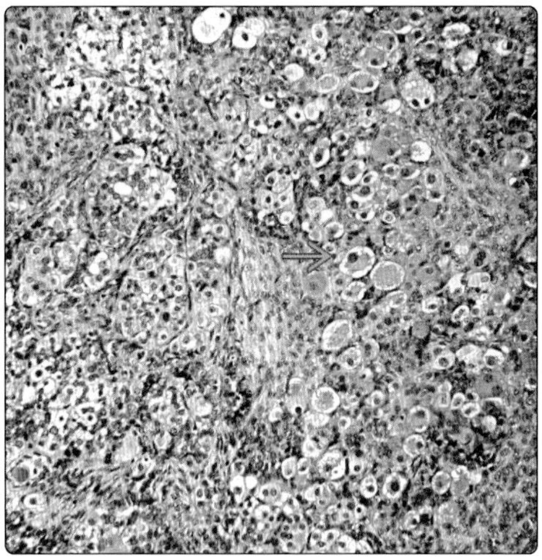

(左) 有些类似于性索间质肿瘤的子宫肿瘤，肿瘤性的颗粒细胞或 Sertoli 样细胞的胞质因脂质成分增多而显现丰富、苍白。注意细胞核变成圆形而容易观察到⇨，与之形成对比的是那些小细胞，核卵圆形至拉长核，有时核重叠在一起⇨。**(右)** 在类似性索肿瘤的子宫肿瘤中，Sertoli 样细胞巢的外周很少见到 Leydig 样细胞⇨，与卵巢 Sertoli-Leydig 细胞肿瘤类似

实性平滑肌样排列

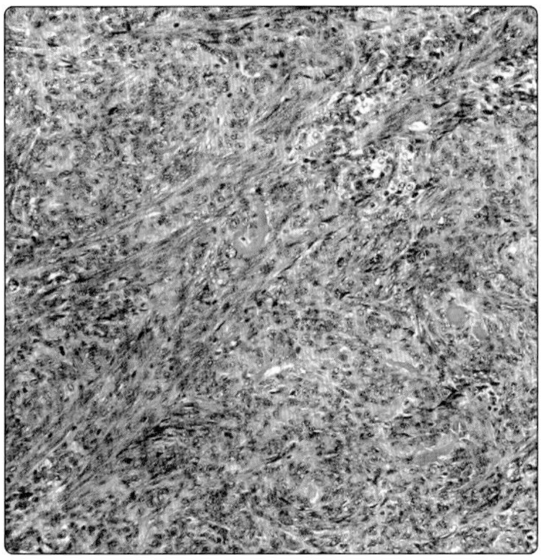

浸润性生长

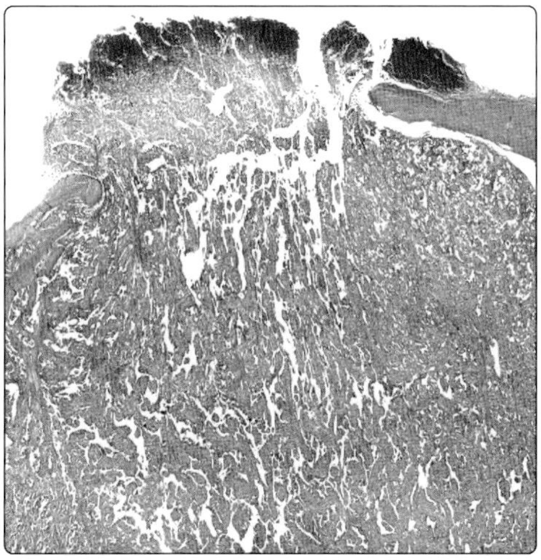

(左) 一些类似卵巢性索肿瘤的子宫肿瘤以上皮样细胞实性排列为主，或局灶梭形细胞束状生长，类似于平滑肌肿瘤。**(右)** 一些类似卵巢性索肿瘤的子宫肿瘤可表现为侵袭性的生长方式，向子宫肌层浸润甚至贯穿浆膜层，但是极少转移

inhibin 阳性

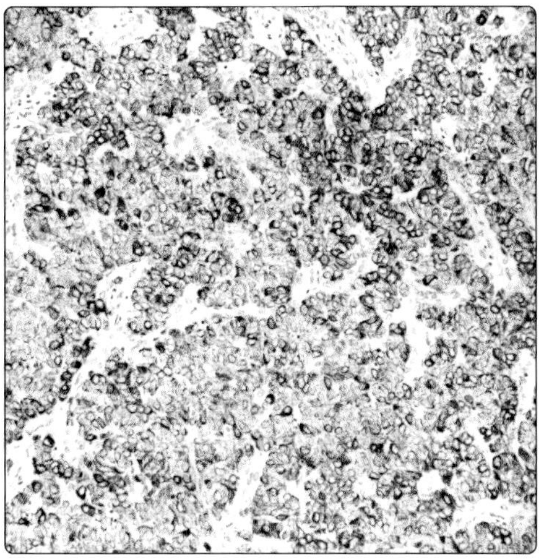

FOXL2 阳性

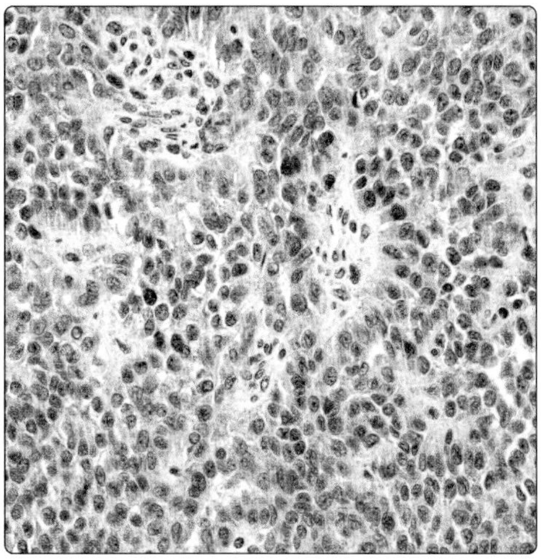

(左) Inhibin 是已知的性索分化最特异的标志物，在类似卵巢性索肿瘤的子宫肿瘤中不同程度阳性，但通常不如 calretinin。**(右)** FOXL2 弥漫性核强阳性表达见于多数卵巢间质和性索间质肿瘤。在类似卵巢性索肿瘤的子宫肿瘤中弱阳性表达，但缺少 FOXL2 突变

第 20 节 未分化子宫肉瘤

要 点

术语

- 起源于子宫内膜或肌层的高级别肉瘤，缺乏特异性分化
  - ○ 未分化子宫肉瘤-均一型或未分化的子宫肉瘤-多形性型

临床问题

- 绝经后
- 预后差（平均生存期<2 年）

大体所见

- 息肉状或子宫壁内肿块
- 边界不清，通常为>10cm
- 鱼肉样，切面呈白色至褐色
- 常见坏死和出血

显微镜下所见

- 束状生长或缺乏典型的生长模式
- 高级别的核特征

辅助实验

- CD10 和 p53 阳性
- cyclin-D1 可呈弥漫阳性
- ER 和 PR 弱阳性或阴性
- ±SMA、desmin、角蛋白（极少细胞）
- β-catenin 阴性
- 染色体改变较复杂：2q、4q、6q、7p、9p、20q 的增加，3q、10p、14q 的缺失

首要的鉴别诊断

- 高级别平滑肌肉瘤
- 恶性米勒管混合瘤
- 伴有肉瘤过度生长的腺肉瘤
- 未分化癌
- 高级别子宫内膜间质肉瘤

宫腔内息肉样出血肿块

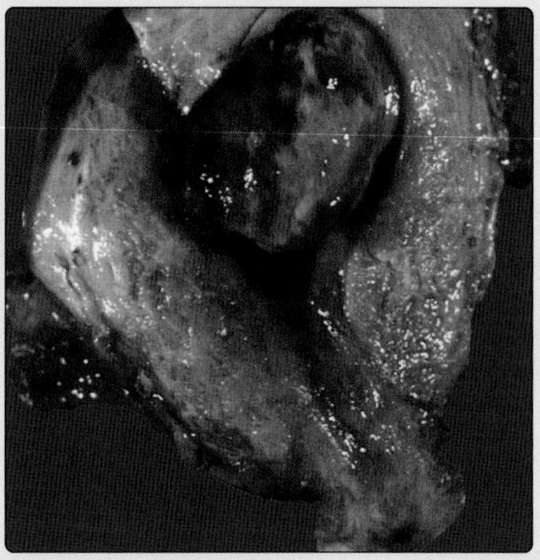

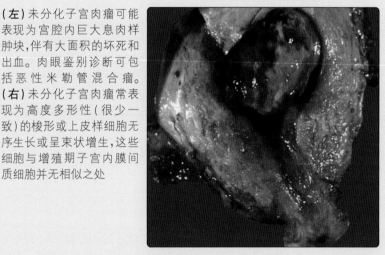

多形性细胞无序的生长

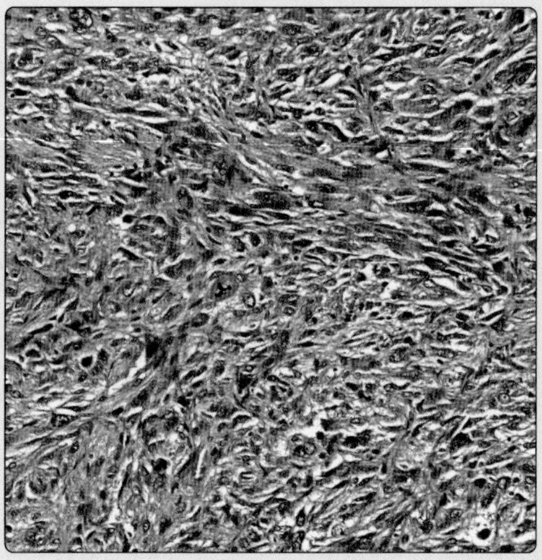

（左）未分化子宫肉瘤可能表现为宫腔内巨大息肉样肿块，伴有大面积的坏死和出血。肉眼鉴别诊断可包括恶性米勒管混合瘤。**（右）**未分化子宫肉瘤常表现为高度多形性（很少一致）的梭形或上皮样细胞无序生长或呈束状增生，这些细胞与增殖期子宫内膜间质细胞并无相似之处

CD10 阳性

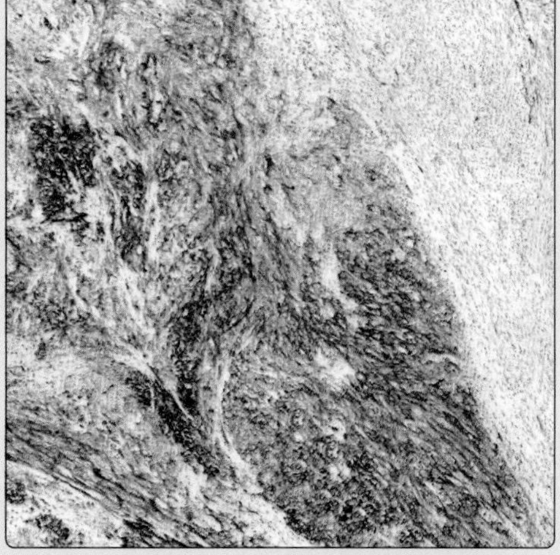

p53 阳性

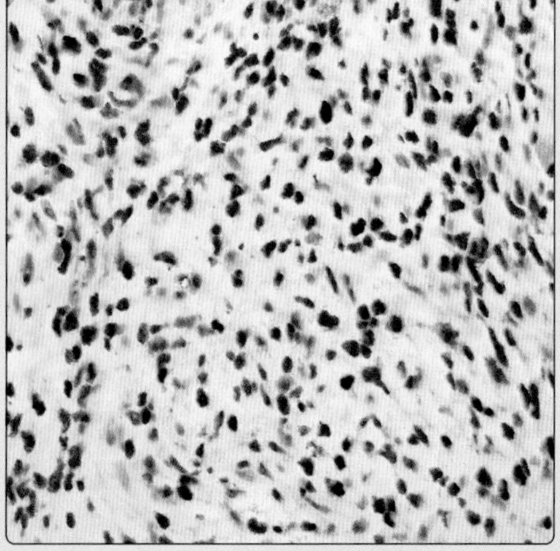

（左）未分化子宫肉瘤可能出现 CD10 阳性表达，但这一现象并不一定提示子宫内膜间质分化，因为在多种良性和恶性间叶源性肿瘤中 CD10 均可呈阳性。这些肿瘤也可以出现 cyclin-D1 阳性表达。反之，t(10;17) 相关的高级别子宫内膜间质肉瘤中 cyclin-D1 呈阳性，而 CD10 阴性。**（右）**多形性未分化子宫肉瘤中 p53 常呈阳性

术语

缩略语

- 未分化子宫肉瘤(undifferentiated uterine sarcoma,UUS)

同义词

- 未分化子宫内膜肉瘤(UES)
  - UES-多形性型
  - UES-均一型

定义

- 缺乏特异性的形态学分化(与子宫内膜间质不相似)的子宫内膜或子宫平滑肌来源的高级别肉瘤

临床问题

流行病学

- 发病率
  - 罕见
- 年龄
  - 绝经后

表现

- 异常的阴道流血
- 子宫增大或盆腔肿块
- 与宫外播散相关的体征和症状(约 60%)

治疗

- 全子宫切除术及双侧输卵管卵巢切除术
- 辅助放疗和/或化疗

预后

- 差(平均生存期<2 年)

大体所见

一般特征

- 息肉或壁内肿块
- 边界不清
- 肉质,切面呈白色至黄褐色
- 常见坏死和出血

大小

- 常>10cm

显微镜下所见

组织学特征

- 破坏性肌层浸润
- 束状或缺乏典型的生长模式±黏液样改变
- 坏死常见
- 血管侵犯常见

细胞学特征

- 梭形或上皮样细胞
- 高级别一致性或多形性特征
- 核分裂象活跃

辅助实验

免疫组织化学

- CD10 和 p53 阳性
- cyclin-D1 可能为弥漫阳性
- ER 和 PR 弱阳性或阴性
- ±平滑肌 actin、desmin、角蛋白(极少细胞)
- β-catenin 阴性

遗传学检测

- 染色体改变较复杂:2q、4q、6q、7p、9p、20q 的增加,3q、10p、14q 的缺失

微阵列比较基因组杂交技术

- WT1、VEGF 和 EGFR 信号通路可能参与肿瘤形成

鉴别诊断

高级别平滑肌肉瘤

- 清晰的束状结构
- 至少有些细胞具有丰富的嗜酸性细胞质、雪茄状核和核旁空泡
- 平滑肌标志物阳性(desmin、caldesmon 和/或 SMA)

恶性米勒管混合瘤

- 双相肿瘤,包括高级别癌肉瘤
- 常见异源性肉瘤成分

伴有肉瘤过度生长的腺肉瘤

- 典型的双相生长腺体及低级别恶性间质成分,局部可见间质成分围绕于腺体周
- 肉瘤过度生长的区域,常由横纹肌肉瘤组成

未分化癌

- 低黏附性细胞弥漫性生长
- EMA、CK18 和 pax-8 局部阳性

t(10;17)相关的高级别子宫内膜间质肉瘤

- 上皮样(巢状和带状)或梭形的形态学表现
- 典型的成纤维性/黏液样形态±低级别子宫内膜间质肉瘤
- cyclin-D1 和 BCOR 弥漫阳性;在高级别成分中 CD10 呈阴性

诊断注意事项

临床相关性病理学特征

- UUS 与不良预后相关

病理诊断要点

- UUS 为排除诊断;因此需要广泛取样
- UUS 可能呈 cyclin-D1 弥漫阳性,但 CD10 也可呈阳性

部分参考文献

1. Hoang L et al: Endometrial stromal sarcomas and related neoplasms: new developments and diagnostic considerations. Pathology. 50(2):162-177, 2017
2. Kurihara S et al: Coincident expression of beta-catenin and cyclin D1 in endometrial stromal tumors and related high-grade sarcomas. Mod Pathol. 23(2):225-34, 2010
3. Kurihara S et al: Endometrial stromal sarcomas and related high-grade sarcomas: immunohistochemical and molecular genetic study of 31 cases. Am J Surg Pathol. 32(8):1228-38, 2008

第21节 腺瘤样瘤

要 点

术语

- 间皮来源的良性肿瘤

临床问题

- 可以发生于5%的子宫切除标本
- 育龄期
- 年龄:28~65岁(平均45岁)
- 通常为偶然发现并且无症状

大体所见

- 最常见于宫底部(靠近宫角)
- 无包膜,边界也不清楚
- 不像平滑肌瘤那样容易从肌层脱出

显微镜下所见

- 血管样、腺样或复杂的裂隙状区域
- 扁平细胞、立方细胞或上皮样细胞
- 偶尔出现印戒样细胞
- 细胞学特征温和且罕见或无核分裂象
- 通常混杂有增生的平滑肌
- 通常存在慢性炎症浸润,有时伴有淋巴滤泡

辅助实验

- calretinin、WT1、D2-40和HBME-1通常阳性
- 角蛋白(pankeratin)、CK7和L1CAM阳性
- pax-8通常阳性
- CD31、CD34、FⅧ、ER、PR、CEA、EMA、GATA-3阴性
- *TRAF7*突变

首要的鉴别诊断

- 平滑肌瘤
- 转移性腺癌(包括印戒细胞癌)
- 淋巴管瘤
- 腹膜包涵囊肿
- 血管肿瘤

显著的平滑肌成分

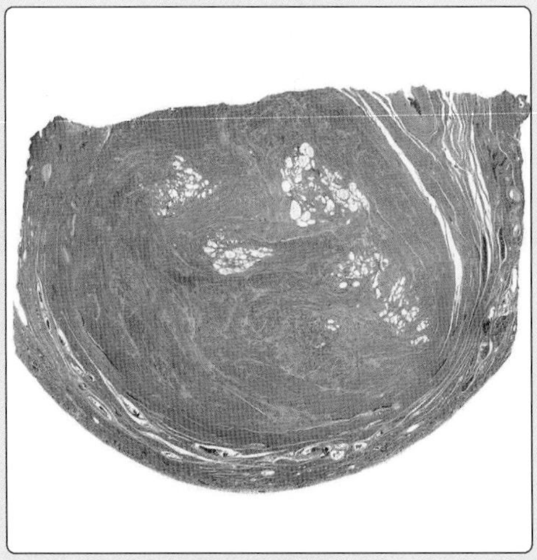

囊腔和开放的小管

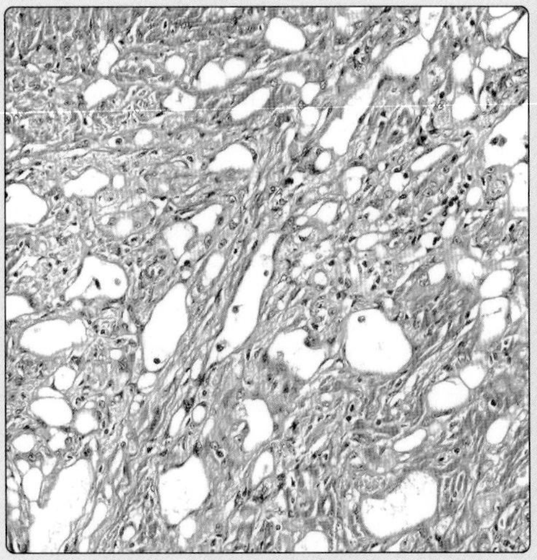

(左)腺瘤样瘤可位于浆膜下或肌内,通常伴有明显的平滑肌肥大。常可见类似腺上皮结构或血管的囊状扩张的间隙。(右)腺瘤样瘤内囊腔和开放的小管紧密混合存在,其被覆扁平至立方细胞,罕见细胞非典型性。并出现不同程度的胶原化背景

零星的淋巴细胞

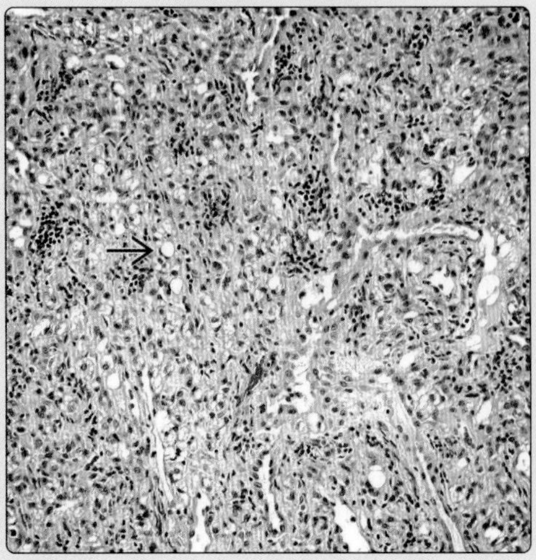

细胞学特征温和

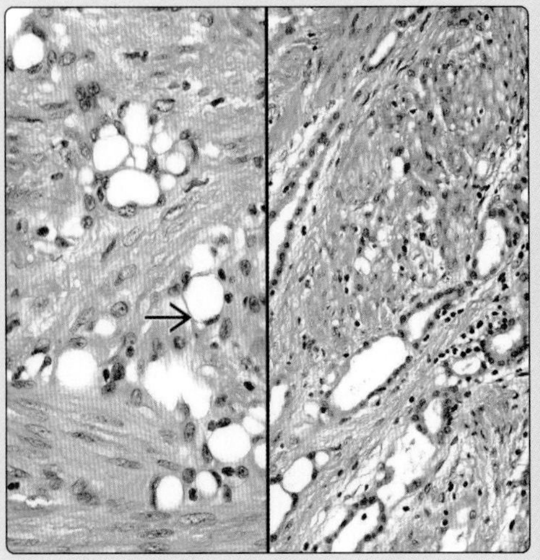

(左)腺瘤样瘤可表现为间皮细胞(实性或塌陷的小管)的弥漫性生长,有些呈印戒样形态➡,后者需与恶性上皮肿瘤鉴别。淋巴细胞小灶聚集,有时形成生发中心,这种现象是诊断线索。(右)腺瘤样瘤的典型表现为罕见细胞非典型性的扁平至立方的细胞。有些细胞核可能被单个空泡推到一边➡

术语

同义词

- 良性间皮瘤

定义

- 间皮来源的良性肿瘤

临床问题

流行病学

- 发病率
  - 占子宫切除标本的1%~5%
  - 最常见的部位为女性生殖道
- 年龄
  - 育龄期
  - 范围:28~65岁(平均45岁)

表现

- 无症状
- 偶然发现
- 体征和症状与相关的平滑肌瘤相关

治疗

- 子宫切除术或少数进行单纯切除(因为临床上常与平滑肌瘤混淆)

预后

- 良好

大体所见

一般特征

- 最常见于宫底部(靠近宫角)
- 浆膜下(60%)或壁内
- 通常为单发,少数为多发(在子宫内或与输卵管/卵巢同时发生)
- 从显微镜下可见至大约15.0cm(平均2.1cm)
- 无包膜,边界也不清楚(不像平滑肌瘤那样容易从邻近的肌层中脱出)
- 实性,质硬,白灰黄相间的结节,切面坚韧
- 很少有明显的囊性变

显微镜下所见

组织学特征

- 血管瘤样、腺样或复杂的裂隙状区域
- 筛状、实性或相互吻合的条索、大的囊肿、单细胞、局灶性乳头状或不常见的混合性生长
- 常混杂有增生的平滑肌
- 间质呈水肿或胶原化背景;通常无相关反应
- 通常存在淋巴细胞炎症浸润,有时可见淋巴滤泡

细胞学特征

- 扁平细胞、立方细胞或上皮样细胞,偶尔出现印戒样细胞
- 细胞质从稀少至丰富(通常为嗜酸性)
- 细胞具有顶突但无纤毛
- 细胞核呈圆形或卵圆形,形态温和
- 罕见或无核分裂象

辅助实验

免疫组织化学

- calretinin、WT1、D2-40和HBME-1通常阳性
- CK7、pankeratin和L1CAM阳性;CK5/6和pax-8可以为阳性
- BER-EP4、MOC-31、血栓调节素通常为阴性
- CD31、CD34、FⅧ、ER、PR、CEA、EMA、GATA-3阴性

遗传学检测

- *TRAF7*突变导致NF-kB通路激活

鉴别诊断

平滑肌瘤

- 边界清楚,易从邻近的肌层中脱出
- 肌束之间缺乏明显的间隙(被覆间皮细胞)
- 间皮标志物为阴性

转移性腺癌(包括印戒细胞癌)

- 细胞可见异型性且核分裂多见
- WT1和D2-40阴性;EMA阳性

淋巴管瘤

- 通常发生于儿童
- 缺乏明显的平滑肌增生
- CD34、CD31和*Ulex europaeus*阳性

腹膜包涵囊肿

- 体积大
- 化生(鳞状上皮细胞或移行细胞)并不常见
- 与腹腔粘连有关

血管肿瘤

- 边界通常不清
- 间隙内可能有红细胞
- CD31、CD34和ERG阳性

诊断注意事项

病理诊断要点

- 如果有明显的"血管"成分存在,诊断子宫的平滑肌瘤之前需要考虑腺瘤样瘤的可能性

部分参考文献

1. Goode B et al: Adenomatoid tumors of the male and female genital tract are defined by TRAF7 mutations that drive aberrant NF-kB pathway activation. Mod Pathol. ePub, 2017
2. Nakayama H et al: True incidence of uterine adenomatoid tumors. Biomed Rep. 1(3):352-354, 2013
3. Sangoi AR et al: Adenomatoid tumors of the male and female genital tracts: a clinicopathologic and immunohistochemical study of 44 cases. Mod Pathol. 22(9):1228–35, 2009
4. Schwartz EJ et al: Adenomatoid tumors of the female and male genital tracts express WT1. Int J Gynecol Pathol. 23:123-8, 2004
5. Nogales FF et al: Adenomatoid tumors of the uterus: an analysis of 60 cases. Int J Gynecol Pathol. 21:34-40, 2002

第 22 节 子宫内膜样型腺肌瘤

要 点

术语

- 混合性米勒管肿瘤，由良性腺体和平滑肌成分构成，并混有数量不等的子宫内膜间质成分

临床问题

- 占“子宫内膜息肉”的不到 2%
- 年龄范围广（平均 47 岁）
- 宫体>宫颈
- 切除或子宫切除术（取决于部位）

大体所见

- 切面呈平滑肌瘤样±囊腔
- 大小范围广（平均 4cm）

显微镜下所见

- 边界清楚
- 数量不等、间隔良好的子宫内膜型腺体，其间穿插平滑肌束（主要成分）±子宫内膜间质
- 平滑肌呈交叉束状排列，细胞密度不等（富于细胞或高度富于细胞），厚壁血管和裂隙样间隙，水肿或玻璃样变性，或伴有奇异核
- 子宫内膜型腺体显示假复层（增生）或核位于基底（静止），呈输卵管型，黏液或鳞状上皮，或增生改变
- 腺体周边有数量不等的内膜间质
- 所有成分的细胞形态温和

首要的鉴别诊断

- 非典型息肉样腺肌瘤
- 平滑肌瘤，伴卷入的腺体
- 腺瘤样瘤
- 米勒管腺肉瘤

边界清楚，囊实性

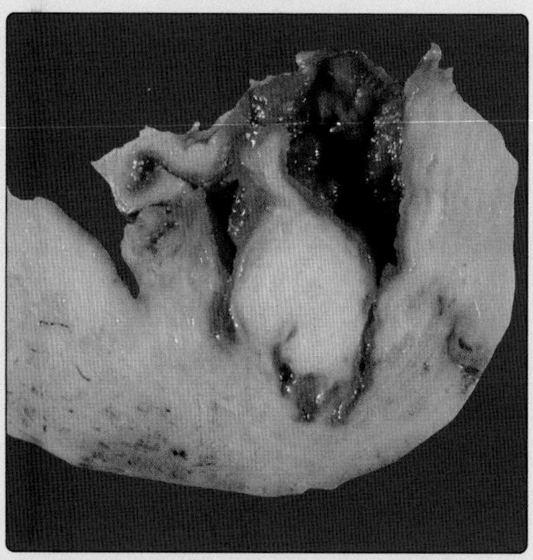

息肉样和黏膜下肿瘤，类似子宫内膜息肉

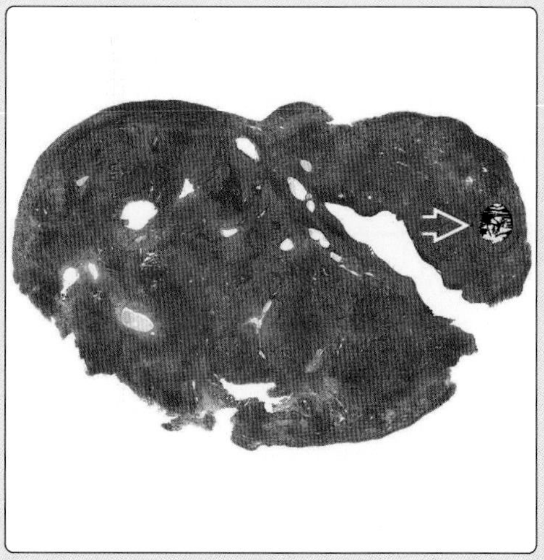

（左）子宫内膜型腺肌瘤通常边界清楚，切面类似平滑肌瘤。如果腺体扩张，大体就能见到充满血液的囊腔（Courtesy T，Kiyokawa，MD）。**（右）**临床上，子宫内膜型腺肌瘤可类似于子宫内膜息肉。低倍观，不同数量的子宫内膜间质围绕腺体，但主要成分是平滑肌。可见小灶钙化➡。注意缺乏纤维血管轴心和厚壁血管

平滑肌、子宫内膜间质和腺体

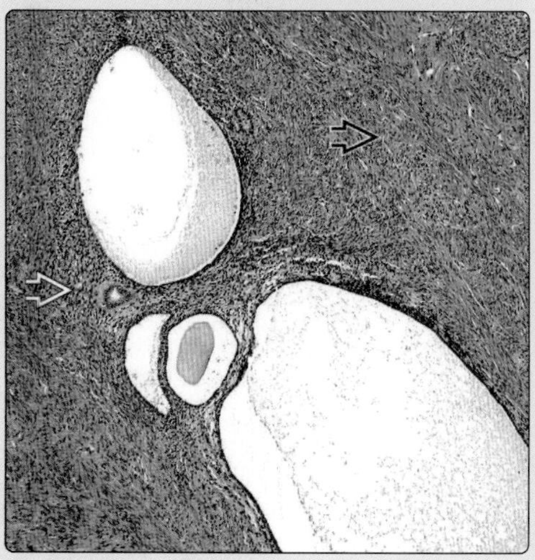

平滑肌成分中的水肿改变

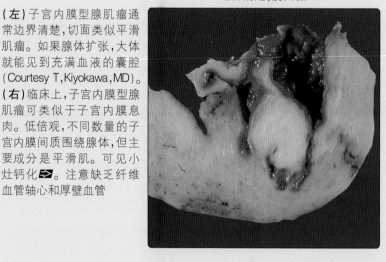

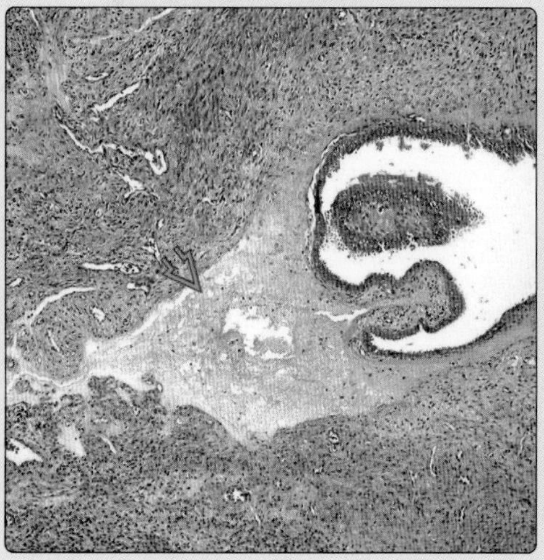

（左）子宫内膜型腺肌瘤由平滑肌束➡（分布最广泛）和增生或静止的子宫内膜腺体组成。腺体周围可有或无袖口状的子宫内膜质间包绕➡。**（右）**子宫内膜型腺肌瘤的平滑肌成分可以出现普通平滑肌瘤中所见的改变，包括透明变性和水肿➡

术语

定义

- 混合性米勒管肿瘤，由良性腺体和平滑肌成分构成，并混有数量不等的子宫内膜间质成分

病因/发病机制

相关条件

- 可能与子宫腺肌病有关

临床问题

流行病学

- 发病率
  - 占"子宫内膜息肉"的 2%
- 年龄
  - 年龄范围广
    - 多见于 30 岁以上（平均 47 岁）的妇女

部位

- 宫体>宫颈

表现

- 异常阴道出血
- 盆腔包块

治疗

- 切除或全子宫切除术（取决于部位）

预后

- 很好
- 如果不能完全切除，可复发

大体所见

一般特征

- 常是单个
- 肌壁内（最常见）或息肉状（位于子宫内膜、浆膜下或宫颈）
- 多数实性或囊实性
- 切面质韧、漩涡状、灰白色（类似平滑肌瘤）
- 囊腔内充满暗褐色液体或点状出血区域
- 位于黏膜下可伴溃疡形成

大小

- <1～17cm（平均 4cm）

显微镜下所见

组织学特征

- 与周围子宫肌层或宫颈间质分界清楚
- 混合各种成分
  - 大小和形状各异，不拥挤的子宫内膜型腺体
    - 假复层或核位于基底
    - 可见输卵管、黏液及鳞状上皮化生
    - 可见增生到癌变（罕见）的一系列改变
  - 不同数量的子宫内膜间质围绕腺体周边分布
    - 性索样分化罕见
  - 平滑肌（最主要成分）呈交叉束状排列，可能与以下因素有关
    - 细胞密度不等（富于细胞或高度富于细胞）
    - 厚壁血管和裂隙样间隙
    - 水肿或透明变性
    - 奇异型核细胞
  - 可能继发子宫内膜癌或米勒管腺肉瘤

细胞学特征

- 所有成分的细胞形态温和
- 腺上皮细胞：细胞卵圆形至柱状，胞质嗜酸性、核椭圆形至圆形
- 间质细胞：核卵圆形，胞质少
- 平滑肌细胞：胞质拉长、嗜酸性，雪茄状核
- 核分裂象少见（常<5 个/10HPF）

辅助实验

免疫组织化学

- 子宫内膜间质细胞呈 CD10 阳性
- 平滑肌细胞呈平滑肌标志物阳性

鉴别诊断

非典型息肉样腺肌瘤

- 常位于子宫下段
- 呈小叶状结构，缺少子宫内膜间质
- 腺体排列拥挤，伴鳞状化生

平滑肌瘤，伴卷入的腺体

- 腺体通常位于平滑肌瘤的周边

"肌瘤样"子宫内膜息肉

- 平滑肌主要位于纤维血管轴心

腺瘤样瘤

- 多发或显微镜下可见的病灶
- 平滑肌增生但不是肿瘤性的

米勒管腺肉瘤

- 低级别恶性间质成分
- 腺体呈叶状或囊性扩张，腺体周围间质聚集

诊断注意事项

病理诊断要点

- 任何伴有子宫内膜腺体和间质分布均匀的平滑肌瘤样肿瘤都要考虑腺肌瘤的可能

部分参考文献

1. Tahlan A et al: Uterine adenomyoma: a clinicopathologic review of 26 cases and a review of the literature. Int J Gynecol Pathol. 25(4):361-5, 2006
2. Ohta Y et al: A case of uterine adenomyoma with bizarre smooth muscle cells mimicking leiomyosarcoma. Diagn Cytopathol. 32(5):288-91, 2005
3. Jung WY et al: Uterine adenomyoma with uterus-like features: a report of two cases. Int J Surg Pathol. 10(2):163-6, 2002
4. Gilks CB et al: Uterine adenomyomas excluding atypical polypoid adenomyomas and adenomyomas of endocervical type: a clinicopathologic study of 30 cases of an underemphasized lesion that may cause diagnostic problems with brief consideration of adenomyomas of other female genital tract sites. Int J Gynecol Pathol. 19(3):195-205, 2000

第23节 非典型息肉样腺肌瘤

要 点

术语

- 双向分化的米勒管肿瘤，由常伴结构复杂性和细胞非典型性（甚至原位癌）的子宫内膜样腺体和良性富于细胞（纤维性）肌性间质组成

临床问题

- 平均40岁（范围：23~73岁）
- 阴道异常出血
- 如果采用刮宫术或局部切除术（尤其是上皮成分结构复杂），复发率高（高达45%）

大体所见

- 常位于子宫下段
- 通常单发，界限清楚
- 平均2.0cm（范围：0.1~6.0cm）
- 膨胀，有蒂或分叶状实性肿块，切面呈黄褐色至灰白色

显微镜下所见

- 边界清楚或子宫肌层边缘仅轻微不规则
- 子宫内膜样型腺体，通常结构复杂，嵌入交叉束状排列的富于细胞的纤维肌瘤性间质中
- 鳞状桑葚化生（±中央坏死）常见
- 腺体细胞呈不同程度细胞非典型性（轻度至中度）及多少不等核分裂象，至原位癌
- 梭形成分通常细胞形态温和±核分裂象

辅助实验

- β-catenin核阳性（鳞状桑葚>腺体）

首要的鉴别诊断

- 子宫内膜癌肌层浸润
- 腺肌瘤，子宫内膜型
- 子宫内膜（腺肌瘤性）息肉

宽基息肉样肿块

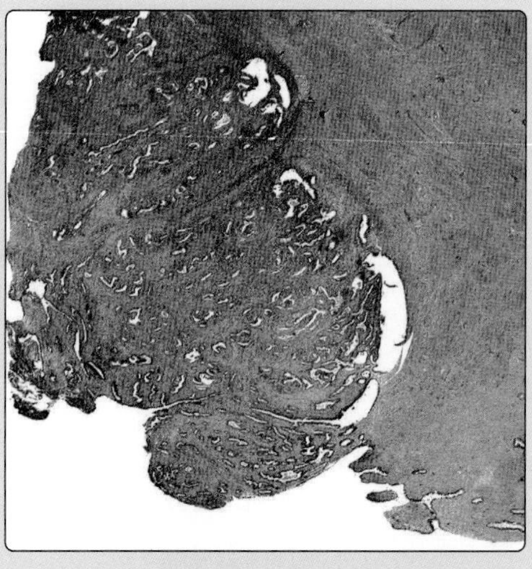

复杂腺体结构

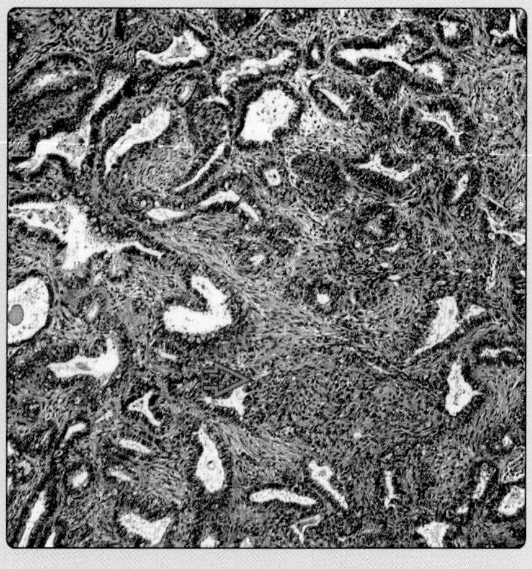

（左）非典型息肉样腺肌瘤常位于子宫下段，低倍镜下可见显著外生性生长和模糊的分叶状结构，与下方的基质界限分明。**（右）**非典型息肉样腺肌瘤的腺体成分可呈花状，结构明显复杂，类似高分化子宫内膜癌。桑葚化生区域常见➡

良性纤维肌瘤性间质

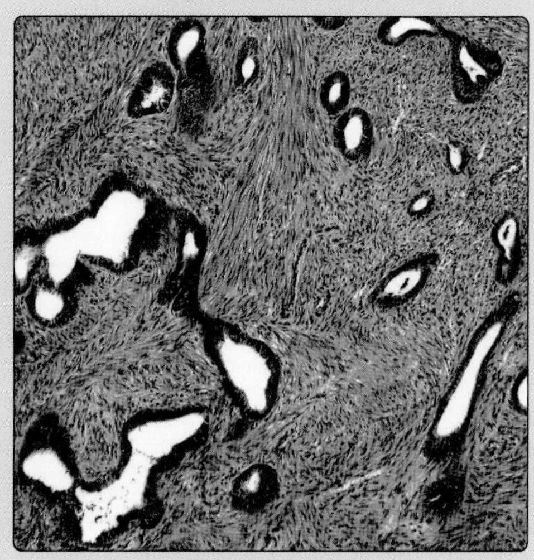

子宫内膜腺体伴有非典型性

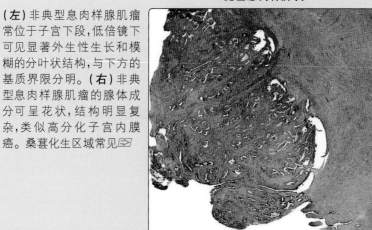

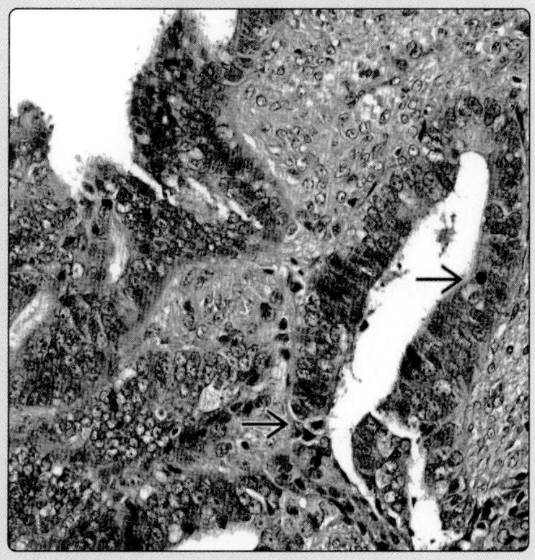

（左）非典型息肉样腺肌瘤的特征是大小不等的子宫内膜样型腺体和束状（纤维）肌性间质紧密并列，双向生长。间质成分中核分裂象罕见，但无细胞非典型性。**（右）**子宫内膜样腺体的细胞可中度至重度非典型性和核分裂象➡。罕见情况下，子宫内膜癌可能起源于非典型息肉样腺肌瘤背景

术语

缩略语

- 非典型息肉样腺肌瘤(atypical polypoid adenomyoma,APA)

定义

- 双向分化的米勒管肿瘤,由常伴复杂结构和细胞非典型性(甚至原位癌)的子宫内膜样腺体和良性富于细胞(纤维性)肌性间质组成

病因/发病机制

相关性

- 长期无限制使用雌激素
- 肥胖、不孕、未产和 Turner 综合征

临床问题

流行病学

- 年龄
  - 平均 40 岁(范围:23~73 岁)

表现

- 阴道异常出血
- 突出于宫颈口的息肉样肿块

预后

- 极好
- 如果采用刮宫术或局部切除术治疗(尤其结构复杂),复发率高(高达 45%)
- 很少与癌共存或进展成癌

大体所见

一般特征

- 最常见于子宫下段,偶尔发生于子宫颈
- 通常单发,边界清楚
- 膨胀,有蒂或分叶状实性肿块
- 偶尔内生性生长为主
- 切面呈黄褐色至灰白色

大小

- 平均 2.0cm(范围:0.1~6.0cm)

显微镜下所见

组织学特征

- 边界清楚,偶尔边界稍不规则
- 子宫内膜样型腺体分布呈模糊小叶、拥挤或随意分布(更少见)
- 腺体通常结构复杂,嵌入交叉束状排列的富于细胞的纤维肌性间质中
- 鳞状桑葚化生(±中央坏死)常见
- 可见结构明显复杂,甚至类似高分化子宫内膜癌
- ±子宫内膜背景中不典型增生/子宫内膜上皮内瘤变

细胞学特征

- 立方至柱状细胞
- 纤毛或黏液细胞(更少见)
- 核圆形至卵圆形,核仁可有可无
- 腺体细胞不同程度细胞非典型性(轻度至中度)及多少不等核分裂象,可类似原位癌
- 梭形细胞常温和±核分裂象

辅助实验

免疫组织化学

- 腺体:Pan-CK、ER、PR、HNF-1β、GLUT1、MUC1 和 MUC6 常阳性;β-catenin 核阳性(鳞状桑葚>腺体)
- 间质:SMA 和 desmin 阳性;CD34、HCAD、ER 和 PR 不同程度阳性

遗传学检测

- *PTEN* 和 *KRAS* 突变
- *MLH1* 甲基化和微卫星不稳定性

鉴别诊断

子宫内膜癌肌层浸润

- 缺少小叶结构,存在促纤维增生性间质

腺肌瘤,子宫内膜型

- 常位于子宫体
- 缺少丰富的腺体成分,伴数量不等的子宫内膜间质

子宫内膜(腺肌瘤性)息肉

- 纤维血管轴心附近有不同数量的平滑肌
- 子宫内膜腺体被推向一边

米勒管腺肉瘤

- 叶状结构
- 子宫内膜型间质肿瘤常累及腺体呈袖套样

癌肉瘤

- 常见于绝经后妇女
- 高级别恶性上皮和间质

诊断注意事项

病理诊断要点

- 位于子宫下段的子宫内膜样腺体呈小叶状排列,常伴鳞状桑葚化生并被纤维肌性间质围绕,首先要考虑 APA
- 评估非息肉性子宫内膜以排除增生或癌总是很重要的

部分参考文献

1. Němejcová K et al: Atypical polypoid adenomyoma of the uterus: an immunohistochemical and molecular study of 21 cases. Am J Surg Pathol. 39(8):1148-55, 2015
2. Takahashi H et al: Frequent β-catenin gene mutations in atypical polypoid adenomyoma of the uterus. Hum Pathol. 45(1):33-40, 2014
3. Horita A et al: Immunohistochemical characteristics of atypical polypoid adenomyoma with special reference to h-caldesmon. Int J Gynecol Pathol. 30:64-70, 2011
4. Longacre TA et al: Atypical polypoid adenomyofibromas (atypical polypoid adenomyomas) of the uterus. A clinicopathologic study of 55 cases. Am J Surg Pathol. 20:1-20, 1996
5. Young RH et al: Atypical polypoid adenomyoma of the uterus. A report of 27 cases. Am J Clin Pathol. 86:139-45, 1986

第 24 节 米勒管腺肉瘤

要 点

术语

- 双相低级别肿瘤由良性米勒管（罕见原位癌）腺体和低级别恶性间质组成（常为同源性）

临床问题

- 好发于围绝经期
- 30%～50%的复发率主要与肉瘤的叶状生长、高级别间质、肌层浸润或诊断不足有关

大体所见

- 息肉样肿块，充满整个宫腔
- 切面实性或囊性，呈白色、灰色甚至褐色

显微镜下所见

- 腺体周围"套状结构"的低级别恶性间质类似于子宫内膜或成纤维性间质，常形成腔内息肉样突起
- 腺体具有分叶状结构，囊状扩张或不常见的小腺体
- 被覆上皮为增殖型子宫内膜上皮（最常见），伴不同程度的细胞非典型性
- 诊断标准："套状结构"且核分裂象>2 个/10HPF 和/或间质细胞非典型性
- 肉瘤过度生长：肿瘤>25%的成分仅由肿瘤性间质组成，通常为高级别

辅助实验

- 间质成分 ER、PR、CD10、WT1 阳性
- 如出现肉瘤过度生长，ER、PR、CD10 表达微弱

首要的鉴别诊断

- 富于细胞性子宫内膜息肉
- 特征与米勒管腺肉瘤重叠的子宫内膜息肉
- 具有腺体的子宫内膜间质肉瘤
- 胚胎性横纹肌肉瘤

切面"海绵状"的息肉样肿块

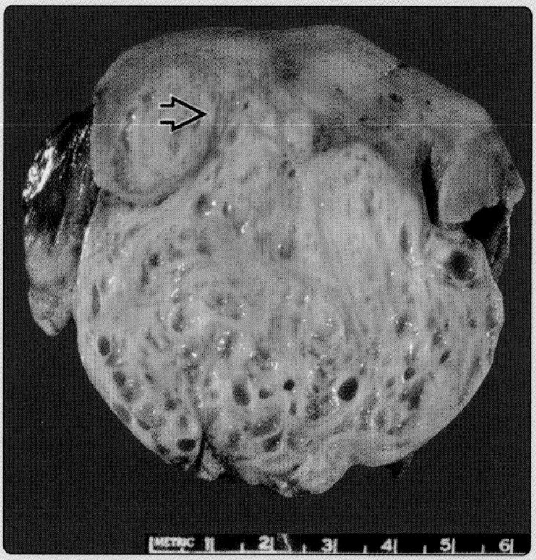

分叶型腺体

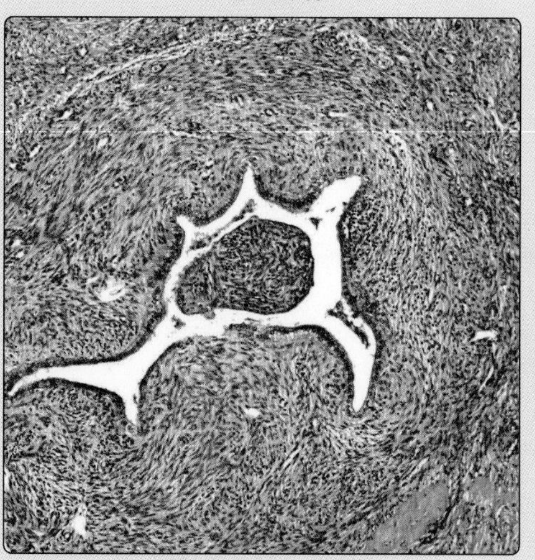

（左）米勒管腺肉瘤会形成充满整个宫腔的息肉样肿块，它可能含有囊肿，形成"海绵状"的切面。注意肿瘤是否出现向邻近肌层浸润的现象⇨，这是一个需要重点观察的特征，因为其存在对预后有不良影响。**（右）**分叶型腺体通常被拉长呈分支状，腔内可见息肉样突起伴有富于细胞的低级别恶性间质

明显的腺体周围"套状结构"

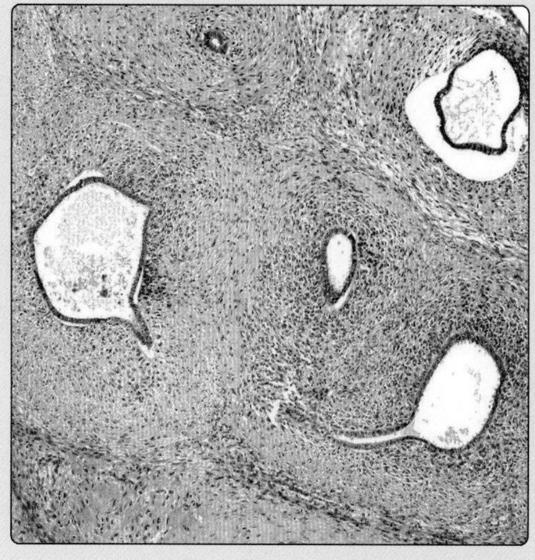

低级别间质与子宫内膜间质细胞相似

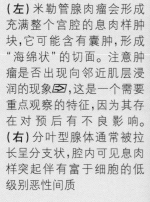

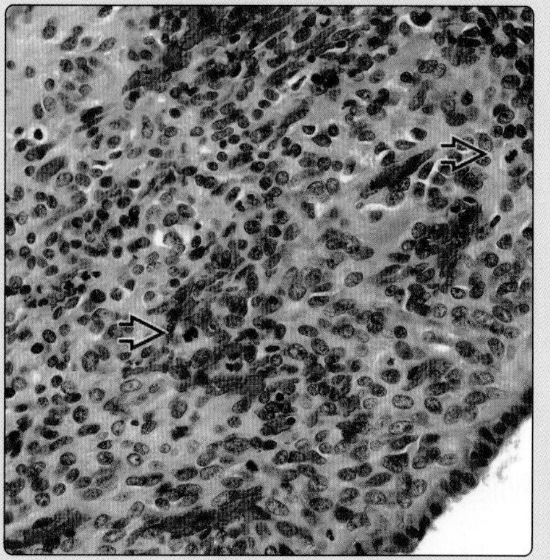

（左）良性腺体周围富于细胞低级别恶性间质聚集（"套状结构"）是米勒管腺肉瘤的特征和诊断特征。**（右）**米勒管腺肉瘤的腺体周围肿瘤性间质类似于子宫内膜间质（也可为成纤维性），细胞圆润伴不同程度核分裂活性⇨，但总体而言间质细胞的非典型程度较轻

术语

同义词

- 低级别米勒管腺肉瘤

定义

- 双相性低级别肿瘤由良性米勒管(罕见原位癌)腺管和低级别恶性间质组成(常为同源性)

病因/发病机制

环境暴露

- 雌激素使用史或之前的放疗史

临床问题

流行病学

- 发病率
  - 不常见
- 年龄
  - 通常发生于围绝经期
  - 范围:10~90 岁(平均 58 岁)
- 种族
  - 更常见于白人女性

表现

- 异常阴道出血(最常见)
- 盆腔痛
- "复发性"子宫内膜息肉
- 子宫增大
- 子宫脱垂相关症状
- 巴氏涂片异常
- 无症状

治疗

- 全子宫及双附件切除术
- 如果出现肌层浸润,高级别间质成分或肉瘤的过度生长需辅助放疗或化疗

预后

- 若无肌层浸润(早期阶段)或肉瘤过度生长预后良好
- 老年或黑人女性预后更差
- 30% ~ 50% 的复发率主要与肉瘤过度生长(复发率>40%)、高级别间质、肌层浸润(复发率<15%)或诊断不足有关
  - 阴道或盆腔为常见复发部位
- 20% ~30% 的死亡率与肉瘤过度生长、高级别间质或深部肌层侵犯有关

大体所见

一般特征

- 肿瘤组织可突出宫颈口
- 集中于子宫内膜中央;罕见发生于子宫下段或子宫肌层
- 息肉样肿块(可多发)充满子宫腔
- 多发性小息肉(葡萄状外观)较少见
- 可达 20cm(平均 5cm)
- 切面实性或囊性,呈白色、灰色甚至褐色
- 实性区质硬或呈橡胶质感
- 囊肿大小不一(海绵状)
- 可能见到出血和坏死区
- 若肉瘤过度生长,切面呈鱼肉状且常见坏死

显微镜下所见

组织学特征

- 上皮周围的恶性间质聚集("腺体周围的套状结构")常形成腔内息肉样突起
  - 低级别恶性间质常类似子宫内膜的或成纤维性间质
  - 高级别恶性间质不常见,但可能广泛存在(常伴有间质过度生长)
  - ±间质纤维化、玻璃样变性、弹力变性、水肿、黏液性变,伴有奇异核的细胞及泡沫样组织细胞
  - ±性索样、平滑肌样、骨性、横纹肌样、软骨样、脂肪样分化
- 腺体具有分叶状结构,囊状扩张或不常见的小腺体
  - 腺体成分结构复杂(约 10%)
- 典型的肌层浸润边界呈浸润性包含腺体和间质(后者多为高级别)
  - 深部肌层浸润(肌层外 1/2)(<10%)
- 肉瘤过度生长:肿瘤>25% 的成分仅由肿瘤性间质组成,通常为高级别(常伴横纹肌样分化),但也可能为低级别
- 可能起源于腺肌病或腺肌瘤内
- 病变复发表现为完全高级别肉瘤或混合腺体的肉瘤

细胞学特征

- 间质成分具有低级别细胞非典型性,但核分裂象数量不等
  - 伴有活跃核分裂象的高级别细胞非典型性(高级别肉瘤)不常见
  - 若间质出现高级别细胞异型性,肉瘤过度生长现象更常见
- 腺体内衬上皮可为子宫内膜样(增殖型)、输卵管上皮样、鞋钉样、黏液型或鳞状上皮
  - 不同程度的细胞非典型性(可达原位癌)和核分裂象(30%)
- 肉瘤过度生长:高级别细胞非典型性(多形性,染色加深,核增大)和活跃的核分裂象

诊断标准

- 明显的富于细胞伴有腺体周围"套状结构"和/或间质成分具有明显细胞非典型性
- 间质成分中核分裂象>2 个/10HPF

辅助实验

免疫组织化学

- 间质成分

- ER、PR 及常见 AR 阳性
- CD10 和 WT1 阳性
- SMA(60%)、desmin(间质 NOS,平滑肌及横纹肌样分化)和 CD34(25%)阳性
- AE1/AE3 和 calretinin 阳性少见(10%)
- 若出现性索样分化可见 ± inhibin、calretinin、Melan-A、desmin 及 WT1
- 若肉瘤过度生长,ER、PR 及 CD10 表达非常弱
- C-kit 阴性
- 在高级别肉瘤或肉瘤过度生长中 p53 表达异常(过度表达或无表达)

- 上皮成分
  - AE1/AE3、ER 和 PR 通常阳性
  - CD10 和 AR 阳性少见

分子和细胞基因学发现

- 间质成分与上皮成分不具有克隆相关性
- *MDM2/CDK4/HMGA2*(最常见)和 *TERT* 基因扩增
- *PIK3CA/AKT1/PTEN* 通路改变常见
- *FGFR2*,*KMT2C* 和 *DICER1* 频发突变
- 肉瘤过度生长可出现 *ATRX* 突变
- 除了典型腺肉瘤中的高级别细胞异型区以外,*TP53* 突变并不常见
- 通常为非复杂的克隆变异,更常发生于 8 号染色体

鉴别诊断

特征与米勒管腺肉瘤重叠的子宫内膜息肉

- 显微镜下局灶意外发现
- 分叶型结构形成不良
- 局灶而不明确的“套状结构”
- 无间质细胞异型性

细胞性子宫内膜息肉

- 细胞数量均匀增多
- 无腺体周围“套状结构”
- 无细胞异型性且罕见核分裂象

伴非典型怪异间质细胞的子宫内膜息肉

- 无间质富于细胞、腺体周围“套状结构”或叶状结构
- 在疏松胶原背景中可见非典型细胞

米勒管腺纤维瘤

- 无腺体周围“套状结构”
- 广泛少细胞间质
- 无细胞异型性或核分裂象

米勒管腺肌瘤

- 息肉样或位于宫腔内者极罕见
- 病变常见集中于肌层
- 良性子宫内膜样型腺体和平滑肌
- 腺体周围可见数量不一的子宫内膜间质,不伴“套状结构”或细胞非典型性

非典型息肉样腺肌瘤

- 常有分叶状结构
- 无叶片状腺体
- 子宫内膜样腺体通常较小且与可能出现中央坏死的鳞状桑葚样化生相互融合
- 间质主要由排列紧密的平滑肌束组成

伴腺体分化的子宫内膜间质肉瘤

- 切面常呈褐色或黄色
- 无叶片状结构
- 浸润性生长
- 浸润成分为低级别间质
- 腺体通常为子宫内膜样型而无输卵管上皮型、黏液型或被覆鳞状上皮的腺体

胚胎性横纹肌肉瘤

- 发病年龄小
- 发生于子宫体者罕见
- 明显的生发层
- 原始形态的肿瘤性间质细胞
- 微小腺体成分(非肿瘤组成成分)

恶性米勒管混合瘤

- 好发于绝经后女性
- 坏死和出血区广泛
- 上皮和间质成分通常均为高级别
  - 即使部分区域与腺肉瘤相似,但细胞仍为高级别

血管内腺肌瘤病

- 仅在血管内生长
- 子宫内仅可见平滑肌瘤(多发)或腺肌病
- 平滑肌成分细胞温和

诊断注意事项

病理诊断要点

- 对于“复发”的子宫内膜息肉应考虑低级别腺肉瘤的诊断
- 米勒管腺纤维瘤十分罕见,应尽量避免该诊断
- 子宫内膜腺体周围的局灶细胞增多的表现并不足以支持低级别米勒管腺肉瘤的诊断
- “鱼肉状”区域的需广泛取样以排除肉瘤过度生长(与远期预后有关)
- 即使肉瘤过度生长通常为高级别,但也可能出现低级别
- 高级别间质成分未达到>25%时不能诊断肉瘤过度生长
  - 然而,上述情况出现时应对标本进行补取(因其常常与肉瘤过度生长有关),并且在报告进行记录(因其与不良预后有关)

部分参考文献

1. Hodgson A et al: High-grade müllerian adenosarcoma: genomic and clinicopathologic characterization of a distinct neoplasm with prevalent TP53 pathway alterations and aggressive behavior. Am J Surg Pathol. 41(11):1513-1522, 2017

2. Howitt BE et al: Involvement of chromosome 8 in müllerian adenosarcoma. Int J Gynecol Pathol. 36(1):24-30, 2017
3. Levy RA et al: Cervical polyps: is histologic evaluation necessary? Pathol Res Pract. 212(9):800-3, 2016
4. McCluggage WG: A practical approach to the diagnosis of mixed epithelial and mesenchymal tumours of the uterus. Mod Pathol. 29 Suppl 1:S78-91, 2016
5. Mohammadizadeh F et al: Extensive overgrowth of sex cord-like differentiation in uterine mullerian adenosarcoma: a rare and challenging entity. Int J Gynecol Pathol. 35(2):153-61, 2016
6. Piscuoglio S et al: Uterine adenosarcomas are mesenchymal neoplasms. J Pathol. 238(3):381-8, 2016
7. Seagle BL et al: Survival of women with mullerian adenosarcoma: a National Cancer Data Base study. Gynecol Oncol. 143(3):636-641, 2016
8. Stolnicu S et al: The impact on survival of an extensive sex cord-like component in mullerian adenosarcomas: a study comprising 6 cases. Int J Gynecol Pathol. 35(2):147-52, 2016
9. Howitt BE et al: Targeted genomic analysis of müllerian adenosarcoma. J Pathol. 235(1):37-49, 2015
10. Howitt BE et al: Uterine polyps with features overlapping with those of müllerian adenosarcoma: a clinicopathologic analysis of 29 cases emphasizing their likely benign nature. Am J Surg Pathol. 39(1):116-26, 2015
11. Carroll A et al: Uterine adenosarcoma: an analysis on management, outcomes, and risk factors for recurrence. Gynecol Oncol. 135(3):455-61, 2014
12. Friedlander ML et al: Gynecologic Cancer InterGroup (GCIG) consensus review for mullerian adenosarcoma of the female genital tract. Int J Gynecol Cancer. 24(9 Suppl 3):S78-82, 2014
13. Bernard B et al: Uterine adenosarcomas: a dual-institution update on staging, prognosis and survival. Gynecol Oncol. 131(3):634-9, 2013
14. Hirschowitz L et al: Intravascular adenomyomatosis: expanding the morphologic spectrum of intravascular leiomyomatosis. Am J Surg Pathol. 37(9):1395-400, 2013
15. Tanner EJ et al: Management of uterine adenosarcomas with and without sarcomatous overgrowth. Gynecol Oncol. 129(1):140-4, 2013
16. Clarke BA et al: Müllerian adenosarcomas with unusual growth patterns: staging issues. Int J Gynecol Pathol. 30(4):340-7, 2011
17. Gallardo A et al: Mullerian adenosarcoma: a clinicopathologic and immunohistochemical study of 55 cases challenging the existence of adenofibroma. Am J Surg Pathol. 33(2):278-88, 2009
18. Soslow RA et al: Mullerian adenosarcomas: an immunophenotypic analysis of 35 cases. Am J Surg Pathol. 32(7):1013-21, 2008
19. Van Mieghem T et al: CD10, estrogen and progesterone receptor expression in ovarian adenosarcoma. Gynecol Oncol. 99(2):493-6, 2005
20. Amant F et al: Immunohistochemical expression of CD10 antigen in uterine adenosarcoma. Int J Gynecol Cancer. 14(6):1118-21, 2004
21. Mikami Y et al: Expression of CD10 in malignant müllerian mixed tumors and adenosarcomas: an immunohistochemical study. Mod Pathol. 15(9):923-30, 2002
22. Tai LH et al: Endometrial polyps with atypical (bizarre) stromal cells. Am J Surg Pathol. 26(4):505-9, 2002
23. Krivak TC et al: Uterine adenosarcoma with sarcomatous overgrowth versus uterine carcinosarcoma: comparison of treatment and survival. Gynecol Oncol. 83(1):89-94, 2001
24. Clement PB et al: Mullerian adenosarcoma of the uterine corpus associated with tamoxifen therapy: a report of six cases and a review of tamoxifen-associated endometrial lesions. Int J Gynecol Pathol. 15(3):222-9, 1996
25. Kaku T et al: Adenosarcoma of the uterus: a Gynecologic Oncology Group clinicopathologic study of 31 cases. Int J Gynecol Pathol. 11(2):75-88, 1992
26. Clement PB et al: Mullerian adenosarcoma of the uterus: a clinicopathologic analysis of 100 cases with a review of the literature. Hum Pathol. 21(4):363-81, 1990
27. Clement PB et al: Müllerian adenosarcomas of the uterus with sex cord-like elements. A clinicopathologic analysis of eight cases. Am J Clin Pathol. 91(6):664-72, 1989
28. Clement PB: Müllerian adenosarcomas of the uterus with sarcomatous overgrowth. A clinicopathological analysis of 10 cases. Am J Surg Pathol. 13(1):28-38, 1989
29. Zaloudek CJ et al: Adenofibroma and adenosarcoma of the uterus: a clinicopathologic study of 35 cases. Cancer. 48(2):354-66, 1981

叶片状结构伴腺体周围“套状“表现

散在分布的非典型间质细胞和子宫内膜样上皮

(左) 若出现叶片状腺体被致密间质环绕(腺体周围“套状结构”)⇨的现象,那么在诊刮标本中,米勒管腺肉瘤就可能被诊断。**(右)** 在一些米勒管腺肉瘤中,腺体周围恶性间质细胞可能增大并出现更明显的细胞异型性,即使这一表现并不常见➡。腺体内衬上皮常为子宫内膜样,但也可出现输卵管上皮化生⇨

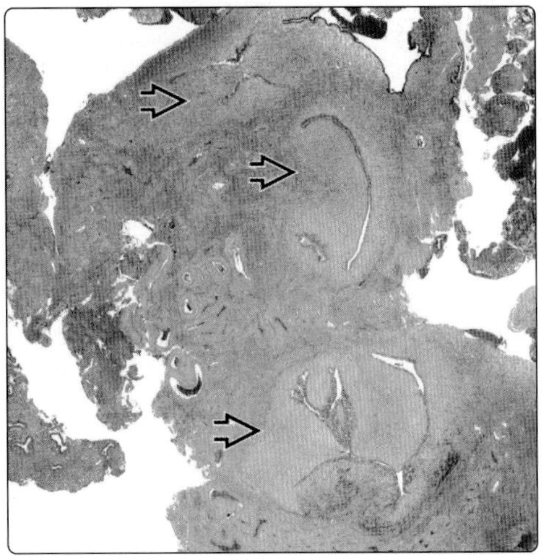

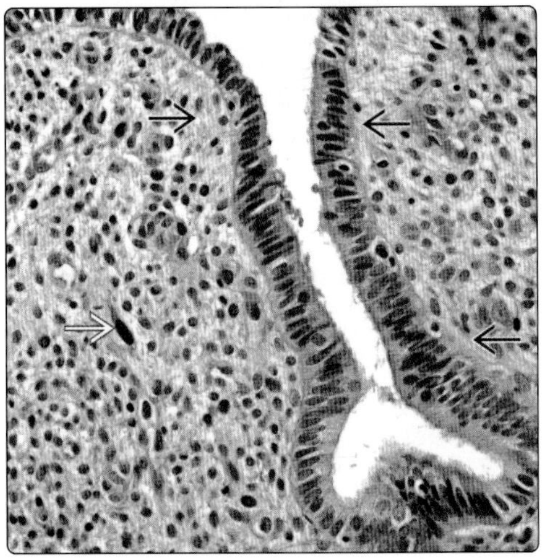

鳞状上皮

宫颈型上皮

(左) 比较少见的是,米勒管腺肉瘤的内衬上皮可能出现鳞状化生和角化,这种现象通常仅发生在病变局灶,但可能增加非典型息肉样腺肌瘤的可能。应注意腺体周围的细胞间质。**(右)** 有时米勒管腺肉瘤的腺体和囊肿可被覆温和的宫颈型黏液性上皮

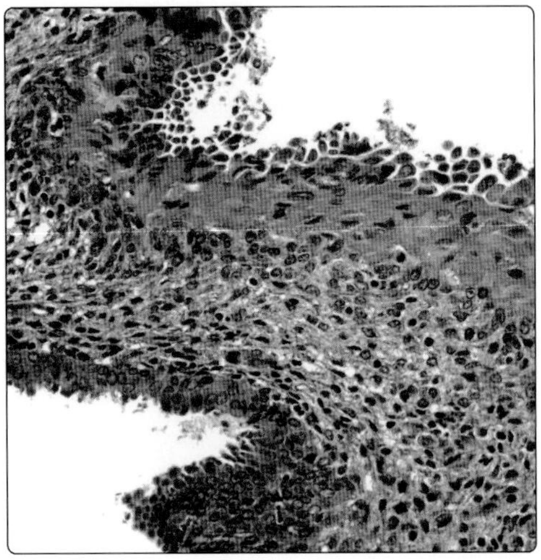

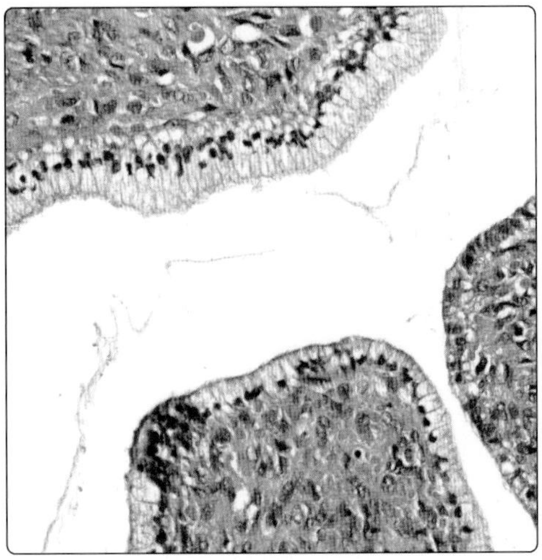

黏液样改变

腺体周围广泛玻璃样变性

(左) 一些米勒管腺肉瘤,腺体周围明显的黏液样改变,从而呈现出不常见的形态。**(右)** 尽管腺体周围“套状结构”是米勒管腺肉瘤诊断的关键特征,但腺体周围的肿瘤性间质可能出现广泛的玻璃样变性,有时可能使得这些肿瘤难以识别

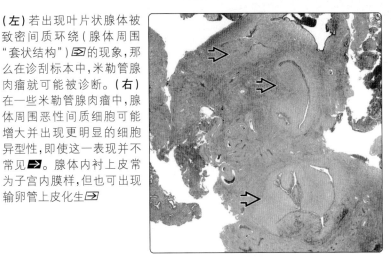

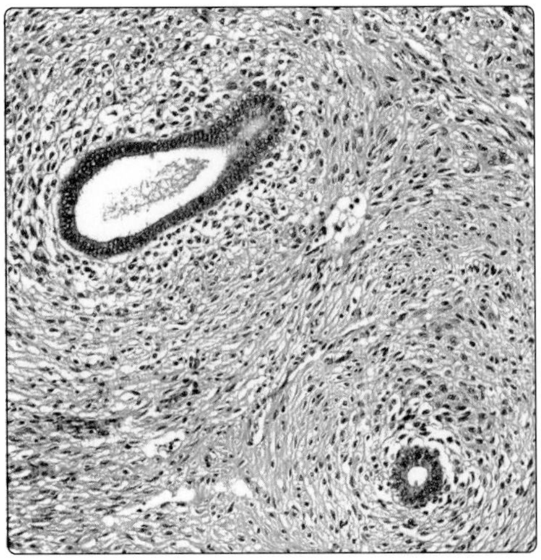

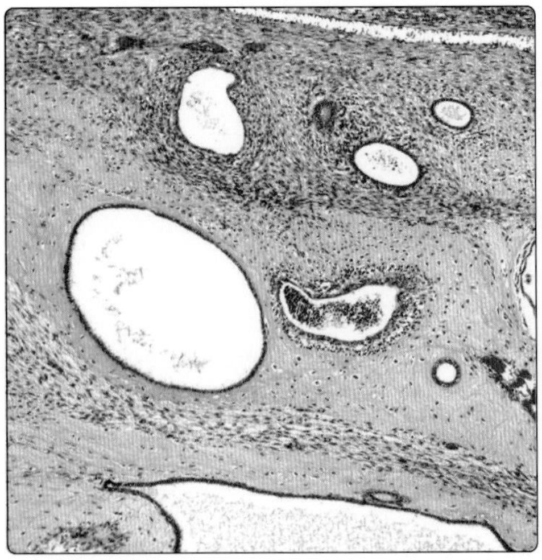

明显的蜕膜样变

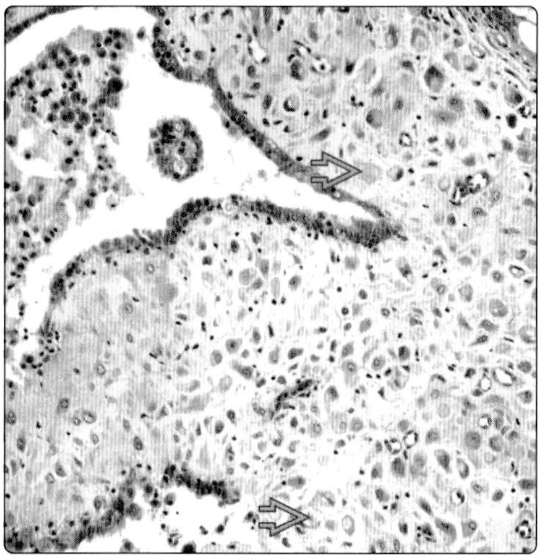

平滑肌化生

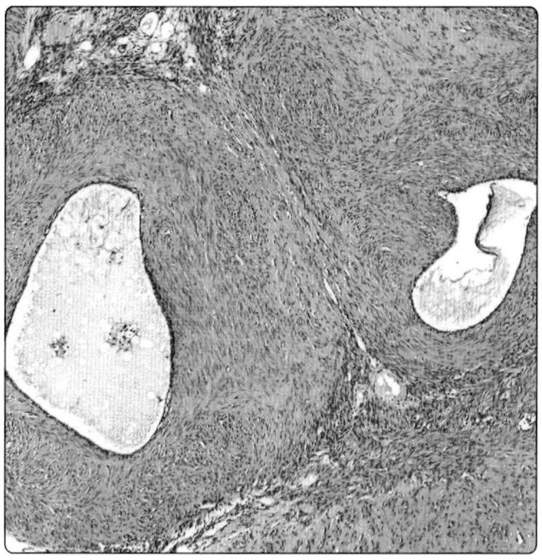

(左) 米勒管腺肉瘤的低级别肿瘤性间质可能是激素敏感的，可发生明显的蜕膜样变，其特征为具有丰富嗜酸性到双嗜性胞质的大细胞。有些细胞可见胞质内空泡➡。**(右)** 平滑肌化生并不常见，但当其出现于米勒管腺肉瘤时，可能会使本病与腺肌瘤之间的鉴别诊断具有挑战性，如果缺乏叶片状腺体，诊断难度更大

骨性化生

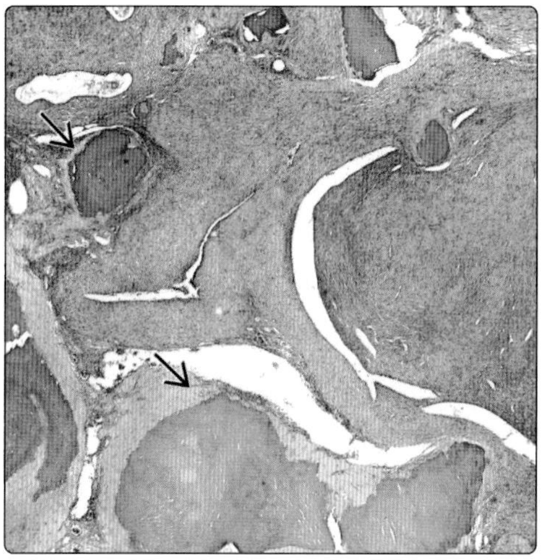

性索样分化

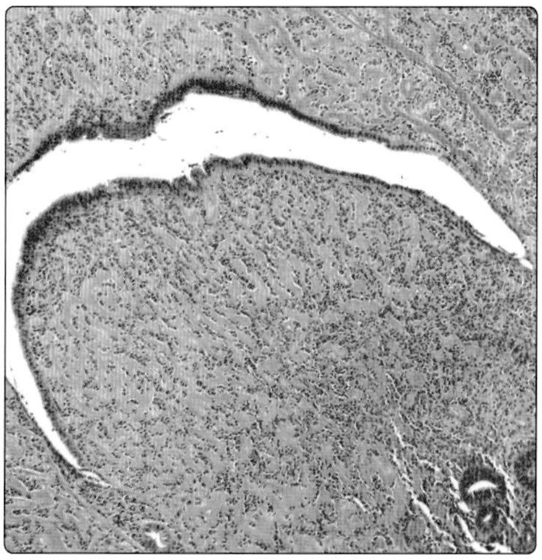

(左) 少数情况下，米勒管腺肉瘤的肿瘤性间质可能发生类似可见于子宫内膜癌的骨性化生➡，该现象不应被误认为是一种骨肉瘤成分。**(右)** 米勒管腺肉瘤的肿瘤性间质中可见不同类型的化生性改变，包括可见于子宫内膜间质肿瘤的性索样分化

性索样过度生长

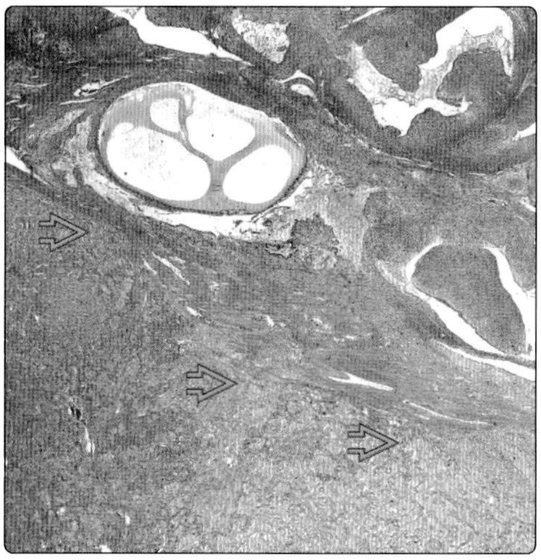

性索样成分中的 calretinin 表达

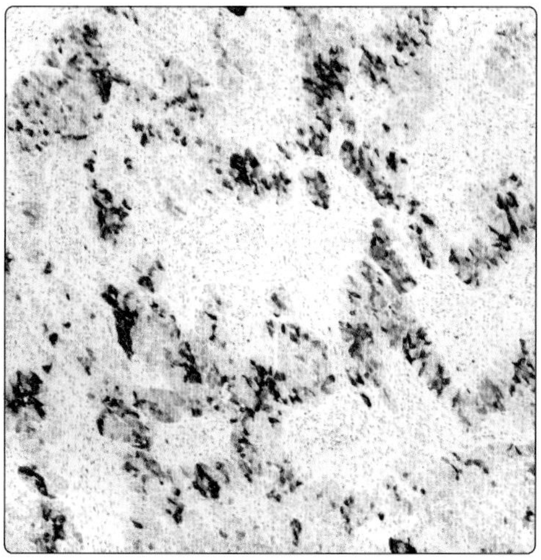

(左) 在低级别米勒管腺肉瘤中，性索样区域很少形成肿块，相比于肉瘤过度生长，这一表现被定义为性索样过度生长➡，且不具有预后意义。**(右)** 米勒管腺肉瘤中的性索样成分通常对性索标志物呈阳性反应，包括 calretinin（核质阳性，如图所示）、inhibin、WT1、Melan-A 及 SF-1。它们对角蛋白和平滑肌标志物也可呈阳性反应

伴出血及坏死的巨大鱼肉状肿块（肉瘤过度生长）

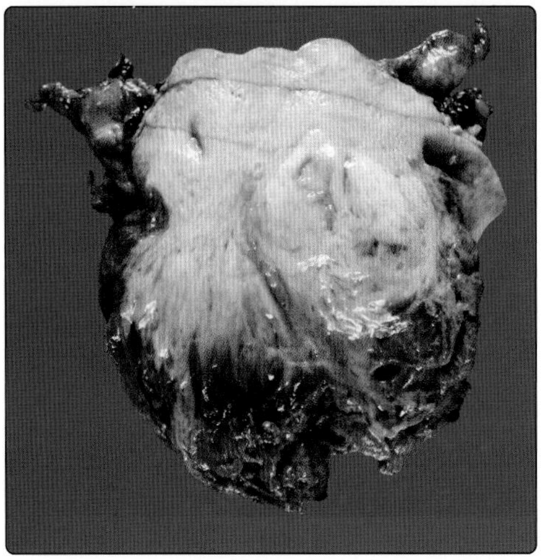

肉瘤过度生长

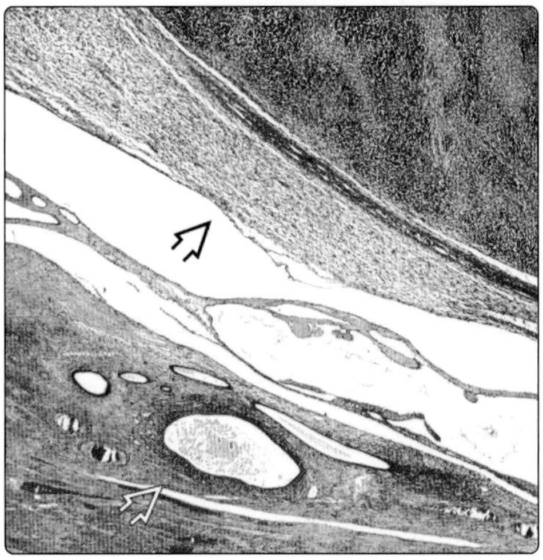

（左）米勒管腺肉瘤预后不良因素是出现肉瘤过度生长现象。肉眼所见表现为切面鱼肉状的肿块，常与坏死和出血有关。（右）米勒管腺肉瘤的肉瘤过度生长被定义为肿瘤>25%的成分仅由肉瘤组成➡。肉瘤过度生长的区域没有腺性成分。注意米勒管腺肉瘤的经典区域是否存在➡

同源型肉瘤过度生长

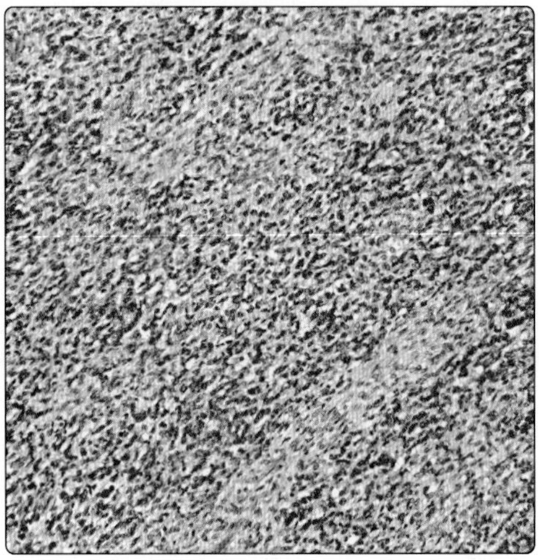

异源型肉瘤过度生长

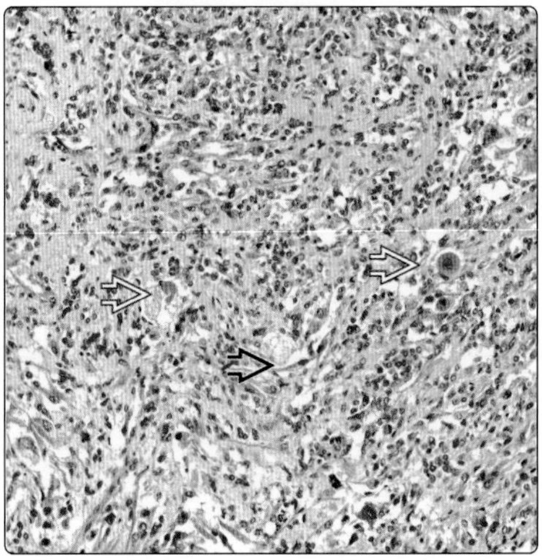

（左）相比于低级别肉瘤，米勒管腺肉瘤的肉瘤过度生长区域更常由高级别肉瘤组成，并具有同源性表现。（右）米勒管腺肉瘤伴有肉瘤过度生长中，如果是异源性肉瘤形式，那么以横纹肌肉瘤最常见。注意胞质丰富嗜酸的细胞➡和提示横纹肌肉瘤分化的“带状细胞”的存在➡

低级别肉瘤过度生长

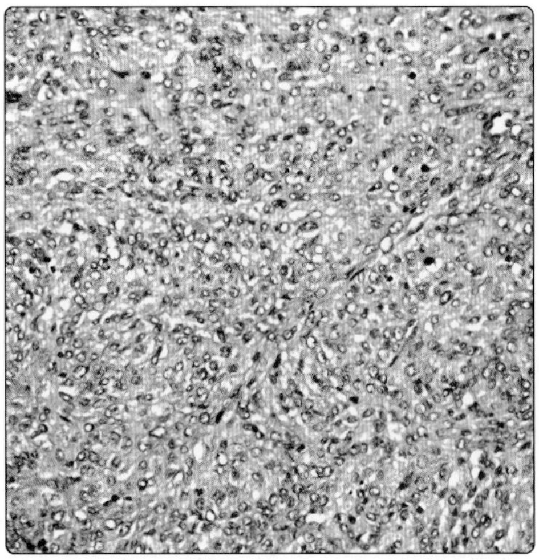

表浅肌层浸润

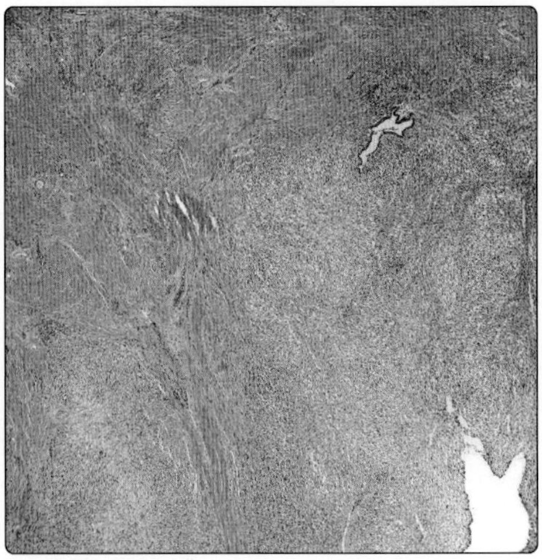

（左）少数情况下，低级别米勒管腺肉瘤中的肉瘤过度生长具有类似纤维肉瘤的低级别肉瘤的形态学表现。（右）米勒管腺肉瘤是否存在肌层浸润与复发有关。通常表现为与其旁的肌层分界不规则，浸润前缘常由稍高级别的恶性间质和腺体组成

具有高级别间质成分的米勒管腺肉瘤

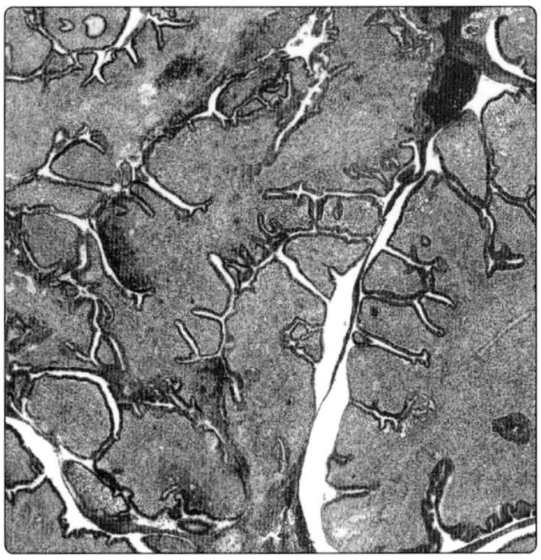

高级别米勒管腺肉瘤

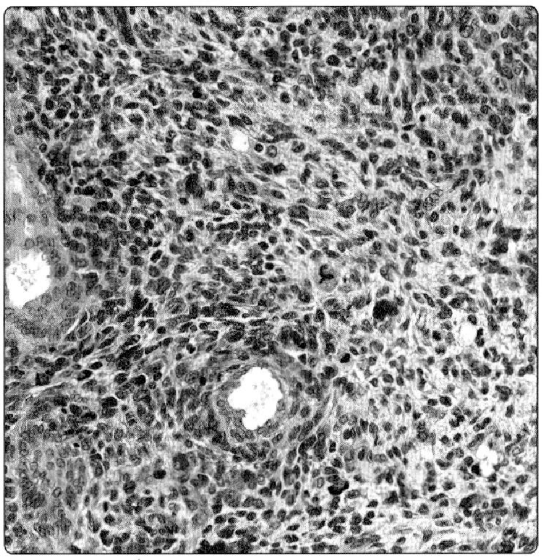

（左）少数情况下，米勒管腺肉瘤具有特征性的低倍镜结构，然而高倍镜下间质出现高级别细胞特征，但这种改变与肉瘤过度生长无关。（Courtesy C. Parra-Herran，MD）**（右）**高级别米勒管腺肉瘤由具有活跃核分裂象的高度非典型细胞构成，包括非典型结构。这些表现通常与肉瘤过度生长和较差的预后有关。（Courtesy C. Parra-Herran，MD）

p53 完全阴性（高级别米勒管腺肉瘤）

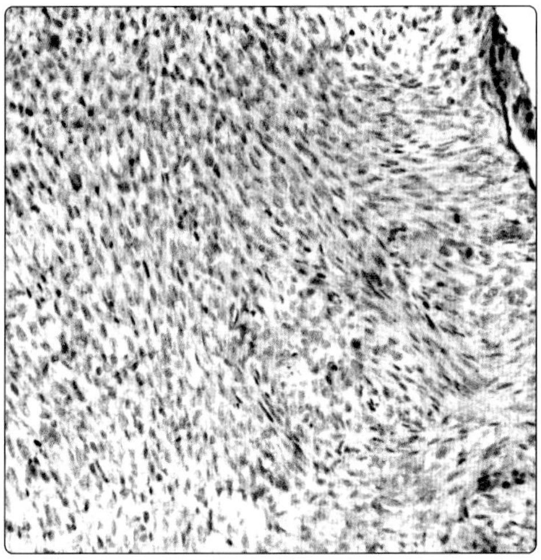

CD10 弥散强阳性表达（低级别管米勒腺肉瘤的间质成分）

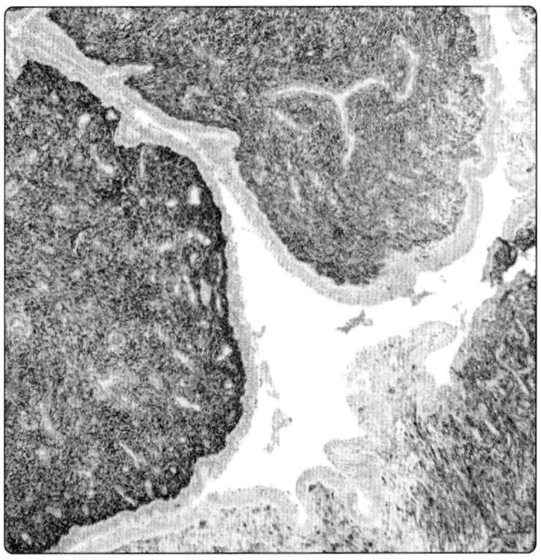

（左）高级别米勒管腺肉瘤常出现 p53 异常表达，这与 *TP53* 基因突变有关；在这一例中，p53 呈完全阴性表达，这与 p53 基因缺失突变有关。（Courtesy C. Parra-Herran，MD）**（右）**低级别米勒管腺肉瘤中 CD10 常呈弥散强阳性表达，这种表达同样可见于子宫内膜间质肿瘤。相比之下，CD10 在肉瘤过度生长区域中表达明显较弱

雄激素阳性（米勒管腺肉瘤的间质成分）

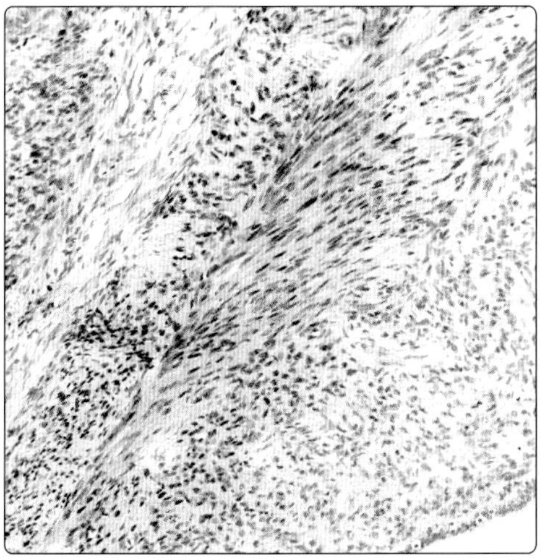

desmin 强阳性

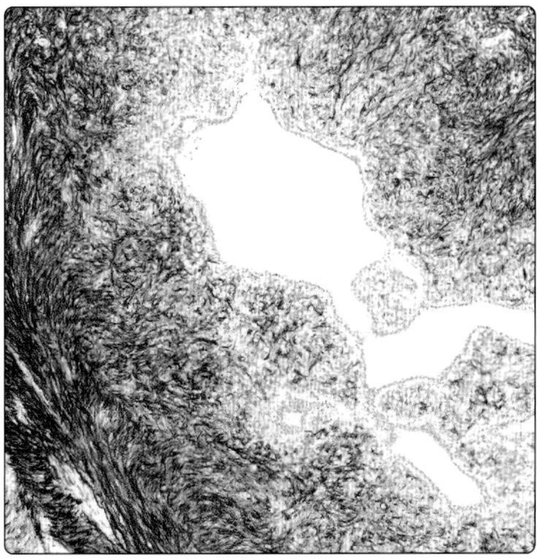

（左）低级别米勒管腺肉瘤间质成分中雄激素受体常呈阳性，ER 和 PR 亦可见阳性表达。如果肉瘤过度生长，这些标志物的阳性程度通常会降低。**（右）**在米勒管腺肉瘤的平滑肌化生区域，desmin 通常弥散强阳性表达。但有时良性上皮成分周围的间质也可能出现该标志物不同程度的表达

第 25 节 恶性米勒管混合瘤

要 点

术语

- 由癌和肉瘤成分组成的恶性双相肿瘤，两种成分互不融合，但可紧密混合存在

临床问题

- 占所有子宫恶性肿瘤<5%
- 通常为绝经后妇女(平均 65 岁)
- 息肉状子宫肿块，常从子宫颈中突出

显微镜下所见

- 癌通常为主要的成分
- 癌的成分(常占多数)
  - 高级别子宫内膜样、浆液性、透明细胞、鳞状细胞或混合性
  - 通常低分化；不可能再细分
- 肉瘤成分
  - 同源性(未分化、纤维肉瘤、平滑肌肉瘤)
  - 异源性(横纹肌肉瘤和软骨肉瘤最常见)
- 上皮成分最常发生淋巴血管侵犯和转移

辅助实验

- 两种成分有相似的免疫组织化学模式和分子遗传改变
- *PIK3CA*、*FBXW7*、*KRAS*、*TP53* 突变常见
- 上皮-间充质转化的基因特征

首要的鉴别诊断

- 去分化内膜样癌
- 肉瘤样子宫内膜样癌
- 条索状透明变性子宫内膜样癌
- 伴异源性成分的子宫内膜样癌
- 伴肉瘤过度生长的米勒管腺肉瘤
- 未分化肉瘤

巨大肿瘤充满宫腔

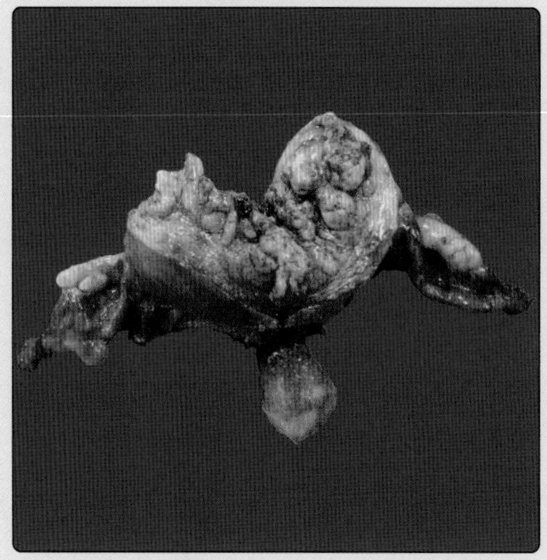

双相肿瘤，高级别的上皮和间叶成分

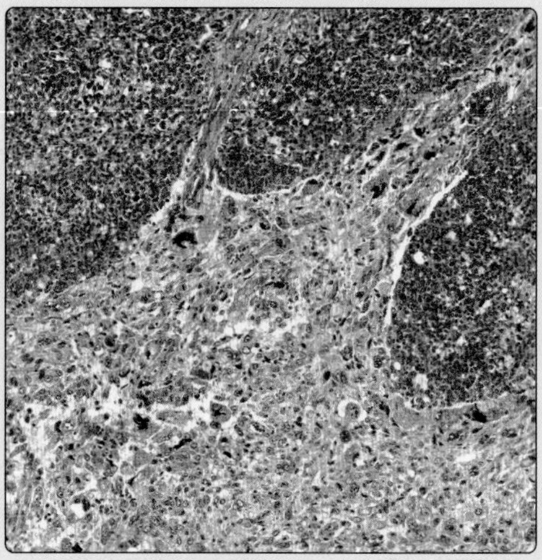

(左) 恶性米勒管混合瘤的典型表现为充满子宫腔并广泛浸润子宫肌层的鱼肉状、息肉样肿块。肿瘤常出现为大面积坏死和溃疡。**(右)** 恶性米勒管混合瘤被定义为高级别的癌和肉瘤成分混合存在。请注意，与大多数肿瘤不同的是，这两种成分有明显的界限(未融合)

浆液性癌和同源性肉瘤

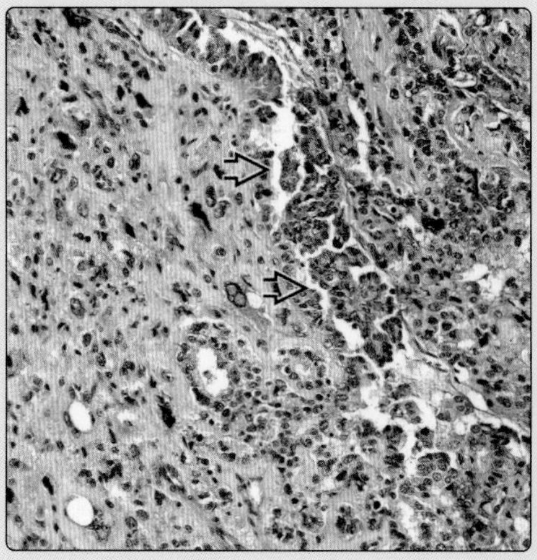

内膜样癌和软骨肉瘤

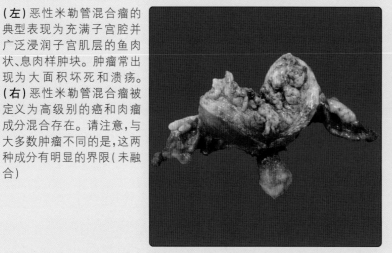

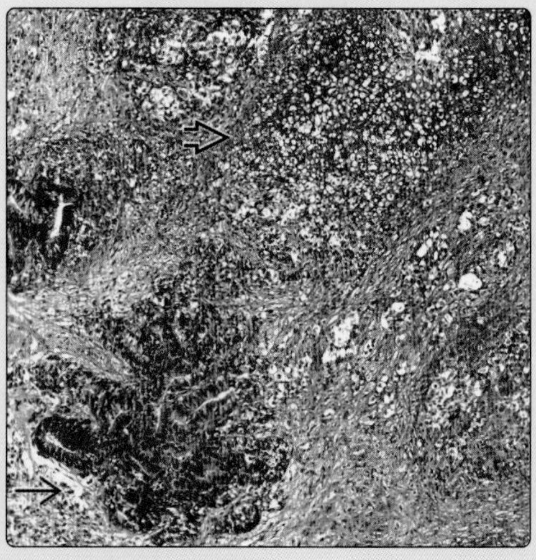

(左) 恶性米勒管混合瘤的癌成分通常为高级别。典型表现为乳头状浆液性癌➩或子宫内膜样癌，或者是较少见的其他亚型。肉瘤成分可能是同源的，没有异源分化。**(右)** 恶性米勒管混合瘤➩的癌成分通常为子宫内膜样癌➩伴有同源性肉瘤成分。少数情况，可伴有软骨肉瘤

术语

同义词

- 癌肉瘤

定义

- 由癌和肉瘤成分组成的恶性双相肿瘤(目前被认为属于恶性上皮肿瘤的范畴),不融合但相互混合存在
- 上皮-间充质转化的典型

病因/发病机制

发病机制

- 联合理论
  - 干细胞/上皮细胞在肿瘤发展早期经历异向分化
- 转化理论
  - 肿瘤上皮向间充质(肉瘤)细胞转化分化
- 碰撞理论
  - 由两个独立的(上皮细胞和间充质细胞)细胞群发展而来

危险因素(与子宫内膜癌相同)

- 肥胖
- 吸烟
- 未生育
- 内源性或外源性雌激素暴露
- 三苯氧胺治疗
- 盆腔放射史
  - 如果患者年轻,之前常有宫颈癌病史

临床问题

流行病学

- 发病率
  - <5% 的子宫恶性肿瘤
- 年龄
  - 通常为绝经后妇女(平均 65 岁)
  - 范围:30~90 岁(平均 65 岁)
- 种族
  - 黑人女性发病率更高

表现

- 绝经后阴道流血
- 子宫增大
- 息肉状肿块,常从子宫颈中突出
- 盆腔痛
- 巴氏涂片异常
- 血清 CEA 升高;α-fetoprotein 极少

疾病自然史

- 复发和转移通常由癌性成分构成(70%)

治疗

- 全子宫切除和双侧输卵管卵巢切除术分期活检
- 化疗±盆腔放疗

预后

- 生存率明显低于高级别子宫内膜癌患者,尤其是高分期患者
- 分期为最重要的预后因素
  - 所有分期:5 年生存率为 5%~35%
  - Ⅰ期和Ⅱ期:5 年生存率为 40%~60%
- Ⅰ期肿瘤患者的生存率下降可能与深部肌层或淋巴血管侵犯、浆液性和透明细胞癌性成分、广泛的肉瘤成分和异源性成分的存在有关

大体所见

一般特征

- 息肉样巨大肿块充满宫腔
- 柔软,黄色到灰褐色外观
- 切面肉质,不均匀
- 坏死和出血常见
- 偶尔囊性变性

大小

- 范围:1.8~17.0cm(平均:6.6cm)

显微镜下所见

组织学特征

- 高级别恶性上皮和间质成分混合或并列存在(但未融合)
- 极少数情况下可能出现类似于米勒管腺肉瘤的低倍镜外观
- 癌性成分(主要)
  - 高级别子宫内膜样(最常见)、浆液性、透明细胞、鳞状细胞、小细胞(未分化)或混合性
  - 绝大多数为高级别,但少数为低级别,子宫内膜样
  - 若分化差可能导致分类较困难
  - 可能伴有复杂不典型增生/子宫内膜上皮内瘤变或浆液性子宫内膜上皮内癌
- 肉瘤成分
  - 同源性:可能类似于未分化肉瘤、平滑肌肉瘤、纤维肉瘤
  - 异源性:横纹肌肉瘤(最常见)、软骨肉瘤、骨肉瘤、脂肪肉瘤
  - 罕见,神经外胚层或横纹肌分化或卵黄囊成分
- 如果发生淋巴血管浸润或转移,最常见成分为癌性成分
- 广泛的坏死和/或出血

细胞学特征

- 癌性成分:非典型性细胞,高核质比,核浓染,有时出现间变性
- 肉瘤成分:细胞核可出现从中度非典型性一致性到高度非典型性和多形性表现

○ 细胞内外玻璃样小球(横纹肌细胞分化时更常见)
● 大量核分裂象(包括非典型性的)和凋亡

辅助实验

免疫组织化学

- 癌性成分
  - 细胞角蛋白和 EMA 不同程度阳性;神经内分泌标志物有时阳性
  - 若为子宫内膜样,ER、PR、vimentin 阳性
  - 若为浆液性,ER、PR、vimentin(-/+)
- 肉瘤成分
  - vimentin、desmin、actin、CD10、CD34、骨骼肌标志物可能为阳性
  - 细胞角蛋白常表现为阳性
- p16 和 p53 在上述两种成分中常为强阳性
- MMR 蛋白可能会失表达
- E-cadherin 和 P-cadherin 在癌性成分中表达较多,在上皮-间充质转化时失表达

遗传学检测

- 在癌和肉瘤成分中具有相似的分子遗传改变
- 染色体的增加或丢失
- *PIK3CA*、*FBXW7*、*PIK3R1*、*PIK3R2*、*PTEN*、*KRAS* 和 *TP53* 突变
- 同等位基因杂合性缺失
- β-catenin/AKT 通路的上调
- 微卫星高度不稳定
- *ERBB2*(HER-2/neu)、*MYC* 和 *ZNF217* 扩增
- 上皮-间充质转化的基因特征

鉴别诊断

去分化子宫内膜样癌

- 由黏附性差、圆形、未分化的上皮细胞构成的片状结构与分化良好的子宫内膜样腺癌并列存在
- 在去分化成分中 EMA 和 CK18 呈局灶阳性
- 无肉瘤的成分

梭形子宫内膜样癌

- 恶性梭形至"边界清晰"的上皮细胞成分融合
- 低级别细胞学特征
- 角蛋白弥漫强阳性
- 无肉瘤成分

条索状及玻璃样变子宫内膜样癌

- 通常为低分期肿瘤
- 具有低级别细胞学特征的上皮样细胞和梭形细胞条索镶嵌在透明间质中,并与经典子宫内膜样癌区域融合
- 突然出现鳞状上皮分化的转化区

子宫内膜样癌伴有异源性成分

- 经典低级别内膜样腺癌
- 少量良性异源性成分,最常见的是脂肪或软骨,罕见骨,但无骨骼肌成分
- 缺乏肉瘤成分

米勒管腺肉瘤伴肉瘤过度生长

- 局灶典型的腺肉瘤成分
  - 具有良性或低级别非典型性上皮细胞成分的分叶状结构
  - 腺体周为恶性间质细胞形成领(套)状结构
- 可能出现非典型上皮细胞甚至局灶癌,但缺乏高级别特征

伴性索样分化或子宫内膜样腺体的子宫内膜间质肉瘤

- 典型的低倍镜下结构且伴有舌状浸润性生长
- 类似增殖期子宫内膜间质的肿瘤性梭形细胞成分
- 性索成分和子宫内膜样腺体具有良性细胞学特征的,后者罕见非典型性
- 缺乏高级别的癌性成分

未分化子宫内膜样肉瘤

- 缺乏癌或异源性肉瘤成分

诊断注意事项

病理诊断要点

- 对于任何高级别的癌或肉瘤,均需广泛的取样以排除癌肉瘤可能

部分参考文献

1. Cherniack AD et al: Integrated molecular characterization of uterine carcinosarcoma. Cancer Cell. 31(3):411-423, 2017
2. Vitale SG et al: Target therapies for uterine carcinosarcomas: current evidence and future perspectives. Int J Mol Sci. 18(5), 2017
3. Matsuo K et al: Significance of histologic pattern of carcinoma and sarcoma components on survival outcomes of uterine carcinosarcoma. Ann Oncol. 27(7):1257-66, 2016
4. Zhao S et al: Mutational landscape of uterine and ovarian carcinosarcomas implicates histone genes in epithelial-mesenchymal transition. Proc Natl Acad Sci U S A. 113(43):12238-12243, 2016
5. McConechy MK et al: In-depth molecular profiling of the biphasic components of uterine carcinosarcomas. J Pathol Clin Res. 1(3):173-85, 2015
6. Biscuola M et al: Oncogene alterations in endometrial carcinosarcomas. Hum Pathol. 44(5):852-9, 2013
7. Castilla MÁ et al: Micro-RNA signature of the epithelial-mesenchymal transition in endometrial carcinosarcoma. J Pathol. 223(1):72-80, 2011
8. Bland AE et al: A clinical and biological comparison between malignant mixed müllerian tumors and grade 3 endometrioid endometrial carcinomas. Int J Gynecol Cancer. 19:261-5, 2009
9. Buza N et al: Comparative analysis of P16 and P53 expression in uterine malignant mixed mullerian tumors. Int J Gynecol Pathol. 28:514-21, 2009
10. Ferguson SE et al: Prognostic features of surgical stage I uterine carcinosarcoma. Am J Surg Pathol. 31:1653-61, 2007
11. South SA et al: Uterine carcinosarcoma associated with hereditary nonpolyposis colorectal cancer. Obstet Gynecol. 110:543-5, 2007
12. McCluggage WG: Malignant biphasic uterine tumours: carcinosarcomas or metaplastic carcinomas? J Clin Pathol. 55:321-5, 2002
13. Abeln EC et al: Molecular genetic evidence for the conversion hypothesis of the origin of malignant mixed müllerian tumours. J Pathol. 183:424-31, 1997
14. George E et al: Malignant mixed müllerian tumor versus high-grade endometrial carcinoma and aggressive variants of endometrial carcinoma: a comparative analysis of survival. Int J Gynecol Pathol. 14:39-44, 1995
15. Sreenan JJ et al: Carcinosarcomas of the female genital tract. A pathologic study of 29 metastatic tumors: further evidence for the dominant role of the epithelial component and the conversion theory of histogenesis. Am J Surg Pathol. 19:666-74, 1995
16. Silverberg SG et al: Carcinosarcoma (malignant mixed mesodermal tumor) of the uterus. A Gynecologic Oncology Group pathologic study of 203 cases. Int J Gynecol Pathol. 9:1-19, 1990

腺肉瘤样外观

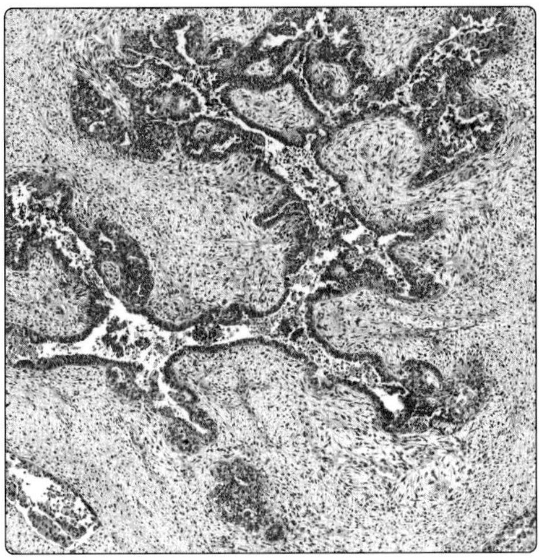

胞质内玻璃样小球

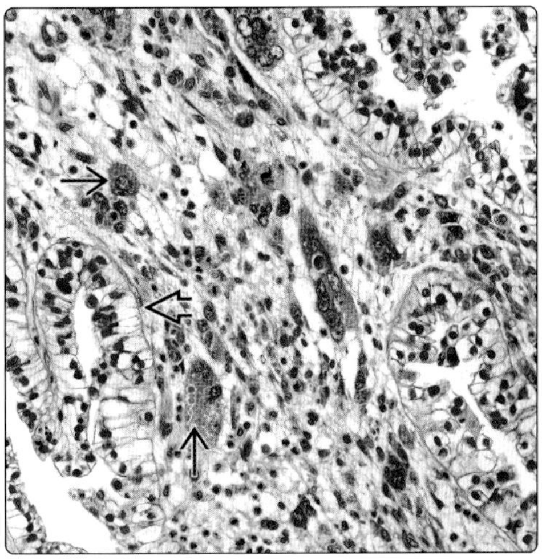

(左) 一些恶性米勒管混合瘤的低倍镜下结构会让人联想到米勒管腺肉瘤。然而，上皮和间质成分均呈高级别形态。**(右)** 恶性米勒管混合瘤可由伴有分泌特征(核下空泡⇒)的内膜样癌和高级别肉瘤构成。可见大量的透明小球⇒。注意，在某些情况下，上皮成分级未达到 3 级

多形性横纹肌肉瘤

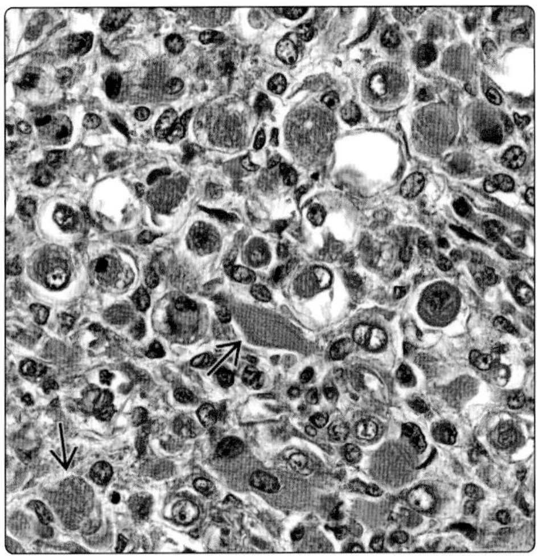

横纹肌母细胞成分中 myogenin (MYF4) 阳性

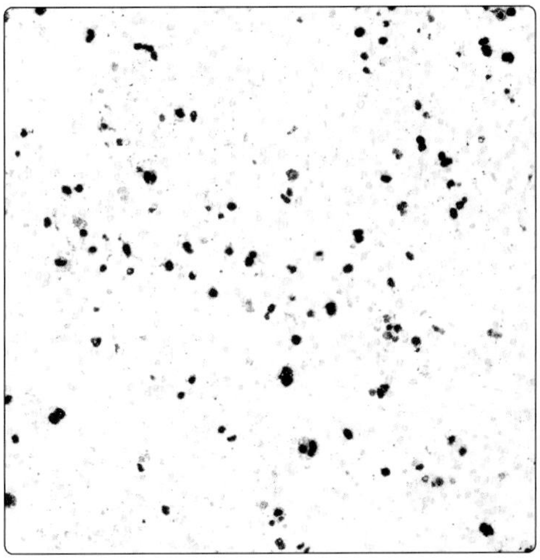

(左) 恶性米勒管混合瘤中最常见的异源性成分是横纹肌肉瘤，常为多形性类型。细胞有丰富的嗜酸性胞质，可能含有横纹⇒。**(右)** myogenin (MYF4) 可以突出恶性米勒管混合瘤中的横纹肌肉瘤成分。横纹肌细胞分化是一个不良预后因素，尤其是在Ⅰ期肿瘤

软骨肉瘤

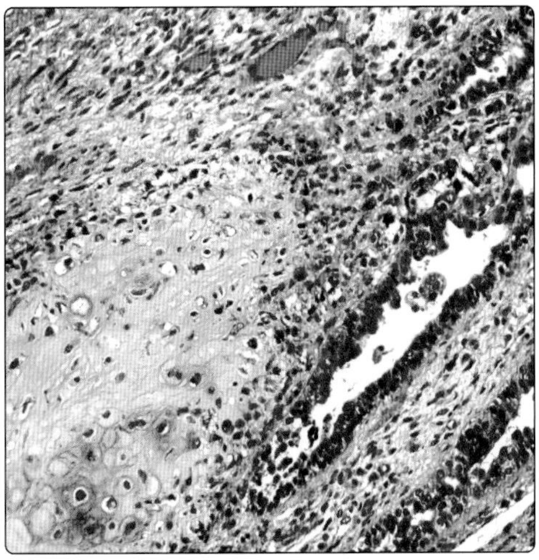

p53 的弥漫性阳性提示 *TP53* 突变

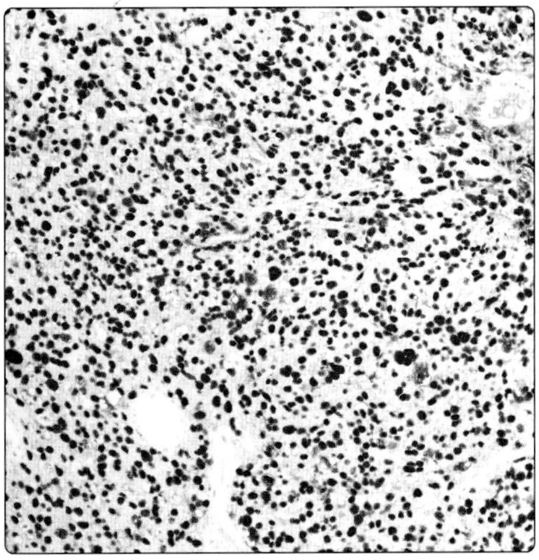

(左) 恶性软骨成分是子宫恶性米勒管混合瘤中第二常见的异源分化类型，但常伴有横纹肌肉瘤成分。**(右)** p53 过度表达联合 *TP53* 分子分析发现恶性米勒管混合瘤及其转移灶中的癌和肉瘤成分具有相同的基因改变

要 点

术语

- 一种由显示骨骼肌分化的异源性成分构成的恶性间叶性肿瘤

临床问题

- 胚胎性和多形性横纹肌肉瘤最常见

大体所见

- 葡萄状肉瘤外观呈葡萄状

显微镜下所见

- 多形性横纹肌肉瘤(RMS)
  - 大而怪异的多边形至梭形细胞弥漫性杂乱生长
  - 胞质嗜酸性,但横纹很少见
- 梭形细胞横纹肌肉瘤:梭形细胞束状或席纹状生长
- 胚胎性横纹肌肉瘤
  - 葡萄状肉瘤:肿瘤细胞在表面上皮下方或环绕卷入的腺体周围形成"生发层";由原始小蓝细胞形成的细胞疏密不等区域±黏液样背景
- 腺泡状横纹肌肉瘤:巢状或腺泡状生长;小圆蓝细胞和嗜酸性横纹肌母细胞、多形性和瘤巨细胞

辅助实验

- myoD1、myogenin、myoglobin、myosin、MSA 和 desmin 阳性
- CD10 常阳性;CD99 和 WT1 可阳性

首要的鉴别诊断

- 恶性混合性米勒管肿瘤
- 平滑肌肉瘤
- 伴有肉瘤过度生长的米勒管腺肉瘤
- 腺泡状软组织肉瘤
- 低级别子宫内膜间质肉瘤

巨大鱼肉状肿块

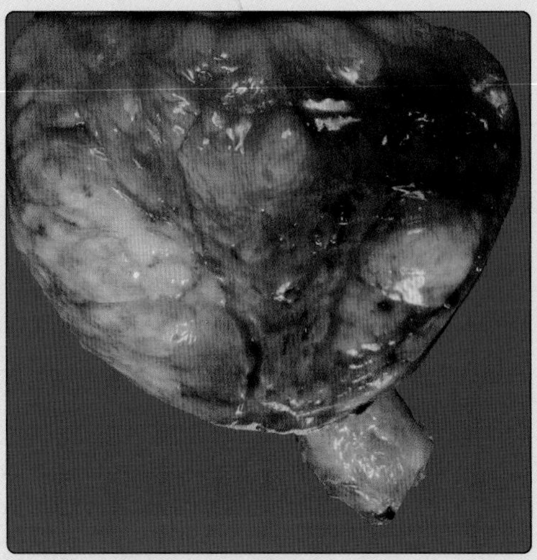

多形性细胞和各种横纹肌母细胞分化(多形性横纹肌肉瘤)

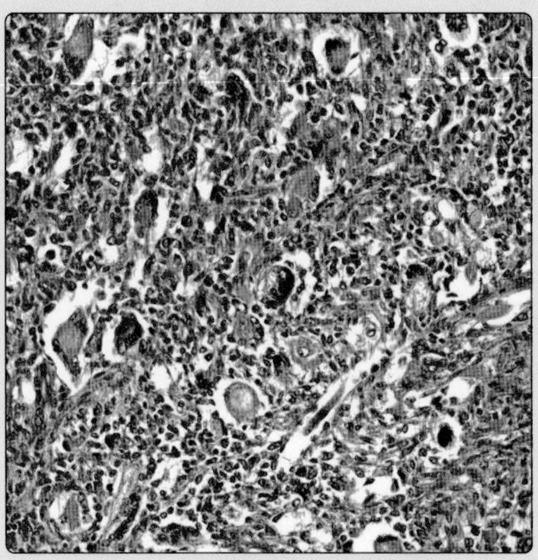

(左) 多形性和腺泡状横纹肌肉瘤常表现为巨大肿块,侵犯内膜层和/或肌层,切面鱼肉状、灰白色,常有出血和坏死。**(右)** 多形性横纹肌肉瘤由多边形、梭形、多形性和/或瘤巨细胞组成,很多细胞胞质丰富、嗜酸性,但横纹罕见。一般发生于绝经后妇女

腺泡状生长(腺泡状横纹肌肉瘤)

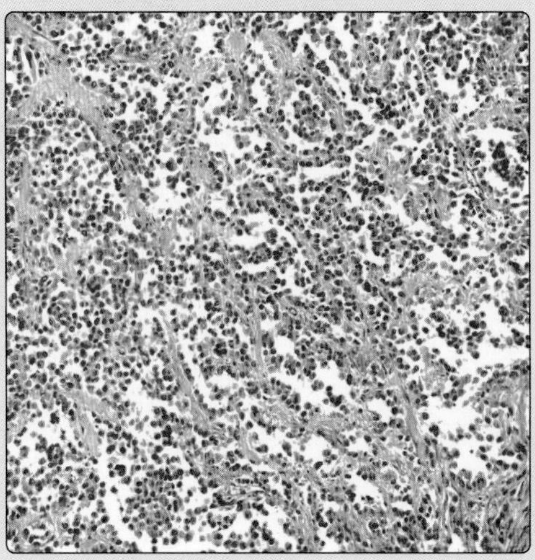

束状排列(梭形细胞横纹肌肉瘤)

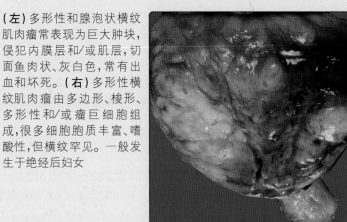

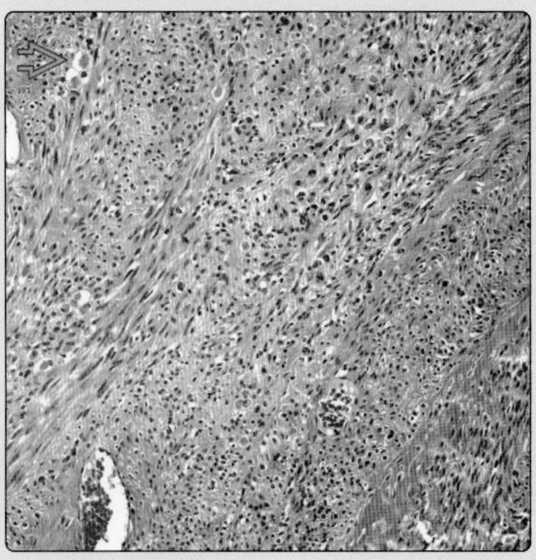

(左) 腺泡状横纹肌肉瘤发生于子宫体罕见。由各种形状的腺泡腔组成,肿瘤细胞可完全或部分填充腺泡腔,部分细胞胞质嗜酸性或多个核。**(右)** 梭形细胞横纹肌肉瘤由交织的束状排列的梭形细胞组成,低倍镜下类似于梭形细胞平滑肌肉瘤,然而不同的是前者胞质深嗜酸性,可见横纹肌母细胞

术语

缩略语

- 横纹肌肉瘤(rhabdomyosarcoma,RMS)

定义

- 由表现为骨骼肌分化的异源性成分构成的恶性间叶性肿瘤

临床问题

流行病学

- 发病率
  - 宫体是女性生殖道第二好发部位
  - 胚胎性和多形性 RMS 是最常见组织学亚型
  - 葡萄状肉瘤是胚胎性 RMS 中最常见的亚型
- 年龄
  - 多形性 RMS:35~87 岁(中位:64 岁)
  - 胚胎性 RMS:年龄范围广(但比发生于子宫颈 RMS 的患者年龄大)

表现

- 阴道出血
- 腹胀/腹痛
- 急腹症(由于肿瘤生长迅速)
- CA-125 升高
- 子宫外表现(继发于转移)

治疗

- 全子宫切除术及辅助放化疗

预后

- 多形性 RMS:预后非常差,与分期无关(>50% 患者在诊断后 1 年内死亡)
- 胚胎性 RMS(葡萄簇状和梭形):总体预后相对较好,常为低分期疾病(局限于子宫体)
- 腺泡状 RMS:预后差,与发生于软组织的 RMS 一致

大体所见

一般特征

- 息肉样(子宫内膜)或少见的肌壁内肿块
- 若是葡萄簇肉瘤亚型,呈葡萄状外观
- 切面灰白,肉样
- 如为外生型,肌层浸润常见
- 广泛坏死和/或出血

大小

- 可达 15cm(平均 8.5cm)

显微镜下所见

组织学特征

- 不规则浸润子宫肌层
- 坏死和出血常见
- 多形性 RMS
  - 弥散性杂乱生长
  - 大而怪异的多边形、圆形或梭形细胞(比横纹肌母细胞小)
  - 不同数量蝌蚪或带状细胞,胞质丰富、嗜酸性(横纹肌母细胞分化),横纹几乎见不到
  - 可见多核细胞
  - 胶原和不常见的黏液样基质
- 胚胎性 RMS
  - 葡萄样肉瘤
    - 在表面上皮下和环绕卷入的腺体周围存在富于细胞的间质(生发层)
    - 细胞稀疏区和细胞丰富区交替分布
    - 常见黏液样至水肿性背景
    - 原始小蓝细胞,胞质极其稀少
    - 横纹肌母细胞分化(横纹)可见(<50%)
    - 罕见与原始神经外胚叶肿瘤相关
  - 梭形细胞 RMS
    - 束状或席纹状生长
    - 梭形细胞
    - 局灶见黏液样背景
    - 可见葡萄状肉瘤成分
- 腺泡状 RMS
  - 巢状或腺泡状生长,其间有纤维血管间隔
  - 小圆蓝细胞,混有数量不等胞质嗜酸性的横纹肌母细胞,其中散在多形性细胞和巨细胞(花环样核)
  - 无黏附性的细胞脱落到腺泡腔内
  - 横纹不常见

细胞学特征

- 横纹肌母细胞分化程度与胞质量及形态有关
- 重度细胞学非典型性
  - 细胞核质比高(胚胎性 RMS)
  - 巨细胞和高度多形性细胞(多形性和腺泡状 RMS)
- 核分裂象活跃(所有亚型)

辅助实验

组织化学

- PTAH 染色显示横纹

免疫组织化学

- myoD1、myogenin、myoglobin、myosin 阳性

- MSA 和 desmin 弥漫阳性
- CD10 常阳性
- CD99 和 WT1 可阳性
- SMA 和 S100 阴性或少量阳性
- 高达 40% 的腺泡状 RMS 中上皮(广谱角蛋白、Cam5. 2)和神经内分泌标志物(CD56、Syn、CgA)阳性
  - 在其他亚型则罕见或极少表达
- ER 阴性

遗传学检测

- 80% 腺泡状 RMS 有 t(2;13)(q35;p14)或 t(1;13)(p36;q14)

鉴别诊断

恶性米勒管混合瘤(vs. 多形性 RMS)

- 高度恶性上皮(尽管可能很少)和间叶成分双向生长
- 间叶成分常为软骨肉瘤(更常见)或其他恶性异源性成分
- 在同源性肉瘤(去分化癌)区域角蛋白通常阳性

平滑肌肉瘤(vs. 多形性和梭形 RMS)

- "雪茄样"核和核周空泡
- myogenin、myoglobin 和 myoD1 阴性
- 角蛋白和 EMA 常阳性(低分化者除外)
- ER 和 PR 常阳性

伴有肉瘤过度生长的米勒管腺肉瘤(vs. 多形性 RMS)

- 典型双向性生长区域(也许是很少的成分),由良性米勒管腺体(肿瘤的组成部分)和低级别恶性间质构成,肿瘤性间质细胞围绕腺体呈"衣领样"
- ER 和 PR 在肉瘤过度生长(而非横纹肌性肉瘤)区域可阳性

低级别子宫内膜间质肿瘤(vs. 葡萄簇状肉瘤)

- 小蓝细胞一致性弥漫生长,轻度非典型性,核分裂活性低
- 肿瘤性间质细胞围绕小动脉为特征
- 可见胶原带和组织细胞
- ER 和 PR 阳性
- 角蛋白可阳性

伴有横纹肌样细胞的平滑肌瘤

- 细胞形态温和,核分裂活性低
- 横纹肌样细胞无横纹
- SMA 阳性
- 角蛋白和 EMA 常阳性

腺泡状软组织肉瘤(vs. 腺泡状 RMS)

- 细胞胞质丰富、颗粒状
- PAS 阳性的颗粒和结晶物,耐淀粉酶消化
- TFE3 阳性
- Der(17)t(X:17)(p11. 2;q25)

横纹肌样肿瘤(VS. 腺泡状 RMS)

- 弥漫性生长
- 高级别细胞呈一致性生长,胞质丰富、嗜酸性,核泡状、偏位,核仁显著
- 胞质内 PAS 阳性的球状体
- 角蛋白和 EMA 阳性
- SMARCB1/INI1 阴性(表达丢失)

未分化(去分化)癌(vs. 腺泡状 RMS)

- 高分化子宫内膜样癌(如果是去分化癌)
- 弥漫性生长
- ±pax-8、CK18、EMA 阳性
- SMARCA4 阴性(表达丢失)
- claudin-4 阳性

诊断注意事项

病理诊断要点

- 在诊断原发子宫体的 RMS(胚胎性除外)之前,需广泛取样以除外恶性混合性米勒管肿瘤或伴有肉瘤过度生长的米勒管腺肉瘤
- 遇到梭形细胞肉瘤伴有深嗜酸性胞质时,应考虑到梭形细胞 RMS 的可能

部分参考文献

1. Cate F et al: Composite uterine neoplasm with embryonal rhabdomyosarcoma and primitive neuroectodermal tumor components: rhabdomyosarcoma with divergent differentiation, variant of primitive neuroectodermal tumor, or unique entity? Hum Pathol. 44(4):656-63, 2013
2. Li RF et al: Embryonal rhabdomyosarcoma (botryoid type) of the uterine corpus and cervix in adult women: report of a case series and review of the literature. Am J Surg Pathol. 37(3):344-55, 2013
3. Fadare O: Heterologous and rare homologous sarcomas of the uterine corpus: a clinicopathologic review. Adv Anat Pathol. 18(1):60-74, 2011
4. Fukunaga M: Pure alveolar rhabdomyosarcoma of the uterine corpus. Pathol Int. 61(6):377-81, 2011
5. Fadare O et al: Pleomorphic rhabdomyosarcoma of the uterine corpus: a clinicopathologic study of 4 cases and a review of the literature. Int J Gynecol Pathol. 29(2):122-34, 2010
6. Bahrami A et al: Aberrant expression of epithelial and neuroendocrine markers in alveolar rhabdomyosarcoma: a potentially serious diagnostic pitfall. Mod Pathol. 21(7):795-806, 2008
7. Soslow RA et al: Mullerian adenosarcomas: an immunophenotypic analysis of 35 cases. Am J Surg Pathol. 32(7):1013-21, 2008
8. Ferguson SE et al: Clinicopathologic features of rhabdomyosarcoma of gynecologic origin in adults. Am J Surg Pathol. 31(3):382-9, 2007
9. Reynolds EA et al: Embryonal rhabdomyosarcoma of the uterus in a postmenopausal woman. Case report and review of the literature. Gynecol Oncol. 103(2):736-9, 2006
10. Folpe AL: MyoD1 and myogenin expression in human neoplasia: a review and update. Adv Anat Pathol. 9(3):198-203, 2002
11. Arndt CA et al: What constitutes optimal therapy for patients with rhabdomyosarcoma of the female genital tract? Cancer. 91(12):2454-68, 2001
12. Holcomb K et al: Pleomorphic rhabdomyosarcoma of the uterus in a postmenopausal woman with elevated serum CA125. Gynecol Oncol. 74(3):499-501, 1999
13. Chiarle R et al: Pure alveolar rhabdomyosarcoma of the corpus uteri: description of a case with increased serum level of CA-125. Gynecol Oncol. 66(2):320-3, 1997
14. Ordi J et al: Pure pleomorphic rhabdomyosarcomas of the uterus. Int J Gynecol Pathol. 16(4):369-77, 1997
15. Hsueh S et al: Malignant rhabdoid tumor of the uterine corpus. Gynecol Oncol. 61(1):142-6, 1996
16. Nielsen GP et al: Alveolar soft-part sarcoma of the female genital tract: a report of nine cases and review of the literature. Int J Gynecol Pathol. 14(4):283-92, 1995

葡萄簇样生长(葡萄状肉瘤)

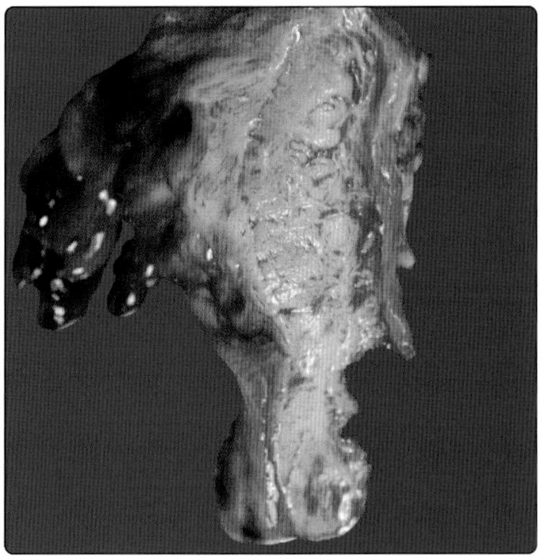

息肉样生长和生发层
(胚胎性横纹肌肉瘤)

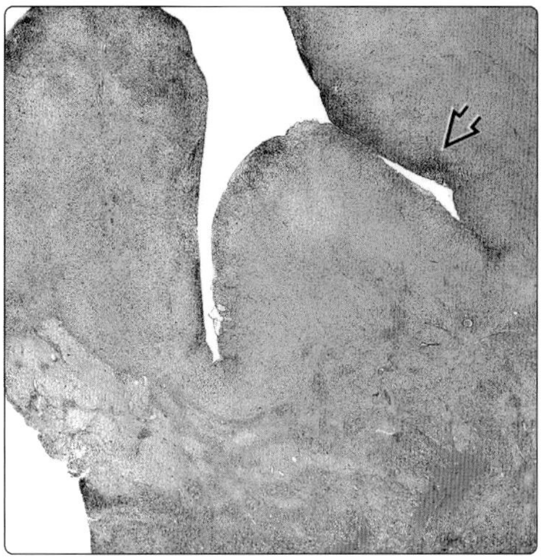

(左) 发生于子宫体的胚胎性横纹肌肉瘤,葡萄状型要比子宫颈少见,但仍显示独特的葡萄簇样生长方式。尽管这些肿瘤多发生于年轻女孩的阴道和宫颈,但也可发生于老年女性的子宫体。**(右)** 葡萄状肉瘤以多发息肉突入宫腔为特征,由恶性间叶细胞组成,这些细胞常常但并非总是聚集于上皮下(生发层)➢

细胞稀疏区和细胞密集区交替分布
(胚胎性横纹肌肉瘤)

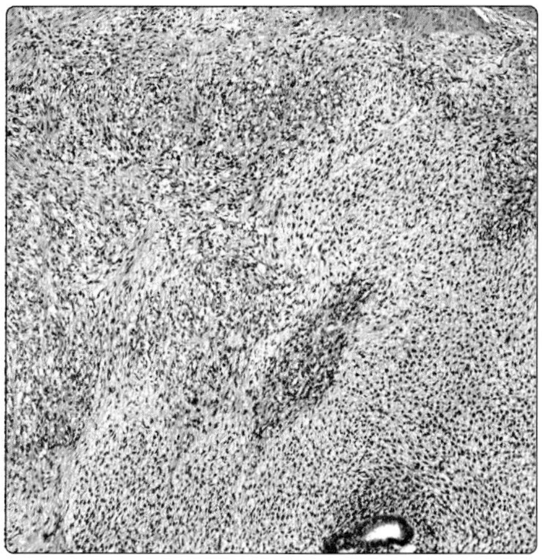

卷入的非肿瘤性腺体

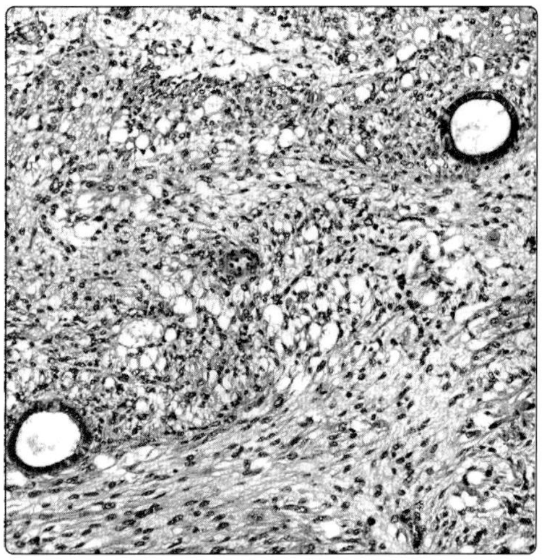

(左) 细胞稀疏区和细胞密集区交替分布主要见于葡萄簇状肉瘤。在细胞密集区,细胞胞质丰富,可见横纹,但这不是恒定的特征,也不是诊断横纹肌肉瘤所必需的。**(右)** 横纹肌肉瘤中见到的腺体数量少,通常是被卷入的(并非肿瘤组成部分),这个特征有助于和米勒管腺肉瘤鉴别

myogenin 核阳性

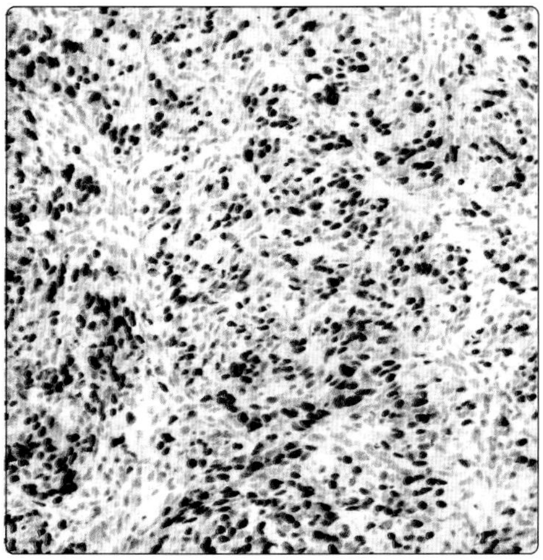

desmin 胞质阳性

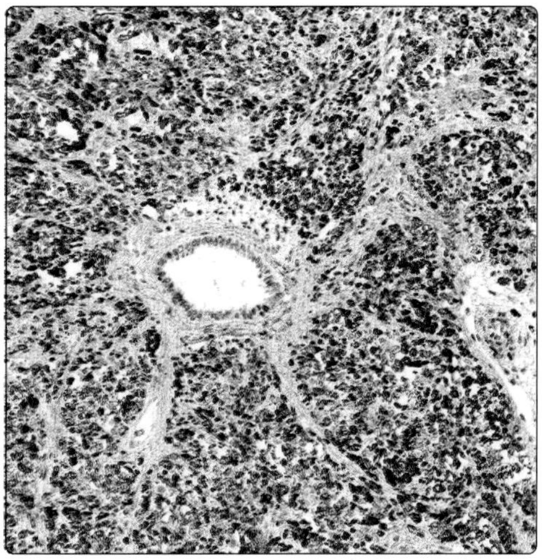

(左) 横纹肌肉瘤所有亚型的肿瘤细胞骨骼肌标志物(包括 myogenin)阳性(尽管程度不同)。**(右)** desmin 通常用于识别平滑肌肿瘤,但在横纹肌肉瘤中也阳性,因此要试图排除横纹肌肉瘤时,需应用骨骼肌标志物

第 27 节 原始神经外胚叶肿瘤：周围型和中央型

要 点

术语

- 中枢型原始神经外胚叶肿瘤（cPNET）：肿瘤显示神经外胚层分化
- 尤因肉瘤（Ewing sarcoma）/外周型原始神经外胚叶肿瘤（pPNET）：形态、免疫组织化学和细胞遗传学与发生于软组织的肿瘤类似

临床问题

- cPNET：卵巢>子宫>阴道和外阴
- 尤因/pPNET：子宫，阴道/外阴>卵巢
- 预后因素部分与分期有关，但即使分期是 I 期的肿瘤预后也差

显微镜下所见

- cPNET：原始小"蓝"细胞呈模糊的巢状弥漫性生长
  - 可出现神经胶质、神经元、室管膜或髓上皮分化
- 尤因/pPNET：大小一致的小细胞弥漫性生长，核圆形至卵圆形，核质比高
  - 可能与子宫内膜癌、腺肉瘤、横纹肌肉瘤、子宫内膜间质肉瘤和癌肉瘤有关

辅助实验

- vimentin、CD99 和 FLI-1 阳性
- GFAP 阳性支持 cPNET
- 尤因/pPNET：t(11;22)(q24;q12)最常见

首要的鉴别诊断

- 伴 t(10;17)的高级别子宫内膜间质肿瘤
- 胚胎性横纹肌肉瘤
- 淋巴瘤
- PNET 样（*CIC* 重排）肉瘤
- 小细胞癌或未分化癌
- 不成熟畸胎瘤

（左）子宫原始神经外胚叶肿瘤（PNET）通常为巨大的分叶状肿块，切面棕褐至灰白色、鱼肉样、质脆；单纯的 PNET 外观表现一致；当混有其他类型肿瘤时，外观表现不一致。**（右）**如果没有发现神经外胚层分化，cPNET 和尤因/pPNET 形态有重叠，可见大小一致的原始小蓝细胞。这种形态学特征在小圆蓝细胞肿瘤的形态学谱系中可见

巨大息肉状肿块、鱼肉样

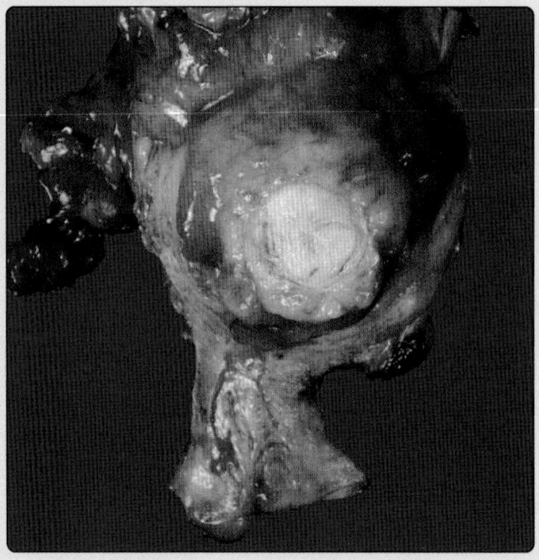

大小一致的原始细胞

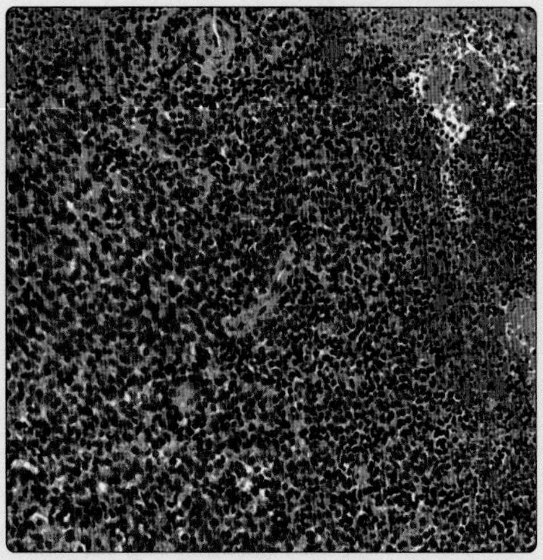

（左）cPNET 可出现不同程度的神经外胚层分化，包括以神经母细胞瘤形式出现的原始胶质分化。注意少量与小蓝细胞背景相关的纤维性背景。**（右）**cPNET 可显示出神经毡分化的形态，这对肿瘤的正确分类是一个有用的指标。形态和免疫组织化学都缺少中枢型分化的肿瘤必须进行 *EWSR1* 基因重排检测

原始神经胶质分化（cPNET）

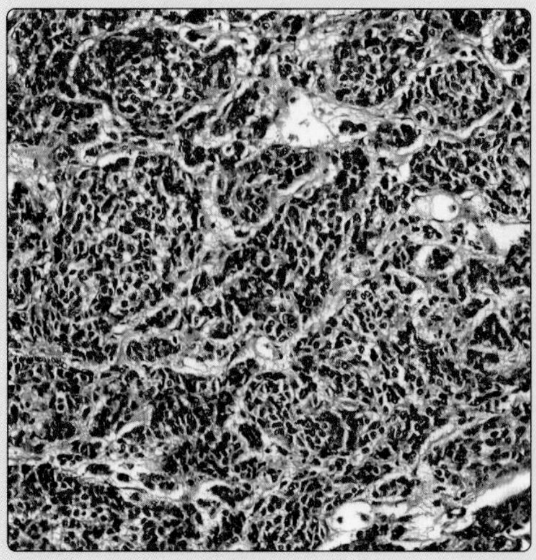

丰富的神经毡（cPNET）

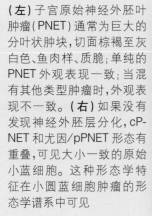

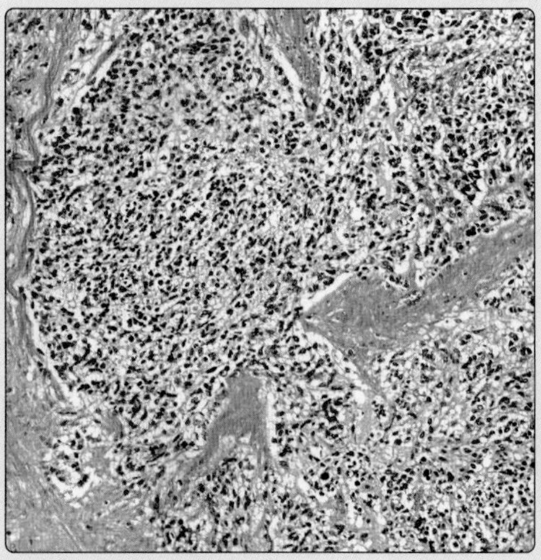

术语

缩略语

- 原始神经外胚叶肿瘤(primitive neuroectodermal tumor, PNET)
  - 外周型(尤因/pPNET);中枢型(cPNET)

定义

- cPNET:肿瘤显示神经外胚层分化
- 尤因/pPNET:形态、免疫组织化学和细胞遗传学与发生于软组织的肿瘤类似

病因/发病机制

不同的理论

- 胎儿发育过程中神经嵴细胞异位迁移
- 从其他的米勒管组织发生神经化生
- 起源于流产时胎儿神经系统组织的植入(废弃理论)

临床问题

流行病学

- 发病率
  - 罕见
- 年龄
  - 12~81 岁(典型者 40~50 岁)

部位

- cPNET:卵巢>子宫>阴道和外阴
- 尤因/pPNET:子宫、阴道/外阴>卵巢

表现

- 异常子宫流血
- 盆腔肿块或子宫增大
- 偶然发现

治疗

- 经腹全子宫切除术和双侧输卵管卵巢切除术
- 辅助放疗和/或化疗
- cPNET 或 pPNET 治疗是否不同尚不能确定

预后

- 预后部分与分期相关,但即使是 I 期的肿瘤预后也差
- 当合并腺癌、腺肉瘤或畸胎瘤时,预后与 PNET 有关

大体所见

一般特征

- 息肉样或分叶状肿块,充满子宫腔
- 切面鱼肉样、质脆,棕褐至灰白色
- 坏死和出血常见

大小

- 巨大(典型者>5cm)

显微镜下所见

组织学特征

- 破坏性的肌层浸润
- cPNET
  - 原始小蓝细胞模糊巢状弥漫性生长±
    - 神经分化:不同程度的神经元分化;Homer Wright 菊形团(中央纤维性物质)
    - 胶质分化:纤维性背景,星形细胞和少突胶质细胞,血管周假菊形团和肾小球样微血管增生
      - 蜿蜒的假栅栏状坏死灶
    - 室管膜分化:室管膜(真)菊形团,腺样和乳头样结构
    - 髓上皮分化:重现原始神经管的结构
  - 可能伴有畸胎瘤
- 尤因/pPNET
  - 原始小蓝细胞弥漫性生长
  - 可能与子宫内膜癌、腺肉瘤、横纹肌肉瘤、子宫内膜间质肉瘤和癌肉瘤有关

细胞学特征

- 细胞小,核质比高
- 胞质少,透亮至颗粒状(因含糖原成分)
- 核圆形至卵圆形,染色质一致,核仁小
- 分化的细胞可显示不同程度的核质比(cPNET)
- 核分裂象活跃

辅助实验

免疫组织化学

- vimentin、CD99 和 FLI-1 阳性
- Syn、CgA、CD56、NSE、S100、NF、desmin、角蛋白不同程度阳性
- GFAP 阳性支持 cPNET
- EMA、CD34、BCOR 和 CD117 常阴性

遗传学检测

- 尤因/pPNET:涉及 22q12;t(11;22)(q24;q12)基因重排最常见

鉴别诊断

伴 t(10;17)的高级别子宫内膜间质肉瘤

- 低级别成纤维细胞成分(50%)
- cyclin-D1、BCOR 弥漫阳性(高级别成分)

胚胎性横纹肌肉瘤

- 细胞稀疏区和细胞丰富区交替分布

- ±横纹肌肉瘤可见横纹
- myogenin、myoglobin、myoD1 阳性

PNET 样肉瘤（*CIC* 重排的肉瘤）

- ETV4 阳性

淋巴瘤

- CD20、CD45 和其他淋巴细胞标志物阳性

小细胞神经内分泌癌

- 核规则，椒盐样染色质
- CgA、Syn、NSE、CD56 和角蛋白通常阳性
- pax-8，p16 常阳性
- MMR 蛋白异常表达

未分化癌

- CK8/18 和 claudin-4 通常阳性
- 近 50% 的 MLH1 和 PMS2 丢失
- 近 50% 的 H-cadherin 和 CD44 丢失

子宫内膜癌 3 级

- 高分化子宫内膜癌成分
- 局灶鳞状分化或宫腔内黏液
- CK7、pax-8、EMA、ER 和 PR 阳性

不成熟畸胎瘤

- 存在其他组织类型（如：脂肪、软骨、腺上皮/鳞状上皮及其他成分）

诊断注意事项

病理诊断要点

- 子宫小圆细胞肿瘤的鉴别诊断包括 PNET
- CD99/FLI-1 阳性的子宫小圆细胞肿瘤，需要检测 *EWSR1* 基因重排除外尤因/pPNET
- 伴尤因/pPNET 形态，但无 *EWSR1* 基因重排的肿瘤，可能代表了 PNET 样（*CIC* 重排）肉瘤
- 尽管还不清楚 cPNET 和 pPNET 之间的区别是否相关，但重要的是要将这些肿瘤类型区分开来，以便能更好地了解它们是否可能对不同的治疗产生反应
- cPNET 中室管膜分化的腺样和乳头样结构，类似于子宫内膜样癌和浆液性癌

部分参考文献

1. Chiang S et al: Primitive neuroectodermal tumors of the female genital tract: a morphologic, immunohistochemical, and molecular study of 19 cases. Am J Surg Pathol. 41(6):761-772, 2017
2. Machado I et al: Immunohistochemical analysis of NKX2.2, ETV4, and BCOR in a large series of genetically confirmed Ewing sarcoma family of tumors. Pathol Res Pract. 213(9):1048-1053, 2017
3. Schaefer IM et al: Claudin-4 expression distinguishes SWI/SNF complex-deficient undifferentiated carcinomas from sarcomas. Mod Pathol. 30(4):539-548, 2017
4. Hung YP et al: Evaluation of ETV4 and WT1 expression in CIC-rearranged sarcomas and histologic mimics. Mod Pathol. 29(11):1324-1334, 2016
5. Le Guellec S et al: ETV4 is a useful marker for the diagnosis of CIC-rearranged undifferentiated round-cell sarcomas: a study of 127 cases including mimicking lesions. Mod Pathol. 29(12):1523-1531, 2016
6. Pocrnich CE et al: Neuroendocrine carcinoma of the endometrium: a clinicopathologic study of 25 cases. Am J Surg Pathol. 40(5):577-86, 2016
7. Ramalingam P et al: Undifferentiated carcinoma of the endometrium: an expanded immunohistochemical analysis including PAX-8 and basal-like carcinoma surrogate markers. Int J Gynecol Pathol. 35(5):410-8, 2016
8. Xiao C et al: Clinical analysis of primary primitive neuroectodermal tumors in the female genital tract. Int J Gynecol Cancer. 24(3):404-9, 2014
9. Stolnicu S et al: Embryonal (botryoides) rhabdomyosarcoma of the uterus harboring a primitive neuroectodermal tumor component. Int J Gynecol Pathol. 31(4):387-9, 2012
10. Bartosch C et al: Endometrial endometrioid adenocarcinoma associated with primitive neuroectodermal tumour of the uterus: a poor prognostic subtype of uterine tumours. Med Oncol. 28(4):1488-94, 2011
11. Euscher ED et al: Uterine tumors with neuroectodermal differentiation: a series of 17 cases and review of the literature. Am J Surg Pathol. 32(2):219-28, 2008
12. Park JY et al: Primary Ewing's sarcoma-primitive neuroectodermal tumor of the uterus: a case report and literature review. Gynecol Oncol. 106(2):427-32, 2007
13. Odunsi K et al: Primary primitive neuroectodermal tumor of the uterus: a report of two cases and review of the literature. Gynecol Oncol. 92(2):689-96, 2004
14. Sinkre P et al: Endometrial endometrioid carcinomas associated with Ewing sarcoma/peripheral primitive neuroectodermal tumor. Int J Gynecol Pathol. 19(2):127-32, 2000
15. Fukunaga M et al: Carcinosarcoma of the uterus with extensive neuroectodermal differentiation. Histopathology. 29(6):565-70, 1996
16. Daya D et al: Primitive neuroectodermal tumors of the uterus: a report of four cases. Hum Pathol. 23(10):1120-9, 1992

子宫肌层浸润

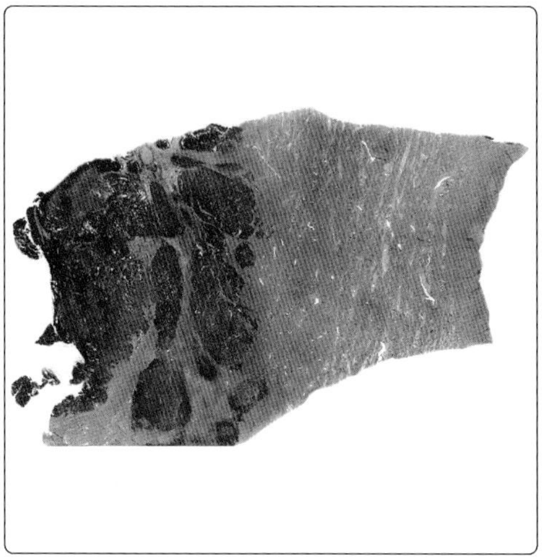

小细胞弥漫性生长

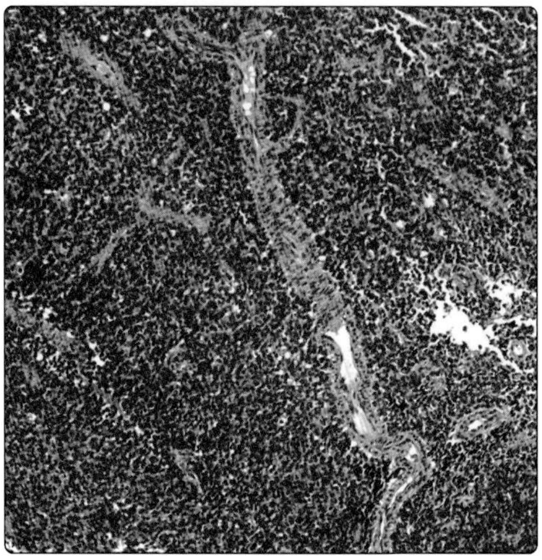

(**左**)尤因/pPNET 是一种侵袭性的肿瘤,常表现出明显的子宫肌层浸润。低倍镜下有点儿像子宫内膜间质肉瘤。(**右**)尤因/pPNET 以小蓝细胞弥漫性生长和不同程度血管网为特征。活检切片中常和子宫内膜间质肿瘤或横纹肌肉瘤混淆,因此当平滑肌标志物和 CD10 阴性时要考虑到尤因/pPNET 的诊断

细胞一致,核质比高

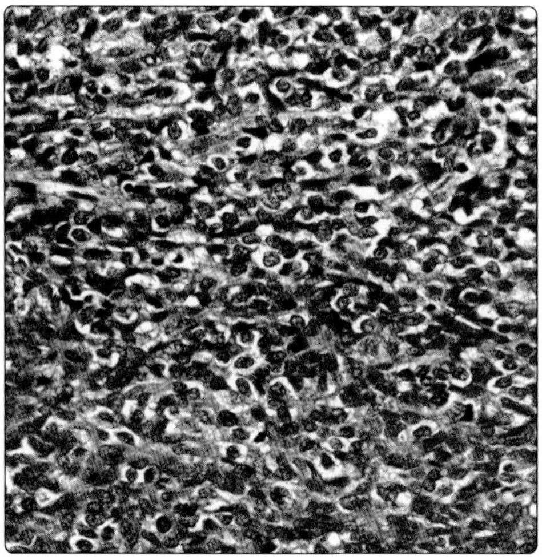

GFAP 阳性(cPNET)

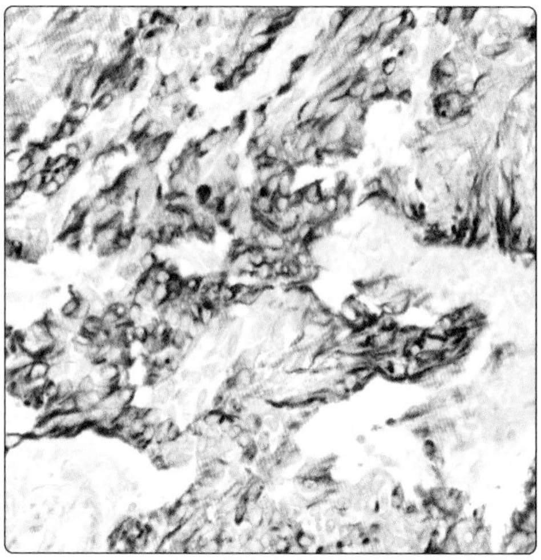

(**左**)尤因/pPNET 的肿瘤细胞小,胞质少、透亮,有时颗粒状(因含糖原),核圆形至卵圆形,染色质细颗粒状,核仁小。尽管细胞形态单一,但核分裂象活跃。(**右**)胶质纤维酸性蛋白(GFAP)虽然不能用于诊断,但在近 50% 的 cPNET 病例中阳性,而在所有的 pPNET 中都阴性,因此可用于二者的鉴别诊断

FLI-1 弥漫阳性(cPNET 和 pPNET)

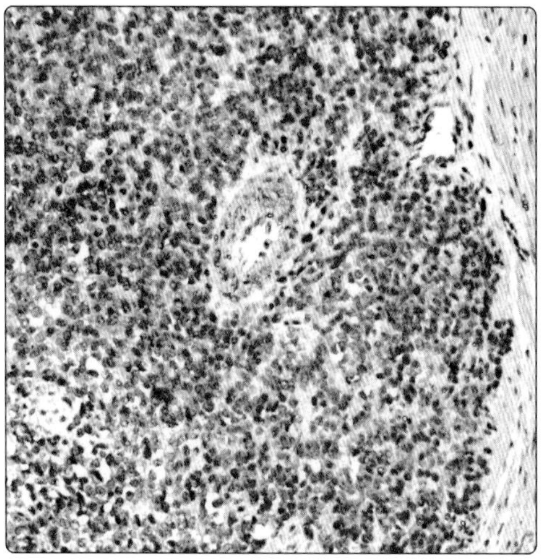

EWSR1 基因重排(pPNET)

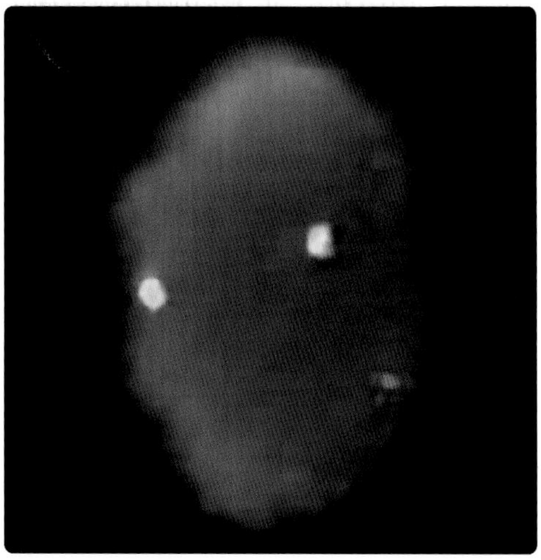

(**左**)PNET 中 FLI-1 核阳性(中枢型和外周型)。但在其他肿瘤中也可阳性,因此不能单独使用。(**右**)尤因/pPNET 中,FISH 分析显示红色和绿色荧光标记的探针分离,证实存在 t(11;22);相反,没有发生重排的等位基因则显示两个探针紧密结合在一起而产生一个黄色信号

第 28 节 肾母细胞瘤(Wilms 瘤)

要 点

术语

- 恶性肿瘤,再现胎儿/胚胎肾组织发生过程,并显示多向分化特点
- 可接受的诊断标准
  (1) 肿瘤原发于肾外部位
  (2) 原始胚胎性卵圆形或圆形细胞成分
  (3) 流产/胚胎性小管或肾小球样结构
  (4) 无畸胎瘤或肾细胞癌的证据

病因/发病机制

- 可能起源于异位肾胚胎残余

临床问题

- 子宫体>宫颈>卵巢
- 年龄范围广,但更多见于年轻女孩儿

显微镜下所见

- 胚芽(小蓝细胞),上皮(小管和胚胎性肾小球结构)和间叶(最常见的是骨骼肌)成分
- 黏液瘤性背景
- 细胞核原始,核分裂象活跃

辅助实验

- WT1、CD56、CD99 和 NSE 阳性
- 上皮成分角蛋白阳性
- ER、PR、CD10 和 GFAP 阴性
- 如果伴横纹肌母细胞分化则 desmin 和 myoglobin 阳性

首要的鉴别诊断

- 恶性米勒管混合瘤(绝经后)
- 胚胎性横纹肌肉瘤
- 成熟性畸胎瘤(育龄期)
- 外周型/中枢型原始神经外胚叶肿瘤
- 转移性肾母细胞瘤(如果女孩<10 岁)

(左)肾母细胞瘤通常形成巨大息肉样肿块,常源于子宫内膜。注意肿瘤局灶侵犯子宫肌层➡。**(右)**肾母细胞瘤由胚芽➡、上皮➡和间叶成分➡构成。肿瘤细胞小,胞质稀少,核仁原始,有丝分裂和凋亡活跃

息肉样生长

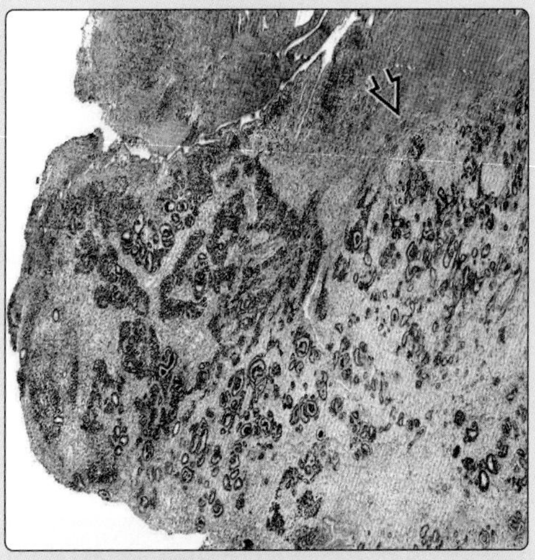

胚芽、上皮和间叶各种成分的混合

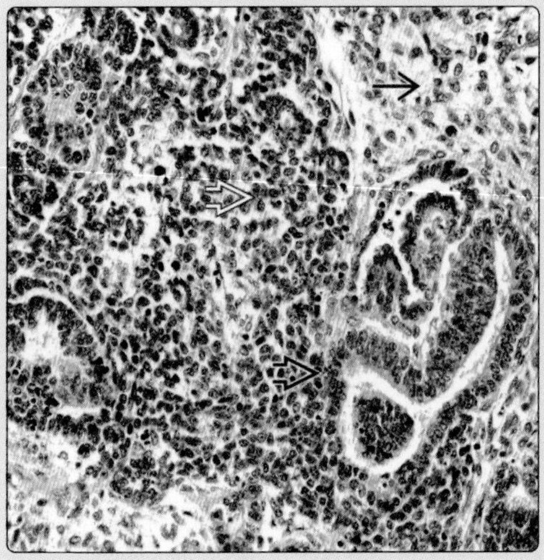

(左)肾母细胞瘤的上皮通常为各种大小的管,可呈簇状分布。这些管状结构被覆的原始细胞核质比高,核染色质凝集,核分裂象活跃。**(右)**注意很多原始肾小球的存在,有些仅形成小芽。间叶成分多样,常缺乏特异性,可见平滑肌和骨骼肌

未成熟小管

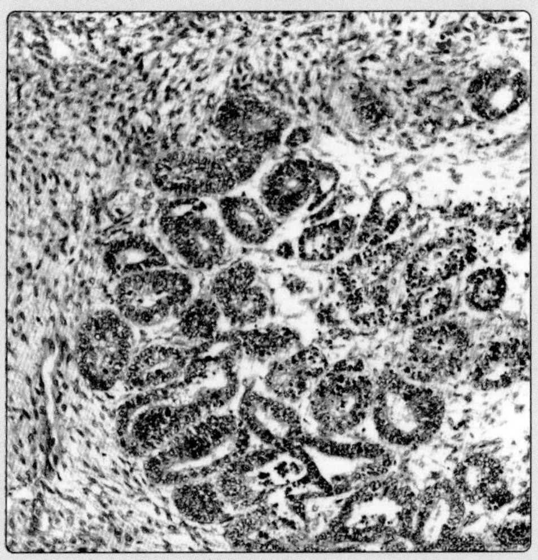

原始肾小球

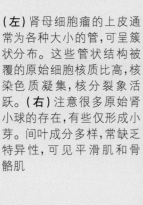

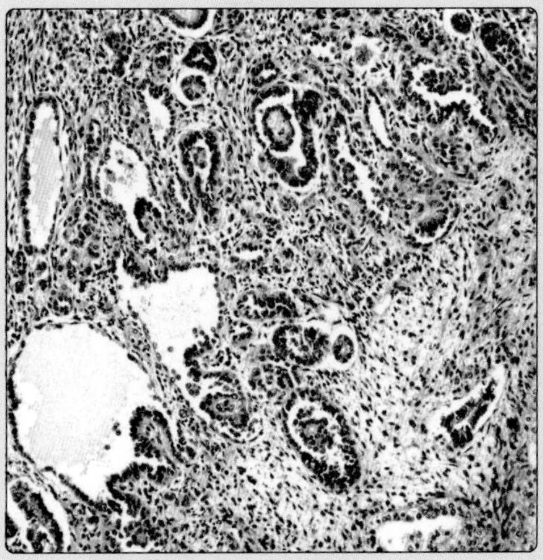

术语

定义

- 恶性肿瘤,再现胎儿/胚胎肾组织发生过程,并显示多向分化特点
- 可接受的诊断标准:①肿瘤原发于肾外部位,②原始胚胎性卵圆形或圆形细胞成分,③流产/胚胎性小管或肾小球样结构,和④无畸胎瘤或肾细胞癌的证据

病因/发病机制

发育异常

- 可能起源于异位肾胚胎残余

肿瘤

- 单胚层畸胎瘤(废弃)

临床问题

流行病学

- 发病率
  - 极为少见(报道病例<20)
  - 子宫体>宫颈>卵巢
- 年龄
  - 11~77 岁,尽管多见于年轻女孩儿

表现

- 阴道出血
- 肿块突向阴道
- 全身症状

治疗

- 全子宫切除术
- 放疗和/或化疗(尤其是向子宫外扩散)

预后

- 局限于子宫的大部分患者预后良好
- 复发或转移罕见,但预后差

大体所见

一般特征

- 巨大息肉样肿块±蒂
- 切面光滑,黏液样
- 常见坏死和出血

大小

- 5~10cm(平均 7cm)

显微镜下特征

组织学特征

- 各种成分混合
  - 胚芽:弥漫生长的小"蓝"细胞
  - 上皮成分:各种大小的管和胚胎性肾小球结构
  - 间叶成分:平滑肌和骨骼肌分化,透明软骨罕见
- 黏液样至水肿性背景

细胞学特征

- 胞质少,核原始
- 核分裂象和凋亡活跃
- 无间变特征(巨大核或非典型核分裂象)

辅助实验

免疫组织化学

- WT1、CD56、CD99 和 NSE 阳性
- 上皮成分中角蛋白阳性
- ER、PR、CD10 和 GFAP 阴性
- 伴横纹肌母细胞分化,desmin 和 myoglobin 阳性

首要的鉴别诊断

恶性米勒管混合瘤(绝经后)

- 高级别癌和肉瘤双向生长
- 两种成分的核大小存在明显差异(多形性)

胚胎性横纹肌肉瘤

- 葡萄簇样生长
- 表面上皮下和围绕腺体的生发层
- 无肾小球或小管分化

成熟性畸胎瘤(育龄期)

- 来自三个胚层组织的混合

外周型/中枢型原始神经外胚叶肿瘤

- 无上皮分化,可见菊形团
- GFAP(中枢型)阳性
- 尤因肉瘤/原始神经外胚叶肿瘤有 t(11;22)

转移性肾母细胞瘤(女孩<10 岁)

- 既往史或伴随肾肿块

诊断注意事项

临床相关性病理学特征

- 年轻患者(<10 岁)要排除肾的肾母细胞瘤

病理诊断要点

- 胎儿型小管或肾小球结构位于原始胚芽成分内部或附近应高度怀疑肾母细胞瘤

部分参考文献

1. García-Galvis OF et al: Adult extrarenal Wilms tumor of the uterus with teratoid features. Hum Pathol. 40(3):418-24, 2009
2. McAlpine J et al: Extrarenal Wilms' tumor of the uterine corpus. Gynecol Oncol. 96(3):892-6, 2005
3. Muc RS et al: Adult extrarenal Wilms tumor occurring in the uterus. Arch Pathol Lab Med. 125(8):1081-3, 2001
4. Babin EA et al: Wilms' tumor of the cervix: a case report and review of the literature. Gynecol Oncol. 76(1):107-11, 2000
5. Benatar B et al: Primary extrarenal Wilms' tumor of the uterus presenting as a cervical polyp. Int J Gynecol Pathol. 17(3):277-80, 1998
6. Wakely PE Jr et al: Extrarenal Wilms' tumor: an analysis of four cases. Hum Pathol. 20(7):691-5, 1989
7. Bittencourt AL et al: Wilms' tumor of the uterus: the first report of the literature. Cancer. 47(10):2496-9, 1981

第 29 节 腺泡状软组织肉瘤

要 点

术语

- 一种分化方向不明确的恶性间叶性肿瘤,可能是神经起源

临床问题

- 范围:8~47 岁(平均 32 岁)
- 女性生殖道罕见(多见于四肢软组织)
  - 宫体>宫颈>阴道>阔韧带和外阴
- 与发生于软组织的肿瘤相比,发生于女性生殖道的肿瘤患者生存率更高些

显微镜下所见

- 边界清楚,边缘推挤性式生长
- 巢状、器官样、腺泡状排列,很少实性生长
  - 位于中央的细胞失去黏附性
- 纤维血管间隔纤细,有时很厚,含有显著的血管成分
- 偶见细胞外玻璃样基质沉积
- 细胞一致,呈大多边形或圆形,胞质丰富,嗜酸性或空泡状至透亮状
  - 粗糙、明亮的嗜伊红色晶体和颗粒
  - 细胞膜清晰
- 核圆居中,核仁明显
- 核分裂象罕见

辅助实验

- PAS 阳性,耐淀粉酶消化,针状晶体
- TFE3 阳性
- t(X;17)(p11.2;q25)
- *ASPSCR1-TFE3* 融合

首要的鉴别诊断

- 透明细胞腺癌
- 上皮样平滑肌肿瘤
- PEComa
- 转移性肾细胞癌
- 副神经节瘤

巢状器官样结构

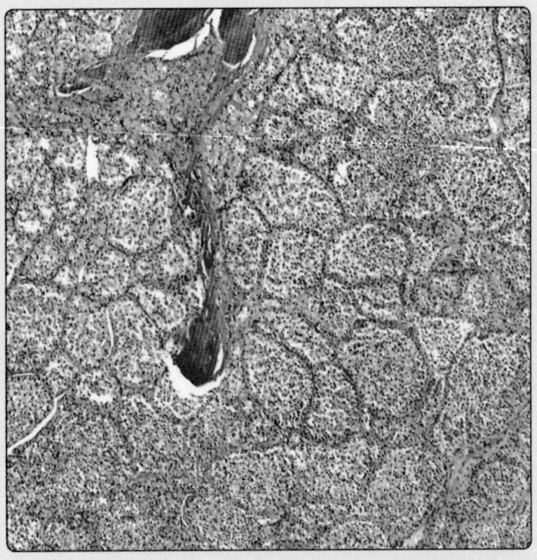

胞质丰富、核仁显著的大细胞

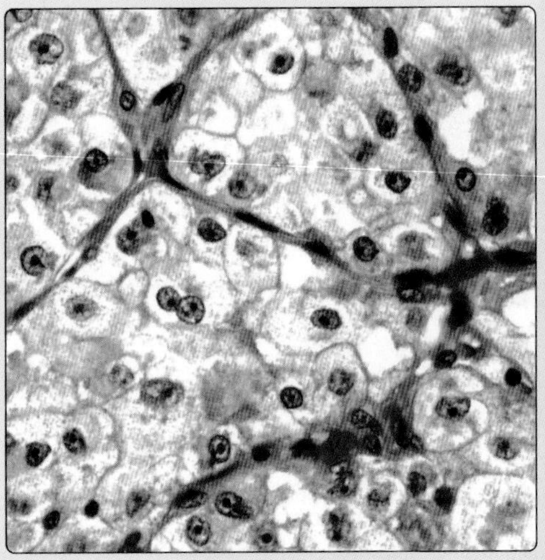

(左)腺泡状软组织肉瘤常见巢状和/或器官样结构,瘤细胞巢间为纤细的纤维血管间隔,内含显著的薄壁血管。(右)腺泡状软组织肉瘤由多边形细胞构成,胞质丰富、淡染嗜酸性至透明、空泡状,核大而圆,位于中央,核仁明显。细胞一致,具有非典型性,但缺乏核分裂象或坏死

位于中央的细胞失去黏附性

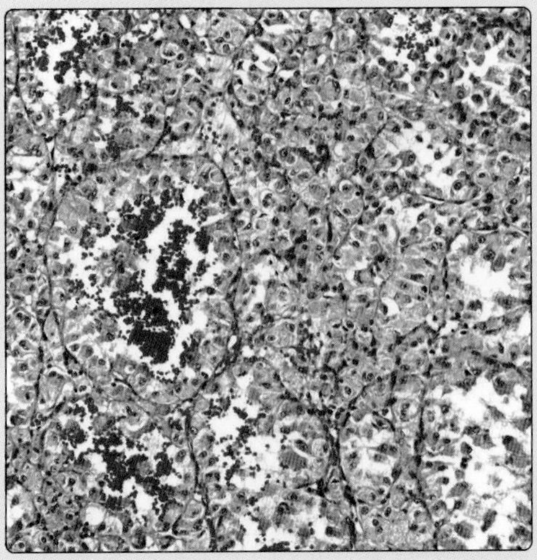

TFE3 核阳性

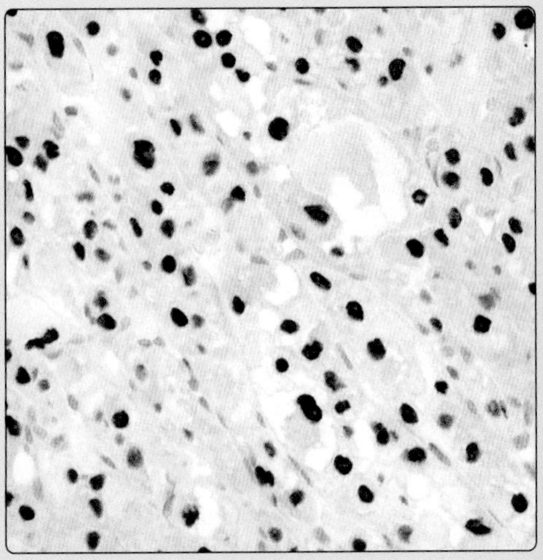

(左)腺泡状软组织肉瘤中细胞巢中央的细胞失去黏附性,形成腺泡状外观。有时腺泡腔内被出血所填充。(右)腺泡状软组织肉瘤 TFE3 核呈强阳性,被认为与 *ASPSCR1-TFE3* 融合相关,对诊断敏感而特异

术语

缩略语

- 腺泡状软组织肉瘤(alveolar soft part sarcoma,ASPS)

定义

- 一种分化方向不明确的恶性间叶性肿瘤,可能是神经起源

临床问题

流行病学

- 发病率
  - 女性生殖道罕见
    - 宫体>宫颈>阴道>阔韧带和外阴
- 年龄
  - 范围:8~47 岁(平均 32 岁)

部位

- 女性生殖道罕见(多见于四肢软组织)
  - 宫体>宫颈>阴道>阔韧带和外阴

表现

- 子宫异常出血
- 偶然发现

治疗

- 全子宫切除术±化疗

预后

- 发生于女性生殖道者较发生于软组织者存活率更高
  - 多数患者无复发或转移
  - 体积>5cm 复发/转移风险增加

大体所见

一般特征

- 切面黄褐色或均一的灰色
- 局灶可见出血或坏死

大小

- 小至通过显微镜下才能观察到,大至 10cm(平均 3.6cm)

显微镜下所见

组织学特征

- 肿瘤边界清楚,边缘推挤式生长
- 巢状、器官样、腺泡状,很少实性生长
  - 位于中央的细胞失去黏附性
- 纤细但有时厚的纤维血管间隔,包含显著的血管
- 偶见细胞外玻璃样基质沉积

细胞学特征

- 细胞大而一致,多边形至圆形,胞质丰富、嗜酸性或空泡状至透亮
  - 粗糙、明亮的嗜伊红色晶体和颗粒
  - 细胞膜清晰
- 核圆居中,核仁明显
- 核分裂象罕见

辅助实验

免疫组织化学

- PAS 阳性,耐淀粉酶消化,针状晶体
- TFE3(细胞核强阳性),vimentin 阳性
- SMA、desmin、NSE、S100、HMB-45,CD10 局灶阳性
- 角蛋白、EMA、pax-8、caldesmon、Melan-A 阴性

遗传学检测

- *ASPSCR1-TFE3* 融合
- t(X;17)(p11.2;q25)

鉴别诊断

透明细胞腺癌(源于子宫内膜)

- 各种典型的结构模式混合存在
- CK7、EMA、pax-8 阳性

上皮样平滑肌肿瘤

- 可见梭形成分
- 缺乏胞质内晶体和颗粒
- caldesmon 阳性;TFE3 阴性

PEComa

- 可有梭形成分
- 缺乏胞质内晶体和颗粒
- Melan-A、MITF 阳性

转移性肾细胞癌

- 临床病史
- 核的大小和形状各异
- pax-8、RCC、CAIX 阳性

副神经节瘤

- 缺乏晶体
- CgA 和 GATA3 阳性(多边形细胞)
- S100 阳性(支持细胞)

诊断注意事项

病理诊断要点

- 当肿瘤细胞排列呈巢状结构,细胞胞质丰富、透明至嗜酸性,但细胞核特征一致时,应考虑腺泡状软组织肉瘤(ASPS)的可能性

部分参考文献

1. Schoolmeester JK et al: Alveolar soft part sarcoma of the female genital tract: a morphologic, immunohistochemical, and molecular cytogenetic study of 10 cases with emphasis on its distinction from morphologic mimics. Am J Surg Pathol. 41(5):622-632, 2017
2. Hasegawa K et al: A case of primary alveolar soft part sarcoma of the uterine cervix and a review of the literature. Int J Clin Oncol. 16(6):751-8, 2011
3. Guntupalli S et al: Alveolar soft part sarcoma of the cervix: case report and literature review. Arch Gynecol Obstet. 279(2):263-5, 2009
4. Gitau GM et al: Alveolar soft part sarcoma of the uterine cervix. Int J Gynecol Cancer. 18(4):853-6, 2008
5. Zarrin-Khameh N et al: Alveolar soft part sarcoma. Arch Pathol Lab Med. 131(3):488-91, 2007
6. Folpe AL et al: Alveolar soft-part sarcoma: a review and update. J Clin Pathol. 59(11):1127-32, 2006
7. Roma AA et al: TFE3 immunoreactivity in alveolar soft part sarcoma of the uterine cervix: case report. Int J Gynecol Pathol. 24(2):131-5, 2005
8. Nielsen GP et al: Alveolar soft-part sarcoma of the female genital tract: a report of nine cases and review of the literature. Int J Gynecol Pathol. 14(4):283-92, 1995

第30节 生殖细胞肿瘤

要 点

术语

- 卵黄囊瘤(YST):是来源于原始生殖细胞的恶性肿瘤,可重现正常卵黄囊发育的各期特征
- 畸胎瘤:生殖细胞肿瘤,由来自至少两个胚层的成熟组织构成(每种成分数量不等)
  - 成熟性囊性畸胎瘤:大部分为囊性
- 未成熟畸胎瘤(IT):恶性生殖细胞肿瘤,包含至少两个胚层分化的组织和未成熟神经上皮

临床问题

- 宫颈>宫体
- 异常阴道出血
- 子宫内膜或宫颈"息肉"(成熟性畸胎瘤)
- 治疗
  - 子宫切除和化疗(YST 和 IT)
  - 切除术(如发生在宫颈则行锥形切除术)或子宫切除术(畸胎瘤)

显微镜下所见

- YST:网状(吻合状间隙)生长>>>乳头状、实性、腺样或多泡状
- MT:至少两胚层的成熟组织混合而成
- IT:类似于 MT,含有不成熟神经上皮
- 很少发生恶性转化
- YST:与 IT 或恶性上皮性肿瘤相关

辅助实验

- SALL4、glypican-3、AFP 阳性(YST)

首要的鉴别诊断

- 透明细胞腺癌(vs. YST)
- 异位的(胶质)组织(vs. 畸胎瘤)

网状结构(卵黄囊瘤)

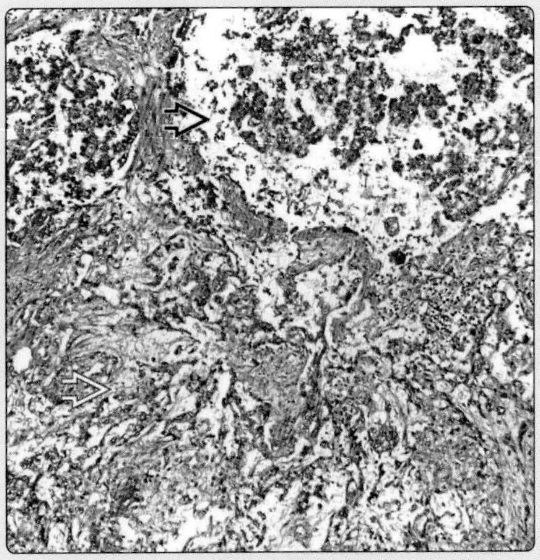

疏松间质和原始细胞(卵黄囊瘤)

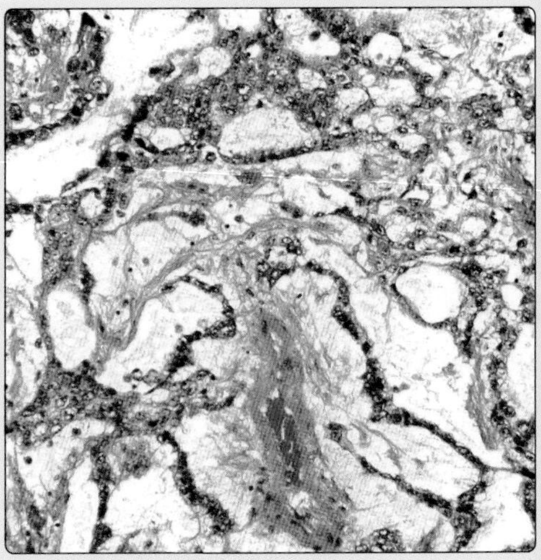

(左)卵黄囊瘤通常表现为相互吻合的网状结构➡,其他结构包括乳头状➡、实性或多囊状,这些结构通常混合存在。**(右)**卵黄囊瘤的网状结构显示吻合状间隙,典型者被疏松的水肿性至黏液性间质分隔。肿瘤细胞具有高核质比和泡状(原始)核

内胚层、中胚层、外胚层来源的成熟成分(成熟性畸胎瘤)

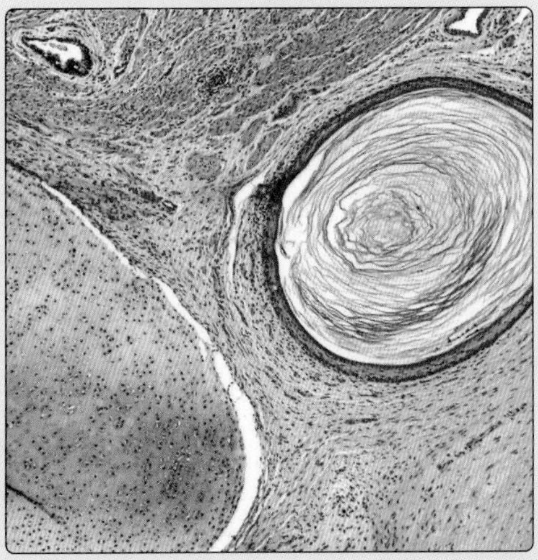

成熟胶质组织(成熟性畸胎瘤)

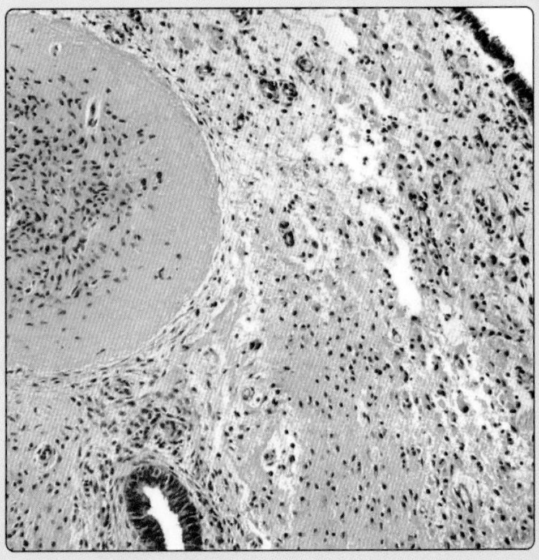

(左)如果没有发生恶性转化,成熟性畸胎瘤中所有成分都表现为温和的细胞学特征。这个病例中,可见成熟鳞状上皮与胚胎型软骨和肌肉成分共存。**(右)**在刮除标本中,一旦发现胶质组织就要与异位组织相鉴别;然而,存在任何其他组织支持为畸胎瘤。畸胎瘤中胶质组织的成熟程度也决定了畸胎瘤是否成熟;因此,标本取样很重要

术语

缩略语

- 成熟性畸胎瘤(mature teratoma,MT);未成熟性畸胎瘤(immature teratoma,IT);卵黄囊瘤(yolk sac tumor,YST)

同义词

- YST:内胚窦瘤
- 成熟性囊性畸胎瘤:皮样囊肿

定义

- YST:来源于原始生殖细胞的恶性肿瘤,可重现正常卵黄囊发育各期特征
- MT:生殖细胞肿瘤,由至少两个胚层成熟组织构成(每种成分数量不同)
  - 成熟性囊性畸胎瘤:大部分为囊性
- IT:恶性生殖细胞肿瘤,包含至少两个胚层分化组织和未成熟神经上皮

病因和发病机制

发育异常

- 起源于多能干细胞
- 生殖细胞在正常迁移过程中发生错位

临床问题

流行病学

- 发病率
  - 子宫是性腺外发生生殖细胞肿瘤最不常见的部位之一(约占所有性腺外生殖细胞肿瘤的近 20%)
  - YST:极其罕见
  - 畸胎瘤:极其罕见(成熟>>未成熟)
- 年龄
  - 育龄期至绝经后

部位

- YST
  - 阴道和宫颈(婴儿)>>宫体(育龄期和绝经后妇女);也可发生在外阴
- 畸胎瘤
  - 宫颈>宫体

表现

- 异常阴道出血
- 盆腔肿块或子宫增大
- 子宫内膜或宫颈"息肉"(畸胎瘤)
- AFP 升高(YST)

治疗

- YST 和 IT:子宫切除术及化疗
- MT:切除术(如发生在宫颈则行锥形切除术)或子宫切除术

预后

- YST:化疗预后好
- 畸胎瘤:成熟性畸胎瘤预后好

大体所见

一般特征

- YST
  - 灰色至棕褐色,易碎,切面质软
  - 出血和坏死常见
- 畸胎瘤
  - 常为息肉状;切面实性或囊实性
  - 囊内包含角蛋白碎片、毛发或黏液

大小

- YST:典型者可达 7cm
- 畸胎瘤:通常 2~8cm

显微镜下所见

组织学特征

- YST
  - 网状生长(吻合状间隙)常见
  - 乳头状、实性、腺样或多囊状排列不常见
  - 可见 S-D 小体(Schiller-Duval bodies)
- MT
  - 来源于内胚层、中胚层、外胚层的成分混合存在
  - 成熟组织,更常见的是皮肤及其附属器、脂肪组织、骨和软骨、胶质组织和其他组织
- IT:类似于 MT,含有不成熟神经上皮
- 很少恶性转化(MT)
- 与 IT 或恶性上皮性肿瘤相关(YST)

细胞学特征

- YST:核质比高;胞质稀少、淡染,大的泡状核,核分裂象活跃
- 畸胎瘤:如果没有不成熟成分,所有胚层细胞形态温和

辅助实验

免疫组织化学

- SALL4、glypican-3、AFP 阳性(YST)

鉴别诊断

透明细胞癌(vs. YST)

- 更常见于绝经后妇女;EMA 和 PAX8 阳性

异位(胶质)组织(vs. 畸胎瘤)

- 无其他成分

诊断注意事项

病理诊断要点

- 如果伴有其他恶性肿瘤,预后差

部分参考文献

1. Stolnicu S et al: Mature and immature solid teratomas involving uterine corpus, cervix, and ovary. Int J Gynecol Pathol. 36(3):222-227, 2016
2. Wang C et al: Primary yolk sac tumor of the endometrium. Int J Gynaecol Obstet. 114(3):291-3, 2011
3. Wang WC et al: Origin of uterine teratoma differs from that of ovarian teratoma: a case of uterine mature cystic teratoma. Int J Gynecol Pathol. 30(6):544-8, 2011
4. Papadia A et al: Mature cystic teratoma of the uterus presenting as an endometrial polyp. Ultrasound Obstet Gynecol. 29(4):477-8, 2007
5. Sissons MC et al: Benign teratoma of the uterus. J Obstet Gynaecol. 23(3):322-3, 2003
6. Shokeir MO et al: Malignant müllerian mixed tumor of the uterus with a prominent alpha-fetoprotein-producing component of yolk sac tumor. Mod Pathol. 9(6):647-51, 1996
7. Clement PB et al: Extraovarian pelvic yolk sac tumors. Cancer. 62(3):620-6, 1988

第 31 节 淋巴瘤和白血病

要 点

术语

- 累及子宫(原发或继发)的恶性淋巴或造血系统肿瘤

临床问题

- 罕见,继发>>原发
- 中年(范围:35~67 岁)
- 异常子宫出血
- 低级别可能发生大细胞转化

显微镜下所见

- 弥漫大 B 细胞淋巴瘤:弥漫生长
- 滤泡性淋巴瘤:一致性的大滤泡,无外套区
- 伯基特淋巴瘤:弥漫生长
- 边缘区淋巴瘤:融合性结节
- 小淋巴细胞性淋巴瘤:弥漫生长
- 粒细胞肉瘤:片状、索状、单个细胞

辅助实验

- 免疫组织化学
  - 弥漫大 B 细胞淋巴瘤:CD20、CD79-α 阳性
  - 滤泡性淋巴瘤:CD20、CD10、Bcl-2 阳性
  - 边缘区淋巴瘤:CD20 阳性;CD5、CD10、Bcl-6 和 cyclin-D1 阴性
  - 小淋巴细胞性淋巴瘤:CD19、CD20、CD5、CD23 阳性
  - 粒细胞肉瘤:氯醋酸酯酶、C-kit、溶菌酶、髓过氧化物酶、CD68 和 CD43 阳性
- 表面免疫球蛋白或 T 细胞受体型为单克隆(淋巴瘤)
- 免疫球蛋白重链基因或 T 细胞受体基因的克隆重排(淋巴瘤)

首要的鉴别诊断

- 慢性子宫内膜炎和显著的反应性滤泡
- 转移性乳腺小叶癌

出血性子宫内膜和阴道结节(大 B 细胞淋巴瘤)

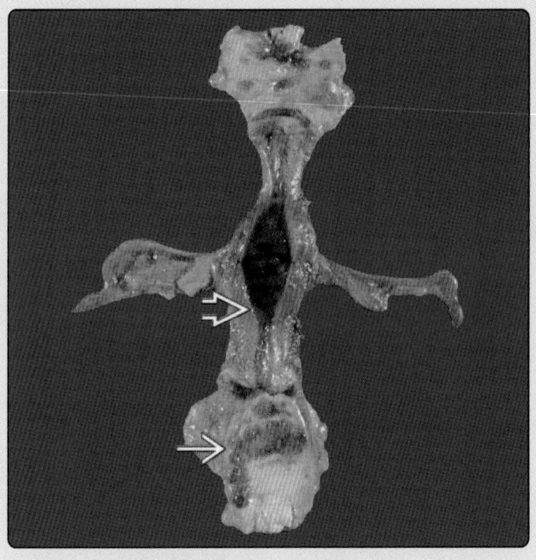

子宫内膜间质成分内的非典型淋巴细胞(弥漫大 B 细胞淋巴瘤)

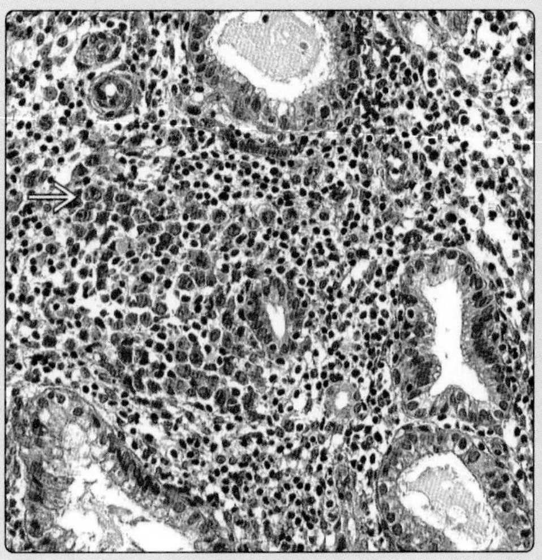

(左)大 B 细胞淋巴瘤有一系列大体观。通常表现为子宫内膜出血➡,但也可形成边界不清的肿瘤性结节或斑块➡。**(右)**弥漫大 B 细胞淋巴瘤中大型非典型淋巴样细胞➡在子宫内膜腺体和扩张的间质之间浸润;浸润非常密集时可破坏子宫内膜腺体

显著的慢性子宫内膜炎

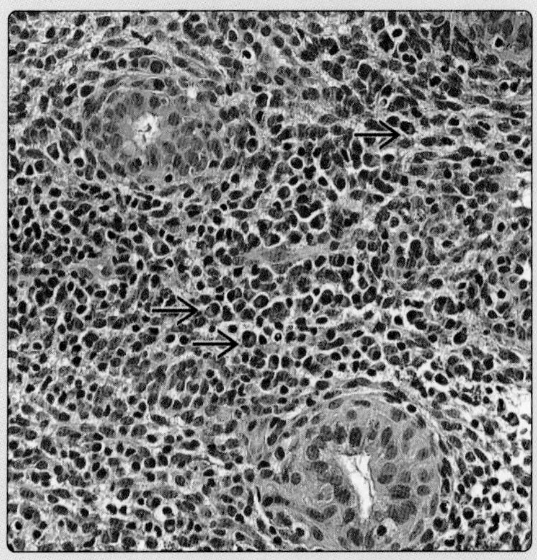

显著的反应性滤泡

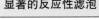

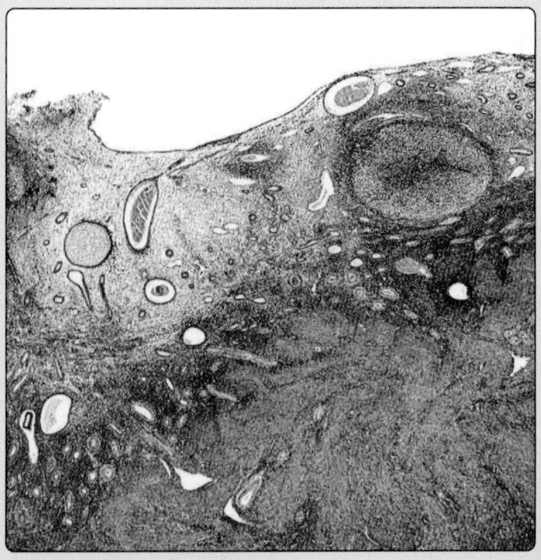

(左)显著的慢性子宫内膜炎,当浸润炎症细胞密集时,可类似于淋巴组织增生性疾病。然而,典型病例由各种炎症细胞混合而成,包括多克隆性浆细胞➡,但无肉眼可见的肿块。**(右)**显著的反应性滤泡中,滤泡结构显示巨噬细胞吞噬小体(tingible body),滤泡周围常围绕成熟的淋巴细胞。这些滤泡通常局限于子宫内膜,并且偶然发现

术语

定义

- 累及子宫(原发或继发)的恶性淋巴或造血系统肿瘤

临床问题

流行病学

- 发病率
  - 非常罕见;继发>原发
  - 若是非霍奇金淋巴瘤,尸检时 0.5% 的患者有子宫受累
  - 如果是小淋巴细胞性淋巴瘤,7%~14% 的患者在病程中有子宫受累
  - 粒细胞肉瘤、淋巴母细胞性淋巴瘤、边缘区淋巴瘤、霍奇金淋巴瘤、伯基特淋巴瘤、NK/T 细胞淋巴瘤极其罕见
- 年龄
  - 范围:35~67 岁

表现

- 异常子宫出血
  - 原发:盆腔肿块或无症状
  - 继发:全身症状或累及其他器官
- 很少与平滑肌瘤有关

疾病自然史

- 低级别可能发生大细胞转化

治疗

- 化疗±放疗
- 子宫切除术±双侧输卵管卵巢切除术,虽然不是主要治疗方法

预后

- 各异(依据肿瘤类型和分期)
  - 低分期:5 年生存率近 83%
  - 高分期:5 年生存率近 30%,常为继发性

大体所见

一般特征

- 子宫内膜出血
- 边界不清,灰白色结节和斑块

显微镜下特征

组织学特征

- 弥漫大 B 细胞淋巴瘤:弥漫生长
- 滤泡性淋巴瘤:一致的大滤泡,无外套区
- 伯基特淋巴瘤:弥漫生长
- 边缘区淋巴瘤:融合性的结节
- 小淋巴细胞性淋巴瘤:弥漫生长
- 粒细胞肉瘤:片状、索状、单个细胞

细胞学特征

- 弥漫大 B 细胞淋巴瘤:圆形,中等到大型细胞,核多形性,偶尔呈多分叶状,空泡状染色质,核分裂象易见
- 滤泡性淋巴瘤:细胞小型至中等,有核裂(中心细胞)和中等到大型细胞(中心母细胞)
- 边缘区淋巴瘤:单形性小细胞,核卵圆形,染色质光滑,胞质丰富、空亮
- 伯基特淋巴瘤:核卵圆形至轻度不规则,染色质粗糙,一个或多个核仁,核分裂象多,可见巨噬细胞吞噬小体(tingible body)现象
- 小淋巴细胞性淋巴瘤:细胞形态单一,成熟细胞
- 粒细胞肉瘤:±髓系细胞分化

辅助实验

免疫组织化学

- 弥漫大 B 细胞淋巴瘤:CD20、CD79-α 阳性
- 滤泡性淋巴瘤:CD20、CD10、Bcl-6、Bcl-2 阳性;CD5、cyclin-D1 阴性
- 伯基特淋巴瘤:CD20、CD10、Bcl-6、单形性 sIgM 阳性;Ki-67 近 100%
- 边缘区淋巴瘤:CD20 阳性;CD5、CD10、Bcl-6 和 cyclin-D1 阴性
- 小淋巴细胞性淋巴瘤:CD19、CD20、CD5、CD23 阳性;CD10 阴性
- 粒细胞肉瘤:氯醋酸酯酶、C-kit、溶菌酶、髓过氧化物酶、CD68 和 CD43 阳性

流式细胞术

- 表面免疫球蛋白或 T 细胞受体呈单克隆性(淋巴瘤)

鉴别诊断

慢性子宫内膜炎

- 混合性炎症,包括浆细胞
- 淋巴滤泡和组织细胞也常存在

显著的反应性滤泡

- 滤泡间隔增宽,伴生发中心 Bcl-2 阴性
- 典型者位于子宫内膜基底层

转移性乳腺小叶癌

- 先前存在或伴随病史
- 具有黏附性的细胞巢±印戒细胞
- 角蛋白、GCDFP-15、GATA3、ER、PR 阳性

诊断注意事项

病理诊断要点

- 诊断原发子宫淋巴瘤/白血病时,必须除外继发累及子宫

部分参考文献

1. Nasioudis D et al: Primary lymphoma of the female genital tract: an analysis of 697 cases. Gynecol Oncol. 145(2):305-309, 2017
2. Bennett JA et al: Primary endometrial marginal zone lymphoma (MALT lymphoma): a unique clinicopathologic entity. Am J Surg Pathol. 40(9):1217-23, 2016
3. Méhes G et al: Primary uterine NK-cell lymphoma, nasal-type: a unique malignancy of a prominent cell type of the endometrium. Pathol Oncol Res. 18(2):519-22, 2012
4. Garcia MG et al: Myeloid sarcoma involving the gynecologic tract: a report of 11 cases and review of the literature. Am J Clin Pathol. 125(5):783-90, 2006
5. Kosari F et al: Lymphomas of the female genital tract: a study of 186 cases and review of the literature. Am J Surg Pathol. 29(11):1512-20, 2005

第 32 节 转移性/继发性肿瘤

要 点

术语

- 转移或继发扩散到子宫体的恶性肿瘤

临床问题

- 占所有转移到女性生殖道的肿瘤<10%
- 肌层>肌层和内膜
- 如果子宫体受累,卵巢也常受累
- 癌>黑色素瘤>造血系统肿瘤>肉瘤
- 年龄范围广,高达 85 岁(平均 57 岁)
- 预后差,特别是当转移意味着播散性疾病时

显微镜下所见

- 乳腺癌最常见,其次是来自结肠、胃、胰腺、胆囊、肺的癌和黑色素瘤
- 乳腺小叶癌、黑色素瘤、造血系统肿瘤常存在于间质±血管
- 结肠癌通常与差的细胞结构和"污秽坏死"相关
- 宫颈癌中"普通型"腺癌最常见,取代子宫内膜,并很少侵犯子宫肌层

首要的鉴别诊断

- 子宫内膜癌
  - 子宫内膜样或黏液性(vs. 结肠、胃、胰腺、胆囊、阑尾癌)
  - 子宫内膜样(vs. 宫颈"普通型"腺癌)
  - 低分化子宫内膜样(vs. 黑色素瘤)
  - 浆液性(vs. 卵巢、输卵管或腹膜浆液性癌)
  - 印戒细胞(作为原发性相当罕见)(vs. 乳腺小叶、大肠和小肠、胃、胆囊癌)

单个细胞(转移性小叶癌)

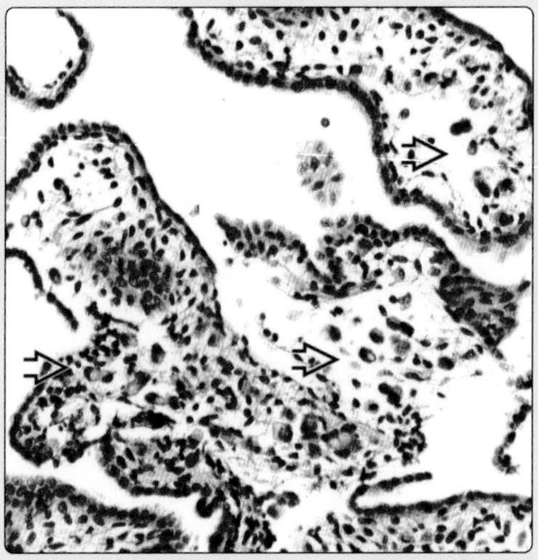

角蛋白 AE1/AE3 阳性(转移性小叶癌)

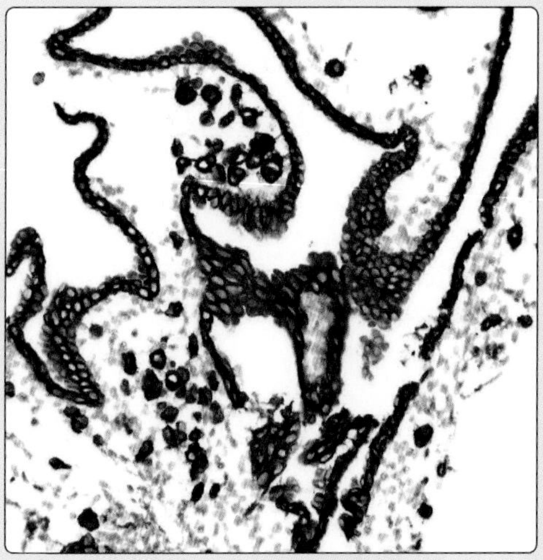

(左)转移性小叶癌累及子宫内膜很少见。因此,仔细检查样本很重要,尤其是已知患者病史时,需仔细观察单个细胞,这些细胞有时含有胞质内空泡➡。**(右)**角蛋白 AE1/AE3 能勾勒出子宫内膜间质中转移性乳腺癌的肿瘤细胞。肿瘤细胞至少是间质细胞的 3 倍大小

筛状和污秽坏死(转移性结肠癌)

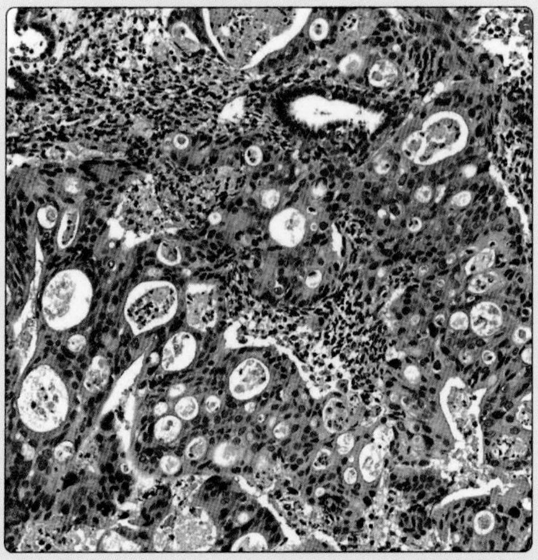

CK20 阳性(转移性结肠癌)

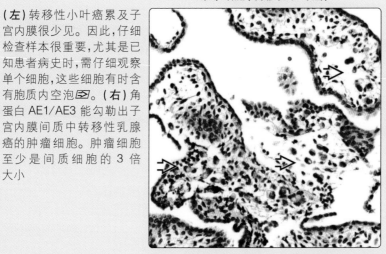

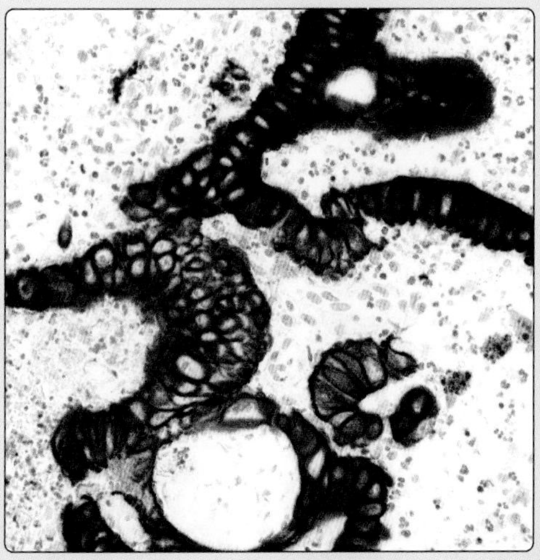

(左)转移性结肠癌可类似于子宫内膜癌,但是腺体形成相对较好,由具有高级别非典型核的细胞构成,这是一个重要的组织学诊断线索。"污秽坏死"很常见,尽管在子宫内膜癌中不常见,但也是可见的。**(右)**转移性结肠癌的肿瘤细胞免疫表型常特征性地表现为 CK20(+)/CK7(-)

术语

定义

- 转移性或继发扩散到子宫体的恶性肿瘤

临床问题

流行病学

- 发病率
  - 占所有转移到女性生殖道的肿瘤<10%
  - 肌层>肌层和内膜>内膜
  - 转移可能限于平滑肌瘤(乳腺>胃>胰腺)
  - 如果子宫体受累,卵巢也常受累
  - 癌>黑色素瘤>造血系统肿瘤>肉瘤
- 年龄
  - 范围广,高达 85 岁(平均 57 岁)

表现

- 异常子宫出血
- 无症状

疾病自然史

- 可在原发肿瘤诊断同时、之前或之后出现

预后

- 预后差,特别是转移意味着播散性疾病时
- 如果直接扩散(宫颈或卵巢),预后可能较好

大体所见

一般特征

- 无明显的异常
- 子宫增大或肌层增厚
- 息肉样或肌层内的肿块
- 从卵巢、输卵管、腹膜直接扩散
- ±肿瘤嵌于子宫浆膜层

显微镜下所见

组织学特征

- 乳腺癌(小叶>导管)最常见,其次是结肠、胃、胰腺、胆囊、肺、黑色素瘤及其他
- 恶性上皮性肿瘤形成腺体,伴不同分化程度,包括印戒细胞癌
- 结肠癌常与差的细胞结构和"污秽坏死"相关
- 卵巢癌中最常见的浆液性癌,常存在于肌层外 1/2 和/或淋巴管血管的间隙
- 宫颈癌中"普通型"腺癌最常见,取代子宫内膜,很少侵犯肌层
- 多灶,多结节状生长
- 子宫内膜腺体常不受累
- 小叶癌、黑色素瘤、造血系统肿瘤常存在于间质±血管

细胞学特征

- 不同程度的细胞学非典型性和有丝分裂活性,取决于分化程度

辅助实验

免疫组织化学

- 乳腺癌:pax8 阴性;GATA3 阳性
- 结肠癌:CK20、SATB2 和 CDX2 阳性
- 胃和胰腺癌:除了 50% 的胰腺癌中有 SMAD4 的缺失,其他均缺少特异性标志物
- 黑色素瘤:S100、HMB45、SOX10 和 Melan-A 阳性
- 宫颈腺癌"普通"型:p16 弥漫阳性;vimentin、ER 和 PR 通常阴性

鉴别诊断

子宫内膜癌

- 子宫内膜样和黏液性(vs. 结肠、胃、胰腺、胆囊、阑尾癌)
- 子宫内膜样(vs. 宫颈"普通型"腺癌)
- 低分化子宫内膜样(vs. 黑色素瘤)
- 浆液性(vs. 卵巢、输卵管、腹膜浆液性癌)
- 印戒细胞(vs. 乳腺小叶、大肠和小肠、胃、胆囊癌)

诊断注意事项

临床相关性病理学特征

- 临床病史及相关影像学检查很重要

病理诊断要点

- pax-8 有助于鉴别转移性肿瘤和子宫内膜癌,除了来源于肾和甲状腺(相当罕见)的肿瘤,或女性生殖道其他部位肿瘤的继发扩散
- 转移性乳腺小叶癌可以很微小;因此,当已知患者病史时,仔细检查标本很重要

部分参考文献

1. Kiyokoba R et al: Tumor-to-tumor metastasis of poorly differentiated gastric carcinoma to uterine lipoleiomyoma. Case Rep Obstet Gynecol. 2015:352369, 2015
2. Simeone S et al: Malignant melanoma metastasizing to the uterus in a patient with atypical postmenopause metrorrhagia. A case report. Minerva Ginecol. 61(1):77-80, 2009
3. Giordano G et al: Metastatic extragenital neoplasms to the uterus: a clinicopathologic study of four cases. Int J Gynecol Cancer. 16 Suppl 1:433-8, 2006
4. Scopa CD et al: Metastases of breast carcinoma to the uterus. Report of two cases, one harboring a primary endometrioid carcinoma, with review of the literature. Gynecol Oncol. 96(2):543-7, 2005
5. Tsoi D et al: Gastric adenocarcinoma presenting as uterine metastasis--a case report. Gynecol Oncol. 97(3):932-4, 2005
6. Walfisch S et al: Sigmoid colon carcinoma metastatic to the myometrium. Eur J Obstet Gynecol Reprod Biol. 86(1):65-8, 1999
7. Kumar NB et al: Metastases to the uterine corpus from extragenital cancers. A clinicopathologic study of 63 cases. Cancer. 50(10):2163-9, 1982

(王微 付春玲 杨春梅 郑贤静 吕聪慧 贺丹 宁博涵 译 董颖 审)

第五章

输卵管和阔韧带

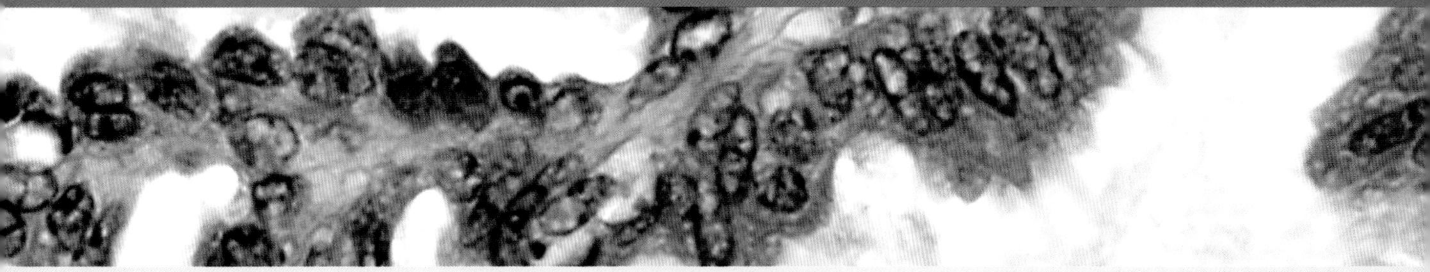

非肿瘤性病变

肿瘤

第1节 化 生

要 点

术语

- 输卵管上皮分化改变

病因/发病机制

- 反应性/修复性：常常见于粘连，子宫内膜异位症和慢性炎症

临床问题

- 累及输卵管上皮或浆膜面
- 表现轻微，无症状
- 黏液性化生伴有 Peuts-Jephers 综合征和卵巢、宫颈、阑尾或胃肠道其他部位黏液性肿瘤
- 广泛的鳞状上皮化生与腹膜透析有关

大体所见

- 移行细胞化生：浆膜面或伞端黏膜见白色到黄色的小结节、斑块或囊肿（如果是 Walthard 细胞巢残留）
- 黏液细胞化生：±黏液性腔内成分

显微镜下所见

- 移行细胞：核沟，无核分裂象
- 黏液细胞：常常为幽门表型
- 鳞状细胞：复层上皮，伴有成熟
- 子宫内膜样：假复层核，无非典型性
    - 可能显示核下或核上空泡（分泌期改变）

辅助实验

- 野生型 p53 和 Ki-67 增殖指数低
- 如果为幽门型黏液细胞化生，MUC1 和 MNC6 阳性
- 如果为移行细胞化生或鳞状上皮化生，p63 和 GATA3 阳性

首要的鉴别诊断

- 输卵管炎
- 子宫内膜异位症

（左）移行细胞化生➡可能累及输卵管黏膜➡，一般在伞端、伞端和间皮交界处，或可能累及输卵管浆膜，具有良性细胞学特征，无核分裂活性。**（右）**输卵管黏液细胞化生➡的特征是核位于基底部，缺乏细胞非典型性，显示丰富的顶端黏液性胞质，常常类似于幽门型上皮。它可能伴有 Peuts-Jeghers 综合征

移行细胞化生

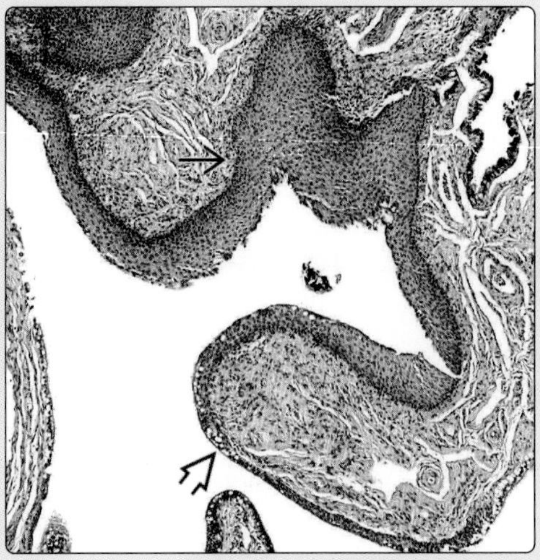

黏液细胞化生

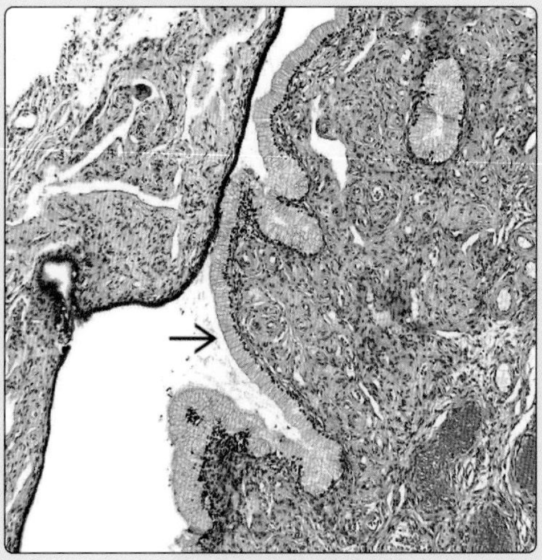

（左）输卵管子宫内膜异位症可以通过出现子宫内膜型间质➡和陈旧或新鲜出血与子宫内膜样化生区分。后者是子宫内膜组织占据输卵管上皮和其下的间质后迄今为止最常见的发现。**（右）**见于输卵管炎的假筛状结构可能酷似子宫内膜样化生，但显示大量的急性和慢性炎症，可能伴有输卵管周围粘连

子宫内膜异位症

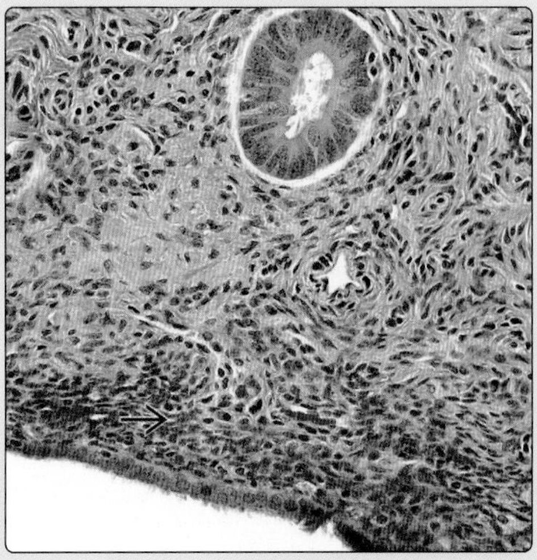

输卵管炎

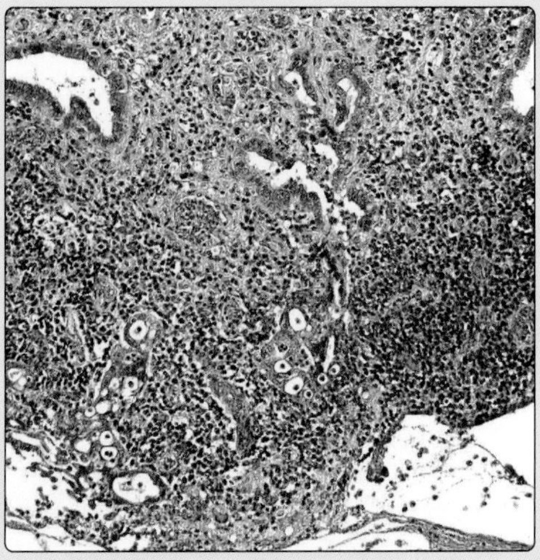

术语

定义

- 输卵管上皮分化改变

病因/发病机制

反应性/修复性

- 常常伴有粘连，子宫内膜异位症和慢性炎症

临床问题

流行病学

- 年龄
  - 分布广泛

部位

- 输卵管上皮或浆膜面

表现

- 无症状或有伴随疾病的相关性症状
- 黏液细胞化生伴有
  - Peuts-Jeghers 综合征
  - 卵巢或宫颈黏液性肿瘤
  - 胃肠道黏液性肿瘤，最常见于阑尾
  - 同时发生输卵管其他类型的化生
- 广泛的鳞状上皮化生与腹膜透析有关

预后

- 良好

大体所见

一般特征

- 移行细胞化生
  - 浆膜面或伞端黏膜白到黄色小结节、斑块或囊肿（如果 Walthard 巢残余）
- 黏液细胞化生
  - 可见腔内黏液成分

显微镜下所见

组织学特征

- 移行细胞化生
  - 多层上皮，结构单一
    - 小的实性细胞巢（典型的 Walthard 残余）
    - 内衬不同程度变薄上皮的小囊，伴有浓缩的嗜酸性分泌物（典型的 Walthard 残余）
    - 界限分明的上皮增厚（黏膜或浆膜）
  - 复杂性结构罕见
- 黏液细胞化生
  - 单层细胞的黏液上皮；输卵管间质内偶见腺体
- 鳞状上皮化生
  - 显示成熟的复层上皮
- 子宫内膜样化生
  - 主要为单纯的柱状上皮

细胞学特征

- 移行细胞化生
  - 良性表现的细胞，胞质丰富，染色质细，核仁不明显，核沟
- 黏液细胞化生
  - 核位于基底部，丰富的顶端黏液（常常为幽门表型）
- 鳞状上皮化生
  - 细胞具有丰富的嗜酸性胞质，没有角化
- 子宫内膜样化生
  - 不同程度的假复层核，没有细胞非典型性
  - 分泌变型：核下或核上空泡
- 嗜酸细胞化生
  - 突出的粉色颗粒状胞质，伴有圆形细胞核和核仁

辅助实验

免疫组织化学

- 野生型 p53
- Ki-67 增殖指数低
- 如果为幽门型黏液细胞化生，MUC1 和 MUC6 阳性
- 如果为移行细胞化生和鳞状上皮化生，p63 和 GATA3 阳性

鉴别诊断

输卵管炎

- 盆腔炎症性疾病病史
- 输卵管周围粘连
- 致密的急性和慢性炎症
- 如果为慢性，皱襞融合

子宫内膜异位症

- 子宫内膜型间质
- ±出血和吞噬含铁血黄素的巨噬细胞

诊断注意事项

病理诊断要点

- 某些化生的显微镜下表现可能与肿瘤性前体病变重叠，但无野生型 p53 表达，没有明显的细胞非典型性或核分裂象

部分参考文献

1. Seidman JD et al: Incidental serous tubal intraepithelial carcinoma and non-neoplastic conditions of the fallopian tubes in grossly normal adnexa: a clinicopathologic study of 388 completely embedded cases. Int J Gynecol Pathol. 35(5):423-9, 2016
2. Rabban JT et al: Nongynecologic metastases to fallopian tube mucosa: a potential mimic of tubal high-grade serous carcinoma and benign tubal mucinous metaplasia or nonmucinous hyperplasia. Am J Surg Pathol. 39(1):35-51, 2015
3. Kato N et al: Pyloric gland metaplasia/differentiation in multiple organ systems in a patient with Peutz-Jegher's syndrome. Pathol Int. 61(6):369-72, 2011
4. Rabban JT et al: Transitional cell metaplasia of fallopian tube fimbriae: a potential mimic of early tubal carcinoma in risk reduction salpingo-oophorectomies from women With BRCA mutations. Am J Surg Pathol. 33(1):111-9, 2009
5. Hosfield EM et al: Squamous metaplasia of the ovarian surface epithelium and subsurface fibrosis: distinctive pathologic findings in the ovaries and fallopian tubes of patients on peritoneal dialysis. Int J Gynecol Pathol. 27(4):465-74, 2008

第2节 假癌性增生

要 点

术语

- 输卵管上皮增生伴有不同程度的复杂结构,至多有中度细胞非典型性,典型者与炎症有关

病因/发病机制

- 见于感染或炎症性病变和/或雌激素过多引起的病变

临床问题

- 盆腔炎症性疾病的症状和体征,例如阴道排液、腹痛
- 如果雌激素过多,有异常阴道出血
- 少见;在非选择性输卵管切除中占比为7%~16%

大体所见

- 输卵管粘连、输卵管卵巢脓肿、输卵管积脓(并发盆腔炎症性疾病的证据)
- 没有大体可见的肿瘤

显微镜下所见

- 单层到复层输卵管上皮伴有
  - 筛状和/或乳头状,但没有实性结构
  - 皱襞融合可能形成背靠背假腺体或筛状结构
  - 可能发生假浸润生长(±延伸到肌壁)
- 明显的急性和慢性炎症,可能伴有微脓肿和浆膜粘连

辅助实验

- 野生型 p53
- Ki-67 增殖指数低度到中度

首要的鉴别诊断

- 浆液性腺癌
- 子宫内膜样腺癌
- 转移性黏膜内非妇科恶性肿瘤

复杂的结构

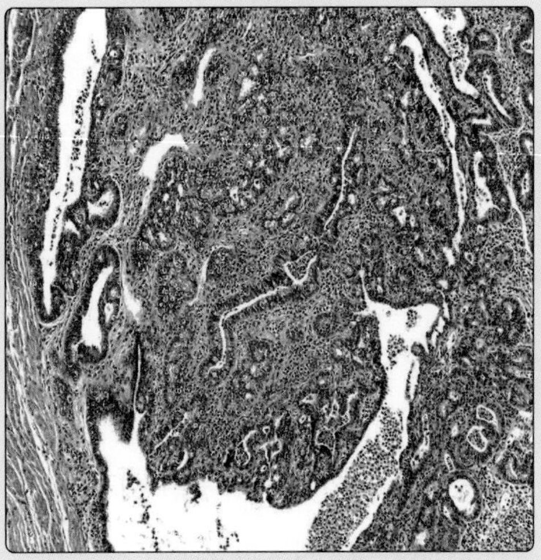

仅有轻度到中度细胞非典型性

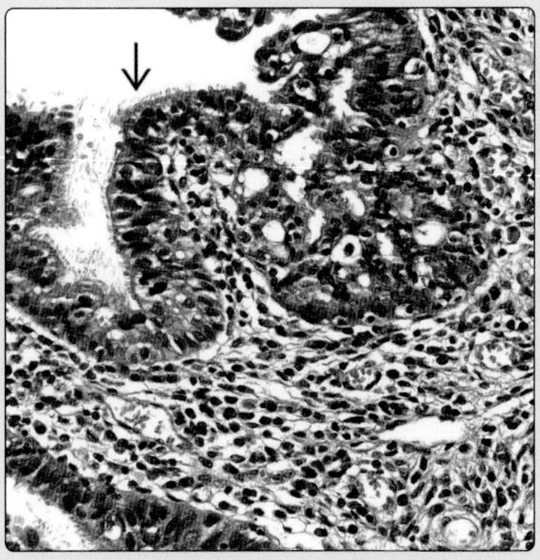

(**左**)见于假癌性增生的相邻皱襞融合,形成复杂的结构表现,低倍镜下酷似浸润性恶性肿瘤。(**右**)假复层和假筛状上皮,伴有假上皮瘤性增生和核深染,可能怀疑有恶性的可能;然而,出现纤毛➡并保留核质比是良性特征

Ki-67 增殖指数为低度到中度

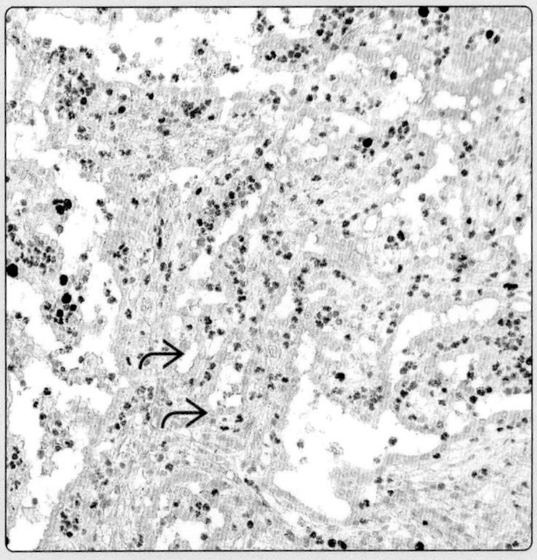

伴随间皮增生

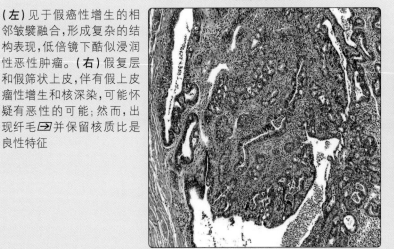

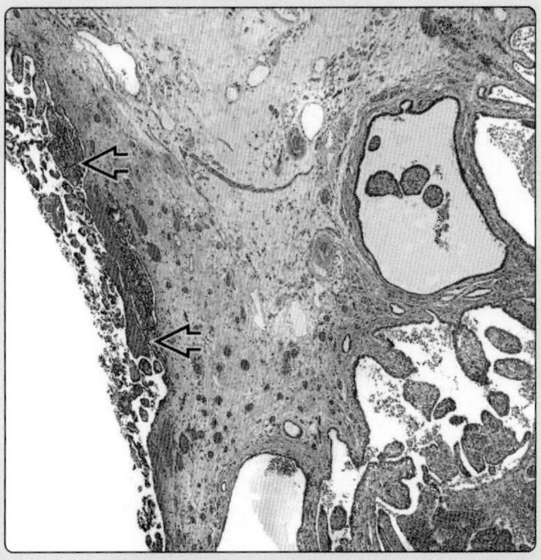

(**左**)在令人忧虑的假筛状生长区,假癌性增生上皮成分的增生率非常低↪,而许多混合的炎症细胞 Ki-67 阳性。(**右**)任何炎症性病变的附近均可见间皮乳头和小管增生⇨,例如假癌性增生,不要误诊为恶性肿瘤累及浆膜

术语

定义

- 输卵管上皮增生伴有不同程度的复杂结构和至多有中度细胞非典型性，典型者伴有炎症

病因/发病机制

反应性/修复性

- 常常伴有感染和炎症性疾病
    - 结核性或细菌性输卵管炎

雌激素相关性

- 与外源性雌激素或产生雌激素的卵巢肿瘤有关

临床问题

流行病学

- 发病率
    - 少见；占非选择性输卵管切除的 7%～16%
- 年龄
    - 平均 30 岁

表现

- 盆腔炎症性疾病的症状和体征
    - 伴有恶臭的阴道排液
    - 下腹和/或盆腔疼痛
    - 不规则的月经出血
    - 性交疼痛
    - 发热，白细胞计数升高
- 雌激素过多的症状
    - 异常的阴道出血

预后

- 良好

大体所见

一般特征

- 输卵管粘连、输卵管卵巢脓肿、输卵管积脓（同时存在盆腔炎症性疾病的证据）
    - 可能累及双侧
- 可见输卵管积水和输卵管壁增厚
- 大体没有肿瘤的证据

显微镜下所见

组织学特征

- 单层到复层输卵管上皮伴有
    - 筛状和/或乳头状，但不是实性结构
    - 由于皱襞融合形成背靠背假腺体或筛样结构
    - 可能发生假浸润生长（±延伸到肌壁）
- 明显的急性和慢性炎症，可能伴有微脓肿和浆膜粘连
- 偶尔出现砂粒体
- ±间皮增生（小管、乳头），可能显著

细胞学特征

- 轻度到中度细胞非典型性
- 不同程度突出的核仁
- 核分裂象罕见（无不典型核分裂象）

辅助实验

免疫组织化学

- p53 野生型
- Ki-67 增殖指数为低度到中度

组织化学

- 如果分枝杆菌感染，AFB 可能阳性
- 如果细菌感染，革兰氏染色可能阳性

鉴别诊断

浆液性腺癌

- 突出的乳头或筛样结构，伴有细胞出芽
- 明显的核的多形性、核分裂活性和凋亡
- 典型者不伴有输卵管炎
- p53 和 p16 弥漫阳性
- Ki-67（MIB-1）指数增高

子宫内膜样腺癌

- 一般大体易见
- 常常至少有局灶实性结构
- 可能显示鳞状分化
- 胞质内或腺腔内黏液
- 较突出的核的非典型性和活跃的核分裂
- 典型者不伴有输卵管炎

转移性黏膜内非妇科恶性肿瘤

- 临床病史和检查其他器官有助于诊断
- 典型者来源于胃肠道（例如阑尾），常常产生黏液
- 肿瘤常常在黏膜下、肌层和浆膜

诊断注意事项

病理诊断要点

- 有明显的急性和慢性输卵管炎，如果没有大体可见的肿块，诊断腺癌要当心

部分参考文献

1. Rabban JT et al: Nongynecologic metastases to fallopian tube mucosa: a potential mimic of tubal high-grade serous carcinoma and benign tubal mucinous metaplasia or nonmucinous hyperplasia. Am J Surg Pathol. 39(1):35-51, 2015
2. Medeiros F et al: Pseudoneoplastic lesions of the female genital tract. Arch Pathol Lab Med. 134(3):393-403, 2010
3. Mehrad M et al: A pathologist's road map to benign, precancerous, and malignant intraepithelial proliferations in the fallopian tube. Adv Anat Pathol. 17(5):293-302, 2010
4. Cheung AN et al: Pseudocarcinomatous hyperplasia of the fallopian tube associated with salpingitis. a report of 14 cases. Am J Surg Pathol. 18(11):1125-30, 1994
5. Stern J et al: Atypical epithelial proliferations in the fallopian tube. Am J Obstet Gynecol. 140(3):309-12, 1981
6. Moore SW et al: Significance of proliferative epithelial lesions of the uterine tube. Obstet Gynecol. 45(4):385-90, 1975
7. Dougherty CM et al: Proliferative epithelial lesions of the uterine tube. I. Adnenomatous Hyperplasia. Obstet Gynecol. 24:849-54, 1964

第3节 输卵管炎

要点

术语

- 输卵管急性和/或慢性炎症

临床问题

- 生育年龄妇女
- 慢性输卵管炎>>急性输卵管炎
- 慢性输卵管炎常常发生于子宫内膜异位症
- 急性输卵管炎常见于输卵管异位妊娠

显微镜下所见

- 典型者为双侧性(85%~90%)
- 急性输卵管炎:管壁急性炎症渗出(主要为中性粒细胞)±输卵管积脓和上皮溃疡
  - 可能伴有显著的反应性上皮增生
    - 筛状和假浸润性结构
    - 细胞非典型性可能显著,但核分裂象罕见
- 慢性/滤泡性输卵管炎
  - 固有层淋巴浆细胞浸润
  - 可能伴有上皮增生
- 黄色肉芽肿性输卵管炎
  - 固有层淋巴组织细胞浸润
  - 与盆腔炎症性疾病密切相关
- 肉芽肿性输卵管炎(结核性、放线菌和其他微生物)
  - 干酪性肉芽肿±融合性或丝状细菌
  - 管壁致密的淋巴细胞浸润和累及固有层和固有肌层的纤维化
  - ±显著的反应性上皮增生

首要的鉴别诊断

- 结节性输卵管峡炎
- 坏死性假黄瘤性结节
- 浆液性输卵管上皮内或浸润癌

输卵管壁增厚伴有输卵管积水

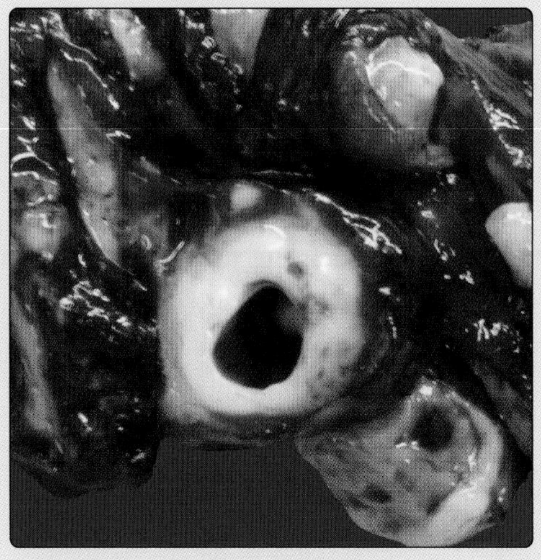

固有层显著的急性炎症浸润(急性输卵管炎)

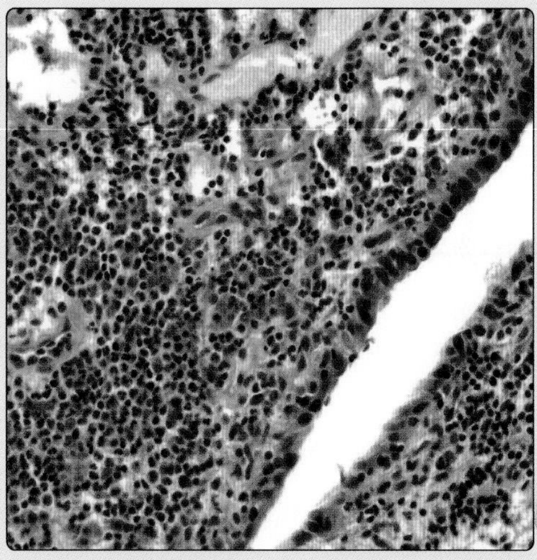

(左)急性和/或慢性输卵管炎常常引起输卵管壁增厚,可能伴有显著的水肿、充血和纤维蛋白沉积,并继发输卵管积水。**(右)**急性输卵管炎的特征是固有层和上皮内许多急性炎症细胞,±脓肿形成(输卵管积脓)和继发输卵管上皮溃疡。邻近的上皮可能显示明显的反应性改变,包括假上皮瘤增生

致密的淋巴浆细胞浸润(慢性/滤泡性输卵管炎)

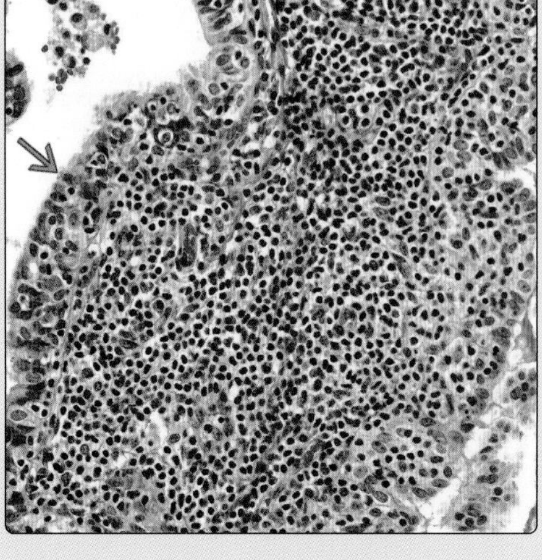

突出的淋巴浆细胞浸润(黄色肉芽肿性输卵管炎)

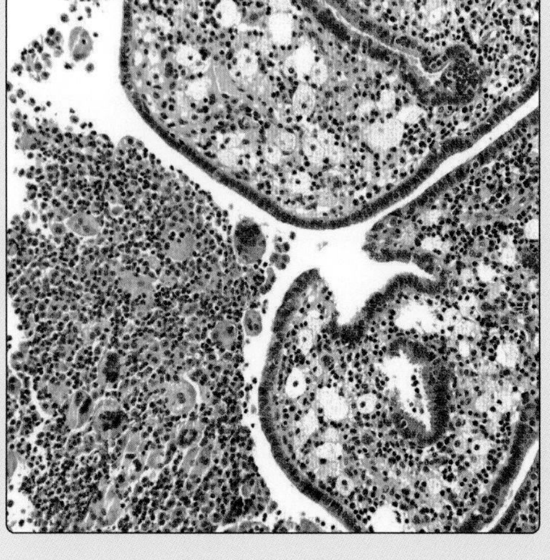

(左)慢性输卵管炎的特征是固有层内淋巴浆细胞浸润,输卵管皱襞变粗,上皮增生➡常见,当出现纤毛和分泌细胞并紧密混合时,不要与浆液性上皮内癌混淆 **(右)**黄色肉芽肿性输卵管炎显示固有层明显的淋巴组织细胞浸润。腔内可见中性粒细胞和巨细胞

术语

定义

- 输卵管急性和/或慢性炎症

病因/发病机制

盆腔炎症性疾病

- 性传播疾病上行性感染
- 感染原:沙眼衣原体、淋球菌、生殖支原体

肿瘤相关性

- 约25%卵巢低级别浆液性肿瘤

临床问题

流行病学

- 发病率
  - 慢性输卵管炎常见
    - 占输卵管切除标本的35%~40%
    - 常常发生于子宫内膜异位症
  - 急性输卵管炎少见
    - 约占输卵管切除标本的5%
    - 常常发生于输卵管异位妊娠
- 年龄
  - 生育期

表现

- 腹痛和/或盆腔疼痛
- 异位妊娠

治疗

- 如果早期给药,抗生素可能有助于降低随后不育和异位妊娠的危险

预后

- 良好
- 不增加恶性危险
- 潜在的疾病:不育、盆腔粘连、异位妊娠和输卵管卵巢脓肿±扭转

大体所见

一般特征

- 弥漫性红色和水肿,伴有纤维蛋白性/化脓性渗出(如果急性)
- 浆膜白色片状,继发于瘢痕(如果慢性)
- 伞端融合,伴有输卵管旁或输卵管卵巢粘连(如果慢性)
- 可见浆膜小结节(如果是结核性)
- 渗出物中可见大至1mm的黄色颗粒(又称硫磺颗粒)
- 输卵管积水(10%~20%)(如果为慢性)

显微镜下所见

组织学特征

- 典型者双侧性(85%~90%)
- 急性输卵管炎
  - 固有层±肌壁急性炎症渗出(中性粒细胞为主)
  - ±输卵管积脓(腔内中性粒细胞)和上皮溃疡
  - 可能伴有明显的反应性上皮增生
    - 筛状和假浸润结构(可能延伸到肌壁)
    - 皱襞融合形成假腺体表现
    - 细胞非典型性可能明显,但核分裂象罕见
- 慢性/滤泡性输卵管炎
  - 固有层;淋巴浆细胞浸润
  - 皱襞纤维化和融合(短而粗)
  - ±上皮增生
- 黄色肉芽肿性输卵管炎
  - 固有层内淋巴浆细胞浸润
  - 与盆腔炎症性疾病密切相关
- 肉芽性输卵管炎(结核性、放线菌和其他微生物)
  - 不同数量的干酪性肉芽肿,可能融合
  - 硫磺颗粒(丝状细菌)混合炎症浸润(放线菌)
  - 管壁致密的淋巴细胞浸润
  - 固有层和固有肌层纤维化
  - ±显著的反应性上皮增生
- 可见输卵管结石

鉴别诊断

结节性输卵管峡炎(vs. 慢性输卵管炎)

- 与炎症无关
- 良性细胞学特征

坏死性假黄瘤性结节(vs. 慢性输卵管炎)

- 中心坏死,栅栏状组织细胞和轻微炎症

浆液性输卵管上皮内癌

- 老年妇女
- 高度非典型性p53阳性的上皮(>20个连续的细胞)伴有核分裂象

浸润癌

- ±腔内外生性成分
- 明显的恶性细胞学,核分裂活跃
- 不规则浸润伴纤维组织增生性间质反应

诊断注意事项

病理诊断要点

- 见于输卵管炎的伴有显著的反应性非典型性的上皮增生不应误诊为肿瘤

部分参考文献

1. Revzin MV et al: Pelvic inflammatory disease: multimodality imaging approach with clinical-pathologic correlation. Radiographics. 36(5):1579-96, 2016
2. Furuya M et al: Pseudoxanthomatous and xanthogranulomatous salpingitis of the fallopian tube: a report of four cases and a literature review. Int J Gynecol Pathol. 21(1):56-9, 2002
3. Seidman JD et al: Salpingitis, salpingoliths, and serous tumors of the ovaries: is there a connection? Int J Gynecol Pathol. 21(2):101-7, 2002
4. Cheung AN et al: Pseudocarcinomatous hyperplasia of the fallopian tube associated with salpingitis. A report of 14 cases. Am J Surg Pathol. 18(11):1125-30, 1994

第4节 子宫内膜异位症

要点

术语

- 子宫内膜组织在输卵管内

病因/发病机制

- 移入
- 化生
- 定植
- 输卵管结扎术后

临床问题

- 生育年龄
- 表现:盆腔疼痛,不育,无症状
- 子宫内膜样癌和透明细胞癌危险增加
- 不育和异位妊娠危险增加

大体所见

- 可能伴有输卵管旁/输卵管卵巢粘连
- 点状出血或棕色颗粒区

显微镜下所见

- 典型的所见
  - 子宫内膜样腺体和间质
  - 新鲜出血
  - 吞噬含铁血黄素的巨噬细胞
  - 常见浆细胞
  - 蜕膜改变(最常见于妊娠)
- 晚期:上皮稀少,间质纤维化,吞噬含铁血黄素的巨噬细胞,和/或弹力纤维组织改变
- 丰富的间质泡沫细胞,如果为假黄瘤性输卵管炎

首要的鉴别诊断

- 输卵管内膜异位症
- 慢性输卵管炎
- 输卵管积血
- 结节性输卵管峡炎
- 子宫内膜样腺癌

(左)输卵管子宫内膜异位症可能表现为浆膜的棕红色区域➡伴有广泛的输卵管卵巢粘连。**(右)**输卵管子宫内膜异位症早期阶段,表现类似于伴有子宫内膜型腺体和间质的子宫内膜组织,可见出血、吞噬含铁血黄素的巨噬细胞和浆细胞。晚期病变,间质可被纤维化和/或弹力纤维改变所掩盖

棕红色大体表现

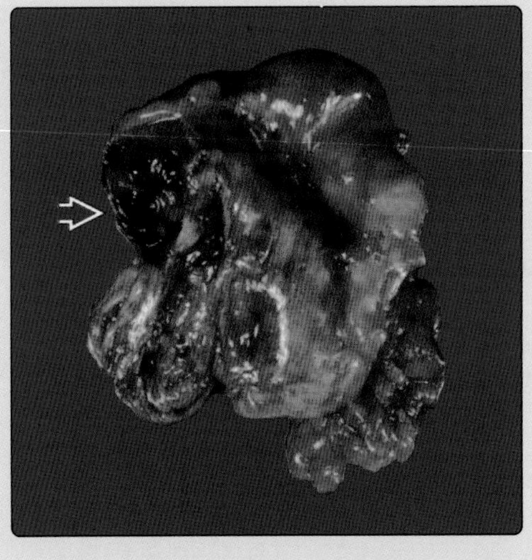

子宫内膜型腺体和间质

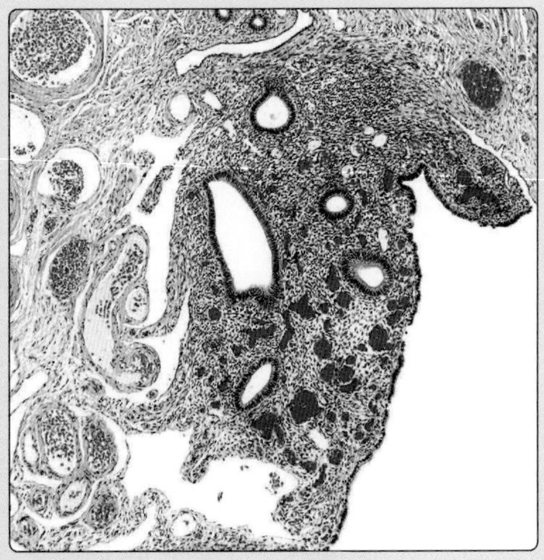

(左)输卵管间质蜕膜变➡常见于妊娠或产后不久妇女的输卵管切除标本。如果严重并累及浆膜,少数可能引起大量出血和腹腔积血。**(右)**输卵管子宫内膜异位症的来源可能包括定植,如本图所示;注意残留的输卵管黏膜➡。可能并发不育或异位妊娠,取决于管腔阻塞的程度

妊娠相关性突出的蜕膜改变

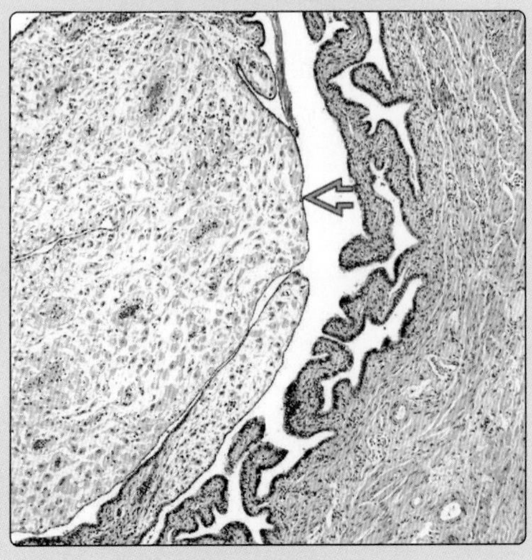

输卵管腔定植

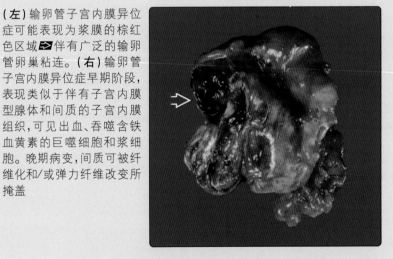

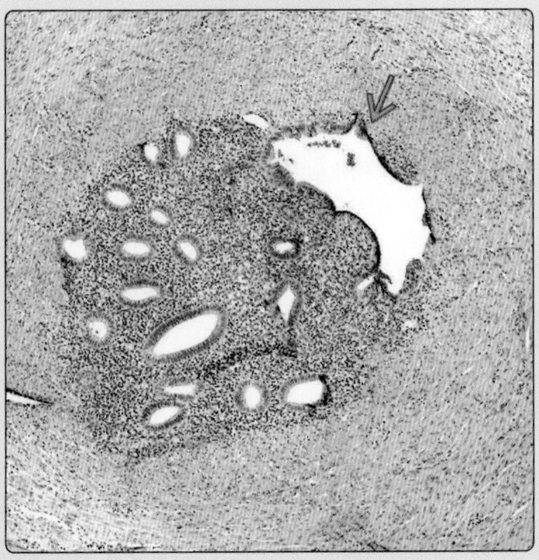

术语

定义

- 子宫内膜组织在输卵管内

病因/发病机制

移入理论

- 月经回流

化生

- 体腔上皮转化

定植

- 从子宫角(仅为黏膜)直接延伸而来

输卵管结扎后

- 导致结节性输卵管峡炎/继发性腺肌病样子宫内膜异位症

临床问题

流行病学

- 发病率
  - 约 10% 手术标本
- 年龄
  - 生育期

表现

- 盆腔疼痛
- 不育
- 无症状

治疗

- 如果位于浆膜,切除
- 如果不想生育,行输卵管切除术

预后

- 恶性危险轻度增加
  - 透明细胞和子宫内膜样腺癌
- 可能伴有不育(与管腔闭塞程度有关)
- 异位妊娠危险
- 腹腔积血的危险,如果妊娠期有广泛的蜕膜改变

大体表现

一般特征

- 可能伴有输卵管旁/输卵管卵巢粘连
- 点状出血或棕色颗粒区

显微镜下表现

组织学特征

- 典型的所见
  - 子宫内膜样腺体和间质
  - 新鲜出血
  - 吞噬含铁血黄素的巨噬细胞
  - 常见浆细胞
  - 蜕膜变(最常见于妊娠)
- 病期相关性所见
  - 初期/新近的病变
    - 类似于正位子宫内膜(任何周期)
    - 容易辨认子宫内膜型腺体和间质
  - 陈旧/晚期的病变
    - 上皮稀少
    - 间质纤维化,吞噬含铁血黄素的巨噬细胞,和/或弹力组织改变
- 假黄瘤性输卵管炎
  - 间质泡沫样组织细胞丰富
  - 输卵管腔可能继发出血
  - 常常伴有盆腔子宫内膜异位症

细胞学特征

- 一般为良性到轻微非典型性(反应性)核的特征
- 化生性改变:输卵管、黏液性、Arias-Stella 反应及其他

鉴别诊断

输卵管内膜异位症

- 缺乏子宫内膜间质和出血

慢性输卵管炎

- 间质密集,伴有浆细胞和淋巴细胞而不是子宫内膜间质型细胞
- 缺乏出血和吞噬含铁血黄素的巨噬细胞

输卵管积血

- 没有子宫内膜型间质或上皮的证据

结节性输卵管峡炎

- 输卵管近端可见结节
- 输卵管壁内腺体,缺乏伴随的子宫内膜型间质
- 与腺肌瘤相同

子宫内膜样腺癌

- 从前病史或共存的病变
- 明显的细胞非典型性
- 缺乏子宫内膜间质

诊断注意事项

病理诊断要点

- 吞噬含铁血黄素的巨噬细胞不足以诊断输卵管子宫内膜异位症
- 激素对于子宫内膜异位症的影响不一定与正位子宫内膜平行

部分参考文献

1. Aggarwal I et al: Decidualised fallopian tube endometriotic implant causing spontaneous haemoperitoneum in a twin pregnancy. BMJ Case Rep., 2014
2. Rowlands IJ et al: Gynecological conditions and the risk of endometrial cancer. Gynecol Oncol. 123(3):537-41, 2011
3. Agarwal N et al: Endometriosis - morphology, clinical presentations and molecular pathology. J Lab Physicians. 2(1):1-9, 2010
4. Chakrabarti I et al: Post-salpingectomy endometriosis: an under-recognized entity. J Midlife Health. 1(2):91-2, 2010
5. Ueda Y et al: A retrospective analysis of ovarian endometriosis during pregnancy. Fertil Steril. 94(1):78-84, 2010
6. Abuzeid MI et al: The prevalence of fimbrial pathology in patients with early stages of endometriosis. J Minim Invasive Gynecol. 14(1):49-53, 2007
7. Idrees M et al: Xanthogranulomatous salpingitis associated with fallopian tube mucosal endometriosis: a clue to the pathogenesis. Ann Diagn Pathol. 11(2):117-21, 2007
8. Zaytsev P et al: Pregnancy-associated ectopic decidua. Am J Surg Pathol. 11(7):526-30, 1987

第5节 化生性乳头状肿瘤

要点

术语

- 输卵管上皮良性乳头状增生,发生于妊娠期

临床问题

- 罕见
- 年龄范围:23~31 岁
- 典型者为产后输卵管结扎的偶然所见

大体所见

- 病变不明显是其特征

显微镜下所见

- 单侧性
- 部分受累(环形横切)
- 外生性乳头状生长,由细的乳头组成,有时为水肿性和圆形乳头
- 疏松的纤维血管轴心,伴有少量炎症细胞(主要为淋巴细胞)
- 假复层细胞,上皮出芽
- 柱状非纤毛细胞,伴有丰富的嗜酸性胞质和大的卵圆形细胞核,偶见明显的核仁
- 偶见散在的含有黏液的细胞
- 核分裂象罕见

辅助实验

- cytokeratin 和 EMA 阳性
- Ki-67 表达低

首要的鉴别诊断

- 输卵管乳头状增生
- Arias-Stella 反应
- 浆液性交界性肿瘤
- 浆液性输卵管上皮内癌

部分受累

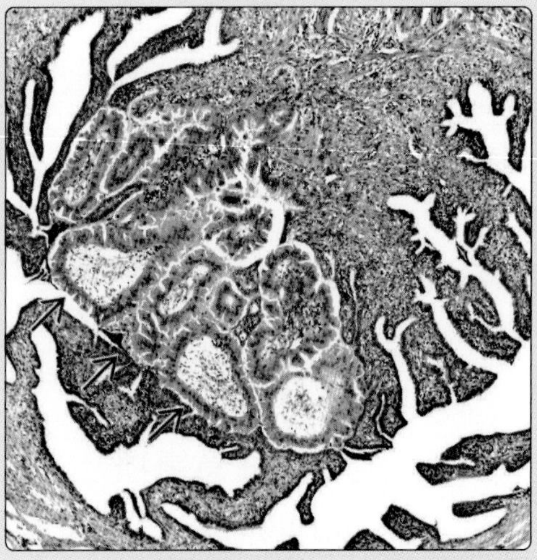

丰富的嗜酸性胞质

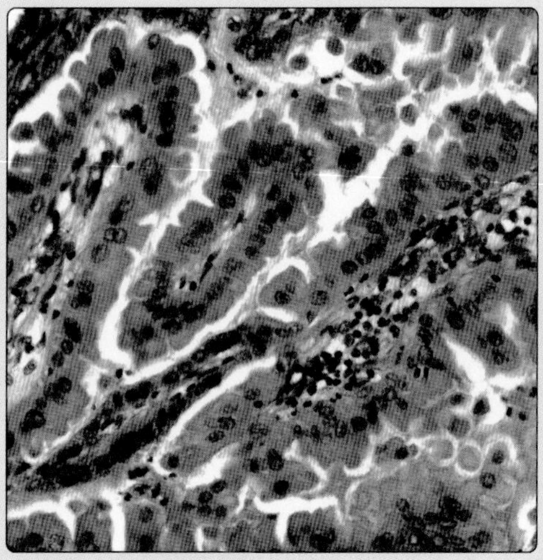

(左)输卵管化生性乳头状肿瘤的特征是外生性生长,部分累及输卵管,由圆形和水肿性乳头组成➡。(右)假复层细胞和上皮细胞出芽,并有丰富的嗜酸性胞质是输卵管化生性乳头状肿瘤的特征

乳头状增生

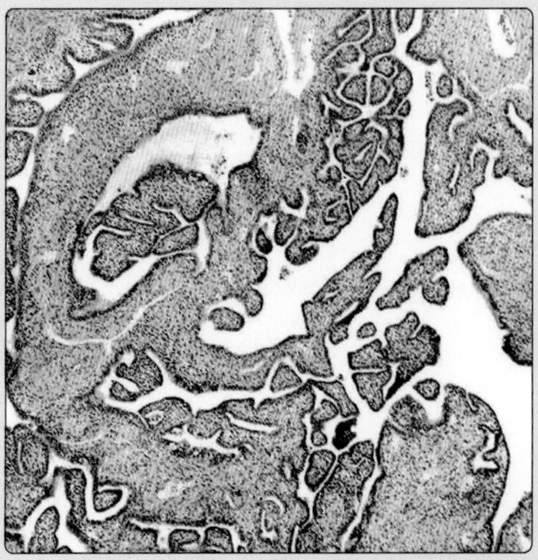

浆液性输卵管上皮内癌

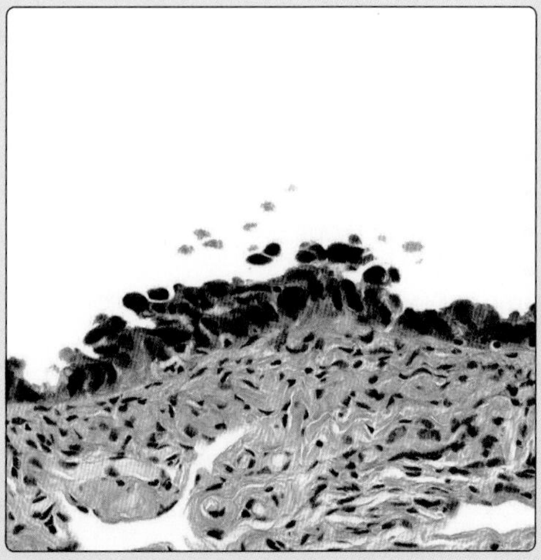

(左)输卵管乳头状增生不同于化生性乳头状肿瘤,它伴有小芽,被覆细胞的胞质稀少。(右)浆液性上皮内癌,黏膜内衬细胞显示核质比高,核深染和核分裂象,不同于化生性乳头状肿瘤。此外,肿瘤细胞显示 p53 表达异常(弥漫强阳性,或无效表达)

术语

定义

- 发生于妊娠期的良性输卵管上皮乳头状增生

病因/发病机制

化生

- 与妊娠有关

肿瘤性

- 结构和细胞学非常类似于浆液性交界性肿瘤

临床问题

流行病学

- 发病率
  - 罕见
- 年龄
  - 范围：23～31 岁

部位

- 输卵管（腔）

表现

- 偶然所见（产后输卵管结扎）

预后

- 良好（良性）

大体所见

一般特征

- 单侧性

大小

- 显微镜下可见

显微镜下所见

组织学特征

- 外生性乳头部分累及输卵管（环状横切）
- 细的乳头，有时为水肿性圆形乳头
- 少数深部乳头还可见小囊肿
- 疏松的纤维血管轴心，伴有少量炎症细胞（主要为淋巴细胞）
- 假复层细胞，常见上皮出芽
- 偶尔，致密的细胞外黏液包绕乳头

细胞学特征

- 非纤毛柱状细胞，伴有丰富的嗜酸性胞质
- 偶见散在的含有黏液的细胞（类似于杯状细胞）
- 大的卵圆形空泡状到中度深染的细胞核，偶尔伴有突出的核仁
- 核分裂象罕见

辅助实验

免疫组织化学

- cytokeratin 和 EMA 阳性
- CEA 阴性
- Ki-67 表达低

遗传学检测

- 微卫星分析无等位失衡

电子显微镜检查

- 立方细胞伴有细而长的微绒毛，偶见纤毛
- 偶见成簇的前角蛋白细丝，有时细胞边缘有桥粒
- 许多线粒体，粗面内质网稀少

鉴别诊断

输卵管乳头状增生

- 与妊娠无关
- 无细胞假复层和上皮出芽
- 缺乏具有丰富嗜酸性胞质的细胞

Arias-Stella 反应

- 无乳头状结构
- 细胞具有丰富的透明胞质
- 大而不规则的细胞核，染色质模糊
- 缺乏黏液性上皮

浆液性交界性肿瘤

- 分级的分支乳头
- 纤毛细胞和砂粒体

浆液性输卵管上皮内癌

- 细胞学非典型性，凋亡小体和核分裂活性
- p53 阳性（弥漫强阳性；或缺乏，无效突变），Ki-67 高表达

诊断注意事项

病理诊断要点

- 虽然与浆液性交界性肿瘤的关系尚不清楚，这些病变不该误诊，因为他们具有良性的临床经过

部分参考文献

1. Salazar MF et al: Fallopian metaplastic papillary tumour: an atypical transdifferentiation of the tubal epithelium? J Pathol Transl Med. 49(2):148-55, 2015
2. Rutgers JK et al: A small organ takes center stage: selected topics in fallopian tube pathology. Int J Gynecol Pathol. 33(4):385-92, 2014
3. D'Adda T et al: Metaplastic papillary tumor of the salpinx: report of a case using microsatellite analysis. Int J Gynecol Pathol. 30(6):532-5, 2011
4. Bartnik J et al: Metaplastic papillary tumor of the fallopian tube. case report, immunohistochemical features, and review of the literature. Arch Pathol Lab Med. 113(5):545-7, 1989
5. Keeney GL et al: Metaplastic papillary tumor of the fallopian tube: a case report with ultrastructure. Int J Gynecol Pathol. 7(1):86-92, 1988
6. Saffos RO et al: Metaplastic papillary tumor of the fallopian tube--a distinctive lesion of pregnancy. Am J Clin Pathol. 74(2):232-6, 1980

第6节 腺瘤样瘤

要 点

术语

- 间皮来源的良性肿瘤

临床问题

- 输卵管最常见的良性肿瘤
- 典型者为偶然发现
- 40~59 岁

大体所见

- 小,一般<2cm
- 界限清楚,浆膜下或肌壁内实性,灰色到黄白色的结节
  - 如果与肾移植有关,境界不甚清楚,常为多发性

显微镜下所见

- 许多小囊性间隙或管状腺样结构
- 良性细胞核特征,无核分裂象
  - 可见退行性(奇异性)非典型性
- 胞质内空泡(印戒细胞样细胞)含有透明质酸
- 疏松的胶原性或纤维肌性间质
- 淋巴细胞浸润±淋巴细胞集聚

辅助实验

- AE1/AE3、CK7、CAM5.2、CK18/19、EMA 阳性
- calretinin、D2-40、WT1、ER、PR 阳性
- pax-8 可能阳性
- CK5/6、caldesmon 典型者阴性

首要的鉴别诊断

- 恶性间皮瘤
- 结节性输卵管峡炎
- 印戒细胞癌
- 淋巴管瘤
- 脂肪平滑肌瘤

界限清楚的黄色结节

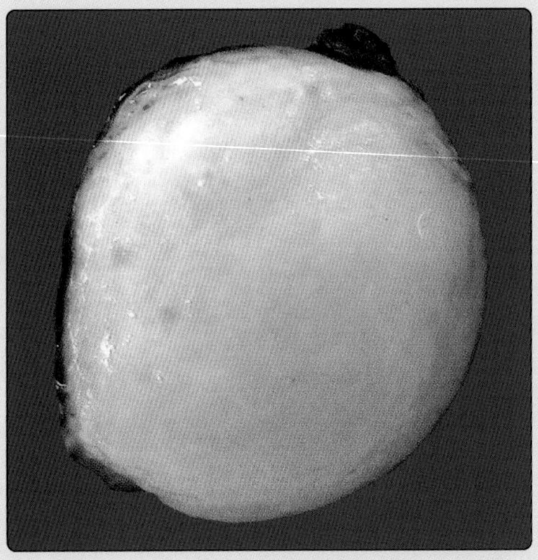

界限清楚,但无包膜

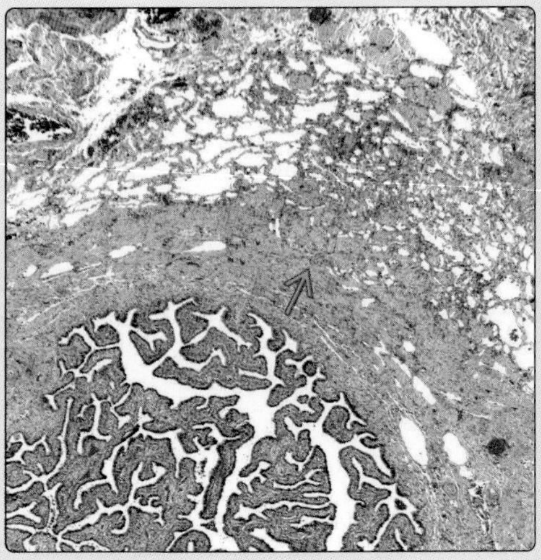

(左)虽然腺瘤样瘤较常见于子宫,但也可以发生于输卵管黏膜或管壁,如本图所示。这两个部位典型的腺瘤样瘤界限清楚,切面均一,棕色到黄色。(右)腺瘤样瘤常常为输卵管壁的偶然发现,典型者没有包膜,但界限清楚⇒。低倍镜下,囊肿可能被解释为脂肪细胞,导致诊断不足

不同大小的囊肿和腺管

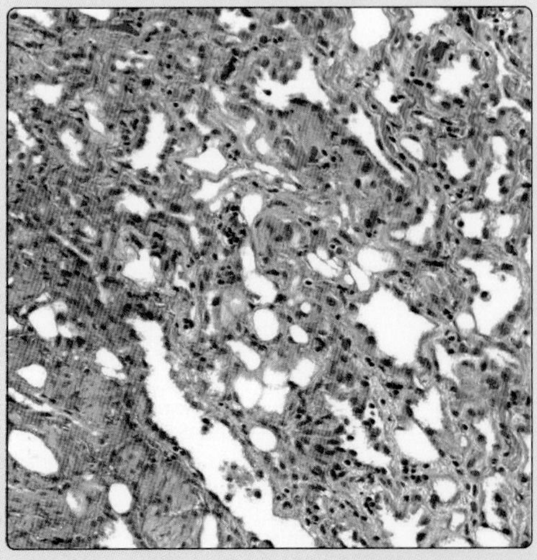

扁平到鞋钉样上皮细胞

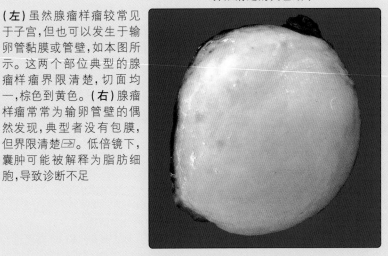

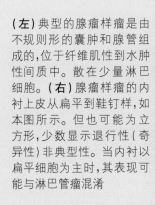

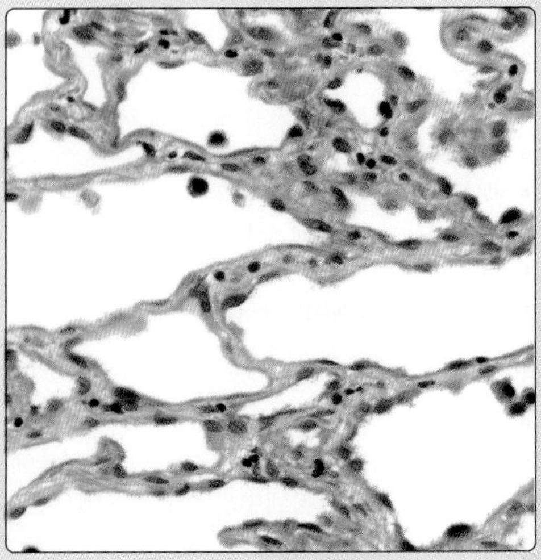

(左)典型的腺瘤样瘤是由不规则形的囊肿和腺管组成的,位于纤维肌性到水肿性间质中。散在少量淋巴细胞。(右)腺瘤样瘤的内衬上皮从扁平到鞋钉样,如本图所示。但也可能为立方形,少数显示退行性(奇异性)非典型性。当内衬以扁平细胞为主时,其表现可能与淋巴管瘤混淆

术语

定义

- 间皮来源的良性肿瘤

临床问题

流行病学

- 发病率
  - 输卵管最常见的良性肿瘤
- 年龄
  - 40~59岁

部位

- 子宫>输卵管/输卵管系膜

表现

- 无症状，偶然发现

治疗

- 如果有症状，切除

预后

- 良好

大体所见

一般特征

- 界限清楚，浆膜下或壁内结节
  - 如果与肾移植有关，则界限不甚清楚，常常多发
- 切面实性灰色到褐色到黄白色

大小

- 小，一般<2cm

显微镜下所见

组织学特征

- 界限清楚但无包膜
- 许多不同大小的囊肿，但通常为小囊肿，管状腺样结构和印戒细胞样细胞
- 疏松的胶原性或纤维肌性间质
- 淋巴细胞浸润±淋巴细胞集聚
  - 女性不如男性明显
- 可能发生广泛的梗死

细胞学特征

- 立方到扁平到鞋钉样细胞
- 胞质内空泡（印戒细胞样细胞）
  - 含有透明质酸（阿尔辛蓝阳性，透明质酸酶敏感）
- 典型者细胞核良性
  - 可见退行性（奇异性）非典型性
- 缺乏核分裂象

辅助实验

免疫组织化学

- AE1/AE3、CK7、CAM5.2、CK18/19、EMA阳性
  - keratin为核旁和胞质阳性（不是胞膜阳性）
- calretinin、D2-40、WT1、ER、PR阳性
- pax-8可能阳性
- CK5/6、caldesmon典型者阴性

电子显微镜检查

- 表面有微绒毛

鉴别诊断

恶性间皮瘤

- 临床症状和大体可见
- 边界不清
- 浸润其下组织
- 实性和复杂性结构
- 均一的细胞学非典型性和核分裂活性

结节性输卵管峡炎

- 与输卵管腔连接
- 输卵管型上皮
- D2-40阴性

印戒细胞癌

- 既往临床病史
- 界限不清
- 细胞具有胞质内黏液
- BER-EP4、CEA、B72.3典型者阳性
- calretinin、D2-40、WT1阴性

淋巴管瘤

- 小囊肿和/或不同大小的腔隙，伴有嗜酸性腔内液体
- CD31、CD34、CEA、D2-40阳性
- WT1和keratin阴性

脂肪平滑肌瘤

- 突出的平滑肌成分
- D2-40、calretinin阴性

诊断注意事项

病理诊断要点

- 任何不同大小的认为是腺瘤样瘤的间皮病变，显微镜下均应充分检查以除外具有腺瘤样形态学的恶性间皮瘤

部分参考文献

1. Terada T: An immunohistochemical study of adenomatoid tumors of the uterus and fallopian tube. Appl Immunohistochem Mol Morphol. 20(2):173-6, 2012
2. Wachter DL et al: Adenomatoid tumors of the female and male genital tract. a comparative clinicopathologic and immunohistochemical analysis of 47 cases emphasizing their site-specific morphologic diversity. Virchows Arch. 458(5):593-602, 2011
3. Sangoi AR et al: Adenomatoid tumors of the female and male genital tracts: a clinicopathological and immunohistochemical study of 44 cases. Mod Pathol. 22(9):1228-35, 2009
4. Schwartz EJ et al: Adenomatoid tumors of the female and male genital tracts express WT1. Int J Gynecol Pathol. 23(2):123-8, 2004
5. Skinnider BF et al: Infarcted adenomatoid tumor: a report of five cases of a facet of a benign neoplasm that may cause diagnostic difficulty. Am J Surg Pathol. 28(1):77-83, 2004
6. Huang CC et al: Adenomatoid tumor of the female genital tract. Int J Gynaecol Obstet. 50(3):275-80, 1995
7. Srigley JR et al: Multifocal and diffuse adenomatoid tumor involving uterus and fallopian tube. Ultrastruct Pathol. 12(3):351-5, 1988

第7节 可能来源于中肾管的女性附件肿瘤

要 点

术语

- 来源于中肾管(Wolffian)残余的肿瘤，最常发生于阔韧带

临床问题

- 阔韧带>卵巢>腹膜后
- 年龄广泛(平均50岁)
- 无症状(多达50%)

大体表现

- ±依附于输卵管、输卵管系膜、阔韧带
- 单侧圆形和有圆凸的肿块
- 切面实性，灰白色到棕黄色
- 大小不同(平均6cm；大至25cm)

显微镜下表现

- 没有包膜
- 三种结构形态混合：实性、密集排列的小管、筛样±嗜酸性分泌物
- 卵圆形到梭形，立方或扁平细胞
- 嗜酸性到空泡状胞质，少量淡染颗粒
- 小圆形到卵圆形，常常为淡染的细胞核，染色质细，核仁不明显

辅助实验

- calretinin、CD10阳性
- inhibin阳性(典型者为片状弱阳性)
- cytokeratin(CK7和CK19；局灶性，88%)、EMA(20%)阳性
- pax-8、pax2、GATA3典型者阴性

首要的鉴别诊断

- 子宫内膜样腺癌
- 卵巢Sertoli细胞肿瘤
- 卵巢粒层细胞瘤
- 恶性间皮瘤

多结节，切面实性，局灶囊性，黄色到棕色

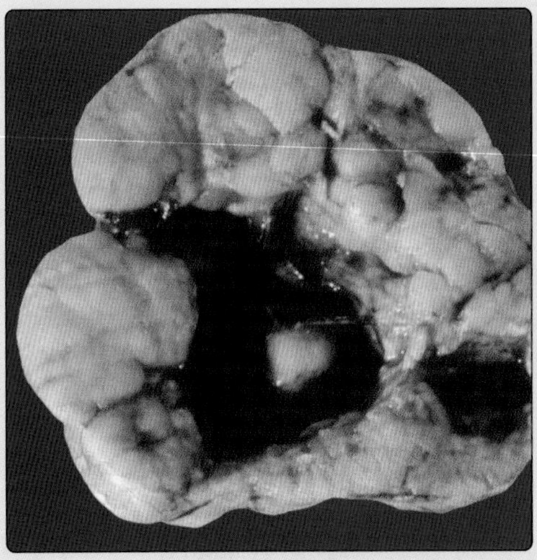

混合性实性、腺管状和囊性结构

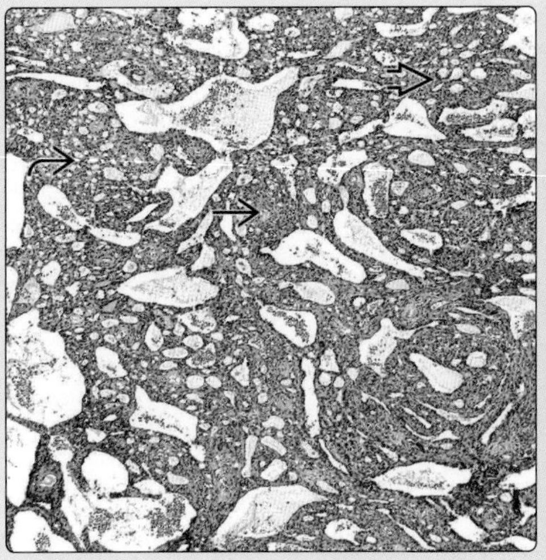

(左)可能来源于中肾管的女性附件肿瘤，典型者表现为单侧性，表面呈圆凸状的附件肿物，常常带蒂，切面灰白色到棕黄色，实性到囊实性(Courtesy R. E. Scully, MD.)。(右)可能来源于中肾管的女性附件肿瘤显示不同的实性→，腺管→和筛状结构→；后者可能伴有明显的囊肿

密集排列的小管

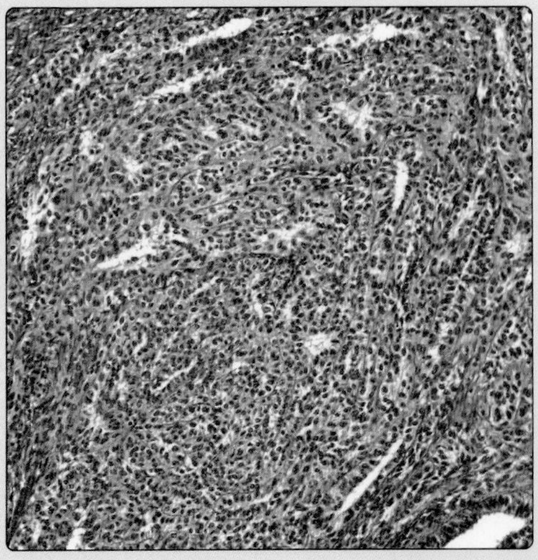

良性细胞学特征

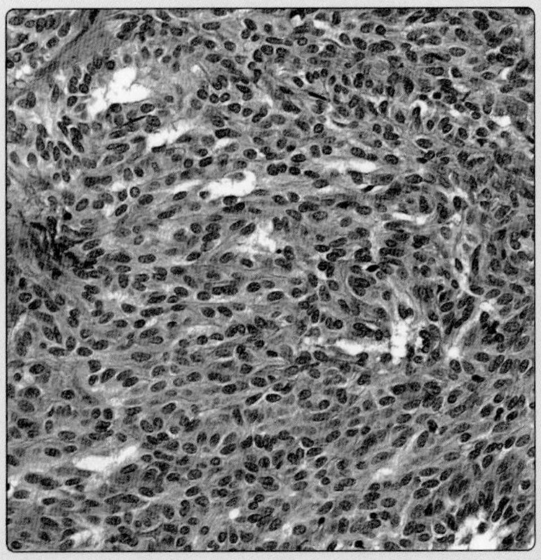

(左)可能来源于中肾管的女性附件肿瘤可能显示小而密集排列的腺管，可能为实性，中空，常常受压。小管可能分支，典型者厚度<2层细胞。(右)可能来源于中肾管的女性附件肿瘤实性区域的细胞可能有些梭形。核典型者为卵圆形，略呈梭形，伴有均匀分布的染色质和细小的核仁，而胞质淡染，有时呈空泡状

术语

缩略语

- 可能来源于中肾管的女性附件肿瘤(female adnexal tumor of probable wolffian origin,FATPWO)

定义

- 来源于中肾管(Wolffian)残余的肿瘤,最常发生在阔韧带

临床问题

流行病学

- 发病率
  - 罕见
- 年龄
  - 广泛(平均 50 岁)

部位

- 阔韧带>卵巢>腹膜后

表现

- 无症状(多达 50%)
- 腹痛或饱胀感
- 阴道出血(罕见)

治疗

- 切除
- 如果为恶性(罕见),顺铂化疗和放疗

预后

- 多数患者良好
  - 认为具有低度恶性潜能
  - 可能发生腹膜播散或>5 年复发
- 如果包膜浸润、细胞丰富、细胞多形性或核分裂象增加则复发危险增加

大体所见

一般特征

- 单侧性肿块
  - 可能有蒂,依附于输卵管、输卵管系膜、阔韧带
  - 可能在阔韧带内
  - 其他少见的部位:卵巢门和输卵管之间
- 圆形或圆顶形
- 切面实性,灰白色到棕黄色
- ±小囊肿(罕见)
- 出血或坏死罕见

大小

- 范围广泛(平均 6cm;大至 25cm)

显微镜下所见

组织学特征

- 无包膜
- 三种形态结构混合
  - 实性
  - 密集排列的腺管
    - 细长,分支,吻合和弯曲
    - 开放或实性
    - 受压(厚度<2 层细胞)
  - 筛样
    - 肾小球样表现(罕见)
- ±腺管和囊肿内嗜酸性分泌物
- 典型者间质稀少(细的胶原网),但可有明显透明质酸化(形成结节状表现)

细胞学特征

- 卵圆形到梭形细胞,如果弥漫性
- 立方细胞,如果腺管或囊肿
- 扁平细胞,如果囊肿
- 少量淡染颗粒到嗜酸性空泡状胞质
  - 空泡状胞质主要见于实性区
- 小,圆形到卵圆形,常常淡染的细胞核,染色质细,核仁不明显
  - 核无极性,如果为腺管
  - 核沟罕见
- 核分裂象罕见
- 如果为恶性,可见细胞非典型性和核分裂象增加

辅助实验

免疫组织化学

- calretinin 和 CD10(原书误为 D10)阳性
- inhibin 阳性(典型者为片状弱阳性)
- cytokeratin(CK7 和 CK19;局灶阳性,88%)、EMA(20%)阳性
- AR>>PR 和 ER 阳性
- pax-8、pax2、GATA3 典型者阴性(伴有少数例外)
- CEA、CK20、SF1 阴性

遗传学检测

- 没有经常发生的分子改变

鉴别诊断

子宫内膜样腺癌

- 子宫内膜异位症或腺纤维瘤(如果为卵巢)
- 典型者位于腔内(如果为输卵管)

- 腔内和/或细胞内黏液,鳞状上皮化生
- 结构完整的腺体结构
- CK7、EMA(弥漫性)和 pax-8 阳性

卵巢 Sertoli 细胞肿瘤

- 激素表现
- 结构完整的腺管结构
- 纤维瘤性背景
- inhibin、WT1 和 SF1 弥漫阳性
- *DICER1* 突变

卵巢粒层细胞瘤

- 激素表现
- 其他典型的结构形态和纤维卵泡膜背景
- 突出的纵行核沟
- inhibin、WT1 和 SF1 弥漫阳性
- *FOXL2* 突变

恶性间皮瘤

- 常见腹水和多灶性分布
- 乳头状结构
- 细胞学非典型性
- 砂粒体钙化
- D2-40 阳性,BAP1 缺失(约 50%)
- 复杂的核型

诊断注意事项

病理诊断要点

- 输卵管 FATPWO 常常误诊为子宫内膜样腺癌;然而,位于输卵管周围软组织是有助于鉴别诊断的特征
- 细胞学非典型性和核分裂象不一定代表侵袭性行为
- GATA3 局灶阳性(<30% 的细胞)可能发生在子宫内膜和卵巢癌,两者与 FATPWO 有重叠
- 与 FATPWO 不同,认为卵巢网是由中肾管衍化而来,pax-8 弥漫强阳性,而 pax-2 和 GATA3 阴性

部分参考文献

1. Hong S et al: Malignant female adnexal tumor of probable wolffian origin: case report and literature review. Int J Gynecol Pathol. ePub, 2017
2. Howitt BE et al: Mesonephric proliferations of the female genital tract. Pathology. 50(2):141-150, 2017
3. Goyal A et al: Value of PAX-8 and SF-1 immunohistochemistry in the distinction between female adnexal tumor of probable wolffian origin and its mimics. Int J Gynecol Pathol. 35(2):167-75, 2015
4. Howitt BE et al: GATA3 Is a sensitive and specific marker of benign and malignant mesonephric lesions in the lower female genital tract. Am J Surg Pathol. 39(10):1411-9, 2015
5. Mirkovic J et al: Targeted genomic profiling reveals recurrent KRAS mutations and gain of chromosome 1q in mesonephric carcinomas of the female genital tract. Mod Pathol. 28(11):1504-14, 2015
6. Miettinen M et al: GATA3: a multispecific but potentially useful marker in surgical pathology: a systematic analysis of 2500 epithelial and nonepithelial tumors. Am J Surg Pathol. 38(1):13-22, 2014
7. Czernobilsky B et al: Granulosa cell tumor of the broad ligament: report of a case with emphasis on the differential diagnosis with female adnexal tumor of probable Wolffian origin. Int J Surg Pathol. 19(6):783-6, 2011
8. Syriac S et al: Female adnexal tumor of probable Wolffian origin (FATWO) with recurrence 3 years postsurgery. Int J Gynecol Pathol. 30(3):231-5, 2011
9. Heatley MK: Is female adnexal tumour of probable wolffian origin a benign lesion? A systematic review of the English literature. Pathology. 41(7):645-8, 2009
10. Fanghong Li et al: Wolffian tumor of the ovary with a prominent spindle cell component: report of a case with brief discussion of unusual problems in differential diagnosis, and literature review. Int J Surg Pathol. 16(2):222-5, 2008
11. Deen S et al: Malignant female adnexal tumors of probable Wolffian origin. Int J Gynecol Pathol. 26(4):383-6, 2007
12. Sivridis E et al: Malignant female adnexal tumour of probable Wolffian origin: criteria of malignancy. Histopathology. 46(6):716-8, 2005
13. Fukunaga M et al: Endometrioid carcinoma of the fallopian tube resembling a female adnexal tumor of probable wolffian origin. Adv Anat Pathol. 11(5):269-72, 2004
14. Devouassoux-Shisheboran M et al: Wolffian adnexal tumor, so-called female adnexal tumor of probable Wolffian origin (FATWO): immunohistochemical evidence in support of a Wolffian origin. Hum Pathol. 30(7):856-63, 1999
15. Kommoss F et al: Inhibin expression in ovarian tumors and tumor-like lesions: an immunohistochemical study. Mod Pathol. 11(7):656-64, 1998
16. Navani SS et al: Endometrioid carcinoma of the fallopian tube: a clinicopathologic analysis of 26 cases. Gynecol Oncol. 63(3):371-8, 1996
17. Tornos C et al: Endometrioid carcinoma of the ovary with a prominent spindle-cell component, a source of diagnostic confusion. A report of 14 cases. Am J Surg Pathol. 19(12):1343-53, 1995
18. Daya D: Malignant female adnexal tumor of probable wolffian origin with review of the literature. Arch Pathol Lab Med. 118(3):310-2, 1994
19. Daya D et al: Endometrioid carcinoma of the fallopian tube resembling an adnexal tumor of probable wolffian origin: a report of six cases. Int J Gynecol Pathol. 11(2):122-30, 1992
20. Young RH et al: Ovarian tumors of probable wolffian origin. A report of 11 cases. Am J Surg Pathol. 7(2):125-35, 1983
21. Taxy JB et al: Female adnexal tumor of probable Wolffian origin: evidence of a low grade malignancy. Cancer. 37(5):2349-54, 1976
22. Kariminejad MH et al: Female adnexal tumor of probable Wolffian origin. A distinctive pathologic entity. Cancer. 31(3):671-7, 1973

明显的实性结构

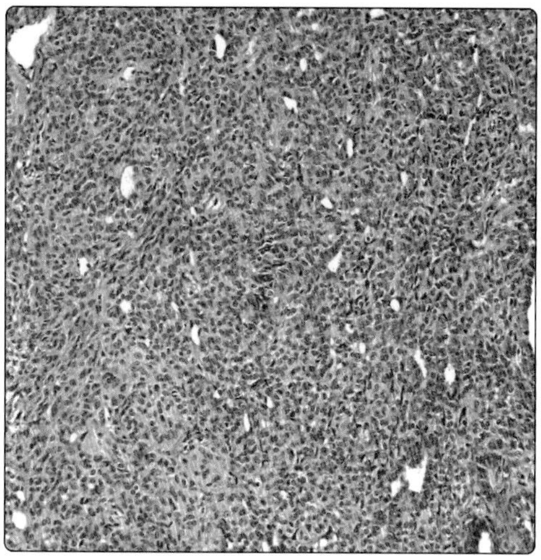

明显的管状结构

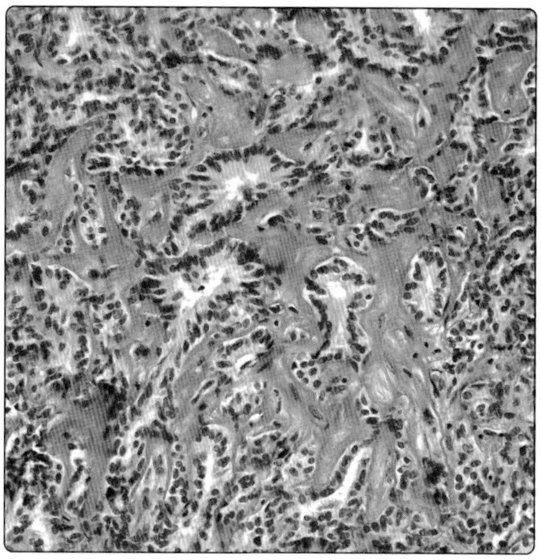

（左）FATPWO 肿瘤细胞明显的实性生长，可能与粒层细胞瘤混淆，特别是当发生在卵巢时。（右）如果出现丰富的间质，且肿瘤细胞伴有明显的腺管结构，FATPWO 可能非常类似于 Sertoli 细胞肿瘤，特别是当肿瘤位于卵巢中心时。重要的是要记住，这些肿瘤 inhibin 可能局灶阳性

假子宫内膜样结构

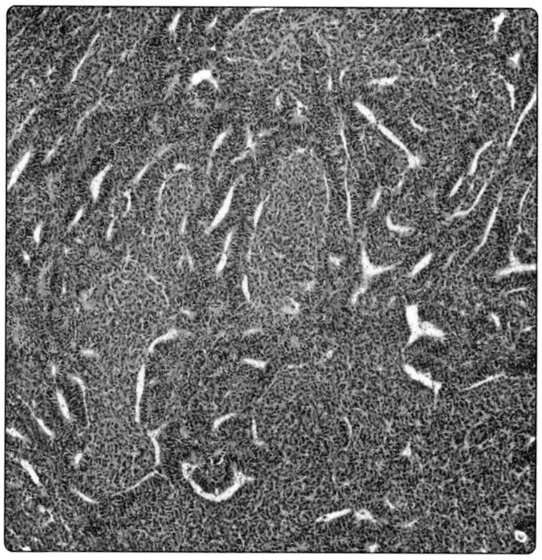

子宫内膜样腺癌类似于 FATPWO

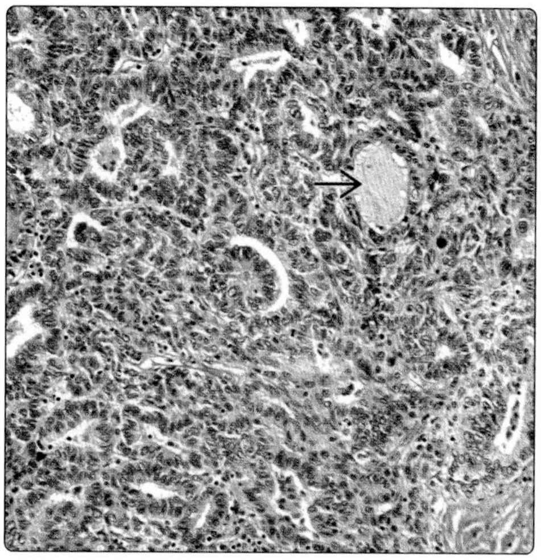

（左）某些 FATPWO 可能有较大的腺体结构，类似于子宫内膜样癌，少数可能显示肾小球样表现。（右）部分子宫内膜样腺癌非常类似于 FATPWO。通过发现腔内蓝色黏液→和鳞状化生可与后者鉴别

inhibin 成片状阳性染色

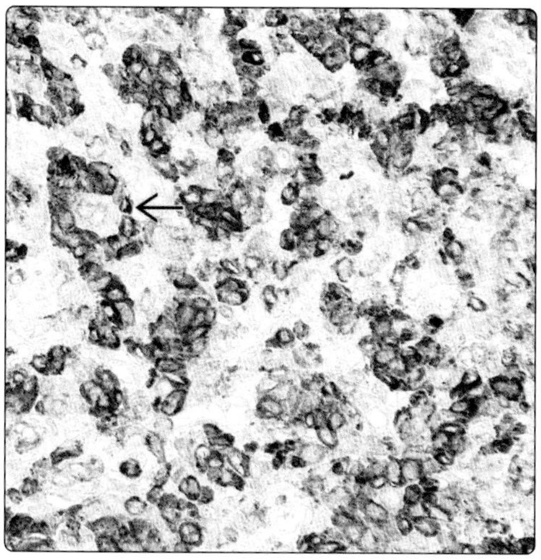

腺腔 CD10 阳性

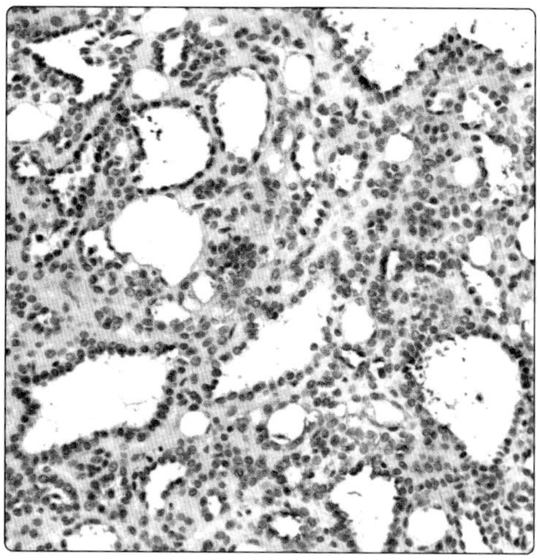

（左）70% 以上的 FATPWO 呈 inhibin 染色阳性→，虽然典型的为片块状弱阳性，这无助于与 Sertoli-Leydig 细胞肿瘤和粒层细胞瘤的鉴别诊断。（右）FATPWO 通常 CD10 染色阳性，伴有腺腔染色模式，虽然不同部位染色可能不同

第 8 节 浆液性交界性肿瘤

要 点

术语

- 形态学表现介于浆液性囊腺瘤和癌之间的浆液性肿瘤,恶性潜能不能确定

临床问题

- 罕见
- 22~83 岁(平均 42 岁)
- 表现:偶然发现;盆腔疼痛±腹水;腹胀
- 伞端最常见

大体表现

- 腔内多发性,质软,乳头或结节状赘生物
- 大小不同

显微镜下所见

- 分级乳头状结构,伴有分离的小乳头、微乳头,簇生或出芽
- 柱状/立方和嗜酸性细胞,后者伴有末端棒状结构和纤毛
  - 低级别核
  - 核分裂象罕见
- 无间质浸润
- 常见管腔和黏膜输卵管结石(砂粒性钙化)
- 输卵管积水(约 40%)

辅助实验

- pax-8、WT1、ER、PR 阳性
- calretinin、p16 片状阳性;D2-40 阴性
- 野生型 p53

首要的鉴别诊断

- 恶性间皮瘤,上皮型
- 低级别浆液性癌
- 上皮增生

分级分支乳头

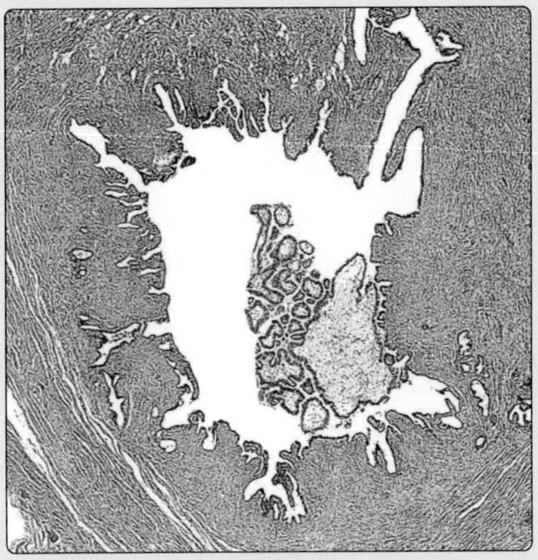

柱状和纤毛细胞,伴有低级别核

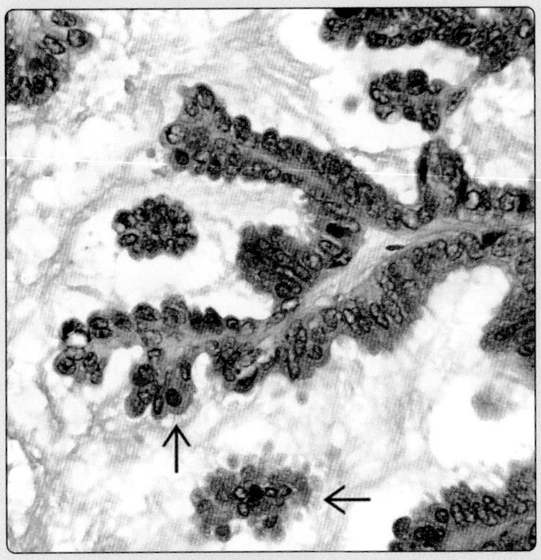

(左) 输卵管浆液性交界性肿瘤少见,类似于卵巢或腹膜同名肿瘤的形态,具有复杂的分级分支结构,多发生在输卵管伞端。**(右)** 浆液性交界性肿瘤呈分支乳头改变,被覆立方到柱状细胞,伴有低级别核。可见明显的纤毛⊟

乳头状增生

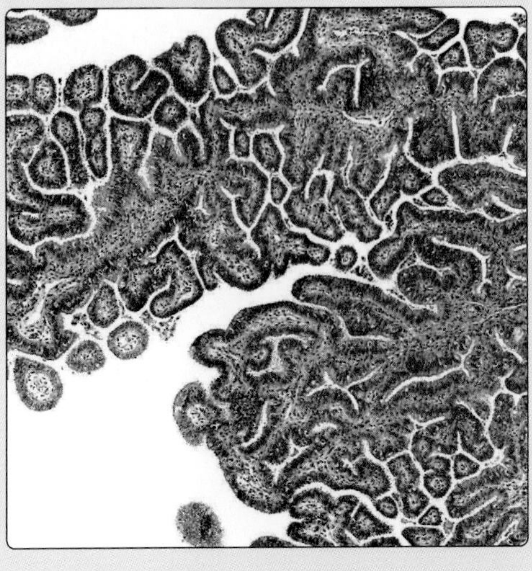

良性上皮增生

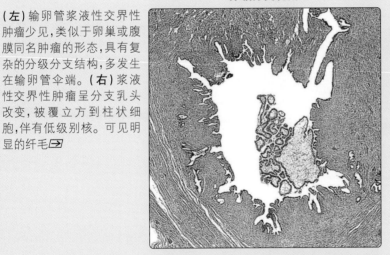

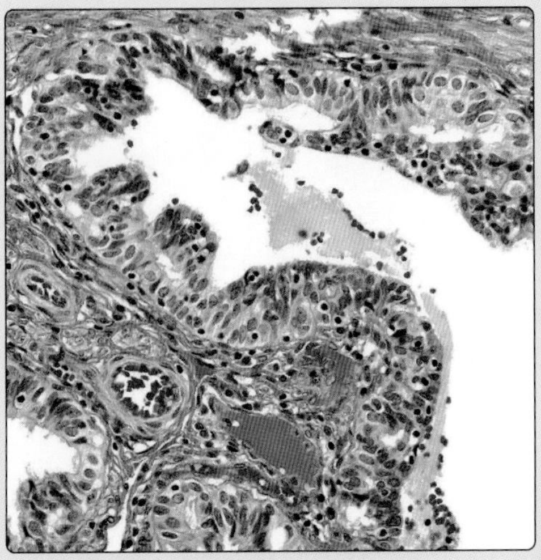

(左) 输卵管乳头状增生推测是输卵管、卵巢、腹膜低级别浆液性交界性肿瘤的前体病变,但尚无共识。**(右)** 输卵管良性上皮增生可能类似于肿瘤性病变;然而,病变常常为弥漫性,多数为纤毛细胞。结构有些复杂,伴有相对厚的黏膜,但缺乏纤维血管轴心

术语

缩略语

- 浆液性交界性肿瘤(serous borderline tumor,SBT)

同义词

- 不能确定恶性潜能的浆液性肿瘤
- 低级别浆液性肿瘤

定义

- 形态学表现介于浆液性囊腺瘤和浆液性癌之间的肿瘤,恶性潜能不能确定

病因/发病机制

肿瘤性转化

- 可能来自输卵管乳头状增生

临床问题

流行病学

- 发病率
  - 罕见
- 年龄
  - 22~83 岁(平均 42 岁)

部位

- 伞端较常见

表现

- 偶尔发现
- 腹胀或盆腔疼痛±腹水
- 巴氏涂片异常

治疗

- 输卵管切除±卵巢切除(如果不要求生育)±分期活检
- 双侧输卵管卵巢切除+子宫切除+分期活检

预后

- 取决于分期
- 取决于种植类型(浸润性种植预后不良)

大体所见

一般特征

- 输卵管腔内多发性,质软,乳头状或结节状赘生物

大小

- 范围广泛

显微镜下所见

组织学特征

- 分级乳头状结构
- 分离的小乳头、微乳头,簇生或出芽
- 无间质浸润
- 常见管腔和黏膜输卵管结石(砂粒性钙化)
- ±非浸润性输卵管上皮乳头簇生
- 输卵管积水(约 40%)

细胞学特征

- 柱状/立方和嗜酸性细胞,后者伴有末端棒状结构和纤毛,
- 低级别核,核分裂象罕见

辅助实验

免疫组织化学

- pax-8、WT1、ER、PR 阳性
- calretinin、p16 片状阳性
- D2-40 阴性
- 野生型 p53

鉴别诊断

恶性间皮瘤,上皮型

- 广泛累及腹膜
- 缺乏明显的细胞出芽
- D2-40 阳性;ER 阴性
- 电子显微镜检查见微绒毛

低级别浆液性癌

- 融合性乳头状结构
- 间质浸润
- 较明显的细胞非典型性和突出的核仁

上皮增生

- 不形成肿块
- 缺乏纤维血管轴心

诊断注意事项

病理诊断要点

- 可能是腹膜或卵巢低级别浆液性肿瘤的来源,但无临床意义
- 巴氏涂片见到砂粒体伴有低级别浆液型上皮应该立即评估上生殖道,包括输卵管,以除外浆液性交界性肿瘤

部分参考文献

1. Wolsky RJ et al: Mucosal proliferations in completely examined fallopian tubes accompanying ovarian low-grade serous tumors: neoplastic precursor lesions or normal variants of benign mucosa? Int J Gynecol Pathol. 37(3):262-274, 2017
2. Choi SM et al: Serous borderline tumor of the fallopian tube. Obstet Gynecol Sci. 57(4):334-7, 2014
3. Vang R et al: Fallopian tube precursors of ovarian low- and high-grade serous neoplasms. Histopathology. 62(1):44-58, 2013
4. Kurman RJ et al: Papillary tubal hyperplasia: the putative precursor of ovarian atypical proliferative (borderline) serous tumors, noninvasive implants, and endosalpingiosis. Am J Surg Pathol. 35(11):1605-14, 2011
5. Laury AR et al: Fallopian tube correlates of ovarian serous borderline tumors. Am J Surg Pathol. 35(12):1759-65, 2011
6. Villella JA et al: Tumors of low malignant potential arising in the fallopian tube: case reports. Eur J Gynaecol Oncol. 26(3):327-9, 2005
7. Seidman JD et al: Salpingitis, salpingoliths, and serous tumors of the ovaries: is there a connection? Int J Gynecol Pathol. 21(2):101-7, 2002
8. Kayaalp E et al: Serous tumor of low malignant potential of the fallopian tube. Int J Gynecol Pathol. 19(4):398-400, 2000
9. Alvarado-Cabrero I et al: Tumors of the fimbriated end of the fallopian tube: a clinicopathologic analysis of 20 cases, including nine carcinomas. Int J Gynecol Pathol. 16(3):189-96, 1997
10. Robey SS et al: Epithelial hyperplasia of the fallopian tube. Its association with serous borderline tumors of the ovary. Int J Gynecol Pathol. 8(3):214-20, 1989

要　点

术语

- 浆液性输卵管上皮内癌（STIC）：输卵管“扁平”非浸润性上皮恶性肿瘤显示输卵管（浆液）型分化
- 高级别浆液性癌：输卵管上皮恶性肿瘤，显示输卵管（浆液）型分化，伴有外生性或浸润性成分

病因/发病机制

- 遗传性因素：*BRCA1* 或 *BRCA2*，DNA 错配修复基因，*TP53*
- 获得性突变：*TP53*、*PAX2*、*FOXO3A*、*PTEN*

显微镜下所见

- STIC
  - 单层或多层（3~4 层）上皮±剥脱
  - 立方到柱状细胞，细胞核增大，圆形到不规则形核，极性消失，不同的核分裂象
  - 没有固有层浸润
- 高级别浆液性癌
  - 分级分支状乳头，伴有细胞复层和实性区，常常伴有筛样间隙
  - 可见浸润固有层或肌层
  - 明显的核的多形性，核分裂活跃

辅助实验

- STIC
  - p53 弥漫阳性或阴性（无效突变）
  - MIB-1 指数不定，但典型者>40%
- 高级别浆液性癌
  - CK7、EMA、WT1、BER-EP4、pax-8、p16 阳性
  - p53 弥漫阳性或阴性（无效突变）
  - MIB-1 指数不定，但典型者高

首要的鉴别诊断

- p53 信号（vs. STIC）
- 黏膜内转移（vs. STIC）
- 假癌性增生

输卵管香肠样肿胀，继发于伞端融合（浆液性癌）

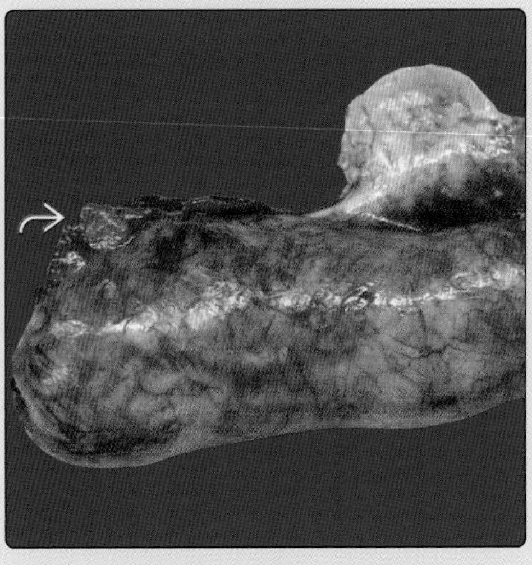

肿块（浆液性癌）造成伞端部分或完全阻塞

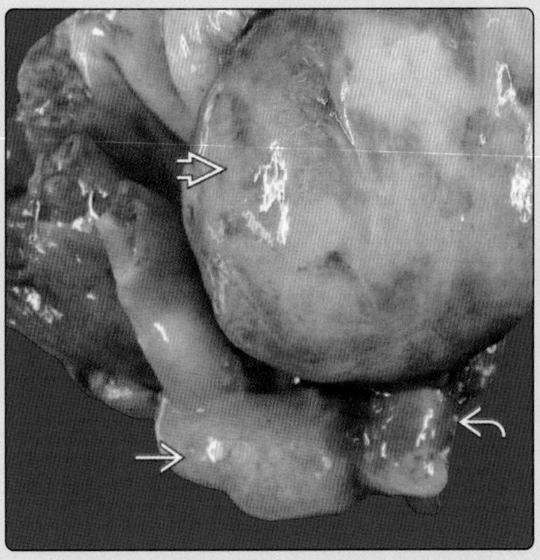

（左）少数原发性浆液性癌局限于输卵管，某些肿瘤可能形成香肠样肿胀，继发于伞端融合和近端扩张。可见残留闭塞的伞端➩。（右）某些输卵管原发性浆液性癌的特征是大的肿块➩依附到伞端➩。注意输卵管近端有些轻微的扩张➩

高级别细胞学特征，核分裂活跃

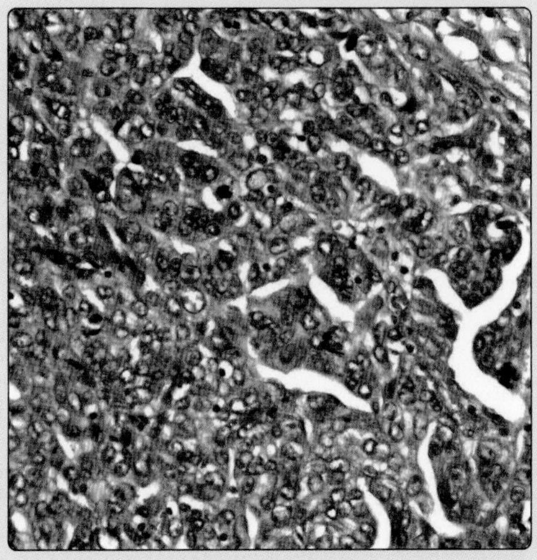

略呈分层，深染和非黏附性上皮，伴有极性丧失（STIC）

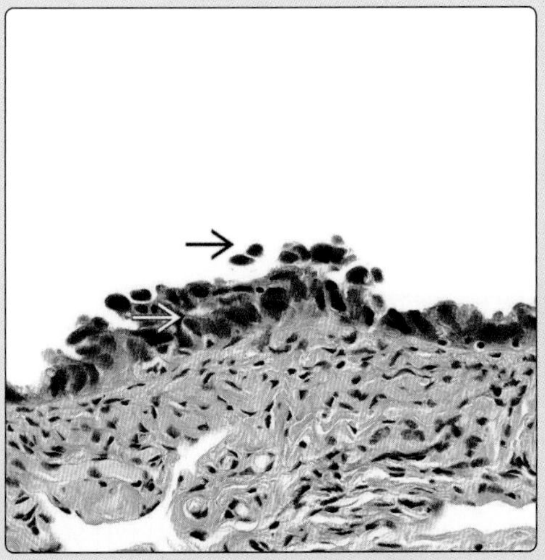

（左）输卵管浆液性癌的肿瘤细胞显示明显多形性的核，伴有突出的核仁。注意活跃的核分裂，包括不典型核分裂象。（右）STIC 出现多层上皮，由于伴有剥落➩和上皮内断裂线➩，常常有增厚的表现。注意核深染，挤压，极性丧失，后者是关键的特征

术语

缩略语

- 浆液性输卵管上皮内癌（serous tubal intraepithelial carcinoma，STIC）

同义词

- 乳头状浆液性癌
- 乳头状浆液性腺癌

定义

- STIC：输卵管"扁平"非浸润性上皮恶性肿瘤，显示输卵管（浆液）型分化
- 高级别浆液性癌：输卵管上皮恶性肿瘤显示输卵管（浆液）型分化，伴有外生性或浸润性成分

病因/发病机制

肿瘤性转化

- 由分泌细胞过度生长（SCOUT）而来
  - SCOUT 伴有 *TP53* 突变=p53 信号
- 其他的遗传性杂合，进展为 STIC
  - STIC 和邻近的 p53 信号常常伴有同样的 *TP53* 突变

遗传性因素

- 遗传性因素（可能"发起"和/或"驱动"突变）
  - *BRCA1*（17q21）和 *BRCA2*（13q12.3）：肿瘤抑制基因参与 DNA 修复和转录调节
  - *MSH2*、*MSH6*、*MLH1*、*PMS2*（Lynch 综合征）：DNA 错配修复蛋白
  - *TP53*（Li-Fraumeni 综合征）：肿瘤抑制基因参与 DNA 修复、细胞周期调节和凋亡起始
- 肿瘤抑制基因获得性突变
  - *TP53*：突变发生在>90% 输卵管浆液性癌和几乎所有的 STIC
  - *PAX2*：转录调节改变发生在约 75% 的浆液性癌
  - *FOXO3A*：多达 90% 盆腔浆液性癌 mRNA 和蛋白水平明显抑制或丢失
  - *PTEN*：细胞周期调节伴有磷酸酶活化，在约 12% 的浆液性癌有改变

临床问题

流行病学

- 发病率
  - STIC：5%～10% 采取降低风险的手术，<1% 具有普通风险的妇女
  - 浆液性癌：难以评估，因为有关来源部位尚有争论
    - 恶性肿瘤最常见于 70～79 岁（当考虑来源于卵巢和/或输卵管时）
- 年龄
  - 绝经后妇女
    - STIC：54 岁（平均）
    - 浆液性癌：57 岁（平均）
  - BRCA 阳性患者较年轻
- 遗传因素
  - 伴有 *BRCA1* 种系突变的患者终身有多达 50% 输卵管癌的危险
  - 少数伴有 Lynch 综合征和 Li-Fraumeni 综合征

部位

- 常常发生在壶腹或伞端或接近输卵管腹膜交界处
- 晚期，大的肿瘤可能累及腹膜

表现

- 下腹或盆腔疼痛
- 腹部或附件肿块
  - 输卵管积水外溢（<5% 的患者）
    - 盆腔疼痛，水样排液，附件肿块
- 腹水
- 阴道出血（如果同时有子宫内膜浆液性癌）
- 巴氏涂片异常
- 无症状（在降低危险的输卵管卵巢切除术时发现 STIC）

实验室检查

- 没有可靠的实验室筛查实验
- 诊断时 CA125 常常升高
  - CA125 较低与疾病分期相对较低有关
  - 监测治疗反应和复发敏感的标志物

疾病自然史

- STIC：资料仍在调查之中
  - 在 *BRCA1*/*BRCA2* 突变的妇女盆腔复发危险低（3%～5%）
- 浆液性癌：最初诊断输卵管外疾病（67%）
  - 下降转移到卵巢表面或子宫内膜
    - 可能播散到对侧附件，没有累及腹膜
  - 细胞脱落，伴有腹膜和网膜转移
  - 淋巴血管播散少见

治疗

- STIC
  - 子宫切除（如果没有切除）+腹腔冲洗±分期活检
  - 观察或化疗（如果局部浸润，冲洗液阳性，或者局灶/远处播散）
  - 如果尚不清楚是否有高危险遗传敏感性，建议遗传学咨询
- 高级别浆液性癌
  - 全子宫切除，双侧输卵管卵巢切除，网膜切除，淋巴结切除+肿瘤完全切除（完全手术细胞减灭）
  - 新辅助和/或辅助化疗
    - 未分期或Ⅰ期：单一顺铂化疗
    - Ⅱ期或Ⅱ期以上：联合顺铂化疗

预后

- STIC(取决于患者 *BRCA1/BRCA2* 突变)
  - 复发率:<10%,如果无浸润或局部播散
  - 治疗后复发率:17%~47%,如果浸润±局部播散
- 浆液性癌
  - 差(取决于最初诊断时的分期)
    - 5 年生存率: Ⅰ期=73%, Ⅱ期=37%, Ⅲ期=29%, Ⅳ期=12%
    - 分期主要是根据浸润输卵管壁的深度
  - 预后不良的其他因素
    - 最初诊断时 CA125 升高
    - 术中肿瘤破裂
    - 累及伞端,即使缺乏浸润
  - 如果伞端融合,预后较好

大体所见

一般特征

- STIC
  - 大体不明显
- 高级别浆液性癌
  - 常常累及输卵管壶腹或伞端,表现为质脆或质韧的结节或肿块,切面棕色/粉色/白色
  - 内生性、外生性或无蒂
    - 内生性,乳头结构常常明显
  - 输卵管或伞端粘连引起输卵管腔闭塞,伴有局灶或弥漫性扩张(香肠样肿胀)
  - 常见坏死和出血
  - 囊性结构罕见

大小

- 不同(微小到大的肿块)

显微镜下所见

组织学特征

- STIC
  - 单层到多层(3 层或 4 层)上皮±上皮脱落
  - 上皮内裂缝,但无外生性结构
  - 无固有层浸润
  - 可能接近或与浸润性浆液性癌连续
  - 伴有 SCOUT
    - 良性腺管上皮片段,主要由分泌细胞组成
    - p53 信号:SCOUT 伴有 p53 克隆改变,也常有 pax-2 改变
- 高级别浆液性癌
  - 分级分支乳头伴有细胞复层和明显的实性结构区,常常伴有裂隙样间隙
  - 浸润固有层或肌层,伴有轻度到显著的纤维组织增生性间质反应
  - 鞋钉样和透明细胞
  - 常见砂粒体性钙化
  - 明显的坏死和出血
  - 可见淋巴血管浸润
  - 脱落的细胞,漂浮在管腔中
  - 如果从前有新辅助化疗,可见明显的纤维化,砂粒体性钙化,内嵌的肿瘤细胞少
- 对于新辅助化疗的反应
  - 残留存活的肿瘤,伴有不同的纤维化,成片的组织细胞和钙化(计数方法没有广泛应用)

细胞学特征

- STIC
  - 立方到柱状细胞,典型者伴有均一增大的圆形到不规则形细胞核
    - 可见核挤压
    - 核仁常常明显
    - 可见核深染
  - 细胞极性丧失
  - 缺乏纤毛
  - 核分裂活性不定
- 高级别浆液性癌
  - 明显的核的多形性,包括具有显著核仁的瘤巨细胞
  - 核分裂活跃,伴有不典型核分裂象

辅助实验

免疫组织化学

- STIC
  - p53 弥漫阳性或阴性(无效突变)
  - MIB-1 增生指数不定,典型者>40%
  - stathmin 1 和 p16 弥漫阳性
- 高级别浆液性癌
  - CK7、EMA、WT1、BER-EP4、pax-8、p16、stathmin 1 阳性
  - p53 弥漫阳性或阴性(无效突变)
  - MIB-1 增生指数不定,但典型者高

鉴别诊断

p53 信号(vs. STIC)

- 形态学良性,典型者为分泌性输卵管上皮细胞
- MIB-1 增生指数低(散在细胞)

移行细胞化生(vs. STIC)

- 细胞均一,核卵圆形,染色质散在
- 核沟,几无核分裂活性
- p53 阴性(野生型)
- MIB-1 增生低到缺乏

分泌细胞增生(vs. STIC)

- 成簇的非纤毛细胞,没有脱落
- 无细胞非典型性或核分裂象
- MIB-1 增生指数低到缺乏

- p53 阴性（野生型）

黏膜内转移（vs. STIC）

- 来自子宫内膜、结肠或卵巢
- 常常伴有输卵管表面或卵巢表面/间质/卵巢门转移及侵犯淋巴管血管
- ±胞质内黏液
- 免疫表型取决于来源部位
  - 子宫内膜：CK7 阳性；WT1 阴性
  - 结肠：CK7、pax-8 阴性；CK20、CDX2 阳性

假癌性增生（vs. 高级别浆液性癌）

- 无肿块形成
- 缺乏实性结构
- 伴有明显的急性和慢性炎症
- 一般仅有轻度到中度核的多形性和核深染
- 核分裂象稀少，没有不典型核分裂象

高级别子宫内膜样腺癌（vs. 高级别浆液性癌）

- 结构完好的腺体；鳞状上皮分化或黏液性分化
- 伴有子宫内膜异位症
- p53 通常野生型模式（但可能弥漫阳性）

透明细胞癌（vs. 高级别浆液性癌）

- 混合其他结构形态
- 核分裂象通常少见
- HNF-1-β 阳性
- WT1、ER 阴性；p53 通常野生型

癌肉瘤（vs. 高级别浆液性癌）

- 恶性间叶性成分
- 异源性分化
- 伴有 STIC 少见

转移性乳腺癌（vs. 高级别浆液性癌）

- 临床上并不累及黏膜表面
- 细胞学非典型性通常均一，核分裂象少
- GCDFP-15、mammaglogin、GATA3 阳性；pax-8 阴性

诊断注意事项

病理诊断要点

- 降低危险性的输卵管卵巢切除术能降低来自 *BRCA1/BRCA2* 携带者卵巢癌的死亡率>80%
- 大约 8% 的来自 *BRCA1/BRCA2* 携带者的预防性降低危险输卵管卵巢切除术标本有隐匿的恶性肿瘤；多数在输卵管远端
- 还没有证实所有盆腔浆液性癌来自输卵管；因此，预防性输卵管切除不能消除发生浆液性癌的所有危险
- 大约 1% 一般危险的妇女可能具有 STIC
- 降低危险的输卵管卵巢切除标本应该完全送检进行组织学检查（SEE-FIM 方案）
  - 固定输卵管≥4 小时
  - 远端横切 2cm（伞端），纵切成 4 块
  - 每 2~3mm 横切剩余的输卵管
- 诊断输卵管 STIC 不应单单依靠特殊染色结果，形态学是金标准
- 诊断 STIC 可能具有挑战性，特别是因为 MIB-1 增生指数可能不同，而且良性输卵管黏膜上皮可能显示厚度不同，核增大和核仁
  - 诊断 STIC 最好的标准包括：核的极性丧失，核质比高，缺乏纤毛，以及 p53 染色形态符合突变
- 当评估 p53 染色证实 STIC 时，要仔细检查和对比苏木精-伊红染色形态和 p53 阳性区，因为良性表现的输卵管黏膜可能出现片段 p53 阳性（p53 信号），常常见于降低危险的输卵管卵巢切除标本
- 重要的是要记住，某些 STIC 免疫染色 p53 完全缺乏（无效突变）
  - 因此，重要的是要比较苏木精-伊红可疑的区域与 p53 染色，而不要在低倍镜下简单地扫描 p53 染色，因为容易漏掉无效病变
- 评估高级别浆液性癌，确定为输卵管原发性癌可能困难
  - 支持输卵管原发的特征：伴有 STIC，病变在输卵管黏膜，部分或整个伞端与肿块主体混合
- STIC 出现在约 50% 巨大肿瘤累及腹膜的病例（原发性腹膜癌），提示肿瘤发生在输卵管，但优先在远处增生
  - 原发性腹膜癌是独立的生物学实体，还是由微小输卵管原发肿瘤播散而来，一直存有争议

部分参考文献

1. May T et al: The prognostic value of perioperative, pre-systemic therapy CA125 levels in patients with high-grade serous ovarian cancer. Int J Gynaecol Obstet. 140(2):247-252, 2018
2. Chen F et al: Serous tubal intraepithelial carcinomas associated with high-grade serous ovarian carcinomas: a systematic review. BJOG. 124(6):872-878, 2017
3. Ducie J et al: Molecular analysis of high-grade serous ovarian carcinoma with and without associated serous tubal intra-epithelial carcinoma. Nat Commun. 8(1):990, 2017
4. Kommoss F et al: Uterine serous carcinomas frequently metastasize to the fallopian tube and can mimic serous tubal intraepithelial carcinoma. Am J Surg Pathol. 41(2):161-170, 2017
5. McCluggage WG et al: The fallopian tube origin and primary site assignment in extrauterine high-grade serous carcinoma: findings of a survey of pathologists and clinicians. Int J Gynecol Pathol. 36(3):230-239, 2017
6. Meserve EEK et al: Frequency of "incidental" serous tubal intraepithelial carcinoma (STIC) in women without a history of or genetic risk factor for high-grade serous carcinoma: A six-year study. Gynecol Oncol. 146(1):69-73, 2017
7. Patrono MG et al: Management of preinvasive lesions. Clin Obstet Gynecol. 60(4):771-779, 2017
8. Trabert B et al: Reported incidence and survival of fallopian tube carcinomas: a population-based analysis from the North American association of central cancer registries. J Natl Cancer Inst. ePub, 2017
9. Kurman RJ et al: The dualistic model of ovarian carcinogenesis: revisited, revised, and expanded. Am J Pathol. 186(4):733-47, 2016
10. Howitt BE et al: Evidence for a dualistic model of high-grade serous carcinoma: BRCA mutation status, histology, and tubal intraepithelial carcinoma. Am J Surg Pathol. 39(3):287-93, 2015
11. McDaniel AS et al: Next-generation sequencing of tubal intraepithelial carcinomas. JAMA Oncol. 1(8):1128-32, 2015
12. Soslow et al. Morphologic patterns associated with BRCA1 and BRCA2 genotype in ovarian carcinoma. Mod Pathol 25:625-636, 2012
13. Vang R et al: Validation of an algorithm for the diagnosis of serous tubal intraepithelial carcinoma. Int J Gynecol Pathol. 31(3):243-53, 2012
14. Lee Y et al: A candidate precursor to serous carcinoma that originates in the distal fallopian tube. J Pathol. 2007 Jan;211(1):26-35. Erratum in: J Pathol. 213(1):116, 2007
15. Kauff ND et al: Risk-reducing salpingo-oophorectomy in women with a BRCA1 or BRCA2 mutation. N Engl J Med. 346(21):1609-15, 2002

(左) STIC 是“扁平”的，有些仅 1~2 层细胞厚度；然而，细胞增大，外形不规则，核仁突出。注意极性丧失，彼此堆积在上方➡。(右) p53 异常可能表现为染色完全缺失，相当于基因缺失突变。重要的是记住不是所有的 STIC 显示弥漫性 p53 阳性

增大的细胞伴有明显的核仁(STIC)

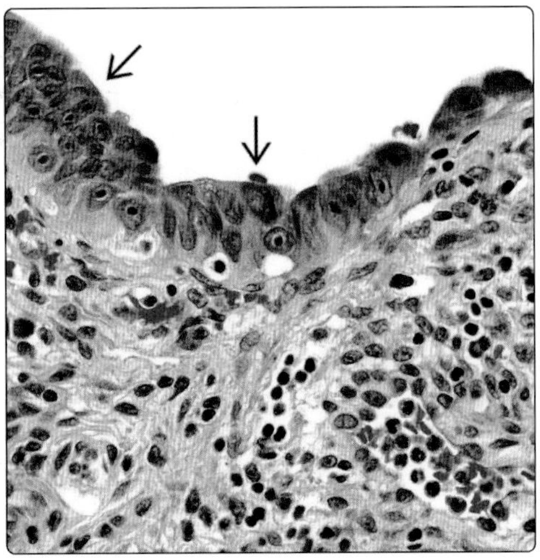

p53 染色无效模式(STIC)

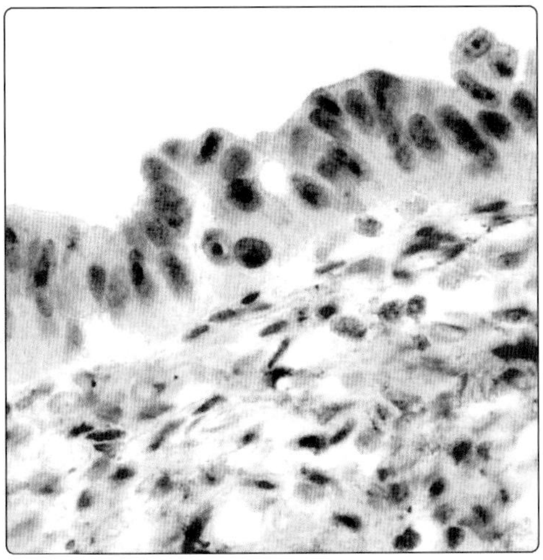

(左) STIC 可能伴有早期输卵管浆液性癌，特别是 *BRCA1/BRCA2* 突变携带者。注意小的肿瘤结节累及伞端➡。(右) 侵犯固有层可以诊断早期浆液性癌。这样的肿瘤可能局限于输卵管或在诊断时已经播散到腹膜

小的伞端肿瘤结节(浆液性癌)

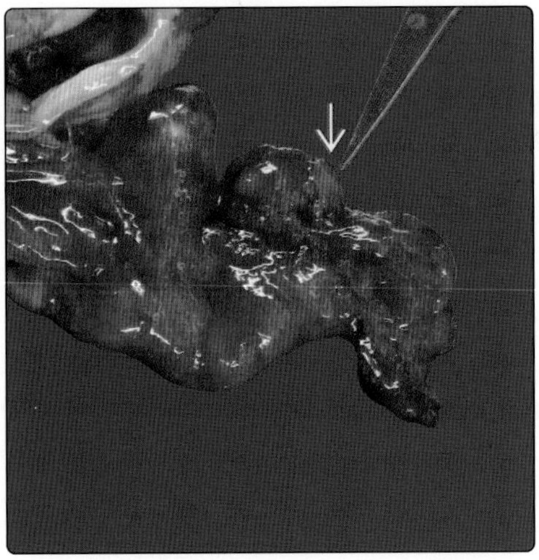

固有层早期浸润(浆液性癌)

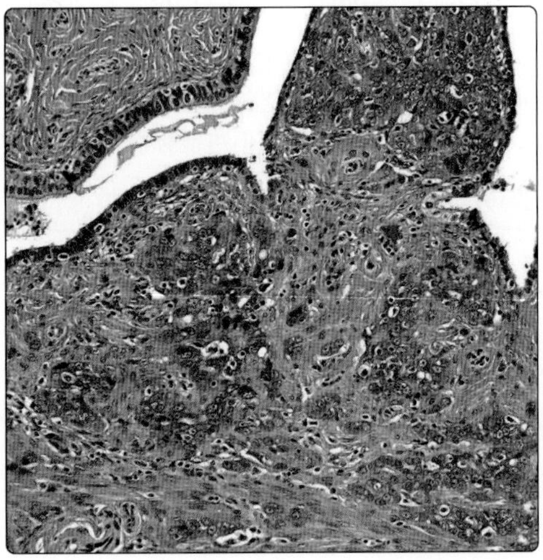

(左) 输卵管原发性高级别浆液性癌可能充满输卵管并使输卵管腔扩张，但不侵犯管壁。(右) 类似于生殖道其他部位的浆液性癌，输卵管原发性高级别浆液性癌可能显示不规则的乳头和裂隙样间隙

输卵管腔内外生性生长(浆液性癌)

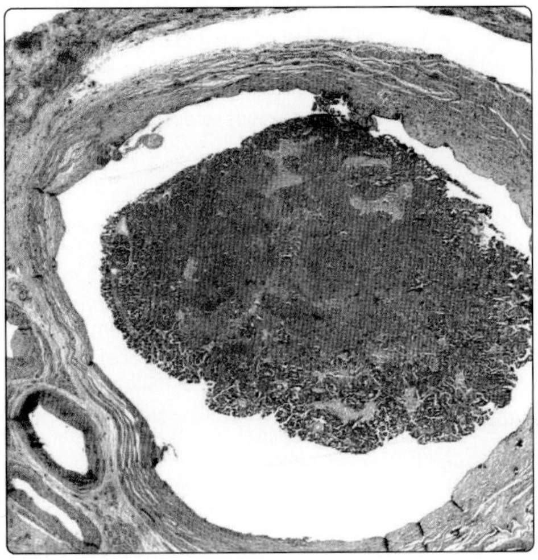

乳头伴有裂隙样间隙(浆液性癌)

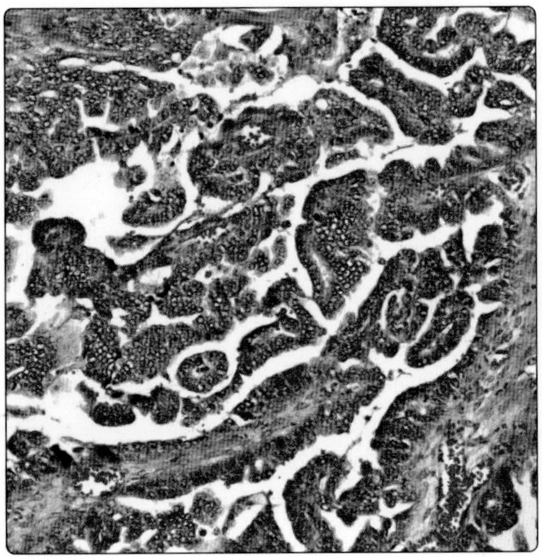

鞋钉样形态学（浆液性癌）

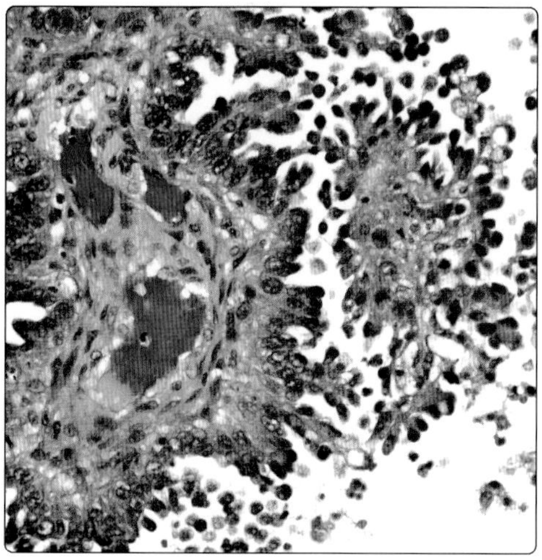

继发于乳头融合形成的实性结构和裂隙样间隙

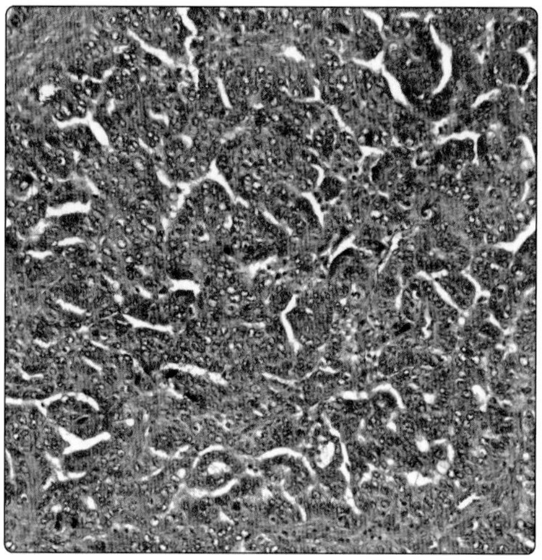

（左）输卵管原发性高级别浆液性癌可能出现明显的鞋钉样肿瘤细胞，这种表现不要误诊为透明细胞癌的成分。（右）输卵管高级别浆液性癌乳头融合导致实性结构和裂隙样间隙，后者是女性生殖道任何部位浆液性癌的特征

少见的均一的高级别细胞学（浆液性癌）

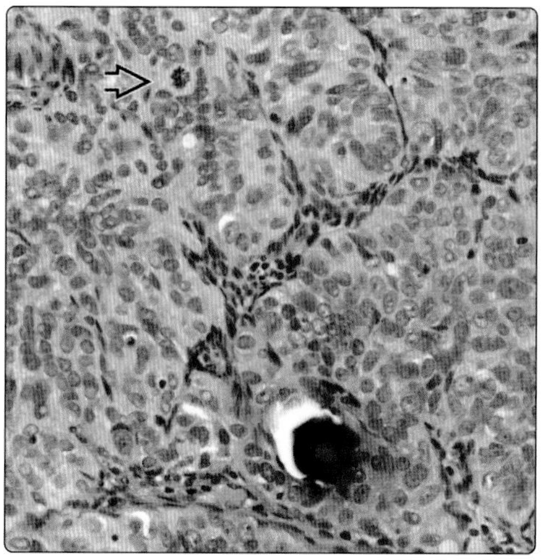

p53 弥漫强阳性（=突变）（浆液性癌）

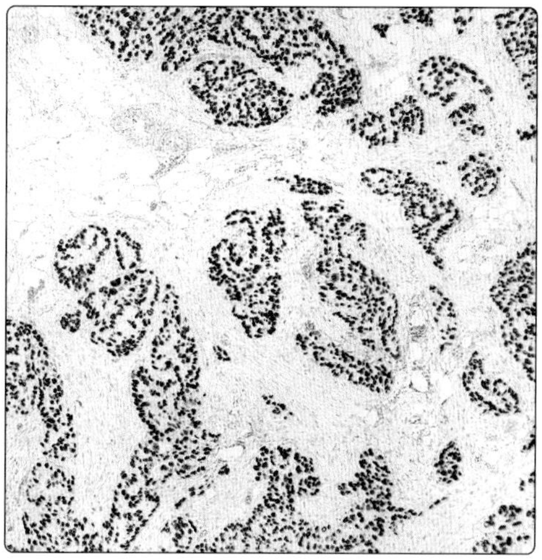

（左）与典型的浆液性癌不同，某些肿瘤显示实性成分，均一高级别细胞非典型性和相对少的核分裂象→。注意砂粒体钙化。（右）高级别浆液性癌和伴随的 STIC 常常 p53 弥漫强阳性，等同于上皮内和浸润性成分的 *TP53* 突变

广泛的淋巴管血管侵犯（浆液性癌）

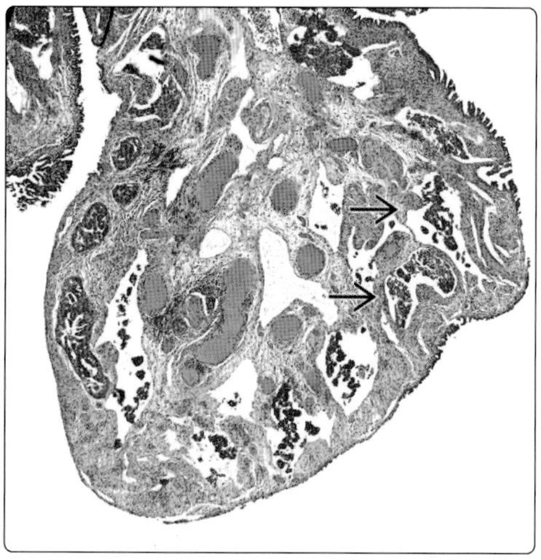

假子宫内膜样形态（浆液性癌）

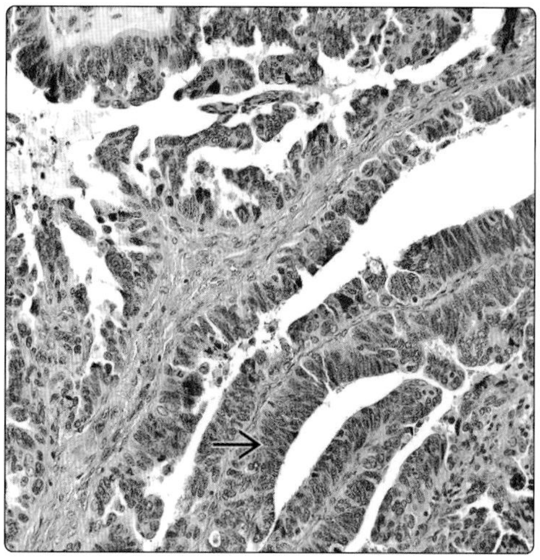

（左）浆液性癌常常通过脱落到循环的腹水中的癌细胞转移，但也可播散到腹膜和卵巢表面或子宫内膜，偶尔，淋巴管血管浸润→可能明显。（右）少数高级别浆液性癌可能显示假腺体间隙，伴有圆形和假复层细胞核，所谓的假子宫内膜样形态→。注意核的极性丧失，以及缺乏光滑的腔缘

(左) 良性上皮可能显示有一点复层结构，但核的极性保留，并有纤毛细胞与膨胀的分泌细胞群混合。**(右)** 形态学良性的连续的输卵管上皮 p53 弥漫强阳性，被命名为 p53 信号。这种表现与临床无关，但重要的是要知道，不与形态学联系会过度解释 p53 染色

p53 信号

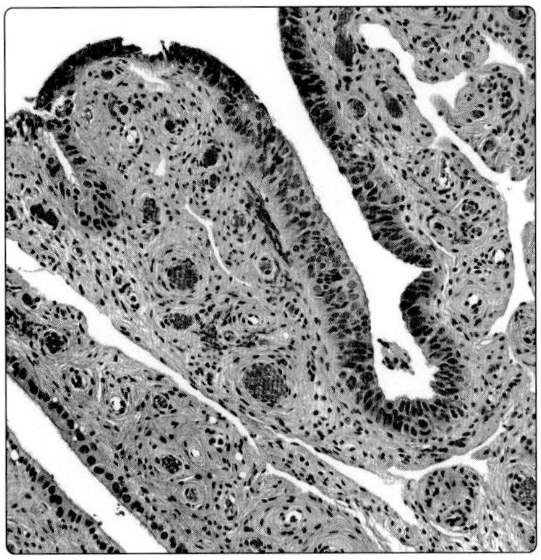

p53 信号伴有 p53 弥漫阳性

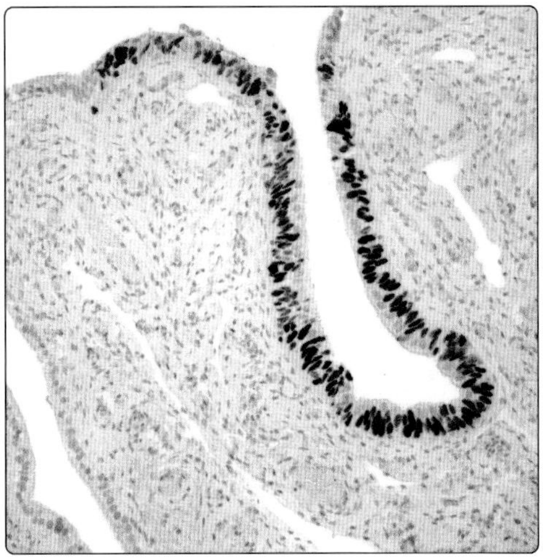

(左) 良性输卵管上皮，包括 p53 信号，当用 MIB-1 染色时可能显示不同程度的增生率。**(右)** 输卵管分泌细胞增生可能引起分泌细胞过度生长➡，常常显示成簇的细胞，但不脱落，细胞具有普通的细胞学表现，没有核分裂活性

p53 信号，伴有低而不定的增生率

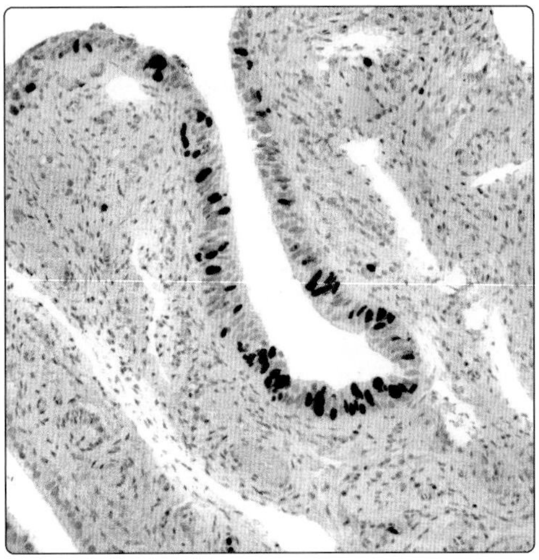

分泌细胞过度生长(SCOUT)

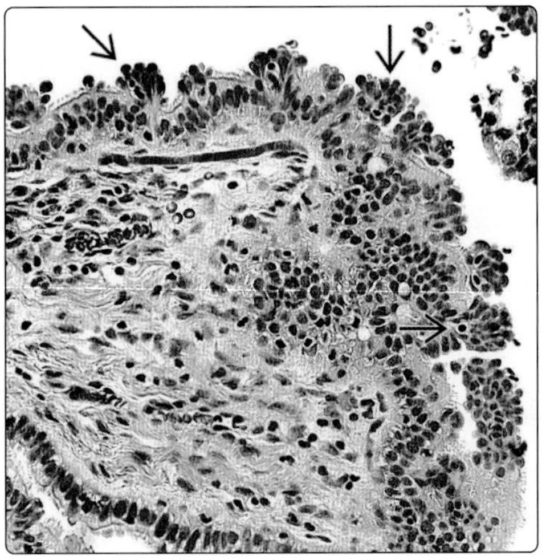

(左) 低倍镜下，输卵管➡移行细胞化生表现为上皮增厚，类似于 STIC；然而，即使在这个放大倍数下上皮也明显均匀一致。**(右)** 移行细胞化生显示均匀一致的细胞，伴有圆形到卵圆形细胞核，多数含有核沟，无核分裂活性，这有助于与 STIC 鉴别

移行细胞化生

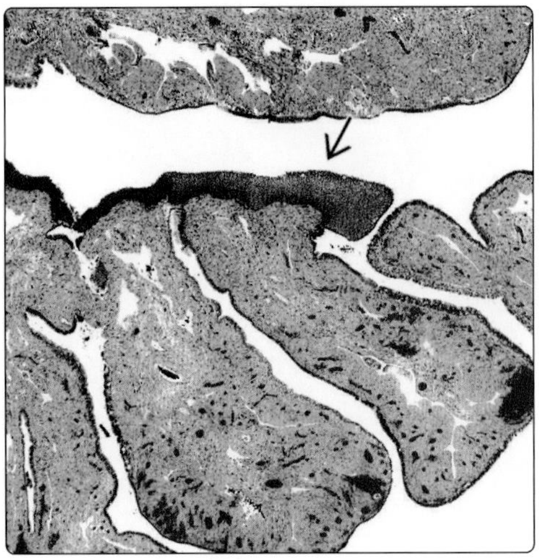

移行细胞化生伴有核沟

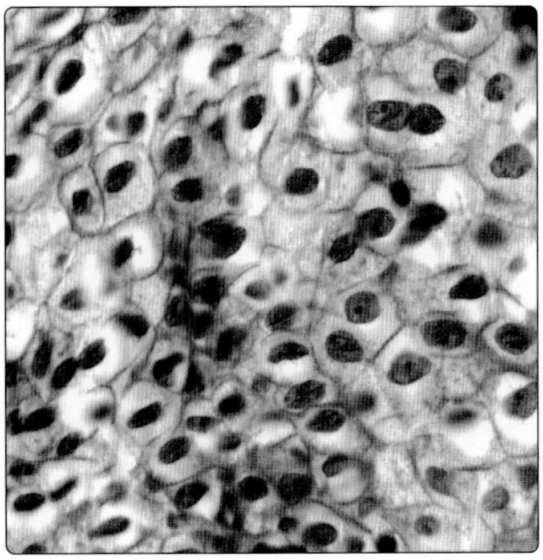

输卵管不典型增生，不能诊断 STIC

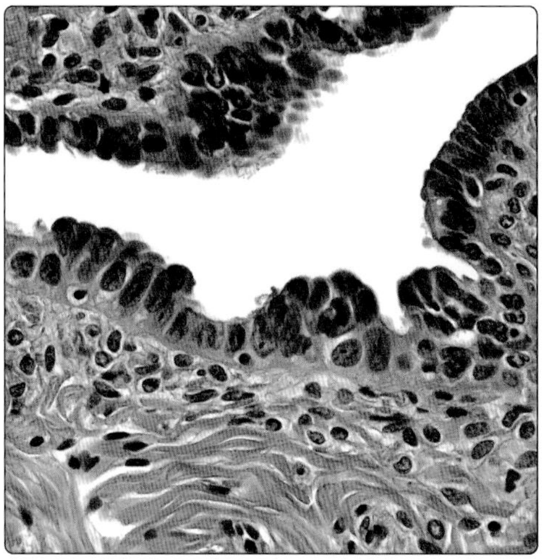

假癌性输卵管炎

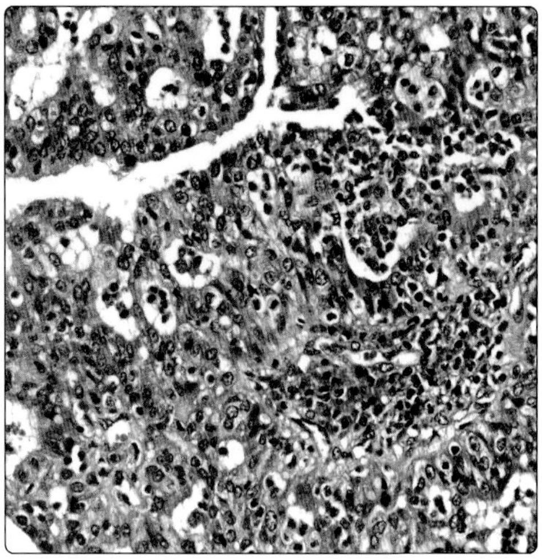

（左）输卵管上皮非典型性并不少见，特别是携带 *BRCA1/BRCA2* 的患者。诊断 STIC 必须应用严格的形态学标准，在这方面，极性保留和纤毛细胞是非常重要的。**（右）**假癌性输卵管炎可能造成复杂的上皮增生，类似于恶性肿瘤；然而，不形成肿块，缺乏实性结构，并伴有明显的急性和慢性炎症

子宫内膜样腺癌

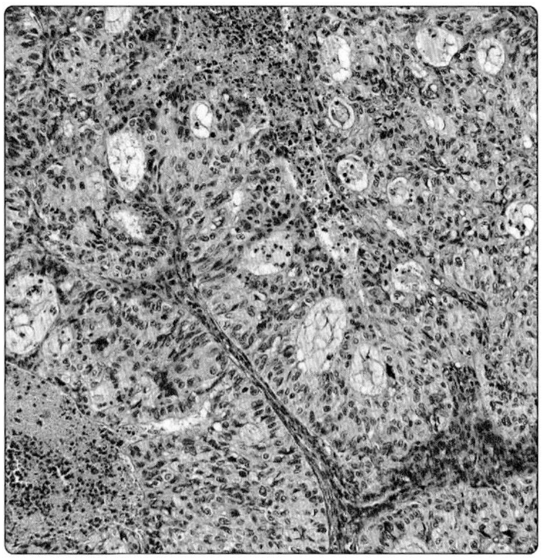

子宫内膜样腺癌的鳞状上皮分化和黏液性分化

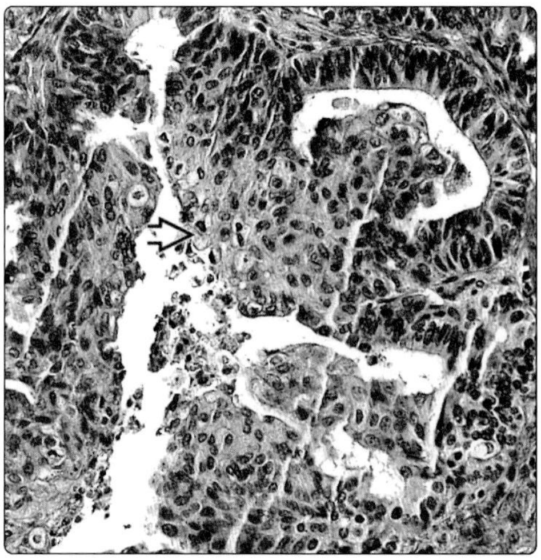

（左）典型的输卵管子宫内膜样腺癌显示结构完好的腺体，而不是裂隙样间隙。然而，如果为高级别癌，可能难以与浆液性癌鉴别。**（右）**输卵管子宫内膜样癌可见鳞状⊡或黏液样分化区域，这是与高级别浆液性癌鉴别的有用线索。子宫内膜样癌与 STIC 也无关联

转移性乳腺小叶癌

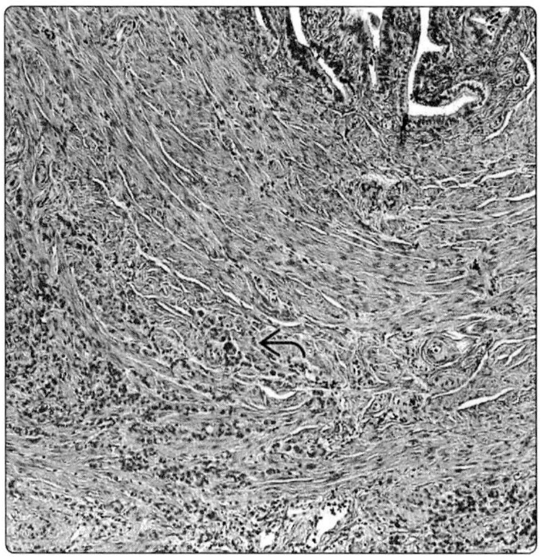

转移性乳腺导管癌

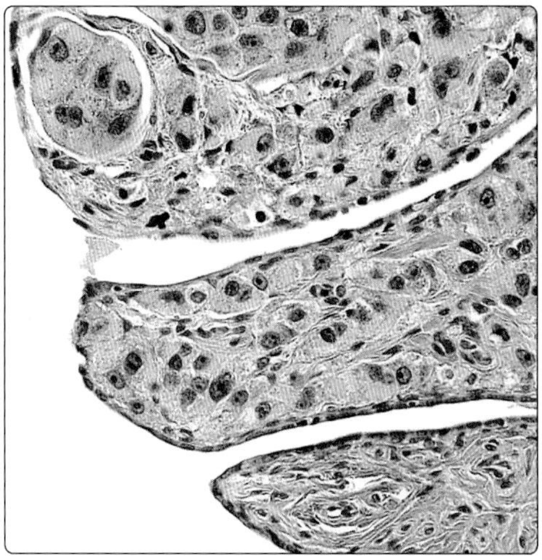

（左）转移性乳腺癌常常表现为单列小的上皮样细胞⊡累及输卵管壁，通常不累及黏膜。**（右）**转移性乳腺导管癌的特征是伴有嗜酸性胞质的大的上皮样细胞，虽然典型者累及输卵管壁，也可以累及输卵管伞端和皱襞的黏膜。肿瘤细胞 pax-8 阴性，不同于浆液性癌

第 10 节 子宫内膜样腺癌

要 点

术语

- 显示子宫内膜样形态的原发性恶性肿瘤

临床问题

- 在原发性输卵管癌中占比<25%
- 最常见于 50~69 岁
- 可能发生在 *BRCA1/BRCA2* 突变患者
- 无症状(多达 40%)
- 如果伞端肿瘤,预后不良,即使非浸润
- 肿瘤分级与浸润深度与预后有关

大体所见

- 切面灰白色到棕黄色

显微镜下所见

- 主要为腔内息肉样生长
- 推挤性或浸润性边缘
- 腺体(背靠背,小到大的腺管到复杂结构)筛状、小梁、实性
- FATPWO 样区域伴有不规则的筛样间隙和/或漩涡或片状梭形细胞,常常移行到腺管状子宫内膜样腺体
- ±鳞状上皮分化或黏液性分化
- 分级类似于子宫的子宫内膜样腺癌
- ±同时发生于子宫内膜的子宫内膜样腺癌

辅助实验

- CK7、ER、PR 和 pax-8 阳性

首要的鉴别诊断

- 假癌性增生
- FATPWO
- 癌肉瘤
- 转移性子宫内膜样腺癌

腔内息肉样肿块

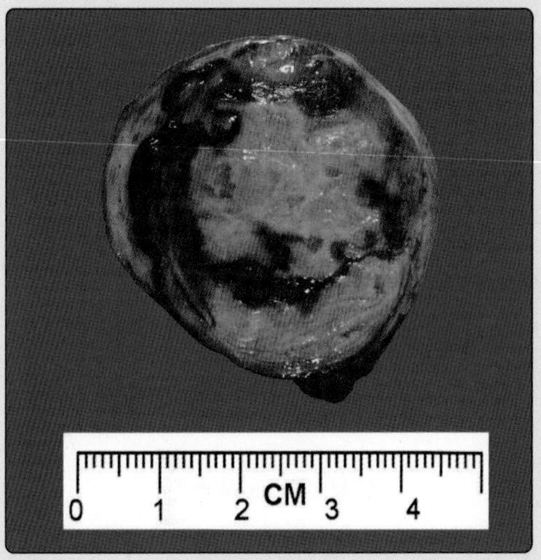

复杂的腺管状和乳头状结构

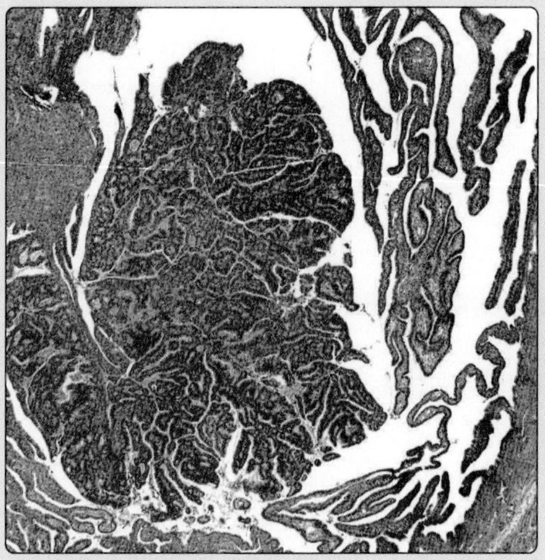

(左)典型的输卵管原发性子宫内膜样腺癌形成实性,棕色到黄色的腔内息肉样肿块,继发管腔扩张。可见出血和坏死。(右)输卵管子宫内膜样癌显示类似于子宫或卵巢子宫内膜样癌的组织学特征,包括背靠背不同大小的腺体及乳头状结构,如果为高级别肿瘤实性区域并不少见

筛状和腺腔黏液

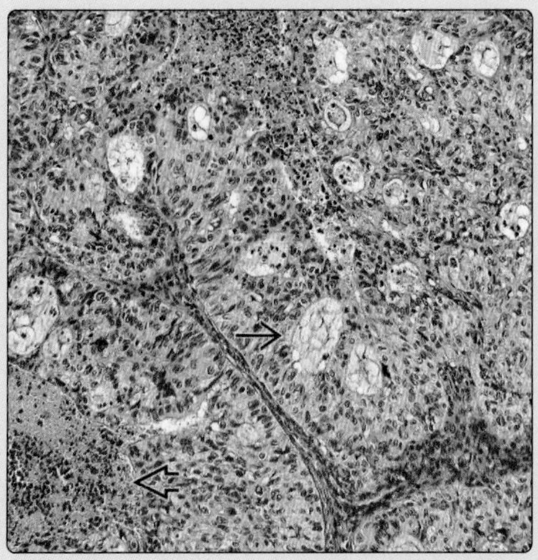

类似于 FATPWO 的梭形细胞成分

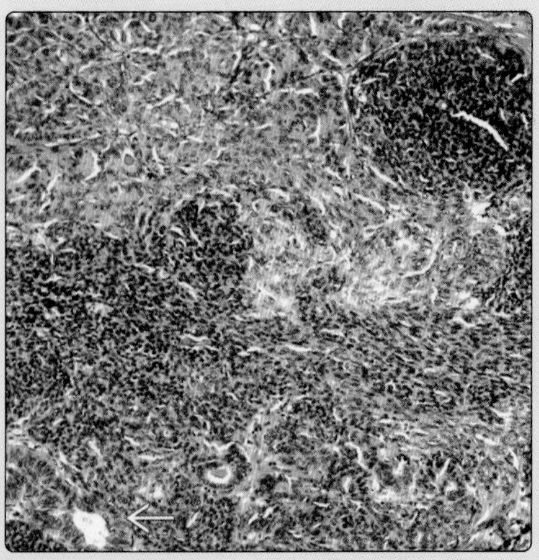

(左)子宫内膜样癌可能显示筛状腺体伴有腔内黏液⇨或嗜酸性分泌物。可见坏死⇨,较常见于高级别肿瘤。(右)某些输卵管子宫内膜样癌可能显示突出的梭形细胞成分,类似于 FATPWO。注意梭形细胞与小管和腺体混合,局部显示核有极性,腔缘界限清楚,如典型的子宫内膜样癌➡所见

术语

定义

- 显示子宫内膜样形态学的原发性上皮恶性肿瘤

病因/发病机制

遗传敏感性

- 可能发生在 *BRCA1/BRCA2* 突变的患者

临床问题

流行病学

- 发病率
  - 少见
    - 占所有输卵管原发性癌<25%
- 年龄
  - 50~69 岁最常见

表现

- 无症状(多达 40%)
- 盆腔疼痛
- 阴道出血
- 与子宫内膜异位症(前体病变)相关的症状和体征

治疗

- 双侧输卵管卵巢切除±子宫切除±分期活检

预后

- 如果诊断时分期低预后好
- 如果位于伞端预后差,即使无浸润
- 肿瘤分级和浸润深度与预后有关

大体所见

一般特征

- 如果在伞端
  - 不同大小的结节(从<1cm 到 6cm)
  - 伞端阻塞或融合
  - 继发输卵管近端扩张
- 如果在输卵管远端 2/3
  - 主要为腔内肿块
  - 输卵管近端阻塞和扩张
- 切面灰白到棕黄色
- ±坏死和出血

显微镜下所见

组织学特征

- 主要为腔内息肉样生长
- 推挤性或浸润性边缘(后者边缘纤维组织增生)
- 腺体(背靠背,小到大的腺管到复杂结构),筛状、小梁状和/或实性结构
- FATPWO 表现区域
  - 不规则的筛样间隙
  - 漩涡状或片状梭形细胞
  - 常常移行到腺管状子宫内膜样腺体
- 腔内黏液或嗜酸性分泌物
- ±鳞状上皮分化或黏液性分化
- 可见间质骨化生
- 分级类似于子宫内膜的子宫内膜样癌
- 可见同时存在于子宫内膜的子宫内膜样癌或子宫内膜异位症

细胞学特征

- 细胞具有不同量的胞质,假复层核,以及不同程度细胞非典型性和核分裂活性
  - 可见丰富的嗜酸性胞质

辅助实验

免疫组织化学

- CK7、ER、PR、pax-8 阳性
- calretinin 可能阳性
- inhibin 阴性

鉴别诊断

假癌性增生

- 没有肿块形成
- 明显的炎症浸润
- 缺乏纤维组织增生

FATPWO

- 位于阔韧带或输卵管浆膜,不伴有管腔内肿物
- 无细胞内黏液或鳞状分化
- inhibin 局灶到片状阳性

癌肉瘤

- 高级别上皮(浆液性最常见)和间叶性成分
- 可见恶性异源性成分

转移性子宫内膜样腺癌

- 大块肿瘤在子宫或卵巢
- 典型者以输卵管旁组织为中心

诊断注意事项

病理诊断要点

- 诊断输卵管原发性子宫内膜样癌前,必须除外继发受累

部分参考文献

1. Alvarado-Cabrero I et al: Carcinoma of the fallopian tube: results of a multi-institutional retrospective analysis of 127 patients with evaluation of staging and prognostic factors. Ann Diagn Pathol. 17(2):159-64, 2013
2. Fukunaga M et al: Endometrioid carcinoma of the fallopian tube resembling a female adnexal tumor of probable wolffian origin. Adv Anat Pathol. 11(5):269-72, 2004
3. Alvarado-Cabrero I et al: Carcinoma of the fallopian tube: a clinicopathological study of 105 cases with observations on staging and prognostic factors. Gynecol Oncol. 72(3):367-79, 1999
4. Rabczyński J et al: Primary endometrioid carcinoma of fallopian tube. Clinicomorphologic study. Pathol Oncol Res. 5(1):61-6, 1999
5. Navani SS et al: Endometrioid carcinoma of the fallopian tube: a clinicopathologic analysis of 26 cases. Gynecol Oncol. 63(3):371-8, 1996
6. Daya D et al: Endometrioid carcinoma of the fallopian tube resembling an adnexal tumor of probable wolffian origin: a report of six cases. Int J Gynecol Pathol. 11(2):122-30, 1992

第 11 节　移行细胞癌

要　点

术语

- 主要显示移行细胞型结构和细胞形态学的原发性上皮恶性肿瘤

病因/发病机制

- 在伴有 *BRCA1*/*BRCA2* 突变的妇女中有较高的发病率

临床问题

- 罕见(如果单纯性);常见与浆液性癌混合
- 40~69 岁常见

大体所见

- 不同大小的结节到大的肿块,伴有管腔扩张(香肠形)
- 切面灰白色±出血和坏死

显微镜下所见

- 结构形态(常常类似于泌尿道移行细胞癌的表现)
  - ○ 伴有纤维血管轴心的乳头,被覆分层上皮±凿空状间隙
  - ○ 增厚的波浪状、小梁状、巢状和片块
  - ○ 推挤或浸润输卵管壁,伴有纤维组织增生
  - ○ 鳞状分化罕见
- 中度到重度非典型性,核分裂象活跃

辅助实验

- CK7、WT1、p16、ER、pax-8 阳性
- p53 阳性或完全阴性(无效突变)
- GATA3、p63 可能阳性

首要的鉴别诊断

- 浆液性癌
- 子宫内膜样癌
- 未分化癌
- 转移性尿道上皮癌

波浪状乳头

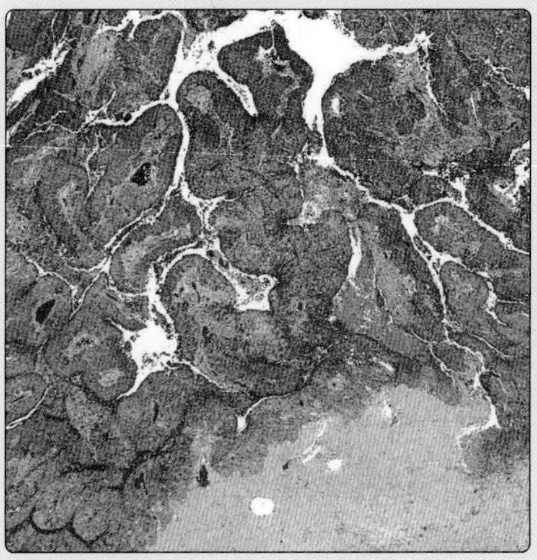

小梁状生长和局灶裂隙样间隙

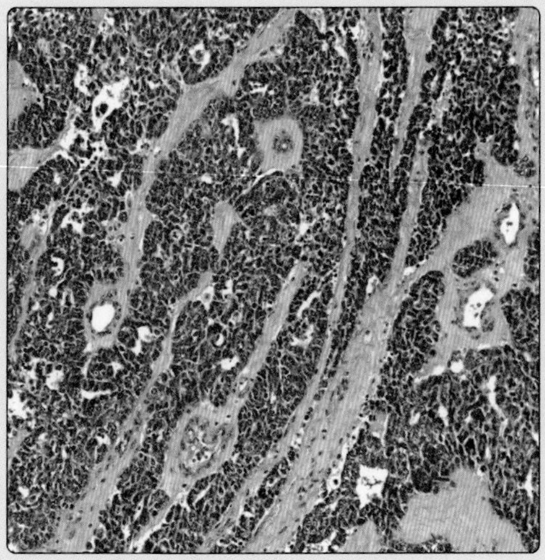

(左) 输卵管移行细胞癌显示伴有中心纤维血管轴心的乳头。注意乳头特征性的波浪状表现。还需注意缺乏坏死。这种表现类似于尿道乳头状移行细胞癌。**(右)** 移行细胞癌可能表现为相关吻合的小梁。注意细胞非典型性和局灶裂隙样间隙,后者代表过渡到浆液性癌

巢状结构

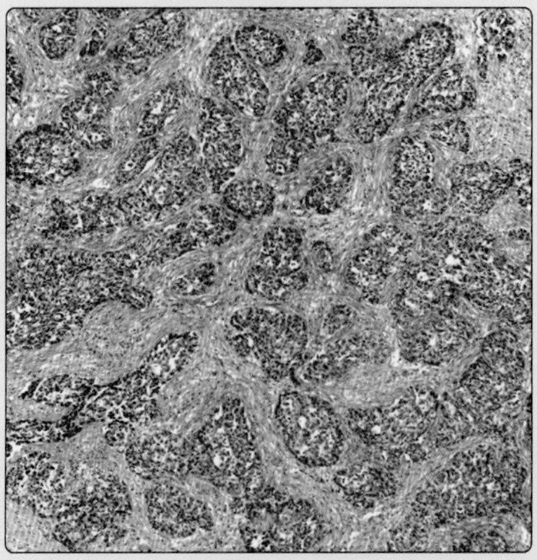

丰富的透明胞质

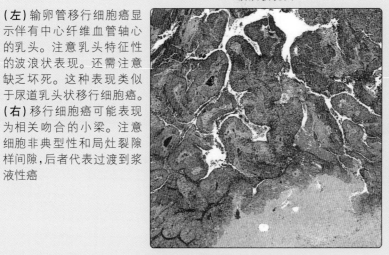

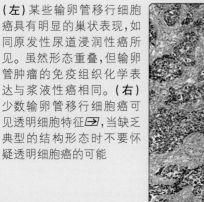

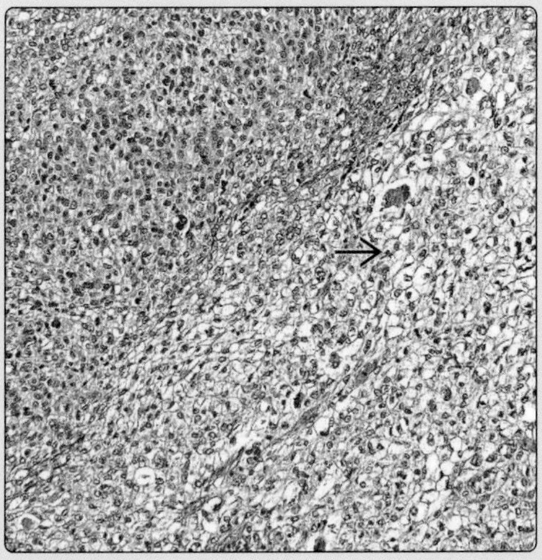

(左) 某些输卵管移行细胞癌具有明显的巢状表现,如同原发性尿道浸润性癌所见。虽然形态重叠,但输卵管肿瘤的免疫组织化学表达与浆液性癌相同。**(右)** 少数输卵管移行细胞癌可见透明细胞特征➡,当缺乏典型的结构形态时不要怀疑透明细胞癌的可能

术语

定义

- 主要显示移行细胞型结构和细胞形态结构(部分属于浆液性癌谱系)的原发性上皮恶性肿瘤

病因/发病机制

遗传敏感性

- 具有 *BRCA1/BRCA2* 突变的妇女发病率高

临床问题

流行病学

- 发病率
  - 罕见(单纯性)
    - 较常与浆液性癌混合
- 年龄
  - 40~69 岁最常见

表现

- 下腹/盆腔疼痛
- 阴道出血
- 输卵管积水外溢(水样阴道排液)

治疗

- 双侧输卵管卵巢切除+子宫切除+分期
- 辅助化疗和放疗

预后

- 总的预后差(取决于分期,但诊断时已处于最高分期)
- CA125 是独立的预后因素

大体所见

一般特征

- 不同大小的结节到大的肿块,伴有输卵管腔扩张(香肠形)
- 切面灰白色
- 常见出血和坏死

大小

- 差异很大

显微镜下所见

组织学特征

- 结构形态(常常类似于泌尿道移行细胞癌的表现)
  - 伴有纤维血管轴心的乳头,被覆分层上皮±凿孔间隙
  - 增厚的波浪状小梁、细胞巢和片块
- ±伴有裂隙样间隙的浆液性癌成分
- 推挤性或浸润输卵管壁伴有纤维组织增生
- 鳞状分化罕见
- 可见坏死
- 常见淋巴血管浸润

细胞学特征

- 细胞均一,中度到重度非典型性
- 可见核沟
- 核分裂活跃

辅助实验

免疫组织化学

- CK7、WT1、p16、ER、pax-8 阳性
- p53 阳性或完全阴性(无效突变)
- GATA3、p63 可能阳性
- uroplakin-3、thrombomodulin、CK20 阴性

遗传学检测

- *TP53* 突变

鉴别诊断

浆液性癌

- 没有乳头或小梁波浪状表现
- 分级分支状乳头和裂隙样间隙
- 核明显的多形性
- 无核沟

子宫内膜样癌

- 至少局部有结构完整的腺体
- 鳞状分化较常见
- 伴有子宫内膜异位症

未分化癌

- 由于广泛坏死出现波浪状表现
- 没有广基乳头
- 缺乏凿孔间隙

转移性尿道上皮癌

- 既往病史,卵巢外肿瘤
- 不在腔内
- CK20、uroplakin-3、thrombomodulin 阳性
- WT1、p16、ER、pax-8 阴性

诊断注意事项

病理诊断要点

- 出现继发于肿瘤细胞广泛坏死的波浪状表现不要诊断为移行细胞癌
- 认为移行细胞癌是浆液性癌的一部分
  - 然而,研究显示,移行细胞癌总的预后比浆液性癌好,可能是由于化疗反应好,至少在卵巢是这样

部分参考文献

1. Ritterhouse LL et al: Morphologic correlates of molecular alterations in extrauterine Müllerian carcinomas. Mod Pathol. 29(8):893-903, 2016
2. Soslow et al: Morphologic patterns associated with BRCA1 and BRCA2 genotype in ovarian carcinoma. Mod Pathol 25:625-636, 2012
3. Elsokkari I et al: Primary transitional cell carcinoma of the fallopian tube. J Obstet Gynaecol Res. 37(11):1767-71, 2011
4. Levine DA et al: Fallopian tube and primary peritoneal carcinomas associated with BRCA mutations. J Clin Oncol. 21(22):4222-7, 2003
5. Paner GP et al: Parafallopian tube transitional cell carcinoma. Gynecol Oncol. 86(3):379-83, 2002
6. Rabczyński JK et al: Primary cancer of the fallopian tube with transitional differentiation. Clinical and pathological assessment of 6 cases. Neoplasma. 46(2):128-31, 1999

(张原媛 译 戴林 审)

第六章
卵　　巢

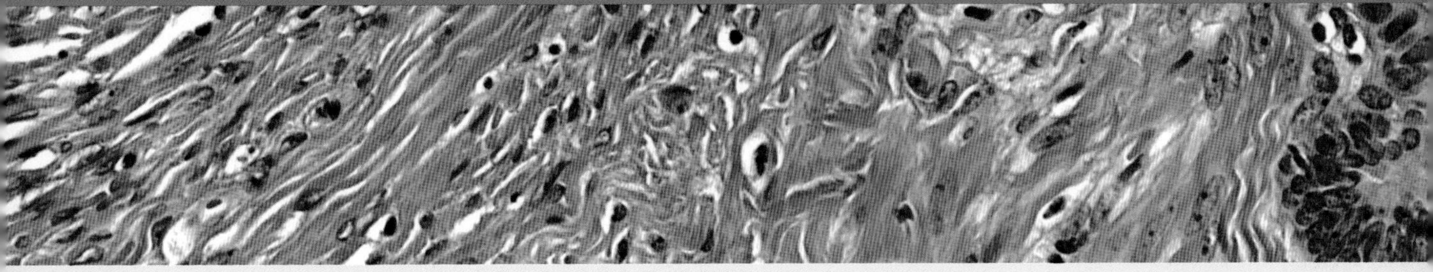

非肿瘤性病变

肿瘤

上皮肿瘤

混合性上皮间质肿瘤

间质和性索肿瘤

间质肿瘤

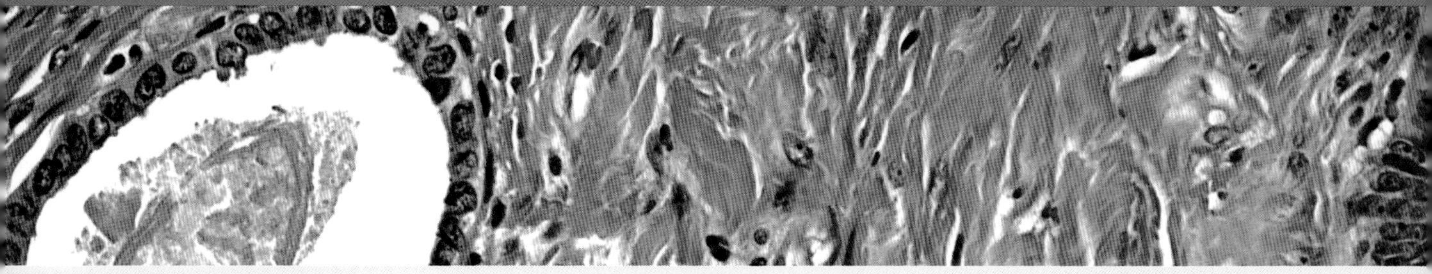

生殖细胞肿瘤

混合生殖细胞间质肿瘤

其他原发性肿瘤

转移/继发性肿瘤

第1节 卵泡囊肿

要点

术语

- 囊肿≥3cm，来源于排卵期前滤泡

临床问题

- 不常见
- 年龄范围广
- 症状
  - 盆腔包块
  - 与扭转相关的症状
    - 急性下腹部疼痛，呕吐

大体所见

- 囊壁光滑，内含清亮至淡黄色液体
- 如发生扭转，内容物为血性或血凝块
- 大小范围：3~10cm

显微镜下所见

- 囊壁衬覆双层不同细胞（类似生理性囊性滤泡）
  - 粒层细胞（内层）
  - 卵泡膜细胞（外层）
- 粒层细胞和卵泡膜细胞可发生黄素化

辅助实验

- 粒层细胞和卵泡膜细胞阳性表达 inhibin、calretinin 和 SF1

首要的鉴别诊断

- 囊性成年型颗粒细胞瘤
- 妊娠期巨大黄素化卵泡囊肿
- 囊性卵泡
- 黄体囊肿
- 囊腺瘤

内壁光滑

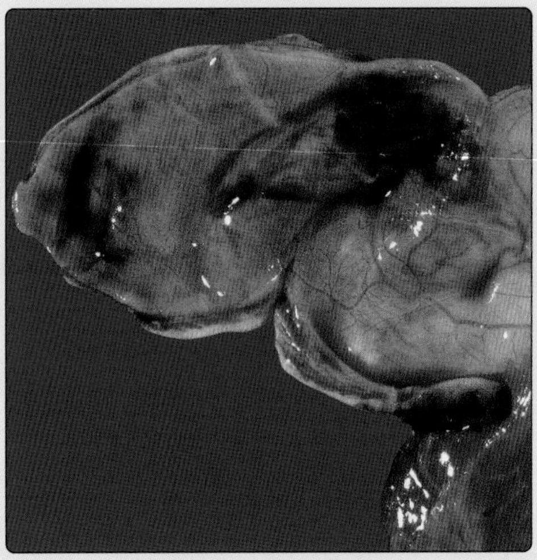

内粒层细胞，外卵泡膜细胞

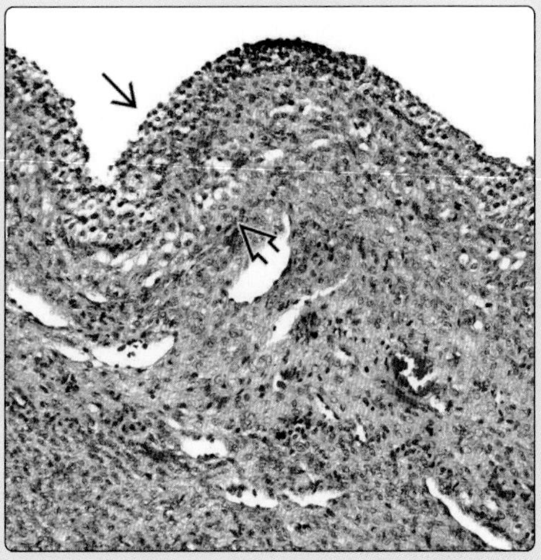

(左) 卵巢卵泡囊肿通常继发于卵泡刺激素增高引起的异常卵巢刺激。它们的特征是单房，≥3cm（区别于生理性囊性滤泡），且内壁光滑。**(右)** 与生理性滤泡相似，卵泡囊肿壁内层为颗粒细胞➡，外层为卵泡膜细胞➡；但根据定义其体积更大（>3cm）

囊性成年型粒层细胞瘤

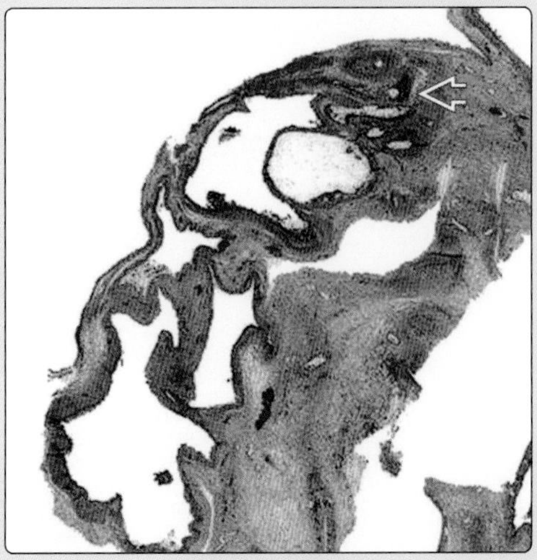

黄体囊肿

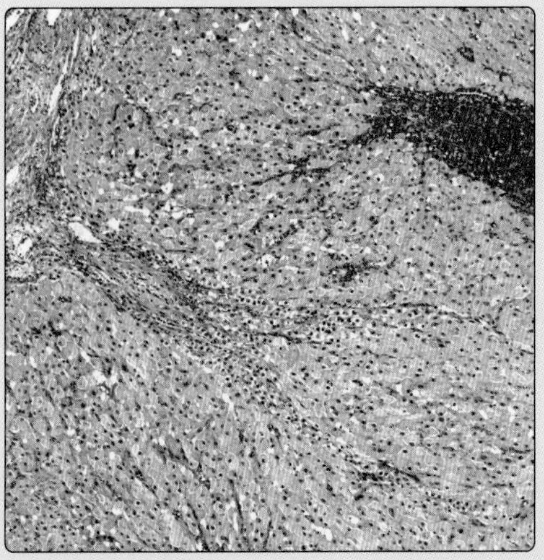

(左) 囊性成年型粒层细胞瘤显示增厚的粒层细胞，通常在壁内出现粒层细胞瘤的典型结构➡，这些特征有助于将其与良性卵泡囊肿区分开来。**(右)** 黄体囊肿大体检查时为特征性黄色至橙色，伴有波浪状的边界。波浪状边界和颗粒细胞广泛黄素化有助于区分黄体囊肿和卵泡囊肿，后者通常缺乏这些特征

术语

同义词

- 粒层细胞黄素囊肿
  - 卵泡囊肿加黄素化颗粒细胞
- 卵泡膜细胞-黄素囊肿
  - 卵泡囊肿加黄素化的卵泡膜内层细胞

定义

- 来源于排卵期前滤泡的囊肿,≥3cm

病因/发病机制

卵巢异常刺激

- 卵泡刺激素升高(垂体-卵巢轴功能异常)
- 继发于促排卵
- 对正常刺激的异常反应

临床问题

流行病学

- 发病率
  - 不常见
  - 胎儿中:女性 1/25 000
- 年龄
  - 范围广

表现

- 盆腔包块
- 与扭转相关的症状
  - 急性下腹部疼痛,呕吐

治疗

- 观察(监测进展)
- 如出现扭转/急性症状则手术切除

预后

- 很好

影像学

超声发现

- 单房囊肿
- 如果扭转,会出现液暗区或内部回声

大体所见

一般特征

- 囊壁光滑,内含清亮至淡黄色液体
- 如发生扭转,内容物为血性的或血凝块

大小

- 范围:3~10cm

显微镜下所见

组织学特征

- 囊壁衬覆明显的双层细胞(类似生理性囊状滤泡)
  - 粒层细胞(内层)
  - 卵泡膜细胞(外层)

细胞学特征

- 粒层细胞和卵泡膜细胞可黄素化
  - 胞质嗜酸至透明
  - 核圆形
  - 核仁位于中央

辅助实验

免疫组织化学

- 颗粒细胞和卵泡膜细胞阳性表达 inhibin、calretinin 和 SF1

鉴别诊断

囊性成年型颗粒细胞瘤

- 可出现男性化
- 颗粒细胞增厚
- 壁内有 Call-Exner 小体
- 壁内具有典型的结构特征

妊娠期巨大黄素化卵泡囊肿

- 颗粒细胞出现显著黄素化
- 核深染和局灶显著的核多形性(退变)

囊性滤泡

- <3cm

黄体囊肿

- 大体检查为黄色至橙色
- 边界呈波浪形
- 颗粒细胞显著黄素化

囊腺瘤

- 通常为单层细胞
- inhibin、calretinin 阴性

诊断注意事项

病理诊断要点

- 在诊断卵泡囊肿之前,应考虑囊性成年型颗粒细胞瘤可能,特别是当患者有男性化症状,囊壁多层细胞,出现 Call-Exner 小体或小巢状结构时,更要警惕
  - 需保证取材充分

部分参考文献

1. Young RH: Ovarian tumors and tumor-like lesions in the first three decades. Semin Diagn Pathol. 31(5):382-426, 2014
2. Galinier P et al: Fetal ovarian cysts management and ovarian prognosis: a report of 82 cases. J Pediatr Surg. 43(11):2004-9, 2008
3. Grapsa D et al: Fetal ovarian cysts: report of two cases and literature review. Clin Exp Obstet Gynecol. 35(4):306-8, 2008
4. Qublan HS et al: Ovarian cyst formation following GnRH agonist administration in IVF cycles: incidence and impact. Hum Reprod. 21(3):640-4, 2006
5. Comparetto C et al: Fetal and neonatal ovarian cysts: what's their real meaning? Clin Exp Obstet Gynecol. 32(2):123-5, 2005
6. Strickland JL: Ovarian cysts in neonates, children and adolescents. Curr Opin Obstet Gynecol. 14(5):459-65, 2002
7. Outwater EK et al: Normal ovaries and functional cysts: MR appearance. Radiology. 198(2):397-402, 1996

第 2 节 间质增生和卵泡膜细胞增生症

要 点

术语

- 间质增生:不含黄素化细胞的卵巢间质异常增生
- 卵泡膜细胞增生症:在卵巢间质增生的背景上出现黄素化间质细胞

临床问题

- 雄激素症状(最常见)
- 最常见于围绝经期和绝经后妇女
- 肥胖、高胰岛素血症、糖耐量下降和高血压(间质卵泡膜细胞增生症多于间质增生)
- 可发生 HAIR-AN 综合征(高雄激素血症、胰岛素抵抗和黑棘皮病)
- 育龄期患者通常症状更严重
- 血浆睾酮水平升高,但通常<200ng/dl(最常见于间质卵泡膜细胞增生症)
- 发病率与激素失衡有关

大体所见

- 双侧远多于单侧

显微镜下所见

- 间质增生:间质细胞致密增生(髓质远多于皮质),可包绕原有的滤泡
- 间质卵泡膜细胞增生症:增生间质中出现单个或成簇的黄素化细胞(丰富的嗜酸性/淡染和空泡化的胞质),髓质远多于皮质
  - 可聚集形成小结节,通常<5mm

辅助实验

- 黄素化细胞中 inhibin 和 calretinin 呈弥漫强阳性表达,梭形细胞则呈弱/斑块状表达

首要的鉴别诊断

- 纤维瘤/卵泡膜细胞瘤
- 纤维瘤病

间质增生累及髓质和皮质

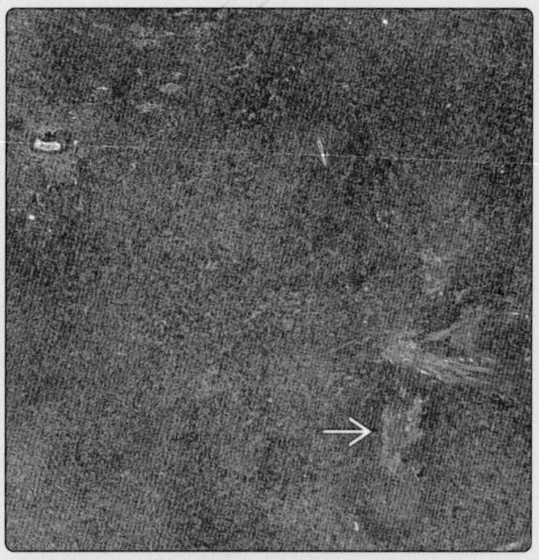

间质卵泡膜细胞结节状增生

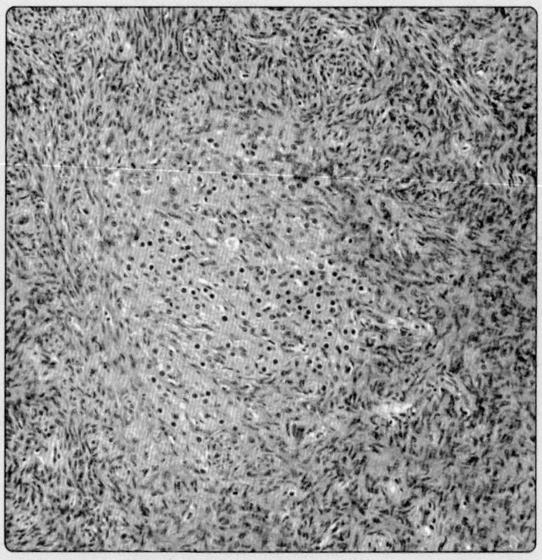

(左)间质增生的特征是卵巢间质细胞增生,可包绕原有正常结构➡,导致卵巢髓质和皮质扩大。**(右)**间质卵泡膜细胞增生症可见单个细胞、条索状或大小不等(通常<5mm)的结节状细胞,与周围间质相比,其具有丰富的嗜酸性或淡染胞质。间质卵泡膜细胞增生症常为异常发现

伴空泡状胞质的细胞

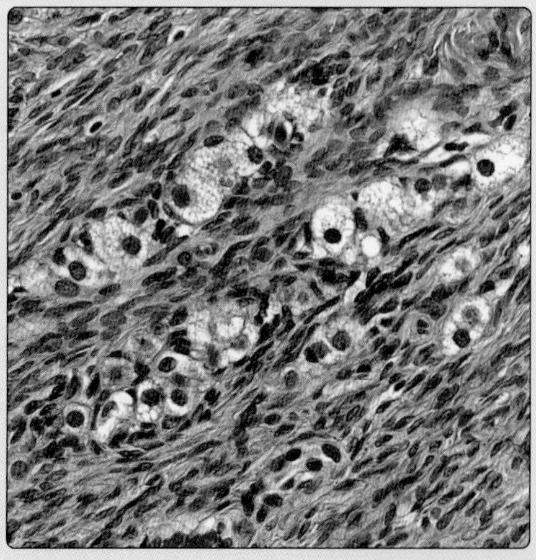

黄素化细胞 inhibin 阳性

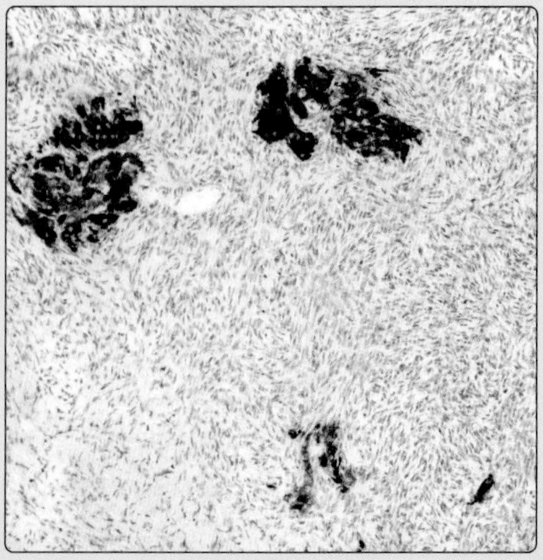

(左)间质卵泡膜细胞增生症的细胞胞质内可见富于脂质的多个小空泡。细胞核圆而一致,可见核仁。**(右)**inhibin 能勾勒出增生卵巢间质内的黄素化细胞簇,间质细胞也可表达 inhibin,但通常非常局灶。间质卵泡膜细胞增生症常见于子宫内膜增生或低级别子宫内膜样内膜癌患者

术语

定义

- 间质增生
  - 不含黄素化细胞的卵巢间质异常增生
- 卵泡膜细胞增生症
  - 在卵巢间质增生的背景上出现黄素化间质细胞

临床问题

流行病学

- 发病率
  - 间质增生
    - 通常尸体解剖时发现
    - 一生中很少发现
  - 间质卵泡膜细胞增生症
    - 常见于子宫内膜增生症/低级别子宫内膜样腺癌的标本中
- 年龄
  - 最常见于围绝经期和绝经后

表现

- 雄激素症状(最常见)
  - 男性化,嗓音低沉,阴毛分布变化
- 雌激素症状(较少见)
  - 子宫内膜增生症或子宫内膜癌
- 肥胖、高胰岛素血症、糖耐量下降和高血压(间质卵泡膜细胞增生症多于间质增生)
- 可发生 HAIR-AN 综合征(高雄激素血症、胰岛素抵抗和黑棘皮病)
  - 间质卵泡膜细胞增生症多于间质增生
- 在育龄患者中症状通常更严重

实验室检查

- 血浆睾酮水平升高,但通常<200ng/dl(最常见于间质卵泡膜细胞增生症)

治疗

- 双侧卵巢切除术以控制男性化症状
- 促性腺激素释放激素拮抗剂

预后

- 发病率与激素失衡有关

影像

MR 发现

- 在雄激素过多的患者中能区分男性化肿瘤和卵巢卵泡膜细胞增生症

大体所见

一般特征

- 双侧远多于单侧,常见卵巢不同程度增大
  - 可为正常大小
  - 增大≤7cm(间质卵泡膜细胞增生症)
- 实性、质硬,切面灰白色
- 外观呈结节状(间质增生症)
- 黄色结节(≤0.5cm)(间质卵泡膜细胞增生症)

显微镜下所见

组织学特征

- 间质增生
  - 模糊的结节状/弥漫性生长(髓质远多于皮质)
  - 间质细胞致密增生
  - 可包绕原有滤泡
  - 不伴有黄素化细胞
- 间质卵泡膜细胞增生症
  - 髓质比皮质更常见
  - 增生间质中出现单个或成簇的黄素化细胞
    - 可聚集形成小结节,通常<5mm
- 如绝经前期多囊卵巢综合征患者可见表面皮质硬化和囊状滤泡

细胞学特征

- 间质增生:温和的梭形细胞,胞质少,胞核小,卵圆形到梭形
- 间质卵泡膜细胞增生症:黄素化细胞富于嗜酸性/淡染和空泡化胞质,核圆形,核仁位于中央

辅助实验

免疫组织化学

- 黄素化细胞弥漫强阳性表达 inhibin 和 calretinin,在梭形细胞中呈弱/斑块状表达

鉴别诊断

纤维瘤/卵泡膜细胞瘤

- 单侧孤立性肿物
- 不包绕原有滤泡

纤维瘤病

- 通常患者更年轻(高峰年龄为 20 多岁)
- 细胞稀疏的胶原化背景远多于水肿性背景

诊断注意事项

病理诊断要点

- 在子宫内膜增生症/低级别子宫内膜样腺癌的患者中,宜仔细检查卵巢排除间质卵泡膜细胞增生症

部分参考文献

1. Yance VRV et al: Discriminating between virilizing ovary tumors and ovary hyperthecosis in postmenopausal women: clinical data, hormonal profiles and image studies. Eur J Endocrinol. 177(1):93-102, 2017
2. Vollaard ES et al: Gonadotropin-releasing hormone agonist treatment in postmenopausal women with hyperandrogenism of ovarian origin. J Clin Endocrinol Metab. 96(5):1197-201, 2011
3. Irving JA et al: Ovarian spindle cell lesions: a review with emphasis on recent developments and differential diagnosis. Adv Anat Pathol. 14(5):305-19, 2007
4. Sasano H et al: Hyperthecosis of the ovary. Clinicopathologic study of 19 cases with immunohistochemical analysis of steroidogenic enzymes. Int J Gynecol Pathol. 8(4):311-20, 1989
5. Barbieri RL et al: Hyperandrogenism, insulin resistance, and acanthosis nigricans syndrome: a common endocrinopathy with distinct pathophysiologic features. Am J Obstet Gynecol. 147(1):90-101, 1983

第 3 节 妊娠黄体瘤

要点

术语

- 妊娠期黄素化细胞非肿瘤性增生，在卵巢中形成单个或多个结节

临床问题

- 20~40 岁，通常 80% 为经产妇
- 在黑人中更常见
- 常为偶然发现
- 25% 出现男性化
  - 随妊娠进程加剧
  - 60%~70% 与女婴男性化有关(阴蒂肥大、阴唇融合)
- 分娩后几天内消退
- 数周内卵巢恢复正常大小

大体所见

- 1/3 为双侧，1/2 为多发
- 局限的圆形红褐色质软的鱼肉样结节
- 常见中央出血
- 可达 20cm(平均 6cm)

显微镜下所见

- 边界清楚的单个或多个结节
- 弥漫性生长远多于梁状或滤泡状生长
- 滤泡内有嗜酸性分泌物
- 细胞有丰富的嗜酸性胞质，圆形核和明显核仁
- 可有/无活跃核分裂(包括非典型分裂象)
- 退行性变(纤维化、炎症、核固缩)

首要的鉴别诊断

- 类固醇细胞瘤
- 黄素化成年型粒层细胞瘤或卵泡膜细胞瘤
- 幼年型粒层细胞瘤
- 转移癌(仅外观相似)
  - 缺乏细胞的非典型性可排除转移癌

切面多结节状，红棕色

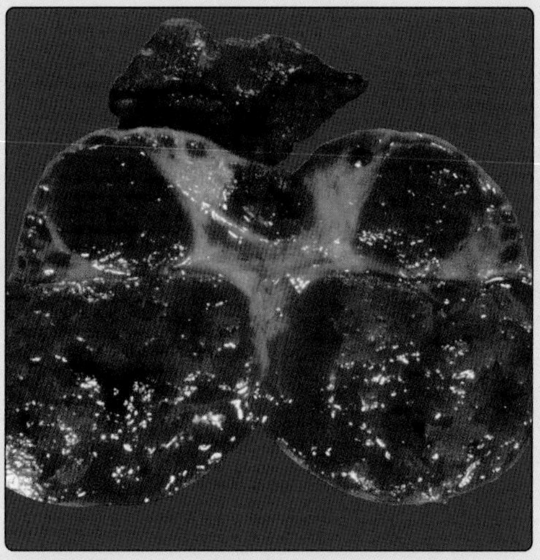

单个结节，细胞弥漫性生长

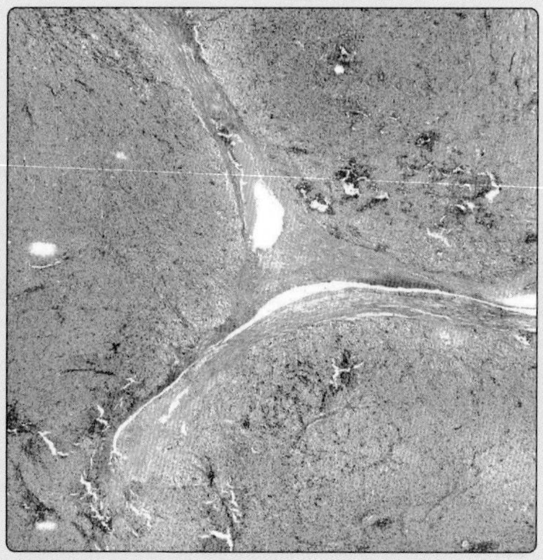

(左) 妊娠黄体瘤的特点是卵巢实质内出现多个境界清楚的结节，切面实性、红色伴局灶出血。**(右)** 低倍镜检查，妊娠黄体瘤结节大小不等。尽管可以观察到小梁和滤泡结构，但它们通常由弥漫性生长的细胞组成。结节间有少量间质分隔

滤泡样间隙

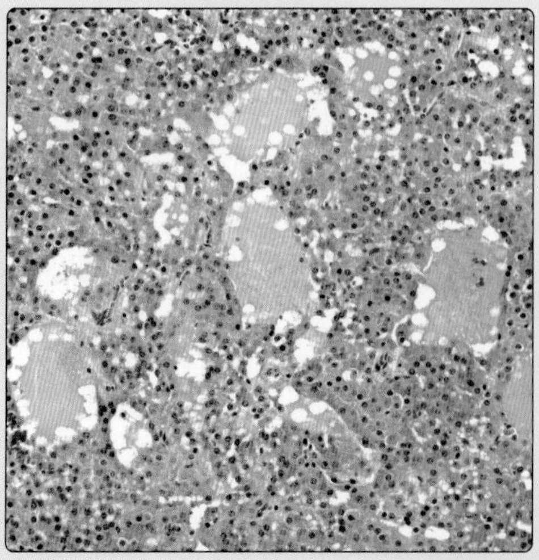

黄素化细胞

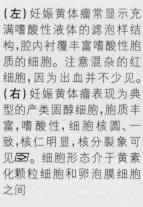

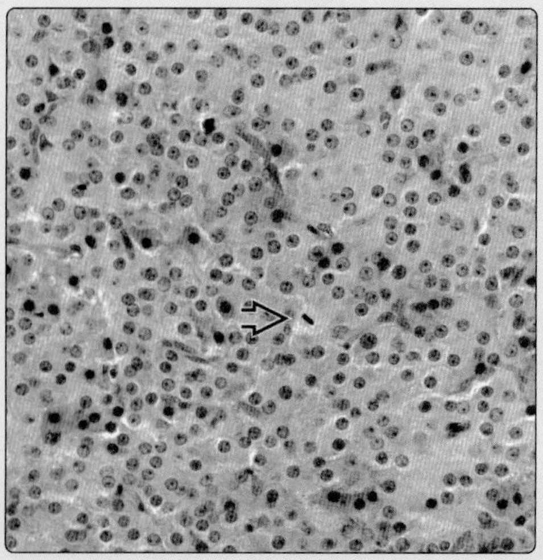

(左) 妊娠黄体瘤常显示充满嗜酸性液体的滤泡样结构，腔内衬覆丰富嗜酸性胞质的细胞。注意混杂的红细胞，因为出血并不少见。**(右)** 妊娠黄体瘤表现为典型的产类固醇细胞，胞质丰富，嗜酸性，细胞核圆、一致，核仁明显，核分裂象可见➡。细胞形态介于黄素化颗粒细胞和卵泡膜细胞之间

术语

定义

- 妊娠期黄素化细胞非肿瘤性增生，在卵巢中形成单个或多个结节

病因/发病机制

激素

- 继发于高水平人类绒毛膜促性腺激素（可能不是唯一因素）

临床问题

流行病学

- 发病率
  - 罕见
- 年龄
  - 20~40 岁，通常 80% 为经产妇
- 种族
  - 黑人更常见

表现

- 剖宫产或产后输卵管结扎时偶然发现
  - 通常在妊娠中晚期发生
- 25% 出现男性化症状
  - 随妊娠进程而加剧
  - 60%~70% 与女婴男性化有关（阴蒂肥大、阴唇融合）

疾病自然史

- 分娩后数日消退
- 数周内卵巢恢复至正常大小

治疗

- 产后超声随诊（如临床典型，正常情况会生理退缩）
- 手术切除（如有扭转、破裂等症状）

预后

- 很好

大体所见

一般特征

- 1/3 为双侧
- 1/2 为卵巢内多发
- 局限的圆形红棕色质软的鱼肉样结节
- 常见中央出血
- 皱缩瘢痕（退变时）

大小

- 可达 20cm（平均 6cm）

显微镜下所见

组织学特征

- 边界清楚的单个或多个结节
  - 结节内弥漫性生长远多于梁状或滤泡状结构
- 滤泡内有嗜酸性分泌物
- 分隔的间质少
- 水肿和出血常见
- 退行性变（纤维化、炎症、核固缩）

细胞学特征

- 细胞有丰富嗜酸性胞质（通常缺乏脂质），圆形核和显著核仁
  - 外观和大小介于黄素化颗粒细胞和卵泡膜细胞之间
- 胞质气球样变和透明变小体少见
- 可有或无活跃的核分裂象（包括非典型核分裂）

辅助实验

组织化学

- 细胞巢周围有网状纤维包裹

鉴别诊断

类固醇细胞瘤

- 妊娠期不常见
- 单侧，单个结节
- 缺乏滤泡样结构
- 细胞质内有小脂滴
- Melan A 阳性

黄素化成年型粒层细胞瘤或卵泡膜细胞瘤

- 单侧、单发
- 非黄素化区域有典型的成年型粒层细胞瘤或卵泡膜细胞瘤/纤维瘤的形态

幼年型颗粒细胞瘤

- 单侧、单发
- 与妊娠无关
- 原始的细胞和黏液样背景

转移癌（仅大体需鉴别）

- 显微镜下特征，如缺乏细胞学非典型性，可排除转移癌

诊断注意事项

临床相关性病理学特征

- 大体所见
  - 双侧发生和多结节病变应怀疑转移性疾病

病理诊断要点

- 在妊娠患者中诊断类固醇细胞肿瘤或转移癌之前，应考虑妊娠黄体瘤可能

部分参考文献

1. Rapisarda V et al: Luteoma of pregnancy presenting with severe maternal virilisation: a case report. Case Rep Obstet Gynecol. 2016:3523760, 2016
2. Burandt E et al: Pregnancy luteoma: a study of 20 cases on the occasion of the 50th anniversary of its description by Dr. William H. Sternberg, with an emphasis on the common presence of follicle-like spaces and their diagnostic implications. Am J Surg Pathol. 38(2):239-44, 2014
3. Masarie K et al: Pregnancy luteomas: clinical presentations and management strategies. Obstet Gynecol Surv. 65(9):575-82, 2010
4. Spitzer RF et al: Maternal luteoma of pregnancy presenting with virilization of the female infant. J Obstet Gynaecol Can. 29(10):835-40, 2007
5. Clement PB: Tumor-like lesions of the ovary associated with pregnancy. Int J Gynecol Pathol. 12(2):108-15, 1993
6. Nagamani M et al: In vivo steroid studies in luteoma of pregnancy. Obstet Gynecol. 59(6 Suppl):105S-11S, 1982

第4节 高反应性黄体

要 点

术语

- 由人绒毛膜促性腺激素(HCG)刺激引起的双侧多发黄素化卵泡囊肿
- 卵巢过度刺激综合征(医源性,继发于排卵诱导)

临床问题

- 无症状或腹痛(继发于扭转和梗死)
- 15%出现男性化/睾酮水平升高
- 腹水±胸腔积液(卵巢过度刺激综合征)
- HCG水平正常后6个月内囊肿自发消退
- 如有梗死、扭转或男性化则需手术干预
- 以后再次妊娠几乎未见复发

大体所见

- 双侧多发薄壁囊肿,有清亮或更常见的出血性囊液
- 卵巢增大至35cm(但通常小得多)

显微镜下所见

- 卵泡膜细胞和粒层细胞组成的多个大的卵泡囊肿
- 内层卵泡膜细胞的增生和黄素化比颗粒层更广泛
- 囊腔之间有大量水肿性卵巢间质和黄素化间质细胞聚集

首要的鉴别诊断

- 妊娠期巨大孤立性黄素化卵泡囊肿
- 妊娠黄体瘤
- 囊性颗粒细胞瘤
- 多囊卵巢综合征

(左)在高反应性黄体中,由于卵巢实质内出现多个大小不一的薄壁囊肿,内含清亮至血性液体,导致卵巢体积通常会增大。(右)低倍镜下高反应性黄体可见多个大的卵泡囊肿。注意由于扭转导致的显著间质出血。大体检查时发现广泛出血有时可导致考虑恶性病变

多发囊肿(有出血)

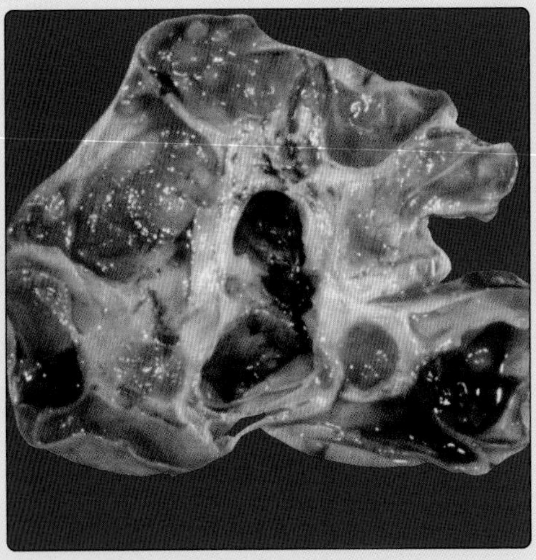

多发大的卵泡囊肿

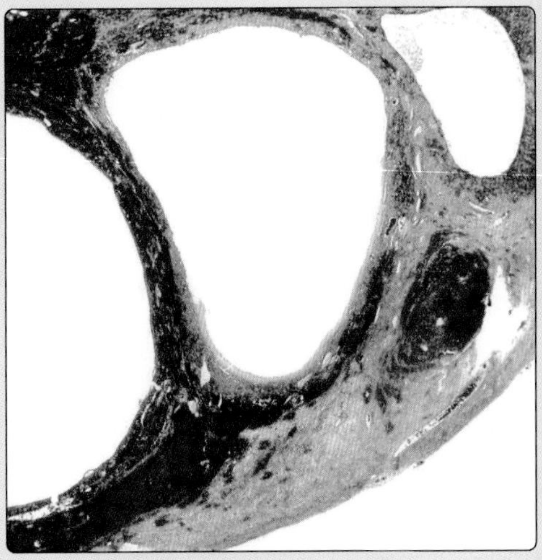

(左)高反应性黄体的卵泡囊肿衬覆增生和黄素化的粒层细胞和卵泡膜细胞;后者通常黄素化更明显→。在卵巢过度刺激综合征中,除卵泡囊肿外,常可见黄体。(右)高反应性黄体中常见卵泡囊肿间明显水肿。黄素化的单个细胞或细胞簇→常见于水肿间质中

增生和黄素化的粒层细胞和卵泡膜细胞

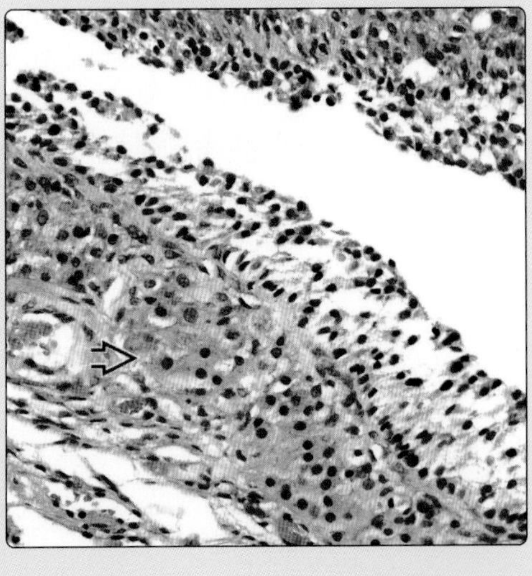

明显间质水肿和黄素化细胞聚集

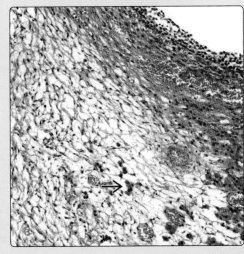

术语

同义词

- 多发卵泡膜黄素化囊肿
- 卵巢过度刺激综合征（医源性，继发排卵诱导）

定义

- 由人绒毛膜促性腺激素（HCG）刺激引起双侧多发黄素化卵泡囊肿

病因/发病机制

激素

- 由于以下情况导致血清 HCG 水平升高
  - 妊娠滋养细胞疾病
  - 多胎妊娠（如双胞胎或三胞胎）
  - HCG 诱导排卵治疗
  - 胎儿水肿
  - 正常的单胎妊娠（罕见）

临床问题

流行病学

- 发病率
  - 10%～37%患者伴妊娠滋养细胞疾病
  - 多囊卵巢综合征患者容易出现卵巢过度刺激综合征
- 年龄
  - 育龄期

表现

- 无症状
- 腹痛（继发于扭转或梗死）
- 男性化/睾酮水平升高（15%）
- 腹水±胸腔积液（卵巢过度刺激综合征）

疾病自然史

- HCG 水平正常后 6 个月内囊肿自发消退

治疗

- 如有梗死、扭转或男性化症状则需手术干预

预后

- 很好
- 再次妊娠时几乎从未复发

影像学

超声发现

- 多发薄壁囊肿（如有卵巢过度刺激综合征，可有/无腹水）

大体所见

一般特征

- 双侧多发薄壁囊肿
- 囊液清亮或更常见为血性的

大小

- 卵巢增大至 35cm（通常小得多）

显微镜下所见

组织学特征

- 多发大的卵泡囊肿
- 囊壁由卵泡膜细胞和粒层细胞组成
- 内层卵泡膜细胞增生和黄素化比颗粒细胞更广泛
- 囊腔之间有大量水肿性卵巢间质
- 囊腔之间有黄素化的间质细胞聚集
- 黄体（卵巢过度刺激综合征）

细胞学特征

- 细胞数量不等，淡染嗜酸性胞质（通常丰富），圆形核，小核仁

鉴别诊断

妊娠期巨大孤立性黄素化卵泡囊肿

- 没有内分泌症状
- 单侧、单房囊肿
- 局灶显著的细胞异型性（奇异形核）

妊娠黄体瘤

- 实性结节，可有/无滤泡结构
- 出血和退行性变常见

囊性粒层细胞瘤

- 囊壁内有粒层细胞巢
- 如为成年型粒层细胞瘤，可见 Call-Exner 小体
- 可有/无其他结构模式

多囊卵巢综合征

- 相对小的卵巢
- 皮质纤维瘤病
- 粒层细胞或卵泡膜细胞层无显著黄素化

诊断注意事项

临床相关性病理学特征

- 与 HCG 水平升高有关

病理诊断要点

- 与妊娠黄体瘤相比，女婴男性化要少见得多
- 双侧和多结节性卵巢增大常会让人想到恶性病变

部分参考文献

1. Bishop LA et al: A case of recurrent hyperreactio luteinalis in three spontaneous pregnancies. J Clin Ultrasound. 44(8):502-5, 2016
2. Malinowski AK et al: Hyperreactio luteinalis: maternal and fetal effects. J Obstet Gynaecol Can. 37(8):715-723, 2015
3. Abe T et al: Conservative management of hyperreactio luteinalis: a case report. J Nippon Med Sch. 78(4):241-5, 2011
4. Haimov-Kochman R et al: Spontaneous ovarian hyperstimulation syndrome and hyperreactio luteinalis are entities in continuum. Ultrasound Obstet Gynecol. 24(6):675-8, 2004
5. Suzuki S: Comparison between spontaneous ovarian hyperstimulation syndrome and hyperreactio luteinalis. Arch Gynecol Obstet. 269(3):227-9, 2004
6. Lambers DS et al: Hyperreactio luteinalis complicating a normal singleton pregnancy. Am J Perinatol. 13(8):491-4, 1996
7. Clement PB: Tumor-like lesions of the ovary associated with pregnancy. Int J Gynecol Pathol. 12(2):108-15, 1993

第 5 节　妊娠巨大孤立性黄素化卵泡囊肿

要　点

术语

- 妊娠期或产褥期出现的显著增大的卵泡囊肿，其特征是囊壁内衬黄素化细胞，可表现“奇异形”细胞非典型性

病因/发病机制

- 与妊娠（HCG 刺激）有关

临床问题

- 最常见的是在剖宫产术中偶然发现
- 无雌激素、雄激素或其他内分泌症状
- 如有症状，可采取囊肿切除术
- 产后缓解

大体所见

- 单侧、单房囊肿，内外表面光滑
- 大（中位直径 25cm）

显微镜下所见

- 囊壁内衬覆单层或多层颗粒细胞和卵泡膜细胞
- 细胞富含透明或嗜酸性胞质（明显黄素化）
- 细胞核小而圆，单个核仁
- 常见核大、多形性、染色质污秽（奇异形核），但通常为局灶性
- 伴纤维化或水肿

辅助实验

- inhibin 阳性，角蛋白和 EMA 阴性

首要的鉴别诊断

- 囊性粒层细胞瘤
- 高反应性黄体
- 囊性黄体或卵泡囊肿

囊壁黄素化的粒层细胞

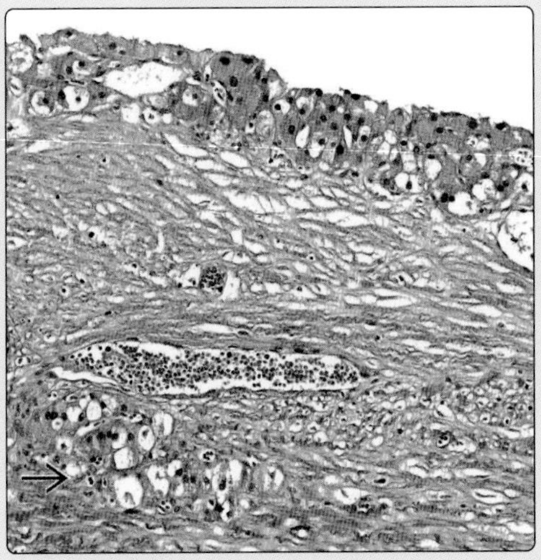

“奇异形”细胞非典型性

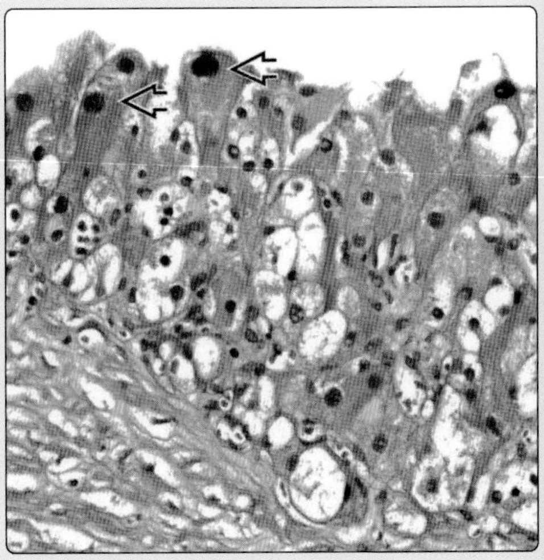

（左）巨大孤立性黄素化卵泡囊肿通常表现为单房性囊肿，衬覆明显黄素化的卵泡膜细胞和粒层细胞。注意显著胶原化的囊壁内出现巢状黄素化细胞➡。**（右）**妊娠巨大孤立性黄素化卵泡囊肿的囊壁由多层形态相似的颗粒细胞和卵泡膜细胞组成，有的细胞核大，染色质污秽（奇异形核）➡

下方水肿

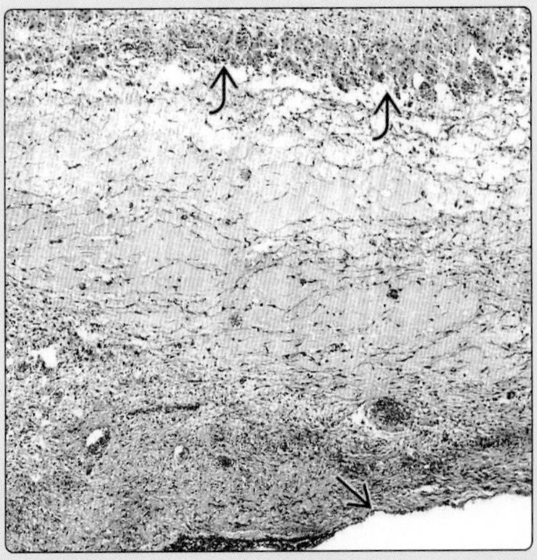

inhibin 免疫反应

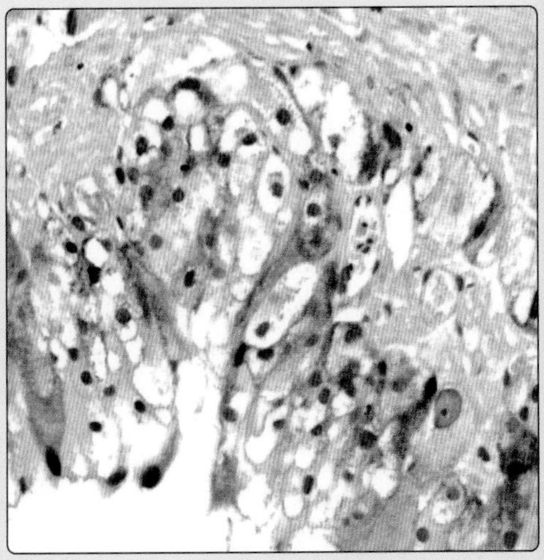

（左）在一些妊娠巨大孤立性黄素化卵泡囊肿中，其下方间质可出现水肿。某些情况下囊壁衬覆细胞可脱落➡，但囊壁可见黄素化细胞巢➡。**（右）**妊娠巨大孤立性黄素化卵泡囊肿囊壁衬覆细胞通常阳性表达 inhibin 及其他性索标志物，但角蛋白和 EMA 为阴性

第 5 节 妊娠巨大孤立性黄素化卵泡囊肿

术语

同义词

- 妊娠期和产褥期巨大孤立性黄素化卵泡囊肿

定义

- 妊娠期或产褥期出现的显著增大的卵泡囊肿，其特征是囊壁内衬黄素化细胞，可表现“奇异形”细胞非典型性

病因/发病机制

激素

- 与妊娠(HCG 刺激)有关

临床问题

表现

- 最常见的是在剖宫产术中偶然发现
- 腹部/盆腔可扪及肿块
- 骨盆疼痛或不适
- 无雌激素、雄激素或其他内分泌症状

治疗

- 如出现症状可行囊肿切除术

预后

- 很好(产后消退)

影像

超声发现

- 单房无分隔的囊肿

大体所见

一般特征

- 单侧、单房囊肿，内外表面光滑
- 淡黄色或微带血性的液体

大小

- 大(中位直径:25cm)

显微镜下所见

组织学特征

- 囊壁衬覆单层或多层粒层细胞和卵泡膜细胞
  - 卵泡膜细胞和粒层细胞形态相似
- 囊壁内可有/无黄素化细胞巢
- 伴纤维化或水肿

细胞学特征

- 细胞有丰富的透明或嗜酸性胞质(明显黄素化)
- 最常见核小而一致、圆形，单个核仁
- 常见核大、多形、染色质污秽(奇异形核)，但通常为局灶性
- 核分裂象缺乏或罕见，只有极少数例外

辅助实验

免疫组织化学

- inhibin 阳性表达
- 角蛋白和 EMA 阴性表达

鉴别诊断

囊性粒层细胞瘤

- 通常与内分泌症状有关(雌激素性或雄激素性)
- 与妊娠无关
- 囊壁内见多层衬覆细胞且有微滤泡结构

高反应性黄体

- 通常有多次妊娠史、葡萄胎或绒毛膜癌病史
- 15% 有雄激素症状
- 双侧、多发、薄壁囊肿
- 颗粒细胞和卵泡膜细胞形态不同
- 黄素化卵泡膜细胞层明显水肿，有间质分隔

妊娠黄体瘤

- 25% 出现男性化症状
- 50% 为多发，33% 为双侧
- 实性、鱼肉样、红棕色肿块
- 呈实性生长，其内散在大小不等的滤泡结构
- 核分裂象常见(偶尔为非典型的)

囊性透明细胞癌

- 通常不是单房的
- 至少局灶有混合的其他组织学结构
- 明显而弥漫的细胞学非典型性
- 可能与子宫内膜异位症有关
- 角蛋白和 EMA 阳性表达，inhibin 阴性表达

囊性黄体或卵泡囊肿

- 体积小
- 颗粒细胞和卵泡膜细胞分界清楚
- 无细胞学非典型性

诊断注意事项

病理诊断要点

- 妊娠患者切除的囊肿出现局灶奇异形核应考虑妊娠巨大孤立性黄素化卵泡囊肿

部分参考文献

1. Lomme M et al: Large solitary luteinized follicle cyst of pregnancy and puerperium: report of two cases. Diagn Pathol. 6:3, 2011
2. Mavromatidis G et al: Large luteinized follicular cyst of pregnancy. Ultrasound Obstet Gynecol. 36(4):517-20, 2010
3. Clement PB et al: Large solitary luteinized follicle cyst of pregnancy and puerperium: a clinicopathological analysis of eight cases. Am J Surg Pathol. 4(5):431-8, 1980

第6节 附件扭转

要点

术语

- 附件沿轴向或蒂部扭转伴血管危象

临床问题

- 常见妇科急症排名第5位
- 通常为育龄期妇女（常在20~39岁）
- 可发生于儿童（25%）
- 通常为单侧
- 急性盆腔或下腹痛
- 常见恶心和呕吐

大体所见

- 卵巢和/或输卵管增大，表面暗红色到黑色
- 切面囊实性，伴出血、水肿
- 如与肿瘤相关，该区域为灰白、灰黄色，实性

显微镜下所见

- 早期
  - 血管淤血和间质出血
- 进展期
  - 出血性梗死伴水肿、出血、急性炎症细胞渗出导致的卵巢和/或输卵管增大
  - 残留正常结构轮廓
- 相关的卵巢病变
  - 皮样囊肿（最常见）
  - 囊腺瘤
  - 功能性囊肿
  - 子宫内膜异位囊肿
  - 纤维瘤/卵泡膜细胞瘤
  - 恶性肿瘤
- 相关的输卵管病变
  - 巨大输卵管旁囊肿

黑色、暗红色外观

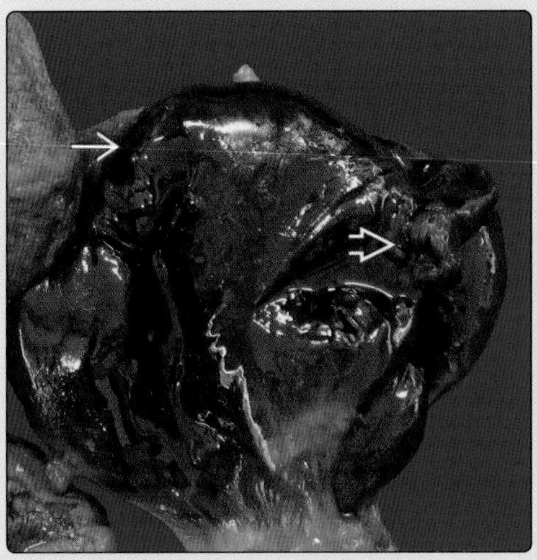

切面囊实性伴出血

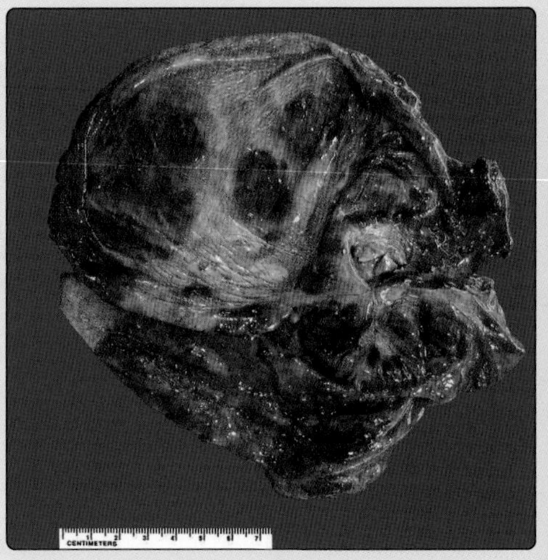

（左）附件扭转通常累及卵巢➡和输卵管⇨，呈黑色至暗红色外观。因为二者有共同的血液供应，因此通常都会受到影响。（右）卵巢扭转通常导致卵巢体积增大，切面呈囊实性，见出血，可类似肿瘤的外观。临床上患者通常表现为急性发作的盆腔或下腹部剧痛

实质出血

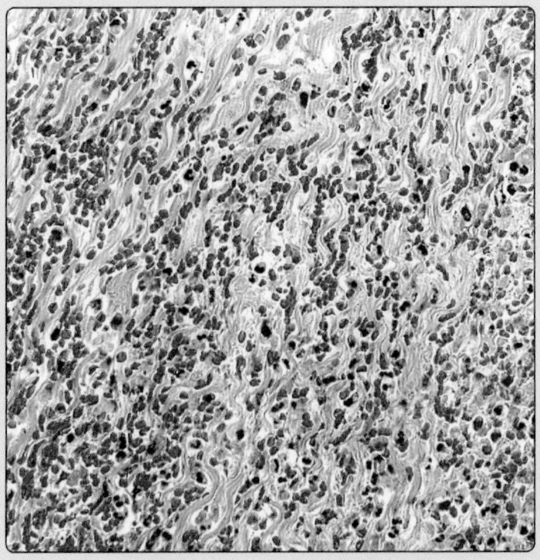

继发于纤维瘤的扭转

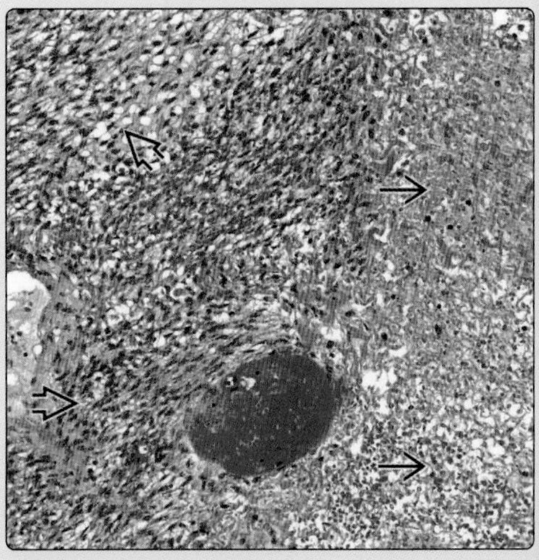

（左）通常卵巢发生扭转时，组织学检查可见水肿、新鲜出血和炎症细胞，但没有明确基础病变的迹象。（右）广泛取材可能发现残存的肿瘤成分⇨，帮助诊断是纤维瘤伴扭转导致的出血性梗死➡。由于肿大的卵巢中央区更容易发生梗死，因此对周边不同区域取材，可帮助找出相关的肿瘤以解释扭转的病因

术语

定义

- 附件沿轴向或蒂部扭转伴血管危象

病因/发病机制

继发于内源性因素

- 长输卵管或输卵管系膜
- 输卵管积水或出血
- 卵巢肿块
- 输卵管或输卵管旁肿块
- 子宫内膜异位症
- 腹膜粘连
- 妊娠子宫

临床问题

流行病学

- 发病率
  - 常见妇科急症排名第5位
- 年龄
  - 通常为育龄期妇女(常在20~39岁)
  - 25%发生于儿童

部位

- 通常为单侧
- 右侧略多于左侧

表现

- 急性发作的剧烈盆腔或单侧下腹部疼痛
- 常见恶心和呕吐
- 发热、白细胞计数升高不常见(组织学上与坏死有关)

疾病自然史

- 如果不治疗,可能的并发症包括腹腔积血、感染和腹膜炎

治疗

- 腹腔镜检查和卵巢固定术
- 囊肿切除术
- 输卵管卵巢切除术(如坏死/无法保留或伴有肿瘤)±子宫切除术(如为恶性肿瘤)

预后

- 取决于基础病变
- 之前接受过不孕症治疗的孕妇复发率更高

大体所见

一般特征

- 卵巢和/或输卵管增大,表面暗红色至黑色
- 切面见出血、水肿,呈囊实性
- 如与肿瘤有关,实性区域为灰白、灰黄色

显微镜下所见

组织学特征

- 早期
  - 血管淤血和间质出血
- 进展期
  - 出血性梗死,伴因水肿、出血、急性炎症细胞渗出导致的卵巢/输卵管增大
  - 见正常结构的残影
- 相关的卵巢病变
  - 皮样囊肿(最常见)、浆液性囊腺瘤、黏液性囊腺瘤、卵泡囊肿、黄体囊肿、子宫内膜异位囊肿、纤维瘤/卵泡膜细胞瘤、恶性上皮性肿瘤、未分类病变
- 相关的输卵管病变
  - 巨大输卵管旁囊肿

鉴别诊断

临床表现类似病变

- 阑尾炎
- 盆腔炎症性疾病
- 憩室炎
- 肾绞痛
- 异位妊娠

诊断注意事项

病理诊断要点

- 梗死的附件肿块需充分取材以排除恶性肿瘤可能
- 由于中央区域更容易梗死,对周边不同区域取材可明确扭转是否继发于肿瘤
- 由于有共同的血液供应,扭转通常同时影响卵巢和输卵管
  - 孤立的输卵管扭转更常见于小儿和青少年女性
- 接受不孕症治疗的孕妇有卵巢扭转的风险,可能与过度刺激引起的卵巢增大有关

部分参考文献

1. Childress KJ et al: Pediatric ovarian torsion. Surg Clin North Am. 97(1):209-221, 2017
2. Robertson JJ et al: Myths in the evaluation and management of ovarian torsion. J Emerg Med. ePub, 2016
3. Casey RK et al: Isolated fallopian tube torsion in pediatric and adolescent females: a retrospective review of 15 cases at a single institution. J Pediatr Adolesc Gynecol. 26(3):189-92, 2013
4. Geimanaite L et al: Ovarian torsion in children: management and outcomes. J Pediatr Surg. 48(9):1946-53, 2013
5. Duigenan S et al: Ovarian torsion: diagnostic features on CT and MRI with pathologic correlation. AJR Am J Roentgenol. 198(2):W122-31, 2012
6. Ginath S et al: Differences between adnexal torsion in pregnant and nonpregnant women. J Minim Invasive Gynecol. 19(6):708-14, 2012
7. Kiseli M et al: Clinical diagnosis and complications of paratubal cysts: review of the literature and report of uncommon presentations. Arch Gynecol Obstet. 285(6):1563-9, 2012
8. Erdemoğlu M et al: Clinical experience of adnexal torsion: evaluation of 143 cases. J Exp Ther Oncol. 9(3):171-4, 2011
9. Fuchs N et al: Oophoropexy to prevent adnexal torsion: how, when, and for whom? J Minim Invasive Gynecol. 17(2):205-8, 2010

第7节　子宫内膜异位症和蜕膜异位

要　点

术语

- 子宫内膜异位症：异位的子宫内膜组织
- 蜕膜病：异位组织类似妊娠期子宫内膜组织

临床问题

- 无症状，不孕，疼痛

大体所见

- 红色、棕色、白色斑块伴有/无粘连（子宫内膜异位症）
- 充满血液的"巧克力"囊肿或囊肿壁粗糙、颗粒状，黄棕色至棕色，壁厚薄不一（子宫内膜异位囊肿）
- 棕褐色至灰白色或灰色至白色，质软或胶样结节（蜕膜病）

显微镜下所见

- 子宫内膜异位症
  - 子宫内膜样腺体和间质，可有/无新鲜出血、含铁血黄素、组织细胞及纤维化
  - 单层的米勒管型上皮至周期变化的子宫内膜
  - 退变的上皮非典型性或化生
  - 间质可黏液样，有平滑肌化生或透明变/纤维化
- 蜕膜异位
  - 通常累及卵巢皮质表面，呈结节状或细胞簇，具有丰富的致密（毛玻璃样）嗜酸性至空泡状（泡沫状）胞质，细胞境界清楚
  - 核仁明显的圆形至卵圆形细胞核，或不规则核
  - 间质黏液变（妊娠时）或者透明变/纤维化（长期病变）

首要的鉴别诊断

- 卵泡囊肿出血
- 囊腺瘤
- 蜕膜细胞样型间皮瘤

充满血液的"巧克力"囊肿（子宫内膜异位囊肿）

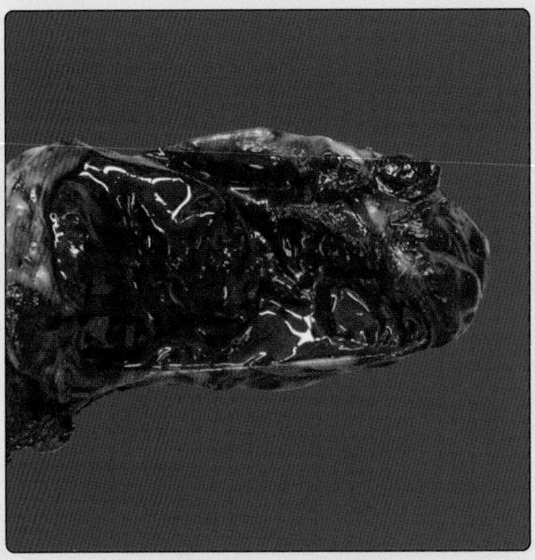

囊壁增厚，灰白（陈旧性子宫内膜异位囊肿）

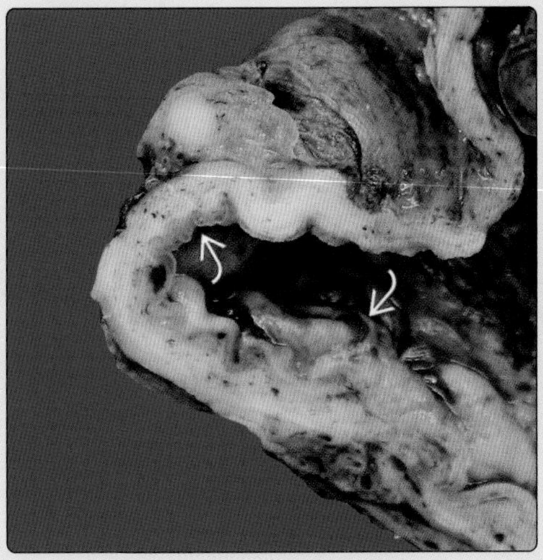

（左）卵巢子宫内膜异位囊肿（子宫内膜异位囊肿）通常被称为"巧克力"囊肿，因为囊内充满了陈旧性血凝块，颜色呈深棕色。依据大小不同，它们可能是引起盆腔疼痛的原因，并可导致不孕。**（右）**时间较长的子宫内膜异位囊肿（子宫内膜异位囊肿），囊壁可增厚、变硬，但通常仍呈黄褐色到棕色，颗粒状或粗糙外观➨

鱼肉样结节提示继发恶性肿瘤（子宫内膜异位囊肿）

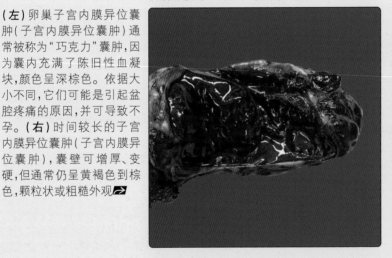

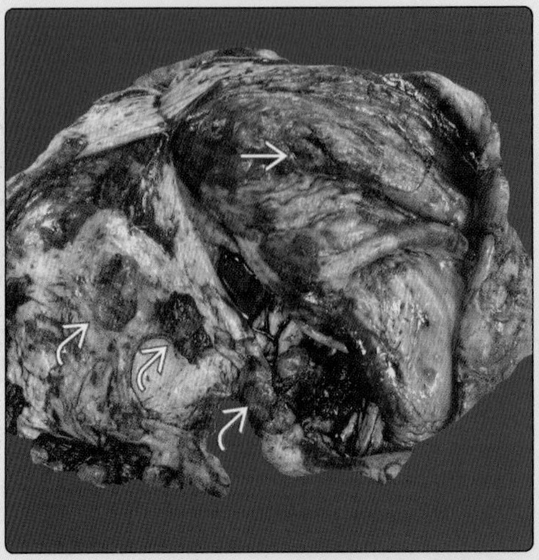

腹膜表面质软的胶样结节（蜕膜异位）

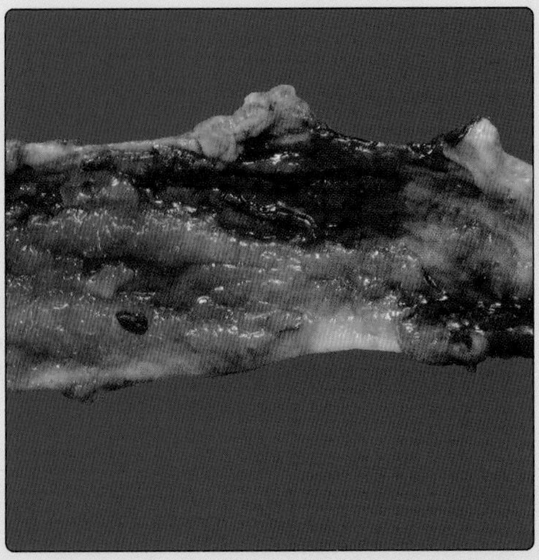

（左）子宫内膜囊肿可为粗糙、颗粒状，黄褐色到棕色囊壁➨。重点要仔细观察囊壁内有无结节➨，结节提示可能在子宫内膜异位症的基础上发生恶性转化（最常见的是子宫内膜样或透明细胞癌）。**（右）**蜕膜异位通常是显微镜下发现的，但有时临床上表现为腹膜表面黄褐色，有时可融合性的结节

术语

定义

- 子宫内膜异位症：异位的子宫内膜组织
- 蜕膜异位：异位组织类似妊娠期子宫内膜组织

临床问题

流行病学

- 发病率
  - 子宫内膜异位症：常见（15%为育龄期妇女）
  - 蜕膜异位：几乎累及各个时期的卵巢
- 育龄期
- 白种人更常见

部位

- 卵巢（最常见）、腹膜表面

表现

- 无症状（如果病变极小）
- 子宫内膜异位症：不孕、腹痛（视病变范围而定）
- 蜕膜异位：剖宫产时偶然发现（约 10%）

治疗

- 如病变局限：镇痛剂
- 如病变明显：雄激素、孕激素、GnRH 激动剂和/或芳香化酶抑制剂
- 如病变严重：激光消融或切除

预后

- 除继发恶性肿瘤外，其他预后良好

大体所见

一般特征

- 红色、棕色或白色斑块样，常伴粘连（子宫内膜异位症）
- 充满血液的“巧克力”囊肿或囊壁粗糙、颗粒状，黄棕色至棕色，壁厚薄不一（子宫内膜异位囊肿）
- 黄棕色至灰白色或灰色至白色，质软或胶样结节（蜕膜病）

大小

- 子宫内膜异位症：从显微镜可见病变至囊性肿物（≤15cm）至息肉样/结节状（息肉样子宫内膜异位症）
- 蜕膜病：从显微镜可见至小病变（通常<5mm）

显微镜下所见

组织学特征

- 子宫内膜异位症
  - 子宫内膜型腺体和间质±新鲜出血，含铁血黄素±组织细胞
  - 上皮成分：米勒管型上皮，从萎缩性内膜至周期性内膜
    - 可能出现退行性非典型性（细胞核增大伴染色质污秽）或化生性改变
  - 间质可呈黏液样（尤其是妊娠期间），显示平滑肌化生，弹性变或透明变/纤维化（长期的病变）
    - 萎缩性子宫内膜异位症：缺乏或极少量子宫内膜/非特异性间质
    - 间质子宫内膜异位症：仅间质
  - 罕见坏死性假黄色瘤样结节（假黄色瘤细胞围绕中央坏死，外周伴纤维化）
  - 息肉样子宫内膜异位症：类似子宫内膜息肉
- 蜕膜异位
  - 通常累及卵巢皮质表面，呈结节状或细胞簇，具有丰富的致密（毛玻璃样）嗜酸性至空泡状胞质，细胞境界清楚
  - 核仁突出的圆形至卵圆形细胞核，或不规则核（胞质空泡化时更常见）
  - 可见退变，核固缩
  - 有/无丰富的血管网和少量淋巴细胞
  - 无核分裂活性

辅助实验

免疫组织化学

- 上皮细胞表达 ER、PR 和 CK7
- 间质细胞表达 ER、PR 和 CD10

鉴别诊断

出血性卵泡囊肿（vs. 子宫内膜异位囊肿）

- 颗粒-卵泡膜细胞层
- 无子宫内膜型间质、腺体或米勒管上皮

囊腺瘤（vs. 子宫内膜异位囊肿）

- 缺乏子宫内膜型间质
- 含铁血黄素不常见或非常局灶

蜕膜细胞样型间皮瘤（vs. 蜕膜异位）

- 侵犯其下方组织
- 角蛋白、calretinin 和 D2-40 阳性

癌症（vs. 蜕膜异位）

- 侵犯其下方组织，恶性细胞学特征
- 角蛋白弥漫阳性

腹膜结核（vs. 蜕膜异位）

- 干酪样肉芽肿，缺乏黏液样外观
- CD56 阳性，CD10 阴性

诊断注意事项

病理诊断要点

- 由于子宫内膜异位症可发生恶性转化，任何囊肿如有显著上皮非典型性，应充分检查和广泛取材
- 妊娠患者诊断印戒细胞癌前，应考虑蜕膜病的可能

部分参考文献

1. Markou GA et al: Macroscopic deciduosis in pregnancy is finally a common entity. Eur J Obstet Gynecol Reprod Biol. 197:54-8, 2016
2. Clement PB: The pathology of endometriosis: a survey of the many faces of a common disease emphasizing diagnostic pitfalls and unusual and newly appreciated aspects. Adv Anat Pathol. 14(4):241-60, 2007
3. Kondi-Pafiti A et al: Ectopic decidua mimicking metastatic lesions--report of three cases and review of the literature. Eur J Gynaecol Oncol. 26(4):459-61, 2005
4. Clement PB: Tumor-like lesions of the ovary associated with pregnancy. Int J Gynecol Pathol. 12(2):108-15, 1993
5. Clement PB et al: Necrotic pseudoxanthomatous nodules of ovary and peritoneum in endometriosis. Am J Surg Pathol. 12(5):390-7, 1988

(左)子宫内膜异位症的特征是出现异位的子宫内膜型腺体和间质，可能随月经周期波动的激素环境作出反应。(右)较长时间的子宫内膜异位症，上皮可能变稀疏⇒，需要多切片才能确诊。广泛的含铁血黄素沉着⇒在子宫内膜异位囊肿中比在功能性囊肿中更常见，是一条诊断线索。注意明显的纤维化

子宫内膜样型腺体和间质（子宫内膜异位症）

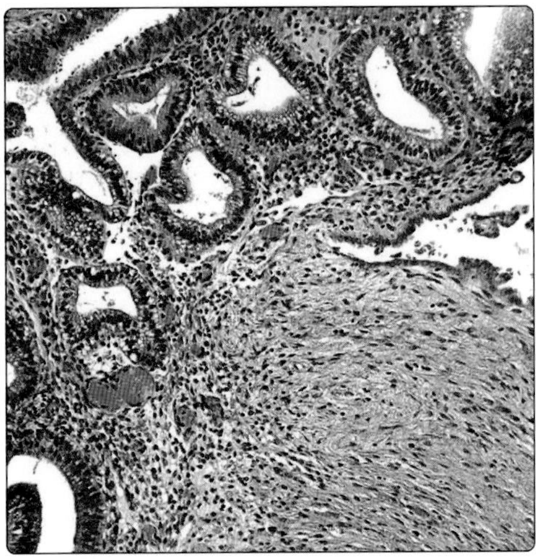

上皮变薄，显著纤维化和含铁血黄素沉着（子宫内膜异位症）

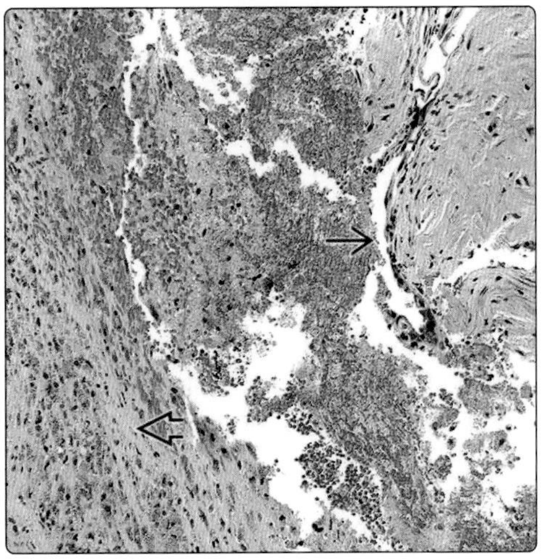

(左)偶尔间质出现显著透明变，子宫内膜异位囊肿会被误诊为表面上皮囊肿。但囊腺瘤中含铁血黄素沉积和泡沫样组织细胞⇒并不常见，即便有也常是局灶的。(右)与子宫内膜相似，在子宫内膜异位症中异位的子宫内膜样型上皮可出现多种化生性改变，包括黏液化生⇒和输卵管化生，或有时出现 Arias-Stella 反应

显著的间质透明变（子宫内膜异位症）

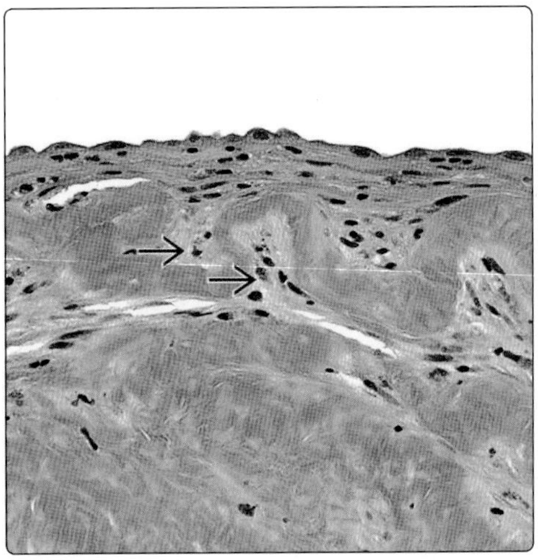

黏液性化生（子宫内膜异位症）

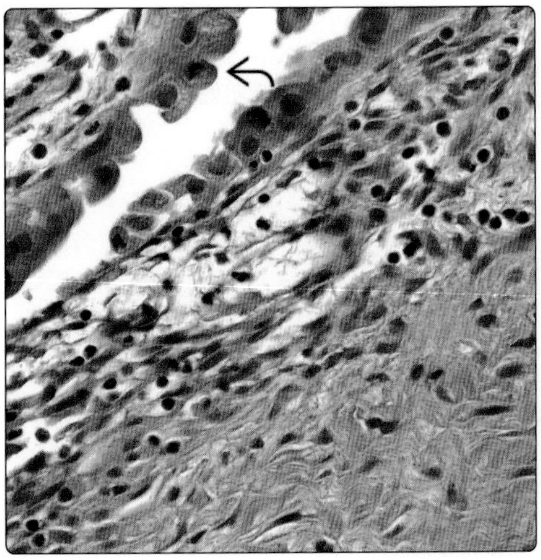

(左)子宫内膜异位症偶见组织细胞结节伴出血和坏死⇒。水平切片有助于鉴别米勒管型上皮和/或间质。(右)在某些病例中，黄色瘤样组织细胞或色素性组织细胞可能在子宫内膜异位症中显得十分突出，甚至掩盖子宫内膜间质。坏死性假黄色瘤样结节中可见黄色瘤样组织细胞

伴有组织细胞，出血和坏死（子宫内膜异位症）

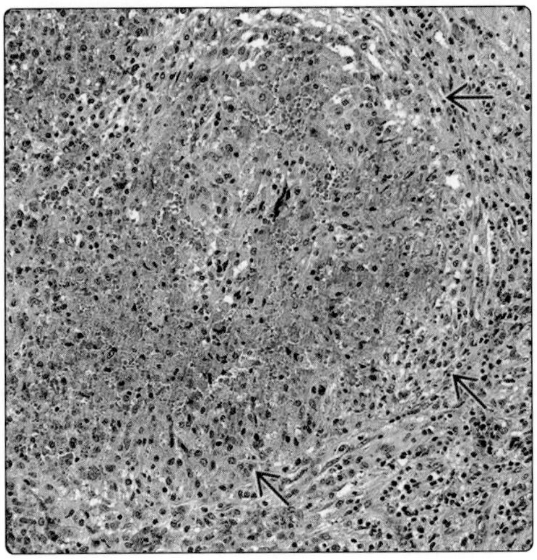

黄色瘤样组织细胞（子宫内膜异位症）

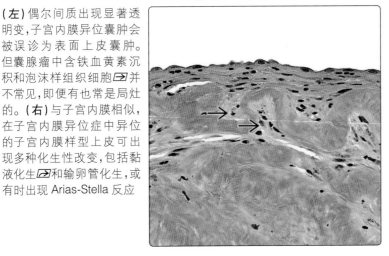

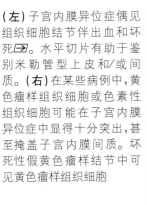

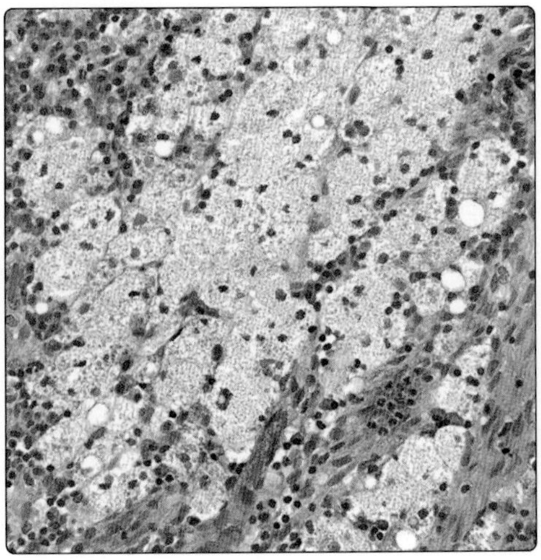

与妊娠相关的黏液样子宫内膜间质
（子宫内膜异位症）

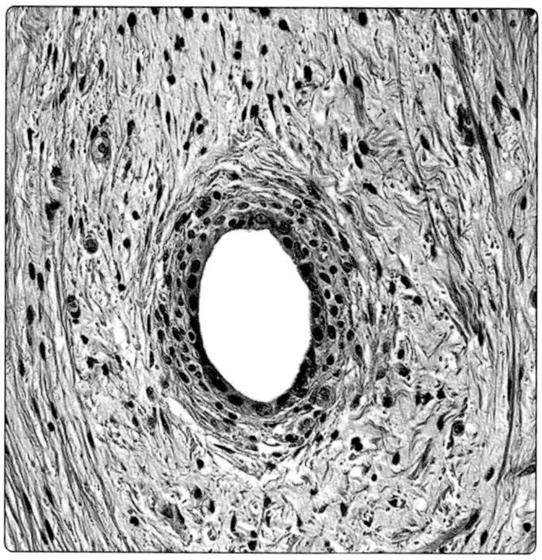

与妊娠或孕酮治疗有关的蜕膜变
（子宫内膜异位症）

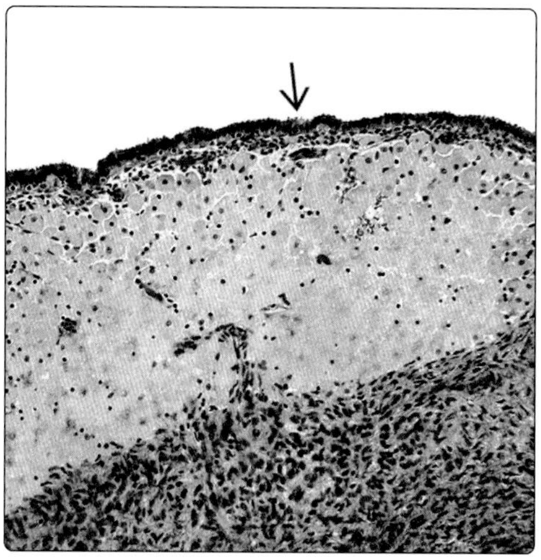

（左）子宫内膜异位症的子宫内膜型间质围绕在腺体周围可能不太明显，容易被忽略。在妊娠期，子宫内膜型间质细胞在黏液样基质中松散聚集，使得间质呈淡蓝色。（右）间质蜕膜变的特征是细胞具有丰富的嗜酸性胞质，可见于和妊娠相关的子宫内膜异位症和外源性孕酮治疗后。注意相关的米勒管型上皮➩

结节状聚集（蜕膜异位）

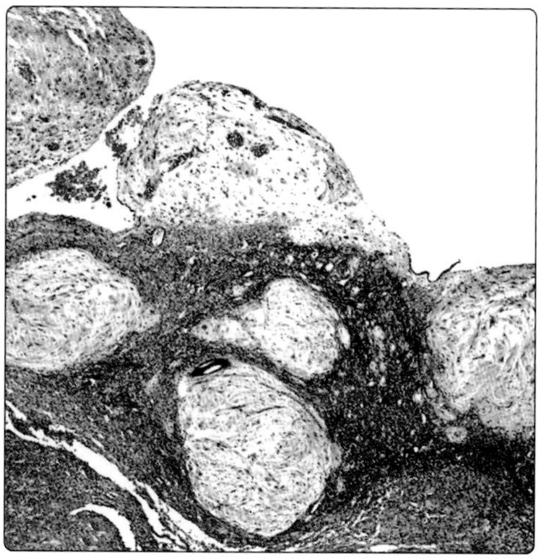

嗜酸性至空泡状胞质，黏液样基质（蜕膜异位）

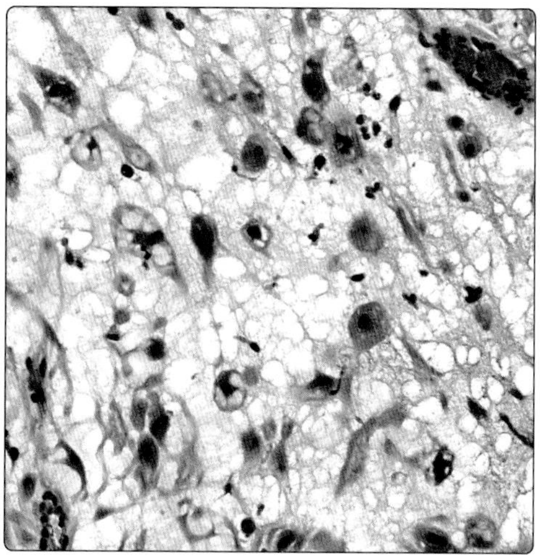

（左）蜕膜异位形成境界清楚的细胞结节，胞质丰富，形态与妊娠或孕酮治疗后的原位内膜间质细胞相似。蜕膜异位通常累及卵巢皮质表层，当旺炽型增生时，临床可能误认为播散型癌。（右）蜕膜异位间质细胞胞质可呈空泡状，细胞位于黏液样间质中。这种现象常与妊娠有关

蜕膜病（孕酮相关性）

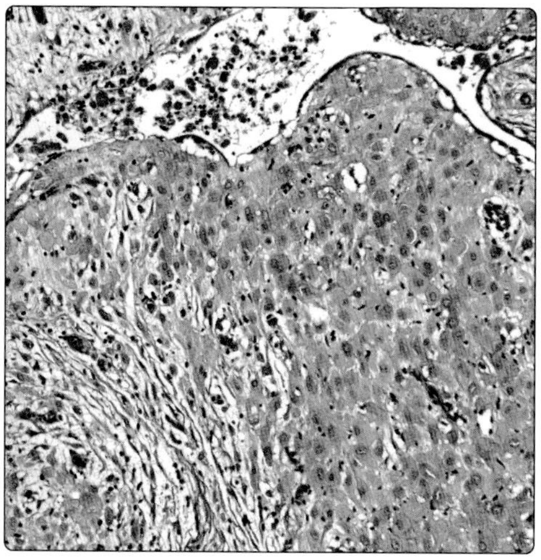

丰富的嗜酸性胞质和散在淋巴细胞（蜕膜异位）

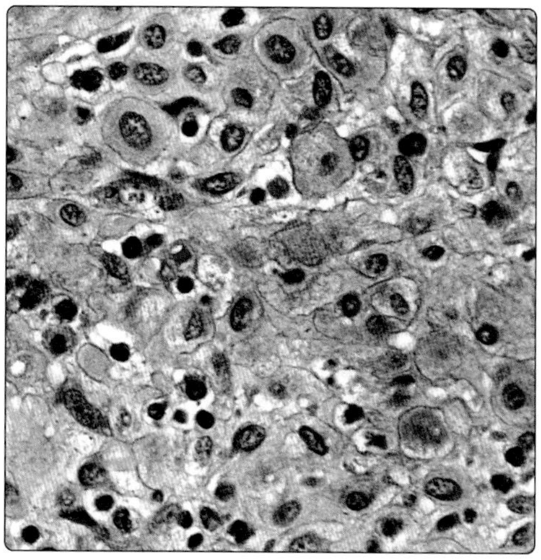

（左）蜕膜异位可继发于内源性激素（妊娠）或外源性激素（孕酮），后者与醋酸甲地孕酮引起的内膜改变相似。（右）蜕膜异位的间质细胞通常具有丰富的致密（毛玻璃状）嗜酸性胞质，细胞边界清，核圆形到卵圆形，核仁明显。注意散在分布的淋巴细胞，这是它的一个特征

第8节 重度水肿和纤维瘤病

要点

术语

- 重度水肿：继发于水肿，卵巢呈肿瘤样增大
- 纤维瘤病：因卵巢间质纤维瘤样增生导致卵巢肿瘤样增大

病因/发病机制

- 间歇性扭转（部分静脉/淋巴管阻塞）
- 罕见继发于癌的淋巴道播散

临床问题

- 20~30 岁
- 雄激素/雌激素症状（纤维瘤病多于重度水肿）
- 疼痛：急性或慢性（继发于扭转）

大体所见

- 卵巢增大（罕见双侧），表面光滑或分叶，无明确肿块
- 重度水肿
  - 表面不透明，质软，切面水肿
  - 范围：5.5~15.0cm（平均 10.0cm）
- 纤维瘤病
  - 表面分叶，质硬，灰白，切面实性多于囊性
  - 范围：6~12cm（平均 8cm）

显微镜下所见

- 重度水肿：间质水肿±卵巢门血管扩张
- 纤维瘤病：细胞数量不等，致密的纤维瘤样间质
- 包绕原有的卵巢结构
- 皮质浅层保留

首要的鉴别诊断

- 纤维瘤±水肿
- Brenner 瘤（vs. 纤维瘤病）
- Krukenberg 瘤（vs. 重度水肿）

卵巢增大，表面光滑

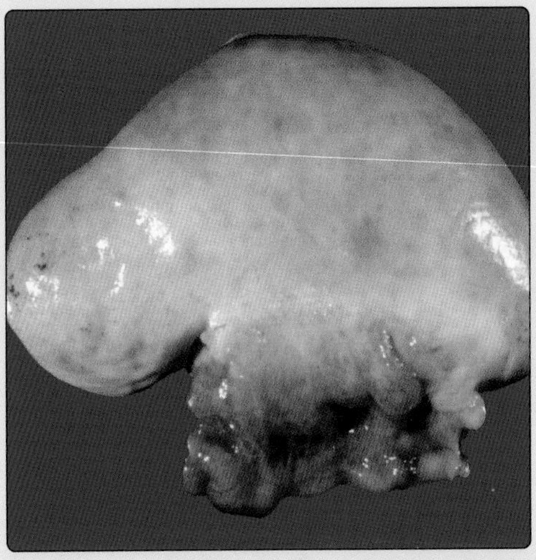

被包裹的滤泡（纤维瘤病）

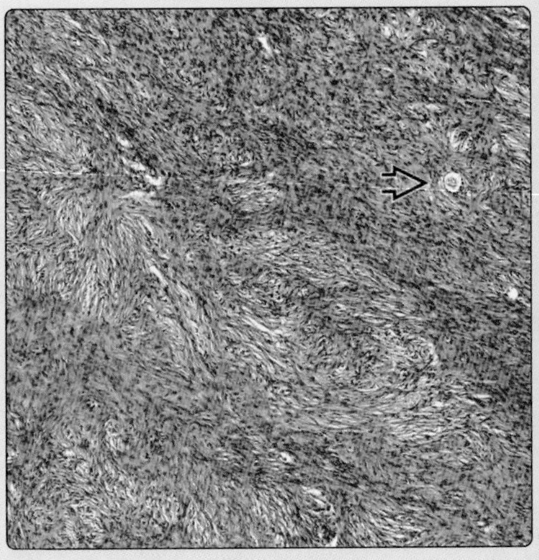

（左）重度水肿通常伴卵巢增大，其表面光滑、白色、不透明，比纤维瘤病更软，因为后者有显著的胶原沉积。**（右）**纤维瘤病的特征是间质细胞增生伴不同程度的胶原背景，呈束状或席纹状排列。注意被包裹的原始滤泡➡。这个特征有助于与水肿性的纤维瘤鉴别

细胞稀疏（重度水肿）

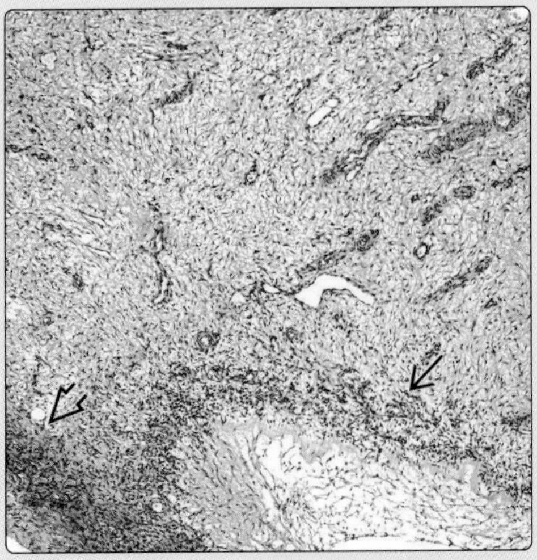

性索样分化（纤维瘤病）

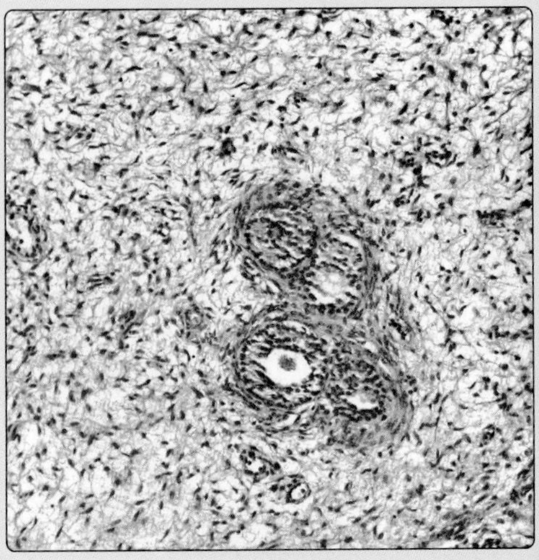

（左）卵巢重度水肿通常因间质内含大量液体而显得细胞稀疏。注意这些被包绕的闭锁卵泡➡和保留的皮质浅层➡，后面这个特征同时可见于重度水肿和纤维瘤病。**（右）**卵巢纤维瘤病中可见到少量性索成分形成小管状结构

术语

定义

- 重度水肿:继发于水肿,卵巢呈肿瘤样增大
- 纤维瘤病:因卵巢间质纤维瘤样增生导致卵巢呈肿瘤样增大

病因/发病机制

血管阻塞

- 间歇性扭转伴部分静脉和淋巴管梗阻
  - 慢性扭转可能主要导致纤维瘤病或重度水肿(尚不清楚哪个排第一位)
  - 可能与良性卵巢肿瘤(如囊腺瘤)或排卵诱导有关
- 偶尔继发于转移癌的淋巴道播散

临床问题

流行病学

- 发病率
  - 偶发
- 年龄
  - 年轻女性(中位年龄 21 岁)

表现

- 疼痛:急性或慢性(继发于扭转)
- 腹胀/包块
- 雄激素或雌激素症状(纤维瘤病多于重度水肿)

治疗

- 诊断明确后通常采取卵巢切除术
- 卵巢固定术以防止再次扭转,并行活检以确诊

预后

- 很好,卵巢切除后激素症状消除

影像学

超声发现

- 由于水肿液积聚和假性囊肿形成,可表现为多囊性肿块(重度水肿)

大体所见

一般特征

- 卵巢增大(罕见双侧),表面光滑或分叶状,无明确肿块
- 重度水肿:表面不透明,质软,切面水肿性
- 纤维瘤病:表面分叶,质硬,灰白色,切面实性多于囊性

大小

- 重度水肿:范围 5.5~15.0cm(平均 10.0cm)
- 纤维瘤病:范围 6~12.0cm(平均 8cm)

显微镜下所见

组织学特征

- 重度水肿
  - 广泛间质水肿分隔正常卵巢结构,表现为细胞稀疏,但通常保留了皮质结构
  - 继发于水肿形成微囊性外观
  - 不同程度的新鲜出血
  - 保留卵巢皮质浅层
  - 卵巢门血管扩张
- 纤维瘤病
  - 数量不等的细胞,梭形/胶原化间质包裹已有的正常结构
  - 主要为束状,伴少量席纹状结构
  - 可局灶或只累及卵巢皮质
  - 偶见少量性索样成分
- 簇状黄素化间质细胞(40%)

细胞学特征

- 梭形细胞,胞质少,核温和

鉴别诊断

纤维瘤±水肿

- 单个肿块
- 不包裹原有的卵巢结构

Brenner 瘤(vs. 纤维瘤病)

- 多个移行细胞巢,可见黏液性或纤毛上皮
- 间质钙化常见

Krukenberg 瘤(vs. 重度水肿)

- 既往病史
- 切面多结节、胶冻样
- 可有/无卵巢表面和卵巢外肿瘤生长
- 印戒样细胞

诊断注意事项

临床相关性病理学特征

- 如临床疑似,行术中冰冻切片诊断可考虑保守治疗,保留卵巢

病理诊断要点

- 与纤维瘤病/重度水肿相比,纤维瘤±水肿包裹原有的卵巢结构通常出现在卵巢外周

部分参考文献

1. Harke AB et al: Massive ovarian oedema- a case report. J Clin Diagn Res. 10(8):ED03-4, 2016
2. Machairiotis N et al: Massive ovarian oedema: a misleading clinical entity. Diagn Pathol. 11:18, 2016
3. Praveen R et al: A clinical update on massive ovarian oedema - a pseudotumour? Ecancermedicalscience. 7:318, 2013
4. Moon RJ et al: Massive ovarian oedema: an unusual abdominal mass in infancy. Pediatr Blood Cancer. 53(2):217-9, 2009
5. Kawaguchi R et al: Massive ovarian edema in pregnancy after ovulation induction using clomiphene citrate. Arch Gynecol Obstet. 277(4):375-8, 2008
6. Young RH et al: Fibromatosis and massive edema of the ovary, possibly related entities: a report of 14 cases of fibromatosis and 11 cases of massive edema. Int J Gynecol Pathol. 3(2):153-78, 1984

第9节 自身免疫性卵巢炎

要点

术语

- 因自身免疫性疾病使发育中的卵泡被宿主炎性渗出物所特异性靶向破坏

临床问题

- 育龄期妇女(平均31岁)
- 症状
  - 原发或继发性闭经;不孕
- 不孕
- 通常有其他自身免疫性疾病
- 无法预测进展到卵巢完全衰竭的时间范围
- 如早期发现,使用糖皮质激素±促排卵药物
- 如过早绝经,可使用激素替代治疗

大体所见

- 卵巢增大伴多发囊肿(多为早期),正常大小,或变小(晚期)

显微镜下所见

- 淋巴浆细胞浸润影响发育中卵泡的卵泡膜层、黄体和闭锁卵泡
- 卵泡膜层比颗粒层更常被累及,表现为脱落
- 保留原始卵泡和间质

辅助实验

- 常见抗类固醇细胞的自身抗体
- 垂体促性腺激素(如:卵泡刺激素、黄体生成素)水平升高

首要的鉴别诊断

- 盆腔炎症性疾病
- 结核
- 巨细胞病毒
- 闭锁卵泡或黄体

炎症细胞向滤泡浸润颗粒细胞层脱落

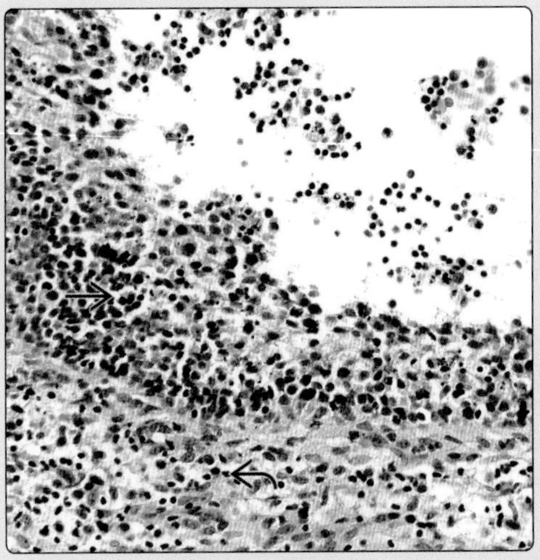

淋巴浆细胞浸润

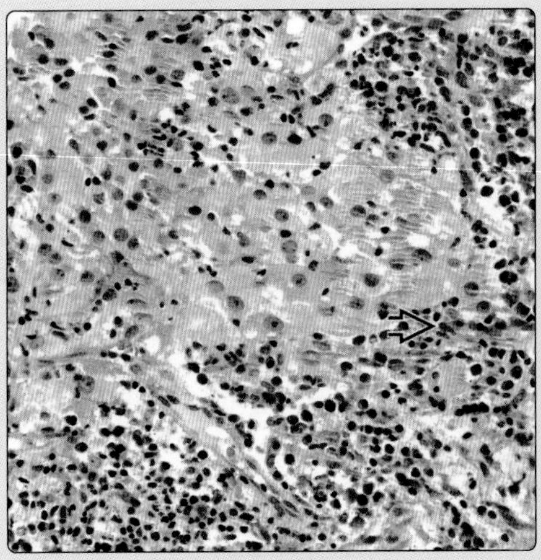

(左)自身免疫性卵巢炎中,卵泡膜细胞层⇨和颗粒细胞➡都被慢性炎症细胞浸润,前者范围更广泛。颗粒细胞表现出明显脱落是其常见特征。(右)自身免疫性卵巢炎中,发育中卵泡的卵泡膜细胞层可见明显的淋巴浆细胞浸润,偶尔可见组织细胞和嗜酸性粒细胞⇨

次级卵泡周围炎症细胞呈向心性浸润

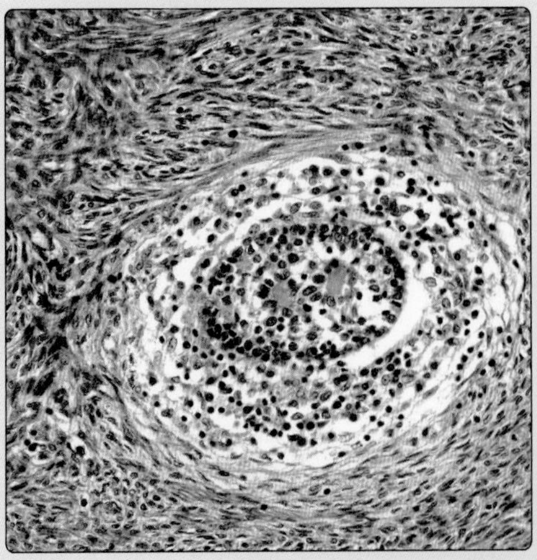

保留原始卵泡

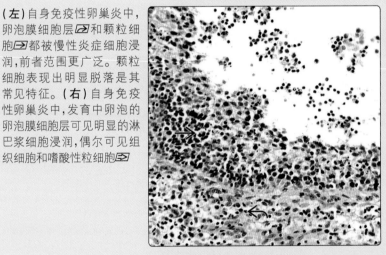

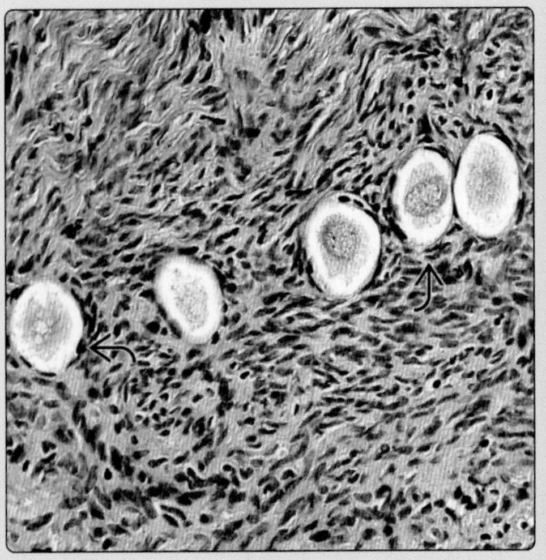

(左)自身免疫性卵巢炎中,次级卵泡周围淋巴浆细胞表现出明显的向心性浸润,大多累及卵泡膜细胞层。但炎症浸润程度通常没有在成熟卵泡中明显。(右)原始卵泡⇨和卵泡间的卵巢间质在自身免疫性卵巢炎中通常不受累

术语

缩略语

- 自身免疫性卵巢炎(autoimmune oophoritis)

同义词

- 卵巢功能早衰
- 早发性卵巢功能不全

定义

- 因自身免疫性疾病使发育中的卵泡被宿主炎性渗出物所特异性靶向破坏

病因/发病机制

免疫介导

- 常见抗类固醇细胞抗体(通常抗肾上腺皮质,也抗卵泡膜细胞和黄体)
- 伴其他同时或异时性自身免疫性疾病(如艾迪生病、干燥综合征、桥本甲状腺炎)

临床问题

流行病学

- 年龄
  - 育龄期(平均 31 岁)

表现

- 原发性或继发性闭经(过早绝经)
- 不孕
- 盆腔疼痛,扭转
- 雌激素症状
- 常伴其他自身免疫性疾病

实验室检查

- 血清卵泡刺激素升高和低雌激素水平

治疗

- 如早期发现,使用糖皮质激素±促排卵药物
- 如过早绝经,使用激素替代治疗

预后

- 无法预测进展到卵巢完全衰竭的时间范围
  - 可能暂时缓解,但卵巢衰竭不可避免
  - 出现抗 P450c17 或 StCA 抗体是未来性腺功能衰竭的预测指标

大体所见

一般特征

- 卵巢增大伴多发囊肿(多为早期),正常大小,或变小(晚期)

显微镜下所见

组织学特征

- 亲滤泡性淋巴浆细胞浸润主要影响发育中卵泡的卵泡膜层、黄体和闭锁卵泡
  - 卵泡膜层受累远多于颗粒层,常表现为脱落
  - 随卵泡成熟,炎症加剧
  - 偶有嗜酸性粒细胞、组织细胞,罕见散在的非干酪样肉芽肿
- 保留原始卵泡和卵泡间间质
- 卵巢门血管周围和神经周围可出现炎症细胞浸润

辅助实验

免疫组织化学

- 混合性 B 和 T 淋巴细胞

血清学检测

- 常见抗类固醇细胞的自身抗体
- 可检测出其他自身免疫性抗体
- 垂体促性腺激素(如:卵泡刺激素、黄体生成素)水平升高

鉴别诊断

感染性卵巢炎

- 盆腔炎症性疾病
  - 卵巢受累继发于输卵管卵巢脓肿合并纤维化和粘连
- 结核
  - 坏死性肉芽肿性炎
  - 合并输卵管炎
- 巨细胞病毒
  - 通常伴全身性感染
  - 局灶凝固性坏死±血管炎和不同程度淋巴浆细胞浸润
  - 核内±胞质内包涵体

闭锁卵泡或黄体

- 只有一个,最多两个卵泡被累及
- 单核细胞浸润,颗粒细胞和卵泡膜细胞广泛凋亡

诊断注意事项

临床相关性病理学特征

- 很少是组织学诊断(大部分为临床诊断)
- 与自身免疫性卵巢炎相比,感染性卵巢炎很少有单独卵巢受累

病理诊断要点

- 在发育中/成熟卵泡内发现淋巴浆细胞浸润应考虑自身免疫性卵巢炎的可能性

部分参考文献

1. Silva CA et al: Autoimmune primary ovarian insufficiency. Autoimmun Rev. 13(4-5):427-30, 2014
2. La Marca A et al: Primary ovarian insufficiency: autoimmune causes. Curr Opin Obstet Gynecol. 22(4):277-82, 2010
3. Badawy A et al: Induction of ovulation in idiopathic premature ovarian failure: a randomized double-blind trial. Reprod Biomed Online. 15(2):215-9, 2007
4. Bakalov VK et al: Autoimmune oophoritis as a mechanism of follicular dysfunction in women with 46,XX spontaneous premature ovarian failure. Fertil Steril. 84(4):958-65, 2005
5. Tung KS et al: Mechanisms of autoimmune disease in the testis and ovary. Hum Reprod Update. 1(1):35-50, 1995
6. Bannatyne P et al: Autoimmune oophoritis: a clinicopathologic assessment of 12 cases. Int J Gynecol Pathol. 9(3):191-207, 1990

第 10 节 黄素化卵泡膜细胞瘤伴硬化性腹膜炎

要 点

术语

- 致密增生的梭形细胞混合有黄素化细胞，与硬化性腹膜炎相关

大体所见

- 双侧受累多于单侧，或仅卵巢轻度增大，表面呈明显的脑回样，切面均质，褐色至粉红色，略呈牛肉样或水肿样
  - 范围：2～31cm（平均 10cm）
- 腹膜、网膜、肠浆膜面有增厚，境界不清的硬化区域

显微镜下所见

- 卵巢
  - 细胞增生，排列不规则，呈短束状或模糊的席纹状，常集中于卵巢皮质
  - 数量不等的黄素化细胞单个或小簇状出现
  - 小血管结构明显，红细胞外渗常见
  - 可有/无显著水肿，有时可形成微囊
- 网膜及腹膜表面
  - 包裹脂肪小叶的成纤维细胞和肌成纤维细胞数量不等，常中度增生
  - 勾勒出正常小叶结构
  - 束状生长多于席纹状生长

辅助实验

- 卵巢的梭形细胞：SF1 和 FOXL2 阳性
- 卵巢的黄素化细胞：calretinin、inhibin、CD56 阳性

首要的鉴别诊断

- 重度卵巢水肿
- 硬化性间质肿瘤
- 间质卵泡膜细胞增生

卵巢增大伴表面脑回样

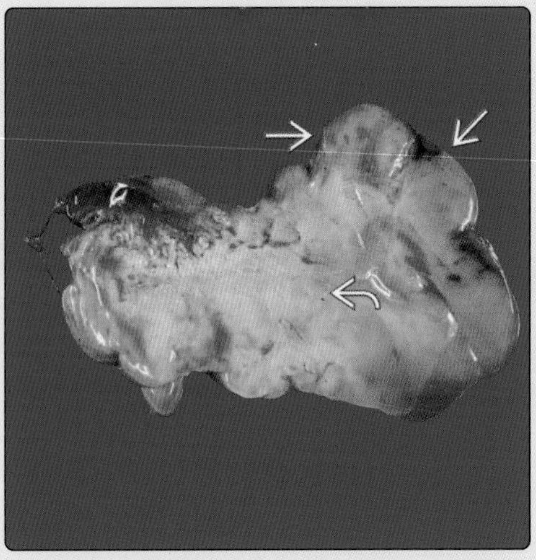

硬壳样外观

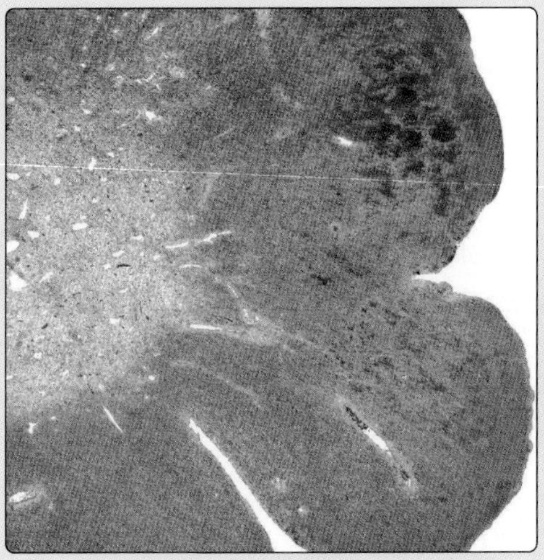

（左）黄素化卵泡膜细胞瘤伴硬化性腹膜炎可形成单个肿块或导致卵巢增大，伴脑回样外观➡和均匀的褐色至淡粉色水肿的切面➡。卵巢增大程度不一，平均 10cm。（右）伴硬化性腹膜炎的黄素化卵泡膜细胞瘤细胞增生可局限于卵巢皮质，包裹已有结构，形成硬壳样外观

温和的梭形细胞和数量不等的黄素化细胞

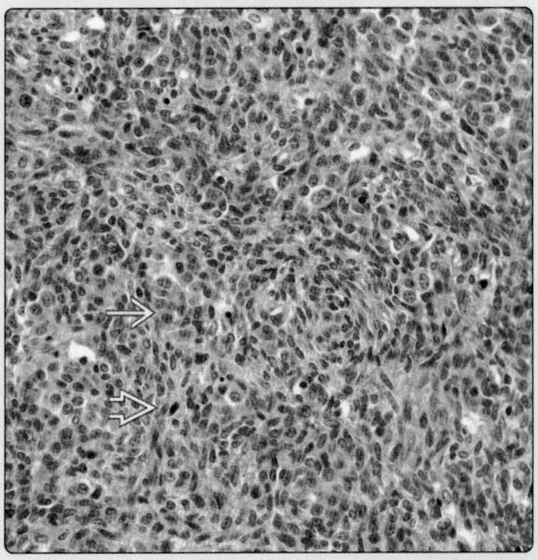

成纤维细胞增生包绕在脂肪小叶周围（硬化性腹膜炎）

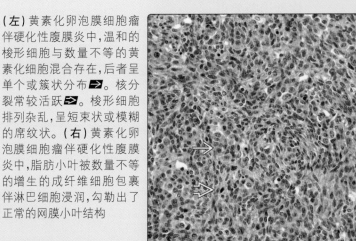

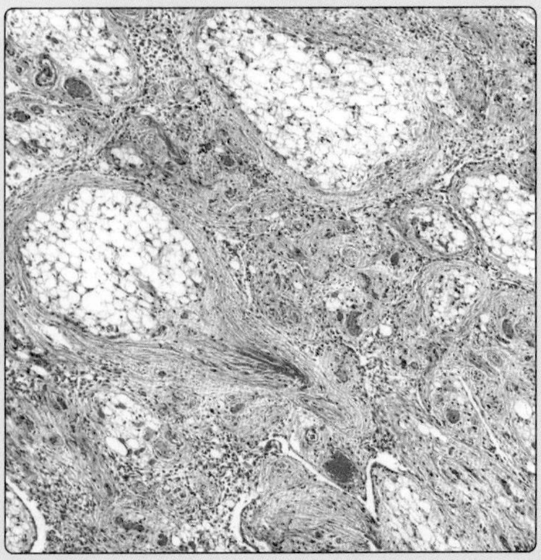

（左）黄素化卵泡膜细胞瘤伴硬化性腹膜炎中，温和的梭形细胞与数量不等的黄素化细胞混合存在，后者呈单个或簇状分布➡。核分裂常较活跃➡。梭形细胞排列杂乱，呈短束状或模糊的席纹状。（右）黄素化卵泡膜细胞瘤伴硬化性腹膜炎中，脂肪小叶被数量不等的增生的成纤维细胞包裹伴淋巴细胞浸润，勾勒出了正常的网膜小叶结构

术语

定义

- 致密增生的梭形细胞混合有黄素化细胞，与硬化性腹膜炎有关

病因/发病机制

可能的反应过程

- 卵巢增大累及皮质，倾向反应性的
- 偶尔与抗惊厥治疗有关

临床问题

流行病学

- 罕见
- 小于 1 岁至 85 岁（平均 25 岁，通常小于 40 岁）

表现

- 腹痛、腹胀伴腹水
- 继发于小肠梗阻的症状和体征

治疗

- 可行双侧输卵管卵巢切除术及腹膜病变切除术
- 抗雌激素±促性腺激素释放激素激动剂治疗

预后

- 约 15% 的不良结果是由于硬化性腹膜炎导致的

大体所见

一般特征

- 卵巢
  - 双侧多于单侧
  - 卵巢肿块或卵巢轻度增大伴明显脑回样外观
  - 切面均质，褐色至粉红色，略呈牛肉样或水肿样
  - 可有/无出血
- 腹膜、网膜、肠浆膜面
  - 增厚，境界不清的硬化区域

大小

- 范围：2~31cm（平均 10cm）

显微镜下所见

组织学特征

- 单侧或双侧卵巢
  - 细胞增生，排列不规则，呈短束状或模糊的席纹状
    - 通常局限于卵巢皮质，包裹原有结构（硬壳样外观）
    - 如病变弥漫，出现明显的富于细胞性小叶或模糊结节状结构
  - 背景有单个或小簇状黄素化细胞
  - 常见明显的小血管和红细胞外渗
  - 可有/无显著水肿，有时可形成微囊
  - 性索样分化（罕见）
- 网膜和腹膜表面
  - 成纤维细胞和肌成纤维细胞数量不等，通常是中度增生，包裹脂肪小叶
    - 勾勒出正常小叶结构
  - 束状生长多于席纹状生长
  - 胶原沉积和炎症细胞常见
  - 有/无局灶间皮细胞增生

细胞学特征

- 单侧或双侧卵巢
  - 梭形细胞形态温和但常见活跃核分裂（可>20 个/10HPF）
  - 黄素化细胞通常小，胞质透亮或嗜酸，核圆形，有核仁
- 网膜和腹膜表面
  - 成纤维细胞核温和，无核分裂

辅助实验

免疫组织化学

- 卵巢的梭形细胞
  - SF1 和 FOXL2 呈阳性
  - calretinin、CD56、AE1/AE3、SMA、desmin、ER、PR 可呈阳性或阴性
  - inhibin、EMA、β-catenin、CD34 呈阴性
- 卵巢的黄素化细胞
  - calretinin、inhibin、CD56 呈阳性
- 腹膜的梭形细胞
  - AE1/AE3 呈强阳性，ER/PR 呈弱阳性

鉴别诊断

重度卵巢水肿

- 弥漫显著水肿，细胞密度均匀降低

硬化性间质瘤

- 明显的假小叶样生长
- 血管周细胞瘤样结构

间质卵泡膜细胞增生

- 无腹水或肿块，核分裂少或无

诊断注意事项

病理诊断要点

- 尽管细胞密集和核分裂活跃可能会使人考虑到恶性肿瘤，但卵巢结构保留，原有结构被包裹及温和的细胞形态有助于识别这个疾病

部分参考文献

1. McCluggage WG et al: Luteinized thecomas (thecomatosis) associated with sclerosing peritonitis exhibit positive staining with sex cord markers steroidogenic factor-1 (SF-1) and FOXL2. Am J Surg Pathol. 37(9):1458-9, 2013
2. Mellembakken JR et al: Mitotically active cellular luteinized thecoma of the ovary and luteinized thecomatosis associated with sclerosing peritonitis: case studies, comparison, and review of the literature. Pathol Res Pract. 206(11):744-8, 2010
3. Staats PN et al: Luteinized thecomas (thecomatosis) of the type typically associated with sclerosing peritonitis: a clinical, histopathologic, and immunohistochemical analysis of 27 cases. Am J Surg Pathol. 32(9):1273-90, 2008
4. Clement PB et al: Sclerosing peritonitis associated with luteinized thecomas of the ovary. a clinicopathological analysis of six cases. Am J Surg Pathol. 18(1):1-13, 1994

第 11 节 良性浆液性肿瘤

要点

术语

- 由不同比例的卵巢样间质和良性输卵管型上皮组成的肿瘤
  - **浆液性囊腺瘤**：明显的囊性的病变(>1cm)，仅含少量间质成分
  - **浆液性囊腺纤维瘤**：明显的囊性结构伴丰富的间质成分
  - **浆液性腺纤维瘤**：明显的间质成分中混合有小的腺体成分
  - **表面乳头状瘤**：腺纤维瘤的变异型伴明显的乳头结构，累及卵巢表面

临床问题

- 年龄广泛(平均 30~40 岁)
- 盆腔压迫感或疼痛，或无症状

大体所见

- 多为单侧
- 通常<10cm

显微镜下所见

- 囊腔、腺体或乳头表面衬覆单层浆液性上皮
- 如果是(囊)腺纤维瘤，含有不同比例的富于细胞的纤维瘤样间质(水肿或玻璃样变性)
- 细胞呈立方、柱状或扁平，伴有不同数量的纤毛
- 上皮及间质成分细胞温和

辅助实验

- 上皮成分阳性表达 pax-8、WT1、ER

首要的鉴别诊断

- 浆液性交界性肿瘤
- 子宫内膜异位症
- 腹膜包涵囊肿
- 输卵管积水
- 囊性卵巢甲状腺肿
- 卵巢网囊腺瘤

光滑的内壁(囊腺瘤)

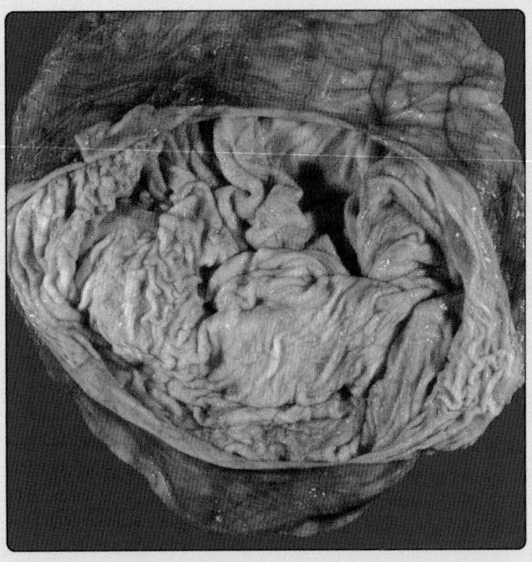

单层排列的纤毛上皮

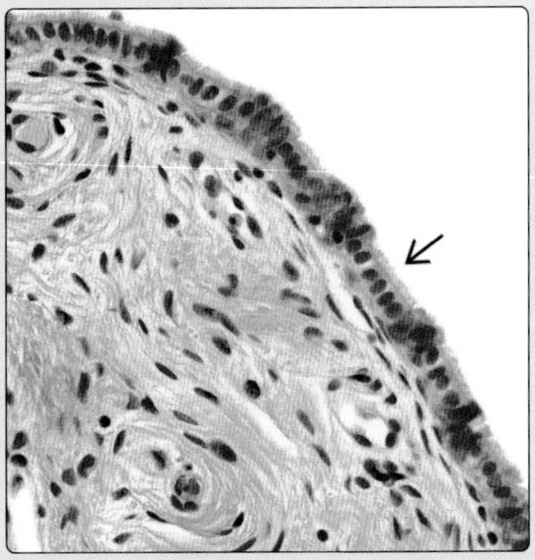

(左)典型的卵巢浆液性囊腺瘤常为单侧肿物，内外壁均光滑。常含清亮或淡黄色液体及很少量的间质成分。有些囊壁较厚，囊腔塌陷时内侧会有皱襞形成。(右)浆液性囊腺瘤衬覆立方、柱状或扁平上皮。典型的细胞类型是具有纤毛的米勒管上皮➡

质地较韧的息肉样和结节样的赘生物(囊腺纤维瘤)

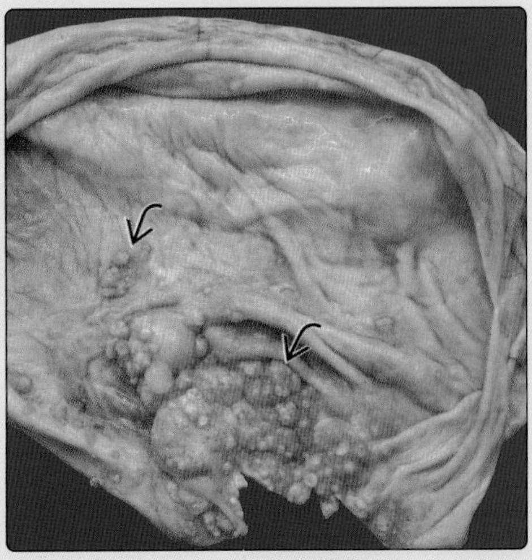

伴有纤维瘤样间质的乳头(乳头状囊腺纤维瘤)

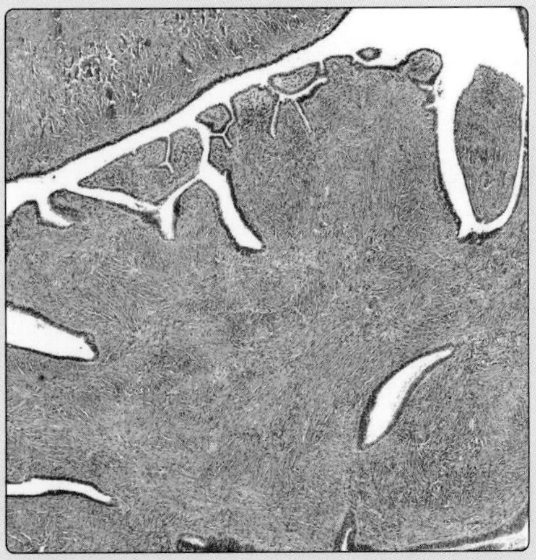

(左)典型浆液性囊腺纤维瘤的切面为单房的囊性肿物伴有不同数量的质韧的结节状赘生物➡。(右)乳头状浆液性囊腺纤维瘤有宽大的叶状的乳头状突起，含纤维瘤样间质，被覆单层上皮

术语

定义

- 由不同比例的卵巢样间质和良性输卵管型上皮组成的肿瘤
  - **浆液性囊腺瘤**:明显的囊性的病变(>1cm),仅含少量间质成分
  - **浆液性囊腺纤维瘤**:明显的囊性结构伴丰富的间质成分
  - **浆液性腺纤维瘤**:明显的间质成分中混合有小的腺体成分
  - **表面乳头状瘤**:腺纤维瘤的变异型伴明显的乳头结构,累及卵巢表面

临床问题

流行病学

- 年龄
  - 年龄范围广(平均 30~40 岁)

表现

- 盆腔压迫感或疼痛,或无症状
- 膀胱症状或排便习惯改变(由于压迫继发性症状)

治疗

- 囊肿切除或卵巢切除

预后

- 良好

大体所见

一般特征

- 典型的为单侧发生
- 囊腺瘤
  - 单房或罕见多房肿物,含清亮液体
  - 囊壁内外侧均光滑
- 囊腺纤维瘤
  - 囊腔大小不等,常含清亮液体
  - 灰白相间的质韧的实性区域
  - 可见质韧的乳头状赘生物突起
- 腺纤维瘤
  - 明显的实性、质韧肿物,切面灰白色
  - 散在的小囊腔
- 表面乳头状瘤
  - 质韧的外生乳头状赘生物

大小

- 平均 8~9cm

显微镜下所见

组织学特征

- 囊腔、腺体或乳头表面衬覆单层浆液性上皮
- 如果是(囊)腺纤维瘤,含有不同比例的富于细胞的纤维瘤样间质(水肿或玻璃样变性)
- 少见的发现:砂粒体,少量性索样成分,印戒样间质细胞,组织细胞聚集

细胞学特征

- 细胞呈立方、柱状或扁平,伴有不同数量的纤毛
- 上皮及间质成分细胞温和,罕见核分裂

辅助实验

免疫组织化学

- 上皮成分阳性表达 pax-8、WT1、ER

遗传学检测

- 间质细胞拷贝数改变(12-三体)

鉴别诊断

浆液性交界性肿瘤

- 软的、易碎的外生性乳头(大体)
- 伴有不规则轮廓的逐级分支乳头
- 上皮细胞假复层,脱落的细胞簇(出芽)和一定的细胞异型性

子宫内膜异位症

- 子宫内膜型间质(CD10 阳性)
- 新鲜的和/或陈旧性出血,纤维化

腹膜包涵囊肿

- 间皮细胞,无纤毛
- 常见表面附着
- 有或无鳞状上皮或移行细胞化生

输卵管积水

- 囊腔内见残留的皱襞
- 输卵管卵巢粘连

囊性卵巢甲状腺肿

- 在囊肿的主体部位可见含有胶质的滤泡结构
- thyroglobulin 和 TTF-1 阳性表达

卵巢网囊腺瘤

- 位于卵巢门部,无纤毛
- 囊壁内可见平滑肌,有或无 Leydig 细胞

诊断注意事项

病理诊断要点

- 纤毛上皮对诊断是必须的,虽然可能只是局灶可见,如果未见纤毛细胞,需要考虑鉴别诊断中的其他可能诊断

部分参考文献

1. Hunter SM et al: Copy number aberrations in benign serous ovarian tumors: a case for reclassification? Clin Cancer Res. 17(23):7273-82, 2011
2. Shah R et al: Ovarian serous cystadenofibroma with signet ring-stromal cells: report of 2 cases. Int J Gynecol Pathol. 29(5):411-4, 2010
3. Dillon K et al: Ovarian serous cystadenofibroma with stromal sex cord elements: report of a unique case. Int J Gynecol Pathol. 25(4):336-9, 2006
4. Seidman JD et al: Benign ovarian serous tumors: a re-evaluation and proposed reclassification of serous "cystadenomas" and "cystadenofibromas". Gynecol Oncol. 96(2):395-401, 2005
5. Fenoglio CM et al: Serous tumors of the ovary. I. Ultrastructural and histochemical studies of the epithelium of the benign serous neoplasms, serous cystadenoma and serous cystadenofibroma. Gynecol Oncol. 5(3):203-18, 1977
6. Czernobilsky B et al: Cystadenofibroma of the ovary. A clinicopathologic study of 34 cases and comparison with serous cystadenoma. Cancer. 34(6):1971-81, 1974

(**左**)当肿瘤较大时，囊内液体的压迫会导致囊壁变薄。镜下见囊壁内衬覆扁平上皮，细胞可能退变或不易见。找到纤毛上皮对于诊断囊腺瘤是必要的，但有些“单纯性”囊肿(上皮退变非常明显时)，有可能是浆液性囊腺瘤。(**右**)浆液性囊腺纤维瘤可以表现为薄壁的多房囊性肿物，表面光滑，内含水样(浆液性)液体；表面可见质韧的息肉样赘生物→

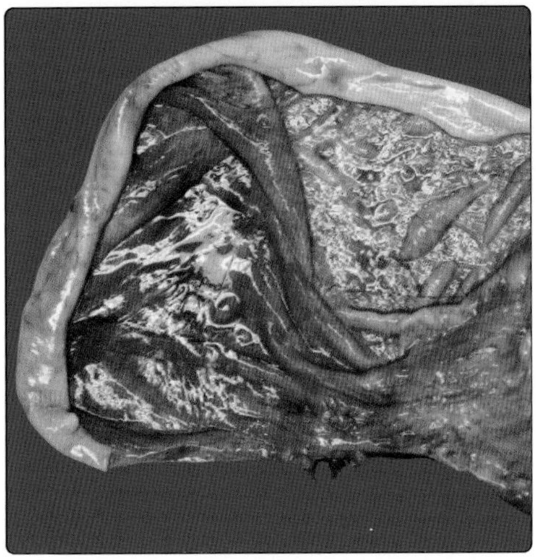

薄而光滑的囊壁(囊腺瘤)

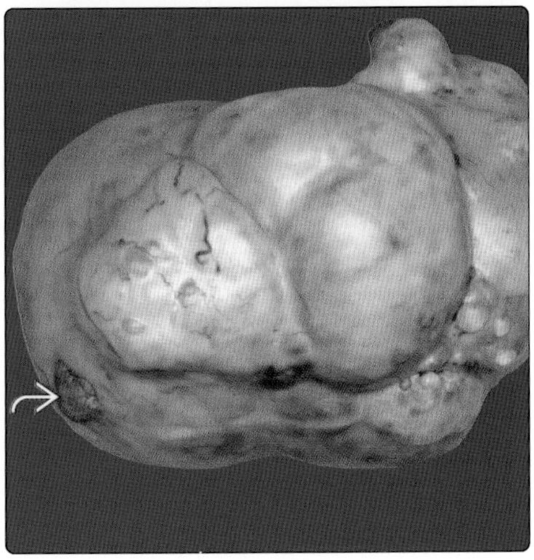

多房的囊肿伴表面受累(囊腺纤维瘤)

(**左**)浆液性腺纤维瘤切面可以表现为实性为主的灰白相间的肿物，伴有大小不等的囊腔(⇨所示)，内含浆液性和/或血性液体。(**右**)良性浆液性肿瘤衬覆的上皮是由纤毛细胞和分泌细胞组成的，类似输卵管上皮。细胞学为良性特征，伴有轻度的核的假复层且无核分裂象

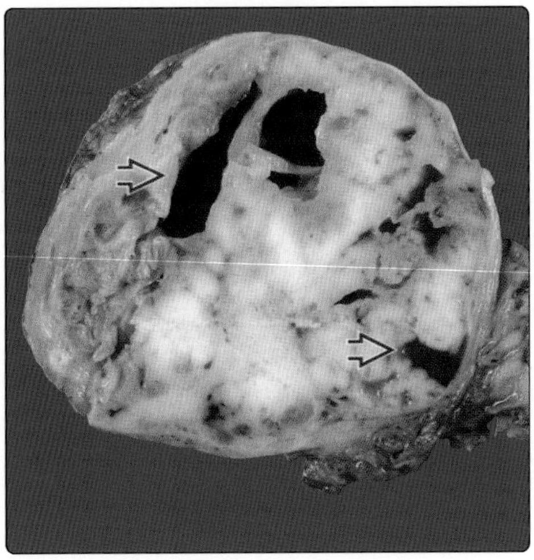

大小不等的囊腔与实性区域混合存在(腺囊腺瘤)

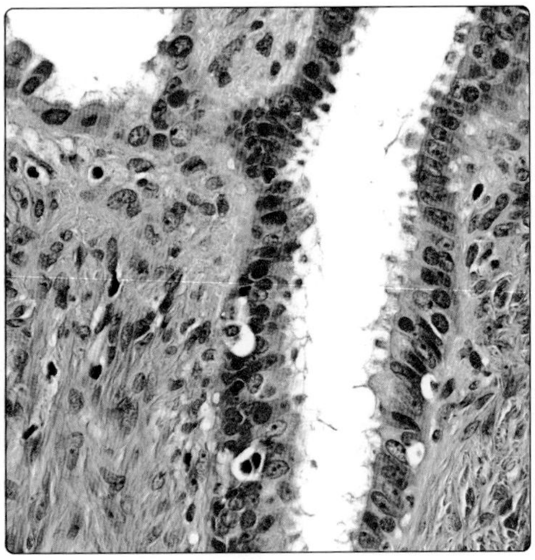

衬覆上皮类似输卵管上皮

(**左**)浆液性腺纤维瘤偶尔仅累及卵巢表面，表现为质韧的结节状赘生物(表面浆液性乳头状瘤)。(**右**)表面浆液性乳头状瘤与浆液性腺纤维瘤具有相似的外观，但乳头结构仅位于卵巢表面。通常体积较大且形状不规则，间质纤维瘤样增生或胶原化，伴或不伴水肿。衬覆单层良性的浆液性上皮

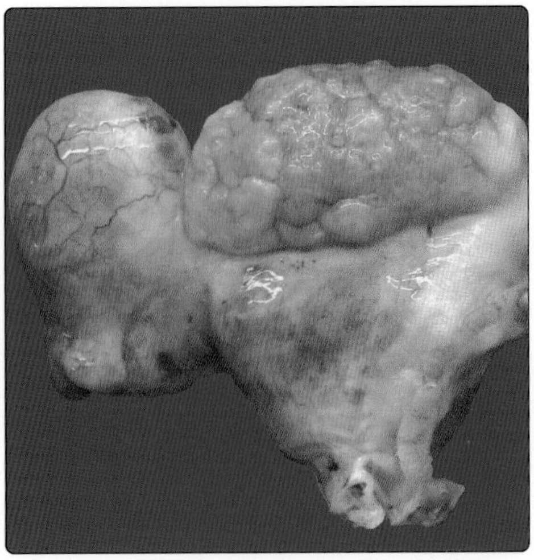

表面生长的结节(表面乳头状瘤)

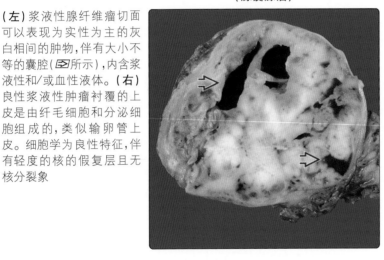

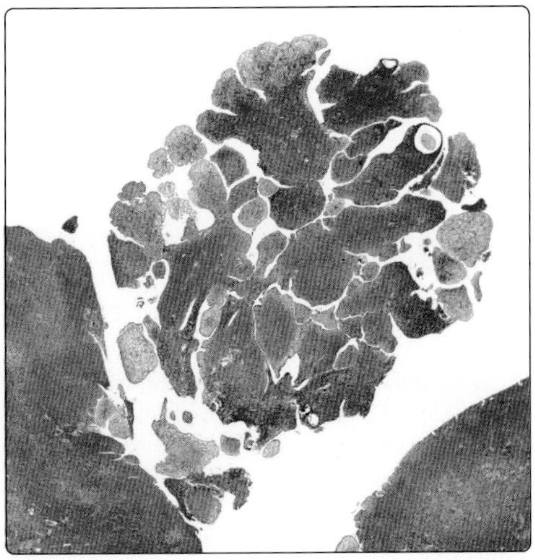

简单的乳头结构伴上皮轻度增生(表面乳头状瘤)

大量的软而易碎的乳头(浆液性交界性肿瘤)

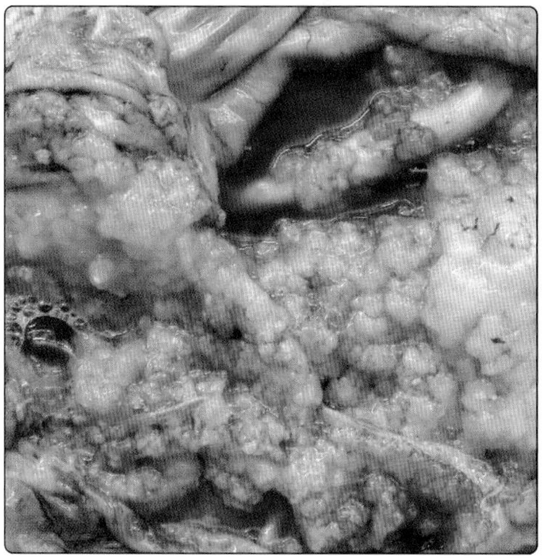

多级分支乳头和脱落的细胞簇
(浆液性交界性肿瘤)

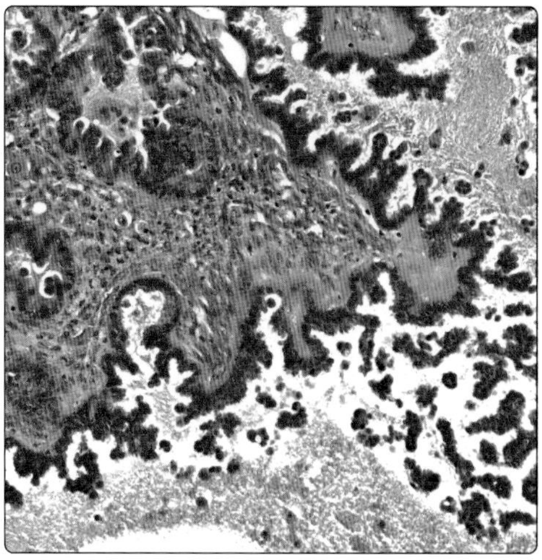

(左)与乳头状浆液性腺纤维瘤质韧的结节状乳头结构不同,浆液性交界性肿瘤的乳头是质软的如“天鹅绒”样的紧密乳头。**(右)**与良性浆液性肿瘤不同,浆液性交界性肿瘤见逐级分支的乳头结构伴有上皮的增生,表现为簇状、出芽和脱落的细胞簇。如果增生的成分<10%,诊断为“浆液性囊腺瘤伴局部增生”

囊内含陈旧性出血
(“巧克力囊肿”/子宫内膜异位症)

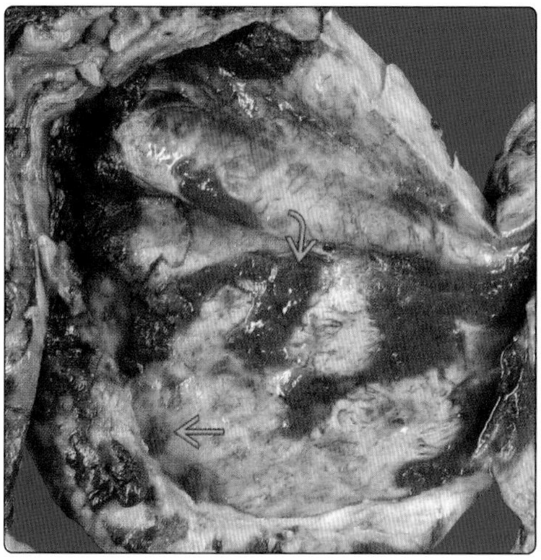

子宫内膜型上皮及间质(子宫腺肌病)

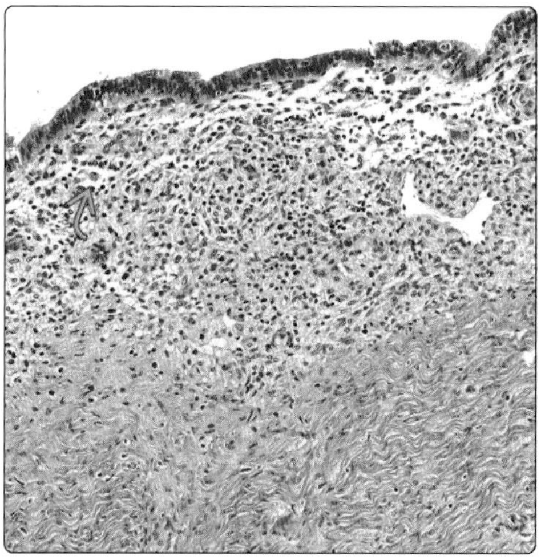

(左)子宫内膜异位症典型的表现为内含陈旧性凝血块➡。囊壁内较粗糙,见红/棕色斑块➡对应出血的区域。**(右)**典型的子宫内膜异位症中可见子宫内膜型的上皮和间质,和/或新鲜或陈旧性出血的证据。注意吞噬含铁血黄素的巨噬细胞➡。需要注意的是,虽然不常见,浆液性肿瘤的囊壁内有时也可见类似的巨噬细胞

囊性卵巢甲状腺肿模拟为囊腺瘤

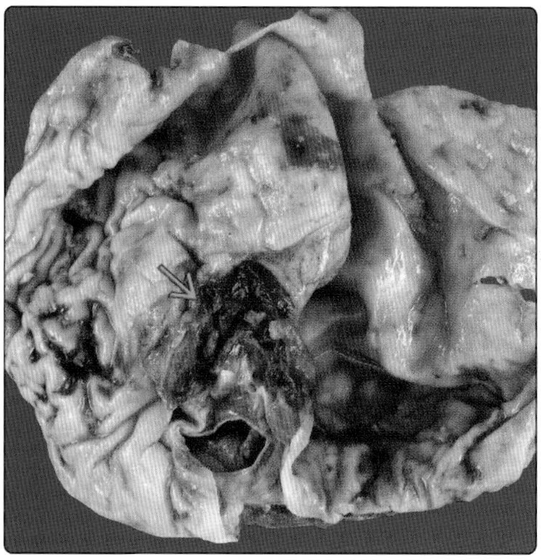

囊壁内局灶见甲状腺滤泡
(囊性卵巢甲状腺肿)

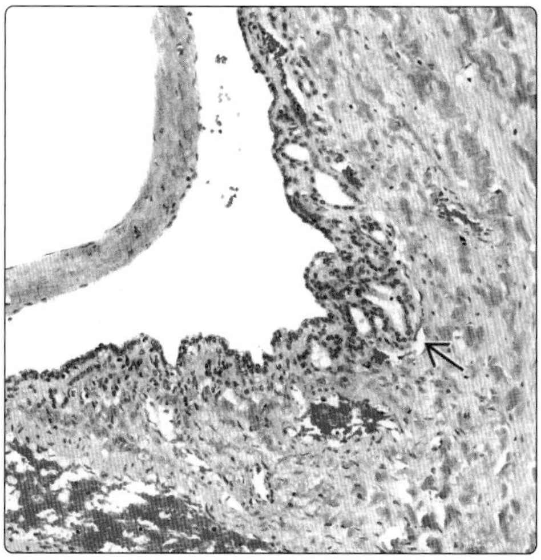

(左)卵巢甲状腺肿可以伴有显著的囊性变,模拟浆液性囊腺瘤的形态。注意大体上可见实性的暗红色结节➡对应的是甲状腺组织。**(右)**当囊性卵巢甲状腺肿形成单房或多房囊腔时,很可能被误认为是良性囊肿,尤其是浆液性囊肿。在囊壁中找到残存的滤泡➡是重要的诊断线索。免疫组织化学 TTF-1 阳性可以支持该诊断

第12节 浆液性交界性肿瘤

要点

术语

- 传统的浆液性交界性肿瘤(SBT)/非典型增生性浆液性肿瘤
- 微乳头型SBT/低级别非浸润性浆液性癌

临床问题

- 进展为浆液性癌的风险(4%)
  - 低级别>>高级别

大体所见

- 囊内±表面受累>仅表面受累
- 纤细的灰白至灰黄色质软易碎的凸起

显微镜下所见

- 传统型
  - 逐级分支的不规则乳头,伴细胞出芽/成簇
  - 非复层或复层柱状或立方细胞,常见纤毛
  - ±不同数量的多边形/鞋钉样细胞伴嗜酸性胞质
  - 多少不等的纤维瘤样间质成分
- 微乳头型
  - 纤细的丝状乳头(不伴有纤维血管轴心;长宽比5倍以上)±筛状结构
  - 立方细胞伴高核质比,缺乏纤毛
  - 小而一致的核,常有明显的核仁
- 10%(常见于孕期)伴有微浸润(<$10mm^2$或最大径<5mm)
- ±非浸润性、促结缔组织增生性非浸润性、浸润性种植

辅助实验

- 阳性表达pax-8、WT1、ER、PR;p53野生型

首要的鉴别诊断

- 浆液性囊腺瘤伴局部不典型性/上皮增生
- 低级别浆液性癌

逐级分支的不规则乳头(传统型)

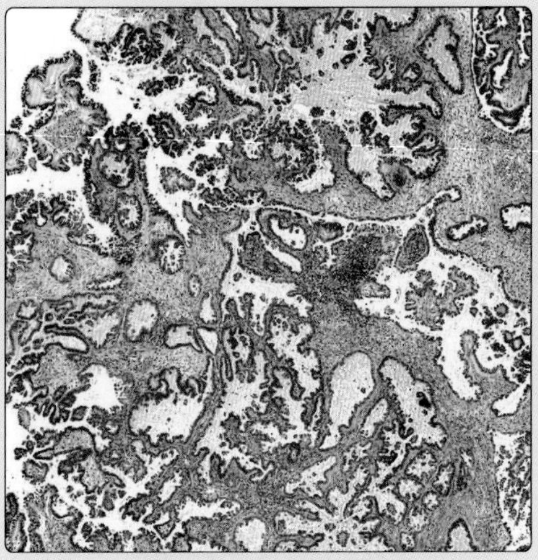

上皮细胞出芽/成簇(传统型)

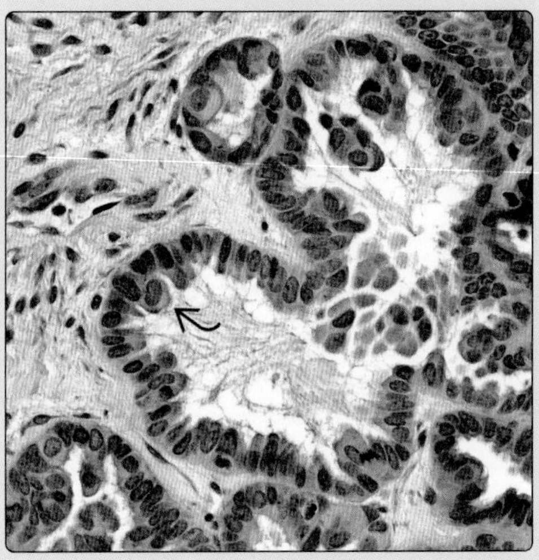

(左)浆液性交界性肿瘤,传统型,由大小不等的不规则乳头构成,乳头轴心内含多少不等的纤维瘤样间质成分。这些肿瘤的特点是逐级分支的不规则乳头,伴上皮出芽及成簇。(右)浆液性交界性肿瘤,传统型,图为典型的立方至柱状上皮的出芽及成簇,伴有嗜酸性或双嗜性的胞质。常见纤毛细胞

大而圆的乳头直接分支出丝状乳头(微乳头型)

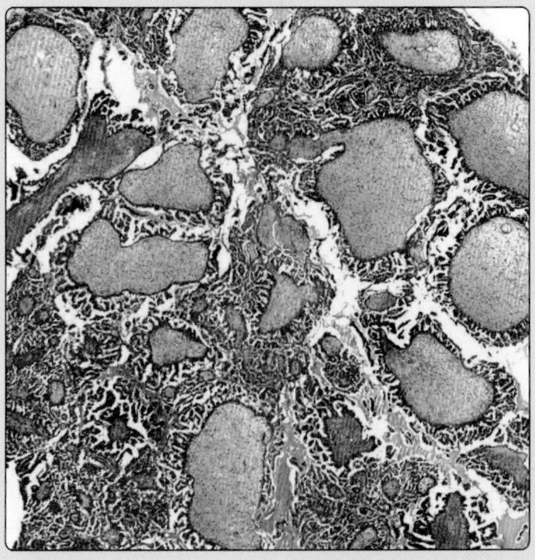

立方细胞含少量胞质,核仁明显(微乳头型)

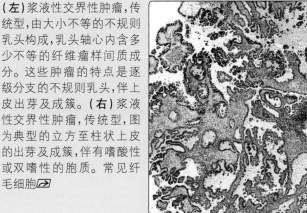

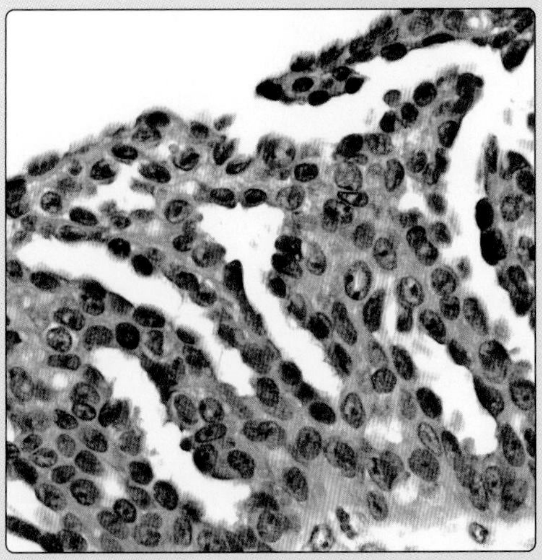

(左)微乳头型的浆液性交界性肿瘤的特点是融合生长的粗大的乳头直接发出不含纤维血管轴心的纤细的丝状乳头。(右)不同于传统型的浆液性交界性肿瘤,微乳头型的上皮为立方细胞,含少量胞质,核大,核仁明显。细胞缺乏纤毛

术语

缩略语

- 浆液性交界性肿瘤(serous borderline tumor,SBT)

同义词

- 传统的 SBT/非典型增生性浆液性肿瘤
- SBT,微乳头变异型/低级别非浸润性浆液性癌
- 低度恶性潜能浆液性肿瘤(不推荐)

定义

- 传统型:由逐级分支的乳头结构形成的上皮性肿瘤,衬覆输卵管型上皮,细胞复层,可见游离的细胞簇,伴低度的细胞异型性,无明确间质浸润
- 微乳头型:上皮性肿瘤,特点是从粗大的具有纤维血管轴心的乳头直接分支出长而纤细的乳头结构(长宽比 5 倍以上),衬覆立方的输卵管型上皮,无明确间质浸润

病因/发病机制

肿瘤性转化

- 上皮性包涵囊肿,输卵管内膜异位或输卵管的乳头状管状增生

临床问题

流行病学

- 发病率
  - 卵巢肿瘤的 4%;浆液性肿瘤的 10%~15%
- 年龄
  - 平均年龄:42~50 岁
- 危险因素(传统型 SBT)
  - 低风险:口服避孕药,初产年龄大,多产
  - 高风险:不孕,激素替代治疗

表现

- 无症状(最多见)
- 下腹痛,腹胀,可能出现腹水
- 15% 就诊时为高分期(腹膜和/或淋巴结受累);微乳头型>>传统型

治疗

- 单侧输卵管卵巢切除加分期活检(如果有生育需求)
- 双侧输卵管、卵巢及子宫切除术,加分期活检

预后

- 如果是 I 期的传统的 SBT,整体生存率接近一般人群
- 惰性的临床经过,但常见复发(44%)
  - 复发率(有时≥10 年)高达 15%
- 发展为浆液性癌的风险(4%;低级别>>高级别)
  - 传统型 SBT:5 年及 20 年复发率分别为 0.9% 和 3.7%
  - 微乳头型 SBT:5 年及 20 年复发率分别为 5% 和 13.9%
- 复发和/或进展相关的影响因素:分期高,微乳头结构,微浸润和浸润性种植(但不包括淋巴结受累)

大体所见

一般特征

- 多为双侧(接近 55%);微乳头型>>传统型
- 囊内±表面受累>仅表面受累
- 纤细的灰白至灰黄色质软易碎的天鹅绒样凸起和/或结节
- 囊内常充满黏稠的或浆液性的液体
- 近 1/3 有多少不等的实性区域(纤维瘤样)
- 无出血或坏死

大小

- 通常>5cm(平均 8cm)

显微镜下所见

组织学特征

- 传统型
  - 不规则形状的逐级分支乳头
  - 脱落的细胞簇和单个细胞(出芽/成簇)
  - 不同含量的纤维瘤样间质
  - 纤维瘤样或水肿性的纤维血管轴心
  - 常见腔内黏液
  - ±囊壁内见含铁血黄素沉积和泡沫样组织细胞聚集
- 微乳头型
  - 中心为圆形的水肿乳头,突然移行为纤细的丝状乳头(没有纤维血管轴心,长宽比 5 倍以上)(“美杜莎头样”)
  - ±由于丝状乳头发生融合形成的筛状结构
  - 微乳头模式必须连续范围内>5mm 或>肿瘤成分的 10%
- 传统型与微乳头型可以混合存在
- ±乳头生长旺炽(但没有实性区或异型性)
- 卵巢表面/腹膜中砂粒体钙化不常见
- 10%(多见于孕期)可见微浸润(<$10mm^2$ 或最大径<5mm)
  - 通常是多灶的
    - 各灶都应该单独测量
  - 浸润模式(可以同时存在)
    - 单个细胞、细胞簇或在裂隙中漂浮的小乳头
    - 微乳头
    - 大乳头(所谓的在裂隙中形成的内翻模式;有些可能出现在淋巴管中)
- 非浸润性上皮性种植
  - 腹膜表面
  - 类似卵巢 SBT 的乳头结构出现在大小不等的边界清楚的空隙中,但不伴有周围的间质反应
  - ±砂粒体样钙化
- 非浸润性的促结缔组织增生性种植(卵巢外腹膜)或自发种植(卵巢表面)

  ○ 斑块样生长
  ○ 与下方组织边界清楚
  ○ 肉芽组织样的间质
  ○ 间质成分比上皮成分丰富(>60%)
  ○ 上皮成分可以是单个细胞、细胞簇、小乳头或不规则的腺体
- 浸润性种植
  ○ 浸润破坏下方的组织并伴有促结缔组织增生
  ○ 小乳头、微乳头、小或大的不规则腺体、实性巢状或单个细胞
- 淋巴结受累
  ○ 单个细胞、细胞簇和简单的乳头出现在被膜下窦内(最常见)
  ○ 微乳头(有时呈迷宫样结构)出现在窦内>实质内出现
  ○ 窦内或实质内出现嗜酸性细胞
  ○ 腺腔内乳头状增生伴分支及细胞簇形成,常见于淋巴组织实质内
  ○ 实质内出现结节状聚集并伴间质反应

细胞学特征

- 传统型
  ○ 非复层或复层柱状或立方上皮,常见纤毛
  ○ ±不同数量的多边形或鞋钉样细胞,伴有嗜酸性胞质;常见于孕期
  ○ ±透亮或局灶顶端黏液性胞质
  ○ 低度核非典型性(小核仁)
- 微乳头型
  ○ 特征性的伴高核质比的立方上皮
  ○ 缺乏纤毛
  ○ 小而一致的细胞核,常见明显的核仁
- 核分裂象少见

辅助实验

免疫组织化学

- pax-8、WT1、ER、PR 阳性
- CA125、Leu-M1、Ber-Ep4、B72. 3 阳性
- calretinin 和 p16 斑驳状阳性或阴性
- D2-40 和 HNF-1β 阴性
- p53 野生型(散在阳性细胞)

遗传学检测

- *BRAF*、*KRAS* 突变
  ○ 在 SBT 和相关种植的成分中 95% 是一致的
- 缺乏 *NRAS* 突变

鉴别诊断

浆液性囊腺瘤伴局部非典型性/上皮增生

- 肿瘤中交界性成分<10%

低级别浆液性癌

- 单个细胞、微乳头或大乳头的破坏性的浸润(最大径>5mm 或 10mm^2)
- 无间质浸润的明显的实性生长模式
- 细胞非典型性(明显的"樱桃样"核仁),核分裂象更易见,无间质浸润

高级别浆液性癌

- 实性或裂隙样结构
- 高级别的核型和活跃的核分裂象
- p53 和 p16 弥漫阳性

浆黏液性交界性肿瘤

- 水肿性乳头伴不同数量的中性粒细胞浸润
- 宫颈内膜型黏液细胞+纤毛细胞;少数为宫内膜样和鳞状细胞
- 常合并子宫内膜异位症

子宫内膜样交界性肿瘤/低级别癌

- 如果出现乳头结构,为细长的乳头
- 常见于子宫内膜异位囊肿内
- 常伴鳞状上皮化生,少数伴黏液分化

透明细胞癌

- 多与子宫内膜异位囊肿/腺纤维瘤相关
- 小而圆的乳头伴玻璃样变性的或水肿性的(环状)纤维血管轴心
- 显著而一致的高度的细胞异型性
- HNF-1β、NapsinA、racemase 阳性;WT1 阴性

Sertoli-Leydig 细胞瘤,网状型

- 常见雌激素相关症状
- 中等或低分化的 Sertoli 细胞(支持细胞)成分
- inhibin、SF1、FOXL2/DICER 阳性;p16 阴性

腹膜低级别浆液性癌(vs. 浸润性种植)

- 卵巢实质受累<5mm

输卵管内膜异位(vs. 非浸润性种植)

- 孤立的或簇状的腺体,衬覆单层输卵管型上皮,无细胞异型性或上皮增生(无乳头,无细胞簇或出芽)

淋巴结内输卵管内膜异位(vs. SBT 累及)

- 单个或簇状的腺体,衬覆单层输卵管型上皮
- 常见于淋巴结被膜内,但也可见于实质内
- 无上皮增生
- 不出现在被膜下窦内

淋巴结内输卵管内膜异位发生的浆液性交界性肿瘤(vs. SBT 累及)

- 常出现在输卵管内膜异位囊肿内或周边

淋巴结内的间皮细胞(vs. SBT 累及)

- 单个、簇状或片状的间皮细胞混合有组织细胞

- 缺乏乳头和腺体结构
- D2-40 阳性
- ER、CA125、Ber-Ep4 阴性

诊断注意事项

病理诊断要点

- 当考虑是卵巢 SBT 时,非常重要的是要做到每厘米取材 2 块,其实是在实性和质韧区域,以明确有无浸润(低级别浆液性癌)
- 出现细胞异型性和/或实性生长模式时需要警惕可能是浆液性癌
- 嗜酸性细胞常见于妊娠期,需要明确是否有间质微浸润
- SBT 中乳头的切面不要误以为是浸润,这些腺体形态规则,边界清楚,且不是游离出现在空隙中的
- 卵巢表面出现和腹膜的促结缔组织增生性非浸润性种植相同形态的病变时称为"自体种植",常与卵巢外的非浸润性种植高度相关
- SBT 伴卵巢表面受累时常见卵巢外种植
- 卵巢 SBT 的非浸润性种植与腹膜原发的 SBT 具有相同的组织学形态
- 如果促结缔组织增生性种植中上皮成分>40%,应该诊断为浸润性种植
- 腹膜标本中如果未见下方组织,无法判断是否有浸润时,如果术中病灶容易去除(揭下),一般不会伴有浸润性种植,取材组织的边界切面上也会比较清楚
- SBT 的浸润性种植和腹膜原发浆液性癌具有相同的组织学特点

部分参考文献

1. Hannibal CG et al: A nationwide study of ovarian serous borderline tumors in Denmark 1978-2002. Risk of recurrence, and development of ovarian serous carcinoma. Gynecol Oncol. 144(1):174-180, 2017
2. Rasmussen EL et al: Parity, infertility, oral contraceptives, and hormone replacement therapy and the risk of ovarian serous borderline tumors: A nationwide case-control study. Gynecol Oncol. 144(3):571-576, 2017
3. Vang R et al: Long-term behavior of serous borderline tumors subdivided into atypical proliferative tumors and noninvasive low-grade carcinomas: a population-based clinicopathologic study of 942 cases. Am J Surg Pathol. 41(6):725-737, 2017
4. Xing D et al: Mutation of NRAS is a rare genetic event in ovarian low-grade serous carcinoma. Hum Pathol. 68:87-91, 2017
5. Ardighieri L et al: Mutational analysis of BRAF and KRAS in ovarian serous borderline (atypical proliferative) tumours and associated peritoneal implants. J Pathol. 232(1):16-22, 2014
6. Hannibal CG et al: A nationwide study of serous "borderline" ovarian tumors in Denmark 1978-2002: centralized pathology review and overall survival compared with the general population. Gynecol Oncol. 134(2):267-73, 2014
7. Zeppernick F et al: BRAF mutation is associated with a specific cell type with features suggestive of senescence in ovarian serous borderline (atypical proliferative) tumors. Am J Surg Pathol. 38(12):1603-11, 2014
8. Boyd C et al: Low-grade ovarian serous neoplasms (low-grade serous carcinoma and serous borderline tumor) associated with high-grade serous carcinoma or undifferentiated carcinoma: report of a series of cases of an unusual phenomenon. Am J Surg Pathol. 36(3):368-75, 2012
9. Garg K et al: Low-grade serous neoplasms of the ovary with transformation to high-grade carcinomas: a report of 3 cases. Int J Gynecol Pathol. 31(5):423-8, 2012
10. Djordjevic B et al: Lymph node involvement in ovarian serous tumors of low malignant potential: a clinicopathologic study of thirty-six cases. Am J Surg Pathol. 34(1):1-9, 2010
11. Laury AR et al: PAX8 reliably distinguishes ovarian serous tumors from malignant mesothelioma. Am J Surg Pathol. 34(5):627-35, 2010
12. Quddus MR et al: High-grade serous carcinoma arising in a low-grade serous carcinoma and micropapillary serous borderline tumour of the ovary in a 23-year-old woman. Histopathology. 54(6):771-3, 2009
13. Anglesio MS et al: Mutation of ERBB2 provides a novel alternative mechanism for the ubiquitous activation of RAS-MAPK in ovarian serous low malignant potential tumors. Mol Cancer Res. 6(11):1678-90, 2008
14. Dehari R et al: The development of high-grade serous carcinoma from atypical proliferative (borderline) serous tumors and low-grade micropapillary serous carcinoma: a morphologic and molecular genetic analysis. Am J Surg Pathol. 31(7):1007-12, 2007
15. O'Neill CJ et al: High-grade ovarian serous carcinoma exhibits significantly higher p16 expression than low-grade serous carcinoma and serous borderline tumour. Histopathology. 50(6):773-9, 2007
16. McKenney JK et al: Patterns of stromal invasion in ovarian serous tumors of low malignant potential (borderline tumors): a reevaluation of the concept of stromal microinvasion. Am J Surg Pathol. 30(10):1209-21, 2006
17. Kurman RJ et al: Serous borderline tumours of the ovary. Histopathology. 47(3):310-5, 2005
18. Longacre TA et al: Ovarian serous tumors of low malignant potential (borderline tumors): outcome-based study of 276 patients with long-term (> or = 5-year) follow-up. Am J Surg Pathol. 29(6):707-23, 2005
19. Bell DA et al: Serous borderline (low malignant potential, atypical proliferative) ovarian tumors: workshop perspectives. Hum Pathol. 35(8):934-48, 2004
20. Parker RL et al: Early recurrence of ovarian serous borderline tumor as high-grade carcinoma: a report of two cases. Int J Gynecol Pathol. 23(3):265-72, 2004
21. Deavers MT et al: Micropapillary and cribriform patterns in ovarian serous tumors of low malignant potential: a study of 99 advanced stage cases. Am J Surg Pathol. 26(9):1129-41, 2002
22. Prat J et al: Serous borderline tumors of the ovary: a long-term follow-up study of 137 cases, including 18 with a micropapillary pattern and 20 with microinvasion. Am J Surg Pathol. 26(9):1111-28, 2002
23. Slomovitz BM et al: A comparative analysis of 57 serous borderline tumors with and without a noninvasive micropapillary component. Am J Surg Pathol. 26(5):592-600, 2002
24. Bell KA et al: Refined diagnostic criteria for implants associated with ovarian atypical proliferative serous tumors (borderline) and micropapillary serous carcinomas. Am J Surg Pathol. 25(4):419-32, 2001
25. Bell KA et al: A clinicopathologic analysis of atypical proliferative (borderline) tumors and well-differentiated endometrioid adenocarcinomas of the ovary. Am J Surg Pathol. 24(11):1465-79, 2000
26. Moore WF et al: Some mullerian inclusion cysts in lymph nodes may sometimes be metastases from serous borderline tumors of the ovary. Am J Surg Pathol. 24(5):710-8, 2000
27. Caduff RF et al: Comparison of mutations of Ki-RAS and p53 immunoreactivity in borderline and malignant epithelial ovarian tumors. Am J Surg Pathol. 23(3):323-8, 1999
28. Eichhorn JH et al: Ovarian serous borderline tumors with micropapillary and cribriform patterns: a study of 40 cases and comparison with 44 cases without these patterns. Am J Surg Pathol. 23(4):397-409, 1999
29. Argani P et al: Hyperplastic mesothelial cells in lymph nodes: report of six cases of a benign process that can stimulate metastatic involvement by mesothelioma or carcinoma. Hum Pathol. 29(4):339-46, 1998
30. Darai E et al: Expression of p53 protein in borderline epithelial ovarian tumors: a clinicopathologic study of 39 cases. Eur J Gynaecol Oncol. 19(2):144-9, 1998
31. Katabuchi H et al: Micropapillary serous carcinoma of the ovary: an immunohistochemical and mutational analysis of p53. Int J Gynecol Pathol. 17(1):54-60, 1998
32. Burks RT et al: Micropapillary serous carcinoma of the ovary. A distinctive low-grade carcinoma related to serous borderline tumors. Am J Surg Pathol. 20(11):1319-30, 1996
33. Clement PB et al: Hyperplastic mesothelial cells within abdominal lymph nodes: mimic of metastatic ovarian carcinoma and serous borderline tumor--a report of two cases associated with ovarian neoplasms. Mod Pathol. 9(9):879-86, 1996
34. Seidman JD et al: Subclassification of serous borderline tumors of the ovary into benign and malignant types. A clinicopathologic study of 65 advanced stage cases. Am J Surg Pathol. 20(11):1331-45, 1996
35. Prade M et al: Borderline and malignant serous tumor arising in pelvic lymph nodes: evidence of origin in benign glandular inclusions. Int J Gynecol Pathol. 14(1):87-91, 1995
36. Klemi PJ et al: Immunohistochemical detection of p53 protein in borderline and malignant serous ovarian tumors. Int J Gynecol Pathol. 13(3):228-33, 1994
37. Segal GH et al: Ovarian serous tumors of low malignant potential (serous borderline tumors). The relationship of exophytic surface tumor to peritoneal "implants". Am J Surg Pathol. 16(6):577-83, 1992

（左）浆液性交界性肿瘤常为双侧发生，相比仅有卵巢表面受累，交界性肿瘤更容易见到囊壁内的黄色至棕褐色的乳头状赘生物。（右）浆液性交界性肿瘤的乳头和结节样赘生物常为黄色至棕褐色，质软且易碎，可以表现为明显的融合性生长方式

囊内见黄色至棕褐色乳头状突起

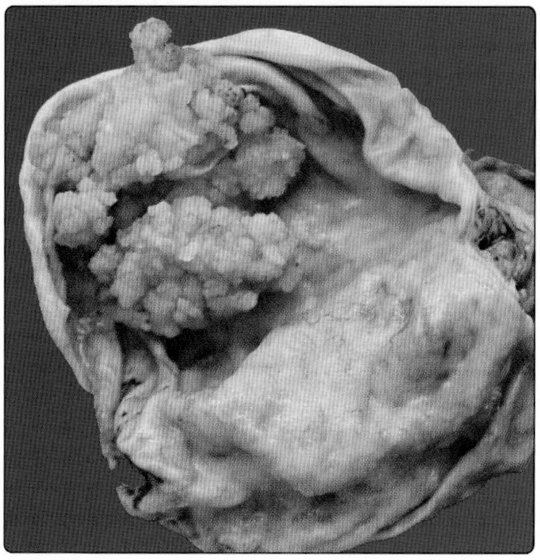

融合性的乳头和结节样赘生物

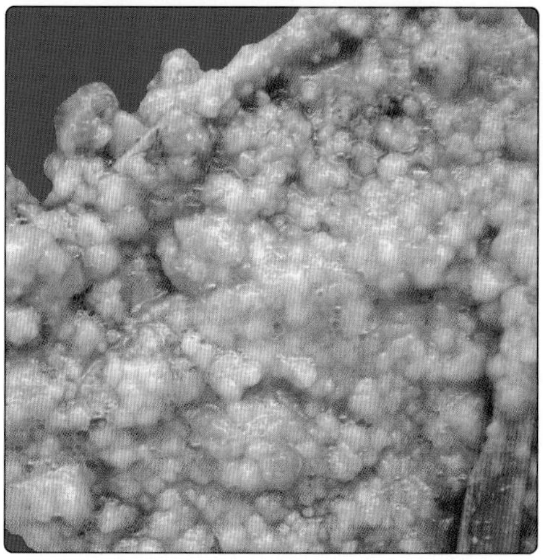

（左）浆液性交界性肿瘤典型的大体表现可能仅出现于一个多房囊性肿物的其中某个囊腔内，因此切开所有的囊腔进行检查是十分重要的。诊断交界性肿瘤，至少有 10%的区域有这样典型的外观。（右）浆液性交界性肿瘤有时候仅局限于卵巢的表面而不累及卵巢实质。这是一种很少见的情况，大部分都会同时伴有囊腔内病变成分

大小不等的囊性外观

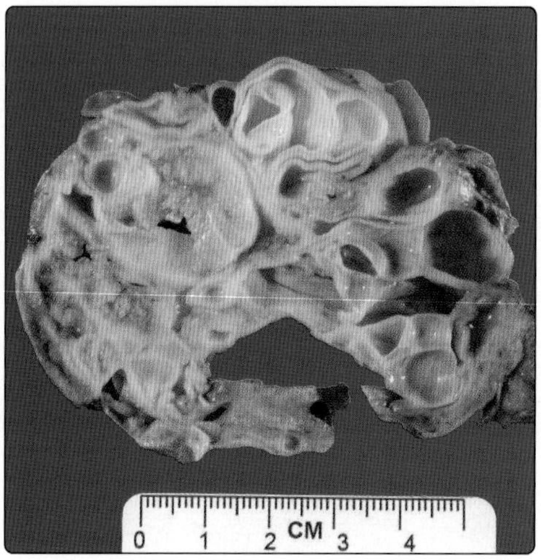

卵巢表面受累

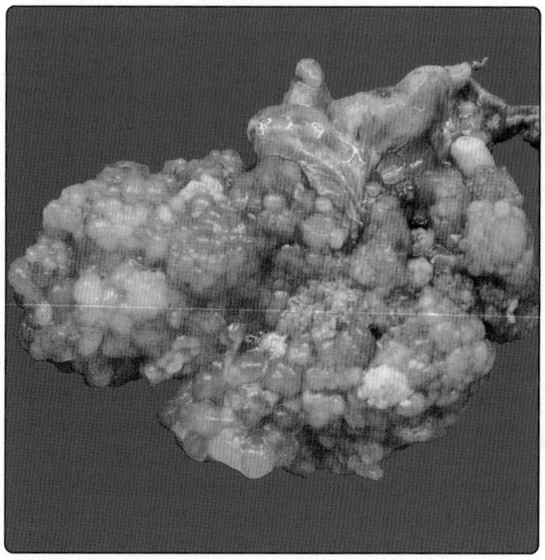

（左）传统型的 SBT 中，典型的大乳头逐级分支为小乳头、脱落的细胞簇和单个细胞。浆液性交界性肿瘤的腔内，而不是胞质内，可以见到黏液。（右）浆液性交界性肿瘤，传统型，上皮伴不同程度的输卵管分化，可见纤毛细胞及分泌细胞。细胞含有多少不等的嗜酸性胞质，核卵圆形至圆形，染色质分布均匀，核分裂象少见

逐级分支的乳头（传统型）

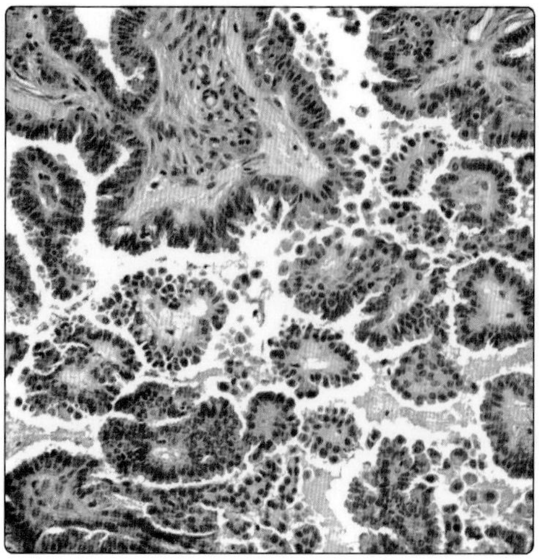

柱状、立方和纤毛细胞（传统型）

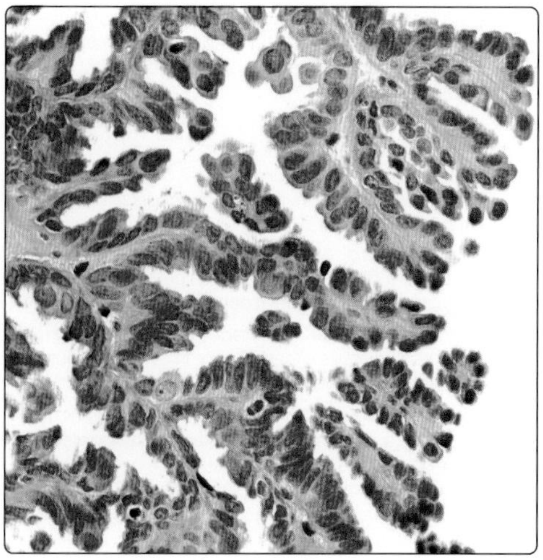

蛇发魔女美杜莎头样的外观(微乳头型)

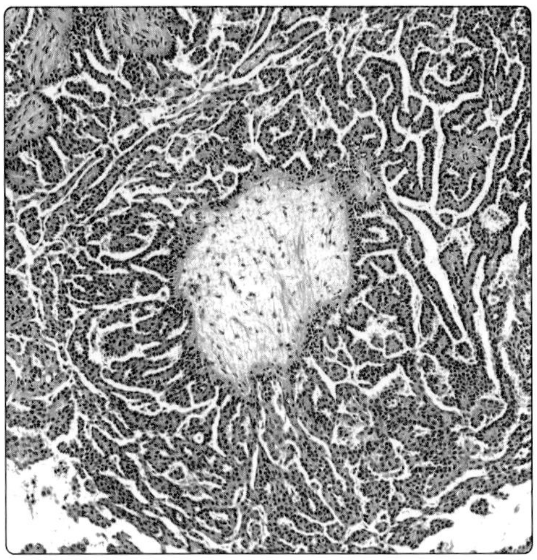

缺乏间质轴心的微乳头(微乳头型)

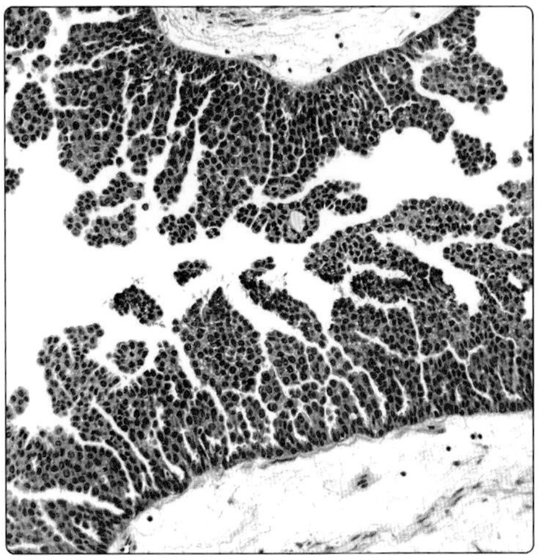

(左)微乳头型的浆液性交界性肿瘤中,一个大的中心乳头突然移行为纤细的微乳头。由于该图像与希腊神话中的怪物美杜莎的头非常相似,因此也被称为“美杜莎头样”的外观。**(右)**浆液性交界性肿瘤,微乳头型的乳头,缺乏纤维血管轴心,微乳头的长宽比大于 5,这是该型肿瘤的一个特征

明显的筛状结构(微乳头型)

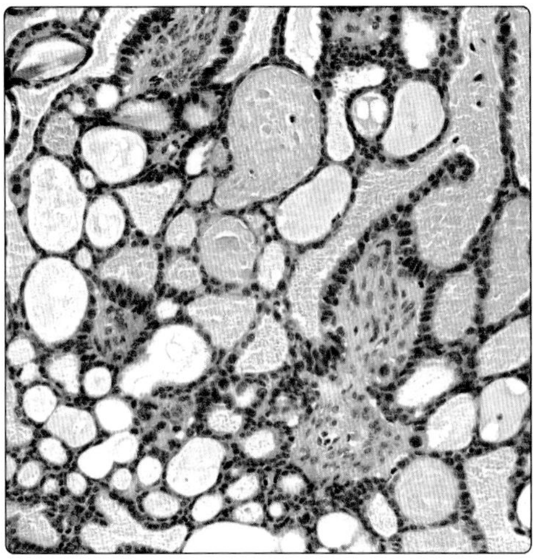

传统型与微乳头混合

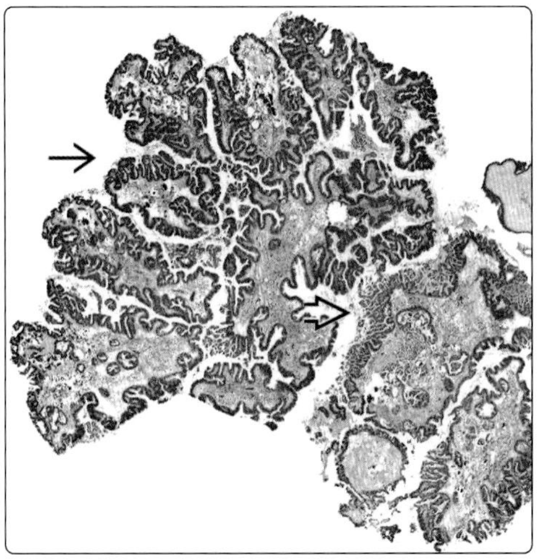

(左)由于微乳头型的浆液性交界性肿瘤的乳头很长,因此乳头发生融合并形成明显的筛状结构并不少见,但这种形态还是少于典型的微乳头型。**(右)**浆液性交界性肿瘤中有时也能见到传统型▷和微乳头结构▷混合存在的区域。微乳头的成分必须是连续融合的直径>5mm 或范围超过肿瘤的 10%才能诊断为微乳头型

局灶的筛状结构(传统型)

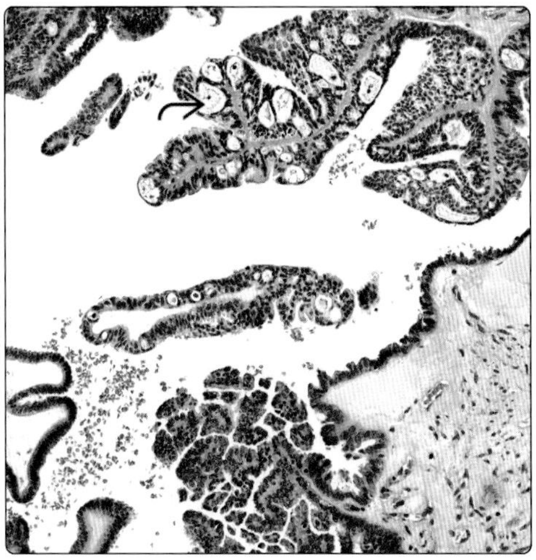

交界性的区域<10%(囊腺瘤伴局部不典型增生)

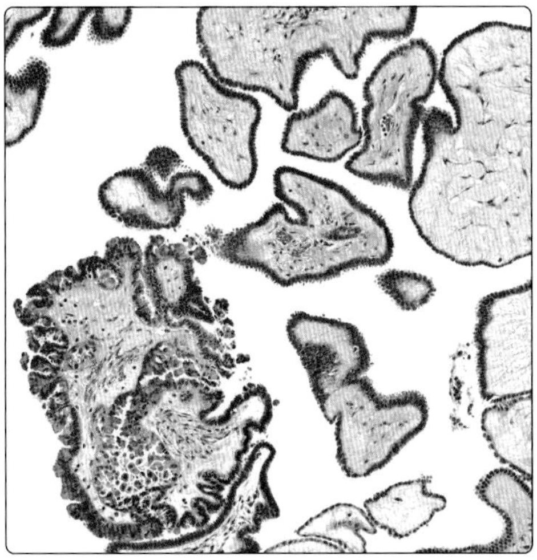

(左)一些浆液性交界性肿瘤中局灶可见筛状结构▷(微乳头融合形成),但病变很小(最大径<5mm 或 $10mm^2$),此时仍应诊断为传统型。**(右)**如果浆液性肿瘤中交界性成分<10%,应归为“囊腺瘤伴局部不典型增生”。需要注意的是,取材的地方往往是肉眼见有异常的区域,因此在计算交界性的形态占比时要注意肿瘤的主体

(**左**)肿瘤内旺炽型或融合性的上皮增生，低倍镜下似浆液性交界性肿瘤，需要警惕可能是低级别浆液性癌，即使缺乏间质浸润。(**右**)浆液性交界性肿瘤内出现实性生长的区域，常会伴有细胞的增大和明显的核仁⇨，有些呈显眼的樱桃红色，核分裂象增多，这些特征高度提示为低级别浆液性癌

低级别浆液性癌

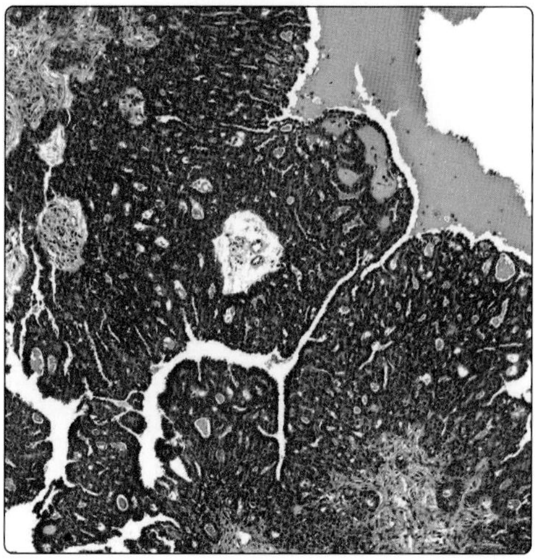

低级别浆液性癌

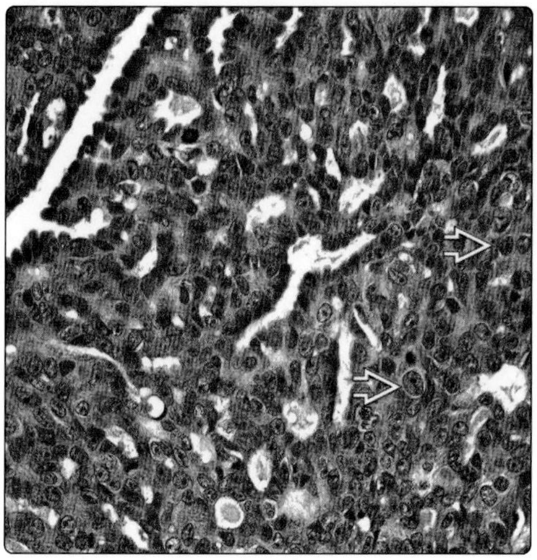

(**左**)浆液性交界性肿瘤内的微浸润可以是单个细胞、细胞簇或小乳头，典型的是"漂浮"在腔隙内，这些腔隙有的有内皮细胞衬覆，提示为淋巴管腔⇨。(**右**)浆液性交界性肿瘤中乳头和腺体内出现嗜酸性的细胞与间质微浸润高度相关。微浸润的细胞与这些衬覆在腺体和乳头表面的细胞有相似的形态特点

漂浮在空隙内的细胞簇(微浸润)

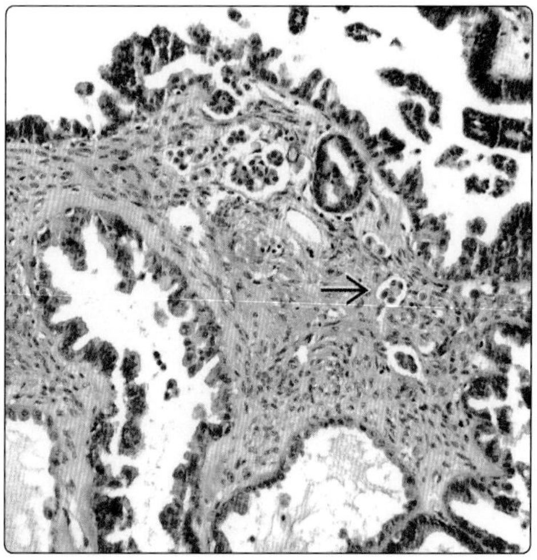

间质内单个嗜酸性的细胞(微浸润)

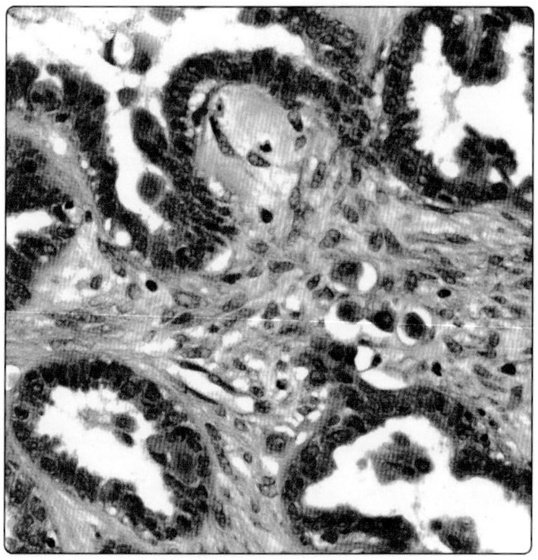

(**左**)浆液性交界性肿瘤伴微浸润时，可以出现微乳头型浆液性交界性肿瘤的纤细的微乳头形态特点。这些微乳头也同样是"漂浮"在腔隙中⇨。(**右**)浆液性交界性肿瘤和低级别浆液性癌中都可以出现内翻性的浸润模式，但这是所有微浸润模式中最少见的形态，也常容易被漏诊

纤细的微乳头漂浮在腔隙中(微浸润)

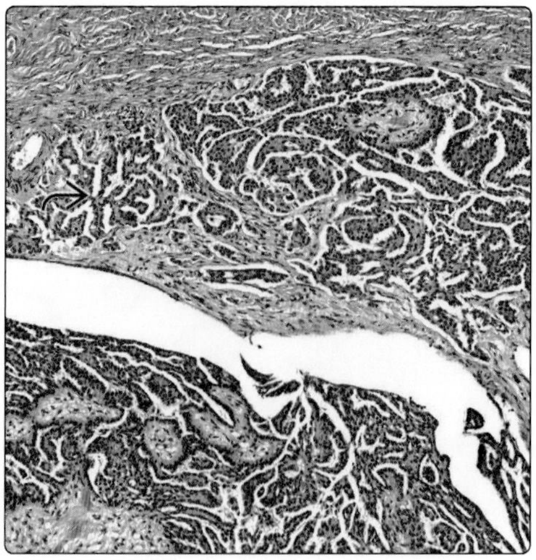

大乳头出现在裂隙样的腔隙中(微浸润)

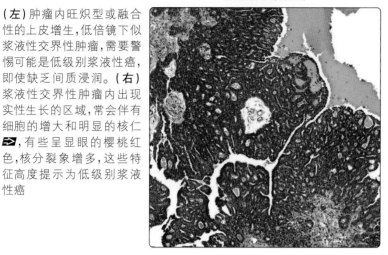

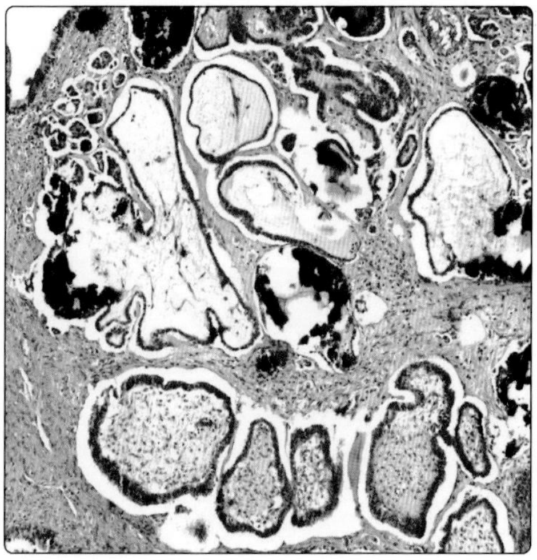

非浸润性上皮性种植

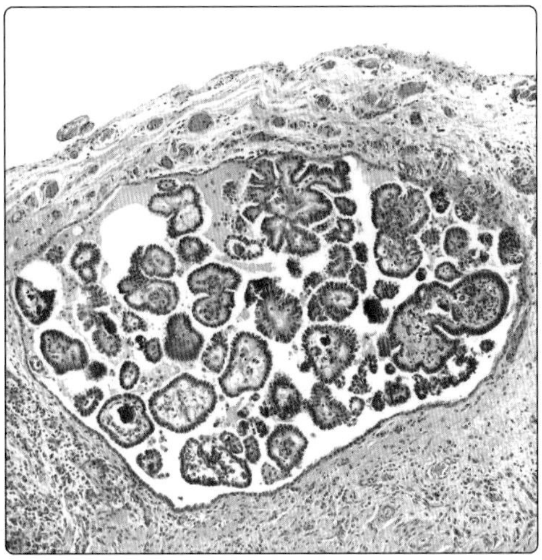

非浸润性上皮性种植

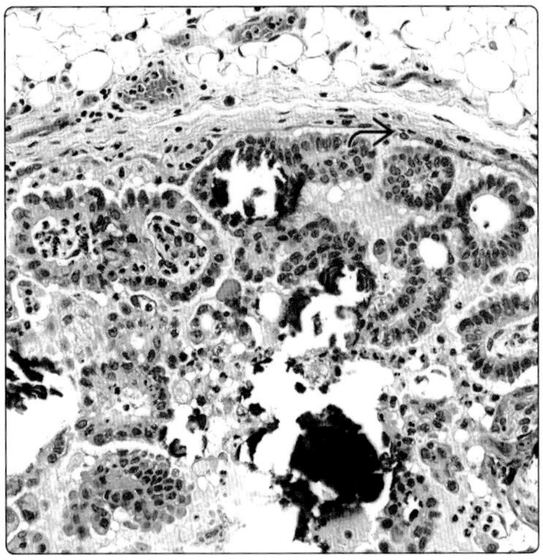

(左)浆液性交界性肿瘤的非浸润性上皮性种植成分，与卵巢原发肿瘤形态高度相似。通常特点是囊性扩张的腔隙，内衬单层浆液性上皮，出现乳头结构伴细胞出芽，且常伴有砂粒体形成。(右)在浆液性交界性肿瘤的非浸润性上皮性种植灶中，病变与周围组织边界清晰→

非浸润性促结缔组织增生性种植

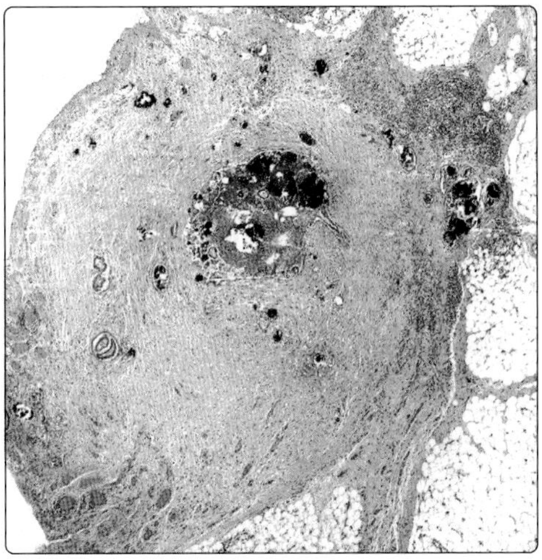

非浸润性促结缔组织增生性种植

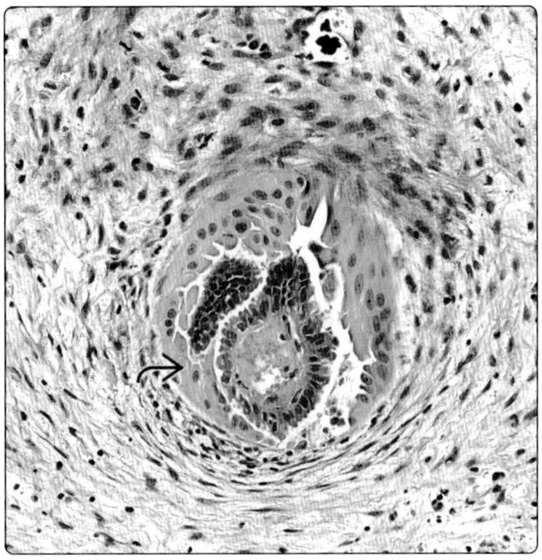

(左)浆液性交界性肿瘤的非浸润性促结缔组织增生性种植通常与周围组织边界清楚。间质呈肉芽组织样或促纤维样的外观，且是病变的主要成分，其比例应大于种植灶内细胞成分，占病变的 60% 以上。(右)浆液性交界性肿瘤的非浸润性促结缔组织增生性种植中的上皮成分由单个细胞、细胞簇、乳头→和小腺体组成，且只允许有轻度细胞异型性

浸润性种植

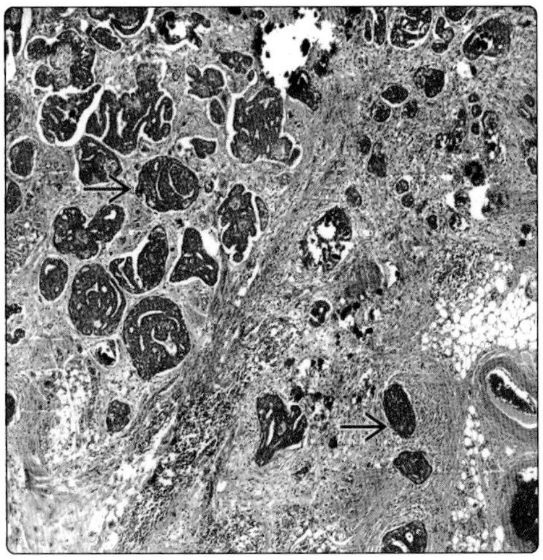

浸润性种植

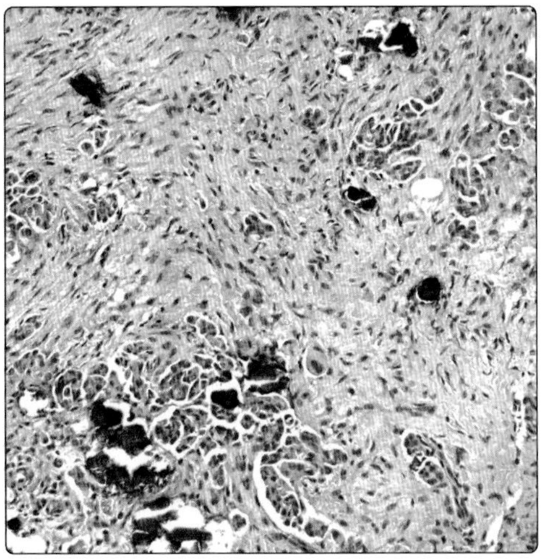

(左)浆液性交界性肿瘤的浸润性种植表现为对下方组织的破坏性浸润。即使在缺乏破坏性浸润的证据时，发现实性巢状→的肿瘤细胞对诊断浸润性种植也是有意义的。(右)大多数病例中，浆液性交界性肿瘤的浸润性种植，其上皮成分均远多于间质

(左) 浆液性交界性肿瘤累及淋巴结时病灶可以非常微小，仅表现为单个具有丰富嗜酸性胞质的细胞出现在被膜下窦内↪。这些细胞可能模拟间皮细胞的形态，后者也常见于此类患者的淋巴结内。**(右)** 被膜下窦内出现具有鞋钉样细胞特征的乳头状细胞簇↪，是鉴别淋巴结内浆液性交界性肿瘤和间皮细胞的一个很有用的依据

被膜下窦内的单个嗜酸性细胞(淋巴结受累)

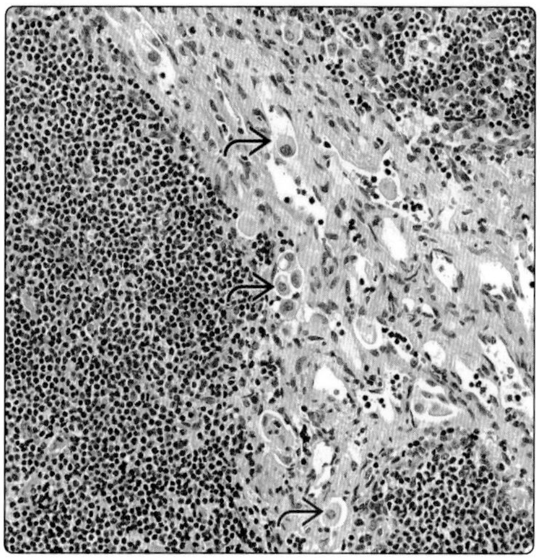

被膜下窦内的乳头状细胞簇(淋巴结受累)

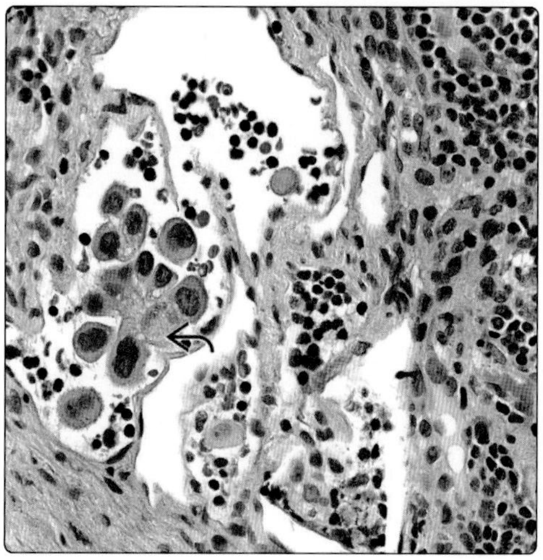

(左) 与浆液性交界性肿瘤被膜下受累➡不同，输卵管内膜异位常位于淋巴结被膜内↪。**(右)** 浆液性交界性肿瘤淋巴结受累明显的时候，出现小乳头细胞簇，常与砂粒体形成相关。浆液性交界性肿瘤患者的淋巴结中出现砂粒体强烈提示需要仔细检查被膜下窦

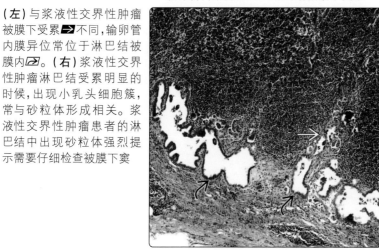

输卵管内膜异位 vs. 淋巴结被膜下受累

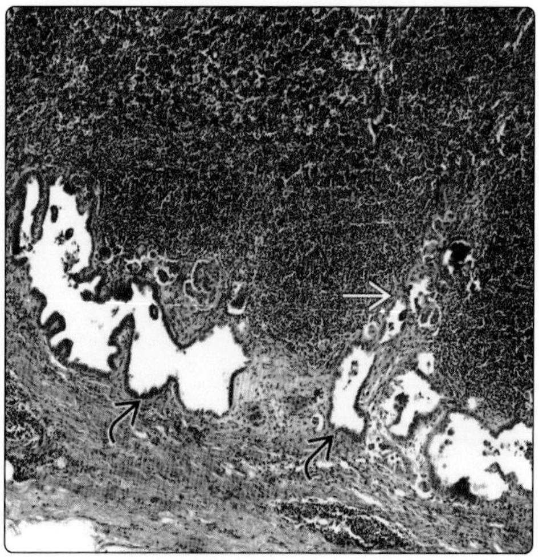

被膜下窦内的小乳头(淋巴结受累)

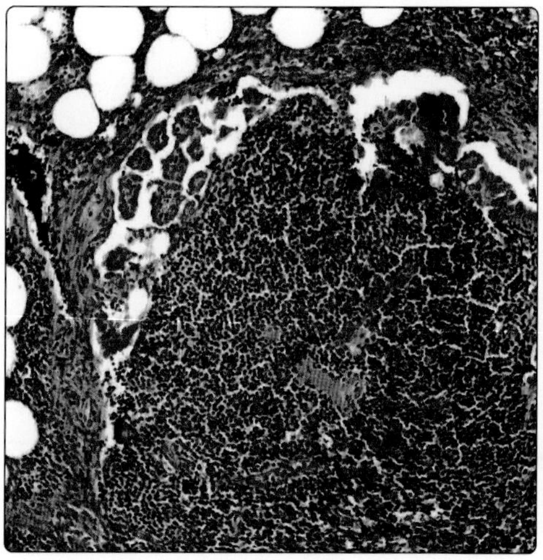

(左) 融合生长的乳头结构可见于浆液性交界性肿瘤累及的淋巴结中。**(右)** 浆液性交界性肿瘤患者的淋巴结实质及被膜下均受累且范围>1mm 时，提示复发的间期会缩短

被膜下窦内出现明显的乳头状结构(淋巴结受累)

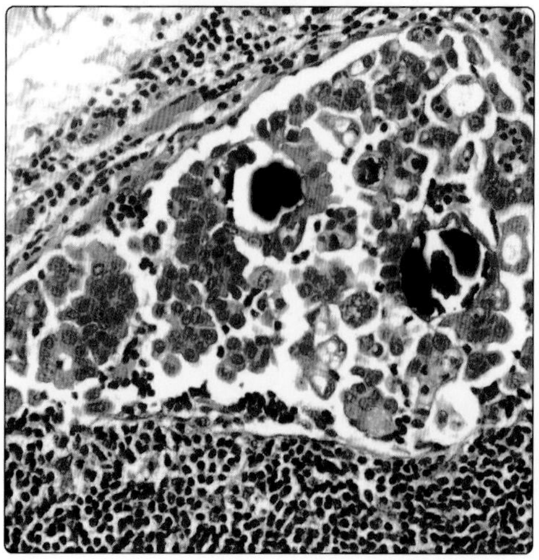

淋巴结实质受累

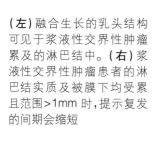

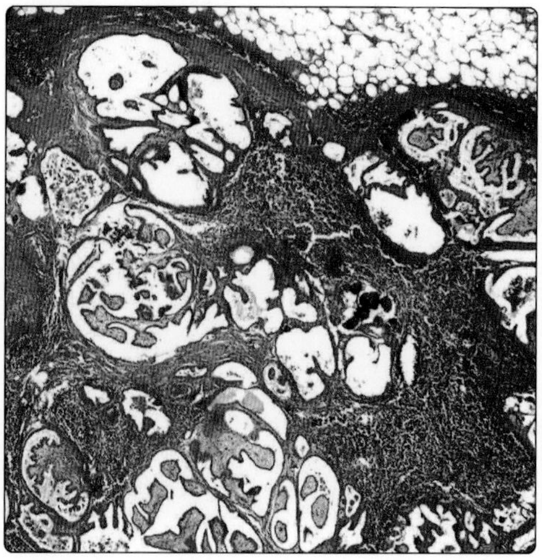

腹膜细胞学阳性

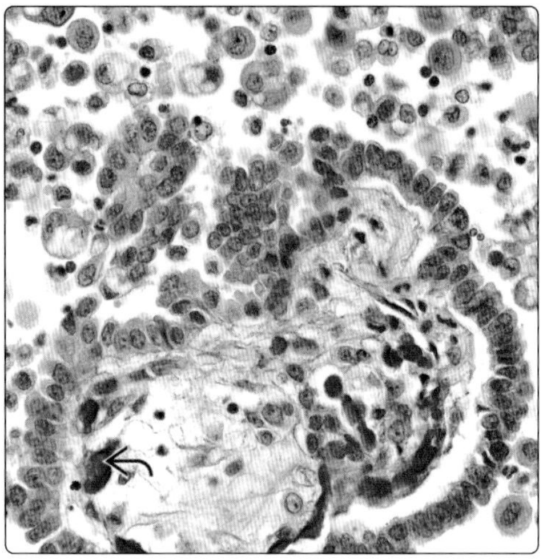

pax-8 阳性

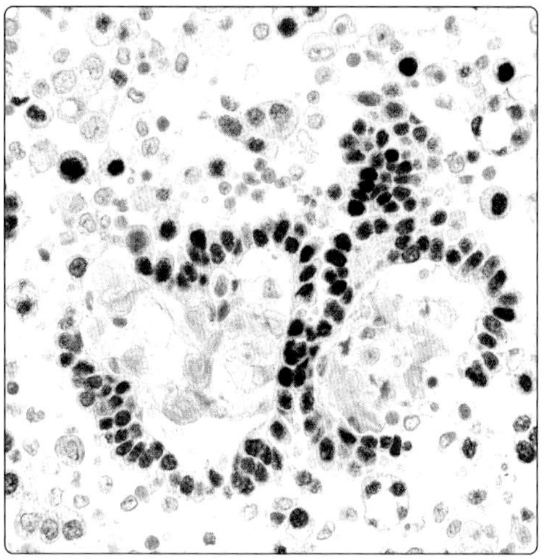

(**左**)浆液性交界性肿瘤患者的穿刺细胞块中显示乳头结构,伴中央砂粒体➡形成及大量的嗜酸性细胞与间皮细胞、组织细胞相混合。有时鉴别间皮细胞和浆液性上皮的增生是比较困难的。(**右**)浆液性交界性肿瘤会有特征性的 pax-8 阳性表达,但需要注意的是,间皮细胞也可以表达该标志物

ER 弥漫强阳性

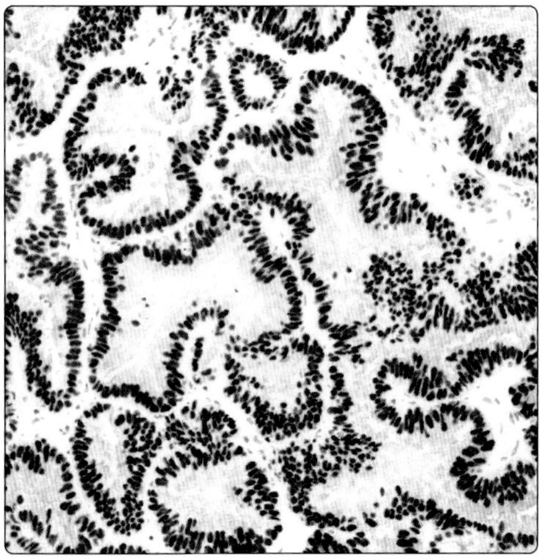

p16 斑驳状阳性

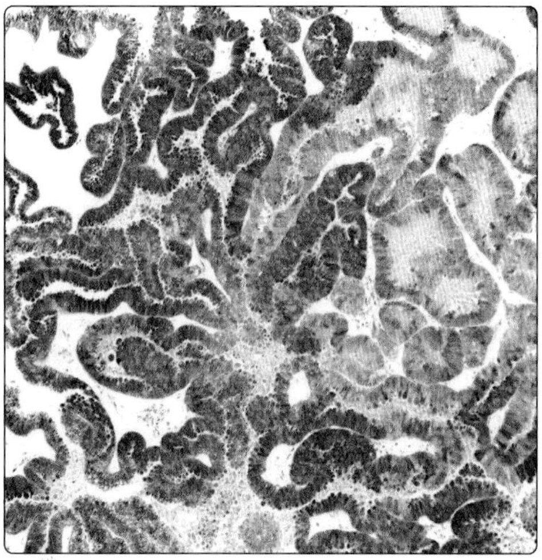

(**左**)浆液性交界性肿瘤往往和浆液性癌一样弥漫强阳性表达 ER。(**右**)在高级别浆液性癌中 p16 为弥漫强阳性,虽然在低级别浆液性癌和浆液性交界性肿瘤中 p16 也常见阳性表达,但往往是斑驳状的表达模式

弥漫强阳性表达 WT1

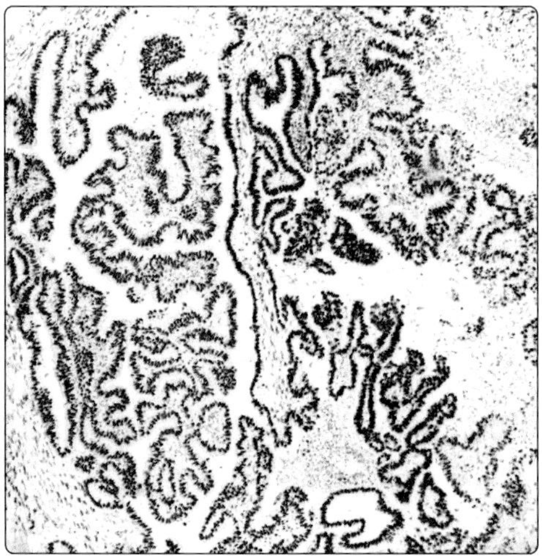

p53 野生型表达模式

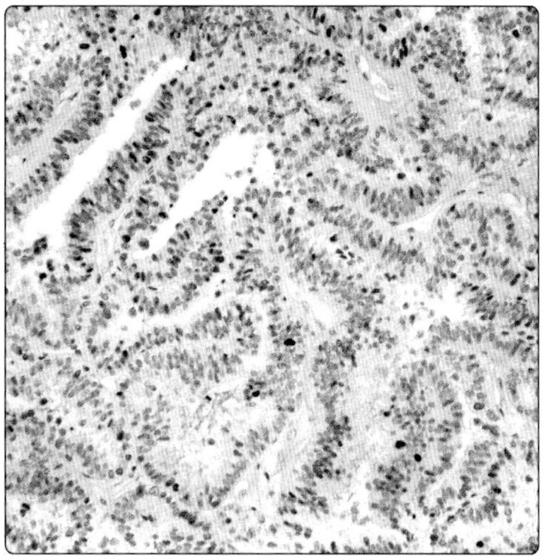

(**左**)浆液性交界性肿瘤常弥漫强阳性表达 WT1。虽然在与透明细胞癌的鉴别诊断中该抗体很有用,但在与间皮增生的鉴别中需要谨慎使用。(**右**)与高级别浆液性癌不同,浆液性交界性肿瘤的 p53 染色显示为野生型的表达模式

第13节 低级别浆液性腺癌

要 点

术语

- 浆液性细胞谱系中具有特殊结构特点的恶性肿瘤，低度的核异型性和破坏性的浸润模式

病因/发病机制

- 与浆液性交界性肿瘤相关
- *KRAS*、*BRAF*、*NRAS* 突变（MAPK 通路改变）

临床问题

- 占所有卵巢癌的 3.5%；浆液性癌的 5%
- 平均年龄：50~60 岁
- 5 年整体生存率约 80%，10 年整体生存率约 50%
- 长期预后与高级别浆液性癌相似

显微镜下所见

- 乳头状生长的谱系
- 非浸润模式：具有不同细胞特点的长而纤细的乳头至圆形的芽状乳头；实性、网状或筛状（有时为微囊性）结构
- 浸润模式（>5mm）：微乳头、小乳头、小或大的细胞巢，或大乳头（伴宽大的纤维血管轴心）出现在裂隙状的腔隙内
- 低度的细胞非典型性，细胞大小不超过 3 倍，可见核仁
- 核分裂≤12 个/10HPF（用来明确分级的次要诊断标准）

辅助实验

- p53 野生型表达模式，p16 阴性或斑驳状阳性
- pax-8、pax-2 和 WT1 阳性
- ER/PR 阳性（但只是少数的为弥漫强阳性）

首要的鉴别诊断

- 高级别浆液性癌
- 浆液性交界性肿瘤

明显的乳头状生长

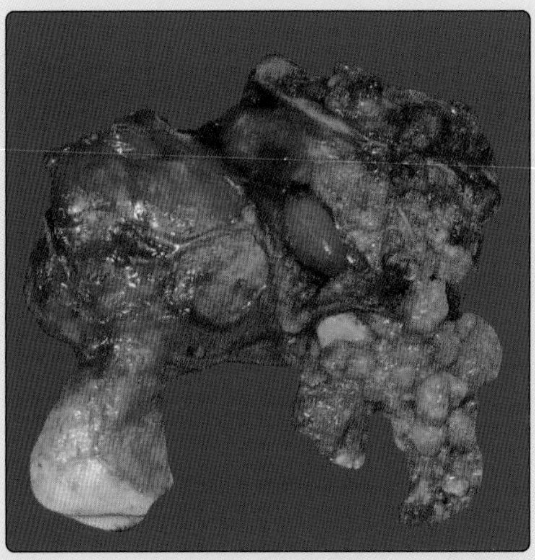

旺炽型膨胀性生长及网状结构

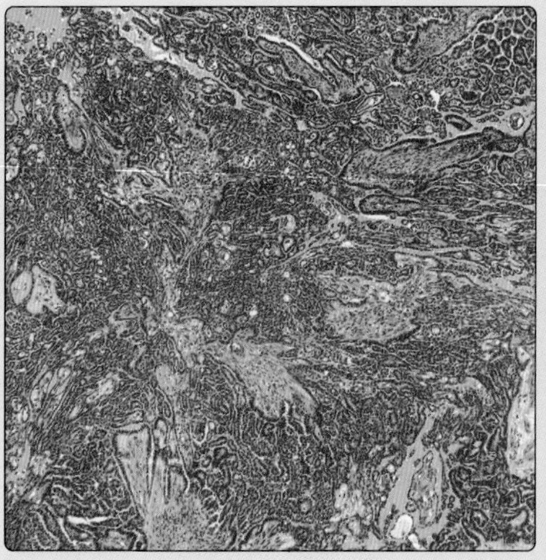

（左）卵巢低级别浆液性癌可有不同的大体外观，包括具有浆液性交界性肿瘤特点的区域和高级别浆液性癌的明显的融合性乳头和实性结节的区域。但与高级别浆液性癌不同是的，低级别浆液性癌中坏死并不常见。**（右）**一些卵巢低级别浆液性癌没有很明确的间质浸润，但因为旺炽型膨胀性生长模式，同样被归为癌中

长而纤细的微乳头

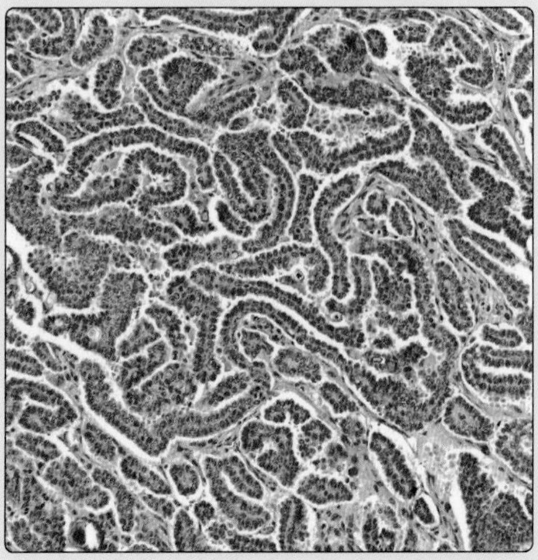

裂隙状腔隙内的小乳头

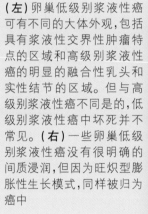

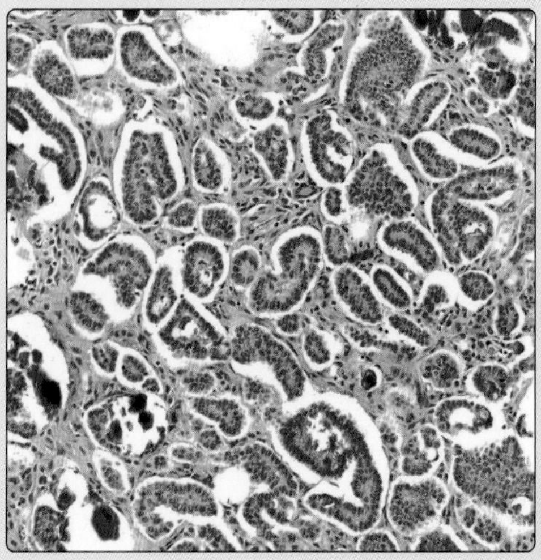

（左）卵巢低级别浆液性癌的浸润模式包括微乳头模式，类似浆液性交界性肿瘤的微乳头型，可见长而纤细的微乳头，无纤维血管轴心。**（右）**低级别浆液性癌中可见的另一种浸润模式是浸润的成分形成小乳头。注意这些乳头似乎是游离在裂隙状的腔隙中的，这是个典型的特点

术语

缩略语

- 低级别浆液性腺癌(low-grade serous adenocarcinoma,LGSC)

同义词

- 高分化浆液性癌、侵袭性微乳头癌、浆液性砂粒体癌

定义

- 浆液性细胞谱系中具有特殊结构特点的恶性上皮性肿瘤,低度的核异型性和破坏性的浸润模式

病因/发病机制

肿瘤性进展

- 与浆液性交界性肿瘤相关(有生物学上的延续性)
  - 低级别浆液性癌与浆液性交界性肿瘤常以不同比例共同存在(接近 75% 的病例中)
    - 同时性的或异时性的(偶尔浆液性交界性肿瘤以低级别浆液性癌的形式复发)
    - 可以出现在同一个区域或不同的部位(如:卵巢和腹膜或淋巴结)
- 均有 *KRAS*、*BRAF*、*NRAS* 突变(MAPK 通路改变)

临床问题

流行病学

- 发病率
  - 占所有卵巢癌的 3.5%
  - 占所有浆液性癌的 5%
- 年龄
  - 平均年龄:50~60 岁(比高级别浆液性腺癌年轻)
    - 与高级别浆液性腺癌不同,在低分期和高分期的肿瘤患者中无年龄差异

表现

- 下腹胀/痛
- 偶然发现
- 就诊时常为高分期
- 可能出现在浆液性交界性肿瘤复发时

疾病自然史

- 病程进展缓慢

治疗

- 全子宫及双侧输卵管、卵巢切除,及减瘤和分期活检
- 辅助化疗或内分泌治疗
  - 对铂类/紫杉醇化疗敏感性较差

预后

- 5 年整体生存率约 80%
- 5 年无病生存率约 50%
- 10 年整体生存率约 50%
- 长期预后与高级别浆液性癌相当
- 肿瘤细胞减灭术后,无大体可见肿瘤患者的无进展生存期可以得到改善

大体所见

一般特征

- 一般为双侧
- 实性或囊实性
- 乳头状生长±质韧的结节
- 由于钙化,可能导致切面呈砂粒状

显微镜下所见

组织学特征

- 乳头状结构的形态谱系
- 非浸润性模式
  - 具有不同细胞特点的长而纤细的乳头至圆形的芽状乳头
  - 实性、网状或筛状(有时为微囊性)结构
- 浸润模式(>5mm)
  - 微乳头、小乳头、小或大的细胞巢,或内翻的大乳头(伴有宽大的纤维血管轴心,所谓的翻转模式)出现在裂隙状的腔隙内
  - 罕见单个细胞、印戒样细胞、实性、筛状或腺样结构的浸润及促间质反应
- 砂粒体常见,数量不等
  - 砂粒体癌:>75% 的肿瘤细胞巢伴砂粒体形成,但没有实性的上皮增生(除了罕见的由<15~20 个细胞组成的小巢)且无浸润
- 罕见坏死及多形性的细胞
- 常与浆液性交界性肿瘤相关(传统型>微乳头型)
- 罕见情况下移行为高级别浆液性癌、未分化癌或恶性中胚叶混合瘤

细胞学特征

- 细胞低度非典型性(细胞核大小差小于 3 倍变量),至少局灶可见明显的核仁
- 通常核分裂象≤12 个/10HPF

辅助实验

免疫组织化学

- pax-8、pax-2 和 WT1 阳性
- ER/PR 阳性(但只是少数的为弥漫强阳性)
- p16 阴性或斑驳状阳性
- p53 野生型表达模式

遗传学检测

- *KRAS*、*BRAF*、*NRAS* 突变(MAPK 通路改变)

鉴别诊断

高级别浆液性癌

- 异质性的结构
- 细胞核大小差大于 3 倍变量
- 核分裂象>12 个/10HPF(新辅助化疗后可能减少)
- p53 弥漫阳性或完全阴性(无义突变),p16 弥漫强阳性

浆液性交界性肿瘤

- 没有明显的浸润(≤5mm)或显著的核仁

子宫内膜样交界性肿瘤/癌

- 腺样结构,WT1 阴性

恶性间皮瘤累及卵巢

- 常为腹膜弥漫性病变
- 小的管状或细乳头结构
- 没有微乳头或大乳头或裂隙中的细胞巢
- D2-40 阳性,BAP-1 表达缺失

诊断注意事项

病理诊断要点

- 低度细胞非典型性,可见核仁,微乳头和翻转乳头对低级别浆液性癌具有诊断意义
- 如果从细胞非典型性上难以进行分级,核分裂象可以作为二级诊断标准,低级别浆液性癌一般≤12 个/10HPF

部分参考文献

1. Malpica A et al: Prognostic indicators in ovarian serous borderline tumours. Pathology. 50(2):205-213, 2018
2. Etemadmoghadam D et al: EIF1AX and NRAS mutations co-occur and cooperate in low-grade serous ovarian carcinomas. Cancer Res. 77(16):4268-4278, 2017
3. McIntyre JB et al: Molecular alterations in indolent, aggressive and recurrent ovarian low-grade serous carcinoma. Histopathology. 70(3):347-358, 2017
4. Xing D et al: Mutation of NRAS is a rare genetic event in ovarian low-grade serous carcinoma. Hum Pathol. 68:87-91, 2017
5. Ahn G et al: Low-grade serous carcinoma of the ovary: clinicopathologic analysis of 52 invasive cases and identification of a possible noninvasive intermediate lesion. Am J Surg Pathol. 40(9):1165-76, 2016
6. Okoye E et al: Ovarian low-grade serous carcinoma: a clinicopathologic study of 33 cases with primary surgery performed at a single institution. Am J Surg Pathol. 40(5):627-35, 2016
7. Crane EK et al: The role of secondary cytoreduction in low-grade serous ovarian cancer or peritoneal cancer. Gynecol Oncol. 136(1):25-9, 2015
8. Escobar J et al: Quantification of ER/PR expression in ovarian low-grade serous carcinoma. Gynecol Oncol. 2012 Oct 24. 128(2):371-6, 2013
9. May T et al: Low-grade and high-grade serous Mullerian carcinoma: review and analysis of publicly available gene expression profiles. Gynecol Oncol. 128(3):488-92, 2013
10. Tsang YT et al: KRAS (but not BRAF) mutations in ovarian serous borderline tumour are associated with recurrent low-grade serous carcinoma. J Pathol. 231(4):449-56, 2013
11. Diaz-Padilla I et al: Ovarian low-grade serous carcinoma: a comprehensive update. Gynecol Oncol. 126(2):279-85, 2012
12. Gershenson DM et al: Hormonal therapy for recurrent low-grade serous carcinoma of the ovary or peritoneum. Gynecol Oncol. 125(3):661-6, 2012
13. Hannibal CG et al: A binary histologic grading system for ovarian serous carcinoma is an independent prognostic factor: a population-based study of 4317 women diagnosed in Denmark 1978-2006. Gynecol Oncol. 125(3):655-60, 2012
14. Jones S et al: Low-grade serous carcinomas of the ovary contain very few point mutations. J Pathol. 226(3):413-20, 2012
15. Yemelyanova A et al: Immunohistochemical staining patterns of p53 can serve as a surrogate marker for TP53 mutations in ovarian carcinoma: an immunohistochemical and nucleotide sequencing analysis. Mod Pathol. 24(9):1248-53, 2011
16. Köbel M et al: Differences in tumor type in low-stage versus high-stage ovarian carcinomas. Int J Gynecol Pathol. 29(3):203-11, 2010
17. Silva EG et al: Patterns of low-grade serous carcinoma with emphasis on the nonepithelial-lined spaces pattern of invasion and the disorganized orphan papillae. Int J Gynecol Pathol. 29(6):507-12, 2010
18. Wong KK et al: BRAF mutation is rare in advanced-stage low-grade ovarian serous carcinomas. Am J Pathol. 177(4):1611-7, 2010
19. Ayhan A et al: Defining the cut point between low-grade and high-grade ovarian serous carcinomas: a clinicopathologic and molecular genetic analysis. Am J Surg Pathol. 33(8):1220-4, 2009
20. Gershenson DM et al: Recurrent low-grade serous ovarian carcinoma is relatively chemoresistant. Gynecol Oncol. 114(1):48-52, 2009
21. Tung CS et al: PAX2 expression in low malignant potential ovarian tumors and low-grade ovarian serous carcinomas. Mod Pathol. 22(9):1243-50, 2009
22. Vang R et al: Ovarian low-grade and high-grade serous carcinoma: pathogenesis, clinicopathologic and molecular biologic features, and diagnostic problems. Adv Anat Pathol. 16(5):267-82, 2009
23. Yemelyanova A et al: Low-grade serous carcinoma of the ovary displaying a macropapillary pattern of invasion. Am J Surg Pathol. 32(12):1800-6, 2008
24. Dehari R et al: The development of high-grade serous carcinoma from atypical proliferative (borderline) serous tumors and low-grade micropapillary serous carcinoma: a morphologic and molecular genetic analysis. Am J Surg Pathol. 31(7):1007-12, 2007
25. Malpica A et al: Interobserver and intraobserver variability of a two-tier system for grading ovarian serous carcinoma. Am J Surg Pathol. 31(8):1168-74, 2007
26. O'Neill CJ et al: High-grade ovarian serous carcinoma exhibits significantly higher p16 expression than low-grade serous carcinoma and serous borderline tumour. Histopathology. 50(6):773-9, 2007
27. Shvartsman HS et al: Comparison of the clinical behavior of newly diagnosed stages II-IV low-grade serous carcinoma of the ovary with that of serous ovarian tumors of low malignant potential that recur as low-grade serous carcinoma. Gynecol Oncol. 105(3):625-9, 2007
28. Wong KK et al: Significantly greater expression of ER, PR, and ECAD in advanced-stage low-grade ovarian serous carcinoma as revealed by immunohistochemical analysis. Int J Gynecol Pathol. 26(4):404-9, 2007
29. Gershenson DM et al: Clinical behavior of stage II-IV low-grade serous carcinoma of the ovary. Obstet Gynecol. 108(2):361-8, 2006
30. McKenney JK et al: Patterns of stromal invasion in ovarian serous tumors of low malignant potential (borderline tumors): a reevaluation of the concept of stromal microinvasion. Am J Surg Pathol. 30(10):1209-21, 2006
31. O'Neill CJ et al: An immunohistochemical comparison between low-grade and high-grade ovarian serous carcinomas: significantly higher expression of p53, MIB1, BCL2, HER-2/neu, and C-KIT in high-grade neoplasms. Am J Surg Pathol. 29(8):1034-41, 2005
32. Singer G et al: Patterns of p53 mutations separate ovarian serous borderline tumors and low- and high-grade carcinomas and provide support for a new model of ovarian carcinogenesis: a mutational analysis with immunohistochemical correlation. Am J Surg Pathol. 29(2):218-24, 2005
33. Malpica A et al: Grading ovarian serous carcinoma using a two-tier system. Am J Surg Pathol. 28(4):496-504, 2004
34. Sieben NL et al: In ovarian neoplasms, BRAF, but not KRAS, mutations are restricted to low-grade serous tumours. J Pathol. 202(3):336-40, 2004
35. Singer G et al: Mutational analysis of K-ras segregates ovarian serous carcinomas into two types: invasive MPSC (low-grade tumor) and conventional serous carcinoma (high-grade tumor). Int J Gynecol Pathol. 22(1):37-41, 2003
36. Singer G et al: Mutations in BRAF and KRAS characterize the development of low-grade ovarian serous carcinoma. J Natl Cancer Inst. 95(6):484-6, 2003

与浆液性交界性肿瘤形态有重叠

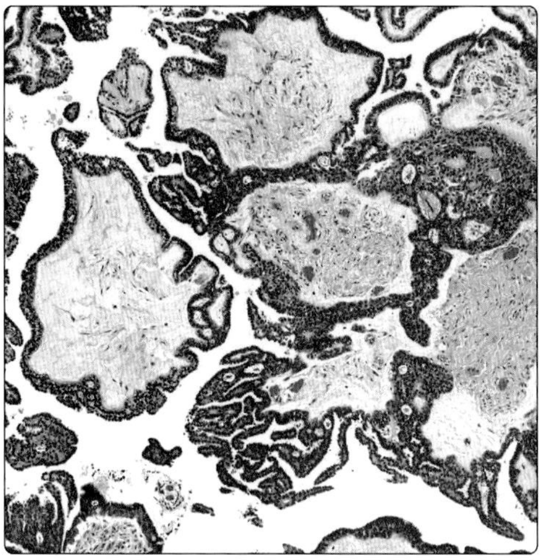

实性和筛状结构

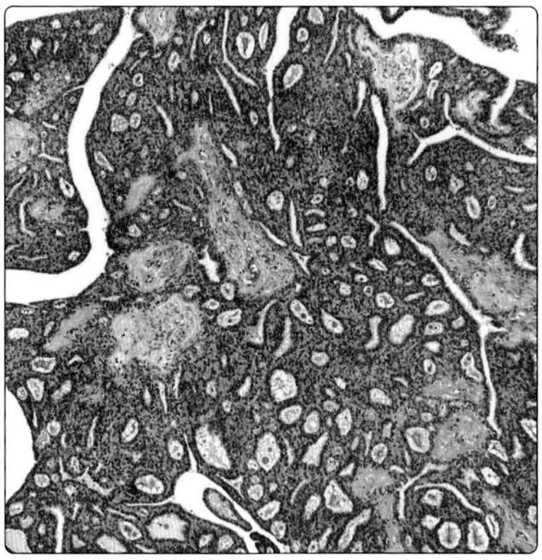

(左)低级别浆液性癌可能与浆液性交界性肿瘤非常相似，此二者也可以并存。**(右)**低级别浆液性癌的乳头被覆上皮可以呈实性筛孔状，有时呈筛状和/或膨大的巢。实性生长伴低度的细胞异型性可以将低级别浆液性癌与交界性肿瘤鉴别开来

微乳头侵袭模式

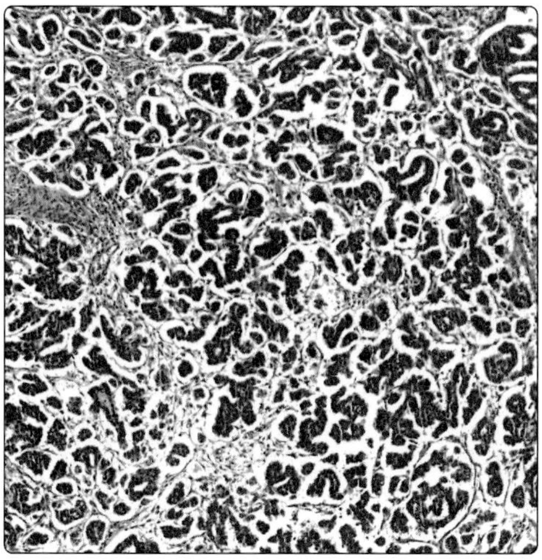

大乳头侵袭模式

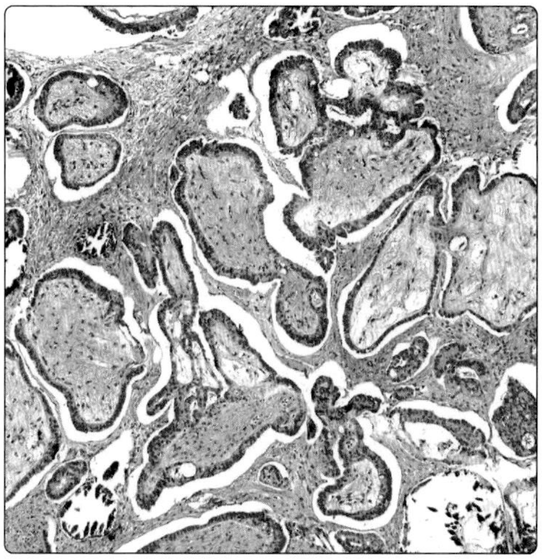

(左)卵巢低级别浆液性癌，可以出现明显的、几乎呈融合性生长的微乳头(纤细的乳头)或小乳头。这样的病变范围应>5mm，以区别浆液性交界性肿瘤的微浸润。**(右)**少见情况下，卵巢的低级别浆液性癌可以表现为腔隙中的大乳头结构，这种生长模式被形容为"内翻"或翻转的结构。这种形态常被忽略或误诊为浆液性交界性肿瘤

实性生长

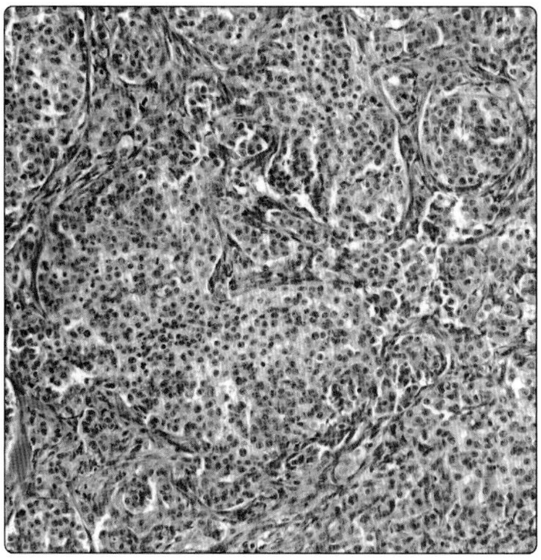

混合性侵袭模式

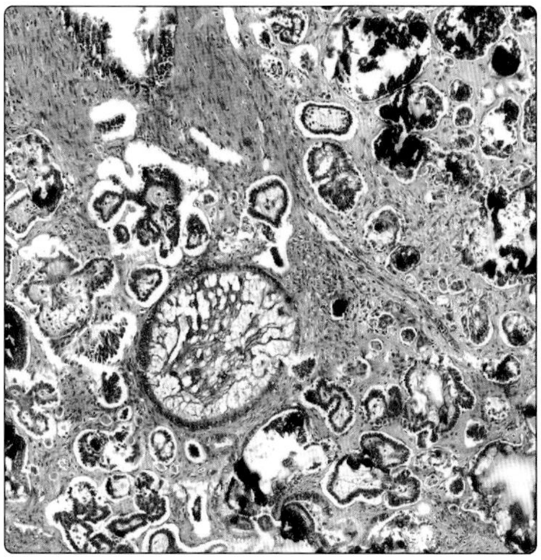

(左)卵巢低级别浆液性癌的一些不太常见的侵袭模式包括筛状、腺样或实性巢状在间质内杂乱的浸润。**(右)**有些病例中，卵巢低级别浆液性癌具有混合性的侵袭模式，包括小乳头、内翻乳头、小的细胞簇或单个细胞。这些浸润灶的范围均应>5mm，以鉴别浆液性交界性肿瘤的微浸润

第 13 节 低级别浆液性腺癌

(**左**)卵巢低级别浆液性癌的细胞特点是大小一致，表现为含少量胞质，圆而一致的细胞核，可见核仁。(**右**)一些卵巢低级别浆液性癌显示出轻度的核多形性，但通常细胞间的核大小差异在 3 倍以内

大小一致的细胞伴低度异型性

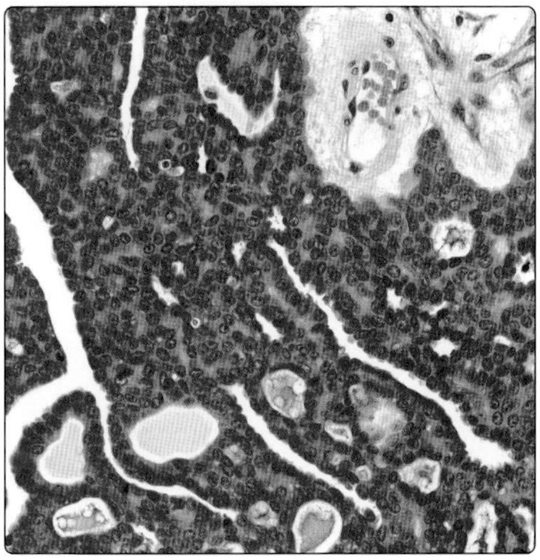

轻度的核多形性

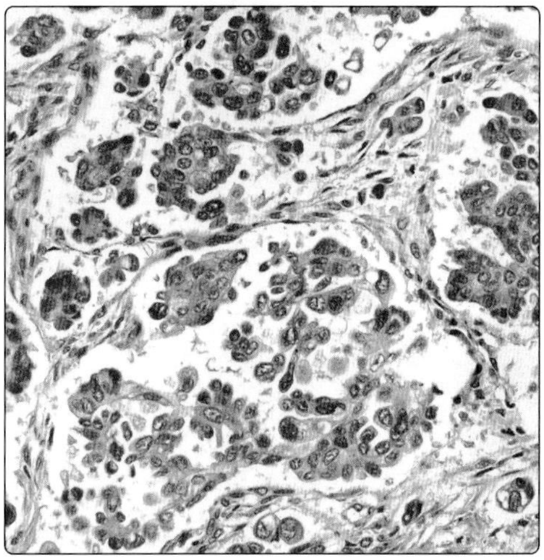

(**左**)卵巢低级别浆液性癌显示细胞核靠近顶端(鞋钉样细胞)，有时细胞会脱落。这种形态不应该被误认为是透明细胞癌，因为缺乏后者的典型形态特点。(**右**)出现印戒样细胞→是卵巢低级别浆液性癌的一种少见形态。注意有较多的钙化形成

鞋钉样外观

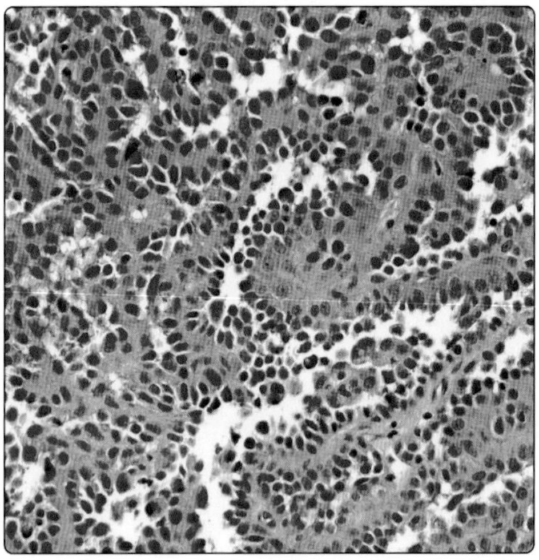

印戒样细胞

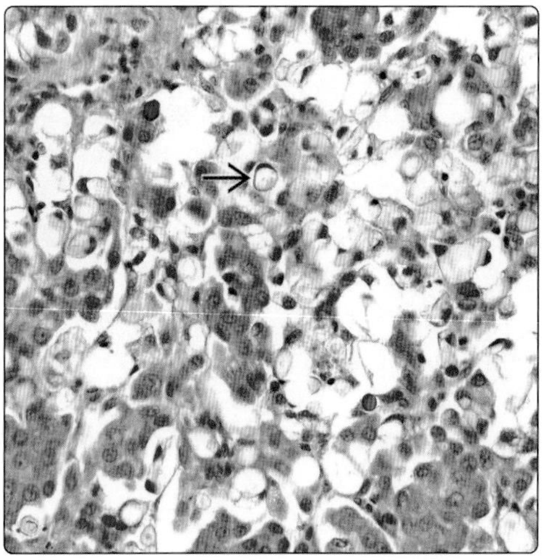

(**左**)卵巢低级别浆液性癌由一致的肿瘤细胞构成，至少在局部区域可见“樱桃红”的核仁出现↪。与高级别浆液性癌不同的是，低级别癌的核分裂象较少⇨，通常<12 个/10HPF。(**右**)卵巢低级别浆液性癌伴有大量砂粒体钙化形成(所谓的砂粒体癌)，其特点是大量的砂粒体(>75%的肿瘤细胞巢)中仅含少量的上皮成分

“樱桃红”的核仁和核分裂象少

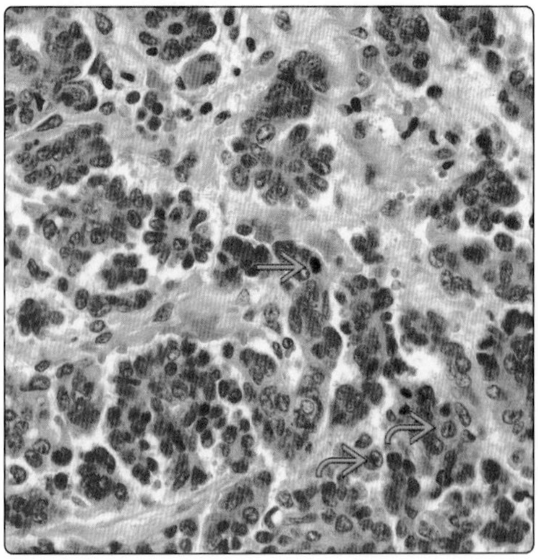

较多的砂粒体(砂粒体癌)

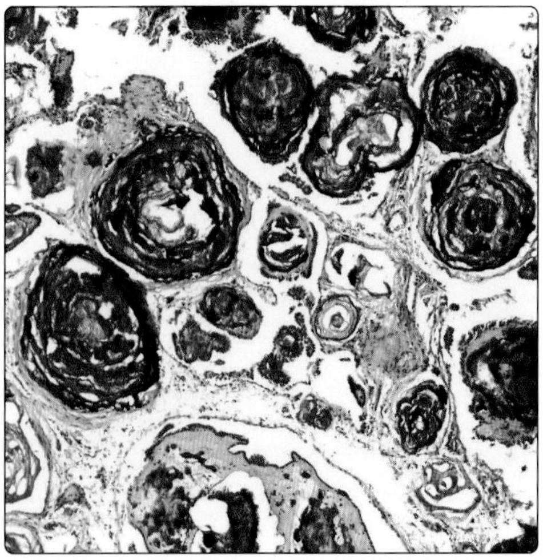

实性质韧肿物(复发的低级别浆液性癌)

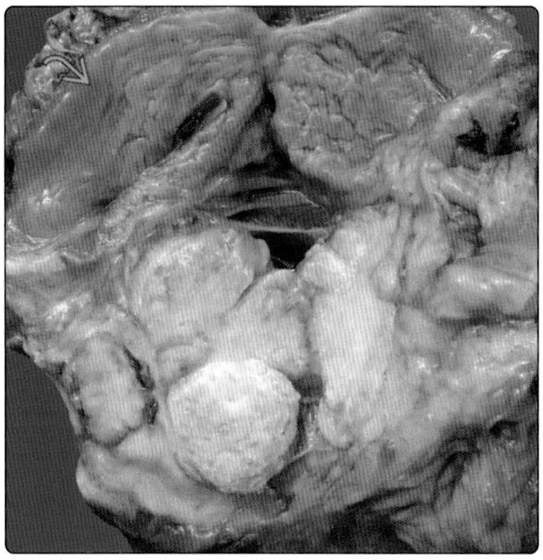

就诊时往往已是高分期

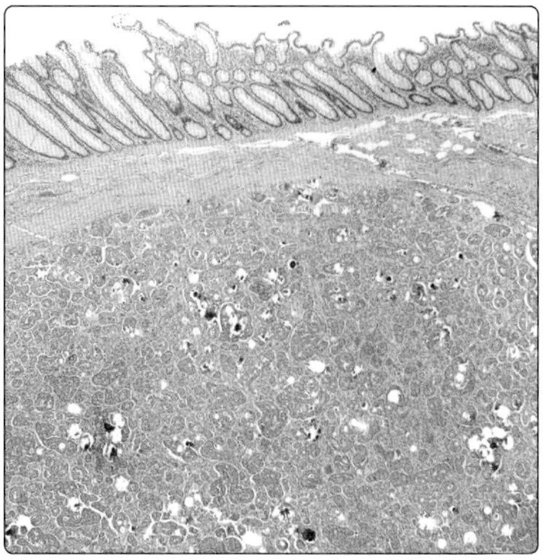

(左)低级别浆液性癌的患者临床进程通常较缓慢。腹腔和盆腔内复发常见,肿瘤可以侵袭器官壁,比如膀胱☐。(右)临床上,低级别浆液性癌患者就诊时常表现为进展期。累及盆腹腔的肿瘤具有与卵巢原发肿瘤相同的组织病理特征。注意图中明显的膨胀性生长的微乳头和乳头结构,伴有砂粒体形成

WT1 弥漫强阳性表达

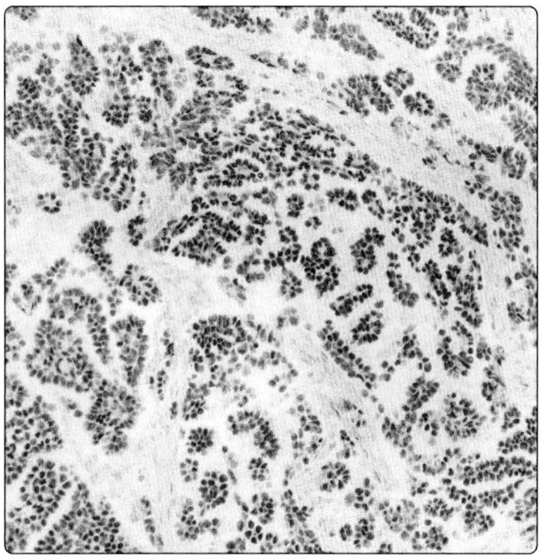

p53 为野生型表达模式

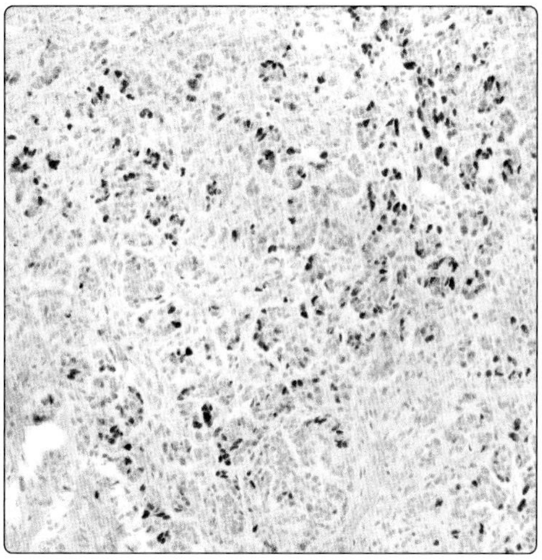

(左)卵巢低级别浆液性癌伴有 WT1 的弥漫强阳性表达,这与高级别浆液性癌是一样的。(右)与高级别浆液性癌不同的是,卵巢低级别浆液性癌 p53 染色为野生型的表达模式。虽然有一些细胞核可以出现强阳性染色,但大部分是阴性的。这种异质性的染色模式提示 *TP53* 基因没有突变。p16 也同样显示为斑驳状染色的模式

pax-8 阳性表达

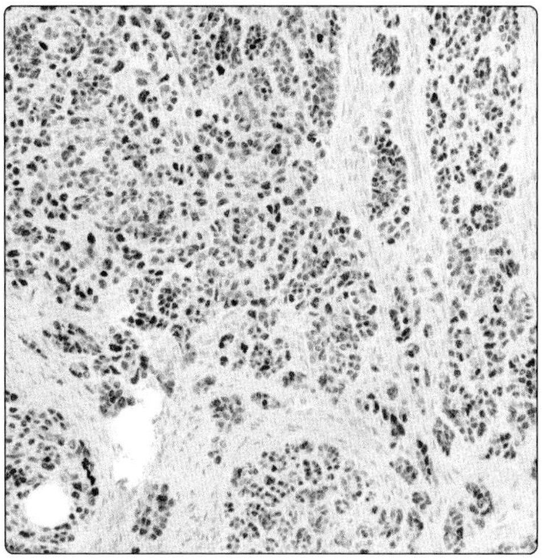

ER 常为阳性的

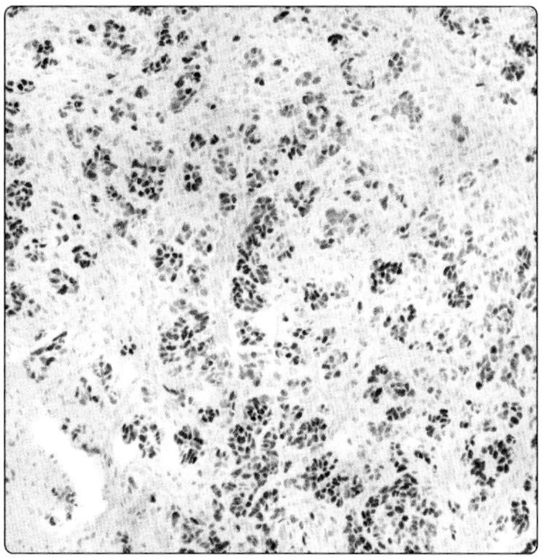

(左)与卵巢高级别浆液性癌相似的是,pax-8 在卵巢低级别浆液性癌中也是阳性表达的。虽然这个抗体可以用来与间皮增生鉴别,但要注意的是,后者也可以表达 pax-8。(右)卵巢低级别浆液性癌也常表达 ER 和 PR,但并不是弥漫强阳性表达的模式

第 14 节 高级别浆液性腺癌

要 点

术语

- 显示浆液性(输卵管型)分化的恶性上皮性肿瘤,伴有乳头、实性和/或腺样结构及中度至重度核异型性

临床问题

- 双侧(60%)
- 平均年龄:50~70 岁
- 分期影响预后;5 年整体生存率 30%~40%

大体所见

- 囊实性>实性肿物
- 棕褐色至灰白色,切面质韧,伴不同程度的出血及坏死±伴有乳头状赘生物的囊腔结构

显微镜下所见

- 逐级分支的乳头,伴细胞簇形成或出芽
- 乳头搭桥或融合导致形成裂隙状的结构(常见)
- 实性、假宫内膜样、移行细胞癌样(SET)结构
- 微囊性及微乳头结构(不常见)
- 柱状至立方状细胞伴嗜酸性胞质,有时透亮
- 高级别的核非典型性,常伴有明显的多形性(核的大小大于 3 倍差)
- 核分裂活跃(通常>12 个/10HPF),可见非典型核分裂

辅助实验

- pax-8、WT1、p16、p53 阳性,HNF-1β、NapsinA 阴性

首要的鉴别诊断

- 低级别浆液性癌
- 透明细胞癌
- 未分化癌
- 子宫内膜样腺癌
- 转移性子宫内膜浆液性癌

囊实性肿物

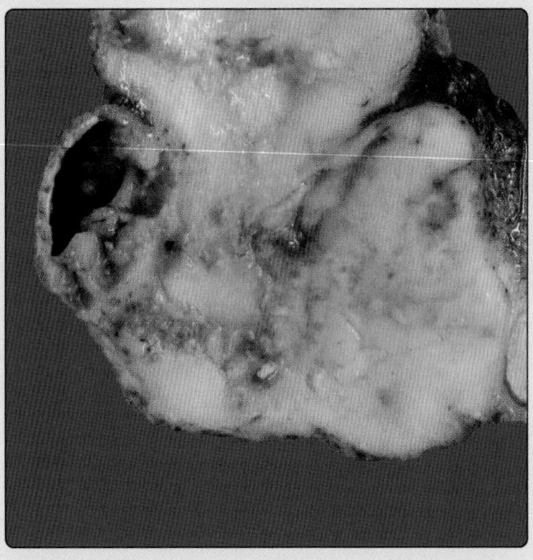

囊内乳头状的赘生物

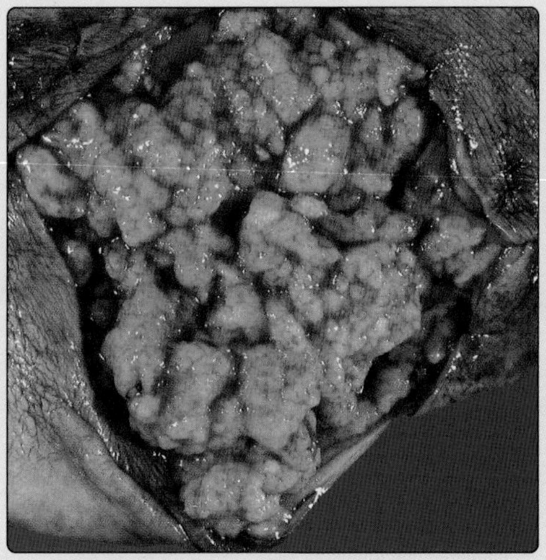

(左) 卵巢高级别浆液性癌常见于绝经后女性,大部分表现为双侧卵巢肿物。大体常为囊实性,实性区切面棕褐色至灰白色,质韧。**(右)** 少见情况下高级别浆液性癌表现为囊性为主的卵巢肿瘤,囊内充满易碎的息肉状赘生物

逐级分支的乳头

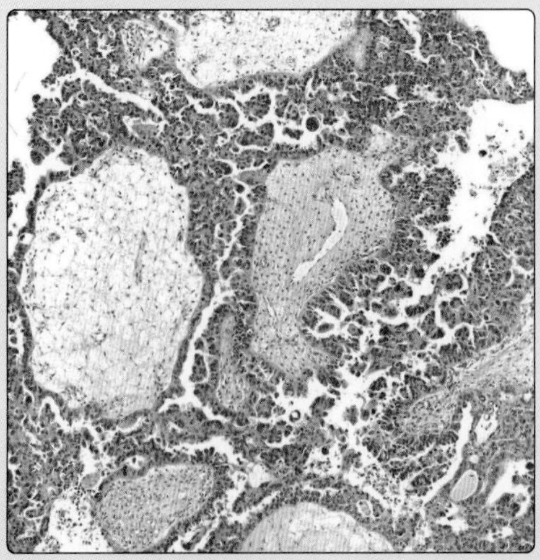

明显的核多形性

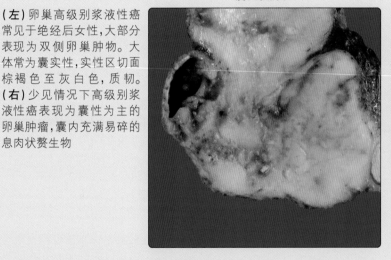

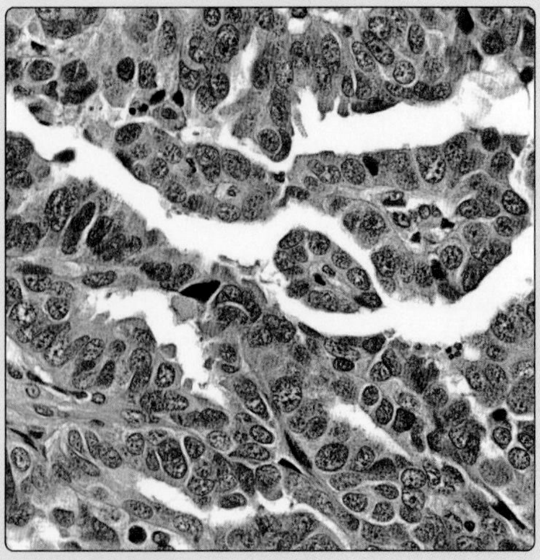

(左) 卵巢高级别浆液性癌可出现不同的生长模式,包括明显的乳头状结构,这些乳头具有逐级分支的特点。**(右)** 高级别浆液性癌的肿瘤细胞具有显著的核异型性,细胞具有多形性,核的大小差距常在 3 倍以上,核型不规则,核仁的明显程度不等

术语

缩略语

- 高级别浆液性腺癌(high-grade serous adenocarcinoma,HGSC)

同义词

- 高级别浆液性癌(WHO)

定义

- 显示浆液性(输卵管型)分化的恶性上皮性肿瘤,伴有乳头、实性和/或腺样结构及中度至重度核异型性

病因/发病机制

家族性

- *BRCA1*/*BRCA2* 胚系突变(约 18%)
- *BARD1*、*BRIP1*、*CHEK2*、*MRE11*、*PALB2*、*RAD50*、*RAD51* 或 *TP53* 胚系突变(约 6%)

分子学改变

- *TP53* 突变(>97%)
- 多重染色体亚单位畸变,最常见的是 *MYC*、*CCNE1*、*PIK3CA*、*AKT1*、*NOTCH3* 扩增

输卵管起源

- 进化论分析显示 p53 印迹和浆液性输卵管上皮内癌与之有相似的基因改变,且其出现早于卵巢浆液性癌的发生(但不是所有)

临床问题

流行病学

- 发生
  - 最常见的卵巢表面上皮性癌的亚型
- 年龄
  - 平均年龄:50~70 岁

部位

- 双侧(60%)

表现

- 下腹痛
- 腹水引起的腹围增大
- 常见胃肠道症状
- 可能出现尿频,排尿困难,阴道出血
- 无症状(Ⅰ期肿瘤,罕见)

实验室检查

- 血清 CA125 水平升高(常见于进展期肿瘤)

治疗

- 全子宫+双附件切除+减瘤/分期活检
- 辅助化疗或新辅助化疗
- 多聚 ADP 核糖聚合酶(RARP)抑制剂在伴有 *BRCA1*/*BRCA2* 突变、同源重组缺乏及铂类敏感的患者中治疗反应最好

预后

- 分期相关;5 年整体生存率为 30%~40%
  - 就诊时常伴有卵巢外病变
- 术后存在肉眼可见肿瘤是进展期肿瘤最重要的预后影响因子
- 辅助化疗后残存肿瘤最大径<5mm 提示预后较好
- 低增殖指数与铂类耐药和生存率降低相关

大体所见

一般特征

- 囊实性>实性肿物
- 棕褐色至灰白色,切面质韧,伴不同程度的出血及坏死
- 囊内见质软、易碎的乳头,含浑浊的浆液性至血性液体
- 常见表面附着和赘生物/结节

大小

- 范围很广

显微镜下所见

组织学特征

- 多种结构及生长模式,常混合存在
  - 不同大小的逐级分支乳头,伴有细胞簇形成及出芽
  - 乳头搭桥或融合导致形成裂隙状的结构(常见)
  - 实性、假宫内膜样、移行细胞癌样(SET 模式)
  - 微囊性
  - 腺样
  - 出现在腔隙样结构内的微乳头和乳头(少见)
- 砂粒体
- 新辅助化疗后可见的现象
  - 单个细胞或叶状结构
  - 透明细胞改变
  - 组织细胞聚集及纤维化
  - 砂粒体增多
  - 核分裂象减少
- 罕见情况下伴有卵黄囊瘤成分("体细胞起源的卵黄囊瘤")

细胞学特征

- 柱状至立方状细胞伴多少不等的嗜酸性胞质,有时透亮
- 高级别的核非典型性,常伴有明显的多形性(核的大小大于 3 倍差)
- 可见印戒样细胞
- 核分裂活跃(通常>12 个/10HPF),常见非典型核分裂
- 肿瘤内浸润淋巴细胞(更常见于 *BRCA1* 突变肿瘤)

辅助实验

免疫组织化学

- CK7、pax-8、WT1、BER-EP4、MOC-31、B72. 3、ER、PR、claudin-4 阳性
- p53 弥漫强阳性或完全阴性(罕见例外)
- p16 弥漫强阳性(约 60%)
- CK5/6 不同程度阳性
- D2-40 可能有不同程度的阳性
- calretinin 可能阳性(但仅是局灶的)
- PD-L1 低表达
- NapsinA、HNF-1β 阴性
- Ki-67 指数一般>75%

鉴别诊断

低级别浆液性癌

- 一致的温和的细胞核,体积差小于 3 倍
- 核分裂象≤12 个/10HPF
- p53 野生型模式,p16 斑驳状阳性或阴性

透明细胞癌

- 常是低分期的
- 典型的结构特点
- 与子宫内膜异位症或腺纤维瘤相关
- WT1、ER 阴性;HNF-1β、NapsinA 阳性;ARID1A 缺失

未分化癌

- 失黏附的细胞,中等的核异型性,可能±低级别宫内膜样或黏液性癌
- 无典型的高级别浆液性癌的成分

子宫内膜样腺癌

- 常是低分期的
- 与子宫内膜异位症或腺纤维瘤相关
- 常见鳞状分化
- ER、PR 弥漫阳性
- WT1 阴性,p53 野生型,p16 斑驳状

转移性浆液性癌

- 子宫内膜浆液性癌
  - 肿瘤大体和/或相关的子宫内膜前体病变(子宫内膜上皮内癌)
  - 通常 WT1 阴性
- 原发输卵管浆液性癌
  - 相关的浆液性输卵管上皮内癌
  - 没有明显的卵巢肿物

转移性乳腺癌

- 病史
- 其他特征性的生长模式(管状、单列状)
- mammaglobin 阳性(约 50%)
- GATA3 不同程度的阳性(如果是 ER 阳性的肿瘤,阳性率为 100%;如果三阴性肿瘤,阳性率约 20%)
- WT1 阴性(极少例外);pax-8 阴性

癌肉瘤

- 恶性间叶性成分
- 可能见到异源性成分

恶性间皮瘤

- 纤细的乳头,缺乏细胞簇及出芽
- 一致的细胞核
- 核分裂象通常较少
- calretinin 和 D2-40 弥漫阳性
- caldesmon 阳性
- 可能 ALK 弥漫阳性,并伴有 *ALK* 重排
- ER、claudin-4 阴性

诊断注意事项

病理诊断要点

- 高级别浆液性癌的原发部位(卵巢 vs. 输卵管 vs. 腹膜)随机,无临床关联性
  - 原发部位判断的建议(Singh et al Histopathology 2014)
    - 明显的卵巢肿物,不伴有浆液性输卵管上皮内癌:卵巢原发
    - 明显的卵巢肿物,同时伴浆液性输卵管上皮内癌:输卵管原发
- 实性、假宫内膜样和移行细胞癌样的形态(SET)及肿瘤内浸润性淋巴细胞,这些更常见于伴有 *BRCA1* 突变的患者,但这些并非诊断的特征性条件
- 子宫外的转移性高级别浆液性癌中单独出现微乳头结构,常与 *BRCA1* 突变相关
- 虽然低级别和高级别浆液性癌通常都是独立发生的,但有时能看到形态上的移行
- 在小活检中肿瘤出现实性结构时,推荐可以用 WT1 来支持高级别浆液性癌的诊断
- WT1 和 p53 的染色模式在新辅助化疗前后是高度一致的
- 新辅助化疗后,减瘤术标本中推荐的网膜组织的化疗反应评分在病理医师中的可重复性较好,与无进展生存相关

部分参考文献

1. Garsed DW et al: Homologous recombination DNA repair pathway disruption and retinoblastoma protein loss are associated with exceptional survival in high-grade serous ovarian cancer. Clin Cancer Res. 24(3):569-580, 2018
2. Hung YP et al: Identification of ALK rearrangements in malignant peritoneal mesothelioma. JAMA Oncol. 4(2):235-238, 2018
3. Mills AM et al: Targetable immune regulatory molecule expression in high-grade serous ovarian carcinomas in African American women: a study of PD-L1 and IDO in 112 cases from the African American cancer epidemiology study (AACES). Int J Gynecol Pathol. ePub, 2018
4. Morgan RD et al: PARP inhibitors in platinum-sensitive high-grade serous ovarian cancer. Cancer Chemother Pharmacol. 81(4):647-658, 2018
5. Rekhi B et al: Napsin A and WT 1 are useful immunohistochemical markers for differentiating clear cell carcinoma ovary from high-grade serous carcinoma. APMIS. 126(1):45-55, 2018
6. Sallum LF et al: BRCA1, Ki67, and β-catenin immunoexpression is not related to differentiation, platinum response, or prognosis in women with low- and high-grade serous ovarian carcinoma. Int J Gynecol Cancer. 28(3):437-447,

2018
7. van der Biessen DAJ et al: A phase 1 study of PARP-inhibitor ABT-767 in advanced solid tumors with BRCA1/2 mutations and high-grade serous ovarian, fallopian tube, or primary peritoneal cancer. Invest New Drugs. ePub, 2018
8. Casey L et al: A comparison of p53 and WT1 immunohistochemical expression patterns in tubo-ovarian high-grade serous carcinoma before and after neoadjuvant chemotherapy. Histopathology. 71(5):736-742, 2017
9. Chen M et al: The prognostic value of Ki67 in ovarian high-grade serous carcinoma: an 11-year cohort study of Chinese patients. Oncotarget. 8(64):107877-107885, 2017
10. Ducie J et al: Molecular analysis of high-grade serous ovarian carcinoma with and without associated serous tubal intra-epithelial carcinoma. Nat Commun. 8(1):990, 2017
11. Labidi-Galy SI et al: High grade serous ovarian carcinomas originate in the fallopian tube. Nat Commun. 8(1):1093, 2017
12. McCluggage WG et al: The fallopian tube origin and primary site assignment in extrauterine high-grade serous carcinoma: findings of a survey of pathologists and clinicians. Int J Gynecol Pathol. 36(3):230-239, 2017
13. Na K et al: TP53 mutation status of tubo-ovarian and peritoneal high-grade serous carcinoma with a wild-type p53 immunostaining pattern. Anticancer Res. 37(12):6697-6703, 2017
14. Said I et al: The chemotherapy response score (CRS): interobserver reproducibility in a simple and prognostically relevant system for reporting the histologic response to neoadjuvant chemotherapy in tuboovarian high-grade serous carcinoma. Int J Gynecol Pathol. 36(2):172-179, 2017
15. Singh N et al: Disease distribution in low-stage tubo-ovarian high-grade serous carcinoma (HGSC): implications for assigning primary site and FIGO stage. Int J Gynecol Pathol. ePub, 2017
16. Singh N et al: Extrauterine high-grade serous carcinomas with bilateral adnexal involvement as the only two disease sites are clonal based on tp53 sequencing results: implications for biology, classification, and staging. Mod Pathol. 31(4):652-659, 2017
17. Singh N et al: High-grade serous carcinoma of tubo-ovarian origin: recent developments. Histopathology. 71(3):339-356, 2017
18. Singh P et al: The chemotherapy response score is a useful histological predictor of prognosis in high-grade serous carcinoma. Histopathology. 72(4):619-625, 2017
19. Stewart CJR et al: Value of pathology review in a population-based series of ovarian tumors. Int J Gynecol Pathol. 36(4):377-385, 2017
20. Taube ET et al: Cytokeratin 5/6 expression, prognosis, and association with estrogen receptor α in high-grade serous ovarian carcinoma. Hum Pathol. 67:30-36, 2017
21. Chen S et al: Beside P53 and PTEN: Identification of molecular alterations of the RAS/MAPK and PI3K/AKT signaling pathways in high-grade serous ovarian carcinomas to determine potential novel therapeutic targets. Oncol Lett. 12(5):3264-3272, 2016
22. Hussein YR et al: Invasion patterns of metastatic extrauterine high-grade serous carcinoma with BRCA germline mutation and correlation with clinical outcomes. Am J Surg Pathol. 40(3):404-9, 2016
23. Kurman RJ et al: The dualistic model of ovarian carcinogenesis: revisited, revised, and expanded. Am J Pathol. 186(4):733-47, 2016
24. Köbel M et al: Optimized p53 immunohistochemistry is an accurate predictor of TP53 mutation in ovarian carcinoma. J Pathol Clin Res. 2(4):247-258, 2016
25. McNamee T et al: Yolk sac tumours of the female genital tract in older adults derive commonly from somatic epithelial neoplasms: somatically derived yolk sac tumours. Histopathology. 69(5):739-751, 2016
26. Nasioudis D et al: Prognostic significance of transitional cell carcinoma-like morphology of high-grade serous ovarian carcinoma: a comparative study. Int J Gynecol Cancer. 26(9):1624-1629, 2016
27. Vang R et al: Molecular alterations of TP53 are a defining feature of ovarian high-grade serous carcinoma: a rereview of cases lacking TP53 mutations in the cancer genome atlas ovarian study. Int J Gynecol Pathol. 35(1):48-55, 2016
28. Böhm S et al: Chemotherapy response score: development and validation of a system to quantify histopathologic response to neoadjuvant chemotherapy in tubo-ovarian high-grade serous carcinoma. J Clin Oncol. 33(22):2457-63, 2015
29. Espinosa I et al: Simultaneous carcinomas of the breast and ovary: utility of Pax-8, WT-1, and GATA3 for distinguishing independent primary tumors from metastases. Int J Gynecol Pathol. 34(3):257-65, 2015
30. Iwamoto M et al: Napsin A is frequently expressed in clear cell carcinoma of the ovary and endometrium. Hum Pathol. 46(7):957-62, 2015
31. Reyes MC et al: Invasion patterns of metastatic high-grade serous carcinoma of ovary or fallopian tube associated with BRCA deficiency. Mod Pathol. 27(10):1405-11, 2014
32. Singh N et al: Assignment of primary site in high-grade serous tubal, ovarian and peritoneal carcinoma: a proposal. Histopathology. 65(2):149-54, 2014
33. DeLair D et al: HNF-1β in ovarian carcinomas with serous and clear cell change. Int J Gynecol Pathol. 32(6):541-6, 2013
34. Karnezis AN et al: Transitional cell-like morphology in ovarian endometrioid carcinoma: morphologic, immunohistochemical, and behavioral features distinguishing it from high-grade serous carcinoma. Am J Surg Pathol. 37(1):24-37, 2013
35. Bromley AB et al: Architectural patterns of ovarian/pelvic high-grade serous carcinoma. Int J Gynecol Pathol. 31(5):397-404, 2012
36. Delair D et al: Key features of extrauterine pelvic serous tumours (fallopian tube, ovary, and peritoneum). Histopathology. 61(3):329-39, 2012
37. Garg K et al: Low-grade serous neoplasms of the ovary with transformation to high-grade carcinomas: a report of 3 cases. Int J Gynecol Pathol. 31(5):423-8, 2012
38. Ledermann J et al: Olaparib maintenance therapy in platinum-sensitive relapsed ovarian cancer. N Engl J Med. 366(15):1382-92, 2012
39. Soslow RA et al: Morphologic patterns associated with BRCA1 and BRCA2 genotype in ovarian carcinoma. Mod Pathol. 25(4):625-36, 2012
40. Cancer Genome Atlas Research Network: Integrated genomic analyses of ovarian carcinoma. Nature. 474(7353):609-15, 2011
41. Kalloger SE et al: Calculator for ovarian carcinoma subtype prediction. Mod Pathol. 24(4):512-21, 2011
42. Kurman RJ et al: Molecular pathogenesis and extraovarian origin of epithelial ovarian cancer--shifting the paradigm. Hum Pathol. 42(7):918-31, 2011
43. Köbel M et al: Biomarker expression in pelvic high-grade serous carcinoma: comparison of ovarian and omental sites. Int J Gynecol Pathol. 30(4):366-71, 2011
44. Norquist B et al: Secondary somatic mutations restoring BRCA1/2 predict chemotherapy resistance in hereditary ovarian carcinomas. J Clin Oncol. 29(22):3008-15, 2011
45. Walsh T et al: Mutations in 12 genes for inherited ovarian, fallopian tube, and peritoneal carcinoma identified by massively parallel sequencing. Proc Natl Acad Sci U S A. 108(44):18032-7, 2011
46. Bowtell DD: The genesis and evolution of high-grade serous ovarian cancer. Nat Rev Cancer. 10(11):803-8, 2010
47. Köbel M et al: The biological and clinical value of p53 expression in pelvic high-grade serous carcinomas. J Pathol. 222(2):191-8, 2010
48. Przybycin CG et al: Are all pelvic (nonuterine) serous carcinomas of tubal origin? Am J Surg Pathol. 34(10):1407-16, 2010
49. Köbel M et al: A limited panel of immunomarkers can reliably distinguish between clear cell and high-grade serous carcinoma of the ovary. Am J Surg Pathol. 33(1):14-21, 2009
50. Carlson JW et al: Serous tubal intraepithelial carcinoma: its potential role in primary peritoneal serous carcinoma and serous cancer prevention. J Clin Oncol. 26(25):4160-5, 2008
51. Miller K et al: An immunohistochemical and morphological analysis of post-chemotherapy ovarian carcinoma. J Clin Pathol. 61(5):652-7, 2008
52. Nofech-Mozes S et al: Immunophenotyping of serous carcinoma of the female genital tract. Mod Pathol. 21:1147-55, 2008
53. Comin CE et al: h-caldesmon, calretinin, estrogen receptor, and Ber-EP4: a useful combination of immunohistochemical markers for differentiating epithelioid peritoneal mesothelioma from serous papillary carcinoma of the ovary. Am J Surg Pathol. 31(8):1139-48, 2007
54. Dehari R et al: The development of high-grade serous carcinoma from atypical proliferative (borderline) serous tumors and low-grade micropapillary serous carcinoma: a morphologic and molecular genetic analysis. Am J Surg Pathol. 31(7):1007-12, 2007
55. Sassen S et al: Histopathologic assessment of tumor regression after neoadjuvant chemotherapy in advanced-stage ovarian cancer. Hum Pathol. 38(6):926-34, 2007
56. Ordóñez NG: The diagnostic utility of immunohistochemistry and electron microscopy in distinguishing between peritoneal mesotheliomas and serous carcinomas: a comparative study. Mod Pathol. 19(1):34-48, 2006
57. Hsu CY et al: Nuclear size distinguishes low- from high-grade ovarian serous carcinoma and predicts outcome. Hum Pathol. 36(10):1049-54, 2005
58. Singer G et al: Patterns of p53 mutations separate ovarian serous borderline tumors and low- and high-grade carcinomas and provide support for a new model of ovarian carcinogenesis: a mutational analysis with immunohistochemical correlation. Am J Surg Pathol. 29(2):218-24, 2005
59. Malpica A et al: Grading ovarian serous carcinoma using a two-tier system. Am J Surg Pathol. 28(4):496-504, 2004
60. Shih IeM et al: Ovarian tumorigenesis: a proposed model based on morphological and molecular genetic analysis. Am J Pathol. 164(5):1511-8, 2004
61. Singer G et al: Mutational analysis of K-ras segregates ovarian serous carcinomas into two types: invasive MPSC (low-grade tumor) and conventional serous carcinoma (high-grade tumor). Int J Gynecol Pathol. 22(1):37-41, 2003
62. Colgan TJ et al: Occult carcinoma in prophylactic oophorectomy specimens: prevalence and association with BRCA germline mutation status. Am J Surg Pathol. 25(10):1283-9, 2001

出芽及细胞簇

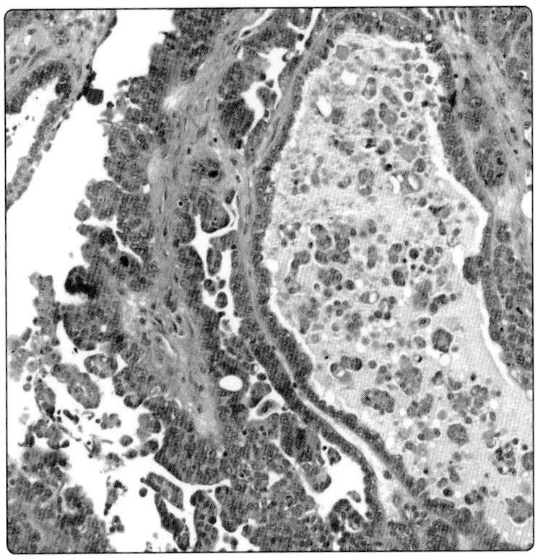

裂隙样结构

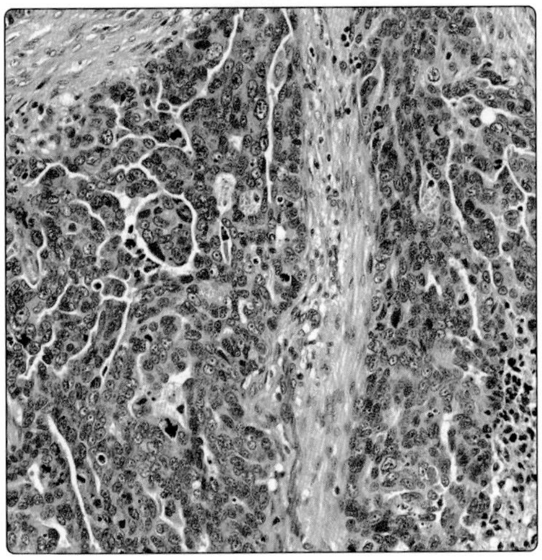

(左) 伴有乳头结构的卵巢高级别浆液性癌，常会见到明显的出芽及细胞簇，低倍镜下模拟低级别浆液性癌的特点。**(右)** 相邻的乳头融合导致出现裂隙样的结构，这也是高级别浆液性癌的一个特征性表现。注意镜下可见多形性的细胞和坏死

实性结构

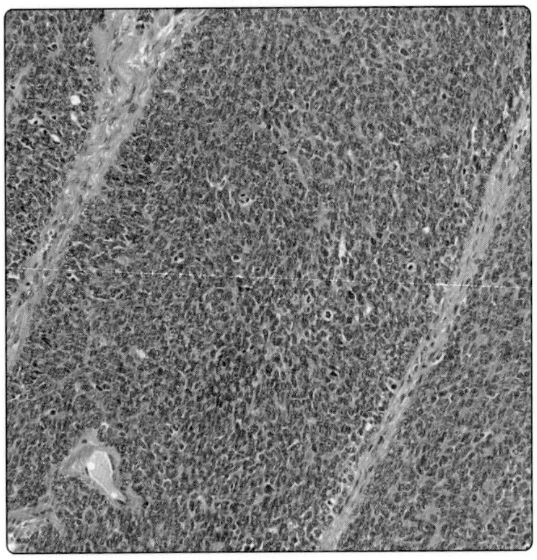

条索状结构

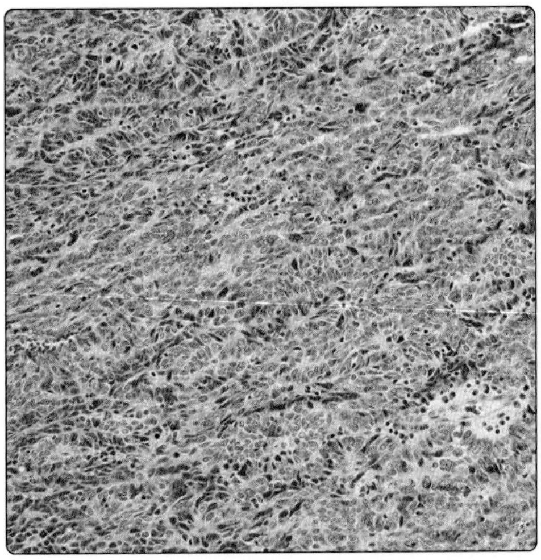

(左) 卵巢高级别浆液性癌中，可能会有广泛的实性生长区域。这种实性生长模式与移行细胞样及假宫内膜样（SET）结构常见于伴有 *BRCA1* 突变的患者，但该形态并不是诊断的特异性条件。**(右)** 和子宫内膜样腺癌相似的是，高级别浆液性癌也可以出现条索状和梁状结构，模拟伴有性索样特征的内膜样癌，但细胞形态上仍是典型的高级别核

假宫内膜样形态

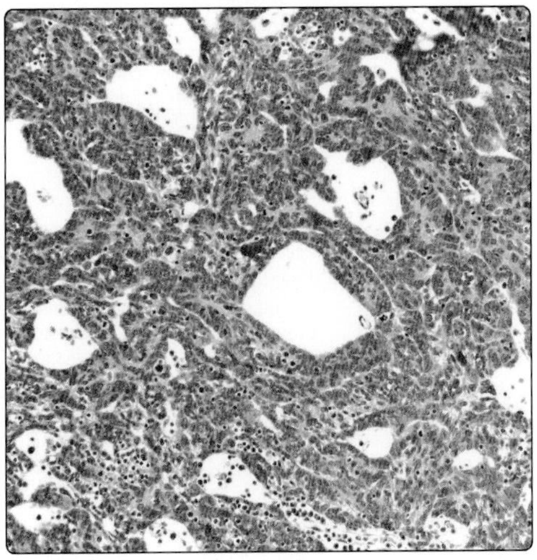

假宫内膜样形态

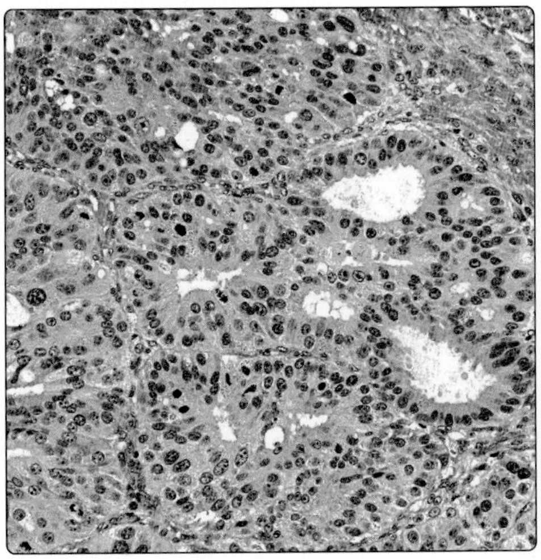

(左) 一些卵巢高级别浆液性癌会形成小而圆的囊腔及腺样结构，让人误以为是内膜样癌。需要注意衬覆在腔隙表面的细胞是没有极向的。**(右)** 假宫内膜样区域中可以出现真性腺管结构，而且在这个病例中，此处仅有中度的细胞异型性，这可能与内膜样癌混淆。但是在该肿瘤的其他区域可见更典型的结构及高级别核，有助于做出正确诊断

移行细胞癌样结构

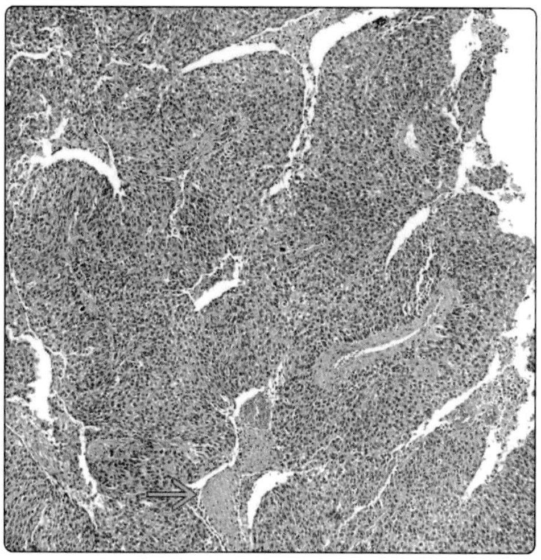

在移行细胞癌样区域，核分裂活跃，可见非典型分裂象

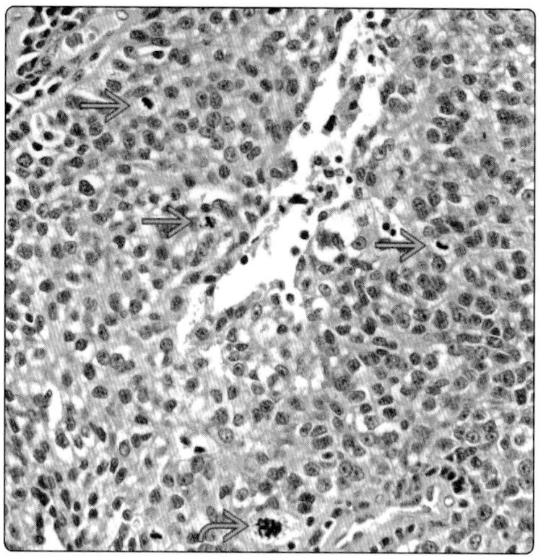

(左)移行细胞癌样的区域显示粗大的乳头结构，被覆复层上皮细胞，类似尿路上皮癌。坏死⇒常见。(右)移行细胞癌样高级别浆液性癌常伴核分裂象活跃⇒，包括非典型核分裂⇗。该结构常与其他高级别浆液性癌的典型结构混合存在

微囊性改变

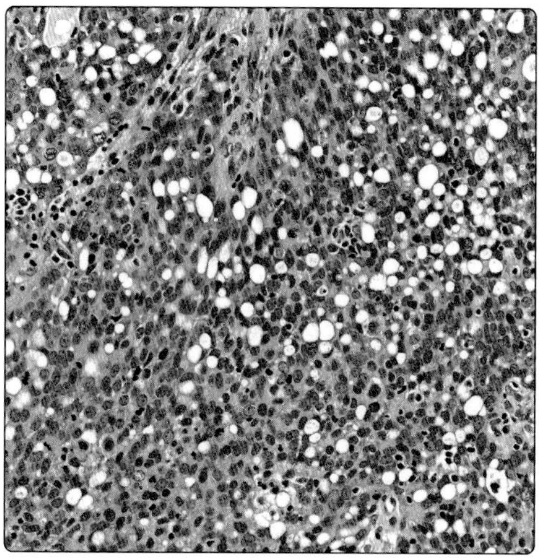

腺样结构

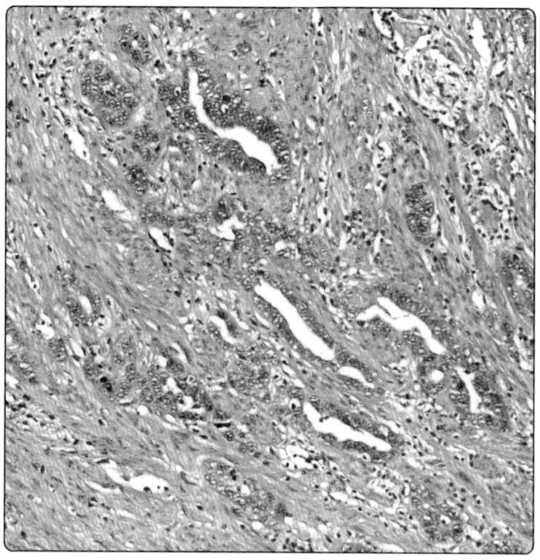

(左)一些卵巢高级别浆液性癌中会出现较多大小不等的胞质内圆形空泡，但这样的区域一般不会在肿瘤内广泛存在。这样的形态也可见于低级别肿瘤。(右)一些卵巢高级别浆液性癌会呈腺样结构在卵巢实质及周围软组织内浸润。注意这些细胞缺乏极向，在腔面混乱地排列

模拟交界性肿瘤的乳头状生长

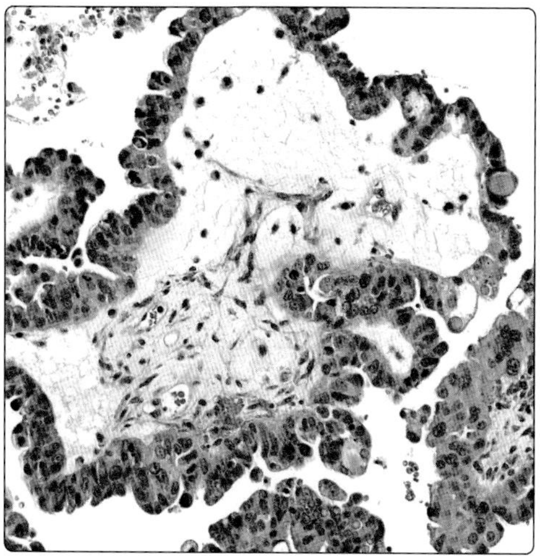

模拟微乳头型交界性肿瘤的微乳头结构

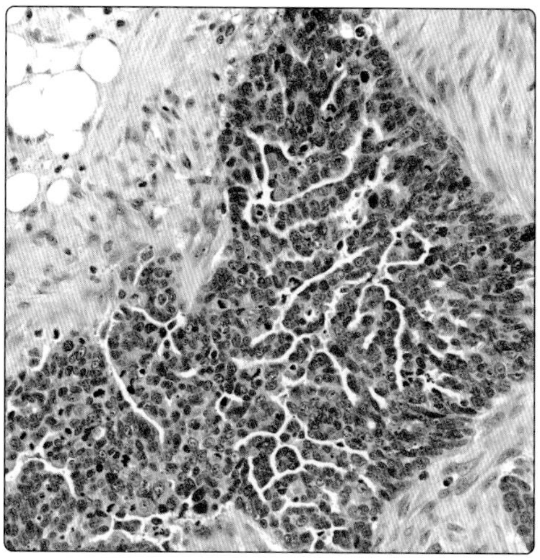

(左)卵巢高级别浆液性癌的乳头结构可能会模拟浆液性交界性肿瘤，但高倍镜下能看到细胞伴有重度的异型性，即使缺乏浸润的特点，也不应该诊断为浆液性交界性肿瘤。(右)卵巢高级别浆液性癌的乳头轴心可能缺乏间质成分，类似微乳头型浆液性交界性肿瘤的微乳头结构，但细胞仍是高级别核的特点

(左) 一些卵巢的高级别浆液性癌由大小不等的乳头构成，乳头周围见裂隙样结构，低倍镜下模拟低级别浆液性癌的特点。**(右)** 这些低倍镜下看起来类似低级别浆液性癌的微乳头结构，高倍镜观察时显示重度的核异型性。微乳头周围形成的人为收缩裂隙➡并不代表有血管淋巴管的侵犯

在裂隙样结构中的乳头结构
模拟低级别浆液性癌

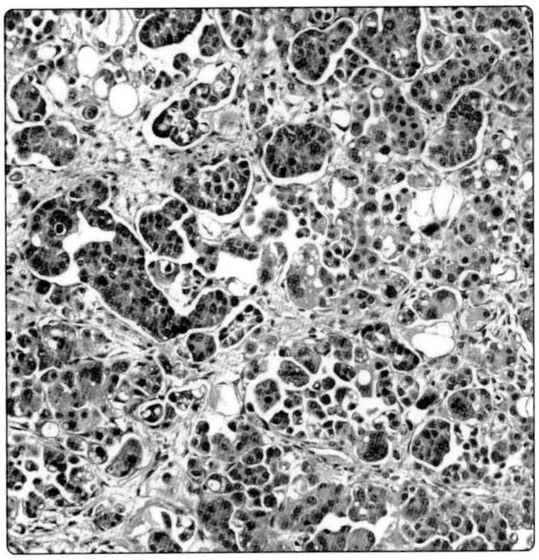

高级别核型可除外低级别浆液性癌的可能

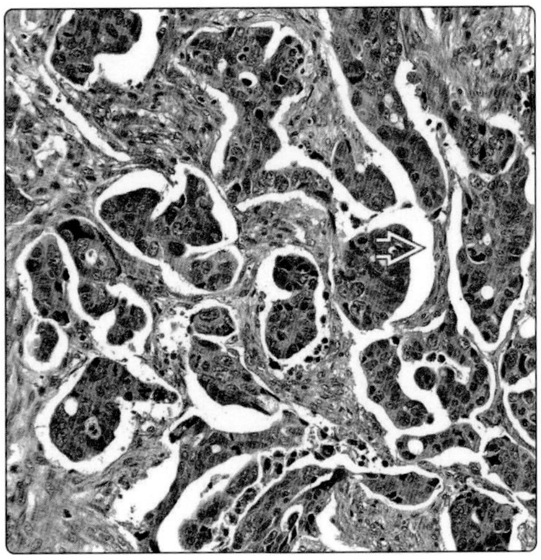

(左) 卵巢高级别浆液性癌中局部细胞胞质透亮↶(透明细胞改变)不应误以为是内膜样癌的成分出现分泌性改变。**(右)** 局灶的胞质透亮⇨可以出现在卵巢高级别浆液性癌中，但不代表伴有透明细胞癌的成分，因为并没有其他透明细胞癌的典型特征出现

透明细胞改变

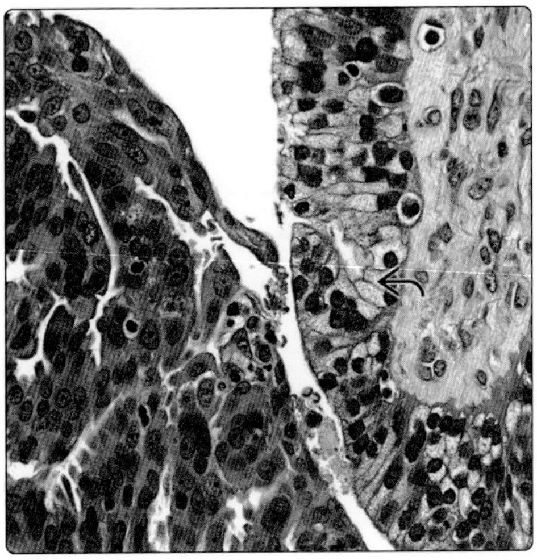

胞质透明变时模拟透明细胞癌

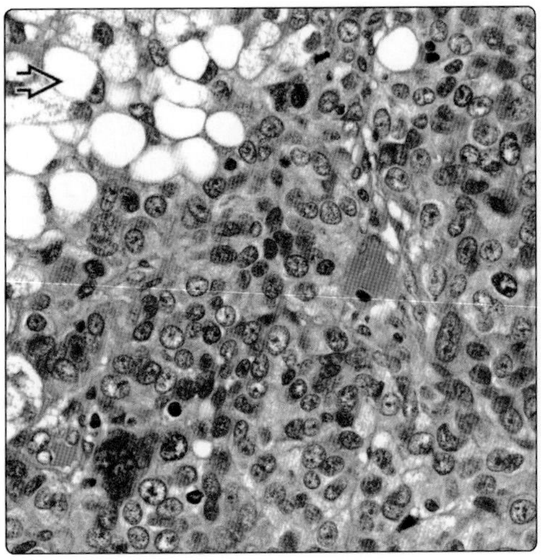

(左) 卵巢高级别浆液性癌中可见显著的细胞异型性，包括多核肿瘤细胞↶。核分裂很活跃，且能见到非典型核分裂象⇨。**(右)** 一些卵巢高级别浆液性癌中可能出现一致的细胞核，看起来仅有中度的细胞异型性，但核分裂象很活跃⇨，这就提示该肿瘤更有可能是高级别而不是低级别浆液性癌

细胞高度多形性和非典型分裂象

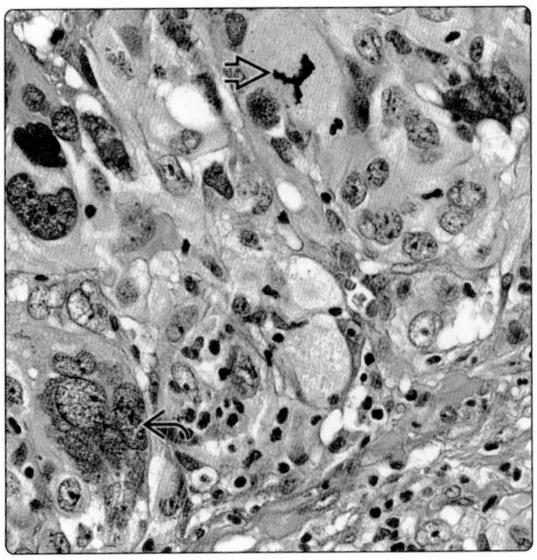

一致的细胞核但核分裂象很活跃
提示高级别浆液性癌的可能

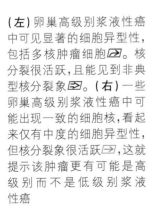

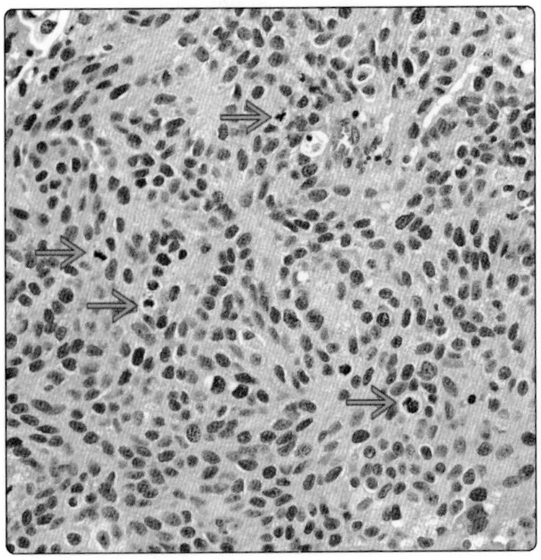

砂粒体

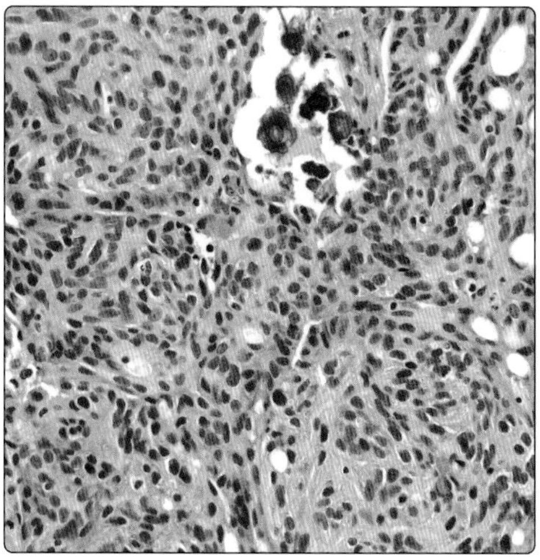

p53 弥漫强阳性

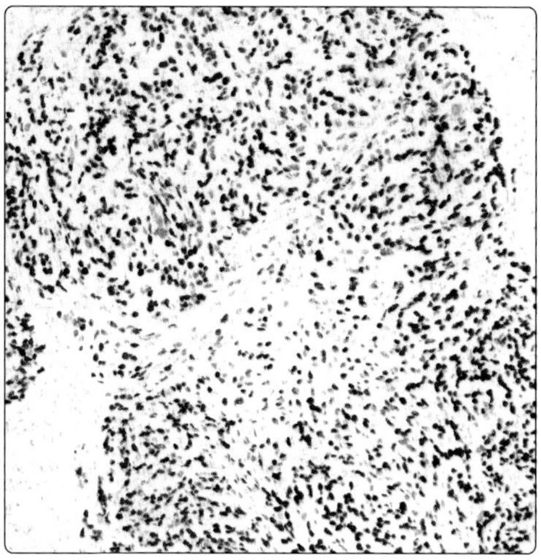

(**左**) 砂粒体在低级别浆液性癌中更常见，但高级别浆液性癌中也会出现。在鉴别这两种肿瘤的时候，需要使用一组免疫组织化学标志物，包括 p53 和 p16，帮助做出最终诊断。(**右**) 高级别浆液性癌，包括只伴有中度细胞异型性（2 级核）的肿瘤，都会显示 p53 的弥漫强阳性，这与 *TP53* 基因突变高度相关

p16 弥漫强阳性

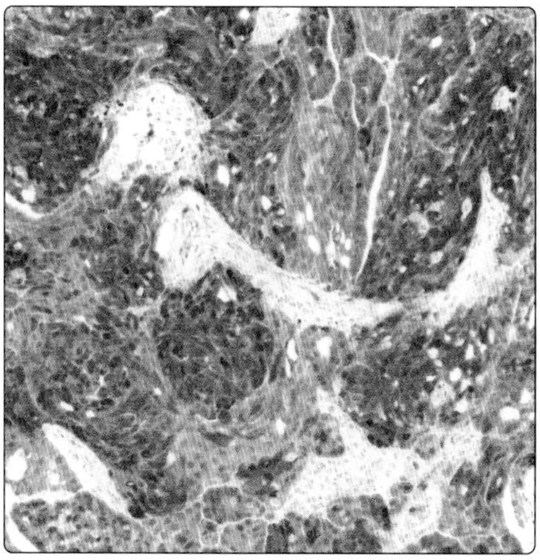

pax-8 阳性

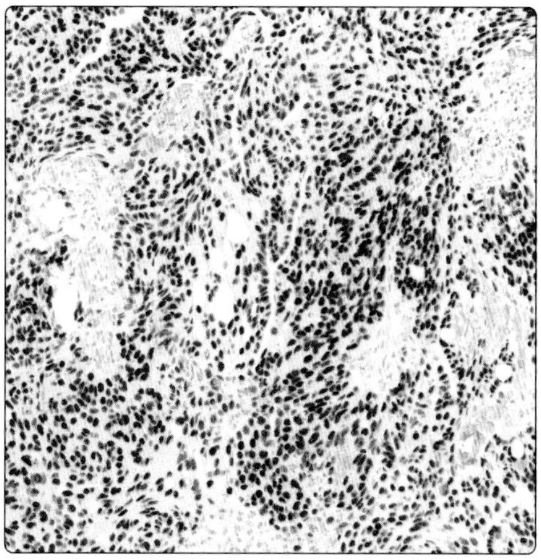

(**左**) 与低级别浆液性癌不同的是，卵巢高级别浆液性癌典型的会显示 p16 弥漫强阳性。(**右**) pax-8 在卵巢低级别和高级别浆液性癌中均为弥漫强阳性表达。这个标志物在其他亚型的上皮性肿瘤及间皮瘤也会表达，但一般不会这样弥漫和强阳性

新辅助化疗后的高级别浆液性癌

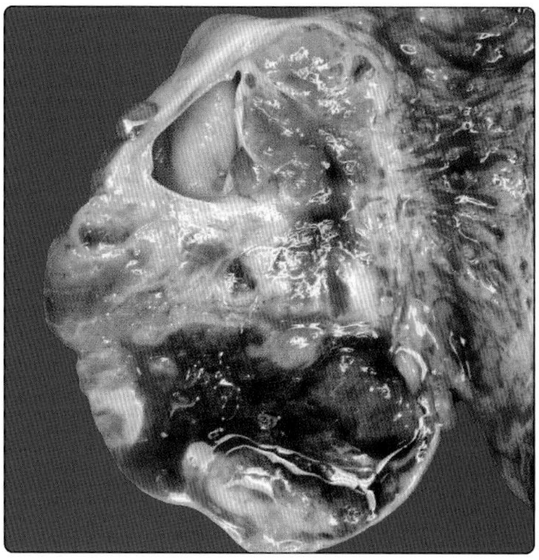

新辅助化疗后出现的组织细胞反应及纤维化

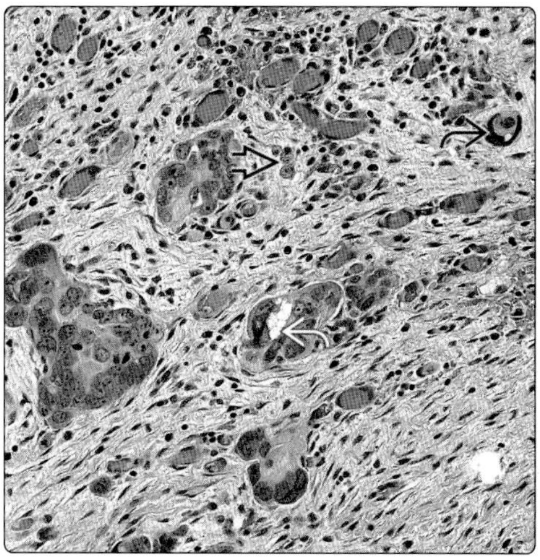

(**左**) 新辅助化疗后患者会出现不同的临床反应。残存的肿瘤可能伴有广泛的坏死和相应的纤维化。(**右**) 新辅助化疗后，核分裂象可能会减少，伴有明显的组织细胞反应及含铁血黄素沉积⇨。可见伴有透亮胞质↪的单个细胞➥。但不同的肿瘤间治疗反应差异很大

第 15 节 良性子宫内膜样肿瘤

要 点

术语

- 由卵巢样间质和衬覆子宫内膜样上皮的腺体组成的良性表面上皮间质肿瘤
  - 如果以囊性为主，称为囊腺纤维瘤
  - 如果仅是单囊，称为囊腺瘤(罕见)

临床问题

- 常见于绝经后

大体所见

- 单侧
- 切面通常为实性、灰白色、质韧±小的囊腔

显微镜下所见

- 间质细胞密度不等，从细胞稀疏到高度富于细胞均可见(类似纤维瘤的谱系)
  - 在腺纤维瘤最明显，囊腺纤维瘤中也较明显
- 腺体为圆形至管状，有时呈囊性扩张，分布相对均匀，衬覆子宫内膜样上皮
  - 可以模仿不同时期的子宫内膜：增殖期、分泌期、静止期或萎缩性的
  - ±化生性改变：纤毛化生、胞质内黏液和桑葚样化生(后者常见，有时会很广泛)
- 梭形间质细胞的核呈短梭形，含少量胞质
- 轻度或无细胞非典型性或核分裂象
- ±相关的子宫内膜异位症

首要的鉴别诊断

- 浆液性腺纤维瘤
- 透明细胞腺纤维瘤
- 黏液性腺纤维瘤
- 子宫内膜异位囊肿(vs. 囊腺瘤)
- 子宫内膜样交界性肿瘤
- 中胚叶腺肉瘤

切面灰白色质韧伴不等的囊性成分(囊腺纤维瘤)

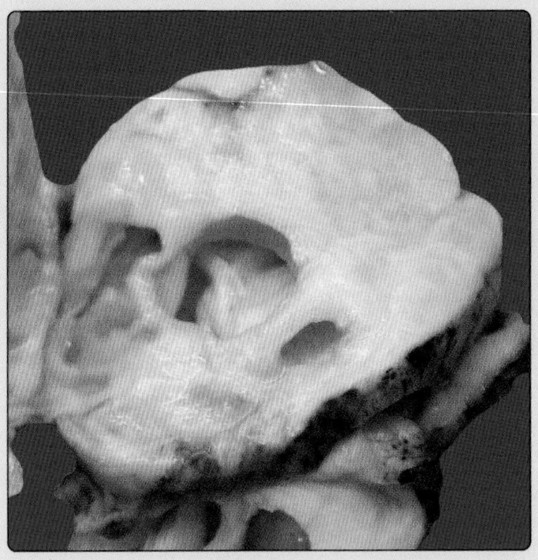

腺体分布均匀，间距较宽

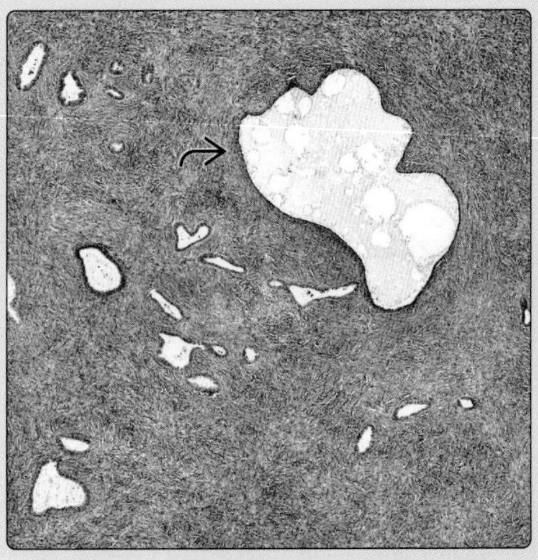

(左)子宫内膜样腺纤维瘤常为单侧肿物，典型的切面特点是实性，灰白色，质韧。如果肿瘤伴有明显的囊性成分时，诊断为子宫内膜样囊腺纤维瘤。(右)子宫内膜样腺纤维瘤的特点是在纤维瘤样间质中散在分布着腺体成分。间质成分的细胞疏密不等，从细胞稀疏到高度富于细胞均可见，但缺乏腺体周围间质袖套结构➡

子宫内膜样腺体伴鳞状上皮化生

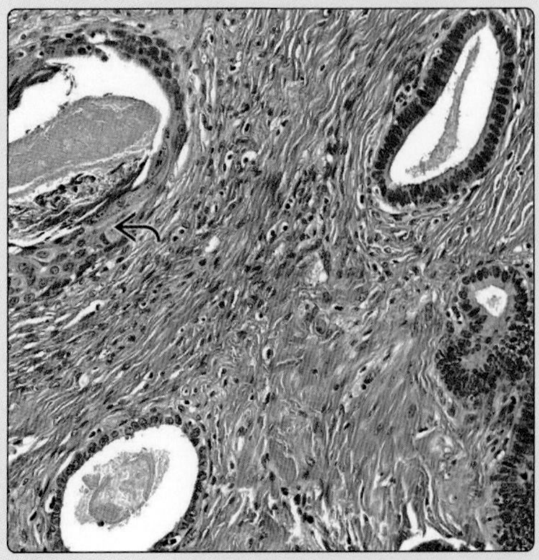

上皮伴分泌性改变

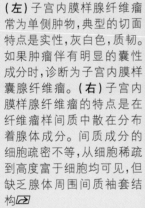

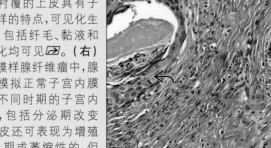

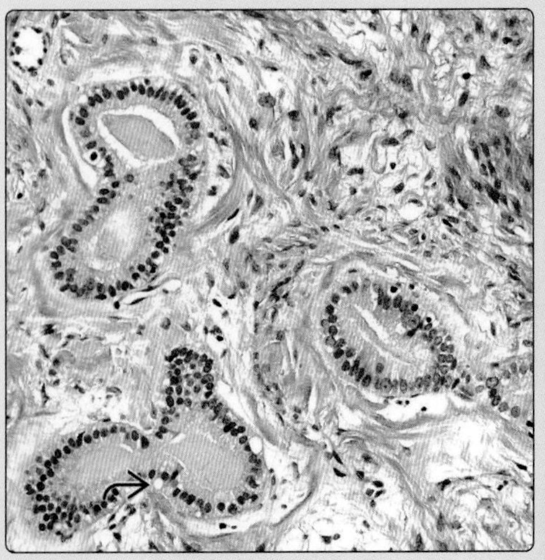

(左)子宫内膜样腺纤维瘤中腺体衬覆的上皮具有子宫内膜样的特点，可见化生性改变，包括纤毛、黏液和鳞状分化均可见➡。(右)子宫内膜样腺纤维瘤中，腺体可以模拟正常子宫内膜周期中不同时期的子宫内膜形态，包括分泌期改变➡。上皮还可表现为增殖期、静止期或萎缩性的，但细胞特点总是不变的

术语

定义

- 由卵巢样间质和衬覆子宫内膜样上皮的腺体组成的良性表面上皮间质肿瘤
  - 如果以囊性为主,称为囊腺纤维瘤
  - 如果仅是单囊,称为囊腺瘤(罕见)

病因/发病机制

激素

- 主要是他莫昔芬治疗

起源

- 子宫内膜异位症

临床问题

流行病学

- 发生
  - 不常见
- 年龄
  - 通常为绝经后

预后

- 非常好

大体所见

一般特征

- 单侧
- 典型的切面是实性,灰白色,质韧,有时见散在分布的小囊腔形成
- 可以在子宫内膜异位囊肿的壁上形成结节

显微镜下所见

组织学特征

- 间质细胞密度不等,从细胞稀疏到高度富于细胞均可见(类似纤维瘤的谱系)
  - 在腺纤维瘤最明显,囊腺纤维瘤中也较明显
- 腺体为圆形至管状,有时呈囊性扩张,分布相对均匀
- ±相关的子宫内膜异位症

细胞学特征

- 梭形间质细胞的核呈短梭形,含少量胞质±核分裂象
- 腺体衬覆单层子宫内膜样上皮
  - 可以模仿不同时期的子宫内膜:增殖期、分泌期、静止期或萎缩性的
  - ±化生性改变:纤毛化生、胞质内黏液和桑葚样化生(后者常见,有时会很广泛)
  - 轻度或无细胞非典型性或核分裂象

辅助实验

免疫组织化学

- 上皮成分
  - CK7、pax-8 和 ER 阳性
  - WT1 阴性或极小灶阳性
- 间质成分
  - WT1、ER 和 PR 阳性
  - calretinin 和 CD10 局灶阳性

鉴别诊断

浆液性腺纤维瘤

- 一般缺乏子宫内膜异位症
- 纤毛细胞明显
- 没有鳞状分化

透明细胞腺纤维瘤

- 僵硬的圆形或卵圆形腺体,常伴囊性变
- 胞质透亮的立方至扁平细胞
- ER 阴性(上皮成分)

黏液性腺纤维瘤

- 腺体衬覆柱状上皮,伴有明显的细胞内黏液
- ER 阴性(上皮成分)

子宫内膜异位囊肿(vs. 囊腺瘤)

- 子宫内膜型间质±含铁血黄素
- 间质细胞 CD10 弥漫阳性

子宫内膜样交界性肿瘤

- 腺体结构复杂而拥挤
- 上皮复层且伴异型性,与子宫内膜复杂性不典型增生/子宫内膜上皮内肿瘤相似
- 可能出现明显的腺腔内乳头

中胚叶腺肉瘤

- 腺腔内乳头的叶状结构
- 间质细胞密度增加伴腺体周围袖套结构形成
- 间质成分细胞伴异型性和核分裂象

诊断注意事项

病理诊断要点

- 子宫内膜样腺癌大体上可以类似于腺纤维瘤,因此要注意取材规范
- 棘皮瘤样的鳞状化生是有用的诊断线索

部分参考文献

1. Ceballos K et al: Endometrioid cystadenofibroma of the ovary with pelvic lymph node involvement. Int J Gynecol Pathol. 25(4):344-6, 2006
2. Bell KA et al: A clinicopathologic analysis of atypical proliferative (borderline) tumors and well-differentiated endometrioid adenocarcinomas of the ovary. Am J Surg Pathol. 24(11):1465-79, 2000
3. McCluggage WG et al: Benign, borderline, and malignant endometrioid neoplasia arising in endometriosis in association with tamoxifen therapy. Int J Gynecol Pathol. 19(3):276-9, 2000
4. Kane SV et al: Borderline epithelial tumours of the ovary--a retrospective analysis of 31 cases. Indian J Cancer. 36(1):18-31, 1999
5. Bell DA et al: Atypical and borderline endometrioid adenofibromas of the ovary. A report of 27 cases. Am J Surg Pathol. 9(3):205-14, 1985
6. Bell DA et al: Benign and borderline clear cell adenofibromas of the ovary. Cancer. 56(12):2922-31, 1985
7. Czernobilsky B et al: Cystadenofibroma of the ovary. A clinicopathologic study of 34 cases and comparison with serous cystadenoma. Cancer. 34(6):1971-81, 1974

第16节 子宫内膜样交界性肿瘤

要 点

术语

- 肿瘤由子宫内膜样型的上皮组成，伴有腺体的拥挤，少见情况下可见乳头结构，细胞复层，轻度至中度非典型性，但不伴有腺体的融合性生长或破坏性的间质浸润

病因/发病机制

- 相关性的子宫内膜异位症和/或子宫内膜样腺纤维瘤；伴有 *CTNNB1* 的高频突变

临床问题

- 通常是单侧；平均年龄：50 岁

大体所见

- 切面褐色至黄色或灰色至白色
- 平均直径：约 10cm

显微镜下所见

- 腺样结构>>乳头状生长
- 紧密排列的子宫内膜样腺体，轮廓不规则，但无融合性生长方式
- 纤维瘤样的间质，可能富于细胞或胶原±间质黄素化
- 常见鳞状分化（桑葚状>角化）
- 腺体或乳头被覆柱状的子宫内膜型细胞，伴有核的假复层
- 最多出现中度非典型性；核分裂少
- ±局灶的微浸润（<5mm）（锯齿状、不规则腺体，显著的细胞异型性，促间质反应）

辅助实验

- pax-8、CK7、ER 和 PR 阳性；WT1 可能局灶阳性
- β-catetin（核）阳性（桑葚状区域>腺体区域）

首要的鉴别诊断

- 子宫内膜样腺纤维瘤或癌
- 黏液性交界性肿瘤，宫颈内膜型

实性，褐色至黄色的凸起

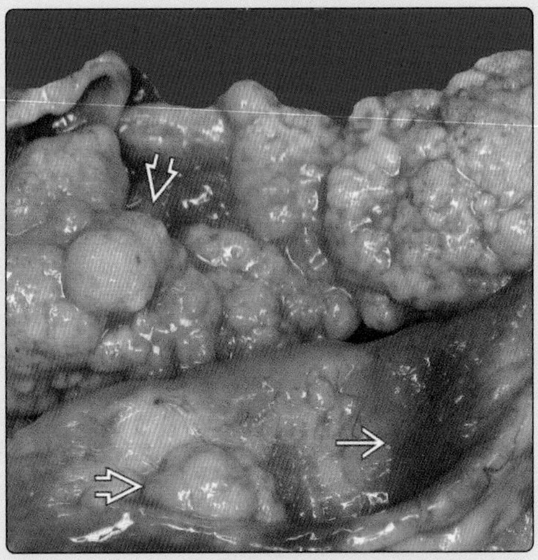

紧密排列的子宫内膜样腺体伴中央桑葚样鳞状上皮化生

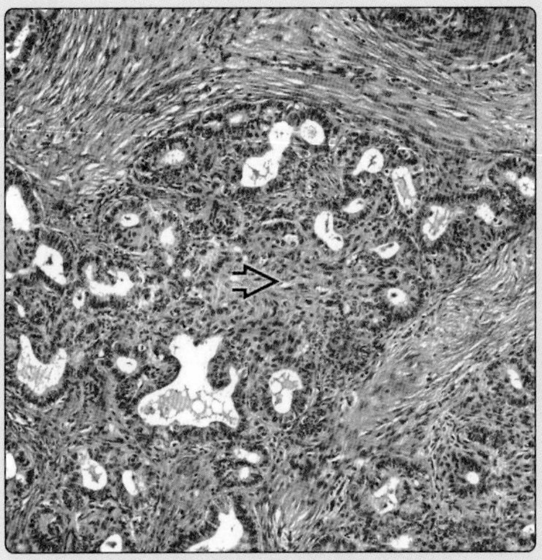

（左）子宫内膜样交界性肿瘤囊腔内可见实性的褐色结节状凸起➡。其余的囊壁常呈子宫内膜异位囊肿样的外观，囊壁内见棕褐色物附着➡。**（右）**子宫内膜样交界性肿瘤见复杂的腺体结构，类似于复杂性增生/子宫内膜上皮内肿瘤。常见鳞状分化，尤其是桑葚状化生➡，但是角化型的鳞状上皮化生也可见。注意这些纤维瘤样的间质，没有促结缔组织增生

乳头状生长

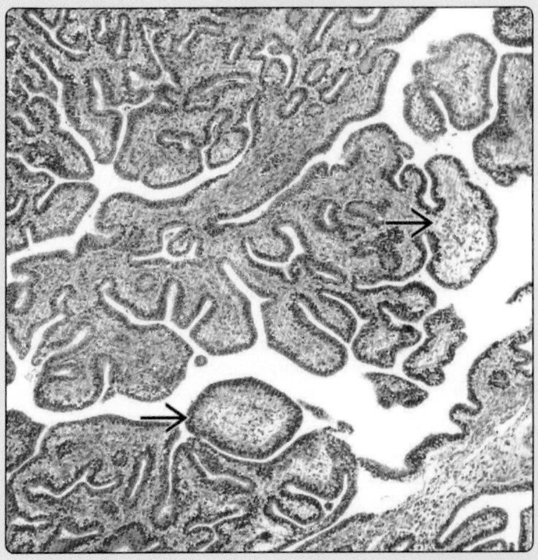

相关的子宫内膜样腺纤维瘤

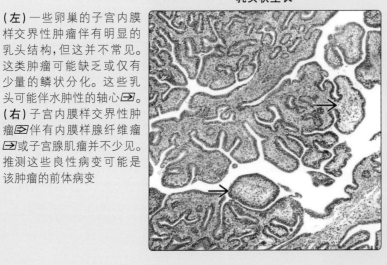

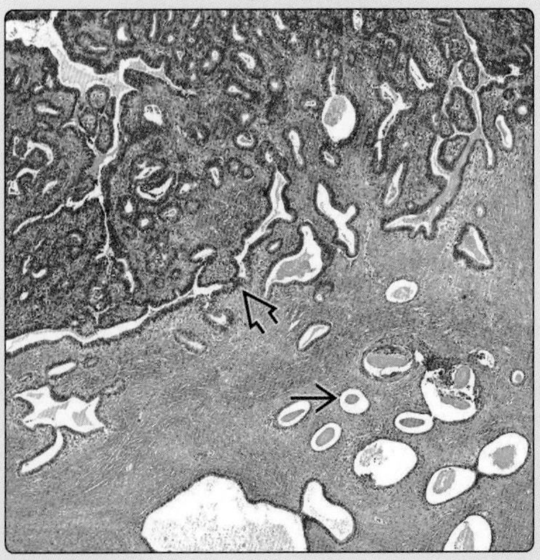

（左）一些卵巢的子宫内膜样交界性肿瘤伴有明显的乳头结构，但这并不常见。这类肿瘤可能缺乏或仅有少量的鳞状分化。这些乳头可能伴水肿性的轴心➡。**（右）**子宫内膜样交界性肿瘤➡伴有内膜样腺纤维瘤➡或子宫腺肌瘤并不少见。推测这些良性病变可能是该肿瘤的前体病变

术语

同义词

- 不典型增生性子宫内膜样肿瘤

定义

- 肿瘤由子宫内膜样型的上皮组成，伴有腺体的拥挤，少见情况下可见乳头结构，细胞复层，轻度至中度非典型性，但不伴有腺体的融合性生长或破坏性的间质浸润

病因/发病机制

肿瘤性转化

- 起源于相关的子宫内膜异位症和子宫内膜样腺纤维瘤
- 与无拮抗的雌激素环境相关
- 伴有 *CTNNB1* 的高频突变

临床问题

流行病学

- 发病率
  - 罕见
- 年龄
  - 平均年龄：50 岁

部位

- 通常是单侧

表现

- 盆腔肿物±腹痛
- 阴道流血
- 偶然发现的

治疗

- 输卵管卵巢切除术±子宫切除术

预后

- 整体较好（罕见复发）

大体所见

一般特征

- 实性>囊实性，表面光滑
- 切面褐色至黄色或灰色至白色（罕见棕色）
- 可见乳头结构，有时是水肿性的
- 出血性的内容物
- 囊壁内见棕褐色物附着（巧克力囊肿）

大小

- 平均约 10cm

显微镜下所见

组织学特征

- 腺体（常见）和乳头（罕见）结构
- 紧密排列的大小不等的子宫内膜样腺体，轮廓不规则，但无融合性生长方式
- 纤维瘤样间质，可以富于细胞或胶原
- 常见鳞状分化（桑葚样>角化型）
  - 在大的腺腔中央常见桑葚样化生，周边呈假筛状的外观，±中心性坏死
- ±局灶微浸润（<5mm）（锯齿状、不规则腺体，显著的细胞异型性，促间质反应）
- ±间质黄素化
- 相关的子宫内膜异位症或子宫腺肌病
- 子宫内膜可能同时伴有不典型增生/子宫内膜上皮内肿瘤

细胞学特征

- 柱状的子宫内膜型细胞伴核的假复层
- 轻度至中度非典型性；核分裂象少见

辅助实验

免疫组织化学

- pax-8、CK7、ER 和 PR 阳性；WT1 可能局灶阳性
- β-catetin（核）阳性（桑葚状区域>腺体区域）

遗传学检测

- *CTNNB1* 突变

鉴别诊断

子宫内膜样腺癌

- 腺体背靠背的融合性生长>5mm
- 更明显的细胞非典型性，核分裂象多

子宫内膜样腺纤维瘤

- 间质成分明显
- 腺体分布稀疏；极轻度的非典型性或核分裂

黏液性交界性肿瘤，混合型

- 不同细胞类型的米勒管上皮
- 水肿性的乳头伴明显的中性粒细胞浸润

诊断注意事项

病理诊断要点

- 桑葚状鳞状上皮化生可能充满腺腔或将腺体连接在一起，但不要把这种复杂结构误以为是腺体的融合性生长
- 鉴别子宫内膜复杂性不典型增生/子宫内膜上皮内肿瘤和子宫内膜样腺癌的诊断标准，同样可用于卵巢的子宫内膜样交界性肿瘤和癌的鉴别

部分参考文献

1. Uzan C et al: Management and prognosis of endometrioid borderline tumors of the ovary. Surg Oncol. 21(3):178-84, 2012
2. Oliva E et al: High frequency of beta-catenin mutations in borderline endometrioid tumours of the ovary. J Pathol. 208(5):708-13, 2006
3. Roth LM et al: Ovarian endometrioid tumors of low malignant potential: a clinicopathologic study of 30 cases with comparison to well-differentiated endometrioid adenocarcinoma. Am J Surg Pathol. 27(9):1253-9, 2003
4. Bell KA et al: A clinicopathologic analysis of atypical proliferative (borderline) tumors and well-differentiated endometrioid adenocarcinomas of the ovary. Am J Surg Pathol. 24(11):1465-79, 2000
5. Norris HJ: Proliferative endometrioid tumors and endometrioid tumors of low malignant potential of the ovary. Int J Gynecol Pathol. 12(2):134-40, 1993
6. Snyder RR et al: Endometrioid proliferative and low malignant potential tumors of the ovary. A clinicopathologic study of 46 cases. Am J Surg Pathol. 12(9):661-71, 1988
7. Bell DA et al: Atypical and borderline endometrioid adenofibromas of the ovary. A report of 27 cases. Am J Surg Pathol. 9(3):205-14, 1985

第17节 子宫内膜样腺癌

要 点

术语

- 由子宫内膜型上皮形成的恶性上皮性肿瘤，形态上与子宫内膜的子宫内膜样腺癌一致

临床问题

- 生育后期至绝经后（平均年龄：52岁）
- 单侧>双侧（20%）
- 整体生存情况较好，因为大部分是早期患者（80%～90%）

大体所见

- 可能起源于子宫内膜异位囊肿或腺纤维瘤

显微镜下所见

- 主要的结构模式：腺样、乳头状、实性
- 变异型：伴有鳞状分化，梭形细胞的，性索样的，伴有索状及玻璃样变性间质的，透明细胞变，富于黏液的，纤毛的，嗜酸性的，伴基底样细胞的，移行细胞样的，去分化的；伴有卵黄囊瘤成分的

辅助实验

- CK7、EMA、pax-8阳性；PR（>65%）、ER（>75%）阳性
- p16斑驳状表达；NHF-1β>Napsin-A的表达
- WT1、CD99、calretinin、glypican-3可能阳性
- *CTNNB1*和*ARID1A*突变（近30%）
- *PTEN*突变（近20%）
- *TP53*、*PIK3CA*、*KRAS*、*POLE*突变及错配修复缺陷（约10%）

首要的鉴别诊断

- 支持-间质细胞瘤/成年型粒层细胞瘤
- 转移性结肠/乳腺癌
- 转移性子宫内膜样腺癌
- 高级别浆液性癌或透明细胞癌
- 可能来源于中肾管的女性附件肿瘤
- 岛状或管状类癌
- 癌肉瘤

起源于子宫内膜异位囊肿

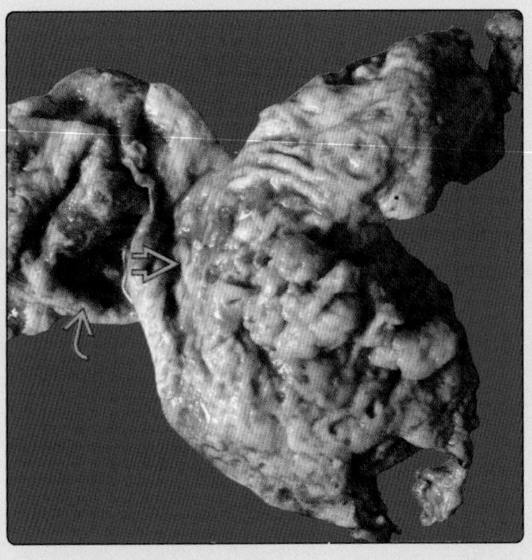

腺纤维瘤的背景

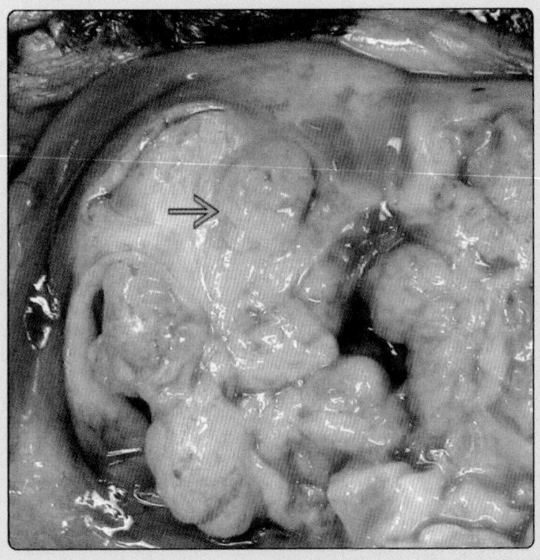

（左）卵巢的子宫内膜样腺癌可能起源于子宫内膜异位囊肿。这种情况下，可见出血性的囊壁➡内有一个或多个结节➡，切面质地易碎。**（右）**卵巢的子宫内膜样腺癌可能起源于腺纤维瘤的背景。这种情况下可能肉眼很难判断癌的成分有多少，但有癌的区域通常质地较软，呈肉质的外观➡

腺腔结构形成良好

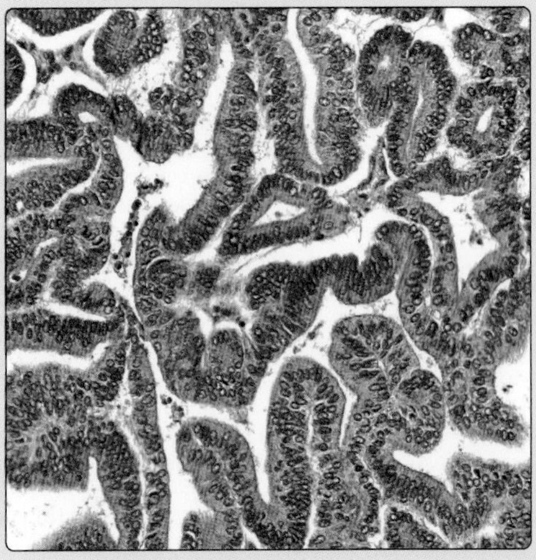

实性的腺样结构

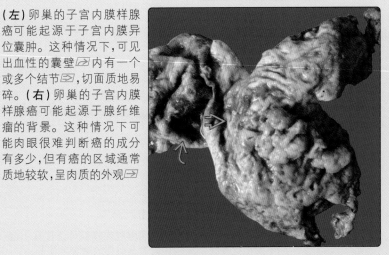

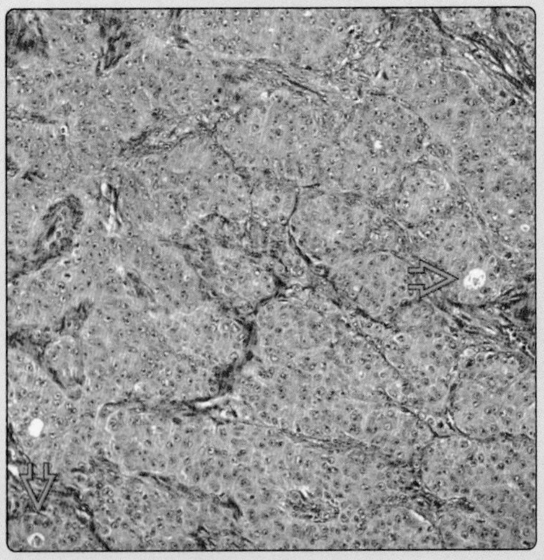

（左）卵巢的子宫内膜样腺癌常表现为背靠背的腺体，仅含少量间质成分。这些腺体呈迷宫样，细胞排列有极向。很多肿瘤的分化很好，和子宫内膜部位的类似。**（右）**虽然卵巢的子宫内膜样腺癌的腺体常见中央的腺腔形成，但有时也可能为实性或相互吻合，很难识别腺腔结构➡

术语

同义词

- 子宫内膜样癌

定义

- 由子宫内膜型上皮形成的恶性上皮性肿瘤，形态上与子宫内膜的子宫内膜样腺癌一致

病因/发病机制

无拮抗的雌激素刺激

- 与子宫内膜的宫内膜样癌或不典型增生/子宫内膜上皮内肿瘤相关

前体病变

- 子宫内膜异位症
- 子宫内膜样腺纤维瘤或交界性肿瘤

危险因素，遗传性和非遗传性因素

- 与子宫内膜部位的宫内膜样癌类似
- 林奇综合征（约 3%）

临床问题

流行病学

- 发病率
  - 占所有卵巢癌的 15%
- 年龄
  - 生育后期至绝经后（平均年龄：52 岁）
    - 如果与子宫内膜异位症相关的，通常发病年龄提前 5~10 年

部位

- 单侧>双侧（20%）

表现

- 下腹胀痛
- 激素相关的临床症状
  - 阴道流血
  - 同期发生子宫内膜部位的宫内膜样癌（接近 20%）
- 子宫内膜异位症相关的症状及表现
- 无症状的

治疗

- 输卵管卵巢切除术+分期活检（如果有生育需求）
- 双侧输卵管卵巢切除术+子宫切除术+分期活检
- 如果为进展期或复发病例需结合化疗、放疗

预后

- 整体生存情况较好，因为大部分是早期患者（Ⅰ期或Ⅱ期；80%~90%）
- 分期是重要的影响因素
  - ⅠA 期：10 年生存率>95%
  - ⅠC 期：10 年生存率>80%
  - Ⅲ期：10 年生存率约 30%
- 如果伴有卵黄囊瘤成分，尤其是就诊时临床分期高的患者，预后差

大体所见

一般特征

- 表面光滑，囊实性比例不等
- 如果起源于腺纤维瘤，为实性或实性伴有小囊腔
- 如果起源于子宫内膜异位囊肿，囊壁内见突起的结节
- 切面白色至褐色，伴不同程度的出血及坏死

大小

- 范围较大（平均直径：11cm）

显微镜下所见

组织学特征

- 主要的结构模式
  - 腺样
    - 大小不等的单纯或迷宫样腺体
    - 筛状结构
    - 微腺样特点
  - 乳头
    - 绒毛管状样的
  - 实性腺体
- 变异型的生长模式（可以混合存在）
  - 伴有鳞状分化
    - 桑葚样（非角化型）
    - 角化漩涡/角化珠
    - 含糖原的鳞状上皮
    - 卵巢或腹膜表面可见角化肉芽肿（含角蛋白碎片和鳞状细胞影，但没有明确的肿瘤细胞）
  - 伴梭形细胞区域
    - 与腺体相移行融合
    - 常为低级别的
    - 梭形细胞区域内出现突然角化
  - 性索样结构
    - 索状、小梁状（可能在水肿的间质中）、微滤泡、岛状或 Sertoli 样的
    - 明显的间质黄素化
  - 伴有索状和透明变的间质
    - 低级别索状样的区域和子宫内膜样的腺体相移行
  - 小的非绒毛状乳头
    - 伴有嗜酸性和/或局灶黏液性胞质的小细胞簇
  - 透明细胞变
    - 糖原化的鳞状上皮
    - 分泌改变（核上及核下空泡）
    - 透明细胞，非特异性
  - 富于黏液的
  - 纤毛细胞的
  - 嗜酸性的

- MELF 样的形态（微囊、拉长和碎片状的腺体）
- 伴有基底样细胞的
- 移行细胞样的形态（低级别的细胞特征）
- 去分化的
  - 失黏附的细胞呈弥漫性或模糊的巢状生长，突然过渡为低级别的内膜样癌
  - ±黏液样的背景间质
  - ±横纹肌样或多核的多形性细胞
- 伴有卵黄囊瘤成分
  - 典型的卵黄囊瘤的区域

- 间质黄素化可能很广泛
- 可能与子宫内膜样腺纤维瘤或子宫内膜样交界性肿瘤相关
- 可能与浆黏液性交界性肿瘤相关
- 可能与透明细胞癌混合存在
- 伴有子宫内膜异位症（40%）
- 间质化生性改变，包括骨化

细胞学特征

- 柱状细胞伴有核的假复层，不同程度的细胞异型性，但通常为中度
- ±核沟
- 核分裂象通常较少，因为大部分是低级别的肿瘤

分级

- FIGO 分级
  - 1 级：非鳞状上皮化生的实性区域<5%
  - 2 级：非鳞状上皮化生的实性区域 5%～50%
  - 3 级：非鳞状上皮化生的实性区域>50%
  - 重度的核异型时分级升高 1 个级别
- 大部分的子宫内膜样腺癌：1 级或 2 级（<10% 的是 3 级）

辅助实验

免疫组织化学

- CK7、EMA、pax-8 阳性
  - 去分化癌中的表达程度不同
- PR（>65%）、ER（>75%）阳性
- >50% 的 vimentin 弥漫阳性
- p16 斑驳状表达
- NHF-1β>Napsin-A 的表达
- WT1、calretinin 和 glypican-3 可能阳性
- CD99、CD56、chromogranin 和 synaptophysin 可能局灶阳性
- CDX-2 和 CK20 罕见阳性（可在桑葚样结构中）
- SF1、inhibin 和 SALL4 阴性

遗传学检测

- *CTNNB1* 和 *ARID1A* 突变（近 30%）
- *PTEN* 突变（近 20%）
- *TP53*、*PIK3CA*、*KRAS*、*POLE* 突变及错配修复缺陷（约 10%）

鉴别诊断

支持-间质细胞瘤

- 单侧
- 如果有激素相关临床症状，常表现为男性化
- 没有鳞状或黏液分化，不伴有子宫内膜异位症
- inhibin 和 SF1 阳性
- *DICER1* 突变

成年型粒层细胞瘤

- 单侧
- 其他特性的结构特点
- 没有鳞状或黏液分化，不伴有子宫内膜异位症
- inhibin、SF1 和 FOXL2 阳性
- *FOXL2* 突变

转移性结肠腺癌

- 原发病史
- 常双侧发生，且伴有卵巢外病变
- 多结节状生长
- 节段性的污浊的坏死及花环状结构
- 高分化结构和高级别核之间无关联性
- 通常弥漫阳性表达 CK20、CDX-2、SATB2；CK7 阴性（除非是高级别或右半结肠的肿瘤）

转移性子宫内膜样腺癌

- 子宫内膜部位的肿瘤较大
- 可能出现双侧卵巢（±卵巢表面）受累
- 深肌层浸润或血管淋巴管侵犯

转移性乳腺癌

- 原发病史
- 常见双侧受累
- 不同的结构模式，包括列兵样浸润及印戒样细胞
- GCDFP-15 和 GATA3 阳性
- pax-8 和 WT1 阴性（罕见情况下后者阳性）

高级别浆液性癌

- 常是进展期肿瘤
- 明显的裂隙状外观
- 不规则的复杂乳头伴有细胞簇及出芽
- 腺体分化差，细胞排列无极向，顶端不平整
- 重度的核非典型性
- 无子宫内膜异位症及腺纤维瘤
- WT1 和 p16 弥漫阳性

透明细胞癌

- 可能出现副肿瘤综合征
- 典型的结构
- HNF-1β、Napsin-A、racemase 广泛阳性
- ER 阴性

可能来源于中肾管的女性附件肿瘤

- 更广泛的筛状结构
- 形成不良的腺体，腺腔轮廓不清晰
- CK7 和 EMA（80%）阴性（如果阳性也是局灶的）
- pax-8 阴性

岛状或管状类癌

- 类癌综合征，岛状型约 33%

- 胡椒盐样的染色质
- 嗜橙色的胞质颗粒
- 没有鳞状或黏液分化
- chromogranin、synaptophysin 和 CD56 弥漫阳性

转移性宫颈腺癌

- 原发病史
- 高分化的结构和高级别的核型间无关联性
- 细胞顶端出现核分裂和凋亡小体
- p16 弥漫强阳性

癌肉瘤

- 恶性间叶成分
- 常伴有异源性成分

3 级的子宫内膜样腺癌(vs. 去分化癌)

- 巢状及岛状结构内细胞具有黏附性
- keratin、EMA、ER 和 PR 多为广泛阳性

腺样型的卵黄囊瘤(vs. 子宫内膜样腺癌,分泌变型)

- 年轻
- 血清 AFP 水平升高
- 低级别核与高级别(原始的细胞特点)的核间不相连
- 没有鳞状分化或子宫内膜异位症
- SALL4 阳性

诊断注意事项

病理诊断要点

- 在分化差的腺体中伴有高度的细胞异型性,核排列无极向且腺腔不规则,弥漫表达 WT1,异常的 p53 表达模式,这些都应该首先考虑高级别浆液性癌
- 在诊断转移性子宫内膜癌前,要考虑有同时或异时的卵巢外子宫内膜样腺癌发生的可能
- 当间质内出现黄素化细胞,尤其是可以表达 calretinin 时类似 Leydig 细胞,不要把子宫内膜样腺癌误认为是支持-间质细胞瘤
- 在鉴别性索-间质肿瘤和子宫内膜样腺癌时,inhibin、SF1 和 FOXL2 是最好的性索标志物
- glypican-3 不能用于鉴别卵黄囊瘤和子宫内膜样腺癌,因为它在这二者都是阳性表达的
- 鉴别乳腺癌和子宫内膜样腺癌时,GCDFP-15 阳性时有意义,如果阴性不能除外转移性乳腺癌的可能
- 记住,mammaglobin 可以在妇科的上皮性恶性肿瘤中阳性表达

部分参考文献

1. Anglesio MS et al: Synchronous endometrial and ovarian carcinomas: evidence of clonality. J Natl Cancer Inst. 108(6):djv428, 2016
2. Coatham M et al: Concurrent ARID1A and ARID1B inactivation in endometrial and ovarian dedifferentiated carcinomas. Mod Pathol. 29(12):1586-1593, 2016
3. McNamee T et al: Yolk sac tumours of the female genital tract in older adults derive commonly from somatic epithelial neoplasms: somatically derived yolk sac tumours. Histopathology. 69(5):739-751, 2016
4. Moh M et al: SATB2 expression distinguishes ovarian metastases of colorectal and appendiceal origin from primary ovarian tumors of mucinous or endometrioid type. Am J Surg Pathol. 40(3):419-32, 2016
5. Ramalingam P et al: Undifferentiated carcinoma of the endometrium: an expanded immunohistochemical analysis including PAX-8 and basal-like carcinoma surrogate markers. Int J Gynecol Pathol. 35(5):410-8, 2016
6. Schultheis AM et al: Massively parallel sequencing-based clonality analysis of synchronous endometrioid endometrial and ovarian carcinomas. J Natl Cancer Inst. 108(6):djv427, 2016
7. Hoang LN et al: Polymerase epsilon exonuclease domain mutations in ovarian endometrioid carcinoma. Int J Gynecol Cancer. 25(7):1187-93, 2015
8. Lim D et al: Immunohistochemical comparison of ovarian and uterine endometrioid carcinoma, endometrioid carcinoma with clear cell change, and clear cell carcinoma. Am J Surg Pathol. 39(8):1061-9, 2015
9. Hagemann IS et al: Mammaglobin expression in gynecologic adenocarcinomas. Hum Pathol. 44(4):628-35, 2013
10. Karnezis AN et al: Transitional cell-like morphology in ovarian endometrioid carcinoma: morphologic, immunohistochemical, and behavioral features distinguishing it from high-grade serous carcinoma. Am J Surg Pathol. 37(1):24-37, 2013
11. Aysal A et al: Ovarian endometrioid adenocarcinoma: incidence and clinical significance of the morphologic and immunohistochemical markers of mismatch repair protein defects and tumor microsatellite instability. Am J Surg Pathol. 36(2):163-72, 2012
12. Pearce CL et al: Association between endometriosis and risk of histological subtypes of ovarian cancer: a pooled analysis of case-control studies. Lancet Oncol. 13(4):385-94, 2012
13. Laury AR et al: A comprehensive analysis of PAX8 expression in human epithelial tumors. Am J Surg Pathol. 35(6):816-26, 2011
14. Köbel M et al: Differences in tumor type in low-stage versus high-stage ovarian carcinomas. Int J Gynecol Pathol. 29(3):203-11, 2010
15. Tafe LJ et al: Endometrial and ovarian carcinomas with undifferentiated components: clinically aggressive and frequently underrecognized neoplasms. Mod Pathol. 23(6):781-9, 2010
16. Wiegand KC et al: ARID1A mutations in endometriosis-associated ovarian carcinomas. N Engl J Med. 363(16):1532-43, 2010
17. Geyer JT et al: Pathogenetic pathways in ovarian endometrioid adenocarcinoma: a molecular study of 29 cases. Am J Surg Pathol. 33(8):1157-63, 2009
18. Houghton O et al: Morules in endometrioid proliferations of the uterus and ovary consistently express the intestinal transcription factor CDX2. Histopathology. 53(2):156-65, 2008
19. Silva EG et al: Endometrioid neoplasms with clear cells: a report of 21 cases in which the alteration is not of typical secretory type. Am J Surg Pathol. 31(8):1203-8, 2007
20. Stadlmann S et al: Glypican-3 expression in primary and recurrent ovarian carcinomas. Int J Gynecol Pathol. 26(3):341-4, 2007
21. Irving JA et al: Synchronous endometrioid carcinomas of the uterine corpus and ovary: alterations in the beta-catenin (CTNNB1) pathway are associated with independent primary tumors and favorable prognosis. Hum Pathol. 36(6):605-19, 2005
22. Catasús L et al: Molecular genetic alterations in endometrioid carcinomas of the ovary: similar frequency of beta-catenin abnormalities but lower rate of microsatellite instability and PTEN alterations than in uterine endometrioid carcinomas. Hum Pathol. 35(11):1360-8, 2004
23. Bell KA et al: A clinicopathologic analysis of atypical proliferative (borderline) tumors and well-differentiated endometrioid adenocarcinomas of the ovary. Am J Surg Pathol. 24(11):1465-79, 2000
24. Guerrieri C et al: Ovarian endometrioid carcinomas simulating sex cord-stromal tumors: a study using inhibin and cytokeratin 7. Int J Gynecol Pathol. 17(3):266-71, 1998
25. Eichhorn JH et al: Endometrioid ciliated-cell tumors of the ovary: a report of five cases. Int J Gynecol Pathol. 15(3):248-56, 1996
26. Tornos C et al: Endometrioid carcinoma of the ovary with a prominent spindle-cell component, a source of diagnostic confusion. A report of 14 cases. Am J Surg Pathol. 19(12):1343-53, 1995
27. Pitman MB et al: Endometrioid carcinoma of the ovary and endometrium, oxyphilic cell type: a report of nine cases. Int J Gynecol Pathol. 13(4):290-301, 1994
28. Clement PB et al: Endometrioid-like variant of ovarian yolk sac tumor. A clinicopathological analysis of eight cases. Am J Surg Pathol. 11(10):767-78, 1987
29. Rutgers JL et al: Ovarian yolk sac tumor arising from an endometrioid carcinoma. Hum Pathol. 18(12):1296-9, 1987
30. Young RH et al: Ovarian endometrioid carcinomas resembling sex cord-stromal tumors. A clinicopathological analysis of 13 cases. Am J Surg Pathol. 6(6):513-22, 1982

(左) 子宫内膜异位囊肿内，良性上皮和癌可能会突然移行，但有时可见类似子宫内膜增生/子宫内膜上皮内肿瘤的区域。(右) 卵巢的子宫内膜样腺癌可以起源于子宫内膜样腺纤维瘤的背景，后者有明显的纤维瘤样的成分及相对分散的良性或非典型的子宫内膜样腺体

从子宫内膜异位囊肿到增生到癌的移行

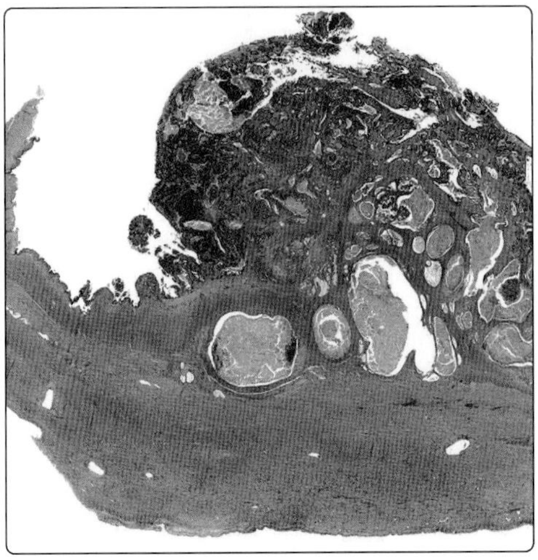

子宫内膜样型腺纤维瘤的背景

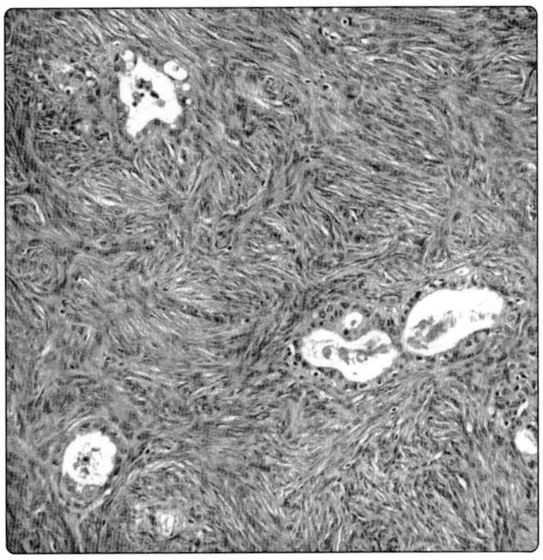

(左) 一些卵巢的子宫内膜样腺癌可以伴有明显的绒毛状结构。注意这些乳头比较细，没有细胞出芽，核的排列是有极向的➩。相反，浆液性癌通常伴有大小不同的不规则乳头，细胞无极向，且可见细胞出芽。(右) 卵巢的子宫内膜样腺癌可见筛状结构，腺体衬覆的为黏液细胞，这些细胞有嗜酸性的胞质，替代了原来的典型的柱状细胞

绒毛管状的乳头模式

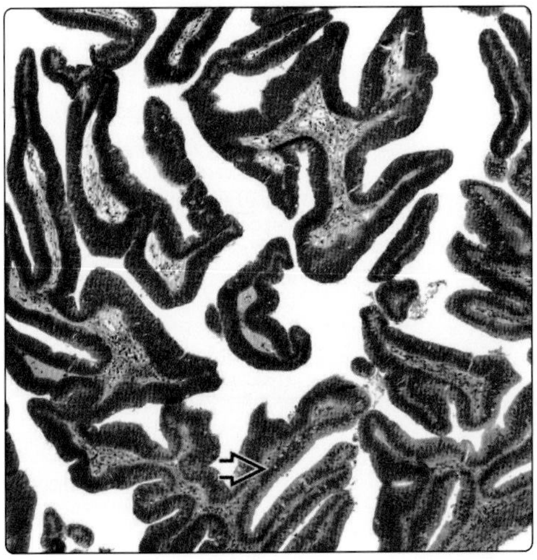

黏液分化

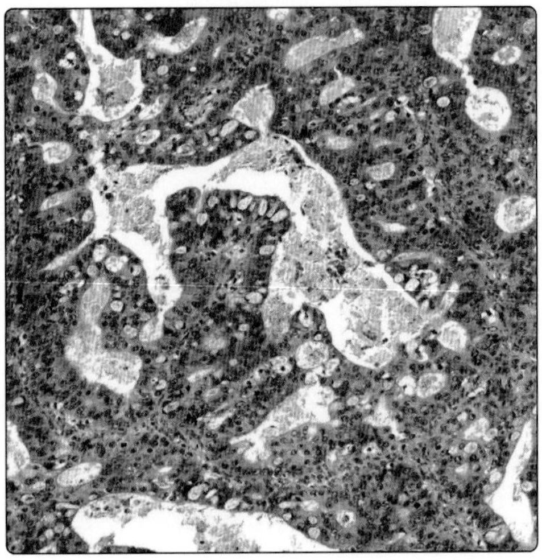

(左) 卵巢子宫内膜样腺癌可能误诊为支持细胞瘤或支持-间质细胞瘤，因为有些腺体可能非常类似 Sertoli 样的空心的或实心的小管。而且子宫内膜样腺癌可以伴有明显的间质黄素化，后者常被误认为是 Leydig 细胞。(右) 卵巢的子宫内膜样腺癌腺腔形成不良时，可以呈索状结构生长，模拟性索-间质肿瘤，或有时会象小梁状的类癌

Sertoli 样的形态

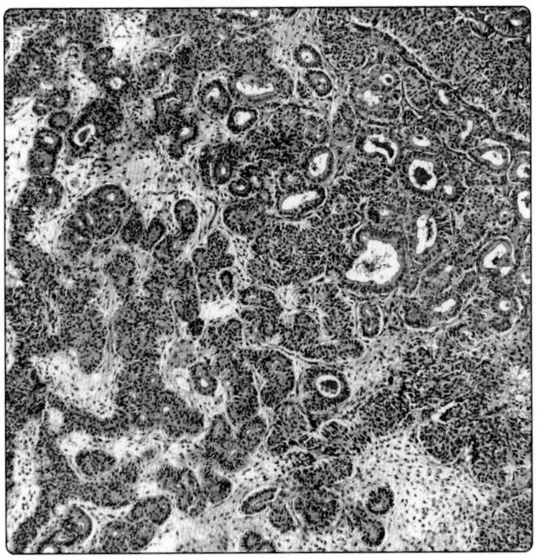

性索样的生长模式

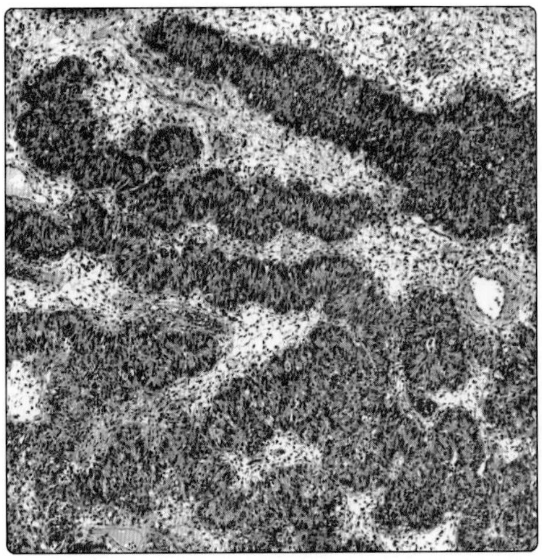

Call-Exner 样小体

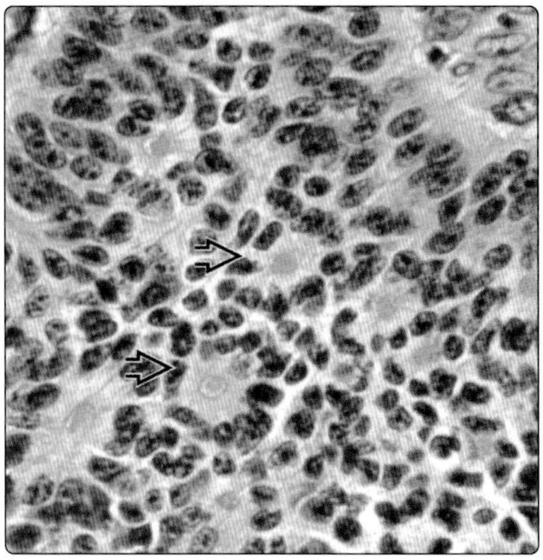

明显的梭形细胞成分

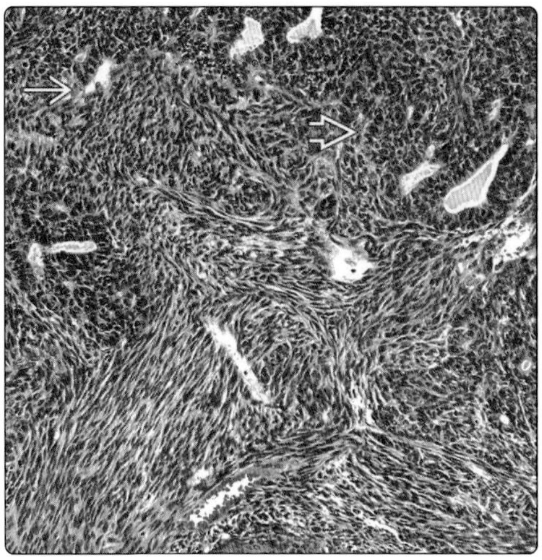

(左) 卵巢的子宫内膜样腺癌可以只有很小的腺腔➩，非常像粒层细胞瘤的 Call-Exner 小体。而且可能见到核沟，与性索肿瘤有很多形态重叠的地方。**(右)** 一些卵巢的子宫内膜样腺癌可能出现明显的梭形细胞成分，需要与恶性中胚叶混合瘤鉴别。注意梭形的细胞和腺样成分间有融合➡，而且细胞是低级别核➩

梭形的成分出现突然的鳞状分化

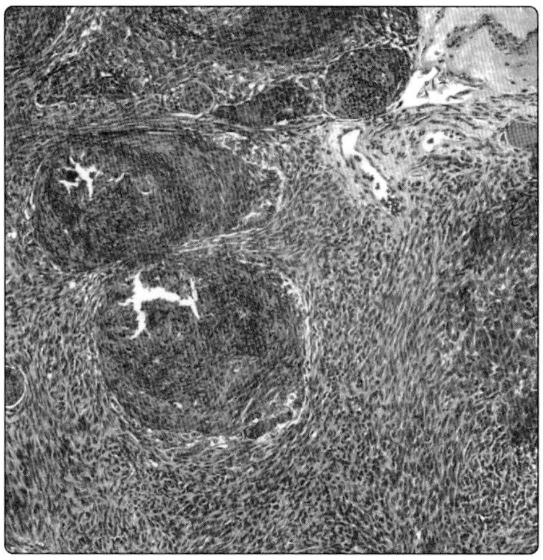

小的非绒毛状乳头

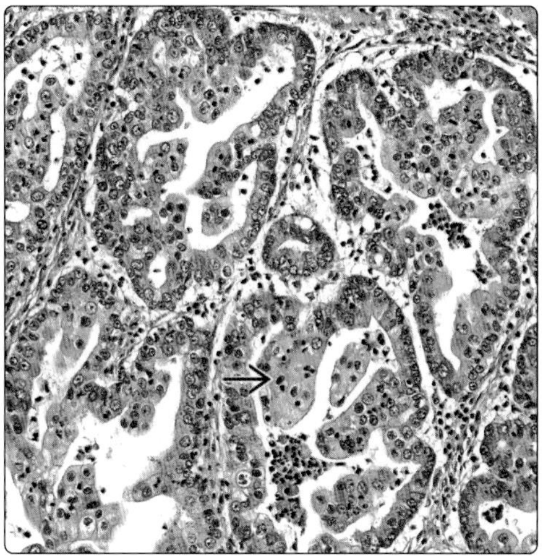

(左) 子宫内膜样腺癌经常见鳞状分化(可能出现在梭形细胞的区域突然发生鳞化)或腔内黏液。这些特点可以帮助我们做出正确诊断，特别是在没有其他典型形态的时候。**(右)** 小的非绒毛状乳头显示含嗜酸性胞质➩，突入腺腔内，认为可能是卵巢子宫内膜样腺癌中鳞状分化的早期阶段

条索状模式

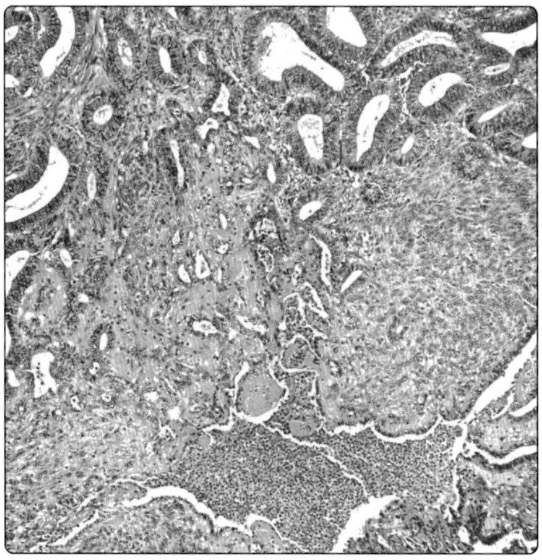

条索状和透明变的外观

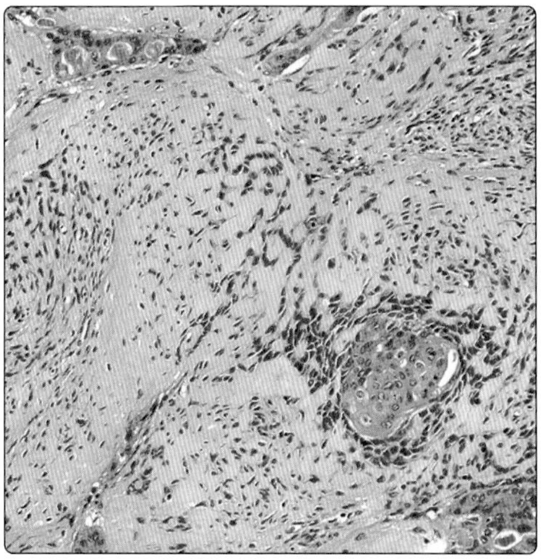

(左) 卵巢子宫内膜样腺癌可以出现明显的条索状生长模式，会被误认为是癌肉瘤。注意，这个区域细胞具有低级别的核型，与周围典型的子宫内膜样腺体有移行。**(右)** 和子宫内膜部位的子宫内膜样腺癌一样，肿瘤内可以出现明显的透明变，肿瘤细胞受挤压呈条索状和/或梭形。这一形态常会与癌肉瘤混淆

(左) 接近 1/2 的卵巢子宫内膜样腺癌显示伴鳞状分化，可以是角化的鳞状上皮伴不同程度的细胞异型性→。**(右)** 卵巢子宫内膜样腺癌中鳞状上皮化生的区域→，因胞质内富含糖原可以出现透明细胞改变

鳞状分化

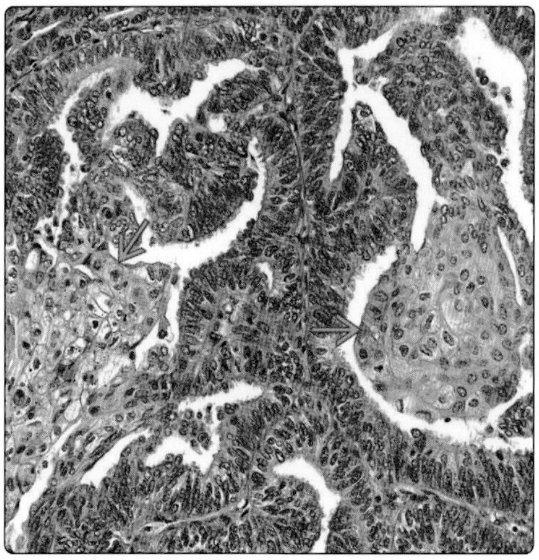

透明细胞变(鳞状成分)

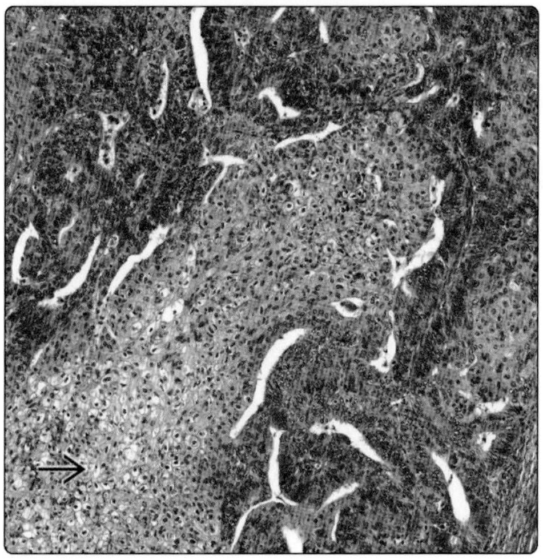

(左) 桑葚状鳞状上皮化生→是强烈指向内膜样癌的诊断依据，但因为没有角化形成，所以可能不太明显。**(右)** β-catenin 可以标记子宫内膜样腺癌中的桑葚状鳞状上皮化生→，常为强的核阳性。相反，在子宫内膜样腺体的细胞中为胞膜和胞质染色(正常模式)。β-catenin 核着色常与 *CTNNB1* 突变相关

桑葚样鳞状分化

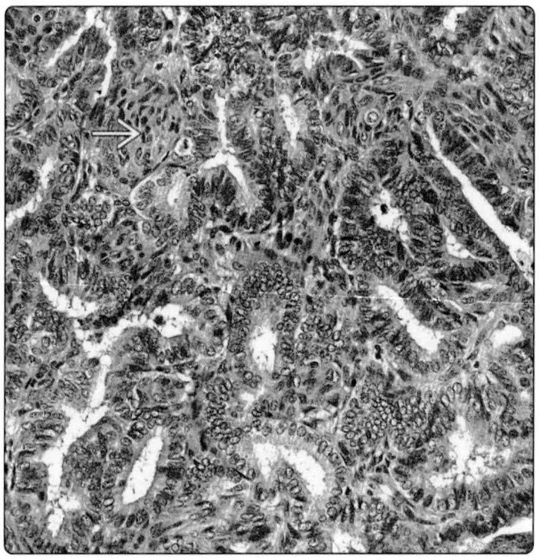

β-catenin 阳性(桑葚状鳞状上皮化生)

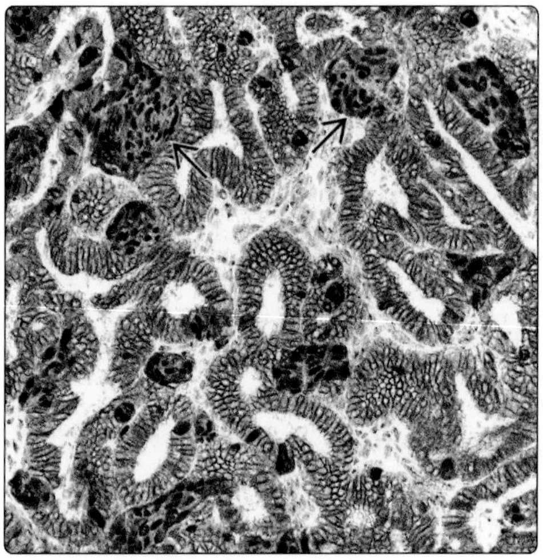

(左) 分泌性改变可见于卵巢的子宫内膜样腺癌，见核下→或核上空泡，模拟第 17 天的分泌期子宫内膜。**(右)** 透明细胞并不都是富于糖原的鳞状上皮或分泌性改变。这类肿瘤可以归为伴有透明细胞的卵巢子宫内膜样腺癌，非特异性。最重要的是，不要把子宫内膜样腺癌中的透明细胞改变误认为是透明细胞癌

分泌性改变

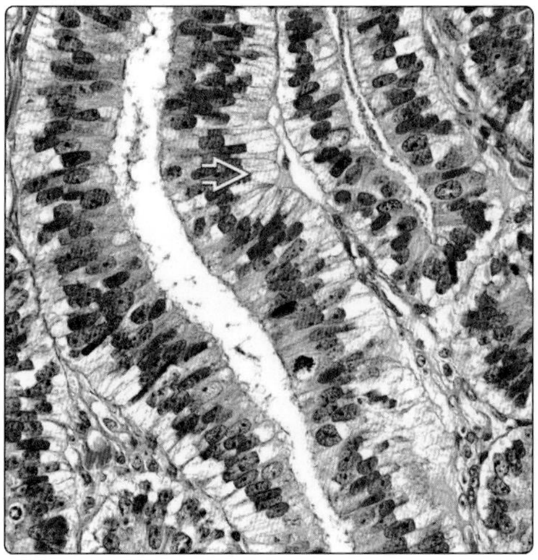

透明细胞，非特异性

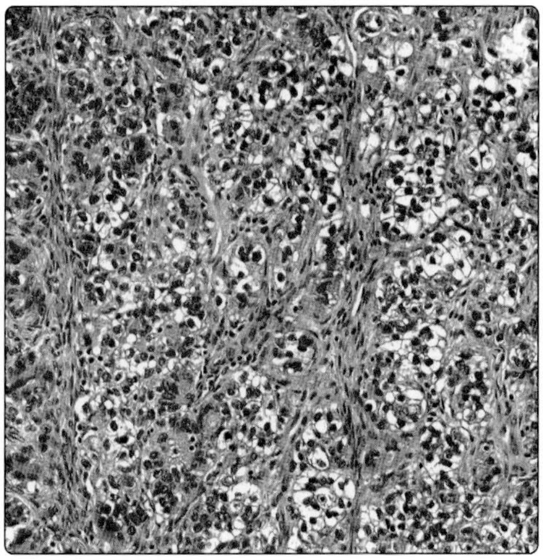

纤毛细胞分化

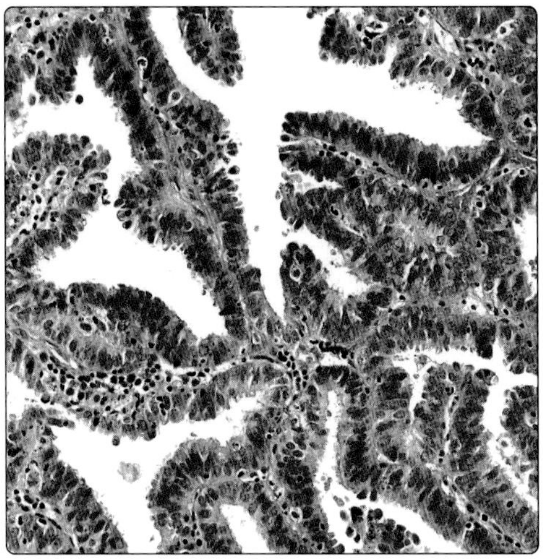

嗜酸性胞质

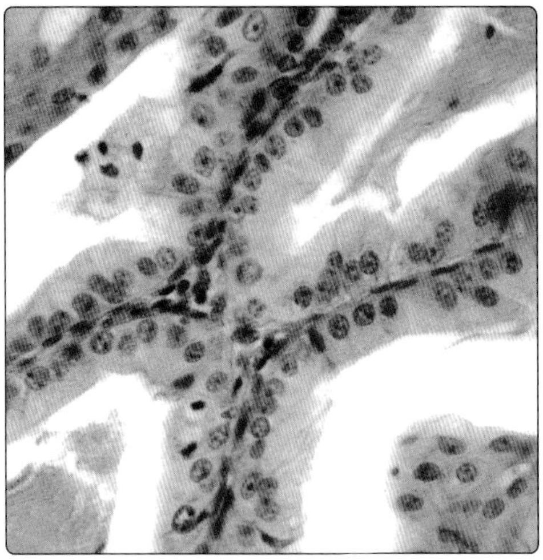

(左)子宫内膜样腺癌中可以出现明显的纤毛细胞成分,类似于子宫内膜部位的内膜样癌。(右)在某些卵巢的子宫内膜样腺癌中,嗜酸性细胞可能是肿瘤的主要细胞类型,这些细胞显示含有丰富的嗜酸性胞质。在卵巢的子宫内膜样腺癌中,这种分化类型的肿瘤类似于在子宫内膜部位的子宫内膜样腺癌

可能来源于中肾管的的女性附件肿瘤

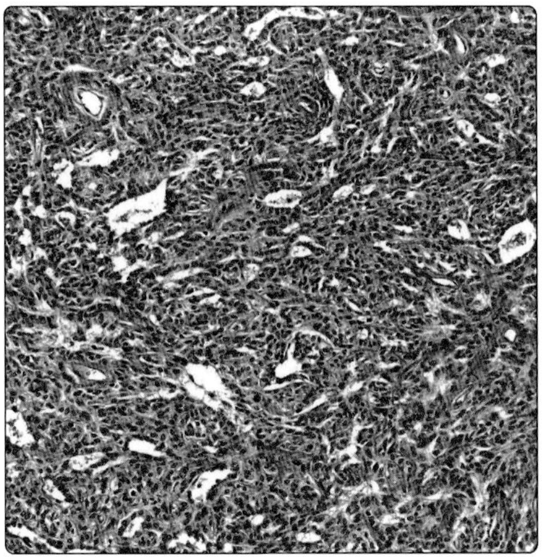

子宫内膜样型的卵黄囊瘤

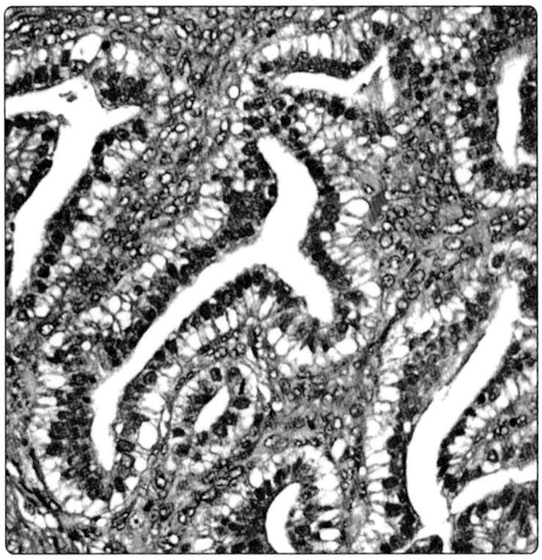

(左)可能来源于中肾管的女性附件肿瘤可以发生在卵巢。和输卵管部位的一样,该肿瘤的组织形态特征与子宫内膜样腺癌有重叠。但是,广泛的筛状结构及缺乏 CK7 表达,更倾向前者的诊断。(右)低倍镜下,子宫内膜样型的卵黄囊瘤会模拟分泌型的子宫内膜样腺癌,但是肿瘤细胞的核非常原始

转移性乳腺导管癌

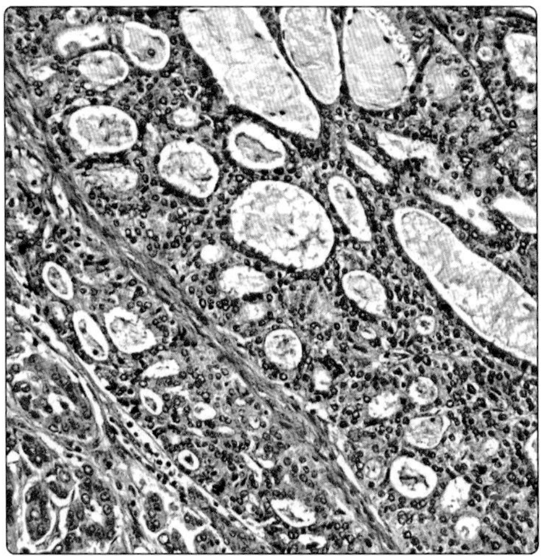

转移性结肠癌

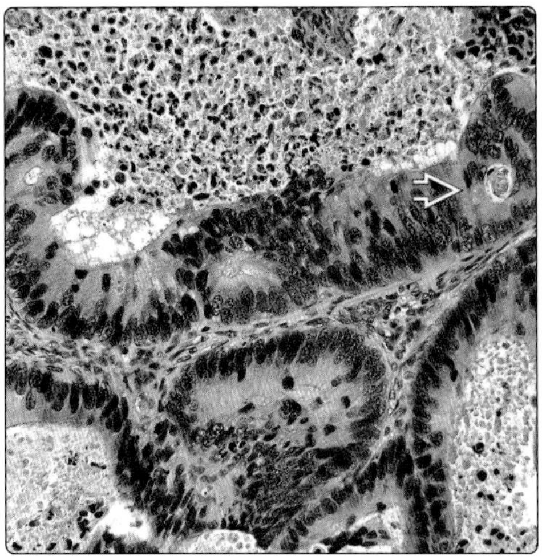

(左)子宫内膜样腺癌可以和乳腺的导管癌非常相似,二者均可以出现广泛的筛状结构。但是后者还伴有其他的典型结构,而且通常情况下 pax-8 是阴性的,且大部分 WT1 也是阴性的。(右)转移性的结肠腺癌常和卵巢的子宫内膜样腺癌混淆,但是花环状结构伴有筛状的腺体➡和污秽的坏死,这些是前者的诊断依据

第 18 节 良性黏液性肿瘤

要 点

术语

- 囊腺瘤：衬覆单层胃肠或宫颈内膜（米勒管）型黏液上皮的良性囊性肿瘤
- 腺纤维瘤/囊腺纤维瘤：由镶嵌在纤维瘤间质中，衬覆单层胃肠或宫颈内膜（米勒管）型黏液上皮的小腺体和/或囊腔构成的良性囊实性肿瘤

病因/发病机制

- 可能源于 Brenner 瘤或成熟的囊性畸胎瘤

临床问题

- 占原发性卵巢黏液性肿瘤的 80%
- 囊腺瘤>>腺纤维瘤

大体所见

- 通常单侧发生，表面光滑或有突起
- 囊腔大小不等，囊壁光滑，囊内有黏稠的黏性内容物

显微镜下所见

- 单层排列的柱状、立方状及扁平细胞
- 胞质含不等量的黏液
- 含细胞量不同的纤维瘤样间质
- 核位于基底部，有轻度非典型性或无非典型性

辅助实验

- CK7 阳性；肠型上皮 CK20、CDX-2 有不同程度阳性表达
- ER、PR、SATB2 阴性
- *KRAS* 突变（约 60%）

首要的鉴别诊断

- 伴有局灶不典型/上皮性增生的黏液性肿瘤
- 阑尾低级别黏液性肿瘤累及卵巢
- 转移性腺癌

囊腔充满黏稠的黏液并扩张

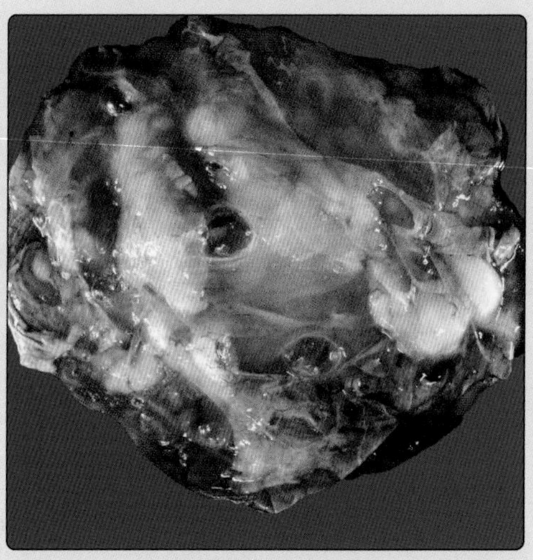

比例不等的腺体和纤维瘤样间质混合

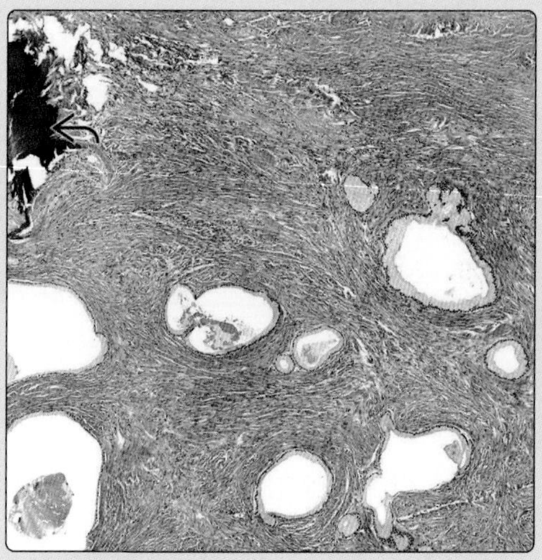

（左）黏液性囊腺瘤可以显示为多房，由薄壁分隔，房内有黏稠的内容物。所有的囊腔都应仔细查找易碎的或实性的区域，以排除癌。**（右）**黏液性腺纤维瘤表现为大小、形状不一的黏液性小腺体镶嵌在丰富的纤维瘤样间质中，有时可见毛刺状钙化

大的囊性腺体伴少量间质

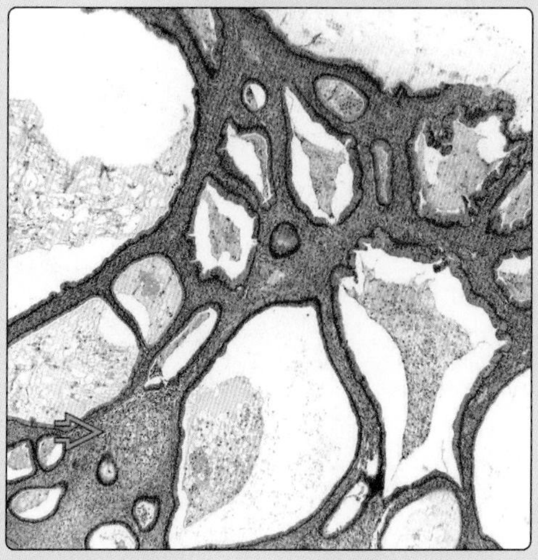

温和的黏液细胞伴间质浓缩和黄素化

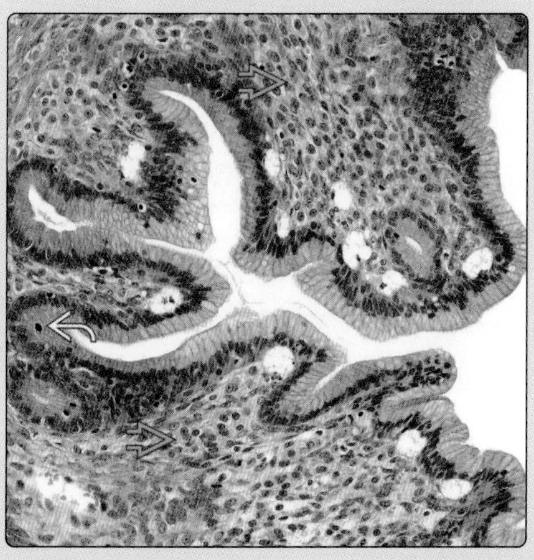

（左）与腺纤维瘤相比，黏液性囊腺瘤通常腺体周围间质较少。腺体破裂伴发炎症，可出现异物巨细胞反应。**（右）**黏液性囊腺瘤中隐窝样的突起和基底部的核分裂可以让人想起正常的大肠隐窝。这种形态不能误认为是复杂的结构。注意在这些肿瘤中经常会发现明显的间质黄素化

术语

定义

- 囊腺瘤：衬覆单层胃肠型或宫颈内膜（米勒管）型黏液上皮的良性囊性肿瘤
- 腺纤维瘤/囊腺纤维瘤：由镶嵌在纤维瘤间质中，衬覆单层胃肠或宫颈内膜（米勒管）型黏液上皮的小腺体和/或囊腔构成的良性囊实性肿瘤

病因/发病机制

不明

- 可能来自 Brenner 瘤或成熟的囊性畸胎瘤

临床问题

流行病学

- 发病率
  - 占卵巢原发黏液性肿瘤的 80%
  - 囊腺瘤>>腺纤维瘤
- 年龄
  - 多见于生育期

表现

- 逐渐加重的腹胀±可触及的包块
- 腹痛
- 罕见出现雌激素或者雄激素增多的表现（如果间质有黄素化）

治疗

- 囊肿切除或单侧输卵管卵巢切除

预后

- 良好

大体所见

一般特征

- 通常单侧发生，表面光滑或有突起
- 囊腔大小不等，囊壁光滑，囊内有黏稠的内容物；缺乏乳头状赘生物和易碎的实性区域
  - 单房或有薄壁分隔的多房囊性（囊腺瘤）
  - 多囊伴有量不等的白色实性区域（腺纤维瘤/囊腺纤维瘤）

大小

- 平均 10cm

显微镜下所见

组织学特征

- 衬覆单层细胞的大小不等的囊腔
- 囊可含有输卵管隐窝样突起或者乳头状内陷
- ±含有大量巨噬细胞的黏液肉芽肿（继发于腺体破裂）
- 含细胞量不同的纤维瘤样间质
- 腺体周围间质浓缩和黄素化（特别是在妊娠期间），罕见有性索样分化
- 毛刺状钙化（罕见）
- Brenner 瘤或者畸胎瘤成分（5%）

细胞学特征

- 柱状、立方形到扁平细胞，胞质内黏液量不等，核位于基底部
- 杯状细胞、神经内分泌细胞，罕见潘氏细胞
- 细胞没有非典型性或轻微非典型性，核分裂罕见

辅助实验

免疫组织化学

- CK7 阳性
- 如果是肠型分化，CK20、CDX-2 有不等的阳性
- pax-8 可阳性
- ER、PR、SATB2 阴性

分子研究

- *KRAS* 突变（约 60%）

鉴别诊断

黏液性肿瘤伴局灶不典型/上皮性增生（vs. 黏液性囊腺瘤）

- 局灶（<10%）结构复杂（包括乳头和细胞簇）和/或核呈假复层排列及核拥挤

阑尾低级别黏液性肿瘤累及卵巢

- 通常黏液在卵巢表面和除卵巢外其他部位表面（腹膜假黏液瘤）
- 通常双侧卵巢受累
- 黏液上皮和间质分离
- 胞质内有大量的黏液
- CDX-2、SATB2 和 CK20 阳性；CK7 阴性

转移性腺癌

- 不同的分化程度，有高级别核、核分裂活跃的区域（胃肠道和肝胆管）
- 核的假复层化，顶部的核分裂和凋亡（宫颈管）

诊断注意事项

病理诊断要点

- 在囊壁的颗粒样或者是增厚的区域应该取材，以排除更显著的病变
- 如果是双侧受累，表面有黏液，或者结构和细胞学之间缺乏相关性，应该更多地考虑转移

部分参考文献

1. Singh N et al: Adult granulosa cell tumour-like areas occurring in ovarian epithelial neoplasms: report of a case series with investigation of FOXL2 mutation status. Histopathology. 64(5):626-32, 2014
2. Seidman JD et al: Exploring the histogenesis of ovarian mucinous and transitional cell (Brenner) neoplasms and their relationship with Walthard cell nests: a study of 120 tumors. Arch Pathol Lab Med. 132(11):1753-60, 2008
3. Hart WR: Mucinous tumors of the ovary: a review. Int J Gynecol Pathol. 24(1):4-25, 2005

第 19 节　黏液性交界性肿瘤,肠型

要　点

术语

- 由被覆含黏液细胞的囊和腺体组成的上皮性肿瘤,显示胃肠道分化(包括杯状细胞),具有不同程度核的假复层化和非典型性,但没有浸润

大体所见

- 具有黏性内容物的多房性囊肿

显微镜下所见

- 囊腔大小不一,形状各异,结构轻度至中度复杂
  - 丝状乳头>>分支乳头±上皮簇
- 囊腔内排列数量不等的杯状细胞和黏液减少的细胞,细胞核拥挤,呈假复层,核仁明显,显示从隐窝基底部到表面的成熟,有散在的核分裂
- 没有融合性生长(暗示癌)
- 可看到微浸润(最大径≤3mm 或≤5mm,或面积≤$10mm^2$)
- 继发于腺体破裂的黏液性肉芽肿
- 伴有上皮内癌:明显的假复层化、细胞非典型性和核分裂(与具有高级别不典型增生的大肠腺癌相似)
- 如果交界性肿瘤的结构或细胞<10%,应诊断为囊腺瘤伴有局灶不典型增生

辅助实验

- CK7、CK20(约 80%)、CDX-2(约 40%)(+)
- pax-8(+)(约 40%);通常局灶性;p16(−/+)

首要的鉴别诊断

- 原发的黏液癌
- 阑尾低级别黏液性肿瘤
- 转移性腺癌
- 伴有黏液分化的子宫内膜样腺癌
- 黏液性交界性肿瘤,颈管型

多房性囊肿

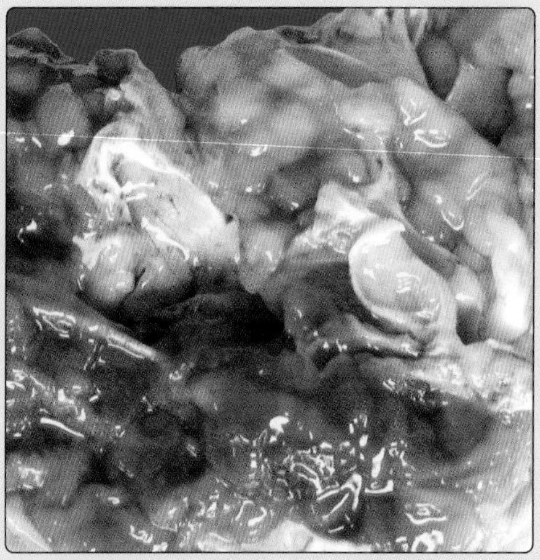

轻度至中度核的假复层化和细胞异型性

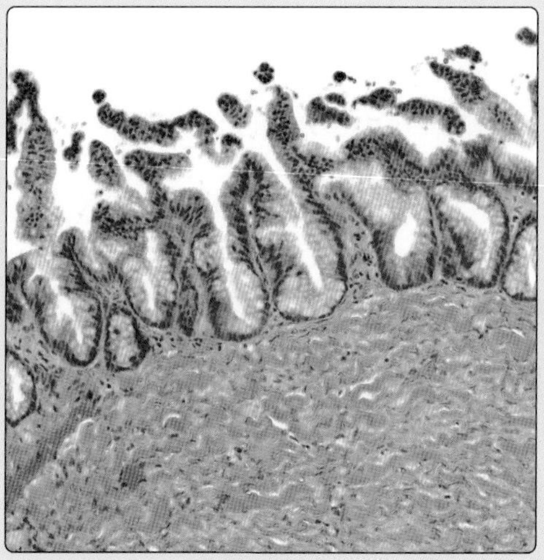

(左)卵巢肠型黏液性交界性肿瘤通常为多房性囊肿,充满胶状内容物。一些囊肿可能含有乳头状赘生物或质软到质硬的结节;因此,重要的是打开所有的子房,去除黏稠的黏液,才能更清楚地观察这些区域。**(右)**肠型黏液性交界性肿瘤的特点是在不同的区域显示不同程度的细胞增生,因此,取样对于诊断局灶交界性肿瘤特别的重要

明显的假复层化和中度细胞异型性

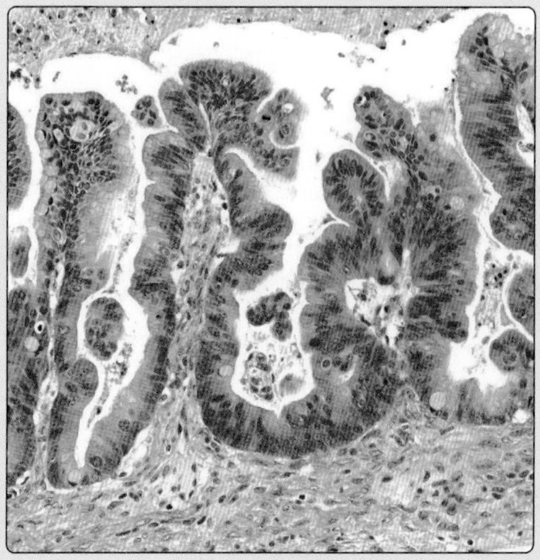

CK20 散在阳性

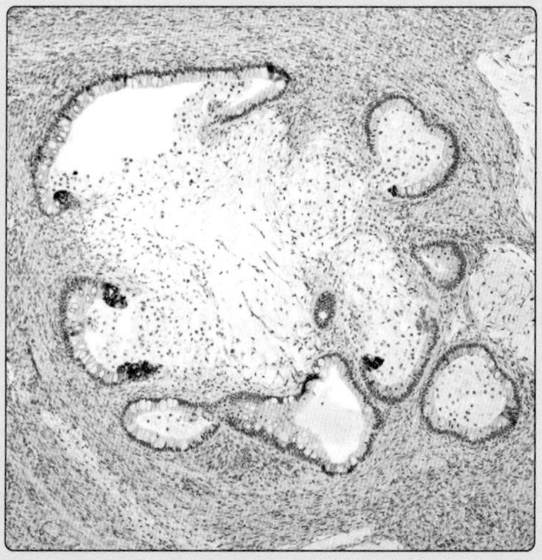

(左)肠型黏液性交界性肿瘤,特征为复杂的乳头状结构,令人想起小肠绒毛和局灶性上皮出芽和细胞簇。注意,这例肿瘤显示明显的细胞异型性。**(右)**尽管已经指出卵巢原发性肠型黏液性肿瘤具有 CK7 阳性/CK20 阴性的表达方式,但原发性肿瘤在某些程度上表现为 CK20 阳性的情况并不少见

术语

同义词

- 不典型增生的黏液性肿瘤
- 低度恶性潜能的黏液性肿瘤

定义

- 由囊腔和腺体组成的上皮性肿瘤，衬覆含有黏液的细胞，显示胃肠道分化（包含杯状细胞），具有不同程度的核假复层化和非典型性，但没有浸润

病因/发病机制

肿瘤转化

- 来自畸胎瘤或 Brenner 瘤的黏液性上皮

相关综合征

- 罕见与宫颈恶性腺瘤（P-J 综合征）相关

临床问题

流行病学

- 发病率
  - 小于原发黏液性肿瘤的 5%
- 年龄
  - 35～50 岁（平均 45 岁）

表现

- 腹痛、腹胀
- 偶然出现的症状
- 血浆 CA19-9、CEA、CA125 升高
- ±激素表现

治疗

- 单侧或双侧输卵管卵巢切除±子宫切除±分期活检

预后

- 除个别案例外，预后较好
- 切除不完整可复发

大体所见

一般特征

- 单侧发生，典型者完整，表面光滑
- 多房囊性，囊内有黏性内容物
- ±囊壁有乳头状区域或增厚区域

大小

- 平均 19cm

显微镜下所见

组织学特征

- 大小不一，形状各异的囊腔和腺体
- 轻度至中度结构复杂性
  - 丝状乳头>>分支乳头±上皮簇
- 没有融合性生长（提示癌）
- ±微浸润（最大径≤3mm 或≤5mm，或面积≤10mm^2）
  - 在增生的纤维间质中随意排列着“参差不齐”的腺体、不规则的巢或单个细胞
- 可能发生继发于腺体破裂的黏液性肉芽肿
  - 圆形小结节主要由组织细胞和散在的多核巨细胞组成，仅见少量单个上皮细胞或上皮细胞簇
- 黏液渗出（卵巢假黏液瘤），少见情况下发生腹膜假黏液瘤（特别是与畸胎瘤并发时）
- 常在囊内见坏死碎片伴炎症
- 纤维瘤样间质，可伴水肿或胶原化
- 囊腔下间质明显浓缩和/或黄素化，罕见粒层细胞样增生
- ±伴有成熟囊性畸胎瘤或 Brenner 瘤
- ±坏死，常继发于梗死
- 可发生附壁结节

细胞学特征

- 杯状细胞（数量不等）和无黏液胞质嗜酸的细胞（有时类似胃型上皮），罕见潘氏细胞
- 细胞核拥挤，呈假复层，核深染或泡状核，核仁突出（从隐窝基底部到表面的成熟），有散在的核分裂
- 伴有上皮内癌：明显假复层化、细胞非典型性和核分裂（细胞学上与具有高级别不典型增生的大肠腺癌相似），或者局灶为筛状区域

辅助实验

免疫组织化学

- CK7、CK20（约 80%）、CDX-2（约 40%）（+）
- pax-8（约 40%）（+）；但是通常为局灶性
- ER、PR、WT1（-）
- p16（-）或斑片状（+）

分子研究

- *KRAS* 突变
- *CDKN2A* 丢失
- *ERBB2*（HER2）扩增（18%）

鉴别诊断

原发的黏液癌

- 没有间质侵犯的融合性生长

阑尾低级别黏液性肿瘤累及卵巢

- 阑尾不正常

- 黏液沉积在卵巢和腹膜表面（腹膜假黏液瘤）
- 常为双侧卵巢受累
- 肿瘤细胞胞质含有大量黏液，核位于基底部（更常见）
- 上皮从其下的间质脱落（裂隙状空隙）特征
- CK7、pax-8（-）

生殖器和非生殖器来源的转移性腺癌

- 既往史
- 卵巢外病变
- 通常双侧卵巢受累
- 卵巢多发结节和浸润性生长
- 卵巢门部的淋巴血管浸润
- 若为颈管腺癌，p16 弥漫强阳性表达
- 若为胰腺癌，SMAD4 丢失（约 50%）
- 若为大肠腺癌 CDX-2、CK20、SATB2（+）

子宫内膜样腺癌伴有黏液分化

- 与发生于子宫的内膜样癌相同，腺体背靠背，呈筛状
- 可见鳞状分化
- 背景是腺纤维瘤或子宫内膜异位症
- ER、PR（+）；pax-8 弥漫（+）

黏液交界性肿瘤，颈管型

- 常伴发子宫内膜异位症
- 分支状乳头伴明显的水肿和炎症浸润
- 颈管型黏液细胞
- 没有杯状细胞或潘氏细胞
- ER 和/或 PR（+）

诊断注意事项

病理诊断要点

- 肠型黏液性肿瘤是卵巢肿瘤中最大的；因此，建议大体检查时打开所有囊腔，仔细观察，广泛取材（至少每厘米 1～2 个切面）
- 如果具有交界性肿瘤组织结构或细胞特征的区域小于整个肿瘤的 10%，应诊断为伴不典型增生的囊腺瘤
- 当尽量鉴别肠型黏液性交界性肿瘤与伴有不典型增生的黏液性囊腺瘤的时候，注意大体检查时没有表现为异常的肿瘤部分所占百分比，如果只有异常的区域被取材，在组织学检查的时候就会高估交界性区域的百分比
- 与畸胎瘤伴发的黏液性肿瘤，可能表现为卵巢假黏液瘤和腹膜假黏液瘤（尽管后者不常发生），并且组织学上与阑尾低级别黏液性肿瘤鉴别困难。因此，注意阑尾的状况十分重要
- 在术中诊断的时候，由于原发黏液性肿瘤通常较大，不可能对所有异常区域都取材；在这种情况下，至少诊断黏液交界性肿瘤可满足外科现阶段的目的
- 在黏液性肉芽肿中看到的单个细胞和细胞簇，比相邻破裂的腺体和囊腔衬覆的上皮，表现为更明显的细胞异型性，不应该误认为浸润癌，它通常形成小的圆形结节
- 发现囊腔/腺体的融合性生长，应当倾向诊断为癌，即便没有看到毁损性的浸润
- pax-8 阴性不能排除卵巢原发的黏液性肿瘤
- p16 在卵巢原发黏液性肿瘤可局灶表达。因此，只有 p16 弥漫（>80%）强阳性时，才对鉴别转移的颈管腺癌和原发的卵巢癌有作用

部分参考文献

1. Wang J et al: Expression profile of mucins (MUC1, MUC2, MUC5AC, and MUC6) in ovarian mucinous tumours: changes in expression from benign to malignant tumours. Histopathology. 66(4):529-35, 2015
2. Irving JA et al: Recurrent intestinal mucinous borderline tumors of the ovary: a report of 5 cases causing problems in diagnosis, including distinction from mucinous carcinoma. Int J Gynecol Pathol. 33(2):156-65, 2014
3. Singh N et al: Adult granulosa cell tumour-like areas occurring in ovarian epithelial neoplasms: report of a case series with investigation of FOXL2 mutation status. Histopathology. 64(5):626-32, 2014
4. Halimi SA et al: Claudin-18 overexpression in intestinal-type mucinous borderline tumour of the ovary. Histopathology. 63(4):534-44, 2013
5. Hunter SM et al: Pre-invasive ovarian mucinous tumors are characterized by CDKN2A and RAS pathway aberrations. Clin Cancer Res. 18(19):5267-5277, 2012
6. McCluggage WG: Immunohistochemistry in the distinction between primary and metastatic ovarian mucinous neoplasms. J Clin Pathol. 65(7):596-600, 2012
7. Khunamornpong S et al: Mucinous tumor of low malignant potential ("borderline" or "atypical proliferative" tumor) of the ovary: a study of 171 cases with the assessment of intraepithelial carcinoma and microinvasion. Int J Gynecol Pathol. 30(3):218-30, 2011
8. Laury AR et al: A comprehensive analysis of PAX8 expression in human epithelial tumors. Am J Surg Pathol. 35(6):816-26, 2011
9. Tabrizi AD et al: Primary ovarian mucinous carcinoma of intestinal type: significance of pattern of invasion and immunohistochemical expression profile in a series of 31 cases. Int J Gynecol Pathol. 29(2):99-107, 2010
10. McKenney JK et al: Ovarian mature teratomas with mucinous epithelial neoplasms: morphologic heterogeneity and association with pseudomyxoma peritonei. Am J Surg Pathol. 32(5):645-55, 2008
11. Kim KR et al: Is stromal microinvasion in primary mucinous ovarian tumors with "mucin granuloma" true invasion? Am J Surg Pathol. 31(4):546-54, 2007
12. Vang R et al: Ovarian mucinous tumors associated with mature cystic teratomas: morphologic and immunohistochemical analysis identifies a subset of potential teratomatous origin that shares features of lower gastrointestinal tract mucinous tumors more commonly encountered as secondary tumors in the ovary. Am J Surg Pathol. 31(6):854-69, 2007
13. Vang R et al: Immunohistochemical expression of CDX2 in primary ovarian mucinous tumors and metastatic mucinous carcinomas involving the ovary: comparison with CK20 and correlation with coordinate expression of CK7. Mod Pathol. 19(11):1421-8, 2006
14. Ronnett BM et al: Mucinous borderline ovarian tumors: points of general agreement and persistent controversies regarding nomenclature, diagnostic criteria, and behavior. Hum Pathol. 35(8):949-60, 2004
15. Rodríguez IM et al: Mucinous tumors of the ovary: a clinicopathologic analysis of 75 borderline tumors (of intestinal type) and carcinomas. Am J Surg Pathol. 26(2):139-52, 2002
16. Lee KR et al: Mucinous tumors of the ovary: a clinicopathologic study of 196 borderline tumors (of intestinal type) and carcinomas, including an evaluation of 11 cases with 'pseudomyxoma peritonei'. Am J Surg Pathol. 24(11):1447-64, 2000
17. Khunamornpong S et al: Proliferating (LMP) mucinous tumors of the ovaries with microinvasion: morphologic assessment of 13 cases. Int J Gynecol Pathol. 18(3):238-46, 1999
18. Riopel MA et al: Evaluation of diagnostic criteria and behavior of ovarian intestinal-type mucinous tumors: atypical proliferative (borderline) tumors and intraepithelial, microinvasive, invasive, and metastatic carcinomas. Am J Surg Pathol. 23(6):617-35, 1999

复杂的腺体生长方式

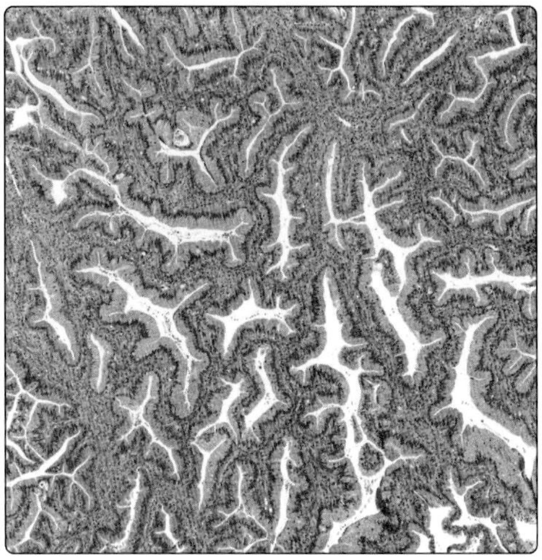

丝状乳头或局灶分支乳头

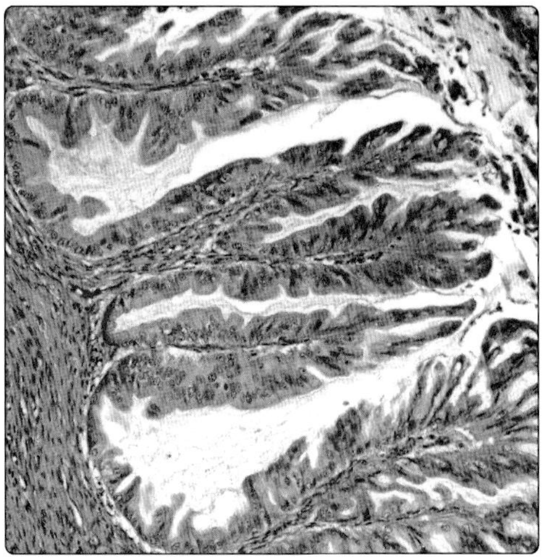

(**左**) 在肠型黏液性交界性肿瘤，复杂的腺体被少量的纤维瘤样间质分割。尽管腺体紧紧地排列在一起，但是看不到提示黏液性肿瘤膨胀性浸润的融合性浸润。(**右**) 丝状乳头、分支乳头和上皮簇是肠型黏液性交界性肿瘤的诊断性特征。如果这样的区域小于肿瘤的 10%，则被认为是伴有局灶不典型性的囊腺瘤

从良性到交界性区域的转化

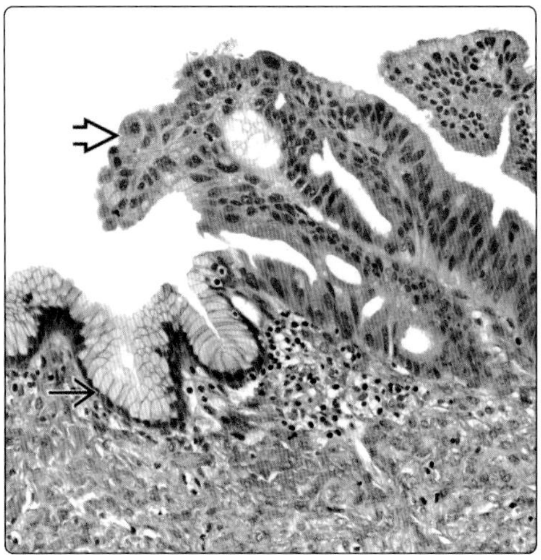

杯状细胞

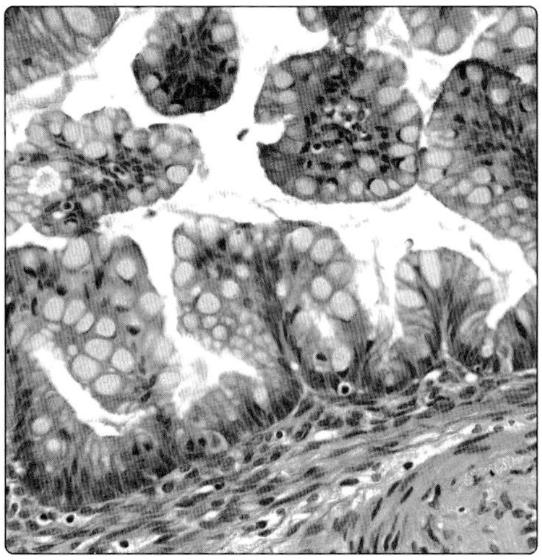

(**左**) 在肠型黏液性交界性肿瘤，常见从黏液性囊腺瘤样区域➡到其他具有更复杂乳头状结构，伴有一定的核异型性➡区域的转化。在冰冻切片，粗糙或增厚的区域应该取样，以便辨认出更多的增生区域。(**右**) 尽管杯状细胞在上皮中常常是散在分布的，但是某些肠型黏液性交界性肿瘤可显示明显的杯状细胞分化

结构与大肠黏膜相似

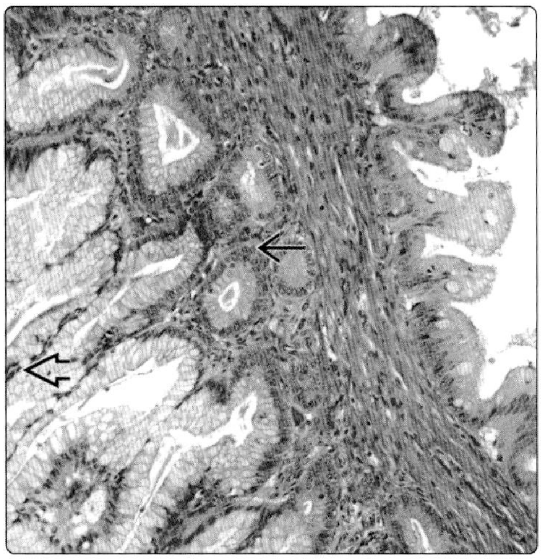

明显的间质黄素化

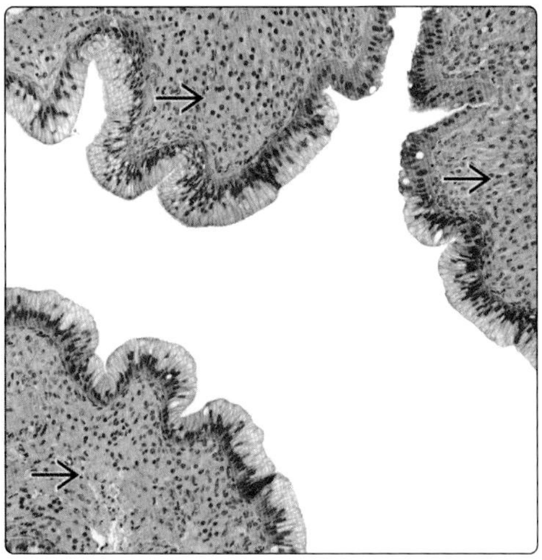

(**左**) 在肠型黏液性交界性肿瘤，细胞通常从"隐窝"➡到表面➡的成熟，表现为顶部胞质增加，核较小，位于基底部且朝向表面。(**右**) 间质黄素化➡可能是肠型黏液性交界性肿瘤的一个明显的特征，并且可能是有激素表现的原因。这一现象可以在交界性和良性区域看到。粒层细胞样增生相对少见。后者常常 FOXL2 染色阳性

（左）腺体破裂伴黏液溢出及黏液被卵巢间质分割（卵巢假黏液瘤）可能会出现，在肠型黏液性交界性肿瘤伴发成熟囊性畸胎瘤的病例中更易见。重要的是记住这个特征在转移中更为常见。**（右）**腺体破裂，黏液被卵巢间质分割及反应的多核巨细胞（黏液样肉芽肿）⇨不应该被误诊为肠型黏液性交界性肿瘤发生浸润

黏液溢出

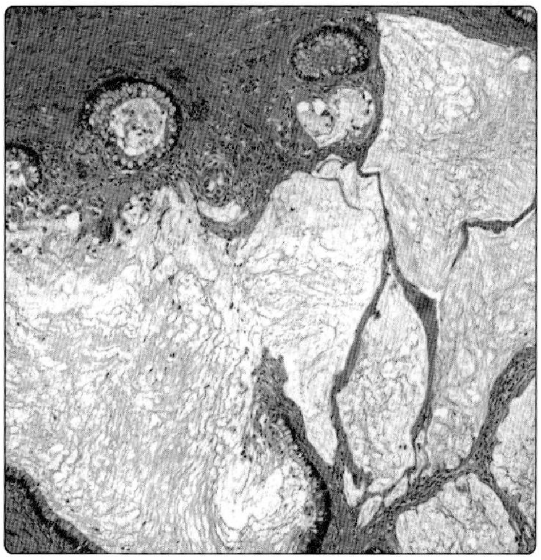

伴有多核巨细胞的黏液性肉芽肿

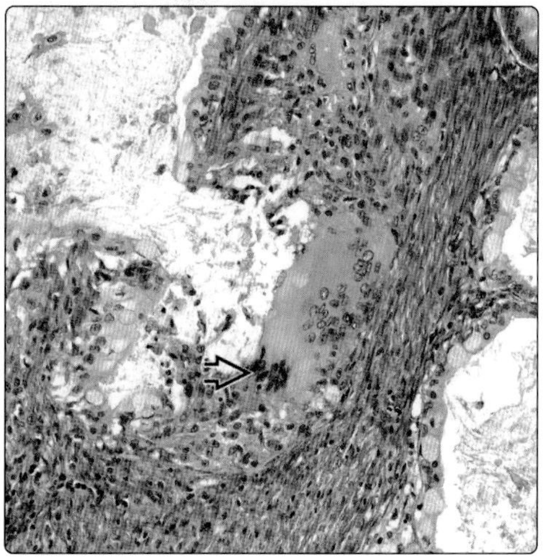

（左）肠型黏液性交界性肿瘤中腺体破裂可导致黏液性肉芽肿⇨，形成圆形小结节，主要由组织细胞和少量散在的上皮细胞组成。**（右）**keratin染色强调出散在的与黏液性肉芽肿相关的上皮细胞。注意这些细胞与破裂的腺体⇨相邻，没有浸润的形态，是使人安心的特征

伴有组织细胞的黏液性肉芽肿

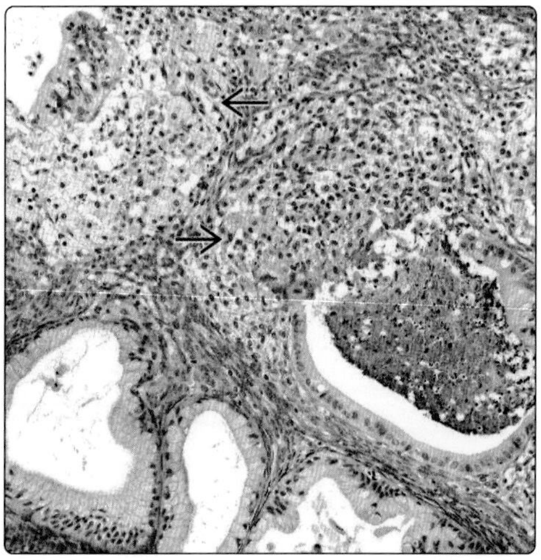

在肉芽肿内散在CK7阳性的上皮细胞

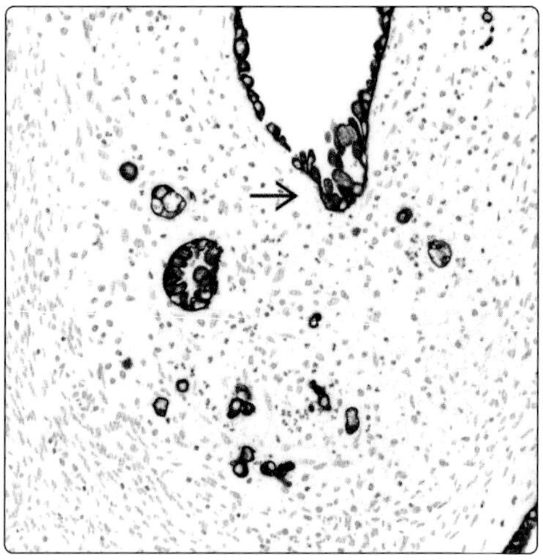

（左）在肠型黏液性交界性肿瘤，显微镜下的筛状生长，伴有明显细胞异型性和核分裂，诊断为上皮内癌。**（右）**上皮内癌的特征是在黏液性交界性肿瘤的局灶出现严重的核异型，此时应诊断为肠型黏液性交界性肿瘤伴有上皮内癌

有限的筛状结构（上皮内癌）

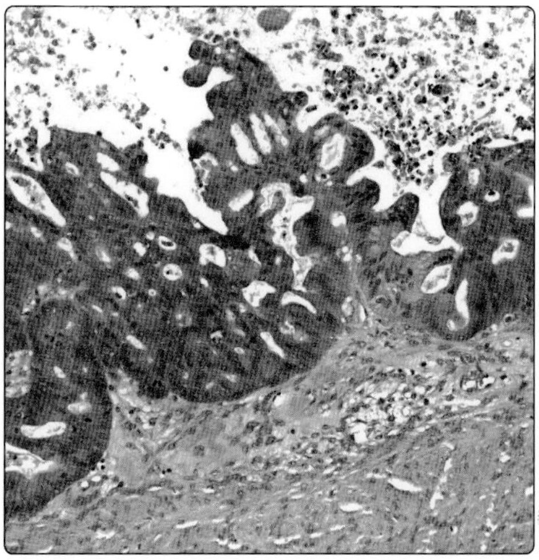

严重的细胞异型性（上皮内癌）

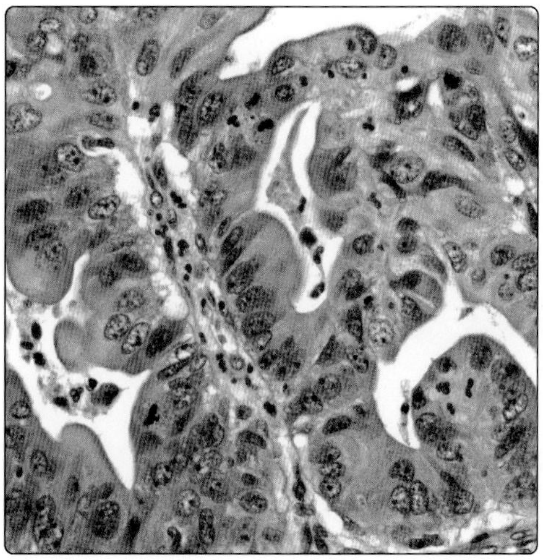

融合性膨胀性生长（癌）

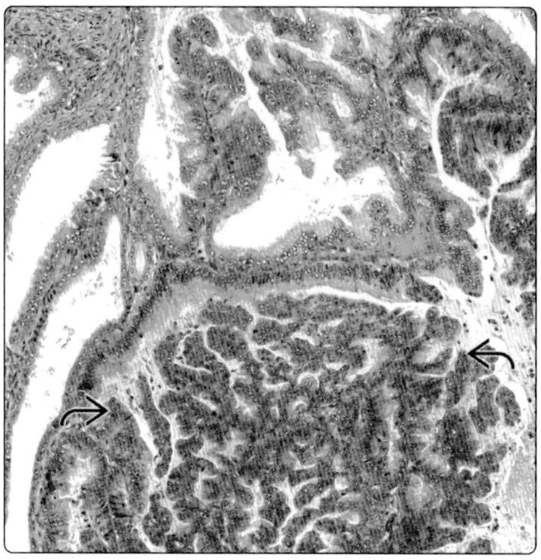

背靠背腺体（癌）

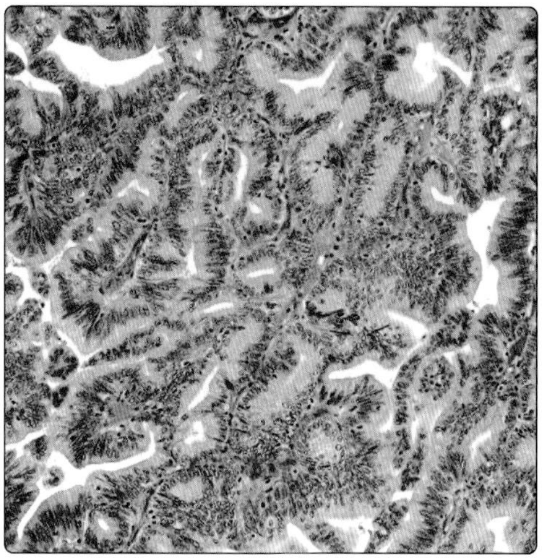

（左）肠型黏液性交界性肿瘤可显示融合性生长的区域，与膨胀性浸润↪一致。如果这个区域<5mm，应当诊断为黏液性交界性肿瘤伴有微浸润。**（右）**在肠型黏液性交界性肿瘤，出现背靠背腺体，伴有轻微的或无间质侵犯（融合性生长）为较大的灶（>5mm）应当被诊断为黏液性癌伴有膨胀性生长

伴发 Brenner 肿瘤

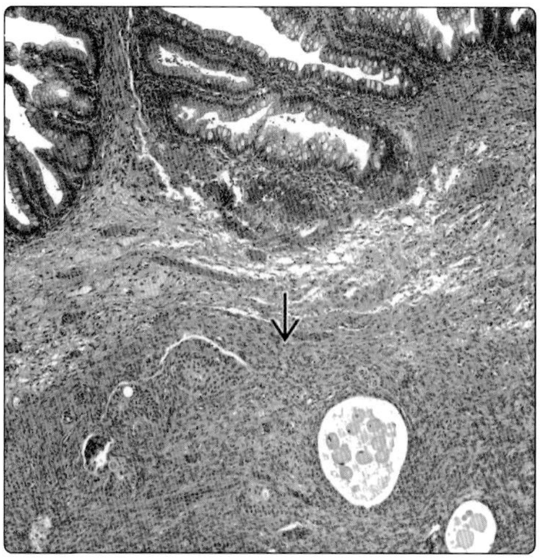

伴发卵巢甲状腺肿

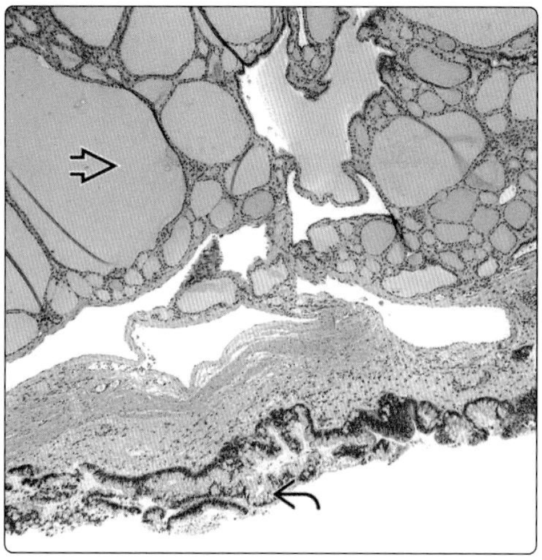

（左）某些肠型黏液性交界性肿瘤伴发 Brenner 肿瘤→。假设黏液上皮在 Brenner 肿瘤出现，并发生肿瘤转化，可能是某些黏液性交界性肿瘤的起源。**（右）**肠型黏液性交界性肿瘤↪，可与卵巢甲状腺肿⇨或者成熟的囊性畸胎瘤伴发，卵巢甲状腺肿或者成熟的囊性畸胎瘤可能是这些肿瘤的起源

肉瘤样结节

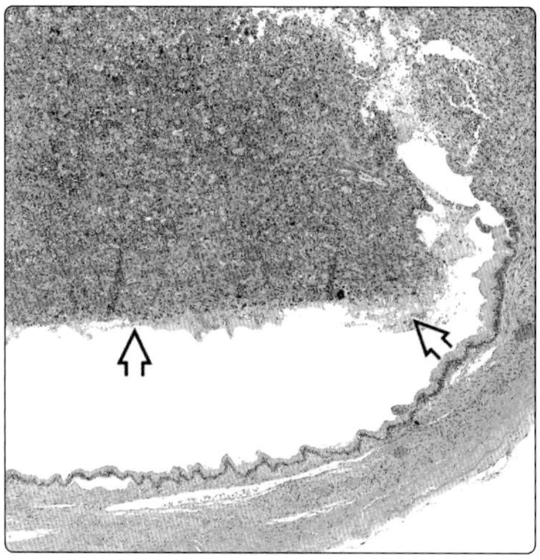

肉瘤样结节伴有单核和多核的良性细胞

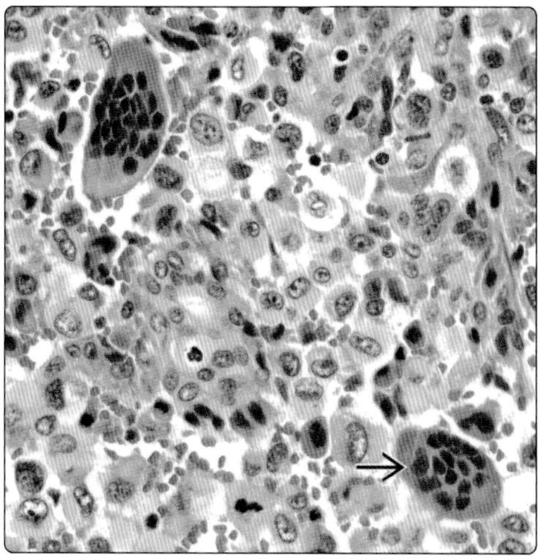

（左）在发生于黏液性肿瘤的附壁结节中，肉瘤样结节⇨最常见。通常形成一个结节，突入囊腔内，或出现在囊壁里。**（右）**高倍镜下，在肠型黏液性交界性肿瘤中的一个肉瘤样附壁结节，由多核和单核细胞组成，前者是牙龈瘤型→。背景中通常有出血和炎症

第 20 节　黏液性交界性肿瘤，宫颈管型

要　点

术语

- 增生的上皮性肿瘤，多表现为米勒管样、宫颈内膜样上皮，具有不同程度的核假复层化和异型性，但无浸润

病因/发病机制

- 子宫内膜异位症伴有宫颈内膜型黏液化生
- 可发生 *ARID1A* 突变

临床问题

- 平均 40 岁
- 约 15% 的米勒管交界性肿瘤；约 40% 为双侧发生
- 良好（约 90% 为 I 期）；罕见腹膜种植、淋巴结累及、恶性转化

大体所见

- 常伴发子宫内膜异位症（巧克力囊肿）

显微镜下所见

- 分级分支乳头（如同浆液性肿瘤所见）
- 乳头大小不一，从细长的乳头到乳头水肿呈球形，上皮的增生程度也各异
- 明显的多形核白细胞和嗜酸性粒细胞
- 颈管型（最常见）>浆液性>中间型>内膜样>鳞状>鞋钉样细胞
- 轻度至中度核非典型（罕见例外）和分散的核分裂
- 微浸润和腹膜种植（约 15%）
- 可能转化为癌

辅助实验

- CK7、ER、PR 阳性；WT1、CK20、CDX2 阴性
- p63、CK34β12 和 CK17 储备细胞阳性

首要的鉴别诊断

- 浆液性交界性肿瘤
- 子宫内膜样/透明细胞癌
- 黏液型宫颈癌
- P-J 综合征中的幽门型黏液性肿瘤

单房的囊伴有乳头状突起

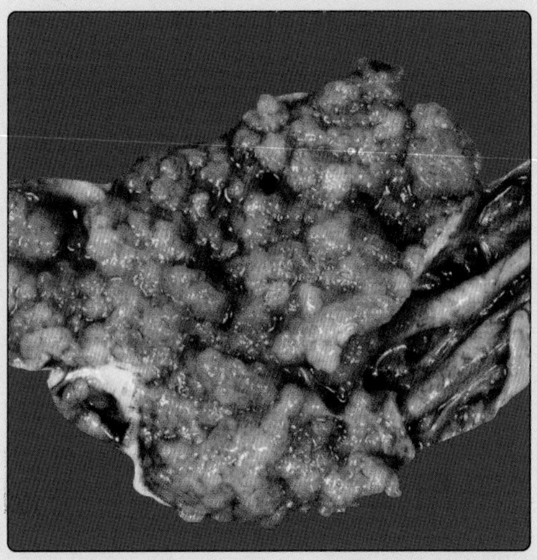

分级的乳头和水肿的乳头

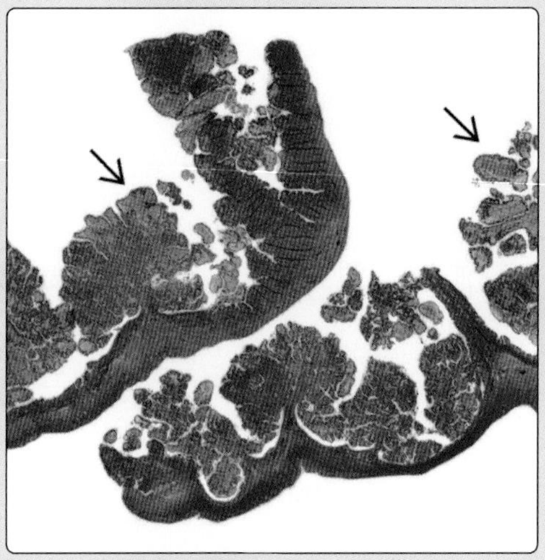

（左）浆黏液性交界性肿瘤典型为单房囊性，含有不同量柔软、易碎的乳头状突起。伴发的囊常常是之前存在的子宫内膜异位囊肿，显微镜下观察可能显示化生改变转化至交界性肿瘤。**（右）**分级分支乳头是浆黏液性肿瘤的特征。注意某些乳头发生水肿➡，特别是距离囊壁远的乳头

大的水肿的乳头和继发的癌

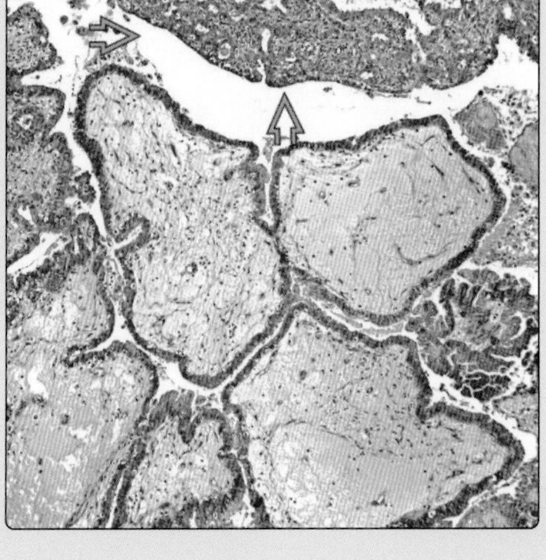

明显的急性炎症浸润

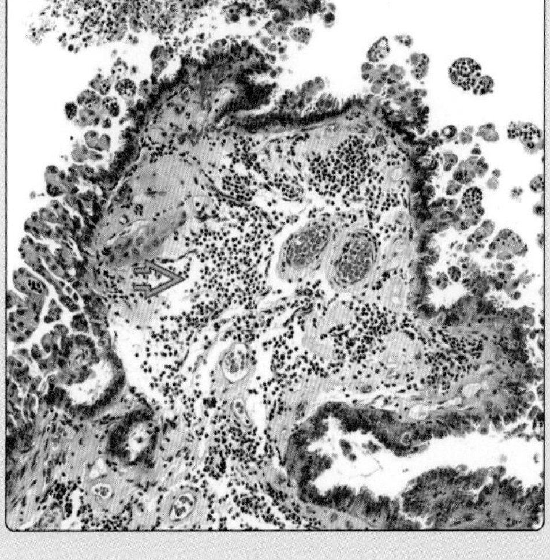

（左）浆黏液性交界性肿瘤可能发生恶性转化，最常见的是内膜样癌。当发生恶性转化时，出现实性和复杂性生长，细胞异型性增加➡。交界性肿瘤有明显的间质成分。**（右）**浆黏液交界性肿瘤显示水肿的乳头，由于颈管型黏液存在，含有急性炎性细胞，最常见中性粒细胞，还有嗜酸性粒细胞➡

术语

同义词

- 浆黏液性交界性(不典型增生)肿瘤，米勒管黏液性交界性肿瘤

定义

- 增生的上皮性肿瘤显示米勒管样，颈管型更常见，上皮伴有核的复层化和不典型性，但没有间质浸润

病因/发病机制

肿瘤转化

- 子宫内膜异位症伴有颈管型黏液化生
- 可发生 *ARID1A* 突变

临床问题

流行病学

- 发病率
  - 不常见
  - 约 15% 的米勒管交界性肿瘤
- 年龄
  - 平均；40 岁

位置

- 双侧(40%)

表现

- 盆腔痛、腹胀
- 与子宫内膜异位症相关的体征和症状

治疗

- 单侧输卵管卵巢切除±分期活检

预后

- 良(约 90% 为 I 期)；罕见腹膜种植、淋巴结累及和恶性转化

大体所见

一般特征

- 单房或有少量小室，罕见多房囊性
- 黄色、棕色或绿色，有黏液样或黏稠的内容物
- 易碎、柔软的乳头状突起伸入囊内或偶在囊表面
- 常常伴发子宫内膜异位症(巧克力囊肿)

大小

- 平均 9cm

显微镜下所见

组织学特征

- 分级分支乳头(同浆液性肿瘤所见)
- 大小不一的乳头，从纤细乳头到乳头水肿呈球根形
- 常有明显的急性炎症浸润，多为多形核白细胞和嗜酸性粒细胞，±浆细胞和淋巴细胞
- 不同程度的上皮增生(多边形细胞更常见)
- 约 15% 的微浸润(浸润的大小被认定为>$10mm^2$；和浆液性交界性肿瘤相似)
- 伴发子宫内膜异位症(约 50%)
- 无浸润>>浸润性腹膜种植(约 15%)
- 恶性转化(可发生子宫内膜样、浆黏性、透明细胞癌、黏液性和罕见鳞状分化)

细胞学特征

- 颈管型(最常见)>中间型>浆液性>内膜样>鳞状细胞>鞋钉样细胞
- 颈管型细胞
  - 多角形细胞伴有嗜酸性胞质或柱状细胞伴有丰富的黏液
  - 位于细胞基底部的核到假复层化的核±上皮下的类储备细胞
- 浆液性细胞
  - 立方形细胞，胞质相对稀少，终板和纤毛
- 内膜样细胞
  - 柱状细胞，伴有位于基底部卵圆型或圆形的核
- 轻度至中度核异型(除罕见病例，最常见于嗜酸性细胞或中性细胞)
- 散在的核分裂
- 如果发生微浸润，细胞异型性与没有浸润的区域相似或超过后者

辅助实验

免疫组织化学

- CK7、ER、PR 阳性
- p63、34βE12 和 CK17 阳性(储备细胞)
- WT1、CK20、CDX2、SATB-2 阴性
- ARID1a 表达缺失(约 1/3)

分子研究

- *KRAS* 和 *ARID1A* 突变

鉴别诊断

浆液性交界性肿瘤

- 由浆液型(纤毛)细胞组成
- 没有水肿或急性炎症细胞浸润
- WT1 阳性

子宫内膜样腺癌或透明细胞癌

- 管囊状、乳头状生长（透明细胞）
- 背靠背融合性生长，筛状（子宫内膜样）
- 细胞非典型性和核分裂活跃

黏液型宫颈管癌

- 实性或复杂性生长
- 细胞非典型性明显，核分裂活跃

P-J 综合征中幽门型黏液性肿瘤

- 多房囊性
- 与宫颈腺体小叶状增生相似
- MUC6 阳性
- ER 和 PR 阴性
- *STK11* 基因扩增

伴有颈管型黏液化生的子宫内膜异位症

- 偶然发现
- 轻微的上皮增生

诊断注意事项

病理诊断要点

- 在大的颈管型黏液性交界性肿瘤，建议仔细检查大体标本，寻找实性区域，这些区域可能代表癌
- 腹膜假黏液瘤与浆黏液性交界性肿瘤无关
- 子宫内膜异位症在浆黏液性交界性肿瘤很常见
- 这些肿瘤应当被认为与米勒管来源的上皮有相同的细胞类型

部分参考文献

1. Karpathiou G et al: Seromucinous ovarian tumor A comparison with the rest of ovarian epithelial tumors. Ann Diagn Pathol. 27:28-33, 2017
2. Kim EN et al: A pyloric gland-phenotype ovarian mucinous tumor resembling lobular endocervical glandular hyperplasia in a patient with Peutz-Jeghers syndrome. J Pathol Transl Med. 51(2):159-164, 2017
3. Ates Ozdemir D et al: PAX2, PAX8 and CDX2 expression in metastatic mucinous, primary ovarian mucinous and seromucinous tumors and review of the literature. Pathol Oncol Res. 22(3):593-9, 2016
4. Kurman RJ et al: Seromucinous tumors of the ovary. what's in a name? Int J Gynecol Pathol. 35(1):78-81, 2016
5. Taylor J et al: Ovarian seromucinous carcinoma: report of a series of a newly categorized and uncommon neoplasm. Am J Surg Pathol. 39(7):983-92, 2015
6. Halimi SA et al: Claudin-18 overexpression in intestinal-type mucinous borderline tumour of the ovary. Histopathology. 63(4):534-44, 2013
7. Song T et al: Endocervical-like versus intestinal-type mucinous borderline ovarian tumors: a large retrospective series focusing on the clinicopathologic characteristics. Gynecol Obstet Invest. 76(4):241-7, 2013
8. Wu CH et al: Endocervical-type mucinous borderline tumors are related to endometrioid tumors based on mutation and loss of expression of ARID1A. Int J Gynecol Pathol. 31(4):297-303, 2012
9. D'Angelo E et al: Squamous cell carcinoma of the ovary arising from a mucinous cystic tumor of endocervical (müllerian) type. Int J Gynecol Pathol. 29(6):529-32, 2010
10. Kim KR et al: Endocervical-like (müllerian) mucinous borderline tumours of the ovary are frequently associated with the KRAS mutation. Histopathology. 57(4):587-96, 2010
11. Mikami Y et al: Reappraisal of synchronous and multifocal mucinous lesions of the female genital tract: a close association with gastric metaplasia. Histopathology. 54(2):184-91, 2009
12. Yasunaga M et al: Immunohistochemical characterization of müllerian mucinous borderline tumors: possible histogenetic link with serous borderline tumors and low-grade endometrioid tumors. Hum Pathol. 40(7):965-74, 2009
13. Vang R et al: Immunohistochemistry for estrogen and progesterone receptors in the distinction of primary and metastatic mucinous tumors in the ovary: an analysis of 124 cases. Mod Pathol. 19(1):97-105, 2006
14. Vang R et al: Ovarian atypical proliferative (borderline) mucinous tumors: gastrointestinal and seromucinous (endocervical-like) types are immunophenotypically distinctive. Int J Gynecol Pathol. 25(1):83-9, 2006
15. Dubé V et al: Mucinous ovarian tumors of müllerian-type: an analysis of 17 cases including borderline tumors and intraepithelial, microinvasive, and invasive carcinomas. Int J Gynecol Pathol. 24(2):138-46, 2005
16. Parker RL et al: Polypoid endometriosis: a clinicopathologic analysis of 24 cases and a review of the literature. Am J Surg Pathol. 28(3):285-97, 2004
17. Rodriguez IM et al: Endocervical-like mucinous borderline tumors of the ovary: a clinicopathologic analysis of 31 cases. Am J Surg Pathol. 28(10):1311-8, 2004
18. Lee KR et al: Ovarian mucinous and mixed epithelial carcinomas of müllerian (endocervical-like) type: a clinicopathologic analysis of four cases of an uncommon variant associated with endometriosis. Int J Gynecol Pathol. 22(1):42-51, 2003
19. Moriya T et al: Endocervical-like mucinous borderline tumors of the ovary: clinicopathological features and electron microscopic findings. Med Electron Microsc. 36(4):240-6, 2003
20. Shappell HW et al: Diagnostic criteria and behavior of ovarian seromucinous (endocervical-type mucinous and mixed cell-type) tumors: atypical proliferative (borderline) tumors, intraepithelial, microinvasive, and invasive carcinomas. Am J Surg Pathol. 26(12):1529-41, 2002
21. Khunamornpong S et al: Proliferating (LMP) mucinous tumors of the ovaries with microinvasion: morphologic assessment of 13 cases. Int J Gynecol Pathol. 18(3):238-46, 1999
22. Rutgers JL et al: Ovarian mixed-epithelial papillary cystadenomas of borderline malignancy of müllerian type. A clinicopathologic analysis. Cancer. 61(3):546-54, 1988
23. Rutgers JL et al: Ovarian müllerian mucinous papillary cystadenomas of borderline malignancy. A clinicopathologic analysis. Cancer. 61(2):340-8, 1988
24. Bostwick DG et al: Ovarian epithelial tumors of borderline malignancy. A clinical and pathologic study of 109 cases. Cancer. 58(9):2052-65, 1986

颈管型细胞

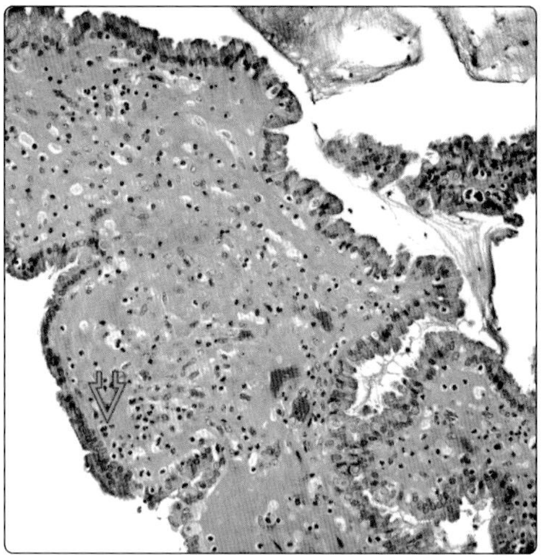

嗜酸性的中间型细胞

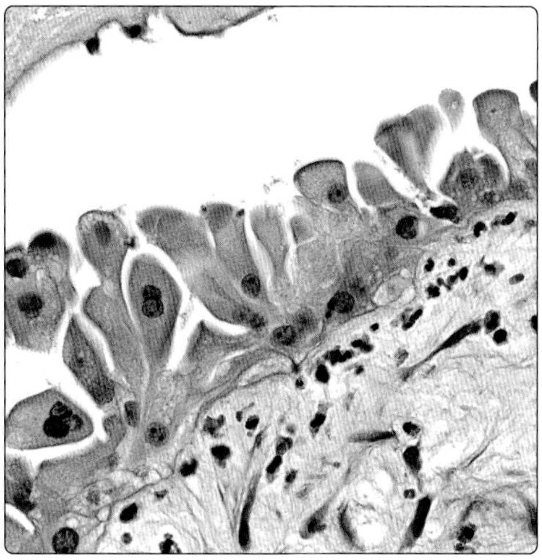

（左）在浆黏性交界性肿瘤常见宫颈管型细胞。细胞胞质含大量的黏液，核位于基底部。可以看到浆液性细胞带有纤毛➩。注意背景有水肿和炎症。（右）在浆黏性交界性肿瘤中某些细胞难以分类。他们含有丰富的嗜酸性胞质，核增大，伴有不同程度的细胞异型性，核仁突出。这些细胞更倾向于表现明显的增生

鳞状细胞和透明细胞

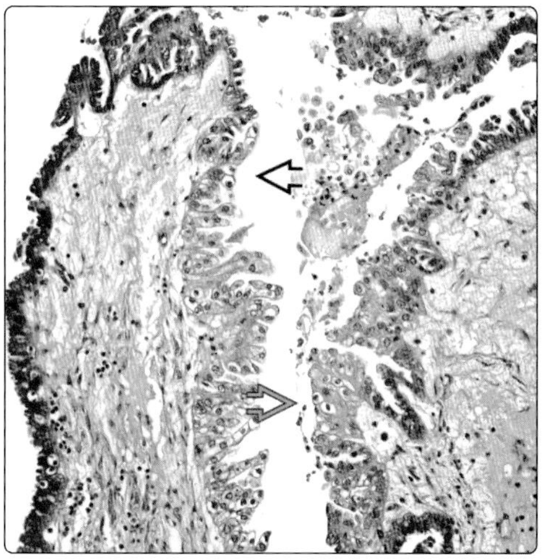

子宫内膜样细胞

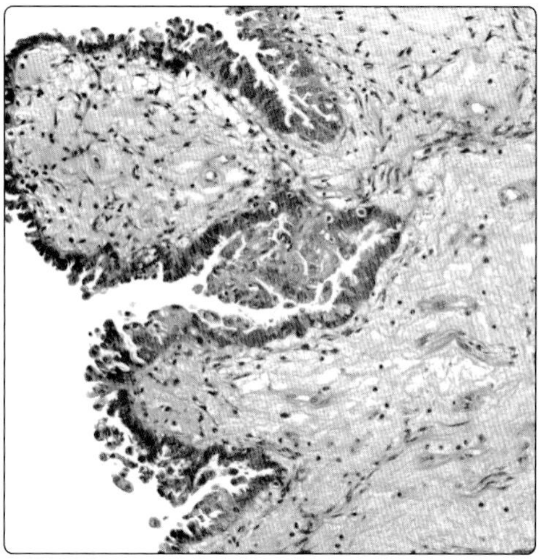

（左）少见情况下，浆黏性交界性肿瘤可有鳞状上皮化生（具有复层细胞）➩和透明细胞➩化生。这些发现会导致考虑透明细胞癌的可能，但是这例肿瘤缺乏透明细胞癌典型的组织结构和细胞异型性。（右）内膜样化生可见于浆黏性交界性肿瘤，与浆液性化生鉴别较困难。细胞胞质丰富，可有顶浆分泌

鳞状分化和鞋钉样细胞

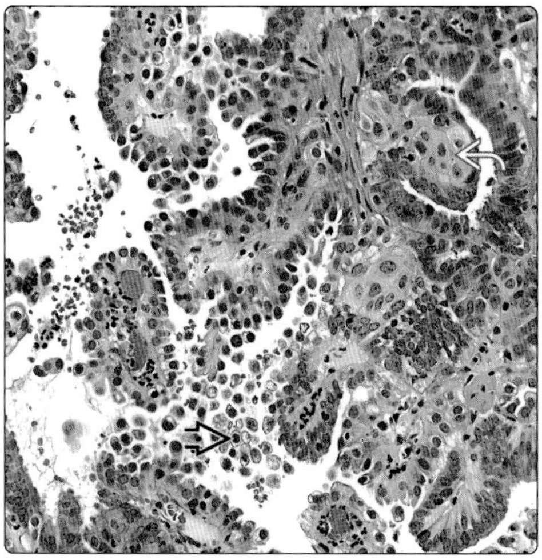

非浸润性种植

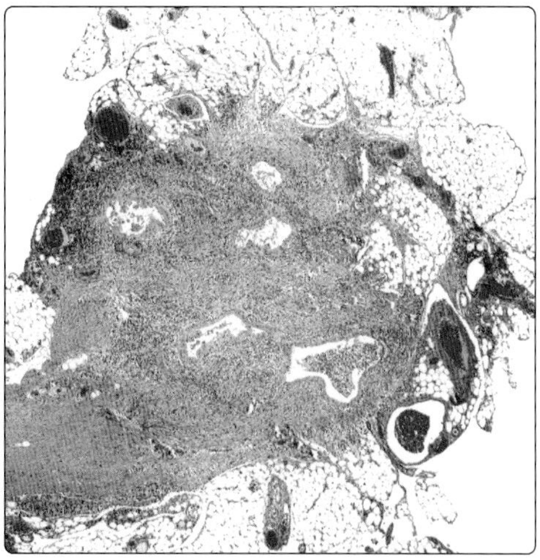

（左）在浆黏性交界性肿瘤可见鳞状分化伴角化珠形成➡及鞋钉样细胞➩。（右）浆黏性交界性肿瘤可伴有腹膜种植，但没有浆液性交界性肿瘤常见。它们通常没有浸润，并且对预后没有影响，种植也常常伴周围的纤维化和急慢性炎症

第21节 黏液性腺癌

要点

术语

- 由囊腔和腺体组成的恶性上皮性肿瘤，在肠型衬覆细胞具有胞质内黏液，或少见情况下，只有颈管型分化

病因/发病机制

- 肠型：可能来源于畸胎瘤或 Brenner 瘤的黏液性上皮，或者先前存在的交界性肿瘤
- 颈管型：可能来源于子宫内膜异位症黏液化生，或者先前存在的交界性肿瘤

临床问题

- 占所有卵巢癌<7%
- 颈管型罕见双侧
- 大多数分期低(80%)，结果较好(约20%复发率)

显微镜下所见

- 不同方式的浸润可同时存在
- 毁损性浸润(罕见)
- 膨胀性浸润(常见)：具有迷路样、乳头状或筛状结构的融合性腺体，并且无间质浸润≥$10mm^2$
- 囊内±细胞内黏液，伴有坏死碎片
- ±间质浓缩和黄素化
- 如果是肠型，±畸胎瘤或 Brenner 瘤
- 如果是颈管型，±子宫内膜异位症

辅助实验

- 肠型：CK7(+)；除起源于畸胎瘤，CK20、CDX2、p16 常(+)(局灶或斑片状)；pax-8(+)(弱阳性和/或局灶阳性)
- 颈管型：CK7、vimentin、ER、PR(+)；CK20 可局灶(+)

首要的鉴别诊断

- 黏液性交界性肿瘤
- 转移性黏液腺癌
- 子宫内膜样腺癌

伴有多个实性结节的囊性肿瘤(肠型)

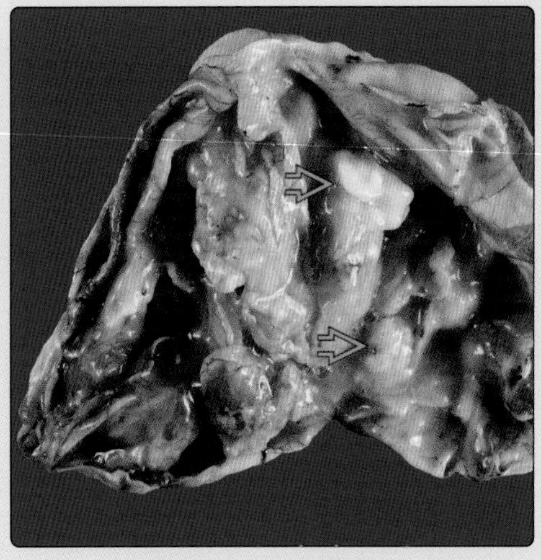

细胞上部的胞质含量不同和杯状细胞

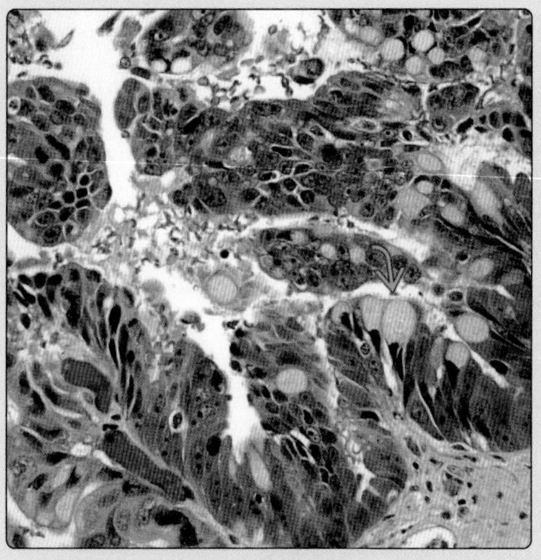

(左)卵巢原发的肠型黏液性腺癌肉眼观为囊实性或主要为囊性的肿物，有多个实性鱼肉样结节⇒，以及黏稠的黏液内容物。也可见出血和坏死区域。(右)黏液性腺癌特征为胞质内黏液，如果是肠型，通常以杯状细胞⇒的形式出现。肿瘤级别越高，黏液分化越少见

毁损性浸润(肠型)

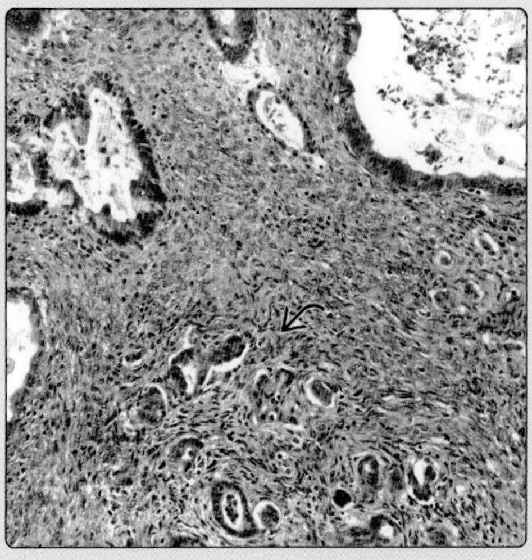

融合性(膨胀性)生长(肠型)

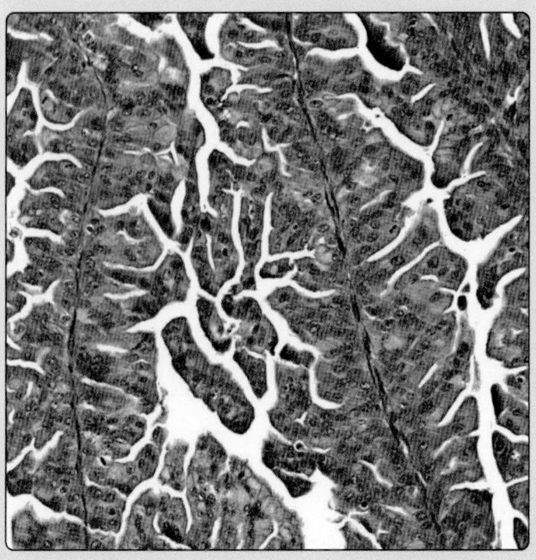

(左)毁损性浸润在肠型原发黏液性腺癌的特征是杂乱排列的腺体、巢和/或单个细胞浸润间质，伴纤维组织增生和/或炎症⇒。(右)在原发的卵巢肠型黏液性腺癌，紧密排列在一起的结构复杂的腺体呈融合性生长，少量间质浸润，是膨胀性浸润的特征。这种生长方式较毁损性浸润更为常见

术语

同义词

- 肠型黏液性腺癌
- 颈管样(米勒管)腺癌

定义

- 由囊腔和腺体组成的恶性上皮性肿瘤,衬覆胞质内含有黏液的细胞
  - 肠上皮分化或者,少见情况下,只有颈管内膜分化
  - 可能具有膨胀性浸润或毁损性浸润

病因/发病机制

肿瘤转化

- 肠型腺癌可能起源于畸胎瘤或 Brenner 瘤的黏液性上皮,或发生于先前存在的黏液交界性肿瘤
- 颈管型腺癌可能起源于子宫内膜异位症黏液化生或先前存在的颈管型交界性肿瘤

临床问题

流行病学

- 发病率
  - 占所有卵巢癌<7%
  - 占所有黏液性卵巢肿瘤<5%
    - 颈管型癌更少见
- 年龄
  - 平均:55 岁(肠型)
  - 平均:43 岁(颈管型)

部位

- 单侧(40%)
  - 颈管型罕见双侧

表现

- 无症状
- 腹痛、腹胀
- 肠或膀胱功能的改变
- CA19-9、CA125 和 CEA 可高

治疗

- 卵巢切除+分期活检(仅当有生殖需求,并且分期低的情况下)
- 双侧输卵管卵巢切除±子宫切除±分期活检
- 如果 *ERBB2*(HER-2)扩增,辅助化疗

预后

- 分期是非常重要的因素
  - 大多数分期低(80%),预后好(约 20% 复发率)
    - 如果毁损性浸润,更容易复发(25%)
  - Ⅲ期与高级别浆液性癌预后相似

大体所见

一般特征

- 典型囊实性,表面光滑
  - 可见破裂和/或粘连,特别是体积大时
- 切面柔软、鱼肉样、实性区域伴有黏性内容物
- ±坏死和出血

大小

- 平均 19cm(通常>10cm)

显微镜下所见

组织学特征

- 不同的浸润模式可同时存在
  - 毁损性浸润(罕见)
    - 随意排列的成角腺体、巢或者单个细胞
    - 水肿/黏液样,促纤维增生性间质
  - 膨胀性浸润(常见):无间质浸润≥10mm^2
    - 融合性腺体呈迷路样、乳头状或筛状
- 可见附壁结节
- 丰富的囊内±细胞内黏液,常伴有坏死碎片
- ±间质浓缩和黄素化
- 如果是肠型,伴发畸胎瘤或 Brenner 瘤
- 如果是颈管型,伴发子宫内膜异位症和急性炎症细胞浸润

细胞学特征

- 肠型
  - 顶部有不同量胞质的柱状细胞和杯状细胞
  - 不同程度的核假复层化
  - 中度(通常)到重度核非典型性,伴有圆形的泡状核和核仁
  - 显著的病理性核分裂
- 颈管型
  - 立方形到柱状细胞,顶部黏液胞质(明显)
  - 圆到多角形细胞具有嗜酸性胞质
  - 子宫内膜样、鳞状、浆液性,罕见鞋钉样、嗜酸性、透明细胞及印戒细胞
  - 中度细胞非典型性±明显的核仁
  - 核分裂多少不等

辅助实验

免疫组织化学

- 肠型
  - CK7(+)
  - 除发生于畸胎瘤者,CK20、CDX2 斑片状(+)
  - pax-8(+)(典型者弱表达,斑片状或局灶阳性)
  - ER、PR、WT1、SATB2(除畸胎瘤外)(-)
- 颈管型
  - CK7、pax-8、vimentin、ER、PR(+)
  - CK20、CDX2 通常(-)
- p16 和 HNF-1-β 不同程度(+)

遗传学检测

- 肠型:*KRAS*(>40%)、*TP53*(23%)、*RNF43*(21%)、*ERBB2*(HER-2)(18%)、微卫星不稳定性(21%)
- 颈管型:*RAS*(70%)、*PIK3CA*(37%)、*PTEN*(19%)、*ARID1A*(16%)

鉴别诊断

黏液性交界性肿瘤

- 缺乏融合性浸润或毁损性浸润或明显的腺腔内生长

转移性黏液腺癌

- 支持转移的特征
  - 卵巢外病变或者双侧卵巢受累
  - <13cm 伴有结节状生长模式(在低倍镜下)
  - 累及卵巢表面但没有破裂
  - 低级别组织结构和高级别的核异型
  - 毁损性浸润伴促纤维间质反应
  - 胶样癌或印戒细胞癌
  - 明显的血管浸润(尤其在卵巢门部)
- 如果胰胆管癌(50%),SMAD4 丢失
- 如果大肠癌(除右半结肠或高级别外),CK7(-)
- 如果颈管型癌,p16 弥漫(+)和 HPV(+)
- 如果大肠癌,SATB2(+)

子宫内膜样腺癌(vs. 肠型)

- 鳞状分化和/或子宫内膜异位症
- ER/PR、β-catenin、ARID1a(+)

Sertoli-Leydig 细胞肿瘤伴有广泛的异质性黏液成分

- 典型区域
- 黏液成分良性或非典型性
- 在腔内有致密的嗜酸性分泌物

诊断注意事项

病理诊断要点

- 鉴别膨胀性浸润与毁损性浸润是重要的,因为后者预后更差
- 为找到黏液性肿瘤中的癌灶,需要广泛取材(至少每厘米 1~2 块)
- 良性、交界性和恶性区域混合,可见于原发或转移的黏液癌;因此,注意支持转移的特征
- 免疫组织化学在鉴别原发与转移性黏液性癌中作用有限
  - CK7(+)支持卵巢来源
  - p16(弥漫强+)表明颈管来源
  - pax-8(+)表明原发的黏液性肿瘤[WT1/ER(-),p16 斑片状阳性或者(-)]
  - SATB2 支持大肠原发(除非原发肿瘤来自畸胎瘤)

部分参考文献

1. Rambau PF et al: Morphologic reproducibility, genotyping, and immunohistochemical profiling do not support a category of seromucinous carcinoma of the ovary. Am J Surg Pathol. 41(5):685-695, 2017
2. Clark ME et al: Intestinal-type adenocarcinoma arising in a mature cystic teratoma of the ovary. Int J Gynecol Pathol. 35(4):352-6, 2016
3. Huang W et al: The application value of HNF-1β transcription factor in the diagnosis of ovarian clear cell carcinoma. Int J Gynecol Pathol. 35(1):66-71, 2016
4. Lee YJ et al: Multipoint Kras oncogene mutations potentially indicate mucinous carcinoma on the entire spectrum of mucinous ovarian neoplasms. Oncotarget. 7(50):82097-82103, 2016
5. Perez Montiel D et al: The value of SATB2 in the differential diagnosis of intestinal-type mucinous tumors of the ovary: primary vs metastatic. Ann Diagn Pathol. 19(4):249-52, 2015
6. Taylor J et al: Ovarian seromucinous carcinoma: report of a series of a newly categorized and uncommon neoplasm. Am J Surg Pathol. 39(7):983-92, 2015
7. Wang Y et al: Molecular analysis of ovarian mucinous carcinoma reveals different cell of origins. Oncotarget. 6(26):22949-58, 2015
8. McCluggage WG: Immunohistochemistry in the distinction between primary and metastatic ovarian mucinous neoplasms. J Clin Pathol. 65(7):596-600, 2012
9. Kelemen LE et al: Mucinous carcinomas of the ovary and colorectum: different organ, same dilemma. Lancet Oncol. 12(11):1071-80, 2011
10. Laury AR et al: A comprehensive analysis of PAX8 expression in human epithelial tumors. Am J Surg Pathol. 35(6):816-26, 2011
11. Zaino RJ et al: Advanced stage mucinous adenocarcinoma of the ovary is both rare and highly lethal: a Gynecologic Oncology Group study. Cancer. 117(3):554-62, 2011
12. Schmeler KM et al: Prevalence of lymph node metastasis in primary mucinous carcinoma of the ovary. Obstet Gynecol. 116(2 Pt 1):269-73, 2010
13. Tabrizi AD et al: Primary ovarian mucinous carcinoma of intestinal type: significance of pattern of invasion and immunohistochemical expression profile in a series of 31 cases. Int J Gynecol Pathol. 29(2):99-107, 2010
14. McAlpine JN et al: HER2 overexpression and amplification is present in a subset of ovarian mucinous carcinomas and can be targeted with trastuzumab therapy. BMC Cancer. 9:433, 2009
15. McKenney JK et al: Ovarian mature teratomas with mucinous epithelial neoplasms: morphologic heterogeneity and association with pseudomyxoma peritonei. Am J Surg Pathol. 32(5):645-55, 2008
16. Yemelyanova AV et al: Distinction of primary and metastatic mucinous tumors involving the ovary: analysis of size and laterality data by primary site with reevaluation of an algorithm for tumor classification. Am J Surg Pathol. 32(1):128-38, 2008
17. Vang R et al: Ovarian mucinous tumors associated with mature cystic teratomas: morphologic and immunohistochemical analysis identifies a subset of potential teratomatous origin that shares features of lower gastrointestinal tract mucinous tumors more commonly encountered as secondary tumors in the ovary. Am J Surg Pathol. 31(6):854-69, 2007
18. Vang R et al: Cytokeratins 7 and 20 in primary and secondary mucinous tumors of the ovary: analysis of coordinate immunohistochemical expression profiles and staining distribution in 179 cases. Am J Surg Pathol. 30(9):1130-9, 2006
19. Chen S et al: Invasion patterns in stage I endometrioid and mucinous ovarian carcinomas: a clinicopathologic analysis emphasizing favorable outcomes in carcinomas without destructive stromal invasion and the occasional malignant course of carcinomas with limited destructive stromal invasion. Mod Pathol. 18(7):903-11, 2005
20. Dubé V et al: Mucinous ovarian tumors of mullerian-type: an analysis of 17 cases including borderline tumors and intraepithelial, microinvasive, and invasive carcinomas. Int J Gynecol Pathol. 24(2):138-46, 2005
21. Elishaev E et al: Synchronous and metachronous endocervical and ovarian neoplasms: evidence supporting interpretation of the ovarian neoplasms as metastatic endocervical adenocarcinomas simulating primary ovarian surface epithelial neoplasms. Am J Surg Pathol. 29(3):281-94, 2005
22. Ludwick C et al: Aggressive behavior of stage I ovarian mucinous tumors lacking extensive infiltrative invasion: a report of four cases and review of the literature. Int J Gynecol Pathol. 24(3):205-17, 2005
23. Lee KR et al: Ovarian mucinous and mixed epithelial carcinomas of mullerian (endocervical-like) type: a clinicopathologic analysis of four cases of an uncommon variant associated with endometriosis. Int J Gynecol Pathol. 22(1):42-51, 2003
24. Lee KR et al: The distinction between primary and metastatic mucinous carcinomas of the ovary: gross and histologic findings in 50 cases. Am J Surg Pathol. 27(3):281-92, 2003
25. Seidman JD et al: Primary and metastatic mucinous adenocarcinomas in the ovaries: incidence in routine practice with a new approach to improve intraoperative diagnosis. Am J Surg Pathol. 27(7):985-93, 2003
26. Rodríguez IM et al: Mucinous tumors of the ovary: a clinicopathologic analysis of 75 borderline tumors (of intestinal type) and carcinomas. Am J Surg Pathol. 26(2):139-52, 2002
27. Shappell HW et al: Diagnostic criteria and behavior of ovarian seromucinous (endocervical-type mucinous and mixed cell-type) tumors: atypical proliferative (borderline) tumors, intraepithelial, microinvasive, and invasive carcinomas. Am J Surg Pathol. 26(12):1529-41, 2002
28. Lee KR et al: Mucinous tumors of the ovary: a clinicopathologic study of 196 borderline tumors (of intestinal type) and carcinomas, including an evaluation of 11 cases with 'pseudomyxoma peritonei'. Am J Surg Pathol. 24(11):1447-64, 2000
29. Riopel MA et al: Evaluation of diagnostic criteria and behavior of ovarian intestinal-type mucinous tumors: atypical proliferative (borderline) tumors and intraepithelial, microinvasive, invasive, and metastatic carcinomas. Am J Surg Pathol. 23(6):617-35, 1999

迷路样(膨胀性)生长(肠型)

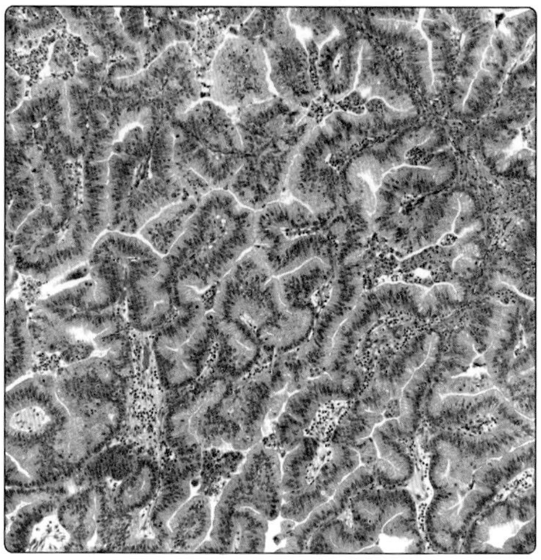

明显的囊腔内乳头状生长

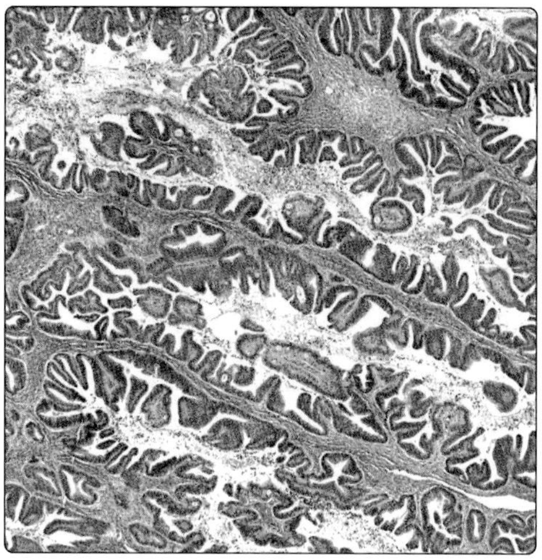

(左)在原发的卵巢肠型黏液性腺癌中,可见迷宫样或迷路样融合性生长,腺体间有少量的间质。(右)一些原发的卵巢肠型黏液性腺癌显示在囊内明显的乳头状生长,此时尽管会考虑交界性肿瘤的可能,但是当见到大量的、复杂的乳头状结构时,最好诊断为癌

融合的筛状膨胀性生长

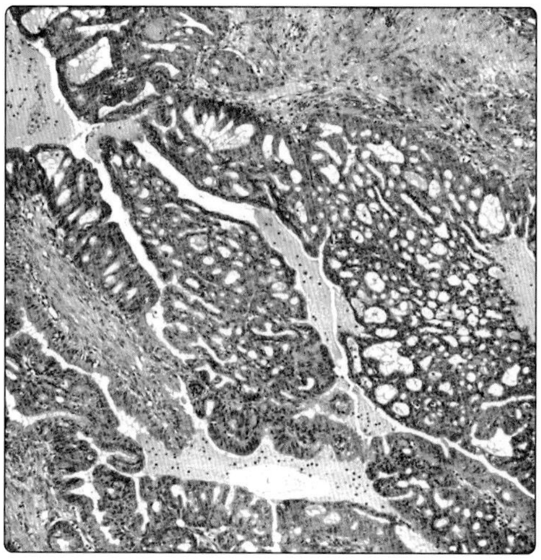

显著的绒毛样生长(肠型)

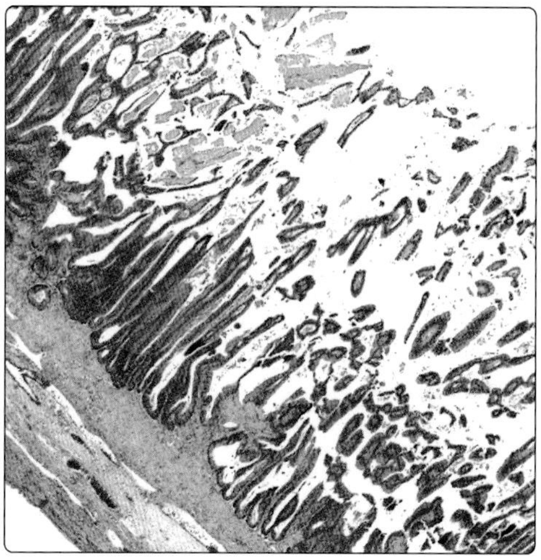

(左)在原发的卵巢肠型黏液性腺癌中,融合性筛状生长是膨胀性浸润的另一种特征性模式。(右)大量的绒毛样结构超过了交界性肿瘤的界限,可见于原发性黏液腺癌,是原发性黏液腺癌中膨胀性浸润的一种模式

假浸润

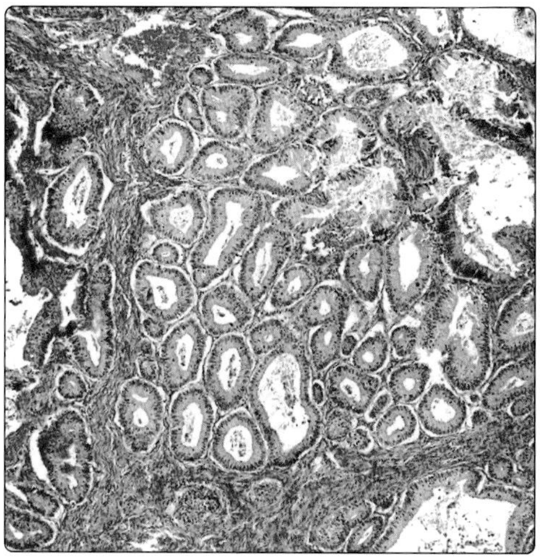

转化至交界性和/或良性区域

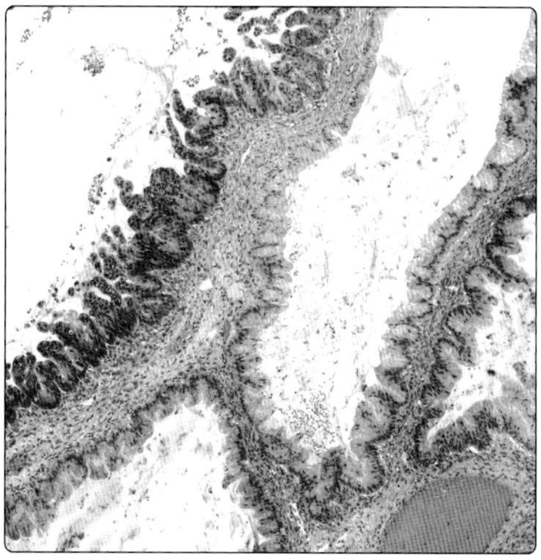

(左)在黏液性交界性肿瘤中,不要把结构简单的纤维分隔误认为间质浸润。注意腺体呈圆形,形状规则,没有促纤维组织增生。(右)肠型和颈管型黏液癌常伴发良性和/或交界性成分(肠型交界性肿瘤可能伴发上皮内癌);因此,为了检出癌,取样十分重要。建议每厘米取两块

不伴有间质反应(膨胀性)

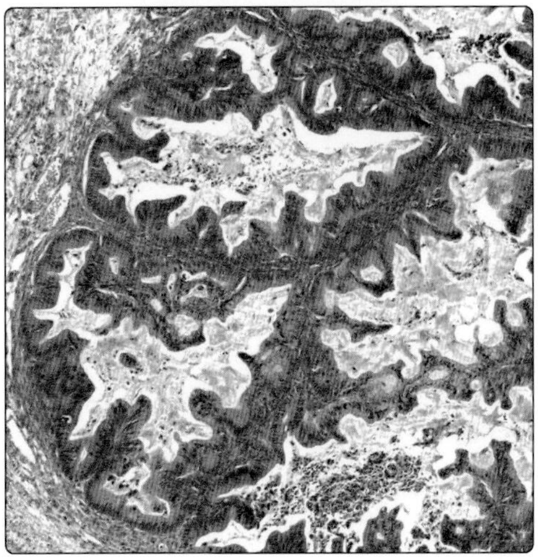

高级别细胞特征伴黏液溢出(肠型)

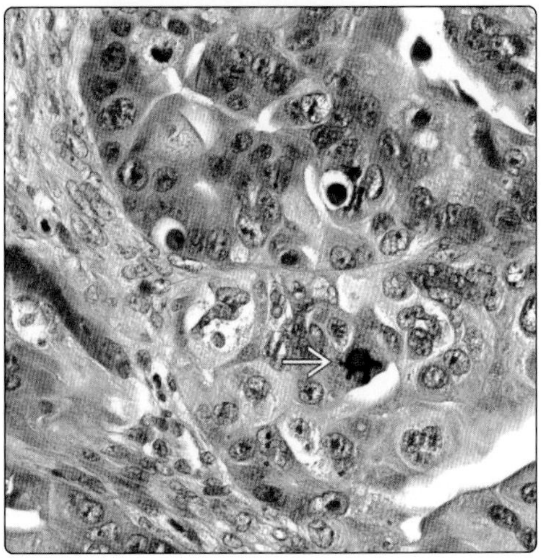

(左)在肠型黏液性腺癌,膨胀性浸润中的肿瘤性腺体有推挤性边缘,无卵巢间质反应。若缺乏浸润性间质和局灶筛状结构,应当怀疑此诊断。(右)原发的卵巢肠型黏液性腺癌的分级系统尚未建立。大多数中等分化到低分化,伴有高级别细胞特征和明显的核分裂,包括不典型核分裂➡

明显的囊性成分和胶样的结节(颈管型)

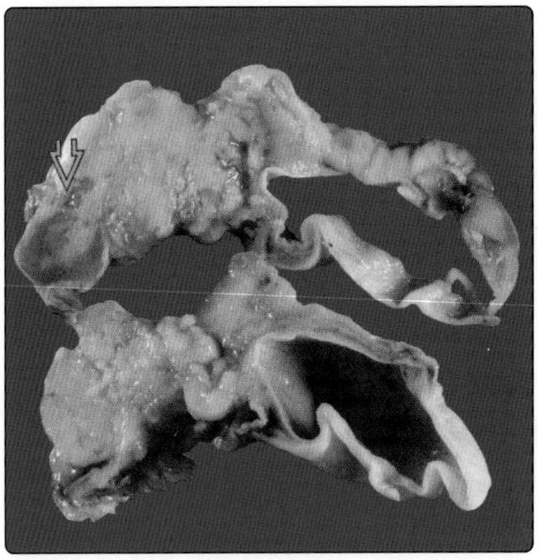

微腺样形态(颈管型)

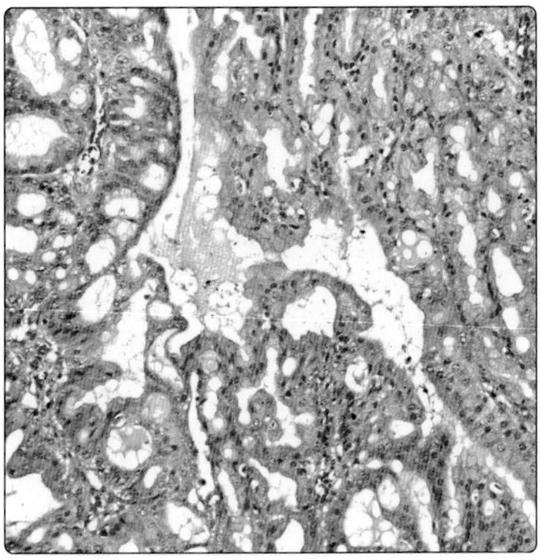

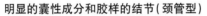

(左)颈管型黏液癌可有一个明显的囊性成分,这常常与交界性成分⊠相对应,并且与肠型黏液癌相比,切面更加均质黏液状。可能会看到子宫内膜异位囊肿。(右)卵巢颈管型黏液腺癌非常罕见,可表现为复杂的筛状生长,使人想起宫颈的微腺样腺癌

子宫内膜样形态(颈管型)

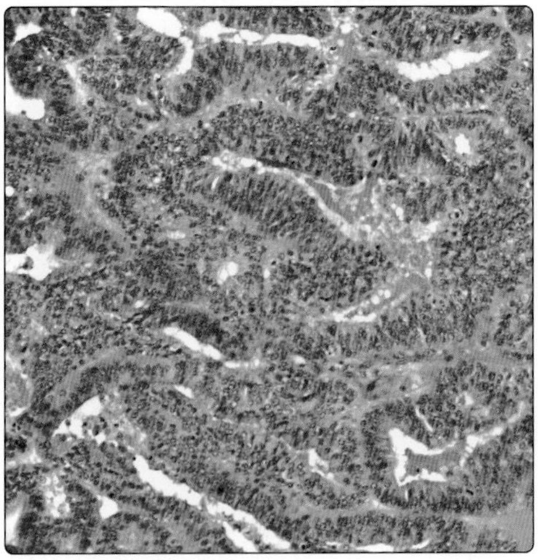

没有杯状细胞和少见核分裂(颈管型)

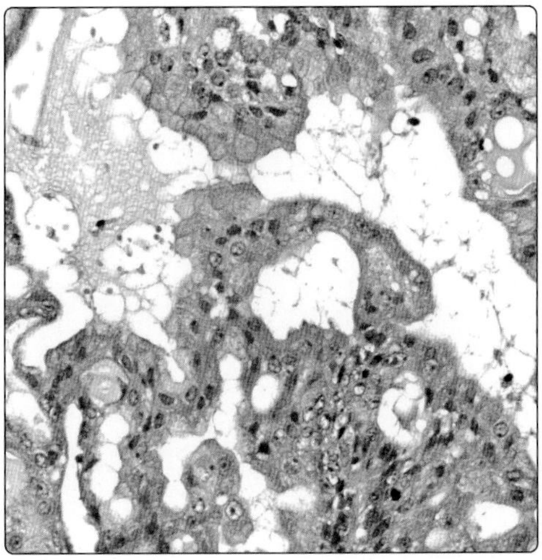

(左)一些颈管型卵巢癌可由大小形状各异的腺体组成,被覆伸长的假复层核,使人想起子宫内膜样腺癌。可能伴有鳞状上皮化生。(右)卵巢原发颈管型黏液腺癌主要由立方到柱状细胞,顶部有黏液胞质,显示轻度至中度细胞不典型性,圆形的核和明显的核仁。没有杯状细胞出现

弥漫 PR 阳性(颈管型)

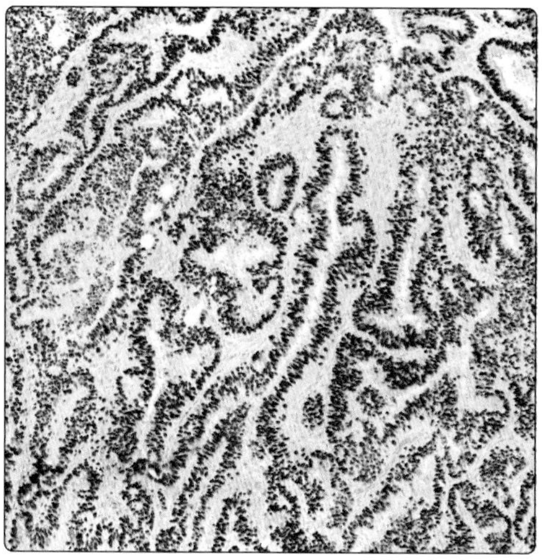

CK7 阳性(颈管型和肠型)

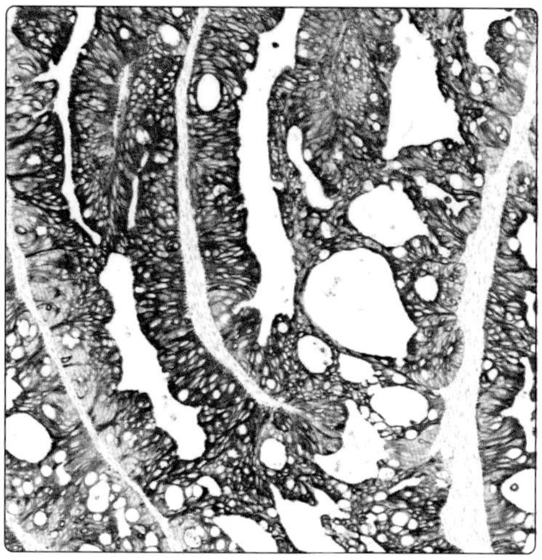

(**左**)卵巢颈管型癌通常ER、PR和pax-8阳性,是米勒管来源肿瘤的特征。这种免疫表达方式与肠型的癌相比较,后者通常ER和PR阴性,pax-8仅仅在1/2病例中呈弱阳性。(**右**)卵巢原发的颈管型和肠型黏液腺癌通常CK7弥漫强阳性,大多数大肠原发肿瘤CK7阴性(除右半结肠或高级别癌外)

CK20 斑片状阳性(肠型)

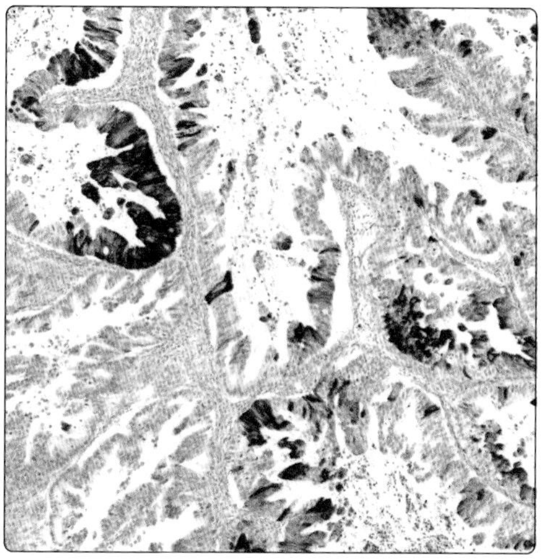

CDX-2 不等量阳性(肠型)

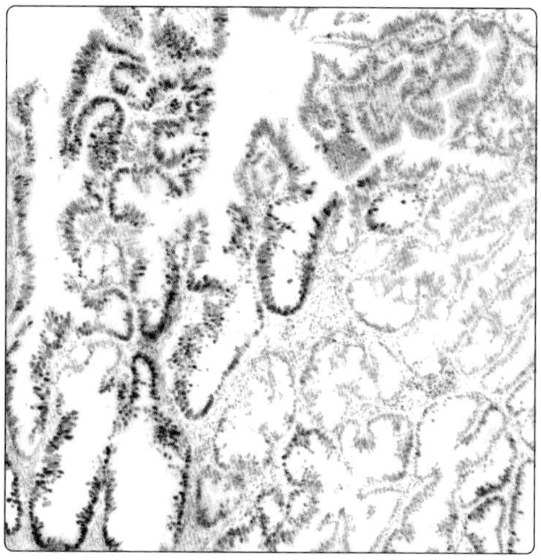

(**左**)尽管CK20在卵巢肠型黏液性腺癌常呈阳性,但常呈斑片状,若与成熟囊性畸胎瘤伴发时,靠免疫组织化学不能与原发的肠癌相鉴别。(**右**)CDX-2在卵巢原发肠型黏液性腺癌也可阳性,通常是斑片状,若是肿瘤来自成熟性囊性畸胎瘤,会像在大肠肿瘤一样弥漫阳性

pax-8 核阳性(颈管型)

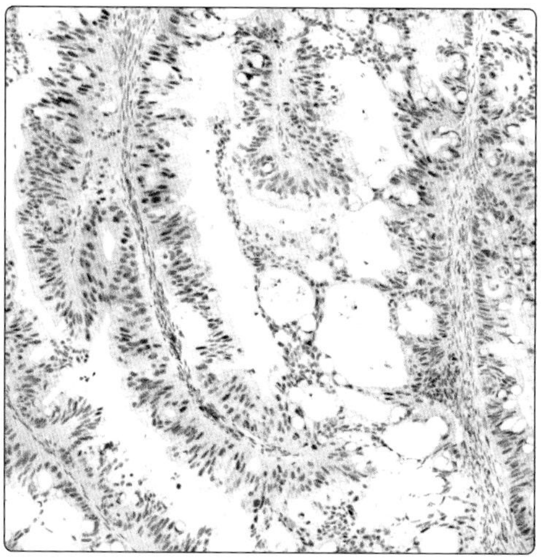

HER-2 阳性(肠型)

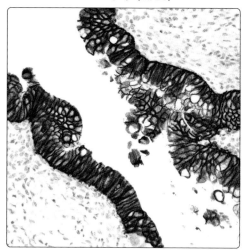

(**左**)将近50%的卵巢黏液癌表达米勒管上皮标记pax-8,帮助支持卵巢来源。pax-8染色在卵巢原发的肠型黏液肿瘤中呈弱表达和斑片状。然而,如果肿瘤是颈管型,染色常常更为广泛。(**右**)如果是肿瘤进展期或肿瘤复发,*ERBB2*(HER-2)免疫组织化学可以指导原发肠型黏液癌的辅助治疗,当强阳性(3+)是表示*ERBB2*基因扩增

第 22 节　黏液性囊性肿瘤伴附壁结节

要　点

术语

- 卵巢黏液性肿瘤（良性、交界性或恶性）伴附壁结节，结节组织学上可能是良性（肉瘤样、平滑肌瘤、横纹肌瘤）、恶性（间变性癌、肉瘤、癌肉瘤）或混合性的

大体所见

- 肉瘤样：常多发，小（0.2～6.0cm），界限清楚，质软或硬，至多有局灶坏死
- 平滑肌瘤/横纹肌瘤：质硬，黄色，边界清楚
- 血管瘤：海绵状，暗红色，边界清楚
- 间变性癌：通常单发，大(0.5～12.0cm)，边界不清，坏死广泛
- 肉瘤：大，边界清楚或伴有坏死的浸润

显微镜下所见

- 肉瘤样（三种模式）：多形性和牙龈瘤样；多形性和梭形细胞；巨细胞性组织细胞
- 间变性癌（三种模式）：横纹肌样；梭形（肉瘤样）；多形性
- 肉瘤：纤维肉瘤、横纹肌肉瘤、平滑肌肉瘤或未分化肉瘤
- 可发生混合性附壁结节
- 罕见伴发其他表面上皮肿瘤，或伴发有黏液性肿瘤的成熟性囊性畸胎瘤

辅助实验

- 肉瘤样附壁结节：CD68 和 vimentin 阳性
- 间变性癌：cytokeratin 常弥漫强阳性，但是也可局灶阳性或阴性

首要的鉴别诊断

- 癌肉瘤
- 黏液外渗引起的反应
- 卵巢肉瘤

囊壁内分离的结节

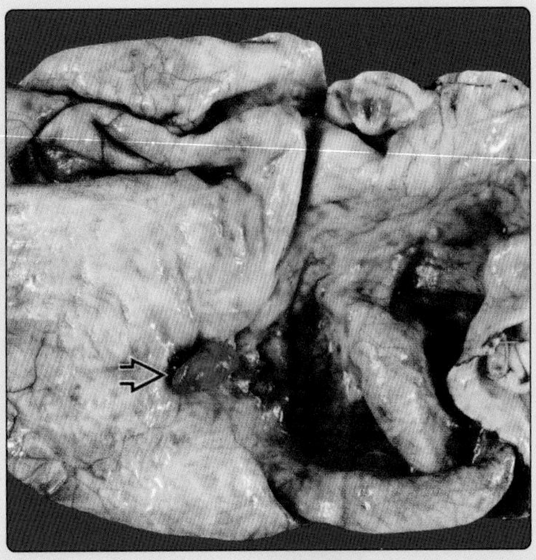

黏液性囊性肿瘤囊壁内的附壁结节

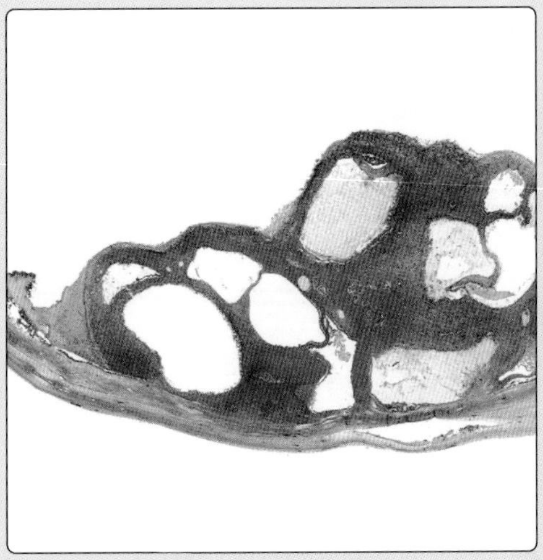

（左）黏液性囊性肿瘤的附壁结节，可单发，也可多发，可以突入囊腔内⇨，形成易辨认的病变。与肉瘤样结节相比较，间变性癌结节通常是孤立的大的鱼肉样。**（右）**在卵巢黏液囊性肿瘤，为了评价结节或增厚区域（像这里看到的一样），打开每个腔是很重要的。附壁结节的类型决定是否有必要采取更激进的手术

缺乏黏液上皮转化（间变性癌）

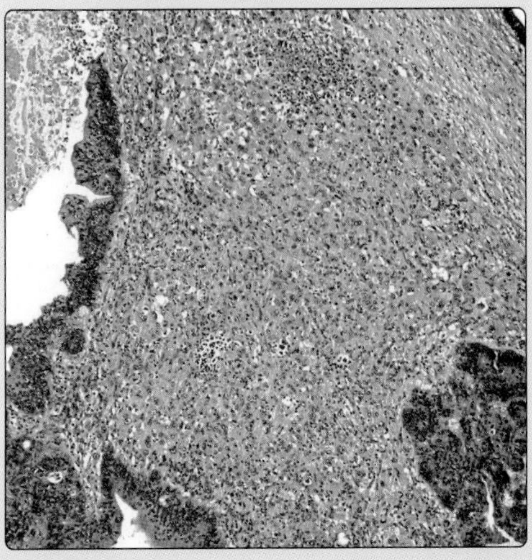

转化至形态良好的癌性腺体（间变性癌）

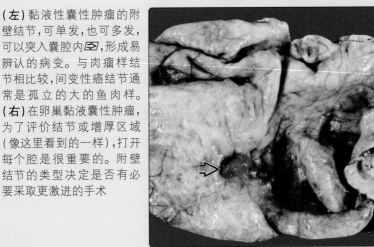

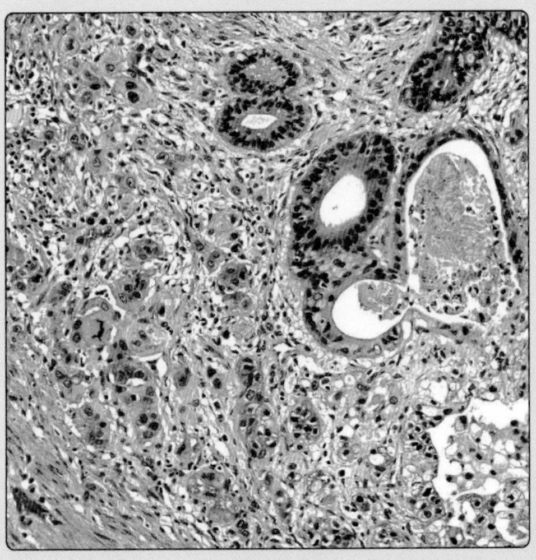

（左）间变性癌在黏液性囊性肿瘤恶性附壁结节中是最常见的。它可能没有黏液上皮的转化，常常是交界性±上皮内癌。可能会与肉瘤混淆，特别是当细胞呈梭形或多形性时。**（右）**在一些间变性癌，可能看到明显有上皮分化的区域转化为间变成分，能够帮助建立正确的诊断

术语

定义

- 卵巢黏液性肿瘤(良性、交界性或恶性)伴附壁结节,结节组织学上可能是良性或恶性
  - 良性结节
    - 肉瘤样
    - 平滑肌瘤
    - 横纹肌瘤
    - 血管瘤
  - 恶性结节
    - 间变性癌
    - 肉瘤(纤维肉瘤、未分化肉瘤和横纹肌肉瘤)
  - 混合性结节(间变性癌和肉瘤样附壁结节)

病因/发病机制

肿瘤转化

- 来自具有不同程度异型性的黏液上皮

临床问题

流行病学

- 发病率
  - 罕见
- 年龄
  - 肉瘤样:18~83 岁(平均 36 岁);中年人常见
  - 间变性癌;15~93 岁(平均 44 岁)
  - 肉瘤的:18~61 岁(主要为老年人)

表现

- 腹胀或腹痛
- 无症状

预后

- 肉瘤样:(良性结节)
  - 对预后没有影响
- 间变性癌
  - ⅠA 期预后好
  - 累及卵巢外预后差
    - 70% 死于疾病
- 肉瘤
  - 除个别病例外预后较差
- 混合性结节
  - 依赖于分期和癌性成分的范围,但是经验有限

大体所见

一般特征

- 实性或多发
- 可突入囊腔内或位于囊壁内
- 肉瘤样
  - 常多发,小(0.2~6.0cm)
  - 界限清楚
  - 质软或硬,至多有局灶坏死
- 平滑肌瘤或横纹肌瘤
  - 典型单发,大约 4cm
  - 质硬,黄色,边界清楚
- 血管瘤
  - 海绵状,暗红色,边界清
- 间变性癌
  - 常单发,体积大(0.5~12.0cm)
  - 通常边界不清,坏死广泛
- 肉瘤
  - 常单发,体积大(4~15cm)
  - 边界清楚或浸润且伴有坏死

显微镜下所见

组织学特征

- 肉瘤样
  - 伴发黏液性癌(约 50%)或交界性及良性黏液性肿瘤(约 50%)
  - 边界清晰
  - 三种形态模式
    - 多形性和牙龈瘤样:成片的大量多核巨细胞和散在的单核细胞
    - 多形性和梭形细胞:梭形细胞束伴有深染的核,明显的炎症细胞浸润(淋巴细胞、浆细胞、嗜酸性粒细胞和中性粒细胞)和散在的多核巨细胞
    - 巨细胞性组织细胞:大量单核细胞,胞质丰富,泡状核伴有轻度非典型性,核分裂较少
  - ±出血(更常见)和局灶坏死
  - 核分裂常在多形性和梭形亚型见到(可>10 个/10HPF)
- 平滑肌瘤
  - 成束的梭形细胞,没有细胞非典型性和核分裂
  - 仅与黏液性囊腺瘤伴发
- 横纹肌瘤
  - 成熟的横纹肌母细胞,伴有丰富的胞质和温和的细胞特征
- 血管瘤
  - 相互吻合的通道
  - 内皮细胞没有细胞非典型性和核分裂
- 间变性癌
  - 几乎都伴有黏液癌或交界性肿瘤
  - 通常边界不清
  - 三种形态模式
    - 横纹肌样:大量巨细胞,明亮的嗜酸性胞质,偏心的核,≥1 个核仁
    - 梭形(肉瘤样):丰富的非典型梭形细胞呈鱼骨样排列,与癌混合一起
    - 多形性:横纹肌样和肉瘤样模式混合,或者相邻,或者紧密混合,±炎症细胞浸润、出血和/或巨细胞(牙龈瘤型)
  - ±坏死和淋巴血管浸润
  - 明显的核分裂(>5 个/10HPF)
- 肉瘤
  - 纤维肉瘤、横纹肌肉瘤、平滑肌肉瘤和未分化肉瘤
  - 边界不清或浸润性边缘
  - 可见淋巴血管浸润

肉瘤样和间变性癌附壁结节比较		
特征	肉瘤样	间变性癌
结节数量	1 到若干个	常 1 个
大小	小(0.6~6.0cm)	大(1~10cm)
界限	好	差
出血	常见	偶见
坏死	不经常,局灶	经常,广泛
细胞类型	异质的	均一的
炎症	+++	-/+
牙龈瘤细胞	常见,丰富	不常见,少量
横纹肌样细胞	偶见	常见
CK(+)	(-)或弱(+)	(+)

Provenza C et al:Anaplastic carcinoma in mucinous ovarian tumors:a clinicopathologic study of 34 cases emphasizing the crucial impact of stage on prognosis,their histologic spectrum,and overlap with sarcoma-like mural nodules. AM J SURG PATHOL. 32(3):383-9,2008.

- 不同类型的附壁结节可在同一卵巢黏液性肿瘤发生
- 间变性癌与肉瘤样混合的附壁结节可发生
- 罕见伴发浆液性肿瘤(良性和恶性结节)或成熟囊性畸胎瘤伴发黏液性肿瘤

辅助实验

免疫组织化学

- 肉瘤样附壁结节
  - CD68 和 vimentin 阳性(主要为大单核和多核巨细胞)
  - cytokeratin 可局灶阳性
- 平滑肌瘤/横纹肌瘤
  - 平滑肌和骨骼肌标志物阳性
- 间变性癌
  - cytokeratin 常弥漫强阳性
    - 可为局灶阳性[特别是梭形(肉瘤样)模式]

分子研究

- 在黏液性和间变性成分中有相同的 *KRAS* 突变

鉴别诊断

癌肉瘤

- 癌和肉瘤混合双向性
- 异样成分常常出现
- 通常没有黏液上皮作为癌的成分

黏液溢出后反应

- 没有分离的结节
- 缺乏细胞数量和不典型性
- 伴有巨细胞和异物巨细胞反应

卵巢肉瘤

- 不伴有上皮成分

诊断注意事项

病理诊断要点

- 在任何黏液性肿瘤,肉眼评估及对结节充分取材是非常重要的
- 附壁结节可能有混杂的表现,确定良恶性有时几乎不可能
- cytokeratin 阴性不能排除间变性癌的可能
- 尽管附壁结节通常伴发黏液性肿瘤,罕见伴发表面上皮癌
- 尽管黏液溢出可致考虑为恶性,但病灶为圆形,间质数量远远超过上皮数量,上皮细胞胞质有不同程度的退化固缩

部分参考文献

1. McFarland M et al: Osteosarcoma as malignant mural nodule in ovarian mucinous neoplasms of intestinal type: report of 2 cases. Int J Gynecol Pathol. 34(4):369-73, 2015
2. Desouki MM et al: Immunophenotype and K-RAS mutation in mucinous ovarian adenocarcinoma with mural nodule of high-grade sarcoma: case report. Int J Gynecol Pathol. 33(2):186-90, 2014
3. Provenza C et al: Anaplastic carcinoma in mucinous ovarian tumors: a clinicopathologic study of 34 cases emphasizing the crucial impact of stage on prognosis, their histologic spectrum, and overlap with sarcomalike mural nodules. Am J Surg Pathol. 32(3):383-9, 2008
4. Bagué S et al: Sarcoma-like mural nodules in mucinous cystic tumors of the ovary revisited: a clinicopathologic analysis of 10 additional cases. Am J Surg Pathol. 26(11):1467-76, 2002
5. Hameed A et al: Ovarian mucinous cystadenoma associated with mural leiomyomatous nodule and massive ovarian edema. Gynecol Oncol. 67(2):226-9, 1997
6. Baergen RN et al: Mural nodules in common epithelial tumors of the ovary. Int J Gynecol Pathol. 13(1):62-72, 1994
7. Suurmeijer AJ: Carcinosarcoma-like mural nodule in an ovarian mucinous tumour. Histopathology. 18(3):268-71, 1991
8. Lifschitz-Mercer B et al: Ovarian mucinous cystadenoma with leiomyomatous mural nodule. Int J Gynecol Pathol. 9(1):80-5, 1990
9. Bruijn JA et al: Immunohistology of a sarcomatous mural nodule in an ovarian mucinous cystadenocarcinoma. Int J Gynecol Pathol. 6(3):287-93, 1987
10. Prat J et al: Ovarian mucinous tumors with sarcoma-like mural nodules: a report of seven cases. Cancer. 44(4):1332-44, 1979
11. Prat J et al: Sarcomas in ovarian mucinous tumors: a report of two cases. Cancer. 44(4):1327-31, 1979

单独的横纹肌样细胞呈斑块样生长

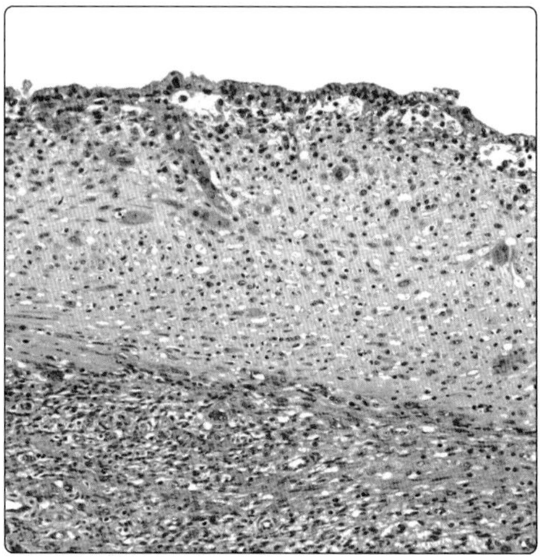

keratin 阳性(间变性癌)

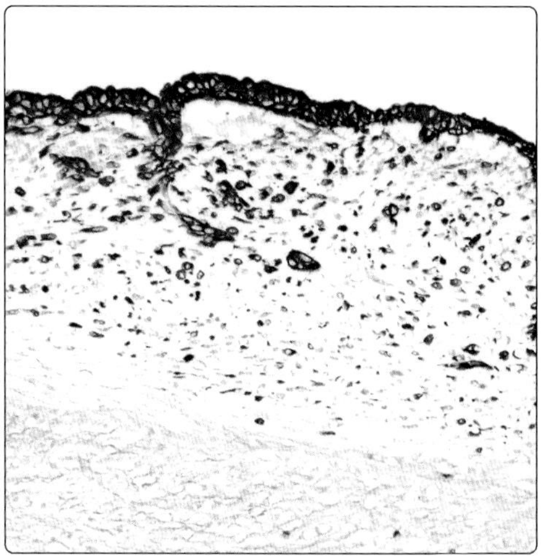

(左)间变性癌可与继发于溃疡和黏液上皮破裂的反应进程并存,因为它可能伴发明显的黏液样改变和轻微的炎症。细胞可有横纹肌样形态。(右)AE1/AE3能突出间变性癌细胞,这些细胞呈强而弥漫的阳性,也可表现为囊性黏液性肿瘤被覆上皮的转变。阴性染色不排除间变性癌的诊断

常伴发出血(肉瘤样附壁结节)

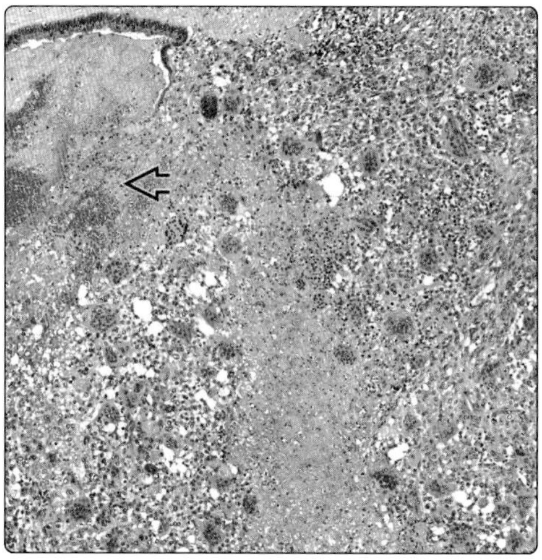

多核的牙龈瘤样细胞与单核细胞混合(肉瘤样附壁结节)

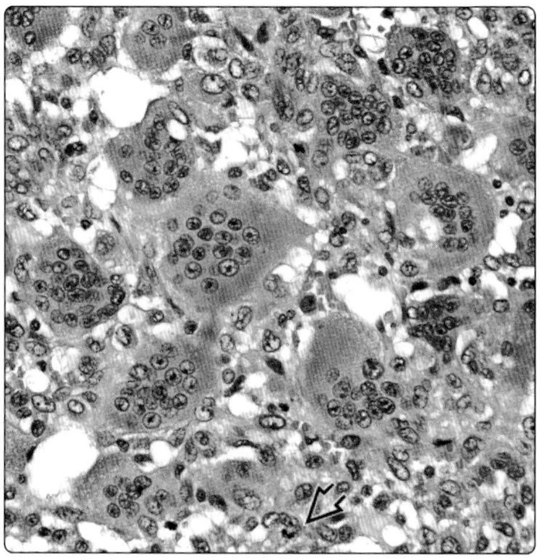

(左)黏液性囊性肿瘤中的肉瘤样结节常伴发明显的出血⇨。(右)黏液性囊性肿瘤肉瘤样附壁结节的多核和单核细胞具有嗜酸性胞质和均一的卵圆到圆形核(有时轮廓不规则),核仁明显。可见核分裂⇨

CD68 阳性(肉瘤样附壁结节)

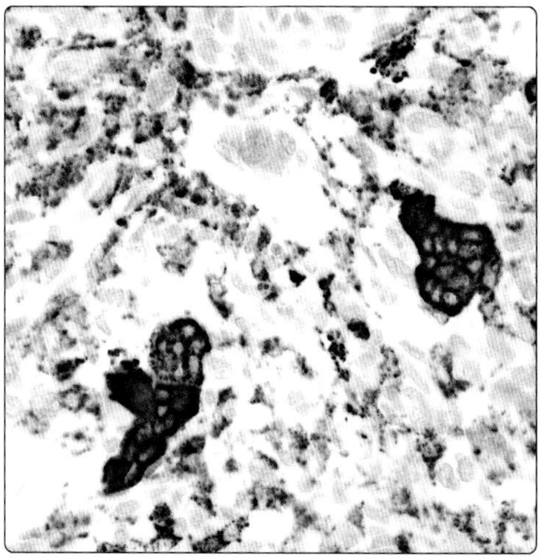

不同类型的附壁结节

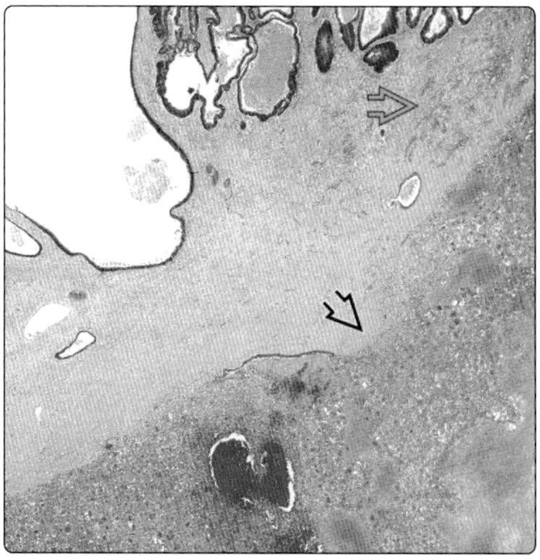

(左)CD68 染色突出显示单核和多核细胞在黏液性囊性肿瘤肉瘤样附壁结节中。(右)有些黏液性肿瘤不只一个附壁结节,这些结节可相邻甚至混合在一起。在这一例中,由条索状或单个细胞⇨组成小部分间变性癌与一个较大的肉瘤样结节并列。肉瘤样结节⇨伴发坏死和出血

第 23 节 交界性透明细胞腺纤维瘤

要 点

术语

- 具有细胞学异型性的细胞组成的上皮性肿瘤，这些细胞具有清晰的嗜酸性胞质，排列成形态良好的腺体和/或囊分布在纤维瘤样间质中，无囊内生长或间质浸润

临床问题

- 卵巢交界性肿瘤的约 1%
- 比透明细胞癌少见，但是比透明细胞腺纤维瘤常见
- 平均年龄：60 多岁
- 通常单侧

大体所见

- 坚硬到海绵状切面，伴有小囊，含有透明、水样的液体

显微镜下所见

- 囊腔/腺腔大小不一，被覆 1~2 层细胞
- ±囊间的小巢
- 没有囊内筛状、乳头状或实性生长
- 扁平、立方、鞋钉样细胞伴有透明至嗜酸性胞质，核轮廓轻度不规则，染色质凝集，核仁小
- 纤维瘤样间质（明显）
- ±子宫内膜异位症

辅助实验

- CK7、pax-8、HNF-1-β、Napsin-A 阳性
- ARID1a 丢失
- MSH2 和 MSH6 丢失（如果与林奇综合征相关）
- glypican-3 可阳性
- 除罕见情况外，ER、PR、WT1、p53 均阴性

首要的鉴别诊断

- 良性透明细胞腺纤维瘤
- 透明细胞癌
- 卵巢透明细胞甲状腺肿
- 卵黄囊瘤，多囊卵黄

（左）交界性透明细胞腺纤维瘤通常有实性，棕褐色、白色及黄色切面，伴有不同数量的小囊腔（海绵状外观），表面光滑。**（右）**在交界性透明细胞腺纤维瘤，不同大小的囊腔镶嵌于纤维瘤样间质中，被覆扁平到立方细胞，胞质透明或嗜酸性，核异型性不等，其中某些核深染

实性到海绵状的切面

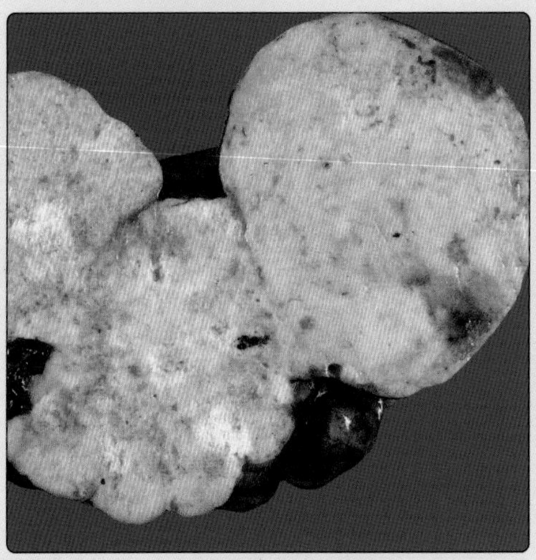

不同大小的囊在纤维瘤样背景中

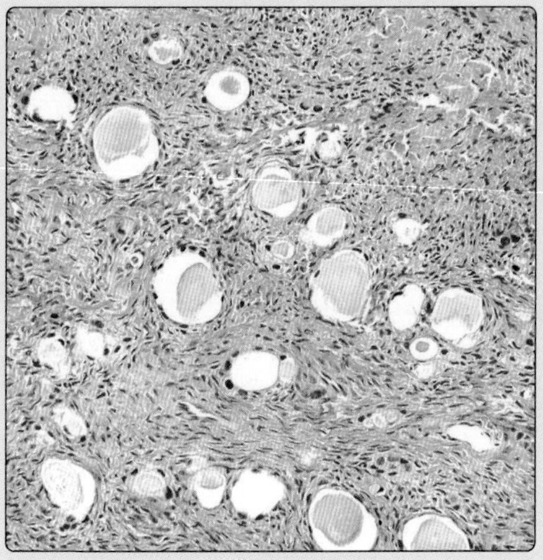

（左）在交界性透明细胞腺纤维瘤囊腔间可见小的透明细胞巢⇒，巢较小且不伴有间质反应，因此不应当被误解为间质浸润。**（右）**在交界性透明细胞腺纤维瘤，当囊腔内出现富于细胞的生长，如筛状、乳头状或实性区域⇒，应诊断为透明细胞癌

小的实性巢

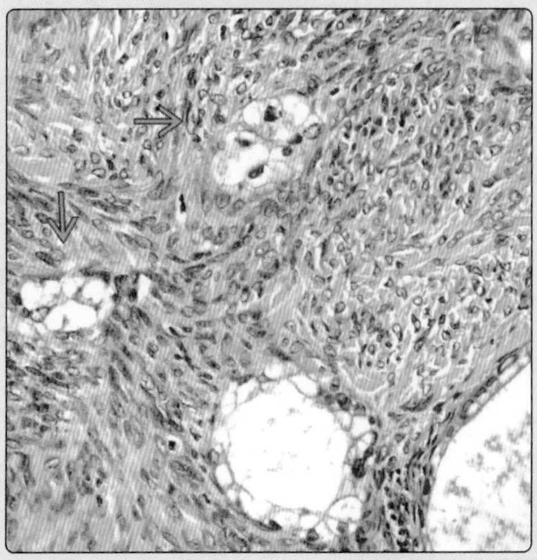

囊内富于细胞的生长提示为癌

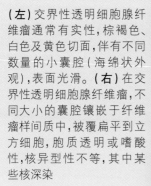

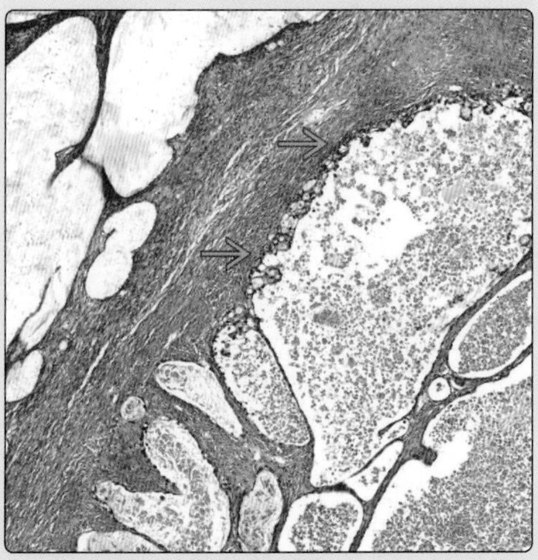

术语

同义词

- 不典型增生的透明细胞肿瘤

定义

- 具有细胞学异型性的细胞组成的上皮性肿瘤，这些细胞具有清晰的嗜酸性胞质，排列成形态良好的腺体和/或囊分布在纤维瘤样间质中，无囊内生长或间质浸润

病因/发病机制

伴发症

- 伴发子宫内膜异位症（同侧卵巢/骨盆 10% ~20%）
- 林奇综合征

遗传学

- ±*ARID1A* 突变

临床问题

流行病学

- 发病率
  - 罕见
    - 交界性肿瘤的约 1%
    - 比透明细胞癌少见，但是比透明细胞腺纤维瘤常见
- 年龄
  - 平均 60 多岁

位置

- 通常单侧

表现

- 盆腔疼痛，腹围增加，无症状包块，子宫内膜异位症相关的症状

治疗

- 子宫全切和双侧卵巢输卵管切除

预后

- 良好

大体所见

一般特征

- 光滑，切面分叶状
- 质硬到海绵状切面，伴有小囊，含有透明、水样液体

大小

- 2~23cm（平均 6cm）

显微镜下所见

组织学特征

- 上皮成分
  - 囊腔/腺腔大小不一，被覆 1~2 层细胞
  - ±囊内突出物
  - ±囊与囊之间的小巢
  - ±囊腔内浓缩的嗜酸性物质
  - 没有囊内筛状、乳头状或实性生长
- 间质成分
  - 纤维瘤样（主要）
  - 罕见透明带和钙化
- ±子宫内膜异位症

细胞学特征

- 扁平、立方、鞋钉样细胞伴有透明至嗜酸性胞质，核轮廓轻度不规则，染色质凝集，核仁小
- 罕见核分裂

辅助实验

免疫组织化学

- CK7、pax-8、HNF-1-β、Napsin-A 阳性
- ARID1a 丢失
- MSH2 和 MSH6 丢失（如果是林奇综合征相关）
- glypican-3 可阳性
- 除罕见情况外，ER、PR、WT1、p53 均阴性

鉴别诊断

良性透明细胞腺纤维瘤

- 没有细胞异型性

透明细胞癌

- 子宫内膜异位囊肿内的附壁结节±出血和坏死
- 融合的管囊状、乳头状和/或实性生长

卵巢透明细胞甲状腺肿

- 透明细胞但不伴有鞋钉样细胞，伴有平坦的核
- 常看到卵巢甲状腺肿的典型区域
- TTF-1 阳性，HNF-1-β 阴性
- 可伴有囊性成熟性畸胎瘤

卵黄囊瘤，多囊卵黄

- 年轻患者
- 通常出现其他生长方式的卵黄囊肿瘤
- 疏松，细胞稀少的间质和原始的核
- 甲胎蛋白、glypican-3、SALL4 阳性

诊断注意事项

病理诊断要点

- 充分的取材对于排除浸润很重要
- 腺腔内筛状或乳头状生长排除交界性透明细胞腺纤维瘤
- 可伴有林奇综合征

部分参考文献

1. Yamashita Y et al: Napsin A is a specific marker for ovarian clear cell adenocarcinoma. Mod Pathol. 28(1):111-7, 2015
2. Zhao C et al: Pathogenesis of ovarian clear cell adenofibroma, atypical proliferative (borderline) tumor, and carcinoma: clinicopathologic features of tumors with endometriosis or adenofibromatous components support two related pathways of tumor development. J Cancer. 2:94-106, 2011
3. Maeda D et al: Glypican-3 expression in clear cell adenocarcinoma of the ovary. Mod Pathol. 22(6):824-32, 2009
4. Bell DA et al: Benign and borderline clear cell adenofibromas of the ovary. Cancer. 56(12):2922-31, 1985
5. Roth LM et al: Ovarian clear cell adenofibromatous tumors. Benign, of low malignant potential, and associated with invasive clear cell carcinoma. Cancer. 53(5):1156-63, 1984

第 24 节 透明细胞癌

要点

术语

- 恶性上皮性肿瘤，显示不同比例管囊状、乳头状和实性混合性生长，由透明细胞、嗜酸性细胞、扁平细胞、立方细胞或鞋钉样细胞组成

病因/发病机制

- 伴发子宫内膜异位症和/或林奇综合征

大体所见

- 单房或多房囊性（子宫内膜异位症），囊内有突出的结节>实性
- 可能来自交界恶性腺纤维瘤

显微镜下所见

- 管囊状、乳头状和实性生长常混合存在
- 圆形的小乳头伴透明变性、水肿或“空的”纤维血管轴心；没有分级分支或细胞簇
- 不规则大乳头（形似浆液性肿瘤），伴有分离的细胞簇（不常见）
- 腺体、巢、聚集灶、小梁（不常见）
- 扁平、立方、多角形或鞋钉样细胞
- 透明或嗜酸性胞质
- 可见靶样小体和透明小体，缺乏胞质内黏液

辅助实验

- CK7、EMA、pax-8、HNF-1-β、Napsin-A 常弥漫强阳性
- ER 阳性不等，WT1 阴性；OCT-4 可局灶阳性
- 大多数病例 p53 野生型表达

首要的鉴别诊断

- 高级别浆液性癌伴透明细胞变
- 浆液性交界性肿瘤或低级别癌
- 子宫内膜样腺癌伴透明细胞变
- 卵黄囊瘤（内胚窦瘤）

子宫内膜异位囊腔内的透明细胞癌结节

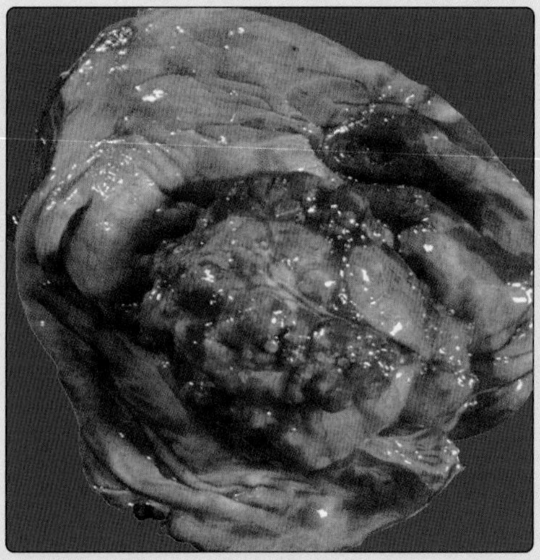

交界性透明细胞腺纤维瘤

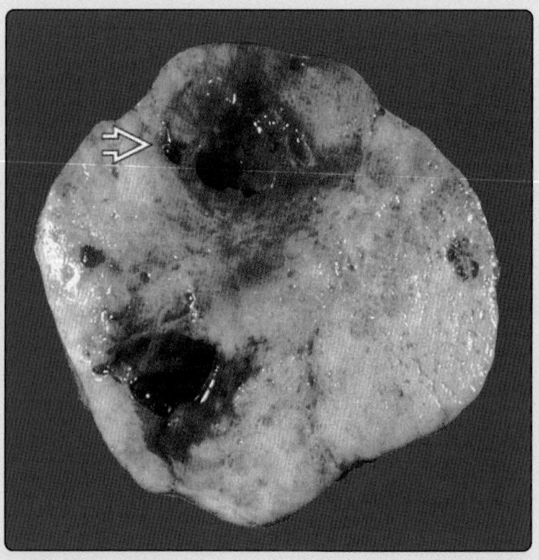

（左）卵巢的透明细胞癌常见于子宫内膜异位囊肿壁突出的一个或多个结节，常伴发坏死和出血。**（右）**一些卵巢透明细胞癌是在交界性透明细胞腺纤维瘤的背景下发生的，表现为实性，切面白色至黄色，并伴有多个小囊肿（海绵状外观）。出血区域伴软化➡，应当考虑透明细胞癌

乳头状结构

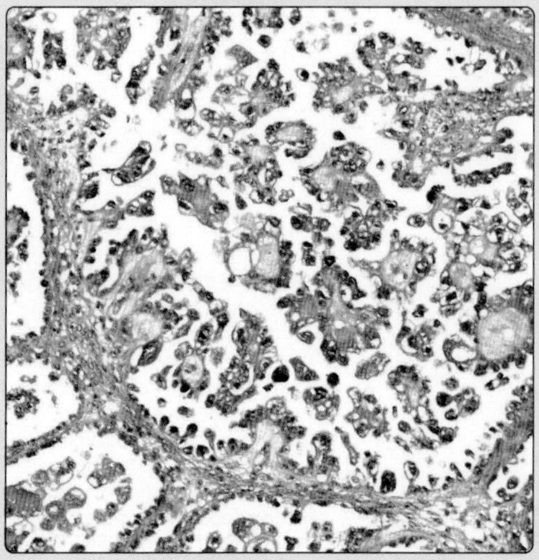

特征性纤维血管轴心透明变

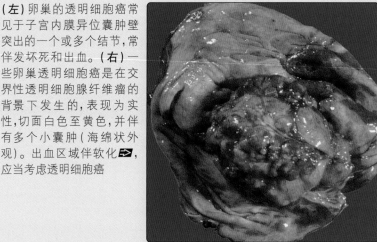

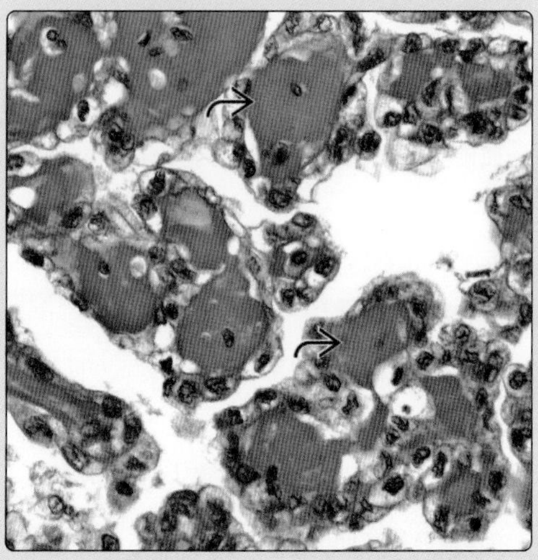

（左）乳头状结构是透明细胞癌最常见和最有特征性的结构模式，常常混有其他成分。**（右）**乳头通常一致，小而圆，常有透明的纤维血管轴心↗，这是透明细胞癌的重要诊断特征，在浆液性交界性肿瘤或浆液性癌中并不常见。被覆上皮一般为单层

术语

定义

- 恶性上皮性肿瘤，显示不同比例管囊状、乳头状和实性混合性生长，由透明细胞、嗜酸性细胞、扁平细胞、立方细胞或鞋钉样细胞组成

病因/发病机制

肿瘤转化

- 子宫内膜异位症（典型或不典型）出现在不到 70% 的病例（在癌中与子宫内膜异位症相关性最高）

综合征

- 林奇综合征（DNA 错配修复酶突变）不常见
  - 10% 的林奇综合征患者会发展为子宫内膜异位症相关的癌（透明细胞，透明细胞+子宫内膜样<<子宫内膜样）

临床问题

流行病学

- 发病率
  - 所有上皮癌的 5%～25%
    - 在日本和中国台湾相对更常见
- 年龄
  - 围绝经期和绝经后（平均 55 岁）

表现

- 腹胀和/或腹痛
- 无症状
- 子宫内膜异位症相关的症状和体征
- 副肿瘤综合征
  - 高钙血症
  - 血栓栓塞
  - 亚急性小脑变性
  - 双侧弥漫葡萄膜黑色素细胞增生

治疗

- 子宫切除，双侧卵巢输卵管切除，网膜切除和分期活检
- ±辅助放化疗

预后

- 分期是最重要的预后因素
  - Ⅰ期（50%～70%）：通常预后好
    - 破裂或灌洗液阳性（ⅠC 期），预后较差
  - 进展期预后差
    - 除某些缺乏错配修复蛋白肿瘤

大体所见

一般特征

- 单侧>双侧（<4%）
- 在子宫内膜异位囊肿内的外生性结节>实性
  - 如果囊性，内容物为浆液性或黏液性
  - 如果实性，可来自交界恶性腺纤维瘤
    - 实性切面有多个小囊（海绵状）
- 切面白色到黄色及棕色
- 常见坏死和/或出血

大小

- 范围广（平均 13cm）

显微镜下所见

组织学特征

- 管囊状、乳头状、实性生长常混合在一起，但以一种模式为主
  - 管囊状和乳头状混合最常见
  - 管囊状
    - 大小不一，僵直的管状结构，有时有突起
    - 在腔内常见黏液/胶样物
  - 乳头状
    - 没有分级分支
    - 圆且小的纤维血管轴心，玻璃样变、水肿或空隙状（开放的肿瘤环），被覆 1～2 层细胞
    - 不规则大乳头（形似浆液交界性肿瘤或癌）少见伴分离的细胞簇
    - 微乳头
  - 实性
    - 细胞呈片排列，被少量纤维血管或玻璃样变间质分离
- 不常见的模式：腺样，非特殊类型；巢状；管状；网样（细胞少的间质）
- 纤维瘤样/成纤维细胞瘤样，水肿，和/或黏液样间质
- 明显的淋巴浆细胞浸润（约 50%）
- ±砂粒体（不明显）
- 伴发子宫内膜样腺癌或透明细胞腺纤维瘤（通常在纤维瘤样间质中广泛分散着腺体和囊腔）
- ±转化自子宫内膜异位症

细胞学特征

- 扁平、立方、多角、鞋钉样细胞混合
  - 鞋钉细胞在顶部有深染的核，突入腺腔，通常排列成乳头、小管和囊
  - 透明或嗜酸性颗粒的胞质（嗜酸性细胞，罕见占优势；更常见于巢状、实性或小梁状生长）
  - 含有黏液的印戒细胞或多核细胞（罕见）
- ± 靶样小体和透明小体
- 缺乏胞质内黏液
- 中度至重度但较为一致的核非典型性，核仁明显
  - ±看起来温和的细胞（特别是在囊内的衬覆上皮）
- 核分裂相对少（<6 个/10HPF）

辅助实验

组织化学

- 腔内黏液，但不是在肿瘤细胞内

- 在透明细胞内有丰富的 PAS 阳性物质(糖蛋白)

免疫组织化学

- CK7、EMA、pax-8、HNF-1-β、Napsin-A 通常弥漫强阳性
- ER、PR 不等量阳性,WT1 阴性
- OCT4 可局灶阳性
- AFP 和 glypican-3 可阳性,SALL4 阴性
- p53 野生型表达
- BAF250a(ARID1A)常常表达缺失
- 部分病例伴 MMR 缺失
- SMARCA4 缺失

分子研究

- *ARID1A*(约 50%)>*PIK3CA*(40%)>*PTEN*(<10%)突变

鉴别诊断

高级别浆液性癌伴透明细胞变

- 表现为进展期病变
- 伴有浆液性输卵管上皮内癌
- 典型的高级别浆液性癌区域
- 细胞呈簇状,明显复层化
- 核分裂指数非常高
- WT1、p53、ER 阳性;HNF-1-β 和 Napsin-A 阴性

浆液性交界性肿瘤或低级别癌

- 分级分支乳头
- 细胞复层化和细胞出芽
- WT1 和 ER 阳性;HNF-1-β 和 Napsin-A 阴性

子宫内膜样腺癌伴透明细胞变

- 经典的子宫内膜样腺癌
- 低级别核非典型
- ER 和 PR 阳性,Napsin-A 常阴性

卵黄囊瘤(内胚窦瘤)

- 年轻(通常 10~30 岁)
- 血清甲胎蛋白升高
- 网状结构伴疏松黏液间质
- 原始细胞;可见 Schiller-Duval 小体
- SALL4 阳性;CK7 和 EMA 通常阴性

转移性肾细胞癌

- 既往史或同时有肾包块
- 双侧卵巢累及,多结节生长,淋巴血管浸润,窦状血管

无性细胞瘤

- 原始细胞巢由纤维分隔,含有淋巴细胞
- SALL4 和 OCT-4(弥漫)阳性

透明细胞交界性腺纤维瘤

- 缺乏间质浸润或复杂的组织结构

诊断注意事项

病理诊断要点

- 透明细胞癌的诊断依赖于发现典型的结构模式(管囊状、乳头状和实性),而不依赖于透明细胞和鞋钉样细胞,这些在其他类型癌也可见到
- 如果乳头不是小而圆,肿瘤可误诊为交界性或低级别浆液性癌
- 间质浸润在卵巢透明细胞肿瘤可辨认出,有背靠背腺体、乳头状或实性成分,或有不规则的巢及单个肿瘤细胞浸润间质

部分参考文献

1. Stewart CJ et al: Long-term survival of patients with mismatch repair protein-deficient, high-stage ovarian clear cell carcinoma. Histopathology. 70(2):309-313, 2017
2. Bennett JA et al: Mismatch repair protein expression in clear cell carcinoma of the ovary: incidence and morphologic associations in 109 cases. Am J Surg Pathol. 40(5):656-63, 2016
3. Conlon N et al: Loss of SMARCA4 expression Is both sensitive and specific for the diagnosis of small cell carcinoma of ovary, hypercalcemic type. Am J Surg Pathol. 40(3):395-403, 2016
4. Bennett JA et al: Clear cell carcinoma of the ovary: evaluation of prognostic parameters based on a clinicopathological analysis of 100 cases. Histopathology. 66(6):808-15, 2015
5. Chui MH et al: The histomorphology of Lynch syndrome-associated ovarian carcinomas: toward a subtype-specific screening strategy. Am J Surg Pathol. 38(9):1173-81, 2014
6. Vierkoetter KR et al: Lynch syndrome in patients with clear cell and endometrioid cancers of the ovary. Gynecol Oncol. 135(1):81-4, 2014
7. Cuff J et al: Endometriosis does not confer improved prognosis in ovarian carcinoma of uniform cell type. Am J Surg Pathol. 36(5):688-95, 2012
8. Lu FI et al: Prevalence of loss of expression of DNA mismatch repair proteins in primary epithelial ovarian tumors. Int J Gynecol Pathol. 31(6):524-31, 2012
9. Anglesio MS et al: Clear cell carcinoma of the ovary: a report from the first Ovarian Clear Cell Symposium, June 24th, 2010. Gynecol Oncol. 121(2):407-15, 2011
10. DeLair D et al: Morphologic spectrum of immunohistochemically characterized clear cell carcinoma of the ovary: a study of 155 cases. Am J Surg Pathol. 35(1):36-44, 2011
11. Wiegand KC et al: ARID1A mutations in endometriosis-associated ovarian carcinomas. N Engl J Med. 363(16):1532-43, 2010
12. Köbel M et al: A limited panel of immunomarkers can reliably distinguish between clear cell and high-grade serous carcinoma of the ovary. Am J Surg Pathol. 33(1):14-21, 2009
13. Kuo KT et al: Frequent activating mutations of PIK3CA in ovarian clear cell carcinoma. Am J Pathol. 174(5):1597-601, 2009
14. Veras E et al: Cystic and adenofibromatous clear cell carcinomas of the ovary: distinctive tumors that differ in their pathogenesis and behavior: a clinicopathologic analysis of 122 cases. Am J Surg Pathol. 33(6):844-53, 2009
15. Chan JK et al: Do clear cell ovarian carcinomas have poorer prognosis compared to other epithelial cell types? A study of 1411 clear cell ovarian cancers. Gynecol Oncol. 109(3):370-6, 2008
16. Esheba GE et al: Oncofetal protein glypican-3 distinguishes yolk sac tumor from clear cell carcinoma of the ovary. Am J Surg Pathol. 32(4):600-7, 2008
17. Han G et al: Mixed ovarian epithelial carcinomas with clear cell and serous components are variants of high-grade serous carcinoma: an interobserver correlative and immunohistochemical study of 32 cases. Am J Surg Pathol. 32(7):955-64, 2008
18. Orezzoli JP et al: Prognostic implication of endometriosis in clear cell carcinoma of the ovary. Gynecol Oncol. 110(3):336-44, 2008
19. Sangoi AR et al: Ovarian clear cell carcinoma with papillary features: a potential mimic of serous tumor of low malignant potential. Am J Surg Pathol. 32(2):269-74, 2008
20. Sato N et al: Loss of heterozygosity on 10q23.3 and mutation of the tumor suppressor gene PTEN in benign endometrial cyst of the ovary: possible sequence progression from benign endometrial cyst to endometrioid carcinoma and clear cell carcinoma of the ovary. Cancer Res. 60(24):7052-6, 2000
21. Sugiyama T et al: Clinical characteristics of clear cell carcinoma of the ovary: a distinct histologic type with poor prognosis and resistance to platinum-based chemotherapy. Cancer. 88(11):2584-9, 2000
22. Goff BA et al: Clear cell carcinoma of the ovary: a distinct histologic type with poor prognosis and resistance to platinum-based chemotherapy in stage III disease. Gynecol Oncol. 60(3):412-7, 1996
23. Young RH et al: Oxyphilic clear cell carcinoma of the ovary. a report of nine cases. Am J Surg Pathol. 11(9):661-7, 1987
24. Bell DA et al: Benign and borderline clear cell adenofibromas of the ovary. Cancer. 56(12):2922-31, 1985

第 24 节　透明细胞癌

管囊状结构

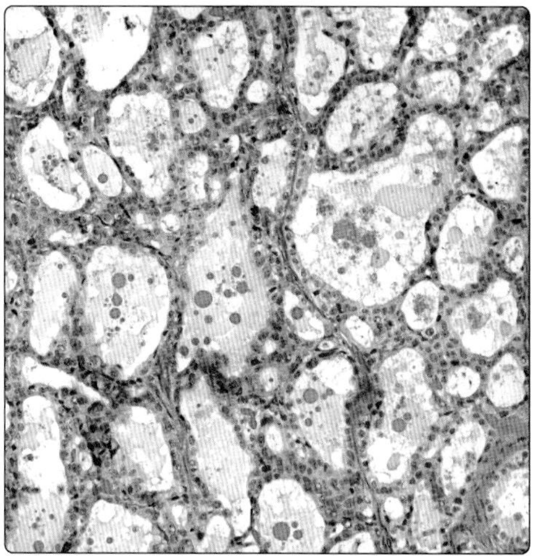

囊腔被覆细胞轻度异型性

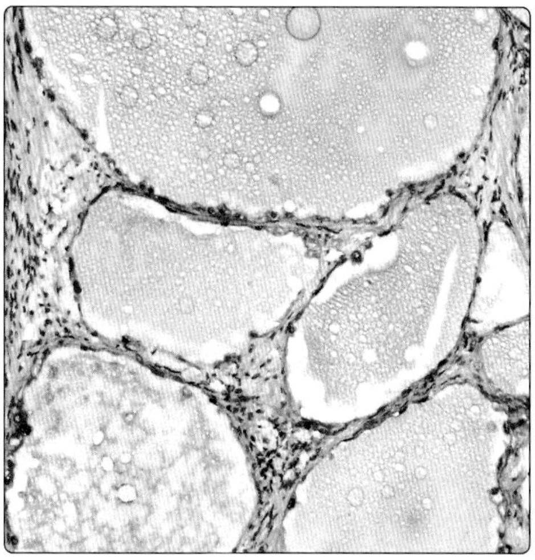

(左) 小管在卵巢透明细胞癌中常见，但常与囊混合，它们常有僵硬的轮廓，可能含有似甲状腺的胶样物质。**(右)** 透明细胞癌的囊肿通常被覆扁平细胞，没有明显的细胞异型性，这一特征可能是误导为良性。囊腔内可含有黏液、胶样物质和嗜碱性物质；然而细胞内总是缺乏黏液

明显的疏松黏液样背景

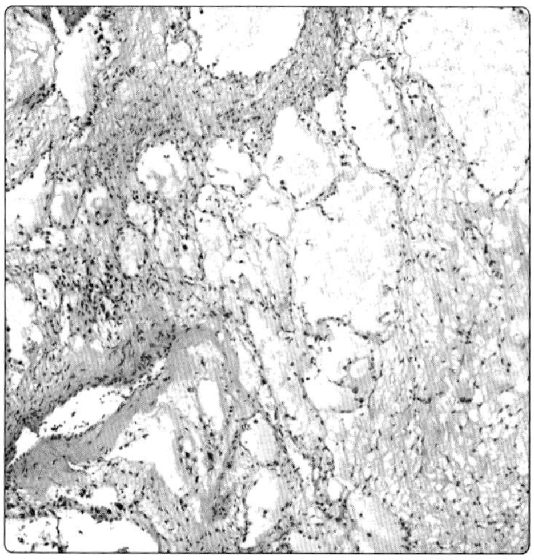

腺腔内上皮呈筛状生长

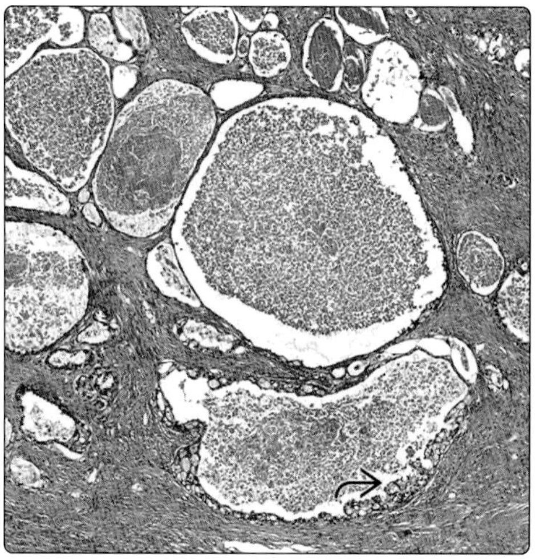

(左) 虽然透明细胞癌常与纤维瘤样/成纤维细胞瘤样间质有关，但某些病例表现为黏液样的疏松背景，增加了诊断卵黄囊瘤的可能性。**(右)** 在透明细胞肿瘤中发现囊内呈筛状生长⇨或融合性囊性生长，可能会认为是交界性透明细胞腺纤维瘤，此时，应考虑到透明细胞癌

形似子宫内膜样腺癌的筛状结构

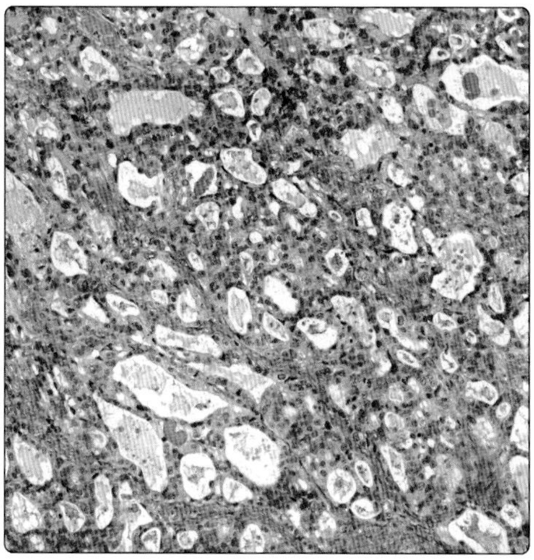

与腺纤维瘤相邻的透明细胞癌

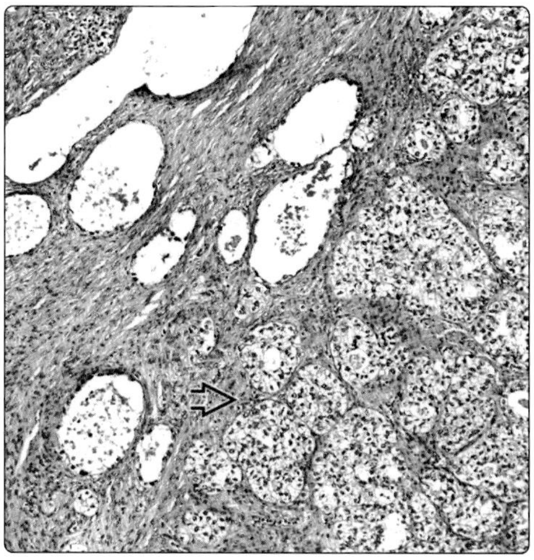

(左) 在卵巢透明细胞癌中，伴筛状生长的腺样结构是不常见的，当伴有嗜酸性细胞时，可能与子宫内膜样腺癌的形态非常相似。**(右)** 透明细胞癌可与交界性透明细胞腺纤维瘤相邻。在后者中，不规则形状的小管分散分布在纤维瘤样背景中。相反，透明细胞癌表现为实性生长⇨

(左)乳头状生长在卵巢透明细胞癌中很常见,可见均一的小的圆形乳头,纤维血管轴心通常表现为中央透明。这些肿瘤可有散在的砂粒体➡。(右)卵巢透明细胞癌中的部分乳头伴有水肿或黏液样纤维血管轴心。注意缺乏核的假复层化和细胞出芽,这点与浆液性肿瘤不同

偶然出现砂粒体

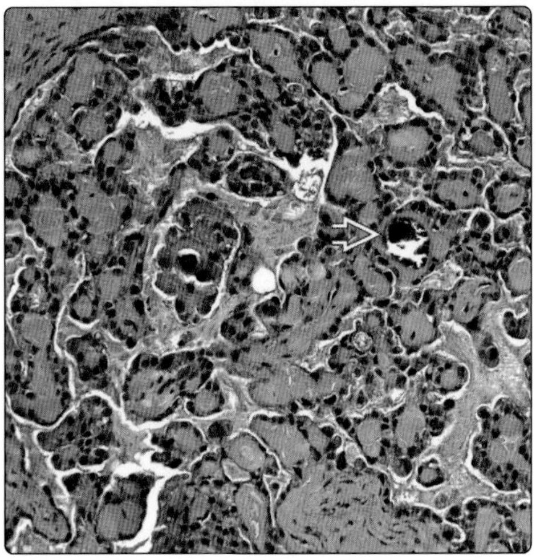

伴有水肿的乳头/黏液样轴心

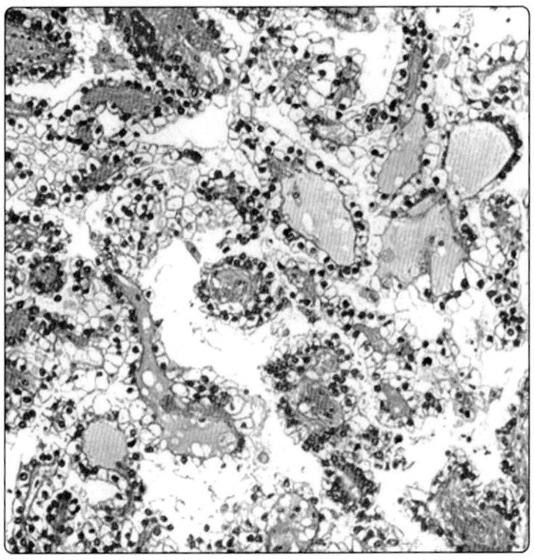

(左)少见的是,卵巢透明细胞癌呈微乳头状,没有明显的纤维血管轴心。(右)某些卵巢透明细胞癌以乳头状生长为主,其形态与浆液性交界性肿瘤或低级别浆液性癌相似,乳头较大且不规则,可见细胞出芽。在其他区域,乳头显示透明细胞癌的特征

微乳头结构(罕见)

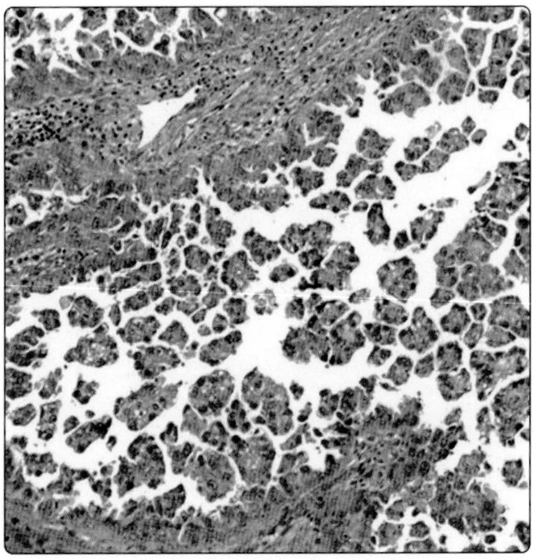

形似浆液性交界性肿瘤的透明细胞癌

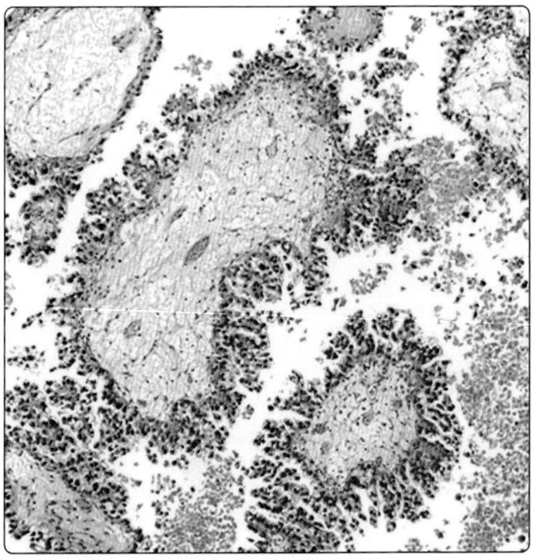

(左)透明细胞癌可呈小巢状生长,这些小巢被丰富的纤维瘤样间质分隔。虽然这些巢不伴有纤维间质反应,但是有融合性生长,则提示为癌➡。(右)在透明细胞癌中,实性生长最少见。细胞呈多角形,由于糖原含量多而显示丰富的透明胞质。与浆液性癌相比,细胞核级别高但均匀一致

在小巢内的透明细胞癌细胞

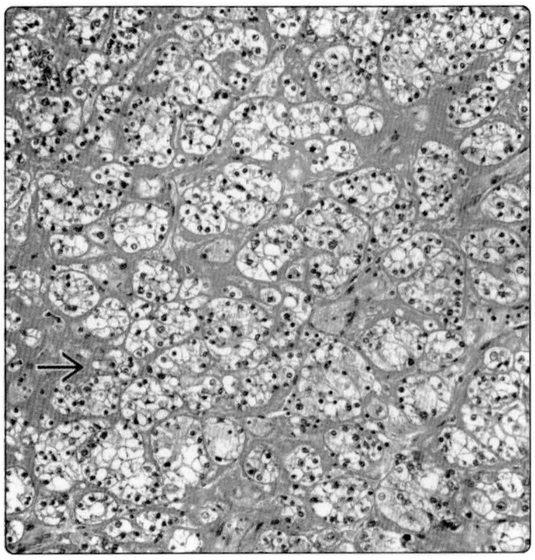

实性结构

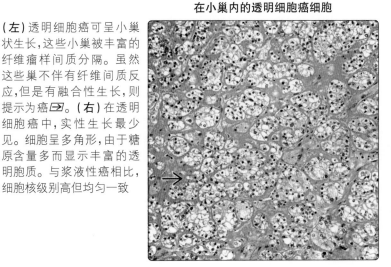

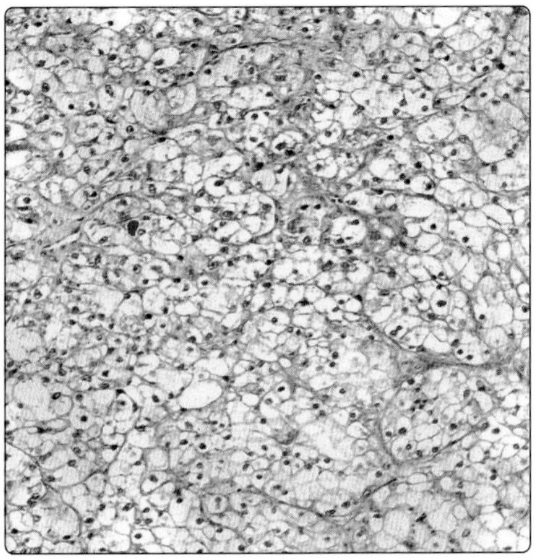

透明细胞

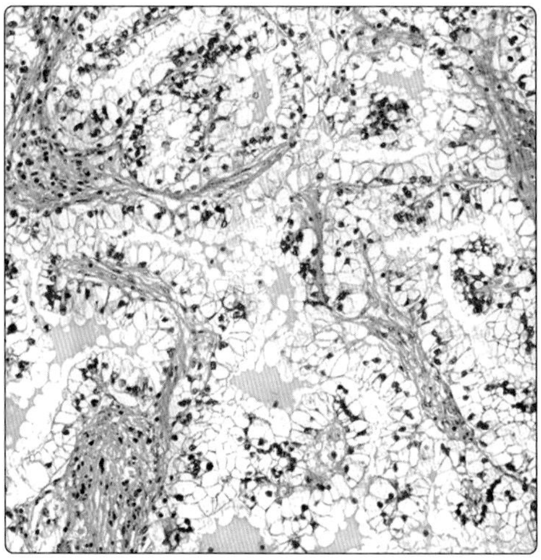

鞋钉样细胞

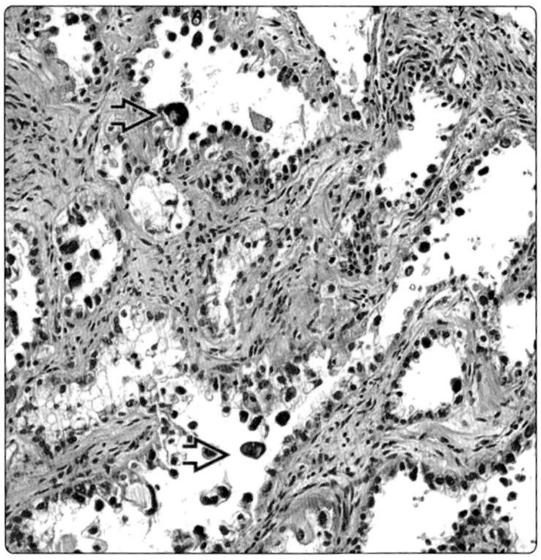

(左)透明细胞被认为是卵巢透明细胞癌的标志，但是在其他类型肿瘤中也可看到透明细胞。明确诊断透明细胞癌要看到典型的结构：小管囊性、乳头状或实性。(右)细胞核突入腔内(鞋钉样细胞)也是卵巢透明细胞癌的特征，但他们不是总会出现。某些肿瘤罕见多核细胞➡

嗜酸性细胞

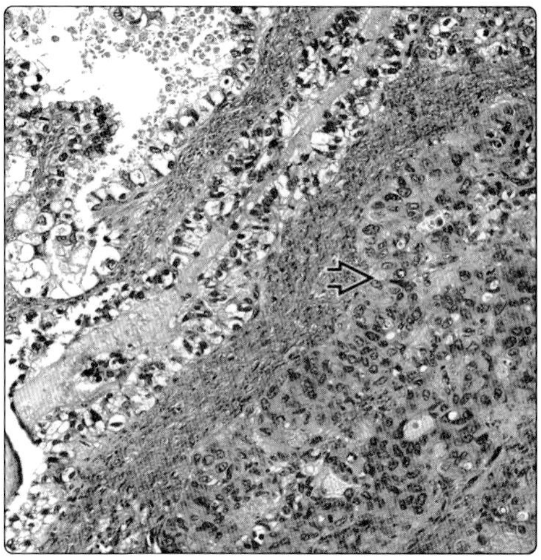

靶样小体

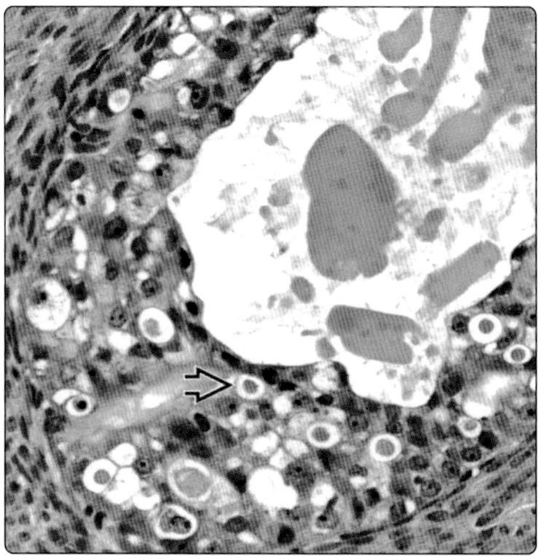

(左)在卵巢透明细胞癌，嗜酸性细胞➡不如透明细胞常见。它们常呈实性生长，常混合子宫内膜样腺癌。(右)也可能会出现靶样小体➡，这是卵巢透明细胞癌的另一特征，代表肿瘤细胞胞质内的浓缩物质。注意细胞常表现为大的细胞核，核仁突出，核分裂不明显

高级别浆液性癌伴有透明细胞

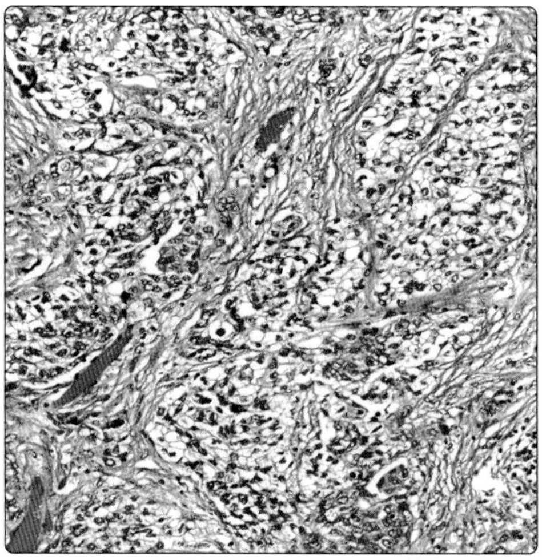

子宫内膜样腺癌伴有透明细胞

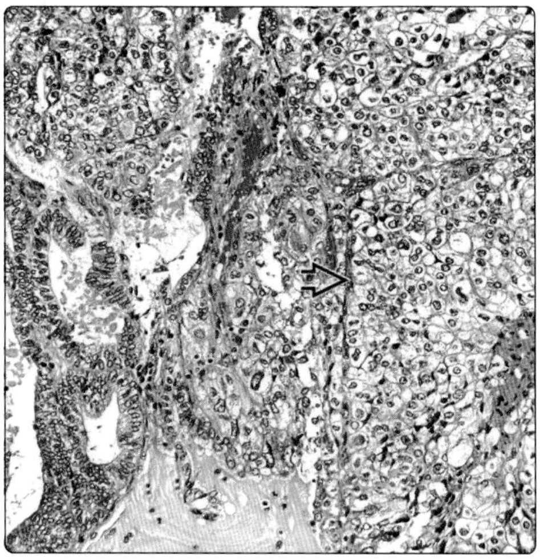

(左)浆液性癌可能含有透明细胞灶，这一改变不应诊断为卵巢混合的浆液性癌和透明细胞癌，因为缺乏后者典型的结构模式。(右)子宫内膜样腺癌也可含有透明细胞，可能代表糖原化鳞状上皮、腺上皮内分泌小泡，或不明原因的透明变➡。注意两种成分的组成

第 25 节　良性 Brenner 瘤

要　点

术语

- 良性上皮-间质肿瘤，巢状移行上皮镶嵌在纤维瘤样间质中

病因/发病机制

- 可能来源于 Walthard 巢

临床问题

- <5%的良性卵巢上皮-间质肿瘤
- 罕见激素表现（功能性间质）

大体所见

- 边界清楚，通常<2cm
- 实性，坚硬，切面白色到淡黄色

显微镜下所见

- 圆到卵圆，均匀分布的巢状移行上皮，少见呈小梁状
- 胞质丰富，淡双嗜性，嗜酸性，少见透明
- ±囊内印戒样细胞
- 卵圆到伸长的核，常伴有中央纵行的核沟（"咖啡豆"）
- 小核仁，罕见或缺乏核分裂
- 纤维瘤样间质，可伴黄素化
- 营养不良性间质钙化约 1/3
- 25%伴发黏液性肿瘤、浆液性囊腺瘤或者囊性成熟性畸胎瘤

辅助实验

- CK7、EMA、p63、uroplakin-3、thrombomodulin 和 GATA3 阳性
- *KRAS* 突变和 12q14-21 扩增

首要的鉴别诊断

- 子宫内膜样腺纤维瘤伴有桑葚样鳞化小体
- 成年型粒层细胞瘤（岛状）
- 岛状类癌（原发或转移）

似纤维瘤的实性、白色到棕褐色切面

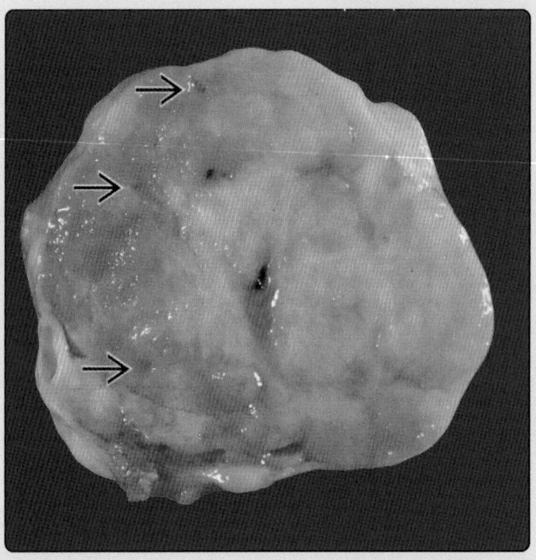

常为实性的上皮巢

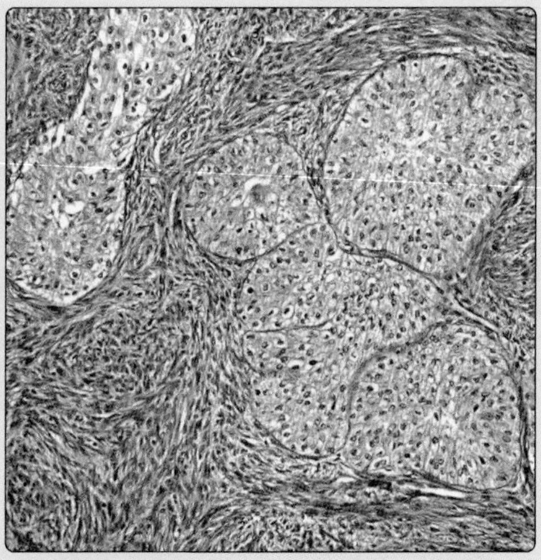

（左）Brenner 肿瘤通常边界清晰，切面实性，白色到棕褐色，常有小囊腔➡。（右）不同大小的实性成熟移行上皮巢分布在纤维瘤样背景中。后者可富于细胞，形似细胞性纤维瘤

大小不同、形态各异的移行细胞巢

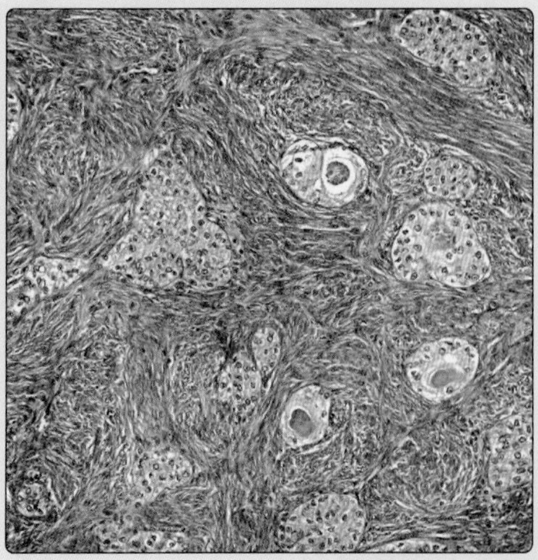

移行细胞型上皮与尿道上皮非常相似

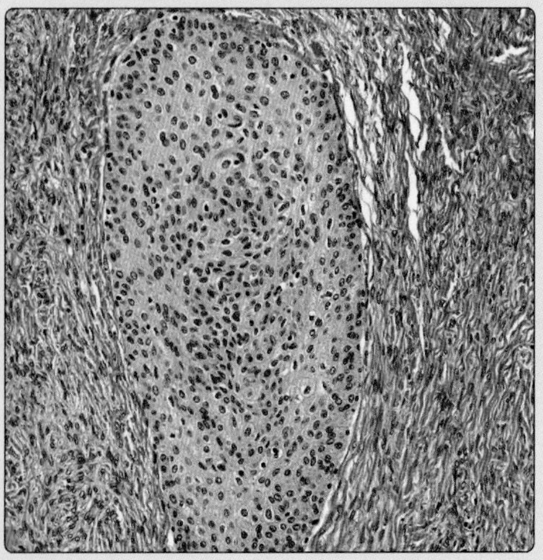

（左）移行型细胞巢边界规则，可能会非常小，纤维瘤样间质明显。在巢内，内层可有单层腺上皮，中央形成腔，内有浓缩的嗜酸性分泌物。（右）移行型实性细胞巢，大量有纵行核沟的核，显示咖啡豆样外观

术语

定义

- 良性上皮-间质肿瘤，巢状移行上皮镶嵌在纤维瘤样间质中

病因/发病机制

假说起源

- 来源于 Walthard 巢
- 可能表面上皮或干细胞来源

临床问题

流行病学

- 发病率
  - 占卵巢良性上皮-间质肿瘤比例<5%。
- 年龄
  - 22~90 岁（平均 56 岁）

表现

- 通常偶然发现
- 如果肿物大，则有盆腔/腹部症状或体征
- 罕见激素表现（功能性间质）

预后

- 良好

大体所见

一般特征

- 通常实性；罕见多发或双侧（<10%）
- 边界清楚
- 实性，坚硬，切面白色到淡黄色
- 可见小（偶尔大）的囊
  - 大囊提示伴发黏液性肿瘤
- 如果广泛钙化则有沙砾样

大小

- 通常<2cm（常偶然发现）

显微镜下所见

组织学特征

- 圆形及不同形状的实性巢
  - 如果囊性，可能被覆黏液上皮（最常见）、纤毛上皮、立方上皮或扁平上皮，含有嗜酸性或黏液性分泌物
  - 可出现鳞状分化
- 明显的纤维瘤样间质，细胞稀疏或细胞丰富，胶原化，或者卵泡膜样（不常见）
  - 常见间质黄素化
- 间质内钙化病例不到 1/3
- 约 25% 伴有卵巢肿瘤，多为黏液性肿瘤（克隆相关）>>常见浆液性囊腺瘤或成熟性囊性畸胎瘤

细胞学特征

- 胞质丰富，淡双嗜性，嗜酸性，少见透明伴核周空晕
- ±巢内印戒样细胞
- 卵圆到伸长的核，常伴有中央纵行的核沟（"咖啡豆"）
- 小核仁，罕见或不见核分裂

辅助实验

免疫组织化学

- 移行细胞型
  - CK7、EMA、p63、uroplakin-3、thrombomodulin、GATA3 和 S-100 阳性
  - chromogranin、serotonin、WT1 罕见局灶阳性
  - CK20（除了黏液）、pax-8、WT1 和 pax-2 阴性
- inhibin/calretinin 黄素化细胞阳性

遗传学异常

- *KRAS* 突变和 12q14-21 扩增
- *TERT* 启动子突变缺失

鉴别诊断

子宫内膜样腺纤维瘤伴有桑葚样鳞化小体

- 更多明显的上皮成分
- 鳞状上皮但是没有移行细胞型上皮
- 腺体形态良好但不是复层上皮
- 在腺体成分尿路上皮标志物和 p63 阴性
- GATA3 罕见阳性

成年型粒层细胞瘤（岛状）

- 其他典型生长方式和 Call-Exner 小体
- 通常纤维瘤样间质不明显，没有上皮成分
- EMA 和 p63 阴性；inhibin、calretinin、FOXL2 阳性

岛状类癌（原发或转移）

- 常有类癌综合征
- 如果为转移性，则有多结节和卵巢外播散
- 嗜银颗粒±其他类癌模式
- 椒盐样染色质
- 神经内分泌标志物弥漫阳性，CDX-2 常阳性
- thrombomodulin、uroplakin-3、p63 和 GATA3 阴性

诊断注意事项

病理诊断要点

- 在肿瘤内有明显的纤维瘤样间质和上皮细胞巢，要考虑 Brenner 肿瘤和类癌

部分参考文献

1. Khani F et al: Benign and malignant Brenner tumors show an absence of TERT promoter mutations that are commonly present in urothelial carcinoma. Am J Surg Pathol. 40(9):1291-5, 2016
2. Roma AA et al: Different staining patterns of ovarian Brenner tumor and the associated mucinous tumor. Ann Diagn Pathol. 19(1):29-32, 2015
3. Wang Y et al: Clonality analysis of combined Brenner and mucinous tumours of the ovary reveals their monoclonal origin. J Pathol. 237(2):146-51, 2015
4. Roma AA et al: Ovarian Brenner tumors and Walthard nests: a histologic and immunohistochemical study. Hum Pathol. 45(12):2417-22, 2014
5. Liao XY et al: p63 expression in ovarian tumours: a marker for Brenner tumours but not transitional cell carcinomas. Histopathology. 51(4):477-83, 2007
6. Baker PM et al: Brenner tumor of the ovary with striking microcystic change. Int J Gynecol Pathol. 22(2):185-8, 2003
7. Logani S et al: Immunoprofile of ovarian tumors with putative transitional cell (urothelial) differentiation using novel urothelial markers: histogenetic and diagnostic implications. Am J Surg Pathol. 27(11):1434-41, 2003
8. Ehrlich CE et al: The Brenner tumor. A clinicopathologic study of 57 cases. Cancer. 27(2):332-42, 1971

(**左**) 某些 Brenner 肿瘤由移行样细胞巢组成，由于胞质内含有大量的糖原，表现为丰富的淡至透明胞质。这种罕见的形态可导致考虑透明细胞癌。注意明显的细胞性纤维瘤样间质。(**右**) 在一些 Brenner 肿瘤，上皮巢可表现为广泛的和/或明显的微囊改变，伴有移行样细胞显著扁平，仅仅在局灶易被识别

移行样细胞内的透明胞质

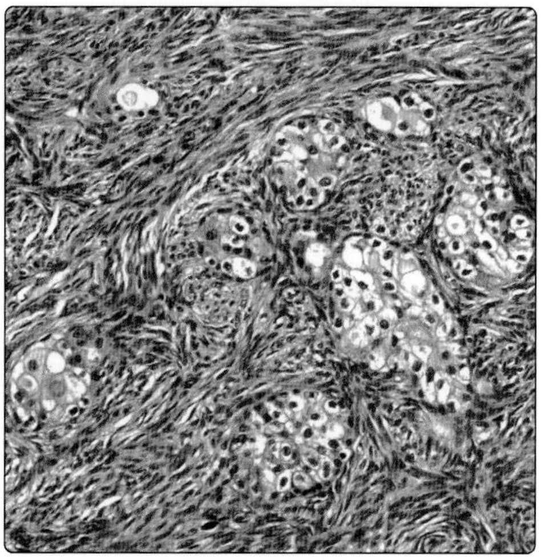

明显的微囊性改变

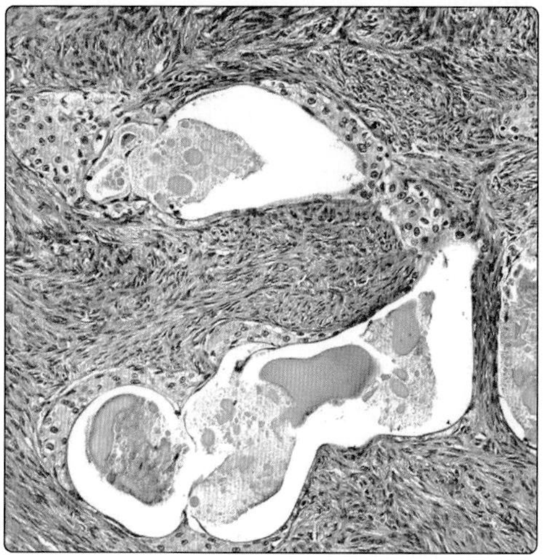

(**左**) 在某些区域，移行样细胞巢是非常扩张的，形成相当大的囊，被覆几层上皮➩。在其他区域，实性巢是隐蔽的，几乎与周围细胞性间质融合在一起➩。(**右**) 一个复层的良性移行样上皮巢，腔面的上皮扁平，核大致形似伞细胞➩

实性巢和囊

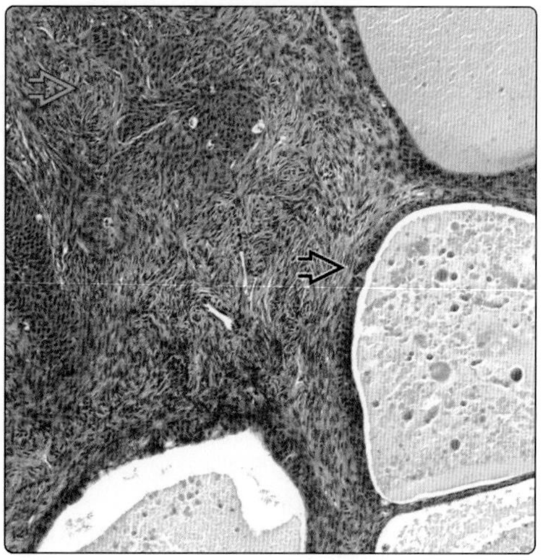

移行型巢形似腺性膀胱炎

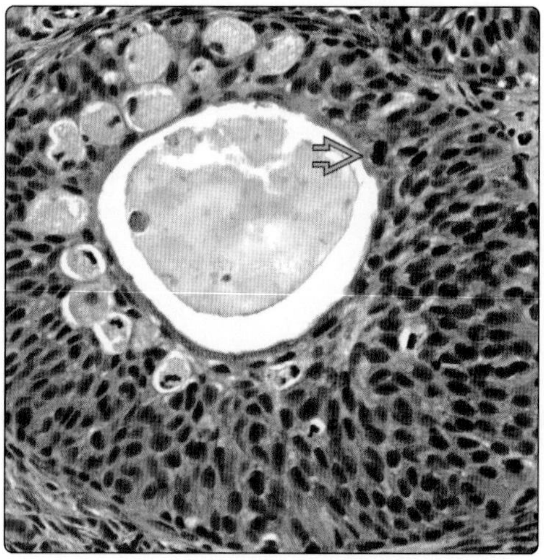

(**左**) 某些 Brenner 肿瘤纤维瘤样间质伴有明显的黄素化，可导致把 Brenner 肿瘤看成是其他卵巢肿瘤。(**右**) 通常 Brenner 肿瘤显示流水样核，有纵行的核沟，淡染，双嗜性或透明的胞质，有轻微的细胞异型性，核仁小或无核仁，罕见核分裂

明显的间质黄素化

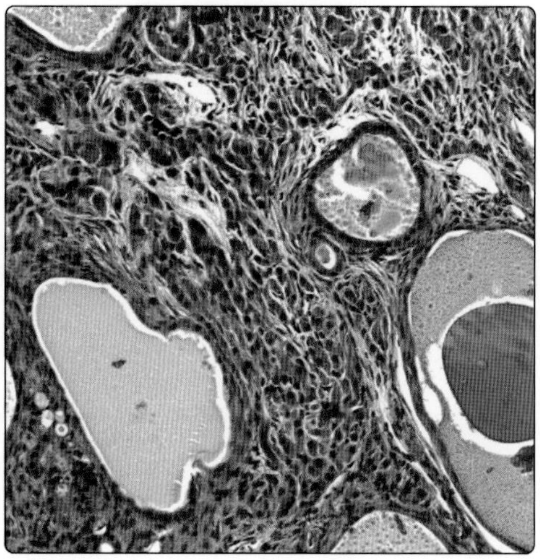

咖啡豆样核形态

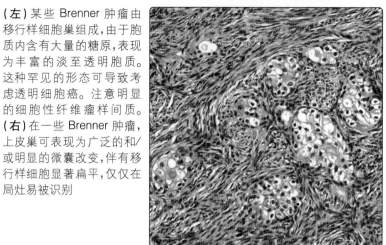

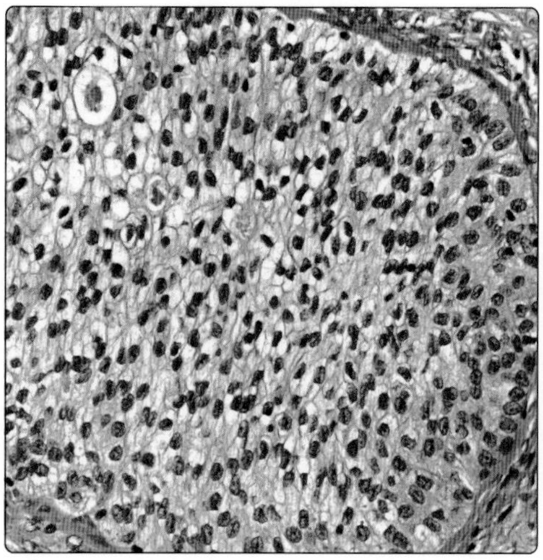

黏液上皮常伴有移行型上皮

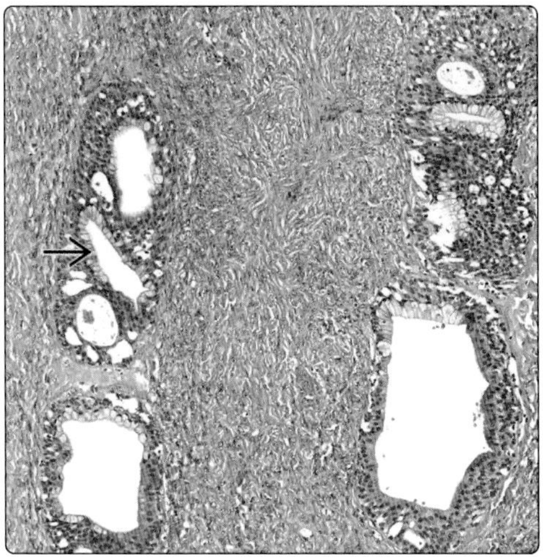

黏液上皮和中间型上皮

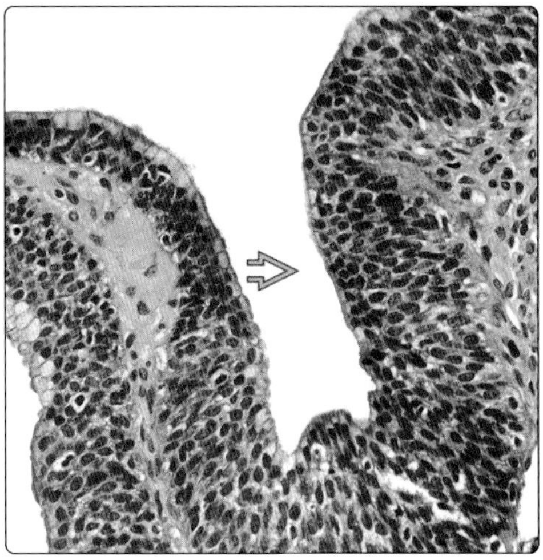

（左）并非不常见的是，移行型细胞巢显示囊性改变，内层有黏液上皮，温和的核位于基底部⇨，与肠型的腺性膀胱炎形态相似。（右）黏液上皮可为扁平而不易辨别⇨，其他类型上皮不常见，包括输卵管上皮和中间型立方上皮

发生于 Brenner 肿瘤的黏液性囊腺瘤

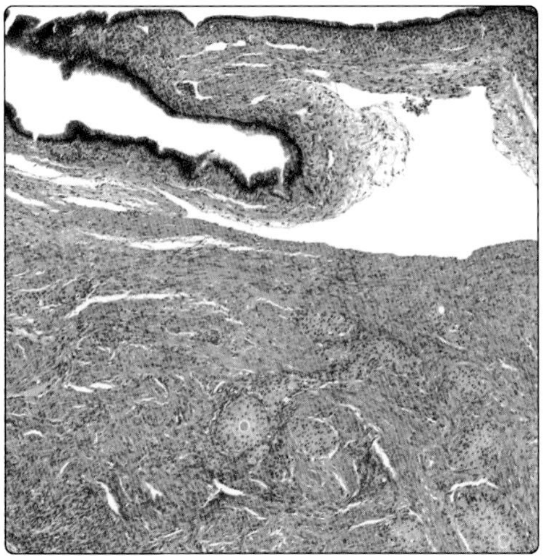

常有钙化

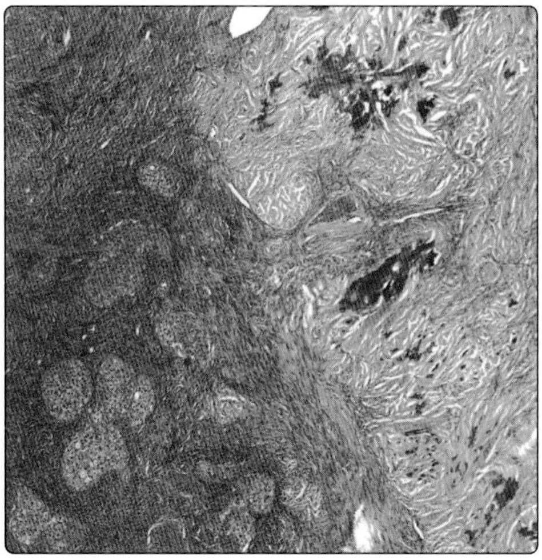

（左）由于黏液上皮最常伴有移行样细胞巢，因此黏液性肿瘤，从良性、交界性到恶性，发生在 Brenner 肿瘤的背景中并不少见。（右）Brenner 肿瘤常伴发针状的间质钙化，因为这在传统的纤维瘤中也可见到

明显的间质透明变性

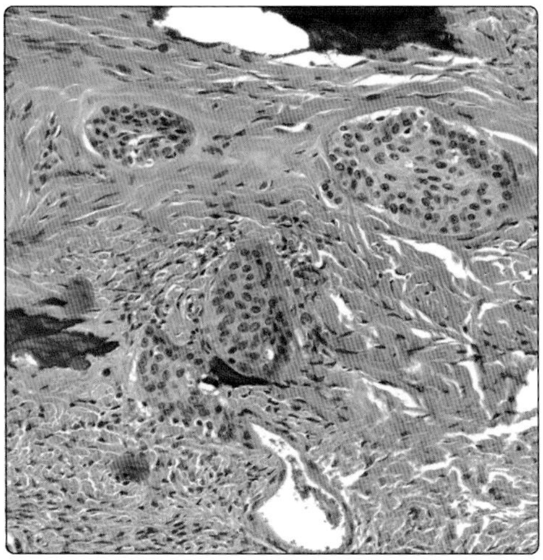

Walthard 巢可能是 Brenner 肿瘤的前体病变

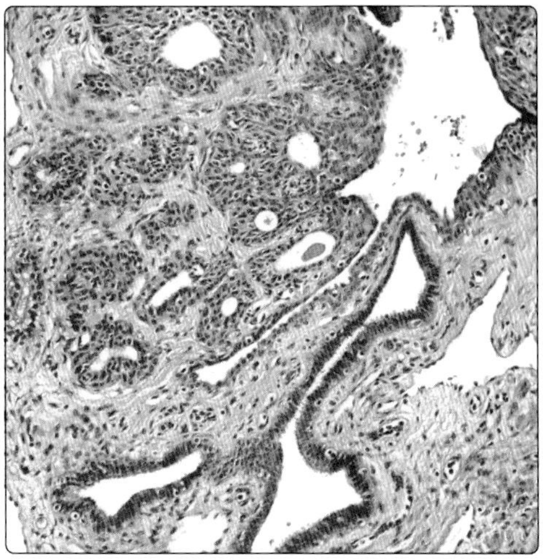

（左）Brenner 肿瘤的间质成分常常比较明显，也会发生与纤维瘤相同的改变，包括明显的透明变性。（右）Walthard 巢被认为是 Brenner 肿瘤的前体病变，因为二者有相似的部位，有重叠的形态学特征，它们通常 GATA-3 阳性，pax-8 和 pax-2 阴性

第 26 节 增生性/交界性 Brenner 瘤

要点

术语

- 表面上皮肿瘤,形似尿道的低级别乳头状移行(尿路)细胞癌,通常伴有良性 Brenner 成分,缺乏间质浸润

临床问题

- 罕见;3%~5%的卵巢移行细胞肿瘤
- 通常>50 岁
- 腹部肿块或腹痛

大体所见

- 范围 10~28cm(平均 18cm)
- 单侧实性和囊性(单房或多房),囊内伴有通常易碎的柔软突起,偶尔突起在表面

显微镜下所见

- 形似乳头状尿路上皮癌的外生性和内生性生长
- 被覆移行上皮的分支状乳头突入到囊腔内
- 细胞一致,有丰富的嗜酸性胞质
- 卵圆形的核,常伴有中央纵行的核沟("咖啡豆"),伴有轻度到中度细胞异型性
- 不等量的纤维瘤样间质,但没有间质浸润
- ±间质黄素化和钙化

辅助实验

- CK7、EMA、GATA3、p63、pax-8 阳性
- uroplakin-3 和 thrombomodulin 可能阳性
- CK20、p16、p53、ER、WT1 阴性

首要的鉴别诊断

- 恶性 Brenner 肿瘤
- 卵巢移行细胞癌
- 转移的移行细胞癌
- 成年型粒层细胞瘤

息肉样突起

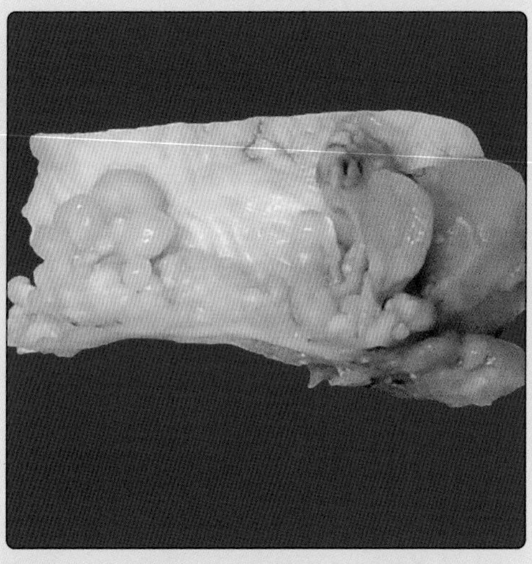

被覆复层移行上皮的分支状乳头

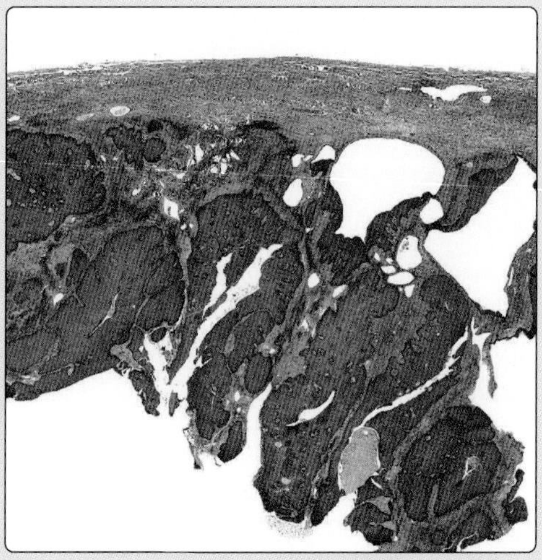

(左)交界性 Brenner 肿瘤通常是一个单房或多房的囊性肿物,含有柔软、有时易碎的突起。肿瘤通常单侧发生,可以很大,平均大小 18cm。**(右)**被覆多层移行细胞上皮的乳头形似非浸润性乳头状移行细胞(尿路细胞)癌,是交界性 Brenner 肿瘤的特征性改变

一致的细胞和黏液上皮成分

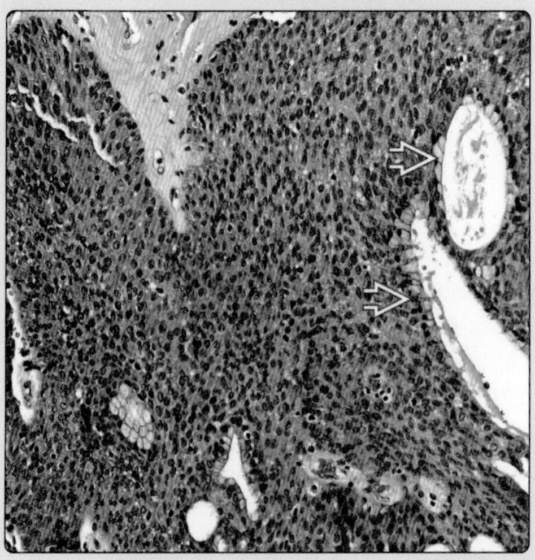

明显的纤维瘤样间质和间质黄素化

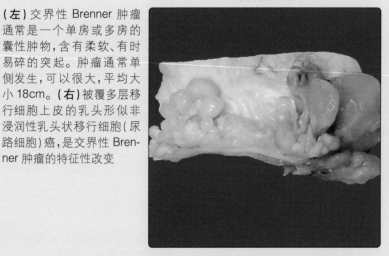

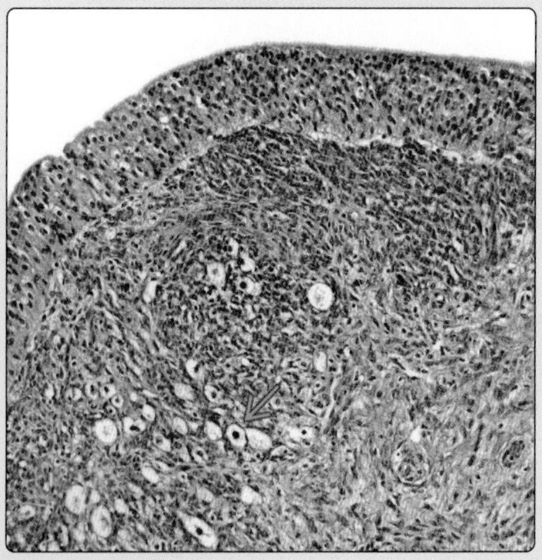

(左)交界性 Brenner 肿瘤的肿瘤细胞有低级别尿路上皮癌的形态。核常常有纵行的核沟,核分裂看起来靠近乳头的基底部。肿瘤也可伴有黏液分化 ➲。**(右)**交界性 Brenner 肿瘤乳头间质的量在每一个病例均不同。一些病例的纤维瘤样间质非常明显,且伴有间质黄素化 ➲。偶尔可见钙化

术语

同义词

- 不典型增生的 Brenner(移行细胞)肿瘤

定义

- 表面上皮肿瘤,形似尿道的低级别乳头状移行(尿路)细胞癌,通常伴有良性 Brenner 成分,缺乏间质浸润

临床问题

流行病学

- 发病率
  - 罕见;3%~5%的卵巢移行细胞肿瘤
- 年龄
  - 通常>50 岁(平均 60 岁)

表现

- 腹部肿块或腹痛
- 阴道出血(罕见)

治疗

- 卵巢输卵管切除±子宫切除

预后

- 良好
- 如果没有完整切除可复发

大体所见

一般特征

- 单侧实性和囊性(单房或多房),囊内伴有通常易碎的柔软突起,偶尔突起在表面

大小

- 10~28cm(平均 18cm)

显微镜下所见

组织学特征

- 形似乳头状尿路上皮癌的外生性和内生性生长
- 分支状乳头,被覆形似移行(尿路)上皮的复层上皮
- 不等量的纤维瘤样间质,但没有间质浸润
- ±间质黄素化和钙化
- 可转化为黏液囊性肿瘤(通常良性或交界性,肠型)
- ±良性 Brenner 成分

细胞学特征

- 细胞一致,有丰富的嗜酸性胞质
- 卵圆形的核,常伴有中央纵行的核沟("咖啡豆"),伴有轻度到中度细胞非典型性
  - 伴有上皮内癌:高级别的细胞形态
- 可见核分裂,常位于乳头的基底部

辅助实验

免疫组织化学

- CK7、EMA、GATA3、p63、pax-8 阳性
- uroplakin-3 和 thrombomodulin 可能阳性
- CK20、p16、p53、ER、WT1 阴性

分子发现

- 缺乏 *PIK3CA*、*KRAS*、*BRAF*、*CTNNB1*、*TP53* 突变(只有少数病例被研究)

鉴别诊断

恶性 Brenner 肿瘤

- 间质浸润
- 明显的细胞非典型性和核分裂活跃
- 常见坏死(但不广泛)

原发性移行细胞癌

- 波浪状、弥漫、岛状和小梁状生长方式
- 大而钝的乳头
- 含有嗜酸性物质的孔隙
- 常见肿瘤细胞坏死
- 常见其他上皮癌(常常为浆液性)
- 没有良性 Brenner 成分
- p53、WT1、p16 和 ER 阳性
- uroplakin-3 和 thrombomodulin 阴性

转移性移行细胞癌

- 已发生或同时伴有尿路上皮癌
- 没有良性 Brenner 成分

成年型粒层细胞瘤

- 典型的结构特征
- FOXL2、inhibin 阳性
- *FOXL2* 突变

诊断注意事项

病理诊断要点

- 交界性 Brenner 肿瘤伴有高级别(3 级)核非典型,取材应该更加充分以排除间质浸润

部分参考文献

1. Pfarr N et al: Mutational profiles of Brenner tumors show distinctive features uncoupling urothelial carcinomas and ovarian carcinoma with transitional cell histology. Genes Chromosomes Cancer. 56(10):758-766, 2017
2. Kuhn E et al: The pathogenesis of atypical proliferative Brenner tumor: an immunohistochemical and molecular genetic analysis. Mod Pathol. 27(2):231-7
3. Kondi-Pafiti A et al: Clinicopathological features and immunoprofile of 30 cases of Brenner ovarian tumors. Arch Gynecol Obstet. 285(6):1699-702, 2012
4. Cuatrecasas M et al: Transitional cell tumors of the ovary: a comparative clinicopathologic, immunohistochemical, and molecular genetic analysis of Brenner tumors and transitional cell carcinomas. Am J Surg Pathol. 33(4):556-67, 2009
5. Esheba GE et al: Expression of the urothelial differentiation markers GATA3 and placental S100 (S100P) in female genital tract transitional cell proliferations. Am J Surg Pathol. 33(3):347-53, 2009
6. Liao XY et al: p63 expression in ovarian tumours: a marker for Brenner tumours but not transitional cell carcinomas. Histopathology. 51(4):477-83, 2007
7. Eichhorn JH et al: Transitional cell carcinoma of the ovary: a morphologic study of 100 cases with emphasis on differential diagnosis. Am J Surg Pathol. 28(4):453-63, 2004
8. Logani S et al: Immunoprofile of ovarian tumors with putative transitional cell (urothelial) differentiation using novel urothelial markers: histogenetic and diagnostic implications. Am J Surg Pathol. 27(11):1434-41, 2003
9. Hallgrímsson J et al: Borderline and malignant Brenner tumours of the ovary. A report of 15 cases. Acta Pathol Microbiol Scand Suppl. 233:56-66, 1972

第 27 节 恶性 Brenner 瘤

要点

术语

- 恶性表面上皮肿瘤，形似浸润性尿路上皮癌，伴有良性或交界性 Brenner 成分

临床问题

- 绝经后最常见(平均 65 岁)
- 诊断时约 80% 为 I 期(约 90% 存活)

大体所见

- 通常单侧(90%)
- 实性和囊性
- 囊内乳头状或息肉状突起
- 有时伴有质硬，白色成分，有时伴有钙化成分(良性)

显微镜下所见

- 形状和大小不规则的巢或多层的囊有移行上皮或鳞状(相对少见)上皮杂乱地或融合地生长
- 常伴有促纤维增生反应
- 中度到重度异型，常见核分裂
- 良性或交界性 Brenner 成分
- 可出现黏液成分(罕见腺癌)

辅助实验

- CK7 阳性，p63 不同程度阳性
- pax-8、WT1、CK20、p53 和 p16 阴性
- *PIK3CA* 突变
- 缺乏 *TERT* 启动子突变

首要的鉴别诊断

- 移行细胞癌
- 交界性 Brenner 肿瘤
- 转移性尿路上皮癌
- 子宫内膜样腺癌
- 鳞状细胞癌

实性，柔软和出血的切面

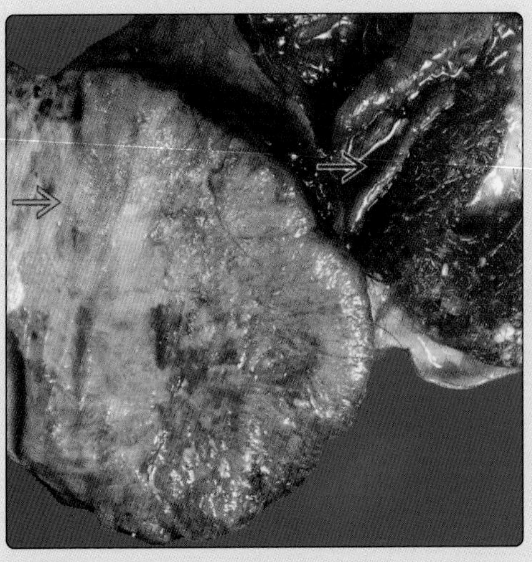

间质浸润

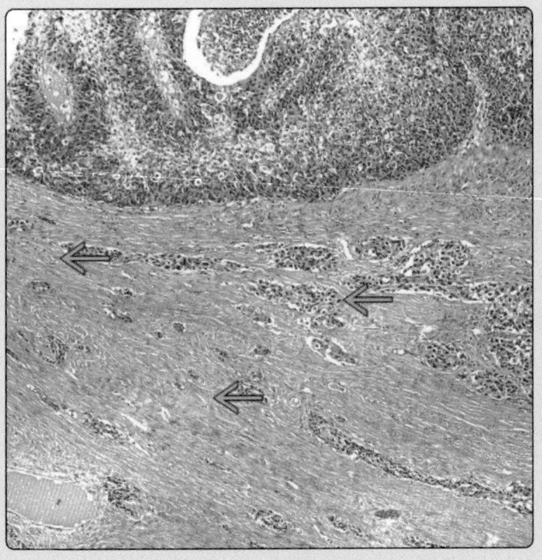

(左) 恶性 Brenner 肿瘤，切面软，有出血，伴发囊性成熟性畸胎瘤(毛发和油脂➡)，可能与良性成分(质硬，白色到黄色区域➡)并存。**(右)** 在囊性成分旁可见间质浸润➡，可能难于识别；因此，广泛的取材才能识别恶性 Brenner 肿瘤

不同量的囊性成分

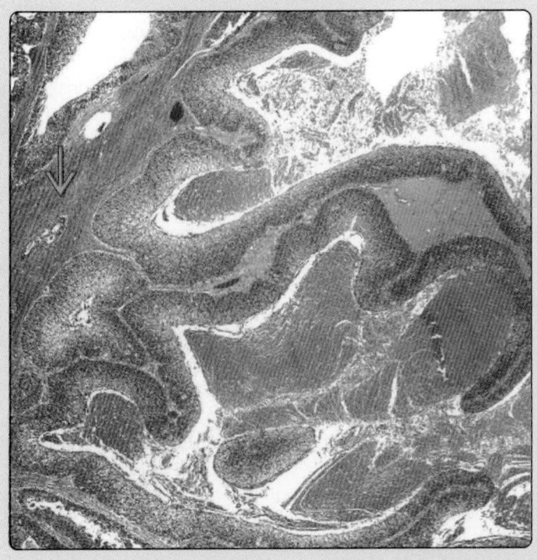

细胞异型性

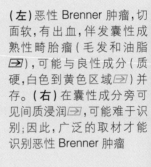

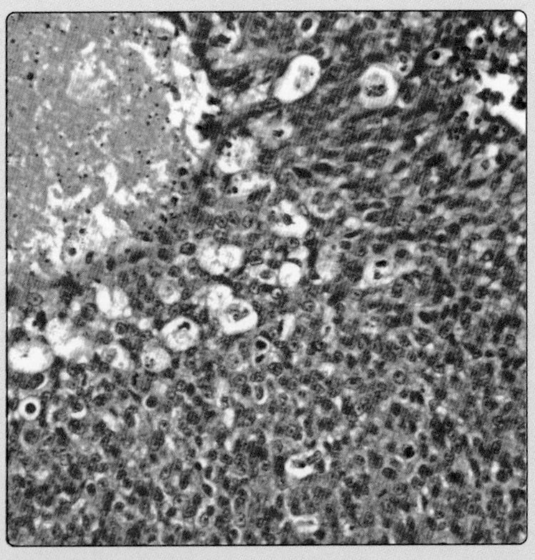

(左) 恶性 Brenner 肿瘤可有明显的囊性成分，含有被覆假复层移行上皮样的囊肿，显示不同程度的细胞异型性，与交界性 Brenner 肿瘤难以区分。为了建立恶性 Brenner 肿瘤的诊断，应该识别良性➡或交界性成分。**(右)** 明显的细胞异型性和活跃的核分裂在恶性 Brenner 肿瘤常见。注意伴有坏死

术语

定义

- 恶性表面上皮肿瘤,形似浸润性尿路上皮癌伴有良性或交界性 Brenner 成分

病因/发病机制

肿瘤转化

- 从良性到交界性到恶性发展过程

临床问题

流行病学

- 发病率
  - 罕见
  - <5% 的 Brenner 肿瘤
- 年龄
  - 绝经后最常见(平均 65 岁)

表现

- 盆腔肿块或疼痛
- 罕见内分泌表现
  - 阴道出血(若雌激素增高)
- 诊断时约 80% 为 I 期

治疗

- 双侧卵巢输卵管切除和子宫根治性切除±分期
- 辅助化疗和/或放疗

预后

- 依赖于分期
  - 如果 I A 期,约 90% 存活
  - 如果进展期,预后比同期的移行细胞癌好

大体所见

一般特征

- 通常单侧(90%)
- 实性和囊性
- 囊内乳头状或息肉状突起
- 常见坏死和出血
- 有时伴有质硬白色成分±钙化成分(良性)

大小

- 范围广(最大约 20cm)

显微镜下所见

组织学特征

- 形状和大小不规则的巢或多层的囊有移行上皮或鳞状(相对少见)上皮杂乱地或融合地生长
- ±良性或交界性 Brenner
- 可见黏液成分,罕见腺癌

细胞学特征

- 中等量的嗜酸性胞质,中度到重度核非典型性(±核沟)
- 明显的核分裂活跃

辅助实验

免疫组织化学

- CK7 阳性,p63 可阳性
- pax-8、WT1、CK20、p53 和 p16 阴性

分子研究

- *PIK3CA* 突变
- 缺乏 *TERT* 启动子突变

鉴别诊断

移行细胞癌

- 常表现为进展期
- 转化/伴有高级别浆液性癌
- 没有良性或交界性 Brenner 成分
- WT1、p53 和 p16 阳性

交界性 Brenner 肿瘤

- 没有间质浸润或核的多形性

转移性尿路上皮癌

- 有临床病史
- 没有良性或交界性成分
- CK20 阳性
- TERT 启动子突变

子宫内膜样腺癌

- 伴有子宫内膜异位症
- 分化好的腺体
- pax-8 阳性

鳞状细胞癌

- 可能看到畸胎瘤成分
- 没有良性或交界性 Brenner 成分

诊断注意事项

病理诊断要点

- 在临床上区分移行细胞癌和恶性 Brenner 肿瘤是重要的,因为后者预后更好;因此,需要广泛取材以寻找良性或交界性成分
- 诊断恶性 Brenner 肿瘤要有间质浸润,因此,有必要广泛取材

部分参考文献

1. Roma AA et al: Different staining patterns of ovarian Brenner tumor and the associated mucinous tumor. Ann Diagn Pathol. 19(1):29-32, 2015
2. St Pierre-Robson K et al: Three cases of an unusual pattern of invasion in malignant brenner tumors. Int J Gynecol Pathol. 32(1):31-4, 2013
3. Cuatrecasas M et al: Transitional cell tumors of the ovary: a comparative clinicopathologic, immunohistochemical, and molecular genetic analysis of Brenner tumors and transitional cell carcinomas. Am J Surg Pathol. 33(4):556-67, 2009
4. Liao XY et al: p63 expression in ovarian tumours: a marker for Brenner tumours but not transitional cell carcinomas. Histopathology. 51(4):477-83, 2007
5. Riedel I et al: Brenner tumors but not transitional cell carcinomas of the ovary show urothelial differentiation: immunohistochemical staining of urothelial markers, including cytokeratins and uroplakins. Virchows Arch. 438(2):181-91, 2001
6. Roth LM et al: Ovarian Brenner tumors. II. Malignant. Cancer. 56(3):592-601, 1985

要　点

术语

- 形似尿路上皮的恶性上皮性肿瘤(属于浆液性癌的范畴),缺乏良性或交界性 Brenner 成分

临床问题

- 33~94 岁(平均 56 岁)
- 腹痛和腹胀
- 卵巢外播散(2/3)
- 5 年总体生存率为 35%

大体所见

- 囊实性>实性>囊性
- 3~30cm(平均 10cm)

显微镜下所见

- 波浪状>弥漫>岛状>梁状生长(常同时存在)
- 宽且钝的乳头被覆复层上皮,有小的穿孔间隙
- 无良性或交界性 Brenner 成分
- 常见高级别浆液性癌的成分
- 细胞具有一致的中度到重度非典型性,可有核沟
- 大量核分裂及病理性核分裂

辅助实验

- CK7、WT1、p53、p16、ER、pax-8 阳性
- GATA3、p63 可局灶阳性

首要的鉴别诊断

- 交界性 Brenner 肿瘤
- 恶性 Brenner 肿瘤
- 转移性移行细胞癌
- 内膜样癌
- 成年型粒层细胞瘤
- 未分化癌

(左)卵巢的移行细胞癌(TCC)通常为囊实性包块,囊内有乳头状突起。在部分肿瘤中,囊内衬覆一层由白色质硬组织构成的波浪状条带。**(右)**波浪状外形常为被覆多层上皮的钝乳头,似尿道肿瘤,是卵巢 TCC 的特征。少见模式包括弥漫、岛状和梁状。通常混合浆液性癌(因此,它包含在此分类中)

囊内乳头状突出物

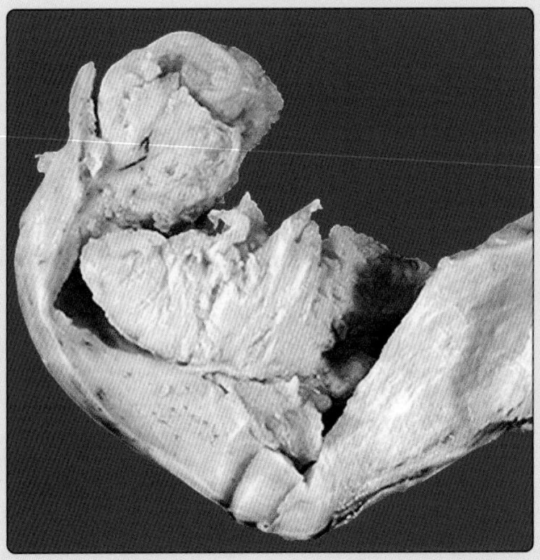

形似尿路移行细胞癌

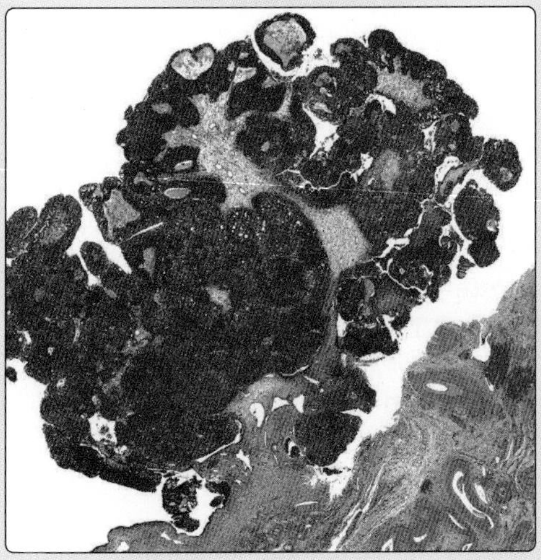

(左)卵巢 TCC 常有凿孔间隙,大小相当于 Call-Exner 小体。它们不代表真正的腺体形成。卵巢的 TCC 找不到良性或交界性 Brenner 成分。**(右)**弥漫的核 WT1 表达是 TCC 的特征,也常在高级别浆液性癌见到;然而 Brenner 肿瘤和转移性 TCC 中这个标志物是阴性

凿孔样间隙

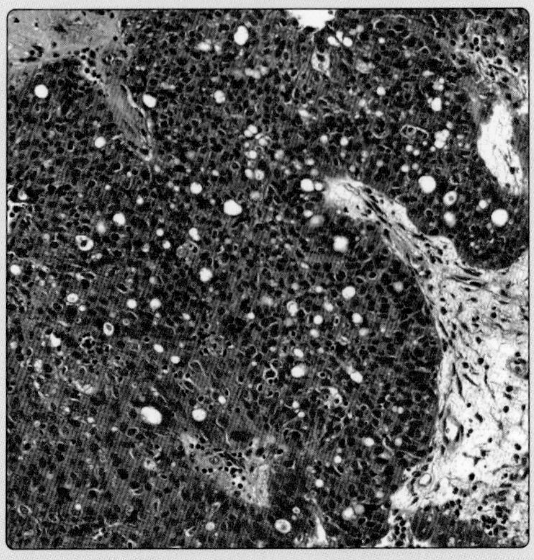

WT1 弥漫阳性

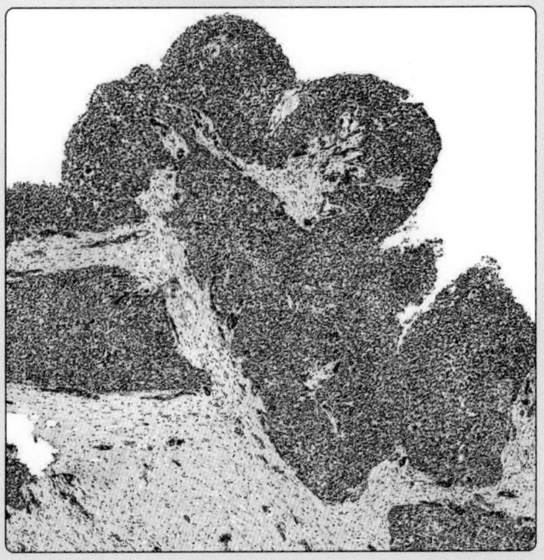

术语

定义

- 形似尿路上皮的恶性上皮性肿瘤(属于浆液性癌的范畴),缺乏良性或交界性 Brenner 成分

临床问题

流行病学

- 年龄
  - 33~94 岁(平均 56 岁)

表现

- 腹痛和腹胀;卵巢外播散(2/3)

预后

- 5 年总体生存率为 35%
- 总生存期和进展期肿瘤化疗反应与浆液性癌相似

大体所见

一般特征

- 囊实性>实性>囊性

大小

- 3~30cm(平均 10cm)

显微镜下所见

组织学特征

- 波浪状>弥漫>岛状>梁状生长(常同时存在)
- 宽且钝的乳头被覆复层上皮,有小的凿孔间隙
- 其他表现:奇异形巨细胞>小丝状乳头>腺样小管>鳞状分化>砂粒样钙化
- 无良性或交界性 Brenner 成分
- 常见高级别浆液性癌的成分±坏死

细胞学特征

- 细胞一致,具有中度至重度异型性,可有核沟
- 非典型核分裂活跃

辅助实验

免疫组织化学

- CK7、WT1、p53、p16、ER、pax-8 阳性
- GATA3、p63 可局灶阳性
- uroplakin-3、thrombomodulin 通常为阴性
- CK20、cyclin-D1、EGFR 阴性

遗传学检测

- *TP53* 突变

鉴别诊断

交界性 Brenner 肿瘤

- 良性 Brenner 成分

恶性 Brenner 肿瘤

- 有良性或交界性 Brenner 成分

转移性移行细胞癌

- 既往史;卵巢外肿瘤
- CK20、uroplakin-3、thrombomodulin 阳性

宫内膜样癌

- 可能与子宫内膜异位症相关
- 大管腔(真性腺体形成),管腔内黏蛋白和鳞状分化

成年型粒层细胞瘤

- 激素表现
- 其他典型模式;纤维瘤样背景
- 细胞核通常一致,细胞学形态相对温和,有核沟
- inhibin、calretinin、SF1、FOXL2 阳性

未分化癌

- 无波浪状生长的广基乳头
- 无凿孔样间隙

诊断注意事项

病理诊断要点

- 移行细胞癌可能是高级别浆液性癌的变异型,因为它们通常同时存在,并且具有相似的免疫组织化学特征
- 识别这种上皮性癌的亚型(如果是单一的)可能很重要,因为与典型的浆液性癌相比,它的预后可能更好

部分参考文献

1. Boyraz G et al: Stage IIIC transitional cell carcinoma and serous carcinoma of the ovary have similar outcomes when treated with platinum-based chemotherapy. J Turk Ger Gynecol Assoc. 18(1):33-37, 2017
2. Nasioudis D et al: Prognostic significance of transitional cell carcinoma-like morphology of high-grade serous ovarian carcinoma: a comparative study. Int J Gynecol Cancer. 26(9):1624-1629, 2016
3. Ingin RJ et al: Transitional cell carcinoma of the ovary: case series and review of literature. J Clin Diagn Res. 8(8):FD07-8, 2014
4. Karnezis AN et al: Transitional cell-like morphology in ovarian endometrioid carcinoma: morphologic, immunohistochemical, and behavioral features distinguishing it from high-grade serous carcinoma. Am J Surg Pathol. 37(1):24-37, 2013
5. Ali RH et al: Transitional cell carcinoma of the ovary is related to high-grade serous carcinoma and is distinct from malignant brenner tumor. Int J Gynecol Pathol. 31(6):499-506, 2012
6. Cuatrecasas M et al: Transitional cell tumors of the ovary: a comparative clinicopathologic, immunohistochemical, and molecular genetic analysis of Brenner tumors and transitional cell carcinomas. Am J Surg Pathol. 33(4):556-67, 2009
7. Esheba GE et al: Expression of the urothelial differentiation markers GATA3 and placental S100 (S100P) in female genital tract transitional cell proliferations. Am J Surg Pathol. 33(3):347-53, 2009
8. Kommoss F et al: Survival benefit for patients with advanced-stage transitional cell carcinomas vs. other subtypes of ovarian carcinoma after chemotherapy with platinum and paclitaxel. Gynecol Oncol. 97(1):195-9, 2005
9. Eichhorn JH et al: Transitional cell carcinoma of the ovary: a morphologic study of 100 cases with emphasis on differential diagnosis. Am J Surg Pathol. 28(4):453-63, 2004
10. Logani S et al: Immunoprofile of ovarian tumors with putative transitional cell (urothelial) differentiation using novel urothelial markers: histogenetic and diagnostic implications. Am J Surg Pathol. 27(11):1434-41, 2003
11. Ordóñez NG: Transitional cell carcinomas of the ovary and bladder are immunophenotypically different. Histopathology. 36(5):433-8, 2000
12. Robey SS et al: Transitional cell carcinoma in high-grade high-stage ovarian carcinoma. An indicator of favorable response to chemotherapy. Cancer. 63(5):839-47, 1989

第 29 节 小细胞癌，高血钙型

要 点

术语

- 未分化肿瘤，通常由小细胞组成，但偶尔有大细胞成分，常伴有旁分泌性高血钙

临床问题

- 平均年龄：24 岁
- ⅠA 期肿瘤的不良预后因素：术前血钙水平升高，年龄<30 岁，大小>10cm，出现大细胞成分

大体所见

- 质软的黄褐色、灰色或奶油色（有时为黄色）鱼肉样肿块，通常为实性或囊实性

显微镜下所见

- 弥漫性（最常见）、巢状、索状、小梁状或列兵样生长，可混合存在
- 滤泡样结构数量不等（通常数量较少），80% 含嗜酸性液体
- 细胞小、圆形，胞质少，细胞核深染，核仁小
- 细胞有中等至丰富的嗜酸性胞质，大的泡状核，明显核仁（约 50%）
- 核分裂活跃
- 常见广泛坏死

辅助实验

- SMARCA4 表达缺失（绝大多数）

首要的鉴别诊断

- 成年型和幼年型粒层细胞瘤
- 小细胞癌，肺型（原发性或转移性）
- 淋巴瘤
- 原发性或转移性黑色素瘤
- 腹腔促结缔组织增生性小圆细胞肿瘤
- 无性细胞瘤
- 其他小圆细胞肿瘤

质软、奶油色分叶状肿物

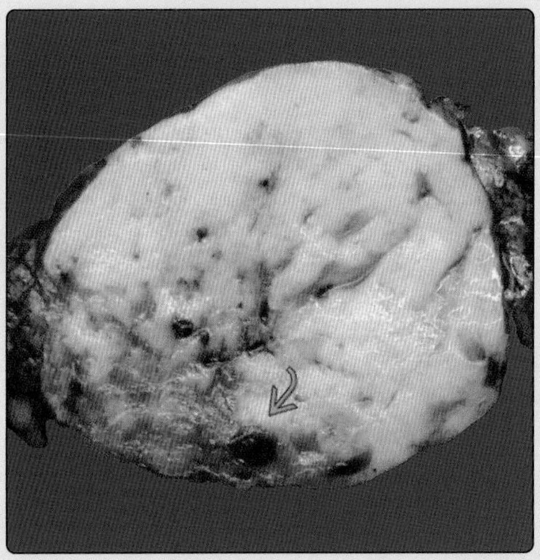

弥漫性生长

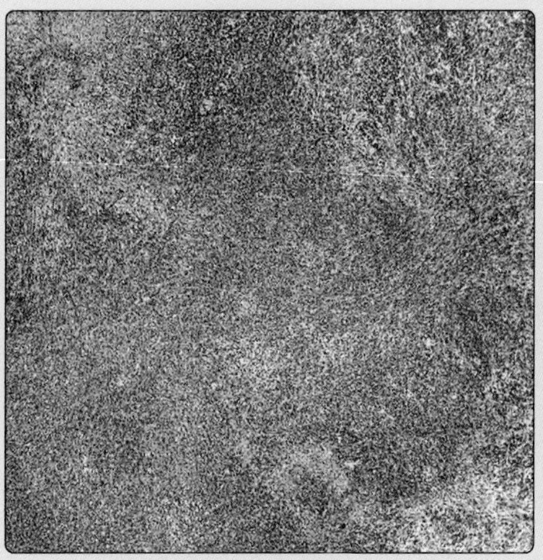

（左）卵巢高血钙型小细胞癌通常切面呈黄褐色至奶油色，鱼肉状，常见出血和坏死区。大体检查的鉴别诊断包括无性细胞瘤和淋巴瘤。**（右）**小蓝细胞弥漫性生长是高血钙型小细胞癌最常见的生长模式，常与其他生长方式混合，包括巢状、索状、小梁状或列兵样生长

小圆细胞，胞质少，核仁小

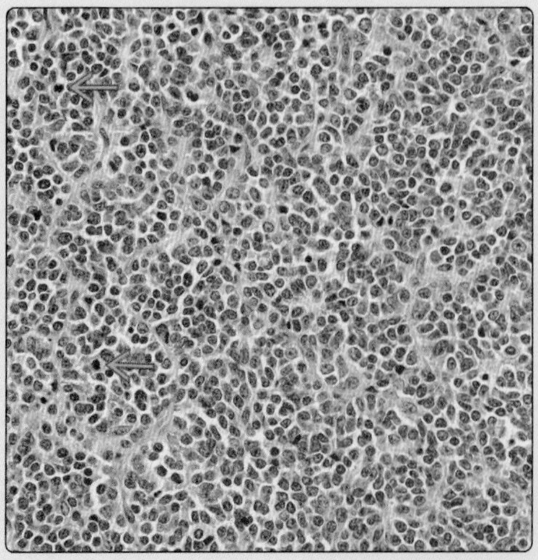

SMARCA4 表达缺失

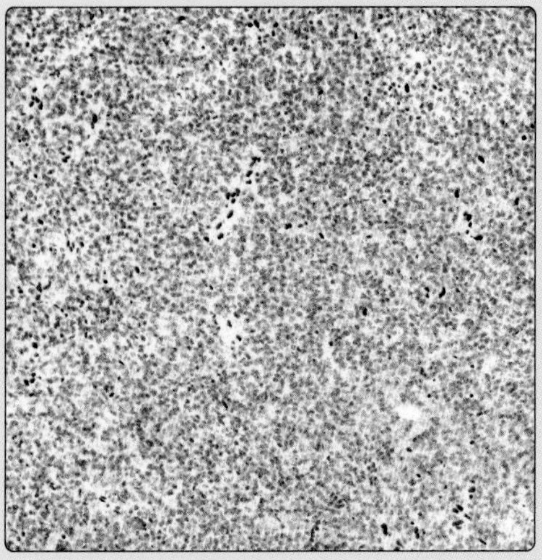

（左）卵巢高血钙型小细胞癌的小细胞成分由小圆细胞组成，胞质少，核仁小，核分裂活跃。**（右）**免疫组织化学显示绝大部分高血钙型小细胞癌与 SMARCA4 表达缺失有关，这种染色模式对此诊断敏感且特异。其表达缺失与 SMARCA4 突变有关

术语

定义

- 未分化肿瘤，通常由小细胞组成，但偶尔有大细胞成分，常伴有旁分泌性高血钙

病因/发病机制

散发性

- 很少为家族性（如果是家族性，可能为双侧发生）

临床问题

流行病学

- 发病率
  - 罕见
- 年龄
  - 范围：7~44 岁（平均 24 岁）

表现

- 腹胀和腹痛（仅 1/3 为Ⅰ期）
- 症状与体征和肠梗阻有关
- 由于甲状旁腺激素分泌导致高钙血症（见于 2/3 的患者）

治疗

- 双侧输卵管卵巢切除术+减瘤术
- 化疗和/或放疗
  - 高剂量化疗联合自体干细胞移植（HDC-aSCR）

预后

- 分期与治疗方式是最重要的参数
  - 采用常规化疗，约 2/3 患者 5 年内死于该病
  - 采用常规化疗的Ⅰ期患者 5 年生存率只有 33%
  - HDC-aSCR 可提高生存率（FIGO Ⅱ~Ⅳ期患者 5 年生存率可达 71%）
- 血钙水平可用于监测肿瘤复发
- ⅠA 期的不良预后因素：术前血钙水平升高，年龄<30 岁，大小>10cm，大细胞成分

大体所见

一般特征

- 表面分叶或结节状
- 单侧，实性或囊实性肿块，罕见以囊性为主
- 质软，褐色、灰色或奶油色（有时为黄色），切面鱼肉样
- 偶尔质硬、颗粒状或切面易碎
- 常见广泛出血和坏死

大小

- 平均 15cm

显微镜下所见

组织学特征

- 弥漫性（最常见）、巢状、索状、小梁状或列兵样生长，可混合存在
- 80% 可见数量不等（但常较少）的滤泡样结构
  - 大小不等，形状不规则，圆形/卵圆形
  - 常为嗜酸性（偶为嗜碱性）液体
- 间隔为水肿、黏液样或透明间质
- 腺体或囊肿内衬黏液上皮（约 15%）
- 常见血管侵犯（常在外周）
- 2/3 累及附件周围软组织
- 常见广泛坏死

细胞学特征

- 小细胞成分
  - 小圆形细胞，胞质少，细胞核深染，核仁小
- 大细胞成分（50%）
  - 通常占肿瘤很少部分，偶尔是唯一成分（<1%）
  - 中等至丰富的嗜酸性胞质，大的泡状核和明显的核仁
  - 淡染胞质内嗜酸性透明小球，常有核偏位（约 60%）
- 多核、胞质透明和梭形细胞并不常见
- 核分裂活跃
- 黏液性上皮
  - 具有恶性核特征并与小细胞成分移行（最常见）
    - 罕见印戒细胞
  - 普通的核型，与小细胞成分无移行（较少见）

辅助实验

免疫组织化学

- SMARCA4 表达缺失（绝大多数）
- CAM5.2 阳性多于 AE1/AE3 阳性（呈斑驳状），EMA 可阳性（尤其是大细胞成分）
- claudin-4 阳性
- p53 和 p16 弥漫阳性
- vimentin（50%）阳性
- WT1、CD10 和 calretinin 通常阳性
- chromogranin、synaptophysin、CD56、NSE 可阳性（通常为局灶性）
- inhibin、CD99、TTF-1、S-100、B72.3 和 desmin 阴性

流式细胞学

- 二倍体 DNA 含量

分子发现

- *SMARCA4* 在胚系和体细胞突变失活

鉴别诊断

成年型和幼年型粒层细胞瘤

- 几乎 50% 发生在 10 岁以内（如为幼年型）
- 雌激素症状，或罕见雄激素症状
- 通常Ⅰ期的整体预后良好
- 无高钙血症
- 明显的滤泡样结构（如为幼年型）
- 通常不出现小细胞（如为幼年型）
- 核沟（如为成年型）
- 通常小细胞没有活跃的核分裂（如为成年型）
- 胞质内小球不常见
- 纤维卵泡膜细胞样间质

- SMARCA4 完整表达
- inhibin、SF1、FOXL2 阳性，EMA 阴性

原发性或转移性小细胞癌，肺型

- 临床病史（如为转移）
- 通常是围绝经期至绝经后妇女
- 无高钙血症，双侧发生（50%）
- 通常与其他米勒管上皮成分有关（原发性）
- 罕见或无滤泡样结构
- 染色体疏松，核仁不明显
- 罕见胞质丰富的大细胞
- TTF-1 阳性，vimentin 阴性
- CK20 核周点状阳性，常为非整倍体（如为原发性）
- SMARCA4 完整表达
- HPV 阳性（如为宫颈来源）

淋巴瘤

- 缺乏滤泡样结构
- 生发中心（如为 B 细胞淋巴瘤）
- 星空现象（如为 Burkitt 淋巴瘤）
- 角蛋白、EMA、WT1 阴性
- LCA/其他淋巴细胞标志物阳性（取决于亚型）

原发性或转移性黑色素瘤

- 50% 为双侧（如为转移）
- 可能与成熟型囊性畸胎瘤有关（如为原发）
- 可有或无胞质内黑色素
- "马蹄形"或爆米花样细胞
- 可有/无核内假包涵体
- SMARCA4 完整表达（极少例外）
- S-100、HMB-45、Melan-A、MITF 阳性
- 角蛋白、EMA、WT1 阴性

腹腔促结缔组织增生性小圆细胞肿瘤

- 明显的巢状生长；间质促结缔组织增生常见
- 共同表达 EMA 和 desmin
- SMARCA4 完整表达

无性细胞瘤

- 大而原始的细胞，"方格形"核，胞质丰富淡染（糖原化）
- 缺乏滤泡样结构
- 纤维结缔组织间隔可有/无淋巴细胞
- 可有/无明显肉芽肿反应
- OCT4、PLAP、c-kit、SALL4 阳性，EMA 阴性

胚胎性横纹肌肉瘤

- 富于细胞与缺乏细胞的黏液样区域交替存在
- 卵圆形至梭形的细胞核
- 具有明显的嗜酸性横纹的带状细胞
- 可见胎儿型软骨
- 骨骼肌标志物阳性，上皮标志物阴性

神经外胚叶肿瘤

- 与成熟性囊性畸胎瘤有关
- 纤维性背景或其他类型分化（如为中枢性）
- FLI-1、GFAP 阳性；EMA 阴性；t(11;12)（如为外周性）

诊断注意事项

病理诊断要点

- SMARCA4 和 inhibin 是鉴别高血钙型小细胞癌与颗粒细胞瘤最有用的标志物

部分参考文献

1. Schaefer IM et al: Claudin-4 expression distinguishes SWI/SNF complex-deficient undifferentiated carcinomas from sarcomas. Mod Pathol. 30(4):539-548, 2017
2. Witkowski L et al: The hereditary nature of small cell carcinoma of the ovary, hypercalcemic type: two new familial cases. Fam Cancer. 16(3):395-399, 2017
3. Callegaro-Filho D et al: Small cell carcinoma of the ovary-hypercalcemic type (SCCOHT): a review of 47 cases. Gynecol Oncol. 140(1):53-7, 2016
4. Clarke BA et al: Loss of SMARCA4 (BRG1) protein expression as determined by immunohistochemistry in small-cell carcinoma of the ovary, hypercalcaemic type distinguishes these tumours from their mimics. Histopathology. 69(5):727-738, 2016
5. Conlon N et al: Loss of SMARCA4 expression is both sensitive and specific for the diagnosis of small cell carcinoma of ovary, hypercalcemic type. Am J Surg Pathol. 40(3):395-403, 2016
6. Karnezis AN et al: Dual loss of the SWI/SNF complex ATPases SMARCA4/BRG1 and SMARCA2/BRM is highly sensitive and specific for small cell carcinoma of the ovary, hypercalcaemic type. J Pathol. 238(3):389-400, 2016
7. Witkowski L et al: Small cell carcinoma of the ovary of hypercalcemic type (malignant rhabdoid tumor of the ovary): a review with recent developments on pathogenesis. Surg Pathol Clin. 9(2):215-26, 2016
8. Witkowski L et al: The influence of clinical and genetic factors on patient outcome in small cell carcinoma of the ovary, hypercalcemic type. Gynecol Oncol. 141(3):454-460, 2016
9. Karanian-Philippe M et al: SMARCA4 (BRG1) loss of expression is a useful marker for the diagnosis of ovarian small cell carcinoma of the hypercalcemic type (ovarian rhabdoid tumor): a comprehensive analysis of 116 rare gynecologic tumors, 9 soft tissue tumors, and 9 melanomas. Am J Surg Pathol. 39(9):1197-205, 2015
10. Ramos P et al: Small cell carcinoma of the ovary, hypercalcemic type, displays frequent inactivating germline and somatic mutations in SMARCA4. Nat Genet. 46(5):427-9, 2014
11. Witkowski L et al: Germline and somatic SMARCA4 mutations characterize small cell carcinoma of the ovary, hypercalcemic type. Nat Genet. 46(5):438-43, 2014
12. McCluggage WG et al: An immunohistochemical analysis of ovarian small cell carcinoma of hypercalcemic type. Int J Gynecol Pathol. 23(4):330-6, 2004
13. Kommoss F et al: Inhibin expression in ovarian tumors and tumor-like lesions: an immunohistochemical study. Mod Pathol. 11(7):656-64, 1998
14. Riopel MA et al: Inhibin and epithelial membrane antigen immunohistochemistry assist in the diagnosis of sex cord-stromal tumors and provide clues to the histogenesis of hypercalcemic small cell carcinomas. Int J Gynecol Pathol. 17(1):46-53, 1998
15. Seidman JD: Small cell carcinoma of the ovary of the hypercalcemic type: p53 protein accumulation and clinicopathologic features. Gynecol Oncol. 59(2):283-7, 1995
16. Young RH et al: Small cell carcinoma of the hypercalcemic type in the ovary. Gynecol Oncol. 57(1):7-8, 1995
17. Matias-Guiu X et al: Human parathyroid hormone-related protein in ovarian small cell carcinoma. An immunohistochemical study. Cancer. 73(7):1878-81, 1994
18. Young RH et al: Small cell carcinoma of the ovary, hypercalcemic type. A clinicopathological analysis of 150 cases. Am J Surg Pathol. 18(11):1102-16, 1994
19. Scully RE: Small cell carcinoma of hypercalcemic type. Int J Gynecol Pathol. 12(2):148-52, 1993
20. Eichhorn JH et al: DNA content and proliferative activity in ovarian small cell carcinomas of the hypercalcemic type. Implications for diagnosis, prognosis, and histogenesis. Am J Clin Pathol. 98(6):579-86, 1992

梁状生长

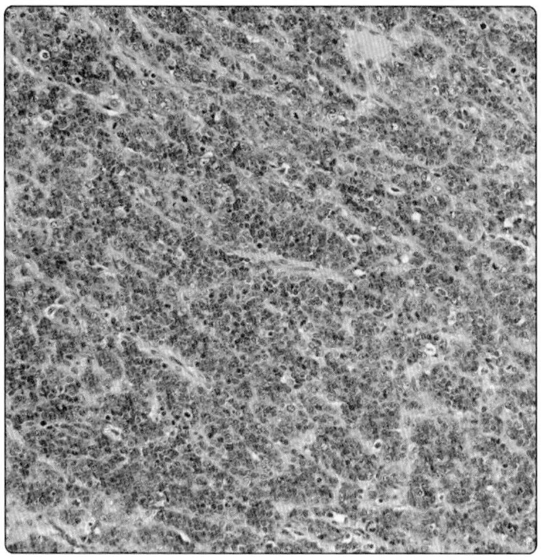

巢状模式

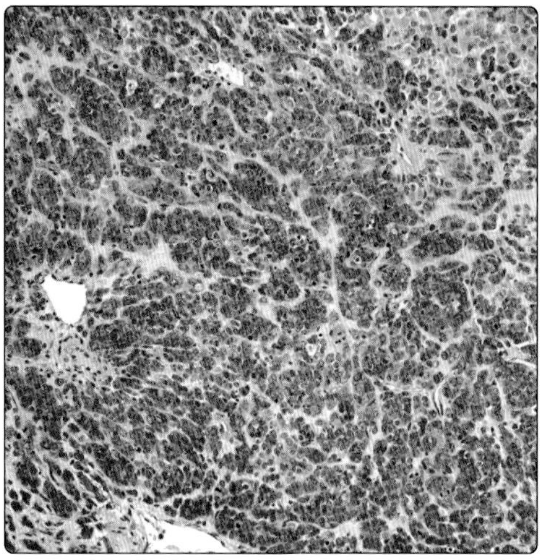

(左) 除了更常见的弥漫性生长方式，卵巢高血钙型小细胞癌还可有融合的小梁状结构。**(右)** 卵巢高血钙型小细胞癌的细胞也常呈紧密的实性巢状生长，由少量胶原化间质分隔。弥漫性和巢状生长是最常见的

滤泡样结构

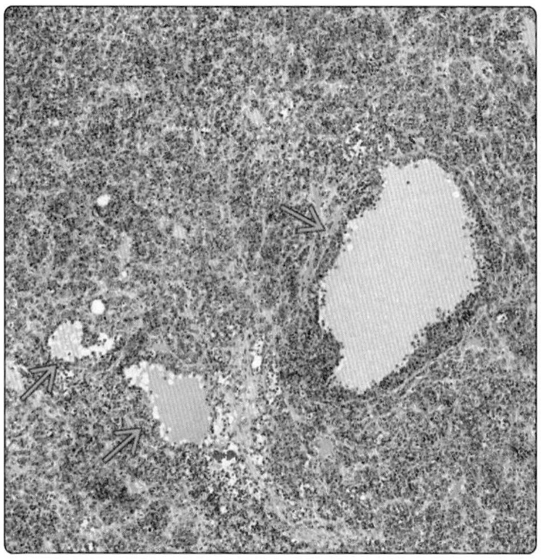

极性消失及嗜酸性分泌物

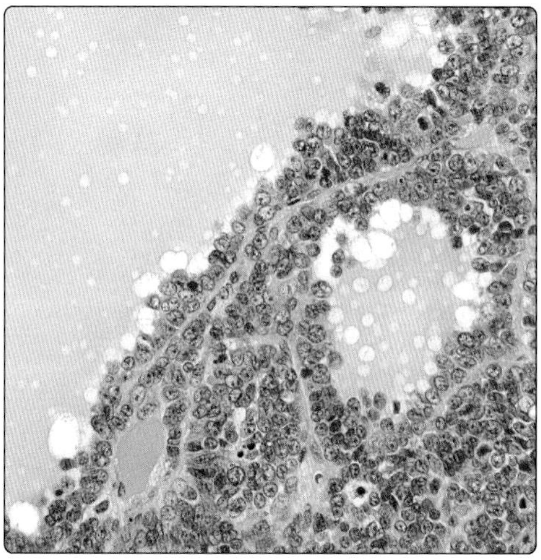

(左) 卵巢高血钙型小细胞癌中 80%可见滤泡样结构 ⇨，大小形态不一，数量不多。最常见的鉴别诊断是粒层细胞瘤，往往有更多滤泡，内衬颗粒细胞和卵泡膜细胞。**(右)** 卵巢高血钙型小细胞癌的滤泡样结构内衬无极性的肿瘤细胞。内含嗜酸性或嗜碱性分泌物

索状生长(不常见)

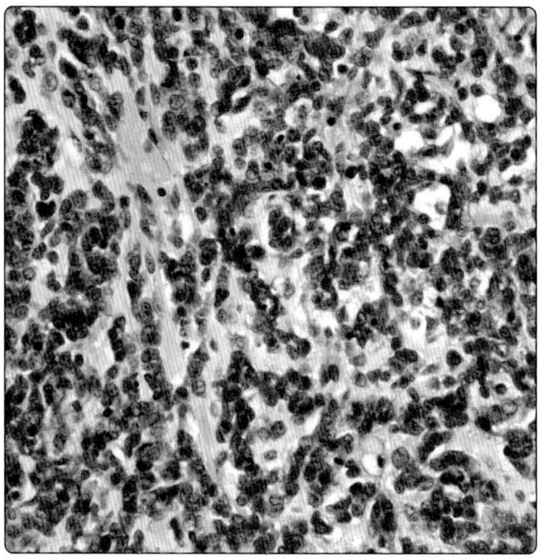

移行为大细胞成分

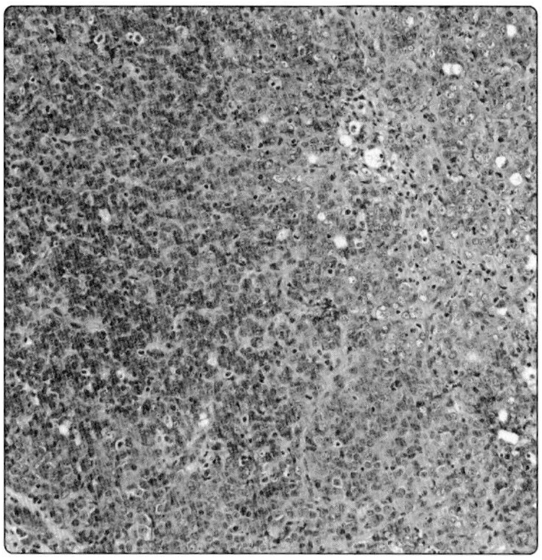

(左) 少见情况下高血钙型小细胞癌中，胞质很少的细胞形成索状并局灶融合。**(右)** 卵巢高血钙型小细胞癌的小细胞“蓝色”可移行为大细胞“粉红色”。大细胞成分见于 1/2 病例，EMA 常呈弥漫阳性

第 29 节 小细胞癌,高血钙型

(**左**)卵巢高血钙型小细胞癌的大细胞成分,有中等量嗜酸性胞质、大的泡状核和明显的核仁。通常只占单个肿瘤中少部分,偶尔可成为肿瘤的唯一成分。(**右**)高血钙型小细胞癌的大细胞成分可见横纹肌样形态,伴核偏位⇨

有泡状核及明显核仁的大细胞

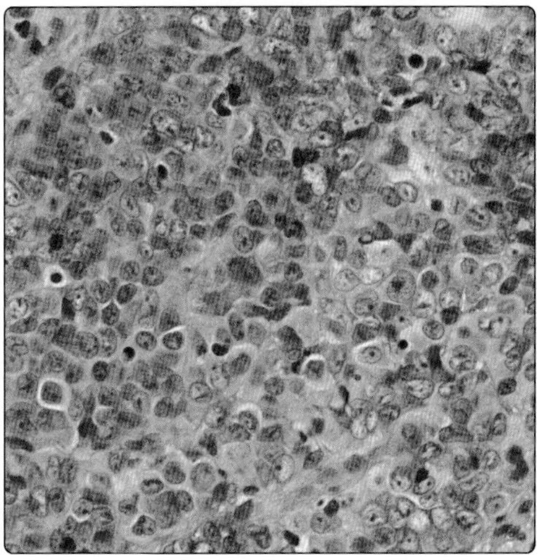

横纹肌样形态

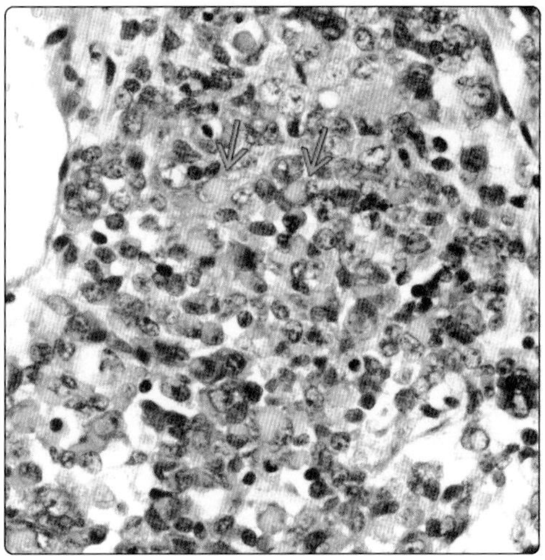

(**左**)卵巢高血钙型小细胞癌中梭形细胞➡罕见,最多是局灶性的。(**右**)在<7%的卵巢高血钙型小细胞癌中可见到类似宫颈细胞的黏液性上皮构成腺体⇨或更少见的印戒细胞。该成分的细胞形态可从温和到明显恶性

梭形细胞成分(罕见)

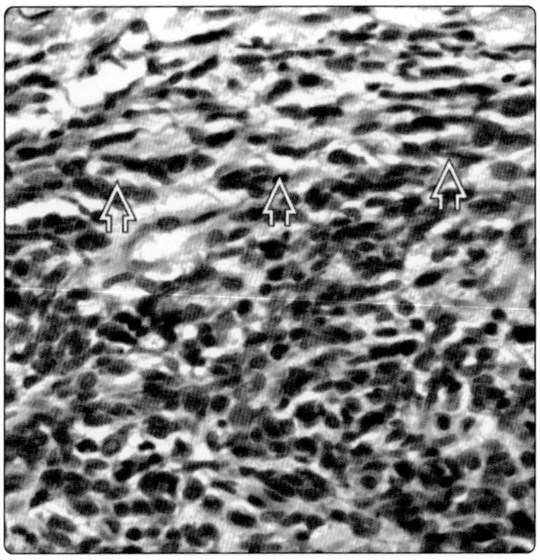

黏液性上皮

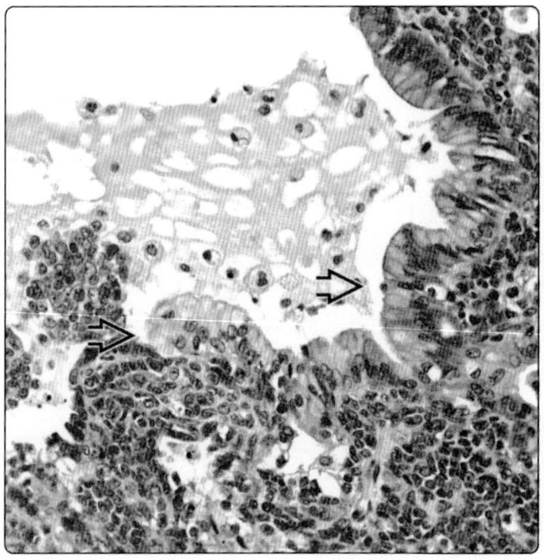

(**左**)高血钙型小细胞癌的肿瘤细胞通常角蛋白阳性,CAM5.2 阳性比 AE1/AE3 更常见。上皮性标志物常呈斑驳状阳性。(**右**)高血钙型小细胞癌的肿瘤细胞通常阳性表达 WT1、CD10 和 calretinin。这些标志物不能用于和粒层细胞瘤鉴别诊断。p16 和 p53 也是阳性的。神经内分泌标志物可以阳性,但通常是局灶性的

CAM5.2 阳性

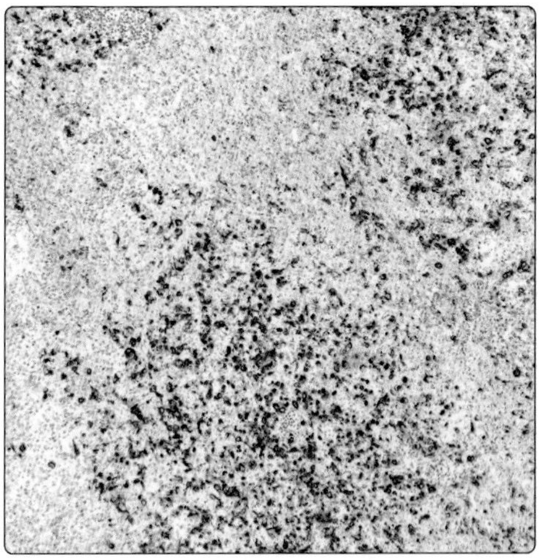

WT1 弥漫阳性

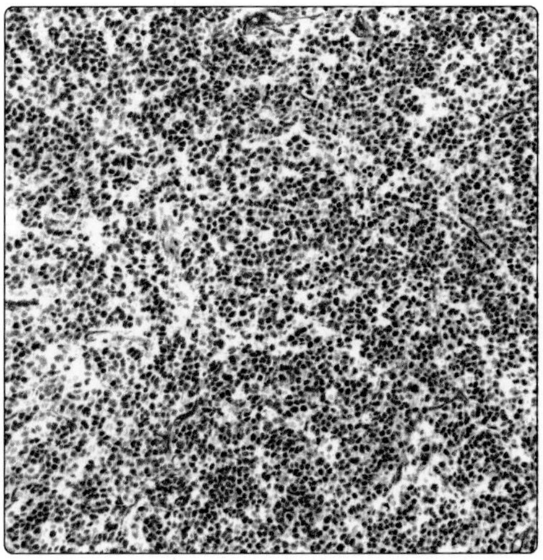

核沟和较少的核分裂（成年型粒层细胞瘤）

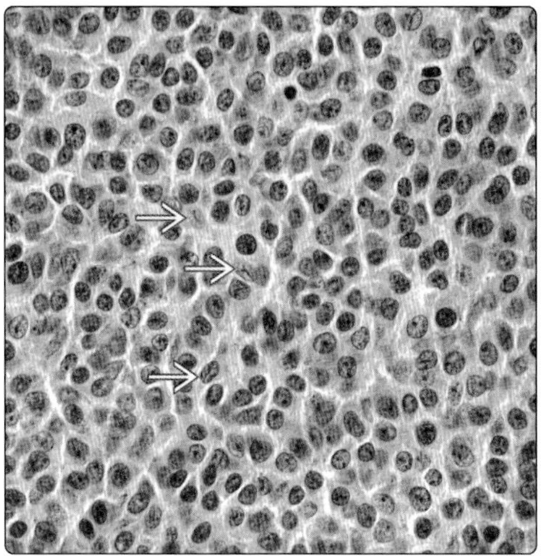

明显的滤泡样结构（幼年型粒层细胞瘤）

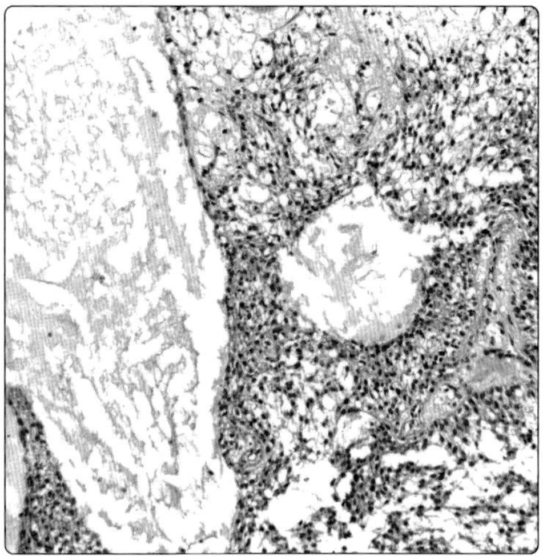

（左）成年型粒层细胞瘤的肿瘤细胞常显见核沟→，这不是高血钙型小细胞癌的特征。而且与高血钙型小细胞癌相比，成年型粒层细胞瘤核分裂象较少。**（右）**与高血钙型小细胞癌比较，幼年型粒层细胞瘤常发生在 10 岁内，局限于卵巢，有雌激素表现，通常有更明显的滤泡样结构

丰富的空泡状至嗜酸性胞质和一致的核（幼年型粒层细胞瘤）

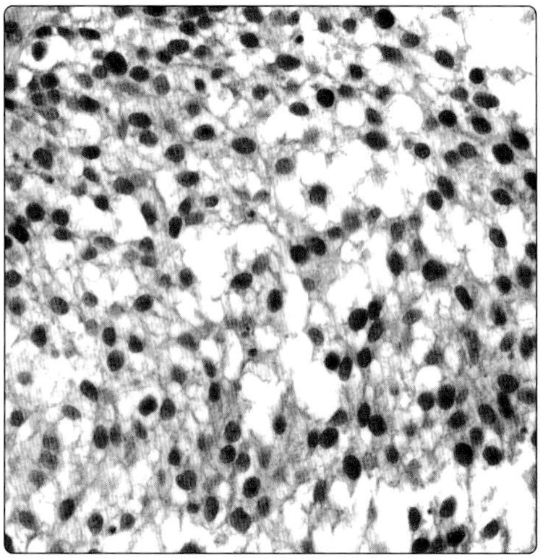

inhibin 阳性（粒层细胞瘤）

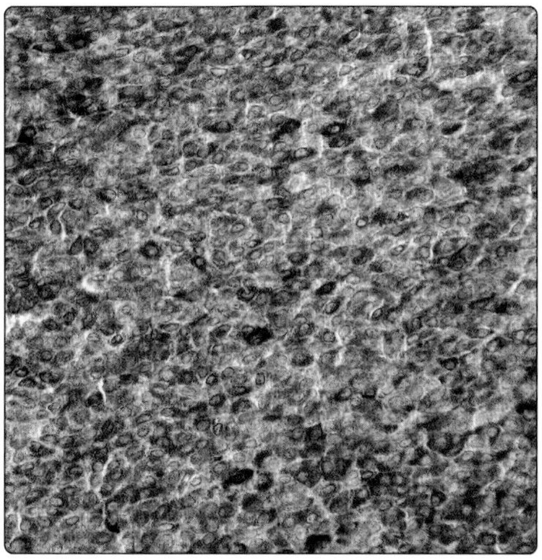

（左）与高血钙型小细胞癌不同，幼年型粒层细胞瘤的肿瘤细胞有丰富的空泡状至嗜酸性胞质和一致的核。常有水肿至黏液样背景。**（右）**与高血钙型小细胞癌比较，成年型和幼年型粒层细胞瘤的瘤细胞通常 inhibin 弥漫阳性。这是最可靠的性索间质标志物之一，其他的还包括 SF1、FOXL2

丰富的胞质和“方形核”（无性细胞瘤）

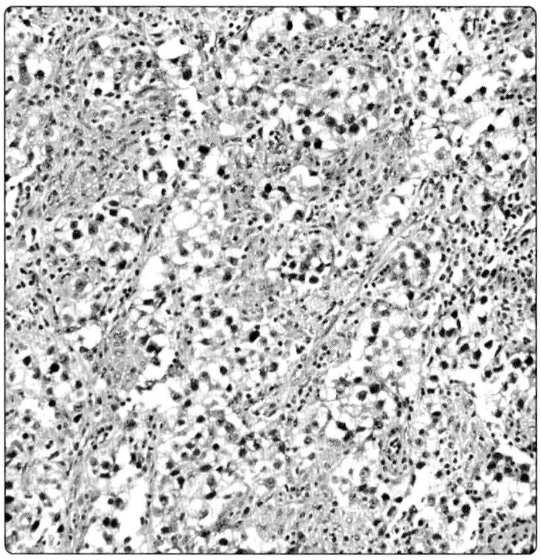

伴成熟型囊性畸胎瘤（原始神经外胚叶肿瘤）

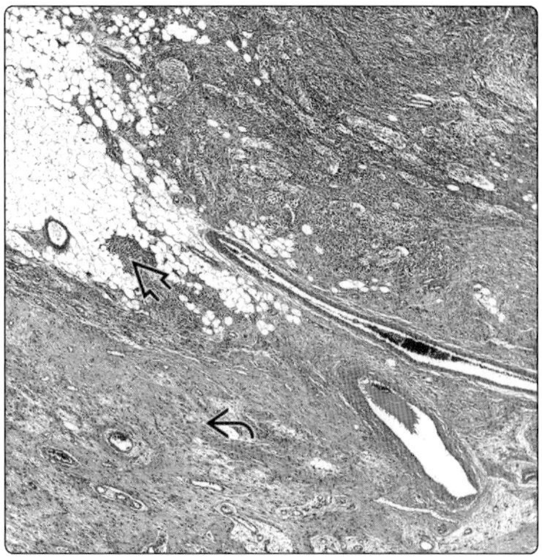

（左）无性细胞瘤的特征是大而原始的细胞，细胞核呈方形，胞质丰富（糖原化）。注意淋巴细胞浸润是该肿瘤的特征。**（右）**原始神经外胚叶肿瘤也是由增生的小蓝细胞组成，但与高血钙型小细胞癌不同的是，它常伴有成熟性囊性畸胎瘤成分（注意脂肪组织→和胶质→）

要点

术语

- 具有神经内分泌特征的恶性上皮性肿瘤，与肺对应的病变类似

临床问题

- 28~85 岁（平均 59 岁）
- 腹部或盆腔肿块或肿胀
- 神经内分泌症状（库欣综合征；抗利尿激素分泌不当）
- 各期均预后差

大体所见

- 通常实性伴微囊成分
- 切面黄褐色、灰白色、红棕色
- 常见坏死和出血

显微镜下所见

- 通常呈片巢状生长
- 小细胞：胞质少，胞核小，卵圆形或伸长形，染色质细腻，核仁和核膜不明显
- 伴表面上皮肿瘤或畸胎瘤
- 核分裂活跃，包括病理性核分裂象

辅助实验

- 角蛋白、CK20（核旁呈点状阳性）、EMA 阳性
- chromogranin、NSE、CD56 和 synaptophysin 不同程度阳性
- TTF-1 可阳性
- ER、PR、WT1 和 vimentin 通常阴性
- 非整倍体（65%）

首要的鉴别诊断

- 小细胞癌，高血钙型
- 转移性小细胞癌，肺型
- 促结缔组织增生性小圆细胞肿瘤

弥漫性生长

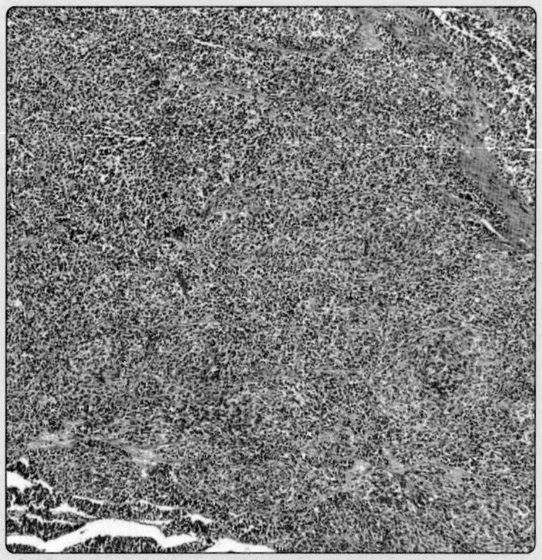

小梁状生长

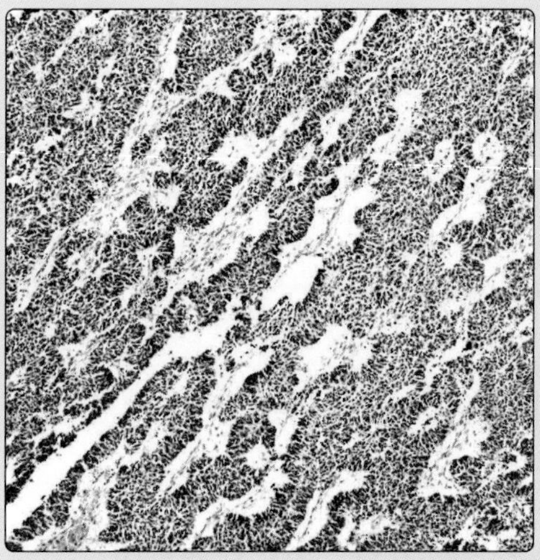

（左）肺型小细胞癌通常细胞密集，呈片状生长，有少量间质分隔，但也可见巢状、小梁状、腺样甚至菊形团样结构。这与转移性肺小细胞癌形态上有重叠。**（右）**肺型小细胞癌融合的小梁厚度不一，但常有多层。间质成分很少，且常是细胞稀疏的

具有核膜的小蓝细胞

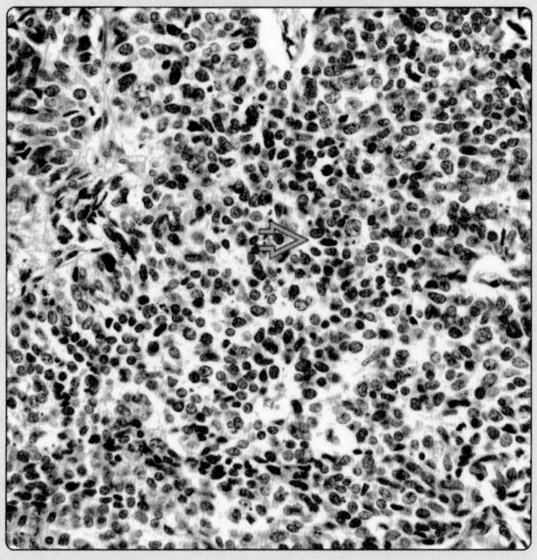

伴表面上皮成分（Brenner 瘤）

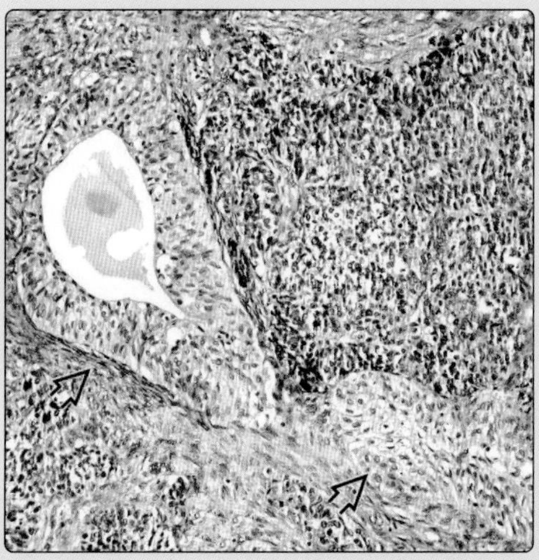

（左）肺型小细胞癌细胞胞质少，核小、圆形至卵圆形，染色质细腻，核仁不明显。常伴明显的核碎屑/凋亡➲和明显核膜。**（右）**肺型小细胞癌最常见的伴随成分是子宫内膜样或黏液性肿瘤，也会伴其他表面上皮性肿瘤，包括良性 Brenner 瘤➲

术语

同义词

- 小细胞神经内分泌癌

定义

- 具有神经内分泌特征的恶性上皮性肿瘤，与肺对应的病变类似

临床问题

流行病学

- 发病率
  - 罕见
- 年龄
  - 28~85 岁(平均 59 岁)

表现

- 腹部或盆腔肿块
- 腹胀
- 无症状
- 神经内分泌症状(库欣综合征；抗利尿激素分泌不当)

治疗

- 行根治性子宫切除加双侧输卵管卵巢切除术，如扩散至卵巢外则加减瘤术
- 辅助化疗和/或放疗

预后

- 各期均预后不良

大体所见

一般特征

- 通常实性伴微囊成分
- 切面黄褐色、灰白色、红棕色
- 常见坏死和出血

大小

- 范围广(平均 13cm)

显微镜下所见

组织学特征

- 通常呈片巢状生长
- 小梁状或菊形团样结构可见
- 广泛的单个细胞凋亡和坏死
- 常伴表面上皮肿瘤
  - 子宫内膜样腺癌、黏液性肿瘤、Brenner 瘤
- 可与成熟性囊性畸胎瘤共存

细胞学特征

- 细胞胞质少，核小至中等大小、卵圆至伸长形，染色质细腻，核仁和核膜不明显
- 核分裂活跃(包括不典型分裂象)和凋亡

辅助实验

免疫组织化学

- 角蛋白、CK20(核旁呈点状阳性)、EMA 阳性
- chromogranin、NSE、CD56 和 synaptophysin 阳性程度不等
- TTF-1 可阳性
- ER、PR、WT1 和 vimentin 通常阴性

流式细胞学

- 非整倍体(65%)

电子显微镜

- 神经内分泌颗粒

鉴别诊断

小细胞癌，高血钙型

- 平均年龄：24 岁
- 伴副肿瘤性高钙血症
- 滤泡样结构
- 大细胞胞质丰富，中央核仁明显
- vimentin 和 WT1 阳性，SMARCA4 表达缺失
- 二倍体

转移性肺型小细胞癌

- 临床病史
- 与畸胎瘤或其他上皮性卵巢肿瘤无关

促结缔组织增生性小圆细胞肿瘤

- 年轻患者
- 明显的促间质增生
- 双向表达上皮标志物和 desmin(核旁点状阳性)
- t(11;22)

诊断注意事项

病理诊断要点

- TTF-1 对于区分原发性和转移性肺型小细胞癌无帮助
- 转移性小细胞癌可表现为卵巢肿块而无已知的肺原发病史，原发性和转移性都可为双侧
- 诊断肺型小细胞癌不要求神经内分泌标志物阳性

部分参考文献

1. Rubio A et al: Ovarian small cell carcinoma of pulmonary type arising in mature cystic teratomas with metastases to the contralateral ovary. Int J Surg Pathol. 23(5):388-92, 2015
2. Cohen JG et al: The management of small-cell carcinomas of the gynecologic tract. Curr Opin Oncol. 24(5):572-9, 2012
3. Ikota H et al: Malignant transformation of ovarian mature cystic teratoma with a predominant pulmonary type small cell carcinoma component. Pathol Int. 62(4):276-80, 2012
4. Carlson JW et al: Biomarker-assisted diagnosis of ovarian, cervical and pulmonary small cell carcinomas: the role of TTF-1, WT-1 and HPV analysis. Histopathology. 51(3):305-12, 2007
5. Grandjean M et al: Small cell carcinoma of pulmonary type inside a microinvasive mucinous cystadenocarcinoma of the ovary: a case report. Int J Gynecol Pathol. 26(4):426-31, 2007
6. Rund CR et al: Perinuclear dot-like cytokeratin 20 staining in small cell neuroendocrine carcinoma of the ovary (pulmonary-type). Appl Immunohistochem Mol Morphol. 14(2):244-8, 2006
7. McCluggage WG: Ovarian neoplasms composed of small round cells: a review. Adv Anat Pathol. 11(6):288-96, 2004
8. Eichhorn JH et al: Primary ovarian small cell carcinoma of pulmonary type. a clinicopathologic, immunohistologic, and flow cytometric analysis of 11 cases. Am J Surg Pathol. 16(10):926-38, 1992

第 31 节 大细胞神经内分泌癌

要 点

术语

- 由大细胞组成的恶性神经内分泌肿瘤

临床问题

- 约 50% 诊断时已有卵巢外扩散
- 预后差

显微镜下所见

- 主要为小梁状、索状、巢状、岛状或弥漫性结构
- 可有/无假乳头和滤泡样结构
- 间质少，常广泛坏死
- 细胞大到中等大小，圆形，一致，胞质中等，核大，中央常见明显核仁
- 核分裂活跃（通常>20 个/10HPF）
- ±间质黄素化
- 常伴随表面上皮肿瘤，最常见为黏液性交界性肿瘤或癌，子宫内膜样腺癌或罕见浆液性癌，也可伴发成熟性囊性畸胎瘤
- 伴发体细胞性卵黄囊瘤

辅助实验

- 广谱细胞角蛋白、CK7、EMA 阳性
- chromogranin、synaptophysin、NSE 常阳性
- <40% 病例 CD56 阳性
- CK20、C-kit 及神经肽（血清素、胃泌素、生长抑素等）可阳性
- 非整倍体

首要的鉴别诊断

- 转移性大细胞神经内分泌癌（如仅限于卵巢）
- 类癌
- 小细胞癌，包括大细胞变异型

大的融合细胞巢伴滤泡样结构

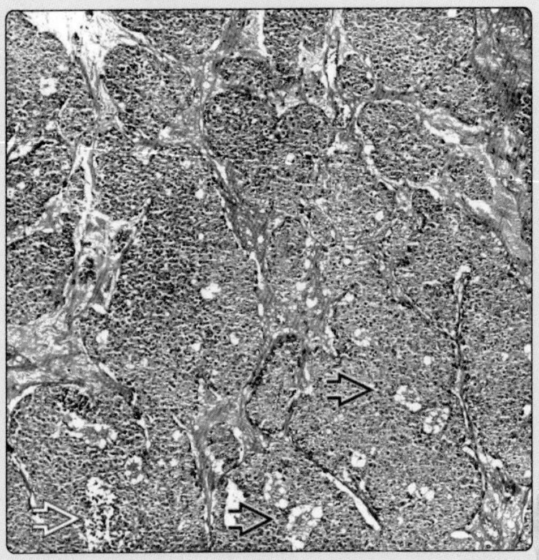

大细胞伴圆形核及明显核仁

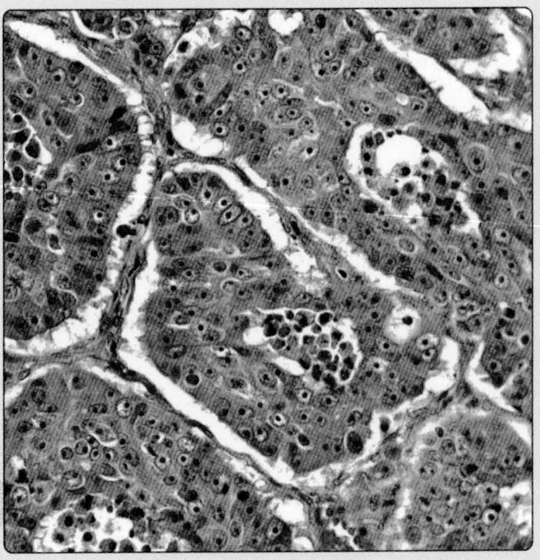

（左）大细胞神经内分泌癌可形成大的融合细胞巢，伴有滤泡样结构⇨和点状坏死⇨。**（右）**大细胞神经内分泌癌的细胞通常大而一致，胞质丰富，核圆形，中央见明显核仁。注意细胞巢中央出现单个细胞凋亡。通常细胞巢之间间质成分很少

小梁状和岛状生长

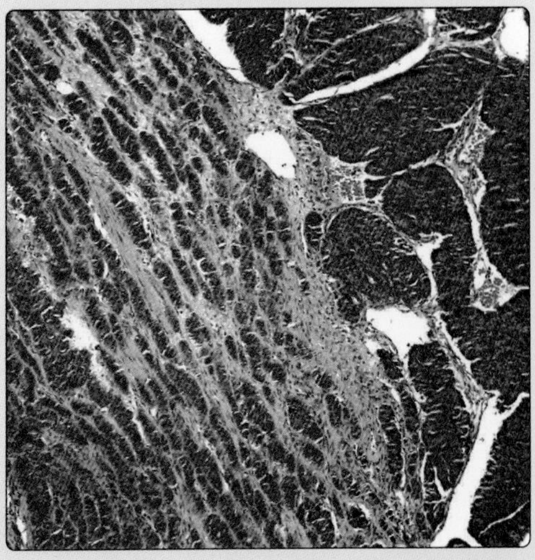

伴黏液性肿瘤

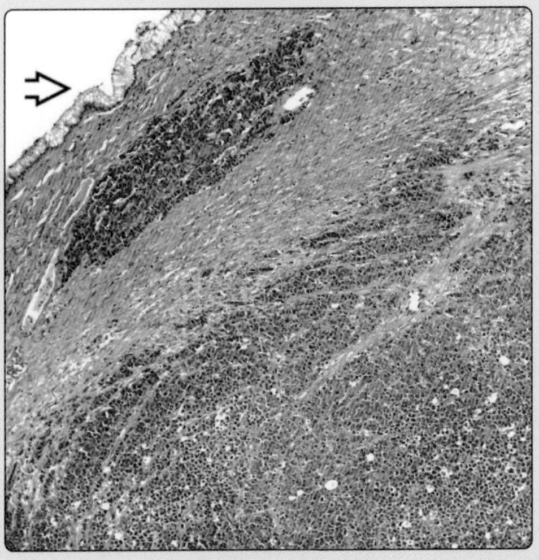

（左）大细胞神经内分泌癌可见不同的结构模式，包括岛状和小梁状，后者可能伴有更丰富的纤维瘤样间质。肿瘤可伴间质黄素化。**（右）**大细胞神经内分泌癌常伴表面上皮性肿瘤，最常见的为黏液性肿瘤⇨，因为它们常包含神经内分泌细胞

术语

同义词

- 非小细胞肺癌
- 神经内分泌癌

定义

- 由大细胞组成的恶性神经内分泌肿瘤

病因/发病机制

恶性转化

- 来自表面上皮性肿瘤或畸胎瘤的神经内分泌细胞

临床问题

流行病学

- 发病率
  - 罕见
- 年龄
  - 范围：22～81 岁（平均 47 岁，中位 61 岁）

表现

- 腹胀/腹痛（约 50%）
- 腹水或阴道流血

预后

- 差，约 50% 诊断时已有卵巢外扩散
  - 生存时间：约 1 年

大体所见

一般特征

- 单侧
- 囊实性肿块或以囊性为主
- 坏死和出血常见

大小

- 范围广（平均 16cm）

显微镜下所见

组织学特征

- 主要为小梁状、索状、巢状、岛状或弥漫性结构
- 可有/无假乳头和滤泡样结构
- 间质少
- 常见广泛坏死
- 伴发肿瘤
  - 最常见的表面上皮肿瘤（黏液性交界性肿瘤或癌，子宫内膜样腺癌或罕见浆液性癌）
  - 成熟性囊性畸胎瘤
- 伴卵黄囊瘤
- 可有或无间质黄素化

细胞学特征

- 细胞大到中等大小，圆形，一致，胞质中等，核大，中央常见明显核仁
- 可见梭形细胞
- 可有少量小细胞成分
- 可有/无嗜酸性颗粒
- 核分裂活跃（通常>20 个/10HPF）

辅助实验

免疫组织化学

- 广谱细胞角蛋白、CK7、EMA 阳性
- chromogranin、synaptophysin、NSE 通常阳性
- <40% 病例 CD56 阳性
- CK20、C-kit 及神经肽（血清素、胃泌素、生长抑素等）可阳性

流式细胞学

- 非整倍体

鉴别诊断

转移性大细胞神经内分泌癌（如仅限于卵巢）

- 既往病史，双侧和/或多结节样生长

类癌

- 通常局限于卵巢
- 轻度细胞非典型性，小核仁，有丝分裂活性低

小细胞癌

- 小细胞有明显核膜，单个细胞坏死

小细胞癌，大细胞变异型

- 60% 与高钙血症有关
- 小细胞成分；大细胞有横纹肌样包涵体
- 不伴表面上皮性肿瘤或成熟性囊性畸胎瘤

颗粒细胞瘤

- 其他典型结构模式
- 小细胞有核沟，无明显核仁
- inhibin、SF1、FOXL2 阳性

诊断注意事项

病理诊断要点

- 诊断大细胞神经内分泌癌时，synaptophysin 可能比 chromogranin 更敏感

部分参考文献

1. McNamee T et al: Yolk sac tumours of the female genital tract in older adults derive commonly from somatic epithelial neoplasms: somatically derived yolk sac tumours. Histopathology. 69(5):739-751, 2016
2. Rouzbahman M et al: Neuroendocrine tumors of the gynecologic tract: select topics. Semin Diagn Pathol. 30(3):224-33, 2013
3. Miyamoto M et al: Large cell neuroendocrine carcinoma arising in mature cystic teratoma: a case report and review of the literature. Eur J Gynaecol Oncol. 33(4):414-8, 2012
4. Chênevert J et al: Mixed ovarian large cell neuroendocrine carcinoma, mucinous adenocarcinoma, and teratoma: a report of two cases and review of the literature. Pathol Res Pract. 205(9):657-61, 2009
5. Lindboe CF: Large cell neuroendocrine carcinoma of the ovary. APMIS. 115(2):169-76, 2007
6. Veras E et al: Ovarian nonsmall cell neuroendocrine carcinoma: a clinicopathologic and immunohistochemical study of 11 cases. Am J Surg Pathol. 31(5):774-82, 2007
7. Eichhorn JH et al: Neuroendocrine tumors of the genital tract. Am J Clin Pathol. 115 Suppl:S94-112, 2001
8. Chen KT: Composite large-cell neuroendocrine carcinoma and surface epithelial-stromal neoplasm of the ovary. Int J Surg Pathol. 8(2):169-174, 2000
9. Eichhorn JH et al: Ovarian neuroendocrine carcinomas of non-small-cell type associated with surface epithelial adenocarcinomas. A study of five cases and review of the literature. Int J Gynecol Pathol. 15(4):303-14, 1996

第32节 肝样癌

要点

术语

- 卵巢恶性肿瘤，形态类似肝细胞癌，有时产生 AFP

病因/发病机制

- 尚未证实，但很可能来源于表面上皮

临床问题

- 绝经后最常见
- 血清 AFP 水平升高
- 预后差，诊断时常为进展期

大体所见

- 囊实性，切面白色至黄褐色至黄色
- 大小范围广（达 20cm）

显微镜下所见

- 小梁状/索状（最常见类似肝细胞形态），巢状或弥漫性生长（可共存）
- 偶见腺样或假乳头状结构
- 胆管样小管结构（罕见有胆汁产生）和透明小体
- 多边形细胞，具有嗜酸性胞质，核位于中央，空泡状，圆形，有核仁

辅助实验

- AFP、Hep-Par1、α1 抗胰蛋白酶、glypican-3、白蛋白、抗糜蛋白酶、CK7、CK19、CK20 阳性
- pCEA 阳性（小管膜缘阳性）

首要的鉴别诊断

- 转移性肝细胞癌
- 肝样卵黄囊瘤
- 嗜酸性透明细胞癌或子宫内膜样腺癌
- 未分化癌
- 原发性或转移性黑色素瘤

弥漫生长和多边形细胞

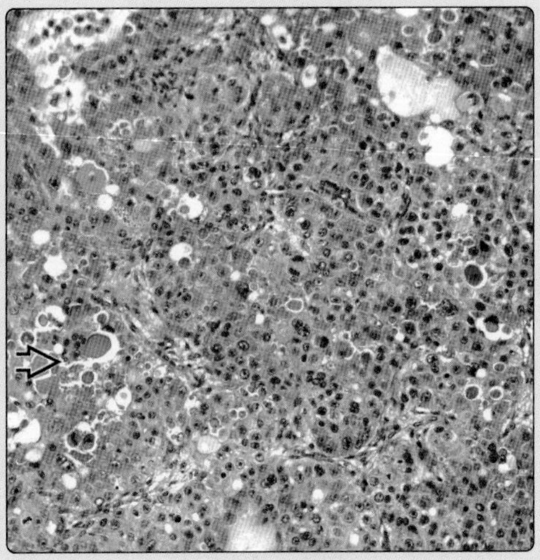

伴表面上皮癌

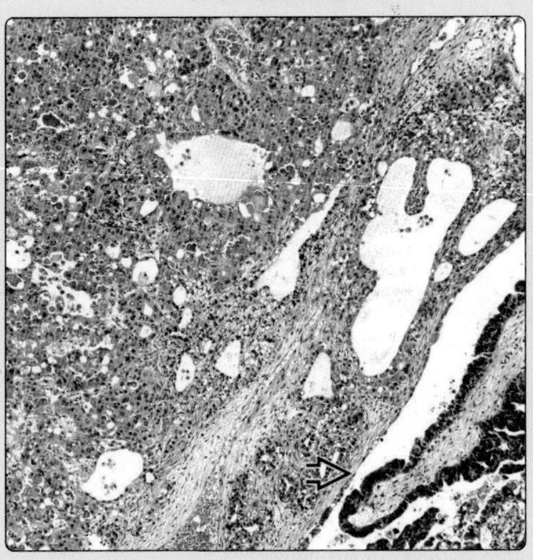

（左）肝样腺癌的特征是细胞呈显著弥漫性生长，有丰富的嗜酸性胞质，胞质内可见透明小球⇨。也可呈索状或小梁状生长，类似于肝细胞癌。腺样和假乳头结构罕见。**（右）**当不是单一病变时，肝样腺癌常伴高级别表面上皮癌，通常为浆液性亚型⇨，更少见是子宫内膜样或黏液性癌

假腺样结构

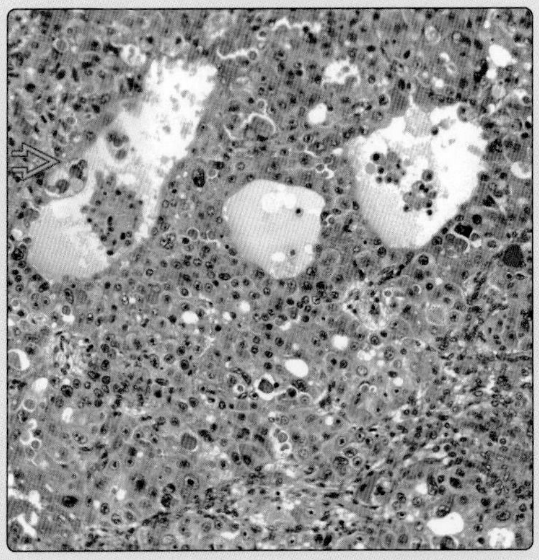

不同程度表达 AFP

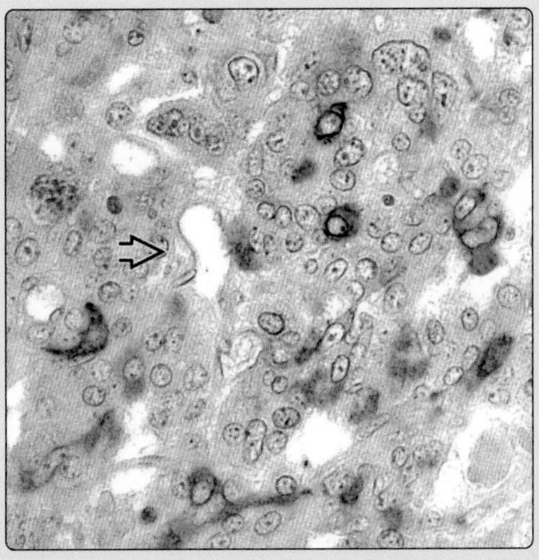

（左）肝样腺癌可呈假腺样结构，但不明显。注意出现的多个透明小球⇨和中度细胞异型性。**（右）**肝样腺癌的肿瘤细胞 AFP 通常为阳性。注意窦状的血管结构⇨。肿瘤也常阳性表达 CEA、Hep-Par1、glypican-3、白蛋白

术语

定义

- 卵巢恶性肿瘤，形态类似肝细胞癌，有时产生 AFP

病因/发病机制

新化生或转分化

- 组织发生未经证实，但最可能是表面上皮来源

临床问题

流行病学

- 发病率
  - 罕见
- 年龄
  - 绝经后最常见
    - 范围：35~78 岁

部位

- 通常为单侧

表现

- 腹胀/腹痛
- 腹部膨隆，体重减轻
- 罕见激素症状
  - 阴道流血
- 血清 AFP 水平增高
- 常见 CEA 和 CA125 增高

治疗

- 双侧输卵管卵巢切除术和子宫切除术及分期/减瘤
- 辅助化疗和/或放疗

预后

- 差，初始诊断常已是晚期
  - 平均生存时间：约 2 年
  - 常转移至腹部和肺

大体所见

一般特征

- 实性和囊性，切面白色、黄褐色、黄色
- 常见坏死和出血

大小

- 范围广（达 20cm）

显微镜下所见

组织学特征

- 弥漫性、小梁状/索状（类似肝细胞瘤）、巢状生长，常可共存
- 腺样或假乳头状结构罕见
- 胆管样小管结构（罕见有胆汁产生）或黏液样分化
- 细胞外透明小体
- 可伴表面上皮癌（浆液性癌远多于子宫内膜样腺癌或黏液性癌）

细胞学特征

- 多边形细胞，具有中等至丰富嗜酸性胞质，细胞边界清楚，核位于中央，空泡状、圆形，核仁≥1 个
- 罕见巨细胞
- 胞质内透明小体
- 中等到明显的细胞非典型性
- 核分裂常见，包括非典型分裂象

辅助实验

免疫组织化学

- AFP、Hep-Par1、α1 抗胰蛋白酶、抗糜蛋白酶、glypican-3、白蛋白、CK7、CK19、CK20 阳性
- CK-P、CK18 局灶阳性
- pCEA 阳性（小管膜缘阳性）
- calretinin、inhibin、synaptophysin、ER、PR 阴性

鉴别诊断

转移性肝细胞癌

- 既往病史
- 多结节生长

肝样卵黄囊瘤

- 典型卵黄囊瘤成分
- SALL4 阳性

嗜酸性透明细胞癌或子宫内膜样腺癌

- 伴子宫内膜异位症或腺纤维瘤
- 典型结构模式
- 鳞状分化（子宫内膜样）

Steroid 细胞瘤

- 雄激素症状
- 细胞更小，胞质空泡状
- inhibin、calretinin、SF1、WT1 阳性

未分化癌

- 嗜酸性变不太广泛和明显（与肝癌不太相似）

原发性或转移性黑色素瘤

- 成熟型囊性畸胎瘤或既往史
- 黑色素颗粒；HMB45、S-100、Melan-A 阳性

部分参考文献

1. Randolph LK et al: Hepatoid carcinoma of the ovary: a case report and review of the literature. Gynecol Oncol Rep. 13:64-7, 2015
2. Lazaro J et al: Hepatoid carcinoma of the ovary and management. Acta Obstet Gynecol Scand. 86(4):498-9, 2007
3. Fukunaga M et al: Hepatoid carcinoma with serous component of the fallopian tube: a case report with immunohistochemical and ultrastructural studies. Int J Gynecol Pathol. 25(3):233-7, 2006
4. Pitman MB et al: Hepatocyte paraffin 1 antibody does not distinguish primary ovarian tumors with hepatoid differentiation from metastatic hepatocellular carcinoma. Int J Gynecol Pathol. 23(1):58-64, 2004
5. Tsung JS et al: Hepatoid carcinoma of the ovary: characteristics of its immunoreactivity. a case report. Eur J Gynaecol Oncol. 25(6):745-8, 2004
6. Tochigi N et al: Hepatoid carcinoma of the ovary: a report of three cases admixed with a common surface epithelial carcinoma. Int J Gynecol Pathol. 22(3):266-71, 2003
7. Scurry JP et al: Combined ovarian serous papillary and hepatoid carcinoma. Gynecol Oncol. 63(1):138-42, 1996
8. Young RH et al: Hepatocellular carcinoma metastatic to the ovary: a report of three cases discovered during life with discussion of the differential diagnosis of hepatoid tumors of the ovary. Hum Pathol. 23(5):574-80, 1992

第 33 节　中胚叶腺肉瘤

要　点

术语

- 双相性肿瘤，通常由低级别恶性间质和良性或异型性米勒管腺体组成

临床问题

- 5 年生存率：64%
- 由于经常发生粘连和破裂导致容易复发
- 与子宫对应病变相比预后更差（增加了卵巢外扩散和复发的概率）
    - 年龄<53 岁，肿瘤破裂，高级别间质或间质过度生长

显微镜下所见

- 间质和腺体关系密切
- 间质在腺体周围密集
    - 类似子宫内膜间质或成纤维细胞间质
- 肉瘤样过度生长：纯肉瘤成分>肿瘤的 25%
- 异源性成分（胎儿软骨、横纹肌母细胞、脂肪组织、神经外胚层）
- 性索样分化和平滑肌分化少见

辅助实验

- 低级别间质成分：CD10、WT1、ER 和 PR 阳性；SMA 和 desmin 常阳性；AR 和 AE1/AE3 阳性（33%）；CD34 和 calretinin 阳性率分别为 35% 和 12%
- 如有性索样分化则 inhibin 阳性
- 肉瘤样过度生长：CD10、ER 和 PR 常阴性

首要的鉴别诊断

- 腺纤维瘤和囊腺纤维瘤
- 息肉样子宫内膜异位症
- 伴腺体成分的子宫内膜样间质肉瘤
- 性索-间质肿瘤
- 未成熟畸胎瘤
- 恶性混合性米勒管肿瘤
- 横纹肌肉瘤

外生性，分叶状外观

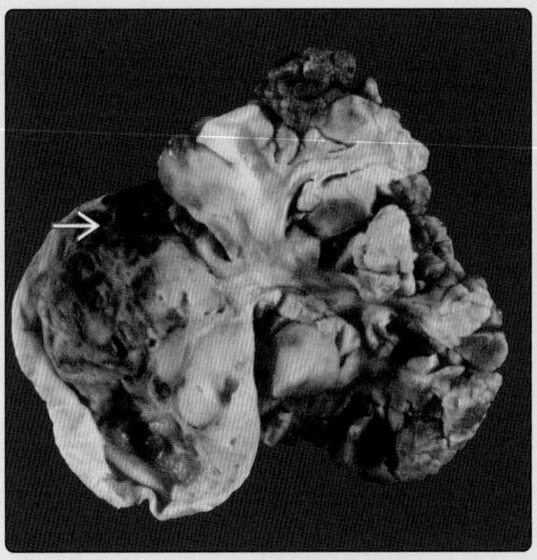

切面海绵状

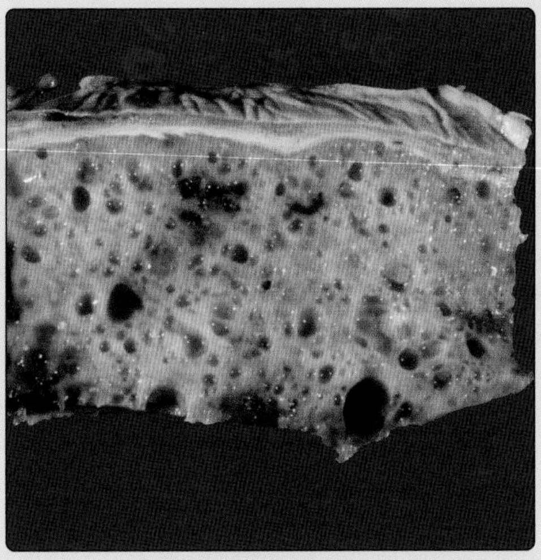

（左）卵巢腺肉瘤通常是单侧肿物，多为实性或囊实性，伴明显外生性生长，外观呈分叶状。实性区域通常为黄褐色至黄色，区域有出血➡。**（右）**一些卵巢腺肉瘤切面呈明显海绵状，由许多大小不等的囊肿组成，但通常囊腔较小，周围包绕白色至黄色质硬区

分叶状结构

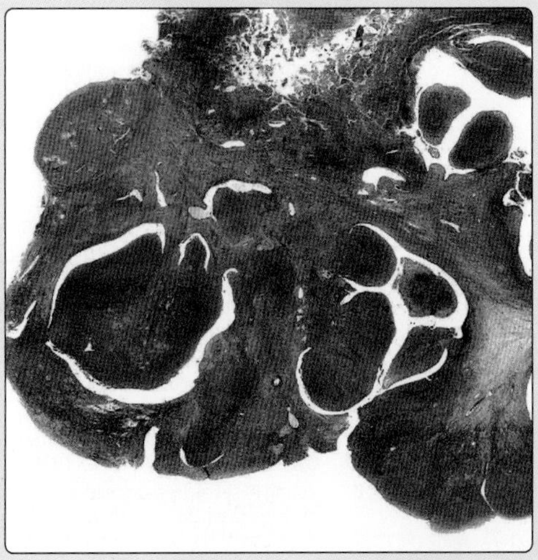

囊腔和明显水肿

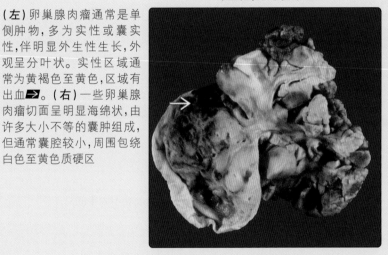

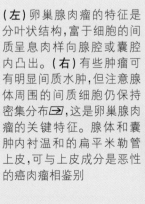

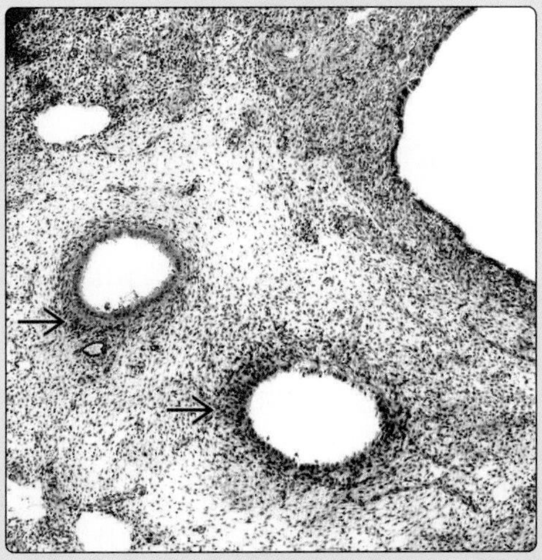

（左）卵巢腺肉瘤的特征是分叶状结构，富于细胞的间质呈息肉样向腺腔或囊腔内凸出。**（右）**有些肿瘤可有明显间质水肿，但注意腺体周围的间质细胞仍保持密集分布➡，这是卵巢腺肉瘤的关键特征。腺体和囊肿内衬温和的扁平米勒管上皮，可与上皮成分是恶性的癌肉瘤相鉴别

术语

同义词

- 低级别中胚层腺肉瘤

定义

- 双相性肿瘤，主要由低级别恶性间质和良性或异型性米勒管腺体组成

病因/发病机制

肿瘤转化

- 与子宫内膜异位症相关
- 过量/无对抗性雌激素刺激可能起作用

临床问题

流行病学

- 发病率
  - 不常见
- 年龄
  - 范围广
    - 平均 54 岁

表现

- 可扪及肿块
- 腹部或盆腔疼痛或腹胀
- 不规则阴道流血
- 腹水
- 偶然发现

疾病自然史

- 由于经常发生粘连和破裂导致容易复发
- 可转移至肺

治疗

- 输卵管卵巢切除术及解除粘连
- 如破裂和/或粘连（常见），则辅助化疗或放疗

预后

- 5 年生存率：64%
- 与子宫对应病变相比预后更差
  - 复发风险：60%（卵巢）对比 30%（子宫）
  - 疾病死亡率：38%（卵巢）对比 16%（子宫）
- 与预后差相关因素（如增加卵巢外播散和复发率）
  - 年龄<53 岁
  - 肿瘤破裂
  - 高级别间质
  - 高级别间质过度生长

大体所见

一般特征

- 通常为单侧
- 实性为主>实性>囊性
  - 实性区域：白色、黄褐色或黄色
- 如有囊肿常为小而多发，内容物为黏液样或血性
- 可从卵巢表面呈息肉样突出
- 坏死和/或出血常见

大小

- 不定
  - 平均 12cm

显微镜下所见

组织学特征

- 间质和腺体混合并呈分叶状生长
- 间质
  - 类似子宫内膜或成纤维细胞间质
    - 如为前者，则有典型的小动脉
  - 腺体周围间质密集，腺腔内息肉样凸出
  - 远离上皮的区域间质细胞较稀疏
  - 可有/无泡沫样组织细胞和透明斑块
  - 细胞稀疏区（包括水肿或黏液背景）或无细胞胶原区
  - 性索样分化
    - 最常见颗粒细胞样
    - 可广泛出现或形成肿块
  - 平滑肌分化（少见）
  - 多核间质细胞和假蜕膜变（罕见）
  - 可有/无轻度慢性炎症
  - 异源性成分
    - 胎儿性软骨，横纹肌母细胞，脂肪组织，神经外胚层成分
- 肉瘤样过度生长（约 30%）
  - 部分单纯性过度增生，通常高级别肉瘤>肿瘤成分的 25%
  - 横纹肌肉瘤是最常见的异源成分
- 米勒管腺体
  - 均匀分布
  - 可有/无囊性扩张或分叶状结构
  - 可见腺体拥挤或结构复杂
- 可有/无子宫内膜异位症

细胞学特征

- 间质
  - 细胞大，核及核仁增大，核分裂活性不定，分布于上皮周围
  - 罕见细胞有弥漫高级别的核特征
  - 偶尔细胞有奇异形核
- 间质过度生长
  - 高级别细胞学非典型性，常有高核质比
  - 活跃的核分裂，包括非典型核分裂
  - 如有横纹肌母细胞分化，细胞有不等量的嗜酸性胞质和横纹
- 腺体和囊肿
  - 最常见为内衬子宫内膜样型上皮（增生>不活跃>萎缩>分泌）
    - 鳞状、输卵管样或黏液样上皮少见
  - 温和的细胞学特征
    - 罕见核异型性达到原位癌

辅助实验

免疫组织化学

- 低级别间质成分
  - CD10、WT1、ER 和 PR 阳性
  - SMA 和 desmin 常阳性
  - AR 和 AE1/AE3 阳性(33%)
  - CD34 和 calretinin 阳性率分别为 35% 和 12%
    - 通常为斑驳状弱阳性
  - 如有性索样分化则 inhibin 阳性
  - C-kit 罕见阳性表达;DOG-1 阴性
- 肉瘤样过度生长
  - WT1 阳性
  - CD10、ER 和 PR 常为阴性

遗传学检测

- 无染色体易位 t(7;17)

鉴别诊断

腺纤维瘤和囊腺纤维瘤

- 无间质呈息肉样凸向管腔或从表面凸出
- 无腺体周围间质聚集
- 无子宫内膜型间质或典型小动脉结构
- 无细胞学异型性

息肉样子宫内膜异位症

- 外观类似子宫内膜息肉
- 大的厚壁血管
- 通常腺体均匀分布,无间质周围袖套征

伴腺体成分的子宫内膜样间质肉瘤

- 在门部浸润性生长
- 间质细胞分布均匀
- 通常腺体少,分布不均匀
- 无间质向腔内呈息肉样凸出
- 这个亚型可有染色体易位 t(7;17)

性索-间质肿瘤

- 常有雌激素或雄激素症状
- 典型结构
- 上皮周围无袖套状间质分布
- 无子宫内膜型间质或向腔内凸出结构
- inhibin 和 calretinin 弥漫阳性

未成熟畸胎瘤

- 通常发生在年轻女性
- 可能与其他生殖细胞肿瘤有关
- 内胚层、中胚层和外胚层来源组织的混合
- 缺乏子宫内膜型间质

恶性混合性米勒管肿瘤

- 恶性上皮
- 缺乏一致的双相结构
- 异源性恶性软骨(非胎儿型)

横纹肌肉瘤(vs. 米勒管腺肉瘤伴肉瘤过度生长)

- 缺乏间质和腺体混合
- 腺体周围无袖套状包绕
- 可能极少与畸胎瘤相关

胃肠间质瘤累及卵巢(vs. 米勒管腺肉瘤伴肉瘤过度生长)

- 通常是腹膜病变
- 无腺体周围间质生长方式
- 常呈有序的束状结构
- DOG1 阳性

纤维肉瘤

- 缺乏双相性生长特点
- 无子宫内膜型间质

诊断注意事项

病理诊断要点

- 虽然卵巢中胚层腺肉瘤的诊断标准与子宫相应肿瘤相同,但其鉴别诊断较子宫相应肿瘤更广泛,更容易导致误诊

部分参考文献

1. Seagle BL et al: Survival of women with mullerian adenosarcoma: a National Cancer Data Base study. Gynecol Oncol. 143(3):636-641, 2016
2. Stolnicu S et al: The impact on survival of an extensive sex cord-like component in mullerian adenosarcomas: a study comprising 6 cases. Int J Gynecol Pathol. 35(2):147-52, 2016
3. Carleton C et al: Juvenile granulosa cell tumor arising in ovarian adenosarcoma: an unusual form of sarcomatous overgrowth. Hum Pathol. 46(4):614-9, 2015
4. Kunkel J et al: Presence of a sarcomatous component outside the ovary is an adverse prognostic factor for primary ovarian malignant mixed mesodermal/mullerian tumors: a clinicopathologic study of 47 cases. Am J Surg Pathol. 36(6):831-7, 2012
5. Shintaku M et al: Müllerian adenosarcoma with a neuroectodermal component associated with an endometriotic cyst of the ovary: a case report. Pathol Int. 62(4):271-5, 2012
6. McCluggage WG: Mullerian adenosarcoma of the female genital tract. Adv Anat Pathol. 17(2):122-9, 2010
7. Gallardo A et al: Mullerian adenosarcoma: a clinicopathologic and immunohistochemical study of 55 cases challenging the existence of adenofibroma. Am J Surg Pathol. 33(2):278-88, 2009
8. Soslow RA et al: Mullerian adenosarcomas: an immunophenotypic analysis of 35 cases. Am J Surg Pathol. 32(7):1013-21, 2008
9. Irving JA et al: Ovarian spindle cell lesions: a review with emphasis on recent developments and differential diagnosis. Adv Anat Pathol. 14(5):305-19, 2007
10. Van Mieghem T et al: CD10, estrogen and progesterone receptor expression in ovarian adenosarcoma. Gynecol Oncol. 99(2):493-6, 2005
11. Parker RL et al: Polypoid endometriosis: a clinicopathologic analysis of 24 cases and a review of the literature. Am J Surg Pathol. 28(3):285-97, 2004
12. Eichhorn JH et al: Mesodermal (müllerian) adenosarcoma of the ovary: a clinicopathologic analysis of 40 cases and a review of the literature. Am J Surg Pathol. 26(10):1243-58, 2002
13. Stern RC et al: Malignancy in endometriosis: frequency and comparison of ovarian and extraovarian types. Int J Gynecol Pathol. 20(2):133-9, 2001
14. Verschraegen CF et al: Clinicopathologic analysis of mullerian adenosarcoma: the M.D. Anderson Cancer Center experience. Oncol Rep. 5(4):939-44, 1998
15. Czernobilsky B et al: Adenosarcoma of the ovary. a light- and electron-microscopic study with review of the literature. Diagn Gynecol Obstet. 4(1):25-36, 1982

广泛透明变

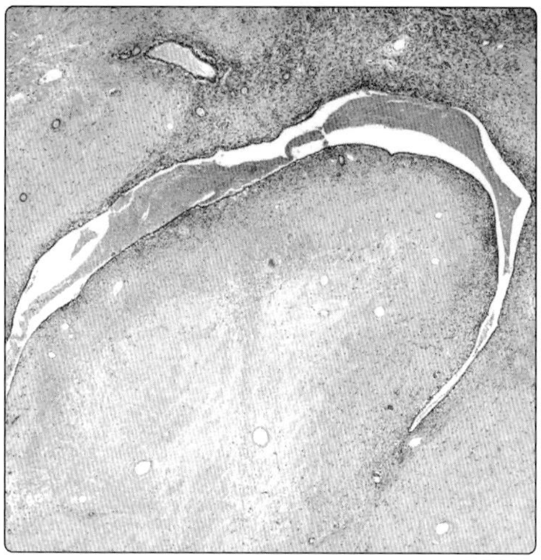

囊性扩张的腺体

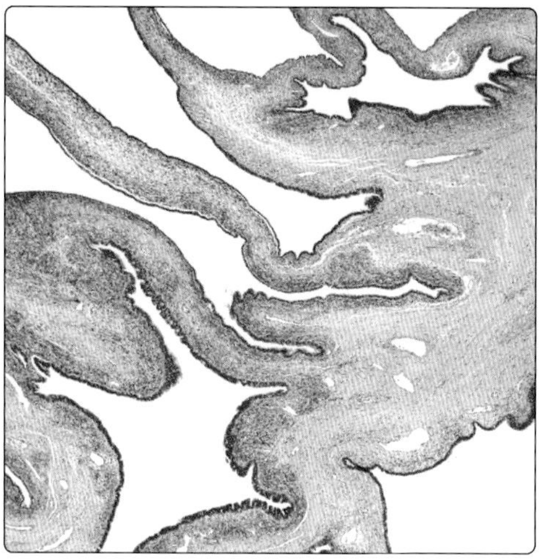

(左)卵巢中胚层腺肉瘤可有明显透明变,并伴腺体周围间质轻度密集,这种特征也见于子宫相应病变。**(右)**一些卵巢中胚层腺肉瘤的腺体成分出现明显囊性扩张。当囊腔结构明显或间质密集轻微时,可能很难与息肉样子宫内膜异位症相鉴别。广泛取材可能会有帮助

鳞状上皮成分

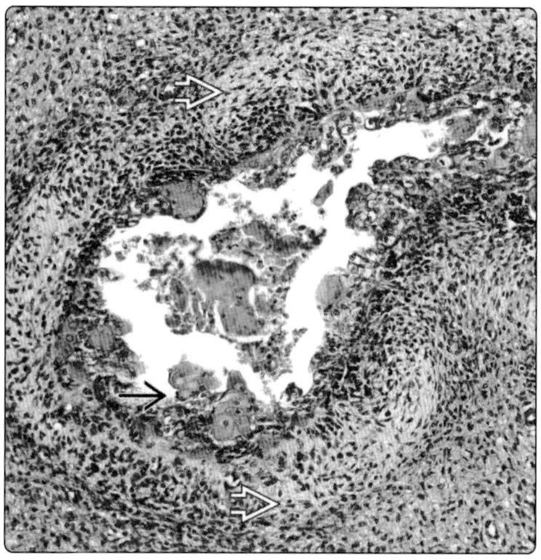

性索样分化

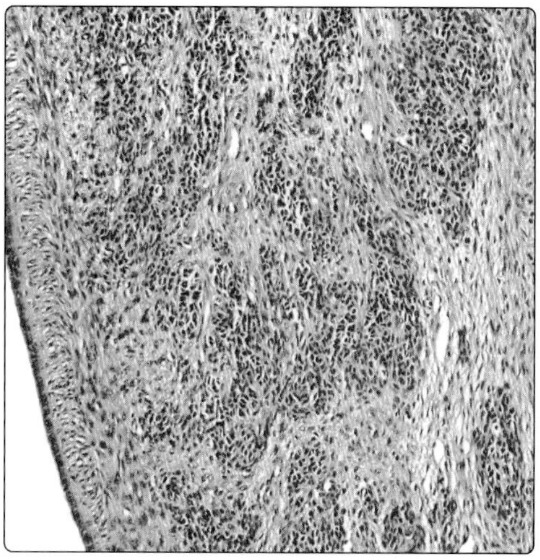

(左)卵巢中胚层腺肉瘤的上皮成分通常为子宫内膜样,但也可以表现为多种不同类型的米勒管上皮,如鳞状上皮⇨、黏液上皮或输卵管上皮。注意周围间质细胞聚集伴黏液样变➡。**(右)**卵巢中胚层腺肉瘤的间质成分可有性索样分化,最常见的是融合的索状和小梁状,使人联想到成年型粒层细胞瘤

幼年型颗粒细胞瘤样区域

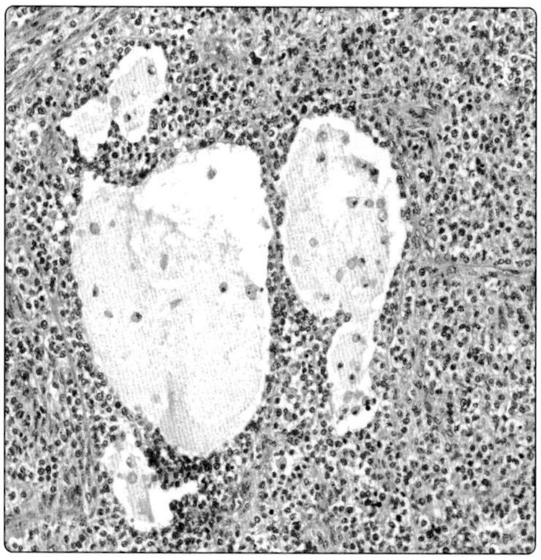

肉瘤过度生长

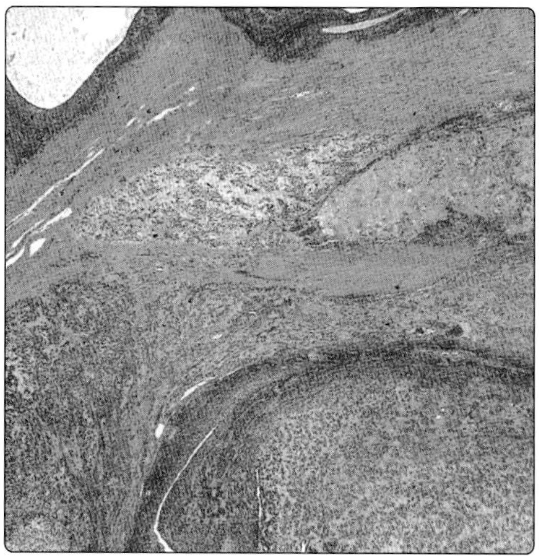

(左)一些卵巢腺肉瘤中性索样分化可非常广泛以至于可能被误诊为性索-间质肿瘤。例如,这个区域很像幼年型粒层细胞瘤。出现性索样分化,即使形成肿块也没有预后意义。**(右)**卵巢腺肉瘤的肉瘤样过度生长特征是纯间质成分占肿瘤的>25%,且通常为高级别肉瘤

第 34 节 恶性中胚叶混合瘤

要 点

术语

- 由高级别癌和肉瘤成分混合但不融合组成的双相性肿瘤

临床问题

- 占所有卵巢恶性肿瘤的 1% ~4%
- 通常为绝经后妇女;非裔美国人患病率更高
- 预后差:70% 在 9~38 个月死于疾病

大体所见

- 通常为单侧实性或囊实性肿块,切面易碎,有坏死/出血

显微镜下所见

- 癌和肉瘤成分通常混合但不相互融合
- 浆液性癌>子宫内膜样腺癌>透明细胞癌>鳞癌>混合性癌>未分化癌
- 同源性:未分化间质>平滑肌肉瘤
- 异源性(50%):软骨肉瘤>横纹肌肉瘤>骨肉瘤和脂肪肉瘤>神经外胚层成分
- 两种成分都有高级别细胞异型性和活跃核分裂
- 肉瘤成分有胞质内透明小体

首要的鉴别诊断

- 去分化癌
- 伴梭形成分的子宫内膜样腺癌
- 黏液性癌伴附壁结节(间变性癌或假肉瘤样结节)
- 分化差的 Sertoli-Leydig 细胞肿瘤
- 未成熟畸胎瘤

鱼肉样大肿块伴广泛坏死和出血

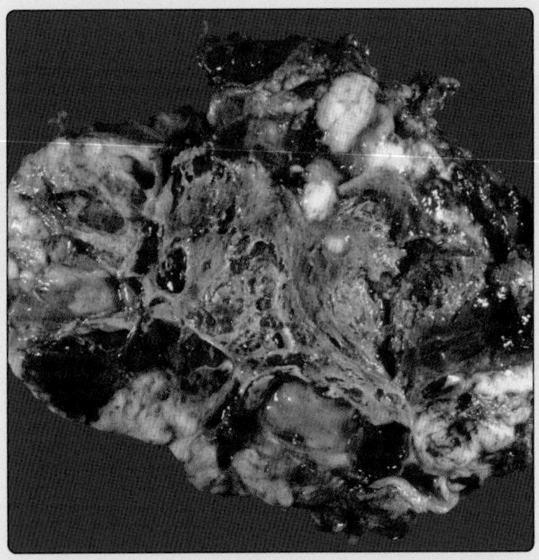

恶性细胞的双相成分

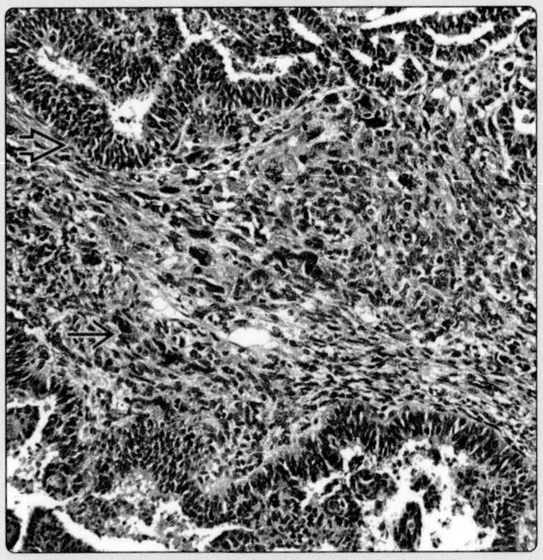

(左)卵巢恶性中胚叶混合瘤通常为实性伴不同程度囊性区域,常继发广泛坏死和出血。这些肿瘤常在诊断时已破裂伴卵巢外播散。**(右)**卵巢恶性中胚叶混合瘤由高级别上皮⇨和间叶成分⇨混合但通常不相互融合

数量和分布各异的上皮和间叶成分

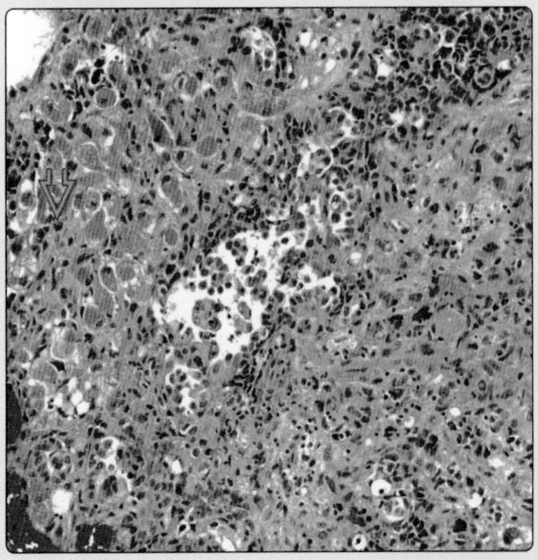

高级别浆液性癌进展为癌肉瘤

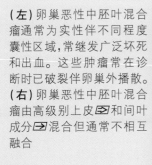

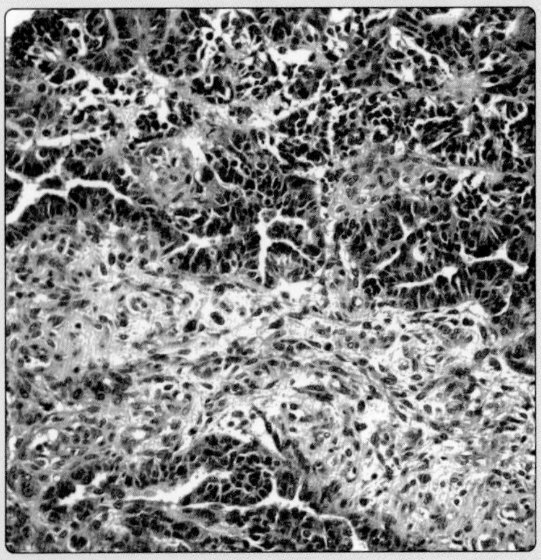

(左)一些恶性中胚叶混合瘤中间叶成分虽然不常见,但也可以是主要成分。注意出现向横纹肌母细胞分化的异源性成分⇨。**(右)**癌肉瘤可只含少量肉瘤成分,以至于在原发肿瘤或化疗后复发的肿瘤中被忽略。因此,对具有不同外观的区域进行取材很重要

术语

缩略语

- 恶性中胚叶混合瘤(malignant mixed mesodermal tumor,MMMT)

同义词

- 癌肉瘤

定义

- 由高级别癌和肉瘤成分混合但不融合组成的双相性肿瘤

病因/发病机制

转换理论

- 上皮起源伴上皮-间质转化

结合理论

- 干细胞向不同方向分化成上皮和间叶成分

碰撞理论

- 两个独立肿瘤并存

前体病变

- 与子宫内膜异位症/浆液性上皮内癌有关

临床问题

流行病学

- 发病率
  - 罕见
    - 占所有卵巢恶性肿瘤的 1%~4%
- 年龄
  - 绝经后妇女最常见(平均 60~70 岁)
  - 罕见年轻妇女
- 种族
  - 非裔美国人患病率更高

表现

- 可扪及肿块
- 症状或体征与卵巢外扩散有关(大多数出现症状时为晚期)
- 无症状
- 腹水
- 血清 AFP 偶尔可升高

治疗

- 双侧输卵管卵巢切除术,子宫切除术,减瘤术/分期手术
- 辅助化疗

预后

- 差
  - 70% 在 9~38 个月死于疾病
    - 通常预后比原发性卵巢癌差
    - 通常预后比子宫恶性米勒管混合瘤差
- 90% 诊断时已有卵巢外播散
  - 转移成分通常为双相性,每种成分数量不等,但也可只包含一种成分
- 卵巢外出现肉瘤成分可能与预后更差有关

大体所见

一般特征

- 通常为单侧,但可为双侧(<20%)
- 实性或囊实性
- 切面易碎,伴坏死、出血
- 罕见地出现在子宫内膜异位囊肿内

大小

- 范围广(平均 14cm)

显微镜下所见

组织学特征

- 癌和肉瘤成分混合但不相互融合
  - 癌的成分
    - 浆液性癌>子宫内膜样腺癌>透明细胞癌>鳞状细胞癌>混合性癌>未分化癌
    - 常见浆液性癌和子宫内膜样腺癌之间界限模糊
  - 肉瘤成分
    - 同源性:未分化间质>平滑肌肉瘤
    - 异源性(50%):软骨肉瘤>横纹肌肉瘤>骨肉瘤和脂肪肉瘤>神经外胚层成分
    - 最常见是只含一种类型的异源性肉瘤
    - 罕见情况可见内胚层(卵黄囊)、滋养叶细胞或黑色素细胞分化
- 常有坏死和脉管侵犯

细胞学特征

- 两种成分都有高级别细胞非典型性和活跃核分裂
- 罕见情况,一种或两种成分可表现低级别细胞学特征
- 肉瘤成分中有胞质内透明小球

辅助实验

免疫组织化学

- 角蛋白、EMA、pax-8、vimentin、CD10 常在两种成分中均阳性(上皮标志物在癌的区域表达更强)
- p53 和 p16 在两种成分中都阳性表达
- chromogranin、NSE、CD56 和 synaptophysin 在上皮成分中可

阳性
- 如有横纹肌母细胞成分，可表达 myogenin、myoD1、desmin
- CD99、FLI-1 和 GFAP 在神经外胚层成分中可阳性

遗传学检测

- *TP53* 突变（>50%）
- 可发生 *PTEN*、*KRAS*、*PIK3CA* 突变
- *MYC* 和 *VEGFA* 扩增（癌>肉瘤成分）

鉴别诊断

去分化癌

- 低级别子宫内膜样腺癌成分
- 失黏附性的单形性上皮细胞
- 没有明确的肉瘤成分

伴梭形成分的子宫内膜样腺癌

- 典型的子宫内膜样腺癌区域
- 典型区域和梭形区域融合
- 两种成分均为低级别细胞学特征

黏液癌伴附壁结节（间变性癌）

- 缺乏两种成分的混合
- 间变性癌区域与典型癌区域融合

黏液癌伴附壁结节（假肉瘤样结节）

- 缺乏两种成分的混合
- 多核和多核巨细胞（牙龈瘤样）伴出血

分化差的 Sertoli-Leydig 细胞肿瘤

- 年轻女性
- 常有内分泌症状
- 异源性上皮成分常为低级别黏液性上皮
- 胎儿型软骨
- inhibin、SF1 局灶阳性，EMA 阴性

未成熟畸胎瘤

- 年轻患者
- 成熟型、胎儿型或胚胎型上皮和/或间叶，无细胞非典型性
- 常有广泛未成熟神经外胚层成分伴室管膜菊形团

富于细胞间质的库肯勃瘤（可能其他转移瘤）

- 常有既往病史
- 通常为年轻女性
- 常为双侧
- 明显的印戒细胞成分和肠型腺体（与米勒管上皮不同）伴细胞异型性
- 纤维瘤样间质，有时为富于细胞的间质，缺乏恶性的细胞学特征
- 无异源性恶性成分

复合性粒层细胞瘤和黏液性肿瘤

- 黏液性成分为良性
- 伴典型核特征的一致的间质成分

中胚叶腺肉瘤±肉瘤过度生长

- 分叶状结构
- 腺体和囊腔周围见低级别恶性间质聚集
- 无高级别癌的成分
- 如无肉瘤成分过度生长，异源性成分是良性的

诊断注意事项

病理诊断要点

- 重要的是应考虑到高级别卵巢癌可复发为 MMMT，后者可能只是局灶出现
- 在诊断高级别肉瘤前，应先排除 MMMT，充分取材是发现小灶癌的关键

部分参考文献

1. George EM et al: Carcinosarcoma of the ovary: natural history, patterns of treatment, and outcome. Gynecol Oncol. 131(1):42-5, 2013
2. Rauh-Hain JA et al: Carcinosarcoma of the ovary compared to papillary serous ovarian carcinoma: a SEER analysis. Gynecol Oncol. 131(1):46-51, 2013
3. Rauh-Hain JA et al: Prognostic determinants in patients with uterine and ovarian carcinosarcoma. J Reprod Med. 58(7-8):297-304, 2013
4. Kunkel J et al: Presence of a sarcomatous component outside the ovary is an adverse prognostic factor for primary ovarian malignant mixed mesodermal/mullerian tumors: a clinicopathologic study of 47 cases. Am J Surg Pathol. 36(6):831-7, 2012
5. Matsuura Y et al: Malignant mixed müllerian tumor with malignant neuroectodermal components (teratoid carcinosarcoma) of the ovary: report of a case with clinicopathologic findings. J Obstet Gynaecol Res. 36(4):907-11, 2010
6. Mott RT et al: Ovarian malignant mixed mesodermal tumor with neuroectodermal differentiation: a multifaceted evaluation. Int J Gynecol Pathol. 29(3):234-8, 2010
7. Cantrell LA et al: Carcinosarcoma of the ovary a review. Obstet Gynecol Surv. 64(10):673-80; quiz 697, 2009
8. García-Galvis OF et al: Malignant Müllerian mixed tumor of the ovary associated with yolk sac tumor, neuroepithelial and trophoblastic differentiation (teratoid carcinosarcoma). Int J Gynecol Pathol. 27(4):515-20, 2008
9. Silasi DA et al: Carcinosarcoma of the ovary. Int J Gynecol Cancer. 18(1):22-9, 2008
10. Brown E et al: Carcinosarcoma of the ovary: 19 years of prospective data from a single center. Cancer. 100(10):2148-53, 2004
11. Moritani S et al: Ovarian carcinoma recurring as carcinosarcoma. Pathol Int. 51(5):380-4, 2001
12. Le T et al: Malignant mixed mesodermal ovarian tumor treatment and prognosis: a 20-year experience. Gynecol Oncol. 65(2):237-40, 1997
13. Pejovic T et al: Cytogenetic findings in four malignant mixed mesodermal tumors of the ovary. Cancer Genet Cytogenet. 88(1):53-6, 1996
14. Tornos C et al: Endometrioid carcinoma of the ovary with a prominent spindle-cell component, a source of diagnostic confusion. a report of 14 cases. Am J Surg Pathol. 19(12):1343-53, 1995
15. Barakat RR et al: Mixed mesodermal tumor of the ovary: analysis of prognostic factors in 31 cases. Obstet Gynecol. 80(4):660-4, 1992
16. Costa MJ et al: Carcinoma (malignant mixed müllerian [mesodermal] tumor) of the uterus and ovary. correlation of clinical, pathologic, and immunohistochemical features in 29 cases. Arch Pathol Lab Med. 115(6):583-90, 1991
17. Price A et al: Composite mucinous and granulosa-cell tumor of ovary: case report of a unique neoplasm. Int J Gynecol Pathol. 9(4):372-8, 1990

上皮间质转化

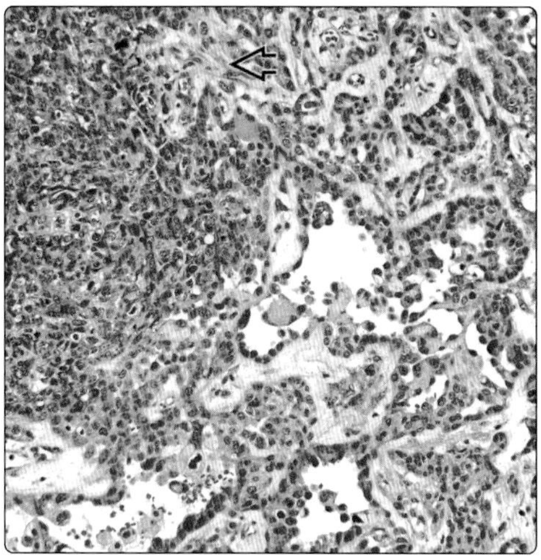

中等级别成分

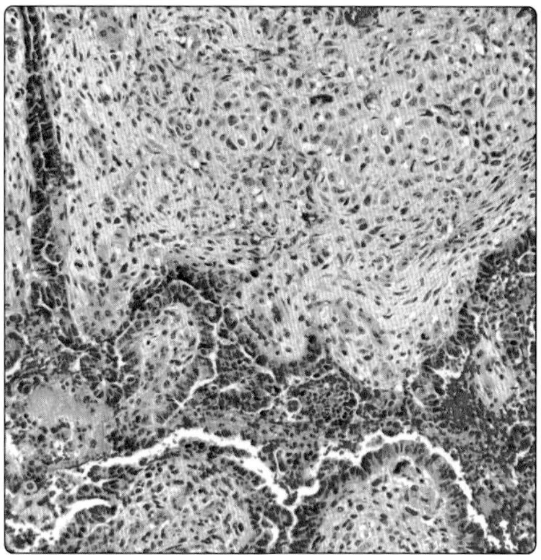

（左）一些恶性中胚叶混合瘤，癌性成分的形态可能模糊不清，并略类似于透明细胞癌，可能与未分化癌融合，进而可变成肉瘤；该肿瘤是上皮-间叶转化的典型例子。（右）一些恶性中胚叶混合瘤中，癌和肉瘤成分的形态是低到中级别

恶性软骨成分

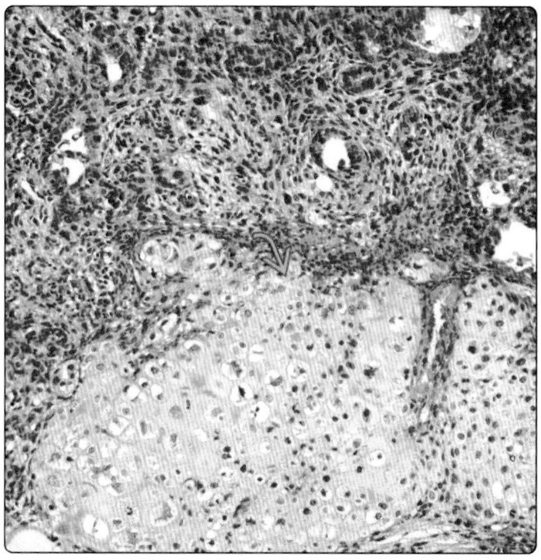

横纹肌肉瘤样分化

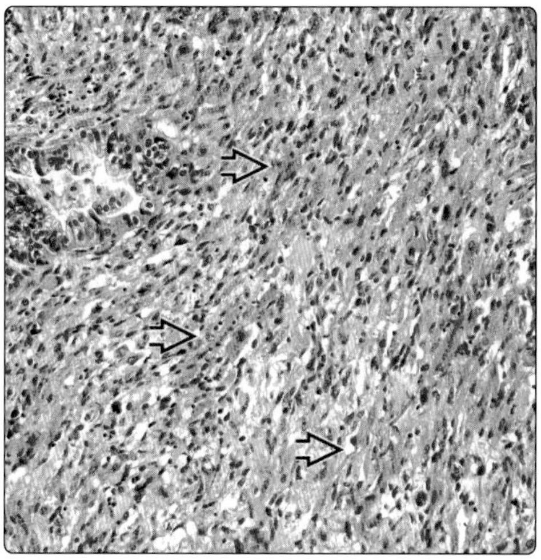

（左）软骨肉瘤是卵巢恶性中胚叶混合瘤中最常见的异源性肉瘤。注意这些分化不良的软骨小叶结构和高度异型的软骨细胞。（右）横纹肌肉瘤是卵巢恶性中胚叶混合瘤中第二常见的异源性肉瘤。它们显示不同程度的横纹肌母细胞分化，出现丰富嗜酸性胞质的带状细胞

恶性间叶细胞胞质内透明小球

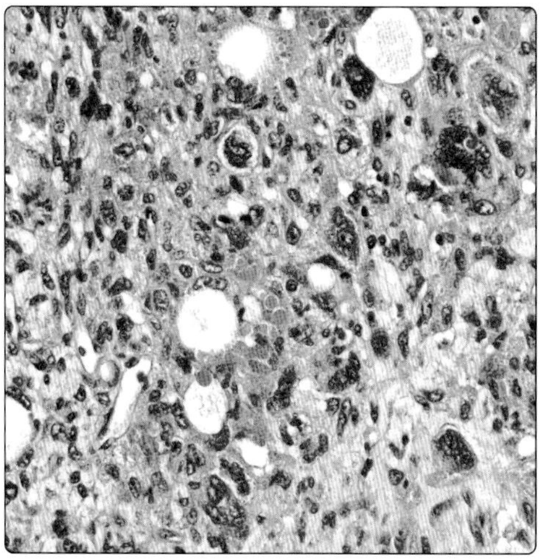

类似腺肉瘤的区域

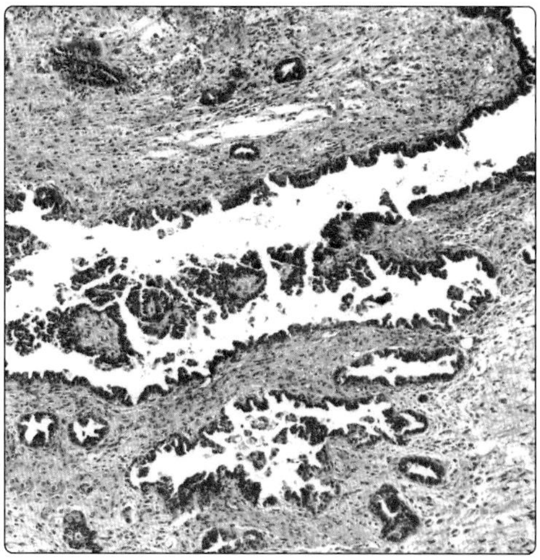

（左）恶性中胚叶混合瘤中，肿瘤性间叶细胞常见透明小球，出现这一特征应即寻找横纹肌母细胞。（右）如发生在子宫的肿瘤一样，一些恶性中胚叶混合瘤在低倍镜下表现类似中胚叶腺肉瘤，但前者间叶和上皮性肿瘤细胞都是高级别的，在腺体和囊肿周围没有恶性间质细胞聚集

第 35 节 纤维性肿瘤

要 点

术语

- 卵巢原发性肿瘤，来源于产生胶原的成纤维细胞样卵巢间质细胞
  - 普通纤维瘤：具有卵巢皮质的特征
  - 富于细胞性纤维瘤：细胞密度增加，与弥漫型成年型粒层细胞瘤类似
  - 核分裂活跃的富于细胞性纤维瘤：富于细胞性纤维瘤核分裂>4 个/10HPF，无核异型性
  - 伴少量性索成分的纤维瘤：<10% 性索样分化的纤维瘤
  - 纤维肉瘤：恶性成纤维细胞性肉瘤

大体所见

- 纤维瘤：白色，局灶褐色，切面质硬
- 富于细胞性纤维瘤：切面呈褐色至黄色
- 纤维肉瘤：切面实性，呈鱼肉样，伴出血及坏死

显微镜下所见

- 纤维瘤及其变型：束状或席纹状生长，伴胶原沉积及玻璃样变性斑块形成
- 纤维肉瘤：鲱鱼骨样排列，中至重度细胞异型性，±坏死

辅助实验

- WT1、FOXL2、vimentin、CD56 及 SF1 呈阳性
- SMA、CD34、desmin、ER、PR 可为阳性
- inhibin 及 calretinin 罕见灶性阳性

首要的鉴别诊断

- 黄素化卵泡膜细胞瘤
- 卵巢重度水肿/纤维瘤病
- 成年型粒层细胞瘤（弥漫型）
- 硬化性间质瘤
- 平滑肌肿瘤
- 库肯勃瘤（尤其是在冰冻切片中）

清楚的边界及白色切面（普通纤维瘤）

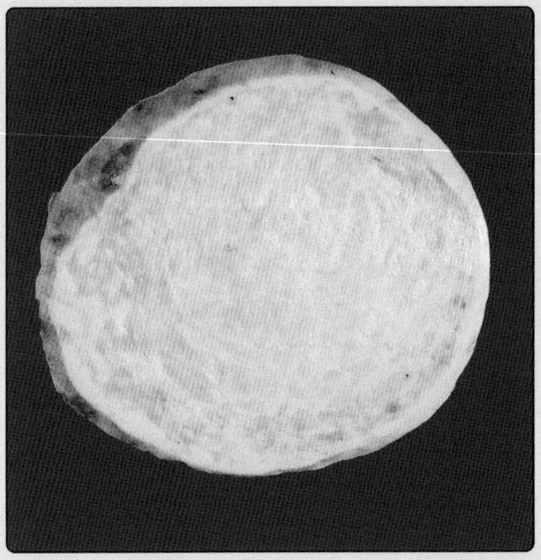

胶原背景（普通纤维瘤）

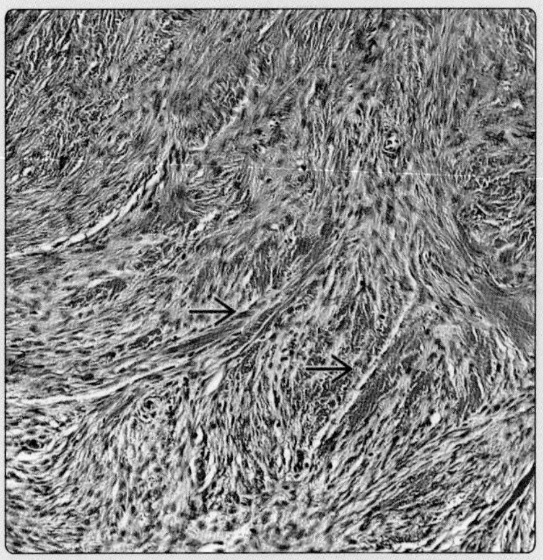

（左）典型的卵巢纤维瘤为单侧发生的境界清楚的肿物，因含大量胶原，切面呈白色，质硬。**（右）**纤维瘤是产生胶原➡的卵巢间质细胞的一种良性肿瘤性增生。胶原可呈纤细条索状，也可形成玻璃样变性斑块。部分纤维瘤会发生广泛胶原化

扭转造成"令人担忧的"出血性切面

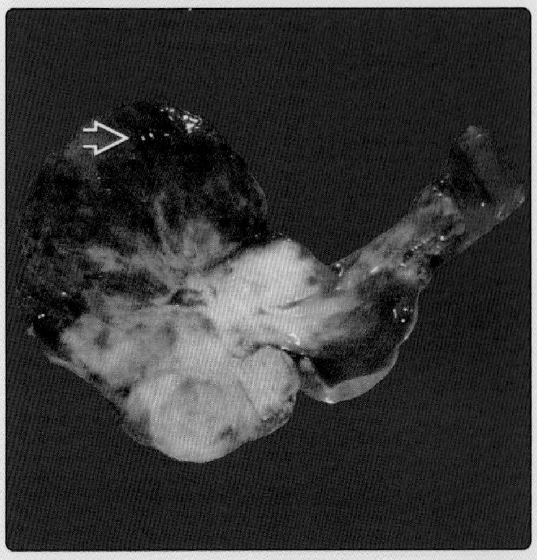

扭转引起明显的水肿和出血

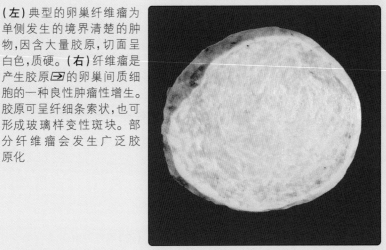

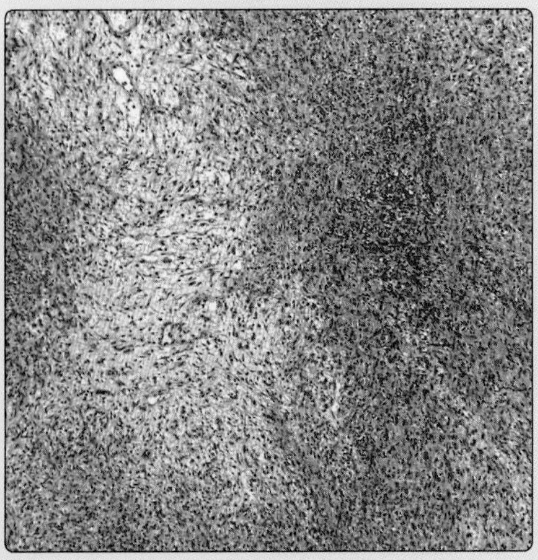

（左）偶然情况下当卵巢纤维瘤发生扭转时，可有广泛的出血➡及坏死，与侵袭性肿瘤的大体表现类似。扭转通常更常见于带蒂的纤维瘤。**（右）**发生扭转、水肿及出血的纤维瘤可非常引人注目，有时还与梗死型坏死相关，使得整体基本结构变形。存活区可显示这些肿瘤的典型组织形态

术语

定义

- 卵巢原发性肿瘤，来源于产生胶原的成纤维细胞样卵巢间质细胞
  - 普通纤维瘤：具有卵巢皮质特征的良性间质肿瘤
  - 富于细胞性纤维瘤：良性间质肿瘤，细胞密度增加，类似弥漫型成年型粒层细胞瘤
  - 核分裂活跃的富于细胞性纤维瘤：富于细胞性纤维瘤，核分裂>4 个/10HPF，但无核异型性
  - 伴少量性索成分的纤维瘤：纤维瘤，<10% 肿瘤成分具有性索样分化
  - 纤维肉瘤：具有成纤维细胞分化的恶性梭形细胞肉瘤

病因/发病机制

肿瘤转化

- 来自卵巢间质细胞
  - *PTCH1* 胚系突变（9q22.3），见于 Gorlin 综合征
  - 位于 9q22.3 及 19p13.3（STK11）的杂合性缺失，见于散发性的富于细胞性纤维瘤

遗传易感性

- Gorlin 综合征（痣样基底细胞癌综合征）
- 家族性息肉病综合征（Gardner，Peutz-Jeghers）

临床问题

流行病学

- 发病率
  - 纤维瘤（普通型）>富于细胞性（包括核分裂活跃型）纤维瘤>伴少量性索成分的纤维瘤>纤维肉瘤（罕见）
  - 纤维瘤占所有卵巢肿瘤的 4%
  - 富于细胞性纤维瘤占所有纤维瘤的 10%
- 年龄
  - 纤维瘤：通常>30 岁（平均 48 岁）
    - 若与 Gorlin 综合征相关，发病更年轻（儿童）
  - 纤维肉瘤：平均 58 岁

部位

- 除非与 Gorlin 综合征相关，通常为单侧发生

表现

- 腹痛及膨隆
- 通常无激素相关症状；若含少量性索成分，则可有雌激素样症状
- 通常当肿瘤直径>10cm 时出现腹水（10%）
- 腹水和胸腔积液（梅格斯综合征）少见（1%）

治疗

- 纤维瘤
  - 输卵管卵巢切除术±子宫切除术或者保留卵巢方案（取决于患者年龄）
- 纤维肉瘤
  - 双侧输卵管卵巢切术+子宫切除术+分期手术
  - 辅助性化疗±放疗

预后

- 纤维瘤、富于细胞性纤维瘤及核分裂活跃的富于细胞性纤维瘤
  - 很好
  - 可能复发，特别是伴卵巢表面粘连（约 10%）或破裂时
- 纤维肉瘤
  - 通常较差；估计 2 年总体生存率分别为 77%（Ⅰ期患者）和 36%（Ⅱ期及Ⅲ期患者）

影像学

超声发现

- 表现多样，大部分为低回声表现
- 异质性回声强度提示坏死/出血

MR 发现

- 通常表现为 T2 相低信号强度
- >6cm 的肿瘤具有更异质性的增强和 T2 信号；很可能是因为被包裹并且显示囊性变或退变

大体所见

一般特征

- 纤维瘤
  - 边界清楚，偶呈息肉样或带蒂，表面光滑，分叶状
  - 切面白色到局部褐色，质硬
  - 若水肿则质地较软
  - 可见囊性区和钙化
  - ±局灶出血和坏死
  - 若为 Gorlin 综合征，可为双侧性、多结节状及钙化
- 富于细胞性纤维瘤
  - 切面褐色到黄色
  - 质地通常比普通纤维瘤更软
  - 可能与表面粘连有关
- 纤维肉瘤
  - 切面实性，呈鱼肉样，伴出血及坏死

大小

- 纤维瘤：平均 6cm
- 富于细胞性纤维瘤及核分裂活跃的富于细胞性纤维瘤：范围为 1~19cm（平均 8~9cm）
- 纤维肉瘤：平均 17cm

显微镜下所见

组织学特征

- 纤维瘤
  - 通常边界清楚但无包膜
  - 可与周围卵巢间质不规则融合
  - 束状或席纹状生长
  - 细胞密度可由低到高（富于细胞性纤维瘤镜下呈现一片“蓝色”表现）
  - Verocay 样区域（富于细胞性纤维瘤更常见）
  - 局灶到广泛区域的胶原沉积，可见钙化的玻璃样变性斑

块(富于细胞性纤维瘤较少见)
  - 局灶到广泛的水肿背景(富于细胞性纤维瘤较少见)
  - ±性索样成分(<10%肿瘤成分)或极少的黄体细胞团
  - 可见梗死型的坏死区
- 纤维肉瘤
  - "鲱鱼骨样"生长
  - 常出现出血及坏死

细胞学特征

- 纤维瘤,普通型及变型
  - 小梭形细胞,胞核圆形至椭圆形,两端稍尖,无细胞非典型性
  - 罕见胞质内透明小滴和奇异型核
  - 纤维瘤及富于细胞性纤维瘤均表现低核分裂计数(可达 3 个/10HPF)
  - 在核分裂活跃的富于细胞性纤维瘤中,核分裂>4 个/10HPF(平均 7 个/10HPF,可高达 19 个/10HPF)
- 纤维肉瘤:中等至显著的细胞异型性及非典型核分裂象

辅助实验

免疫组织化学

- WT1、FOXL2、vimentin、CD56 及 SF1 呈阳性
- SMA、CD34、desmin、ER、PR 可为阳性
- 罕见情况下 inhibin 及 calretinin 可呈灶性阳性
- 通常 CD10 为阴性

遗传学检测

- 无 *FOXL2* 突变
- 12 号染色体三体和/或四体
- 8 号染色体三体(纤维肉瘤)

鉴别诊断

黄素化卵泡膜细胞瘤

- 常有内分泌(雌激素性)症状
- 纤维性肿瘤的背景中可见黄素化细胞
- CD10、inhibin 及 calretinin 弥漫阳性

重度水肿/纤维瘤病

- 无清楚的边界
- 包绕原有的卵巢结构

硬化性间质瘤

- 细胞密集与稀疏区交替,并有明显的血管外皮瘤样脉管
- 双相细胞群(黄素化细胞与梭形细胞混合)
- inhibin 与 calretinin 通常阳性

弥漫型成年型颗粒细胞瘤(vs. 富于细胞性纤维瘤)

- 其他典型的形态学模式
- 网状纤维包绕细胞团巢
- inhibin 及 calretinin 弥漫阳性
- 具有 *FOXL2* 突变

平滑肌瘤(vs. 纤维瘤或富于细胞性纤维瘤)

- 具有雪茄状细胞核的梭形细胞交织排列成长束
- 鲜艳的嗜酸性胞质±核旁空晕
- desmin 和 caldesmon 弥漫阳性

平滑肌肉瘤(vs. 纤维肉瘤)

- 交织排列成长束
- 更丰富的嗜酸性胞质
- desmin、caldesmon 和 p16 弥漫阳性

转移性胃肠道间质肿瘤

- 有既往史或伴有广泛的卵巢外病变
- 可呈上皮样形态(单一或与梭形细胞混杂)
- 淡染胞质,细胞分界不清,±丝团样纤维
- C-kit 和 DOG1 阳性

子宫内膜样间质肉瘤

- 穿透性生长方式(见于门部)
- 具有宫内膜间质肿瘤的典型特征,包括螺旋动脉样血管
- 与子宫内膜异位症有关
- CD10 强阳性

库肯勃瘤(尤其是在冰冻切片中)

- 临床既往史
- 印戒细胞和/或腺体分布于纤维瘤性间质中
- 上皮标志物阳性

诊断注意事项

病理诊断要点

- 鉴别富于细胞/核分裂活跃的纤维瘤与纤维肉瘤的关键点在于显著的细胞异型性,而非核分裂活性
- 发现双侧和多结节状的纤维瘤应警惕 Gorlin 综合征的可能,因其与其他一些恶性肿瘤相关(如基底细胞癌和髓母细胞瘤)
- 由于富于细胞性的纤维瘤可因破裂或粘连而复发,因此推荐进行长期随访

部分参考文献

1. Kim JY et al: Clinicopathological characteristics of mitotically-active cellular fibroma of the ovary: a single-institutional experience. Anticancer Res. 37(5):2557-2564, 2017
2. Iwasaki K et al: Meigs syndrome superimposed on gorlin syndrome in a 14-year-old girl. J Pediatr Adolesc Gynecol. 29(5):e75-e77, 2016
3. Zong L et al: Mitotically active cellular fibroma of ovary should be differentiated from fibrosarcoma: a case report and review of literature. Int J Clin Exp Pathol. 7(11):7578-82, 2014
4. McCluggage WG et al: Ovarian cellular fibromas lack FOXL2 mutations: a useful diagnostic adjunct in the distinction from diffuse adult granulosa cell tumor. Am J Surg Pathol. 37(9):1450-5, 2013
5. Ball A et al: Ovarian fibromas in pediatric patients with basal cell nevus (Gorlin) syndrome. J Pediatr Adolesc Gynecol. 24(1):e5-7, 2011
6. Michal M et al: Ovarian fibromas with heavy deposition of hyaline globules: a diagnostic pitfall. Int J Gynecol Pathol. 28(4):356-61, 2009
7. Chechia A et al: Incidence, clinical analysis, and management of ovarian fibromas and fibrothecomas. Am J Obstet Gynecol. 199(5):473, 2008
8. Irving JA et al: Ovarian spindle cell lesions: a review with emphasis on recent developments and differential diagnosis. Adv Anat Pathol. 14(5):305-19, 2007
9. Irving JA et al: Cellular fibromas of the ovary: a study of 75 cases including 40 mitotically active tumors emphasizing their distinction from fibrosarcoma. Am J Surg Pathol. 30(8):929-38, 2006
10. Tsuji T et al: Is loss of heterozygosity at 9q22.3 (PTCH gene) and 19p13.3 (STK11 gene) involved in the pathogenesis of ovarian stromal tumors? Hum Pathol. 36(7):792-6, 2005
11. Young RH et al: Ovarian stromal tumors with minor sex cord elements: a report of seven cases. Int J Gynecol Pathol. 2(3):227-34, 1983
12. Prat J et al: Cellular fibromas and fibrosarcomas of the ovary: a comparative clinicopathologic analysis of seventeen cases. Cancer. 47(11):2663-70, 1981

黄色切面(富于细胞性纤维瘤)

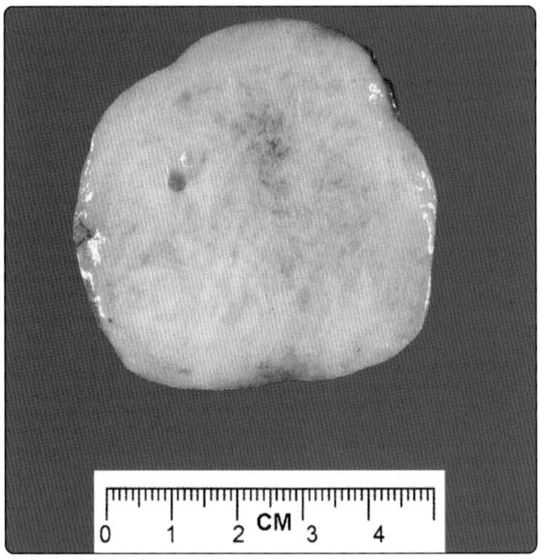

致密细胞"蓝染"(富于细胞性纤维瘤)

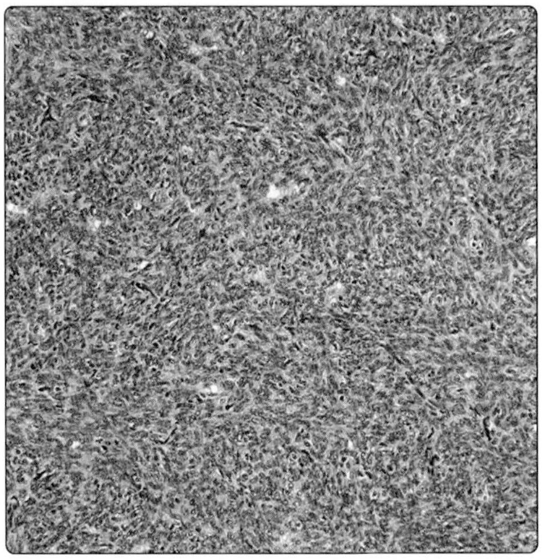

(左)由于比普通纤维瘤具有更高的细胞密度，富于细胞性纤维瘤更常见黄色和质软的切面。然而这种黄色表现并不特异，也可见于多种卵巢性索间质肿瘤。**(右)**富于细胞性纤维瘤表现为与弥漫型成年型粒层细胞瘤类似的高细胞密度，难于鉴别。但前者通常呈现席纹状生长方式，并缺乏网状纤维的巢状分布模式

明显的核分裂和温和的细胞核

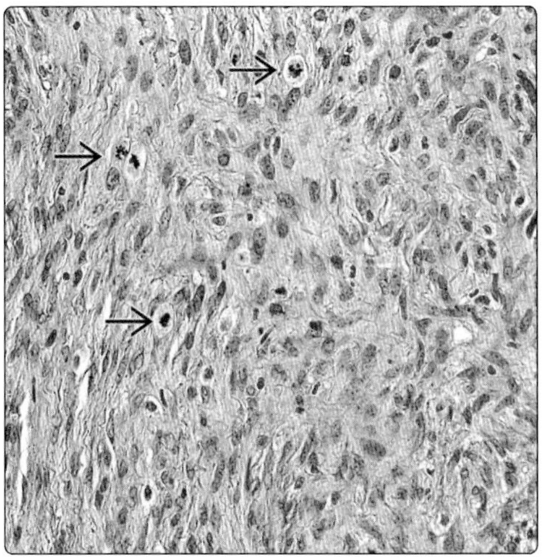

少量性索成分(普通纤维瘤)

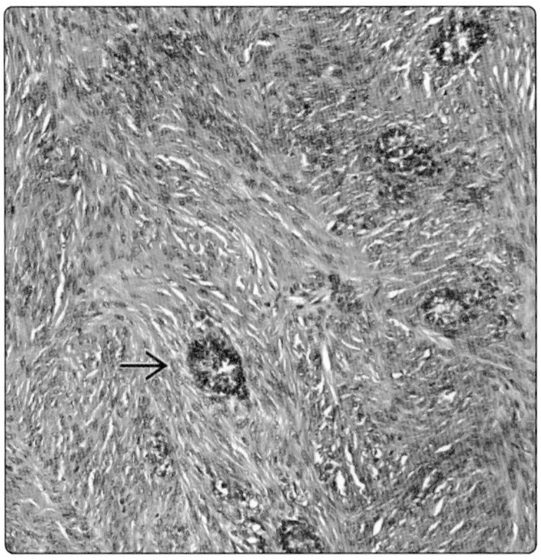

(左)核分裂活跃的富于细胞性纤维瘤缺乏核异型性，但通常核分裂→>4 个/10HPF。虽然核分裂增多，但预后与经典的富于细胞性纤维瘤类似。过去这类肿瘤常被划分为纤维肉瘤。**(右)**偶尔在其他典型的纤维瘤中可见到少量性索分化(<10%)，包括粒层细胞、间质细胞和支持细胞(管样)→分化或上述几种成分的组合。这种病例的取材就显得至关重要

多结节状及隆起型大体观(Gorlin 综合征)

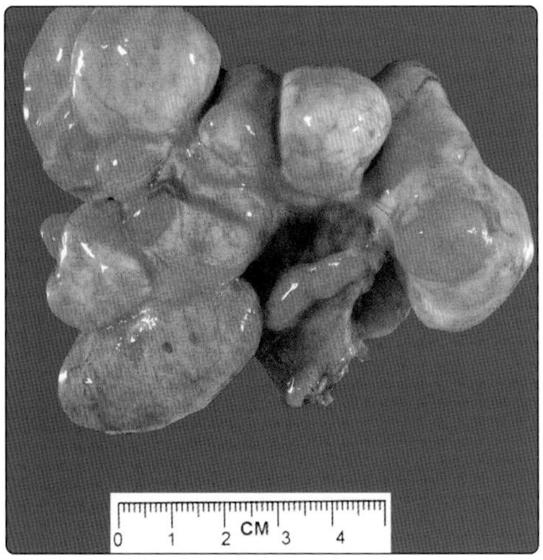

Gorlin 综合征中纤维瘤钙化灶

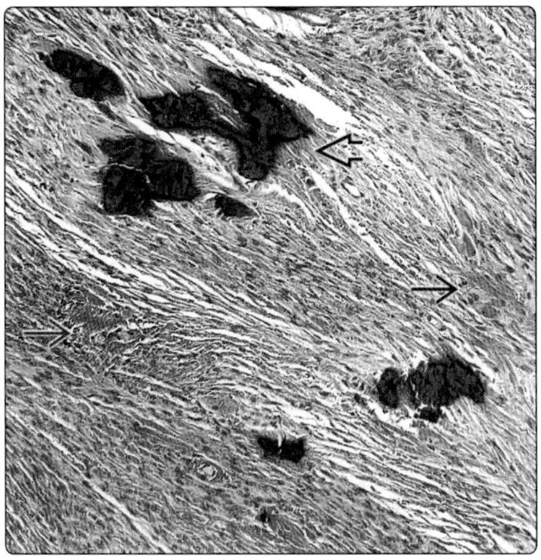

(左)与典型的纤维瘤相比，Gorlin 综合征中的纤维瘤常为双侧和多发性，具有多结节状隆起的大体观。**(右)**伴 Gorlin 综合征的纤维瘤在形态上与散发性纤维瘤相同，以产生胶原→的温和的梭形细胞束为特征，然而前者更常见到广泛钙化→

要 点

术语

- 由类似于卵巢滤泡中卵泡膜成分的细胞构成的间质肿瘤

临床问题

- 最常见于围绝经期和绝经后女性
- 伴雌激素症状(1/2)

大体所见

- 切面质硬,黄褐色,略呈结节样

显微镜下所见

- 弥漫或分叶状生长
- 玻璃样变性斑块/条带
- 不常见瘢痕样硬化或黏液样背景
- 纤维瘤样区域
- 可见性索样分化(<10%)
- 可发生灶性钙化(妊娠期则更广泛)>脂肪化生
- 因细胞膜分界不清而呈合体状
- 中等量淡染且嗜双色的"灰色"细胞质,卵圆形细胞核及不明显的核仁
- 空泡化的细胞质并不常见
- 偶见核沟
- 细胞特征不明显,核分裂≤4 个/10HPF

辅助实验

- 网状纤维染色:纤维包绕单个细胞
- calretinin、inhibin、WT1、CD56、SF1 阳性
- ER、PR、CD10、FOXL2 通常为阳性

首要的鉴别诊断

- 纤维瘤
- 微囊性间质瘤
- 成年型粒层细胞瘤
- 硬化性间质瘤
- 黄素化卵泡膜细胞瘤伴硬化性腹膜炎
- 类固醇细胞肿瘤

切面呈一致的黄褐色

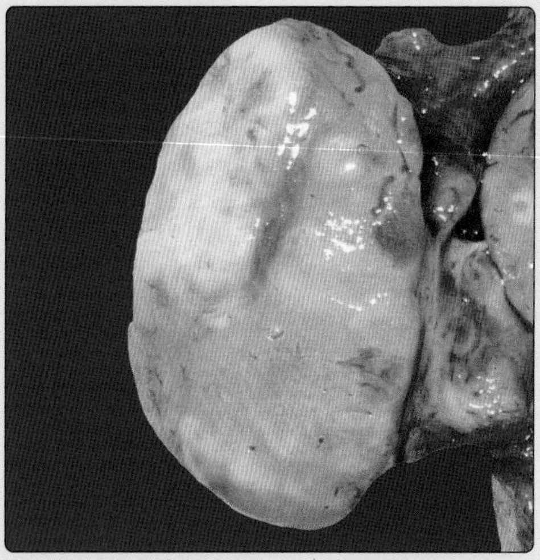

细胞具有丰富的"浅灰色"细胞质

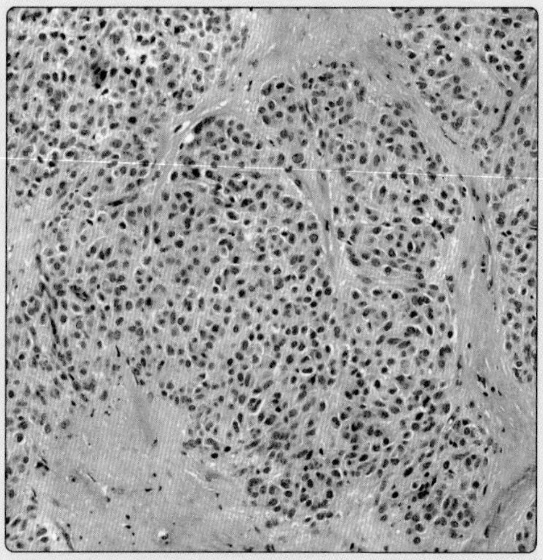

(左)卵泡膜细胞瘤是一种具有特征性的实性黄褐色肿物,常略呈分叶状外观。由于具有显著的纤维增生成分,切面可见白褐相间的区域。局灶可见出血。**(右)**典型卵泡膜细胞瘤可呈弥漫或分叶状/团巢状生长方式,肿瘤细胞具有丰富的浅灰色细胞质,这是一个非常有助于诊断的特征

合胞体具有温和的细胞核

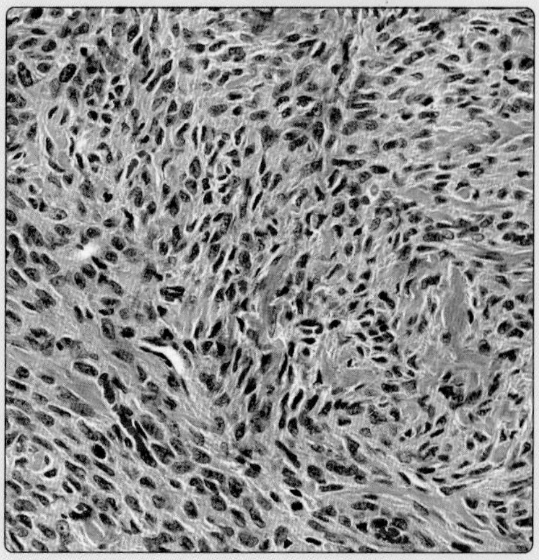

鲜艳的玻璃样变性条带

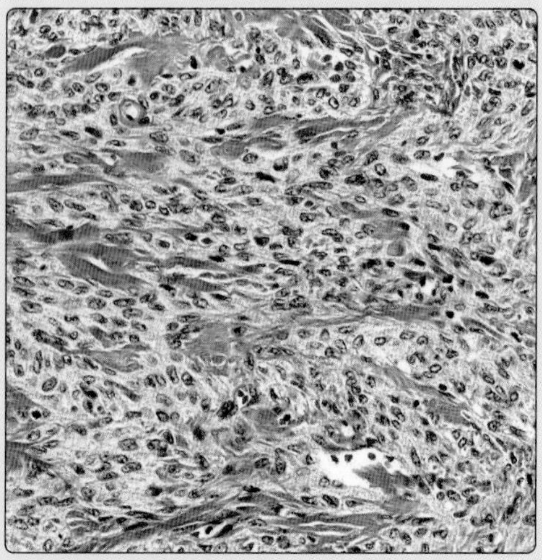

(左)卵泡膜细胞瘤通常由界限不清的细胞构成(合胞体样表现),卵圆形细胞核具有包括核沟在内的翻折,这更常见于成年型粒层细胞瘤。核仁不明显,核分裂无或罕见。**(右)**卵泡膜细胞瘤具有不等量鲜艳的玻璃样变性斑块/条带,将肿瘤分割成团巢样。在整个肿瘤中它们的分布并非是一致的

术语

定义

- 由类似于卵巢滤泡中卵泡膜成分的细胞构成的间质肿瘤

临床问题

流行病学

- 发病率
  - 单纯的卵泡膜细胞瘤少见
    - 约占所有性索间质肿瘤的 5%
- 年龄
  - 最常见于围绝经期和绝经后女性(平均 59 岁)
    - 比纤维瘤患者平均年龄大 10 岁
  - 约 20% 为年轻患者(20~30 岁)

表现

- 伴雌激素症状(1/2)
  - 阴道流血
- 约 10% 患者出现雄激素症状

治疗

- 单侧输卵管卵巢切除±子宫切除
  - 取子宫内膜活检排除增生性病变或癌

预后

- 很好,取决于子宫内膜病变
  - 约 20% 患者伴子宫内膜腺癌
- 局部复发罕见

大体所见

一般特征

- >98% 患者为单侧发病
- 边界清楚的实性包块
- 切面实性,黄褐色,略呈结节状
- ±囊性变,出血,局灶钙化(妊娠期可广泛)或坏死

大小

- 范围广(平均 5~10cm,约 65% 患者<5cm)

显微镜下所见

组织学特征

- 弥漫或分叶状生长
- 玻璃样变性斑块/条带
- 不常见瘢痕样硬化或黏液样背景
- 纤维瘤样区域
- 可见性索样分化(<10%)
- 可发生局灶钙化>脂肪化生

细胞学特征

- 中等量淡染且嗜双色的"灰色"细胞质,细胞核卵圆形,核仁不明显
  - 因细胞膜分界不清而呈合体状
  - 空泡化的细胞质并不常见
  - 偶见核沟
  - 多核(奇异型核)罕见
- 细胞特征不明显,核分裂≤4 个/10HPF
- 具有恶性潜能(Clement 和 Young 的标准)
  - 核分裂≥4 个/10HPF,并具以下一个或更多令人担忧的特征:粘连、破裂、坏死及细胞异型性

辅助实验

组织化学

- 网状纤维染色:纤维包绕单个细胞

免疫组织化学

- calretinin、inhibin、WT1、CD56、SF1 阳性
- ER、PR、CD10、FOXL2 通常为阳性

遗传学检测

- *FOXL2* 突变不常见(12%)

鉴别诊断

纤维瘤

- 席纹状或束状生长方式,无黄素化细胞
- CD10(-)、inhibin 及 calretinin 弱/斑片状(+)或(-)

微囊性间质瘤

- 无内分泌症状
- 明显的微囊性成分
- cyclin-D1、β-catenin(+)
- inhibin、calretinin、CD56、FOXL2、ER 和 PR(-)

成年型粒层细胞瘤

- 性索排列方式>10% 肿瘤成分
- 被网状纤维染色勾勒出的细胞团

硬化性间质瘤

- 年轻女性(<30 岁)
- 不规则的血管外皮瘤样血管
- 细胞稀疏区与密集区交替

黄素化卵泡膜细胞瘤伴硬化性腹膜炎

- 发病年龄更小(<30 岁)
- 无明显肿块形成,通常为双侧发病
- 黄素化细胞一般更小,且有显著的分裂活性
- 伴有粘连的硬化性腹膜炎

类固醇细胞肿瘤

- 肿瘤细胞含有多个小的脂质空泡
- Melan-A(+);FOXL2 通常(-)

诊断注意事项

病理诊断要点

- 卵泡膜细胞瘤一般具有雌激素活性,因此它们通常与子宫内膜病变相关;鉴于此,子宫内膜活检十分重要
- 可以具有明显的纤维瘤样成分或混合性表现,所以"纤维卵泡膜细胞瘤"这个名称也是恰当的

部分参考文献

1. Burandt E et al: Thecoma of the ovary: a report of 70 cases emphasizing aspects of its histopathology different from those often portrayed and its differential diagnosis. Am J Surg Pathol. 38(8):1023-32, 2014
2. Roth LM et al: Perspectives on pure ovarian stromal neoplasms and tumor-like proliferations of the ovarian stroma. Am J Surg Pathol. 35(3):e15-33, 2011
3. Zhang J et al: Ovarian stromal tumors containing lutein or Leydig cells (luteinized thecomas and stromal Leydig cell tumors)–a clinicopathological analysis of fifty cases. Int J Gynecol Pathol. 1(3):270-85, 1982

瘢痕样硬化

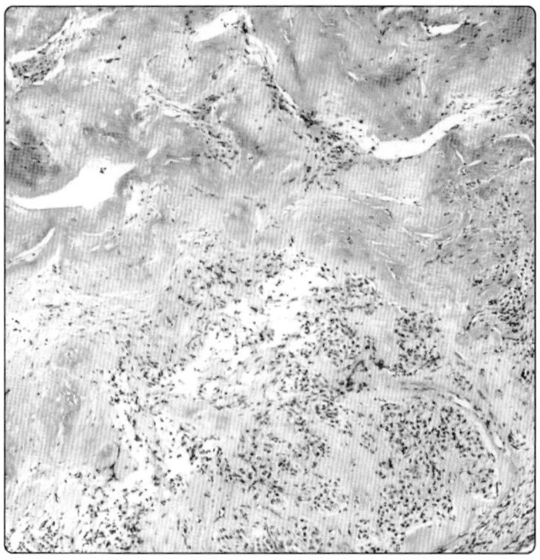

富于细胞性纤维瘤样区域

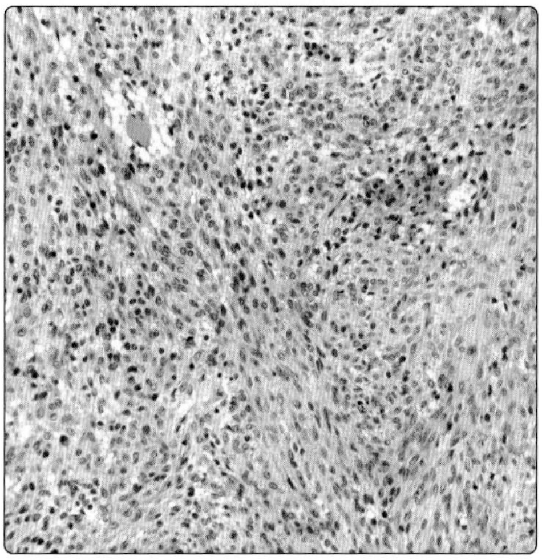

(左) 一些卵泡膜细胞瘤可有大片融合性的瘢痕样硬化区，可能会模糊或掩盖肿瘤本身的结构。然而，这种病变即使存在，常常只累及肿瘤的部分区域。(右) 典型的卵泡膜细胞瘤含有典型的或富于细胞性的纤维瘤成分，这种情况并不少见。这种情况下肿瘤可以主要成分分类，也可诊断为纤维卵泡膜细胞瘤

纤维瘤背景中的黄素化细胞

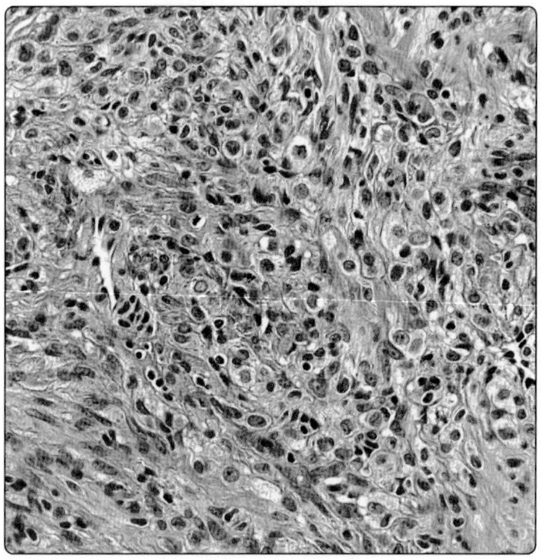

弥漫黄素化

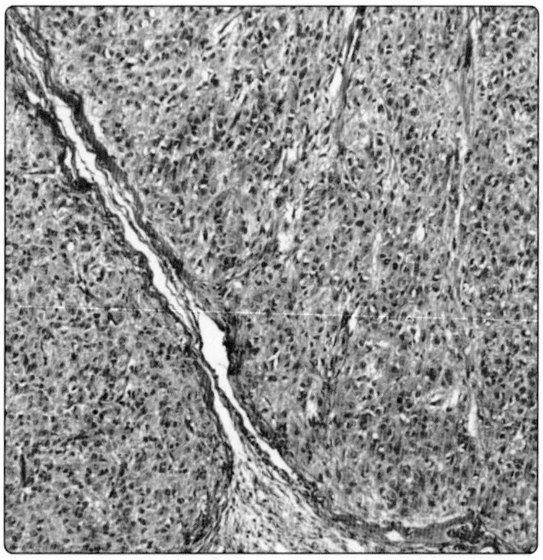

(左) 部分卵泡膜细胞瘤可在典型纤维瘤背景中见到明显的黄素化细胞，细胞质淡染，细胞核圆形并有核仁。过去这类肿瘤被称作黄素化的卵泡膜细胞瘤，但这个术语在最新的 WHO 分类中已不再被推荐使用。(右) 部分卵泡膜细胞瘤可呈广泛黄素化，具有嗜酸性的丰富细胞质和圆形细胞核

纤维性背景中的上皮样成分
(成年型粒层细胞瘤)

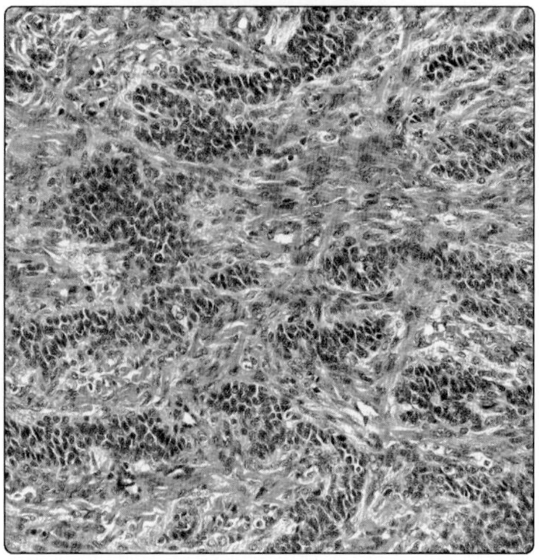

网状纤维包绕细胞巢(成年型粒层细胞瘤)

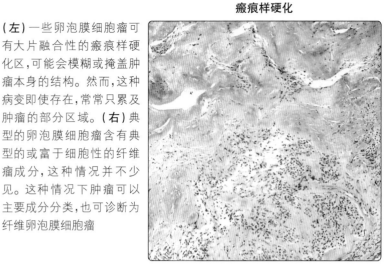

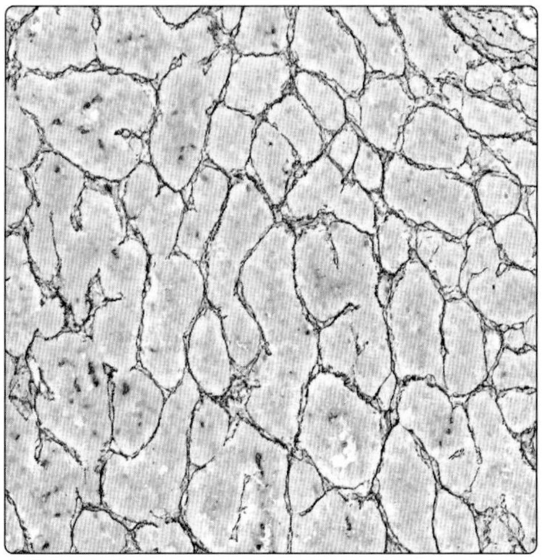

(左) 成年型粒层细胞瘤肿瘤细胞在纤维瘤背景中呈上皮样排列。除非发生黄素化，细胞质通常极少，纵行的核沟是其主要特征。(右) 网状纤维染色勾勒出成年型粒层细胞瘤的团巢状肿瘤细胞。由于缺乏包绕单个细胞的胶原基质，所以染色并不能显示每个细胞的轮廓。在判读结果前，确保网状纤维充分染色，这一点很重要

网状纤维包绕单个细胞（卵泡膜细胞瘤）

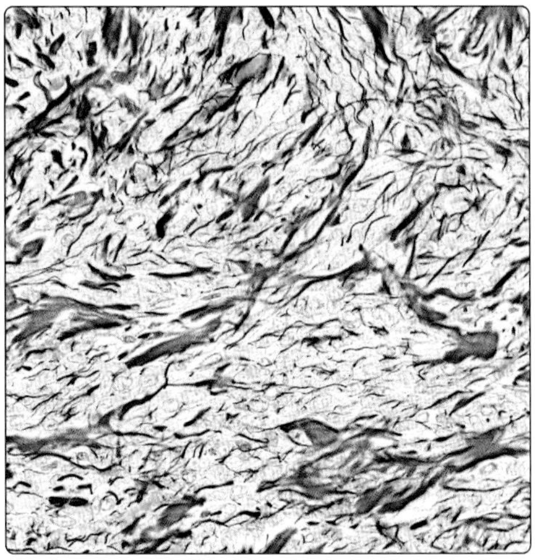

明显的空泡和微囊（微囊性间质瘤）

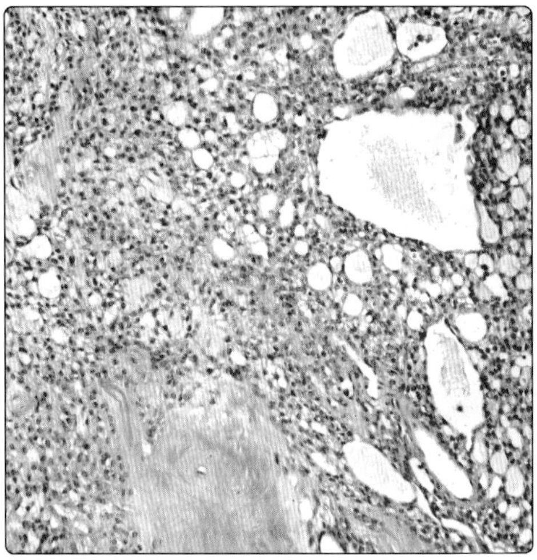

（左）卵泡膜细胞瘤中虽并不一定总能见到纤细的网状纤维环绕每个肿瘤细胞，但通常能勾勒出单个细胞的轮廓。重要的是要意识到颗粒细胞瘤也可含有卵泡膜成分，因此网状纤维染色需结合不同形态的区域进行判读。**（右）**微囊性间质瘤和卵泡膜细胞瘤均可见分叶和胶原斑块，但显著的胞质内空泡及微囊仅见于前者

CD10 斑片状阳性（卵泡膜细胞瘤）

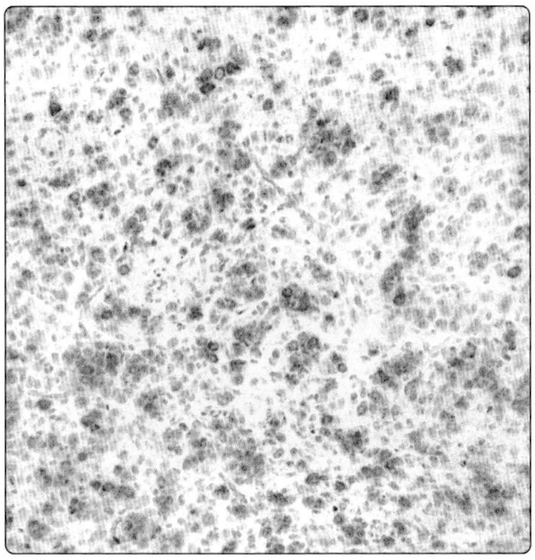

小的黄素化细胞（伴硬化性腹膜炎的卵泡膜细胞瘤）

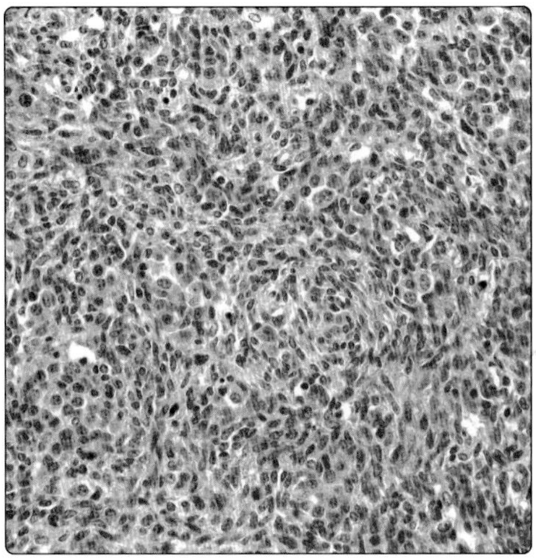

（左）卵泡膜细胞瘤常显示 CD10 斑片状阳性，纤维瘤通常为阴性，而微囊性间质瘤则显示弥漫阳性。**（右）**伴硬化性腹膜炎的黄素化卵泡膜细胞瘤可与黄素化的卵泡膜细胞瘤具有相似的组织学表现，然而前者通常发病年龄更轻，不形成肿物，黄素化细胞更小，核分裂明显，并与独特的腹膜反应性病变相关

交替分布的细胞稀疏区和密集区及鹿角样血管（硬化性间质瘤）

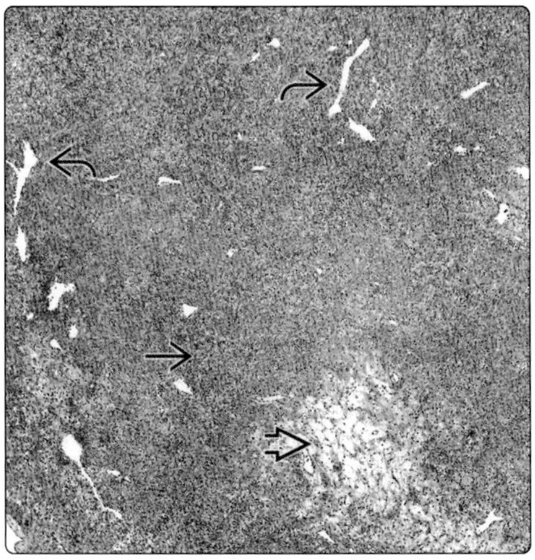

两种类型细胞（硬化性间质瘤）

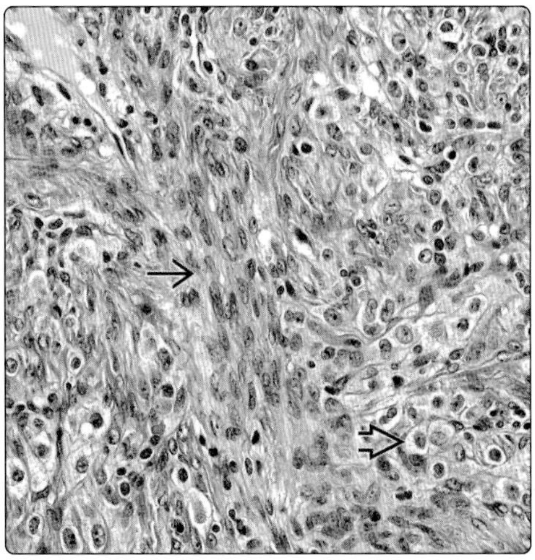

（左）硬化性间质瘤由细胞密集区→和细胞稀疏区⇨交替构成，并有特征性的血管外皮瘤样、鹿角状血管↷，这些都不是卵泡膜细胞瘤的特征。**（右）**高倍镜下硬化性间质瘤由两种形态的细胞组成：具有拉长核的梭形细胞→和黄素化细胞⇨，虽然与卵泡膜细胞瘤的肿瘤细胞相比，其黄素化细胞更小且常见淡染的空泡化细胞质

第37节 硬化性间质瘤

要点

术语

- 良性间质肿瘤,由成纤维细胞和黄素化细胞构成,被数量不等的水肿性及胶原间质分隔,形成假小叶形态

临床问题

- 大部分<30岁
- 疼痛,单侧盆腔包块
- 预后很好

大体所见

- 边界清楚、实性或囊实性的黄褐色包块;范围:1~20cm(平均3~5cm)

显微镜下所见

- 与正常卵巢组织分界清楚
- 由细胞密集区与细胞稀疏的水肿性或胶原化区交替形成假小叶的形态
- 明显的分支状(有时为扩张的)血管外皮瘤样血管
- 数量不等的黄素化细胞及梭形细胞混合
  - 黄素化细胞:嗜酸性或透明的空泡状细胞质(偶排列成条状);圆形细胞核,并有小泡状染色质及明显的核仁
  - 梭形细胞:细胞质少,淡染;细胞核拉长,染色质淡染
- 若处于妊娠期,细胞密度增加,部分失去假小叶形态,并有黏液样背景和明显的黄素化细胞

辅助实验

- calretinin>inhibin阳性
- SF1、FOXL2(原文是FOXL1)、ER及PR阳性
- 角蛋白及EMA阴性

首要的鉴别诊断

- 纤维瘤
- 卵泡膜细胞瘤
- 转移性印戒细胞癌

切面分叶状、黄色

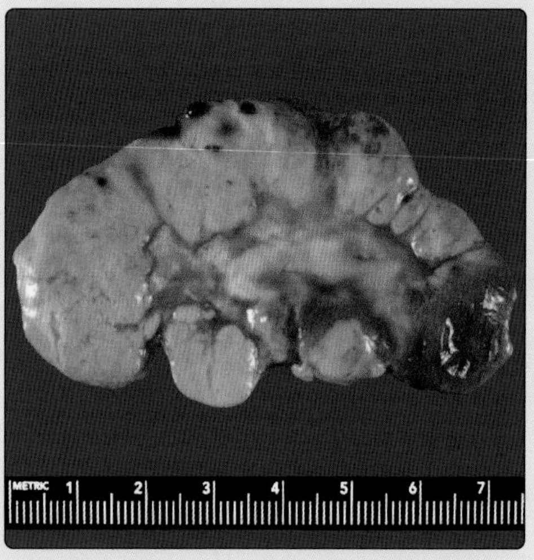

细胞密度疏密相间及鹿角样血管

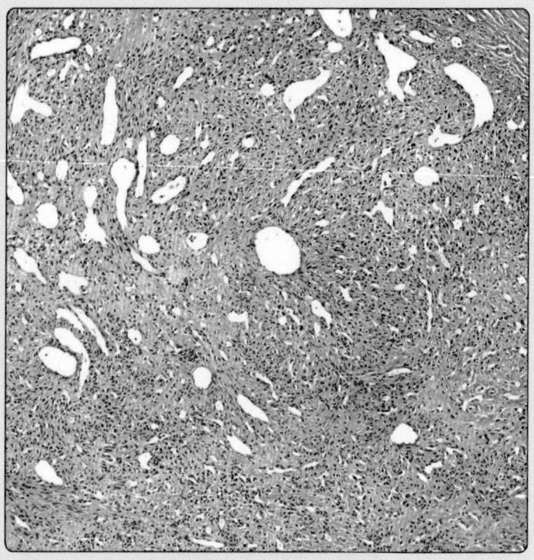

(左)硬化性间质瘤通常切面呈分叶状、黄褐色。少见情况下由于水肿液聚集形成中心性囊腔。肿瘤直径一般介于3~5cm;罕见地,可双侧发病。(右)低倍镜下硬化性间质瘤呈细胞稀疏区和细胞密集区交替,形成假小叶样外观。注意数量不等的血管外皮瘤样血管

圆形黄素化细胞和梭形细胞

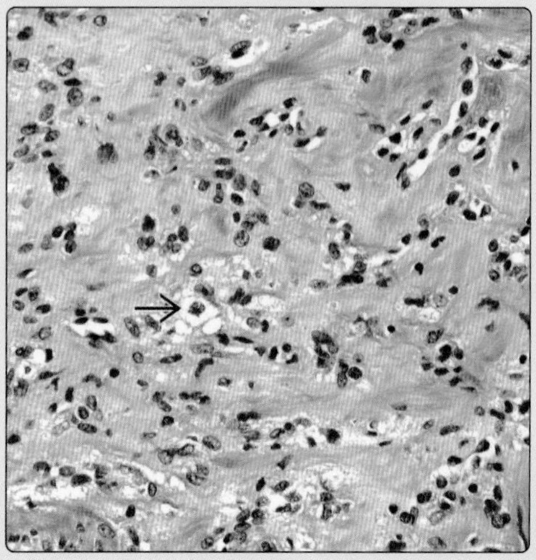

妊娠期明显的黄素化细胞

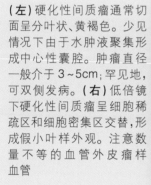

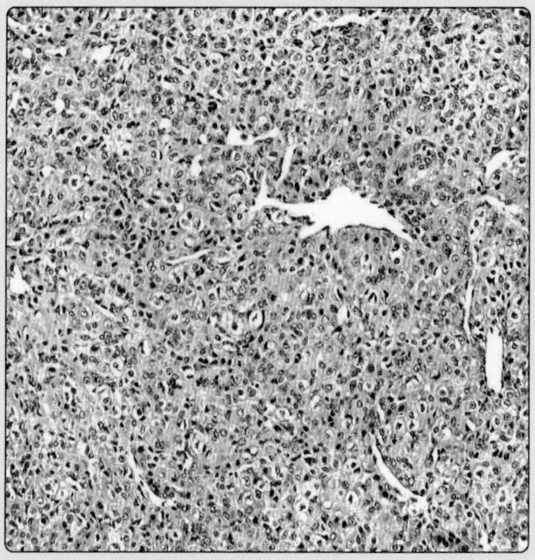

(左)硬化性间质瘤含有两种形态的细胞:黄素化细胞及梭形细胞。前者具有嗜酸性或透明的空泡状细胞质→和圆形细胞核;后者具有稀少的淡染细胞质和一端变细的细胞核。可见数量不等的胶原。(右)部分硬化性间质瘤主要由体积较大的黄素化细胞组成,而梭形细胞仅占少部分;这种情况更多见于妊娠期。特征性的血管外皮瘤样血管很常见

术语

定义

- 良性间质肿瘤，由成纤维细胞和黄素化细胞构成，被数量不等的水肿性及胶原间质分隔，形成假小叶形态

临床问题

流行病学

- 发病率
  - 占卵巢间质肿瘤的 2%～6%
- 年龄
  - 大部分<30 岁

表现

- 疼痛，盆腔包块
- 雌激素或雄激素症状（罕见）
- 梅格斯综合征（偶见）

治疗

- 单侧输卵管卵巢切除

预后

- 很好

大体所见

一般特征

- 边界清楚的单侧包块
- 切面实性或囊实性，呈分叶状，黄褐色
  - 常中央区水肿伴囊性变

大小

- 范围：1～20cm（平均 3～5cm）

显微镜下所见

组织学特征

- 与正常卵巢组织分界清楚
- 假小叶形态
  - 细胞密集区与细胞稀疏的水肿性或胶原化区交替
- 明显的分支状（有时为扩张的）血管外皮瘤样血管
- 数量不等的黄素化细胞及梭形细胞混合
- 黄素化细胞偶呈条索样排列
- 若处于妊娠期，细胞密度增加，部分失去假小叶形态，并有黏液样背景和明显的黄素化细胞

细胞学特征

- 黄素化细胞
  - 嗜酸性或透明的空泡状细胞质
  - 圆形核，并有小泡状染色质及明显的核仁
  - 偶呈印戒样形态
- 梭形细胞
  - 胞质少、淡染
  - 细胞核拉长，染色质淡染
- 核分裂罕见
  - 核分裂增加通常与妊娠相关

辅助实验

免疫组织化学

- calretinin>inhibin 阳性
- SF1、FOXL2、ER、PR、CD10、vimentin 及 SMA 阳性
- CD99 可为阳性
- 角蛋白及 EMA 阴性

遗传学检测

- 在肿瘤细胞亚群里发现 12 号染色体三体

鉴别诊断

纤维瘤

- 通常是围绝经期或绝经后女性（平均 50 岁）
- 普通型切面呈均一的白色
- 如假小叶形成，缺乏黄素化细胞
- 无血管外皮瘤样血管

卵泡膜细胞瘤

- 通常为绝经后女性
- 常有雌激素症状
- 切面通常均质，无水肿
- 常见玻璃样变性斑块
- 占主体的肿瘤细胞具有丰富淡染的细胞质
- 无血管外皮瘤样血管

转移性印戒细胞癌（库肯勃瘤）

- 临床病史，常为双侧卵巢受累
- 腺体，细胞非典型性，常见细胞质内黏液
- 无血管外皮瘤样血管
- EMA 及角蛋白阳性

诊断注意事项

病理诊断要点

- 鉴别硬化性间质瘤及类似病变的主要特征在于假小叶结构及分支状的血管生长模式

部分参考文献

1. Goebel EA et al: Mitotically active sclerosing stromal tumor of the ovary: report of a case series with parallels to mitotically active cellular fibroma. Int J Gynecol Pathol. 35(6):549-553, 2016
2. Bennett JA et al: Sclerosing stromal tumors with prominent luteinization during pregnancy: a report of 8 cases emphasizing diagnostic problems. Int J Gynecol Pathol. 34(4):357-62, 2015
3. Roth LM et al: On the pathogenesis of sclerosing stromal tumor of the ovary: a neoplasm in transition. Int J Gynecol Pathol. 33(5):449-62, 2014
4. Oliva E et al: CD10 expression in pure stromal and sex cord-stromal tumors of the ovary: an immunohistochemical analysis of 101 cases. Int J Gynecol Pathol. 26(4):359-67, 2007
5. Bildirici K et al: Sclerosing stromal tumor of the ovary associated with Meigs' syndrome: a case report. Eur J Gynaecol Oncol. 25(4):528-9, 2004
6. Kostopoulou E et al: Sclerosing stromal tumors of the ovary: a clinicopathologic, immunohistochemical and cytogenetic analysis of three cases. Eur J Gynaecol Oncol. 25(2):257-60, 2004
7. Kawauchi S et al: Sclerosing stromal tumor of the ovary: a clinicopathologic, immunohistochemical, ultrastructural, and cytogenetic analysis with special reference to its vasculature. Am J Surg Pathol. 22(1):83-92, 1998
8. Marelli G et al: Sclerosing stromal tumor of the ovary. report of eight cases and review of the literature. Eur J Obstet Gynecol Reprod Biol. 76(1):85-9, 1998
9. Chalvardjian A et al: Sclerosing stromal tumors of the ovary. Cancer. 31(3):664-70, 1973

第 38 节 微囊性间质瘤

要 点

术语

- 具有明显微囊结构的良性间质肿瘤

临床问题

- 可能是家族性腺瘤性息肉病综合征的组成部分

大体所见

- 囊实性;以实性或囊性为主者罕见

显微镜下所见

- 略呈分叶状或弥漫性生长
- 微囊、实性区及胶原带以不同比例混合
- 温和的细胞伴奇异形细胞核可见于 60% 病例

辅助实验

- vimentin、CD10、α-/β-/γ-catenin、Rb、SF1、FOXL2、WT1 及 cyclin-D1 弥漫阳性
- E-cadherin 细胞膜阳性
- 角蛋白、inhibin 和 calretinin 多见局灶弱阳性
- EMA 阴性
- β-catenin(*CTNNB1*)基因突变(3 号外显子)
- 无 *DICER1* 或 *FOXL2* 突变
- *FANCD2* 移码突变

首要的鉴别诊断

- 卵泡膜细胞瘤及幼年型颗粒细胞瘤
- 类固醇细胞肿瘤
- 卵黄囊瘤
- 卵巢甲状腺肿
- 实性假乳头状肿瘤
- 印戒细胞间质瘤
- 腺瘤样瘤
- 库肯勃瘤(在冰冻切片中)
- 可能来源于中肾管的女性附件肿瘤

假小叶和粗大的玻璃样变性斑块

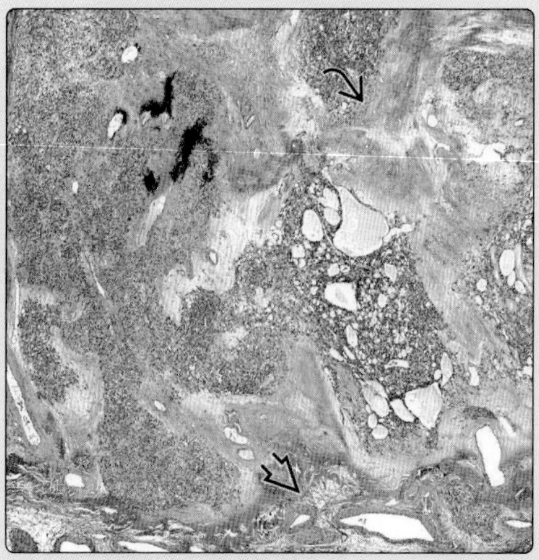

微囊腔和大囊腔

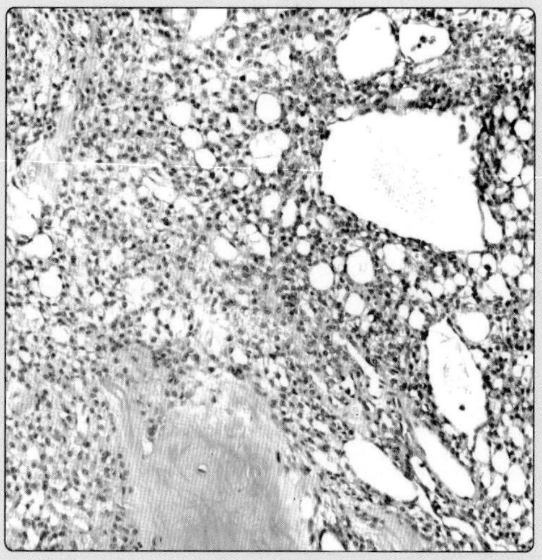

(左) 微囊性间质瘤与周围卵巢实质分界非常清晰，低倍镜下以假小叶为特征。常见玻璃样变性斑块。**(右)** 微囊性间质瘤中可见到多发性形状相对规则的微囊腔和一些大囊腔被温和的间质细胞包绕，这些细胞含有胞质内空泡

实性生长

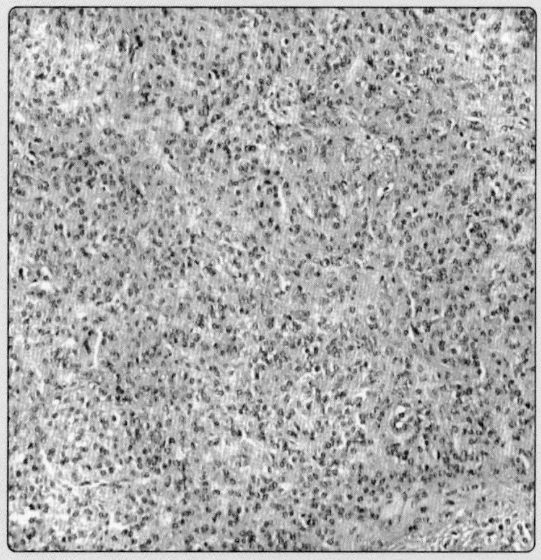

奇异形细胞核

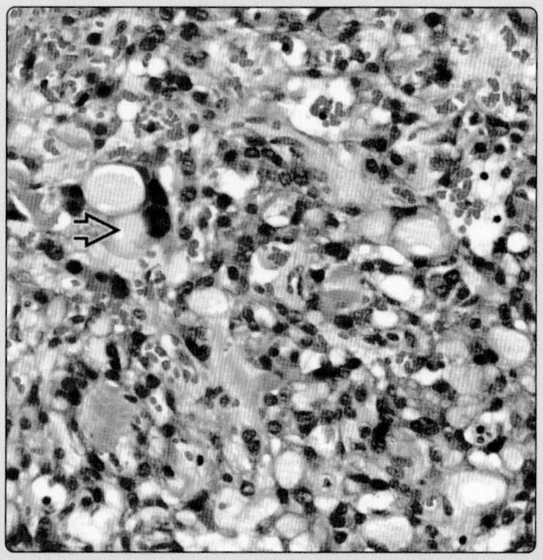

(左) 微囊性间质瘤的实性区可能提示类固醇细胞肿瘤或卵泡膜细胞瘤的可能。然而，大部分结节通常会显示更具特征性的表现：数量不等的小或大的囊腔。**(右)** 多达 60% 的微囊性间质瘤可见到奇异形核细胞分布于一致的具有圆形或卵圆形核的小细胞背景中。然而核分裂象并不常见。这是间质肿瘤和性索-间质肿瘤的共同特征

术语

定义

- 由伴明显微囊性生长的卵巢间质细胞构成的良性肿瘤

临床问题

流行病学

- 发病率
  - 罕见
- 年龄
  - 26~63 岁(平均 40 岁)

表现

- 盆腔包块或疼痛
- 阴道流血
- 偶然发现

治疗

- 卵巢切除

预后

- 良好(局限于卵巢,但经验有限)

联系

- 可能是家族性腺瘤性息肉病综合征的组成部分

大体所见

一般特征

- 与卵巢实质分界清楚
- 囊实性;以实性或囊性为主者罕见
- 切面白色、褐色或黄色(实性成分)
- ±胶冻状或发亮区域
- ±可见坏死和/或出血

大小

- 范围广:2~27cm(平均 8cm)

显微镜下所见

组织学特征

- 清楚的推挤性边界,无包膜
- 略呈分叶状或弥漫性生长
- 不同比例的三种成分
  - 微囊
  - 实性区
  - 胶原化区
- 通常为相对较小的圆形或卵圆形囊腔,可融合在一起
- 大囊结构罕见
- 轻度嗜碱性或透明的内容物
- 囊性和实性区互相融合
- 通常存在胶原带,常表现为玻璃样变性斑块
- 砂粒体性钙化少见

细胞学特征

- 形态温和
- ±胞质丰富,淡染至颗粒状或轻度嗜酸性
- 细胞质内空泡
- 温和的细胞核呈圆形或卵圆形,核仁不明显
- 奇异形细胞核(达 60%)
- 核分裂无或罕见

辅助实验

免疫组织化学

- vimentin、CD10、α-/β-/γ-catenin、Rb、SF1、FOXL2、WT1 及 cyclin-D1 弥漫阳性
- E-cadherin 细胞膜阳性
- 角蛋白、inhibin 和 calretinin 多见局灶弱阳性
- EMA 阴性

遗传学检测

- β-catenin(*CTNNB1*)基因突变(3 号外显子)
- 无 *DICER1* 或 *FOXL2* 突变
- *FANCD2* 移码突变

鉴别诊断

卵泡膜细胞瘤

- 绝经后年龄
- 常有雌激素性症状
- 通常均质实性
- 具有灰色细胞质的多边形或纺锤形细胞
- 奇异形核罕见
- 缺乏微囊或细胞质内空泡
- CD10 和 β-catenin 阴性
- inhibin 和 calretinin 强阳性

类固醇细胞肿瘤

- 常有男性化表现
- 细胞质富含脂质
- 缺乏囊腔和玻璃样变性条带
- inhibin 和 calretinin 弥漫阳性

幼年型粒层细胞瘤

- 通常有雌激素症状
- 常有嗜碱性背景
- 被覆颗粒细胞的滤泡
- 细胞核深染,核分裂明显
- inhibin 和 calretinin 弥漫阳性

卵黄囊瘤

- 血清 AFP 可升高
- 常有坏死和出血
- 网状不规则通路
- 具有高分裂活性的原始细胞
- 透明小体和 Schiller-Duval 小体
- SALL4、glypican-3 和 AFP 阳性

卵巢甲状腺肿

- 切面绿色或棕色,质软
- 形状规则的滤泡
- 具有扇形边缘的强嗜酸性分泌物
- pax-8、TG 和 TTF-1 阳性

实性假乳头状肿瘤

- 假乳头结构及透明小球

印戒细胞间质瘤

- 弥漫性生长
- 印戒细胞±成纤维细胞成分
- 常有性索间质肿瘤成分

腺瘤样瘤

- 常位于卵巢旁
- 弥漫或巢状生长
- 淋巴细胞浸润
- D2-40 和 calretinin 阳性

库肯勃(Krukenberg)瘤(在冰冻切片中)

- 双侧发生
- 每个结节具有不同的表现
- 结节间水肿
- 印戒细胞
- 间质黄素化
- 角蛋白强阳性

可能来源于中肾管的女性附件肿瘤

- 通常位于附件旁或近卵巢门部
- 缺乏分叶状结构
- 无插入性间质
- 无细胞质内空泡

诊断注意事项

病理诊断要点

- 微囊性结构和玻璃样变性条带结合的形态高度提示为微囊性间质瘤

部分参考文献

1. Meurgey A et al: Lack of mutation of DICER1 and FOXL2 genes in microcystic stromal tumor of the ovary. Virchows Arch. 470(2):225-229, 2017
2. Na K et al: CTNNB1 mutations in ovarian microcystic stromal tumors: identification of a novel deletion mutation and the use of pyrosequencing to identify reported point mutation. Anticancer Res. 37(6):3249-3258, 2017
3. Agaimy A et al: CTNNB1 (β-catenin)-altered neoplasia: a review focusing on soft tissue neoplasms and parenchymal lesions of uncertain histogenesis. Adv Anat Pathol. 23(1):1-12, 2016
4. Lee JH et al: Genetic analysis of ovarian microcystic stromal tumor. Obstet Gynecol Sci. 59(2):157-62, 2016
5. Liu C et al: Ovarian microcystic stromal tumor: a rare clinical manifestation of familial adenomatous polyposis. Int J Gynecol Pathol. 35(6):561-565, 2016
6. Stavrinou S et al: Differential expression of E-cadherin and catenins in ovarian sex cord stromal tumours. Histopathology. 69(2):298-306, 2016
7. Bi R et al: Microcystic stromal tumour of the ovary: frequent mutations of β-catenin (CTNNB1) in six cases. Histopathology. 67(6):872-9, 2015
8. Chen Q et al: Overlap of microcystic stromal tumor and primary solid pseudopapillary neoplasm of the ovary. Int J Clin Exp Pathol. 8(9):11792-7, 2015
9. Irving JA et al: Microcystic stromal tumor: a distinctive ovarian sex cord-stromal neoplasm characterized by FOXL2, SF-1, WT-1, Cyclin D1, and β-catenin nuclear expression and CTNNB1 mutations. Am J Surg Pathol. 39(10):1420-6, 2015
10. Podduturi V et al: Microcystic stromal tumor of the ovary: a case report of a newly described ovarian neoplasm with a β-catenin (CTNNB1) G34E mutation. Int J Gynecol Pathol. 34(6):541-5, 2015
11. Burandt E et al: Thecoma of the ovary: a report of 70 cases emphasizing aspects of its histopathology different from those often portrayed and its differential diagnosis. Am J Surg Pathol. 38(8):1023-32, 2014
12. Yang M et al: Ovarian microcystic stromal tumor: report of a new entity with immunohistochemical and ultrastructural studies. Ultrastruct Pathol. 38(4):261-7, 2014
13. Young RH: Ovarian tumors and tumor-like lesions in the first three decades. Semin Diagn Pathol. 31(5):382-426, 2014
14. Cheuk W et al: Extrapancreatic solid pseudopapillary neoplasm: report of a case of primary ovarian origin and review of the literature. Int J Gynecol Pathol. 30(6):539-43, 2011
15. Maeda D et al: β-catenin (CTNNB1) S33C mutation in ovarian microcystic stromal tumors. Am J Surg Pathol. 35(10):1429-40, 2011
16. Deshpande V et al: Solid pseudopapillary neoplasm of the ovary: a report of 3 primary ovarian tumors resembling those of the pancreas. Am J Surg Pathol. 34(10):1514-20, 2010
17. Irving JA et al: Microcystic stromal tumor of the ovary: report of 16 cases of a hitherto uncharacterized distinctive ovarian neoplasm. Am J Surg Pathol. 33(3):367-75, 2009

实性分叶状结构

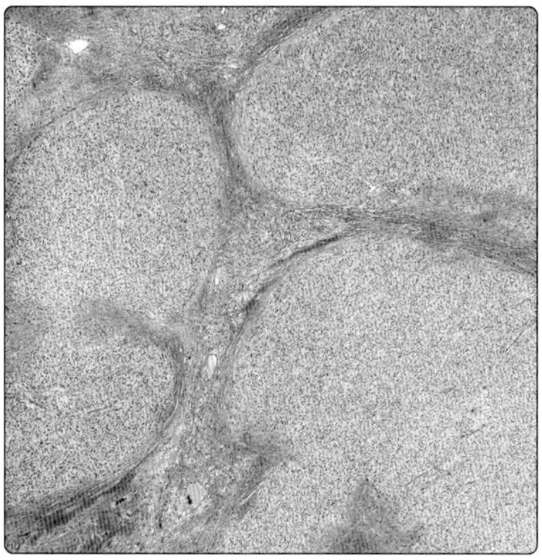

大小不等的胞质内空泡

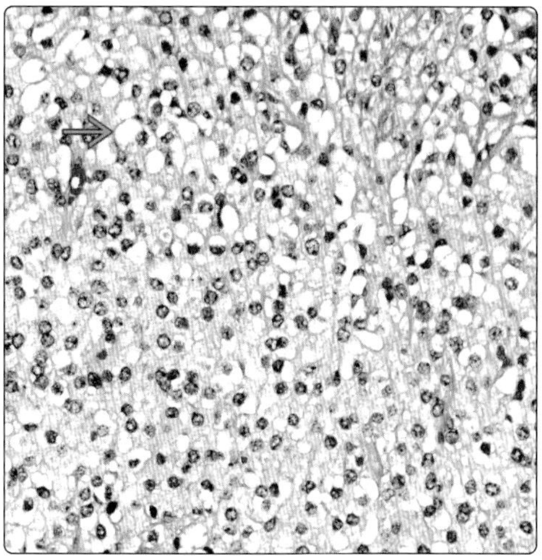

(左)微囊性间质瘤的一些小叶可能大部分为实性，这些区域需与卵泡膜细胞瘤鉴别。而且低倍镜下这些细胞灰色的色调可能成为另一个容易混淆的特征。(右)与卵泡膜细胞瘤相比，即使是在更为实性的区域，微囊性间质瘤的细胞可见细小的胞质内空泡➡。这些空泡一般无内容物，常为单个，但也可多个

显著的间质变化

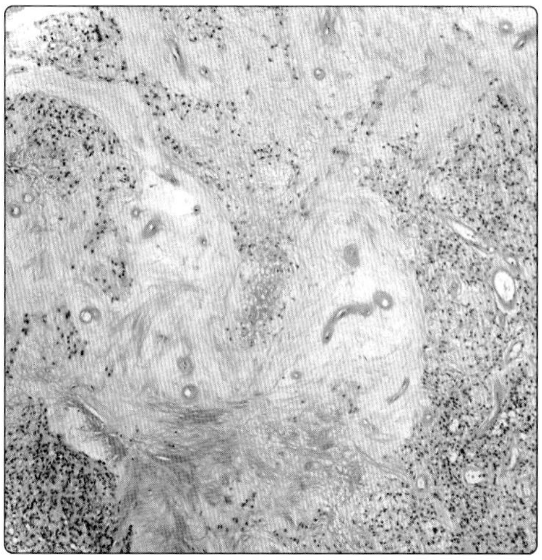

CD10 强阳性

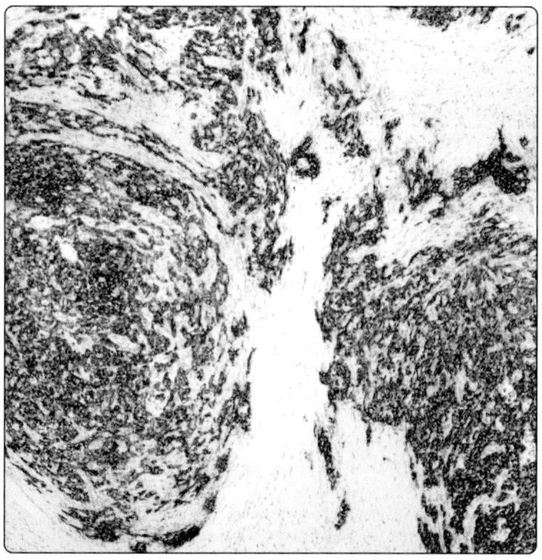

(左)部分微囊性间质瘤可有显著的胶原化、水肿性甚至是黏液样背景，并有相对较小的血管。这样的背景可能会改变小叶的轮廓。(右)正如在性索间质瘤中常见的情况一样，微囊间质瘤 CD10 呈阳性；然而与前者相比，微囊性间质瘤通常呈现 CD10 弥漫强阳性，同时 vimentin 阳性表达

cyclin-D1 强阳性

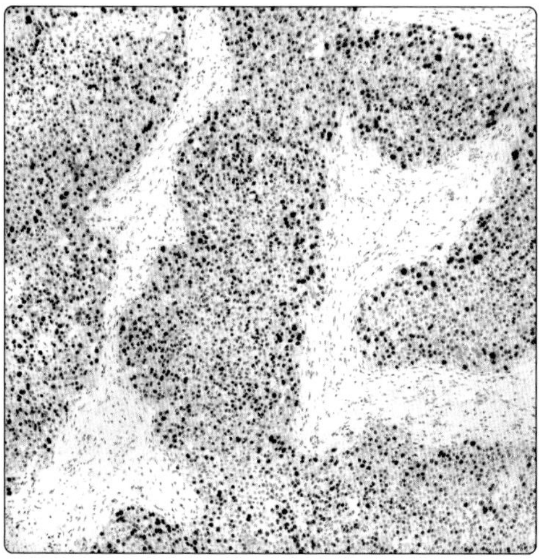

WT1 弥漫强阳性

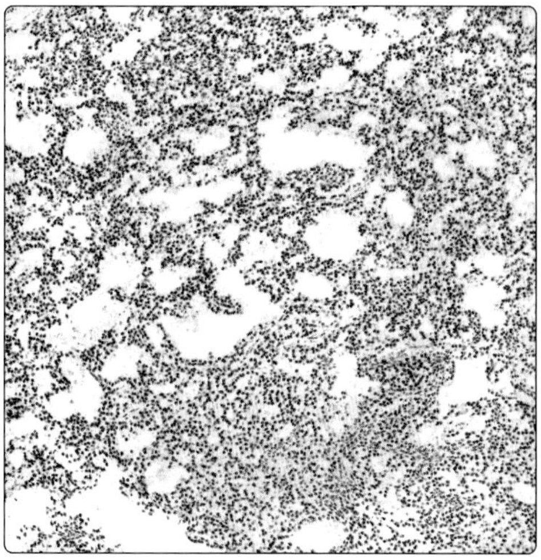

(左)微囊性间质瘤特征性的弥漫强阳性表达 cyclin-D1 和视网膜母细胞瘤基因产物。当与其他性索间质肿瘤对比，这是一个独特的免疫表型。(右)WT1 是一个广为人知但并不特异的用于间质和性索间质肿瘤的标志物，在微囊性间质瘤中也呈阳性表达。然而微囊性间质瘤虽然也表达 FOXL2 和 SF1，但通常并不表达 inhibin 和 calretinin

第 39 节 印戒细胞间质瘤

要 点

术语

- 以具有印戒形态的细胞增生为特征的良性间质肿瘤

临床问题

- 罕见
- 育龄期女性(平均 36 岁)
- 输卵管卵巢切除
- 预后很好

大体所见

- 单侧
- 切面实性±囊性,灰色、褐色至黄色
- 2~13cm(平均 8cm)

显微镜下所见

- 大部分印戒细胞弥漫性生长
- 细胞体积小,圆形,具有单个大的(偶为数个小的)"无内容物"的胞质内空泡
- 细胞质内嗜酸性小球罕见
- 无细胞非典型性
- 核分裂数量不等
- 背景中为具有少量嗜酸性胞质和卵圆形胞核的纺锤形细胞

辅助实验

- 网状纤维包绕单个和小巢状细胞团
- vimentin、β-catenin、cyclin-D1 阳性
- 角蛋白及 α-SMA 可为阳性
- EMA、desmin、S100、inhibin 和 calretinin 阴性
- 黏液卡红、PAS 和油红 O 染色阴性

首要的鉴别诊断

- 库肯勃瘤
- 伴印戒样间质细胞的卵泡膜细胞瘤或颗粒细胞瘤

弥漫性生长

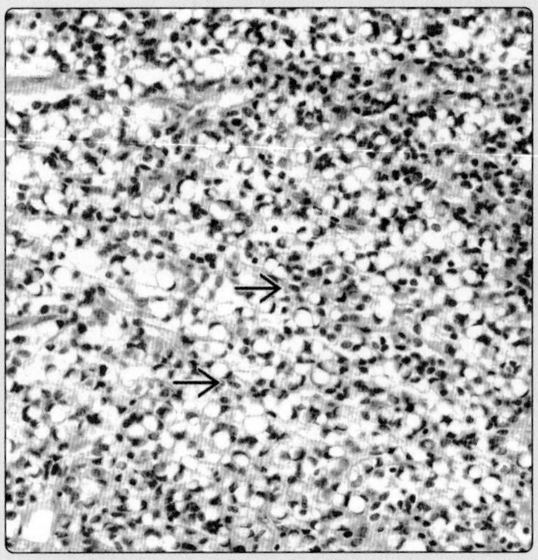

印戒细胞和水肿

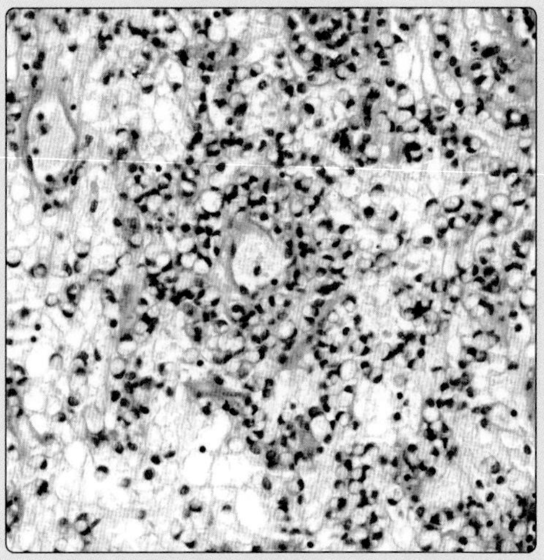

(左)印戒细胞间质瘤中,肿瘤细胞呈弥漫性生长。多数细胞含有单个的大空泡及其周围的新月形胞核,细胞形态温和。背景中可见散在梭形细胞➡。**(右)**印戒细胞间质瘤可发生水肿,这样的形态再加上印戒细胞,可能会让人怀疑库肯勃瘤。然而印戒细胞间质瘤无细胞异型性,而且黏液染色为阴性

网状纤维网

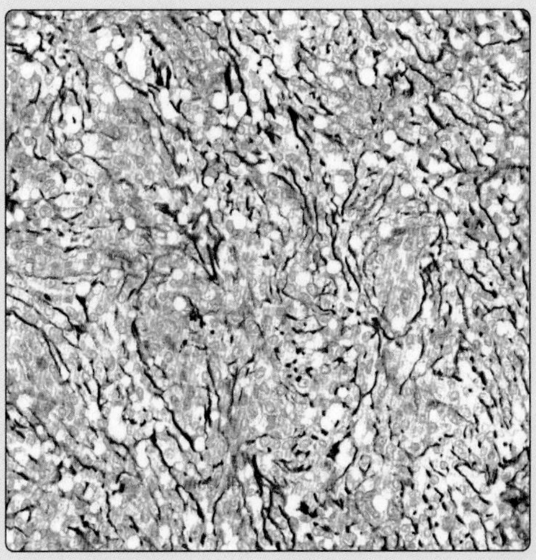

成年型粒层细胞瘤中的印戒细胞

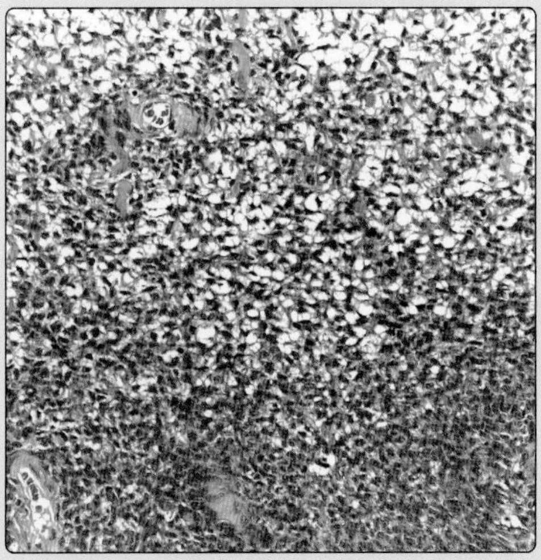

(左)网状纤维染色显示印戒细胞间质瘤中网状纤维包绕单个细胞和细胞团。**(右)**卵泡膜细胞瘤、成年型粒层细胞瘤甚至是 Sertoli-Leydig 细胞瘤中都可见到不同比例的印戒细胞。还曾有一个碰撞瘤的报道,其中一个结节含有印戒形态的间质细胞,另一个结节含有类固醇细胞

术语

定义

- 以具有印戒形态的细胞增生为特征的良性间质肿瘤

临床问题

流行病学

- 发病率
  - 罕见
- 年龄
  - 育龄期(平均 36 岁)

表现

- 盆腔包块或腹部疼痛
- 体重减轻
- 偶然发现

治疗

- 输卵管卵巢切除

预后

- 很好(良性)

大体所见

一般特征

- 单侧
- 实性±囊性
- 切面灰色、褐色至黄色
- 可发生坏死和出血

大小

- 2~13cm(平均 8cm)

显微镜下所见

组织学特征

- 弥漫性生长
- 灶性区域可出现束状结构
- 混合成分中间质印戒细胞>>梭形细胞
- 不等程度的水肿
- 可见少量性索间质/类固醇肿瘤成分

细胞学特征

- 印戒细胞
  - 细胞体积小,圆形,具有单个大的(偶为数个小的)"无内容物"的胞质内空泡
  - 细胞质内嗜酸性小球罕见
  - 位于周边的新月形细胞核
- 背景中为具有少量嗜酸性胞质和卵圆形胞核的纺锤形细胞
- 无细胞异型性,但核分裂数多变(可多达 16 个/10HPF)

辅助实验

组织化学

- 网状纤维包绕单个和小巢状细胞团
- 黏液卡红、PAS 和油红 O 染色阴性

免疫组织化学

- vimentin 通常阳性
- β-catenin 和 cyclin-D1 阳性
- 角蛋白及 α-SMA 可为阳性
- EMA、desmin、S100、inhibin 和 calretinin 阴性

电子显微镜

- 形成细胞质内空泡的原因
  - 细胞质基质普遍水肿
  - 线粒体水肿性膨胀
  - 水肿性细胞外基质形成假包涵体
- 由红细胞降解形成的透明小体

鉴别诊断

库肯勃瘤

- 临床病史
- 常见卵巢外病变
- 双侧卵巢受累>50%
- 结节状生长及脉管侵犯
- 印戒细胞与肿瘤细胞构成的腺体、巢团或条索混合
- 消化 PAS 染色和黏液卡红染色为阳性
- CK7 和/或 CK20 阳性
- 印戒细胞呈 vimentin 阴性

伴印戒样间质细胞的卵泡膜细胞瘤或颗粒细胞瘤

- 通常具有其他特征性的表现
- inhibin 和 calretinin 阳性

诊断注意事项

病理诊断要点

- 在做出印戒细胞间质瘤的诊断之前,应当首先排除库肯勃瘤,尤其是当存在以下一条或更多发现时:卵巢外播散、双侧卵巢受累、存在腺体或条索样结构和/或胞质内黏液
- 要做出印戒细胞间质瘤的诊断,应始终满足特征性的形态学表现

部分参考文献

1. Kopczynski J et al: Oncogenic activation of the Wnt/β-catenin signaling pathway in signet ring stromal cell tumor of the ovary. Appl Immunohistochem Mol Morphol. 24(5):e28-33, 2016
2. McGregor SM et al: Collision signet-ring stromal tumor and steroid cell tumor of the ovary: report of the first case. Int J Gynecol Pathol. 36(3):261-264, 2016
3. Roth LM et al: Signet ring stromal cell tumor revisited and related signet ring cell lesions of the ovary. Hum Pathol. 45(3):636-42, 2014
4. Hardisson D et al: Signet-ring stromal tumor of the ovary: report of a case and review of the literature. Pathol Oncol Res. 14(3):333-6, 2008
5. Irving JA et al: Ovarian spindle cell lesions: a review with emphasis on recent developments and differential diagnosis. Adv Anat Pathol. 14(5):305-19, 2007
6. Kiyokawa T et al: Krukenberg tumors of the ovary: a clinicopathologic analysis of 120 cases with emphasis on their variable pathologic manifestations. Am J Surg Pathol. 30(3):277-99, 2006
7. Vang R et al: Signet-ring stromal tumor of the ovary: clinicopathologic analysis and comparison with Krukenberg tumor. Int J Gynecol Pathol. 23(1):45-51, 2004
8. Dickersin GR et al: Signet-ring stromal and related tumors of the ovary. Ultrastruct Pathol. 19(5):401-19, 1995
9. Suárez A et al: Signet-ring stromal tumor of the ovary: a histochemical, immunohistochemical and ultrastructural study. Virchows Arch A Pathol Anat Histopathol. 422(4):333-6, 1993

第 40 节 成年型粒层细胞瘤

要 点

术语

- 增生的颗粒细胞至少占肿瘤的 10%，通常有纤维卵泡膜细胞瘤背景

临床问题

- 中位年龄：50 岁
- 高达 2/3 的病例出现雌激素症状
- 与子宫内膜异位囊肿变相关
- 肿瘤分期是最重要的预后影响因子；远期复发倾向

大体所见

- 单侧（>95%）；中位大小：12cm
- 切面呈黄色至灰白色

显微镜下所见

- 组织学结构多样
- 胞质稀少，核圆形至卵圆形，可见纵行核沟

辅助实验

- inhibin、calretinin、CD99、CD56、SF1、FOXL2 阳性
- 角蛋白、CD10、WT1、SMA、desmin、ER、PR 阳性程度不等
- EMA、CK7 阴性
- 网状纤维围绕在肿瘤细胞巢周围
- 约 95% 病例出现 *FOXL2* c. 402C>G 的体细胞突变

首要的鉴别诊断

- 子宫内膜样腺癌伴性索样分化
- 移行细胞癌
- 类癌
- 纤维瘤
- 卵泡膜细胞瘤
- 环状小管性索瘤
- 子宫内膜样间质肉瘤
- 妊娠期粒层细胞增生
- 可能来源于中肾管的女性附件肿瘤

（左）成年型颗粒细胞瘤的大体观非常多样。切面褐色或黄色，实性或局灶囊性最常见。**（右）**成年型粒层细胞瘤有时呈囊实性，少数以囊性为主。该肿瘤常有出血，若发生破裂，可导致腹腔积血

实性、分叶状、黄褐色均质肿块

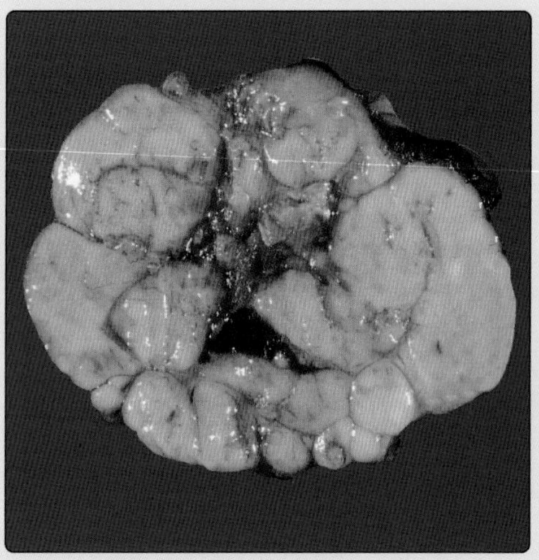

切面囊实性，有出血

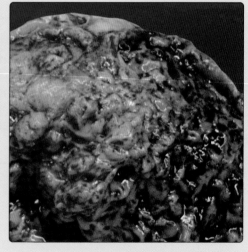

（左）成年型粒层细胞瘤肿瘤细胞核卵圆形，有明显的纵行核沟。然而这些特征可以并不显著，并且也不是粒层细胞的特有特征。注意细胞环形排列，形成 Call-Exner 小体⇒。**（右）**高倍镜下，成年型粒层细胞瘤细胞核形态不规则，核仁明显⇒。不同肿瘤的核分裂象不同，但通常<5 个/10HPF ⇗

明显的纵行核沟

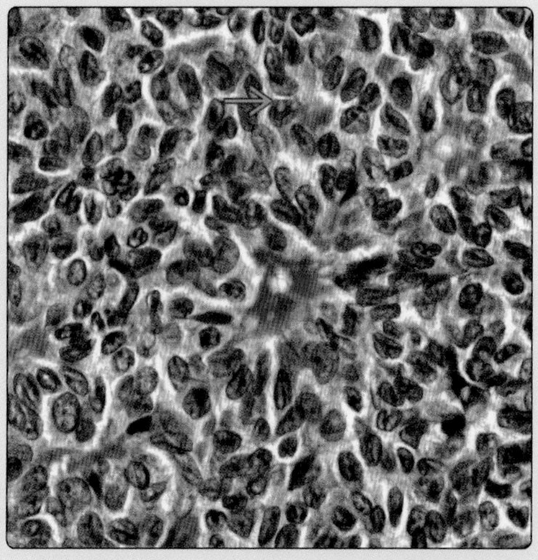

明显的核仁和有丝分裂象

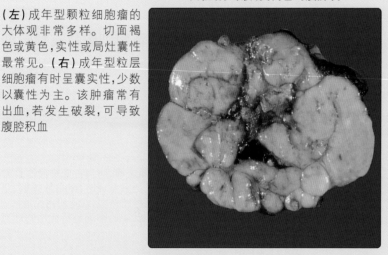

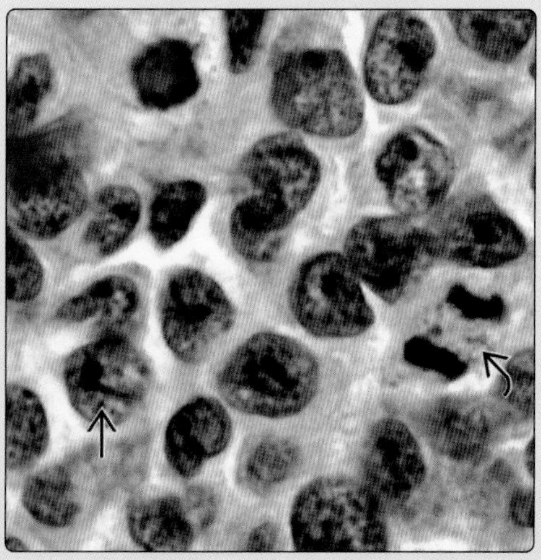

术语

定义

- 增生的粒层细胞至少占肿瘤的 10%，通常有纤维卵泡膜细胞瘤背景

临床问题

流行病学

- 发病率
  - 占原发性卵巢恶性肿瘤的 2%～3%
- 年龄
  - 中位：50 岁；范围：10 岁以内至 90 余岁

表现

- 雌激素表现（高达 2/3 病例）
  - 月经过多或绝经后出血
    - 与子宫内膜异位囊肿变相关
  - 青春期前患者出现同性假性性早熟
- 腹部包块或疼痛
- 雄激素症状（10%）
  - 继发性闭经
- 破裂导致腹腔积血（10%）

实验室检查

- 血清 inhibin B 水平可作为预测复发的标志物

治疗

- 输卵管卵巢切除
- 临床分期高或复发病例可行化疗

预后

- 临床分期为重要的预后影响因子
  - Ⅰ期：5 年生存率 84%～87%
  - Ⅱ-Ⅳ期：5 年生存率 38%～60%
- 远期复发倾向
  - 平均 5 年，但可几十年后
  - 需要终身随访
- 其他潜在的不利因素
  - 体积>5cm
  - 核分裂>5 个/10HPF
  - 肿瘤破裂
  - 绝经后和高龄患者

大体所见

一般特征

- 单侧（>95%）
- 通常为实性或囊实性
- 少数单房或多房囊性
- 切面黄色至白色
- 常见出血/坏死（扭转）

大小

- 可达 20cm（中位：12cm）

显微镜下所见

组织学特征

- 在数量不等的纤维卵泡膜细胞瘤背景上，粒层细胞增生
- 混合结构常见
  - 弥漫型>小梁状（条索状）>微滤泡型（Call-Exner）>大滤泡型>岛状型>脑回样结构>水绸状>假乳头状
  - 弥漫型可全部或主要由梭形细胞组成
- 如为囊性，多层粒层细胞有时形成 Call-Exner 小体，囊壁内可见巢状排列的肿瘤细胞

细胞学特征

- 胞质稀少，嗜酸性
- 核圆形至卵圆形，有纵行核沟
- 染色质细腻±明显核仁
- 细胞异型性小
- 核分裂常<5 个/10HPF
- 少数情况下出现核大、深染、不规则（奇异型）（通常为局灶性）；广泛黄素化；印戒细胞；肝样分化（巢状、腺泡或小梁）

辅助实验

免疫组织化学

- inhibin、calretinin、CD99、CD56、SF1、FOXL2 阳性
- 角蛋白、CD10、WT1、SMA、desmin、ER、PR 阳性程度不等
- EMA、CK7 阴性
- 网状纤维围绕在肿瘤细胞巢周围

遗传学检测

- 约 95% 出现 *FOXL2* c. 402C>G 体细胞突变

血清学检测

- inhibin B
- 抗米勒管激素

鉴别诊断

子宫内膜样腺癌伴性索样分化

- 有鳞状或黏液分化
- 与子宫内膜异位症相关
- EMA 和 pax-8 阳性；inhibin、SF-1 阴性

移行细胞癌

- 通常播散至卵巢外
- 高度细胞异型性和坏死

- 可见到浆液性癌成分
- pax-8、p16、EMA 阳性；常为 p53 突变型

类癌

- 染色质呈椒盐样
- chromogranin、synaptophysin 阳性；SF1、inhibin 阴性

纤维瘤

- inhibin 通常局灶和/或弱阳性
  - 富于细胞型纤维瘤 inhibin 可呈强阳性
- 网织染色缺乏围绕细胞巢着色模式
- 如果存在性索成分，<10%

卵泡膜细胞瘤

- 胞质丰富，灰红淡染，合体细胞样
- 网状纤维包绕并显示单个细胞

环状小管性索瘤

- 与 Peutz-Jeghers 综合征相关（亚型）
- 复杂环形小管，细胞核位于外周
- 基底膜样物质致密沉积

子宫内膜样间质肉瘤

- 特征性小动脉血管
- 缺少核沟
- CD10 阳性；inhibin 阴性（如果没有性索分化）

妊娠期粒层细胞增生

- 镜下，偶然发现
- 通常为多发，并与闭锁卵泡有关

可能来源于中肾管的女性附件肿瘤

- 通常发生于卵巢旁软组织；少数位于卵巢
- SF1、ER/PR 阴性

诊断注意事项

病理诊断要点

- 囊性粒层细胞瘤大多出现雄激素症状
- 弥漫型（梭形）粒层细胞瘤和富细胞的纤维瘤仅依靠形态学上鉴别困难；有疑问的病例均应进行网织纤维和 inhibin 染色

部分参考文献

1. Lim D et al: Ovarian sex cord-stromal tumours: an update in recent molecular advances. Pathology. 50(2):178-189, 2018
2. Young RH: Ovarian sex cord-stromal tumours and their mimics. Pathology. 50(1):5-15, 2018
3. Buza N et al: FOXL2 mutation analysis of ovarian sex cord-stromal tumors: genotype-phenotype correlation with diagnostic considerations. Int J Gynecol Pathol. ePub, 2017
4. Karalok A et al: Prognostic factors in adult granulosa cell tumor: a long follow-up at a single center. Int J Gynecol Cancer. 26(4):619-25, 2016
5. McConechy MK et al: Molecularly defined adult granulosa cell tumor of the ovary: the clinical phenotype. J Natl Cancer Inst. 108(11), 2016
6. Sun HD et al: A long-term follow-up study of 176 cases with adult-type ovarian granulosa cell tumors. Gynecol Oncol. 124(2):244-9, 2012
7. Al-Agha OM et al: FOXL2 is a sensitive and specific marker for sex cord-stromal tumors of the ovary. Am J Surg Pathol. 35(4):484-94, 2011
8. Ganesan R et al: Luteinized adult granulosa cell tumor--a series of 9 cases: revisiting a rare variant of adult granulosa cell tumor. Int J Gynecol Pathol. 30(5):452-9, 2011
9. Shah SP et al: Mutation of FOXL2 in granulosa-cell tumors of the ovary. N Engl J Med. 360(26):2719-29, 2009
10. Zhao C et al: Identification of the most sensitive and robust immunohistochemical markers in different categories of ovarian sex cord-stromal tumors. Am J Surg Pathol. 33(3):354-66, 2009
11. Irving JA et al: Granulosa cell tumors of the ovary with a pseudopapillary pattern: a study of 14 cases of an unusual morphologic variant emphasizing their distinction from transitional cell neoplasms and other papillary ovarian tumors. Am J Surg Pathol. 32(4):581-6, 2008
12. Mom CH et al: Granulosa cell tumors of the ovary: the clinical value of serum inhibin A and B levels in a large single center cohort. Gynecol Oncol. 105(2):365-72, 2007
13. Cathro HP et al: The utility of calretinin, inhibin, and WT1 immunohistochemical staining in the differential diagnosis of ovarian tumors. Hum Pathol. 36(2):195-201, 2005
14. Shah VI et al: Inhibin is more specific than calretinin as an immunohistochemical marker for differentiating sarcomatoid granulosa cell tumour of the ovary from other spindle cell neoplasms. J Clin Pathol. 56(3):221-4, 2003
15. Movahedi-Lankarani S et al: Calretinin, a more sensitive but less specific marker than alpha-inhibin for ovarian sex cord-stromal neoplasms: an immunohistochemical study of 215 cases. Am J Surg Pathol. 26(11):1477-83, 2002
16. Ahmed E et al: Adult granulosa cell tumor of the ovary with foci of hepatic cell differentiation: a report of four cases and comparison with two cases of granulosa cell tumor with Leydig cells. Am J Surg Pathol. 23(9):1089-93, 1999
17. Kommoss F et al: Inhibin expression in ovarian tumors and tumor-like lesions: an immunohistochemical study. Mod Pathol. 11(7):656-64, 1998
18. Hildebrandt RH et al: Value of inhibin in the identification of granulosa cell tumors of the ovary. Hum Pathol. 28(12):1387-95, 1997
19. Gaffey MJ et al: Ovarian granulosa cell tumors with bizarre nuclei: an immunohistochemical analysis with fluorescence in situ hybridization documenting trisomy 12 in the bizarre component [corrected]. Mod Pathol. 9(3):308-15, 1996
20. Halperin D et al: Evaluation of chromosome 12 copy number in ovarian granulosa cell tumors using interphase cytogenetics. Int J Gynecol Pathol. 14(4):319-23, 1995
21. Young RH et al: Luteinized adult granulosa cell tumors of the ovary: a report of four cases. Int J Gynecol Pathol. 13(4):302-10, 1994
22. Aguirre P et al: Ovarian endometrioid carcinomas resembling sex cord-stromal tumors. An immunohistochemical study. Int J Gynecol Pathol. 8(4):364-73, 1989
23. Clement PB et al: Ovarian granulosa cell proliferations of pregnancy: a report of nine cases. Hum Pathol. 19(6):657-62, 1988
24. Nakashima N et al: Androgenic granulosa cell tumors of the ovary. A clinicopathologic analysis of 17 cases and review of the literature. Arch Pathol Lab Med. 108(10):786-91, 1984
25. Young RH et al: Ovarian stromal tumors with minor sex cord elements: a report of seven cases. Int J Gynecol Pathol. 2(3):227-34, 1983
26. Young RH et al: Ovarian sex cord-stromal tumors with bizarre nuclei: a clinicopathologic analysis of 17 cases. Int J Gynecol Pathol. 1(4):325-35, 1983
27. Fox H et al: A clinicopathologic study of 92 cases of granulosa cell tumor of the ovary with special reference to the factors influencing prognosis. Cancer. 35(1):231-41, 1975

大滤泡

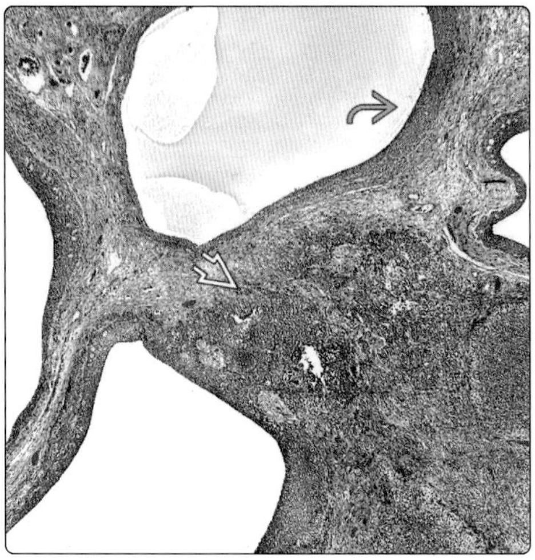

微滤泡和 Call-Exner 小体

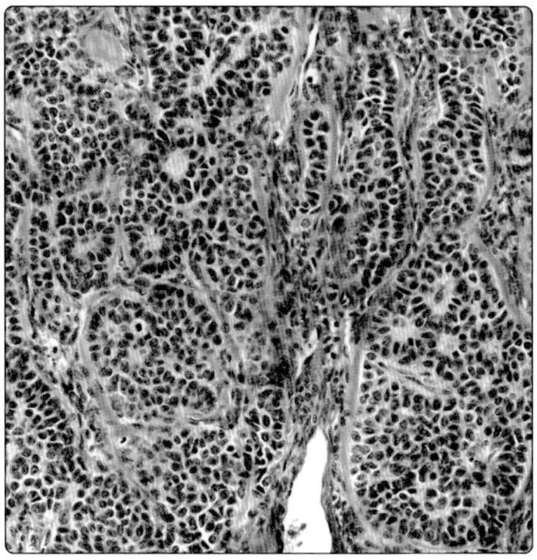

(左)成年型粒层细胞瘤中的大滤泡类似生长卵泡，不过囊腔衬覆多层颗粒细胞(➦所示)，这种形态通常与其他结构混合出现➡。(右)成年型粒层细胞瘤中微滤泡的经典结构为圆形、充满液体的腔隙(Call-Exner 小体)，这种环形结构略与子宫内膜样腺癌相似

小梁状

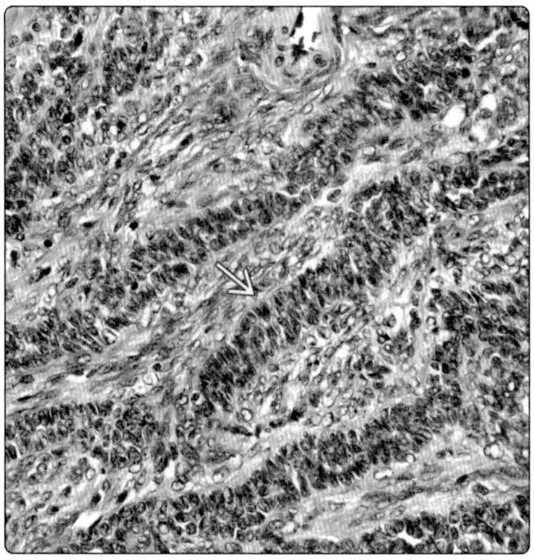

弥漫型

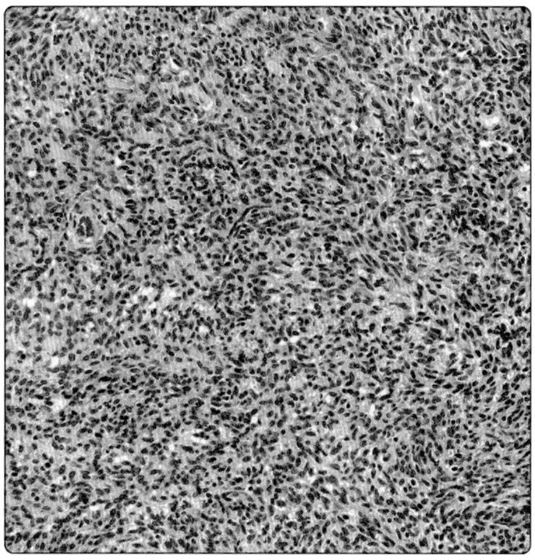

(左)成年型粒层细胞瘤中的小梁结构以数层粒层细胞排列成带状，并以细胞核垂直于小梁长轴➡为特点，肿瘤细胞被纤维瘤样间质分隔。核重叠和缺乏胞质有助于与类癌鉴别。(右)梭形细胞弥漫生长是成年型粒层细胞瘤中最常见的组织学形态

假乳头结构

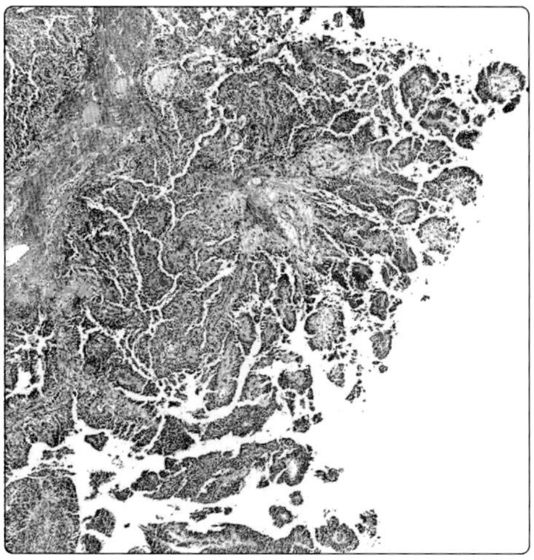

黄素化结胞

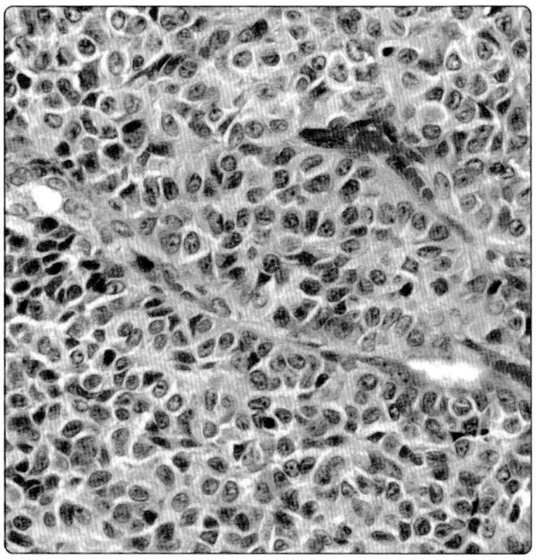

(左)成年型粒层细胞瘤偶尔会出现显著的假乳头结构，似移行细胞癌，但缺乏显著的细胞异型性和坏死。(右)成年型粒层细胞瘤中可出现广泛的黄素化，这时细胞含有更丰富的嗜酸性胞质。有时细胞核保留典型形态及核沟。然而如果发生显著黄素化，核沟可能会消失

（左）成年型粒层细胞瘤中少见的形态包括脑回样和水绸状结构。（右）部分成年型粒层细胞瘤可出现非常明显的纤维瘤样形态，因而与富于细胞的纤维瘤鉴别十分困难。广泛取材，以及 inhibin 弥漫阳性支持成年型粒层细胞瘤的诊断。与纤维瘤相反，成年型粒层细胞瘤通常还有激素症状

脑回样形态

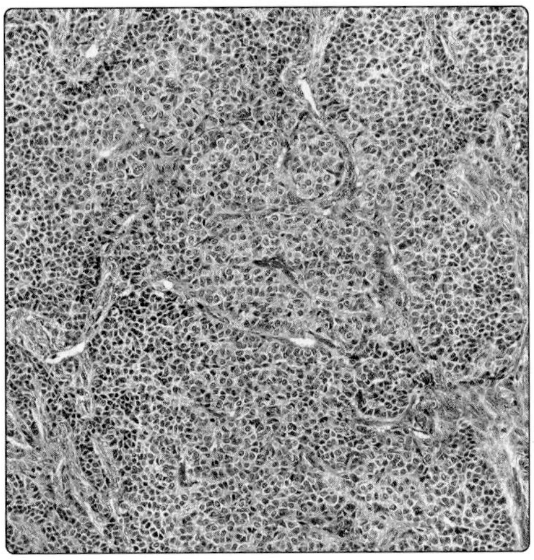

纤维瘤样形态

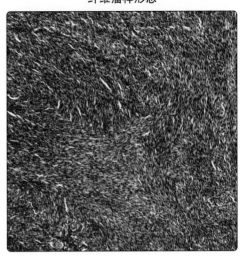

（左）多种性索间质肿瘤都可出现奇异形核，成年型和幼年型粒层细胞瘤中最为常见，不影响预后。（右）成年型粒层细胞瘤可能出现明显的富于细胞性纤维瘤成分并伴有少量上皮样成分。这些病例，特别是在冰冻切片上诊断肉瘤之前，尤其大体呈褐色到黄色时，应该考虑粒层细胞瘤的可能

奇异形核

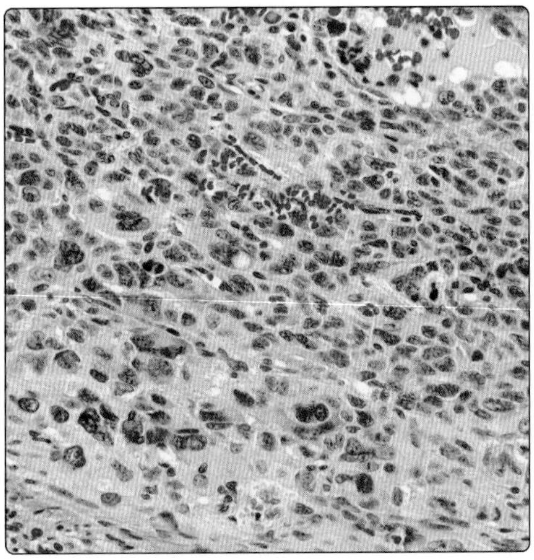

肉瘤样形态（冰冻切片）

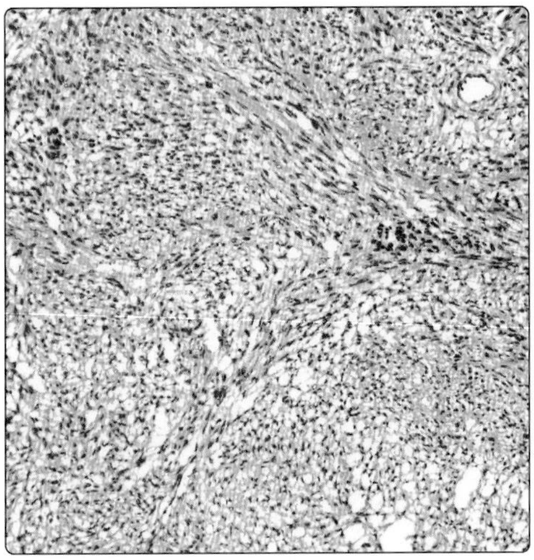

（左）网状纤维在成年型粒层细胞瘤和卵泡膜细胞瘤的鉴别中非常有用，前者网状纤维包绕细胞巢，而后者网状纤维围绕在单个细胞周围。（右）大多数成年型粒层细胞瘤为 inhibin 多灶或弥漫强阳性，其与 SF1 和 FOXL2 都是性索-间质肿瘤可靠的标志物。相反，calretinin 是一个更敏感的标志物，但在该类肿瘤中的特异性不好

单个细胞周围缺乏网状纤维

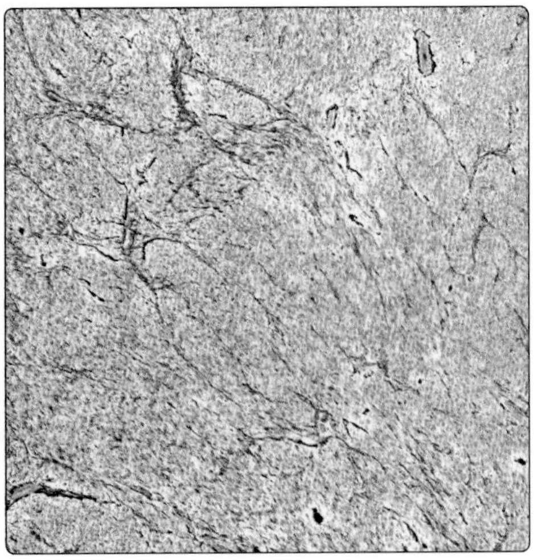

inhibin 弥漫强阳性

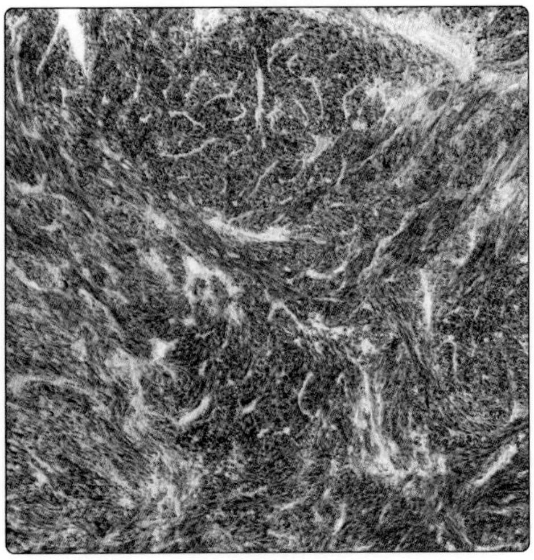

类癌

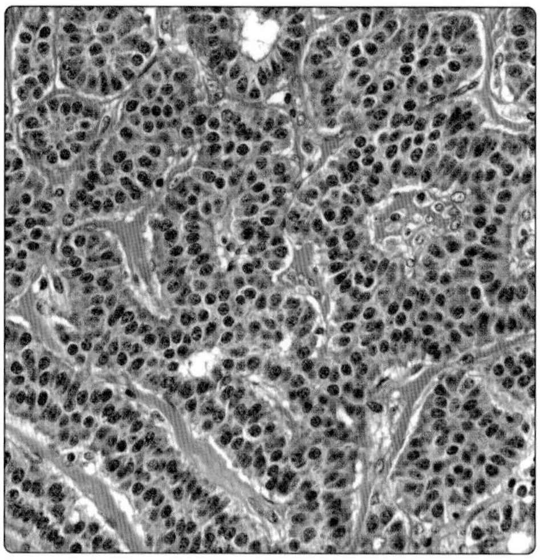

环状小管性索瘤

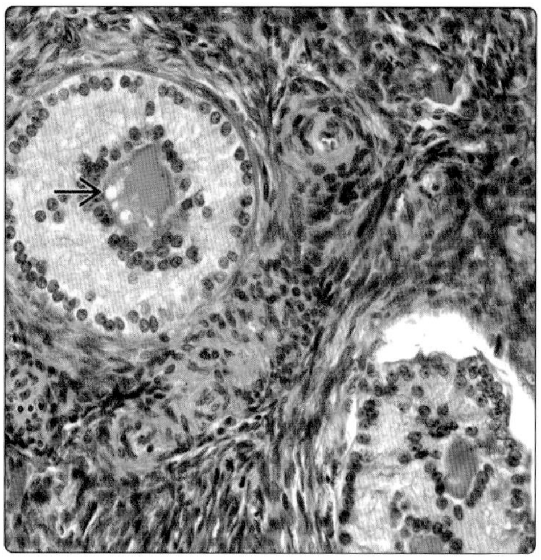

(左)类癌生长方式可与成年型粒层细胞肿瘤非常相似,特别是具有岛状结构的病例。椒盐样染色质和灶性丰富的胞质是其鉴别特征。(右)环状小管性索瘤以简单或复杂的环状小管结构、细胞核围绕腔内基底膜样物质极向翻转排列为特点→

子宫内膜样腺癌

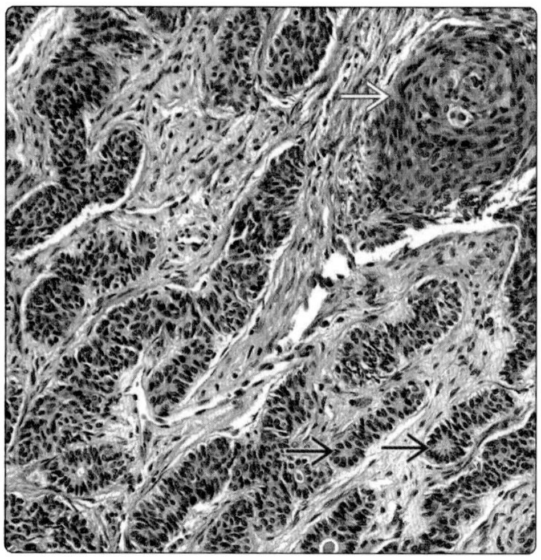

移行细胞癌

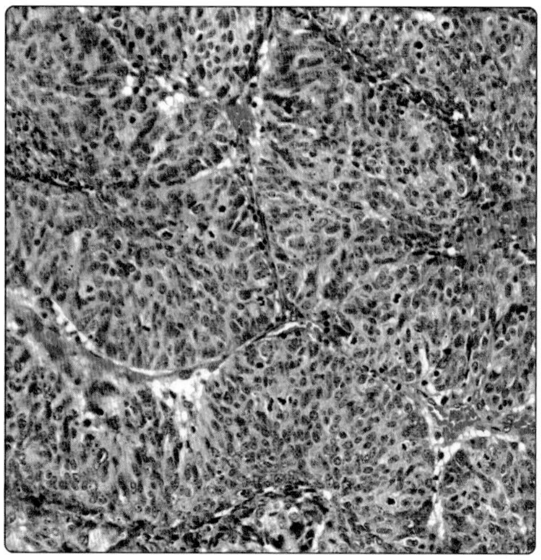

(左)子宫内膜样腺癌伴性索样分化可出现岛状、小梁状或微滤泡→结构,与成年型粒层细胞瘤类似。注意其桑葚样鳞状细胞团➡是其诊断线索。(右)移行细胞癌呈弥漫高度细胞异型性和核分裂象,凋亡小体易见。该肿瘤 inhibin/calretinin 阴性。大多数移行细胞癌 p53 阳性

妊娠期粒层细胞增生

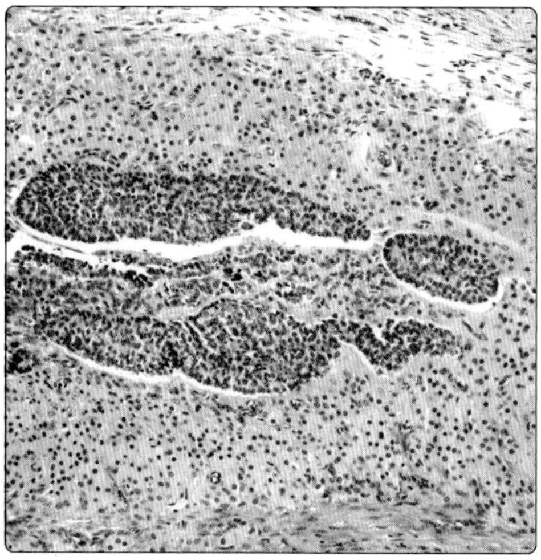

伴少量性索成分的纤维瘤

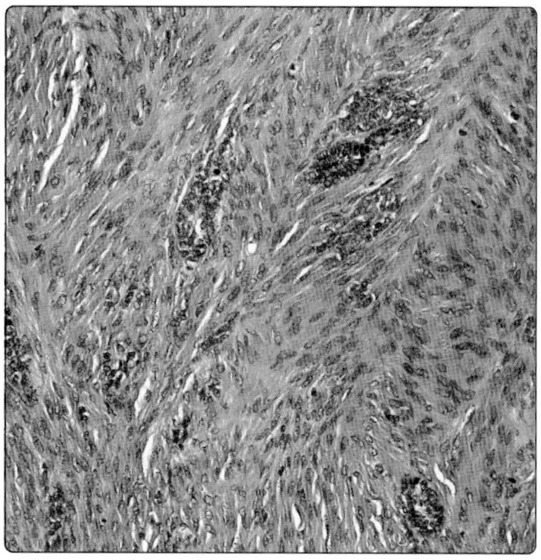

(左)妊娠期粒层细胞增生通常为镜下偶然发现,这一点可将其与成年型粒层细胞瘤区分开来。(右)伴少量性索成分的纤维瘤因具有上皮样成分,难以与粒层细胞瘤区分;但是这种成分 <10%

第 41 节 幼年型粒层细胞瘤

要 点

术语

- 肿瘤由原始粒层细胞构成，伴数量不等的卵泡膜成分，临床病理特征与成年型粒层细胞瘤不同

临床问题

- 占全部粒层细胞瘤<5%；中位：17 岁
- 同性假性性早熟（儿童）
- 闭经或月经不调（青春期后）
- 5 年生存率：>90%
- 可能与 Ollier 病或 Maffucci 综合征有关

大体所见

- 囊实性>实性>囊性
- 切面黄色至灰白色，常有出血

显微镜下所见

- 实性和滤泡状>均质实性>以滤泡为主
- 实性区可呈多结节状
  - 结节可能发生广泛的玻璃样变
- 滤泡大小和形状不一，内含嗜酸性或嗜碱性分泌物
- 多角形细胞，胞质丰富，嗜酸性或透明，细胞核圆，深染（颗粒层成分），有丝分裂活跃，包括非典型核分裂
- 细胞卵圆到梭形，含少许淡染胞质（卵泡膜成分）

辅助实验

- inhibin、calretinin、CD99、WT1、FOXL2 阳性

首要的鉴别诊断

- 小细胞癌，高钙血症型
- 成年型粒层细胞瘤/卵泡膜细胞瘤
- 恶性黑色素瘤
- 卵泡囊肿和巨大的孤立性黄素化卵泡囊肿

囊性为主肿瘤伴多个黄色结节

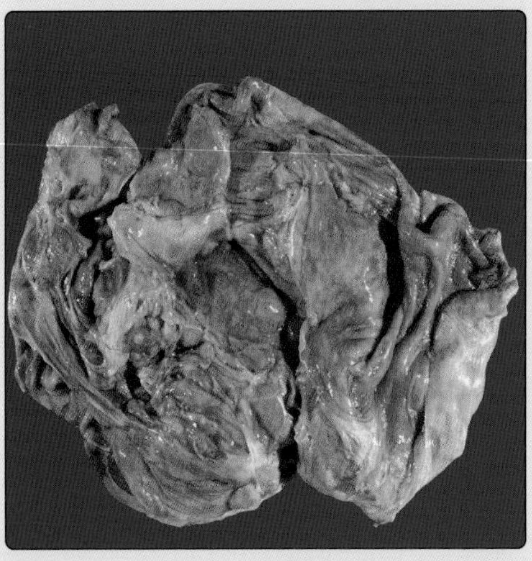

显著的多结节状和实性生长

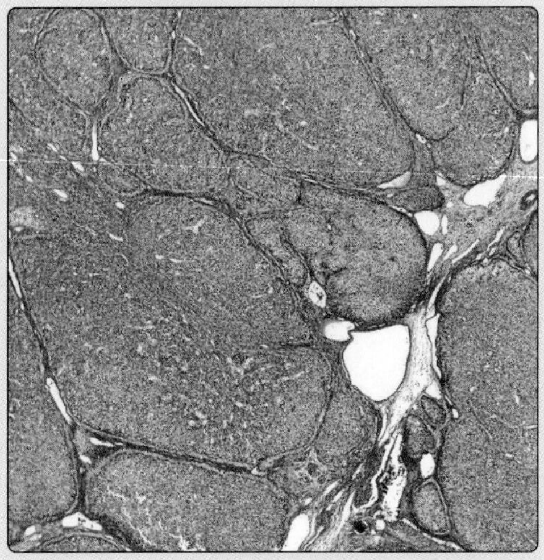

（左）幼年型粒层细胞瘤可为囊实性，实性部分切面黄色到褐色，部分肿瘤以囊性为主。（右）大体和显微镜下，部分幼年型粒层细胞瘤的原始粒层细胞呈多结节状和实性生长。注意：缺乏滤泡可导致诊断困难

大小和形状不一的滤泡

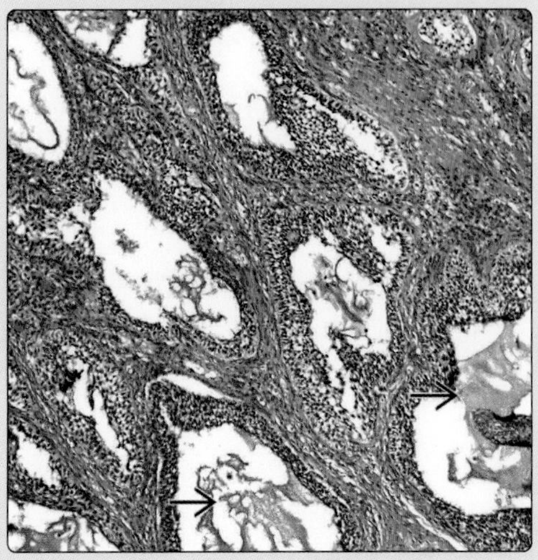

多角形细胞，胞质丰富，细胞核圆，无核沟

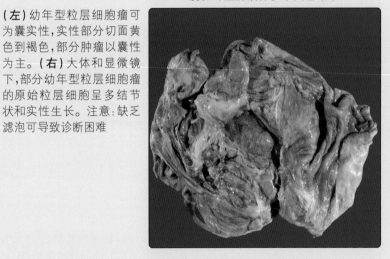

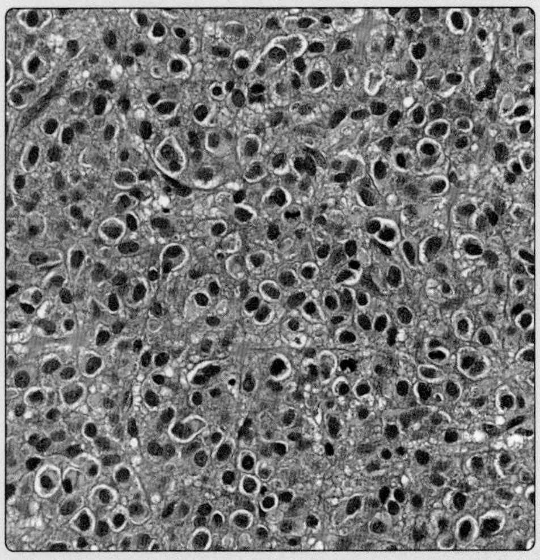

（左）幼年型颗粒细胞瘤的滤泡大小和形状多变。滤泡通常内含嗜碱性分泌物→，黏液染色阳性。相反，成年型粒层细胞瘤通常形成微滤泡（Call-Exner 小体）或者大滤泡。（右）幼年型粒层细胞瘤通常由多角形细胞构成，胞质丰富，嗜酸性、空泡状和透明，细胞核圆、深染，无核沟

术语

定义

- 肿瘤由原始粒层细胞构成，伴数量不等的卵泡膜成分，临床病理特征与成年型粒层细胞瘤不同

病因/发病机制

发育异常

- 与 Ollier 病和 Maffucci 综合征有关

临床问题

流行病学

- 发病率
  - 占全部粒层细胞瘤<5%
- 年龄
  - 范围广：婴儿到 60 岁以上（中位：17 岁）

表现

- 雌激素症状
  - 同性假性性早熟（儿童）
  - 闭经或月经不调（青春期后）
- 腹痛/腹胀，腹水（少见）
- 男性化
- 副肿瘤高钙血症（罕见）

治疗

- 单侧输卵管卵巢切除（Ⅰ期）
- 辅助化疗（如临床分期高）

预后

- 5 年生存率>90%，但取决于分期

大体所见

一般特征

- 单侧
- 囊实性>实性>囊性
- 实性区切面黄色到白色
- 囊腔内乳头突起（不常见）
- 常见出血
- 坏死不常见（除非发生扭转）

大小

- 范围：从小于 3cm 到大于 30cm（平均约 10cm）

显微镜下所见

组织学特征

- 实性和滤泡状>均质实性>以滤泡为主
- 实性区呈弥漫或多结节状生长
  - 粒层细胞>>卵泡膜细胞，但偶尔卵泡膜细胞占优势
  - 多结节由胶原带分割形成
  - 结节可发生广泛玻璃样变
- 滤泡的大小和形状不一
  - 内含嗜酸性或嗜碱性分泌物（常黏液染色阳性）
- 假乳头（不常见）
- 黏液样间质背景常见
- 细胞间显著水肿，细胞无序生长和黄素化细胞增多（妊娠）
- 可见少量（<10%）成年型粒层细胞瘤或支持细胞瘤成分
- 多少不等的纤维卵泡膜细胞瘤成分

细胞学特征

- 颗粒层成分：细胞多角形，有丰富的嗜酸性、空泡状和透明胞质，细胞核圆形深染，无核沟（原始表现）
- 卵泡膜成分：细胞卵圆至梭形，含少许淡染胞质
- 间变亚型：活跃的核分裂象（包括病理性核分裂）
- 可出现奇异形核
- 假鞋钉样细胞（囊性）

辅助实验

免疫组织化学

- inhibin、calretinin、CD99、Fli-1、WT1、FOXL2、CD56、SF1、角蛋白、S100 阳性
- EMA 很少阳性（少数细胞）
- synaptophysin、chromogranin 阴性
- 保留 SMARCA4 表达（正常）

遗传学检测

- 无 *FOXL2* 相关突变
- *AKT1* 基因框内复制
- *IDH1* 和 *IDH2* 基因体细胞嵌合突变（Ollier 病或 Maffucci 综合征）
- 少数肿瘤 *DICER1* 体细胞突变

鉴别诊断

小细胞癌，高钙血症型

- 无雌激素或雄激素症状
- 常见卵巢外扩散
- 滤泡样腔隙缺乏黏液；无卵泡膜细胞
- EMA 阳性；inhibin 阴性
- SMARCA4 表达缺失

成年型颗粒细胞瘤

- 大多>30 岁
- 微滤泡（Call-Exner 小体）、岛状、小梁状结构
- 细胞质稀少（黄素化时除外）
- 核沟
- *FOXL2* 突变

卵泡膜细胞瘤

- 通常发生于绝经后
- 富含灰红色细胞质的细胞均匀一致，可见透明斑块
- 无滤泡结构

卵泡囊肿和巨大孤立性黄素化卵泡囊肿

- 颗粒细胞和卵泡膜细胞总是有序排列
- 囊壁内无附壁结节

恶性黑色素瘤

- 梭形和巢状
- 黑色素颗粒
- 双侧卵巢伴卵巢外肿瘤（若为转移）
- 可能起源于囊性成熟性畸胎瘤（若为原发）
- HMB-45、S100、SOX-10 阳性
- SF1、inhibin、FOXL2 阴性

透明细胞癌

- 通常发生在围绝经期或绝经后
- 与子宫内膜异位症/腺纤维瘤相关
- EMA、HNF-1-β 阳性；inhibin、SF-1 阴性

卵黄囊瘤

- Schiller-Duval 小体
- AFP、SALL4 阳性
- inhibin、SF-1、FOXL2 阴性

诊断注意事项

病理诊断要点

- 尽管通常表现为雌激素症状，但如果为囊性，幼年型颗粒细胞瘤更常表现为雄激素症状；在这类病例中，检查囊壁以发现滤泡结构是很重要的
- 成年型和幼年型颗粒细胞瘤可以同时存在，根据主要成分做出诊断，另一种成分通常为少量
- 在以 Sertoli-leydig 细胞瘤为主的肿瘤中，幼年型颗粒细胞区并不少见，肿瘤可能被诊断为两性母细胞瘤，但该类肿瘤通常生物学行为同中分化或低分化 Sertoli-Leydig 细胞瘤，因此诊断为 Sertoli-Leydig 细胞瘤可能更为合适

部分参考文献

1. Lim D et al: Ovarian sex cord-stromal tumours: an update in recent molecular advances. Pathology. 50(2):178-189, 2018
2. Young RH: Ovarian sex cord-stromal tumours and their mimics. Pathology. 50(1):5-15, 2018
3. Burgetova A et al: The association of enchondromatosis with malignant transformed chondrosarcoma and ovarian juvenile granulosa cell tumor (Ollier disease). Taiwan J Obstet Gynecol. 56(2):253-257, 2017
4. Wu H et al: Juvenile granulosa cell tumor of the ovary: a clinicopathologic study. J Pediatr Adolesc Gynecol. 30(1):138-143, 2017
5. Auguste A et al: Molecular analyses of juvenile granulosa cell tumors bearing AKT1 mutations provide insights into tumor biology and therapeutic leads. Hum Mol Genet. 24(23):6687-98, 2015
6. Bessière L et al: A hot-spot of in-frame duplications activates the oncoprotein AKT1 in juvenile granulosa cell tumors. EBioMedicine. 2(5):421-31, 2015
7. Karanian-Philippe M et al: SMARCA4 (BRG1) loss of expression is a useful marker for the diagnosis of ovarian small cell carcinoma of the hypercalcemic type (ovarian rhabdoid tumor): a comprehensive analysis of 116 rare gynecologic tumors, 9 soft tissue tumors, and 9 melanomas. Am J Surg Pathol. 39(9):1197-205, 2015
8. Jarboe EA et al: Juvenile granulosa cell tumors: immunoreactivity for CD99 and Fli-1 and EWSR1 translocation status: a study of 11 cases. Int J Gynecol Pathol. 33(1):11-5, 2014
9. Bai S et al: SALL4 and SF-1 are sensitive and specific markers for distinguishing granulosa cell tumors from yolk sac tumors. Int J Surg Pathol. 21(2):121-5, 2013
10. Kommoss S et al: FOXL2 molecular testing in ovarian neoplasms: diagnostic approach and procedural guidelines. Mod Pathol. 26(6):860-7, 2013
11. Al-Agha OM et al: FOXL2 is a sensitive and specific marker for sex cord-stromal tumors of the ovary. Am J Surg Pathol. 35(4):484-94, 2011
12. D'Angelo E et al: Prognostic significance of FOXL2 mutation and mRNA expression in adult and juvenile granulosa cell tumors of the ovary. Mod Pathol. 24(10):1360-7, 2011
13. Irving JA et al: Granulosa cell tumors of the ovary with a pseudopapillary pattern: a study of 14 cases of an unusual morphologic variant emphasizing their distinction from transitional cell neoplasms and other papillary ovarian tumors. Am J Surg Pathol. 32(4):581-6, 2008
14. Hildebrandt RH et al: Value of inhibin in the identification of granulosa cell tumors of the ovary. Hum Pathol. 28(12):1387-95, 1997
15. Biscotti CV et al: Juvenile granulosa cell tumors of the ovary. Arch Pathol Lab Med. 113(1):40-6, 1989
16. Schneitz CE et al: Competitive exclusion--Salmonella in poultry. Vet Rec. 125(23):585, 1989
17. Vassal G et al: Juvenile granulosa cell tumor of the ovary in children: a clinical study of 15 cases. J Clin Oncol. 6(6):990-5, 1988
18. Vaz RM et al: Ollier disease (enchondromatosis) associated with ovarian juvenile granulosa cell tumor and precocious pseudopuberty. J Pediatr. 108(6):945-7, 1986
19. Young RH et al: Juvenile granulosa cell tumor of the ovary. A clinicopathological analysis of 125 cases. Am J Surg Pathol. 8(8):575-96, 1984

囊壁内有滤泡散在分布

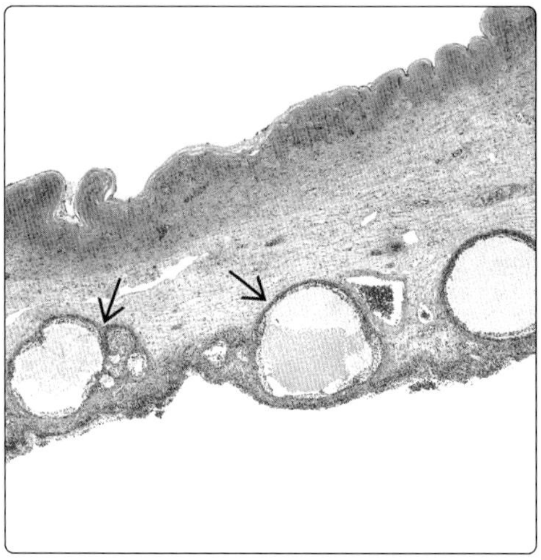

间变形态

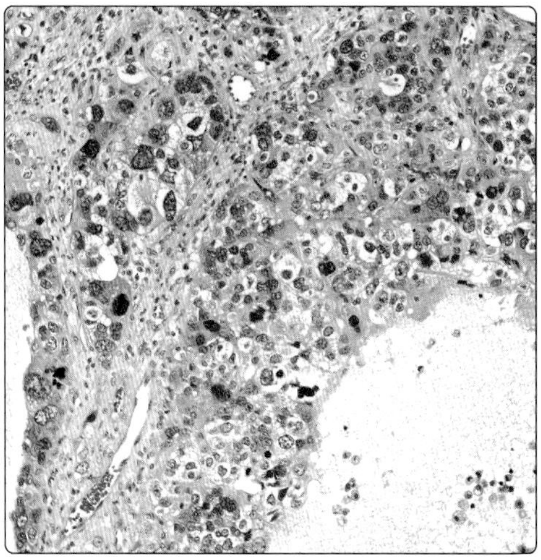

(左) 幼年型粒层细胞瘤有时以囊性为主，仅囊壁内查见散在滤泡或细胞巢→。这些病例广泛取材很重要。肿瘤以囊性为主的患者更常见男性化表现。**(右)** 在部分幼年型粒层细胞瘤中，细胞可以出现显著多形性，多核，核深染，可见病理性核分裂

乳头状结构

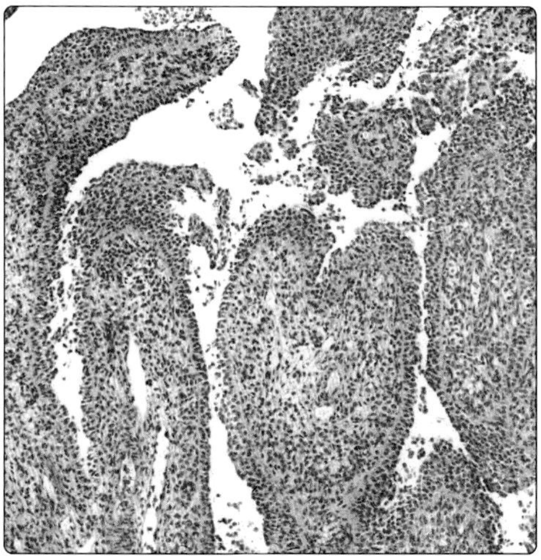

显著的纤维卵泡膜细胞瘤背景

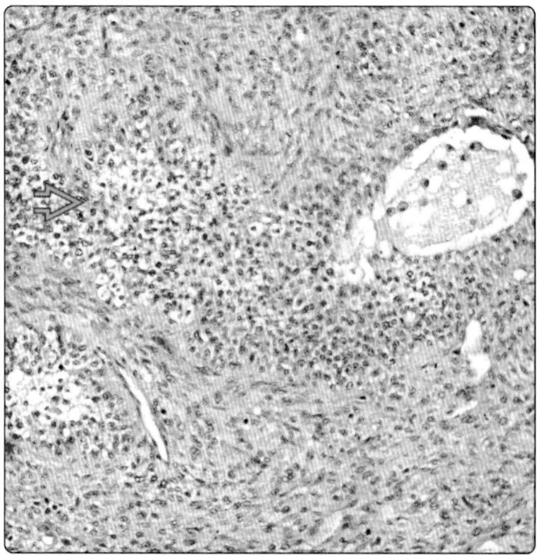

(左) 与成年型粒层细胞瘤一样，幼年型粒层细胞瘤中也能见到模糊的乳头状结构，在低倍镜下可能会怀疑移行细胞癌，但是细胞较一致，没有坏死。**(右)** 与成年型粒层细胞瘤一样，幼年型粒层细胞瘤也可出现明显的纤维卵泡膜成分包绕不规则的滤泡。注意局灶黏液样背景⇨

结节广泛玻璃样变性

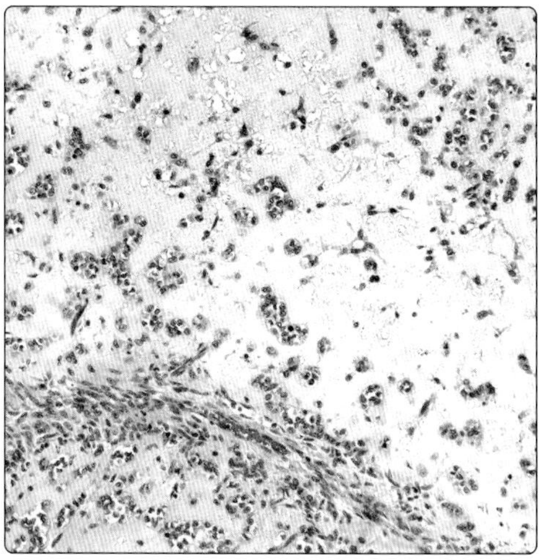

inhibin 弥漫强阳性

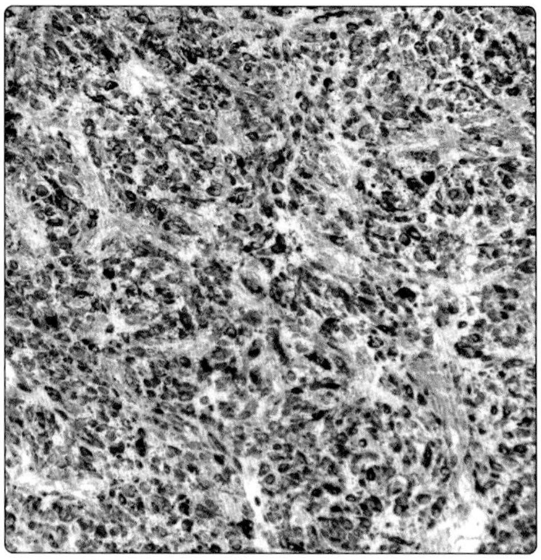

(左) 幼年型粒层细胞瘤的结节可发生广泛玻璃样变性，明显时可仅在结节周边查见散在细胞，这种情况不仅可以发生在卵巢，也会发生在睾丸。**(右)** 在幼年型粒层细胞瘤中，inhibin 呈典型的弥漫强阳性表达。免疫组织化学无法区分幼年型和成年型粒层细胞瘤，但有助于排除高血钙型小细胞癌和卵黄囊瘤

第 42 节　Sertoli-Leydig 细胞瘤

要　点

术语

- 向支持细胞分化，并至少含有灶性间质细胞成分的性索间质肿瘤

临床问题

- 雄激素症状（总体可达 50% 以上）；较少见于网状型（约 25%）
- 少见（占全部卵巢肿瘤不足 0.1%）
- 年龄范围广（高峰：25 岁）

大体所见

- 通常单侧；切面实性、黄色
- 网状型质软，海绵状和/或为葡萄状息肉样
- 低分化可有坏死和/或出血

显微镜下所见

- 管状（中空，实性，少数扩张/假子宫内膜样）多见于高分化肿瘤
- 被水肿的间质分隔成小叶，细胞聚集成簇或巢状、条索状，多见于中分化肿瘤
- 网状型小管，裂隙样，常形成腔内富于细胞的乳头或水肿的息肉样分叶结构（约 10%；中/低分化肿瘤）
- 片状和束状结构见于低分化肿瘤
- Leydig 细胞呈巢状，条索状或单个分布（在低分化肿瘤中少见）
- 中低分化肿瘤中可见异源性成分（肠型黏液腺、横纹肌母细胞、胎儿软骨、类癌）

辅助实验

- inhibin、calretinin、SF1 和 WT1 阳性（支持和间质细胞）；FOXL2 阳性（50%；仅支持细胞）

首要的鉴别诊断

- 支持细胞瘤
- 成年型粒层细胞瘤
- 子宫内膜样腺癌
- 浆液性交界性肿瘤（vs. 网状型 Sertoli-Leydig 细胞瘤）

分叶状，黄色至褐色

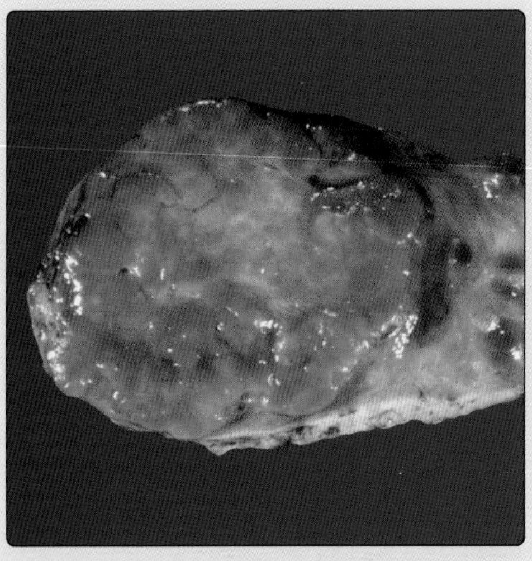

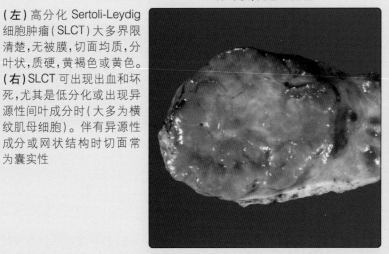

囊实性伴广泛出血、坏死

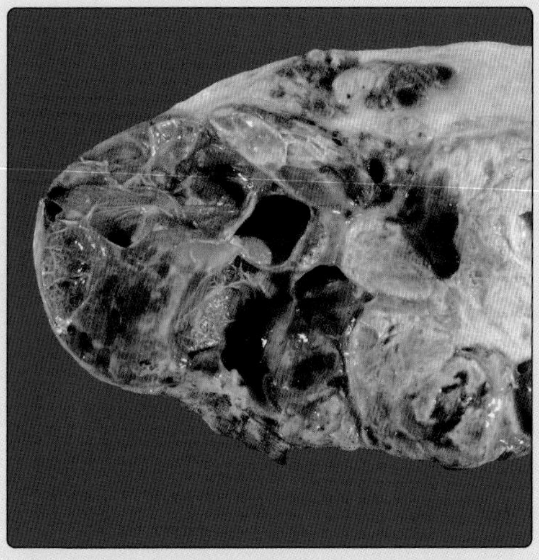

（左）高分化 Sertoli-Leydig 细胞肿瘤（SLCT）大多界限清楚，无被膜，切面均质，分叶状，质硬，黄褐色或黄色。**（右）**SLCT 可出现出血和坏死，尤其是低分化或出现异源性间叶成分时（大多为横纹肌母细胞）。伴有异源性成分或网状结构时切面常为囊实性

形成良好的小管（高分化 SLCT）

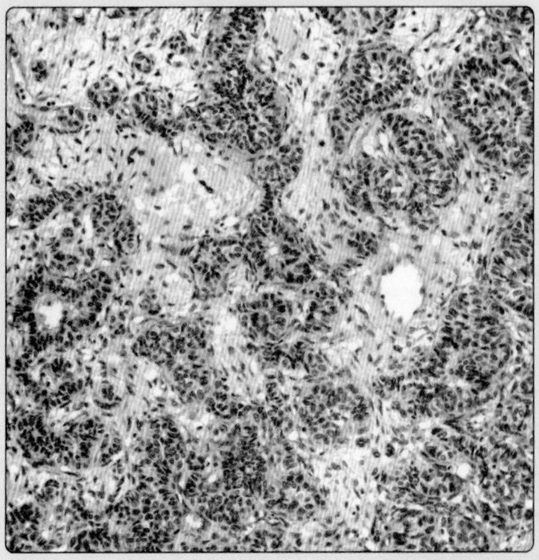

Sertoli 细胞条索，间以 Leydig 细胞（中分化 SLCT）

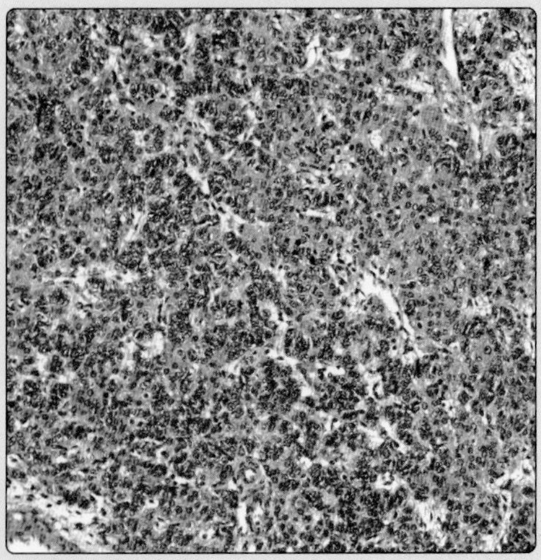

（左）高分化 SLCT 通常显示衬覆支持细胞的分化良好的小管，不同区域的间质细胞数量不等，而且高分化区也可见于中低分化肿瘤。一般来说，预后由分化最差的区域决定。**（右）**部分中分化肿瘤可能含有丰富的 Leydig 细胞。注意 Leydig 细胞与条索状的支持细胞紧密混合在一起，不见小管形成

术语

缩略语

- Sertoli-Leydig 细胞瘤(Sertoli-Leydig cell tumor,SLCT)

同义词

- 雄性细胞瘤,男性母细胞瘤

定义

- 向支持细胞分化,并至少含有灶性间质细胞成分的性索间质肿瘤

病因/发病机制

综合征(见亚型)

- DICER1-胸膜肺母细胞瘤家族性肿瘤易感综合征:胸膜肺母细胞瘤(<6 岁);囊性肾瘤(<4 岁);结节性甲状腺增生/癌,卵巢 SLCT;宫颈胚胎性横纹肌肉瘤;鼻软骨间叶性错构瘤;睫状体髓上皮瘤;松果体母细胞瘤和垂体母细胞瘤

临床问题

流行病学

- 发病率
  - 少见(占全部卵巢肿瘤不足 0.1%)
- 年龄
  - 发病年龄广(高峰年龄:25 岁)
    - 高分化肿瘤,平均 30 岁
    - 网状型肿瘤,平均 15 岁

表现

- 雄激素表现(达全部的 50%);少见于网状型(约 25%)
- 腹痛,肿胀或无症状
- 少数血清 AFP 升高

治疗

- 单侧输卵管卵巢切除
- 低分化、高分期或复发病例需化疗

预后

- 整体预后较好
  - 分期和分级是重要的预后影响因子
    - 高分化:几乎 100% 存活
    - 中分化:约 90% 存活
    - 低分化:约 50% 存活
  - 异源间叶成分(通常出现于低分化肿瘤)进一步对预后有不利影响
  - 内胚层异源成分对预后无影响

大体所见

一般特征

- 几乎全部为单侧
- 切面最常为实性、黄色
- 可见囊腔形成;少数病例以囊性为主,尤其是出现异源成分或网状结构时
- 网状型肿瘤质软,海绵状和/或为葡萄状息肉样
- 坏死和/或出血少见,但常见于低分化肿瘤

大小

- 不一(平均 8~10cm)

显微镜下所见

组织学特征

- 无包膜但界限清楚,常分叶状
- Sertoli 细胞成分
  - 高分化 SLCT 中小管(中空,实性,少数扩张/假子宫内膜样)成分为主,常分布于纤维瘤样间质中;小管结构少数见于中分化肿瘤,很少出现在低分化肿瘤中
  - 网状小管,裂隙样,有时扩张,通常腔内形成富于细胞的乳头或水肿的息肉样分叶结构(约 10% 的中/低分化肿瘤)
  - 中分化肿瘤多由水肿的间质分隔成小叶状,小叶中肿瘤细胞聚集成簇、巢状和条索状
  - 低分化肿瘤中片状和束状排列(肉瘤样),间质少,可伴灶性有分化的区域
- Leydig 细胞成分
  - 单个细胞,巢状或条索状(在低分化肿瘤中少见)
  - Reinke 结晶和脂褐素偶见或罕见
- 异源成分(多见于中低分化 SLCT)
  - 肠型黏液腺伴浓缩的嗜酸性分泌物(可非常广泛)
  - 少量肝细胞分化
  - 岛状或杯状细胞类癌(通常较小)
  - 胚胎型软骨和横纹肌母细胞分化
- 妊娠期显著水肿、结构扭曲及间质细胞增多
- 少量幼年型粒层细胞瘤成分(少见)

细胞学特征

- Sertoli 细胞(支持细胞)
  - 细胞呈柱状到立方状,胞质嗜酸到淡染,有时空泡状
  - 不同程度的细胞多形性和核分裂,取决于分化程度
  - 偶尔出现奇异形核
- Leydig 细胞(睾丸间质细胞)
  - 丰富的强嗜酸性细胞质,或相对少见的淡染、空泡状细胞质
  - 核圆形,核仁明显
  - 可见 Reinke 结晶

辅助实验

免疫组织化学

- inhibin、calretinin、SF1 和 WT1 阳性(Sertoli 和 Leydig 细胞)
  - inhibin 和 calretinin 在 Sertoli 细胞中表达弱且不弥漫
- 约 50% 呈 FOXL2 阳性(仅 Sertoli 细胞)
- Melan-A 阳性(Leydig 细胞)
- CD99、角蛋白、NSE、synaptophysin、CD56 常常阳性
- 少数 EMA 阳性

遗传学检测

- *DICER* 突变(体细胞突变远多于胚系突变)

鉴别诊断

支持细胞瘤(vs. 高分化 SLCT)

- Leydig 细胞罕见
- 间质不明显

成年型粒层细胞瘤

- 通常发病年龄大;大多雌激素表现
- 出血和囊性变更常见
- 卵泡膜样间质常见
- 异源成分非常罕见
- 淡染、带核沟的核易见

子宫内膜样腺癌(vs. 高分化 SLCT)

- 通常有腺纤维瘤或子宫内膜异位症
- 鳞状分化和管腔内黏液常见
- EMA 阳性;inhibin 和 SF1 阴性

类癌(vs. 高分化 SLCT)

- 可有类癌综合征
- 局灶常有明显的嗜银颗粒
- 缺乏 Leydig 细胞,少数病例只在周围见到
- inhibin 和 SF1 阴性

浆液性交界性肿瘤(vs. 网状型 SLCT)

- 缺乏内分泌症状
- 缺乏明显的性索成分或 Leydig 细胞
- 乳头通常无明显水肿
- 上皮增生程度不一
- 可见纤毛
- EMA 阳性;inhibin 和 SF1 阴性

卵黄囊瘤

- 血清 AFP 水平几乎总是很高
- 偶尔见于囊性成熟性畸胎瘤
- 通常网状、微囊和其他结构(内胚窦样,伴 Schiller-Duval 小体)
- Leydig 细胞少见(通常黄体细胞位于肿瘤外)
- SALL4、Glypican-3 和 AFP 阳性
- inhibin 和 calretinin 阴性

库肯勃瘤

- 通常有腺癌病史;多为双侧
- 除卵巢受累外,常有腹膜肿瘤
- 常有明显的印戒细胞
- 常为小肠型腺体

畸胎瘤(vs. 伴异源成分的 SLCT)

- 通常含有鳞状上皮、呼吸道上皮和神经及其他畸胎瘤成分
- Leydig 细胞不与上皮成分掺杂(仅见于周围)

纤维肉瘤或横纹肌肉瘤(vs. 低分化 SLCT)

- 无内分泌症状
- 缺乏性索成分

诊断注意事项

病理诊断要点

- 在年轻女性诊断原发性肉瘤之前,需排除低分化 SLCT 的可能

部分参考文献

1. Lim D et al: Ovarian sex cord-stromal tumours: an update in recent molecular advances. Pathology. 50(2):178-189, 2018
2. de Kock L et al: DICER1 mutations are consistently present in moderately and poorly differentiated Sertoli-Leydig cell tumors. Am J Surg Pathol. 41(9):1178-1187, 2017
3. Stewart CJ et al: Gynecologic manifestations of the DICER1 syndrome. Surg Pathol Clin. 9(2):227-41, 2016
4. Conlon N et al: A survey of DICER1 hotspot mutations in ovarian and testicular sex cord-stromal tumors. Mod Pathol. 28(12):1603-12, 2015
5. Kommoss S et al: FOXL2 molecular testing in ovarian neoplasms: diagnostic approach and procedural guidelines. Mod Pathol. 26(6):860-7, 2013
6. Gui T et al: A clinicopathological analysis of 40 cases of ovarian Sertoli-Leydig cell tumors. Gynecol Oncol. 127(2):384-9, 2012
7. Staats PN et al: Primary ovarian mucinous cystic tumor with prominent theca cell proliferation and focal granulosa cell tumor in its stroma: case report, literature review, and comparison with Sertoli-Leydig cell tumor with heterologous elements. Int J Gynecol Pathol. 29(3):228-33, 2010
8. Zhao C et al: SF-1 is a diagnostically useful immunohistochemical marker and comparable to other sex cord-stromal tumor markers for the differential diagnosis of ovarian sertoli cell tumor. Int J Gynecol Pathol. 27(4):507-14, 2008
9. Mooney EE et al: Hepatocytic differentiation in retiform Sertoli-Leydig cell tumors: distinguishing a heterologous element from Leydig cells. Hum Pathol. 30(6):611-7, 1999
10. Kommoss F et al: Inhibin expression in ovarian tumors and tumor-like lesions: an immunohistochemical study. Mod Pathol. 11(7):656-64, 1998
11. Young RH: Sertoli-Leydig cell tumors of the ovary: review with emphasis on historical aspects and unusual variants. Int J Gynecol Pathol. 12(2):141-7, 1993
12. García Pascual IJ et al: Sertoli-Leydig-cell ovarian tumor with a retiform pattern and heterologous elements: a rare cause of virilization. Rev Clin Esp. 190(4):191-4, 1992
13. Young RH et al: Endocrine tumors of the ovary. Curr Top Pathol. 85:113-64, 1992
14. Talerman A: Ovarian Sertoli-Leydig cell tumor (androblastoma) with retiform pattern. A clinicopathologic study. Cancer. 60(12):3056-64, 1987
15. Tetu B et al: Sertoli-Leydig cell tumor of the ovary with alpha-fetoprotein production. Arch Pathol Lab Med. 110(1):65-8, 1986
16. Young RH et al: Ovarian Sertoli-Leydig cell tumors. A clinicopathological analysis of 207 cases. Am J Surg Pathol. 9(8):543-69, 1985
17. Young RH et al: Granulosa cell, Sertoli-Leydig cell, and unclassified sex cord-stromal tumors associated with pregnancy: a clinicopathological analysis of thirty-six cases. Gynecol Oncol. 18(2):181-205, 1984
18. Young RH et al: Ovarian Sertoli-Leydig cell tumor with retiform and heterologous components. Report of a case with hepatocytic differentiation and elevated serum alpha-fetoprotein. Am J Surg Pathol. 8(9):709-18, 1984
19. Young RH et al: Well-differentiated ovarian Sertoli-Leydig cell tumors: a clinicopathological analysis of 23 cases. Int J Gynecol Pathol. 3(3):277-90, 1984
20. Zaloudek C et al: Sertoli-Leydig tumors of the ovary. A clinicopathologic study of 64 intermediate and poorly differentiated neoplasms. Am J Surg Pathol. 8(6):405-18, 1984
21. Sweeney EC et al: Sertoli-Leydig cell tumor of the ovary with heterologous elements and carcinoid: an immunohistochemical and ultrastructural study. Ultrastruct Pathol. 5(2-3):185-94, 1983
22. Prat J et al: Ovarian Sertoli-Leydig cell tumors with heterologous elements. II. Cartilage and skeletal muscle: a clinicopathologic analysis of twelve cases. Cancer. 50(11):2465-75, 1982
23. Young RH et al: Ovarian endometrioid carcinomas resembling sex cord-stromal tumors. A clinicopathological analysis of 13 cases. Am J Surg Pathol. 6(6):513-22, 1982
24. Young RH et al: Ovarian Sertoli-Leydig cell tumors with heterologous elements. I. Gastrointestinal epithelium and carcinoid: a clinicopathologic analysis of thirty-six cases. Cancer. 50(11):2448-56, 1982

小管和大量 Leydig 细胞(高分化 SLCT)

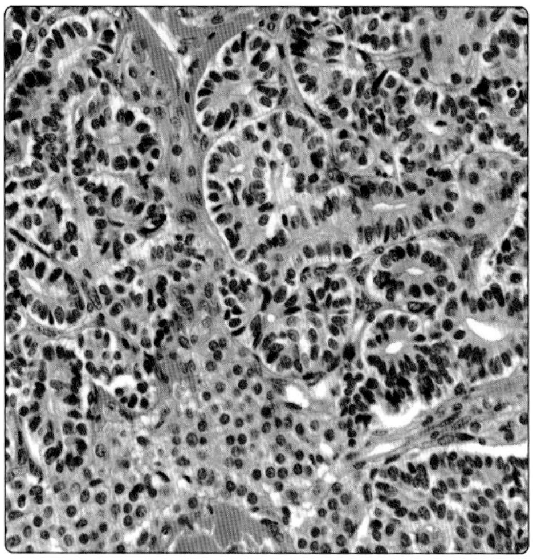

假子宫内膜样形态

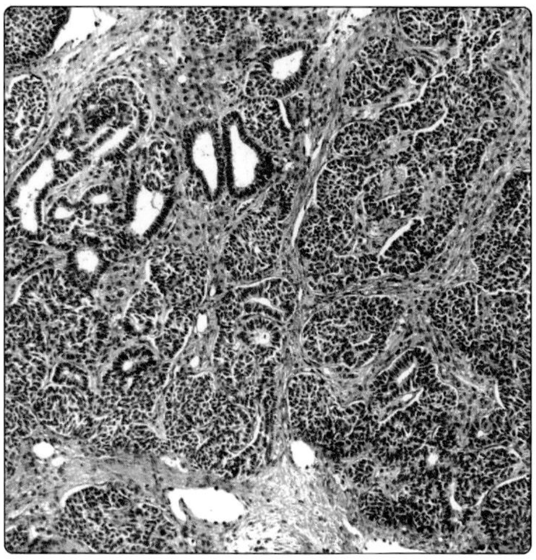

(左) 高分化 SLCT 通常为纤维瘤样的背景上，Sertoli 细胞衬覆于中空小管，并与成簇的 Leydig 细胞混合。**(右)** 有时 SLCT 中的支持小管可为实性或类似子宫内膜样腺体。由于子宫内膜样腺癌可出现间质黄素化，而黄素细胞类似 Leydig 细胞，因此二者的组织学可以十分相似

结节状结构
(中分化 SLCT)

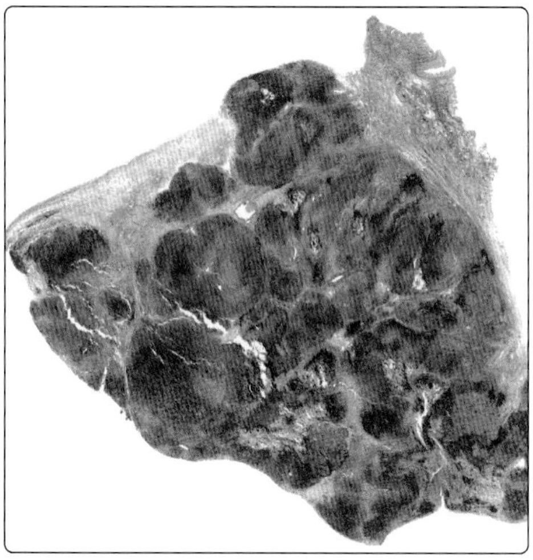

结节周围水肿，伴 Leydig 细胞
(中分化 SLCT)

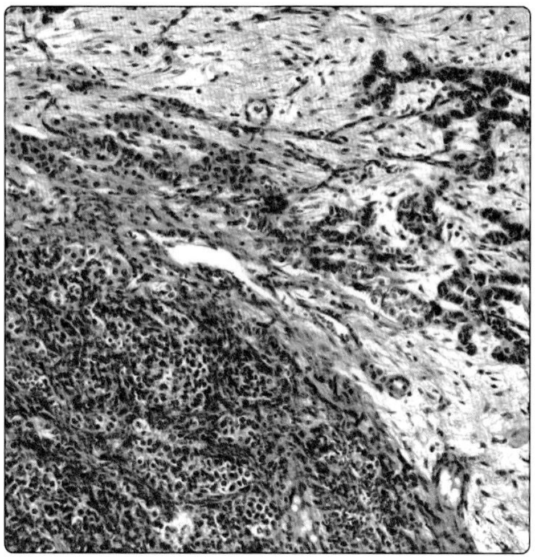

(左) 中分化 SLCT 可呈显著结节状，结节大小不一。**(右)** 中分化 SLCT 中，结节被水肿的间质分隔，通常由相对不成熟、聚集成片的 Sertoli 细胞构成，周围围以 Leydig 细胞。Sertoli 细胞也可形成条索和/或相互连通的小梁，侧面围绕 Leydig 细胞

胞质空泡状

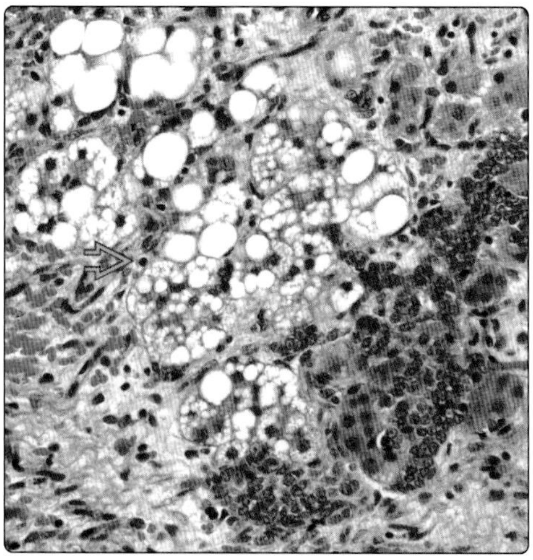

囊性变

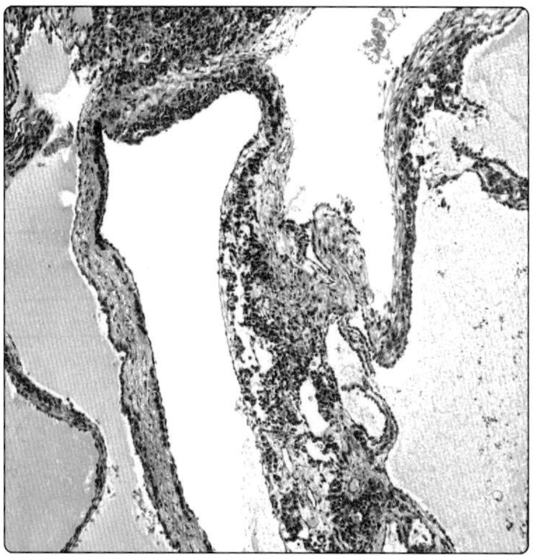

(左) 在高中分化的 SLCT 中，Sertoli 细胞胞质通常稀少，淡染，但有时丰富，空泡状⇨，核椭圆形，有小核仁，而 Leydig 细胞含有丰富致密的嗜酸性或淡染空泡状胞质，核圆形，核仁明显。**(右)** 中分化 SLCT 的支持小管可显著囊性变，并有浅染的嗜酸性管腔内容物

（左）中分化 SLCT 可出现异源成分，最常见的是肠型黏液性腺体。注意一些腺体内有浓稠的腔内分泌物⇨。（右）SLCT 中第二常见的异源成分是岛状类癌，常与肠型腺体有关。注意细胞巢外周的大量颗粒⇨。类癌通常占整个肿瘤的一小部分

异源性黏液性上皮

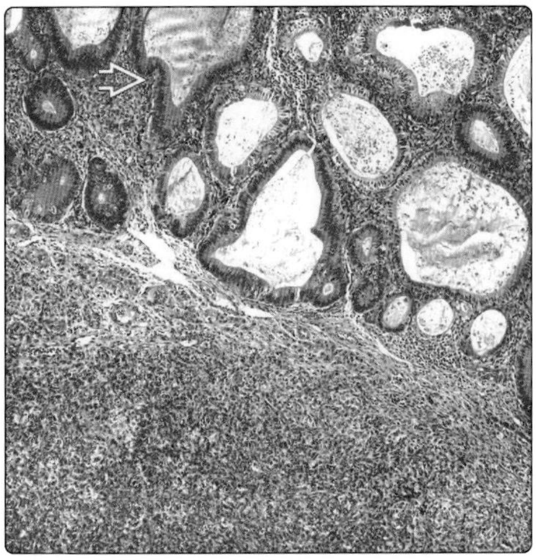

岛状类癌

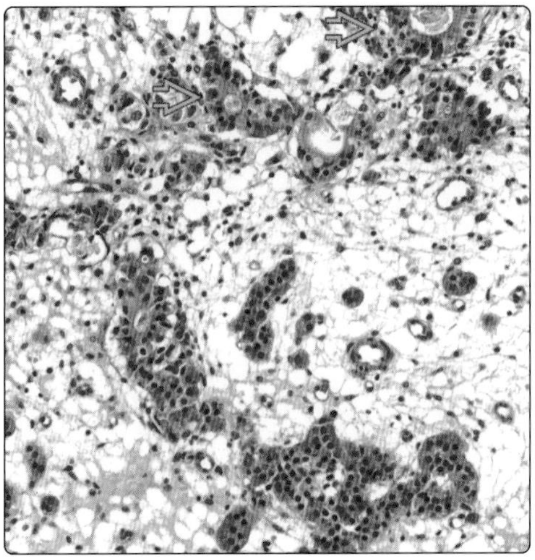

（左）SLCT 中的间叶性异源成分包括胎儿型软骨，出现该成分可能会导致与未成熟畸胎瘤，甚至恶性中胚叶混合瘤混淆。（右）中低分化 SLCT 中出现横纹肌母细胞分化与预后不良相关。可见梭形细胞，胞质嗜酸性⇨，有时可见横纹。注意少量 Sertoli 细胞条索⇨

胎儿型软骨

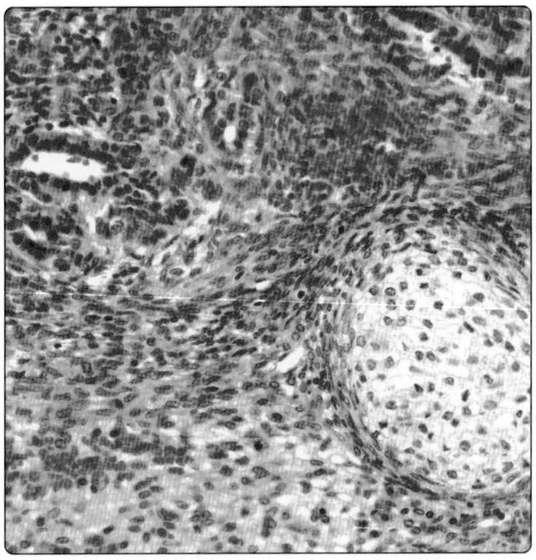

横纹肌母细胞分化

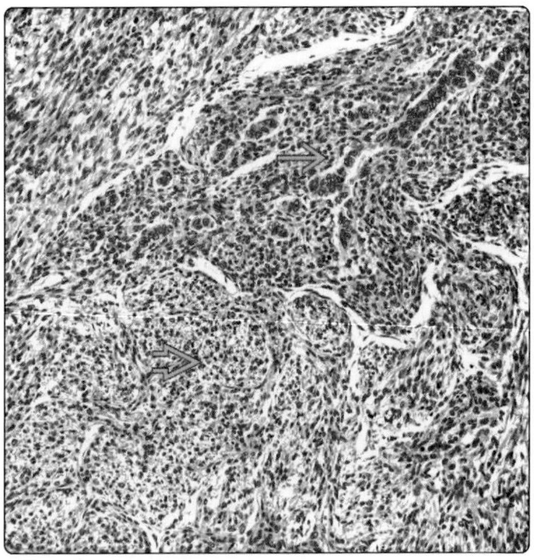

（左）网状型 SLCT 可以囊性为主，囊内见葡萄状结构或小结节。（右）通常，网状型 SLCT 由数量不等的裂隙和由水肿导致的息肉样分叶结构混合，与浆液乳头状交界性肿瘤相似，与卵黄囊瘤也有一定程度的相像

囊性为主的肿瘤
（网状型 SLCT）

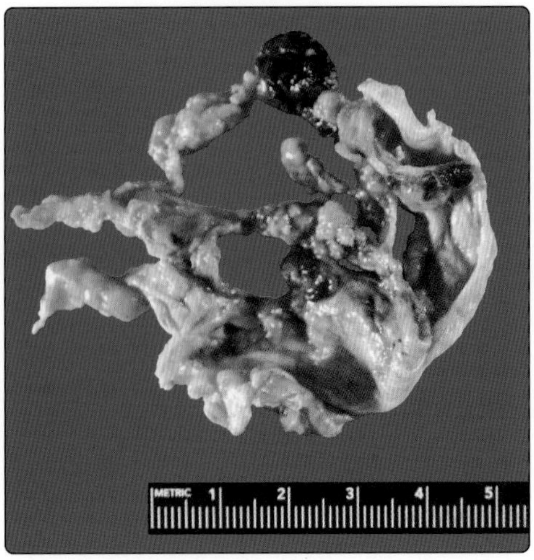

网状结构

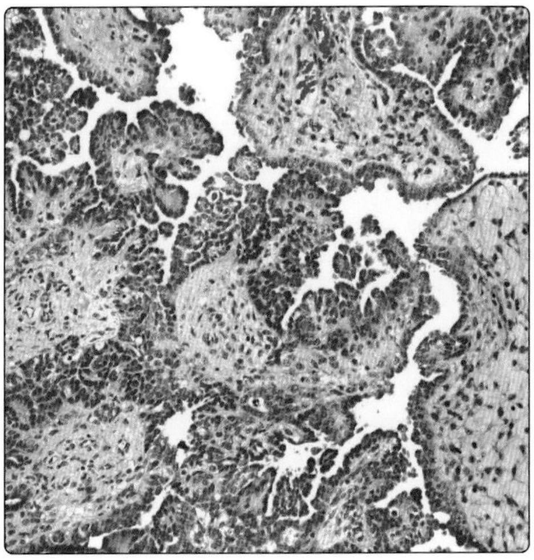

肉瘤样(低分化 SLCT)

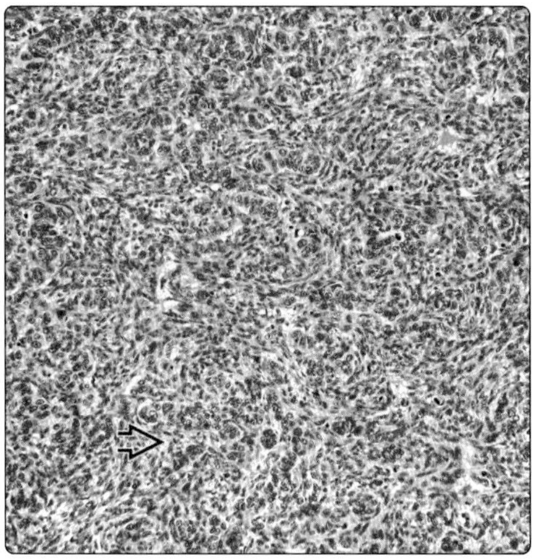

伴奇异形核的细胞

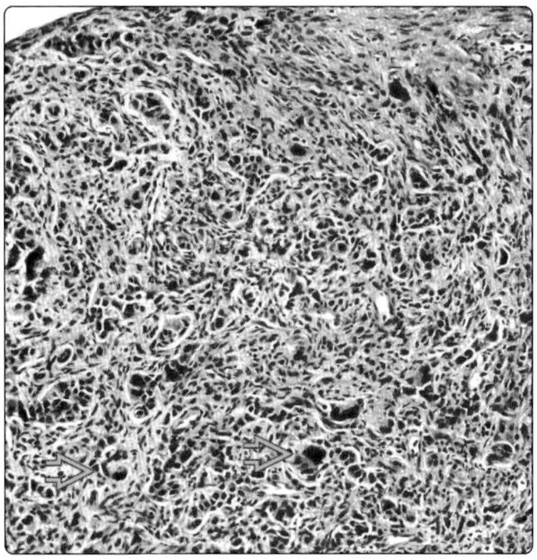

(**左**)低分化 SLCT 与非特殊型肉瘤形态非常相似。广泛取材有助于发现小灶高分化或中分化区域⇨。(**右**)就像成年型粒层细胞瘤一样,SLCT 也能见到奇异形核。细胞有丰富的嗜酸性胞质,单核或多核,核深染⇨,但常为局灶性

妊娠期显著水肿

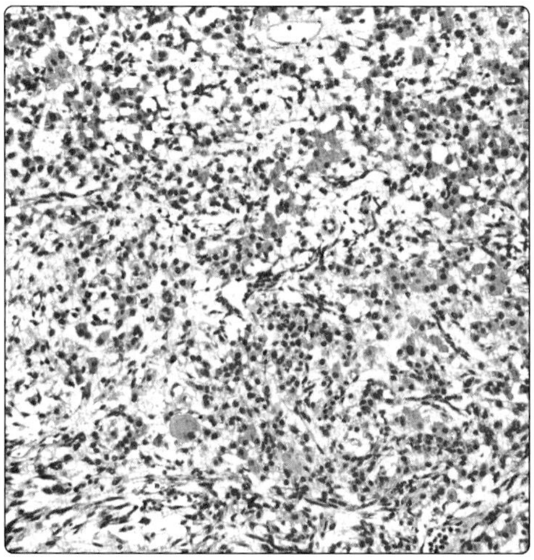

幼年型颗粒细胞样成分

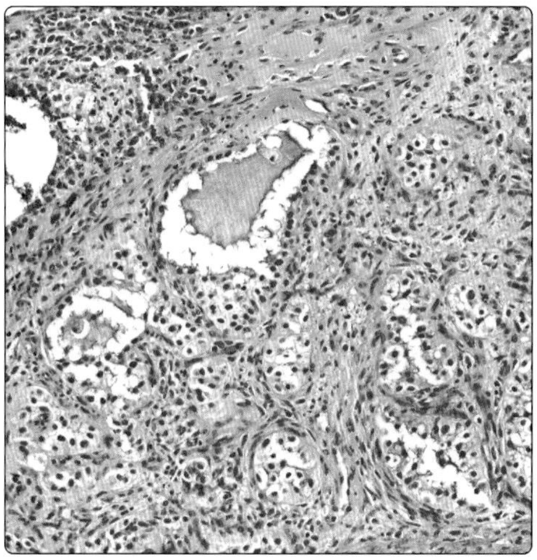

(**左**)妊娠期由于大量水肿 SLCT 形态可能不典型。常见 Leydig 细胞数量增加,形成大的岛状结构。(**右**)少数 SLCT 可局灶出现幼年型粒层细胞瘤形态。此类肿瘤仍应归为 SLCT 而不是两性母细胞瘤,因为后者常常为非常少量的成分

calretinin 阳性

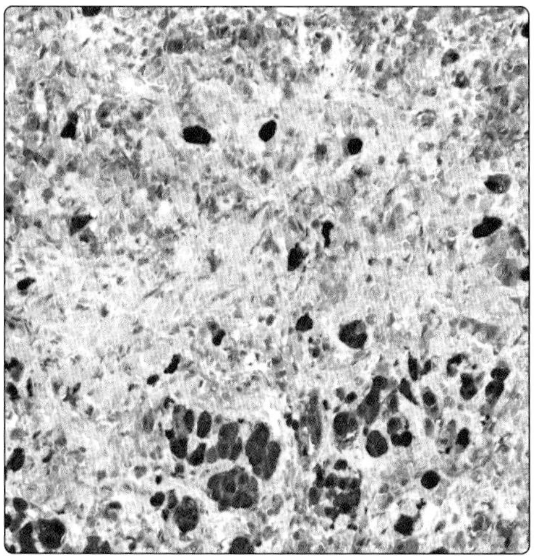

Melan-A 不同程度的阳性

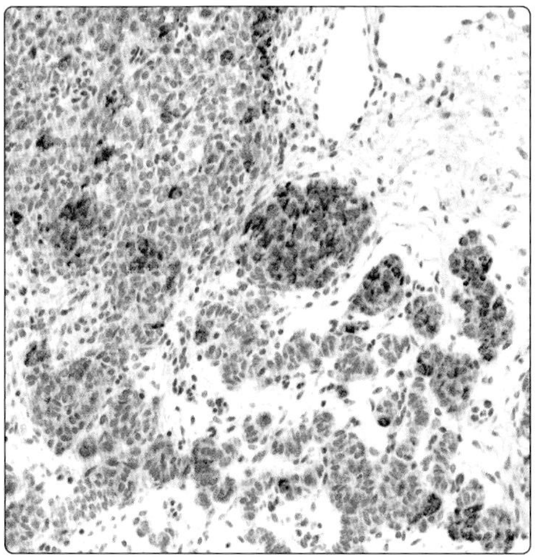

(**左**)SLCT 中,通常 Sertoli 细胞和 Leydig 细胞呈均 calretinin 阳性。与 Sertoli 细胞相比,calretinin 在 Leydig 细胞中着色更强且弥漫。(**右**)Melan-A 标记出 SLCT 中的 Leydig 成分。注意大多 Leydig 细胞出现在 Sertoli 细胞巢周围或排列在 Sertoli 细胞条索之间

第43节 Sertoli 细胞瘤(支持细胞瘤)

要点

术语

- 由 Sertoli 细胞(支持细胞)组成,可含有极少量 Leydig 细胞(睾丸间质细胞)的性索-间质肿瘤

临床问题

- 年龄范围:2~76 岁(平均 30 岁)
- 雌激素症状(月经异常)>雄激素症状(约 50% 为功能性)
- 恶性行为见于约 10% 的 I 期肿瘤,特别是当细胞重度异型,核分裂>5 个/10HPF 和有坏死时

大体所见

- 单侧,通常实性,切面褐色或黄色
- 范围:1~30cm(平均 8cm)

显微镜下所见

- 低倍镜下,通常弥漫或结节状生长
- 多种小管以不同比例混合(中空或实性,少数子宫内膜样或网状),细胞呈条索/小梁和片状
- 立方或柱状细胞,胞质淡染,强嗜酸性,或空泡状
- 核分裂象不等,通常<5 个/10HPF

辅助实验

- inhibin、SF1 和 calretinin 阳性
- AE1/AE3、CAM5.2、vimentin、CD99、WT1、NSE 和 CD56 常为阳性
- EMA、pax-8、GATA3、Melan-A 和 chromogranin 通常阴性
- *DICER1* 突变

首要的鉴别诊断

- Sertoli-Leydig 细胞瘤
- 子宫内膜样腺癌
- 类癌
- 可能来源于中肾管的女性附件肿瘤
- 卵巢门支持细胞增生

(左) 支持细胞瘤通常单侧发生,大多为实性,切面为一致的褐色或黄色,常为分叶状,局灶可见囊性变,但很少以囊性为主。**(右)** 支持细胞瘤中,常见大小不一的多个结节由纤细的纤维结缔组织分隔,结节由密集排列的小管组成。间质数量不等,但通常较少

分叶状,切面黄色

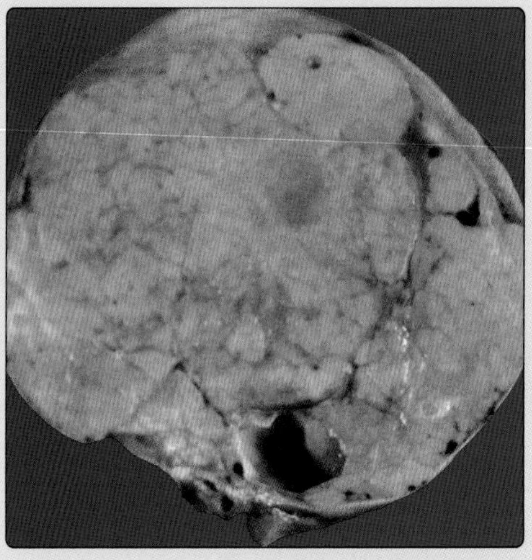

多结节

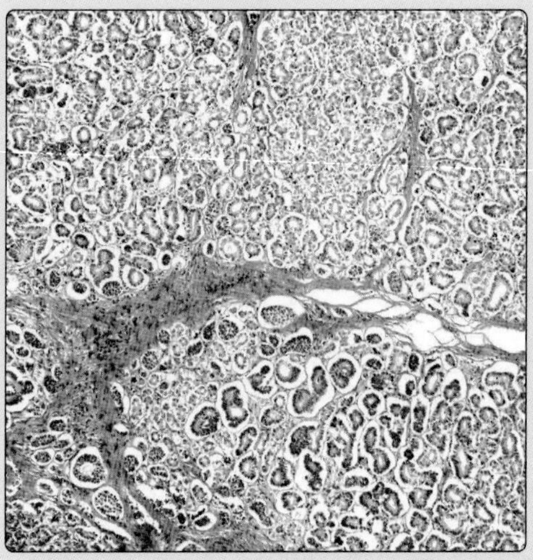

(左) 大部分支持细胞瘤通常由圆形到椭圆形的小管组成,小管衬覆具有淡染嗜酸性胞质的柱状细胞,细胞核一致,圆形到椭圆形。大多数病例中,小管之间的间质较少。**(右)** 一些支持细胞小管可被拉长,管腔受压,细胞高柱状,胞质丰富,圆形到椭圆形核位于基底部。该形态与环状小管性索瘤有些相似

圆形到椭圆形的开放小管

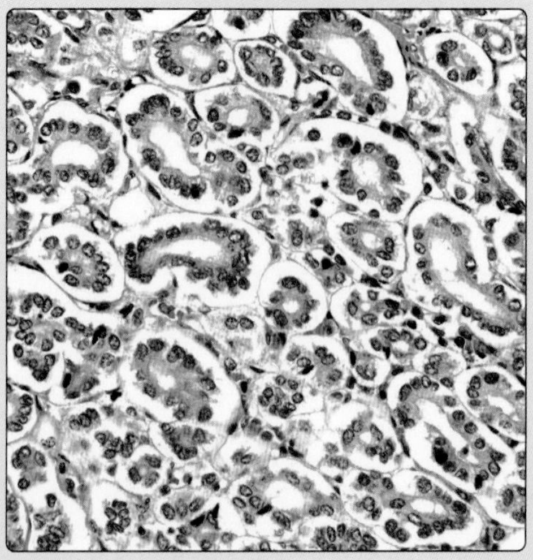

密集的小管

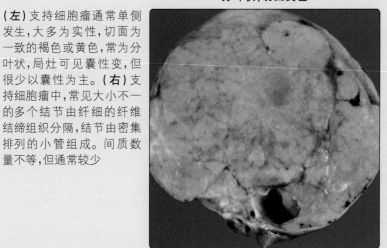

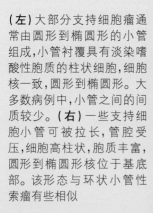

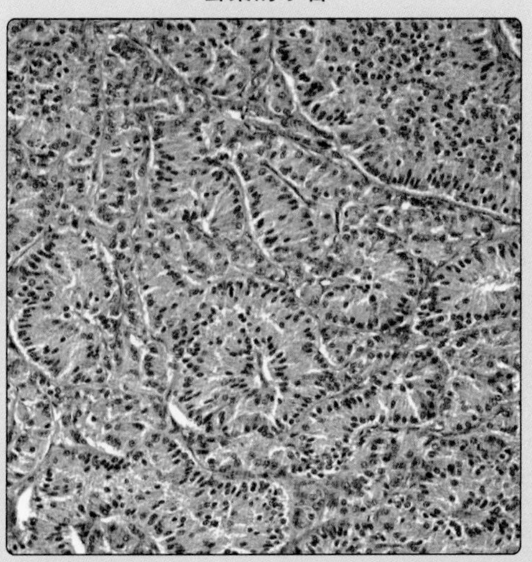

术语

同义词

- 脂质卵泡瘤(富于脂质)[1]

定义

- 由 Sertoli 细胞(支持细胞)组成,可含有极少量 Leydig 细胞(睾丸型间质细胞)的性索间质肿瘤

病因/发病机制

遗传学

- Peutz-Jeghers 综合征(常染色体显性遗传)
  - 皮肤黏膜色素沉着和肠(和其他)错构瘤性息肉
  - 增加患癌风险(女性多于男性),包括胃肠道、胰腺、肺、乳腺和其他器官的癌
  - 宫颈恶性腺瘤、支持细胞瘤(嗜酸性)和环状小管性索瘤

临床问题

流行病学

- 发病率
  - 少见(不足支持间质细胞瘤的 4%)
- 年龄
  - 范围:2~76 岁(平均 30 岁)

表现

- 腹部肿胀和/或疼痛
- 雌激素表现(月经异常)>雄激素表现(约 50% 的肿瘤为功能性)
- 由于产生孕酮、肾素或醛固酮而引起的症状少见
- 同性性早熟
- 偶然发现

治疗

- 输卵管卵巢切除或子宫切除术+双侧输卵管卵巢切除
- 恶性需化疗和/或放疗

预后

- 大多数病例预后极好(尤其是 I 期肿瘤)
- 约 10% 的 I 期肿瘤出现恶性行为
  - 重度细胞异型性、核分裂象>5 个/10HPF、坏死与不良预后相关
- 可复发和转移

大体所见

一般特征

- 单侧
- 通常为实性;囊实性相对少见
  - 少数肿瘤以囊性为主,伴有小的附壁结节
- 切面褐色到黄色(实性部分)
- 坏死和/或出血少见

大小

- 范围:1~30cm(平均 8cm)

显微镜下所见

组织学特征

- 界限清楚
- 通常弥漫或结节状生长
- 多种成分以不同比例混合
  - 紧密排列的小管(最常见)
    - 实性和/或中空(以不同比例)
    - 复杂分支
    - 子宫内膜样(不常见,多为灶性)
  - 互相沟通的条索和小梁,厚度为 1~3 层细胞
  - 片状
  - 假乳头,似人工假象(不常见)
  - 岛状(不常见)
  - 网状(少见)
  - 梭形细胞(少见)
- ±管腔内嗜酸性分泌物
- 少数肿瘤偶见黄素化细胞或 Leydig 细胞
- 纤细的间隔到大量透明变性的间质
- 钙化和肿瘤细胞坏死少见
- 其他成分(极少)
  - 粒层成分
  - 环状小管

细胞学特征

- 立方或柱状细胞伴有
  - 中等数量的淡染胞质(常见)
  - 强嗜酸性胞质
  - 空泡状胞质[富含脂质(脂质卵泡瘤)①]
- 圆形到卵圆形、一致的细胞核;核仁不明显
  - 核沟常见
  - 可见奇异形核
- 可见细胞非典型性
- 核分裂象不等,大多<5 个/10HFP

辅助实验

免疫组织化学

- inhibin、SF-1 和 calretinin 阳性
- AE1/AE3、CAM5.2(胞质或点状)、vimentin、CD99、WT1、NSE 和 CD56 常为阳性
- aromatase 阳性
- FOXL2 可阳性
- S100 和 SMA 阳性(少数)
- EMA、pax-8、GATA3、Melan-A 和 chromogranin 常为阴性

---

① 译者注:这是支持细胞瘤的一个亚型,原文为 folliculome lipidique(lipid rich)。

遗传学检测

- *DICER1* 体细胞突变
- 无 *FOXL2* 突变

鉴别诊断

Sertoli-Leydig 细胞瘤

- 大量的 Leydig 细胞
- 广泛的网状结构或异源性成分(中分化)
- Melan-A 阳性(仅 Leydig 细胞)

子宫内膜样腺癌

- 腺腔内或胞质内黏液
- 鳞状分化
- 有腺纤维瘤或子宫内膜异位症背景
- EMA 和 pax-8 阳性
- inhibin 和 SF1 阴性

类癌

- 常见于畸胎瘤或黏液性肿瘤
- 具有刷状缘的腺泡
- 细胞含神经内分泌颗粒
- 椒盐样染色质
- chromogranin 阳性;inhibin 和 SF1 阴性

可能起源于中肾管的女性附件肿瘤

- 囊性和筛状结构混合
- inhibin 仅局灶弱阳性
- GATA3 可阳性
- SF1 阴性

类固醇细胞肿瘤

- 无小管分化
- 脂褐素颗粒(40%)
- Melan-A 阳性

无性细胞瘤

- 弥漫性生长,伴有纤细间隔和淋巴细胞
- 方砖样排列的原始细胞核
- OCT4、PLAP 和 C-kit 阳性

卵巢门支持细胞增生

- 位于卵巢门
- 镜下偶然发现

诊断注意事项

病理诊断要点

- Leydig 细胞不再为少数时,强烈提示 Sertoli-Leydig 细胞瘤的诊断
- 当鉴别支持细胞瘤和子宫内膜样腺癌时,应使用一组抗体,包括 EMA、pax-8、inhibin 和/或 SF1,因为支持细胞瘤可呈角蛋白 AE1/AE3 和 CAM5.2 阳性

部分参考文献

1. Garg K et al: Uncommon hereditary gynaecological tumour syndromes: pathological features in tumours that may predict risk for a germline mutation. Pathology. 50(2):238-256, 2018
2. Young RH: Ovarian sex cord-stromal tumours and their mimics. Pathology. 50(1):5-15, 2018
3. Kato N et al: Expression of P450 aromatase in granulosa cell tumors and Sertoli-Stromal cell tumors of the ovary: which cells are responsible for estrogenesis? Int J Gynecol Pathol. 35(1):41-7, 2016
4. Ravishankar S et al: Unusual Sertoli cell tumor associated with sex cord tumor with annular tubules in Peutz-Jeghers syndrome: report of a case and review of the literature on ovarian tumors in Peutz-Jeghers syndrome. Int J Surg Pathol. 24(3):269-73, 2016
5. Taylor J et al: Ovarian hilar proliferations resembling Sertoli cell tumours: microscopic neoplasms or non-neoplastic remnants? Histopathology. 68(4):596-602, 2016
6. Conlon N et al: A survey of DICER1 hotspot mutations in ovarian and testicular sex cord-stromal tumors. Mod Pathol. 28(12):1603-12, 2015
7. Goyal A et al: Value of PAX-8 and SF-1 immunohistochemistry in the distinction between female adnexal tumor of probable wolffian origin and its mimics. Int J Gynecol Pathol. 35(2):167-75, 2015
8. Young RH: Ovarian tumors and tumor-like lesions in the first three decades. Semin Diagn Pathol. 31(5):382-426, 2014
9. Kommoss S et al: FOXL2 molecular testing in ovarian neoplasms: diagnostic approach and procedural guidelines. Mod Pathol. 26(6):860-7, 2013
10. Rabban JT et al: A practical approach to immunohistochemical diagnosis of ovarian germ cell tumours and sex cord-stromal tumours. Histopathology. 62(1):71-88, 2013
11. Zhao C et al: Identification of the most sensitive and robust immunohistochemical markers in different categories of ovarian sex cord-stromal tumors. Am J Surg Pathol. 33(3):354-66, 2009
12. Zhao C et al: SF-1 is a diagnostically useful immunohistochemical marker and comparable to other sex cord-stromal tumor markers for the differential diagnosis of ovarian sertoli cell tumor. Int J Gynecol Pathol. 27(4):507-14, 2008
13. Oliva E et al: Sertoli cell tumors of the ovary: a clinicopathologic and immunohistochemical study of 54 cases. Am J Surg Pathol. 29(2):143-56, 2005
14. Movahedi-Lankarani S et al: Calretinin, a more sensitive but less specific marker than alpha-inhibin for ovarian sex cord-stromal neoplasms: an immunohistochemical study of 215 cases. Am J Surg Pathol. 26(11):1477-83, 2002
15. Kommoss F et al: Inhibin expression in ovarian tumors and tumor-like lesions: an immunohistochemical study. Mod Pathol. 11(7):656-64, 1998
16. Ferry JA et al: Oxyphilic Sertoli cell tumor of the ovary: a report of three cases, two in patients with the Peutz-Jeghers syndrome. Int J Gynecol Pathol. 13(3):259-66, 1994

小梁状生长

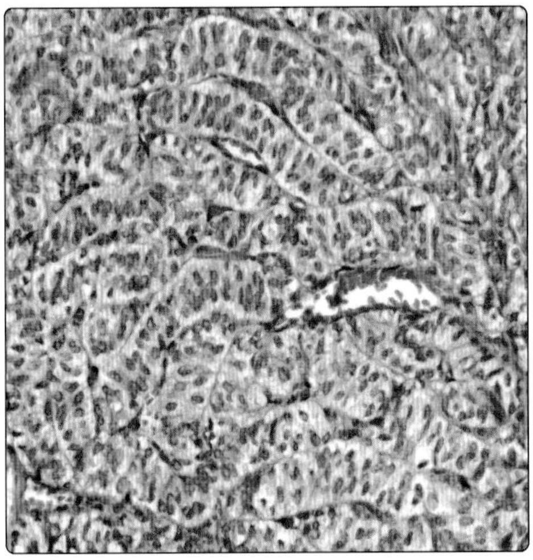

互相沟通的实性小管

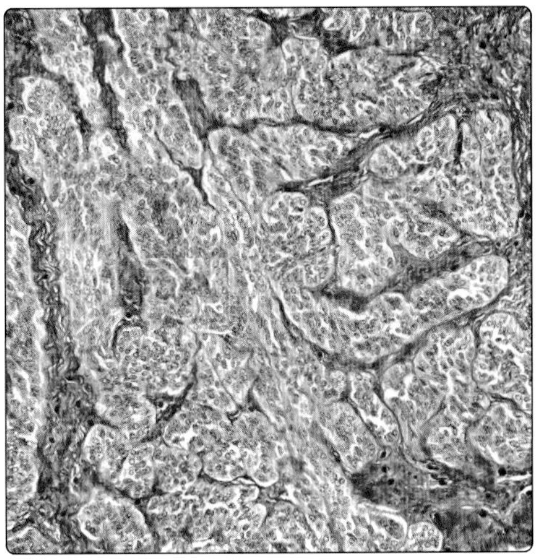

(左)一些支持细胞瘤与类癌相似,肿瘤细胞呈小梁状排列,但是其胞质内缺乏神经内分泌颗粒,细胞核也非典型的椒盐样。(右)支持细胞瘤中小管可呈实性,很少病例会出现复杂的分支结构。注意形态温和的细胞核。大多数病例中,典型的支持细胞瘤形态有助于诊断

子宫内膜样型小管

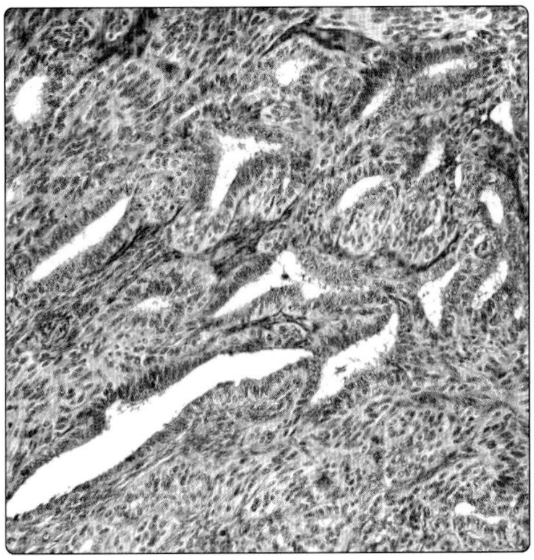

扩张小管

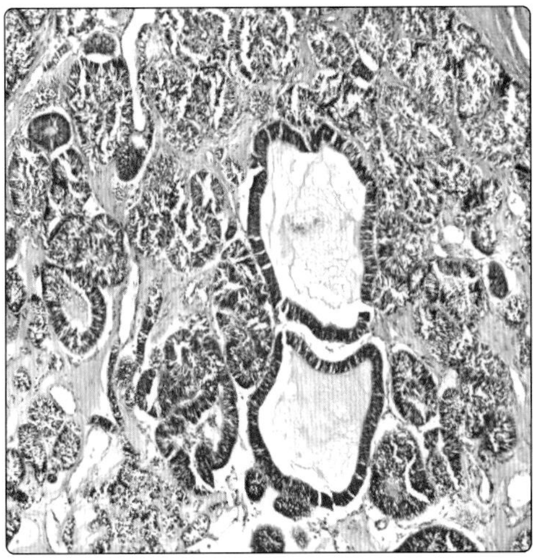

(左)有些支持细胞瘤出现子宫内膜样的小管及梭形细胞成分,类似于子宫内膜样腺癌。然而缺乏纤毛、管腔内黏液或鳞状分化,支持支持细胞瘤的诊断。(右)支持细胞瘤中的部分小管可囊性扩张并充满嗜酸性物质。注意囊腔的衬覆细胞与小管的衬覆细胞一样

局灶硬化

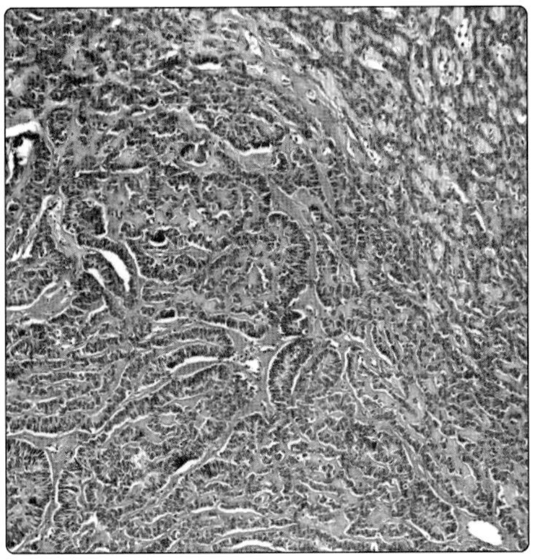

大量间质硬化

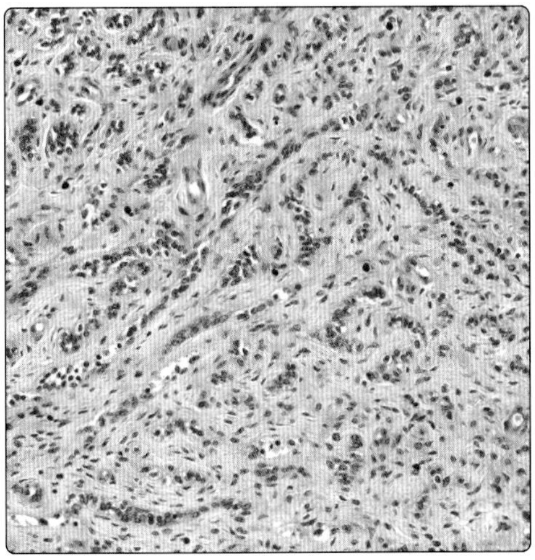

(左)支持细胞瘤中小管和细胞条索之间的少量间质有时会出现明显的玻璃样变性。(右)支持细胞瘤通常间质很少,但有些肿瘤分隔性间质丰富,有时可伴玻璃样变性(硬化型),压迫肿瘤细胞使其呈条索状。尽管这种形态并不常见,但更多见于睾丸的同类肿瘤中

(左)支持细胞瘤的小管衬覆细胞可局灶呈梭形,形成假束状形态。但是,与出现的其他亚型形态一样,都是局灶性表现,通常存在典型的支持细胞瘤区域。**(右)**支持细胞瘤中交错排列的小管使得形态复杂,与可能来源于中肾管的女性附件肿瘤形态相似

梭形形态

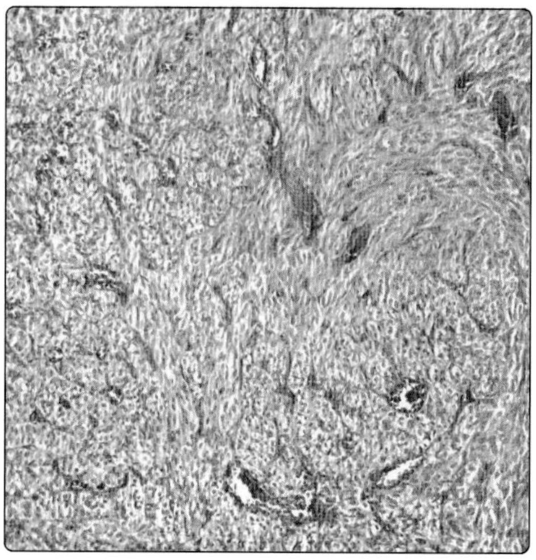

互相沟通的小管

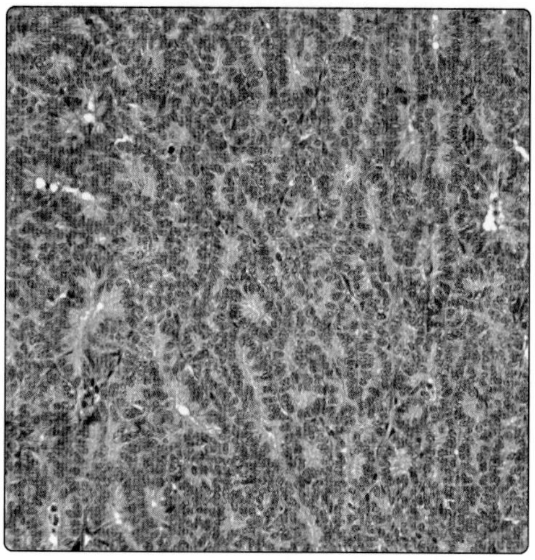

(左)一些支持细胞瘤中,肿瘤性小管的形态与青春期前男性的生精小管或睾丸支持细胞结节中的小管类似,其中的支持细胞胞质稀少。**(右)**少数情况下,支持细胞瘤中可能会出现更常见于 Sertoli-Leydig 细胞瘤中的网状结构。注意肿瘤性支持细胞的胞质可从稀少到丰富,呈嗜酸性

青春期前形态

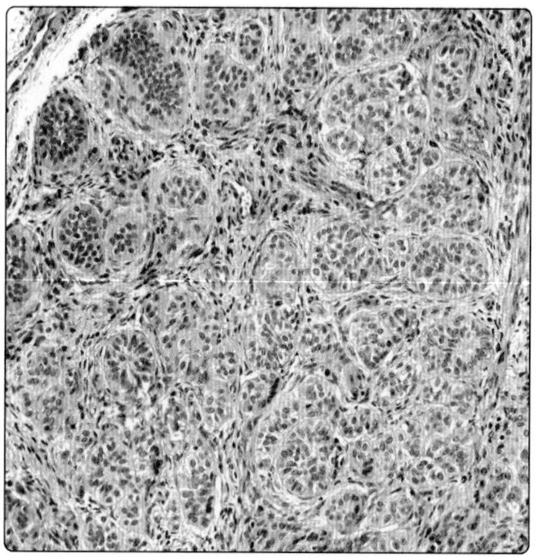

网状形态

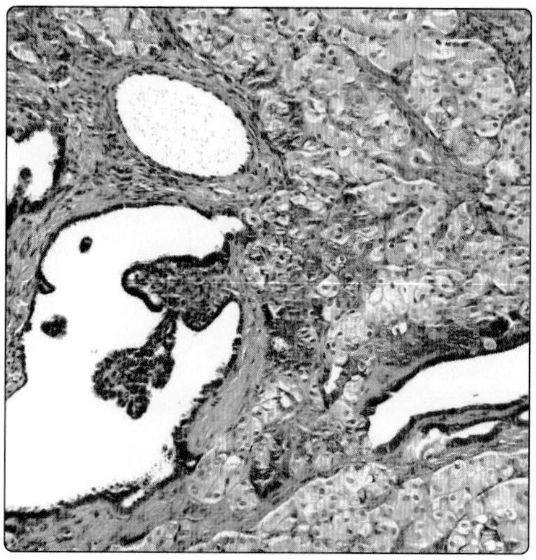

(左)支持细胞瘤的瘤细胞可含有丰富的嗜酸性胞质(嗜酸性细胞)。此特征曾见于 Peutz-Jeghers 综合征的患者。这种形态与类固醇细胞肿瘤相似。**(右)**少数病例,由于富含脂质,支持细胞瘤的细胞可见丰富的空泡状胞质(脂质卵泡瘤)。若这种形态的细胞弥漫生长,鉴别诊断要包括类固醇细胞肿瘤

嗜酸细胞

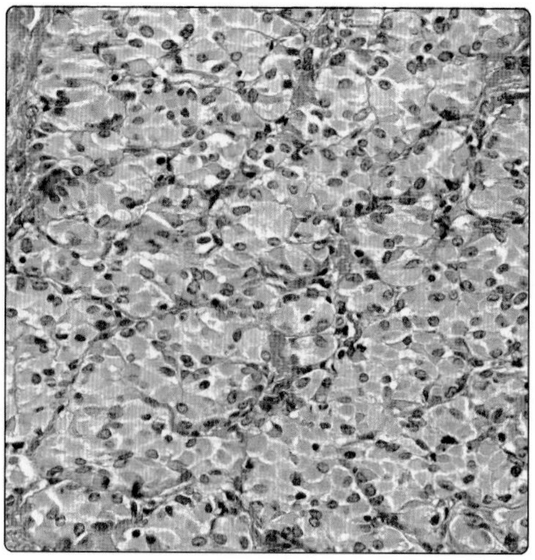

透明细胞

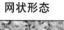

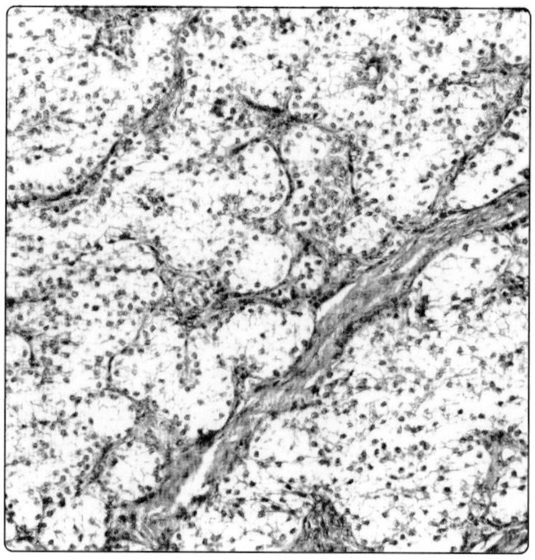

低分化成分

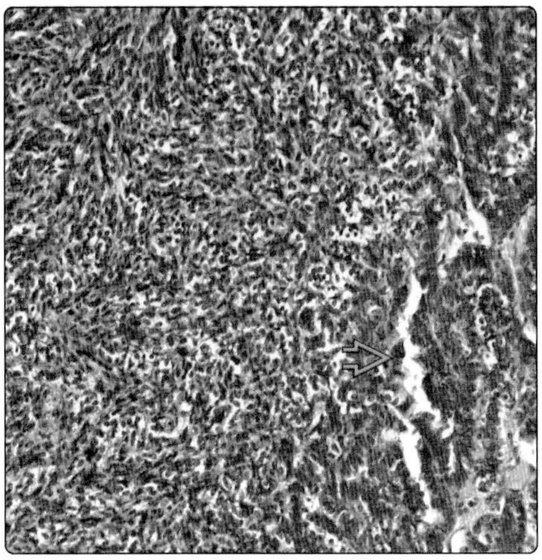

显著的细胞异型性

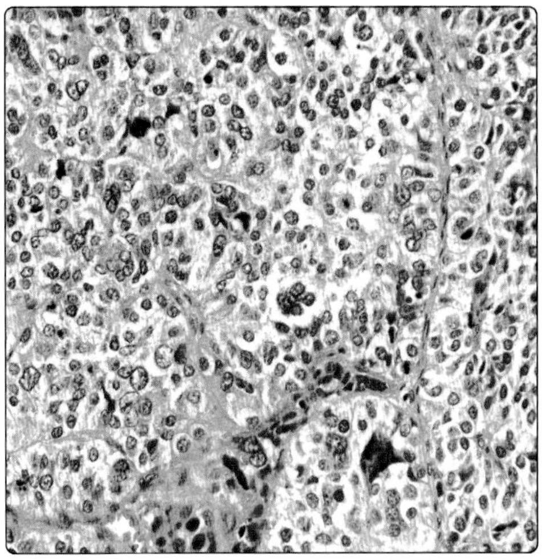

(左)极少情况下,支持细胞瘤出现低分化成分,形态与高级别肉瘤相似。这时取材至关重要,以便发现分化好的区域➡,有助于做出正确诊断。(右)一些支持细胞瘤伴有显著的细胞异型性,核分裂增多(>5 个/10HPF)。这些特点见于具有侵袭性生物学行为的肿瘤

坏死

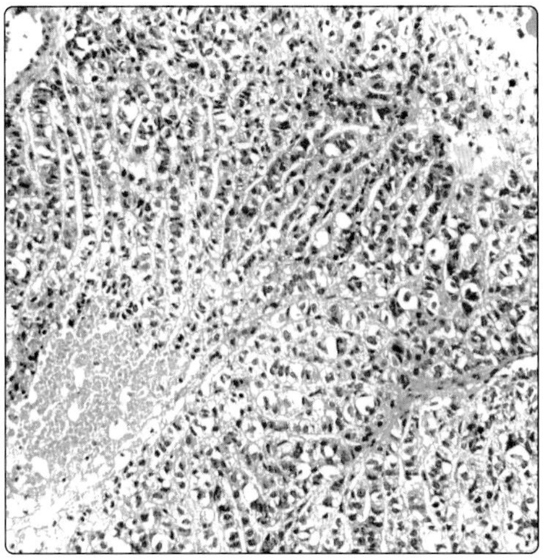

inhibin 阳性

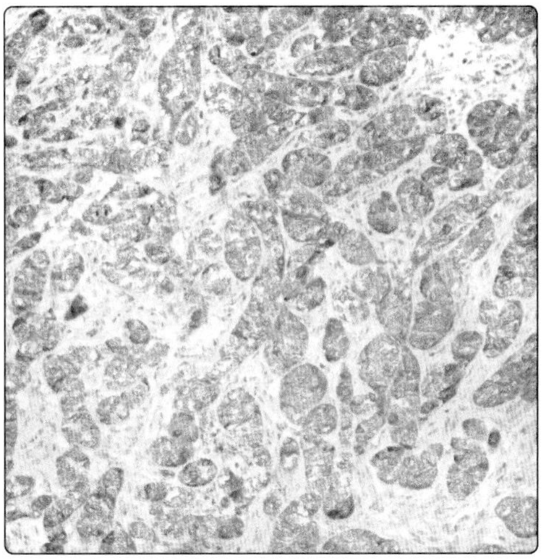

(左)尽管坏死在支持细胞瘤中少见,但出现时应考虑恶性可能。(右)inhibin 在支持细胞瘤中通常阳性,但在 Leydig 细胞中的阳性更为显著。该肿瘤中 SF1 和 calretinin 也为阳性。注意在诊断性索间质肿瘤时 inhibin 或 SF1 比 calretinin 更特异,因为 calretinin 在多种需要鉴别的肿瘤中也呈阳性

AE1/AE3 阳性

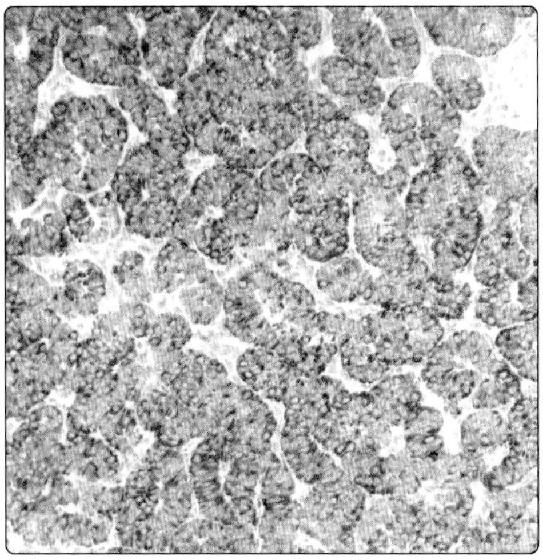

CD10 阳性

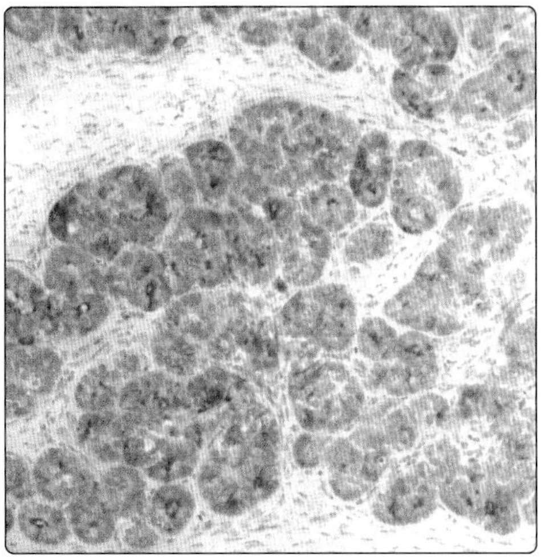

(左)支持细胞瘤通常 AE1/AE3 和 CAM5.2 阳性,少数病例 CK7 阳性,但 EMA 阴性。因此,必须谨记角蛋白不能用于支持细胞瘤与子宫内膜样腺癌或可能来源于中肾管的女性附件肿瘤的鉴别诊断。推荐联合使用上皮和性索标志物。(右)同卵巢颗粒细胞瘤或类固醇细胞瘤一样,支持细胞瘤可 CD10 阳性

第 44 节 Leydig 细胞瘤

要 点

术语

- 由具有丰富嗜酸性或空泡状胞质并伴有 Reinke 结晶的多角形细胞组成的类固醇细胞肿瘤

临床问题

- 绝经后
- 血清睾酮升高
- 雄激素症状(80%)
- 偶然发现,单侧附件区肿块

大体所见

- 大多<5.0cm(平均 2.5cm)
- 通常为单侧、分叶状、实性肿块
- 切面黄色、橘黄色或红褐色,质软

显微镜下所见

- 无包膜,边界光滑,或略不规则
- ±由胶原纤维分隔成分叶状/结节状
- 片状,巢状,少数为条索状
- ±细胞核簇集并间以无细胞区
- ±血管壁纤维蛋白样变性(特征)
- 均匀一致的圆形到多角形细胞,含有大量细颗粒状嗜酸性到空泡状胞质;细胞核圆形位于中心,小核仁,核分裂象罕见
- Reinke 结晶:嗜酸性;胞质内;杆状、四边形、六边形或球形
- ±胞质假包涵体或奇异形核
- 常见脂褐素颗粒

辅助实验

- inhibin、calretinin、Melan-A、SF-1、CD99 阳性

首要的鉴别诊断

- 间质黄体瘤
- 妊娠黄体瘤
- 黄素化卵泡膜细胞瘤
- 间质卵泡膜细胞增生

(左) Leydig 细胞瘤通常边界清楚,分叶状;因富于脂质,呈黄色到橘黄色。由于该肿瘤发生在卵巢门部,将卵巢推挤到一侧,仅能在肿瘤周边看到薄薄一圈卵巢皮质➡。**(右)** 胞质内四边形嗜酸性 Reinke 结晶➡是 Leydig 细胞瘤的特征,对于明确诊断是必要的

切面界限分明,分叶状,黄色到橘黄色

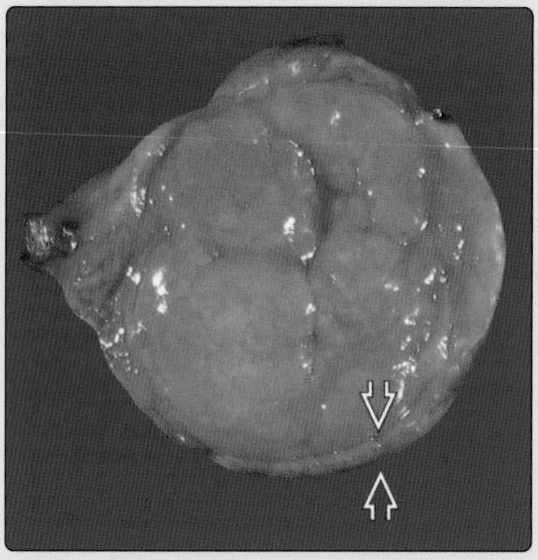

Reinke 结晶

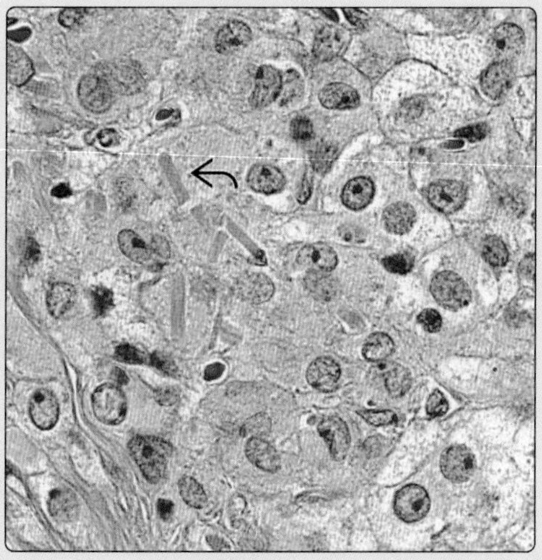

(左) 血管壁纤维蛋白样变性产生明亮的嗜酸性环➡是 Leydig 细胞瘤的特点,但并不总是出现。细胞核簇集,间以嗜酸性无细胞区➡也是其特点,并不总是可见。**(右)** 门细胞特征性地见于卵巢系膜周围神经➡附近。Leydig 细胞瘤中,门细胞增生常见,并不构成神经侵犯

纤维蛋白样变性和无细胞区

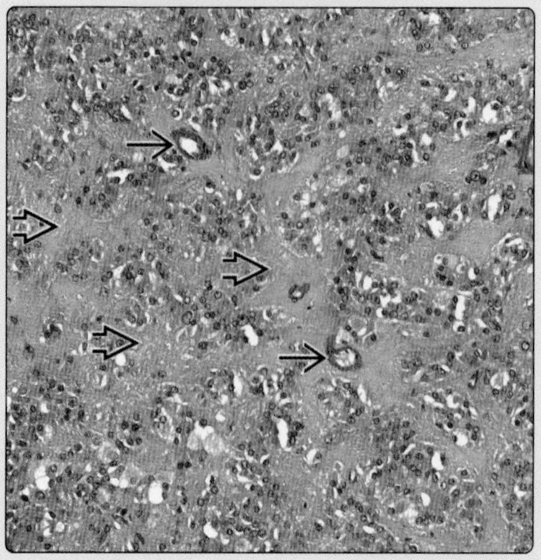

门细胞周围神经增生

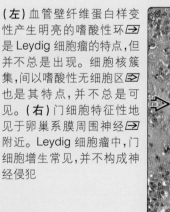

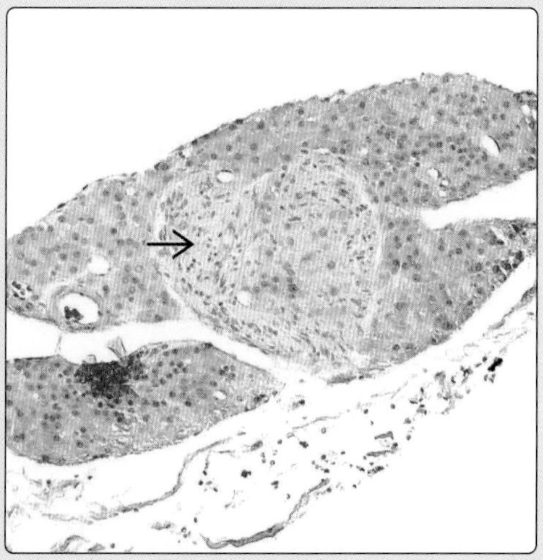

术语

同义词

- 门细胞瘤（位于门部）
- Leydig 细胞瘤，非门细胞型（位于实质）

定义

- 由具有丰富嗜酸性或空泡状胞质并伴有 Reinke 结晶的多角形细胞组成的类固醇细胞肿瘤

病因/发病机制

肿瘤起源

- 认为来自卵巢门细胞，类似于男性睾丸的 Leydig 细胞

临床问题

流行病学

- 发病率
  - 少于性索间质肿瘤和类固醇细胞肿瘤的 1%
  - 全部卵巢类固醇细胞肿瘤的 15%～20%
- 年龄
  - 范围：32～82 岁（平均 58 岁）

表现

- 雄激素过多的体征和症状
  - 多毛，秃顶，声音低沉，阴蒂肥大，男性型肌肉，红细胞增多症
- 少数雌激素症状
- 偶然发现

实验室检查

- 血清睾酮和尿 17-酮类固醇升高

治疗

- 单侧输卵管卵巢切除

预后

- 预后极好

大体所见

一般特征

- 通常为单侧、分叶状、实性肿块
- 切面黄色、橘黄色或红褐色，质软
- 常见多灶出血

大小

- 大多数<5.0cm（平均 2.5cm）；大者可达 15.0cm

显微镜下所见

组织学特征

- 无包膜，边界光滑，或略不规则
- ±由胶原纤维分隔成分叶状/结节状
- 片状，巢状，少数为条索状
- ±细胞核簇集并间以嗜酸性无细胞区
- ±血管壁纤维蛋白样变性（特征）
- 偶尔假腺样退变
- 门细胞增生

细胞学特征

- 均匀一致的圆形至多角形细胞，胞质丰富，细颗粒状，嗜酸性或空泡状（充满脂质）
  - Reinke 结晶：嗜酸性；位于胞质内；杆状、四边形、六边形或球形
  - 偶见胞质内球形假包涵体
- 细胞核圆形，位于中央，有小核仁
  - 少数见奇异形核和多核
  - 偶见核内假包涵体
- 脂褐素常见
- 核分裂象罕见

辅助实验

免疫组织化学

- inhibin、calretinin、Melan-A、MITF、SF-1、CD99 阳性
- AE1/AE3 可阳性
- 油红 O 染色阳性
- WT1 常阴性

鉴别诊断

间质黄体瘤

- 2014 年 WHO 分类中未被正式列入①
- 多数但不是全部为雌激素症状（60%）
- 可见形状不规则的假腺泡（20%）
- 间质卵泡膜细胞增生常见；缺乏 Reinke 结晶

妊娠黄体瘤

- 发生于妊娠期和产褥期
- 通常双侧、多发；体积常较大
- 卵泡样间隙，缺乏 Reinke 结晶

黄素化的卵泡膜细胞瘤

- 常出现雌激素症状
- 缺乏结晶体，纤维斑块

间质卵泡膜细胞增生

- 黄体细胞结节状聚集，结节<0.5cm
- 无 Reinke 结晶

诊断注意事项

病理诊断要点

- 如果缺少 Reinke 结晶，但肿瘤位于卵巢门，围绕神经纤维，并伴有特征性的无细胞区和纤维蛋白样血管改变，则提示 Leydig 细胞瘤
- 出现奇异形核并不提示恶性

部分参考文献

1. Olivier P et al: Leydig cell tumors in children: contrasting clinical, hormonal, anatomical, and molecular characteristics in boys and girls. J Pediatr. 161(6):1147-52, 2012
2. Jones MW et al: Immunohistochemical profile of steroid cell tumor of the ovary: a study of 14 cases and a review of the literature. Int J Gynecol Pathol. 29(4):315-20, 2010
3. Zhao C et al: Identification of the most sensitive and robust immunohistochemical markers in different categories of ovarian sex cord-stromal tumors. Am J Surg Pathol. 33(3):354-66, 2009
4. Roth LM: Recent advances in the pathology and classification of ovarian sex cord-stromal tumors. Int J Gynecol Pathol. 25(3):199-215, 2006
5. Paraskevas M et al: Hilus cell tumor of the ovary. A clinicopathological analysis of 12 Reinke crystal-positive and nine crystal-negative cases. Int J Gynecol Pathol. 8(4):299-310, 1989

① 译者注：2020 年 WHO 分类中也未列入。

结节状结构

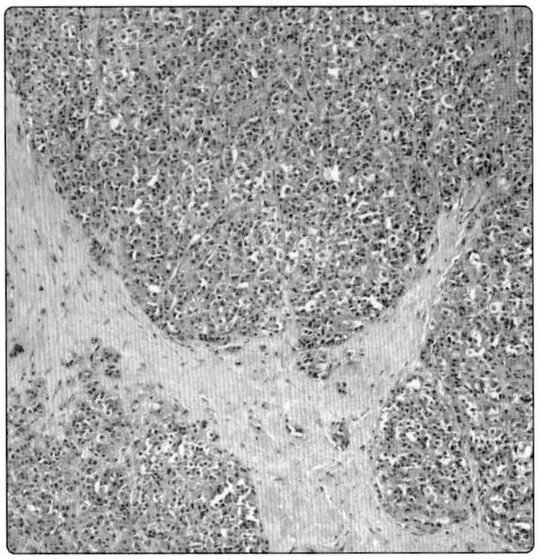

巢状生长

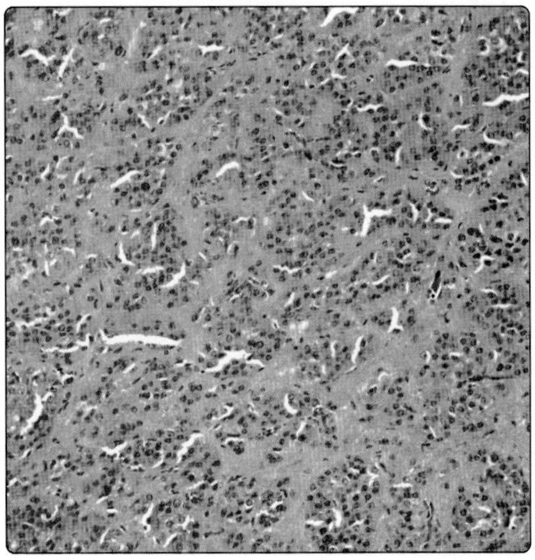

(左) Leydig 细胞瘤可呈多结节状，肿瘤被不同厚度的胶原间隔分隔成小叶。小叶内肿瘤细胞呈弥漫性生长。(右) Leydig 细胞瘤中，肿瘤细胞可形成细胞巢，有时呈假腺泡状。注意紧密排列的嗜酸细胞巢之间的无细胞区。该型不如弥漫型常见，但两型可同时出现

含丰富嗜酸性胞质的多角形细胞

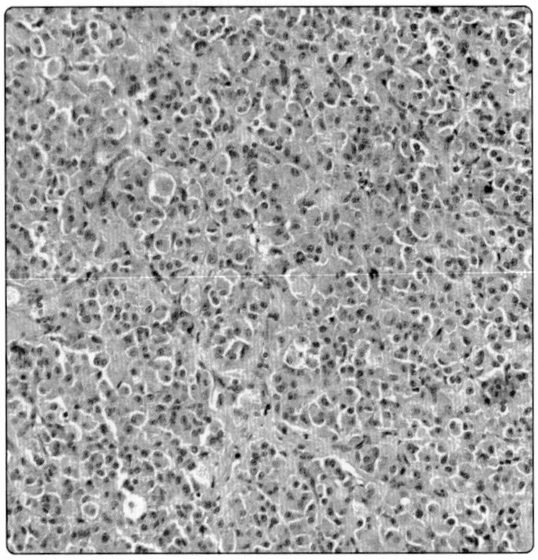

核内假包涵体

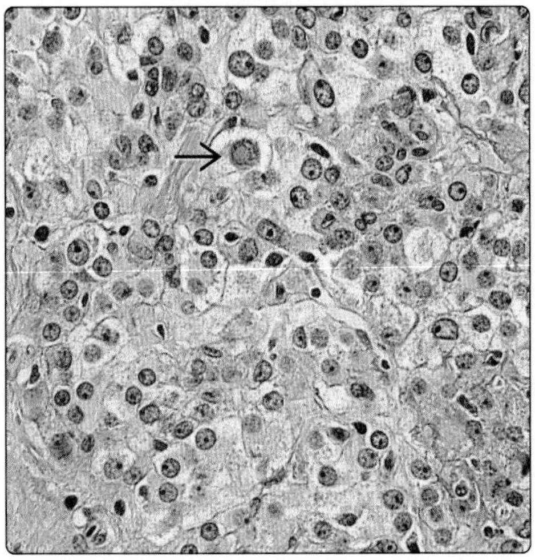

(左) Leydig 细胞瘤由含丰富嗜酸性胞质的多角形细胞组成，常常呈片状和巢状生长，伴有少量间质。(右) Leydig 细胞瘤和其他的类固醇肿瘤和黄素化的性索肿瘤一样，胞质空泡状或淡染。细胞核通常圆形，核仁明显，并可出现核内假包涵体(➡所示)

多核细胞

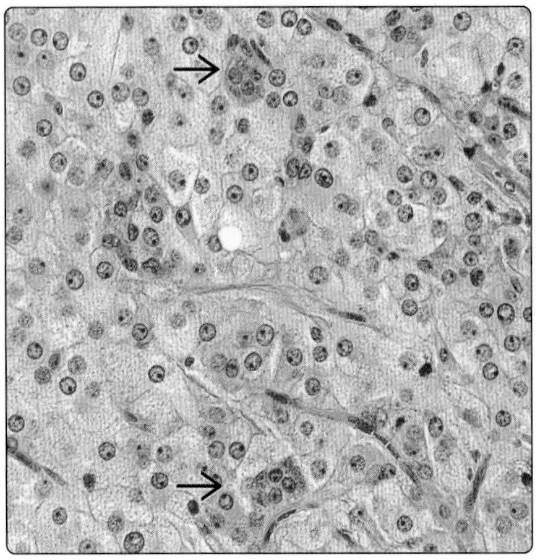

inhibin 强阳性

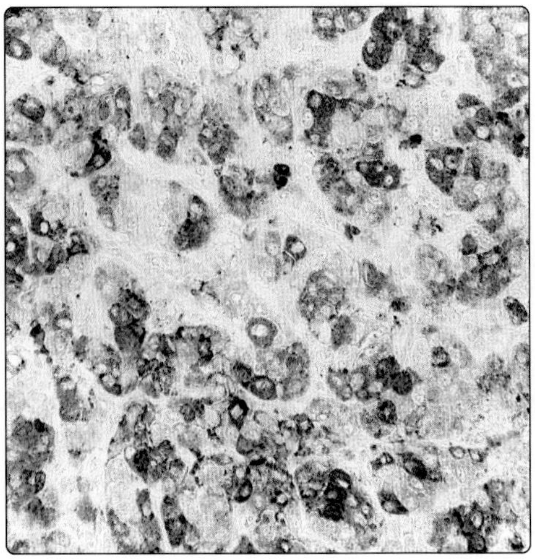

(左) 多核➡和奇异形核可见于 Leydig 细胞瘤，但并不提示恶性。该肿瘤通常细胞形态一致，核分裂象较少。(右) Leydig 细胞瘤与许多其他卵巢类固醇和性索间质肿瘤一样，inhibin 呈强阳性，也表现为 calretinin 和 SF1 阳性，但 WT1 为阴性，当然也有例外

Melan-A 弥漫强阳性

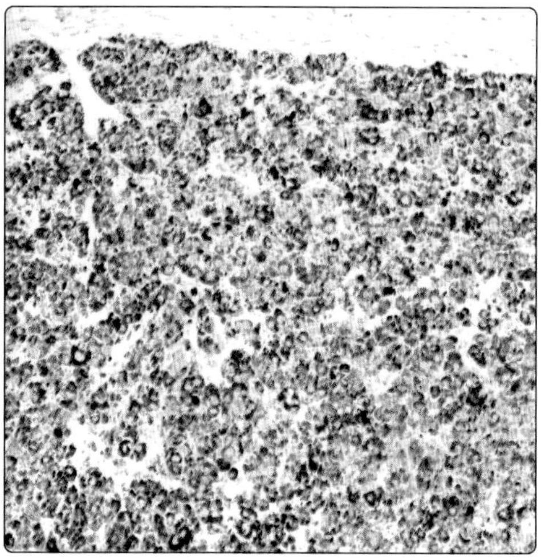

广谱角蛋白灶性阳性

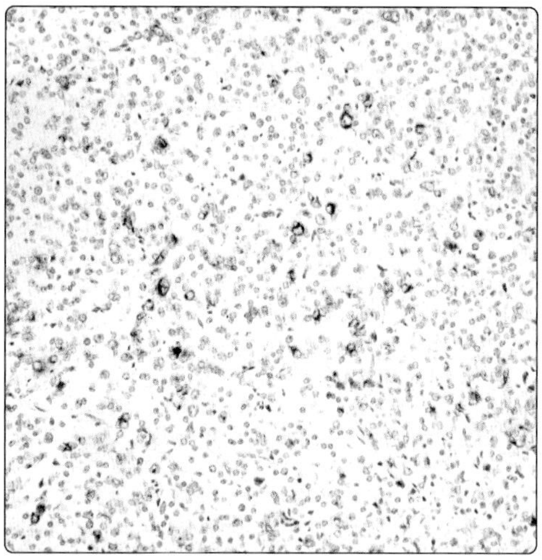

(**左**) Leydig 细胞瘤通常 Melan-A 弥漫阳性。注意肿瘤与周围组织界限分明，但没有包膜。另外该肿瘤 MITF 阳性，但 HMB-45 阴性。(**右**) 与其他类固醇细胞肿瘤和性索间质肿瘤一样，Leydig 细胞瘤中角蛋白可阳性，但常局灶阳性，EMA 一般表达阴性

间质黄体瘤

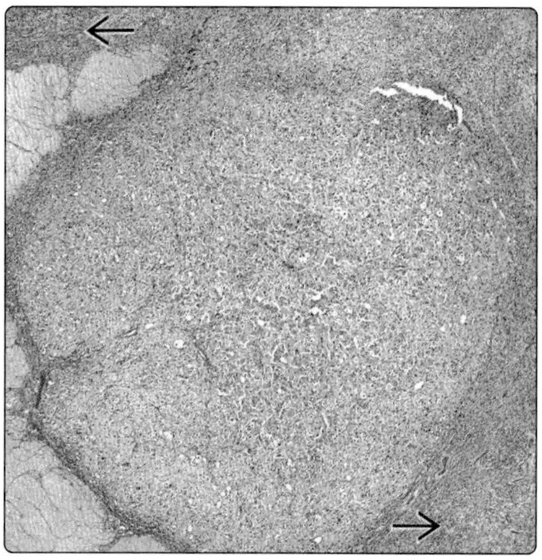

妊娠黄体瘤

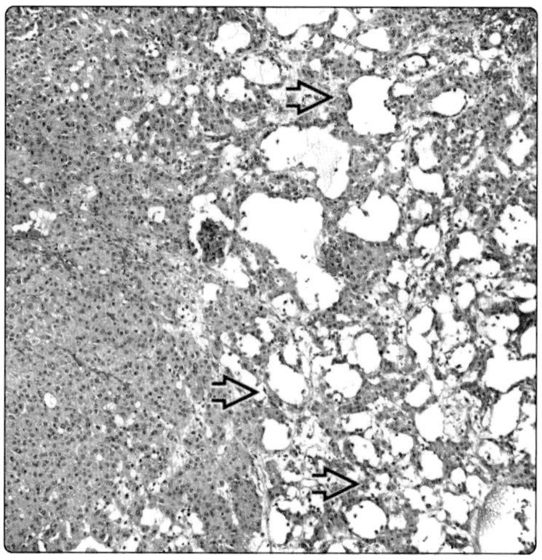

(**左**) 间质黄体瘤是 Leydig 细胞瘤的鉴别诊断之一。但是该肿瘤大多出现雌激素症状，位于卵巢实质，体积较小(一般<3cm)。除此之外，细胞没有 Reinke 结晶，肿瘤通常有间质卵泡膜细胞增生➩。(**右**) 妊娠黄体瘤通常发生于妊娠期和产褥期，多为双侧、多发，经常出现卵泡样间隙➩和产后退变

黄素化的卵泡膜细胞瘤

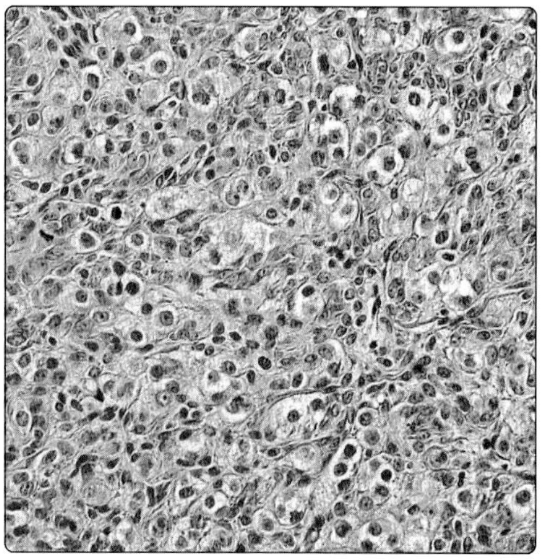

间质卵泡膜细胞增生

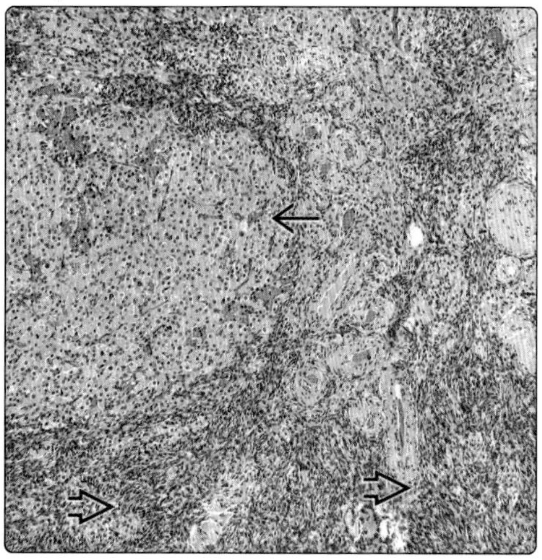

(**左**) 黄素化的卵泡膜细胞瘤特点是细胞含有丰富的嗜酸性或淡染胞质。然而纤维瘤成分或典型的卵泡膜细胞瘤区至少会灶性出现。(**右**) 间质卵泡膜细胞增生特点为间质细胞增殖(间质增生➩)以及黄体细胞结节状聚集，小于 0. 5cm ➩，并且位于卵巢皮质

第 45 节 间质黄体瘤

要 点

术语

- 位于卵巢实质的类固醇细胞肿瘤，通常有间质卵泡膜细胞增生，伴雌激素症状（2014 年之后 WHO 分类中未被单独列出，列入类固醇细胞瘤）

临床问题

- 50~60 岁
- 占全部性索间质/类固醇细胞肿瘤<1%
- 占全部类固醇细胞肿瘤的 20% 左右
- 常表现雌激素症状（60%）

大体所见

- 大于 0.5cm，通常小于 3cm
- 无包膜，位于卵巢实质的界限分明的结节

显微镜下所见

- 片状、巢状或条索状
- 由于退变，细胞聚集区内出现假腺泡
- 均匀一致的圆形大细胞，核仁明显
- 脂褐素颗粒（50% 以上病例出现）
- 核分裂象罕见
- 邻近或对侧间质卵泡膜细胞增生（90%），伴或不伴门细胞增生

辅助实验

- inhibin、calretinin、Melan-A 阳性
- ER、PR 和角蛋白通常阴性

首要的鉴别诊断

- 结节状间质卵泡膜细胞增生
- Leydig 细胞瘤，非门细胞型
- 类固醇细胞肿瘤
- 妊娠黄体瘤
- 黄素化的成年型颗粒细胞瘤或卵泡膜细胞瘤

无包膜的实质肿块

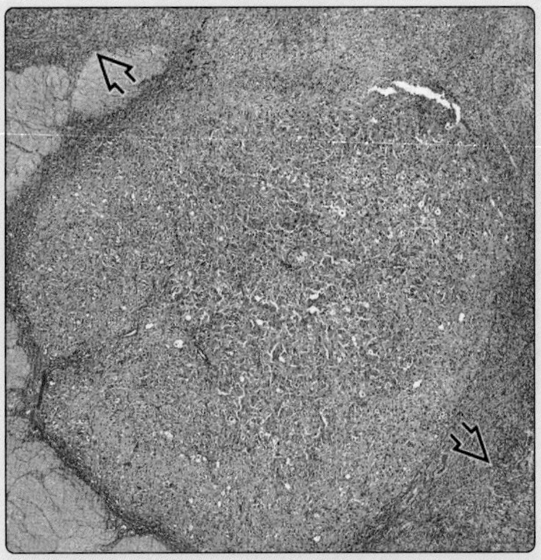

小巢状结构和脂褐素颗粒

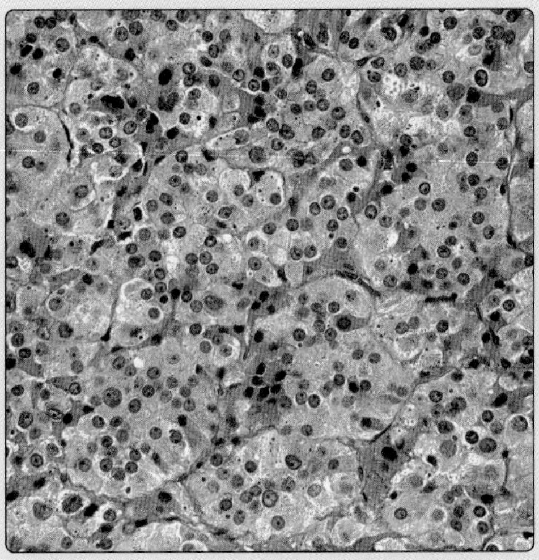

（左）间质黄体瘤位于卵巢实质中，界限清楚，但无包膜，通常伴有间质卵泡膜细胞增生（→所示）。后者可呈结节状，但结节通常小于 5mm。**（右）**间质黄体瘤的细胞可呈巢状排列伴有少量间质，或者呈片状或条索状生长。肿瘤细胞中还可见到脂褐素颗粒

假腺泡

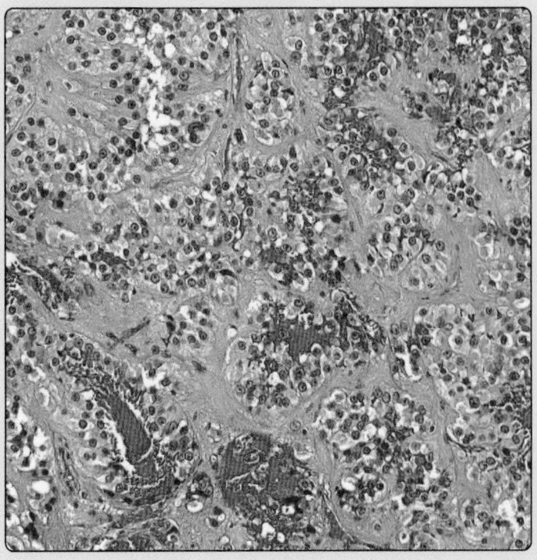

多角形黄素化细胞

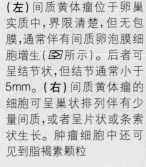

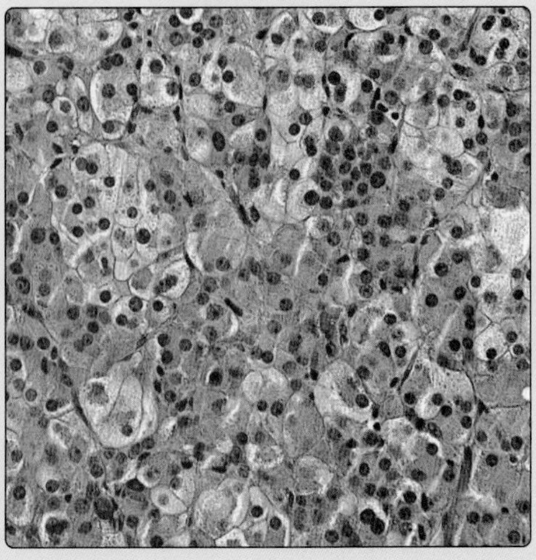

（左）由于退行性变和出血，间质黄体瘤可出现假腺泡和假血管形态。注意丰富的分隔性间质可误诊为 Leydig 细胞瘤。如果诊断非门细胞型 Leydig 细胞瘤，要查见 Reinke 结晶。**（右）**间质黄体瘤特点为一致的多角形细胞群，含多少不等的嗜酸性到淡染、空泡状胞质，细胞核小而圆，核分裂象罕见

术语

定义

- 位于卵巢实质中的类固醇细胞肿瘤，通常伴有间质卵泡膜细胞增生，伴雌激素症状（2014 年 WHO 分类未被单独列出，列入类固醇细胞瘤）

病因/发病机制

肿瘤转化

- 来自黄素化的间质细胞

临床问题

流行病学

- 发病率
  - 占全部性索间质/类固醇细胞肿瘤<1%
  - 占全部类固醇细胞肿瘤的 20% 左右
- 年龄
  - 围绝经期和绝经后（50~60 岁）
  - 少数见于年轻女性

表现

- 激素分泌相关症状
  - 大多数（60%）雌激素症状
    - 阴道出血，子宫内膜异位囊肿变
  - 12% 为雄激素症状
    - 多毛，声音低沉
- 偶然发现

治疗

- 输卵管卵巢切除

预后

- 预后极好

大体所见

一般特征

- 卵巢实质中界限清楚、无包膜的小结节
- 切面为均匀一致的白色/灰白色，黄色/棕色

大小

- 大于 0.5cm，但通常小于 3cm

显微镜下所见

组织学特征

- 界限清楚的结节，由卵巢间质包围
- 弥漫、巢状或条索状结构
- 细胞聚集区内退行性变后出现假腺泡结构
- 间质稀疏，但可广泛存在并玻璃样变性
- 邻近或对侧间质泡膜细胞增生（90%），伴或不伴门细胞增生

细胞学特征

- 均匀一致的圆形到多角形大细胞
- 细胞核小而圆，核仁明显，位于核中央
- 胞质内含淡嗜酸性颗粒，有空泡
- 脂褐素颗粒（50% 以上病例出现）
- 核分裂象罕见

辅助实验

免疫组织化学

- inhibin、calretinin、SF1、CD99、Melan-A 阳性
- ER、PR 和角蛋白通常阴性

鉴别诊断

结节状间质卵泡膜细胞增生

- 多结节，通常小于 0.5cm

Leydig 细胞瘤，非门细胞型

- 通常雄激素症状
- 大小：>3cm
- 无细胞区和血管壁纤维蛋白样坏死
- Reinke 结晶

类固醇细胞肿瘤，非特指

- 通常雄激素症状
- 无假腺泡裂隙
- 胞质常为空泡状

妊娠黄体瘤

- 妊娠期和产褥期发生，产后退缩化
- 多发结节，常为双侧
- 核分裂可活跃

黄素化的成年型粒层细胞瘤或卵泡膜细胞瘤

- 至少局灶存在典型的组织学和细胞学特征

诊断注意事项

病理诊断要点

- 黄素化细胞构成的肿瘤旁查见卵泡膜细胞增生，支持间质黄体瘤的诊断

部分参考文献

1. Bogdanou D et al: A rare case of an androgen-producing stromal luteoma of the ovary in a postmenopausal woman, diagnosed by means of selective venous blood sampling. Gynecol Endocrinol. 32(9):704-708, 2016
2. Yamada S et al: Stromal luteoma and nodular hyperthecosis of the bilateral ovaries associated with atypical endometrial hyperplasia of the uterus. Pathol Int. 59(11):831-3, 2009
3. Dhingra KK et al: Ovarian stromal luteoma in a patient with endometrial carcinoma. J Obstet Gynaecol Res. 34(2):283-5, 2008
4. Kulkarni MP et al: Stromal luteoma: report of a rare case. Indian J Pathol Microbiol. 50(2):351-3, 2007
5. Roth LM: Recent advances in the pathology and classification of ovarian sex cord-stromal tumors. Int J Gynecol Pathol. 25(3):199-215, 2006
6. Hayes MC et al: Stromal luteoma of the ovary: a clinicopathological analysis of 25 cases. Int J Gynecol Pathol. 6(4):313-21, 1987
7. Scully RE: Stromal luteoma of the ovary: a distinctive type of lipoid-cell tumor. Cancer. 17:769-78, 1964

第 46 节 类固醇细胞瘤，非特指

要点

术语

- 由类似于肾上腺皮质激素分泌细胞组成的原发性卵巢肿瘤

临床问题

- 占全部卵巢性索间质肿瘤<1%，占全部卵巢类固醇细胞肿瘤的 60% ~70%
- 发病年龄广（平均 43 岁）；偶见于青春期前
- 血清睾酮和雄烯二酮升高，尿-17 酮类固醇升高
- 雄激素症状（50%）；雌激素症状（10%）
- 预后差相关的特点：>7cm，坏死，出血，核异型，核分裂象>2 个/10HPF

大体所见

- 切面实性，黄色到橘黄色；平均大小：8cm
- 可见囊性变、坏死和出血

显微镜下所见

- 片状、大结节、巢状、条索状、柱状
- 主要为中等到大的多角形细胞，界限清楚，胞质丰富
- 胞质呈嗜酸性颗粒状（脂质含量少）或空泡状（脂质丰富）
- 约 25% 病例出现中度至显著的异型；与核分裂象无关

辅助实验

- inhibin、calretinin、Melan-A、CD99、SF1 阳性
- AE1/AE3、CAM5.2 偶尔阳性
- HMB-45、S100、FOXL2 通常阴性

首要的鉴别诊断

- 间质黄体瘤
- Leydig 细胞瘤
- 妊娠黄体瘤
- 黄素化的卵泡膜细胞瘤/粒层细胞瘤
- 恶性黑色素瘤
- 转移性肾上腺皮质癌

切面界限清楚，黄色到橘黄色

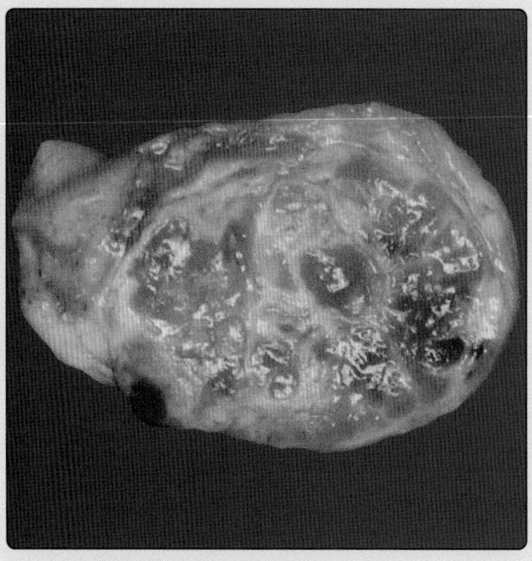

圆形到多角形细胞，胞质淡染，空泡状

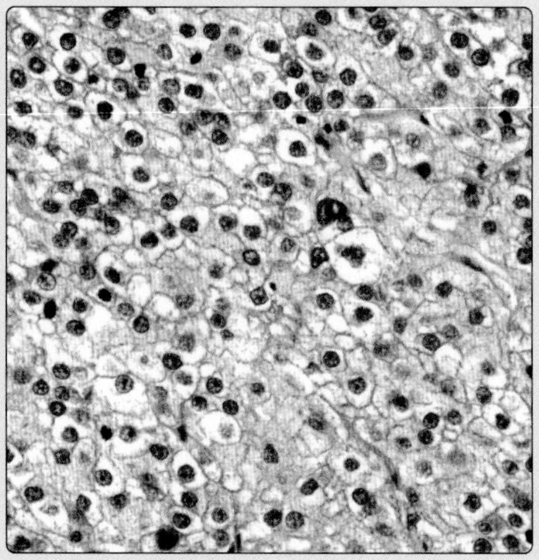

（左）非特指类固醇细胞瘤界限清楚，切面呈黄色到橘黄色，略分叶状。**（右）**非特指类固醇细胞瘤的细胞通常胞质呈颗粒状和空泡状（比 Leydig 细胞瘤更常见），或是嗜酸性（脂质含量少），细胞边界清楚，核圆形，位于中央，核仁明显，核的形态特点较为一致

间质数量不等

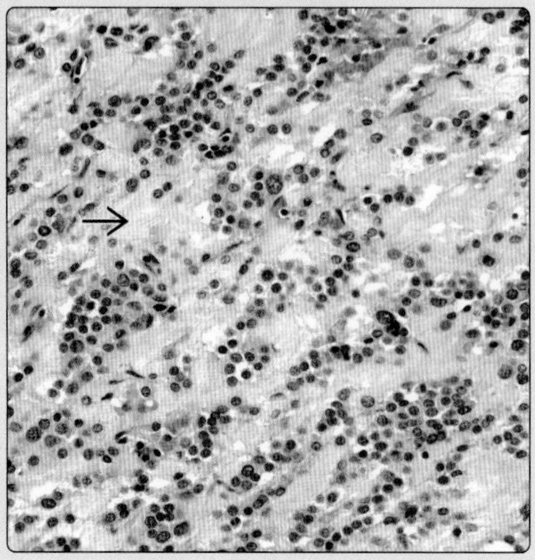

可与肾上腺皮质相似

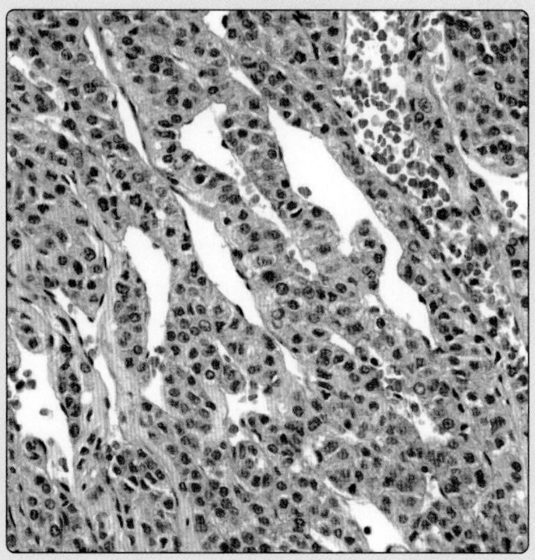

（左）大多非特指类固醇细胞瘤间质非常少或没有间质。有间质时，间质可形成纤维条带或呈水肿或黏液样形态➡，而细胞可形成显著的巢状或条索状结构。**（右）**部分非特指类固醇细胞瘤的细胞可呈柱状生长，与肾上腺皮质相似

术语

同义词

- 脂质细胞肿瘤（曾用名）

定义

- 由类似于肾上腺皮质激素分泌细胞组成的原发性卵巢肿瘤

病因/发病机制

肿瘤转化

- 肿瘤来源不明：黄素化的卵巢间质细胞或肾上腺皮质残留

临床问题

流行病学

- 发病率
  - 不足全部卵巢性索间质肿瘤的 1%
  - 约占卵巢类固醇细胞肿瘤的 70%
- 年龄
  - 范围广（平均 43 岁）；偶见于青春期前

部位

- 单侧（>90%）

表现

- 雄激素过多相关症状和体征（50%）
- 雌激素表现（10%）
- 5%～10% Cushing 综合征（儿童常见）
- 腹部肿胀±疼痛
- 孕激素相关症状（少见）

实验室检查

- 血清睾酮和雄烯二酮升高
- 尿 17-酮类固醇升高

疾病自然史

- 约 20% 在初诊时出现卵巢外受累（尤其是有 Cushing 综合征时）
- 复发晚（可达 20 年后）

治疗

- 输卵管卵巢切除±子宫切除和分期手术

预后

- 出现以下情况则恶性可能性大：大小>7cm（78% 恶性），坏死（86% 恶性），出血（77% 恶性），中度到重度核异型性（64% 恶性），或核分裂象>2 个/10HPF（82% 恶性）
- 年轻患者较老年人预后好

大体所见

一般特征

- 边界清楚，实性
- 切面呈黄色到橘黄色（脂质含量高）到棕黄色/黑色（脂褐素），±分叶状结构
- 可发生囊性变、坏死、出血

大小

- 平均 8cm

显微镜下所见

组织学特征

- 片状、大结节、巢状、条索状、簇状或柱状
- 间质少（最常见）；如果有，可呈水肿性、黏液样或纤维瘤样
- 偶见钙化、坏死、出血
- ±淋巴血管侵犯

细胞学特征

- 主要为中等到大的多角形细胞，细胞界限清楚，胞质丰富
- 嗜酸性颗粒状（脂质含量少）或空泡状（脂质丰富）胞质；数量不等的胞质内脂褐素
- 细胞核居中，边界清楚，核仁明显
- 无异型性及核分裂象<2 个/10HPF（60%）
- 25% 左右出现明显非典型性；与核分裂无关

辅助实验

免疫组织化学

- inhibin、calretinin、Melan-A、CD99、SF1 阳性
- AE1/AE3、CAM5.2 偶见阳性
- HMB-45、S100、FOXL2 通常阴性

鉴别诊断

间质黄体瘤

- 位于卵巢间质
- 伴有间质卵泡膜细胞增生

Leydig 细胞瘤

- 通常位于卵巢门部；Reinke 结晶

妊娠黄体瘤

- 妊娠期，通常多发、双侧

黄素化的卵泡膜细胞瘤或粒层细胞瘤

- 梭形细胞成分为主（卵泡膜细胞瘤）
- 典型的组织学/细胞学形态（粒层细胞瘤）

恶性黑色素瘤

- 临床病史（如有原发灶）；黑色素颗粒

转移性肾上腺皮质癌

- 既往病史或肾上腺肿块

诊断注意事项

病理诊断要点

- 单凭镜下形态基本上不能区分转移性肾上腺皮质癌和高分期的卵巢非特指类固醇细胞瘤；临床和影像学信息是必不可少的

部分参考文献

1. Qian L et al: Ovarian steroid cell tumor, not otherwise specified: a case report and literature review. Mol Clin Oncol. 5(6):839-841, 2016
2. Jones MW et al: Immunohistochemical profile of steroid cell tumor of the ovary: a study of 14 cases and a review of the literature. Int J Gynecol Pathol. 29(4):315-20, 2010
3. Hayes MC et al: Ovarian steroid cell tumors (not otherwise specified). A clinicopathological analysis of 63 cases. Am J Surg Pathol. 11(11):835-45, 1987

第 47 节 环状小管性索瘤

要 点

术语

- 具有颗粒细胞和支持细胞分化特征的一种卵巢性索间质肿瘤

病因/发病机制

- 与 Peutz-Jeghers 综合征(PJS)有关:肠(和其他)错构瘤性息肉;皮肤黏膜色素沉着(口腔黏膜、唇、指/趾);患癌风险增加(女性多于男性),包括胃肠道、胰腺、肺、乳腺和其他器官
- 妇科肿瘤包括恶性腺瘤、支持细胞瘤(嗜酸性)和环状小管性索瘤

临床问题

- 常见于 20+到 30+岁(伴 PJS 者 20+岁,不伴 PJS 者 30+岁)
- PJS 见于 1/3 左右的病例
- 发病年龄广(从<10 岁到>70 岁)
- 1/2 的病例出现雌激素过多症状
- 不伴 PJS 者常表现为侵袭性行为

大体所见

- PJS 相关:双侧,多发(2/3),50% 以上出现钙化,大小从仅镜下可见至 2~3cm
- 非 PJS 相关:单侧,单个,肿块体积较大

显微镜下所见

- 简单和复杂的小管
- 与致密的透明物质构成的轴心紧密相连
- 细胞核于细胞巢外周,呈栅栏状排列,围绕中央基底膜样物质

辅助实验

- inhibin、calretinin 和 WT1 阳性
- 细胞角蛋白混合物阳性;CK5/6 和 EMA 阴性
- 若伴有 PJS,则出现 *STK11* 胚系突变

首要的鉴别诊断

- 性腺母细胞瘤
- 支持细胞瘤和颗粒细胞瘤

(左) Peutz-Jeghers 综合征(PJS)患者的环状小管性索瘤一般为双侧,多发,体积小。有时大体检查辨认不出肿瘤。**(右)** 不伴 PJS 的环状小管性索瘤通常为单侧,体积大,切面常为实性,均匀黄色,但也可以部分囊性或以囊性为主,有时伴有广泛的坏死和出血

Peutz-Jeghers 综合征相关
环状小管性索瘤

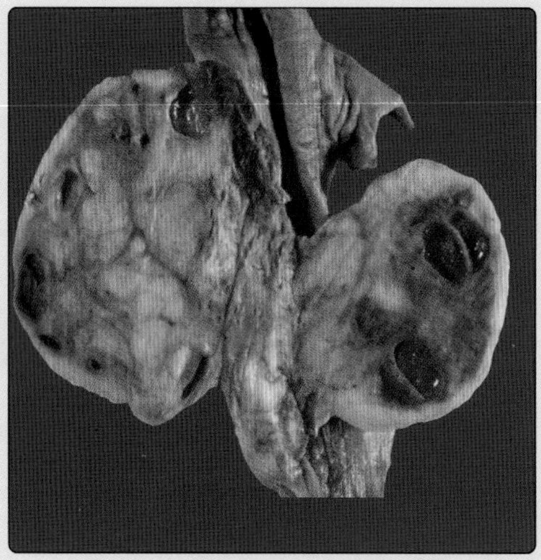

非 Peutz-Jeghers 综合征相关
环状小管性索瘤

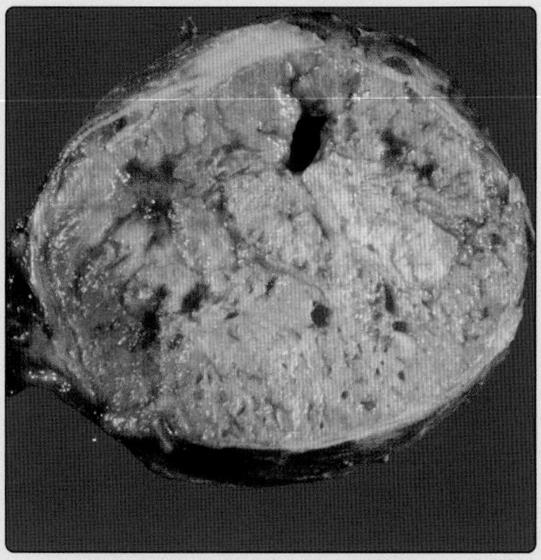

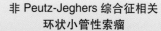

(左) PJS 患者的环状小管性索瘤数量不等,但均结构单一,形成圆形细胞巢或环状简单的小管,无间质反应。**(右)** 不伴 PJS 的环状小管性索瘤通常较大,结构复杂,互相交通的小管常形成大小不一的圆形巢状结构。注意细胞巢内位于基底部的细胞核,及其上方衬覆的显著的无核胞质➢

Peutz-Jeghers 综合征相关
卵巢皮质中多个小巢状结构

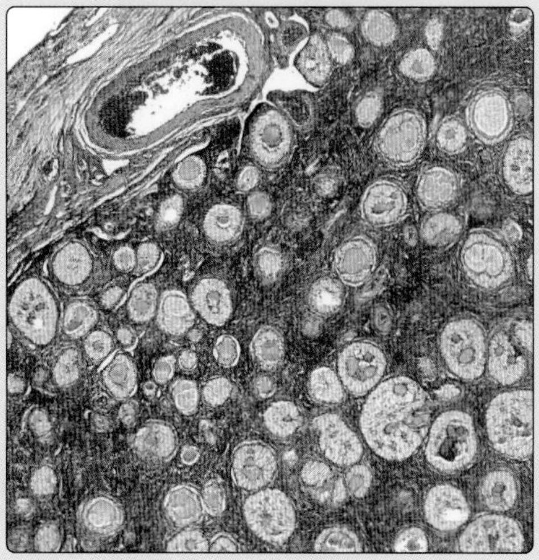

非 Peutz-Jeghers 综合征相关
肿瘤出现大而复杂的小管结构

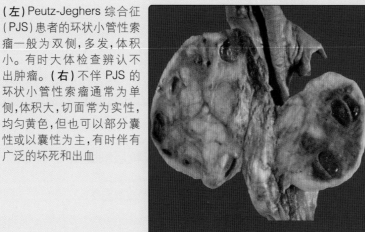

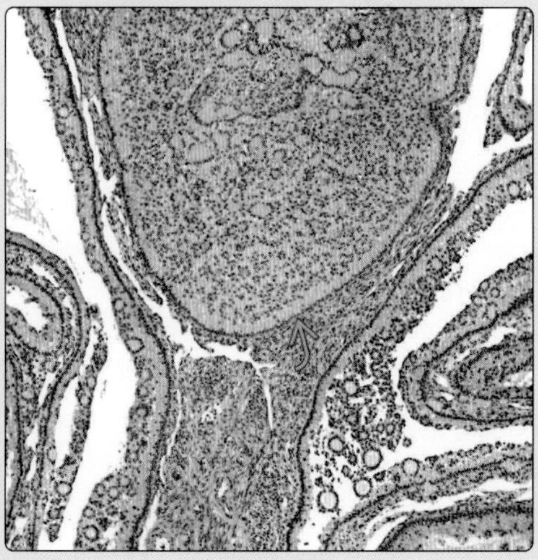

术语

定义

- 具有粒层细胞和支持细胞分化特征的一种卵巢性索间质肿瘤

病因/发病机制

综合征

- 与 Peutz-Jeghers 综合征(PJS)有关:肠(和其他)错构瘤性息肉;皮肤黏膜色素沉着(口腔黏膜、唇、指/趾);患癌风险增加(女性多于男性),包括胃肠道、胰腺、肺、乳腺和其他器官
- 妇科肿瘤包括恶性腺瘤、支持细胞瘤(嗜酸性)和环状小管性索瘤

临床问题

流行病学

- 发病率
  - 少见
- 年龄
  - 发病年龄广(从<10 岁到>70 岁)
    - 常见于 20+~30+岁(伴 PJS 者 20+岁,不伴 PJS 者 30+岁)

表现

- 1/2 的病例出现雌激素过多症状
  - 阴道不规则出血(由于子宫内膜增生)
  - 性早熟
- PJS 见于约 1/3 的病例
- 偶然发现
- 腹部/盆腔肿块(非 PJS 相关)

治疗

- 卵巢切除±淋巴结切除

预后

- PJS 相关者预后很好
- 非 PJS 相关者常出现侵袭性行为
  - 约 15% 为致命性
  - 可能发生远期复发和淋巴结转移

大体所见

一般特征

- PJS 相关
  - 双侧,多发(2/3)
  - 50% 以上出现钙化
- 非 PJS 相关
  - 单侧,单个,实性,黄色
  - 钙化少见
  - 部分以囊性为主
  - 可出现囊性变

大小

- PJS 相关
  - 仅镜下可见至 2~3cm 大小
- 非 PJS 相关
  - 大小不一,通常较大

显微镜下所见

组织学特征

- 简单和复杂小管,通常为圆形(环形)
  - 微小瘤,伴有更简单的组织学结构(伴 PJS)
- 常见致密的透明物质构成的轴心
- 细胞核于细胞巢外周,呈栅栏状排列,围绕中央基底膜样物质
- ±小灶颗粒细胞瘤区
- 可发生间质黄素化

细胞学特征

- 温和的圆形到卵圆形细胞核,染色质淡染,小核仁不清楚
- 伴 PJS 的病例核分裂象少见或无
- 不伴 PJS 的病例出现程度不等的细胞异型性和核分裂

辅助实验

免疫组织化学

- inhibin、calretinin 和 WT1 阳性
- 细胞角蛋白混合物阳性;CK5/6 和 EMA 阴性
- CD56 常为阳性
- FOXL2 阳性

遗传学检测

- 伴 PJS 者有 *STK11* 胚系突变
- 无 *FOXL2* 突变

电子显微镜

- 可见类似于 Call-Exner 小体中的纤维细丝样物质
- 无 Charcot-Bottcher 结晶、板层小体、Reinke 结晶、丰富的光面内质网或复杂的质膜镶嵌(如支持细胞分化所见)

鉴别诊断

性腺母细胞瘤

- 通常见于性腺发育异常的病例
- 还含有混合生殖细胞成分
  - OCT4 阳性
- 常见桑葚状钙化

支持细胞瘤

- 通常缺乏复杂的结构和透明轴心

颗粒细胞瘤

- 特征性组织学形态较显著

岛状类癌

- 细胞巢周边的细胞含有嗜银颗粒
- 染色质椒盐样
- chromogranin、synaptophysin 阳性
- inhibin、WT1 阴性

显微镜下可见的卵巢或卵巢外性索样增生

- 偶然发现,位于卵巢外或卵巢上皮性肿瘤内
- 有粒层细胞或支持细胞肿瘤病史

诊断注意事项

病理诊断要点

- 年轻患者出现双侧、多发、体积小的环状小管性索瘤与 PJS 有关;因此,这些患者应密切监测恶性腺瘤的发生
- 粒层细胞瘤和支持细胞瘤可能有少量成分与环状小管性索瘤相似
  - 这种情况下,依据主要成分做出诊断

部分参考文献

1. Meserve EE et al: Peutz-Jeghers syndrome: pathobiology, pathologic manifestations, and suggestions for recommending genetic testing in pathology reports. Surg Pathol Clin. 9(2):243-68, 2016
2. Ravishankar S et al: Unusual sertoli cell tumor associated with sex cord tumor with annular tubules in Peutz-Jeghers syndrome: report of a case and review of the literature on ovarian tumors in Peutz-Jeghers syndrome. Int J Surg Pathol. 24(3):269-73, 2016
3. Chatziioannidou K et al: Preservation of fertility in non-Peutz-Jegher syndrome-associated ovarian sex cord tumour with annular tubules. BMJ Case Rep. 2015, 2015
4. McCluggage WG et al: Microscopic extraovarian sex cord proliferations: an undescribed phenomenon. Histopathology. 66(4):555-64, 2015
5. Qian Q et al: Management and prognosis of patients with ovarian sex cord tumor with annular tubules: a retrospective study. BMC Cancer. 15:270, 2015
6. Dart K et al: Metastatic ovarian sex-cord stromal tumor with annular tubules in a patient without Peutz-Jeghers syndrome. Ear Nose Throat J. 93(6):E9-E13, 2014
7. Yamazaki K et al: Cytological aspects of an ovarian sex cord tumour with annular tubules. Cytopathology. 25(6):414-6, 2014
8. Kwon SY et al: Minimal deviation adenocarcinoma of the cervix and tumorlets of sex-cord stromal tumor with annular tubules of the ovary in Peutz-Jeghers syndrome. J Gynecol Oncol. 24(1):92-5, 2013
9. Momin YA et al: Non Peutz-Jegher syndrome associated malignant sex cord stromal tumor with annular tubules. Int J Appl Basic Med Res. 3(2):126-8, 2013
10. Ishikawa H et al: Giant multilocular sex cord tumor with annular tubules associated with precocious puberty. Am J Obstet Gynecol. 206(1):e14-6, 2012
11. Young KM et al: Bilateral dysgerminoma associated with gonadoblastoma and sex-cord stromal tumour with annular tubules in a 28-year-old fertile woman with normal karyotype. Pathology. 44(3):257-60, 2012
12. Al-Agha OM et al: FOXL2 is a sensitive and specific marker for sex cord-stromal tumors of the ovary. Am J Surg Pathol. 35(4):484-94, 2011
13. Barker D et al: An unusual case of sex cord tumor with annular tubules with malignant transformation in a patient with Peutz-Jeghers syndrome. Int J Gynecol Pathol. 29(1):27-32, 2010
14. McCluggage WG et al: CD56 is a sensitive and diagnostically useful immunohistochemical marker of ovarian sex cord-stromal tumors. Int J Gynecol Pathol. 26(3):322-7, 2007
15. Young RH: Sex cord-stromal tumors of the ovary and testis: their similarities and differences with consideration of selected problems. Mod Pathol. 18(Suppl 2):S81-98, 2005
16. Kato N et al: The STK11/LKB1 Peutz-Jegher gene is not involved in the pathogenesis of sporadic sex cord-stromal tumors, although loss of heterozygosity at 19p13.3 indicates other gene alteration in these tumors. Hum Pathol. 35(9):1101-4, 2004
17. Vang R et al: Comparative immunohistochemical analysis of granulosa and sertoli components in ovarian sex cord-stromal tumors with mixed differentiation: potential implications for derivation of sertoli differentiation in ovarian tumors. Int J Gynecol Pathol. 23(2):151-61, 2004
18. Deavers MT et al: Ovarian sex cord-stromal tumors: an immunohistochemical study including a comparison of calretinin and inhibin. Mod Pathol. 16(6):584-90, 2003
19. Lele SM et al: Malignant ovarian sex cord tumor with annular tubules in a patient with Peutz-Jeghers syndrome: a case report. Mod Pathol. 13(4):466-70, 2000
20. Scully RE: The prolonged gestation, birth, and early life of the sex cord tumor with annular tubules and how it joined a syndrome. Int J Surg Pathol. 8(3):233-238, 2000
21. Guerrieri C et al: Ovarian endometrioid carcinomas simulating sex cord-stromal tumors: a study using inhibin and cytokeratin 7. Int J Gynecol Pathol. 17(3):266-71, 1998
22. Hertl MC et al: Feminizing Sertoli cell tumors associated with Peutz-Jeghers syndrome: an increasingly recognized cause of prepubertal gynecomastia. Plast Reconstr Surg. 102(4):1151-7, 1998
23. Kommoss F et al: Inhibin expression in ovarian tumors and tumor-like lesions: an immunohistochemical study. Mod Pathol. 11(7):656-64, 1998
24. Srivatsa PJ et al: Disseminated cervical adenoma malignum and bilateral ovarian sex cord tumors with annular tubules associated with Peutz-Jeghers syndrome. Gynecol Oncol. 53(2):256-64, 1994
25. Shen K et al: Ovarian sex cord tumor with annular tubules: a report of six cases. Gynecol Oncol. 48(2):180-4, 1993
26. Herruzo AJ et al: Ovarian sex cord tumor with annular tubules and Peutz-Jeghers syndrome. Eur J Gynaecol Oncol. 11(2):141-4, 1990
27. Young RH et al: A distinctive ovarian sex cord-stromal tumor causing sexual precocity in the Peutz-Jeghers syndrome. Am J Surg Pathol. 7(3):233-43, 1983
28. Young RH et al: Ovarian sex cord tumor with annular tubules: review of 74 cases including 27 with Peutz-Jeghers syndrome and four with adenoma malignum of the cervix. Cancer. 50(7):1384-402, 1982
29. Crissman JD et al: Ovarian sex cord tumors with annular tubules. an ultrastructural study of three cases. Am J Clin Pathol. 75(1):11-7, 1981
30. Hart WR et al: Ovarian neoplasms resembling sex cord tumors with annular tubules. Cancer. 45(9):2352-63, 1980
31. Hertel BF et al: Ovarian sex cord tumors with annular tubules: an ultrastructural study. Am J Surg Pathol. 1(2):145-53, 1977
32. Scully RE: Sex cord tumor with annular tubules a distinctive ovarian tumor of the Peutz-Jeghers syndrome. Cancer. 25(5):1107-21, 1970

非 Peutz-Jeghers 综合征患者大部分为囊性的环状小管性索瘤

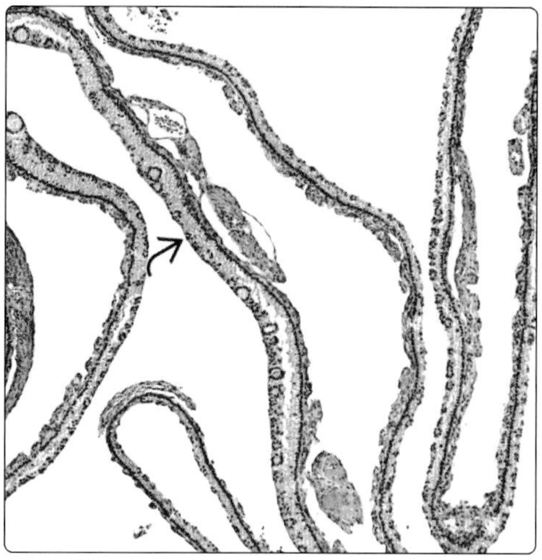

简单小管

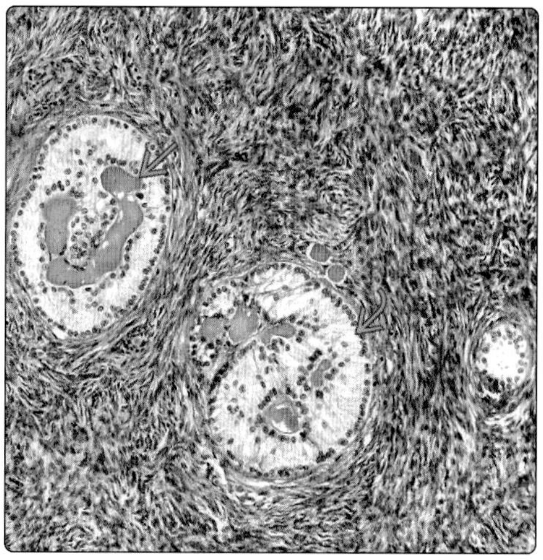

(左)部分非 PJS 相关的环状小管性索瘤可能以囊性为主,且环状小管结构在低倍镜下不容易发现。但即使在低倍镜下,细胞核反向分布⮫仍然很明显。(右)伴 PJS 的环状小管性索瘤中的小管小,且中央通常有基底膜样物质⇨。注意无核区含有丰富淡染的胞质⇨

细胞核温和,其分布极向反转

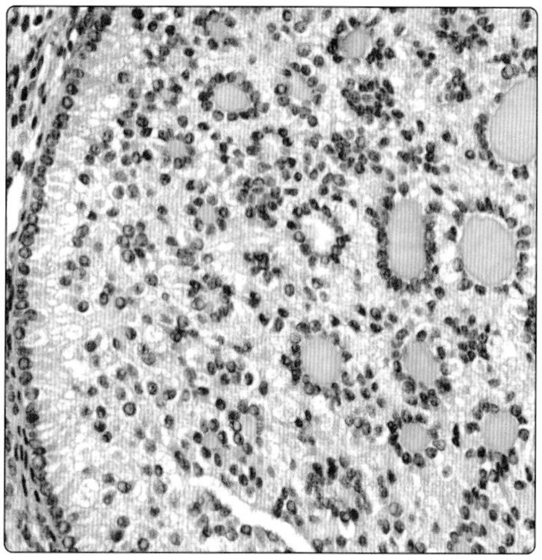

转移的环状小管性索瘤

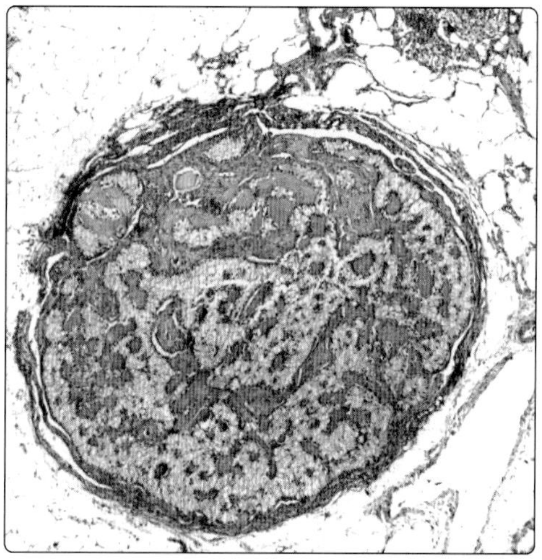

(左)无论哪种类型环状小管性索瘤,肿瘤细胞都具有相似的特征,即细胞核极向反转并围绕基底膜样物质呈栅栏状排列。细胞核为一致的圆形,有模糊的核仁,核分裂象多少不等(不伴 PJS 者增多)。(右)仅非 PJS 相关的环状小管性索瘤可能为临床恶性,可转移至不同部位

成年型粒层细胞瘤部分区域与环状小管性索瘤相似

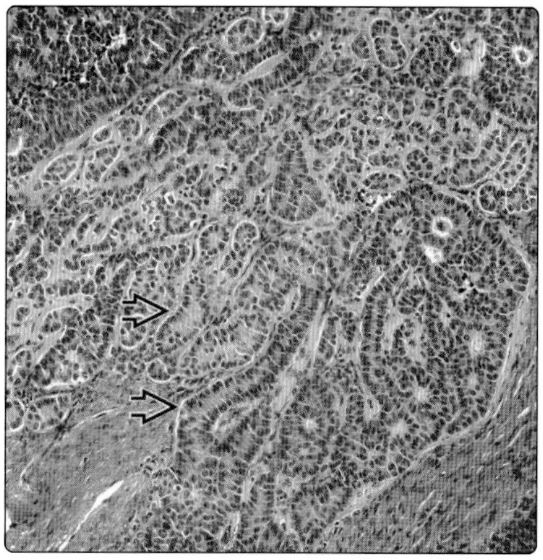

基底膜样物质

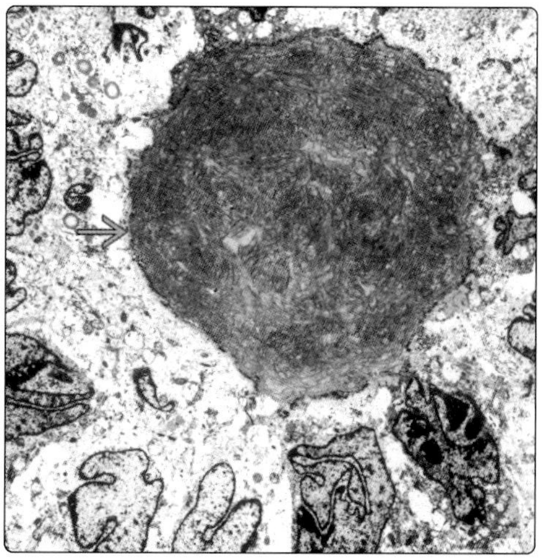

(左)部分粒层细胞瘤或支持细胞瘤可有少量区域,与环状小管性索瘤相似,包括细胞核分布极向反转⇨,仍应该依据主要成分诊断。(右)电子显微镜下,类似于基底层的纤维细丝和颗粒状物质⇨被具有环状结构的小管包围

第 48 节　性索间质肿瘤，非特指

要　点

术语

- 缺乏明显的典型颗粒或支持细胞分化的形态，并伴有不同形态间质成分的性索间质肿瘤

临床问题

- 少见
- 不足性索间质肿瘤的 5%
- 发病年龄广（平均约 50 岁）

大体所见

- 通常为单侧，囊实性或实性肿块
- 切面呈黄色到棕褐色，常质硬
- 大小 3～30cm（平均约 16cm）

显微镜下所见

- 细胞密集，呈模糊的束状或弥漫分布
- 偶见小管或性索样结构
- 偶尔出现明显水肿和/或黄素化细胞融合结节（尤其妊娠时）
- 纤维瘤样到富细胞性卵泡膜细胞瘤样间质，有时伴有黄素细胞
- 常胞质稀少，细胞核圆形、卵圆形到梭形，且伴有不同程度的细胞非典型性

辅助实验

- inhibin、calretinin、CD56、CD99、FOXL2、SF1、ER、PR 可阳性（但常少于 50% 的细胞）
- CAM5.2、AE1/AE3 可局灶阳性，但 EMA 阴性

首要的鉴别诊断

- 成年型粒层细胞瘤
- Sertoli-Leydig 细胞瘤
- 恶性中胚叶混合瘤
- 卵黄囊瘤

黄色实性肿块

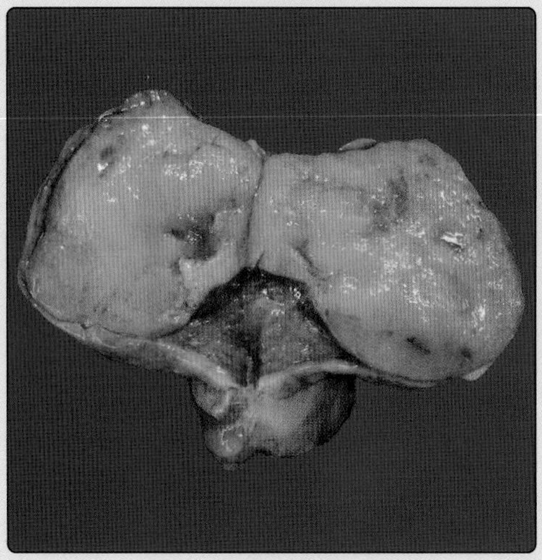

模糊的束状和无结构生长模式

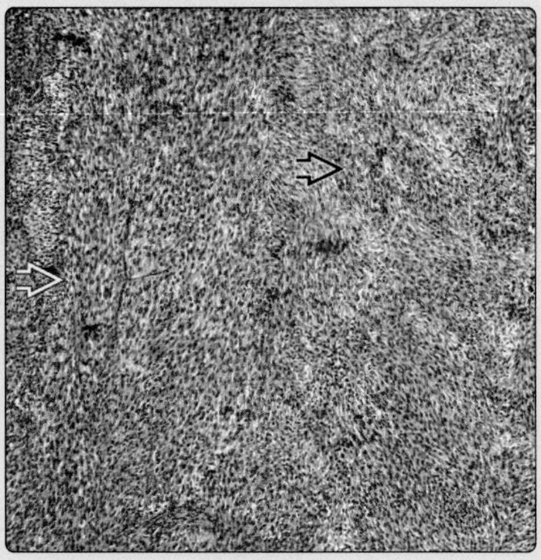

(左) 非特指性索间质肿瘤常为单侧实性肿块，可为囊实性，以囊性为主者更少见。与其他类型的性索间质肿瘤相似，切面为一致的棕褐色到黄色。**(右)** 非特指性索间质肿瘤中可见由致密梭形细胞形成模糊的束状→或无结构→生长模式

性索样分化

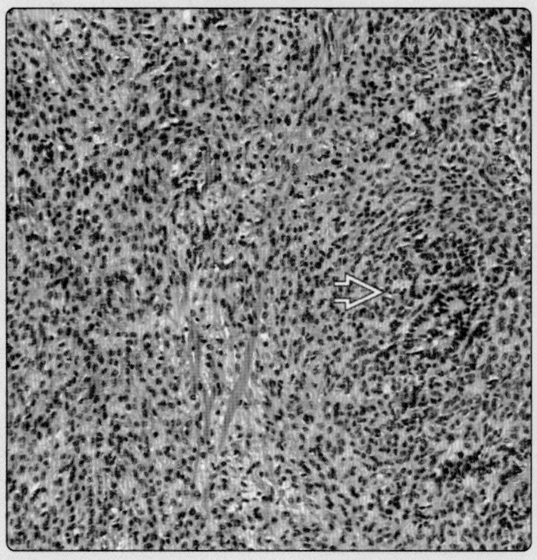

黄素化细胞

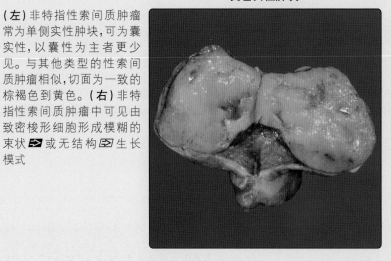

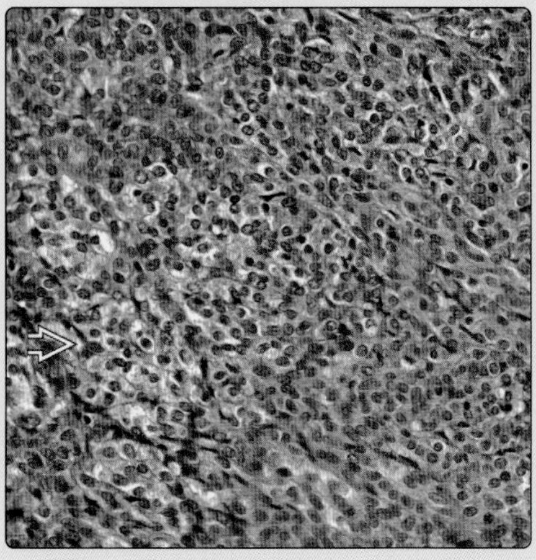

(左) 非特指性索间质瘤可有灶性性索样分化，背景为胞质数量不等的圆形或卵圆形细胞弥漫生长→。**(右)** 非特指性索间质肿瘤局灶含有黄素化细胞→，但在部分肿瘤中，由于黄体细胞形成融合的结节，因而比较明显，尤其是妊娠期。妊娠期患者的肿瘤可见明显的间质水肿

术语

同义词

- 未分类的性索间质肿瘤
- 无小叶结构的弥漫性男性母细胞瘤（在类似粒层细胞瘤背景中查见支持细胞样小管）

定义

- 缺乏明显的典型粒层或支持细胞的分化特点，并伴有不同形态间质成分的性索间质肿瘤

临床问题

流行病学

- 发病率
  - 少见
    - 少于性索间质肿瘤的 5%
- 年龄
  - 发病年龄广（平均约 50 岁）

表现

- 腹部或盆腔疼痛
- 腹腔或盆腔肿块
- 无症状
- 子宫异常出血
- 由于肾素/醛固酮分泌引起的高血压（少见）

治疗

- 输卵管卵巢切除±子宫切除和/或分期手术

预后

- Ⅰ期预后较好
- 过程不一，包括临床恶性（少数）病例的远期复发

大体所见

一般特征

- 通常单侧
- 表面光滑，但少数可破裂
- 囊实性，以实性为主>以囊性为主
- 切面黄色到棕褐色，多质硬
- ±出血和坏死

大小

- 范围：3~30cm（平均约 16cm）

显微镜下所见

组织学特征

- 成片密集的梭形细胞呈模糊的束状或弥漫生长
- 偶见小管或性索样结构
- 粒层细胞样区域，有时被支持样小管分隔
- 偶尔水肿明显（尤其是妊娠期）
- 纤维瘤样到富于细胞性卵泡膜细胞瘤样间质，有时伴有黄素细胞
- 黄素细胞形成明显的融合结节（通常仅在妊娠期出现）

细胞学特征

- 常胞质稀少，细胞核圆形、卵圆形到梭形，且伴有不同程度的细胞异型性
  - 颗粒细胞样：核沟

辅助实验

免疫组织化学

- inhibin、calretinin、CD56、CD99、FOXL2、SF1、ER、PR 可阳性（但通常少于 50% 的细胞）
- CAM5.2、AE1/AE3 可局灶阳性，但 EMA 阴性

遗传学检测

- 无 *FOXL2* 或 *DICER1* 突变（经验有限）

鉴别诊断

成年型颗粒细胞瘤

- 明显经典结构，包括巢状、条索状和滤泡结构
- 细胞核淡染，常有核沟

Sertoli-Leydig 细胞瘤

- Sertoli 细胞和 Leydig 细胞混合，呈分叶状
- 明显的细条索状
- 常见小管分化（包括网状小管）
- 异源性成分（约 20%）

恶性中胚叶混合瘤

- 有时双侧
- 偶尔有子宫内膜异位症
- 米勒管型上皮成分
- 恶性异源间叶成分

卵黄囊瘤

- AFP 通常升高
- 原始内胚层腺体
- Schiller-Duval 小体
- glypican-3、SALL4、AFP 阳性

诊断注意事项

病理诊断要点

- 当一个形态特殊的肿瘤不明确属于任何一种性索间质肿瘤类型时，则要考虑为非特指性索间质肿瘤，尤其是妊娠的病例

部分参考文献

1. Stewart CJ et al: An immunohistochemical and molecular analysis of problematic and unclassified ovarian sex cord-stromal tumors. Hum Pathol. 44(12):2774-81, 2013
2. Al-Agha OM et al: FOXL2 is a sensitive and specific marker for sex cord-stromal tumors of the ovary. Am J Surg Pathol. 35(4):484-94, 2011
3. Simpson JL et al: Unclassified sex cord-stromal tumors of the ovary: a report of eight cases. Arch Pathol Lab Med. 122(1):52-5, 1998
4. Seidman JD: Unclassified ovarian gonadal stromal tumors. A clinicopathologic study of 32 cases. Am J Surg Pathol. 20(6):699-706, 1996
5. Young RH et al: Granulosa cell, Sertoli-Leydig cell, and unclassified sex cord-stromal tumors associated with pregnancy: a clinicopathological analysis of thirty-six cases. Gynecol Oncol. 18(2):181-205, 1984

第49节 平滑肌肿瘤

要点

术语

- 显示平滑肌分化的良性或恶性的间叶性肿瘤

临床问题

- 占所有卵巢肿瘤的1%以下
- 平滑肌瘤>平滑肌肉瘤
- 平滑肌瘤：年龄范围广，常见于生育期妇女（平均年龄38岁）
- 平滑肌肉瘤：年龄范围广，（平均年龄58岁）
- 孕期（平滑肌瘤）或恶性者生长迅速
- 胸腹水或多发性肌炎罕见（平滑肌瘤）
- 产生肾素（平滑肌肉瘤）

大体所见

- 平滑肌瘤及变异型：黄色、灰白色或伴出血（平均直径约5cm）
- 平滑肌肉瘤：实性或肉质样，常伴坏死或出血（平均直径13cm）

显微镜下所见

- 平滑肌瘤：编织束状结构
  - 可见变异型
  - 无细胞异型性，除了奇异核细胞
  - 不同的核分裂数量
- 平滑肌肉瘤：束状排列
  - 中度至重度细胞非典型性（如果伴有黏液变时可能不明显）
  - 核分裂象多（如果黏液性的则不是必需的）
  - ±肿瘤细胞坏死

首要的鉴别诊断

- 转移性平滑肌肉瘤
- 富于细胞的纤维瘤
- 子宫内膜样间质肉瘤伴有平滑肌分化
- 胃肠道间质瘤
- 血管周上皮样细胞肿瘤（PEComa）

（左）卵巢的平滑肌瘤由纺锤形的细胞构成，伴有拉长的细胞核及嗜酸性胞质，形成长的扫帚样的束状排列模式。平滑肌肉瘤中也可见相同的生长方式，但是后者会伴有细胞的异型性和明显的核分裂象。**（右）**卵巢核分裂活跃的平滑肌瘤可能出现较多的核分裂象 ⇨，但缺乏细胞的异型性和肿瘤细胞坏死

束状结构

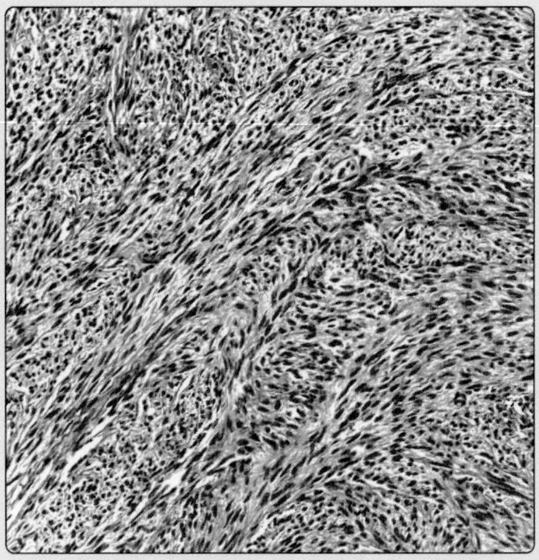

轻度的细胞非典型性（平滑肌瘤）

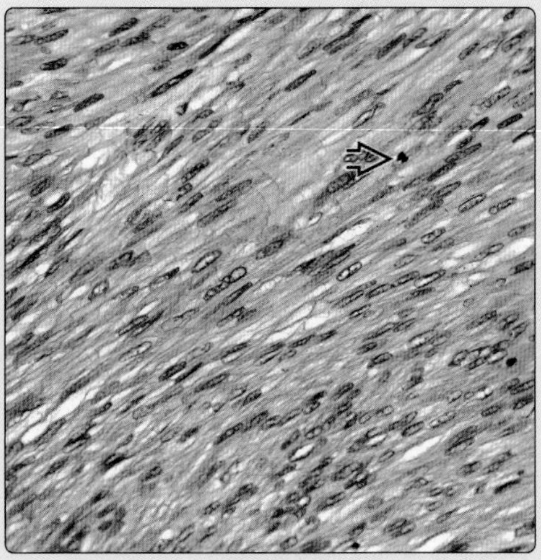

（左）当卵巢的平滑肌肿瘤中出现黏液变及非典型细胞时，即使缺乏核分裂或肿瘤细胞坏死，也应该考虑平滑肌肉瘤的诊断。需要充分取材来明确诊断。**（右）**肿瘤细胞坏死 ⇨ 的特点是活性细胞突然过渡为坏死，这是卵巢梭形细胞平滑肌肉瘤的诊断性形态特征之一，同时还伴有中度至重度的细胞非典型性和活跃的分裂象

黏液样背景

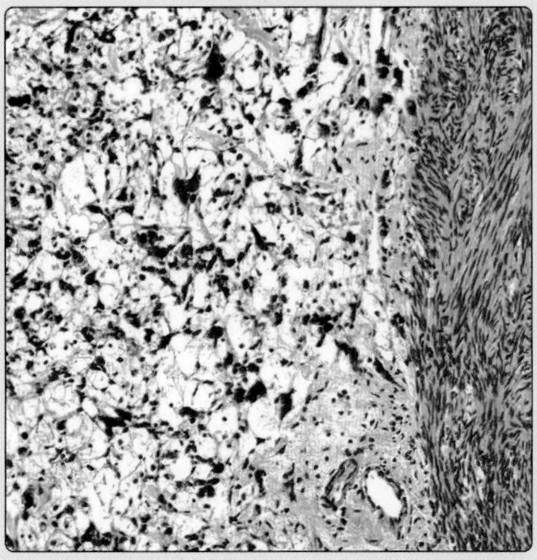

肿瘤细胞坏死

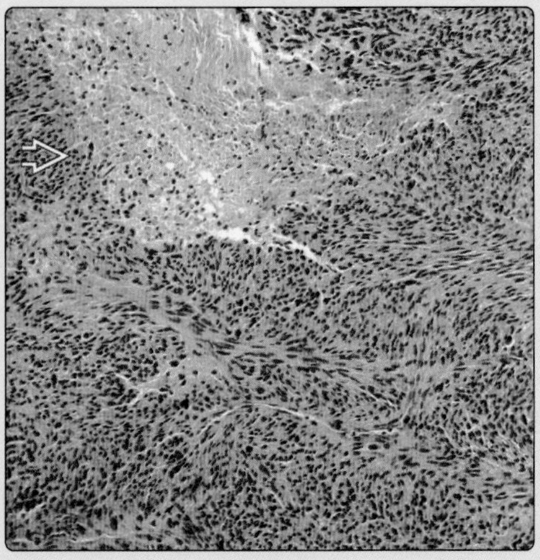

术语

定义

- 显示平滑肌分化的良性或恶性的间叶性肿瘤

病因/发病机制

肿瘤转化

- 起源于卵巢间质的化生或血管壁平滑肌

临床问题

流行病学

- 发病率
  - 占所有卵巢肿瘤的 1% 以下
  - 平滑肌瘤>平滑肌肉瘤
- 年龄
  - 平滑肌瘤及变异型
    - 年龄范围广，常见于生育期妇女（平均年龄：38 岁）
  - 平滑肌肉瘤
    - 年龄范围广（平均年龄：58 岁）

表现

- 盆腔肿物
  - 妊娠期或恶性者生长迅速
- 胸腹水或多发性肌炎罕见（平滑肌瘤）
- 产生肾素（平滑肌肉瘤）

治疗

- 平滑肌瘤：单侧输卵管卵巢切除术
- 平滑肌肉瘤：双侧输卵管卵巢切除术及子宫切除术±辅助放化疗

预后

- 平滑肌瘤：预后好
- 平滑肌肉瘤：预后差（与分期相关）
  - 就诊时常伴卵巢外播散
  - 复发：盆腹腔>肺>骨

大体所见

一般特征

- 平滑肌瘤和变异型
  - 褐色至灰白色，实性质韧，切面常膨隆状
  - 黄色、灰白色或伴有出血
- 平滑肌肉瘤
  - 实性或肉质样，伴有继发性囊性变
  - 灰白至黄色
  - 常见出血坏死

大小

- 平滑肌瘤：平均 5cm，除非富于细胞型的（10cm）
- 平滑肌肉瘤：4~30cm（平均 13cm）

显微镜下所见

组织学特征

- 平滑肌瘤
  - 编织束状结构
  - 细胞密度增加（富于细胞型的）±间质玻璃样变性，透明变斑块，梗死，奇异型核，脂肪（脂肪平滑肌瘤）
  - 罕见丰富的黏液性间质
  - 可以出现在黏液性肿瘤的壁内
  - ±间质黄素化
- 平滑肌肉瘤
  - 束状排列，罕见车辐状结构
  - 可以伴有明显的黏液性基质
  - ±平滑肌瘤样区域
  - 常见肿瘤性坏死

细胞学特征

- 平滑肌瘤
  - 温和的梭形细胞伴有雪茄样的核
  - 无细胞异型性，但少数情况下分裂象增多
- 平滑肌肉瘤
  - 梭形>上皮样的细胞
  - 中度至重度细胞非典型性（如果黏液样的肿瘤可能异型性会降低）
  - 明显的核分裂象±不典型核分裂

辅助实验

免疫组织化学

- SMA、desmin、caldesmon 阳性
- ER、PR 阳性；keratin、EMA 罕见阳性

鉴别诊断

转移性平滑肌肉瘤

- 原发病史

富于细胞的纤维瘤

- 丰富的胶原，核两端尖
- desmin 和 caldesmon 阴性，FOXL2 阳性

子宫内膜样间质肉瘤伴平滑肌分化

- 典型的子宫内膜样间质肿瘤的区域

胃肠道间质瘤

- 卵巢外>卵巢原发
- 轻度嗜酸性胞质，C-kit、DOG1、CD34 阳性

血管周上皮样细胞肿瘤（PEComa）

- HMB-45、Melan-A 和 MiTF 阳性

诊断注意事项

病理诊断要点

- 诊断恶性的标准不明确，如果没有肿瘤性坏死和≥5 个/10HFP 核分裂象及细胞非典型性，诊断恶性要谨慎
- 和发生在子宫体的肿瘤一样，出现黏液变时要警惕恶性的可能，即使核分裂象很少

部分参考文献

1. Irving JA et al: Ovarian spindle cell lesions: a review with emphasis on recent developments and differential diagnosis. Adv Anat Pathol. 14:305-19, 2007
2. Lerwill MF et al: Smooth muscle tumors of the ovary: a clinicopathologic study of 54 cases emphasizing prognostic criteria, histologic variants, and differential diagnosis. Am J Surg Pathol. 28(11):1436-51, 2004
3. Prayson RA et al: Primary smooth-muscle tumors of the ovary. A clinicopathologic study of four leiomyomas and two mitotically active leiomyomas. Arch Pathol Lab Med. 116(10):1068-71, 1992
4. Nogales FF et al: Myxoid leiomyosarcoma of the ovary: analysis of three cases. Hum Pathol. 22(12):1268-73, 1991

第 50 节 低级别子宫内膜样间质肉瘤

要 点

术语

- 通常来源于子宫内膜异位症，形态表现为增殖期子宫内膜间质的低级别子宫内膜间质肿瘤

临床问题

- 罕见，但是更常发生在子宫外
- 发病年龄广（20~76 岁），典型发病在围绝经期和绝经后
- 尽管诊断时常有卵巢外播散，预后相对较好
- 需要长期随访，可能会在初次诊断>10 年后复发

大体所见

- 单侧>>双侧±被覆表面
- 典型实性或囊实性
- 1~20cm（平均 9cm）

显微镜下改变

- 紧密排列的小的一致的细胞，胞质少，卵圆核，小核仁
- 细动脉样血管，组织细胞和透明带
- 可有水肿或纤维瘤样背景，性索样，平滑肌分化

辅助实验

- CD10、ER、PR 阳性
- keratin、actin 和 WT1 常阳性

首要的鉴别诊断

- 转移性内膜间质肉瘤
- 纤维瘤
- 成年型粒层细胞瘤
- 平滑肌肿瘤
- 胃肠间质肿瘤
- 腺肉瘤（vs. 子宫内膜样间质肉瘤伴腺上皮分化）

似增生期子宫内膜

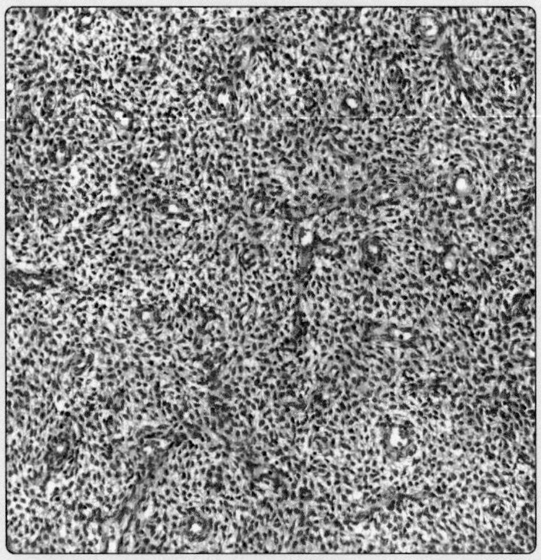

舌状生长

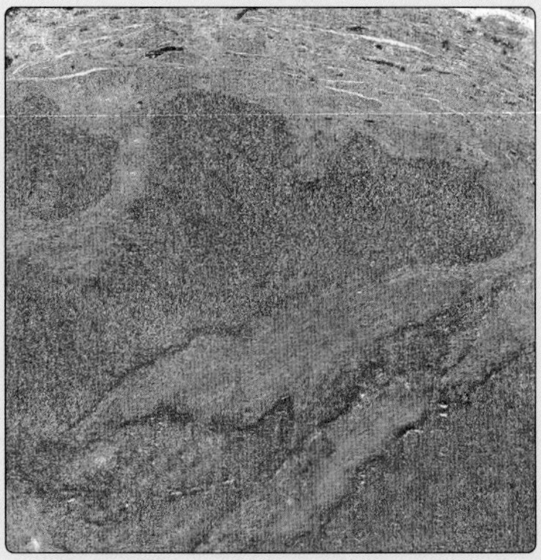

（左）低级别子宫内膜样间质肉瘤可显示水肿和大量细动脉成分，使人想起增殖期子宫内膜间质。然而，在某些肿瘤，细动脉不明显，某些肿瘤有弓形动脉样外观。**（右）**低级别子宫内膜样间质肉瘤呈舌状浸润性生长，通常仅在门部和卵巢周围软组织中可见到，与之相比，子宫的肿瘤典型地明显地表现为这种浸润模式

纤维瘤样外观

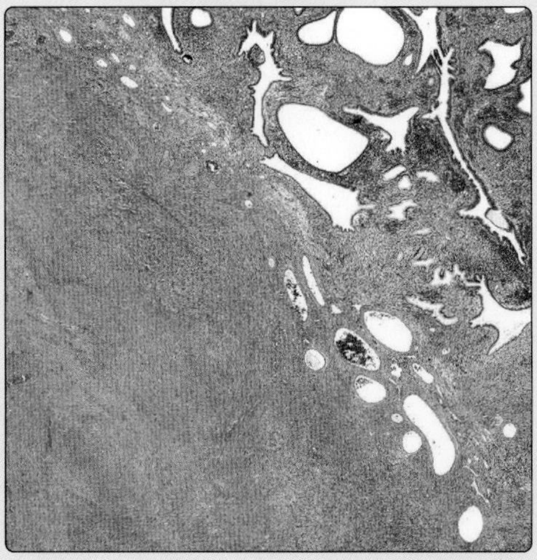

伴发子宫内膜异位症

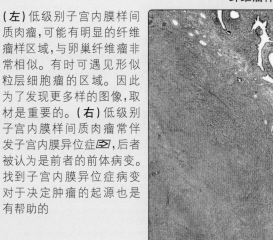

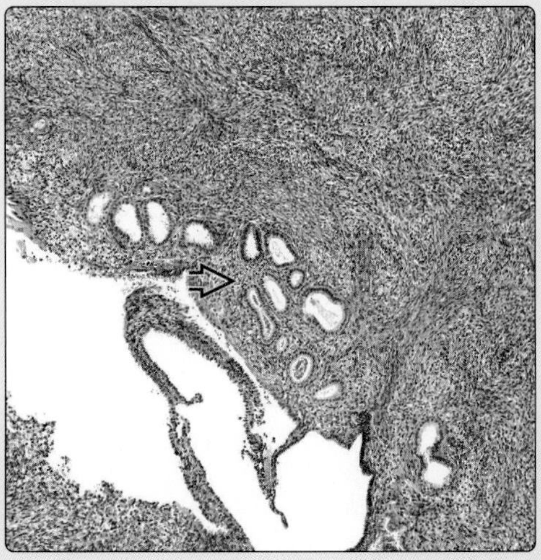

（左）低级别子宫内膜样间质肉瘤，可能有明显的纤维瘤样区域，与卵巢纤维瘤非常相似。有时可遇见形似粒层细胞瘤的区域。因此为了发现更多样的图像，取材是重要的。**（右）**低级别子宫内膜样间质肉瘤常伴发子宫内膜异位症➲，后者被认为是前者的前体病变。找到子宫内膜异位症病变对于决定肿瘤的起源也是有帮助的

术语

定义

- 通常来源于子宫内膜异位症，形态表现为增殖期子宫内膜间质的低级别子宫内膜间质肿瘤

病因/发病机制

肿瘤转化

- 子宫内膜异位症

临床问题

流行病学

- 发病率
  - 罕见，但是更常发生在子宫外
- 年龄
  - 20~76 岁，典型发病在围绝经期和绝经后

表现

- 腹胀或腹痛
- 肠梗阻引起的症状和体征（卵巢外播散）
- 偶然发现

治疗

- 单侧或双侧输卵管卵巢切除±子宫切除、放疗和化疗

预后

- 尽管诊断时常有卵巢外播散，预后相对较好
  - 大多数患者健康或带病生存
- 需要长期随访，可能会在初次诊断>10 年后复发

大体所见

一般特征

- 单侧>>双侧，有时被覆表面
- 典型实性或囊实性>>主要囊性
- 实性区域褐色到黄色
- 囊内出血成分
- 坏死和/或出血不常见

大小

- 1~20cm（平均 9cm）

显微镜下改变

组织学特征

- 紧密排列的细胞，弥漫生长
- 水肿可致细胞密度改变
- 常有明显的纤维瘤样背景（突然转变为典型区域）
- 交织在一起的组织细胞（单个或成簇）与透明斑块
- 似增殖期细动脉的血管，罕见透明变性
- ±性索样分化及平滑肌分化
- 透明变性，出血和罕见淋巴细胞
- 伴有子宫内膜异位症并不少见

细胞学特征

- 小的一致的细胞，胞质少，圆形到卵圆形核，核仁不明显
  - 如果有蜕膜样变、性索样分化或平滑肌分化，则有丰富的嗜酸性胞质
- 核分裂不等，通常<5 个/10HPF

辅助实验

免疫组织化学

- CD10、ER、PR 阳性
- keratin（不恒定）、actin 和 WT1 常阳性
- 在平滑肌区域 desmin 大多数阳性
- 若性索分化，inhibin、calretinin、Melan-A 阳性
- C-kit 可能阳性（但是没有突变）
- caldesmon 和 DOG. 1 通常阴性

鉴别诊断

转移性子宫内膜间质肉瘤

- 病史或伴随的发现

纤维瘤

- 没有卵巢外播散或细动脉样血管
- 编席状或漩涡状生长，FOXL2 阳性

粒层细胞瘤

- 可出现内分泌表现
- 没有子宫内膜样间质分化特征的区域
- FOXL2 阳性伴相关的突变

平滑肌肿瘤

- 交叉的梭形细胞束
- 核伸长，两端钝
- desmin 和 caldesmon 阳性

胃肠间质肿瘤

- 具有相对丰富嗜酸性胞质的细胞
- DOG1 阳性

腺肉瘤（vs. 子宫内膜样间质肉瘤伴腺上皮分化）

- 分叶状结构和腺体周围的“袖套”样改变
- 肿瘤性腺体排列着米勒管上皮

诊断注意事项

病理诊断要点

- 在诊断卵巢子宫内膜样间质肉瘤之前，排除子宫原发的可能性（更为常见）
- 特征性舌状侵袭模式最常见于门部

部分参考文献

1. Oliva E et al: Primary endometrioid stromal sarcoma of the ovary: a clinicopathologic study of 27 cases with morphologic and behavioral features similar to those of uterine low-grade endometrial stromal sarcoma. Am J Surg Pathol. 38(3):305-15, 2014
2. Young RH et al: Sarcomas metastatic to the ovary: a report of 21 cases. Int J Gynecol Pathol. 9(3):231-52, 1990

第 51 节 无性细胞瘤

要 点

术语

- 无分化模式的恶性原始生殖细胞肿瘤

临床问题

- 最常见的恶性生殖细胞肿瘤(约 50%)
- 少数与性腺发育不全相关联
- 确诊时约 70% 处于Ⅰ期,复发率低(<10%)

大体所见

- 切面实性,白色到棕褐色,质软,分叶状

显微镜下所见

- 瘤细胞巢由纤维间隔分隔(腺泡型),纤维间隔中常有淋巴细胞浸润
- 岛状、条索状、弥漫性、假腺样排列
- 胞质丰富淡染;核大,圆形到方形;有≥1 个明显核仁
- 上皮样组织细胞/肉芽肿(约 20%)

辅助实验

- 无性细胞瘤细胞
  - OCT4(核)、SALL4(核)、CD117(膜)、PLAP 阳性
  - D2-40(膜和胞质)通常阳性
  - AE1/AE3 和 NSE 可非常局灶的阳性
  - CK20、EMA、高分子量角蛋白、SOX2、glypican-3 和 CD30 阴性
- 合体滋养层细胞:hCG 和 inhibin 阳性

首要的鉴别诊断

- 透明细胞癌
- 卵黄囊瘤,实性亚型
- 胚胎性癌
- 未分化癌
- 恶性淋巴瘤(Burkitt 淋巴瘤)
- 支持细胞瘤
- 小细胞癌,高钙血症型

切面分叶状,光滑细腻

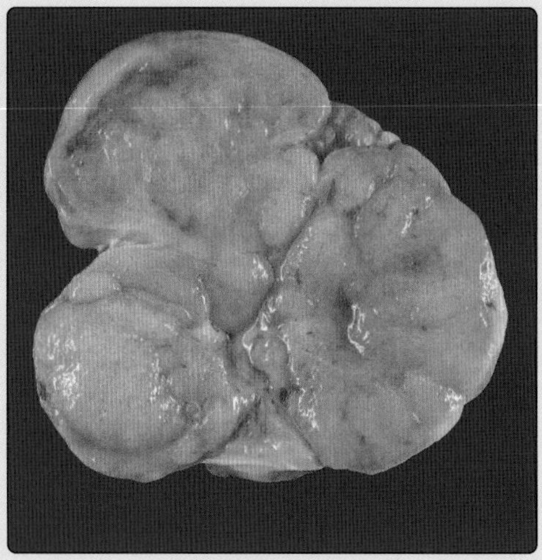

瘤细胞巢由伴有炎症细胞浸润纤维间隔分隔

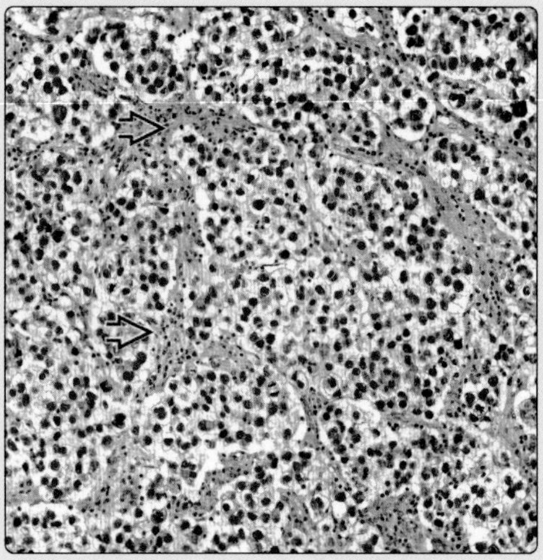

(左)无性细胞瘤外观常呈分叶状,切面质实而柔软,棕黄色。它与淋巴瘤的大体观相似,但后者常同时有输卵管受累。**(右)**无性细胞瘤常呈腺泡样生长,由不规则排列的瘤细胞巢构成,其周围纤细纤维间隔中有多少不等的淋巴细胞浸润➡。肿瘤组织中还可见浆细胞和组织细胞

性腺母细胞瘤的背景

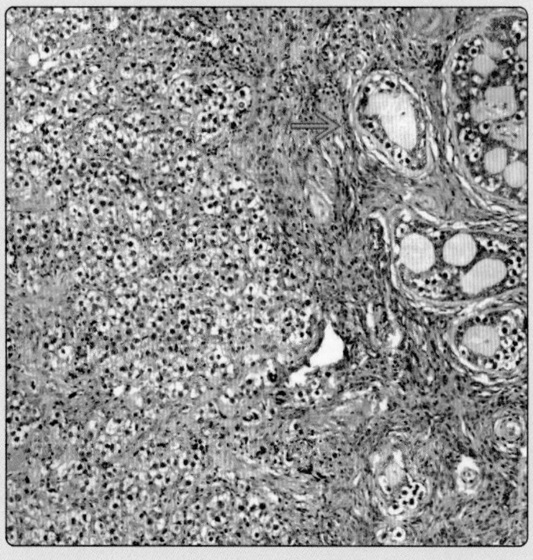

OCT4 染色呈弥漫强阳性

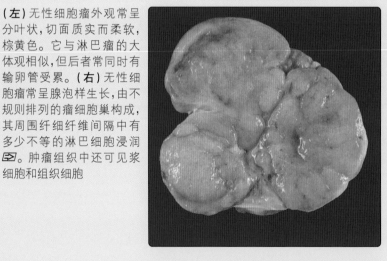

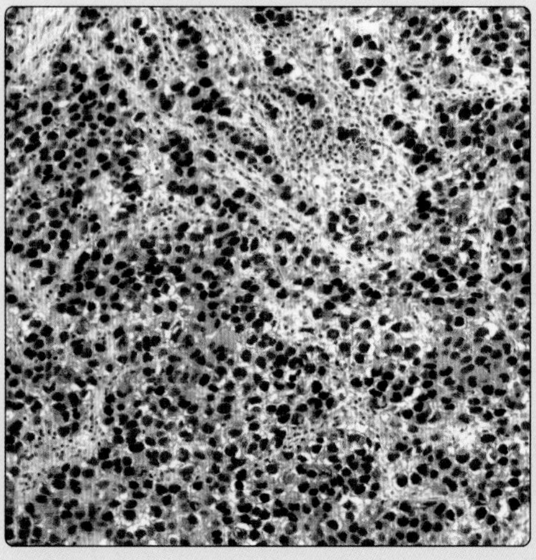

(左)无性细胞瘤是性腺发育不全患者性腺母细胞瘤中最常继发的恶性生殖细胞肿瘤➡,因此,必须要除外这种可能。**(右)**无性细胞瘤通常呈 OCT3-4 弥漫性强阳染色,但是该标志物在胚胎性癌中也阳性,在透明细胞癌中可局灶阳性。因此,应用一组抗体进行鉴别诊断非常重要

术语

定义

- 无分化模式的恶性原始生殖细胞肿瘤

病因/发病机制

遗传学

- 少数与性腺发育不全相关联
- 极罕见与 Cowden 综合征和唐氏综合征相关联

临床问题

流行病学

- 发病率
  - 占卵巢所有恶性肿瘤的 1%
  - 最常见的恶性生殖细胞肿瘤(约 50%)
- 年龄
  - 11~30 岁最常见(平均年龄:19 岁)

部位

- 通常为单侧(双侧约 20%)

表现

- 腹胀或腹痛
- 激素相关症状,通常为雌激素
- 偶然发现(特别是合并性腺母细胞瘤时)
- 高钙血症罕见(在年轻女性伴高钙血症的患者中为第二常见)
- 血清 hCG 或 LDH 可升高

治疗

- Ⅰ期行单侧输卵管卵巢切除术
- 进展期可行辅助化疗或放疗

预后

- 大多数确诊时为Ⅰ期,预后很好;进展期肿瘤对放化疗敏感
  - 约 70% 确诊时为Ⅰ期
  - 复发率低(<10%)
    - 盆腔软组织、输卵管、腹膜及腹膜后淋巴结
  - 复发常发生在 2 年内
- *KIT* 突变可能与肿瘤进展期相关

影像学

放射学检查发现

- 附件实性团块,可伴钙化

大体所见

一般特征

- 表面通常完整、膨隆
- 切面实性,白色到棕褐色,质软,分叶状
- 偶有出血和/或坏死
- 可在周围发现条索状性腺(尤其与性腺母细胞瘤相关时)

大小

- 一般较大,常>10cm

显微镜下所见

组织学特征

- 腺泡>>岛状、条索状、弥漫>假腺样>小管状、单个细胞
- 瘤细胞巢被纤维间隔所分割(腺泡状排列)
- 小管可实性或中空
- 纤维间隔中常有淋巴细胞浸润,有时可形成淋巴滤泡,常延伸至纤维间隔外
- 上皮样组织细胞,有时(在约 20% 的患者中)可形成较小的非干酪性肉芽肿
  - 可广泛,掩盖肿瘤结构
- 肉芽肿中有/无朗汉斯细胞
- 间质通常纤细,少数可明显和/或黏液样
- 坏死可非常广泛,但仍常能辨认肿瘤细胞“鬼影”和纤维间隔
- 合体滋养层细胞(单个或成群)见于 3%~5% 的病例,可能与出血有关
- ±黄素化间质细胞,在肿瘤周边最为明显
- 可与性腺母细胞瘤伴发
- 可作为混合性生殖细胞瘤的成分
- 很少与卵巢肉瘤伴随

细胞学特征

- 胞质丰富,淡染至透明
  - 可稀少而嗜酸(固定差致使胞质回缩)
- 核大,呈圆形至方形;有≥1 个明显核仁
- 核分裂活性不等

辅助实验

免疫组织化学

- 无性细胞瘤细胞
  - OCT4(核)、SALL4(核)、CD117(膜)、PLAP 呈阳性
  - D2-40(膜和浆)常呈阳性
  - NANOG、TSPY、NY-ESO-1、MAGE-A4、LIN28(干细胞标志物)常呈阳性
  - AE1/AE3 和 NSE 可呈非常局灶的阳性
  - CK20、EMA、高分子量角蛋白、SOX2、glypican-3 和 CD30 阴性
- 合体滋养层细胞:inhibin 和 hCG 阳性

遗传学检测

- 约 1/3 患者有 *KIT* 突变(最常见于 17 外显子)
- 12p 等臂染色体

鉴别诊断

透明细胞癌

- 常见于老年人
- 特征性的管状囊性和乳头状结构
- 子宫内膜异位症或腺纤维瘤背景

- 显著的浆细胞成分
- pax-8、EMA、Napsin-A、racemase 和 HNF-1β 阳性
- SALL4 阴性

卵黄囊瘤，实性亚型

- 出现典型的卵黄囊结构（网状/微囊性）
- 常缺乏纤维间隔或淋巴细胞浸润
- 细胞核轮廓、形状、大小不一
- 无方形核
- glypican-3 和 AFP 阳性
- OCT3/4 阴性

胚胎性癌（尤其是固定差时）

- 常呈腺性和乳头状结构
- 无散在淋巴细胞浸润的纤维间隔
- 多形性核，双嗜性暗色胞质
- 显著的凋亡细胞，使得背景很“脏”
- CD30、SOX2 和 AE1/AE3 阳性（后者非弥漫性）
- CD117 通常阴性

未分化癌

- 年龄较大
- 切面伴广泛出血、坏死，色彩斑驳
- 少量分化性上皮成分
- OCT3/4 和 SALL4 阴性
- EMA 阳性

恶性淋巴瘤（伯基特淋巴瘤）

- 缺乏典型的纤维间隔，偶有例外
- 细胞形态一致性稍差
- 成熟度和细胞异型性不一的淋巴样细胞
- 淋巴细胞标志物阳性
- *IGH* 克隆性；t(8;14)，t(2;8)，t(8;22)（MYC）；地方性病例：EBV

支持细胞瘤

- 弥漫小管状结构常见
- 细胞核小，核仁通常不明显
- 细胞核无方形外观
- inhibin、calretenin、SF1 阳性
- OCT3/4 和 SALL4 阴性

黑色素瘤

- 既往病史
- 细胞内可含有色素
- S100、HMB45、SOX10 和 MART-1 阳性

小细胞癌，高钙血症型

- 细胞通常较小；如果细胞大则胞质常呈嗜酸性，伴或不伴横纹肌样包涵体
- 假滤泡样空隙
- EMA 阳性（尤其是在大细胞中）
- SMARCA4 表达丢失

诊断注意事项

病理诊断要点

- 无性细胞瘤中存在合体滋养层细胞时，不应诊断为绒毛膜癌，并且不影响预后
- 由于“鬼影”细胞仍表现出典型特征，在继发梗死后仍能诊断无性细胞瘤
- 诊断无性细胞瘤之后，除外性腺发育不全非常重要

部分参考文献

1. Young RH: Ovarian tumors and tumor-like lesions in the first three decades. Semin Diagn Pathol. 31(5):382-426, 2014
2. Rabban JT et al: A practical approach to immunohistochemical diagnosis of ovarian germ cell tumours and sex cord-stromal tumours. Histopathology. 62(1):71-88, 2013
3. Alvarado-Cabrero I et al: Ovarian dysgerminoma associated with fibrosarcoma: a case report. Int J Gynecol Pathol. 30(5):466-9, 2011
4. Cheng L et al: KIT gene mutation and amplification in dysgerminoma of the ovary. Cancer. 117(10):2096-103, 2011
5. Mangili G et al: Is surgical restaging indicated in apparent stage IA pure ovarian dysgerminoma? the MITO group retrospective experience. Gynecol Oncol. 121(2):280-4, 2011
6. Vicus D et al: Pure dysgerminoma of the ovary 35 years on: a single institutional experience. Gynecol Oncol. 117(1):23-6, 2010
7. Chang MC et al: Embryonic stem cell transcription factors and D2-40 (podoplanin) as diagnostic immunohistochemical markers in ovarian germ cell tumors. Int J Gynecol Pathol. 28(4):347-55, 2009
8. Cho MY et al: First report of ovarian dysgerminoma in Cowden syndrome with germline PTEN mutation and PTEN-related 10q loss of tumor heterozygosity. Am J Surg Pathol. 32(8):1258-64, 2008
9. Esheba GE et al: Oncofetal protein glypican-3 distinguishes yolk sac tumor from clear cell carcinoma of the ovary. Am J Surg Pathol. 32(4):600-7, 2008
10. Hoei-Hansen CE et al: Ovarian dysgerminomas are characterised by frequent KIT mutations and abundant expression of pluripotency markers. Mol Cancer. 6:12, 2007
11. Cossu-Rocca P et al: Cytokeratin and CD30 expression in dysgerminoma. Hum Pathol. 37(8):1015-21, 2006
12. Baker PM et al: Immunohistochemistry as a tool in the differential diagnosis of ovarian tumors: an update. Int J Gynecol Pathol. 24(1):39-55, 2005
13. Lu KH et al: Update on the management of ovarian germ cell tumors. J Reprod Med. 50(6):417-25, 2005
14. Cheng L et al: OCT4: a novel biomarker for dysgerminoma of the ovary. Am J Surg Pathol. 28(10):1341-6, 2004
15. Tatekawa Y et al: A case of pediatric ovarian dysgerminoma associated with high serum levels and positive immunohistochemical staining of neuron-specific enolase. J Pediatr Surg. 39(9):1437-9, 2004
16. Inoue H et al: Dysgerminoma of the ovary with hypercalcemia associated with elevated parathyroid hormone-related protein. Jpn J Clin Oncol. 25(3):113-7, 1995
17. Parkash V et al: Transformation of ovarian dysgerminoma to yolk sac tumor: evidence for a histogenetic continuum. Mod Pathol. 8(8):881-7, 1995
18. Fleischhacker DS et al: Dysgerminoma of the ovary associated with hypercalcemia. Gynecol Oncol. 52(1):87-90, 1994
19. Uno T et al: A case of mixed-type dysgerminoma with a high serum concentration of both human chorionic gonadotropin and alpha-fetoprotein in a child. Acta Paediatr Jpn. 34(5):558-62, 1992
20. Brammer HM 3rd et al: From the archives of the AFIP. Malignant germ cell tumors of the ovary: radiologic-pathologic correlation. Radiographics. 10(4):715-24, 1990
21. Kapp DS et al: Pure dysgerminoma of the ovary with elevated serum human chorionic gonadotropin: diagnostic and therapeutic considerations. Gynecol Oncol. 20(2):234-44, 1985
22. Brettell JR et al: Dysgerminoma with syncytiotrophoblastic giant cells presenting as a hydatidiform mole. Gynecol Oncol. 18(3):393-401, 1984
23. Zaloudek CJ et al: Dysgerminoma with syncytiotrophoblastic giant cells. A histologically and clinically distinctive subtype of dysgerminoma. Am J Surg Pathol. 5(4):361-7, 1981
24. Scully RE: Gonadoblastoma. A review of 74 cases. Cancer. 25(6):1340-56, 1970

支持细胞样形态

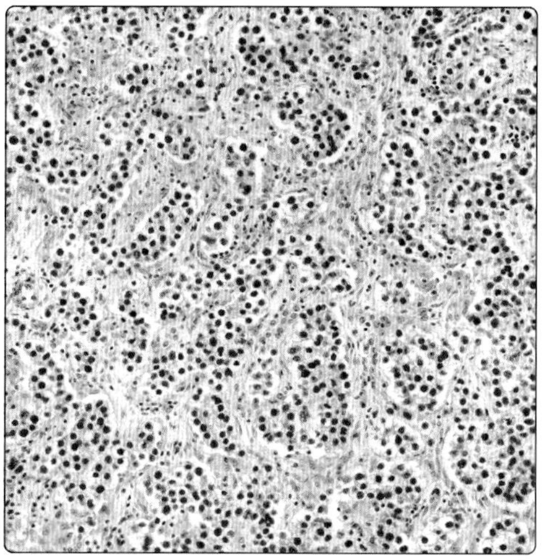

条索样结构

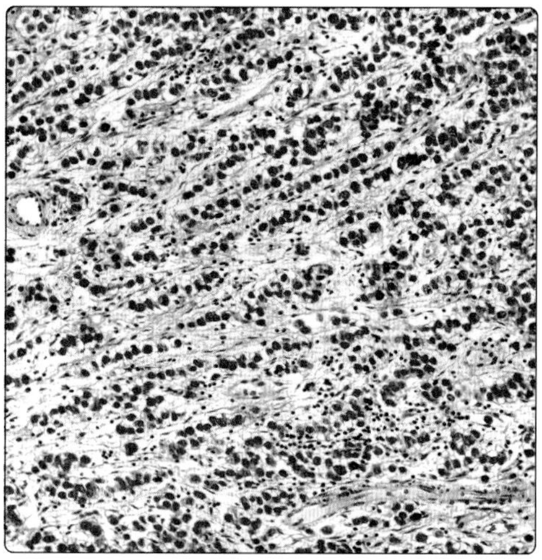

(**左**)一些无性细胞瘤可由实性小管构成，富于间质，形态类似支持细胞瘤。(**右**)无性细胞瘤可呈索状生长，并被大量水肿的间质分隔，注意其间浸润的淋巴细胞。这种生长模式更常见于睾丸精原细胞瘤，存在于生精小管之间

弥漫性生长，间隔稀少

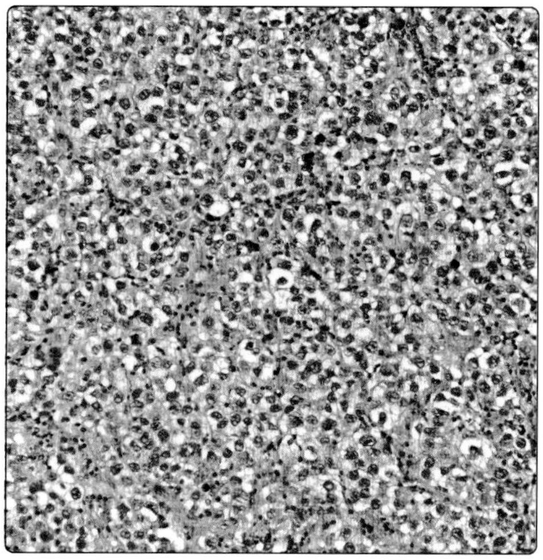

假腺样形态

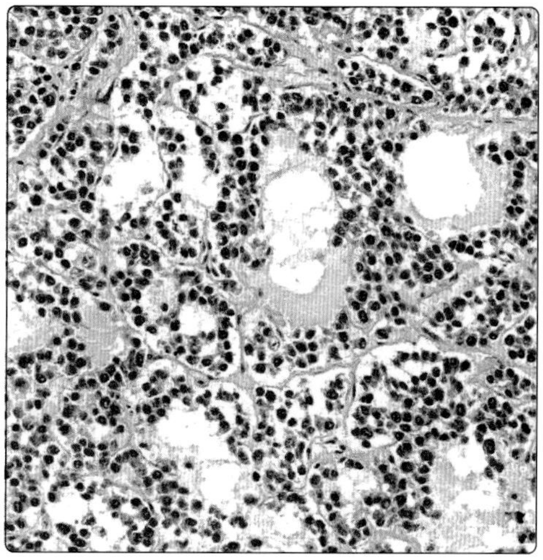

(**左**)无性细胞瘤可成片生长，纤维间隔与淋巴细胞不明显。这种病例可能与淋巴瘤甚至透明细胞癌相混淆。(**右**)无性细胞瘤可出现假腺样空隙，由人工假象造成。注意明显的胞质回缩。组织处理时，应立即将肿瘤置于甲醛溶液中固定，以免出现上述问题

明显的组织细胞反应

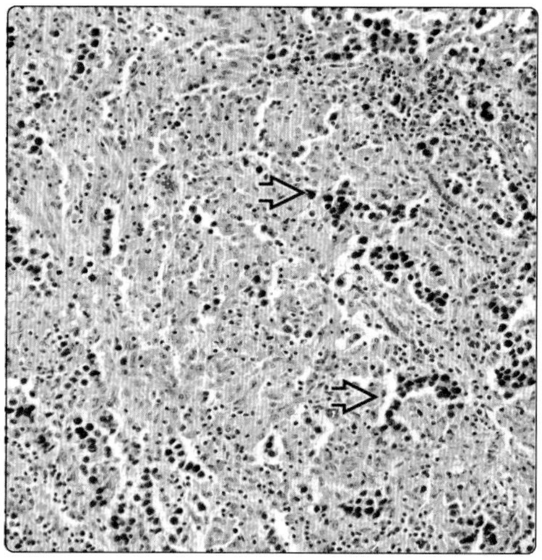

透明细胞，方形细胞核

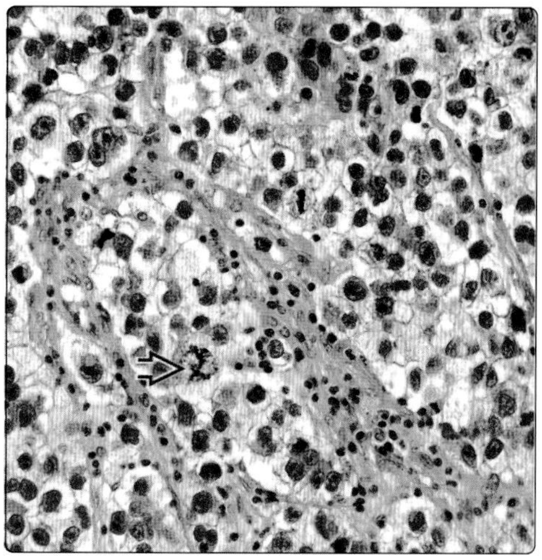

(**左**)无性细胞瘤可有明显组织细胞浸润，有时会形成疏松的非干酪样肉芽肿结构，使肿瘤细胞模糊不清⇨。(**右**)肿瘤细胞胞质因含糖原而丰富透明，细胞核大，有时呈方形，有≥1个核仁，核分裂多见，部分为非典型性核分裂⇨，核分裂数量在这类肿瘤中无预后意义

第52节 卵黄囊瘤

要点

术语

- 恶性原始生殖细胞肿瘤，呈现多种独特的结构模式，从原肠和间充质到胚外衍生物（第二卵黄囊和尿囊）和胚胎性体细胞组织（肠、肝和间充质）

临床问题

- 约占恶性生殖细胞肿瘤的20%
- 患者年龄小于30岁（平均19岁）（与表面上皮肿瘤相关病例除外）
- 多数为Ⅰ期，对化疗反应良好

大体所见

- 如果是多囊卵黄结构，切面呈蜂窝状（多个小囊）

显微镜下所见

- 不规则腔隙形成网状结构（网状），腔隙可扩大形成大小不一的囊腔（微囊/巨囊）>>乳头>>实性>>其他
- 约1/3病例（通常为网状型）乳头中心有血管（Schiller-Duval小体）
- 腺样亚型：非特异性，包括杯状细胞和潘氏细胞（达50%病例），子宫内膜样（核上及核下空泡），少数为肠型（原始细胞呈筛状生长）
- 肝样亚型：通常为少数成分
- 多囊卵黄亚型：明显的囊腔，可伴偏心狭窄（类似原始卵黄囊向次生卵黄囊转化），由扁平细胞衬覆，常位于富细胞或细胞稀少的间质中

辅助实验

- AFP、PALP、glypican-3、LIN28、SALL4、GATA3阳性
- AE1/AE3、pax8（可达20%病例）阳性
- CK7和EMA阴性或局灶阳性

首要的鉴别诊断

- 透明细胞癌或子宫内膜样癌
- 无性细胞瘤/未成熟畸胎瘤

体积大，囊实性，有出血

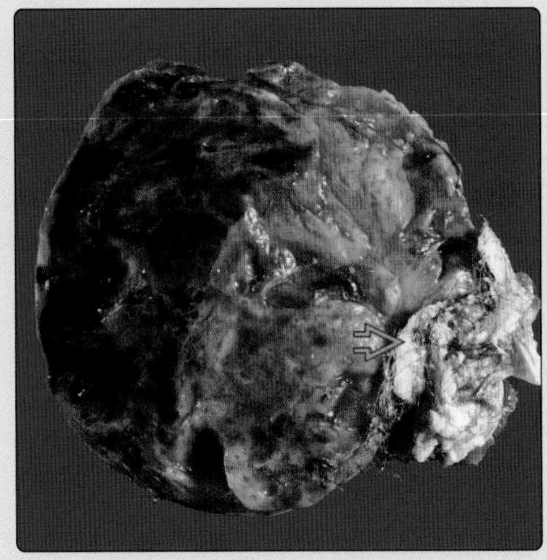

Schiller-Duval小体

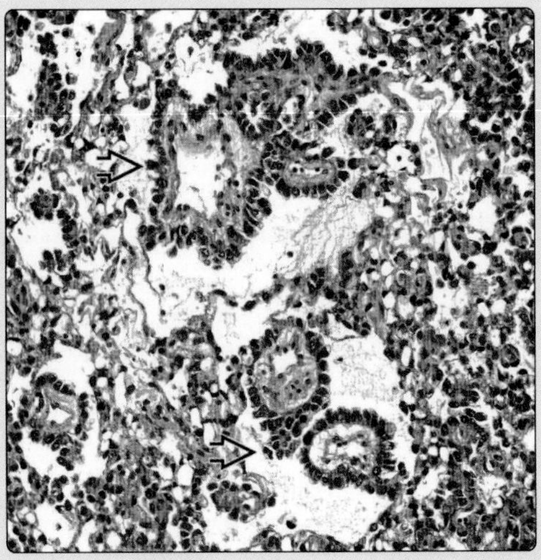

（左）卵黄囊瘤常形成切面呈白色鱼肉状的巨大肿块，伴有广泛出血和坏死。虽然少见，在有些病例中，大体上可见成熟性囊性畸胎瘤的成分➡。**（右）**Schiller-Duval小体➡被视为卵黄囊瘤的特征性结构，仅见于1/3的卵黄囊瘤，由疏松结缔组织包绕中央血管，原始上皮又围绕结缔组织围绕，并游离于腔隙中

卵黄囊瘤伴成熟畸胎瘤

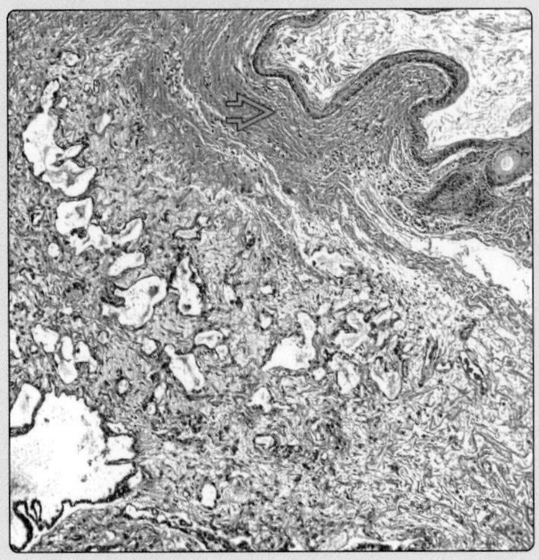

SALL4呈弥漫强阳性

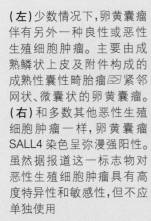

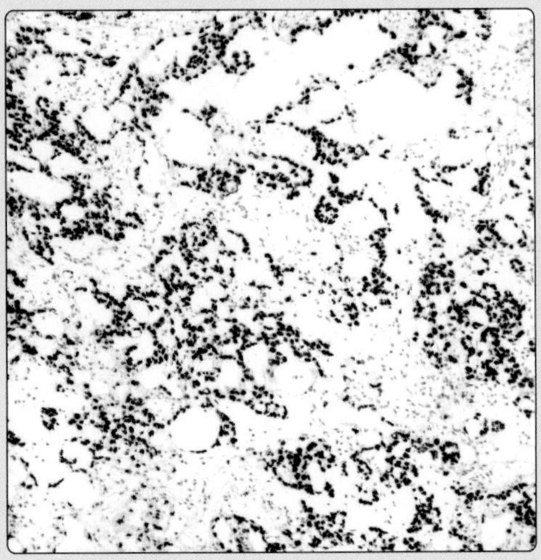

（左）少数情况下，卵黄囊瘤伴有另外一种良性或恶性生殖细胞肿瘤。主要由成熟鳞状上皮及附件构成的成熟性囊性畸胎瘤➡紧邻网状、微囊状的卵黄囊瘤。**（右）**和多数其他恶性生殖细胞肿瘤一样，卵黄囊瘤SALL4染色呈弥漫强阳性。虽然据报道这一标志物对恶性生殖细胞肿瘤具有高度特异性和敏感性，但不应单独使用

术语

同义词

- 内胚窦瘤
- 原始内胚层肿瘤

定义

- 恶性原始生殖细胞肿瘤，具有多种独特的结构模式，常有不同程度的内胚层分化，从原肠和间充质到胚外衍生物(第二卵黄囊和尿囊)和胚胎性体细胞组织(肠、肝和间充质)

病因/发病机制

遗传学

- 少数与性腺发育不全/性腺母细胞瘤有关

去分化

- 少数可起源于原发性表面上皮肿瘤

临床问题

流行病学

- 发病率
  - 罕见
  - 约占恶性生殖细胞肿瘤的 20%
    - 在 20 岁前和无性细胞瘤一样常见
- 年龄
  - 患者通常<30 岁(平均:19 岁)
  - 如果与表面上皮肿瘤相关则发生于绝经期后(罕见)

表现

- 腹胀和/或腹痛
- 血清甲胎蛋白水平升高
- 内分泌症状罕见

治疗

- 单侧输卵管卵巢切除术
- 辅助化疗

预后

- 对化疗敏感，预后好，即使有卵巢外侵犯(>30% 的病例)
  - Ⅰ期生存率>90%
- 起源于表面上皮癌者预后较差

大体所见

一般特征

- 巨大，有时破裂
- 鱼肉状，白色到棕褐色，切面囊实性
- 多囊卵黄型成分呈蜂窝状(多个小囊腔)
- 坏死±出血常见
- 可合并成熟囊性畸胎瘤，少数情况下与表面上皮性肿瘤并存

大小

- 范围广，通常>10cm

显微镜下所见

组织学特征

- 不规则腔隙形成网状结构，构成大小不一的囊腔(微囊/巨囊)
- 约 1/3 病例(通常为网状结构区)乳头中心有血管(Schiller-Duval 小体)
- 有时可见明显出芽的细胞性乳头
- 长缎带，有时呈花饰状
- 实性，迷路样结构少见
- 变异型
  - 腺性：非特异性，包括杯状细胞和潘氏细胞(可达 50% 病例)，子宫内膜样(核上及核下空泡)，少数为肠型(原始细胞呈筛状生长)
  - 肝样：常为少数成分
  - 多囊卵黄：明显的囊腔，可伴偏心狭窄(类似原始卵黄囊向次生卵黄囊转化)，常位于富细胞或细胞稀少的间质中，由扁平细胞衬覆
- 纤细线性基底膜样物质沉积(体壁型)罕见
- 有时呈明显的黏液状(黏液网状间质)
- 偶见间质黄素化
- 可与其他恶性生殖细胞肿瘤(最常见的是无性细胞瘤)或者表面上皮癌(子宫内膜样较常见)，性腺母细胞瘤(如果性腺发育不全)并存

细胞学特征

- 细胞质淡染，细胞核不成熟，有小核仁
- 囊内衬上皮可能看起来温和
- 多角形细胞，有丰富嗜酸性胞质、圆形核及明显核仁(肝样结构)
- 胞内透明小体常见
- 核分裂活性不等

辅助实验

免疫组织化学

- AFP(可呈斑片状)、PALP、glypican-3、LIN28、SALL4 阳性
- GATA3 和 villin 阳性
- AE1/AE3、pax8(可达 20% 病例)阳性
- CEA、Hep-Par1 及 albumin 阳性(肝样)
- CDX2 和 TTF1 阳性(肠型)
- CK7 和 EMA 阴性或局灶阳性
- OCT3/4、D2-40、SOX2 和 NANOG 阴性

鉴别诊断

透明细胞癌或子宫内膜样癌

- 典型的结构特征(透明细胞癌)
- 低级别核(子宫内膜样癌)
- 子宫内膜异位症或腺纤维瘤
- SALL4 阴性;HNF-1β 和 Napsin-A 阳性(透明细胞癌)

无性细胞瘤

- 结构单一
- 无乳头状结构,罕见透明小体
- OCT3/4 和 CD117 阳性

幼年型粒层细胞瘤

- 滤泡结构
- 有时有明显的卵泡膜成分
- inhibin 阳性;glypican-3、SALL4 阴性

支持-间质细胞瘤

- 雄激素表现常见
- 支持细胞肿瘤的各种典型结构
- Leydig 细胞明显,紧邻支持细胞
- inhibin、SF1、calretenin 阳性;SALL4 阴性

未成熟畸胎瘤

- 内胚层、中胚层和外胚层成分混合

诊断注意事项

病理诊断要点

- AFP 阴性不能排除卵黄囊瘤
- glypican-3 对鉴别卵黄囊瘤与透明细胞癌的鉴别作用不大

部分参考文献

1. Nasioudis D et al: Management and prognosis of ovarian yolk sac tumors; an analysis of the National Cancer Data Base. Gynecol Oncol. 147(2):296-301, 2017
2. Nogales FF et al: Germ cell tumour growth patterns originating from clear cell carcinomas of the ovary and endometrium: a comparative immunohistochemical study favouring their origin from somatic stem cells. Histopathology. 72(4):634-647, 2017
3. McNamee T et al: Yolk sac tumours of the female genital tract in older adults derive commonly from somatic epithelial neoplasms: somatically derived yolk sac tumours. Histopathology. 69(5):739-751, 2016
4. Miettinen M et al: GATA3: a multispecific but potentially useful marker in surgical pathology: a systematic analysis of 2500 epithelial and nonepithelial tumors. Am J Surg Pathol. 38(1):13-22, 2014
5. Nogales FF et al: Germ cell tumors of the ovary: an update. Arch Pathol Lab Med. 138(3):351-62, 2014
6. Rittiluechai K et al: Prognosis of hepatoid yolk sac tumor in women: what's up, doc? Eur J Obstet Gynecol Reprod Biol. 175:25-9, 2014
7. Roma AA et al: Yolk sac tumor in postmenopausal patients: pure or associated with adenocarcinoma, a rare phenomenon. Int J Gynecol Pathol. 33(5):477-82, 2014
8. Young RH: The yolk sac tumor: reflections on a remarkable neoplasm and two of the many intrigued by it-Gunnar Teilum and Aleksander Talerman-and the bond it formed between them. Int J Surg Pathol. 22(8):677-87, 2014
9. Kojimahara T et al: Yolk sac tumor of the ovary: a retrospective multicenter study of 33 Japanese women by Tohoku Gynecologic Cancer Unit (TGCU). Tohoku J Exp Med. 230(4):211-7, 2013
10. Rabban JT et al: A practical approach to immunohistochemical diagnosis of ovarian germ cell tumours and sex cord-stromal tumours. Histopathology. 62(1):71-88, 2013
11. Young RH et al: Yolk sac tumor with a prominent polyvesicular vitelline pattern: a report of three cases. Am J Surg Pathol. 37(3):393-8, 2013
12. Nogales FF et al: Yolk sac tumours revisited. a review of their many faces and names. Histopathology. 60(7):1023-33, 2012
13. El-Bahrawy M: Alpha-fetoprotein-producing non-germ cell tumours of the female genital tract. Eur J Cancer. 46(8):1317-22, 2010
14. Chang MC et al: Embryonic stem cell transcription factors and D2-40 (podoplanin) as diagnostic immunohistochemical markers in ovarian germ cell tumors. Int J Gynecol Pathol. 28(4):347-55, 2009
15. Kandil DH et al: Glypican-3: a novel diagnostic marker for hepatocellular carcinoma and more. Adv Anat Pathol. 16(2):125-9, 2009
16. Maeda D et al: Glypican-3 expression in clear cell adenocarcinoma of the ovary. Mod Pathol. 22(6):824-32, 2009
17. Esheba GE et al: Oncofetal protein glypican-3 distinguishes yolk sac tumor from clear cell carcinoma of the ovary. Am J Surg Pathol. 32(4):600-7, 2008
18. Ulbright TM: Germ cell tumors of the gonads: a selective review emphasizing problems in differential diagnosis, newly appreciated, and controversial issues. Mod Pathol. 18(Suppl 2):S61-79, 2005
19. Nawa A et al: Prognostic factors of patients with yolk sac tumors of the ovary. Am J Obstet Gynecol. 184(6):1182-8, 2001
20. Kommoss F et al: Ovarian endometrioid-like yolk sac tumor treated by surgery alone, with recurrence at 12 years. Gynecol Oncol. 72(3):421-4, 1999
21. Nogales FF et al: Ovarian endometrioid tumors with yolk sac tumor component, an unusual form of ovarian neoplasm. Analysis of six cases. Am J Surg Pathol. 20(9):1056-66, 1996
22. Clement PB et al: Endometrioid-like variant of ovarian yolk sac tumor. a clinicopathological analysis of eight cases. Am J Surg Pathol. 11(10):767-78, 1987
23. Prat J et al: Hepatoid yolk sac tumor of the ovary (endodermal sinus tumor with hepatoid differentiation): a light microscopic, ultrastructural and immunohistochemical study of seven cases. Cancer. 50(11):2355-68, 1982
24. Kurman RJ et al: Endodermal sinus tumor of the ovary: a clinical and pathologic analysis of 71 cases. Cancer. 38(6):2404-19, 1976

网状生长

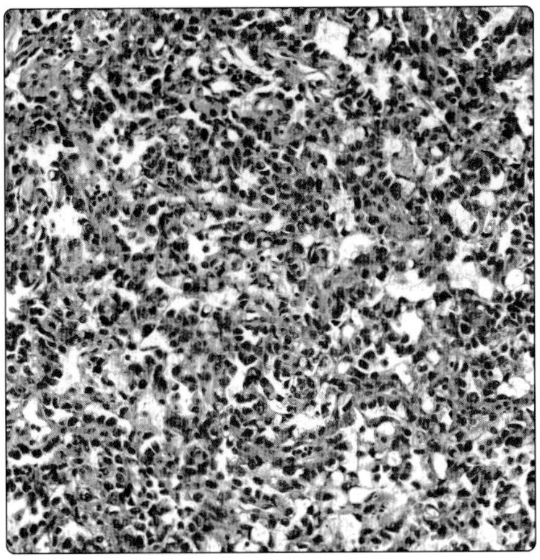

微囊和巨囊结构

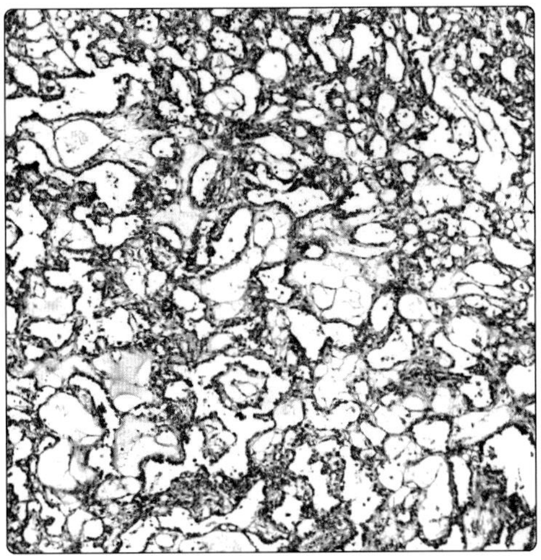

(左)在卵黄囊瘤中,由相互吻合的不规则腔隙组成的网状结构最为常见。(右)在卵黄囊瘤中常见微囊或巨囊结构,且通常与网状结构融合。注意相互吻合的不规则腔隙及间质细胞数量稀少是卵黄囊瘤的特征

实性生长

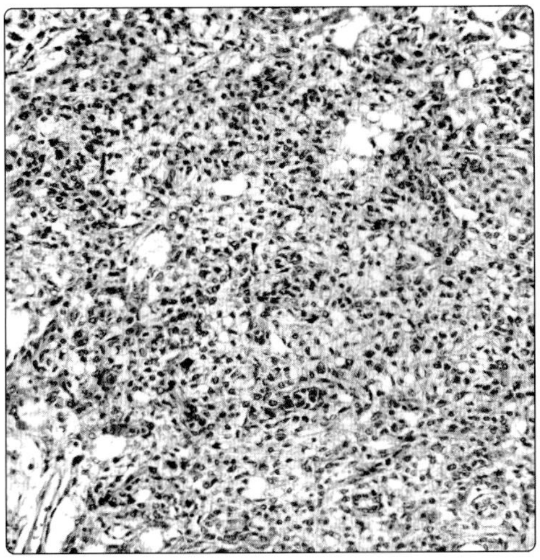

细胞核形状、大小不一

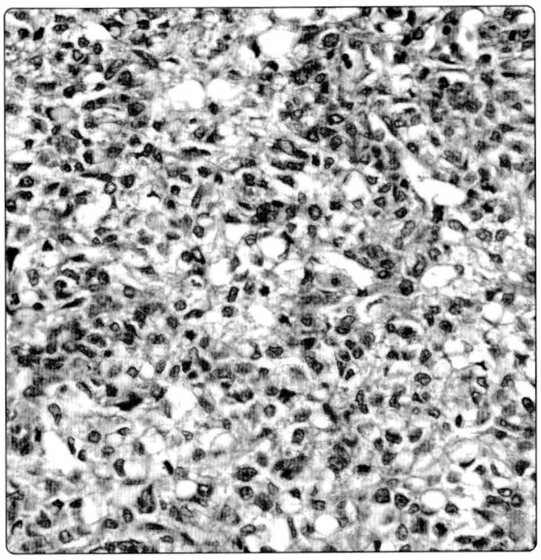

(左)卵黄囊瘤可能表现为细胞弥漫生长,低倍镜下可因胞质透明而与无性细胞瘤或透明细胞癌相似。但是,注意缺乏明显纤维间隔、淋巴细胞或出现该肿瘤其他特征性结构。(右)高倍镜下,与无性细胞瘤的大而一致的细胞核相比,卵黄囊瘤通常细胞核较小,形状与大小更不规则,核仁小

乳头状结构

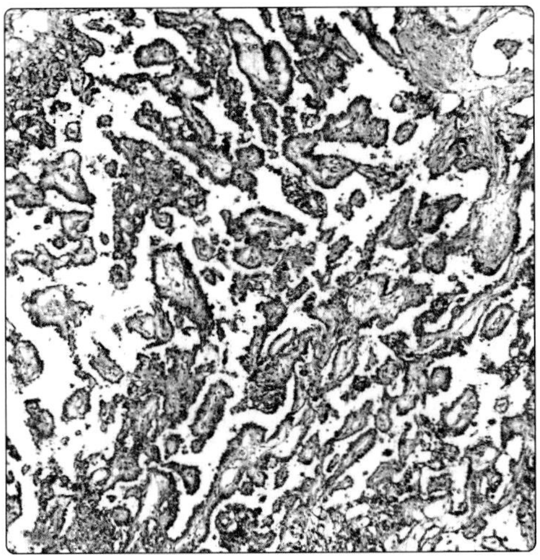

多囊卵黄结构

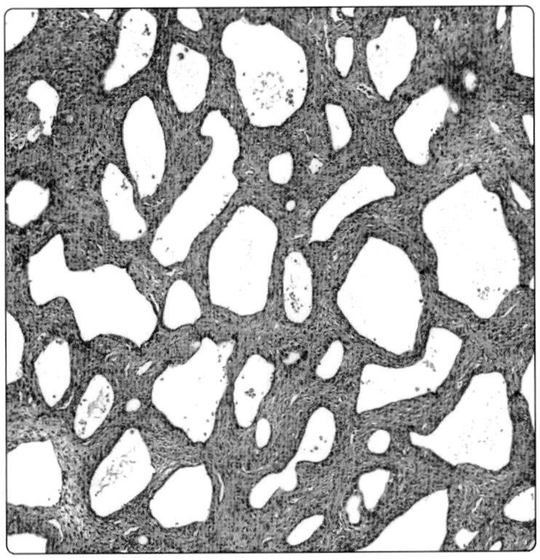

(左)少数卵黄囊瘤可有显著的乳头状结构,并有细胞"出芽",类似卵巢表面上皮癌(浆液性或透明细胞癌)。(右)卵黄囊瘤的多囊卵黄结构中以嵌在胶原间质中由扁平细胞衬覆的多个囊腔为特征。这种形态学结构在大体上表现为蜂窝状外观,类似透明细胞或子宫内膜样纤维腺瘤

子宫内膜样形态

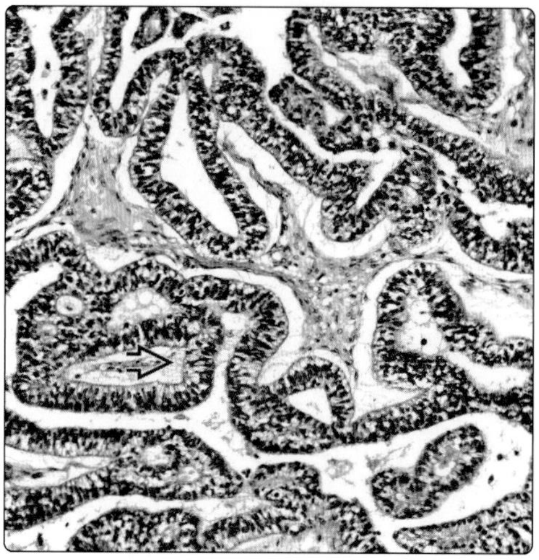

肝样分化

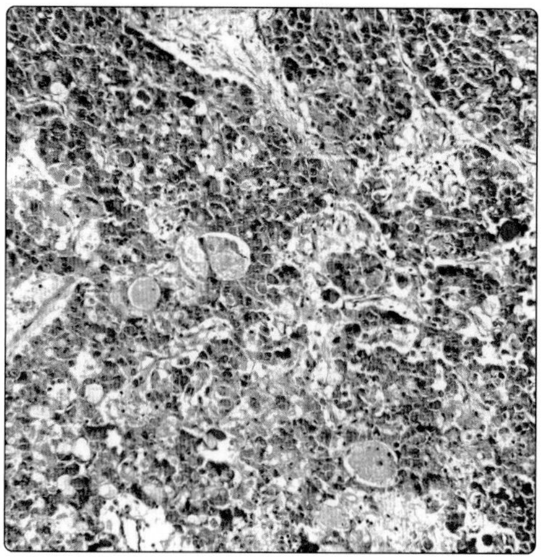

(左) 子宫内膜样卵黄囊瘤的特征是由子宫内膜样细胞衬覆的原始腺体，可有核上和核下(更常见)空泡⇨。细胞核原始，核分裂象常见，这些特征可以区分子宫内膜样癌。**(右)** 肝样分化在卵黄囊瘤中罕见，且通常为少数成分，透明小体常见。肝样细胞 Hep-Par1 和 albumin 阳性

腺性分化，非特指

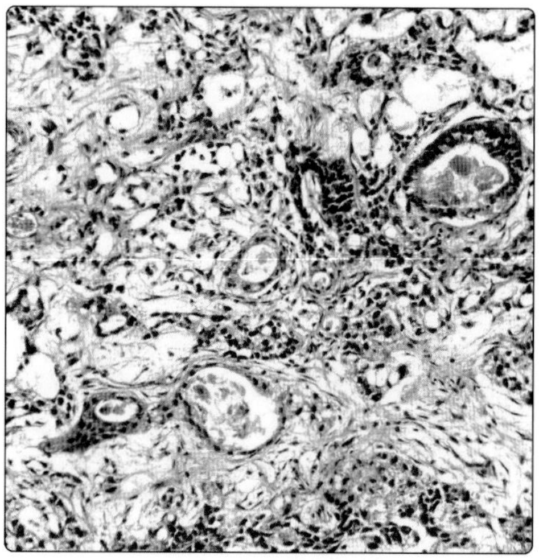

腺性分化伴杯状细胞

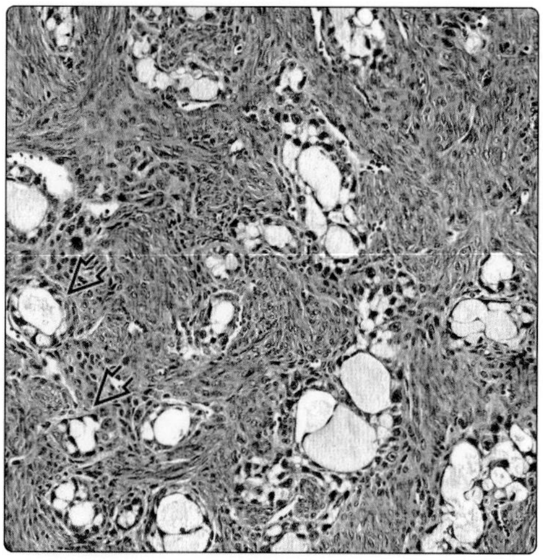

(左) 卵黄囊瘤网状背景中可见局灶非特异性的腺性分化，提示向内胚层方向分化。**(右)** 有时，卵黄囊瘤中非特异性腺性成分较明显，可有杯状细胞分化⇨。诊断线索之一是细胞核原始

Schiller-Duval 小体

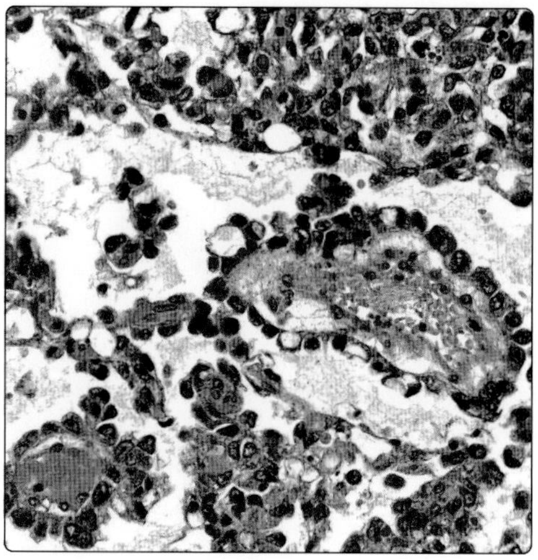

原始细胞核和透明小体

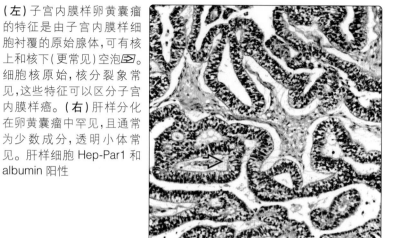

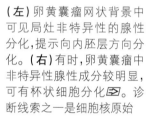

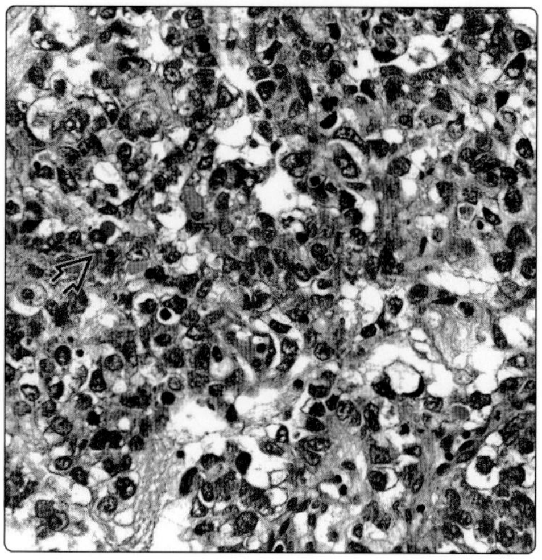

(左) 卵黄囊瘤 Schiller-Duval 小体以原始肿瘤细胞围绕的纤维血管轴心为特征，漂浮于空隙中，呈现乳头状形态。**(右)** 卵黄囊瘤细胞核原始，核仁小，胞质常淡染。大小不一的细胞内透明小体常见⇨。与胚胎性癌相反，凋亡小体罕见

第52节 卵黄囊瘤

子宫内膜样癌和卵黄囊瘤

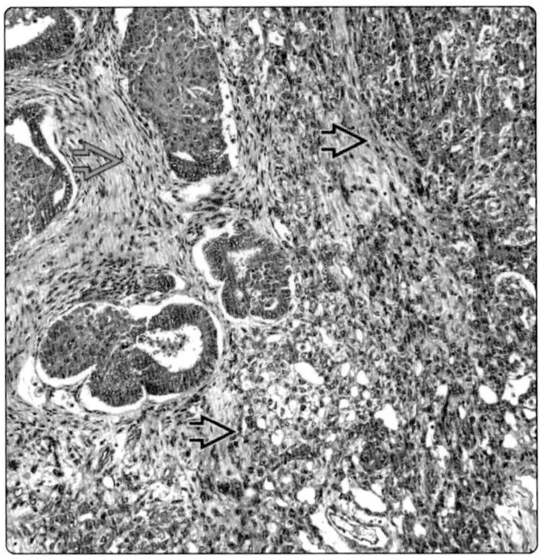

起源于子宫内膜样癌的卵黄囊瘤

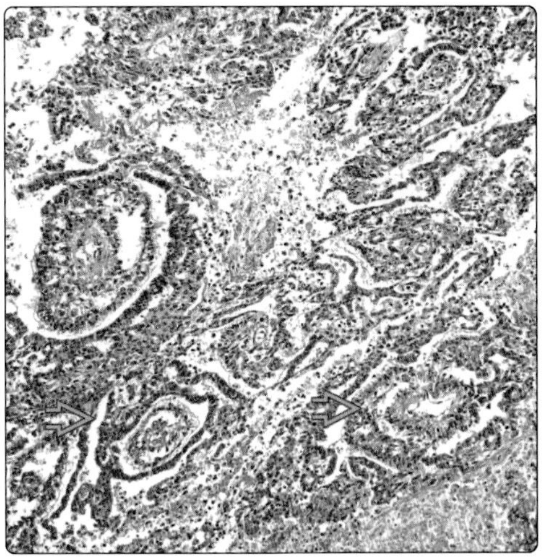

(左)一些表面上皮肿瘤，以子宫内膜样癌➡和透明细胞癌常见，可出现卵黄囊瘤➡成分。患者常为绝经后，血清 AFP 水平升高。这些肿瘤比单纯的卵黄囊瘤侵袭性更强。**(右)**起源于表面上皮肿瘤的卵黄囊瘤与单纯性卵黄囊瘤有同样的形态以及免疫组织化学特征，但 CK7 阳性更常见。注意图中的 Schiller-Duval 小体➡

具有疏松黏液样基质的透明细胞癌

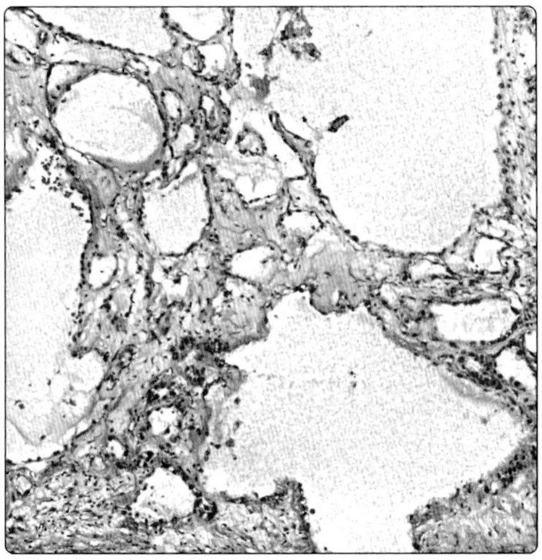

实性生长的无性细胞瘤

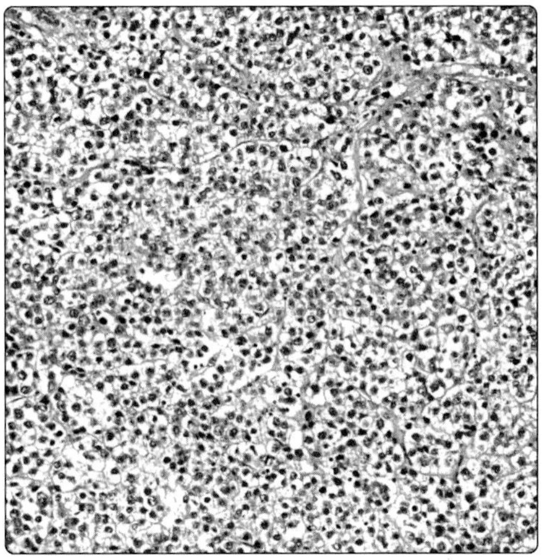

(左)透明细胞癌是卵黄囊瘤的主要鉴别诊断。透明细胞癌通常有纤维性间质到玻璃样间质，与卵黄囊瘤不同。但在有些情况下，透明细胞癌的间质也可细胞少且呈黏液状，使得二者的鉴别诊断更加困难。**(右)**部分无性细胞瘤缺乏典型的纤维间隔和淋巴细胞浸润，形态与卵黄囊瘤有明显重叠。在这种情况下，细胞核的特点有助于诊断(卵黄囊瘤细胞核较小，形状更不规则)

低分化支持-间质细胞瘤

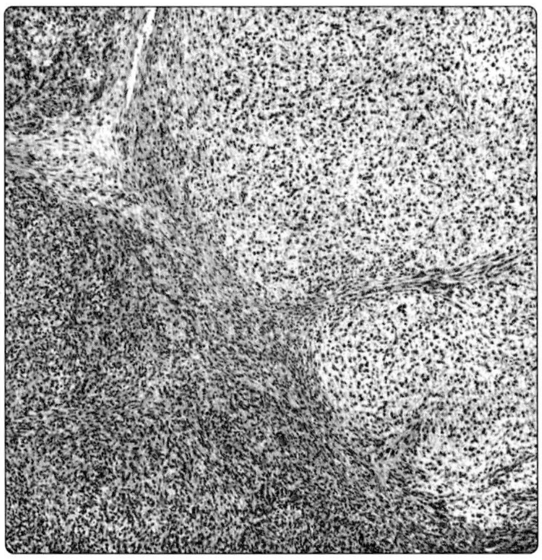

未成熟畸胎癌

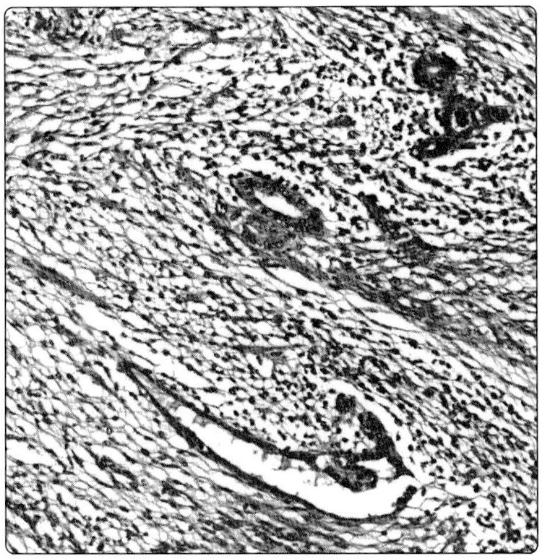

(左)支持-间质细胞瘤可出现血清 AFP 升高，但比卵黄囊瘤水平低得多。低分化肿瘤可呈实性或网状生长，类似于卵黄囊瘤。**(右)**未成熟畸胎瘤可有疏松不成熟间质及相对原始的腺体，此外，其血清 AFP 水平也可不同程度升高，临床容易考虑为卵黄囊瘤

第53节 多 胚 瘤

要 点

术语

- 恶性生殖细胞肿瘤,完全(或几乎完全)由胚胎样小体构成,类似于妊娠 13~18 天的正常胚胎

临床问题

- 儿童和年轻人
- 血清 AFP 和/或 HCG 水平升高
- 腹胀和/或腹痛
- 确诊时约 20% 病例有卵巢外扩散

大体所见

- 切面实性,出血,海绵状

显微镜下所见

- 模糊的小叶结构
- 大量胚胎样小体,由胚盘分隔为两个腔隙
  - 背侧腔类似羊膜腔(胚盘上)
  - 腹侧腔相当于卵黄囊腔
- 胚盘:原始细胞带类似于胚胎性癌中的相应细胞,下方为较小的扁平卵黄囊型细胞
- 丰富的水肿性或黏液样间质
- 胚胎样小体或间质中可有/无合体滋养层细胞
- 通常存在少量畸胎瘤样成分(常<10%),肠型腺体较常见
- 有/无胚胎性或卵黄囊上皮增殖(限于胚胎样小体或在胚胎样小体外)

首要的鉴别诊断

- 混合性生殖细胞肿瘤
- 多囊卵黄型卵黄囊瘤
- 卵黄囊瘤,非特指
- 弥漫性胚胎瘤

(左) 多胚瘤的特征是丰富的水肿性至黏液样间质中出现大量胚胎样小体,呈模糊小叶结构。**(右)** 多胚瘤胚胎性结构中的羊膜腔(在胚胎型上皮的上方)和卵黄囊样腔(在胚胎型上皮的下方)由胚胎细胞带➡和扁平细胞(卵黄囊样)➡构成的原始生殖细胞盘分隔

模糊小叶结构

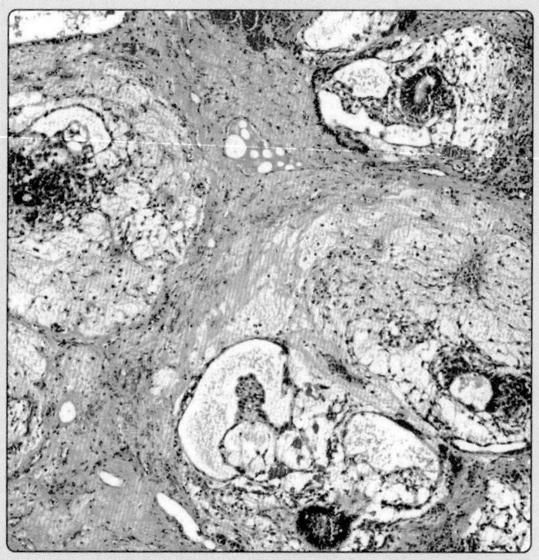

两个囊腔之间的胚盘

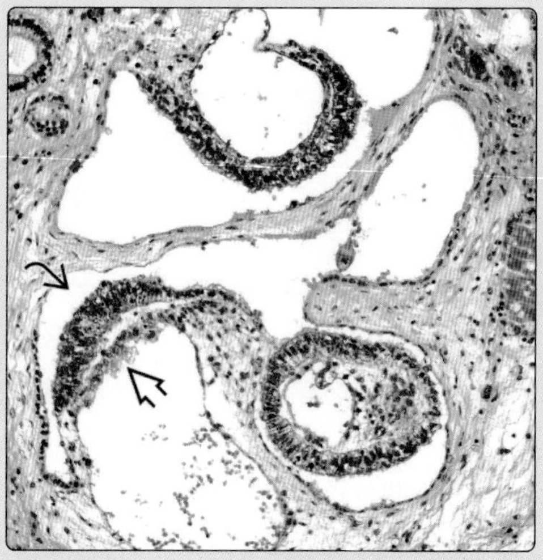

(左) 多胚瘤的胚胎性结构可向内胚层分化,通常为肝细胞,特点为丰富嗜酸性胞质,圆形核,明显的中位核仁➡,靠近卵黄囊腔。**(右)** 多胚瘤中可见畸胎瘤成分,但其比例不应超过整个肿瘤的 10%

肝样分化

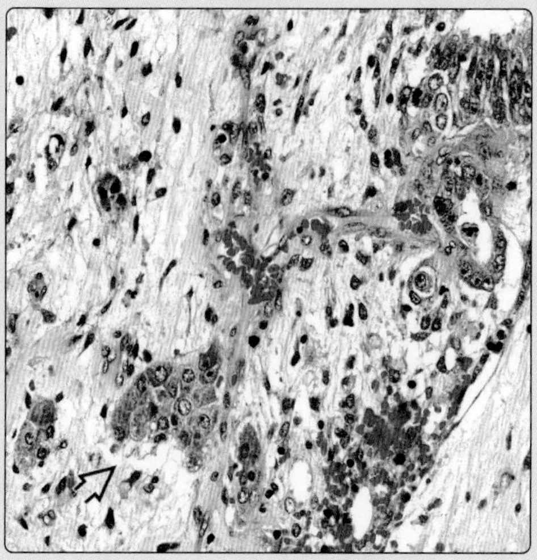

肠型腺体

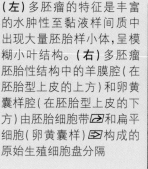

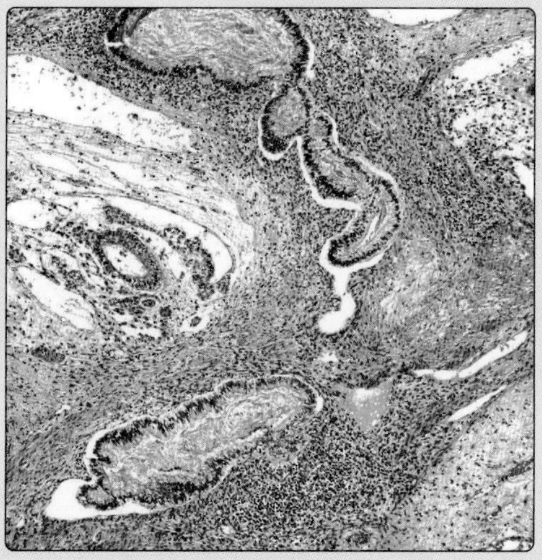

术语

定义

- 恶性生殖细胞肿瘤，完全（或几乎完全）由胚胎样小体构成，类似于发生 13~18 天的正常胚胎
  - 由于几乎均存在一些畸胎瘤的成分，有人认为多胚瘤是成熟度最低的未成熟畸胎瘤（高级别未成熟畸胎瘤）
  - 另一种观点认为多胚瘤是混合性生殖细胞肿瘤的特殊形式，因为胚胎样小体既包含卵黄囊也包含胚胎性癌，可能是混合性生殖细胞肿瘤的一部分
  - 因其含有胚胎样小体这种独特的成分，也有人认为多胚瘤可能是一种独立的类型

临床问题

流行病学

- 发病率
  - 罕见
- 年龄
  - 儿童和年轻人

表现

- 腹胀和/或腹痛
- 血清 AFP 水平升高
- 确诊时约 20% 病例有卵巢外扩散

治疗

- 单侧输卵管卵巢切除术

预后

- 曾经差，但近年来化疗改善了预后

大体所见

一般特征

- 切面实性，出血，海绵状

大小

- 通常>10cm

显微镜下所见

组织学特征

- 罕见，甚至几乎无单纯的多胚瘤
- 模糊的小叶结构
- 大量胚胎样小体，由胚盘分隔为两个腔隙
  - 背侧腔相当于羊膜腔（胚盘上）
  - 腹侧腔相当于卵黄囊腔
- 胚盘（常形成不完全）
  - 类似于在胚胎性癌中所见的原始细胞带，下方为较小的扁平卵黄囊型细胞
- 有/无肝样分化
- 丰富的水肿性或黏液样间质，血管明显
- 胚胎样小体或间质中有或无合体滋养层细胞
- 通常存在少量畸胎瘤样成分（常<10%），肠型腺体较常见
- ±胚胎性或卵黄囊上皮增殖（限于胚胎样小体或在胚胎样小体外）
  - 超过大小临界值（<3mm）时，考虑胚胎样癌或卵黄囊瘤成分
- 可见于血管内和转移灶

细胞学特征

- 细胞胞质稀少，细胞核原始

辅助实验

免疫组织化学

- 胚胎癌成分：OCT3/4、CD30、SALL4
- 卵黄囊成分：AFP、SALL4

鉴别诊断

混合性生殖细胞肿瘤

- 除畸胎瘤外几种生殖细胞肿瘤（卵黄囊瘤最常见）混合

多囊卵黄型卵黄瘤

- 缺乏特征性的胚胎样小体

卵黄囊瘤，非特指

- 仅有非常少量且形成欠佳的胚胎样小体成分

弥漫性胚胎瘤

- 胚胎样癌和卵黄囊瘤呈“项链状”排列
- 无胚胎样小体

诊断注意事项

病理诊断要点

- 仅当胚胎样小体广泛存在时才能诊断多胚瘤

部分参考文献

1. Young RH et al: The polyembryoma: one of the most intriguing human neoplasms, with comments on the investigator who brought it to light, Albert Peyron. Int J Gynecol Pathol. 35(2):93-105, 2016
2. Cheng L et al: Morphologic, immunohistochemical, and fluorescence in situ hybridization study of ovarian embryonal carcinoma with comparison to solid variant of yolk sac tumor and immature teratoma. Hum Pathol. 41(5):716-23, 2010
3. Ulbright TM: Germ cell tumors of the gonads: a selective review emphasizing problems in differential diagnosis, newly appreciated, and controversial issues. Mod Pathol. 18 Suppl 2:S61-79, 2005
4. Nishida T et al: Ovarian mixed germ cell tumor comprising polyembryoma and choriocarcinoma. Eur J Obstet Gynecol Reprod Biol. 78(1):95-7, 1998
5. Chapman DC et al: Conservative management of an ovarian polyembryoma. Obstet Gynecol. 83(5 Pt 2):879-82, 1994
6. King ME et al: Mixed germ cell tumor of the ovary with a prominent polyembryoma component. Int J Gynecol Pathol. 10(1):88-95, 1991
7. Kawai M et al: Alpha-fetoprotein in malignant germ cell tumors of the ovary. Gynecol Oncol. 39(2):160-6, 1990
8. Nakashima N et al: The frequency and histology of hepatic tissue in germ cell tumors. Am J Surg Pathol. 11(9):682-92, 1987
9. Takeda A et al: Polyembryoma of ovary producing alpha-fetoprotein and HCG: immunoperoxidase and electron microscopic study. Cancer. 49(9):1878-89, 1982

第 54 节 非妊娠性绒毛膜癌

要 点

术语

- 恶性生殖细胞肿瘤,由细胞滋养层细胞和合体滋养层细胞紧密混杂组成

临床问题

- 占原始生殖细胞肿瘤<1%
- 年龄:儿童和年轻人
- 腹胀或腹痛,腹腔积血,或血清 HCG 水平升高
- 转移(最常见于肺或脑)
- 5 年生存率:约 80%
  - 与妊娠性肿瘤相比,对化疗反应较差

大体所见

- 切面质脆伴出血
- 通常体积大

显微镜下所见

- 细胞滋养层细胞和合体滋养层细胞密切混杂,常形成丛状结构
- 以细胞滋养层细胞为主时,呈片状生长(分化差的形态)
- 扩张的血窦和血湖
- 常出现其他生殖细胞成分;罕见黏液性和浆液性成分

辅助实验

- 合体滋养层细胞:HCG、inhibin、CD10、AE1/AE3 阳性
- 细胞滋养层细胞:AE1/AE3、CD10、SALL4 阳性

首要的鉴别诊断

- 转移性妊娠性绒毛膜癌
- 伴合体滋养层细胞的胚胎性癌、无性细胞瘤、卵黄囊瘤或多胚瘤
- 伴巨细胞的未分化癌

质脆、出血性肿块

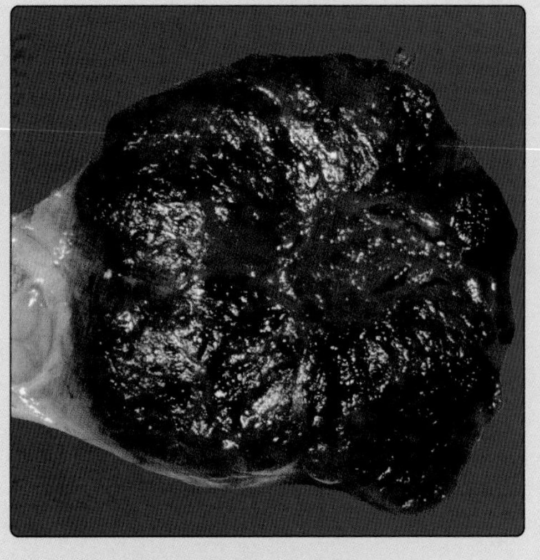

双相生长

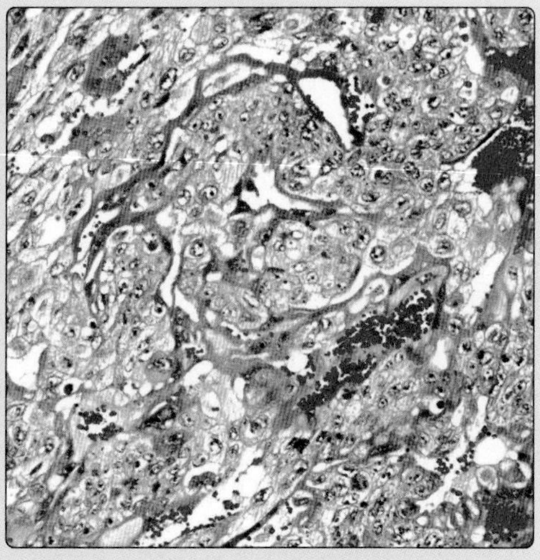

(左)卵巢绒癌常表现为大而质脆伴出血的肿块,易破裂,造成继发性腹腔积血。**(右)**在绒毛膜癌中,细胞滋养层细胞与合体滋养层细胞紧密混杂,合体滋养层细胞紧紧围绕着单个核的细胞滋养层细胞。注意存在明显的血湖

拉长的合体滋养层细胞

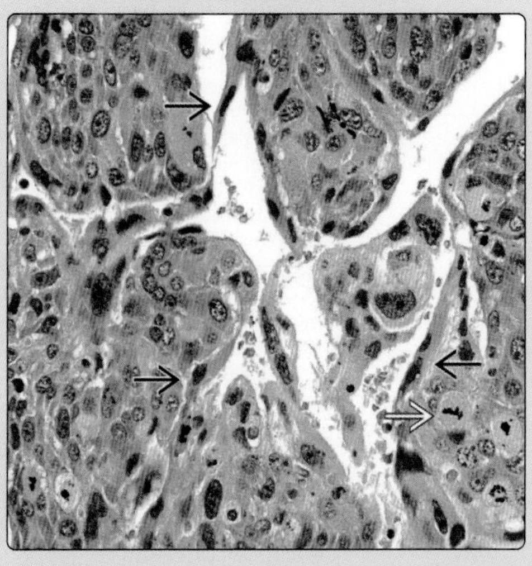

细胞滋养层细胞为主

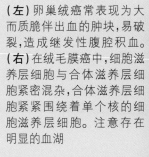

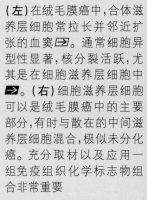

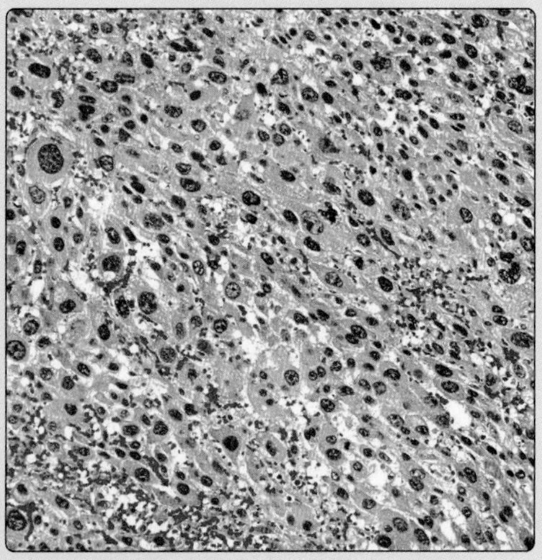

(左)在绒毛膜癌中,合体滋养层细胞常拉长并邻近扩张的血窦➡。通常细胞异型性显著,核分裂活跃,尤其是在细胞滋养层细胞中➡。**(右)**细胞滋养层细胞可以是绒毛膜癌中的主要部分,有时与散在的中间滋养层细胞混合,极似未分化癌。充分取材以及应用一组免疫组织化学标志物组合非常重要

术语

定义

- 恶性生殖细胞肿瘤，由细胞滋养层细胞和合体滋养层细胞紧密混杂组成

病因/发病机制

非妊娠性

- 可源于表面上皮癌的逆行性分化（通常为黏液性）

临床问题

流行病学

- 发病率
  - 占原始生殖细胞肿瘤<1%
- 年龄
  - 儿童和年轻人

表现

- 腹胀或腹痛
- 腹腔积血
- 血清 HCG 水平升高
  - 儿童同性假性性早熟
  - 月经失调
  - 雄激素症状（罕见）
- 转移（最常见于肺或脑）

治疗

- 附件切除术，辅助化疗

预后

- 5 年生存率：约 80%
  - 与妊娠期肿瘤相比，对化疗反应较差

大体所见

一般特征

- 切面质脆伴出血

大小

- 通常大

显微镜下所见

组织学特征

- 细胞滋养层细胞和合体滋养层细胞紧密混杂，常形成丛状结构
  - ±中间型滋养层细胞
- 以细胞滋养层细胞为主时，呈片状生长（分化差的形态）
- 扩张的血窦和血湖
- 周围间质黄素化
- 常出现其他生殖细胞成分
- 黏液性或浆液性癌成分（罕见）

细胞学特征

- 细胞滋养层细胞：胞质稀少到丰富，嗜酸性或淡染空泡状；核呈圆形或卵圆形，染色质空泡状
- 合体滋养层细胞：丰富的嗜酸性胞质，可呈空泡状，有多个小而深染的细胞核
- 中间型滋养层细胞：丰富的嗜酸性胞质，有 1 个或 2 个细胞核
- 核分裂常见（除合体滋养层细胞外）

辅助实验

免疫组织化学

- 合体滋养层细胞
  - HCG、inhibin、CD10、AE1/AE3 阳性
  - HPL 可呈阳性
  - SALL4 阴性
- 细胞滋养层细胞
  - AE1/AE3、CD10、SALL4 阳性
- 中间滋养层细胞
  - AE1/AE3、CD10、p63、HPL 阳性
  - p16 阳性程度不等，但通常较弱
  - HCG 阳性罕见；SALL4 阴性

DNA 多态性分析

- 与患者 DNA 相匹配（母系 DNA）

鉴别诊断

转移性妊娠性绒毛膜癌

- 既往史
- 母系和父系 DNA

伴合体滋养层细胞的胚胎性癌、无性细胞瘤、卵黄囊瘤或多胚瘤

- 无细胞滋养层细胞，因此缺乏典型的丛状结构

伴巨细胞的未分化癌

- 常为绝经后女性
- 缺乏紧密混杂的细胞滋养层细胞和合体滋养层细胞
- EMA 呈阳性；HCG 呈弱阳性或阴性

诊断注意事项

病理诊断要点

- 只存在合体滋养层细胞不能诊断绒毛膜癌
- 病史以及 DNA 多态性分析有助于确定妊娠性或非妊娠性绒毛膜癌

部分参考文献

1. Savage J et al: Choriocarcinoma in women: analysis of a case series with genotyping. Am J Surg Pathol. 41(12):1593-1606, 2017
2. Stichelbout M et al: SALL4 expression in gestational trophoblastic tumors: a useful tool to distinguish choriocarcinoma from placental site trophoblastic tumor and epithelioid trophoblastic tumor. Hum Pathol. 54:121-6, 2016
3. Hafezi-Bakhtiari S et al: Choriocarcinoma arising in a serous carcinoma of ovary: an example of histopathology driving treatment. J Obstet Gynaecol Can. 32(7):698-702, 2010
4. Jiao LZ et al: Clinical analysis of 21 cases of nongestational ovarian choriocarcinoma. Int J Gynecol Cancer. 20(2):299-302, 2010
5. Hirabayashi K et al: Ovarian nongestational choriocarcinoma mixed with various epithelial malignancies in association with endometriosis. Gynecol Oncol. 102(1):111-7, 2006
6. Koo HL et al: Pure non-gestational choriocarcinoma of the ovary diagnosed by DNA polymorphism analysis. Pathol Int. 56(10):613-6, 2006
7. Nishida T et al: Ovarian mixed germ cell tumor comprising polyembryoma and choriocarcinoma. Eur J Obstet Gynecol Reprod Biol. 78(1):95-7, 1998
8. Rajatanavin R et al: Virilization associated with choriocarcinoma. J Endocrinol Invest. 18(8):653-5, 1995
9. Oliva E et al: Ovarian carcinomas with choriocarcinomatous differentiation. Cancer. 72(8):2441-6, 1993

第55节 未成熟性畸胎瘤

要 点

术语

- 由来源于三个胚层的未成熟组织多少不等的成熟组织混合构成的恶性生殖细胞肿瘤

临床问题

- 第三常见的恶性生殖细胞肿瘤
- 同侧或对侧(罕见)卵巢有成熟性囊性畸胎瘤(多发性且有破裂)病史
- 生长性畸胎瘤综合征:化疗后盆腔腹膜肿块持续存在或增大,伴低水平AFP,且肿块内缺乏未成熟组织

大体所见

- 约50%病例可见包膜破裂
- 实性或囊实性;鱼肉状;灰白至粉色

显微镜下所见

- 来源于内胚层、中胚层、外胚层的成熟性和未成熟性组织不同程度地混合
- 未成熟神经上皮是最常见的成分(神经上皮菊形团、假菊形团、原始神经管或分裂活跃的胶质)
  - 低级别(Ⅰ级):任何一张切片中1个低倍视野(×4)
  - 高级别(Ⅱ、Ⅲ级):任何一张切片中>1个低倍视野
- 腹膜胶质瘤病:由成熟(更常见)或轻度不成熟的胶质组织构成的2~3mm界限清楚的种植灶,常位于腹膜内

首要的鉴别诊断

- 伴有神经上皮显微病灶的成熟性囊性畸胎瘤
- 成熟性实性畸胎瘤
- 恶性神经外胚层肿瘤
- 恶性中胚叶混合瘤

切面大部分为实性

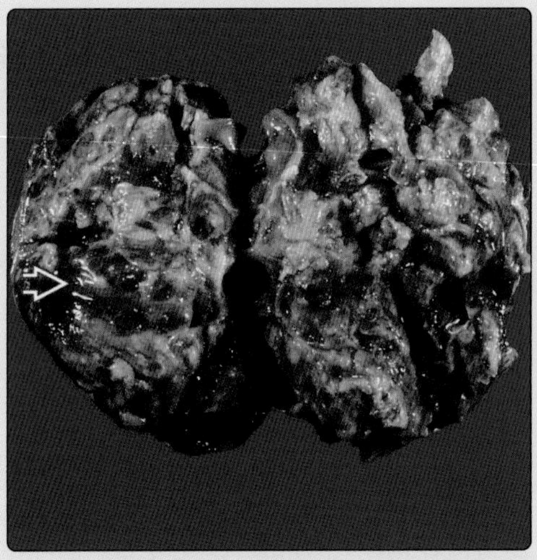

大的囊腔与实性区域并存

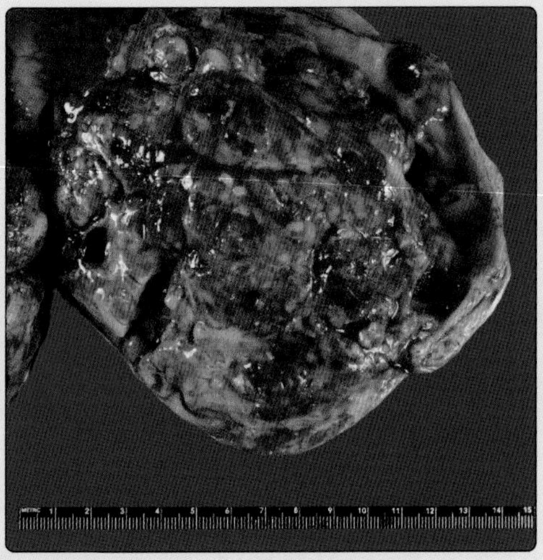

(左)未成熟畸胎瘤通常较大,切面实性伴多少不等的囊性区,实性区域呈白色至棕褐色,质软,常有坏死和出血➡。**(右)**一些未成熟畸胎瘤可有明显的囊性成分,不应与成熟性囊性畸胎瘤的囊性外观相混淆,后者通常为一个大的囊腔,囊壁内至多可有一个实性结节

大量未成熟神经外胚层组织

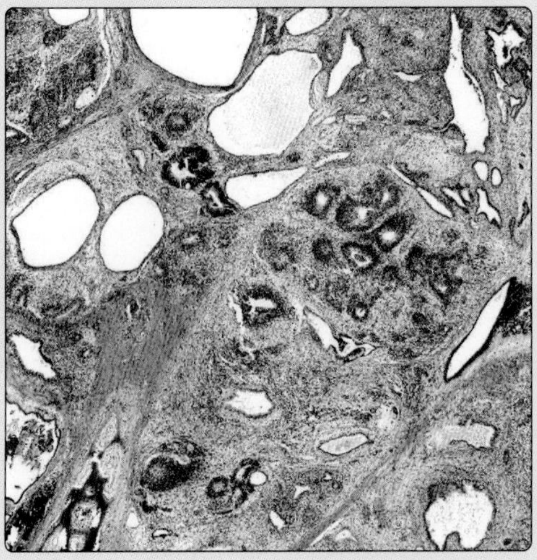

少量未成熟神经外胚层成分

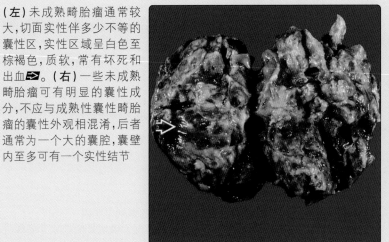

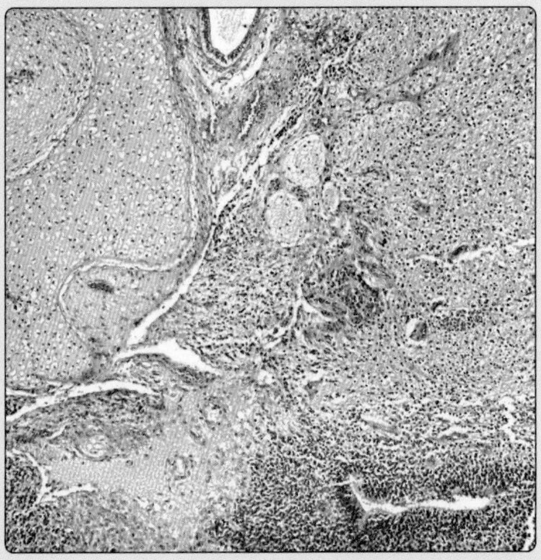

(左)虽然未成熟畸胎瘤有三个胚层来源的组织构成,但未成熟神经外胚层组织的数量才是决定未成熟畸胎瘤分级和预后的关键。**(右)**在一些未成熟畸胎瘤中,未成熟神经外胚层组织可能仅在局部存在。在这种情况下,未成熟畸胎瘤是低级别的。在诊断成熟性实性畸胎瘤时,应在实性畸胎瘤中广泛取材,以排除未成熟畸胎瘤

术语

缩略语

- 未成熟畸胎瘤(immature teratoma,IT)

定义

- 由来源于三个胚层的未成熟组织与多少不等的成熟组织混合构成的恶性生殖细胞肿瘤

病因/发病机制

肿瘤性转化

- 卵巢原始生殖细胞

临床问题

流行病学

- 发病率
  - 罕见
  - 在美国所有卵巢癌中占比<1%
  - 占原始生殖细胞肿瘤的 20%
    - 第三常见的恶性生殖细胞肿瘤
  - 占所有卵巢畸胎瘤的 2%
- 年龄
  - 多数在 20 岁前

表现

- 腹痛/腹胀
- 生长迅速的肿块
- 血清 AFP 水平升高(常<1 000ng/ml)
- 血清 CA125 和 CA19-9 水平升高常见
- 血清 HCG 水平升高罕见
- 同侧或对侧(罕见)卵巢有成熟性囊性畸胎瘤(多发性且有破裂)病史

疾病自然史

- 生长性畸胎瘤综合征
  - 常于初次诊断后两年内发现并有下列特征
    - 化疗后盆腔腹膜肿块持续存在或增大
    - AFP 水平低
    - 肿块内缺乏未成熟组织

治疗

- 单侧卵巢输卵管切除术±辅助化疗(取决于肿瘤的分级和分期)

预后

- 自引入辅助化疗后,预后很好
  - 总生存率>85%
  - 约 1/3 的病例在就诊时有卵巢外蔓延
    - 腹膜胶质瘤病;如果存在,复发风险较高,但与不伴胶质瘤病的未成熟畸胎瘤整体生存率相似
    - 淋巴结受累
  - 可复发(局限于卵巢且为Ⅰ级时例外)

大体所见

一般特征

- 常为单侧
- 约 50% 的病例出现包膜破裂(尤其是既往罹患成熟性畸胎瘤者)
- 实性或囊实性
- 切面实性区鱼肉状,灰白色至粉色
- 坏死与出血常见,可广泛
- 同一侧卵巢中可见成熟性囊性畸胎瘤成分(约 20%)
- 对侧卵巢中可见成熟性囊性畸胎瘤(约 10%)

大小

- 大(范围 9~40cm,平均 17cm)

显微镜下所见

组织学特征

- 起源于内胚层、中胚层、外胚层的成熟和未成熟组织不同程度地混合
  - 未成熟成分相当于胚胎组织
  - 未成熟的神经上皮成分是最常见的成分
    - 神经上皮菊形团、假菊形团、原始神经管
    - 核分裂活跃的胶质
    - 小灶区域类似多形性胶质母细胞瘤或神经母细胞瘤
- 基于神经上皮的数量的未成熟畸胎瘤初始分级系统
  - Ⅰ级:任何一张切片中 1 个低倍视野(×4)
  - Ⅱ级:任何一张切片中 2~3 个低倍视野(×4)
  - Ⅲ级:任何一张切片中,≥4 个低倍视野(×4)
- 基于神经上皮的数量的未成熟畸胎瘤修订后分级系统
  - 低级别(Ⅰ级):任何一张切片中 1 个低倍视野(×4)
  - 高级别(Ⅱ、Ⅲ级):任何一张切片中>1 个低倍视野(×4)
- 不常见发现
  - 显著血管增生:多个薄壁微血管卷曲成肾小球样,与未成熟神经上皮或胶质混合
  - 腹膜胶质瘤病:由成熟(更常见)或轻度不成熟的胶质组织构成的 2~3mm 界限清楚的种植灶,常位于腹膜内
    - 罕见,可能与其他畸胎瘤成分混合
    - 恶性转化为恶性神经外胚层肿瘤
  - 小的卵黄囊瘤病灶(<2mm)
  - 散在合体滋养层细胞
- 可见其他恶性生殖细胞成分(恶性混合性生殖细胞肿瘤)

细胞学特征

- 神经上皮
  - 原始圆形至梭形细胞,胞质稀少,核深染,染色质呈空

泡状

○ 核分裂和凋亡常见

辅助实验

免疫组织化学

- 神经上皮(成熟和未成熟)GFAP、NSE 和 S100 阳性
- 未成熟神经上皮和间叶组织 SALL4 阳性
- 除肠型上皮外,成熟组织 SALL4 大多阴性
- 未成熟神经上皮 OCT4、pax6 阳性
- 成熟神经上皮 CD56 常阳性

遗传学检测

- 92% 为二倍体
- 如为恶性混合生殖细胞肿瘤的一部分,i(12p)或其他形式的 12p 扩增
- 在继发性星形细胞过度生长时无 *IDH1* 或 *IDH2* 突变

阵列比较基因组杂交

- 无特异性改变

鉴别诊断

具有微灶神经上皮组织的成熟性囊性畸胎瘤

- 典型的"皮样囊肿"大体表现
- 只有成熟成分(除微灶神经上皮外)

成熟性实性畸胎瘤

- 无坏死
- 所有的成分都是成熟的

恶性神经外胚层肿瘤(如单胚层畸胎瘤)

- 在未成熟畸胎瘤中融合性生长
- 无混合的中胚层或内胚层成分或皮肤及其附属器

恶性中胚叶混合瘤

- 年龄偏大
- 高级别上皮和间叶成分
- 有间叶恶性成分如软骨肉瘤(无胚胎性软骨)及其他包括横纹肌肉瘤
- 神经外胚层分化罕见

诊断注意事项

临床相关性病理学特征

- 未成熟畸胎瘤的预后与分级和分期有关,化疗大大改善了预后

病理诊断要点

- 未成熟畸胎瘤的广泛取材非常重要,这不仅有助于评估未成熟神经上皮组织的数量以准确分级,也有助于排除其他生殖细胞成分
- 未成熟畸胎瘤中,神经上皮是分级时唯一被评估的不成熟成分
  - ○ 胚胎性软骨也可见于成熟性囊性畸胎瘤,但不应考虑为未成熟成分
- 免疫组织化学在未成熟畸胎瘤的诊断中作用不大
- 出现微灶卵黄囊瘤(<2mm)或合体滋养层细胞成分不影响未成熟畸胎瘤患者的预后
  - ○ 合体滋养层细胞的存在并不是绒毛膜癌的证据,因为它缺乏典型的双相性生长
- 可发生恶性转化,成为中枢神经系统类型肿瘤,应除外这种情况

部分参考文献

1. Chai Y et al: Diagnostic significance of cellular neuroglial tissue in ovarian immature teratoma. J Pathol Transl Med. 51(1):49-55, 2017
2. Li S et al: Growing teratoma syndrome secondary to ovarian giant immature teratoma in an adolescent girl: a case report and literature review. Medicine (Baltimore). 95(7):e2647, 2016
3. Liang L et al: Primary glial and neuronal tumors of the ovary or peritoneum: a clinicopathologic study of 11 cases. Am J Surg Pathol. 40(6):847-56, 2016
4. Park JY et al: Outcomes of surgery alone and surveillance strategy in young women with stage I malignant ovarian germ cell tumors. Int J Gynecol Cancer. 26(5):859-64, 2016
5. Stolnicu S et al: Mature and immature solid teratomas involving uterine corpus, cervix, and ovary. Int J Gynecol Pathol. 36(3):222-227, 2016
6. Wu PS et al: Ovarian immature teratoma with gliomatosis peritonei and pleural glial implant: a case report. Int J Surg Pathol. 23(4):336-8, 2015
7. Rabban JT et al: A practical approach to immunohistochemical diagnosis of ovarian germ cell tumours and sex cord-stromal tumours. Histopathology. 62(1):71-88, 2013
8. Yoon NR et al: Gliomatosis peritonei is associated with frequent recurrence, but does not affect overall survival in patients with ovarian immature teratoma. Virchows Arch. 461(3):299-304, 2012
9. Vicus D et al: Ovarian immature teratoma: treatment and outcome in a single institutional cohort. Gynecol Oncol. 123(1):50-3, 2011
10. Abiko K et al: Oct4 expression in immature teratoma of the ovary: relevance to histologic grade and degree of differentiation. Am J Surg Pathol. 34(12):1842-8, 2010
11. Kurata A et al: Immature teratoma of the ovary with distant metastases: favorable prognosis and insights into chemotherapeutic retroconversion. Int J Gynecol Pathol. 29(5):438-44, 2010
12. Djordjevic B et al: Growing teratoma syndrome of the ovary: review of literature and first report of a carcinoid tumor arising in a growing teratoma of the ovary. Am J Surg Pathol. 31(12):1913-8, 2007
13. Poulos C et al: Analysis of ovarian teratomas for isochromosome 12p: evidence supporting a dual histogenetic pathway for teratomatous elements. Mod Pathol. 19(6):766-71, 2006
14. Baker PM et al: Ovarian teratomas with florid benign vascular proliferation: a distinctive finding associated with the neural component of teratomas that may be confused with a vascular neoplasm. Int J Gynecol Pathol. 21(1):16-21, 2002
15. Dadmanesh F et al: Gliomatosis peritonei with malignant transformation. Mod Pathol. 10(6):597-601, 1997
16. Bonazzi C et al: Pure ovarian immature teratoma, a unique and curable disease: 10 years' experience of 32 prospectively treated patients. Obstet Gynecol. 84(4):598-604, 1994
17. O'Connor DM et al: The influence of grade on the outcome of stage I ovarian immature (malignant) teratomas and the reproducibility of grading. Int J Gynecol Pathol. 13(4):283-9, 1994
18. Kleinman GM et al: Primary neuroectodermal tumors of the ovary. A report of 25 cases. Am J Surg Pathol. 17(8):764-78, 1993
19. Yanai-Inbar I et al: Relation of ovarian dermoid cysts and immature teratomas: an analysis of 350 cases of immature teratoma and 10 cases of dermoid cyst with microscopic foci of immature tissue. Int J Gynecol Pathol. 6(3):203-12, 1987
20. Gershenson DM et al: Immature teratoma of the ovary. Obstet Gynecol. 68(5):624-9, 1986
21. Nogales FF Jr et al: Immature teratoma of the ovary with a neural component ("solid" teratoma). A clinicopathologic study of 20 cases. Hum Pathol. 7(6):625-42, 1976
22. Norris HJ et al: Immature (malignant) teratoma of the ovary: a clinical and pathologic study of 58 cases. Cancer. 37(5):2359-72, 1976
23. Robboy SJ et al: Ovarian teratoma with glial implants on the peritoneum. An analysis of 12 cases. Hum Pathol. 1(4):643-53, 1970

第 55 节　未成熟性畸胎瘤

有多层上皮的神经外胚层小管

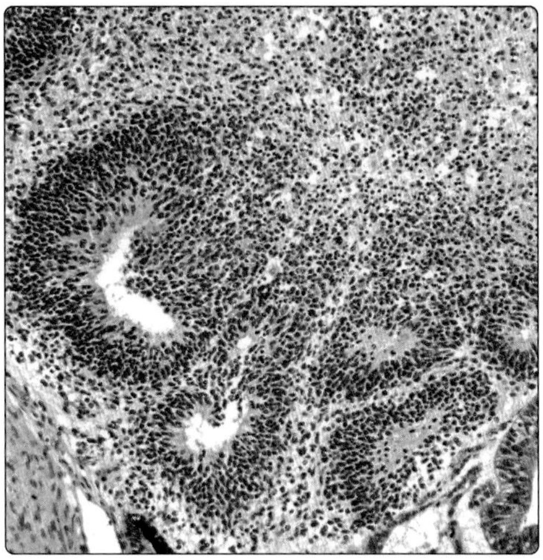

富于细胞、核分裂活跃的胶质

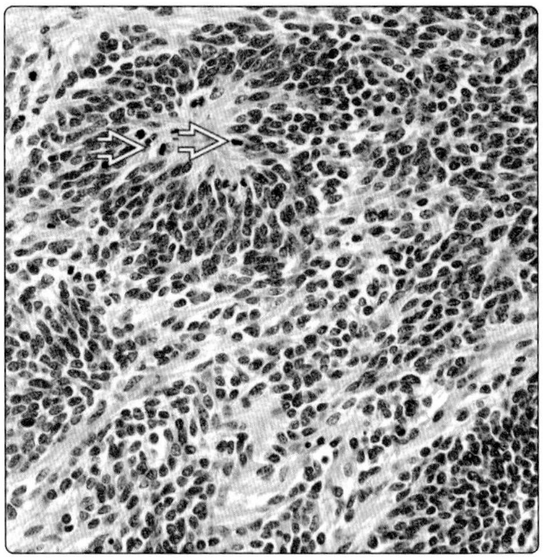

(左) 未成熟神经外胚层小管模拟胚胎发育阶段，核深染细胞组成多层上皮。小管常位于胶质纤细的背景中。(右) 在未成熟畸胎瘤中，未成熟神经外胚层小管与富于细胞性胶质混合，后者表现为紧密排列的小细胞，有时形成界限模糊的细胞簇，细胞质稀少，核深染，核分裂常见➡

凋亡显著

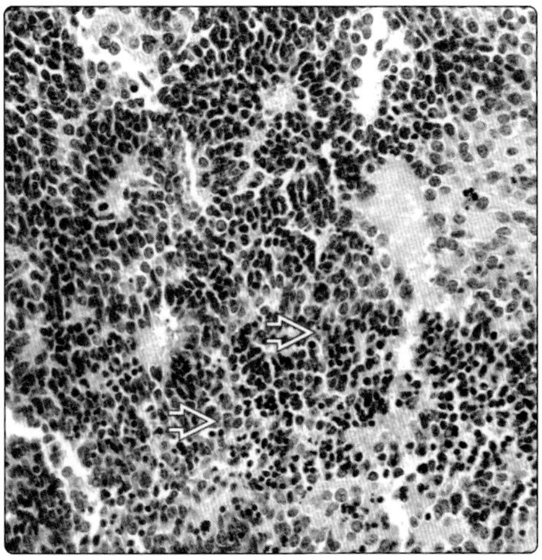

卵巢外成熟胶质结节(腹膜胶质瘤病)

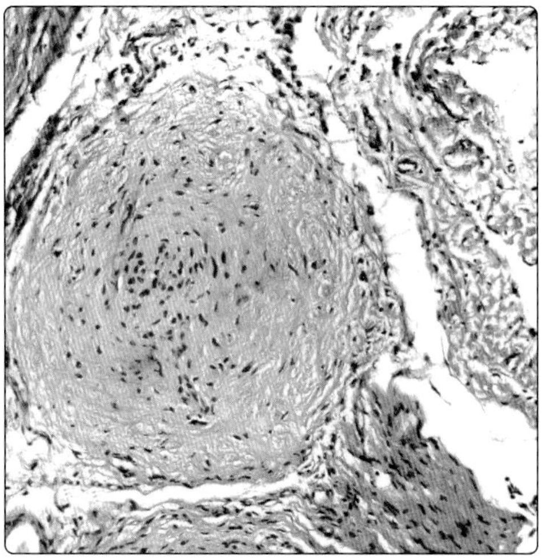

(左) 未成熟畸胎瘤中的未成熟神经上皮组织常富于细胞且凋亡显著➡，表明同恶性肿瘤一样细胞更新快。(右) 腹膜胶质瘤病的特点是位于盆腔或网膜中的胶质组织小结节(成熟性更常见)。需要仔细寻找细胞密度和核分裂象高的区域以发现未成熟组织的种植

显著的血管增生

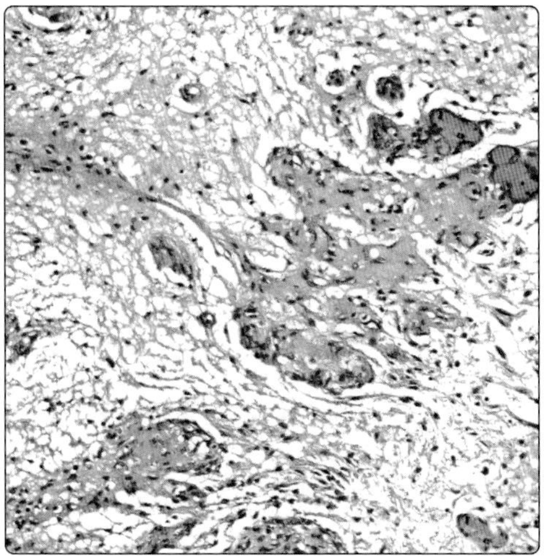

小灶卵黄囊瘤

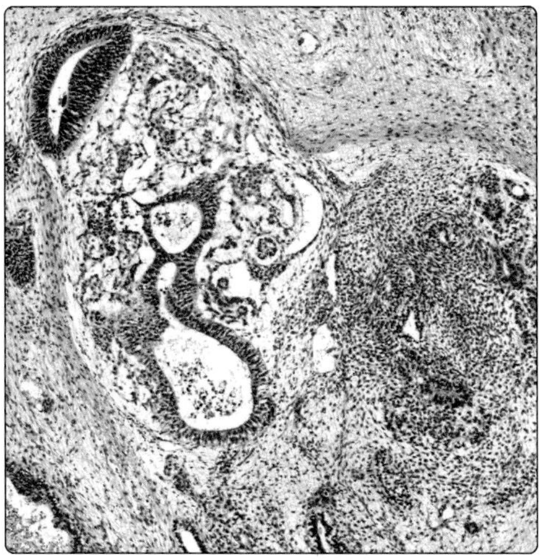

(左) 未成熟畸胎瘤的神经外胚层成分中也可出现类似于多形性胶质母细胞瘤中常见的显著血管增生，表现为肾小球样结构或薄壁弯曲的血管。(右) 未成熟畸胎瘤可见小的卵黄囊瘤病灶(常<2mm)，更少见的是胚胎性癌。这类肿瘤应该被视为未成熟畸胎瘤，而不应被看作混合性恶性生殖细胞肿瘤

第 56 节 成熟性囊性畸胎瘤

要 点

术语

- 由起源于全部三个胚层的结构组成的成熟生殖细胞肿瘤

临床问题

- 最常见的卵巢肿瘤(约占卵巢所有肿瘤的 50%;约占卵巢良性肿瘤的 60%,约占生殖细胞肿瘤的 95%)
- 如发生恶性转化,预后与相应恶性肿瘤的类型相关
- 如发生 NMDA 脑炎,预后不同,取决于症状持续时间和其他特征
- 少数继发同侧或对侧未成熟畸胎瘤

大体所见

- 囊壁光滑,囊内含毛发、牙齿、油脂及棕黄色皮脂
- 囊壁隆起(Rokitansky 结节)
- 约 15% 为双侧

显微镜下所见

- 正常胚胎组织及成人组织以不等比例混合,有序排列
  - 外胚层来源的组织(最常见):皮肤及其附属器、神经外胚层组织、牙齿
    - 少数可见未成熟胶质和神经菊形团显微病灶(≤4 灶,≤21mm^2)
  - 中胚层:平滑肌、骨、软骨、脂肪组织
  - 内胚层:呼吸上皮、甲状腺
  - 罕见成分:肾、视网膜、肺、胰腺、垂体、前列腺、膀胱、胃肠道
- 卵巢外表现:腹膜脂质肉芽肿和腹膜黑变病

首要的鉴别诊断

- 未成熟畸胎瘤
- 皮样囊肿
- 腹膜癌病

囊腔内大量的膏状物质和毛发

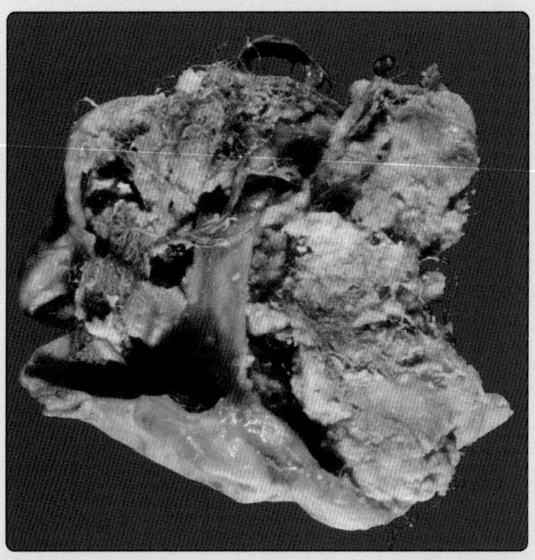

皮肤(外胚层来源的组织)

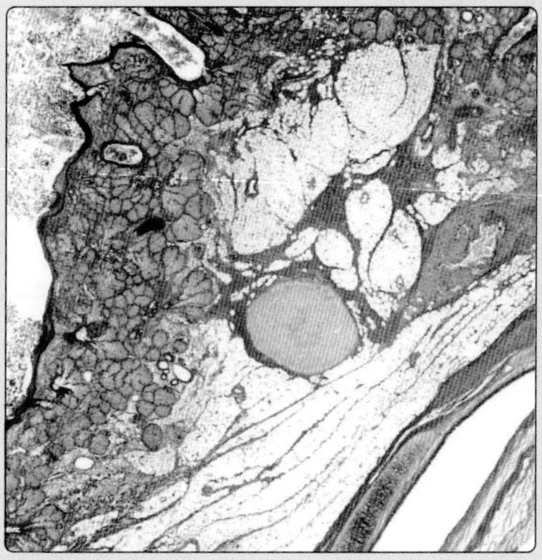

(左)成熟性囊性畸胎瘤常形成单个囊腔,内含大量毛发和黄色皮脂。应仔细检查囊壁以排除存在继发性恶性肿瘤。**(右)**成熟性畸胎瘤最常见成分之一是皮肤及其附属器,后者常呈现皮脂腺增生或错构瘤特征

成熟的中胚层、外胚层、内胚层组织

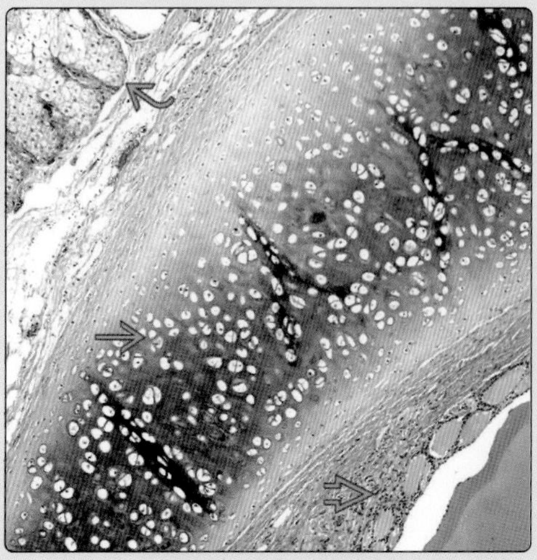

脂质肉芽肿反应

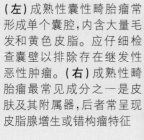

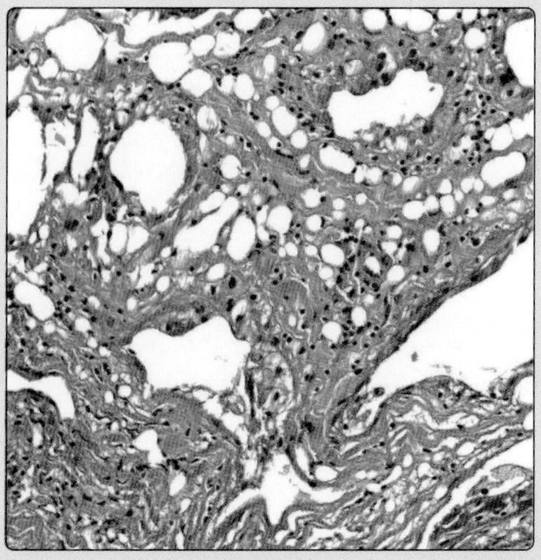

(左)成熟性囊性畸胎瘤常由来源于三个胚层的组织不同比例混合组成。在该图中,有皮肤➡(外胚层)、软骨➡(中胚层)、甲状腺来源组织➡(内胚层)。**(右)**在成熟性囊性畸胎瘤中,内容物外渗伴异物反应继发脂质肉芽肿而形成的筛状结构常见,而且可能是先前存在成熟性畸胎瘤的唯一证据

术语

同义词

- 皮样，皮样囊肿，良性囊性畸胎瘤

定义

- 由起源于全部三个胚层结构组成的成熟生殖细胞肿瘤

病因/发病机制

肿瘤转化

- 发生于第一次减数分裂后的卵巢生殖细胞
  - 常存在脑源性组织，与前胚盘发育平行

临床问题

流行病学

- 发病率
  - 最常见的卵巢肿瘤（占卵巢所有肿瘤的约 50%；占良性肿瘤的约 60%，占生殖细胞肿瘤的约 95%）
- 年龄
  - 育龄期
  - 恶性转化最常发生于 50~69 岁

部位

- 约 15% 双侧

表现

- 无临床症状（约 2/3）
  - 影像学或剖宫产时偶然发现
- 少数情况下，症状和体征继发于下述原因
  - 破裂、扭转或急腹症
  - 自身免疫性溶血性贫血或红细胞增多症
  - 催乳素血症或高钙血症
  - 副肿瘤性脑炎（继发于 NMDA 受体抗体）

治疗

- 囊肿切除术或输卵管卵巢切除术
- 如发生恶性转化，则行分期手术

预后

- 极好
- 如发生恶性转化，预后与相应恶性肿瘤的类型相关
- 如发生 NMDA 脑炎，预后取决于症状持续时间和其他特征
- 少数继发同侧或对侧未成熟畸胎瘤

大体所见

一般特征

- 光滑，单房或少数多房，囊壁厚度不一，内含毛发、油脂及棕黄色皮脂样物
- 多达 1/3 的病例中可见牙齿
- 囊壁隆起（Rokitansky 结节）
- 罕见胎儿型畸胎瘤（小人型），有基本的头、头发和附属器
- 少数与恶性生殖细胞肿瘤并存
- 继发扭转时可见广泛出血

显微镜下所见

组织学特征

- 正常胚胎组织及成人组织以不同比例混合，有序排列
  - 外胚层来源的组织（最常见）：皮肤及其附属器、神经外胚层组织（包括脑膜上皮细胞增殖）、牙齿
    - 少数可见未成熟神经组织（胶质和神经菊形团）显微病灶（≤4 灶，≤$21mm^2$）
  - 中胚层：平滑肌、骨、软骨、脂肪组织
  - 内胚层：呼吸道上皮、甲状腺、唾液腺和胃肠道上皮
  - 罕见成分：肾、视网膜、肺、胰腺、垂体、前列腺、膀胱等
- Rokitansky 结节由脂肪组织构成，表面为皮肤，上有毛发覆盖
- 内容物外渗至邻近卵巢间质中导致的脂质肉芽肿反应：筛状结构（可以是唯一的发现，通常是镜下）
- 血管增生明显，血管细长、壁薄、弯曲，或形成实性肾小球样结构
- 有时可见周围黄素化
- 可发生继发性肿瘤（1%~3% 为恶性）
- 罕见与恶性生殖细胞肿瘤并存
- 卵巢外表现
  - 腹膜脂质肉芽肿和纤维化
  - 腹膜黑变病（吞噬黑色素的组织细胞）

细胞学特征

- 除非发生恶性转化，细胞异型性小或无

鉴别诊断

未成熟畸胎瘤

- 患者常<30 岁
- 体积更大
- 通常肿块巨大，实性或囊实性，出血、坏死
- 存在未成熟神经上皮

表皮样囊肿

- 仅由鳞状上皮组成，缺少皮肤附属器和 Rokitansky 结节

腹膜癌病

- 具有明显异型性的细胞形成索状、簇状、巢状和腺体结构

诊断注意事项

病理诊断要点

- 大体表现非常典型的皮样囊肿中的神经上皮显微病灶不

影响预后，不应诊断为未成熟畸胎瘤

- 不应把小脑组织与未成熟神经组织相混淆
  - 与未成熟畸胎瘤相比，神经组织呈层状排列，缺乏核深染、核分裂及凋亡
- 破裂和渗漏至腹腔后继发的腹膜脂质肉芽肿可非常类似播散性癌病
- 在术中诊断时，不应将含有大量吞噬黑色素组织细胞的腹膜黑变病误诊为播散性恶性黑色素瘤

部分参考文献

1. Bedaiwy MA: Teratoma-associated NMDAr encephalitis: management considerations. BJOG. 124(2):344, 2017
2. Goldberg HR et al: Fetiform teratoma in the ovary of a 7-year-old girl: a case report. J Pediatr Adolesc Gynecol. 30(2):256-258, 2017
3. Sahin H et al: Mature cystic teratoma of the ovary: a cutting edge overview on imaging features. Insights Imaging. 8(2):227-241, 2017
4. Shintaku M et al: Well-formed cerebellum and brainstem-like structures in a mature ovarian teratoma: neuropathological observations. Neuropathology. 37(2):122-128, 2017
5. Sahin B et al: Ectopic prostatic tissue in mature cystic teratoma of the ovary, a case report and review of the literature. J Obstet Gynaecol. 36(4):513-4, 2016
6. Imai K et al: Complete recovery from paraneoplastic anti-NMDAR encephalitis associated with a small ovarian teratoma following a laparoscopic salpingo-oophorectomy: a case report. Exp Ther Med. 9(5):1723-1726, 2015
7. Armangue T et al: A novel treatment-responsive encephalitis with frequent opsoclonus and teratoma. Ann Neurol. 75(3):435-41, 2014
8. Hayashi M et al: Successful laparoscopic resection of 7mm ovarian mature cystic teratoma associated with anti-NMDAR encephalitis. Case Rep Obstet Gynecol. 2014:618742, 2014
9. Huang BS et al: Single-port compared with conventional laparoscopic cystectomy for ovarian dermoid cysts. Taiwan J Obstet Gynecol. 53(4):523-9, 2014
10. Ishida M et al: Well-differentiated cerebellum within a mature cystic teratoma of the ovary. Int J Clin Exp Pathol. 7(3):1255-7, 2014
11. Khan N et al: Retinal tissue in mature cystic teratoma of ovary presenting with full-term pregnancy. BMJ Case Rep. 2014, 2014
12. Madaan M et al: Unusually high levels of CA19-9 associated with mature cystic teratoma of the ovary. Case Rep Obstet Gynecol. 2014:187910, 2014
13. Young RH: Ovarian tumors and tumor-like lesions in the first three decades. Semin Diagn Pathol. 31(5):382-426, 2014
14. Özcan R et al: Ovary-sparing surgery for teratomas in children. Pediatr Surg Int. 29(3):233-7, 2013
15. Kondi-Pafiti A et al: Epidermoid or dermoid cysts of the ovary? clinicopathological characteristics of 28 cases and a new pathologic classification of an old entity. Eur J Gynaecol Oncol. 33(6):617-9, 2012
16. Kim MJ et al: Clinical characteristics of ovarian teratoma: age-focused retrospective analysis of 580 cases. Am J Obstet Gynecol. 205(1):32, 2011
17. Chen E et al: Meningothelial proliferations in mature cystic teratoma of the ovary: evidence for the common presence of cranially derived tissues paralleling anterior embryonic plate development. an analysis of 25 consecutive cases. Am J Surg Pathol. 34(7):1014-8, 2010
18. Khedmati F et al: Ovarian and paraovarian squamous-lined cysts (epidermoid cysts): a clinicopathologic study of 18 cases with comparison to mature cystic teratomas. Int J Gynecol Pathol. 28(2):193-6, 2009
19. Poulos C et al: Analysis of ovarian teratomas for isochromosome 12p: evidence supporting a dual histogenetic pathway for teratomatous elements. Mod Pathol. 19(6):766-71, 2006
20. Ulbright TM: Germ cell tumors of the gonads: a selective review emphasizing problems in differential diagnosis, newly appreciated, and controversial issues. Mod Pathol. 18 Suppl 2:S61-79, 2005
21. Baker PM et al: Ovarian teratomas with florid benign vascular proliferation: a distinctive finding associated with the neural component of teratomas that may be confused with a vascular neoplasm. Int J Gynecol Pathol. 21(1):16-21, 2002
22. Fan LD et al: Ovarian epidermoid cyst: report of eight cases. Int J Gynecol Pathol. 15(1):69-71, 1996
23. Young RH: New and unusual aspects of ovarian germ cell tumors. Am J Surg Pathol. 17(12):1210-24, 1993
24. Ayhan A et al: Complications and bilaterality of mature ovarian teratomas (clinicopathological evaluation of 286 cases). Aust N Z J Obstet Gynaecol. 31(1):83-5, 1991
25. Yanai-Inbar I et al: Relation of ovarian dermoid cysts and immature teratomas: an analysis of 350 cases of immature teratoma and 10 cases of dermoid cyst with microscopic foci of immature tissue. Int J Gynecol Pathol. 6(3):203-12, 1987
26. Scully RE: Ovarian tumors. a review. Am J Pathol. 87(3):686-720, 1977

Rokitansky 结节(头结)

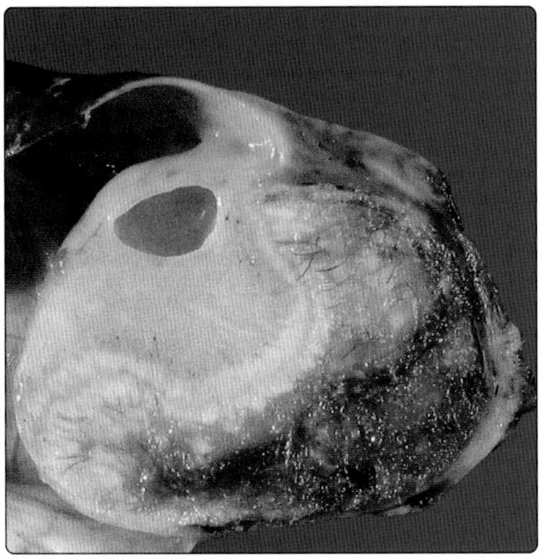

骨组织和脂肪组织(中胚层来源)

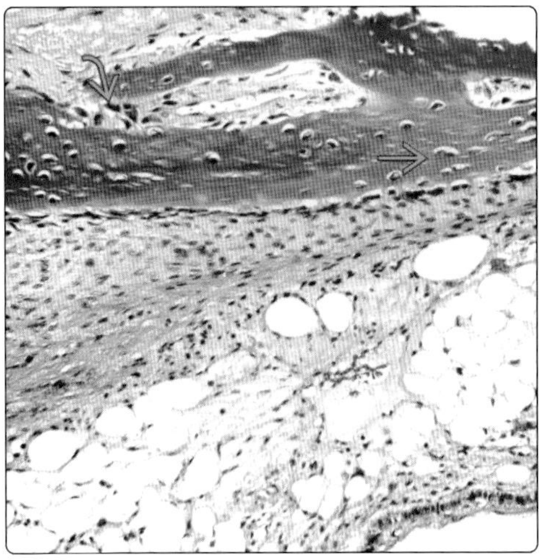

(左) Rokitansky 结节是囊壁上的突起,含覆有皮肤的脂肪组织。其外观与继发于皮样囊肿的恶性肿瘤有显著差别。(右) 虽然脂肪组织是成熟性囊性畸胎瘤最常见的中胚层成分,但成熟骨组织同样可见。此图可见排列在外圈的成骨细胞➘和成熟骨细胞➙组成的骨组织

成熟肠上皮

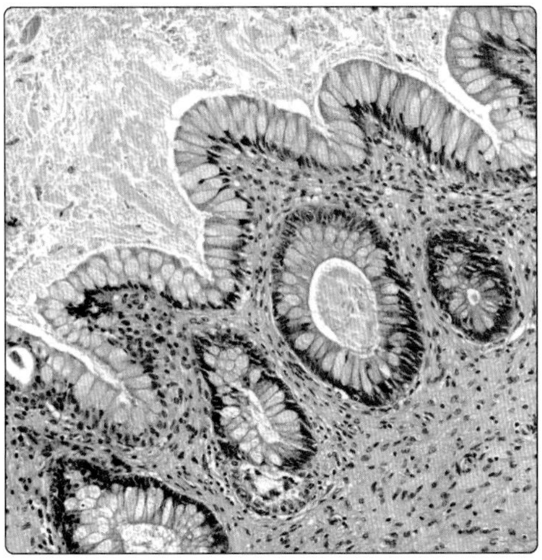

牙齿

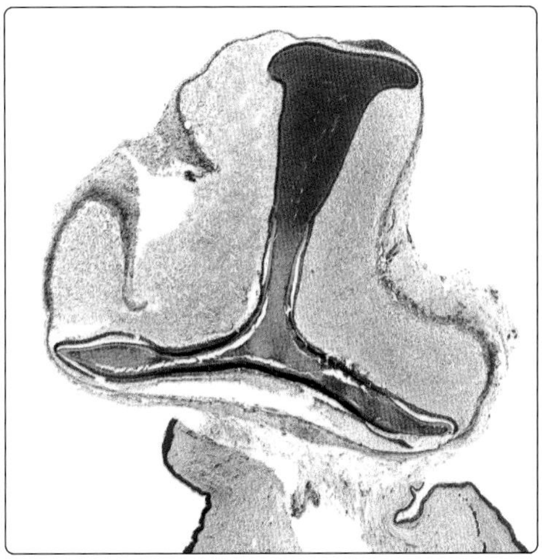

(左) 成熟性畸胎瘤中可见产生黏液的胃肠道上皮。一系列黏液性肿瘤可起源于该类上皮,且形态学和免疫表型与原发肠道肿瘤无法区分。(右) 在约 1/3 的成熟性囊性畸胎瘤中可发现牙齿,牙齿可处于不同发育阶段,通常于大体检查时发现

胎儿型软骨

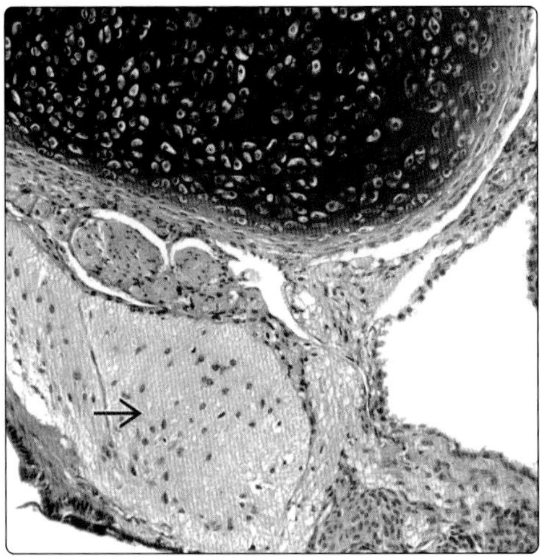

胎儿肾小球

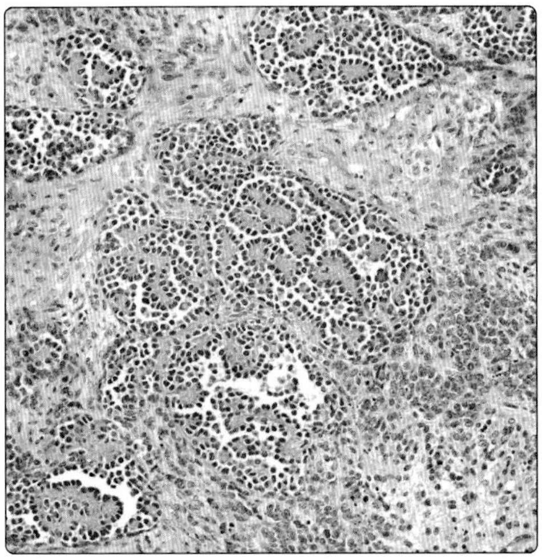

(左) 胎儿型软骨是成熟性囊性畸胎瘤中常见的中胚层来源成分,不应被误判为未成熟组织。软骨细胞一致,排列有序。注意存在成熟胶质组织➙。(右) 成熟性囊性畸胎瘤少数可见胎儿型肾组织,表现为形成较差的肾小球结构。这些成分有可能继发 Wilms 瘤

(**左**)成熟性囊性畸胎瘤中的小脑组织不应与未成熟神经成分相混淆。注意排列有序的层状结构和浦肯野细胞→。通常无核分裂，凋亡或坏死。(**右**)与小脑组织相反，未成熟神经上皮排列无序，常形成原始室管膜菊形团⇨。但是，未成熟神经上皮显微病灶可见于成熟性囊性畸胎瘤中，不应作为诊断未成熟畸胎瘤的证据

成熟小脑组织

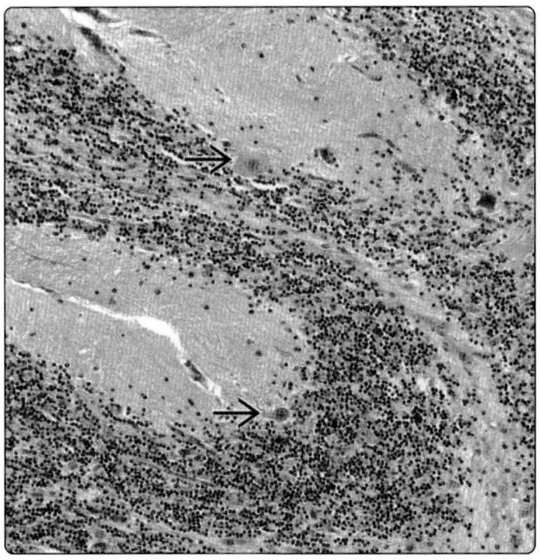

镜下偶尔可发现室管膜菊形团

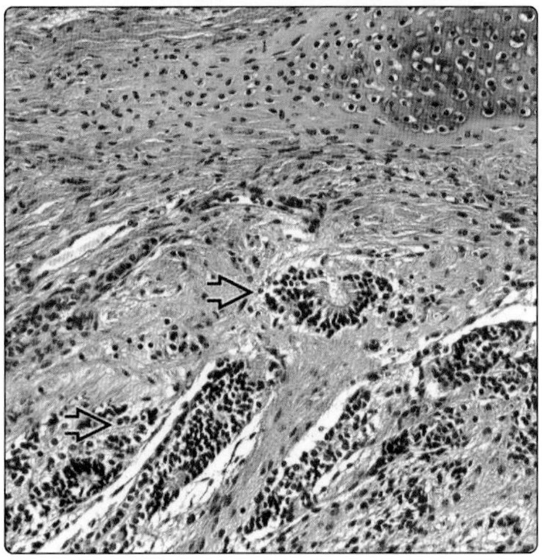

(**左**)成熟神经组织斑块状生长，形成成熟性囊性畸胎瘤的囊壁⇨，并不少见。在这些病例中，成熟神经组织与周围组织分界明显。(**右**)色素性视网膜组织要少见得多，表现为伴黑色素沉积的多层上皮，类似正常视网膜中所见

成熟神经组织

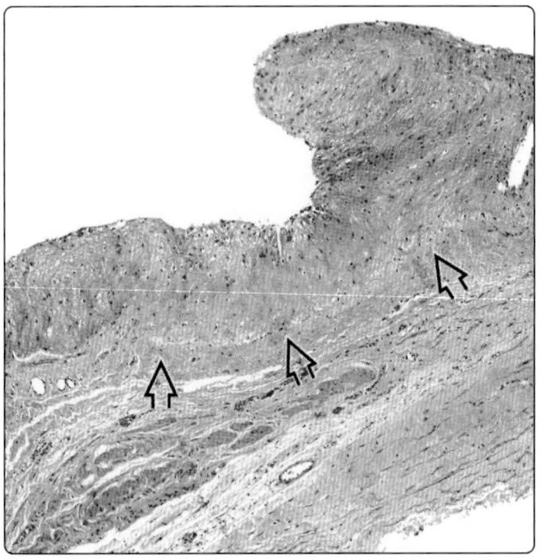

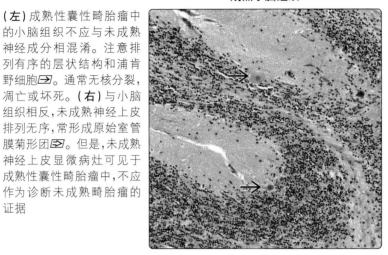

含色素的视网膜组织

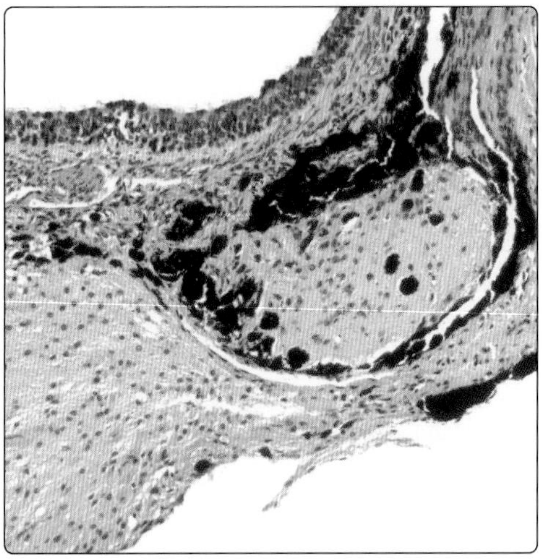

(**左**)脉络丛组织在成熟性畸胎瘤中较为常见，表现为被覆单层细胞的纤细、(有时候)分支的乳头，细胞胞质嗜酸性或透明。脉络丛组织常紧邻神经或脑膜组织⇨。(**右**)成熟性囊性畸胎瘤可出现脑膜上皮增生，但常被忽略，表现为相互吻合的裂隙状腔隙，由扁平细胞衬覆，位于致密胶原束背景中

脉络丛

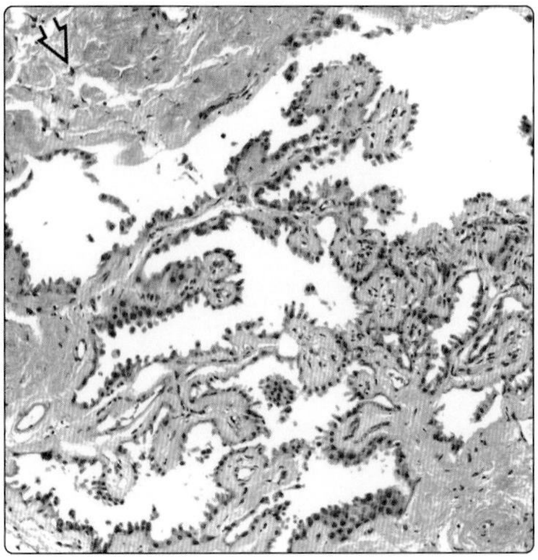

脑膜上皮组织

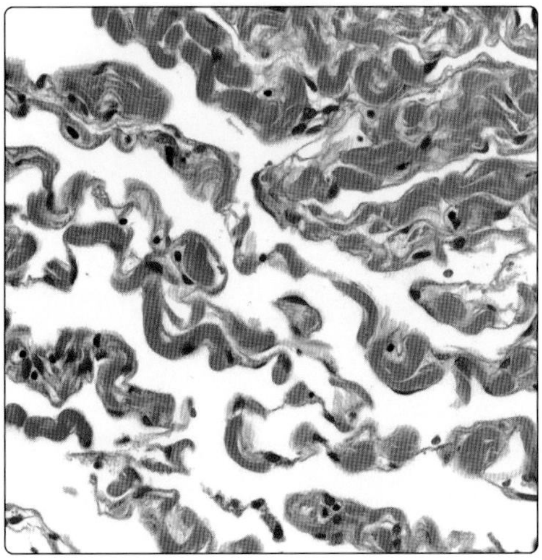

前列腺型腺体

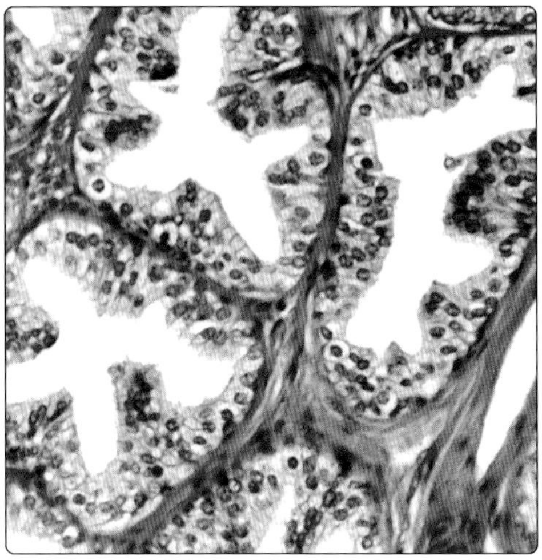

勃起组织

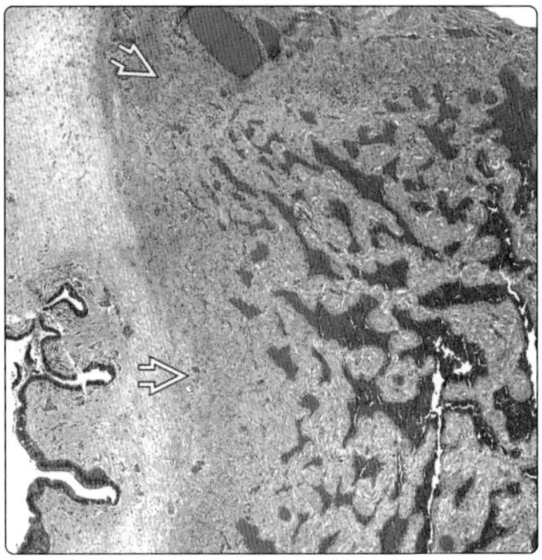

(左) 成熟畸胎瘤中的前列腺组织由衬覆双层细胞的腺体组成：外层是较小的基底细胞，内层是胞质丰富淡染的腺细胞或分泌性细胞，罕见情况下会发展为前列腺癌。**(右)** 成熟性畸胎瘤中偶尔可见勃起组织，与前列腺型或膀胱型组织共存。相互吻合的血管腔隙充满血液，为肌壁所围绕，形成境界清楚的结节➡

血管增生

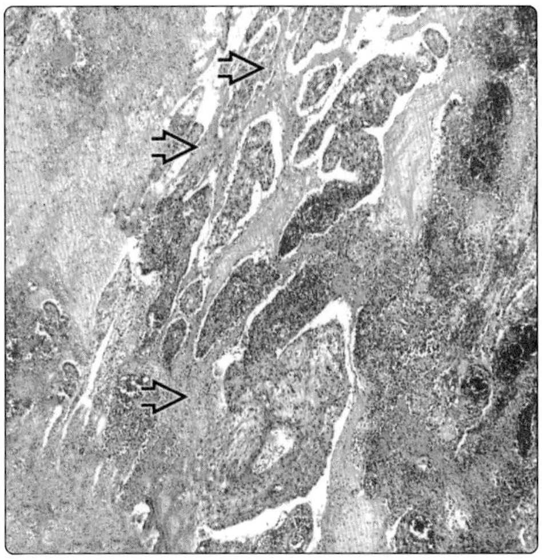

周边间质黄素化

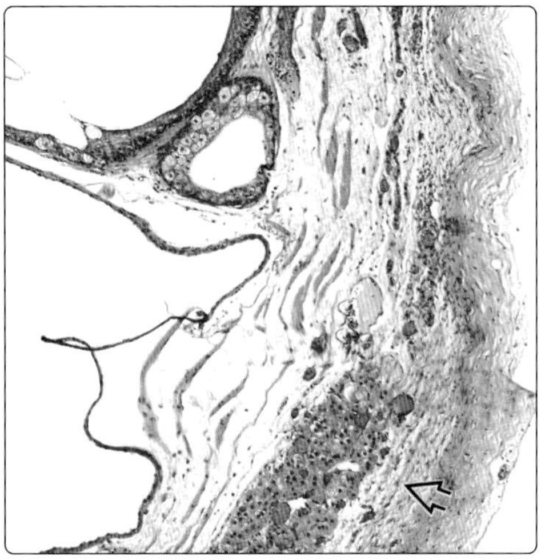

(左) 部分成熟性囊性畸胎瘤和少数未成熟畸胎瘤可有显著的血管增生，常位于神经组织内。这些血管可较纤细，但也可较大并形成肾小球样形态➡。**(右)** 包括成熟性囊性畸胎瘤在内的生殖细胞肿瘤可有不同程度的周边间质黄素化➡，这有可能是患者出现激素相关表现的原因

表皮样囊肿

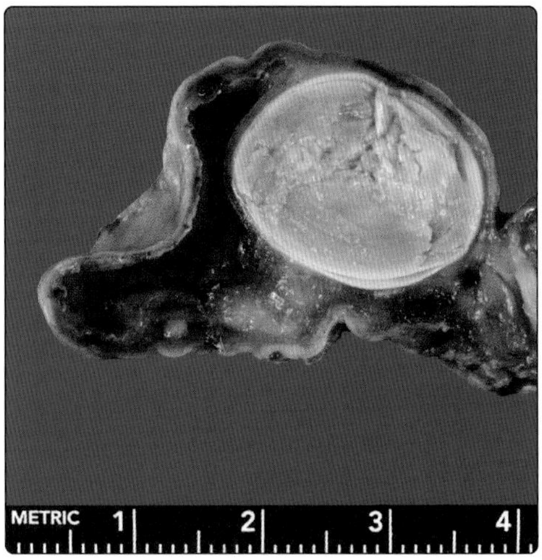

成熟鳞状上皮和角质

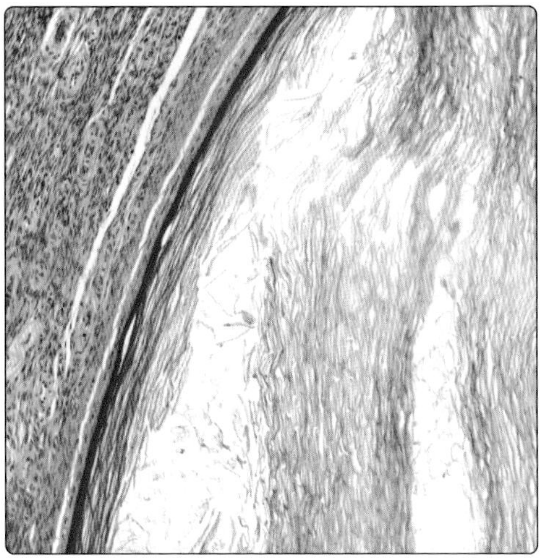

(左) 因二者均含角化物碎屑，表皮样囊肿需与成熟性囊性畸胎瘤进行鉴别。与成熟性囊性畸胎瘤不同，表皮样囊肿的角质呈向心性排列，无毛发。**(右)** 类似于睾丸表皮囊肿，卵巢表皮囊肿均由成熟和扁平的鳞状上皮组成，鳞状上皮角化过度，囊腔内有大量的角质碎屑

第 57 节 卵巢甲状腺肿

要点

术语

- 由与甲状腺相同的良性甲状腺组织构成肉眼明显可见的肿块;可为卵巢畸胎瘤(单胚层畸胎瘤)的唯一成分或主要成分(>50%)

临床问题

- 常为偶然发现
- 腹水(1/3)±胸腔积液(梅格斯综合征)
- 甲状腺功能亢进(8%的患者可临床检出)

大体所见

- 实性,“牛肉样”,有时表面呈结节状(甲状腺肿样)
- 囊性为主(不常见)

显微镜下所见

- 大滤泡结构(主要)
- 弥漫性(实性),微滤泡状,小梁状,假性小管状不常见
- ±周边间质黄素化
- 少数继发乳头状癌、滤泡癌或未分化癌
- ±合并成熟性囊性畸胎瘤(最常见)、类癌(通常是小梁型)、黏液性囊腺瘤、Brenner 瘤
- 扁平、立方或柱状细胞,淡染或嗜酸性胞质,罕见透明胞质

辅助实验

- 甲状腺球蛋白、TTF-1、pax8 阳性
- *BRAF*、*RAS*、*RET-PTC* 突变(乳头状癌)
- *RAS*、*PAX8-PPARG* 重排(滤泡癌)

首要的鉴别诊断

- 原发性或转移性透明细胞癌
- 支持和类固醇细胞肿瘤
- 浆液性囊腺瘤
- 甲状腺肿性类癌
- 恶性黑色素瘤

(左)卵巢甲状腺肿肉眼呈“牛肉样”实性结节,与囊内有大量毛发和皮脂的成熟性囊性畸胎瘤(皮样囊肿)并存。(右)卵巢甲状腺肿可广泛囊性变,或呈单房囊腔,大体上(有时镜下)类似浆液性囊肿。注意实性,红色,“牛肉样”成分,类似甲状腺肿

成熟性囊性畸胎瘤中“牛肉样”实性结节

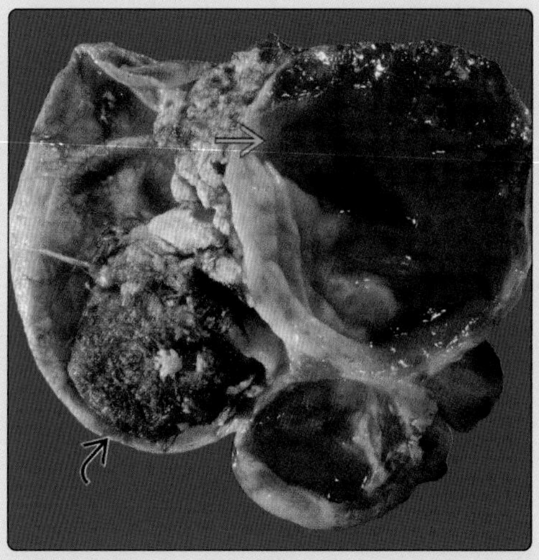

显著的囊性

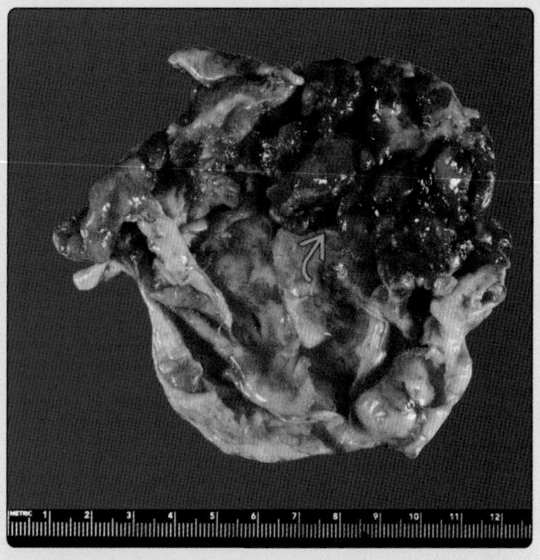

(左)卵巢甲状腺肿由大小不同的甲状腺滤泡构成,大滤泡结构为主。大多数囊腔内含有丰富的胶质,但部分可空虚。滤泡由扁平到立方形细胞衬覆。(右)卵巢甲状腺肿主要呈囊性的情况比较罕见,易与浆液性囊腺瘤混淆。仔细检查囊壁可以发现少量甲状腺滤泡。通过甲状腺球蛋白和 TTF-1 染色显示甲状腺成分可确定诊断

大滤泡

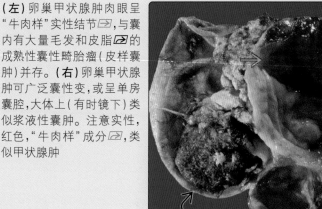

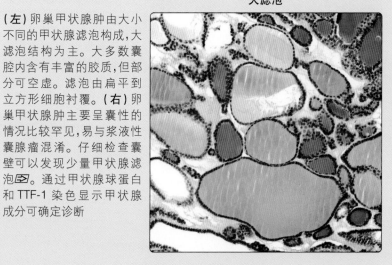

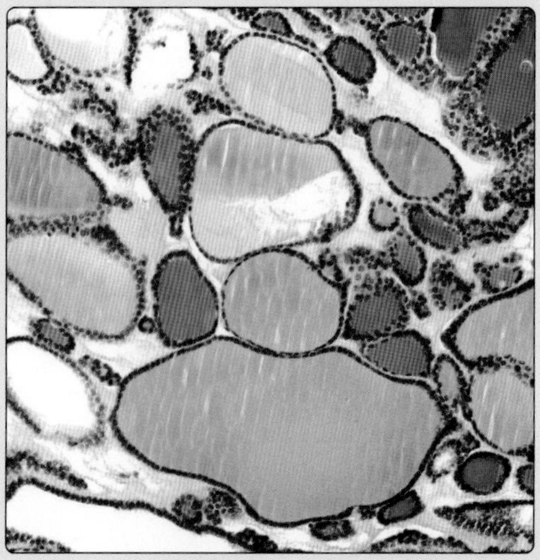

囊性结构为主,类似浆液性囊腺瘤

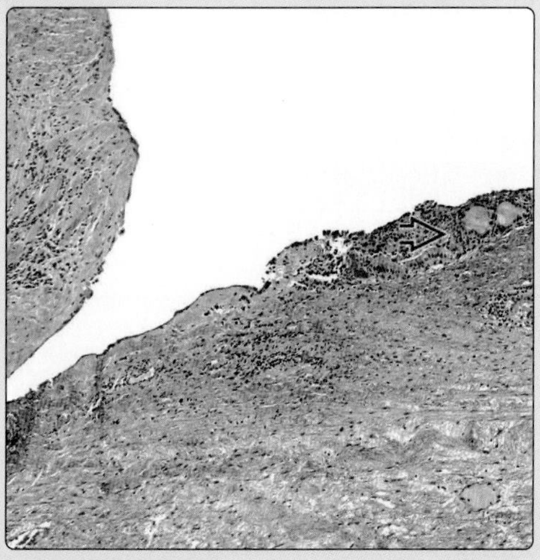

术语

定义

- 由与甲状腺相同的良性甲状腺组织构成的肉眼明显可见的肿块
- 可为卵巢畸胎瘤(单胚层畸胎瘤)的唯一成分或主要成分(>50%)

临床问题

流行病学

- 发病率
  - 占畸胎瘤的 3%
  - 最常见的单胚层畸胎瘤
  - 在少于 5% 的畸胎瘤中甲状腺组织可肉眼识别,形成肿块的甲状腺组织更为少见
  - 0.3% 发生恶性转化
- 年龄
  - 范围广(平均 48 岁)

表现

- 偶然发现最为常见
- 腹水(1/3)伴腹胀±胸腔积液(Meigs 综合征)
- 盆腔疼痛
- 甲状腺功能亢进(仅 8% 的患者可临床检出)
  - 毒性甲状腺肿,尤其是有恶性转化时(罕见)
- 内分泌表现:阴道出血,不育,月经过多(由于伴发的间质黄素化)
- CA125 可升高

治疗

- 单侧输卵管卵巢切除术
- 若为恶性,肿瘤减灭术或 ^{131}I 治疗±甲状腺切除术(如卵巢病灶是转移性的)

预后

- 总体生存率极好
  - 生存率:10 年和 25 年生存率分别为 89% 和 84%
- 即使是恶性,卵巢外侵犯<10%
- 复发±晚期
- 与复发率升高相关的潜在特征
  - 甲状腺肿成分>12cm(80% 的复发率)
  - 腹水(>1L)
  - 粘连或浆膜缺损
  - 乳头状癌或分化性/间变性癌
- 转移至腹膜,包括对侧卵巢、淋巴结、骨、肝、脑、肺
  - 可分化非常好(以往将累及腹膜病例称为甲状腺肿病)

影像学

放射学检查发现

- 放射性 ^{131}I:盆腔高摄取率,甲状腺低摄取率(不是很可靠)

大体所见

一般特征

- 单侧
- 切面实性,“牛肉状”,有时为结节状(甲状腺肿样)
- 棕褐色至橙色或绿褐色
- 实性为主的肿瘤中可以出现小囊肿
- 囊性(多房或单房)为主不常见
- 可以同时出现含头发、油脂、牙齿、骨或其他组织的囊腔(成熟囊性畸胎瘤成分)

大小

- 1~25cm(平均 12cm)

显微镜下所见

组织学特征

- 大小不同的滤泡,但通常为大滤泡(主要成分),紧密排列或有不同程度地分隔
- 弥漫(实性),微滤泡状,小梁状,或假性小管状形态不常见,可单独或同时出现
- 可见增生性改变(“增殖性甲状腺肿”)
- 腔内有浓密嗜酸性物质(胶质),但也可以空虚
- 胶质中有双折射性氧化钙结晶(不常见)
- 间质通常稀少,但也可明显并水肿
- ±局灶慢性淋巴细胞浸润
- ±周围间质黄素化
- ±类似于非肿瘤性甲状腺肿的卵巢外转移灶(“高分化滤泡癌”=以往所谓的“甲状腺肿病”)
- 向乳头状癌、滤泡癌或未分化癌的恶性转化少见
  - 乳头状癌
    - 乳头和(较少见)滤泡
    - 砂粒体
  - 滤泡癌
    - 血管侵犯伴或不伴浸润性生长
  - 未分化癌
    - 梭形和多形性细胞
- ±成熟性囊性畸胎瘤(最常见)、类癌(常为小梁状)、黏液性囊腺瘤、Brenner 瘤

细胞学特征

- 扁平、立方或柱状细胞,胞质淡染或致密嗜酸性,罕见透明胞质
- 细胞核小,圆形至卵圆形,染色质均匀分布
- ±细胞核增大(“内分泌非典型性”),不代表恶性
- 核分裂常罕见(偶可多达 5 个/10HPF)
- 乳头状癌细胞核重叠,有核沟,核空亮,有核内假包涵体
- 滤泡癌细胞异型性程度不一,常有限
- 未分化癌细胞非典型性和核分裂象显著

辅助实验

免疫组织化学

- 甲状腺肿和癌
  - 甲状腺球蛋白、TTF-1、pax8 阳性
- 乳头状癌
  - galactin-3、HBME-1、BRAF 阳性
  - Napsin-A 少数阳性
- 滤泡癌
  - HBME-1 阳性

遗传学检测

- *BRAF*、*RAS*、*RET-PTC* 突变(乳头状癌)

- *RAS*、*PAX8-PPARG* 重排(滤泡癌)

鉴别诊断

原发性透明细胞癌(如为透明细胞)

- 管状囊性、乳头状、实性结构混合
- 靴钉样和靶样细胞,伴透明小体
- 细胞异型性和核分裂
- 伴发子宫内膜异位症和/或腺纤维瘤
- HNF-1-α 阳性,TTF-1 阴性

转移性透明细胞肾癌(如为透明细胞)

- 临床病史
- 常有出血及细胞异型性
- CD10、RCC、CAIX 阳性
- 甲状腺球蛋白和 TTF-1 阴性

支持细胞瘤

- 无致密嗜酸性分泌物
- inhibin、calretinin、SF1 阳性;TTF-1 阴性

类固醇细胞瘤(如细胞为嗜酸性)

- 可有雄激素表现
- 弥漫性生长,无滤泡
- 细胞内有多个小脂滴
- inhibin、calretinin、SF1 阳性

浆液性囊腺瘤(如为囊性)

- 纤毛细胞和钉细胞
- WT1 阳性,TTF-1 阴性

甲状腺肿性类癌

- 除滤泡结构外,规则的小梁、条索
- 嗜银性颗粒,胡椒盐样染色质
- chromogranin、CD56、NSE 和突触素弥漫阳性(类癌成分)

恶性黑色素瘤(如细胞为嗜酸性)

- 黑色素,马蹄样或爆米花样细胞
- 细胞异型性,核分裂活跃
- S100、HMB-45、Melan-A 阳性

垂体腺瘤,肝样癌,其他

- 形态和免疫表型不同

诊断注意事项

临床相关性病理学特征

- 甲状腺功能亢进的患者甲状腺肉眼观正常,需考虑检查卵巢

病理诊断要点

- 在诊断浆液性囊腺瘤之前,检查囊壁上有无甲状腺滤泡
- 透明细胞肿瘤细胞形态温和的情况下,诊断透明细胞癌前需考虑透明细胞甲状腺肿

部分参考文献

1. Anagnostou E et al: An unusual case of malignant struma ovarii causing thyrotoxicosis. Eur Thyroid J. 5(3):207-211, 2016
2. Ma D et al: Struma ovarii with malignant transformation and germline KIT mutation: a case report with review of the literature. Int J Gynecol Pathol. 35(5):442-7, 2016
3. Lupi I et al: Hashimoto's thyroiditis in a benign cystic teratoma of the ovary: case report and literature review. Gynecol Endocrinol. 28(1):39-42, 2012
4. Marti JL et al: Optimal surgical management of well-differentiated thyroid cancer arising in struma ovarii: a series of 4 patients and a review of 53 reported cases. Thyroid. 22(4):400-6, 2012
5. Shaco-Levy R et al: Malignant struma ovarii: a blinded study of 86 cases assessing which histologic features correlate with aggressive clinical behavior. Arch Pathol Lab Med. 136(2):172-8, 2012
6. Roth LM et al: Risk factors in thyroid-type carcinoma arising in ovarian struma: a report of 15 cases with comparison to ordinary struma ovarii. Histopathology. 57(1):148-52, 2010
7. Shaco-Levy R et al: Natural history of biologically malignant struma ovarii: analysis of 27 cases with extraovarian spread. Int J Gynecol Pathol. 29(3):212-27, 2010
8. Sibio S et al: Predominant Brenner tumor combined with struma ovarii containing a papillary microcarcinoma associated with benign peritoneal strumosis: report of a case and histologic features. Endocr Pathol. 21(3):199-203, 2010
9. Celestino R et al: A follicular variant of papillary thyroid carcinoma in struma ovarii. Case report with unique molecular alterations. Histopathology. 55(4):482-7, 2009
10. Garg K et al: Histologically bland "extremely well differentiated" thyroid carcinomas arising in struma ovarii can recur and metastasize. Int J Gynecol Pathol. 28(3):222-30, 2009
11. Kim D et al: Struma ovarii and peritoneal strumosis with thyrotoxicosis. Thyroid. 19(3):305-8, 2009
12. Robboy SJ et al: Malignant struma ovarii: an analysis of 88 cases, including 27 with extraovarian spread. Int J Gynecol Pathol. 28(5):405-22, 2009
13. Wong LY et al: Severe ophthalmopathy developing after treatment of coexisting malignant struma ovarii and Graves' disease. Thyroid. 19(10):1125-7, 2009
14. Paladini D et al: Struma ovarii associated with hyperthyroidism, elevated CA 125 and pseudo-Meigs syndrome may mimic advanced ovarian cancer. Ultrasound Obstet Gynecol. 32(2):237-8, 2008
15. Roth LM et al: Highly differentiated follicular carcinoma arising from struma ovarii: a report of 3 cases, a review of the literature, and a reassessment of so-called peritoneal strumosis. Int J Gynecol Pathol. 27(2):213-22, 2008
16. Roth LM et al: Typical thyroid-type carcinoma arising in struma ovarii: a report of 4 cases and review of the literature. Int J Gynecol Pathol. 27(4):496-506, 2008
17. Yoo SC et al: Clinical characteristics of struma ovarii. J Gynecol Oncol. 19(2):135-8, 2008
18. Daneshbod Y et al: Cytologic findings in struma ovarii. Diagn Cytopathol. 35(9):612-4, 2007
19. Schmidt J et al: BRAF in papillary thyroid carcinoma of ovary (struma ovarii). Am J Surg Pathol. 31(9):1337-43, 2007
20. García A et al: Malignant struma ovarii mimic clear cell carcinoma. Arch Gynecol Obstet. 271(3):251-5, 2005
21. Loughrey MB et al: Clear cell struma ovarii. Histopathology. 43(5):495-7, 2003
22. Szyfelbein WM et al: Struma ovarii simulating ovarian tumors of other types. A report of 30 cases. Am J Surg Pathol. 19(1):21-9, 1995
23. Szyfelbein WM et al: Cystic struma ovarii: a frequently unrecognized tumor. A report of 20 cases. Am J Surg Pathol. 18(8):785-8, 1994
24. Young RH et al: Ovarian metastasis from thyroid carcinoma 12 years after partial thyroidectomy mimicking struma ovarii: report of a case. Int J Gynecol Pathol. 13(2):181-5, 1994
25. Devaney K et al: Proliferative and histologically malignant struma ovarii: a clinicopathologic study of 54 cases. Int J Gynecol Pathol. 12(4):333-43, 1993

紧密排列的微滤泡
(富细胞性卵巢甲状腺肿)

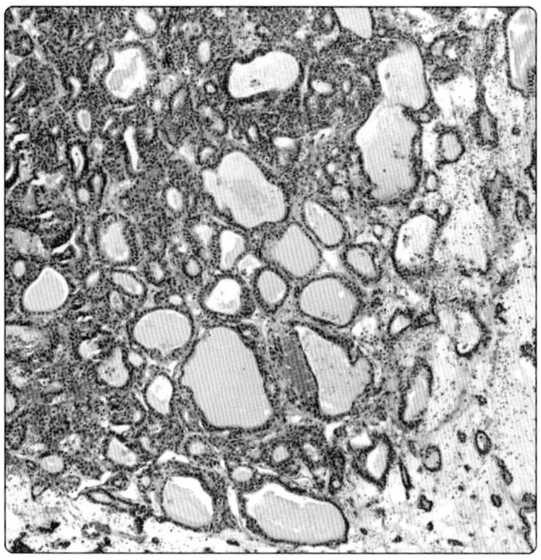

实性生长

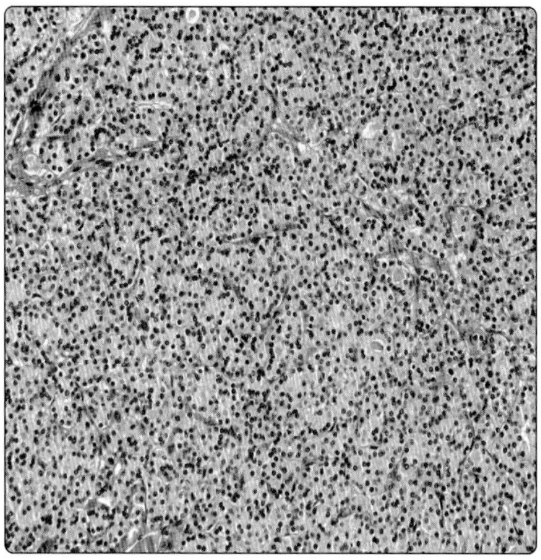

(左)卵巢甲状腺肿可由紧密排列的甲状腺滤泡组成。部分滤泡可扩张,其他滤泡较小("微滤泡")。**(右)**卵巢甲状腺肿中可无明显滤泡,由单一细胞呈实性为主或紧密排列生长,胞质丰富,淡嗜酸性,细胞核小而圆,注意缺乏间质

胞质透明

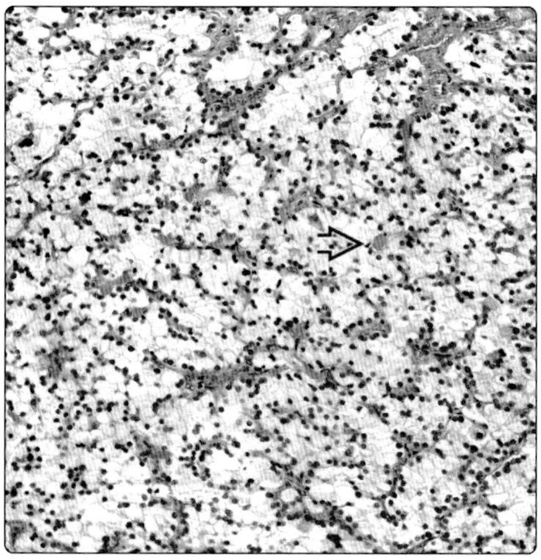

小梁状(Sertoli 样)生长

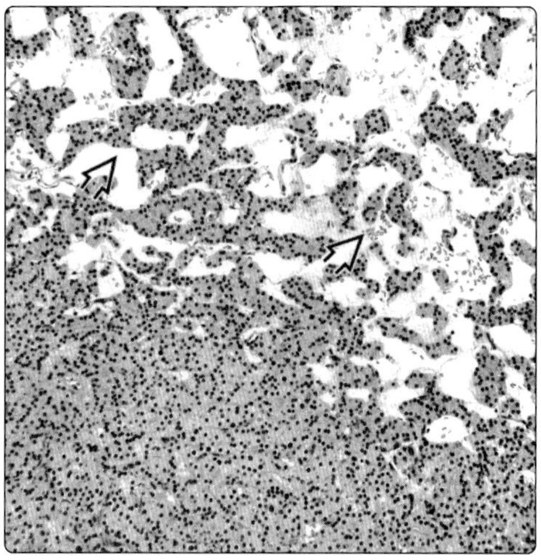

(左)卵巢甲状腺肿可由胞质非常透亮的细胞组成,需与透明细胞癌鉴别。然而,这些细胞无明显异型性,局灶可见滤泡形成⇨。**(右)**部分卵巢甲状腺肿间质可明显水肿,使肿瘤分离或变形,产生条索状或相互吻合的小梁状外观⇨。注意明显的嗜酸性胞质

卵巢外分化良好的肿瘤(甲状腺肿病)

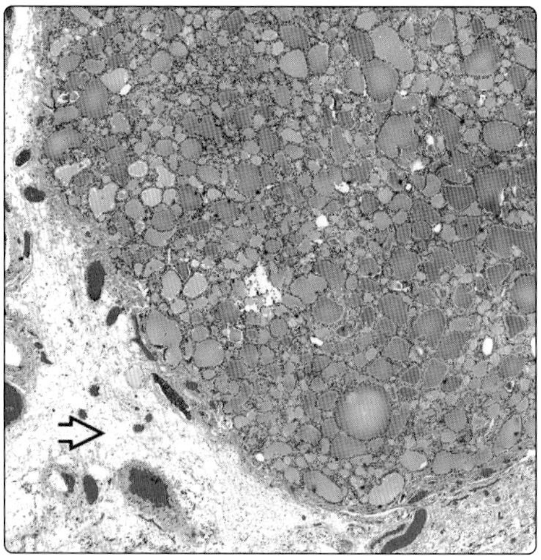

恶性转化(甲状腺乳头状癌)

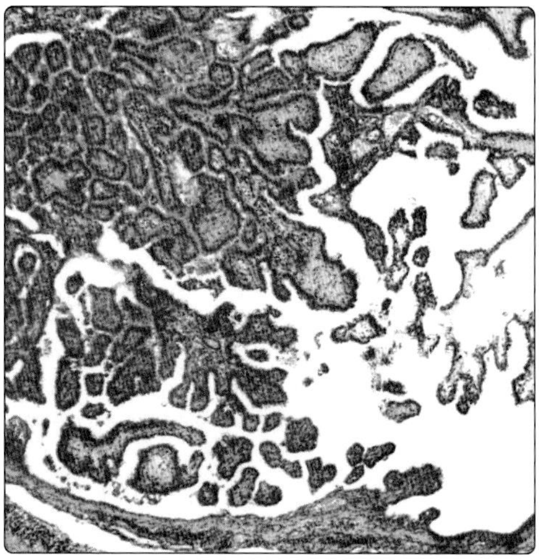

(左)甲状腺肿病指的是卵巢外有分化良好的甲状腺组织,常位于卵巢甲状腺肿患者的腹膜⇨,被认为是转移性病灶。**(右)**虽然卵巢甲状腺肿患者发生恶性转化罕见,但仍可发生,常表现为乳头状癌,最常见乳头结构,滤泡状结构相对少见

第 58 节　甲状腺肿类癌

要　点

术语

- 肿瘤由甲状腺组织及与其密切相关的类癌组成，通常为小梁状型

临床问题

- 约占原发性类癌的 25%
- 约 35% 无临床症状
- 腹胀或腹痛（常与扭转有关）或阴道出血
- 内分泌症状（多毛症）
- 甲状腺相关表现或便秘
- 类癌综合征，梅格斯综合征，皮肤黑色素沉着症/高胰岛素血症性低血糖罕见
- 卵巢输卵管切除术±化疗（如有卵巢外病变）
- 总体预后良好

大体所见

- 白色至褐色区域与“牛肉样”红色区域相间（单纯性病变）
- 棕褐色至黄色结节，突起于成熟性囊性畸胎瘤的囊壁，或导致囊壁增厚（约 1/3）

显微镜下所见

- 甲状腺组织和类癌紧密混杂或相邻
- 小梁状类癌（约 50%）>>小梁状和岛状>岛状
- ±成熟囊性畸胎瘤或黏液性囊腺瘤

辅助实验

- 甲状腺肿为 TTF-1、甲状腺球蛋白、CK7 和 pax-8 阳性
- 类癌为 chromogranin、synaptophysin、NSE 和 serotonin 阳性
- 岛状类癌为 CDX-2 阳性
- 类癌呈 TTF-1、CK7 和 pax-8 阴性

首要的鉴别诊断

- 小梁状类癌
- 粒层细胞瘤和支持-间质细胞瘤

“牛肉样”红色外观

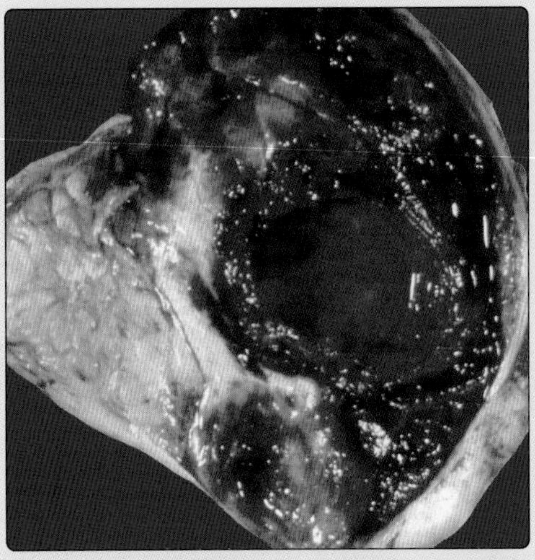

甲状腺肿样成分，紧邻小梁状类癌成分

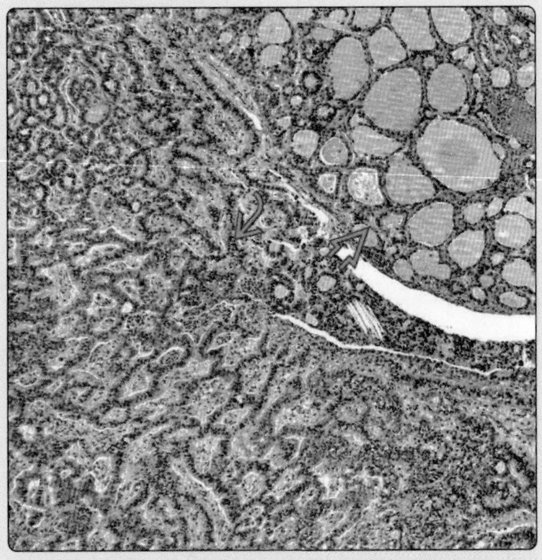

（左）甲状腺肿类癌呈褐色至黄色区域（类癌），与伴继发性囊性改变的“牛肉样”红色区域紧密相邻（类似甲状腺肿）。**（右）**甲状腺肿类癌由小梁状类癌➡和甲状腺组织➡混合，甲状腺组织可形态正常，或滤泡扩张，充满胶质。两种成分可如图中所示紧邻，或相互紧密混合。在后一种情况时，滤泡内甲状腺细胞有时可被类癌细胞取代

细胞核垂直于小梁长轴排列

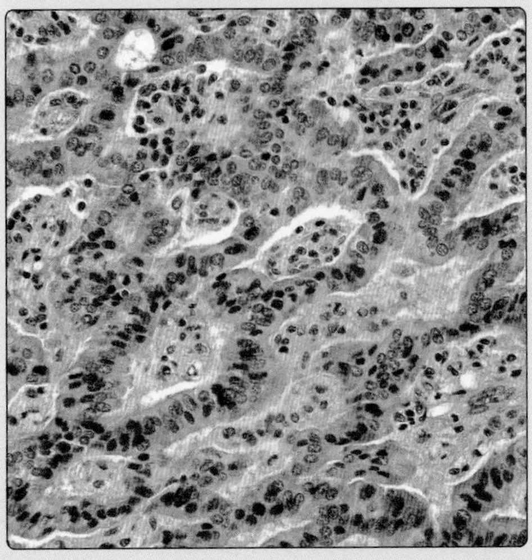

黏液腺体和囊腔

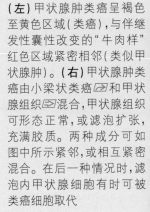

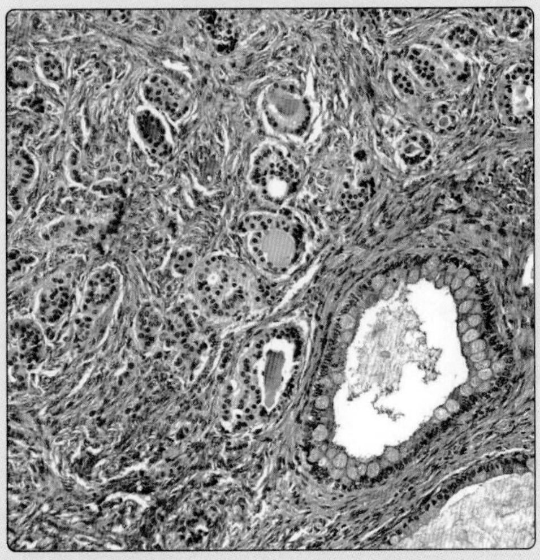

（左）在小梁状类癌中，细胞核长轴与小梁轴垂直，核两侧均有胞质。注意染色质呈“胡椒盐”状，部分细胞内有嗜酸性颗粒。**（右）**卵巢甲状腺肿类癌有时可见黏液腺体或囊腔，但通常非常局限，由包含杯状细胞的肠型上皮衬覆，这种形态不改变诊断

术语

定义

- 肿瘤由甲状腺组织及与其密切相关的类癌组成，通常为小梁状型

临床问题

流行病学

- 发病率
  - 罕见
    - 约占原发性类癌的 25%
- 年龄
  - 范围广

表现

- 约 35% 无临床症状
- 腹胀或腹痛（常与扭转有关）
- 阴道出血
- 内分泌症状（多毛症）
- 甲状腺相关症状
- 因产生 YY 肽而出现便秘
- 类癌综合征，Meigs 综合征，皮肤黑色素沉着症/高胰岛素血症性低血糖罕见

治疗

- 输卵管卵巢切除术
- 进展期需辅助化疗

预后

- 总体预后良好

大体所见

一般特征

- 单侧
- 白色至褐色区域可与“牛肉样”红色区域相间（单纯性病变）
- 褐色至黄色的结节，突起于成熟性囊性畸胎瘤的囊壁，或导致其囊壁增厚（约 1/3）

大小

- 范围广

显微镜下所见

组织学特征

- 甲状腺组织和类癌紧密混合或相邻，可以任何一种成分为主
  - 少数为乳头状癌或滤泡癌
- 类癌
  - 小梁状类癌（约 50%）>>小梁状和岛状>岛状
  - 小梁状：呈波浪形带状，细胞核轴垂直于小梁长轴
  - 岛状：岛状，有或无筛状结构；腺泡内或可见圆形、钙化的凝结物
- 甲状腺滤泡：正常，呈甲状腺肿样或腺瘤样
  - 滤泡腔内富含胶质±草酸结晶
- 衬覆黏液上皮的腺体和囊腔（多达 50% 的病例可见），数量少
- ±成熟性囊性畸胎瘤或黏液性囊腺瘤
- 少数可见移行上皮巢（Brenner 样）
- 1/3 的病例有间质黄素化

细胞学特征

- 甲状腺细胞
  - 细胞呈立方或柱状，胞质嗜酸性至淡染，位于卵圆形核的两侧，核仁小
- 类癌细胞
  - 胞质呈嗜酸性，核圆形，染色质呈“胡椒盐”状
  - 细胞基底部有嗜酸性颗粒（尤其是岛状类癌）
  - 类癌细胞可替代滤泡中的甲状腺细胞

辅助实验

免疫组织化学

- 甲状腺肿为 TTF-1、甲状腺球蛋白、CK7、pax-8 阳性
- 类癌为 chromogranin、synaptophysin、NSE 阳性
- 岛状类癌为 CDX-2 阳性
- 类癌呈 TTF-1、CK7、pax-8 阴性
- 类癌和甲状腺肿呈 CD20 阴性

鉴别诊断

小梁状类癌

- 无甲状腺肿成分

粒层细胞瘤

- 细胞核成角，有核沟
- inhibin、calretinin、SF1、FOXL2 阳性
- 甲状腺球蛋白、TTF-1 和 chromogranin 阴性

支持间质细胞瘤

- 支持细胞条索间有 Leydig 细胞
- 不包括甲状腺在内的异源性成分
- inhibin、calretinin、SF1 阳性
- chromogranin 阴性

诊断注意事项

病理诊断要点

- 少量黏液上皮成分不应排除甲状腺肿类癌的诊断

部分参考文献

1. Muller KE et al: Ovarian strumal carcinoid producing peptide YY associated with severe constipation: a case report and review of the literature. Int J Gynecol Pathol. 34(1):30-5, 2015
2. Matsunami K et al: Peptide YY producing strumal carcinoid tumor of the ovary. Eur J Gynaecol Oncol. 32(2):201-2, 2011
3. Rabban JT et al: Primary ovarian carcinoid tumors may express CDX-2: a potential pitfall in distinction from metastatic intestinal carcinoid tumors involving the ovary. Int J Gynecol Pathol. 28(1):41-8, 2009
4. Davis KP et al: Primary ovarian carcinoid tumors. Gynecol Oncol. 61(2):259-65, 1996
5. Ashton MA: Strumal carcinoid of the ovary associated with hyperinsulinaemic hypoglycaemia and cutaneous melanosis. Histopathology. 27(5):463-7, 1995
6. Stagno PA et al: Strumal carcinoids of the ovary. an immunohistologic and ultrastructural study. Arch Pathol Lab Med. 111(5):440-6, 1987
7. Kimura N et al: Evidence of hybrid cell of thyroid follicular cell and carcinoid cell in strumal carcinoid. Int J Gynecol Pathol. 5(3):269-77, 1986
8. Talerman A: Carcinoid tumors of the ovary. J Cancer Res Clin Oncol. 107(2):125-35, 1984
9. Robboy SJ et al: Strumal carcinoid of the ovary: an analysis of 50 cases of a distinctive tumor composed of thyroid tissue and carcinoid. Cancer. 46(9):2019-34, 1980

第 59 节 类癌(岛状、小梁状、黏液性)

要 点

术语

- 生殖细胞来源的神经内分泌肿瘤,类似于胃肠道相应肿瘤
  - 单纯性,或与其他畸胎瘤成分、甲状腺肿性类癌、黏液性肿瘤并存

临床问题

- 岛状>小梁状>黏液性
- 少数为类癌综合征(约 1/3 的岛状类癌,尤其是>50 岁,肿瘤大小>7cm);切除后消失

大体所见

- 成熟性畸胎瘤囊壁小结节或增厚
- 质地不等的实性肿块,切面呈棕褐色至黄色(如果是单纯性病变)

显微镜下所见

- 岛状:大的岛和巢,单个腺泡
  - 筛状结构常见于大的岛状和巢状结构
- 小梁状:长而平行的缎带状结构,有波浪状轮廓
- 黏液性:黏液中可见伴杯状细胞的小细胞巢/腺体
  - 间质内或可见黏液池
- 嗜酸性胞质,圆形(岛状和黏液性)、椭圆形(小梁状类癌)至压扁的(黏液性)细胞核,染色质呈"胡椒盐"状
- 核垂直于缎带的主轴(小梁状类癌);嗜橙色颗粒

辅助实验

- chromogranin、synaptophysin、NSE、CD56 和 CDX-2 阳性

首要的鉴别诊断

- 转移性岛状或小梁状类癌
- 甲状腺肿类癌(鉴别小梁状类癌)
- 粒层细胞瘤/支持-间质细胞瘤
- 库肯勃瘤(尤其是阑尾来源)

境界清楚

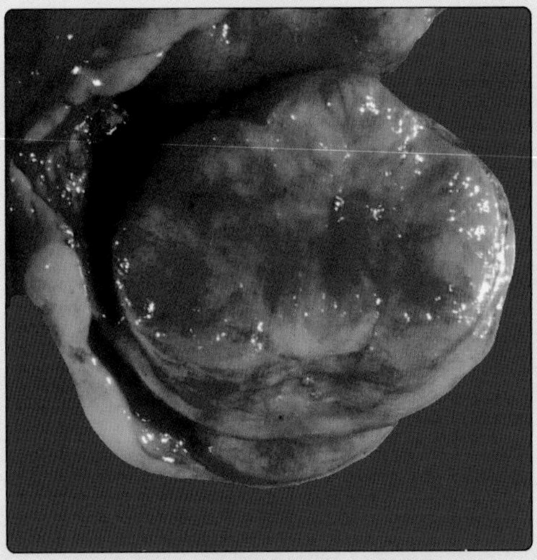

与成熟性囊性畸胎瘤并存

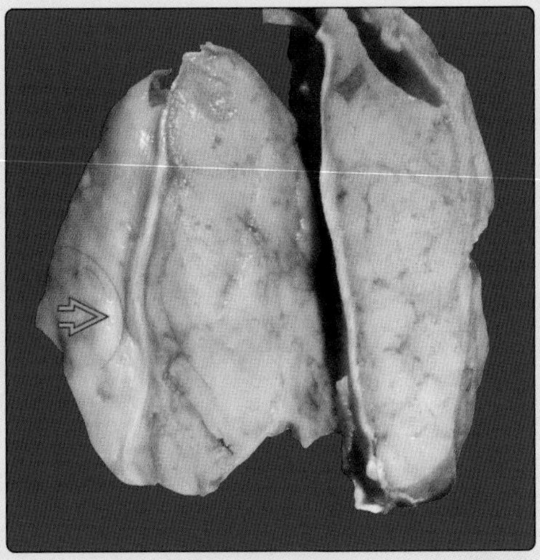

(左)卵巢原发性类癌常境界清楚,质地不等,切面呈棕褐色至黄色。**(右)**卵巢类癌常发生于成熟性囊性畸胎瘤的囊壁;注意囊内有残余毛发➡。卵巢类癌可表现为囊壁结节或囊壁增厚,切面均匀。少见情况下,卵巢类癌可与黏液性囊性肿瘤或 Brenner 瘤并存

有凿孔状空隙的细胞岛

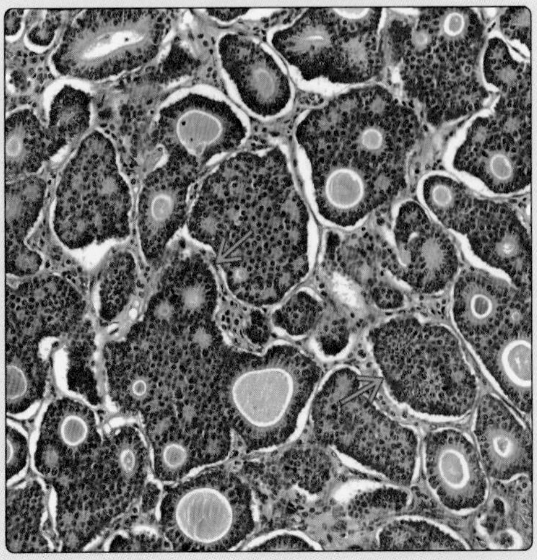

synaptophysin 阳性

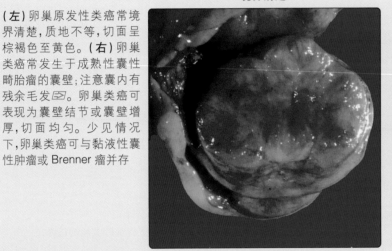

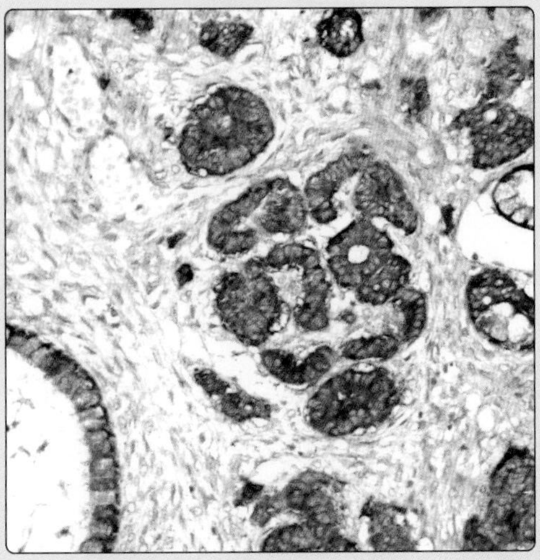

(左)原发性岛状类癌中肿瘤细胞排列成大的岛状、巢状或者腺体。大的细胞岛周边常呈筛状。注意细胞巢基底部有明显的橙色至红色神经内分泌颗粒➡。**(右)**卵巢类癌有丰富的胞质内神经内分泌颗粒,因而广泛表达神经内分泌标志物(岛状和小梁状>黏液性),包括 chromogranin、synaptophysin 和 CD56

术语

定义

- 生殖细胞来源的神经内分泌肿瘤,类似于胃肠道相应肿瘤
  - 单纯性,或与其他畸胎瘤组织、甲状腺类癌、黏液性肿瘤并存

病因/发病机制

肿瘤性转化

- 神经内分泌细胞来源,最常与黏液性上皮相混合

其他

- 遗传易感性和生活方式(例如,西方国家 vs. 亚洲国家)

临床问题

流行病学

- 发病率
  - 约占所有类癌 1.0%
  - 占卵巢肿瘤不到 0.1%
  - 岛状>小梁状>黏液性
  - 岛状类癌常见于西方国家
  - 小梁状和黏液性类癌在亚洲国家更常见
- 年龄
  - 范围广(育龄期至绝经后)

表现

- 腹胀/腹痛
- 腹水
- 无症状
- 少数为类癌综合征(约 1/3 的岛状类癌,尤其是>50 岁,肿瘤大小>7cm),由于肿瘤细胞产生 5-羟色胺
  - 切除后消失
  - 尿 5-羟吲哚乙酸水平升高
- 少数可见库欣综合征(小梁状)
- 少数出现与便秘相关的 YY 肽产生(小梁状)

治疗

- 单侧输卵管卵巢切除术
- 如为进展期,化疗和/或放疗

预后

- 总体良好
  - 卵巢外转移(肝)和死亡(多数是岛状)罕见
  - 初次诊断前出现长期类癌综合征的并发症(岛状)
    - 三尖瓣功能不全

大体所见

一般特征

- 单侧
- 成熟性囊性畸胎瘤囊壁小结节或囊壁增厚
- 质地不等的实性肿块,切面呈棕褐色至黄色(如果是单纯性病变)
- 切面可为黏液性、胶状(黏液性类癌)
- 可发生囊性变
- 可见其他肿瘤
  - 成熟性囊性畸胎瘤
  - 成熟性实性畸胎瘤
  - 黏液性囊性肿瘤
  - Brenner 瘤

大小

- 范围广

显微镜下所见

组织学特征

- 岛状类癌(形态与中肠类癌相似)
  - 大的细胞岛和巢,单个腺泡
  - 在大的岛状和巢状结构中常见筛状结构
  - 腔内浓缩物中有沙砾样钙化
  - 数量不等的纤维瘤性间质
- 小梁状类癌(与后肠类癌相似)
  - 长而平行的缎带状结构,有波浪状轮廓,有时相互吻合
  - 纤维瘤性间质常较少
  - 可见少量岛状结构
- 黏液性类癌(与阑尾黏液性类癌相似)
  - 漂浮在黏液中的小巢或腺体
  - 如果典型类癌中发生不典型类癌或癌,则出现腺体排列拥挤、融合或形成筛状结构
  - 间质中可出现无细胞的黏液湖
  - 可见少量岛状或小梁状结构
- 可见间质黄素化
- 常同时存在下列肿瘤
  - 成熟性囊性畸胎瘤(所有类型)
  - 交界性黏液性肿瘤或 Brenner 瘤
  - 卵黄囊瘤(罕见)

细胞学特征

- 胞质呈嗜酸性,圆形(岛状和黏液性类癌)至椭圆形(小梁状类癌)至压扁的(黏液性)的细胞核,染色质呈“胡椒盐”状
  - 核垂直于缎带的主轴(小梁状类癌)
  - 嗜橙色颗粒常位于基底部
    - 在岛状结构周围的细胞中(岛状类癌)
    - 在与杯状细胞混合的细胞中(黏液性类癌)
  - 黏液性类癌中可见杯状细胞
- 细胞非典型性常很小,核分裂少
  - 如果典型的黏液性类癌发生恶性变,则细胞非典型性大,核分裂多

辅助实验

免疫组织化学

- chromogranin、synaptophysin、NSE、CD56 阳性

- 激素肽(YY 肽、降钙素、其他)
  - 小梁状类癌阳性
- CDX2
  - 小梁状或黏液性类癌阳性
- CK20
  - 除黏液性类癌外,CK20 为阴性

电子显微镜

- 多形性、肾形或哑铃型致密颗粒(岛状类癌)
- 小而均一的圆形致密颗粒(小梁状类癌)

鉴别诊断

转移性岛状或小梁状类癌

- 既往史
- 由于有卵巢外肿瘤,卵巢肿瘤(岛状)切除后类癌综合征仍持续存在
- 双侧
- 卵巢外转移灶
- 卵巢内多结节状生长
- 纤维瘤性背景和囊性变更加明显

甲状腺肿类癌(vs. 小梁状类癌)

- 牛肉样棕色组织,类似于正常甲状腺或甲状腺肿
- 甲状腺组织成分(滤泡)
- 甲状腺组织相关症状
- 甲状腺球蛋白和 pax-8 阳性(甲状腺肿区域)

粒层细胞瘤

- 常见激素症状
- 微滤泡旁的典型结构
- 胞核淡染,有核沟
- inhibin、SF1、FOXL2 阳性
- chromogranin 阴性
- *FOXL2* 突变

支持或支持-间质细胞瘤(vs. 岛状或小梁状类癌)

- 常有激素症状
- 条索状结构常较短,存在于水肿性间质中(中分化)
- 细胞核不垂直于条索状结构的主轴排列
- inhibin、SF1 阳性
- chromogranin 阴性

库肯勃瘤(尤其是阑尾来源)

- 既往史
- 累及双侧卵巢
- 卵巢外肿瘤
- 多结节状生长
- 淋巴血管侵犯
- 水肿的间质
- 可有复杂的恶性腺体

低级别子宫内膜样癌(vs. 岛状类癌)

- 子宫内膜异位症或腺纤维瘤性背景
- 高细胞,部分有纤毛
- 腔内黏液或鳞状分化
- pax-8 阳性

Brenner 瘤

- 移行细胞巢,可内衬黏液或小管
- 细胞有核沟
- uroplakin、thrombomodulin、p63 阳性
- chromogranin 阴性

胶样癌(vs. 黏液性类癌)

- 腺体大小不规则,杯状细胞较不明显
- 在黏液湖中呈筛状和实性生长
- 细胞非典型性更明显,至少局灶有核分裂

诊断注意事项

病理诊断要点

- 出现少量另一种类癌成分并不少见(如小梁状类癌中有少量岛状类癌成分);但是,诊断依据主要成分
- 原发性和转移性类癌在光镜下高度相似,因此,诊断时需要参考转移性和原发性肿瘤已知的鉴别要点:双侧受累,淋巴管血管侵犯和多结节状生长
- 类癌中的显著间质黄素化不应被误认为是支持-间质细胞瘤中的间质细胞
- 类癌中的神经内分泌标志物不总是呈弥漫阳性

部分参考文献

1. Erdenebaatar C et al: An ovarian carcinoid tumor with peptide YY-positive insular component: a case report and review of the literature. Int J Gynecol Pathol. 35(4):362-8, 2016
2. Roth LM et al: Malignant Brenner tumor of the ovary with transformation to trabecular carcinoid: an immunocytochemical and electron microscopic study. Int J Gynecol Pathol. 31(1):91-7, 2012
3. Rabban JT et al: Primary ovarian carcinoid tumors may express CDX-2: a potential pitfall in distinction from metastatic intestinal carcinoid tumors involving the ovary. Int J Gynecol Pathol. 28(1):41-8, 2009
4. Strosberg J et al: Metastatic carcinoid tumor to the ovary: a clinicopathologic analysis of seventeen cases. Gynecol Oncol. 106(1):65-8, 2007
5. Young RH: From Krukenberg to today: the ever present problems posed by metastatic tumors in the ovary. Part II. Adv Anat Pathol. 14(3):149-77, 2007
6. Baker PM et al: Ovarian mucinous carcinoids including some with a carcinomatous component: a report of 17 cases. Am J Surg Pathol. 25(5):557-68, 2001
7. Davis KP et al: Primary ovarian carcinoid tumors. Gynecol Oncol. 61(2):259-65, 1996
8. Matías-Guiu X et al: Mixed strumal and mucinous carcinoid tumor of the ovary. Int J Gynecol Pathol. 14(2):179-83, 1995
9. Wolpert HR et al: Primary mucinous carcinoid tumor of the ovary. A case report. Int J Gynecol Pathol. 8(2):156-62, 1989
10. Alenghat E et al: Primary mucinous carcinoid tumor of the ovary. Cancer. 58(3):777-83, 1986
11. Robboy SJ: Insular carcinoid of ovary associated with malignant mucinous tumors. Cancer. 54(10):2273-6, 1984
12. Robboy SJ et al: Primary trabecular carcinoid of the ovary. Obstet Gynecol. 49(2):202-7, 1977
13. Robboy SJ et al: Insular carcinoid primary in the ovary. A clinicopathologic analysis of 48 cases. Cancer. 36(2):404-18, 1975
14. Serratoni FT et al: Ultrastructure of primary and metastatic ovarian carcinoids: analysis of 11 cases. Cancer. 36(1):157-60, 1975

腺样生长

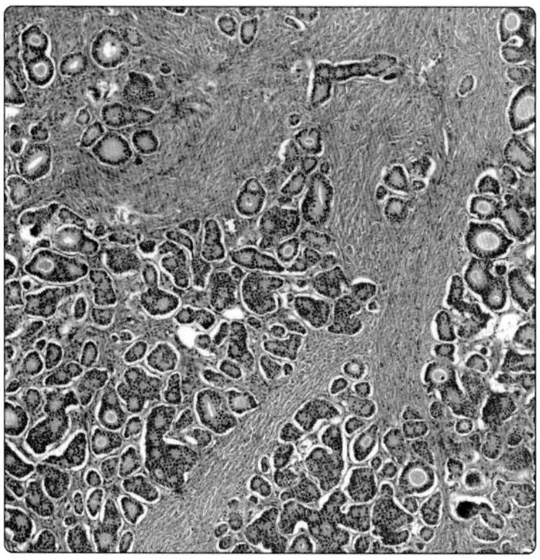

明显的基底部神经内分泌颗粒

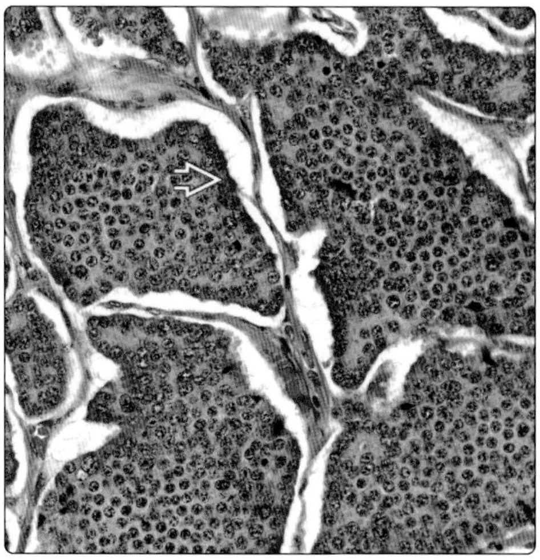

(左) 原发性岛状类癌通常有丰富的纤维瘤性间质，这一特点在转移性癌中也很常见。腺性成分明显时，类似于支持细胞瘤或子宫内膜样癌。**(右)** 原发性岛状类癌细胞巢周边细胞的基底部有嗜橙色颗粒➡，偶尔会很明显。核圆形，染色质"胡椒盐"样，核分裂罕见

小梁状生长

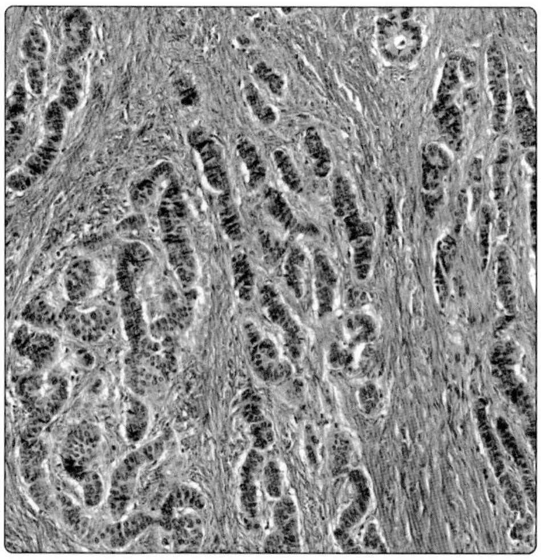

少量的第二种类癌成分并不少见

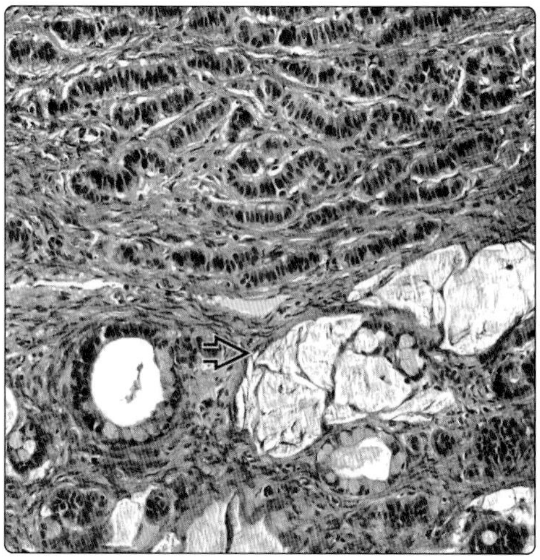

(左) 卵巢原发性小梁状类癌由薄层小梁构成，通常由两行细胞组成，分布在数量不等的纤维瘤性间质中。核卵圆形，与小梁状结构的主轴垂直。**(右)** 小梁状类癌和其他类癌中可出现少量另一种类癌亚型成分(如黏液性类癌，➡)。这种少量成分的存在不改变分型

单形性形态

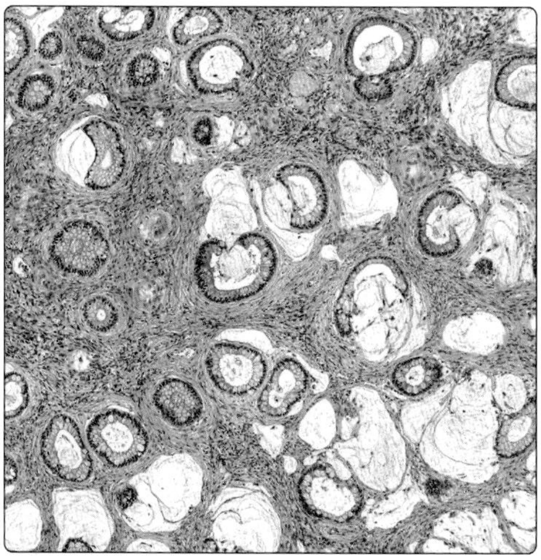

黏液湖中漂浮的细胞巢

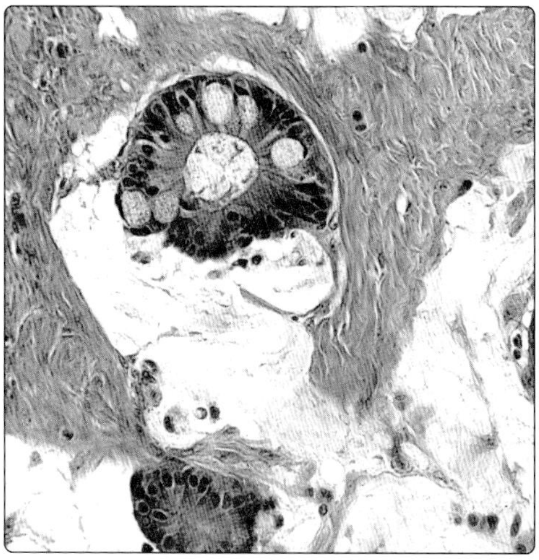

(左) 黏液性类癌常由小腺体或细胞巢构成，位于纤维瘤性间质中，伴有不同程度的黏液外渗。**(右)** 原发性黏液性类癌的腺体或细胞巢常漂浮在黏液中。不同细胞巢之间的杯状细胞数量不等，细胞核常常被压扁。部分细胞的基底部可以看到嗜橙色颗粒

第60节 畸胎瘤的继发肿瘤

要 点

术语

- 良性或恶性肿瘤，起源于正常存在于畸胎瘤（成熟或未成熟）内的组织

临床问题

- 在成熟性囊性畸胎瘤中的出现比例可达2%
  - 约80%的恶性肿瘤是鳞状细胞癌
- 在未成熟畸胎瘤中极罕见
- 范围：21~75岁（平均：53岁）
- 预后取决于肿瘤的类型和分期

大体所见

- 鳞状细胞癌
  - 囊壁增厚或有结节状突起
  - 囊实性、多囊性、乳头状

显微镜下所见

- 鳞状细胞癌
  - 范围广：角化、非角化、乳头状、肉瘤样和棘层松解性
  - 可与原位鳞状细胞癌或鳞状细胞异型增生并存
- 黏液性肿瘤
  - 从良性到交界性到恶性
  - 可出现卵巢间质黏液性渗出（“卵巢假黏液瘤”）
- 其他癌（腺癌、腺鳞癌、小细胞癌等），肉瘤（平滑肌肉瘤，横纹肌肉瘤等），黑色素细胞增生，淋巴瘤

首要的鉴别诊断

- 其他部位来源的转移性鳞状细胞癌
- 转移性阑尾黏液性肿瘤
- 其他转移性恶性肿瘤（癌>淋巴瘤>肉瘤）

外生性出血性团块（鳞状细胞癌）

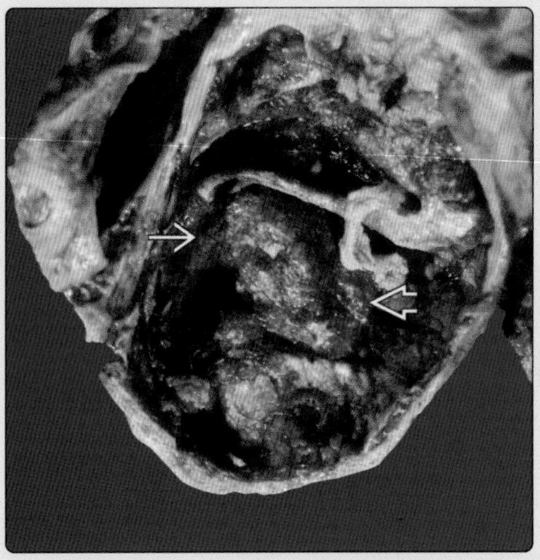

中分化鳞状细胞癌

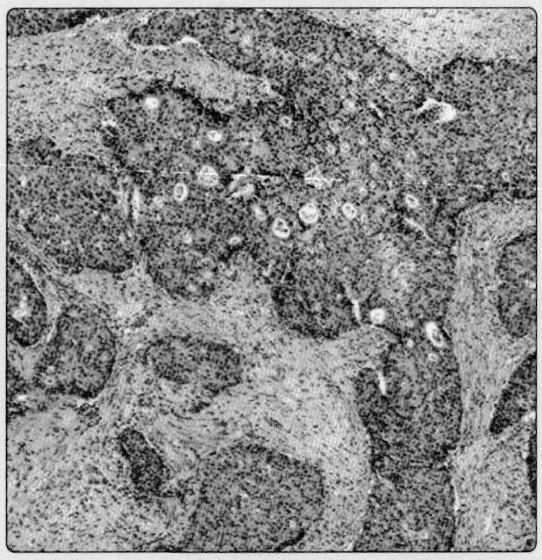

（左） 成熟性囊性畸胎瘤的囊性部分充满菜花样团块，伴有出血区➡，为鳞状细胞癌。注意有毛发➡，提示为成熟性畸胎瘤。**（右）** 发生于皮样囊肿的鳞状细胞癌与起源于其他部位的鳞状细胞癌形态学谱系一致，可伴发鳞状细胞异型增生或原位癌

横纹肌瘤

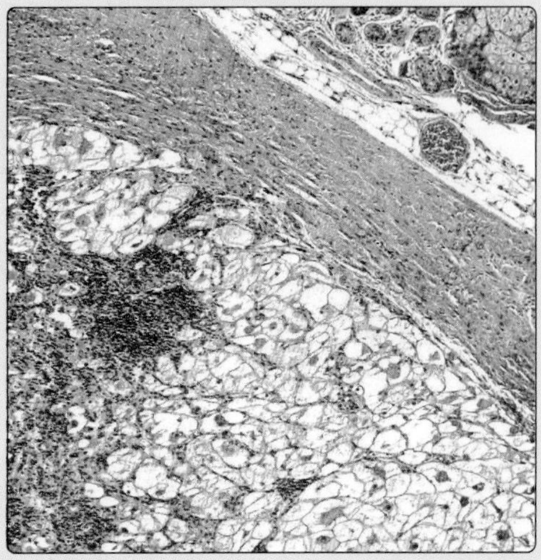

垂体腺瘤

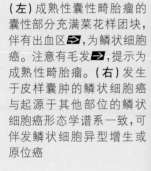

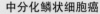

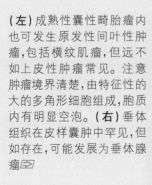

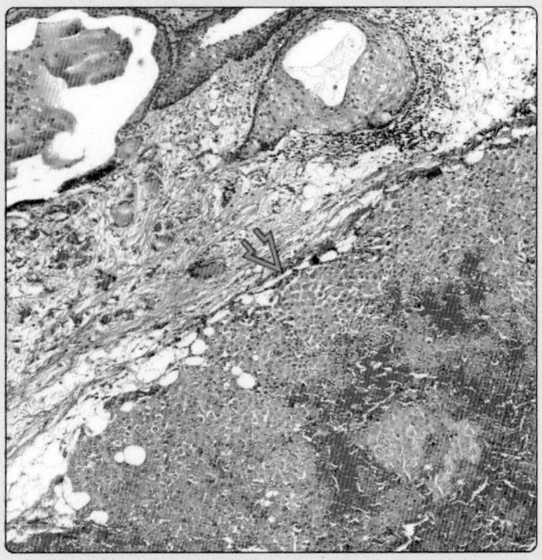

（左） 成熟性囊性畸胎瘤内也可发生原发性间叶性肿瘤，包括横纹肌瘤，但远不如上皮性肿瘤常见。注意肿瘤境界清楚，由特征性的大的多角形细胞组成，胞质内有明显空泡。**（右）** 垂体组织在皮样囊肿中罕见，但如存在，可能发展为垂体腺瘤➡

术语

定义

- 良性或恶性肿瘤，起源于正常存在于畸胎瘤（成熟或未成熟）内的组织

临床问题

流行病学

- 发病率
  - 在成熟性囊性畸胎瘤中的出现比例可达 2%
    - 约 80% 的恶性肿瘤是鳞状细胞癌
  - 在未成熟畸胎瘤中极罕见
- 年龄
  - 范围：21~75 岁（平均 53 岁）

表现

- 迅速进展的腹胀/急性疼痛
- 偶然发现

治疗

- 良性病例行卵巢切除术
- 恶性病例行双侧输卵管卵巢切除术+子宫切除术±肿瘤减灭术
- 进展期病例化疗和/或放疗

预后

- 取决于肿瘤的类型和分期
  - 良性预后好
  - Ⅰ期恶性预后好
  - 确诊时有卵巢外蔓延者（发生于约 50% 的患者）预后差

大体所见

一般特征

- 鳞状细胞癌
  - 皮样囊肿囊壁增厚或有结节状突起
  - 囊实性、多囊性、乳头状
  - 常见坏死和/或出血
  - 可超过大多潜在生长的畸胎瘤

大小

- 鳞状细胞癌大小范围广
  - 平均 13cm

显微镜下所见

组织学特征

- 鳞状细胞癌
  - 谱系广：包括角化、非角化、乳头状、肉瘤样和棘层松解性
  - 有时可见癌巢囊性变伴角质碎屑
  - 可与原位鳞状细胞癌或鳞状细胞异型增生并存
- 黏液性肿瘤
  - 良性到交界性到恶性
  - 可出现卵巢间质黏液性渗出（"卵巢假性黏液瘤"）
  - 与成熟性囊性畸胎瘤中的黏液腺相移行
- 其他
  - 腺癌（胃、支气管等），腺鳞癌，小细胞癌，附属器肿瘤，垂体腺瘤等
  - 恶性黑色素瘤和其他黑色素细胞增生
  - 肉瘤：平滑肌肉瘤，横纹肌肉瘤（见于成熟和未成熟畸胎瘤），骨肉瘤，软骨肉瘤，脂肪肉瘤，血管肉瘤等
  - 副神经节瘤，横纹肌瘤，血管球瘤，脉络丛乳头状瘤等
  - 淋巴瘤

鉴别诊断

其他部位的转移性鳞状细胞癌

- 既往史
- 双侧卵巢受累更常见
- 与皮样囊肿无关
- 宫颈来源病例 p16 弥漫阳性

转移性阑尾黏液性肿瘤

- 阑尾异常
- 腹膜假黏液瘤更常见

诊断注意事项

病理诊断要点

- 没有明确并存的皮样囊肿时，卵巢鳞状细胞癌必须排除转移的可能性

部分参考文献

1. Rubio A et al: Ovarian small cell carcinoma of pulmonary type arising in mature cystic teratomas with metastases to the contralateral ovary. Int J Surg Pathol. 23(5):388-92, 2015
2. Gandhi N et al: Primary lymphoma arising in a mature cystic teratoma of the ovary. Histopathology. 61(6):1238-40, 2012
3. Ulker V et al: Malignant transformation arising from mature cystic teratoma of the ovary: a report of six cases. J Obstet Gynaecol Res. 38(5):849-53, 2012
4. Sakuma M et al: Malignant transformation arising from mature cystic teratoma of the ovary: a retrospective study of 20 cases. Int J Gynecol Cancer. 20(5):766-71, 2010
5. Hurwitz JL et al: Squamous cell carcinoma arising in a dermoid cyst of the ovary: a case series. BJOG. 114(10):1283-7, 2007
6. Iwasa A et al: Squamous cell carcinoma arising in mature cystic teratoma of the ovary: an immunohistochemical analysis of its tumorigenesis. Histopathology. 51(1):98-104, 2007
7. Vang R et al: Ovarian mucinous tumors associated with mature cystic teratomas: morphologic and immunohistochemical analysis identifies a subset of potential teratomatous origin that shares features of lower gastrointestinal tract mucinous tumors more commonly encountered as secondary tumors in the ovary. Am J Surg Pathol. 31(6):854-69, 2007
8. Levine DA et al: Gastrointestinal adenocarcinoma arising in a mature cystic teratoma of the ovary. Gynecol Oncol. 94(2):597-9, 2004
9. Yanai H et al: Immature teratoma of the ovary with a minor rhabdomyosarcomatous component and fatal rhabdomyosarcomatous metastases: the first case in a child. Int J Gynecol Pathol. 21(1):82-5, 2002
10. Silver SA et al: Glomus tumor arising in a mature teratoma of the ovary: report of a case simulating a metastasis from cervical squamous carcinoma. Arch Pathol Lab Med. 124(9):1373-5, 2000
11. Nielsen GP et al: Primary angiosarcoma of the ovary: a report of seven cases and review of the literature. Int J Gynecol Pathol. 16(4):378-82, 1997
12. Pins MR et al: Primary squamous cell carcinoma of the ovary. Report of 37 cases. Am J Surg Pathol. 20(7):823-33, 1996
13. Tsang P et al: Adnexal tumor and a pigmented nevoid lesion in a benign cystic ovarian teratoma. Arch Pathol Lab Med. 117(8):846-7, 1993
14. Shimizu S et al: Extramammary Paget's disease arising in mature cystic teratoma of the ovary. Am J Surg Pathol. 15(10):1002-6, 1991

第 61 节　原始神经外胚叶肿瘤

要　点

术语

- 中央型原始神经外胚叶肿瘤(cPNET):由高度类似不同分化程度中枢神经系统肿瘤的组织组成的恶性肿瘤
- 周围型原始神经外胚叶肿瘤(pPNET):恶性小圆蓝细胞肿瘤,部分有 *EWSR1* 重排

病因/发病机制

- 起源于原先存在于畸胎瘤中的中枢神经组织(cPNET)

临床问题

- 罕见
- cPNET>pPNET
- 预后差,尤其是进展期
- >50% 的患者确诊时有卵巢外蔓延

大体所见

- ±成熟性囊性畸胎瘤(cPNET)

显微镜下所见

- cPNET:分化型(室管膜瘤),原始型(髓上皮瘤,神经母细胞瘤,室管膜母细胞瘤,髓母细胞瘤),间变型(多形性胶质母细胞瘤)
  - ±畸胎瘤,子宫内膜样癌,腺肉瘤或恶性中胚叶混合瘤
- pPNET:弥漫生长

辅助实验

- FLI-1 和 CD99 阳性;CD56 常阳性
- NSE 和 S100 阳性(约 50%)
- GFAP 阳性(cPNET)
- AE1/AE3 和 chromogranin 阳性罕见
- *EWSR1* 基因重排(pPNET)

首要的鉴别诊断

- 未成熟畸胎瘤

原始细胞呈弥漫性生长(pPNET)

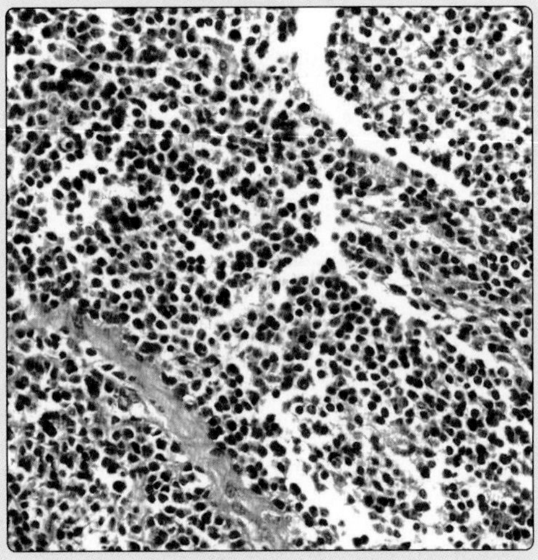

多层的真性菊形团(cPNET)

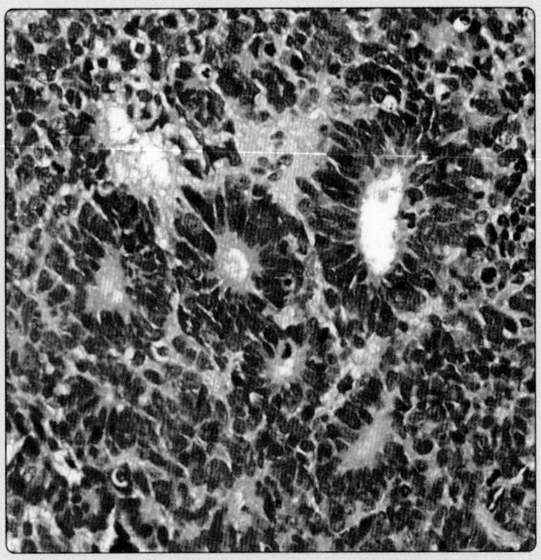

(左)如果肿瘤由片状生长的原始细胞构成,但缺乏明显的中枢神经系统分化,应考虑 pPNET。因为免疫组织化学表型可与中枢型 PNET 有重叠,可进行 *EWSR1* FISH 检测。**(右)**部分 cPNET 由原始细胞形成多层的真性菊形团,同室管膜母细胞瘤或髓上皮瘤中所见,这种形态可除外 cPNET

血管周菊形团和原纤维性突起(cPNET)

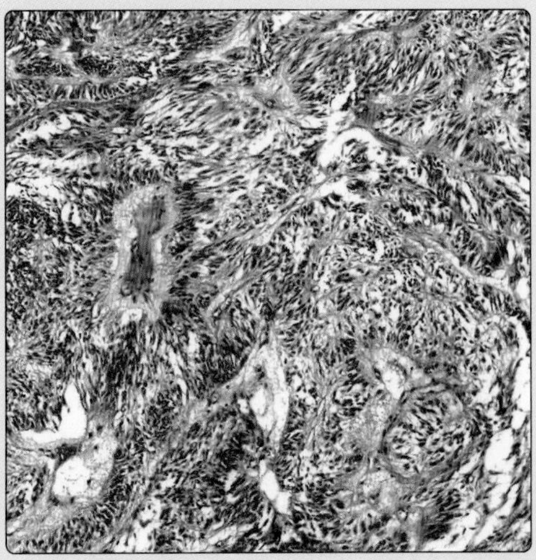

原纤维性背景,细胞异型性及微血管增生(cPNET)

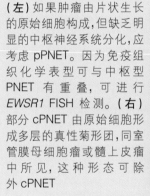

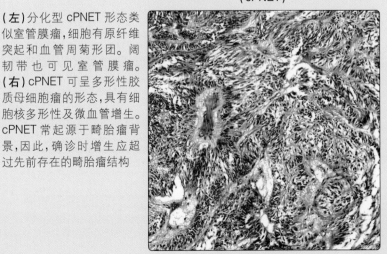

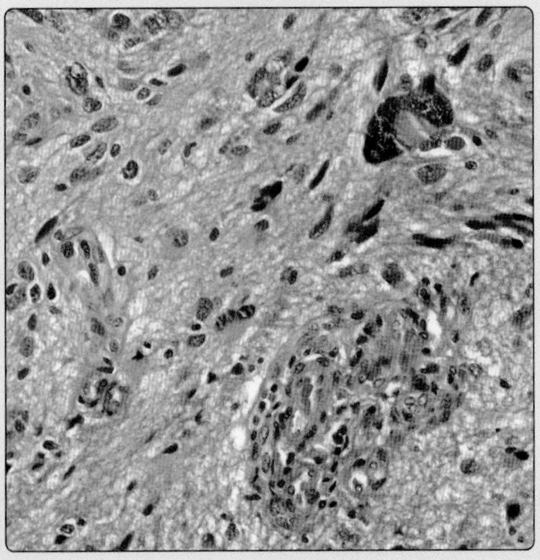

(左)分化型 cPNET 形态类似室管膜瘤,细胞有原纤维突起和血管周菊形团。阔韧带也可见室管膜瘤。**(右)**cPNET 可呈多形性胶质母细胞瘤的形态,具有细胞核多形性及微血管增生。cPNET 常起源于畸胎瘤背景,因此,确诊时增生应超过先前存在的畸胎瘤结构

术语

缩略语

- 中央型原始神经外胚叶肿瘤(central-type primitive neuroectodermal,cPNET)
- 周围型原始神经外胚叶肿瘤(peripheral-type primitive neuroectodermal tumor,pPNET)

定义

- cPNET:由高度类似不同分化程度中枢神经系统肿瘤的组织组成的恶性肿瘤
- pPNET:恶性小圆蓝细胞肿瘤,部分有 *EWSR1* 重排

病因/发病机制

恶性转化(cPNET)

- 起源于原先存在于畸胎瘤中的中枢神经组织

临床问题

流行病学

- 发病率
  - 罕见
    - cPNET>pPNET
- 年龄
  - 范围广

表现

- 盆腔肿块(>50%的患者确诊时有卵巢外蔓延)

治疗

- 单侧或双侧输卵管卵巢切除术和根治性子宫切除术
- 辅助化疗和/或放疗

预后

- 差,尤其是进展期

大体所见

一般特征

- 实性至囊实性
- 质软,鱼肉状(pPNET),切面灰褐色或灰粉色
- 常见坏死,伴或不伴出血
- 有或无成熟性囊性畸胎瘤(cPNET)

大小

- 范围广(平均 14cm)

显微镜下所见

组织学特征

- cPNET
  - 分化型
    - 室管膜瘤:原纤维性突起,血管周围假性菊形团,具有筛状构型的囊腔,乳头状,缎带状,小管和腺体
  - 原始型(均高度富于细胞)
    - 髓上皮瘤:有神经元,胶质及间叶分化的神经管结构
    - 神经母细胞瘤:细胞呈致密片状生长,形成数量不等的神经毡
    - 室管膜母细胞瘤:原始室管膜结构
    - 髓母细胞瘤:结节状生长,有神经毡和促纤维增生形成的淡染岛
  - 间变型
    - 多形性胶质母细胞瘤:片状或小叶状生长;不同程度的胶质分化,栅栏状坏死,微血管增生
  - 少突胶质细胞瘤、黏液性乳头状室管膜瘤
  - ±并存的畸胎瘤、子宫内膜样癌、腺肉瘤或恶性中胚叶混合瘤
- pPNET
  - 弥漫生长

细胞学特征

- 与相对应的原发性中枢神经系统肿瘤或软组织肿瘤类似

辅助实验

免疫组织化学

- FLI-1 和 CD99 阳性;CD56 常阳性
- GFAP 阳性(cPNET)
- NSE 和 S100 阳性(约 50%)
- AE1/AE3 和 chromogranin 阳性罕见

遗传学检测

- *EWSR1* 基因重排(pPNET)

鉴别诊断

未成熟畸胎瘤

- 神经上皮分化谱系
- 无神经上皮的融合性生长

小圆蓝细胞肿瘤

- 特异性的组织学、免疫组织化学和/或细胞遗传学特征(包括 PNET 样肉瘤)

浆液性癌(vs. 室管膜瘤)

- 不规则生长,乳头随机排列
- 无菊形团,无位于顶端的核,pax-8 阳性

诊断注意事项

病理诊断要点

- GFAP 阳性支持 cPNET 的诊断;GFAP 阴性,则需进行 *EWSR1* 重排分子检测

部分参考文献

1. Chiang S et al: Primitive neuroectodermal tumors of the female genital tract: a morphologic, immunohistochemical, and molecular study of 19 cases. Am J Surg Pathol. 41(6):761-772, 2017
2. Mott RT et al: Ovarian malignant mixed mesodermal tumor with neuroectodermal differentiation: a multifaceted evaluation. Int J Gynecol Pathol. 29(3):234-8, 2010
3. Euscher ED et al: Uterine tumors with neuroectodermal differentiation: a series of 17 cases and review of the literature. Am J Surg Pathol. 32(2):219-28, 2008
4. Morovic A et al: Neuroectodermal ovarian tumors: a brief overview. Histol Histopathol. 23(6):765-71, 2008
5. Chow SN et al: Analysis of chromosome abnormalities by comparative genomic hybridization in malignant peripheral primitive neuroectodermal tumor of the ovary. Gynecol Oncol. 92(3):752-60, 2004
6. McCluggage WG: Ovarian neoplasms composed of small round cells: a review. Adv Anat Pathol. 11(6):288-96, 2004
7. Kawauchi S et al: Peripheral primitive neuroectodermal tumor of the ovary confirmed by CD99 immunostaining, karyotypic analysis, and RT-PCR for EWS/FLI-1 chimeric mRNA. Am J Surg Pathol. 22(11):1417-22, 1998
8. Kleinman GM et al: Primary neuroectodermal tumors of the ovary. a report of 25 cases. Am J Surg Pathol. 17(8):764-78, 1993

第 62 节 性腺母细胞瘤

要 点

术语

- 混合性生殖细胞-间质肿瘤，性索细胞和生殖细胞紧密混合，形成独特的巢状结构；临床为良性

病因/发病机制

- 几乎总是与 Y 染色体物质有关，包括含有 *TSPY1* 基因的 GBY 位点
- 80% 表型为女性（46XY 或 45X/46XY）；20% 为隐睾男性；少数为 Turner 综合征和 Swyer 综合征

临床问题

- 表型为女性的患者常出现男性化

大体所见

- 常于性腺发育不良背景中双侧发生

显微镜下所见

- 由生殖细胞和性索细胞组成的细胞巢，被纤维瘤性间质所分隔，间隔距离不等
- 细胞巢内有基底膜样物质
- 钙化常见，从小的钙化点至大的桑葚状团块
- 如存在间质浸润，最常表现为生殖细胞瘤
- 生殖细胞形成大的融合巢团或小的相互吻合巢团或条索，伴少量性索细胞，由纤维血管分隔（切割性腺母细胞瘤）

辅助实验

- 生殖细胞：POU5F1、SALL4、OCT3/4、C-kit 和 podoplanin 阳性
- 性索和黄素/间质细胞：inhibin、FOXL2、calretinin、SF1、SOX9、CD56 阳性；WT1 和 AE1/AE3 可阳性

首要的鉴别诊断

- 环状小管性索瘤
- 混合性生殖细胞/性索间质肿瘤，未分类
- 胎儿/新生儿卵巢内的性腺母细胞瘤样病灶

因钙化而导致切面呈砂粒样

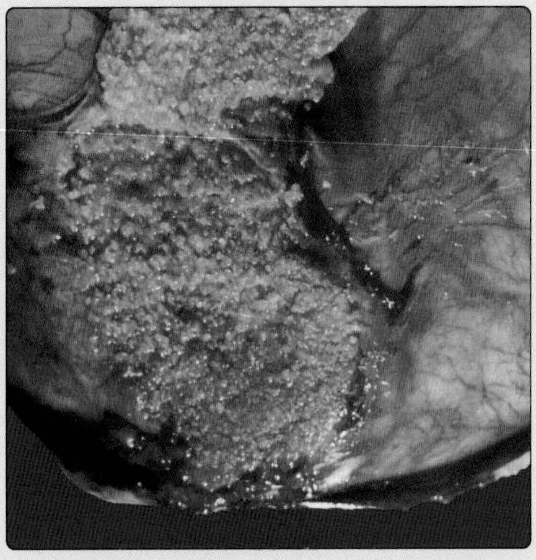

巢状结构

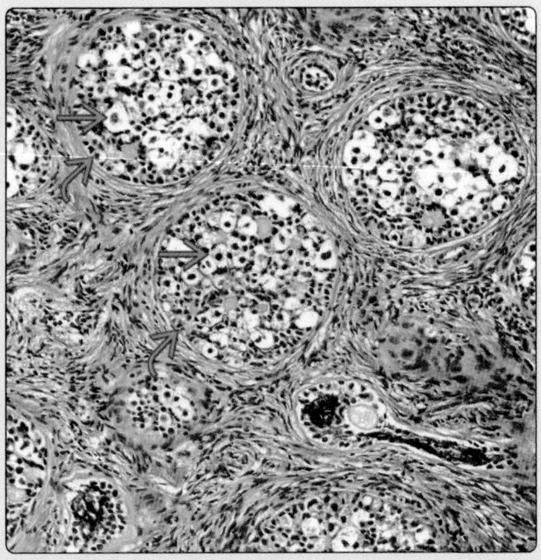

（左）大体检查，性腺母细胞瘤切面实性，棕褐色，有时呈砂粒样。几乎均为双侧发生，其背景性腺几乎总是发育不良的。（右）性腺母细胞瘤由大小不等的细胞巢组成，含有原始生殖细胞 ⇒ 和性索细胞 ↗，分布在纤维瘤性间质中。浸润性或弥漫性生长很少见，可因性索细胞数量稀少而类似生殖细胞瘤

桑葚型钙化

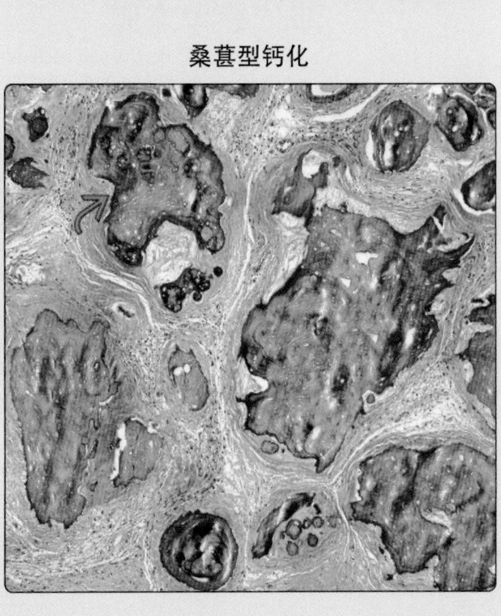

生殖细胞和性索细胞交替排列

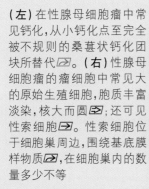

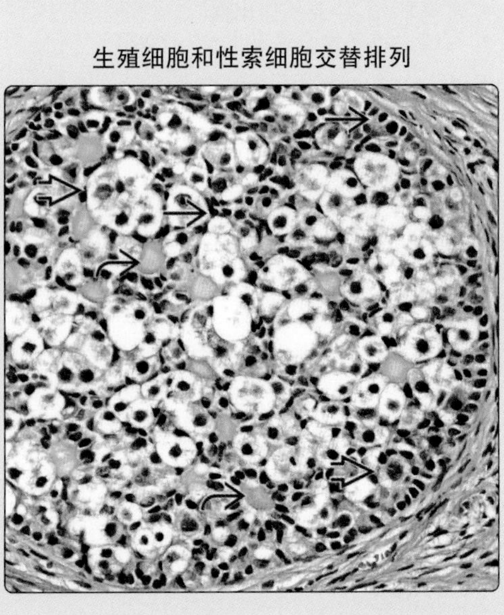

（左）在性腺母细胞瘤中常见钙化，从小钙化点至完全被不规则的桑葚状钙化团块所替代 ↗。（右）性腺母细胞瘤的瘤细胞中常见大的原始生殖细胞，胞质丰富淡染，核大而圆 ⇒；还可见性索细胞 →。性索细胞位于细胞巢周边，围绕基底膜样物质 ↗，在细胞巢内的数量多少不等

术语

同义词

- 混合性生殖细胞-间质肿瘤，寻常型

定义

- 混合性生殖细胞-间质肿瘤，性索细胞和生殖细胞密切混杂，形成独特的巢状结构（生殖细胞成分可视为原位肿瘤）；临床上为良性肿瘤

病因/发病机制

遗传学

- 几乎总是与 Y 染色体物质有关，包括含有 *TSPY1* 基因的 GBY 位点
  - 80% 表型为女性（46XY 或 45X/46XY）；20% 为隐睾男性
  - 罕见于 Turner 综合征和 Swyer 综合征

临床问题

流行病学

- 发病率
  - 罕见
- 年龄
  - 儿童和年轻人

表现

- 表型为女性的患者常出现男性化
- 闭经
- 偶然发现
- 腹胀或腹痛，但常仅见于恶性生殖细胞肿瘤过度生长时

治疗

- 性腺切除术

预后

- 单纯性病例预后良好
- 恶性肿瘤过度生长时，取决于类型和程度

影像学

放射学检查发现

- 可见钙化

大体所见

一般特征

- 几乎总是双侧
- 实性，棕褐色到黄色，质软至硬，有时呈砂粒样
- 背景性腺总是发育不良

大小

- 通常小（<3cm）

显微镜下所见

组织学特征

- 瘤巢间相互独立，间隔距离不等，从紧密排列到被间质不同程度分隔
- 瘤巢包含生殖细胞和性索细胞，性索细胞常位于瘤巢周边，围绕成小腺泡样结构
- 生殖细胞形成大的融合巢团或小的相互吻合巢团或条索，伴少量性索细胞，由纤维血管分隔（切割性腺母细胞瘤）
- 瘤巢内有多少不等的基底膜样物质
- 瘤巢内常有钙化，从小的钙化点至大的桑葚状团块
  - 可掩盖瘤巢，蔓延至间质中
- 纤维瘤性间质，2/3 病例有黄素细胞/间质细胞
- 如存在间质浸润，最常表现为生殖细胞瘤（从微浸润至大体可见）
- 少数见性索成分恶变

细胞学特征

- 生殖细胞：胞质丰富淡染，核大而圆，常有明显核仁
  - 成熟程度不同，核分裂常见
- 性索细胞胞质稀少，细胞核更小，核仁不明显

辅助实验

免疫组织化学

- 生殖细胞：POU5F1、SALL4、OCT3/4、C-kit 和 podoplanin 阳性
- 性索和黄素/间质细胞：inhibin、FOXL2、calretinin、SF1、SOX9、CD56 阳性；WT1 和 AE1/AE3 可阳性

鉴别诊断

环状小管性索瘤

- 核型正常，背景性腺正常
- 瘤巢中无生殖细胞

混合性生殖细胞/性索间质肿瘤，未分类

- 核型正常，背景性腺正常
- 常为单侧
- 缺乏特征性的巢状结构

胎儿/新生儿卵巢内的性腺母细胞瘤样病灶

- 核型正常，背景性腺正常，微小

诊断注意事项

病理诊断要点

- 仔细取材很重要，尤其是在性腺母细胞瘤体积大时，以排除恶性生殖细胞瘤

部分参考文献

1. Kao CS et al: "Dissecting gonadoblastoma" of Scully: a morphologic variant that often mimics germinoma. Am J Surg Pathol. 40(10):1417-23, 2016
2. Lepais L et al: A novel morphological approach to gonads in disorders of sex development. Mod Pathol. 29(11):1399-1414, 2016
3. Hertel JD et al: The chromosome Y-linked testis-specific protein locus TSPY1 is characteristically present in gonadoblastoma. Hum Pathol. 41(11):1544-9, 2010
4. Bianco B et al: SRY gene increases the risk of developing gonadoblastoma and/or nontumoral gonadal lesions in Turner syndrome. Int J Gynecol Pathol. 28(2):197-202, 2009
5. Cheng L et al: OCT4: a novel biomarker for dysgerminoma of the ovary. Am J Surg Pathol. 28(10):1341-6, 2004
6. Kommoss F et al: Inhibin expression in ovarian tumors and tumor-like lesions: an immunohistochemical study. Mod Pathol. 11(7):656-64, 1998
7. Scully RE: Gonadoblastoma. a review of 74 cases. Cancer. 25(6):1340-56, 1970

第 63 节 混合性生殖细胞/性索-间质肿瘤，未分类

要 点

术语

- 由生殖细胞和性索细胞构成的恶性肿瘤，可呈不同的生长模式，但无性腺母细胞瘤的形态学表现

病因/发病学

- 性腺发育正常，核型正常

临床问题

- 常<10 岁
- 复发和/或转移罕见

大体所见

- 常为单侧

显微镜下所见

- 片状、索状、小梁状、小管状，可类似粒层细胞瘤或支持细胞瘤
- 生殖细胞和性索细胞密切混合
- 性索细胞>生殖细胞成分
- 间质不明显，偶有黄素细胞
- 无基底膜样物质
- 生殖细胞：胞质丰富淡染，核大而圆，常无明显核仁，可类似无性细胞瘤细胞
- 性索细胞：胞质稀少，核深染，有不同程度细胞异型性

辅助实验

- 生殖细胞：OCT3/4、PLAP、SALL4 和 C-kit 阳性
- 性索细胞：inhibin、calretinin、SF1、CD56 阳性；keratin（核旁）常为阳性，但 EMA 为阴性
- 可见 12p 扩增

首要的鉴别诊断

- 性腺母细胞瘤
- 性索肿瘤，未分类
- 无性细胞瘤

（左）一些未分类生殖细胞/性索间质肿瘤可形成卵巢粒层细胞瘤中常见的条索，条索内有丰富的性索细胞，但是要注意也存在散在的原始生殖细胞。**（右）**高分化支持细胞瘤中常见的小管形成，也可是未分类的混合性生殖细胞/性索间质肿瘤的生长模式，大多数肿瘤间质稀少

条索样结构

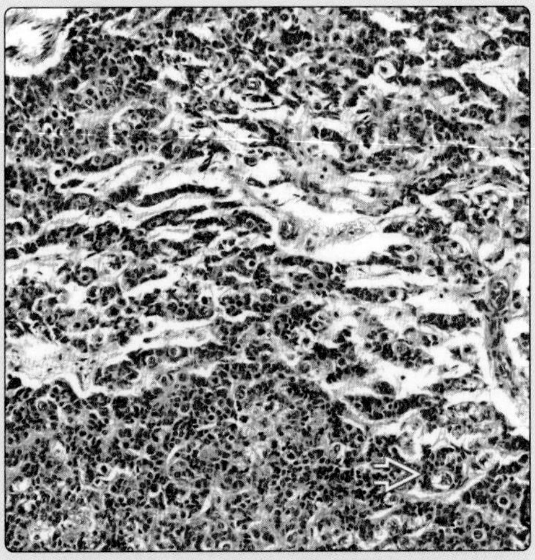

形成模糊的小管

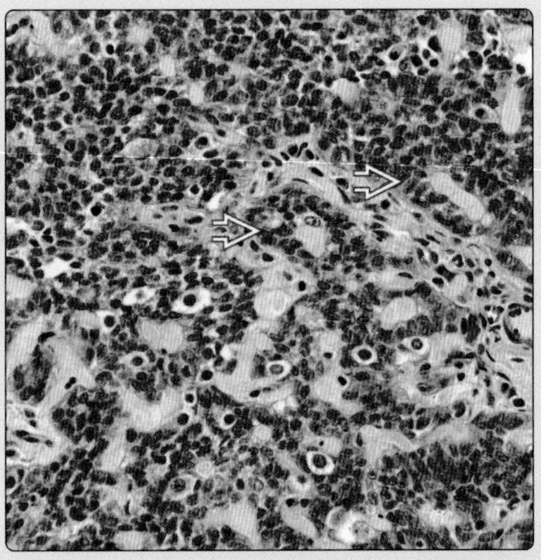

（左）未分类的混合性生殖细胞/性索间质肿瘤可呈片状生长，生殖细胞和性索细胞常紧密混杂，多数情况下以性索细胞为主要成分。**（右）**在未分类的混合性生殖细胞/性索间质肿瘤中，生殖细胞常为原始的细胞核，有时类似无性细胞瘤细胞，包括方形核。性索细胞更小，常为主要成分

生殖细胞和性索细胞紧密混合，弥漫生长

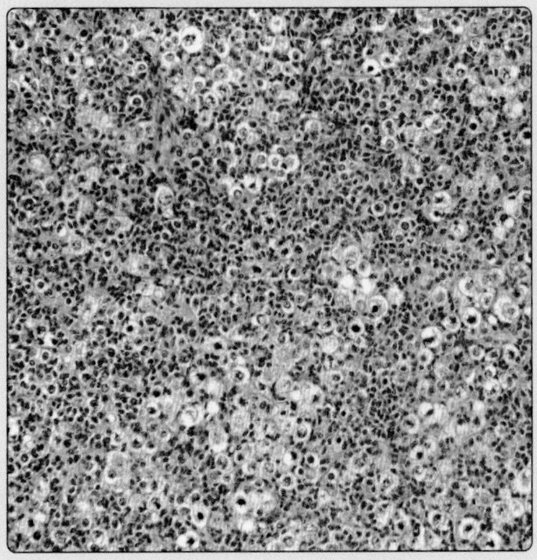

原始生殖细胞

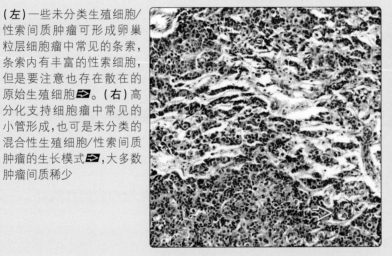

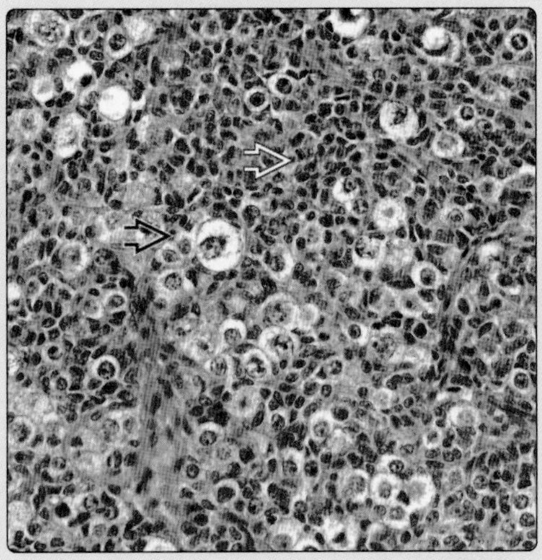

术语

定义

- 由生殖细胞和性索细胞构成的恶性肿瘤，形态多样，但缺乏性腺母细胞瘤的组织学形态

病因/发病机制

不明

- 正常性腺发育和核型

临床问题

流行病学

- 发病率
  - 少见
- 年龄
  - 通常<10 岁

表现

- 腹部肿胀或疼痛
- 假性性早熟

治疗

- 单侧输卵管卵巢切除

预后

- 大部分患者预后较好
- 少数复发和/或转移

大体所见

一般特征

- 通常单侧
- 切面实性，切面棕黄到灰白色
- 无坏死或钙化

大小

- 范围大

显微镜下所见

组织学特征

- 片状、条索状、小梁状、小管（中空或实性，有时伴有网状或环状小管形态），与粒层或支持细胞肿瘤相似
- 生殖细胞和性索细胞密切混合在一起
- 性索细胞>生殖细胞成分
- 大部分肿瘤间质不明显
- 偶尔可见黄素/Leydig 细胞
- 缺乏基底膜样物质或钙化
- 少数病例无性细胞瘤或其他恶性生殖细胞肿瘤生长过长（<10%）
- 异源性成分，如腺体和囊肿衬覆柱状黏液性上皮，伴有杯状细胞和神经内分泌细胞（非常罕见）

细胞学特征

- 生殖细胞：胞质丰富、淡染，核大，圆形，通常没有明显的核仁
  - 可与无性细胞瘤的肿瘤细胞相似
- 性索细胞：胞质稀少，核深染，伴有不同程度的细胞异型性
- 两种细胞成分都可以查见核分裂，但在生殖细胞中更常见

辅助实验

免疫组织化学

- 生殖细胞
  - OCT3/4、PLAP、SALL4 和 C-kit 阳性
  - Ki-67 指数不一
- 性索细胞
  - inhibin、calretinin、SF1、CD56 阳性（但通常少于 50% 的细胞）
  - 角蛋白（核周）常阳性，但 EMA 阴性
  - Ki-67 指数低

遗传学检测

- 可见 12p 扩增

鉴别诊断

性腺母细胞瘤

- 常有性腺发育异常
- 通常双侧
- 界限清晰的巢状结构
- 显著的钙化
- 广泛纤维瘤性间质

性索肿瘤，未分类

- 缺乏生殖细胞成分

无性细胞瘤

- 特征性腺泡状结构伴有纤细的纤维间隔
- 淋巴细胞浸润，但缺乏性索细胞

诊断注意事项

病理诊断要点

- 任何具有双相细胞，尤其是其中一种类似生殖细胞（非常不成熟）的低分化肿瘤，都要考虑混合性生殖细胞/性索肿瘤的诊断。

部分参考文献

1. Roth LM et al: On the histogenesis of mixed germ cell-sex cord stromal tumour of the gonads. J Clin Pathol. 70(3):222-227, 2017
2. Roth LM et al: Perspectives on testicular sex cord-stromal tumors and those composed of both germ cells and sex cord-stromal derivatives with a comparison to corresponding ovarian neoplasms. Hum Pathol. 65:1-14, 2017
3. Roth LM et al: Expression of transcription factors and nuclear receptors in mixed germ cell-sex cord stromal tumor and related tumors of the gonads. Int J Gynecol Pathol. 34(6):528-34, 2015
4. Michal M et al: Mixed germ cell sex cord-stromal tumors of the testis and ovary. Morphological, immunohistochemical, and molecular genetic study of seven cases. Virchows Arch. 448(5):612-22, 2006
5. Young RH: Sex cord-stromal tumors of the ovary and testis: their similarities and differences with consideration of selected problems. Mod Pathol. 18 Suppl 2:S81-98, 2005
6. Arroyo JG et al: Recurrent mixed germ cell-sex cord-stromal tumor of the ovary in an adult. Int J Gynecol Pathol. 17(3):281-3, 1998
7. Zuntová A et al: Mixed germ cell-sex cord stromal tumor with heterologous structures. Int J Gynecol Pathol. 11(3):227-33, 1992
8. Jacobsen GK et al: Bilateral mixed germ cell sex-cord stroma tumour in a young adult woman. Case report. APMIS Suppl. 23:132-7, 1991
9. Lacson AG et al: Malignant mixed germ-cell-sex cord-stromal tumors of the ovary associated with isosexual precocious puberty. Cancer. 61(10):2122-33, 1988
10. Tavassoli FA: A combined germ cell–gonadal stromal–epithelial tumor of the ovary. Am J Surg Pathol. 7(1):73-84, 1983

其他原发性肿瘤

第 64 节　恶性间皮瘤

要　点

术语

- 以累及一侧或两侧卵巢为主的间皮瘤

临床问题

- 双侧>单侧
- 局限于卵巢者预后相对较好
- 累及腹膜则预后较差(常见)

大体所见

- 灰白,大多为实性,均质,可质脆
  - 通常 5~15cm
- 肿瘤包裹残存卵巢

显微镜下所见

- 通常累及表面和实质
- 上皮型>双相型
- 上皮型
  - 管状囊性结构和乳头状结构最常见
  - 弥漫状、条索状、小梁状或腺瘤样结构常为少数成分且少见
- 双相型(上皮+梭形)
  - 束状结构为主
- 细胞至少含中等量的嗜酸性胞质
- 细胞核异型性不明显

辅助实验

- 角蛋白和 EMA 阳性(除肉瘤样区外)
- calretinin、WT1、D2-40 阳性
- pax-8 可能阳性
- 约 80% 的病例出现 BAP-1 缺失
- TAG72、Leu-M1、CEA、ER 和 BER-EP4 通常阴性

首要的鉴别诊断

- 浆液性乳头状癌
- 透明细胞癌
- 性索间质肿瘤
- 恶性中胚叶混合瘤

不同大小的结节包裹卵巢

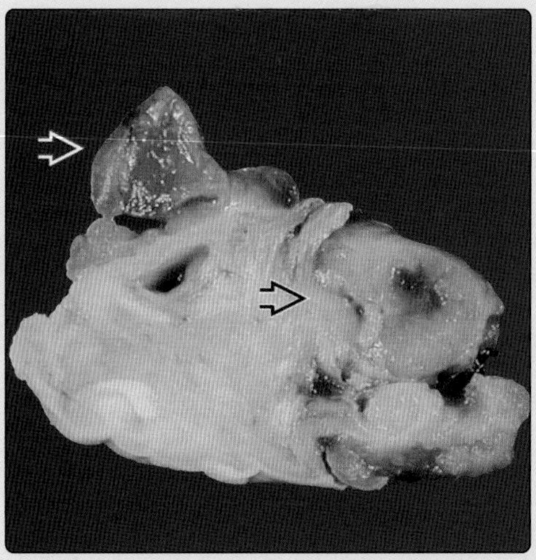

乳头状结构

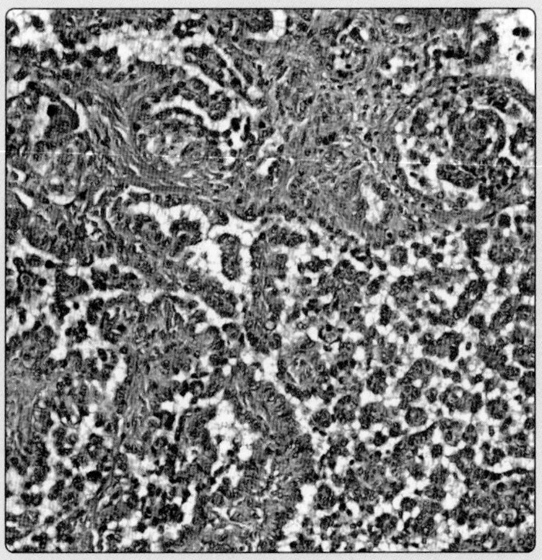

(左)恶性间皮瘤常包裹卵巢,表现为卵巢表面和实质受累,可见大小不一的结节,切面均质,灰白色到棕褐色。**(右)**与腹膜的恶性间皮瘤一样,卵巢的恶性间皮瘤也常见乳头状结构。乳头小而圆,与透明细胞癌形态非常相似,但其非典型性不明显

单层细胞和一致的低度非典型性

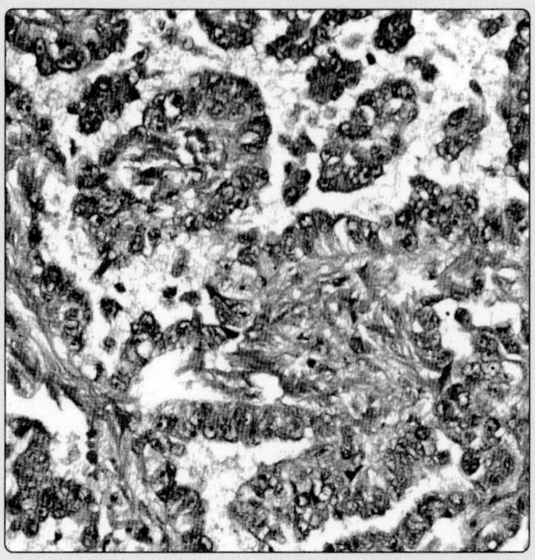

管状结构

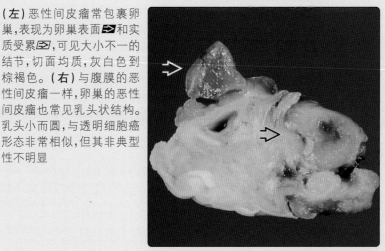

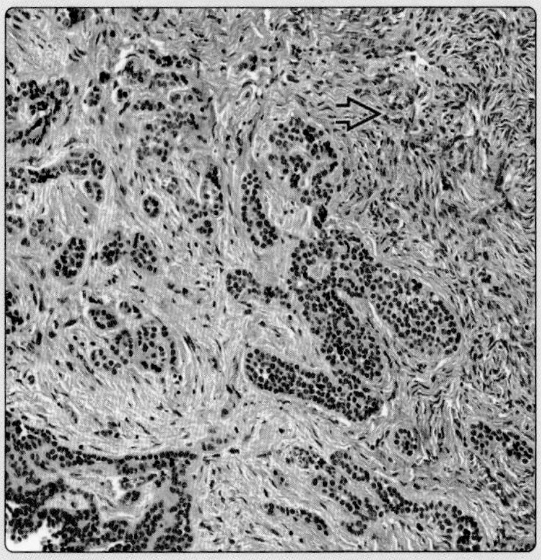

(左)与浆液性癌的细胞假复层排列和失黏附性不同,卵巢恶性间皮瘤的乳头通常被覆单层高柱到立方状细胞,核圆形,有核仁。此外,恶性间皮瘤的特点是细胞呈一致的低度非典型性。**(右)**卵巢恶性间皮瘤还常见管状结构。注意肿瘤细胞巢出现于卵巢实质中

术语

定义

- 累及一侧或两侧卵巢为主的间皮瘤

临床问题

流行病学

- 发病率
  - 少见
- 年龄
  - 发病年龄范围广

位置

- 双侧>单侧

表现

- 腹部肿胀,疼痛,伴或不伴腹水
- 偶然发现(少见)

治疗

- 双侧输卵管卵巢切除,分期手术±化疗

预后

- 局限于卵巢者,预后相对较好
- 累及腹膜则预后较差(常见)

大体所见

一般特征

- 灰白,大多为实性,均质,可质脆
- 偶见小灶囊性区
- 肿瘤包裹残存卵巢
- 有时可见乳头结构

大小

- 通常 5~15cm

显微镜下所见

组织学特征

- 通常累及卵巢表面和实质
- 上皮型(最常见)
  - 管状囊性和乳头状结构(最常见)
    - 简单的乳头,被覆单层细胞
    - 分支状乳头不常见(网状)
  - 弥漫、条索状、小梁状或腺瘤样结构通常数量少且不常见
- 双相型(上皮+梭形)
  - 以束状结构为主,细胞密度不等
- 砂粒体(乳头状结构中更常见)
- 可见浆细胞、淋巴细胞及组织细胞炎性浸润
- 伴或不伴间质显著玻璃样变和/或坏死

细胞学特征

- 细胞多角形到立方形,中等或丰富的嗜酸性胞质
  - 扁平或鞋钉样细胞,偶见印戒细胞
  - 胞质空泡常见
- 核非典型性不明显;可见小核仁
- 核分裂不活跃(双相型除外)

辅助实验

免疫组织化学

- 角蛋白和 EMA 阳性(除肉瘤样区外)
- calretinin、WT1、D2-40 阳性
- pax-8 可阳性;BAP1 常缺失(80%左右)
- TAG72、Leu-M1、CEA、pax-2、ER 和 BER-EP4 通常阴性

鉴别诊断

浆液性乳头状癌

- 以囊性为主
- 组织学结构多样,乳头大小不等
- 显著的假复层以及细胞出芽
- 细胞核高度多形性,核分裂活跃
- ER 阳性;D2-40 阴性

透明细胞癌

- 与子宫内膜异位症相关
- 细胞异型性更明显
- 大量细胞含透明胞质
- HNF-1-β 阳性;calretinin 和 WT1 阴性

性索间质肿瘤

- 常有激素相关症状
- Leydig 细胞(若为 Sertoli-Leydig 细胞瘤)
- 岛状结构,滤泡,Call-Exner 小体,卵泡膜成分(若为粒层细胞瘤)
- inhibin 和 FOXL2 阳性

恶性中胚叶混合瘤(vs. 双相型间皮瘤)

- 高级别上皮和肉瘤成分
- 常见异源性成分

诊断注意事项

病理诊断要点

- 有间皮瘤可原发于卵巢的概念非常重要

部分参考文献

1. Chapel DB et al: PAX8 expression in a subset of malignant peritoneal mesotheliomas and benign mesothelium has diagnostic implications in the differential diagnosis of ovarian serous carcinoma. Am J Surg Pathol. 41(12):1675-1682, 2017
2. Joseph NM et al: Genomic profiling of malignant peritoneal mesothelioma reveals recurrent alterations in epigenetic regulatory genes BAP1, SETD2, and DDX3X. Mod Pathol. 30(2):246-254, 2017
3. Gao FF et al: Is PAX2 a reliable marker in differentiating diffuse malignant mesotheliomas of peritoneum from serous carcinomas of müllerian origin? Appl Immunohistochem Mol Morphol. 20(3):272-6, 2012
4. Oparka R et al: Peritoneal mesothelial hyperplasia associated with gynaecological disease: a potential diagnostic pitfall that is commonly associated with endometriosis. J Clin Pathol. 64(4):313-8, 2011
5. Ordóñez NG: Value of estrogen and progesterone receptor immunostaining in distinguishing between peritoneal mesotheliomas and serous carcinomas. Hum Pathol. 36(11):1163-7, 2005
6. Ordóñez NG: Role of immunohistochemistry in distinguishing epithelial peritoneal mesotheliomas from peritoneal and ovarian serous carcinomas. Am J Surg Pathol. 22(10):1203-14, 1998
7. Clement PB et al: Malignant mesotheliomas presenting as ovarian masses. a report of nine cases, including two primary ovarian mesotheliomas. Am J Surg Pathol. 20(9):1067-80, 1996

第65节 黑色素瘤

要点

术语

- 出现黑色素细胞分化的恶性肿瘤，通常起源于成熟性囊性畸胎瘤

临床问题

- 发病年龄广；大多见于20~50岁
- 通常单侧
- 副肿瘤性高钙血症（少见）
- 预后差，大多初次诊断时就已发生转移（5年生存率<15%）

大体所见

- 切面黑色（少数情况）
- ±与成熟性囊性畸胎瘤相关

显微镜下所见

- 弥漫性、巢状、假乳头状（少见）结构
- 可见滤泡样间隙
- 上皮样（最常见），梭形或小细胞（常并存），数量不等的透明到嗜酸性胞质，常有中等到显著细胞异型性
- ±印戒样细胞或有花环状核的巨细胞
- 黑色素颗粒和核内假包涵体
- 与成熟性囊性畸胎瘤有关
  - 可见原位黑色素瘤成分

辅助实验

- HMB-45、S100、Melan-A、tyrosinase、MITF、SOX10阳性
- 偶见SMARCA4缺失

首要的鉴别诊断

- 转移性恶性黑色素瘤
- 低分化或未分化癌
- 平滑肌肉瘤
- 类固醇细胞瘤

弥漫生长和印戒样细胞

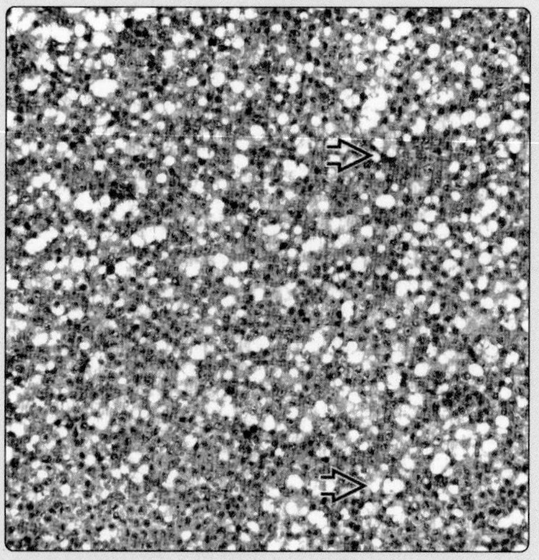

多角形和梭形细胞

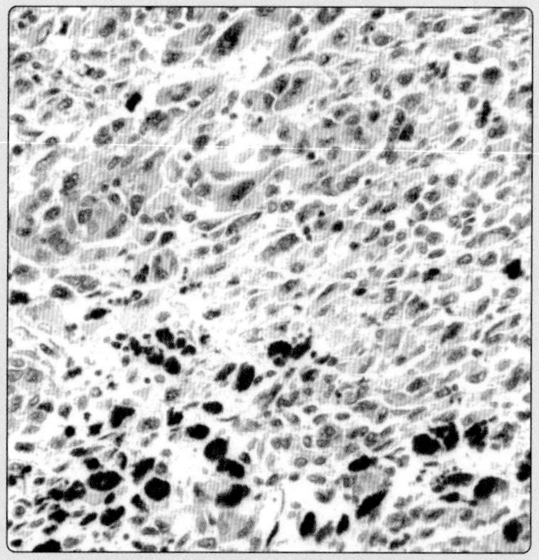

(左) 卵巢原发性恶性黑色素瘤常见含丰富嗜酸性胞质的细胞弥漫生长，印戒样细胞➡少见。**(右)** 卵巢原发性恶性黑色素瘤通常由多角形细胞混以数量不等的、具有多形性核的梭形细胞组成，容易与高级别癌或肉瘤混淆。胞质内的黑色素颗粒有助于黑色素瘤的诊断，广泛取材也有帮助

有丰富透明胞质的细胞

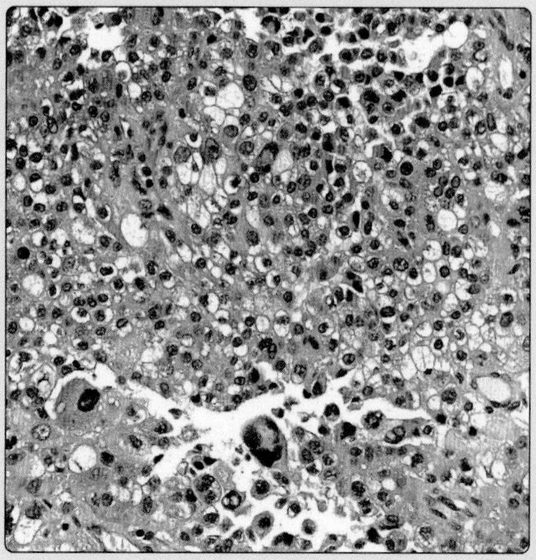

滤泡样间隙和黑色素颗粒

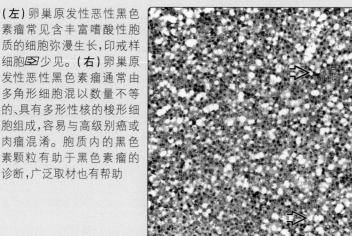

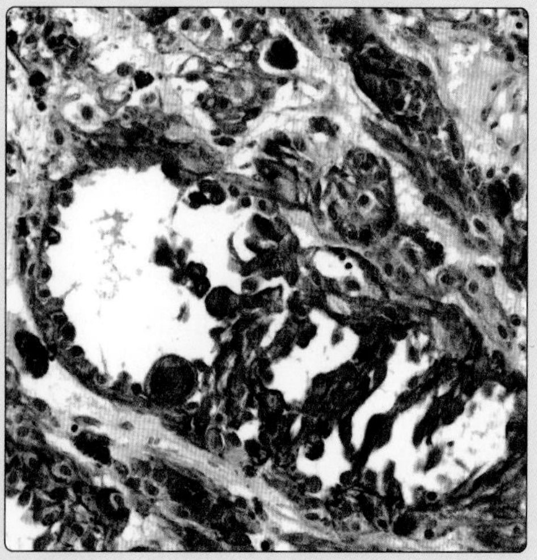

(左) 卵巢原发性恶性黑色素瘤的肿瘤细胞可含有大量透明胞质，因而要考虑类固醇细胞瘤的可能性。注意突出的核仁和多核细胞，这是诊断的重要线索。**(右)** 一些卵巢原发性恶性黑色素瘤可能出现一些大小不一的滤泡样间隙，这在高钙血症型小细胞癌中也可以见到。查见广泛的黑色素颗粒有助于诊断，这也使得部分肿瘤切面呈黑色

术语

定义

- 出现黑色素细胞分化的恶性肿瘤，通常起源于成熟性囊性畸胎瘤

病因/发病机制

恶性转化

- 由成熟性囊性畸胎瘤中的外胚层起源的黑色素细胞发生

临床问题

流行病学

- 发病率
  - 少见
- 年龄
  - 发生年龄范围广；大多见于 20~50 岁

位置

- 常单侧发生

表现

- 腹部肿块
- 副肿瘤性高钙血症（少见）

治疗

- 子宫切除+双侧输卵管卵巢切除±化疗和/或放疗

预后

- 预后差，大多初次诊断时就已发生转移（5 年生存率 <15%）
  - 主动脉旁淋巴结、网膜、肝、脑、骨

大体所见

一般特征

- 切面黑色（偶尔）
- ±成熟性囊性畸胎瘤

大小

- 大小不一，通常较大

显微镜下所见

组织学特征

- 弥漫性、巢状、假乳头状（少见）结构
- ±滤泡样间隙
- 间质少，如有，可为黏液样
- 可广泛坏死
- 与成熟性囊性畸胎瘤相关
  - 可见原位黑色素瘤成分

细胞学特征

- 上皮样（最常见），梭形或小细胞（常并存）
  - 含量不等的淡染到嗜酸性胞质，核拉长或圆形，核仁明显
  - 透明胞质（少见）
- ±印戒样细胞或有花环状核的巨细胞
- 显著的细胞非典型性和活跃的核分裂
- 黑色素颗粒和核内假包涵体

辅助实验

免疫组织化学

- HMB-45、S100、Melan-A、tyrosinase、MITF、SOX10 阳性
- 偶见 SMARCA4 缺失

遗传学检测

- *KIT* 突变

电子显微镜

- 黑色素颗粒或前黑色素小体

鉴别诊断

转移性恶性黑色素瘤

- 既往临床病史
- 病变广泛或卵巢结节状病灶
- 不伴成熟性囊性畸胎瘤

未分化癌

- 少数腺体结构或砂粒体

类固醇细胞瘤

- 无畸胎瘤或梭形细胞成分
- inhibin 阳性；HMB-45 和 SOX10 阴性

平滑肌肉瘤

- 常见雪茄状核
- 无黑色素颗粒
- 平滑肌标志物阳性；S100 阴性

诊断注意事项

病理诊断要点

- SOX10 是恶性黑色素瘤的敏感性标志物

部分参考文献

1. Conlon N et al: Loss of SMARCA4 expression is both sensitive and specific for the diagnosis of small cell carcinoma of ovary, hypercalcemic type. Am J Surg Pathol. 40(3):395-403, 2016
2. Nobbenhuis MA et al: Management of melanomas of the gynaecological tract. Curr Opin Oncol. 26(5):508-13, 2014
3. Mohamed A et al: SOX10 expression in malignant melanoma, carcinoma, and normal tissues. Appl Immunohistochem Mol Morphol. 21(6):506-10, 2013
4. Roma AA et al: Malignant melanoma arising in an ovarian carcinosarcoma: case report and review of the literature. Int J Gynecol Pathol. 30(2):158-62, 2011
5. Ueng SH et al: Ovarian malignant melanoma: a clinicopathologic study of 5 cases. Int J Surg Pathol. 18(3):184-92, 2010
6. Tate G et al: Mutations of the KIT gene and loss of heterozygosity of the PTEN region in a primary malignant melanoma arising from a mature cystic teratoma of the ovary. Cancer Genet Cytogenet. 190(1):15-20, 2009
7. McCluggage WG et al: Primary malignant melanoma of the ovary: a report of 9 definite or probable cases with emphasis on their morphologic diversity and mimicry of other primary and secondary ovarian neoplasms. Int J Gynecol Pathol. 25(4):321-9, 2006
8. McCluggage WG et al: Metastatic neoplasms involving the ovary: a review with an emphasis on morphological and immunohistochemical features. Histopathology. 47(3):231-47, 2005
9. McNeilage LJ et al: Metastatic malignant melanoma arising in a mature ovarian cystic teratoma: a case report and literature review. Int J Gynecol Cancer. 15(6):1148-52, 2005
10. Gupta D et al: Malignant melanoma involving the ovary: a clinicopathologic and immunohistochemical study of 23 cases. Am J Surg Pathol. 28(6):771-80, 2004
11. Young RH et al: Malignant melanoma metastatic to the ovary. A clinicopathologic analysis of 20 cases. Am J Surg Pathol. 15(9):849-60, 1991

第 66 节 淋巴瘤和白血病

要点

术语

- 原发性淋巴瘤：以累及卵巢为主±部分有卵巢外淋巴瘤
- 粒细胞肉瘤：由未成熟髓系细胞构成的肿瘤，有肿块形成

临床问题

- 淋巴瘤：少见（不足全部卵巢肿瘤的 2%）
- 粒细胞肉瘤：少见

显微镜下所见

- 淋巴瘤
  - 弥漫大 B 细胞>Burkitt>滤泡性>淋巴母细胞
  - 大 B 细胞淋巴瘤：显著硬化，在此基础上出现条索状、巢状或车辐状形态
  - Burkitt 淋巴瘤：可见星空现象（由于易染小体巨噬细胞）
  - 滤泡性淋巴瘤：形态各异的滤泡拥挤±融合，套区变薄
- 粒细胞肉瘤
  - 小到中等大小的失黏附性原始细胞，胞质稀少，细胞核呈圆形/卵圆形，核仁小
  - ±髓样分化

辅助实验

- 淋巴瘤
  - 大 B 细胞淋巴瘤：CD20（+）；单克隆型 SIg、Bcl-6、CD10、Bcl-2（+）
  - Burkitt 淋巴瘤：CD20、单克隆型 sIgM、CD10、Bcl-6（+）；CD5、Bcl-2（-）；Ki-67 近 100%
  - 滤泡性淋巴瘤：CD10、Bcl-6、Bcl-2（+）
- 粒细胞肉瘤
  - 溶菌酶、髓过氧化物酶、CD68、CD34、CD45 弥漫强阳性

首要的鉴别诊断

- 未分化癌或转移癌

切面呈灰白到棕褐色，多叶状

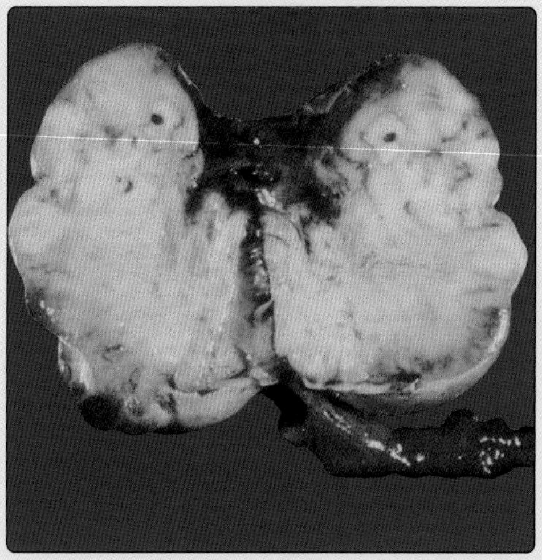

失黏附性大细胞（大 B 细胞淋巴瘤）

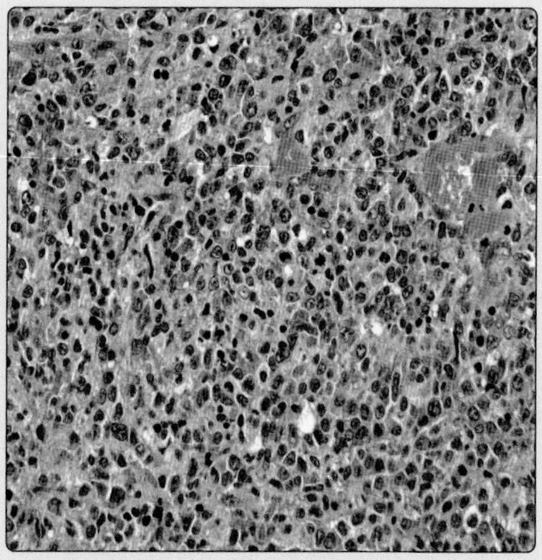

（左）卵巢大 B 细胞淋巴瘤呈模糊的结节状，并融合生长，切面灰白到棕褐色，光滑细腻，可累及输卵管，这有助于和无性细胞瘤鉴别。**（右）**大 B 细胞淋巴瘤是最常见的卵巢淋巴瘤，细胞密集，由失黏附性大细胞构成，有时核不规则，分叶状，核仁明显。在卵巢中，硬化可以很明显

星空现象（伯基特淋巴瘤）

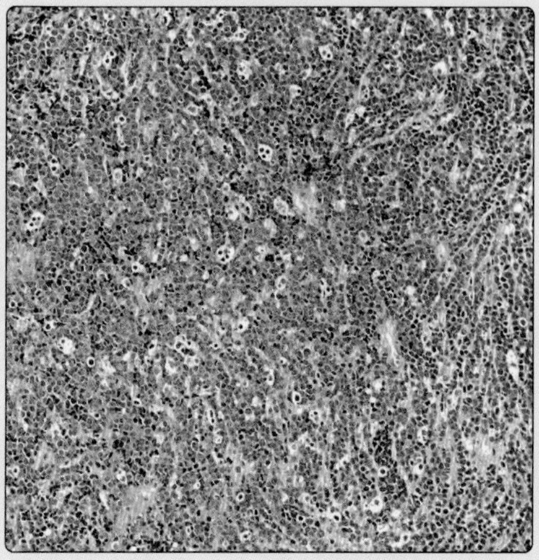

失黏附性原始细胞呈条索状（粒细胞肉瘤）

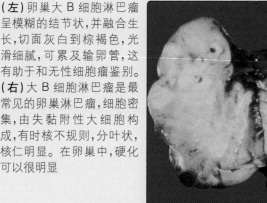

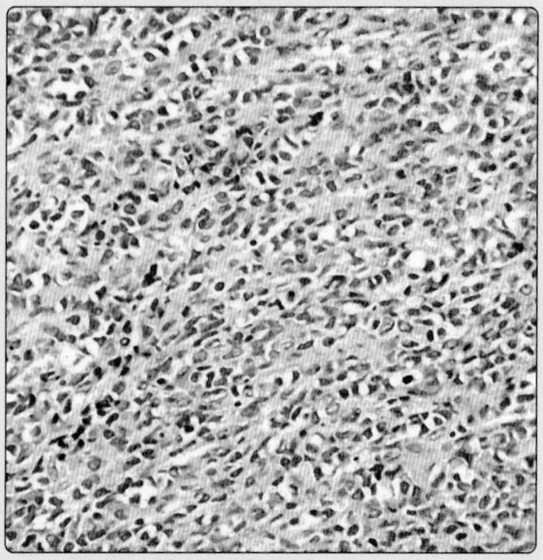

（左）Burkitt 淋巴瘤细胞密集，最典型的特征是星空现象，由于散在分布的易染小体巨噬细胞，在低倍镜下更易观察到。此型淋巴瘤多见于儿童和青少年。**（右）**粒细胞肉瘤可由失黏附性的原始细胞形成条索状结构，可见轻微或缺少髓系分化。这种形态与乳腺小叶癌非常近似

术语

同义词

- 粒细胞肉瘤:绿色瘤,髓系肉瘤

定义

- 原发性淋巴瘤
  - 主要累及卵巢±部分卵巢外肿瘤
- 粒细胞肉瘤
  - 由未成熟髓系细胞构成的肿瘤,有肿块形成
  - 三种临床背景:①患者有已知急性髓系白血病,②患者有慢性骨髓增生性疾病,和③诊断时无血液病的临床证据

临床问题

流行病学

- 发病率
  - 淋巴瘤:少见(不足全部卵巢肿瘤的 2%)
    - 7%~26% 的淋巴瘤病例尸检时有卵巢受累
    - 儿童病例约 50% 为 Burkitt 淋巴瘤
  - 粒细胞肉瘤:少见
    - 35% 左右的白血病患者尸检时有卵巢受累
    - 卵巢是妇科粒细胞肉瘤最常见的部位
- 年龄
  - 淋巴瘤:发病年龄广
  - 粒细胞肉瘤:育龄期

表现

- 腹部疼痛/肿胀
- 体重减轻,乏力,发热或偶然发现(淋巴瘤)
- 可有急性髓系白血病病史

治疗

- 手术和化疗;较少采用放疗

预后

- 淋巴瘤:与淋巴结淋巴瘤预后相当
- 粒细胞肉瘤:预后不尽一致

大体所见

一般特征

- 淋巴瘤
  - 双侧(尤其 Burkitt 淋巴瘤)>单侧
  - 切面质软、鱼肉样到硬韧,灰白到棕褐色
  - 继发性则有卵巢外淋巴瘤
- 粒细胞肉瘤
  - 单侧>双侧(继发性双侧约占 50%)
  - 界限清楚,分叶状,切面质硬到鱼肉样
  - ±绿色
  - 坏死或出血不常见

大小

- 淋巴瘤:平均 8~14cm(继发性较小)
- 粒细胞肉瘤:大小差别较大

显微镜下所见

组织学特征

- 淋巴瘤
  - 弥漫大 B 细胞>Burkitt>滤泡性>淋巴母细胞
  - 大 B 细胞淋巴瘤:显著硬化,在此基础上出现条索状、巢状或车辐状形态
  - Burkitt 淋巴瘤:可见星空现象(由于易染小体巨噬细胞)
  - 滤泡性淋巴瘤:形态各异的滤泡拥挤±融合,套区变薄
- 粒细胞肉瘤
  - 弥漫或索状结构(常见)
  - 假腺泡或血管周生长不常见
  - 如果呈索状,则出现纤细或粗大的硬化区

细胞学特征

- 淋巴瘤
  - 形态和分化程度多样
- 粒细胞肉瘤
  - 小到中等大小的失黏附性原始细胞,胞质稀少,核圆形到卵圆形,染色质细腻,核仁不明显,通常核分裂象>5个/10HPF
  - 肿瘤细胞胞质呈明亮的嗜酸性,有凹陷的核不常见(髓样分化)
  - 印戒样细胞少见
  - ±淋巴细胞和/或嗜酸性粒细胞

辅助实验

免疫组织化学

- 淋巴瘤
  - 大 B 细胞淋巴瘤:CD20(+);单克隆性 SIg、Bcl-6、CD10、Bcl-2(+)
  - Burkitt 淋巴瘤:CD20、单克隆性 sIgM、CD10、Bcl-6(+);CD5、Bcl-2(-);Ki-67 近 100%
  - 滤泡性淋巴瘤:CD10、Bcl-6、Bcl-2(+)
- 粒细胞肉瘤
  - 溶菌酶、髓过氧化物酶、CD68、CD34、CD45 弥漫强(+)
  - 萘酚-ASD-CAE 局灶弱(+);CD20 和 CD3(-)

鉴别诊断

未分化癌或转移癌

- 多形性核,黏液滴或砂粒体(未分化癌)
- 既往病史,双侧卵巢受累,明显的上皮样结构(转移癌)

无性细胞瘤、小细胞癌、粒层细胞瘤(少见)

- 典型的结构和相应的免疫染色

部分参考文献

1. Vang R et al: Current problems with staging lymphomas involving the ovary. Am J Surg Pathol. 30(9):1202-3, 2006
2. Kosari F et al: Lymphomas of the female genital tract: a study of 186 cases and review of the literature. Am J Surg Pathol. 29(11):1512-20, 2005
3. Vang R et al: Ovarian non-Hodgkin's lymphoma: a clinicopathologic study of eight primary cases. Mod Pathol. 14(11):1093-9, 2001
4. Oliva E et al: Granulocytic sarcoma of the female genital tract: a clinicopathologic study of 11 cases. Am J Surg Pathol. 21(10):1156-65, 1997

第 67 节　结 直 肠 癌

要　点

术语

- 结直肠癌继发性累及卵巢,可通过脉管播散或经直接扩散引起,后者不常见

临床问题

- 最常见的卵巢转移癌(高达 75% 的卵巢转移癌病例原发于直肠或乙状结肠)
- 卵巢可为症状始发部位(3% ~30%)

大体所见

- 双侧(60% ~70%)
- ±表面受累
- 切面呈多结节状,囊实性,质脆
- 囊腔内为微黄色伴出血的胶冻状物

显微镜下所见

- 界限不清的结节,形态学各异
- 结构简单的小腺体、中等大小腺体或最常见的扩张大腺体
- 伴中央坏死的筛状花环样生长模式
- 节段性及"污秽的"腺体坏死
- 若为浸润性生长,则有促结缔组织增生性间质
- ±细胞外黏液池
- 腺体周间质常收缩/黄素化
- 细胞具有不同程度的黏液性分化
- 假性子宫内膜样形态并不少见
- 印戒细胞(若>10% 即诊断为库肯勃瘤)
- 高级别核型特征及活跃的核分裂

辅助实验

- CK20、CDX-2、CEA、P504S 及 SATB2 通常弥漫阳性
- CK7 和 CA125 通常阴性
  - 若发生于右半结肠或高级别癌,CK7 可阳性

首要的鉴别诊断

- 原发性子宫内膜样癌
- 原发性黏液性癌

(**左**)卵巢转移性的结直肠癌切面常呈囊实性。实性区表现为结节状结构,常与肿瘤镜下异质性表现相关,囊性区内含黄色胶冻状至坏死和/或出血物。(**右**)结直肠癌转移至卵巢时,常表现为中等到大的腺体,与卵巢原发性子宫内膜样(因为失黏液)或黏液性癌相似

切面呈囊实性

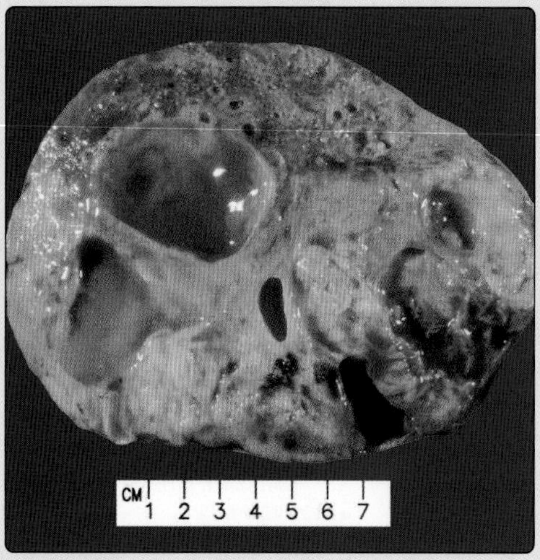

局灶中等到大的"假性子宫内膜样"腺体

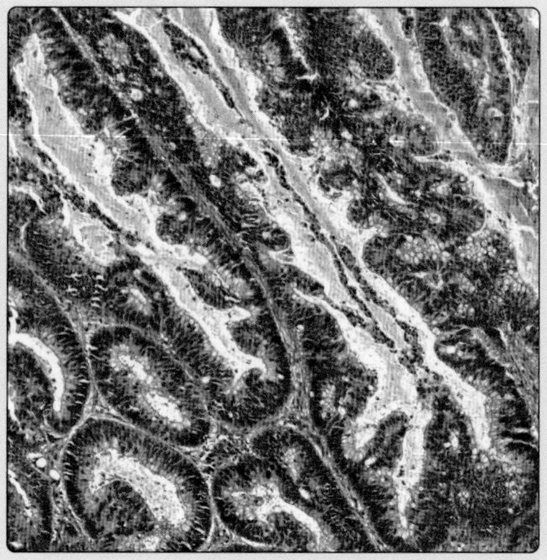

(**左**)肿瘤腺体中央节段性及"污秽"的坏死常见,但并非转移性结直肠癌的特征性改变。虽然并不常见,但在卵巢的子宫内膜样癌中也可见到类似现象。(**右**)SATB2 是一个选择性表达于下消化道的核转录因子,在原发性和转移性结直肠癌中呈弥漫强阳性表达;而在卵巢黏液性癌中为阴性,但起源于成熟性囊性畸胎瘤者是个例外

污秽及节段性坏死

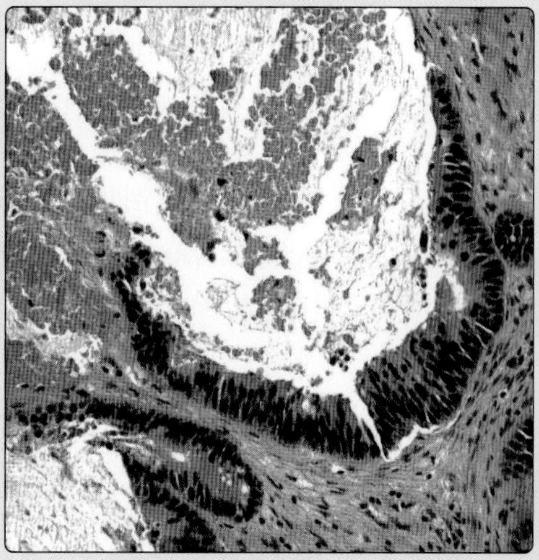

SATB2 弥漫强阳性表达

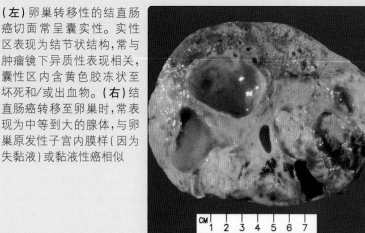

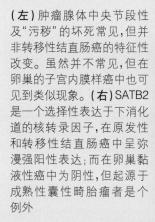

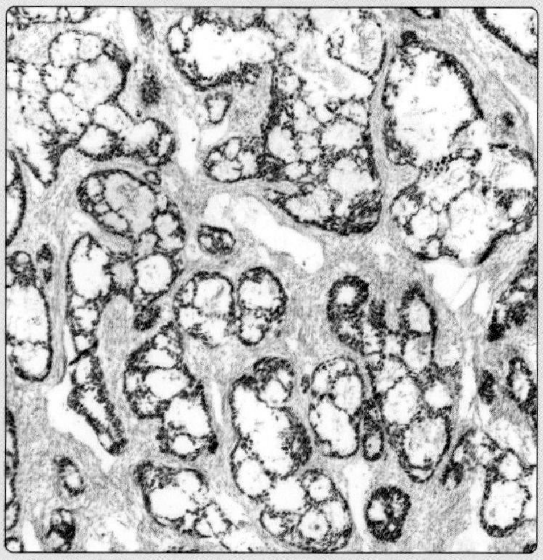

术语

定义

- 结直肠癌继发性累及卵巢，可通过脉管播散或由直接扩散引起，后者不常见

临床问题

流行病学

- 发病率
  - 最常见的卵巢转移癌(高达 75% 的卵巢转移癌病例原发于直肠或乙状结肠)
    - 约占卵巢所有转移性肿瘤的 40%
- 年龄
  - 范围：19~85 岁(平均 55 岁)

表现

- 卵巢可表现为症状始发部位(3%~30%)
- 腹部或盆腔疼痛(最常见)
- 继发于结肠梗阻的体征或症状
- 阴道流血(罕见)
- 偶然发现

治疗

- 双侧输卵管卵巢切除术±子宫切除术，原发肿瘤切除(若同时发现)±辅助性放化疗

预后

- 不佳

大体所见

一般特征

- 双侧(60%~70%)
- ±表面受累
- 切面呈多结节状，囊实性，质脆
  - 体积小者大多数切面呈实性
- 囊腔内为微黄色伴出血的胶冻状物
- 坏死区域广泛

大小

- 仅镜下可见至>25cm(平均 10cm)

显微镜下所见

组织学特征

- 界限不清的结节，形态学各异
- 结构简单的小腺体、中等大小腺体或最常见的扩张大腺体
- 也常见乳头状结构
- 伴中央坏死的筛状花环样生长模式
- 节段性及"污秽的"腺体坏死(嗜酸性核碎片)
- 若为浸润性生长，则有促结缔组织增生性间质
- ±细胞外黏液池
- 腺体周间质常收缩/黄素化
- 卵巢门部常见脉管浸润

细胞学特征

- 嗜酸性胞质或(罕见)透明胞质
- 不同程度的黏液性分化
  - 假性子宫内膜样或黏液性
  - 印戒细胞(若>10% 即诊断为库肯勃瘤)
- 高级别核型特征及活跃的核分裂

辅助实验

免疫组织化学

- CK20、CDX-2、CEA、P504S 及 SATB2 弥漫阳性
- β-catenin 阳性(1/3)
- CK7 和 CA125 通常阴性
  - 若发生于右半结肠或高级别癌，CK7 可阳性

鉴别诊断

原发性子宫内膜样癌

- 相关的子宫内膜异位症或腺纤维瘤成分
- 鳞状分化，但通常无杯状细胞
- 低级别细胞异型性
- CK7、ER 和 pax-8 阳性

原发性黏液性癌

- 通常无节段性或"污秽"坏死
- 多结节和浸润性生长罕见
- 很少与畸胎瘤相关
- 40% 病例呈 pax-8 阳性(但可为弱阳性)

诊断注意事项

临床相关性病理学特征

- 大肠癌转移至卵巢的病例中，有 45% 在临床上被认为是卵巢的原发性肿瘤

病理诊断要点

- 发生于双侧卵巢的肿瘤，如果腺体分化相对较好，但内衬肿瘤细胞高度异型并伴"污秽"坏死者，应高度怀疑为转移性结肠癌

部分参考文献

1. Perez Montiel D et al: The value of SATB2 in the differential diagnosis of intestinal-type mucinous tumors of the ovary: primary vs metastatic. Ann Diagn Pathol. 19(4):249-52, 2015
2. McCluggage WG: Immunohistochemistry in the distinction between primary and metastatic ovarian mucinous neoplasms. J Clin Pathol. 65(7):596-600, 2012
3. Judson K et al: Women with undiagnosed colorectal adenocarcinomas presenting with ovarian metastases: clinicopathologic features and comparison with women having known colorectal adenocarcinomas and ovarian involvement. Int J Gynecol Pathol. 27(2):182-90, 2008
4. Yemelyanova AV et al: Distinction of primary and metastatic mucinous tumors involving the ovary: analysis of size and laterality data by primary site with reevaluation of an algorithm for tumor classification. Am J Surg Pathol. 32(1):128-38, 2008
5. Lewis MR et al: Ovarian involvement by metastatic colorectal adenocarcinoma: still a diagnostic challenge. Am J Surg Pathol. 30(2):177-84, 2006
6. Hart WR: Diagnostic challenge of secondary (metastatic) ovarian tumors simulating primary endometrioid and mucinous neoplasms. Pathol Int. 55(5):231-43, 2005
7. McCluggage WG et al: Metastatic neoplasms involving the ovary: a review with an emphasis on morphological and immunohistochemical features. Histopathology. 47(3):231-47, 2005
8. Lee KR et al: The distinction between primary and metastatic mucinous carcinomas of the ovary: gross and histologic findings in 50 cases. Am J Surg Pathol. 27(3):281-92, 2003
9. Young RH et al: Metastatic intestinal carcinomas simulating primary ovarian clear cell carcinoma and secretory endometrioid carcinoma: a clinicopathologic and immunohistochemical study of five cases. Am J Surg Pathol. 22(7):805-15, 1998

第68节 胃 癌

要点

术语

- 胃癌继发性累及卵巢

临床问题

- 弥漫型(平均 42 岁);肠型(平均 59 岁)
- 弥漫型较肠型更为常见
- 激素症状(弥漫型)

大体所见

- 双侧(弥漫型>>肠型)
- 切面胶冻状(弥漫型)

显微镜下所见

- 弥漫型:由于间质分隔及交替的细胞密度,包括细胞簇、小管(Sertoli 样)、小腺体、微囊、融合聚集或单个印戒细胞,形成假小叶结构
- 肠型:中到大而扩张的管状腺体或薄壁及浸润性小腺体,假性子宫内膜样或黏液性形态;少量印戒细胞成分(<10%)

辅助实验

- CK7 和 CK20 阳性
- CDX-2 通常阳性
- SALL4 阳性(肠型)
- SATB2 阴性

首要的鉴别诊断

- 其他来源的库肯勃瘤
- 水肿性纤维瘤(在冰冻切片中)
- Sertoli 细胞瘤或 Sertoli-Leydig 细胞瘤
- 黏液性类癌
- 印戒细胞间质瘤
- 原发性子宫内膜样/黏液性癌(vs. 肠型)

切面呈多结节胶冻状

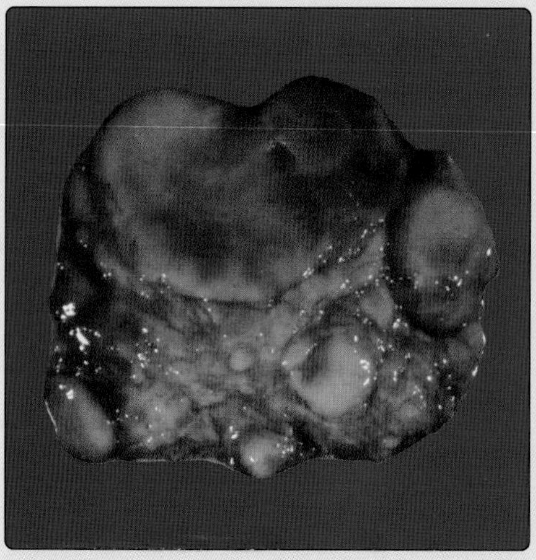

切面呈囊实性

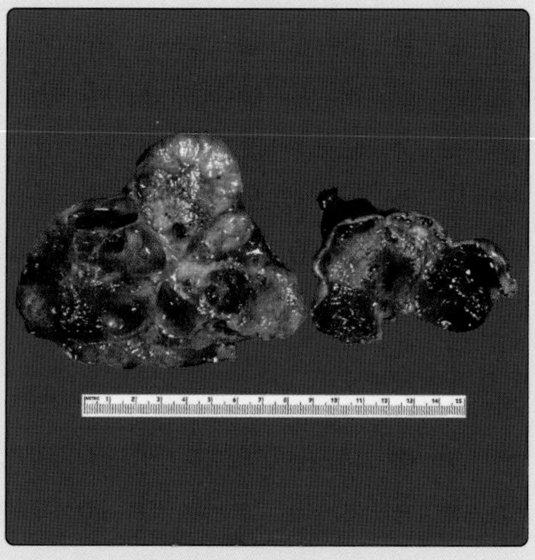

(左)最常见的卵巢转移性胃癌(库肯勃瘤)通常由不同大小的多个结节构成,切面呈致密胶冻状。卵巢表面的转移性病灶也并不少见。**(右)**卵巢转移性肠型胃癌具有囊实性区域,大体观与转移性结肠癌有重叠。注意双侧卵巢均受累且大小不等

印戒细胞

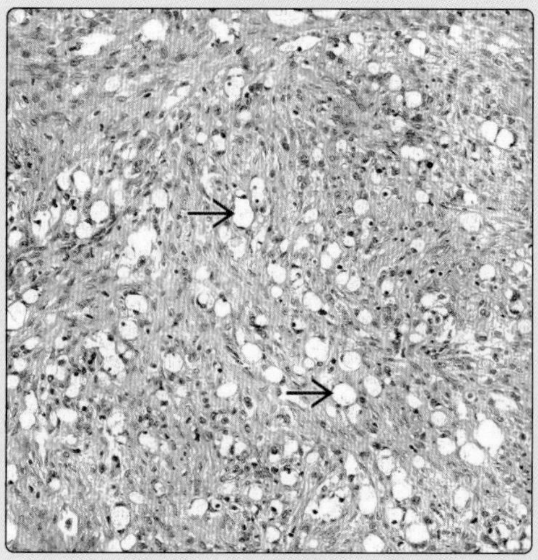

形态温和的腺体

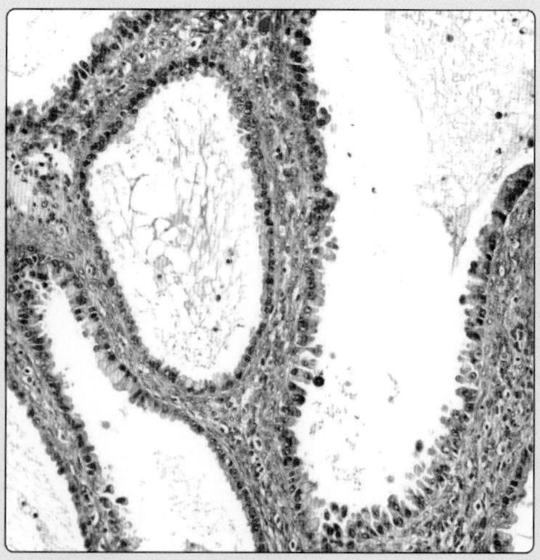

(左)卵巢转移性库肯勃胃癌表现为纤维瘤样间质中印戒细胞→的弥漫浸润。由于数量不同,印戒细胞可能被忽视,尤其是当冰冻切片中存在人工假象时。所以这种情况下,在做出纤维瘤诊断前,需在高倍镜下寻找肿瘤的印戒细胞。**(右)**非库肯勃胃癌具有欺骗性形态表现,可能与卵巢原发的黏液性肿瘤非常相似

术语

同义词

- 库肯勃瘤（弥漫型）

定义

- 胃癌继发性累及卵巢，通常通过血管/淋巴管播散，或罕见地由直接扩散引起，最常见为库肯勃瘤
  - 根据定义，印戒细胞癌的诊断需印戒细胞占比>10%

临床问题

流行病学

- 发病率
  - 弥漫型（库肯勃瘤）>>肠型（罕见；更常见于男性）
- 年龄
  - 弥漫型：平均 42 岁（范围：13~84 岁）
  - 肠型：平均 59 岁

表现

- 弥漫型：早于（罕见数年前）或与原发灶同时发现的情况并不少见
- 肠型：通常晚于原发灶发现
- 与盆腔包块相关的症状和体征
  - 腹胀（最常见）和/或疼痛
- 体重减轻
- 呼吸或胃部症状
- 激素相关症状（库肯勃瘤）
  - 雌激素性：阴道流血
  - 雄激素性：多毛症及男性化
- 腹水

治疗

- 双侧输卵管卵巢切除和子宫切除，以及其他肿瘤包块切除
- 辅助化疗和/或放疗

预后

- 因常广泛播散，预后较差

大体所见

一般特征

- 双侧受累（弥漫型>>肠型）
- 圆形凸起的光滑表面
- 实性（常见于弥漫型）或囊实性等多种形式（常见于肠型）
- 如为实性及分界不清的结节，切面可为显著的多结节状表现
- 胶冻状切面及坚硬的外缘（弥漫型）
- 囊腔（弥漫型中体积较小）内可含黏液分泌物或出血
- ±坏死（常见于肠型）

大小

- 范围广
  - 平均 6cm（肠型），10cm（弥漫型）

显微镜下所见

组织学特征

- 弥漫型
  - 由于间质分隔及交替的细胞密度形成假小叶结构
    - 外周细胞密度更高
    - 中央区因水肿/黏液样背景而表现为细胞稀疏
  - 细胞簇、小管（Sertoli 样）、小腺体、微囊、融合聚集或单个印戒细胞
    - 印戒细胞或排列紧密的小腺体（最常见）
  - 可形成腺体（包括肠型形态）和囊腔
  - 弥漫、条索状、小梁状及岛状生长方式（罕见）
  - 黏液外溢并可与无细胞区胶原性间质混合（羽毛状变性）
  - 富于细胞的纤维性间质（程度不一）常见黄素化改变（更常见于妊娠患者）
- 肠型
  - 中到大的扩张管状腺体
  - 薄壁大囊腔及浸润性小腺体
  - 乳头状、筛状、小梁状及岛状生长方式（并不常见）
  - ±少量印戒细胞成分（<10%）
  - 节段性及“污秽的”坏死（常见）
- 脉管浸润（常见于门部）

细胞学特征

- 印戒细胞数量不等
  - 丰富的嗜酸性到嗜碱性到空泡状细胞质
  - 伴中央嗜酸性小体的透明小泡罕见（靶样表现）
  - 新月形或卵圆形深染细胞核，可见核仁
  - 无明显核分裂
- 弥漫型
  - 其他生长方式的黏液性和未分化细胞
    - 细胞质富含黏液
    - 温和到（不常见）多形性细胞核
    - 透明细胞罕见
- 肠型
  - 假性子宫内膜样或黏液性（有时为胃小凹型上皮）形态
  - 细胞异型，核分裂活跃

辅助实验

免疫组织化学

- CK7 和 CK20 阳性；CDX-2 通常阳性
- chromogranin、NSE、synaptophysin 通常呈非常局灶的阳性
- SALL4 阳性（肠型）
- SATB2 阴性

鉴别诊断

其他来源的库肯勃瘤

- 临床病史和免疫组织化学资料

Sertoli 细胞瘤或 Sertoli-Leydig 细胞瘤

- 单侧
- 通常为中等程度分化
- 无印戒细胞或黏液细胞（异源性成分或黏液性类癌除外）
- EMA 阴性（常规成分）

黏液性类癌

- 单侧
- 可能与畸胎瘤或黏液性肿瘤相关
- 黏液中漂浮弥漫性紧密相连的细胞团
- 细胞异型性小，核分裂少

水肿性纤维瘤（冰冻切片）

- 单侧
- 无印戒细胞

印戒细胞间质瘤

- 单侧
- 印戒样细胞中无黏液
- CD10 阳性而角蛋白阴性

硬化性间质瘤

- 单侧
- 血管外皮瘤样血管
- 黄素化细胞和梭形细胞
- inhibin、calretinin 和 FOXL2 阳性

腺瘤样瘤

- 通常位于输卵管周
- 边界清楚，瘤周淋巴细胞聚集
- 无细胞异型性
- WT1、D2-40 和 calretinin 阳性

恶性间皮瘤

- 集中于腹膜
- 常为乳头状生长方式
- 相对一致的形态
- calretinin、WT1 和 D2-40 阳性

原发性子宫内膜样/黏液性癌（vs. 肠型）

- 单侧
- 若为子宫内膜样，可见子宫内膜异位症/腺纤维瘤
- pax-8（子宫内膜样>黏液性）和 ER 阳性

其他

- 嗜黏液卡红的组织细胞增生症（镜下偶然发现，角蛋白和 EMA 阴性）
- 异位蜕膜（镜下偶然发现，角蛋白和 EMA 阴性）

诊断注意事项

病理诊断要点

- 在冰冻切片的梭形细胞肿瘤中发现灶性区域细胞异型性，应考虑到库肯勃瘤的可能性；高倍镜下仔细寻找印戒细胞对诊断至关重要
- 如冰冻切片时即诊断库肯勃瘤，最可能的原发部位是胃，其次是结直肠
- 即使很小的原发肿瘤也可引起双侧卵巢受累；因此，当卵巢肿瘤表现为细胞稀疏区和细胞密集区交替分布并有印戒细胞时，即使手术时临床未发现明显的原发肿瘤，仍有可能为转移性

部分参考文献

1. Kilic E et al: The zinc-finger transcription factor SALL4 is frequently expressed in human cancers: association with clinical outcome in squamous cell carcinoma but not in adenocarcinoma of the esophagus. Virchows Arch. 468(4):483-92, 2016
2. Moh M et al: SATB2 Expression distinguishes ovarian metastases of colorectal and appendiceal origin from primary ovarian tumors of mucinous or endometrioid type. Am J Surg Pathol. 40(3):419-32, 2016
3. Miettinen M et al: SALL4 expression in germ cell and non-germ cell tumors: a systematic immunohistochemical study of 3215 cases. Am J Surg Pathol. 38(3):410-20, 2014
4. Young RH: Ovarian tumors and tumor-like lesions in the first three decades. Semin Diagn Pathol. 31(5):382-426, 2014
5. Kato N et al: Ovarian tumors with functioning stroma: a clinicopathologic study with special reference to serum estrogen level, stromal morphology, and aromatase expression. Int J Gynecol Pathol. 32(6):556-61, 2013
6. McCluggage WG: Immunohistochemistry in the distinction between primary and metastatic ovarian mucinous neoplasms. J Clin Pathol. 65(7):596-600, 2012
7. Sánchez Lihón J: Krukenberg ovary tumor pathological clinical study of 56 cases in the Instituto Nacional de Enfermedades Neoplasicas (National Cancer Institute). Rev Gastroenterol Peru. 29(3):209-17, 2009
8. McCluggage WG et al: Primary ovarian mucinous tumors with signet ring cells: report of 3 cases with discussion of so-called primary Krukenberg tumor. Am J Surg Pathol. 32(9):1373-9, 2008
9. Young RH: From Krukenberg to today: the ever present problems posed by metastatic tumors in the ovary. Part II. Adv Anat Pathol. 14(3):149-77, 2007
10. Kiyokawa T et al: Krukenberg tumors of the ovary: a clinicopathologic analysis of 120 cases with emphasis on their variable pathologic manifestations. Am J Surg Pathol. 30(3):277-99, 2006
11. Lerwill MF et al: Ovarian metastases of intestinal-type gastric carcinoma: a clinicopathologic study of 4 cases with contrasting features to those of the Krukenberg tumor. Am J Surg Pathol. 30(11):1382-8, 2006
12. Vang R et al: Cytokeratins 7 and 20 in primary and secondary mucinous tumors of the ovary: analysis of coordinate immunohistochemical expression profiles and staining distribution in 179 cases. Am J Surg Pathol. 30(9):1130-9, 2006
13. Vang R et al: Immunohistochemical expression of CDX2 in primary ovarian mucinous tumors and metastatic mucinous carcinomas involving the ovary: comparison with CK20 and correlation with coordinate expression of CK7. Mod Pathol. 19(11):1421-8, 2006
14. Young RH: From krukenberg to today: the ever present problems posed by metastatic tumors in the ovary: part I. Historical perspective, general principles, mucinous tumors including the krukenberg tumor. Adv Anat Pathol. 13(5):205-27, 2006
15. Prat J: Ovarian carcinomas, including secondary tumors: diagnostically challenging areas. Mod Pathol. 18(Suppl 2):S99-S111, 2005
16. Vang R et al: Signet-ring stromal tumor of the ovary: clinicopathologic analysis and comparison with Krukenberg tumor. Int J Gynecol Pathol. 23(1):45-51, 2004
17. Kakushima N et al: Early gastric cancer with Krukenberg tumor and review of cases of intramucosal gastric cancers with Krukenberg tumor. J Gastroenterol. 38(12):1176-80, 2003
18. Park SY et al: Expression of cytokeratins 7 and 20 in primary carcinomas of the stomach and colorectum and their value in the differential diagnosis of metastatic carcinomas to the ovary. Hum Pathol. 33(11):1078-85, 2002

原有卵巢结构消失

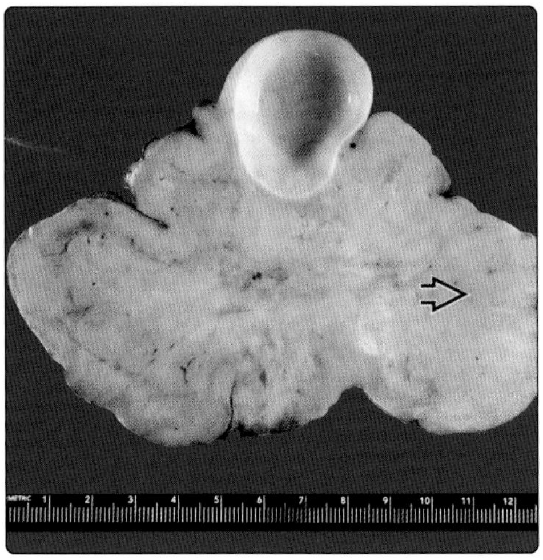

并列的生长方式

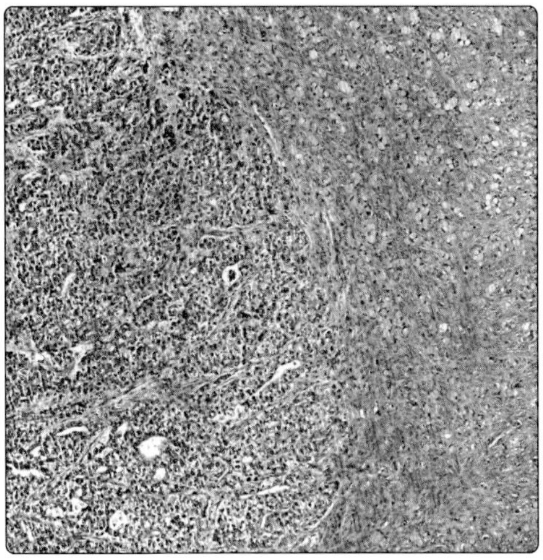

(左)一些库肯勃胃癌可表现为弥漫性而非多结节状的生长方式，取代原有卵巢结构，髓质扩张而皮髓交界消失⊡。(右)转移性胃癌(库肯勃瘤)的不同结节通常可有不同的形态表现，并不总是含有印戒细胞。具有这种特征应考虑为转移性

细胞稀疏及细胞密集区和脉管侵犯

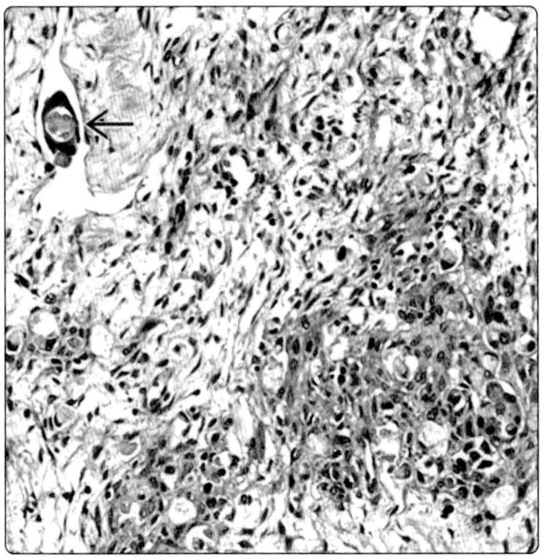

致密的纤维性背景与纤维瘤类似

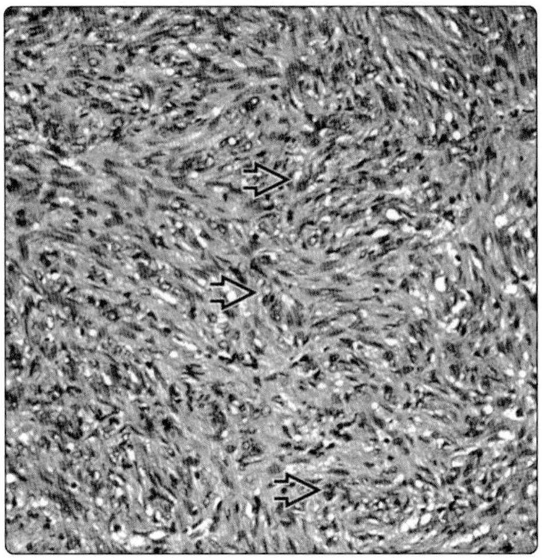

(左)转移性胃癌(库肯勃瘤)常见细胞稀疏区及细胞密集区交替分布。注意脉管侵犯⊡，这个特征支持转移癌而非卵巢原发癌。(右)转移性胃癌(库肯勃瘤)的肿瘤细胞可被显著的纤维瘤样间质所掩盖，这个特征尤其在冰冻切片中常造成诊断困难。高倍镜下仔细搜寻会发现散在分布的深染的恶性细胞⊡

类似胶样癌的形态

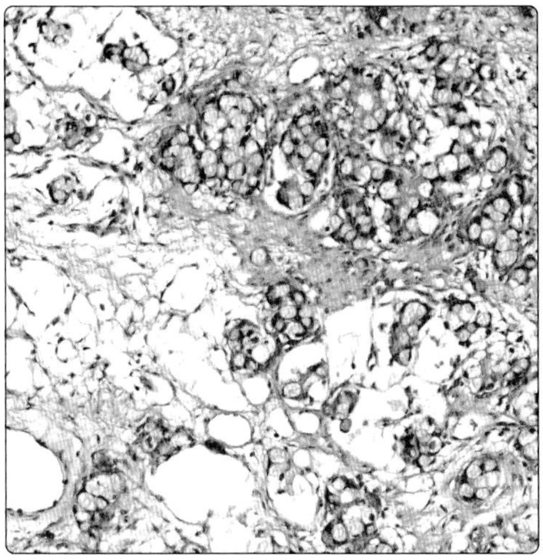

具有丰富外溢黏液的羽毛状变性

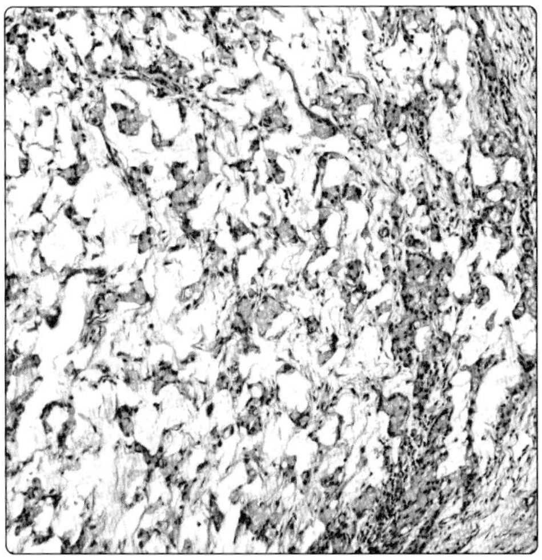

(左)在转移性胃癌(库肯勃瘤)中，印戒细胞可形成大小不一、紧密黏附的细胞团并漂浮在黏液中，与胶样癌所见类似。这种形态在卵巢原发性黏液性癌中极少见，强烈提示转移可能。(右)弥漫型转移性胃癌中丰富的外溢黏液会压缩肿瘤细胞，形成"羽毛状"变性

(左) 肠型胃癌常由大的背靠背(有时为扩张)腺体构成,内衬柱状细胞,并混杂丰富的杯状细胞,可有筛状结构⇨。**(右)** 一些肠型胃癌可由无明显特征且具欺骗性的腺体构成,与卵巢黏液性囊腺瘤类似。然而,注意混杂的不规则小腺体⇨和内衬上皮深染的细胞核

分化良好的肠型腺体

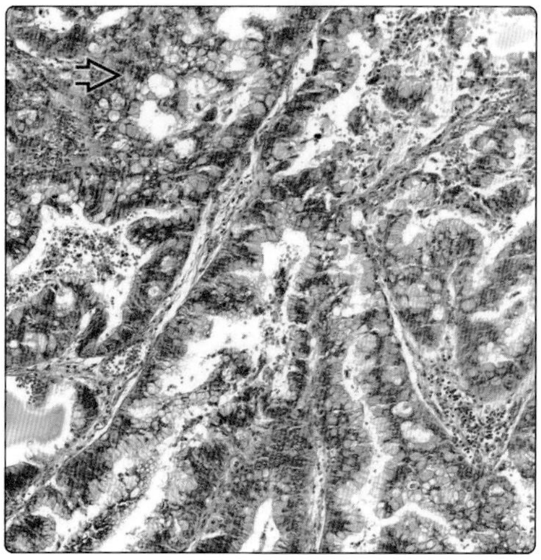

具欺骗性的腺体

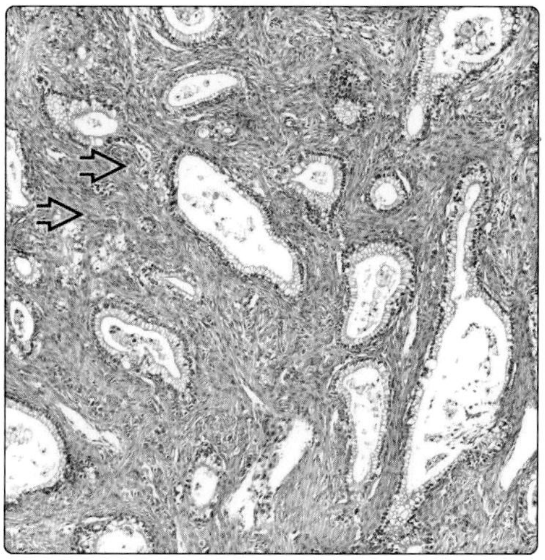

(左) 肠型胃癌可有乳头状结构和小的肿瘤性腺体毁损性浸润,该特征在卵巢原发性黏液性癌中少见。注意癌侵犯至附件旁组织⇨。**(右)** 转移性弥漫型和肠型胃癌中均常见与黏液肉芽肿无关的黏液外溢。注意肿瘤性腺体的不规则形状和灶区"污秽"坏死➡

卵巢外扩散

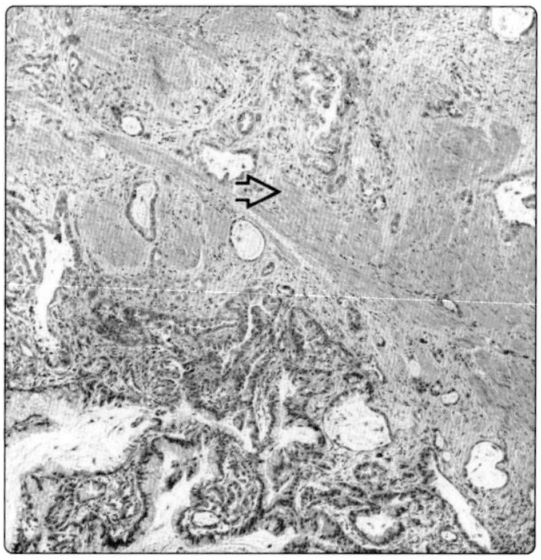

不伴黏液肉芽肿的外溢黏液

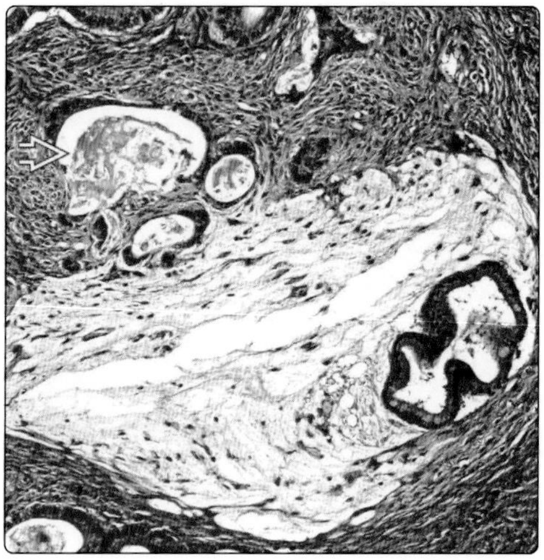

(左) 肠型胃癌可以分化很差,缺乏明显黏液的细胞呈片状或巢状分布,这样很难立刻考虑到胃癌继发性累及的可能性。**(右)** 与所有的卵巢转移癌相似,肠型胃癌可浸润原有的卵巢结构→包括白体⇨,原发性卵巢癌中常缺乏这个特征

非印戒细胞的弥漫生长

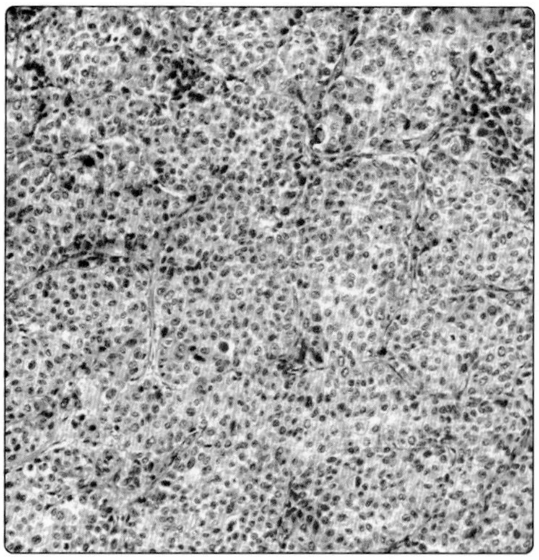

浸润卵巢原有结构

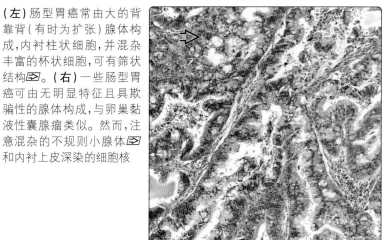

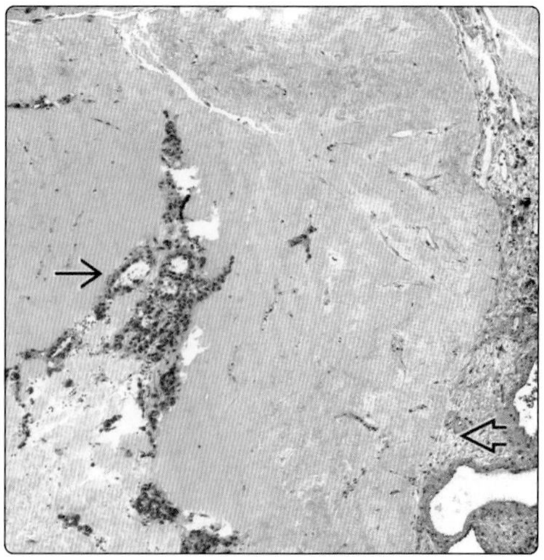

黏液性类癌样形态

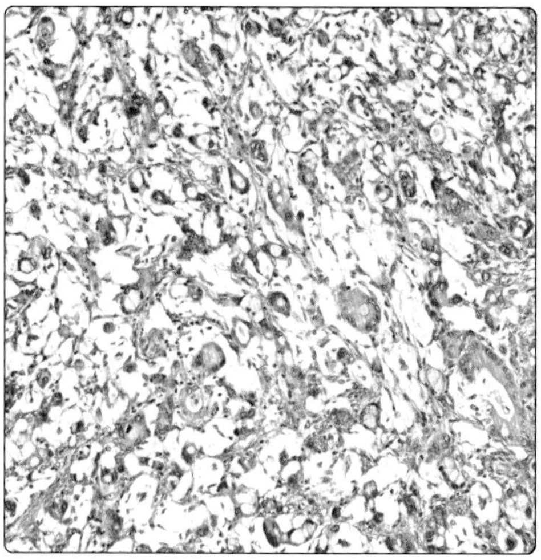

圆形细胞巢

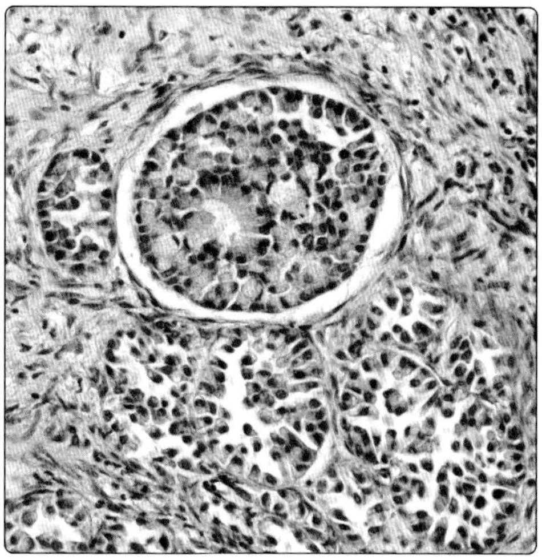

(左)一些转移性胃癌(库肯勃瘤)局灶可与原发性黏液性类癌表现相似,黏液中可见结构简单的小腺泡。然而与黏液性类癌相比,这些腺泡的形态一致性更低,腺腔不完整且紧密排列。注意免疫表型可有重叠。**(右)**肿瘤细胞可在水肿性间质中形成大小不等的聚集体、腺泡或腺体

岛状生长及嗜酸性细胞

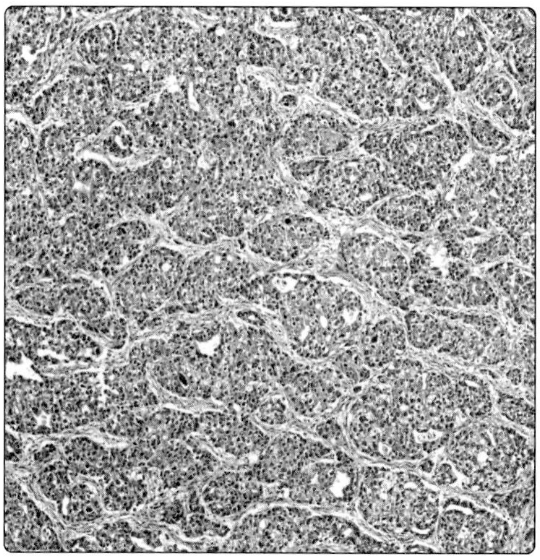

实性生长及透明胞质

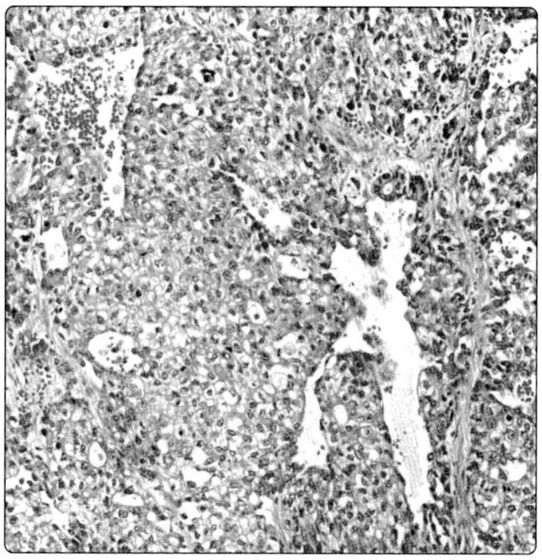

(左)弥漫型转移性胃癌(库肯勃瘤)可呈岛状、条索状和小梁状生长方式,这些方式并不常见,且缺乏印戒细胞。**(右)**相比更常见的印戒细胞形成的巢团、腺泡或小管结构,弥漫型转移性胃癌中还可见到弥漫分布的无黏液未分化细胞、鳞状细胞、透明细胞(如图所示)或移行样细胞。该形态与透明细胞癌或卵黄囊瘤略相似

完整的小管,间质黄素化

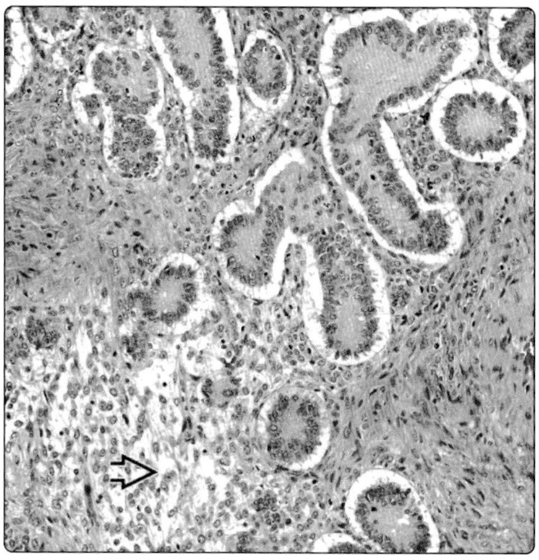

水肿背景中完整的小管

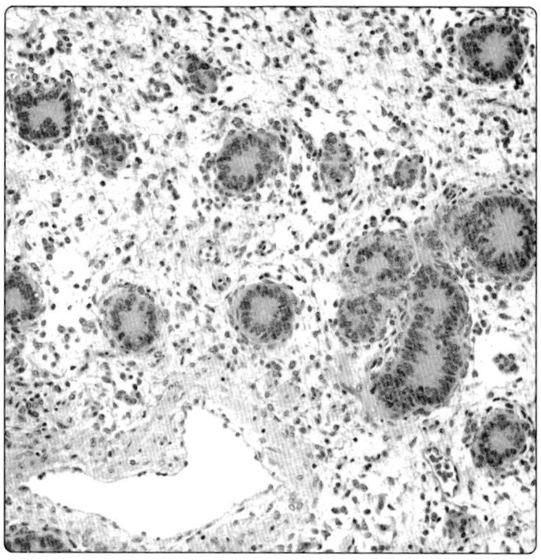

(左)弥漫型转移性胃癌(库肯勃瘤)可形成分化良好的小管结构,类似于 Sertoli 小管。而且由于间质黄素化普遍,可与 Sertoli-Leydig 细胞瘤非常类似。然而,至少部分小管内衬上皮具有黏液空泡(未显示)。**(右)**若在水肿性间质中发现结构相对较好的小管,且具有假复层排列和深染的细胞核,这种情况应考虑到管状库肯勃瘤的可能

第69节 阑尾肿瘤

要点

术语

- 阑尾起源的肿瘤继发性累及卵巢

临床问题

- 低级别黏液性肿瘤>癌>类癌
- 常为双侧(若为单侧,则右>左)

大体所见

- 低级别黏液性肿瘤:表面黏液沉积,囊性,囊内含丰富胶冻样黏液
- 癌:实性至囊实性
- 类癌:实性,质硬,切面白至黄色

显微镜下所见

- 低级别黏液性肿瘤
  - 囊性腺体的上皮从相连间质回缩(裂隙样空间);细胞外黏液池;细胞轻度非典型,有大量"富含黏液"的细胞质
- 癌
  - 肠型、胶样或库肯勃瘤
  - 细胞核假复层化,具明显细胞异型性和核分裂
- 类癌
  - 岛状生长方式最常见
  - 圆形细胞,嗜酸性±颗粒状细胞质;椒盐样细胞核

辅助实验

- 低级别黏液性肿瘤和癌中 CK20、CDX-2、villin 和 SATB2 阳性
- 类癌中神经内分泌标志物阳性

首要的鉴别诊断

- 原发性黏液性囊性肿瘤
- 子宫内膜样癌
- 原发性类癌或 Brenner 瘤

多囊性肿瘤
(转移性低级别黏液性肿瘤)

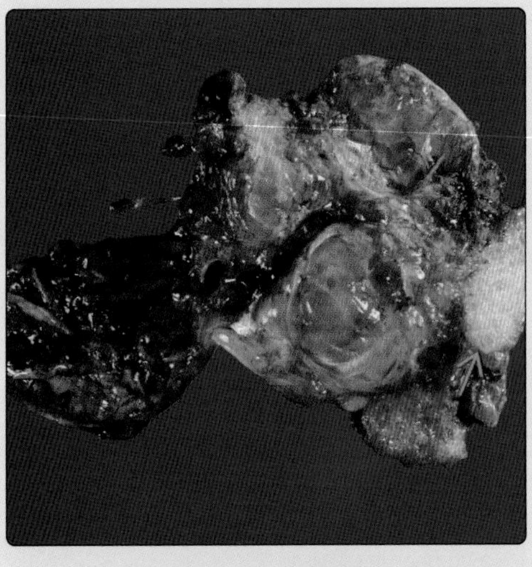

肿瘤与间质分离
(转移性低级别黏液性肿瘤)

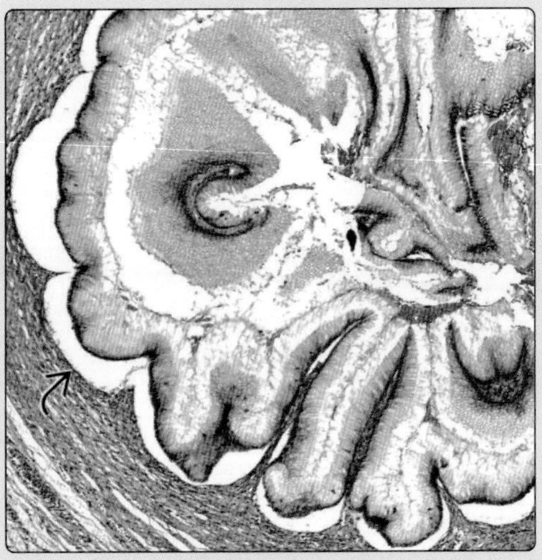

(左) 转移至卵巢的阑尾低级别黏液性肿瘤通常为多囊性,囊内含丰富的胶冻样黏液。仅周边区域可见实性结节➡。**(右)** 虽然并非特异性改变,转移至卵巢的阑尾低级别黏液性肿瘤特征性的表现为腺体上皮与其间质分离,造成裂隙样表现➡

增大扩张的阑尾含丰富的管腔内黏液
(阑尾低级别黏液性肿瘤)

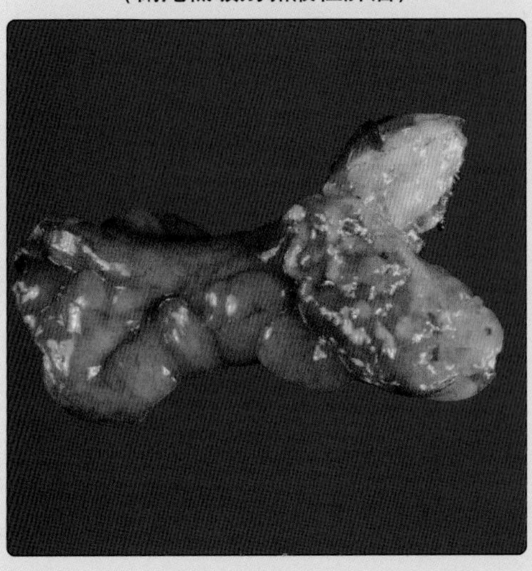

低级别黏液性上皮(阑尾)

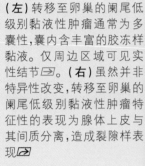

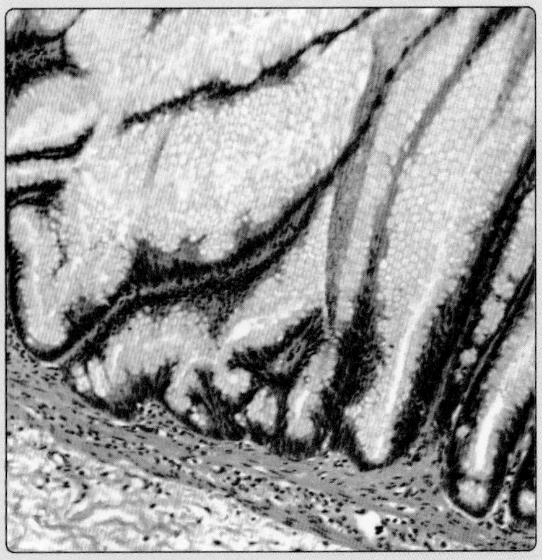

(左) 阑尾低级别黏液性肿瘤常引起阑尾增大及扩张。然而,若黏液性内容物排出后阑尾可表现为正常。在这种情况下,外科医师很难确认阑尾是卵巢肿瘤的原发部位。**(右)** 与卵巢的转移灶相比(成熟化),阑尾低级别黏液性肿瘤的上皮显示更明显的假复层化和核深染

术语

定义

- 起源于阑尾的一系列肿瘤继发性累及卵巢，从类癌到低级别黏液性肿瘤，再到黏液性、肠型和混合性高级别癌

临床问题

流行病学

- 发病率
  - 不常见（低级别黏液性肿瘤>癌>类癌）
- 年龄
  - 范围广，但儿童罕见

部位

- 常为双侧（若为单侧，则右>左）

表现

- 腹胀和腹痛
  - 低级别黏液性肿瘤可进展缓慢，并常伴腹膜假黏液瘤
- 偶见肠道梗阻
- 偶然发现
- 阑尾可表现正常、扩张或被覆黏液

治疗

- 阑尾切除及双侧输卵管卵巢切除和子宫切除（常联合网膜切除和减瘤术）
- 腹膜剥离±腹腔内化疗（若为低级别），但存争议
- 腹腔内热灌注化疗

预后

- 不定
  - 若为低级别黏液性肿瘤，生存期延长（平均可达 10 年）
  - 若为高级别癌，生存期可达 2 年

大体所见

一般特征

- 低级别黏液性肿瘤
  - 卵巢表面黏液沉积
  - 囊性（通常为多房）最常见
  - 囊内含丰富黏稠的果冻样黏液
- 癌
  - 实性至囊实性
  - 切面胶冻状、实性到质脆和坏死
- 类癌
  - 实性，质硬，切面白至黄色
  - 偶见多结节状
  - 囊肿不常见（大囊肿罕见）

大小

- 范围广
  - 若为黏液性（低级别肿瘤和癌），通常>10cm
  - 若为癌（非黏液性），通常>5cm
  - 不定，5~10cm（类癌）

显微镜下所见

组织学特征

- 低级别黏液性肿瘤
  - 囊性扩张的腺体，腔内富含黏液
    - 上皮从相连的间质回缩（裂隙样空间），具有特征性但并非特有的
    - 表面常见腺体或无细胞性黏液
  - 细胞外黏液池（卵巢假黏液瘤）
- 癌
  - 多结节
  - 肠型
    - 小到中等大小的肠型腺体
    - 形态不规则，毁损性浸润间质
    - ±筛孔形成
    - 腺上皮节段性坏死
    - 管腔内嗜酸性物质与炎症细胞及细胞碎片混杂（“污秽坏死”）
    - 岛状生长方式（类癌样表现）
  - 胶样型
    - 黏液池中肿瘤细胞聚集成簇
  - 库肯勃瘤
    - 肿瘤细胞可为印戒细胞型或呈管状生长方式（管状库肯勃瘤）
  - 疏松水肿到富于细胞的间质
  - 可见混合形式（如：在分化良好的黏液性肿瘤基础上发展为肠型腺癌）
  - 脉管浸润
- 类癌
  - 岛状生长方式最常见
  - 偶见小梁状/腺泡样生长方式（有时伴管腔钙化）
  - 细胞稀疏的纤维性间质可非常显著

细胞学特征

- 低级别黏液性肿瘤
  - 高柱状细胞，有大量“富含黏液”的细胞质
  - 有限的细胞假复层化和异型性，核分裂罕见
- 癌
  - 立方到高柱状细胞
  - 细胞核假复层化，具明显细胞异型性和核分裂
  - 印戒细胞数量不等，总体不常见
    - 若>10%，则诊断为库肯勃瘤
- 类癌
  - 圆形细胞，嗜酸性±颗粒状细胞质；椒盐样细胞核
    - 颗粒通常位于基底部，在细胞巢周围最明显
  - 轻微的细胞非典型性及极少的核分裂

辅助实验

免疫组织化学

- 转移性低级别黏液性肿瘤

- CK20、CDX-2、villin 和 SATB2 阳性
- CK7 阴性

- 癌
  - CK20、CDX-2、SATB2 和 villin 阳性
  - CK7 阳性率达 40%(包括印戒细胞)
- 类癌
  - 角蛋白和 EMA 阳性
  - chromogranin、synaptophysin、CD56 和 NSE 阳性

鉴别诊断

原发性黏液性囊性肿瘤(vs. 低级别黏液性肿瘤和癌)

- 通常为单侧
- 很少与腹膜假黏液瘤有关(与畸胎瘤相关时除外)
- 偶与成熟性囊性畸胎瘤相关
- 表面受累罕见
- 间质内黏液不明显(与畸胎瘤相关时除外)
- 裂隙样空间更不常见
- 通常细胞质内黏液更少
- 富于细胞的间质和组织细胞聚集
- SATB2 通常阴性

子宫内膜样癌(vs. 肠型)

- 通常为单侧
- 与子宫内膜异位症或腺纤维瘤有关
- 污秽坏死和节段性坏死罕见
- 细胞异型性通常更小
- 缺乏印戒细胞和血管侵犯
- pax-8 阳性

原发性类癌(vs. 转移性类癌)

- 双侧罕见,无多结节状生长方式
- 常与畸胎瘤有关
- 无脉管侵犯

成年型粒层细胞瘤(vs. 转移性类癌)

- 激素症状常见;单侧
- 充血的囊腔更常见
- 富于细胞的纤维卵泡膜样间质
- 细胞核淡染,有核沟
- inhibin 和 SF1 阳性;chromogranin 阴性

Sertoli 细胞瘤和 Sertoli-Leydig 细胞瘤(vs. 类癌)

- 激素症状;单侧
- 性索样结构更短,在水肿性间质中分布更不规则
- Leydig 细胞明显(若为 Sertoli-Leydig 细胞瘤)
- 无椒盐样染色质
- inhibin 和 SF1 阳性;chromogranin 阴性

Brenner 瘤(vs. 类癌)

- 单侧
- 可能与成熟性囊性畸胎瘤或黏液性肿瘤有关
- 通常为一致的巢团状生长方式
- 细胞核淡染,有核沟;无椒盐样染色质
- chromogranin 阴性

转移性乳腺癌(vs. 类癌)

- 既往病史
- 纤细的细胞条索(小叶癌)
- 弥漫型生长更常见
- 无椒盐样染色质
- mammaglobin、GCDFP-15 和 GATA3 阳性

诊断注意事项

病理诊断要点

- 转移性低级别肿瘤可与原发性黏液性肿瘤高度相似,但几乎总是与腹膜假黏液瘤相关(临床信息至关重要)
- 转移性阑尾肠型腺癌可能与转移性结直肠癌无法区分
- 阑尾应被认为是库肯勃瘤的可能原发部位
- 一些转移性腺癌含有类似杯状细胞类癌的形态,但总体特征符合癌的范畴

部分参考文献

1. Li Z et al: Dual immunostain with SATB2 and CK20 differentiates appendiceal mucinous neoplasms from ovarian mucinous neoplasms. Am J Clin Pathol. 147(5):484-491, 2017
2. Stewart CJ et al: An evaluation of the morphologic features of low-grade mucinous neoplasms of the appendix metastatic in the ovary, and comparison with primary ovarian mucinous tumors. Int J Gynecol Pathol. 33(1):1-10, 2014
3. Desouki MM et al: CDX2 may be a useful marker to distinguish primary ovarian carcinoid from gastrointestinal metastatic carcinoids to the ovary. Hum Pathol. 44(11):2536-41, 2013
4. Chua TC et al: Early- and long-term outcome data of patients with pseudomyxoma peritonei from appendiceal origin treated by a strategy of cytoreductive surgery and hyperthermic intraperitoneal chemotherapy. J Clin Oncol. 30(20):2449-56, 2012
5. Yemelyanova AV et al: Distinction of primary and metastatic mucinous tumors involving the ovary: analysis of size and laterality data by primary site with reevaluation of an algorithm for tumor classification. Am J Surg Pathol. 32(1):128-38, 2008
6. Hristov AC et al: Ovarian metastases of appendiceal tumors with goblet cell carcinoidlike and signet ring cell patterns: a report of 30 cases. Am J Surg Pathol. 31(10):1502-11, 2007
7. Nonaka D et al: CDX-2 expression in pseudomyxoma peritonei: a clinicopathological study of 42 cases. Histopathology. 49(4):381-7, 2006
8. Stewart CJ et al: Ovarian mucinous tumour arising in mature cystic teratoma and associated with pseudomyxoma peritonei: report of two cases and comparison with ovarian involvement by low-grade appendiceal mucinous tumour. Pathology. 38(6):534-8, 2006
9. Vang R et al: Cytokeratins 7 and 20 in primary and secondary mucinous tumors of the ovary: analysis of coordinate immunohistochemical expression profiles and staining distribution in 179 cases. Am J Surg Pathol. 30(9):1130-9, 2006
10. Misdraji J et al: Primary epithelial neoplasms and other epithelial lesions of the appendix (excluding carcinoid tumors). Semin Diagn Pathol. 21(2):120-33, 2004
11. Misdraji J et al: Appendiceal mucinous neoplasms: a clinicopathologic analysis of 107 cases. Am J Surg Pathol. 27(8):1089-103, 2003
12. Ronnett BM et al: Mucinous tumors arising in ovarian mature cystic teratomas: relationship to the clinical syndrome of pseudomyxoma peritonei. Am J Surg Pathol. 27(5):650-7, 2003
13. Ronnett BM et al: Patients with pseudomyxoma peritonei associated with disseminated peritoneal adenomucinosis have a significantly more favorable prognosis than patients with peritoneal mucinous carcinomatosis. Cancer. 92(1):85-91, 2001
14. Ronnett BM et al: The morphologic spectrum of ovarian metastases of appendiceal adenocarcinomas: a clinicopathologic and immunohistochemical analysis of tumors often misinterpreted as primary ovarian tumors or metastatic tumors from other gastrointestinal sites. Am J Surg Pathol. 21(10):1144-55, 1997
15. Robboy SJ et al: Carcinoid metastatic to the ovary. A clinocopathologic analysis of 35 cases. Cancer. 33(3):798-811, 1974

富含黏液的细胞质(转移性低级别黏液性肿瘤)

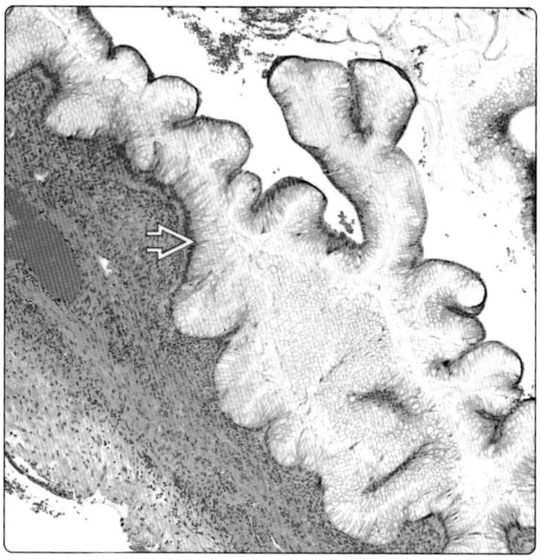

黏液外溢(转移性低级别黏液性肿瘤)

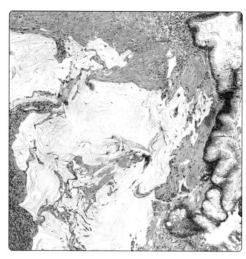

(左)转移至卵巢的阑尾低级别黏液性肿瘤通常由腺体构成,上皮被覆高柱状细胞,有大量"富含黏液"的胞质⇨,细胞核压缩并位于基底部。(右)细胞外黏液池可分隔卵巢间质(卵巢假黏液瘤),与发生在腹膜者类似。除了发生于成熟性囊性畸胎瘤外,这种现象并不见于卵巢原发性黏液性肿瘤中

筛状和背靠背的腺体(转移癌)

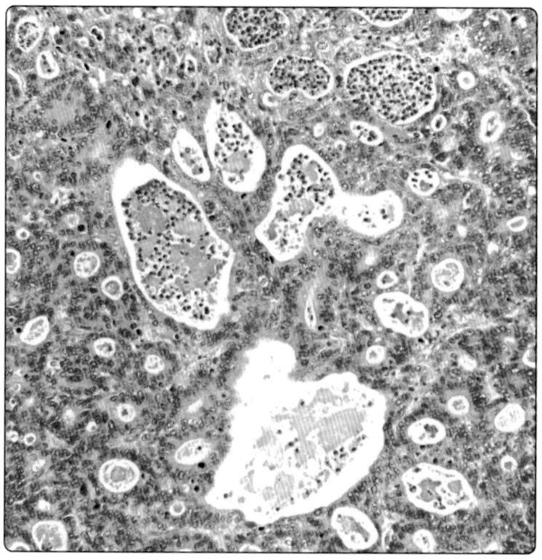

类似黏液性类癌的形态(转移癌)

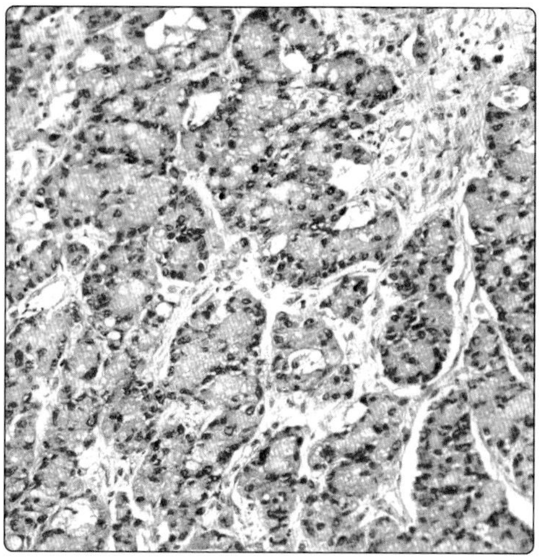

(左)转移至卵巢的阑尾低级别黏液性肿瘤可与结肠癌表现非常相似,具有背靠背的腺体和明显的筛状结构。(右)转移至卵巢的阑尾低级别黏液性肿瘤还可与黏液性类癌或腺类癌表现类似。然而转移性阑尾癌通常具有其他生长方式,与这些肿瘤不相符合。因此,仔细检查和取材非常重要

多结节状生长(转移性类癌)

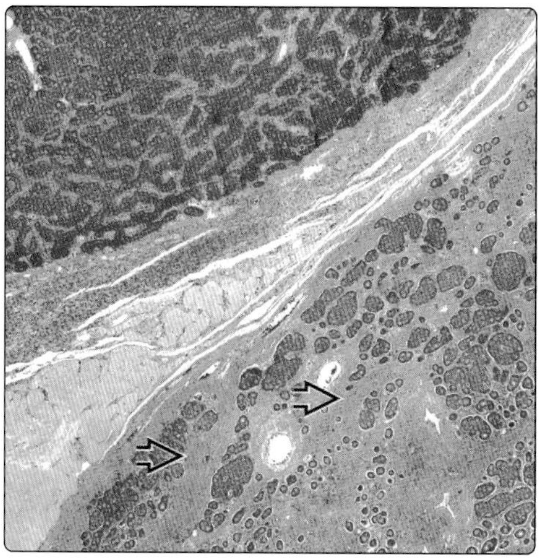

岛状生长和嗜酸性颗粒(转移性类癌)

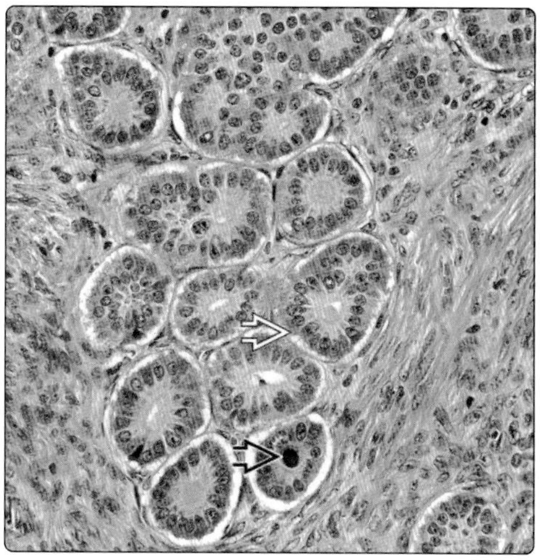

(左)卵巢的转移性类癌通常具有多结节状生长方式,可有细胞稀疏的显著的分隔性纤维间质⇨。(右)岛状类癌是最常见的卵巢转移性类癌亚型。它具有特征性的小圆形腺泡,内衬细胞的胞核位于基底部,并有嗜酸性颗粒⇨。有时可见管腔钙化⇨

第 70 节 胰胆管腺癌

要 点

术语

- 胰腺或胆道系统起源的腺癌继发性累及卵巢

临床问题

- 约占播散至卵巢的非生殖系统癌的 10%
- 胰腺>胆囊或胆道
- 与卵巢肿物相关的症状和体征；表现为主要或首发症状者并不少见
- >50% 同时伴发卵巢和胰腺肿瘤
- 预后差，5 年总体生存率通常<5%

大体所见

- 通常为双侧，常<10cm

显微镜下所见

- 若为胰腺来源，通常为大小不等的腺体（导管型）>大囊>>乳头>小腺泡、实性假乳头或印戒型
- 胆管癌具有类似于导管型胰腺肿瘤的形态
- 多个结节具有不同的组织学形态
- 不规则的扭曲腺体和促结缔组织增生的间质分布于囊腔之间或卵巢表面
- 扁平到立方状到柱状细胞±丰富的黏液性细胞质和“良性”到交界性再到恶性的细胞核
- ±卵巢门部受累、脉管侵犯、间质黄素化

辅助实验

- 50% 可发生 SMAD4 缺失（-）
- CK7/CK20（+）（约 70%）和 CK7（+）/CK20（-）（约 30%）
- CDX-2 常（+）

首要的鉴别诊断

- 卵巢原发性黏液性腺癌
- 其他转移性黏液性癌

含大量黏稠内容物的多囊性肿物

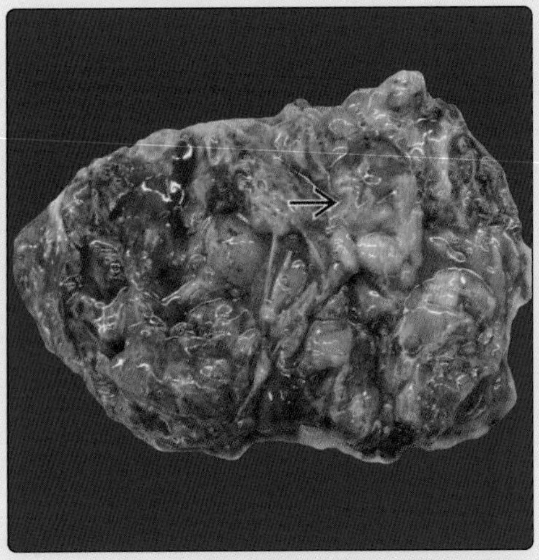

具有不同形态学表现的结节

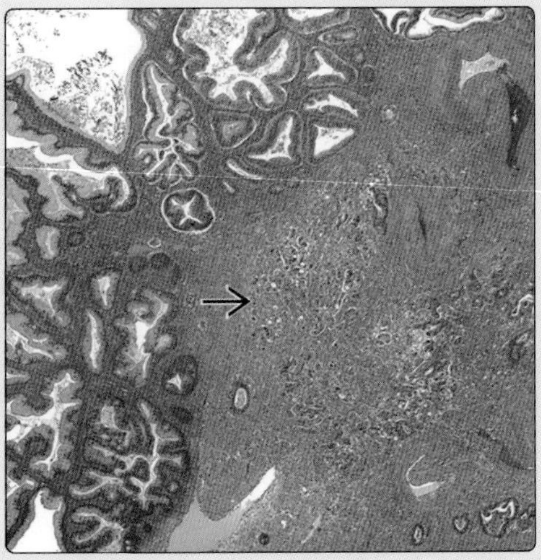

（左）转移性胰腺腺癌常表现为大的多囊性肿物。然而一些肿瘤可以实性或囊实性为主。一些囊壁内可见小结节⇨。对于任何双侧黏液性外观的肿瘤，检查卵巢表面都非常重要。**（右）**转移性胰腺腺癌通常组织形态可见良性、交界性黏液性腺体到明显浸润癌的区域⇨

扭曲的腺体和黏液外溢

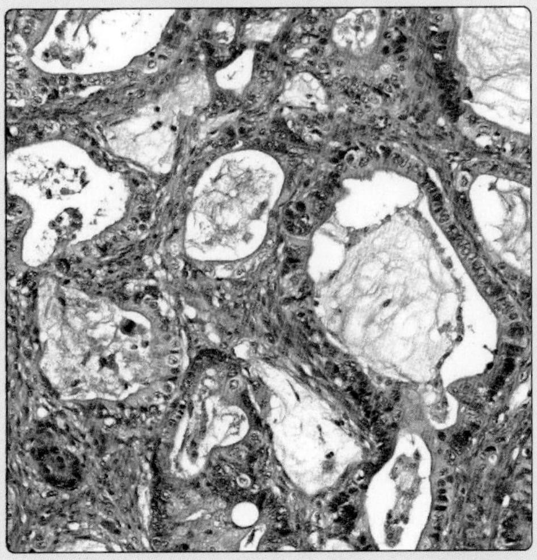

SMAD4 缺失

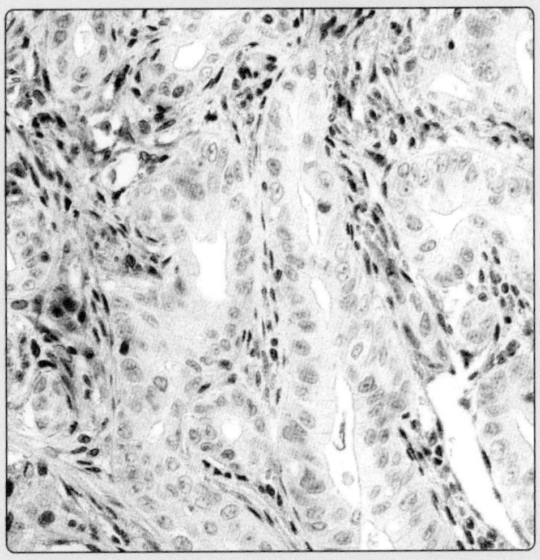

（左）转移性胰腺腺癌在大囊结构间或卵巢表面可见高度异型的扭曲腺体。它们常与黏液外溢有关。这种浸润性/毁损性生长在卵巢原发性黏液性癌中非常少见。**（右）**胰腺腺癌在 50% 病例中表现 SMAD4 缺失。因此阴性染色对于胰腺癌的诊断有帮助。注意背景间质核阳性染色可作为内对照

术语

定义

- 胰腺或胆道系统起源的腺癌继发性累及卵巢

临床问题

流行病学

- 发病率
  - 约占播散至卵巢的非生殖系统癌的 10%
  - 胰腺>胆囊或胆道
- 年龄
  - 生育中期到绝经期(平均 60 岁)

表现

- 与卵巢肿物相关的症状和体征;表现为主要或首发症状者并不少见
  - 腹胀/腹痛
  - >50% 同时伴发卵巢和胰腺肿瘤

治疗

- 双侧输卵管卵巢切除、根治性子宫切除±胰腺切除和减瘤术
- 化疗和/或放疗

预后

- 预后差,通常 5 年总体生存率<5%

大体所见

一般特征

- 通常为双侧
- 囊实性或多囊性(通常为导管型)或实性(其他)
- ±囊壁内结节
- ±表面可见小结节、颗粒或黏液

大小

- 常<10cm

显微镜下所见

组织学特征

- 若为胰腺来源,通常为大小不等的腺体(导管型)>大囊>>乳头>小腺泡、实性假乳头或印戒型
- 胆管癌具有类似于导管型胰腺肿瘤的形态
  - 多个结节常有不同的组织学表现
  - 大的囊性腺体伴筛状结构
  - ±不规则的扭曲腺体和促结缔组织增生的间质分布于囊腔之间或卵巢表面
  - 常见外溢的间质内黏液
  - ±卵巢门部受累、脉管侵犯、间质黄素化

细胞学特征

- 扁平到立方状到柱状细胞±丰富的黏液性细胞质和"良性"到交界性再到恶性的细胞核
  - 细胞体积小,压缩至基底部并复层化,核增大,可见核仁,核分裂常见
  - ±印戒细胞(若>10% 则诊断为库肯勃瘤)

辅助实验

免疫组织化学

- CK7/CK20(+)(约 70%)和 CK7(+)/CK20(-)(约 30%)
- CDX-2 常(+)
- 50% 病例可发生 SMAD4 缺失(-)
- mesothelin、fascin 和前列腺干细胞抗原(约 45% 的病例可见三个标志物的共同表达)

鉴别诊断

卵巢原发性黏液性腺癌

- 单侧,体积大(>10cm;常>20cm)
- 无表面受累,多结节状或脉管侵犯

其他转移性黏液性癌

- 结肠:污秽和节段性坏死,CK20(+)/CK7(-)(右半结肠除外)
- 上消化道:印戒细胞最常见,或具有恶性细胞特征的小腺体
- 宫颈:p16 弥漫强阳性

诊断注意事项

病理诊断要点

- 转移至卵巢的胰腺癌在大体观和组织学上都与卵巢原发的黏液性肿瘤非常相似
  - 应仔细寻找转移病变的一般性特征(如双侧发病和表面受累,不同形态表现的结节和脉管侵犯)
- 卵巢的转移性胰腺癌可为疾病的首发表现,胰腺肿瘤可不明显
- SMAD4 缺失表达仅见于 50% 的胰腺癌,因此免疫组织化学对转移性胰腺癌和卵巢原发性黏液性癌的鉴别诊断仅有部分参考价值

部分参考文献

1. Khunamornpong S et al: Carcinoma of extrahepatic bile ducts and gallbladder metastatic to the ovary: a report of 16 cases. Int J Gynecol Pathol. 27(3):366-79, 2008
2. Vakiani E et al: Acinar cell carcinoma of the pancreas metastatic to the ovary: a report of 4 cases. Am J Surg Pathol. 32(10):1540-5, 2008
3. Khunamornpong S et al: Intrahepatic cholangiocarcinoma metastatic to the ovary: a report of 16 cases of an underemphasized form of secondary tumor in the ovary that may mimic primary neoplasia. Am J Surg Pathol. 31(12):1788-99, 2007
4. Cao D et al: Expression of mesothelin, fascin, and prostate stem cell antigen in primary ovarian mucinous tumors and their utility in differentiating primary ovarian mucinous tumors from metastatic pancreatic mucinous carcinomas in the ovary. Int J Gynecol Pathol. 24(1):67-72, 2005
5. Lee KR et al: The distinction between primary and metastatic mucinous carcinomas of the ovary: gross and histologic findings in 50 cases. Am J Surg Pathol. 27(3):281-92, 2003
6. Young RH et al: Ovarian metastases from carcinoma of the gallbladder and extrahepatic bile ducts simulating primary tumors of the ovary. A report of six cases. Int J Gynecol Pathol. 9(1):60-72, 1990
7. Young RH et al: Metastases from carcinomas of the pancreas simulating primary mucinous tumors of the ovary. A report of seven cases. Am J Surg Pathol. 13(9):748-56, 1989

第71节 肺 癌

要 点

术语

- 原发性肺癌播散至一侧或双侧卵巢

临床问题

- 约 50% 有既往肺癌病史
- 约 30% 同时发现卵巢和肺部肿瘤
- 约 15% 以卵巢肿瘤为首发症状（可达 26 个月）

大体所见

- 单侧或双侧，伴表面受累
- 多结节和坏死常见
- 若为小细胞癌，则囊性变更常见
- 约 40% 肿瘤局限于肺和一侧或双侧卵巢

显微镜下所见

- 按常见至不常见的亚型排序如下
  - 小细胞神经内分泌癌
  - 腺癌（多样性，但腺泡状最常见）
  - 大细胞神经内分泌癌
  - 鳞状细胞癌
  - 非典型类癌

辅助实验

- TTF-1 阳性见于 90% 的小细胞癌、70% 的腺癌和 40% 的大细胞癌
- 鳞状细胞癌 TTF-1 阴性
- Napsin-A 在腺癌中为阳性，在小细胞癌、大细胞癌和鳞状细胞癌中为阴性
- p63、CK5/6 和 p40（更特异）通常在鳞状细胞癌中为阳性，但 p63 和 CK5/6 在腺癌中可为阳性（分别为 1/4 和 1/5）

首要的鉴别诊断

- 原发性肺型小细胞癌
- 高钙血症型小细胞癌
- 原发性鳞状细胞癌
- 表面上皮性癌
- 恶性黑色素瘤

小细胞呈梁状生长

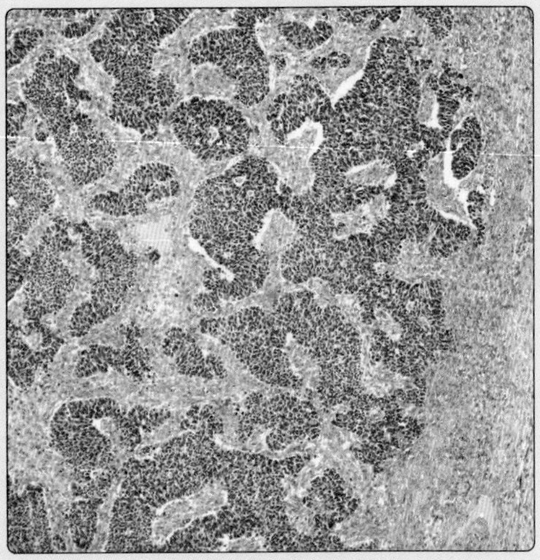

坏死和具有高核质比的细胞

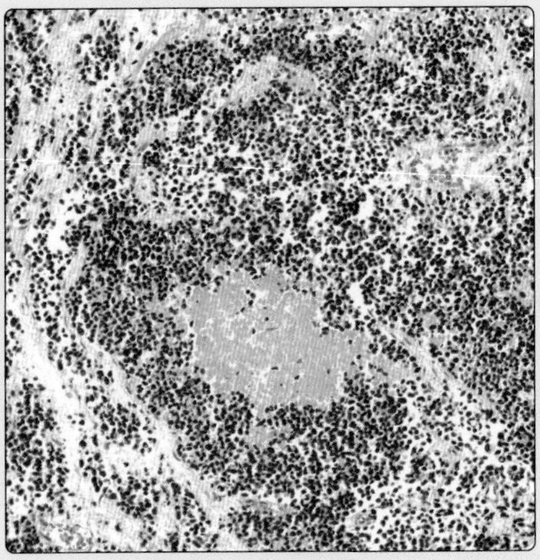

(左) 转移至卵巢的肺小细胞癌显示明显的梁状生长方式，但也可在实质内呈弥漫性生长。**(右)** 肺来源的转移性小细胞癌的组织学特征与原发性肿瘤一致，包括高核质比的小细胞镶嵌状排列的人工假象、活跃的核分裂、凋亡及广泛坏死。然而，卵巢原发性肿瘤通常合并另一种表面上皮性癌成分

腺泡、筛状和实性生长

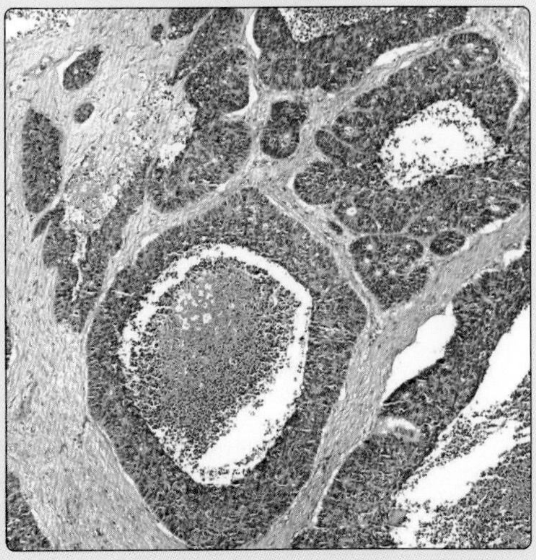

脉管侵犯

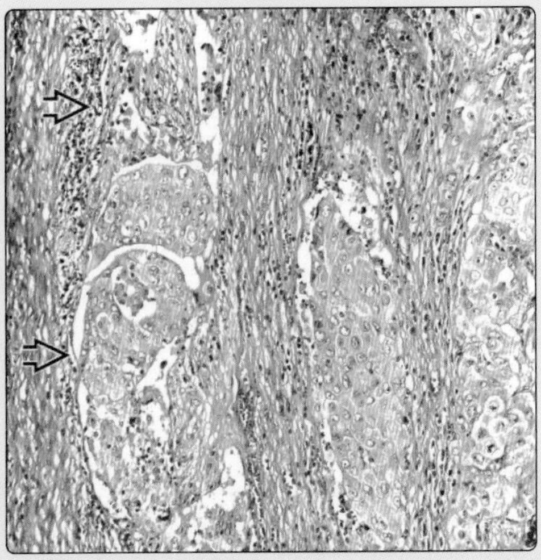

(左) 卵巢的转移性腺癌可形成腺泡，或伴筛状结构的实性生长，可见坏死并继发形成囊腔，伴明显的间质促结缔组织增生。**(右)** 除了表面受累和多结节状生长，脉管侵犯也是卵巢转移性肿瘤的一个常见特征➪，包括转移性鳞状细胞癌

术语

定义

- 原发性肺癌播散至一侧或双侧卵巢

临床问题

流行病学

- 发病率
  - 罕见
- 年龄
  - 范围广:26~76岁

表现

- 约50%有既往肺癌病史
- 约30%同时发现卵巢和肺部肿瘤
- 约15%以卵巢肿瘤为首发症状(可达26个月)

治疗

- 双侧输卵管卵巢切除±子宫切除
- 辅助性化疗和/或放疗

预后

- 预后差(约60%同时扩散至其他部位)

大体所见

一般特征

- 单侧或双侧(1/3)
- 表面累及
- 多结节和坏死常见
- 切面褐色到白色
- 若为小细胞癌,则囊性变更常见
- 约40%肿瘤局限于肺和一侧或双侧卵巢

大小

- 平均9.5cm

显微镜下所见

组织学特征

- 富于细胞区和细胞稀疏的水肿区交替
- 按常见至不常见的亚型排序如下
  - 小细胞神经内分泌癌
    - 滤泡样间隙并不少见
  - 腺癌(多样性,但腺泡状最常见)
  - 大细胞神经内分泌癌
  - 鳞状细胞癌
  - 非典型类癌
- 坏死常见
- 脉管侵犯常见
- 周围间质可见黄素化

细胞学特征

- 细胞质丰富到稀少,可呈嗜碱性、透明或嗜酸性(鳞状分化)
- 具有细胞非典型性和活跃的核分裂

辅助实验

免疫组织化学

- TTF-1阳性见于90%的小细胞癌、70%的腺癌和40%的大细胞癌
- 鳞状细胞癌TTF-1阴性
- 腺癌通常CK7阳性
- Napsin-A在腺癌中为阳性,在小细胞癌、大细胞癌和鳞状细胞癌中为阴性
- p63、CK5/6和p40(更特异)通常在鳞状细胞癌中为阳性,但p63和CK5/6在腺癌中可为阳性(分别为1/4和1/5)
- 神经内分泌肿瘤中chromogranin、synaptophysin和NSE阳性
- claudin-4阳性表达在腺癌中>鳞状细胞癌

鉴别诊断

原发性肺型小细胞癌

- 通常合并另一种表面上皮性癌

高钙血症型小细胞癌

- 血清钙水平升高
- 无多结节状生长方式和核镶嵌
- vimentin和WT1阳性;TTF-1阴性
- SMARCA4缺失

原发性鳞状细胞癌

- 合并成熟性囊性畸胎瘤或子宫内膜异位症
- 可能是Brenner瘤、子宫内膜样/移行细胞癌或癌肉瘤的一部分

表面上皮性癌

- 通常有癌的结构
- 背景有腺纤维瘤、子宫内膜异位症、交界性肿瘤
- pax-8阳性

恶性黑色素瘤

- 既往史
- 各种生长方式组合,含黑色素
- HMB-45、Melan-A、MITF、S100和SOX10阳性

诊断注意事项

病理诊断要点

- 如果卵巢肿瘤表现为不常见的组织学特征,那么即使在无已知原发灶的情况下,也应该将转移性病变纳入鉴别诊断

部分参考文献

1. Giordano G et al: Adenocarcinoma of the lung metastatic to the ovary with a signet ring cell component. Int J Surg Pathol. 25(4):365-367, 2017
2. Jung JH et al: Diagnostic utility of expression of claudins in non-small cell lung cancer: different expression profiles in squamous cell carcinomas and adenocarcinomas. Pathol Res Pract. 205(6):409-16, 2009
3. Dennis JL et al: Markers of adenocarcinoma characteristic of the site of origin: development of a diagnostic algorithm. Clin Cancer Res. 11(10):3766-72, 2005
4. Irving JA et al: Lung carcinoma metastatic to the ovary: a clinicopathologic study of 32 cases emphasizing their morphologic spectrum and problems in differential diagnosis. Am J Surg Pathol. 29(8):997-1006, 2005
5. Agoff SN et al: Thyroid transcription factor-1 is expressed in extrapulmonary small cell carcinomas but not in other extrapulmonary neuroendocrine tumors. Mod Pathol. 13(3):238-42, 2000
6. Eichhorn JH et al: Ovarian neuroendocrine carcinomas of non-small-cell type associated with surface epithelial adenocarcinomas. A study of five cases and review of the literature. Int J Gynecol Pathol. 15(4):303-14, 1996
7. Eichhorn JH et al: Nonpulmonary small cell carcinomas of extragenital origin metastatic to the ovary. Cancer. 71(1):177-86, 1993

第72节 宫 颈 癌

要 点

术语

- 宫颈癌继发性累及卵巢(腺癌>鳞状细胞癌>其他)

临床问题

- 所有宫颈癌中<5%的病例可转移至卵巢
- 平均40多岁

大体所见

- 单侧(60%)>双侧(40%)
- 通常为多囊性,囊内可有乳头状区域,被膜光滑
- 中位大小15cm(常>10cm)

显微镜下所见

- 具有与原发部位相似的形态学谱系
- 腺癌(普通型最常见)
  - 包括由交界样区域到癌(融合性或筛状腺体、绒毛管状)的谱系
  - 低级别的结构与显著的细胞异型性之间不相符合
  - 宫颈管型>>子宫内膜样形态
  - 细胞顶部核分裂和凋亡小体
  - 明显的间质浸润罕见
- 胃型腺癌罕见
- 鳞状细胞癌:细胞巢中常见囊性变
- 可见脉管侵犯、表面累及和多结节(转移癌的典型特征)

辅助实验

- 腺癌:p16(+)(特别是与HPV相关者)、CK7(+);CDX2(-/+);CK20(-)

首要的鉴别诊断

- 卵巢原发性黏液性肿瘤
- 卵巢原发性子宫内膜样肿瘤
- 原发性鳞状细胞癌

大的多囊性肿物
(转移性普通型腺癌)

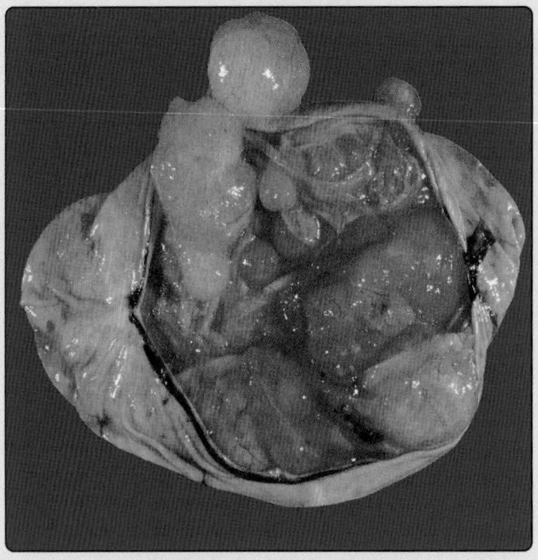

显著的筛状生长
(转移性普通型腺癌)

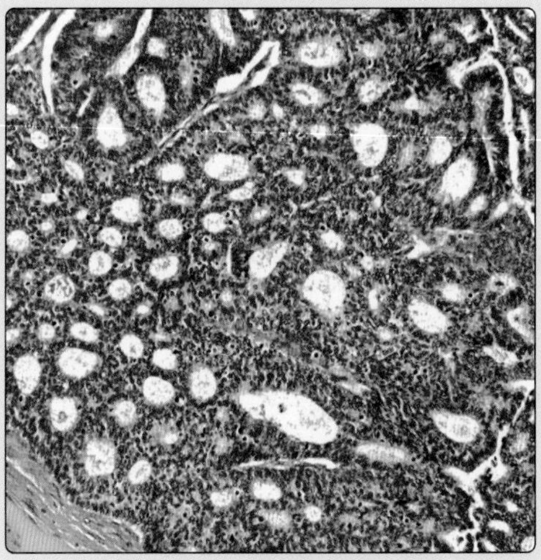

(左)转移性宫颈腺癌常表现为明显的多囊性肿物,与卵巢原发性黏液性肿瘤非常相似。转移性宫颈管腺癌更常累及一侧卵巢,体积>10cm,这与适用于转移病灶的常规标准不同。**(右)**卵巢转移性宫颈管腺癌可表现为明显的筛状生长方式,与原发性子宫内膜样(因为常发生黏液缺失)或黏液性癌类似

细胞顶端核分裂和凋亡小体
(转移性普通型腺癌)

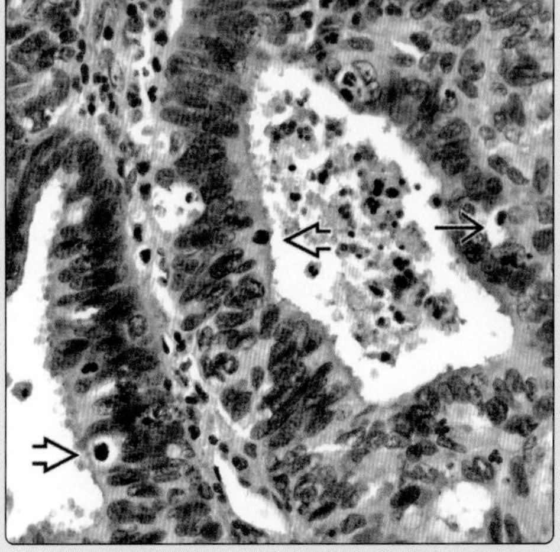

大的鳞状细胞巢伴囊性变
(转移性鳞状细胞癌)

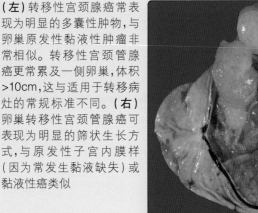

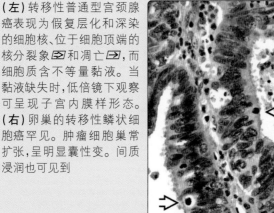

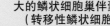

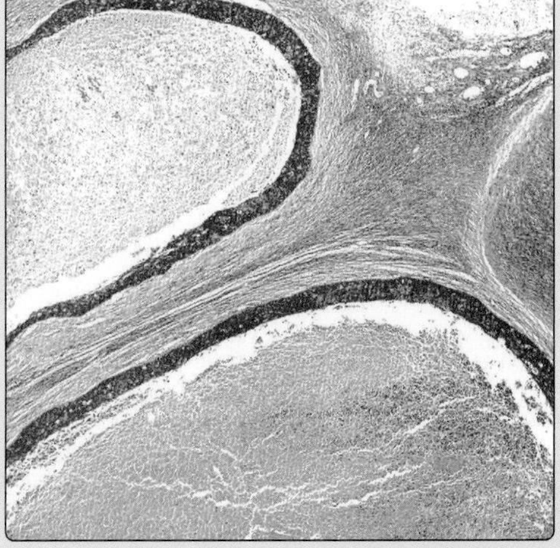

(左)转移性普通型宫颈腺癌表现为假复层化和深染的细胞核、位于细胞顶端的核分裂象➡和凋亡➡,而细胞质含不等量黏液。当黏液缺失时,低倍镜下观察可呈现子宫内膜样形态。**(右)**卵巢的转移性鳞状细胞癌罕见。肿瘤细胞巢常扩张,呈明显囊性变。间质浸润也可见到

术语

定义

- 宫颈癌继发性累及卵巢(腺癌>鳞状细胞癌>其他)

病因/发病机制

感染原

- 人乳头瘤病毒(HPV)

临床问题

流行病学

- 发病率
  - 所有宫颈癌中<5%的病例可转移至卵巢
    - <5%的腺癌
    - <1%的鳞状细胞癌
- 年龄
  - 平均40多岁

表现

- 偶然发现,盆腔疼痛或肿物,腹胀

疾病自然史

- 淋巴道/血道播散(最常见)
- 可发生克隆性种植(通过输卵管播散)

治疗

- 双侧输卵管卵巢切除+子宫切除(若之前并未切除的话)+放化疗

预后

- 差
  - 若为孤立性病变,则播散情况优于其他Ⅳ期腺癌

大体所见

一般特征

- 通常为多囊性,囊内可有乳头状区域,被膜光滑
- 单侧(60%)>双侧(40%)

大小

- 范围广(中位:15cm)

显微镜下所见

组织学特征

- 具有与原发部位相似的形态学谱系
- 腺癌(普通型最常见)
  - 包括由交界样区域到癌(融合性或筛状腺体、绒毛管状)的谱系
  - 低级别的结构与显著的细胞异型性之间不相符合
  - 宫颈管型>>子宫内膜样形态
  - 细胞顶部核分裂和凋亡小体
  - 明显的间质浸润少见
- 胃型腺癌少见
- 鳞状细胞癌
  - 细胞巢中常见囊性变
- 可见脉管侵犯、表面受累和多结节(转移癌的典型特征)

辅助实验

免疫组织化学

- 腺癌:p16(+)(特别是与HPV相关者)、CK7(+);CDX2(-/+);CK20(-)
- 鳞状细胞癌:p16(+)、CK7(+)、p63(+)

聚合酶链反应(PCR)

- HPV(+)(若为HPV相关者)

鉴别诊断

卵巢原发性黏液性宫颈管/子宫内膜样肿瘤

- 其他米勒管细胞类型,包括鳞状上皮
- 有子宫内膜异位症或腺纤维瘤(若为子宫内膜样)
- p16(-)或仅局灶(+)

原发性鳞状细胞癌

- 可能与皮样囊肿或子宫内膜异位症有关
- ±p16(+);HPV(-)

其他转移性腺癌

- 结直肠、阑尾、子宫内膜、胰胆管、上消化道、肺和乳腺
- 形态和免疫组织化学差异

其他转移性鳞状细胞癌

- 子宫体、肺和尿路上皮

诊断注意事项

病理诊断要点

- 转移至卵巢的宫颈管癌常不遵循普通的判定标准,即:单侧发生且>10cm为原发性肿瘤
- 仅伴微小间质浸润的宫颈腺癌也可发生卵巢转移
- 在诊断卵巢原发性鳞状细胞癌之前,需要排除宫颈病变播散的可能(尤其是无皮样囊肿或子宫内膜异位症存在的情况下)
- p16在原发性和转移性鳞状细胞癌中都可呈(+),因此对二者鉴别并无帮助

部分参考文献

1. Talia KL et al: The developing spectrum of gastric-type cervical glandular lesions. Pathology. 50(2):122-133, 2017
2. Reyes C et al: Secondary involvement of the adnexa and uterine corpus by carcinomas of the uterine cervix: a detailed morphologic description. Int J Gynecol Pathol. 34(6):551-63, 2015
3. Chew I et al: p16 expression in squamous and trophoblastic lesions of the upper female genital tract. Int J Gynecol Pathol. 29(6):513-22, 2010
4. Ronnett BM et al: Endocervical adenocarcinomas with ovarian metastases: analysis of 29 cases with emphasis on minimally invasive cervical tumors and the ability of the metastases to simulate primary ovarian neoplasms. Am J Surg Pathol. 32(12):1835-53, 2008
5. Vang R et al: p16 expression in primary ovarian mucinous and endometrioid tumors and metastatic adenocarcinomas in the ovary: utility for identification of metastatic HPV-related endocervical adenocarcinomas. Am J Surg Pathol. 31(5):653-63, 2007
6. Pins MR et al: Cervical squamous cell carcinoma in situ with intraepithelial extension to the upper genital tract and invasion of tubes and ovaries: report of a case with human papilloma virus analysis. Int J Gynecol Pathol. 16(3):272-8, 1997
7. Wu HS et al: Ovarian metastasis from cervical carcinoma. Int J Gynaecol Obstet. 57(2):173-8, 1997
8. Sutton GP et al: Ovarian metastases in stage IB carcinoma of the cervix: a Gynecologic Oncology Group study. Am J Obstet Gynecol. 166(1 Pt 1):50-3, 1992

第73节 子宫体癌

要点

术语

- 子宫内膜癌继发性累及卵巢，可通过直接扩散或转移两种途径

病因/发病机制

- 由子宫内膜癌播散引起［脉管、种植、直接扩散（深层浸润）］

临床问题

- 围绝经期或绝经后（若为浆液性则年龄更大）
- CA125 不同程度升高
- 预后相对较差

大体所见

- 卵巢：双侧；多结节，颗粒状，卵巢表面由小到大的结节
- 子宫：肿瘤体积较大；深肌层浸润

显微镜下所见

- 子宫内膜样>>浆液性
- 倾向转移性的特征
  - 肿瘤体积大，深肌层浸润（若为浆液性则不要求），或脉管侵犯
  - 相关的子宫内膜上皮内肿瘤或子宫内膜增生（不适用于浆液性）
  - 明显的卵巢表面或门部受累
  - 无卵巢子宫内膜异位症或腺纤维瘤（不适用于浆液性）

辅助实验

- 卵巢肿瘤无 β-catenin 核染色（见于子宫内膜样癌，但不总是）
- ER 和 WT1 常阴性（见于浆液性癌，但不绝对）
- p53 突变型表达模式（见于浆液性或高级别子宫内膜样癌）

首要的鉴别诊断

- 同时发生的子宫癌和卵巢癌
- 角蛋白肉芽肿

大的子宫内膜肿瘤

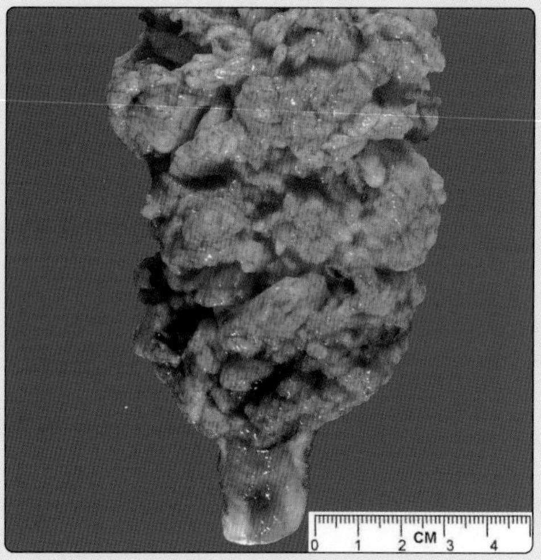

肿瘤累及输卵管或卵巢表面（转移病灶）

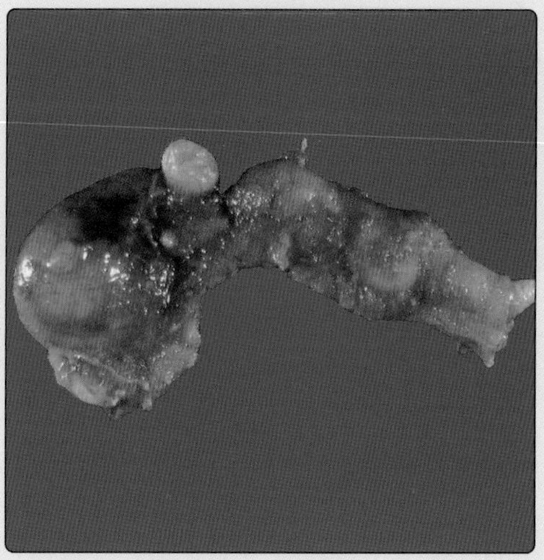

（左）在子宫内膜癌和卵巢癌并存情况下，若子宫体肿瘤的体积大，则倾向卵巢肿瘤为转移性。（右）在子宫内膜癌和卵巢癌并存情况下，若发现肿瘤出现在输卵管和卵巢表面，则应将该部分肿瘤判断为转移性

卵巢实质内不规则浸润（转移病灶）

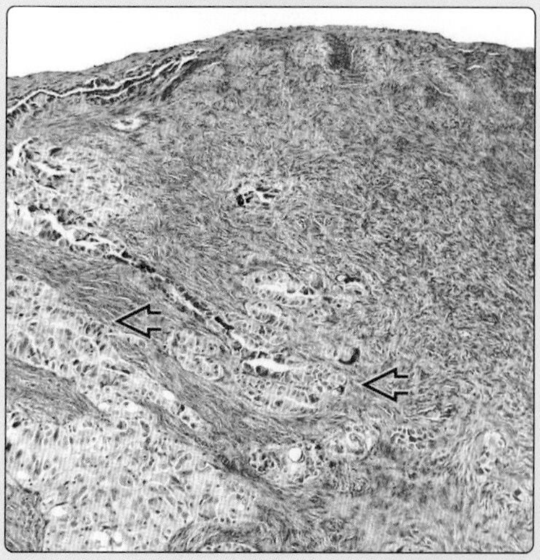

脉管侵犯（转移病灶）

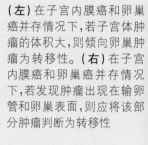

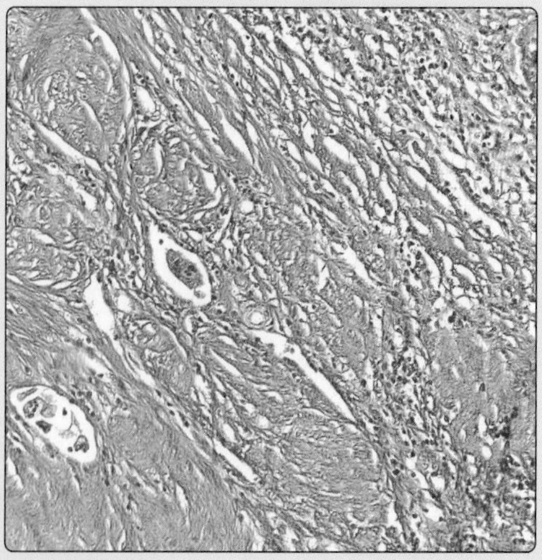

（左）子宫内膜癌，尤其是子宫内膜样癌累及卵巢时，可显示多灶不规则浸润。然而当在某些病例发现卵巢子宫内膜样癌➡时，尚需要综合临床、放射、组织学和/或分子特征来区分是转移性还是同时并存的病变。（右）发生于子宫内膜的子宫内膜样癌出现脉管侵犯，则提示卵巢肿瘤为转移性

术语

定义

- 子宫内膜癌继发性累及卵巢，可通过直接扩散或转移两种途径

病因/发病机制

由子宫内膜癌播散引起

- 类型
  - 脉管
  - 种植（通过输卵管）
  - 直接扩散（深肌层浸润性肿瘤）

临床问题

流行病学

- 年龄
  - 围绝经期或绝经后（若为浆液性则年龄更大）

表现

- 异常子宫出血
- 腹胀
- 子宫或附件肿物

实验室检查

- CA125 不同程度升高
  - 转移性肿瘤常高于同时发生的肿瘤

治疗

- 子宫全切，双侧输卵管卵巢切除±减瘤术
- 化疗±放疗

预后

- 相对较差；FIGO Ⅲ期（单独卵巢受累）和Ⅳ期病例的 5 年生存率分别为 47%～58% 和 15%～17%

大体所见

一般特征

- 卵巢
  - 双侧±多结节
  - 卵巢表面可见颗粒和由小到大的结节
- 子宫
  - 肿瘤体积较大
  - 深肌层浸润

显微镜下所见

组织学特征

- 子宫内膜样>>浆液性
- 倾向转移性的特征
  - 肿瘤体积大，深肌层浸润（若为浆液性则不要求）
  - 子宫脉管侵犯
  - 相关的子宫内膜上皮内肿瘤或子宫内膜增生（不适用于浆液性）
  - 明显的卵巢表面或门部受累
  - 无卵巢子宫内膜异位症或腺纤维瘤（不适用于浆液性）

辅助实验

免疫组织化学

- 卵巢肿瘤无 β-catenin 核染色（见于子宫内膜样癌，但不总是）
- ER 和 WT1 常阴性（见于浆液性癌，但不绝对）
- p53 突变型表达模式（见于浆液性或高级别子宫内膜样癌）

流式细胞术

- 两个部位的肿瘤呈非整倍体，并具有类似的 DNA 指数或倍体（并不绝对）

遗传学检测

- 卵巢肿瘤通常无 *CTNNB1* 突变（若为子宫内膜样癌）

鉴别诊断

同时发生的子宫癌和卵巢癌

- 子宫内膜样癌
  - 单侧卵巢受累
  - 每个部位具有不同的组织学表现
  - 微小或无肌层浸润
  - 子宫无脉管侵犯
  - 卵巢病变与子宫内膜异位症或腺纤维瘤有关
  - 无其他部位转移性病变
  - β-catenin 核染色和 *CTNNB1* 突变
- 浆液性癌
  - ER、WT1 和 p53 免疫染色呈不同的表达模式（通常子宫内膜癌更少表达 ER 和 WT1）

角蛋白肉芽肿

- 常为显微镜下发现
- 卵巢表面可见鬼影鳞状细胞和角蛋白，并伴异物巨细胞反应
- 无存活的肿瘤细胞

诊断注意事项

病理诊断要点

- 区分转移至卵巢的子宫内膜癌和同时发生的癌（1%～10%）很重要，若为后者且卵巢肿瘤为Ⅰ期的情况下，预后会更好
- 因为没有存活的肿瘤细胞，角蛋白肉芽肿不应被认为是转移性病灶；然而应当行多层连续切片以排除卵巢表面存活的肿瘤细胞，因为这会改变肿瘤的分期

部分参考文献

1. Li J et al: Risk factors for ovarian involvement in young and premenopausal endometrioid endometrial cancer patients. Eur J Obstet Gynecol Reprod Biol. 222:151-154, 2018
2. Narin MA et al: Does synchronous endometrioid endometrial cancer have any prognostic effect on stage I endometrioid ovarian cancer? Eur J Obstet Gynecol Reprod Biol. 200:113-6, 2016
3. Lin KY et al: Ovarian involvement in endometrioid adenocarcinoma of uterus. Gynecol Oncol. 138(3):532-5, 2015
4. Irving JA et al: Synchronous endometrioid carcinomas of the uterine corpus and ovary: alterations in the beta-catenin (CTNNB1) pathway are associated with independent primary tumors and favorable prognosis. Hum Pathol. 36(6):605-19, 2005
5. Ulbright TM et al: Metastatic and independent cancers of the endometrium and ovary: a clinicopathologic study of 34 cases. Hum Pathol. 16(1):28-34, 1985

第74节 乳 腺 癌

要 点

术语

- 乳腺癌(小叶癌或导管癌)通过脉管播散继发性累及一侧或双侧卵巢

临床问题

- 第二常见的转移癌(8%)
- 小叶癌播散>>导管癌,但因导管癌比小叶癌发病率多3~6倍,因此总体上小叶癌播散更少见
- 见于20%~40%晚期患者预防性卵巢切除标本
- 平均在首次诊断5年后发现
- 多达75%的患者无症状
- 微转移灶>>肉眼可见的转移灶
- 预后差,平均生存时间为2~3年

大体所见

- 2/3为双侧
- 切面多结节,实性(偶见囊腔),白色

显微镜下所见

- 导管癌:筛状、子宫内膜样或不完整腺体、条索、梁状、乳头或实性生长
- 小叶癌:列兵样、条索状或实性生长
- 可见印戒细胞(>10%则诊断为库肯勃瘤)

辅助实验

- mammaglobin(约50%)、GCDFP-15(约50%)和GATA3(>90%)阳性
- ER和PR(通常)阳性,CA125(可达30%)阳性
- mesothelin、pax-8和WT1通常阴性
  - WT1阳性(可达20%)

首要的鉴别诊断

- 低分化浆液性腺癌(vs. 导管癌)
- 子宫内膜样癌(vs. 导管癌)
- 成年型粒层细胞瘤(vs. 小叶癌)
- 类癌

多结节外观

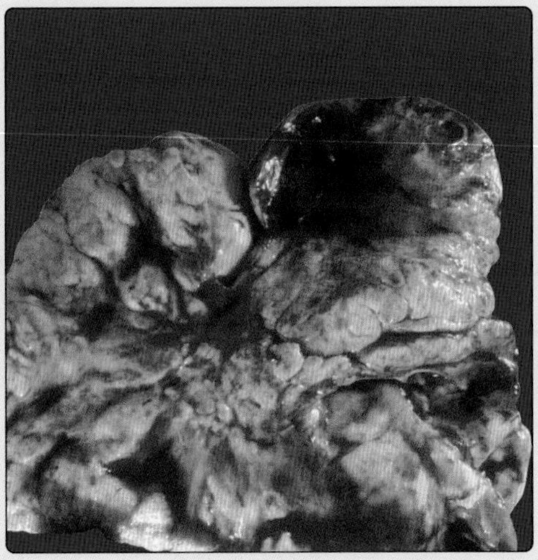

管状和筛状结构

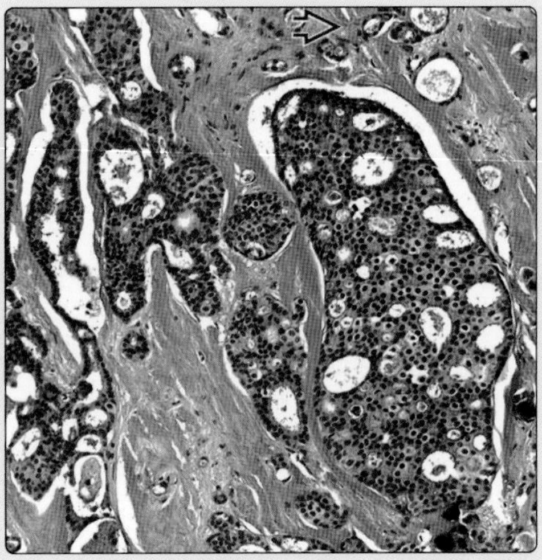

(左) 乳腺癌转移至卵巢可表现为多结节生长方式,切面实性,白色到褐色,局灶呈囊性。以囊性为主的肿瘤非常罕见。**(右)** 转移至卵巢的乳腺导管癌可在玻璃样变性的间质中见到明显的筛状腺体和不完整的腺体➡。也可见到明显的乳头状或条索样结构,与多种卵巢原发性肿瘤相似

条索状生长

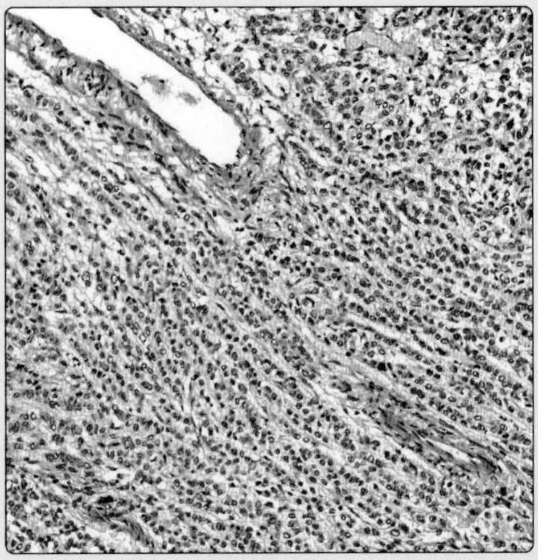

GATA3核阳性

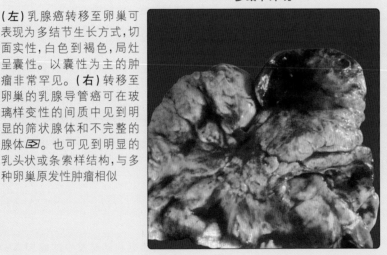

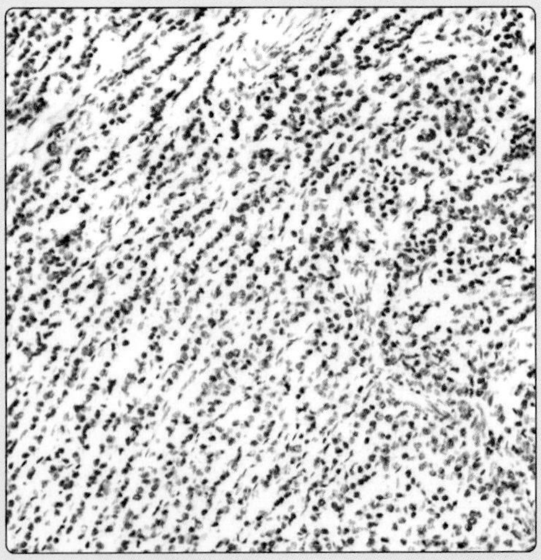

(左) 转移至卵巢的小叶癌特征性的表现为形态相对一致的小圆细胞在水肿性间质中平行单层排列。可见印戒细胞,若>10%肿瘤构成即可诊断为库肯勃瘤。**(右)** 乳腺导管癌和小叶癌通常均显示细胞核弥漫强阳性表达GATA3,比mammaglobin和GCDFP-15阳性更为常见

术语

定义

- 乳腺癌(小叶癌或导管癌)通过脉管播散继发性累及一侧或双侧卵巢

临床问题

流行病学

- 发病率
  - 第二常见的转移癌(8%)
  - 微转移灶>>肉眼可见的转移灶
  - 见于 20%~40% 晚期患者预防性切除卵巢标本
  - 小叶癌播散>>导管癌,但因导管癌比小叶癌发病率多 3~6 倍,因此总体上小叶癌播散更少见
- 年龄
  - 范围:20~80 岁(平均 48 岁)

表现

- 无症状(可达 75%)
- 腹部疼痛
- 胃肠道体征和症状(常伴盆腔/腹部受累)

疾病自然史

- 平均在首次诊断 5 年后发现

预后

- 预后差,平均生存时间为 2~3 年

大体所见

一般特征

- 2/3 为双侧
- 切面多结节,实性(偶见囊腔),白色

大小

- 范围广(常<5cm)

显微镜下所见

组织学特征

- 常为多结节,有时表现多样
- 导管癌
  - 筛状、管状(有时类似子宫内膜样)或不完整的腺体
  - 梁状、条索状、小团或巢状
  - 乳头或实性生长方式不常见
- 小叶癌
  - 纤细的条索
  - 岛状或实性
- 水肿性背景间质常见
  - 有时玻璃样变性、纤维瘤样,或罕见情况下黄素化

细胞学特征

- 细胞含有不等量的嗜酸性到淡染的细胞质,细胞核具多形性(若为小叶癌,则核多形性有限)
- 印戒细胞不常见
  - 若>10%,则诊断为库肯勃瘤

辅助实验

免疫组织化学

- mammaglobin(约 50%)、GCDFP-15(约 50%)和 GATA3(>90%)阳性
- ER 和 PR(通常)阳性,CA125(可达 30%)阳性
- mesothelin、pax-8 和 WT1 通常阴性
  - WT1 阳性(可达 20%)

鉴别诊断

低分化浆液性癌(vs. 导管癌)

- 裂缝样间隙和明显的多形性
- WT1 和 pax-8 阳性

子宫内膜样癌(vs. 导管癌)

- 腺纤维瘤、子宫内膜异位症或鳞状上皮化生
- pax-8 阳性

成年型粒层细胞瘤

- 通常单侧;无真性腺体形成
- 可与激素症状有关
- inhibin 和 FOXL2 阳性

类癌

- 可合并畸胎瘤
- 椒盐样染色质和细胞质颗粒
- chromogranin、CD56、synaptophysin 和 NSE 阳性

诊断注意事项

病理诊断要点

- 如果有乳腺癌既往史和卵巢的新发肿物,那么卵巢病变为继发性的可能性比原发性大 3~7 倍

部分参考文献

1. Lobo J et al: The challenge of diagnosing a malignancy metastatic to the ovary: clinicopathological characteristics vary and morphology can be different from that of the corresponding primary tumor. Virchows Arch. 470(1):69-80, 2017
2. Espinosa I et al: Simultaneous carcinomas of the breast and ovary: utility of Pax-8, WT-1, and GATA3 for distinguishing independent primary tumors from metastases. Int J Gynecol Pathol. 34(3):257-65, 2015
3. Miettinen M et al: GATA3: a multispecific but potentially useful marker in surgical pathology: a systematic analysis of 2500 epithelial and nonepithelial tumors. Am J Surg Pathol. 38(1):13-22, 2014
4. Bigorie V et al: Ovarian metastases from breast cancer: report of 29 cases. Cancer. 116(4):799-804, 2010
5. de Waal YR et al: Secondary ovarian malignancies: frequency, origin, and characteristics. Int J Gynecol Cancer. 19(7):1160-5, 2009
6. Kanner WA et al: Distinguishing breast carcinoma from müllerian serous carcinoma with mammaglobin and mesothelin. Int J Gynecol Pathol. 27(4):491-5, 2008
7. Nonaka D et al: Expression of pax8 as a useful marker in distinguishing ovarian carcinomas from mammary carcinomas. Am J Surg Pathol. 32(10):1566-71, 2008
8. Kiyokawa T et al: Krukenberg tumors of the ovary: a clinicopathologic analysis of 120 cases with emphasis on their variable pathologic manifestations. Am J Surg Pathol. 30(3):277-99, 2006
9. Tornos C et al: Expression of WT1, CA 125, and GCDFP-15 as useful markers in the differential diagnosis of primary ovarian carcinomas versus metastatic breast cancer to the ovary. Am J Surg Pathol. 29(11):1482-9, 2005
10. Gagnon Y et al: Ovarian metastases of breast carcinoma. A clinicopathologic study of 59 cases. Cancer. 64(4):892-8, 1989
11. Harris M et al: A comparison of the metastatic pattern of infiltrating lobular carcinoma and infiltrating duct carcinoma of the breast. Br J Cancer. 50(1):23-30, 1984

第75节 黑色素瘤

要点

术语

- 恶性黑色素细胞肿瘤继发性累及一侧或双侧卵巢，通常通过血行播散引起

临床问题

- 比卵巢原发性黑色素瘤更常见
- 黑色素瘤的既往史可很久远，或者原发性肿瘤已经消退
- 预后差

大体所见

- 双侧或单侧，多结节状
- 因含色素，切面呈黑色
- 含有坏死物碎片、血液或血清物质的囊腔并不少见

显微镜下所见

- 弥漫或结节状生长>巢团状(痣样)
- 滤泡样间隙
- 细胞体积大，含丰富的嗜酸性或少见的透明胞质及假包涵体
- 梭形或小细胞很少见
- 常见局灶细胞质内黑色素

辅助实验

- HMB-45、Melan-A(MART-1)、S100阳性
- calretinin(更常见)阳性和inhibin(少见)阳性
- SF1、角蛋白和EMA阴性
- SMARCA4缺失罕见

首要的鉴别诊断

- 原发性恶性黑色素瘤
- 类固醇细胞瘤和粒层细胞瘤
- 妊娠黄体瘤
- 透明细胞癌，嗜酸细胞亚型
- 肝样卵黄囊瘤

黑色切面

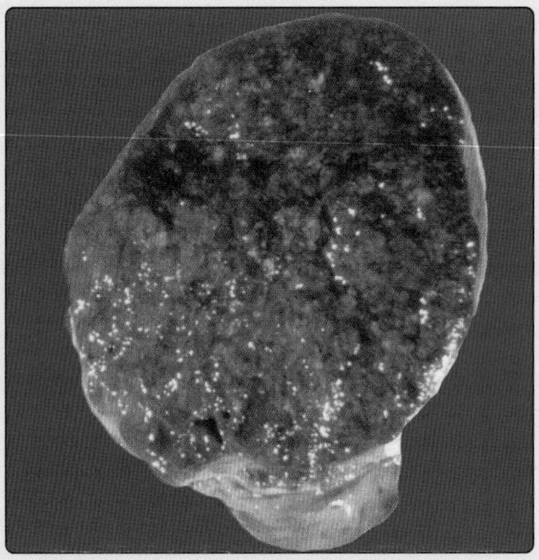

滤泡样间隙

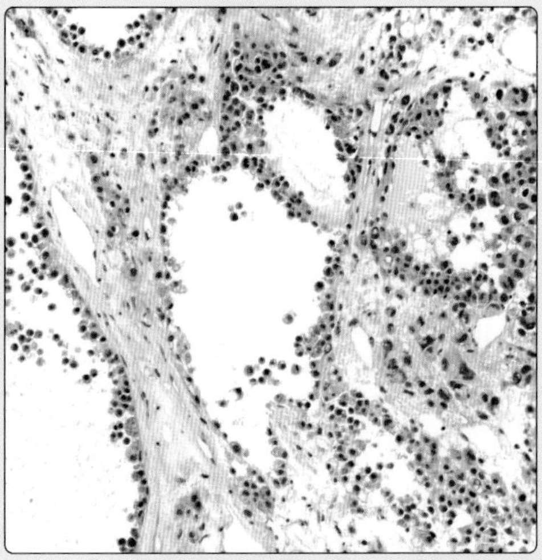

(左)转移性恶性黑色素瘤呈模糊结节状外观，因含色素，切面呈显著的黑色。然而，黑色素瘤也可为无色素性的。(右)转移性恶性黑色素瘤中常见滤泡样间隙，在低倍镜下会考虑到粒层细胞瘤或高钙血症型小细胞癌的可能。这个非特异性的表现可见于各种卵巢原发性和继发性肿瘤

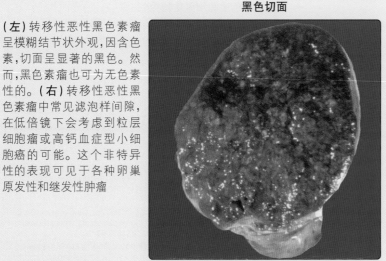

弥漫性生长和上皮样细胞

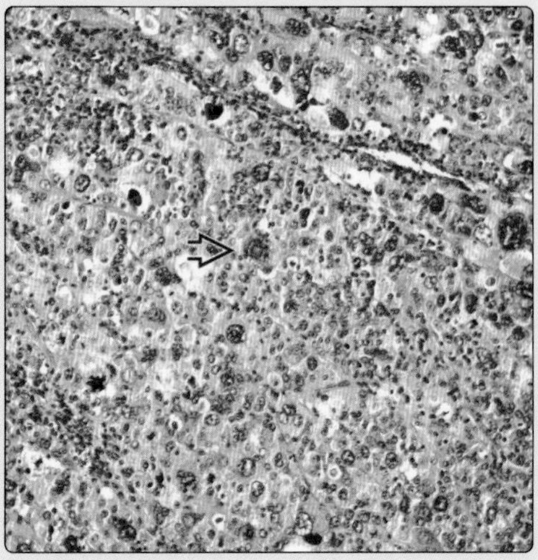

核内假包涵体

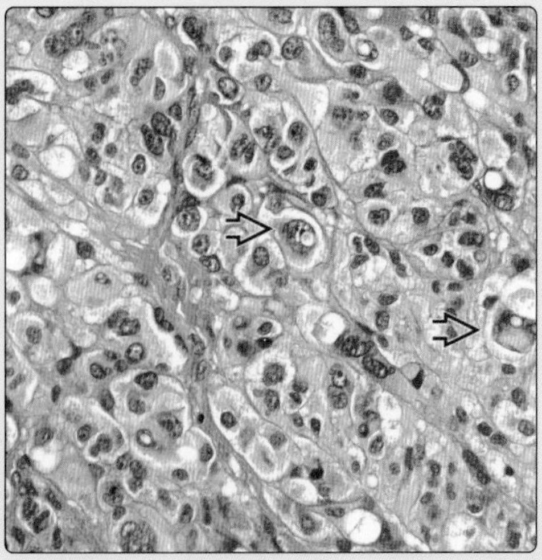

(左)转移性黑色素瘤最常以片状方式生长，但也可显示束状或巢状生长。肿瘤细胞有丰富的嗜酸性细胞质、明显的核多形性及核分裂；然而，肿瘤也可由梭形或小细胞构成。注意细胞质内的黑色素➡。(右)转移性黑色素瘤的一个特征性表现为细胞核内假包涵体➡。然而，假包涵体是非特异性的，还可见于原发性黑色素瘤和其他一些需鉴别诊断的肿瘤

术语

同义词

- 恶性黑色素瘤

定义

- 恶性黑色素细胞肿瘤继发性累及一侧或双侧卵巢，通常通过血行播散引起

临床问题

流行病学

- 发病率
  - 在尸体解剖中相对常见（可达 18%）
  - 在存活患者中少见
  - 比卵巢原发性黑色素瘤更常见
- 年龄
  - 范围广（平均 37 岁）

表现

- 腹胀或腹痛
- 偶然发现
- 黑色素瘤的既往史可很久远，或者原发性肿瘤已经消退
  - 若有已知原发灶，通常为皮肤
- 可能为林奇综合征的一部分

预后

- 预后差
  - 诊断时约 50% 累及卵巢外
  - 5 年内死亡

大体所见

一般特征

- 双侧或单侧
- 多结节状
- 含有坏死物碎片、血液或血清物质的囊腔并不少见
- 切面常为黑色（含色素）
- 出血和/或坏死

大小

- 范围广（平均 10cm）

显微镜下所见

组织学特征

- 弥漫性或结节状生长或二者兼有>巢团状（痣样）
- 含淡染内容物的滤泡样间隙
- 条索状或束状少见
- 少量间质，可为黏液样

细胞学特征

- 细胞体积大，含丰富的嗜酸性或少见的淡染或透明胞质
- 梭形或小细胞很少见
- 细胞核大，并有明显核仁
- 常见细胞质内黑色素（虽然可仅为灶性，并非诊断必需条件）
- 细胞质内假包涵体，核沟罕见
- 活跃的核分裂，包括非典型核分裂形式

辅助实验

免疫组织化学

- Masson-Fontana 阳性
- HMB-45、Melan-A（MART-1）、S100、MITF 及 tyrosinase 阳性
- calretinin（更常见）阳性和 inhibin（少见）阳性
- SF1、角蛋白和 EMA 阴性
- SMARCA4 缺失罕见

电子显微镜

- 细胞质内黑色素小体及前黑色素小体

鉴别诊断

原发性恶性黑色素瘤

- 通常为单侧和单个结节
- 与成熟性囊性畸胎瘤有关

类固醇细胞瘤

- 常有雄激素症状，单侧
- 空泡化细胞质和轻微的细胞异型性

妊娠黄体瘤

- 通常与妊娠有关，产后退化
- 细胞形态一致，无非典型性

粒层细胞瘤

- 内分泌症状，单侧
- 不等量卵泡膜成分；无细胞异型性
- inhibin、FOXL2 和 SF1 阳性

肝样卵黄囊瘤

- 单侧
- 伴有典型的卵黄囊瘤区域
- AFP、glypican-3 和 SALL4 阳性

透明细胞癌，嗜酸细胞亚型

- 单侧，具有典型组织学特征
- ±子宫内膜异位症或腺纤维瘤
- pax-8 阳性

诊断注意事项

病理诊断要点

- 任何发生于双侧卵巢的肿瘤，且含有丰富的嗜酸性细胞质并有细胞异型性，均应考虑到转移性黑色素瘤的可能性

部分参考文献

1. Lobo J et al: Ovarian metastasis from uveal melanoma with MLH1/PMS2 protein loss in a patient with germline MLH1 mutated Lynch syndrome: consequence or coincidence? Virchows Arch. 470(3):347-352, 2017
2. Zikry J et al: Melanoma arising in an ovarian cystic teratoma: a systematic review of presentation, treatment, and outcomes. Arch Gynecol Obstet. ePub, 2017
3. Conlon N et al: Loss of SMARCA4 expression Is both sensitive and specific for the diagnosis of small cell carcinoma of ovary, hypercalcemic type. Am J Surg Pathol. 40(3):395-403, 2016
4. Ueng SH et al: Ovarian malignant melanoma: a clinicopathologic study of 5 cases. Int J Surg Pathol. 18(3):184-92, 2010
5. McCluggage WG et al: Primary malignant melanoma of the ovary: a report of 9 definite or probable cases with emphasis on their morphologic diversity and mimicry of other primary and secondary ovarian neoplasms. Int J Gynecol Pathol. 25(4):321-9, 2006
6. Gupta D et al: Malignant melanoma involving the ovary: a clinicopathologic and immunohistochemical study of 23 cases. Am J Surg Pathol. 28(6):771-80, 2004

第 76 节 胃肠道间质肿瘤累及

要点

术语

- 恶性或恶性潜能未定的胃肠道间质肿瘤常通过直接扩散的方式累及卵巢

临床问题

- 卵巢肿瘤的发现可早于胃肠道肿瘤
- 手术治疗±酪氨酸激酶受体抑制剂治疗
- 预后与胃肠道内的原发部位肿瘤相关，最常见来自胃/小肠（复发/转移趋势更大），取决于体积、异型性和核分裂活性

大体所见

- 单侧或双侧卵巢受累
- 腹膜多发结节也常见
- 切面呈分叶状，实性，褐色到白色

显微镜下所见

- 短束状、弥漫、巢状或混合性生长方式
- 鲜艳的嗜酸性（丝团样）纤维不常见
- 梭形和上皮样细胞，含有浅嗜酸性细胞质，有时为纤维样细胞质

辅助实验

- C-kit 和 DOG1 阳性
- PKC-θ、CD34 和 nestin 阳性（特异性稍低）
- caldesmon 阳性比 desmin 更常见
- *KIT*、*ANO1*（DOG1）和 *PDGFRA* 突变

首要的鉴别诊断

- 平滑肌肉瘤
- 富于细胞性纤维瘤和纤维肉瘤
- 腹膜平滑肌瘤病
- 子宫内膜样间质肉瘤

多结节状生长

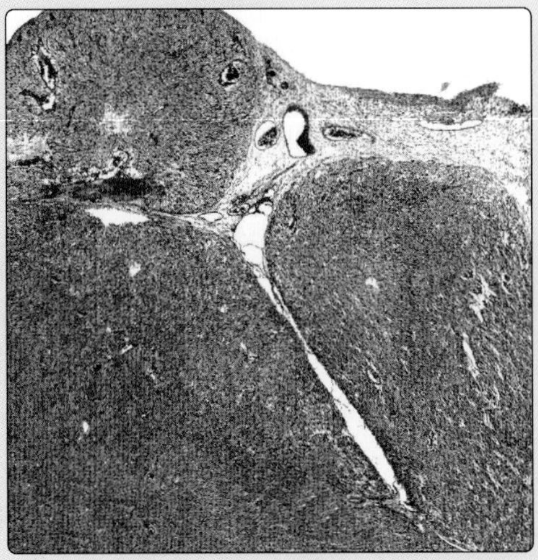

卵圆形至上皮样细胞弥漫性生长

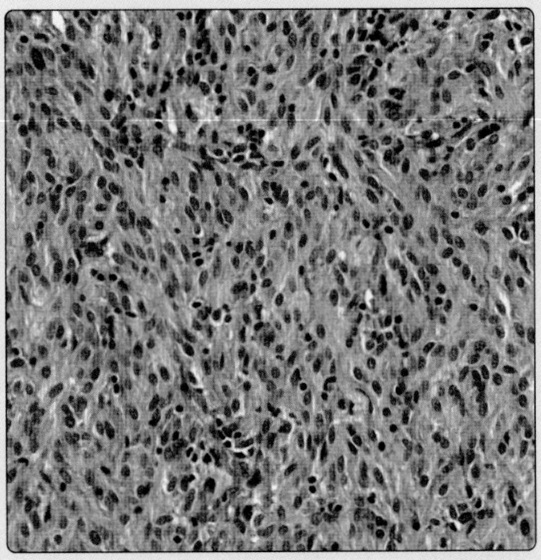

（左）与常见的卵巢转移性肿瘤相同，胃肠道间质肿瘤继发性累及一侧或双侧卵巢可表现为多结节状生长，同时可见卵巢表面累及。**（右）**转移性胃肠道间质肿瘤细胞具有浅嗜酸性和纤维样细胞质。可显示温和的细胞特征或高度的核异形性、核分裂和坏死。由于细胞呈卵圆形至上皮样，因此可被误认为平滑肌肿瘤

梭形细胞席纹状生长

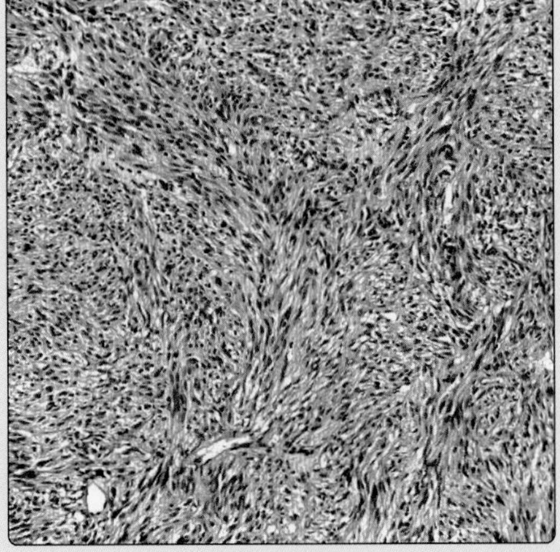

丝团样纤维

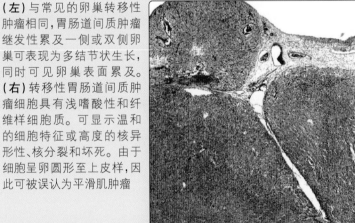

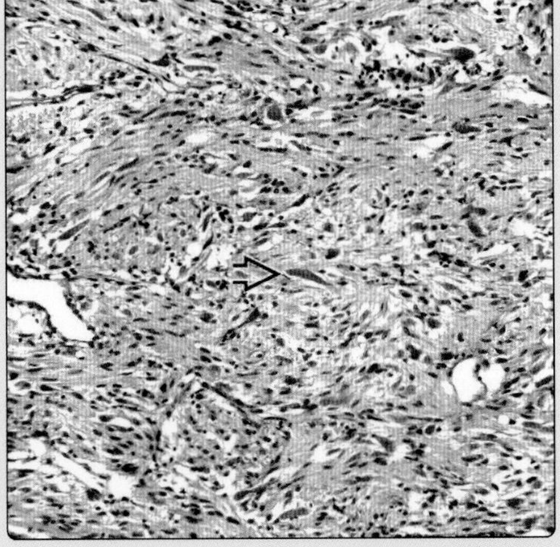

（左）转移至卵巢的胃肠道间质肿瘤细胞可呈短的交叉束状排列，类似于富于细胞性纤维瘤。**（右）**累及卵巢的胃肠道间质肿瘤可有鲜艳的嗜酸性细小纤维（丝团样纤维）➡，这是其特征性的表现，不应与胶原带混淆，后者见于纤维瘤和子宫内膜样间质肉瘤，也可见于部分平滑肌肿瘤

术语

定义

- 恶性或恶性潜能未定的胃肠道间质肿瘤常通过直接扩散的方式累及卵巢

病因/发病机制

肿瘤转化

- 被认为是起源于胃肠道 Cajal 间质细胞

临床问题

流行病学

- 发病率
  - 罕见
- 年龄
  - 范围广(44~81 岁)

表现

- 卵巢肿瘤的发现可早于胃肠道肿瘤
- 腹部包块
- 肠道梗阻症状和体征(恶心、疼痛及其他)

治疗

- 手术
- 运用酪氨酸激酶受体抑制剂进行 c-Kit 靶向治疗

预后

- 与胃肠道内的原发部位肿瘤相关,最常见来自胃/小肠(复发/转移趋势更大),取决于体积、异型性和核分裂活性

大体所见

一般特征

- 单侧或双侧
- 切面呈分叶状,实性,褐色到白色
- 常见出血和/或坏死
- 常伴腹膜多发结节

大小

- 范围广(4~20cm)

显微镜下所见

组织学特征

- 束状(常较短)、弥漫性、巢状或混合性生长方式
- 可见鲜艳的嗜酸性(丝团样)纤维
- 可见局灶坏死
- 可发生间质黄素化

细胞学特征

- 梭形细胞,含有少量浅嗜酸性细胞质,有时为纤维样细胞质,细胞核细长
  - 可见细胞核栅栏状排列
- 上皮样细胞,含有丰富的浅嗜酸性到空泡化细胞质,细胞核圆形
- 可见印戒样细胞(小空泡)
- 不同程度的细胞非典型性(但通常一致)和核分裂活性

辅助实验

免疫组织化学

- C-kit(CD117)和 DOG1 阳性
- PKC-θ、CD34 和 nestin 阳性(特异性稍低)
- caldesmon 阳性比 desmin 更常见
- S100 和角蛋白阴性

遗传学检测

- *KIT*、*ANO1*(DOG1)和 *PDGFRA* 突变

鉴别诊断

平滑肌肉瘤

- 通常为长束状
- 细胞核呈雪茄样
- 常有细胞多形性
- DOG1 和 CD34 阴性

富于细胞性纤维瘤和纤维肉瘤

- 通常单侧
- 细胞质稀少,无上皮样成分
- DOG1、C-kit(CD117)阴性或仅局灶阳性

腹膜平滑肌瘤病

- 常有妊娠史或口服避孕药
- 常为小结节(大多数<5mm),无明显包块
- 与平滑肌瘤一致的温和的细胞学特征
- 伴蜕膜或子宫内膜异位症

子宫内膜样间质肉瘤

- 常为单侧
- 舌状浸润模式
- 小细胞弥漫增生
- 小动脉样血管
- 可见性索、平滑肌、腺样及其他类型的分化
- 伴子宫内膜异位症
- CD10 阳性,DOG1 阴性

诊断注意事项

病理诊断要点

- 胃肠道间质肿瘤可最先发现于卵巢,而无经临床证实的其他肿瘤
- 因胃肠道间质肿瘤偶可呈 caldesmon 阳性,因此最好应用 desmin、C-kit 和 DOG1 这一系列指标来与平滑肌肿瘤进行鉴别诊断

部分参考文献

1. Novelli M et al: DOG1 and CD117 are the antibodies of choice in diagnosis of gastrointestinal stromal tumours. Histopathology. 57(2):259-70, 2010
2. Irving JA et al: Ovarian spindle cell lesions: a review with emphasis on recent developments and differential diagnosis. Adv Anat Pathol. 14:305-19, 2007
3. Irving JA et al: Gastrointestinal stromal tumors metastatic to the ovary: a report of five cases. Am J Surg Pathol. 29(7):920-6, 2005
4. Lerwill MF et al: Smooth muscle tumors of the ovary: a clinicopathologic study of 54 cases emphasizing prognostic criteria, histologic variants, and differential diagnosis. Am J Surg Pathol. 28(11):1436-51, 2004
5. Oliva E et al: Endometrial stromal tumors: an update on a group of tumors with a protean phenotype. Adv Anat Pathol. 7(5):257-81, 2000

(王昀 李静 吴焕文 李丽 江炜 何琼琼 译
刘爱军 邵立伟 李倩茹 审)

第七章
腹　　膜

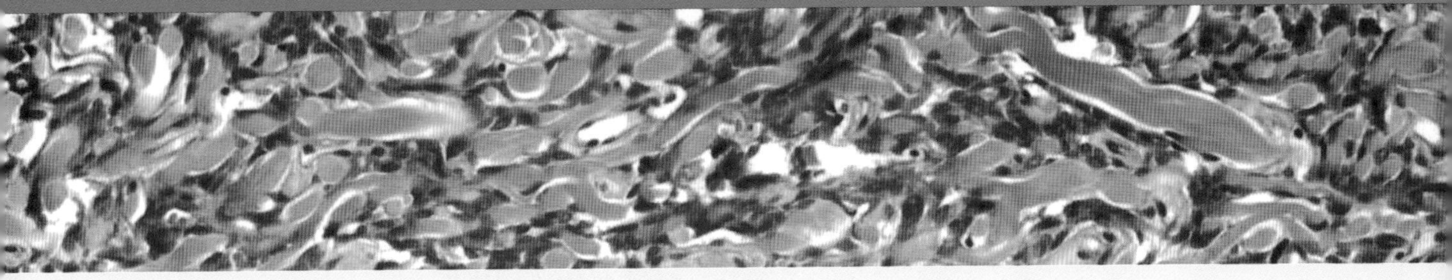

非肿瘤性病变

肿瘤

第1节 良性米勒管病变

要 点

术语

- 子宫内膜异位症：良性子宫内膜型腺体、间质及新鲜或陈旧出血
  - 间质子宫内膜异位症：仅有间质
  - 深部浸润性子宫内膜异位症：浸润周围组织>5mm
- 输卵管内膜异位症：良性输卵管型腺体
- 宫颈内膜异位症：良性宫颈内膜型腺体
- 米勒管上皮异位症：混合性宫颈内膜、输卵管和/或子宫内膜样上皮
- 异位蜕膜：细胞形态学上与蜕膜化的子宫内膜间质细胞相同

显微镜下所见

- 子宫内膜异位症
  - 内衬子宫内膜样上皮的腺体或囊肿（如果共存输卵管或宫颈内膜型上皮称为米勒管上皮异位症）
  - 子宫内膜型间质
  - 出血（新鲜/陈旧，伴有吞噬含铁血黄素的巨噬细胞）
- 宫颈内膜异位症
  - 内衬宫颈内膜型上皮的腺体±黏液外渗
  - 玻璃样变性、成纤维细胞或水肿性间质
- 异位蜕膜
  - 结节、成簇和单个细胞位于腹膜表面下方
- 输卵管内膜异位症
  - 内衬输卵管型上皮的腺体

首要的鉴别诊断

- 转移性腺癌（与子宫内膜异位症/宫颈内膜异位症/米勒管上皮异位症鉴别）
- 蜕膜样间皮瘤（与异位蜕膜鉴别）
- 米勒管腺肉瘤（与息肉样子宫内膜异位症鉴别）

隆起的红色病变

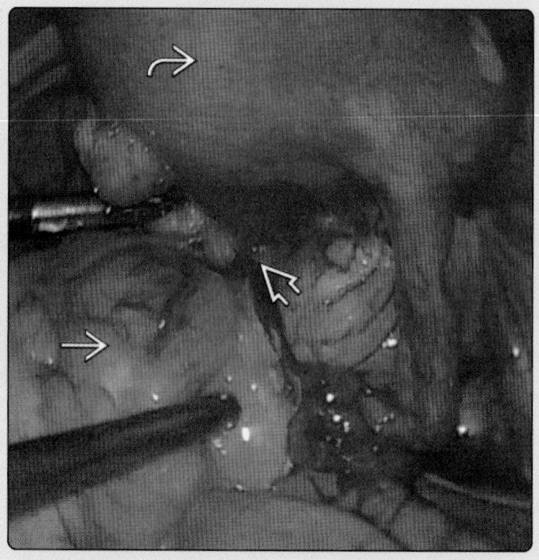

子宫内膜样型腺体和间质

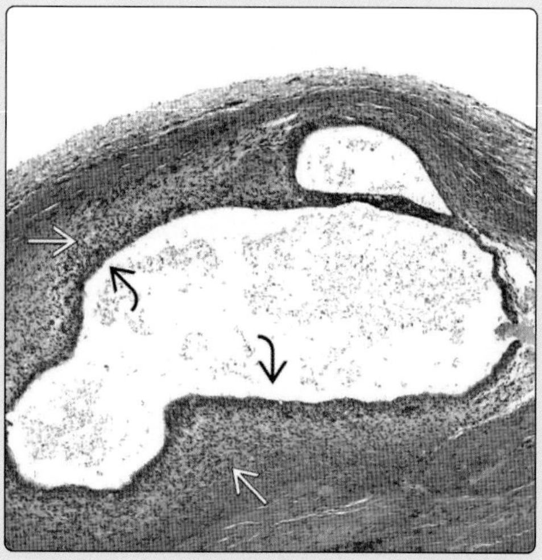

（左）腹腔镜检查发现子宫内膜异位症➡造成直肠阴道陷凹部分闭塞。子宫体➡和直肠➡分别位于前方和后方。**（右）**子宫内膜异位症的定义是具有下面两项特征：子宫内膜样型腺体➡、子宫内膜间质➡和/或新鲜/陈旧出血/含铁血黄素沉积。可有个别例外（例如间质子宫内膜异位症和假黄瘤性结节）

子宫内膜样型上皮和普通表现的间质

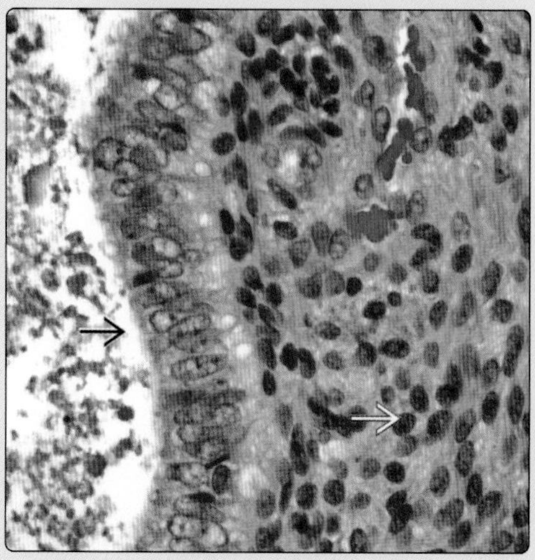

CD10 阳性的间质细胞

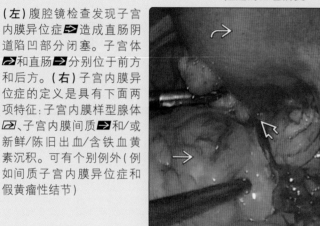

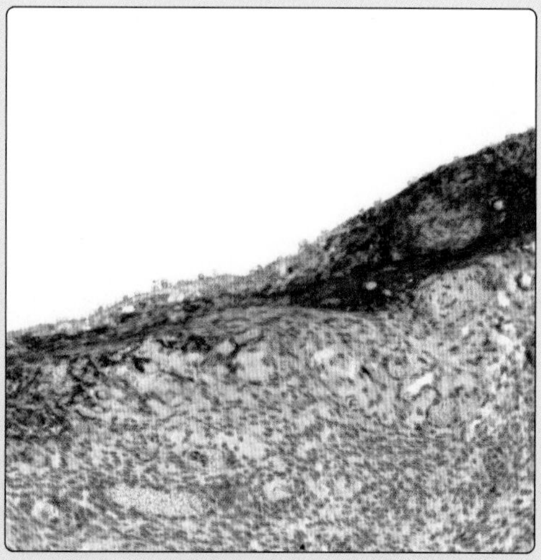

（左）子宫内膜异位症可见良性立方到柱状子宫内膜样型上皮细胞，伴有略显复层的卵圆形细胞核，没有细胞非典型性➡，以及良性子宫内膜型间质细胞➡。**（右）**CD10 可以证实子宫内膜异位症，突显子宫内膜型间质；然而，典型者是根据形态学背景做出诊断的

术语

定义

- 子宫内膜异位症：异位良性子宫内膜样型腺体、间质和（新鲜/陈旧）出血（诊断需要三项中出现两项）
  - 间质子宫内膜异位症：良性子宫内膜型间质，没有腺体
  - 深部浸润性子宫内膜异位症：浸润到周围组织>5mm
- 输卵管内膜异位症：良性输卵管型腺体
- 宫颈内膜异位症：良性宫颈内膜型腺体
- 米勒管上皮异位症：宫颈内膜、输卵管和/或子宫内膜样上皮混合
- 异位蜕膜：细胞形态与蜕膜化子宫内膜间质细胞相同

病因/发病机制

化生理论

- 是指第二米勒系统间皮下间质细胞的化生性改变
  - 可以解释妊娠相关性蜕膜反应

种植理论

- 子宫内膜异位症
  - 月经回流
  - 可能导致完全性阴道横隔增加
- 输卵管内膜异位症
  - 来自输卵管黏膜脱落

临床问题

流行病学

- 发生率
  - 至少 11%（子宫内膜异位症）没有诊断
  - 不孕发生率高（子宫内膜异位症）
  - 异位蜕膜见于 5.5% 妊娠妇女
- 年龄
  - 通常为生育年龄妇女

表现

- 常常无症状
  - 其他原因手术时的偶然发现
- 不孕史（子宫内膜异位症）
- 疼痛，有时为周期性（子宫内膜异位症）

治疗

- 子宫内膜异位症
  - 激素治疗
  - 通过透热疗法消融
  - 肿块性病变手术（息肉样子宫内膜异位症、子宫内膜异位囊肿、其他）

预后

- 如果严重，发病率显著
  - 与受累器官/部位有关
- 肿瘤性转化罕见（子宫内膜异位症和输卵管内膜异位症）

大体所见

一般特征

- 子宫内膜异位症
  - 小而不规则的表面棕色斑块（“燃粉”）±粘连
  - 肿块样±息肉样，切面肉样棕褐色
- 输卵管内膜异位症
  - 明显的囊肿形成
- 宫颈内膜异位症
  - 外宫颈或膀胱肿块
- 异位蜕膜
  - 灰白色结节或斑块（典型者小）

显微镜下所见

组织学特征

- 子宫内膜异位症
  - 内衬子宫内膜样、输卵管或宫颈内膜型上皮的腺体或囊肿（如果共存称为米勒管上皮异位症）
  - 子宫内膜型间质
  - 出血（新鲜/陈旧，伴有吞噬含铁血黄素的巨噬细胞）
  - 子宫内膜息肉样表现（息肉样子宫内膜异位症）
  - 中心坏死被泡沫样组织细胞和/或玻璃样变性的结缔组织包围（假黄瘤结节）
  - 只有子宫内膜间质的小结节（间质子宫内膜异位症）
  - 纤维化和/或弹力组织变性或平滑肌增生
  - 肿瘤性转化为腺肌瘤、子宫内膜样或透明细胞癌、浆液黏液性交界性肿瘤、腺肉瘤、子宫内膜间质肉瘤和癌肉瘤
- 输卵管内膜异位症
  - 内衬输卵管型上皮的腺体
  - 其下没有特殊的间质
  - ±伴有子宫内膜异位症
  - 肿瘤性转化为浆液性交界性肿瘤或浆液性癌（输卵管内膜异位症）
- 宫颈内膜异位症
  - 内衬宫颈内膜型上皮的腺体
  - 玻璃样变性、成纤维细胞、水肿性间质
  - ±黏液外渗
- 异位蜕膜
  - 腹膜表面下结节、成簇或单个细胞
- 可能“浸润”其下组织（子宫内膜异位症、宫颈内膜异位症）
- 砂粒体（输卵管内膜异位症>>>子宫内膜异位症）

细胞学特征

- 立方、柱状或扁平细胞
  - 胞质嗜酸性±核下或核上空泡（子宫内膜异位症）
  - 分泌改变（激素或周期性）或妊娠中的 Arias-Stella 反应（子宫内膜异位症）
  - 淡染，空泡状，黏液性（宫颈内膜异位症）
  - 纤毛+鞋钉样细胞（输卵管内膜异位症）
- 小圆形到卵圆形子宫内膜型间质细胞

- ○ 前蜕膜(如有激素影响或周期性)(子宫内膜异位症)
- 丰富的双嗜性胞质(异位蜕膜)
  - ○ 突出的空泡±印戒样细胞
- 核分裂象罕见

辅助实验

免疫组织化学

- 上皮
  - ○ pax-8、ER、PR 阳性
- 子宫内膜型间质
  - ○ CD10 阳性,p16 片块阳性
- 异位蜕膜
  - ○ ER、vimentin、desmin 阳性
  - ○ CD10 和 inhibin-α 可能阳性

分子异常

- ±*KRAS* 突变(子宫内膜异位症)

鉴别诊断

不典型输卵管内膜异位症

- 细胞非典型性,达不到癌

浆液性交界性肿瘤(vs. 不典型输卵管内膜异位症)

- 可能形成肿块性病变
- 结构复杂伴有细胞出芽和成簇
- 常见细胞伴有丰富的嗜酸性胞质

伴有增生的子宫内膜异位症(vs. 子宫内膜异位症)

- 腺体密集和复杂±细胞非典型性

转移性腺癌(vs. 子宫内膜异位症/输卵管内膜异位症/米勒管上皮异位症)

- 从前病史和/或共存的原发性肿瘤
- 复杂的腺体结构,至少局灶性
- 不规则形和杂乱浸润的腺体伴有细胞非典型性
- 纤维组织增生性间质

低级别米勒管腺肉瘤(vs. 息肉样子宫内膜异位症)

- 均匀的叶样结构
- 明显的间质集聚或"套袖"
- ±性索样分化或肉瘤性过度生长
- ±浸润其下组织
- 间质细胞非典型性伴有不同的核分裂活性

子宫内膜间质肉瘤(vs. 间质子宫内膜异位症)

- 从前病史或伴随的肿块

蜕膜样间皮瘤(vs. 异位蜕膜鉴别)

- 可见大而常常融合的结节
- 常见浸润其下组织
- 核的大小形状差异很大
- 可见核分裂象
- 电子显微镜检查许多细长的微绒毛
- keratin(AE1/AE3、pan keratin、CK7, CK5/6) EMA、D2-40、WT1、mesothelin 阳性
- ER 和 inhibin 阴性

转移性鳞状细胞癌(vs. 异位蜕膜)

- 从前病史和/或伴随卵巢/子宫肿瘤
- 角质形成和细胞间桥(即真正的鳞状分化)
- 细胞非典型性和核分裂象
- keratin 和 p63 阳性
- p16 弥漫阳性(如果来源于宫颈)

腹膜结核病(vs. 坏死性假黄瘤性结节)

- 从前结核病病史,结核菌素试验阳性,或免疫抑制
- 不同大小,有时为融合性的肉芽肿,伴有中心坏死
- 周围栅栏状排列的组织细胞和巨细胞
- AFB 染色和/或培养阳性

诊断注意事项

病理诊断要点

- 弹力组织变性,黏液样间质,甚至"浸润"周围组织不代表恶性,因为它可能见于子宫内膜异位症
- 异位蜕膜细胞胞质明显的空泡改变可能非常类似于恶性印戒细胞;然而,核呈良性特征
- 典型的宫颈内膜异位症位于宫颈或膀胱外面,常常有从前剖宫产病史

部分参考文献

1. Anglesio MS et al: Cancer-associated mutations in endometriosis without cancer. N Engl J Med. 376(19):1835-1848, 2017
2. Anglesio MS et al: Multifocal endometriotic lesions associated with cancer are clonal and carry a high mutation burden. J Pathol. 236(2):201-9, 2015
3. Ordóñez NG: Deciduoid mesothelioma: report of 21 cases with review of the literature. Mod Pathol. 25(11):1481-95, 2012
4. Buck Louis GM et al: Incidence of endometriosis by study population and diagnostic method: the ENDO study. Fertil Steril. 96(2):360-5, 2011
5. Patonay B et al: Florid cystic endosalpingiosis with extensive peritoneal involvement and concurrent bilateral ovarian serous cystadenoma. J Obstet Gynaecol. 31(8):773-4, 2011
6. Boyle DP et al: Peritoneal stromal endometriosis: a detailed morphological analysis of a large series of cases of a common and under-recognised form of endometriosis. J Clin Pathol. 62(6):530-3, 2009
7. Clement PB: The pathology of endometriosis: a survey of the many faces of a common disease emphasizing diagnostic pitfalls and unusual and newly appreciated aspects. Adv Anat Pathol. 14(4):241-60, 2007
8. Parker RL et al: Polypoid endometriosis: a clinicopathologic analysis of 24 cases and a review of the literature. Am J Surg Pathol. 28(3):285-97, 2004
9. Toki T et al: CD10 is a marker for normal and neoplastic endometrial stromal cells. Int J Gynecol Pathol. 21(1):41-7, 2002
10. Clement PB et al: Two previously unemphasized features of endometriosis: micronodular stromal endometriosis and endometriosis with stromal elastosis. Int J Surg Pathol. 8(3):223-227, 2000
11. Young RH et al: Endocervicosis involving the uterine cervix: a report of four cases of a benign process that may be confused with deeply invasive endocervical adenocarcinoma. Int J Gynecol Pathol. 19(4):322-8, 2000
12. Young RH et al: Müllerianosis of the urinary bladder. Mod Pathol. 9(7):731-7, 1996
13. Clement PB et al: Necrotic pseudoxanthomatous nodules of ovary and peritoneum in endometriosis. Am J Surg Pathol. 12(5):390-7, 1988

纤维化和平滑肌化生

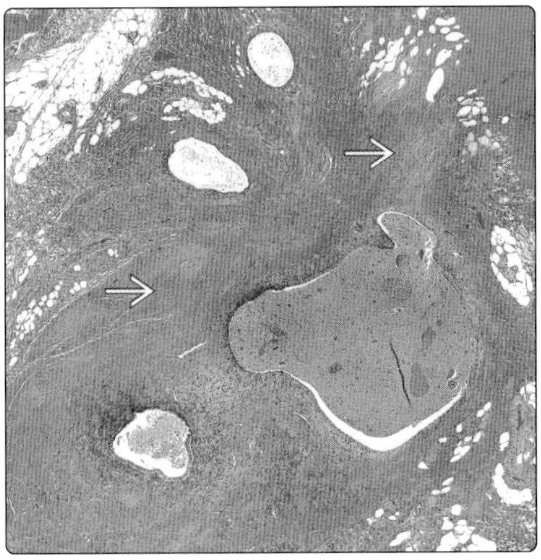

间质子宫内膜异位症

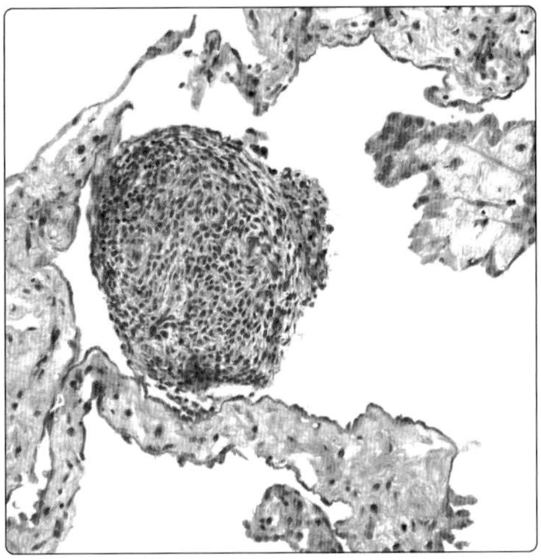

(左) 子宫内膜异位症可能伴有明显的纤维化和平滑肌增生➡;后者可能形成子宫样肿块。**(右)** 间质子宫内膜异位症,存在子宫内膜型间质细胞的小结节,不伴有米勒管上皮。新鲜或陈旧出血的证据通常不明显。本图可能无法与子宫内膜间质肉瘤鉴别;因此,临床病理联系非常重要

息肉样子宫内膜异位症

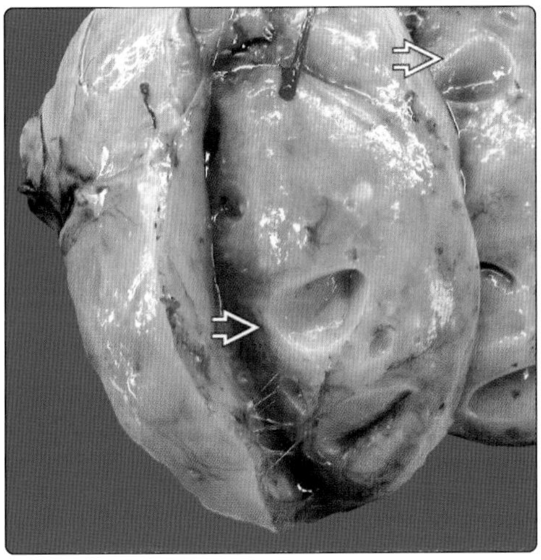

息肉样子宫内膜异位症腺体改变

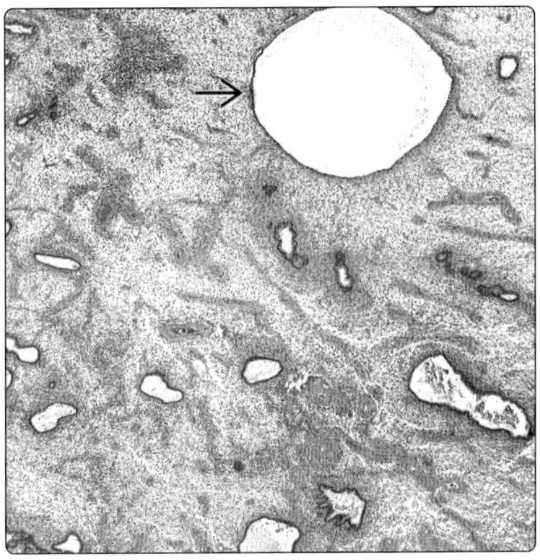

(左) 典型的息肉样子宫内膜异位症形成黄色到棕褐色肿块,伴有不同的囊肿形成➡。这种病变临床上可以切除,即使有时显微镜下类似于恶性;**(右)** 息肉样子宫内膜异位症,腺体大小和间距有改变,包括囊肿形成➡及许多血管和纤维性表现的间质,类似于子宫内膜息肉。注意腺体周围没有间质集聚,后者见于腺肉瘤

子宫内膜异位症相关性肉芽肿

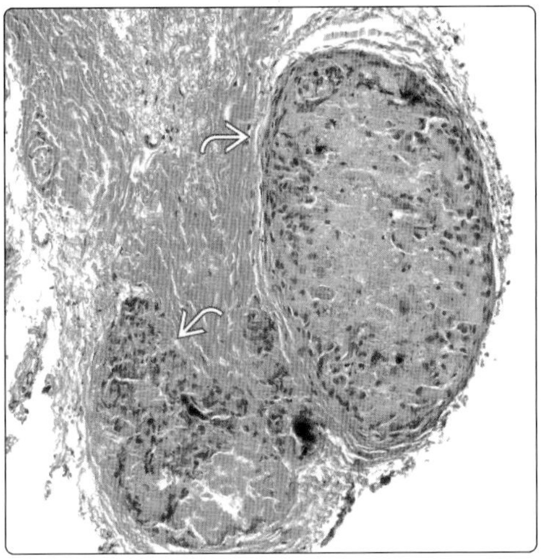

弹力组织变性的间质

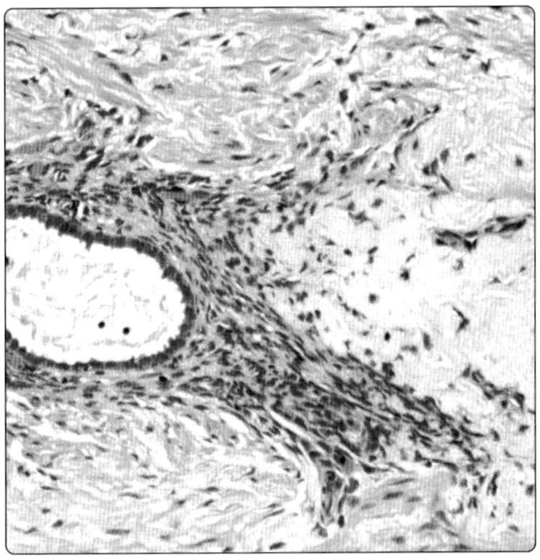

(左) 含有含铁血黄素的肉芽肿可能是腹膜子宫内膜异位病变唯一的表现➡。注意黄色肉芽肿是另外一种类型的子宫内膜异位症相关性病变,是长期/末期子宫内膜异位症。**(右)** 子宫内膜和卵巢陈旧子宫内膜异位症的一种非常具有特征性的改变是弹力组织变性的间质,可能部分或完全取代典型的子宫内膜间质。不要与纤维组织增生性间质混淆

(**左**)累及腹膜的米勒管上皮异位症，某些腺体内衬宫颈内膜型➩，另外一些内衬输卵管型→和/或子宫内膜样型表现的上皮。腺体可能破裂伴有继发性黏液外渗，以致引起关注是否为恶性病变。(**右**)宫颈内膜异位症的腺体至少局灶内衬高柱状黏液上皮，核小，位于基底；典型的宫颈内膜异位症病变出现在宫颈或膀胱外面

米勒管上皮异位症

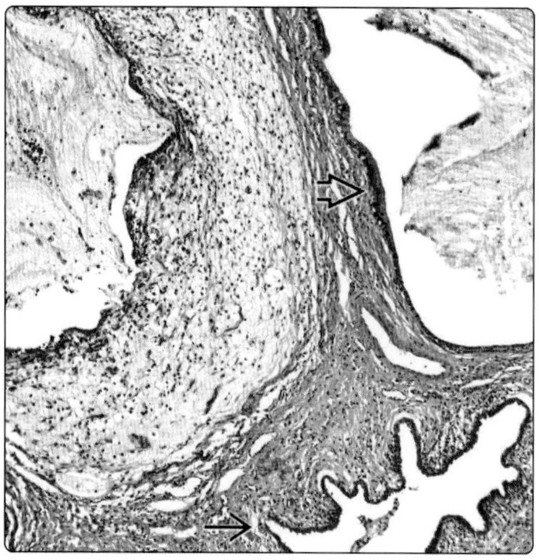

黏液性上皮(宫颈内膜异位症)

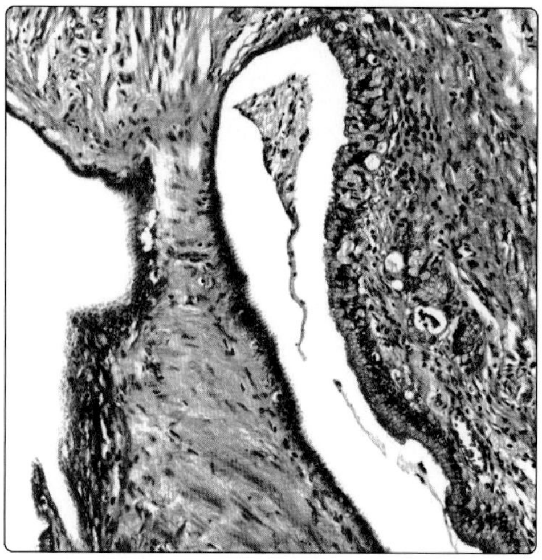

(**左**)典型的输卵管内膜异位症的特征是内衬输卵管上皮的单纯腺体，缺乏细胞非典型性或任何程度的上皮增生。伴有砂粒体的并不少见。应该与萎缩的子宫内膜异位症鉴别，典型者缺乏子宫内膜型间质。(**右**)虽然不是特异的表现，腹膜下间质内的砂粒体➩常常与输卵管内膜异位症有关

输卵管上皮(输卵管内膜异位症)

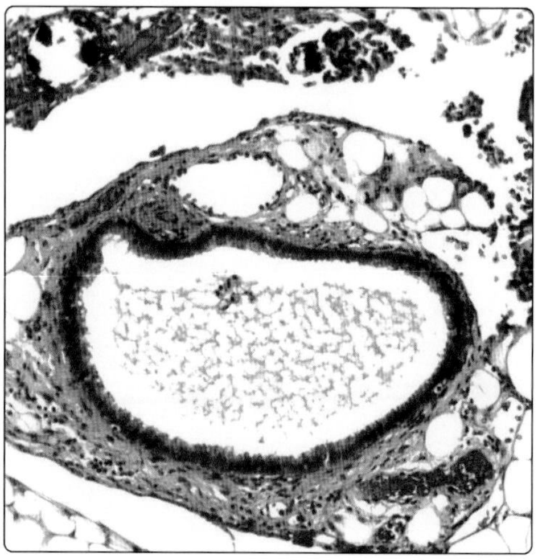

砂粒体

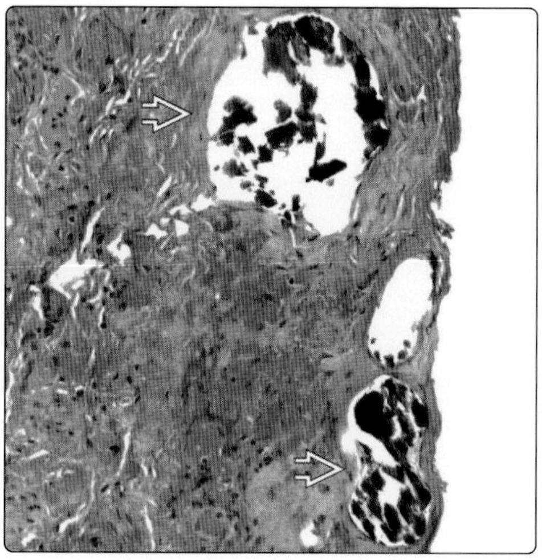

(**左**)蜕膜反应的细胞与正位妊娠期子宫内膜间质细胞相同。虽然有上皮样表现，但并不表达上皮标记物，例如 keratin。(**右**)异位蜕膜明显的胞质空泡，不要误认为恶性，特别是转移性腺癌。注意细胞的核质比低，核具有良性的细胞形态学特征

异位蜕膜

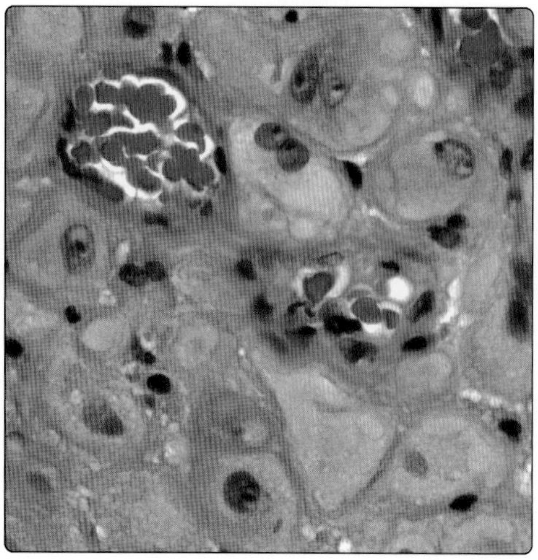

胞质透明(异位蜕膜)

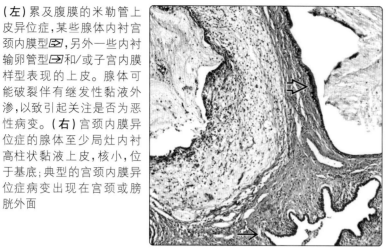

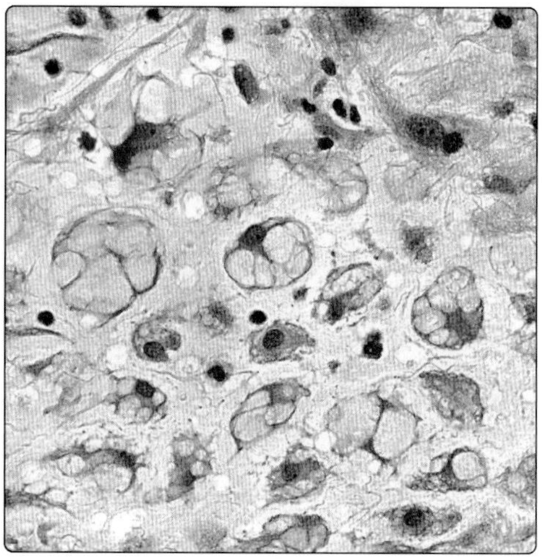

蜕膜样恶性间皮瘤

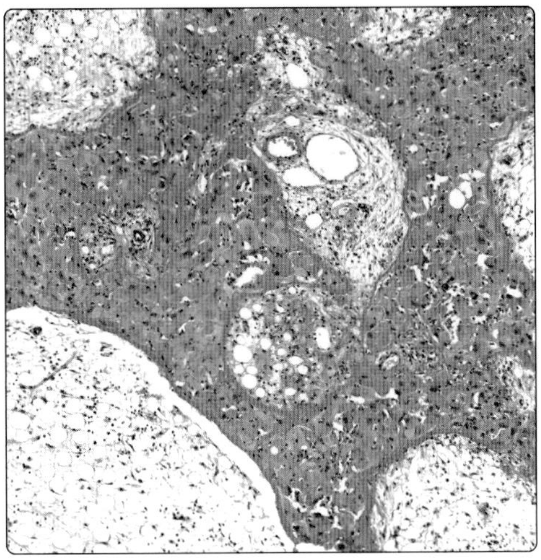

蜕膜样恶性间皮瘤

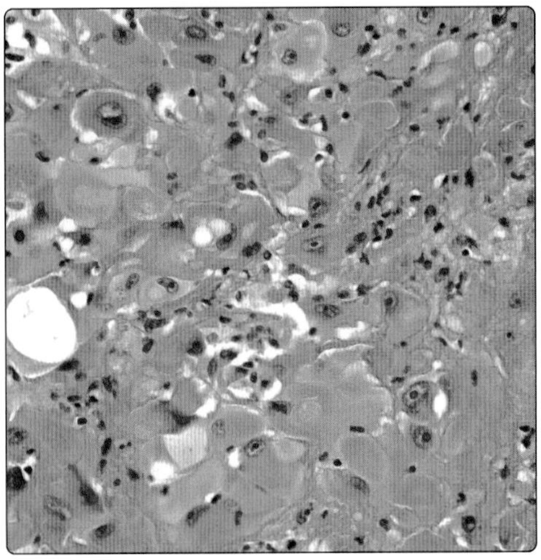

(左)蜕膜样恶性间皮瘤罕见,腹膜比胸膜常见,显示浸润其下组织,包括取代网膜中的脂肪小叶间隔。(右)蜕膜样恶性间皮瘤细胞胞质丰富,嗜酸性到双嗜性,核大,核仁突出。不同于异位蜕膜的良性表现

浸润性子宫内膜异位症

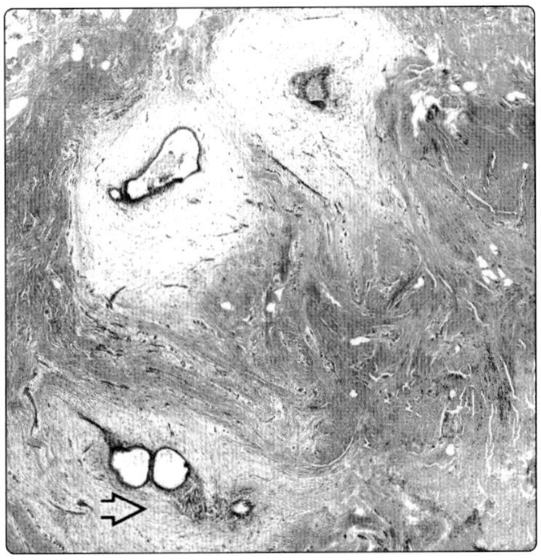

发生在子宫内膜异位症的子宫内膜样癌

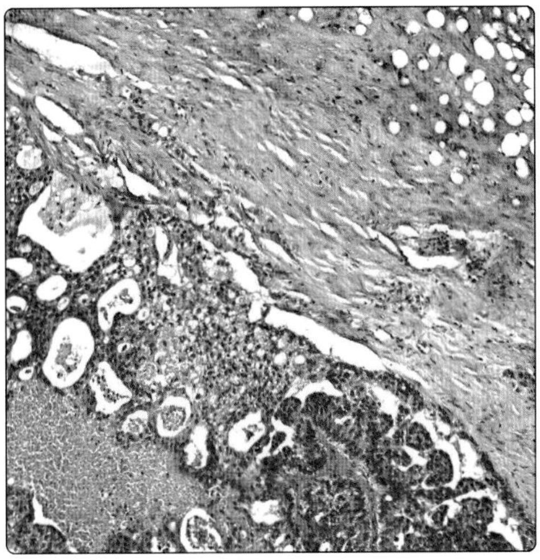

(左)子宫内膜异位症可能显示明显的假浸润表现,伴有黏液样和/或纤维性反应。如果伴随的子宫内膜型间质是局灶性⇨和被漏掉,这种表现可能非常类似于浸润性腺癌。(右)子宫内膜样癌是一种发生于子宫内膜异位症的最常见的恶性肿瘤,其表现可能与来自子宫或卵巢的转移性子宫内膜样癌相同

腺肉瘤

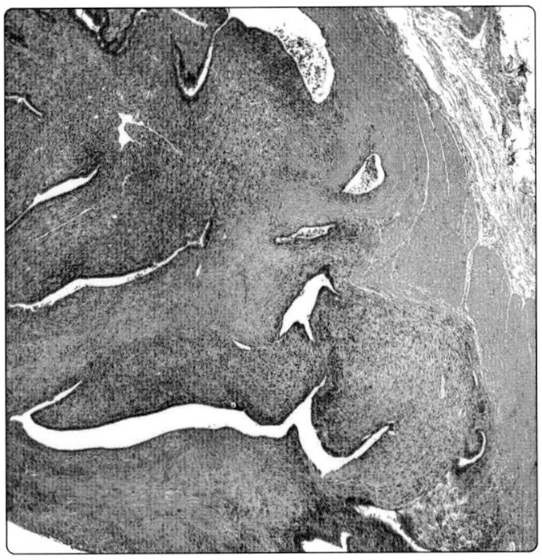

腺肉瘤间质细胞异型性

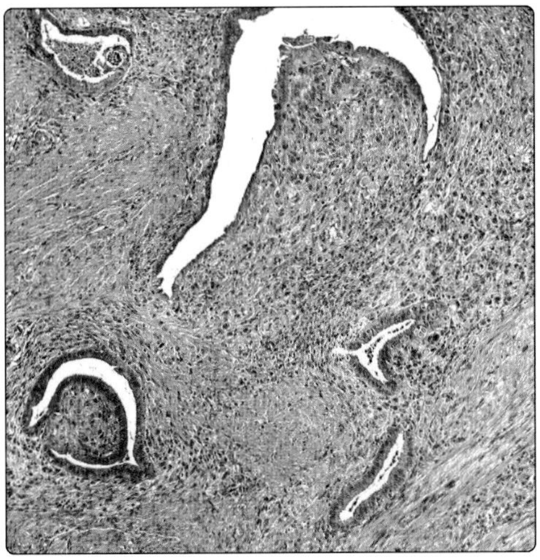

(左)原发性腹膜腺肉瘤可能需要与息肉样子宫内膜异位症鉴别。然而,它的特征是某些腺体具有叶状结构,被细胞丰富的间质围绕。(右)腺肉瘤周围的间质显示某种程度的细胞非典型性,常常伴有核分裂活性。细胞丰富的间质套袖不同于远离腺体的细胞稀疏的间质

第2节 显著的间皮增生

要点

术语

- 间皮细胞反应性增生，继发于慢性炎症或刺激

临床问题

- 检查或治疗某些病变时的偶然发现

大体所见

- 粗，钝，±增厚和白色表面

显微镜下所见

- 局灶性、多灶性或弥漫性
- 没有浸润其下组织
- 弥漫性>结节性>乳头状>假浸润性；不同大小的乳头、小巢、条索或腺样结构
  - 不同大小的乳头（不长）
  - 小巢、条索和腺管可能形成假浸润结构
- ±浆膜表面下线样平行排列的乳头
- 均匀一致的立方或梭形间皮细胞伴有相对丰富的嗜酸性到双嗜性胞质
- 细胞至多轻度非典型性，伴有空旷的核染色质，偶见单个明显的核仁

辅助实验

- vimentin、AE1/AE3、calretinin、CK5/6、WT1、D2-40（podoplanin）、thrombomodulin 阳性
- EMA、PR、pax-8 可能阳性
- CEA、Leu-M1（CD15）、BER-EP4、B72.3、MOC-31、ER、p53 阴性
- BAP1 表达保留

首要的鉴别诊断

- 恶性间皮瘤
- 高分化乳头状间皮瘤
- 转移癌
- 低级别癌或交界性肿瘤，浆液性

粗钝的表面

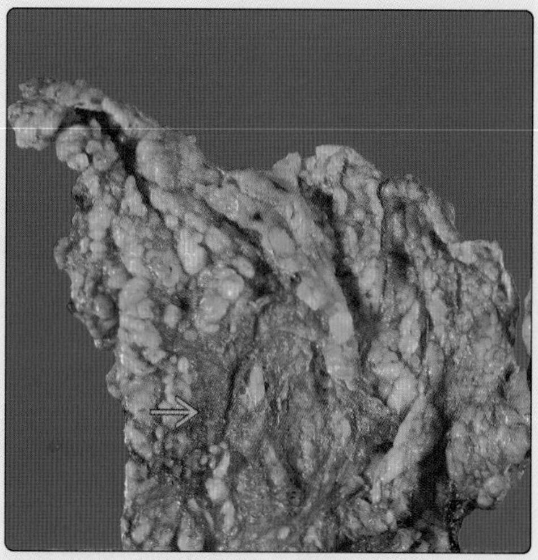

弥漫性结构

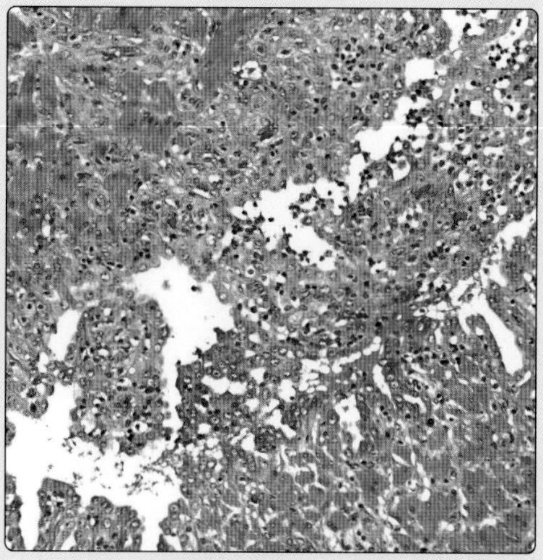

（左）显著的间皮增生可能是由非肿瘤性和肿瘤性病变引起的，继发于对被覆间皮的刺激。典型者为偶然发现；然而，腹膜表面可能表现为粗钝，有时增厚⇨。**（右）**显著的间皮增生可能显示多角形细胞弥漫性生长，可能为非黏着性，伴有纤维蛋白沉积和丰富的炎症细胞

成巢的表现

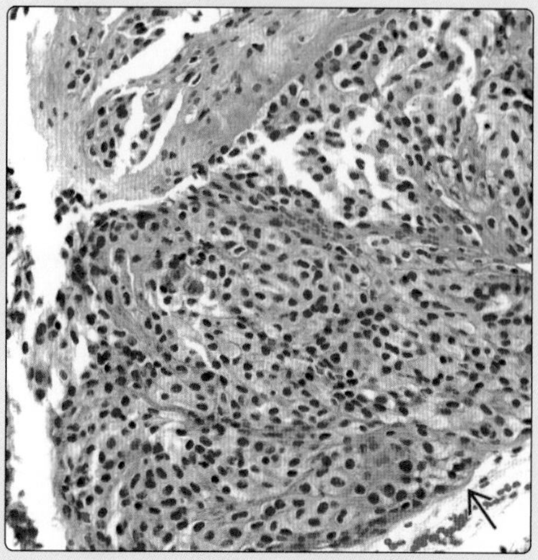

垂直于表面的细胞条索

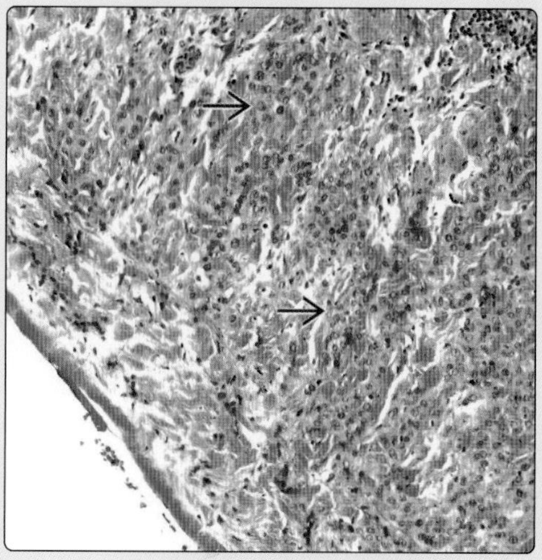

（左）间皮增生有时可能显示结节状或巢状结构。间皮细胞可能与组织细胞和慢性炎症细胞混合。这些集聚的细胞与下面组织界限分明⇨。**（右）**明显的间皮增生可能见于疝囊，如本例所示。其特征是集聚的增生的间皮细胞条索和细胞巢垂直于表面排列⇨。不存在杂乱生长

术语

同义词

- 反应性间皮增生

定义

- 间皮细胞反应性增生，继发于慢性炎症或刺激

病因/发病机制

慢性刺激

- 非肿瘤(子宫内膜异位症最常见)>肿瘤性病变

临床问题

部位

- 腹膜、网膜>>卵巢、淋巴结

表现

- 检查和治疗某些病变时的偶然发现

预后

- 典型者在处理固有病因后消退

大体所见

一般特征

- 粗，钝±增厚的白色表面

显微镜下所见

组织学特征

- 局灶性、多灶性或弥漫性
- 不侵犯其下组织
- 弥漫性>结节性>乳头状>假浸润
  - 不同大小的乳头
  - 小巢、条索和腺管可能形成假浸润性结构
- ±浆膜表面下平行线样排列
- 细胞不同(接近表面的细胞较大)
- 混合炎症细胞
- 可见伴有明显的纤维蛋白、红细胞外渗和肉芽组织(假浸润)

细胞学特征

- 间皮细胞
  - 均一的立方或梭形细胞
  - 相对丰富的嗜酸性/双嗜性胞质
  - 细胞至多轻度非典型性，核染色质空旷，伴有单个突出的核仁
  - ±胞质内空泡(印戒细胞样)
  - ±开窗
  - 核分裂象常见
- 间皮下细胞具有梭形形态学和良性细胞学特征

辅助实验

免疫组织化学

- vimentin、AE1/AE3、calretinin、CK5/6、WT1、D2-40、H-caldesmon、desmin、thrombomodulin 阳性
- EMA、PR、pax-8 可能阳性
- CEA、leu-M1、BER-EP4、B72.3、MOC-31、ER、p53 阴性

鉴别诊断

恶性间皮瘤

- 腹膜广泛受累，常常伴有血性腹水
- 可见肉瘤样/席纹样成分
- 浸润其下组织
- 显著的一致的细胞非典型性
- p16 纯合子缺失(染色体 9p21)为特异性(但不敏感)
- BAP1 表达缺失为特异性(但不敏感)

高分化乳头状间皮瘤

- 相对丰富的嗜酸性到双嗜性胞质
- 被覆单层立方细胞的乳头
- 无炎症、肉芽组织或出血

转移癌

- 临床病史
- 常见弥漫性或大块腹膜浸润
- BER-EP4、MOC-31、B72.3、CEA 阳性

低级别浆液性癌或交界性肿瘤

- 通常形成肿块
- 纤细乳头，单调均一的增生，常常自由漂浮在间隙中
- 如果是癌，浸润其下组织
- 常见砂粒体
- BER-EP4、MOC-31、B72.3、ER 阳性

诊断注意事项

病理诊断要点

- 假浸润性生长，最常见于子宫内膜异位症，不要诊断为癌
- 形态学检查的关键在于鉴别增生和恶性间皮瘤

部分参考文献

1. Pillappa R et al: Loss of BAP1 expression in atypical mesothelial proliferations helps to predict malignant mesothelioma. Am J Surg Pathol. ePub, 2017
2. Ordóñez NG: Application of immunohistochemistry in the diagnosis of epithelioid mesothelioma: a review and update. Hum Pathol. 44(1):1-19, 2013
3. Churg A et al: The separation of benign and malignant mesothelial proliferations. Arch Pathol Lab Med. 136(10):1217-26, 2012
4. Lv Y et al: Nodular histiocytic aggregates in the greater omentum of patients with ovarian cancer. Int J Surg Pathol. 20(2):178-84, 2012
5. Oparka R et al: Peritoneal mesothelial hyperplasia associated with gynaecological disease: a potential diagnostic pitfall that is commonly associated with endometriosis. J Clin Pathol. 64(4):313-8, 2011
6. Chiosea S et al: Diagnostic importance of 9p21 homozygous deletion in malignant mesotheliomas. Mod Pathol. 21(6):742-7, 2008
7. Clement PB et al: Histiocytic/mesothelial hyperplasia. Am J Surg Pathol. 22(8):1036-7, 1998
8. Clement PB et al: Hyperplastic mesothelial cells within abdominal lymph nodes: mimic of metastatic ovarian carcinoma and serous borderline tumor--a report of two cases associated with ovarian neoplasms. Mod Pathol. 9(9):879-86, 1996
9. Clement PB: Reactive tumor-like lesions of the peritoneum. Am J Clin Pathol. 103(6):673-6, 1995
10. Clement PB et al: Florid mesothelial hyperplasia associated with ovarian tumors: a potential source of error in tumor diagnosis and staging. Int J Gynecol Pathol. 12(1):51-8, 1993

(**左**)显著的间皮增生⇨见于子宫内膜异位囊肿壁⇨内，邻近卵巢表面，可见新鲜和陈旧出血及肉芽组织。(**右**)在显著的间皮增生的子宫内膜异位囊肿壁内可见平行排列的间皮细胞巢和腺管。这种有序的排列提示应考虑间皮病变。注意存在吞噬含铁血黄素的巨噬细胞⇨

伴有子宫内膜异位囊肿

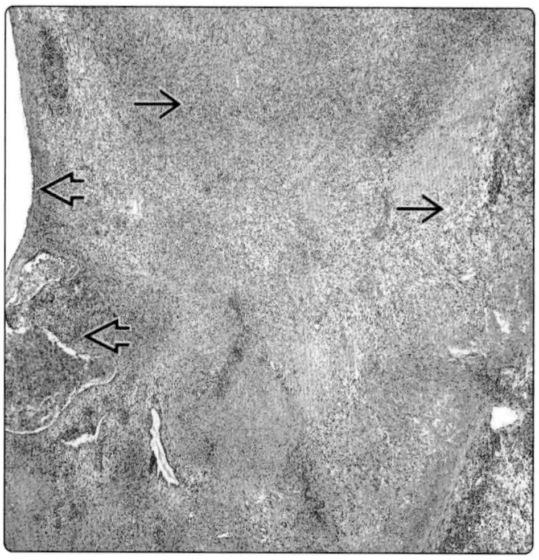

囊肿内衬的平行排列

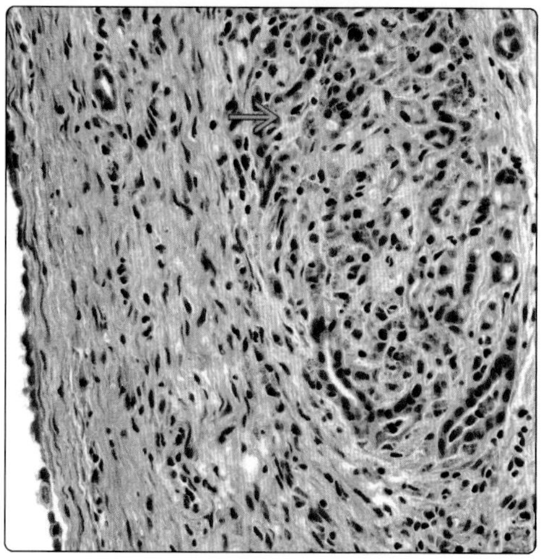

(**左**)内衬单层细胞学良性立方间皮细胞的腺管⇨，伴有均一的染色质，是显著的间皮增生谱系的一部分。(**右**)calretinin 染色突显子宫内膜异位囊肿壁内和黏附处显著的间皮增生⇨。注意这种增生特征性的有序带样分布，有别于恶性

腺管状结构

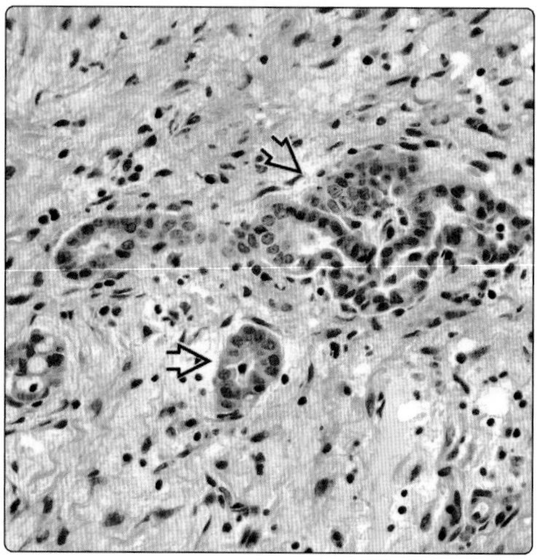

calretinin 明显阳性

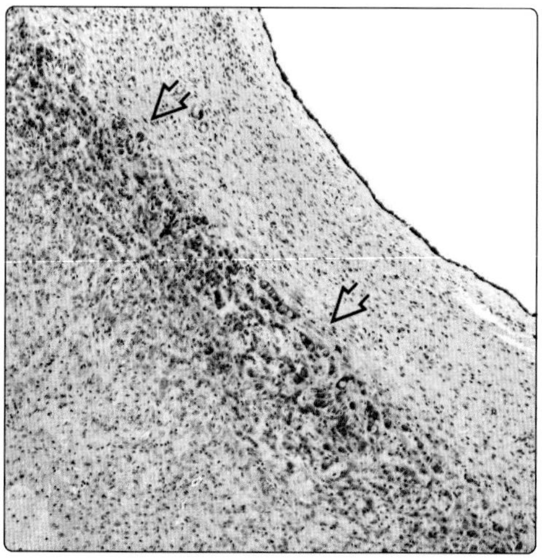

(**左**)在显著的间皮增生，间皮细胞显示至多轻度细胞非典型性，但典型者均匀一致，伴有丰富的嗜酸性胞质。注意其下脂肪组织⇨没有破坏性浸润。(**右**)显著的间皮增生胞质内空泡⇨并不少见。不要与低分化(印戒细胞)癌混淆，特别是当伴有明显的纤维胶原背景时

均匀一致的低级别细胞学和丰富的嗜酸性胞质

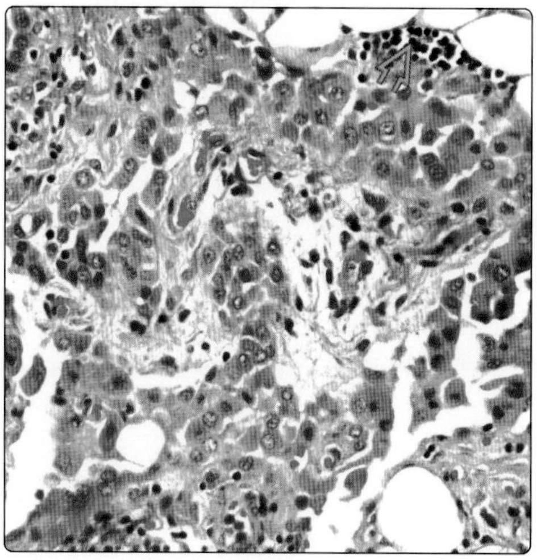

胞质内空泡

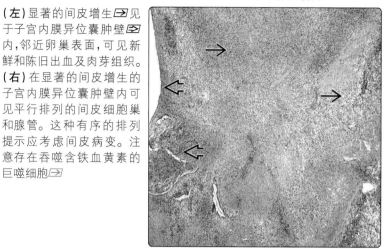

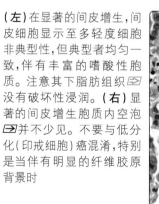

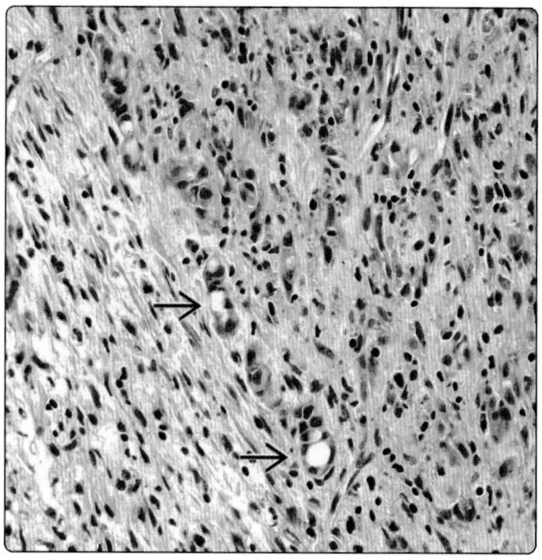

恶性间皮瘤：突出的乳头状结构

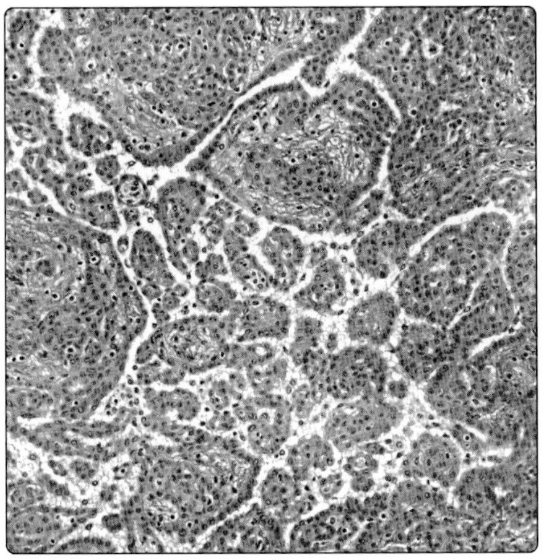

恶性间皮瘤：破坏性浸润其下组织

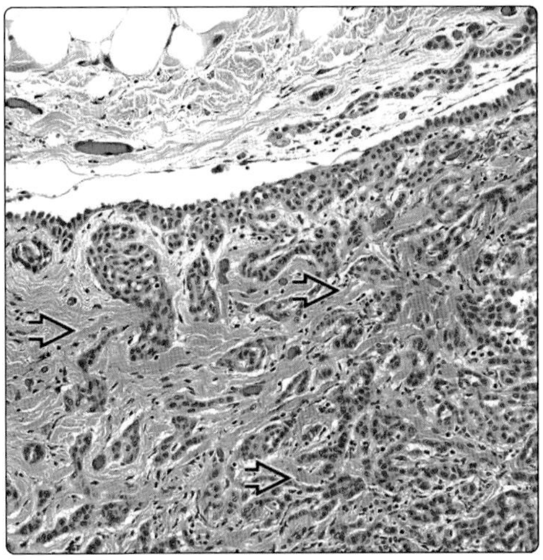

(左) 恶性间皮瘤通常为弥漫性病变，典型者显示由恶性细胞构成的广泛而复杂的乳头或腺管结构。它不伴有炎症或肉芽组织。**(右)** 虽然恶性间皮瘤可能显示良性的细胞学特征，典型者杂乱浸润其下深部组织⇨，不同于显著的间皮增生。后者如果显示“浸润”，典型者非常局限，而且常常伴有肉芽组织

高分化乳头状间皮瘤伴有分叉状结构

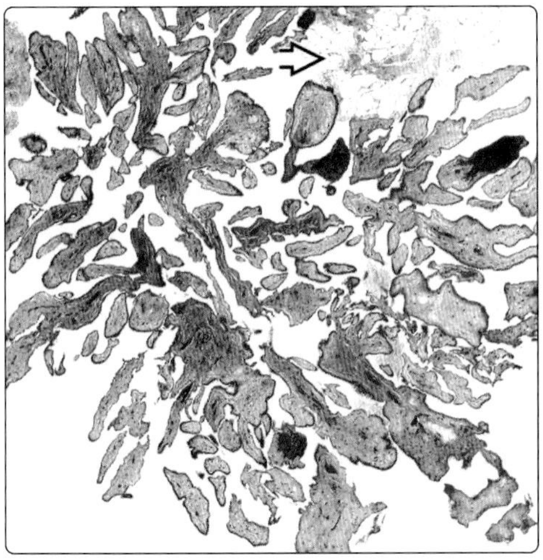

高分化乳头状间皮瘤：不伴有纤维蛋白或炎症

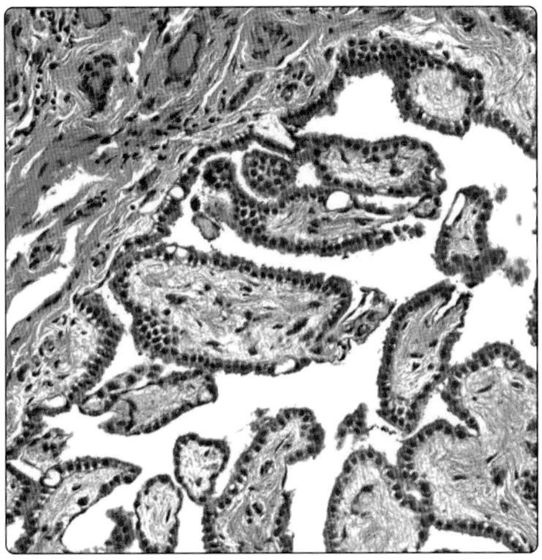

(左) 高分化乳头状间皮瘤的特征是分叉状乳头，不浸润其下组织⇨。间皮增生显示短而粗的乳头。**(右)** 高分化乳头状间皮瘤的乳头被覆单层良性立方细胞，伴有不同量的嗜酸性到双嗜性胞质，小而均一的细胞核，没有核分裂活性。典型者不伴有炎症、肉芽组织或出血

低级别浆液性癌：自由漂浮的乳头

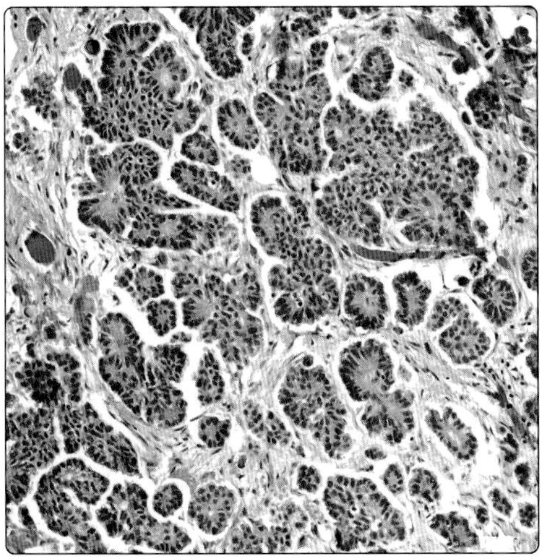

低级别浆液性肿瘤：上皮增生

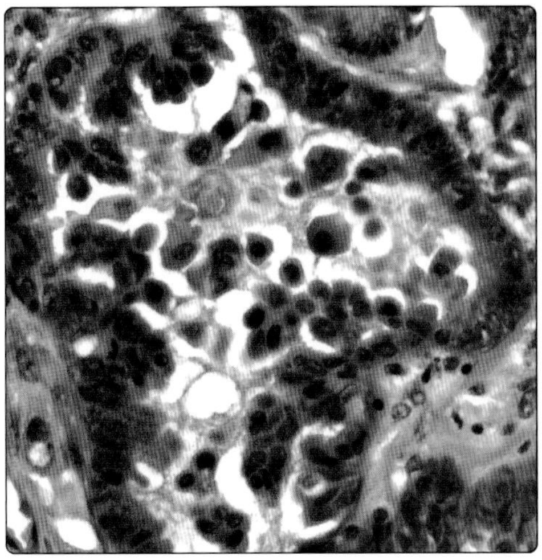

(左) 低级别浆液性癌显示明显的乳头状结构，某些乳头轮廓不规则，自由漂浮在间隙中，细胞具有低级别细胞非典型性。乳头融合性生长和破坏性组织浸润。**(右)** 低级别浆液性肿瘤，乳头伴有核复层，明显的细胞簇和出芽。间皮增生的细胞在细胞学上与之类似

第3节 腹膜包涵囊肿

要 点

术语

- 内衬普通间皮细胞的单房性/多房性囊肿，典型者伴有粘连

病因/发病机制

- 可能与炎症（例如盆腔炎症性疾病）、盆腹腔手术或子宫内膜异位症有关

临床问题

- 通常为偶然发现
- 盆腔疼痛或肿块
- 可以发生在任何年龄（平均30~40岁）
- 盆腔器官>上腹腔>腹膜后

大体所见

- 大至15cm
- 单个囊肿通常较小（<3cm）
- 薄壁透明囊肿，内壁光滑
- 常常伴有粘连

显微镜下所见

- 如果为多房性，不同大小的囊肿
- 单层间皮细胞±鳞状上皮或移行细胞化生，或鞋钉样细胞
- 间隔常常伴有不同量的急性和慢性炎症、肉芽组织和/或胶原沉积
- 管壁间皮细胞增生并不少见，形成腺管、实性巢、条索或印戒细胞
- 多角形到立方细胞，伴有淡染的少量到中等量双嗜性胞质
- 细胞核均一，圆形，核仁小
- 核分裂象罕见

首要的鉴别诊断

- 囊性恶性间皮瘤
- 囊性淋巴管瘤

多发性透明囊肿

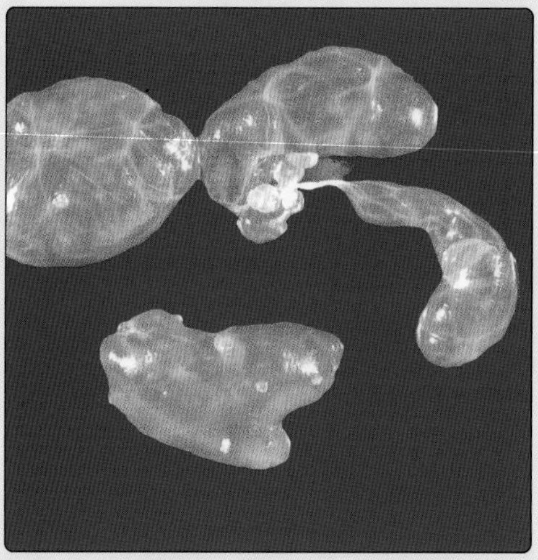

多房性囊肿

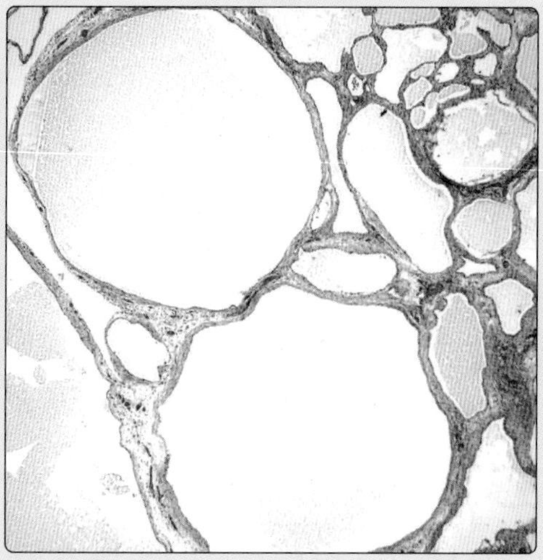

(左)多发性大小不同的薄壁透明囊肿是腹膜包涵囊肿的特征。常常粘连到盆腔表面，但可能自由漂浮。典型者见于从前有盆腔手术、子宫内膜异位症或炎症性病变病史的妇女。**(右)**腹膜包涵囊肿，囊肿被含有不同量胶原和炎症的间隔分开。囊肿内容可为浆液性或血清血液性，典型者内衬上皮扁平

界限清楚的囊壁间皮增生

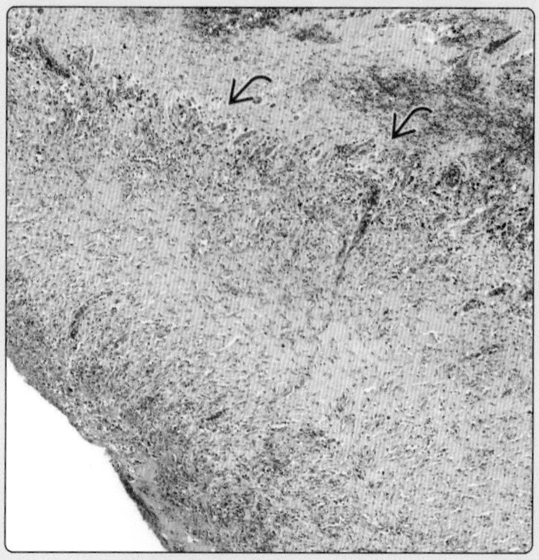

线性间皮增生

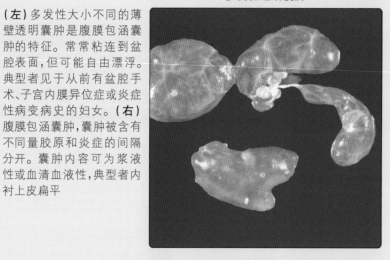

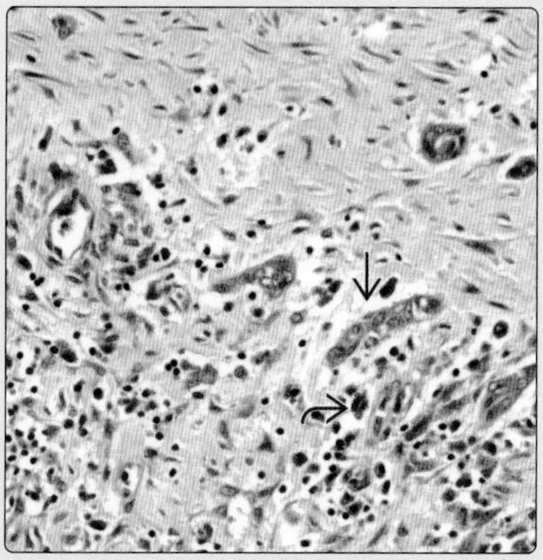

(左)腹膜包涵囊肿囊壁可见间皮增生↙。虽然低倍镜下表现可能引起关注是否为浸润，但这种病变具有界限清楚的层状边缘，而且血管与表面垂直排列，支持是反应性病变。**(右)**间皮细胞可能有线性排列↙和假腺体→，腹膜包涵囊肿壁伴有炎症和/或出血

术语

同义词

- 间皮包涵囊肿
- 多房性腹膜包涵囊肿

定义

- 单房性/多房性囊肿,内衬普通的间皮细胞,典型者伴有粘连

病因/发病机制

反应性

- 可能与炎症(例如盆腔炎症性疾病)、从前盆腹腔手术或子宫内膜异位症有关

临床问题

流行病学

- 发生率
  - 少见
- 年龄
  - 平均 30~40 岁;发生于任何年龄

部位

- 盆腔器官>上腹腔>腹膜后
- 可能形成自由漂浮的囊肿

表现

- 通常为偶然发现
- 最常见下腹痛、不适或压迫(如有症状)
- 可能触及的盆腔肿块

疾病自然史

- 从有启动原因到出现症状的时间间隔不同(数月到数年)

治疗

- 手术切除
- 乙醇或聚维酮碘注射(硬化)少用

预后

- 良性病变,如果切除不完全或刺激因素持续存在常常复发

大体所见

一般特征

- 单房性或多房性,通常为薄壁透明囊肿
  - 不同厚度的间隔
- 内衬光滑,没有实性/乳头状结构
  - 由于溃疡和附着的纤维蛋白,偶见片块状粗糙的内衬
- 浆液性和血清血性内容物
- 常见粘连(粘连到盆腔器官)

大小

- 大至 15cm
- 单个囊肿通常较小(<3cm)

显微镜下所见

组织学特征

- 如果为多发性,囊肿大小不同
- 单层间皮细胞±鳞状上皮或移行细胞化生或鞋钉样细胞
- 间隔常常伴有急性和慢性炎症细胞、肉芽组织和/或胶原沉积
- 囊壁间皮细胞经常增生,形成腺管、实性巢、条索或单个细胞
  - 间隔受累可能局限于腔面或延伸到囊壁,保留线性排列

细胞学特征

- 多角形到立方形细胞,淡染的少量到中等量双嗜性胞质
  - 可见胞质内空泡
- 均一的圆形细胞核,核仁小
- 核分裂象罕见

辅助实验

免疫组织化学

- vimentin、AE1/AE3、CK5/6、calretinin、WT1、D2-40(podoplanin)、caldesmon、desmin 阳性
- EMA、PR、pax-8 可能阳性
- CEA、Leu-M1、BER-EP4、MOC-31、B72. 3、ER 阴性

鉴别诊断

囊性恶性间皮瘤

- 广泛累及腹膜
- 浸润其下组织
- 囊肿内衬至少局灶为显著的非典型性细胞
- 可能缺乏普通的间皮瘤区域

囊性淋巴管瘤

- 典型者发生在儿童(主要为男性)
- 位于盆腔外;内含乳糜液
- 囊壁内淋巴细胞和平滑肌
- CD31 和其他血管标志物阳性

诊断注意事项

病理诊断要点

- 从前称为"良性囊性间皮瘤"或"良性多囊性间皮瘤"(这些术语不再应用,因为病变不是肿瘤性)
- 多数多囊性间皮病变是腹膜包涵囊肿而不是囊性恶性间皮瘤

部分参考文献

1. Chapel DB et al: PAX8 expression in a subset of malignant peritoneal mesotheliomas and benign mesothelium has diagnostic implications in the differential diagnosis of ovarian serous carcinoma. Am J Surg Pathol. 41(12):1675-1682, 2017
2. Vallerie AM et al: Peritoneal inclusion cysts: a review. Obstet Gynecol Surv. 2009 May;64(5):321-34. Review. Erratum in: Obstet Gynecol Surv. 64(11):769, 2009
3. Weiss SW et al: Multicystic mesothelioma. an analysis of pathologic findings and biologic behavior in 37 cases. Am J Surg Pathol. 12(10):737-46, 1988
4. McFadden DE et al: Peritoneal inclusion cysts with mural mesothelial proliferation. a clinicopathological analysis of six cases. Am J Surg Pathol. 10(12):844-54, 1986

第4节 浆液性交界性肿瘤

要 点

术语

- 输卵管型细胞低级别上皮性肿瘤，伴有细胞增生，没有浸润其下组织
- 卵巢大体和显微镜下检查正常或仅由于良性病变而增大

临床问题

- 盆腔>盆腔和腹腔>腹腔（较常见于网膜）
- 偶然发现（最常见），不孕，巴氏涂片可见砂粒体
- 如果希望生育，保守治疗
- 预后一般较好，但常常复发

显微镜下所见

- 与卵巢浆液性交界性肿瘤（SBT）的非浸润性种植相同
- 乳头、细胞巢（横切<20个细胞）、腺体、细胞簇或单个细胞
- 丛生、出芽和上皮假复层
- 间质纤维组织增生（如果富于间质）
- 常见砂粒体
- 细胞均一，细胞核圆形，核仁小
- 如果妊娠，出现丰富鲜明的嗜酸性胞质和核分裂活性

辅助实验

- ER、PR、WT1、MOC-31、BER-EP4、B72，3、pax-8阳性
- calretinin、cytokeratin5/6、p16可能阳性
- 野生型p53染色

首要的鉴别诊断

- 原发性腹膜低级别浆液性癌
- 卵巢SBT非浸润性种植
- 高分化乳头状间皮瘤或恶性间皮瘤
- 输卵管内膜异位症伴有局灶非典型性

位于纤维组织增生性间质中的小乳头与其下组织界限分明

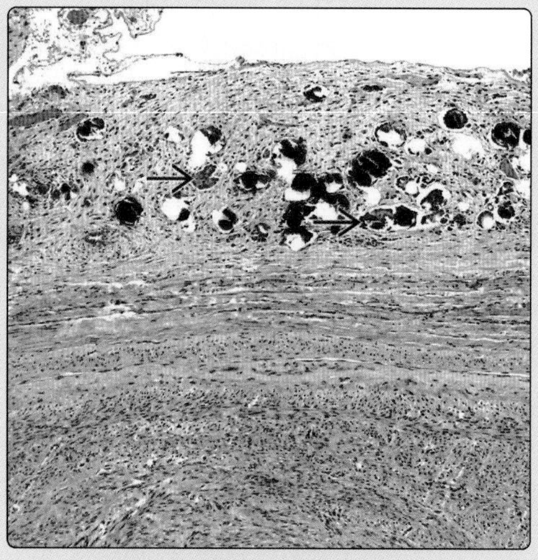

纤细的自由漂浮的乳头和砂粒体

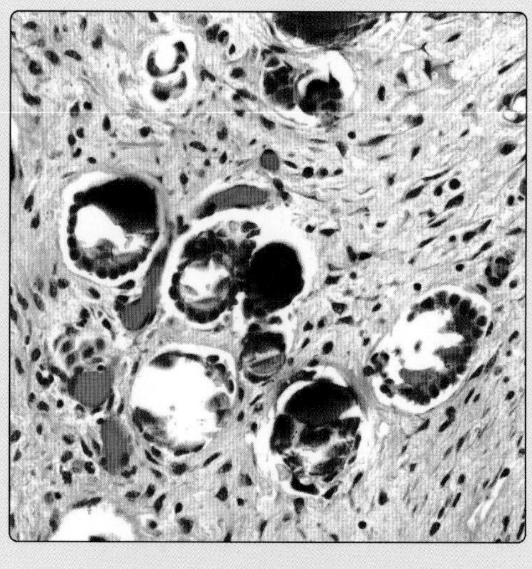

（左）腹膜SBT显示小乳头伴有钙化➡，位于纤维组织增生性间质中。与其下组织界限分明，类似于非浸润性纤维组织增生性种植。**（右）**腹膜SBT，小乳头和上皮簇自由漂浮在间隙内，伴有砂粒体及黏液样和纤维组织增生性间质

囊肿和细胞巢内的乳头状结构，伴有纤维组织增生性间质

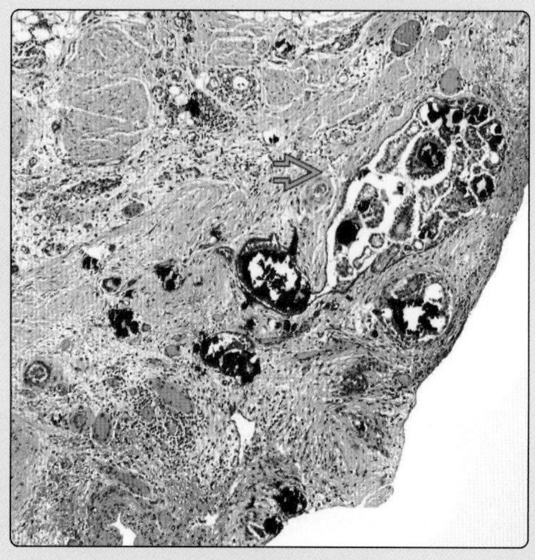

均匀一致，普通表现的细胞核

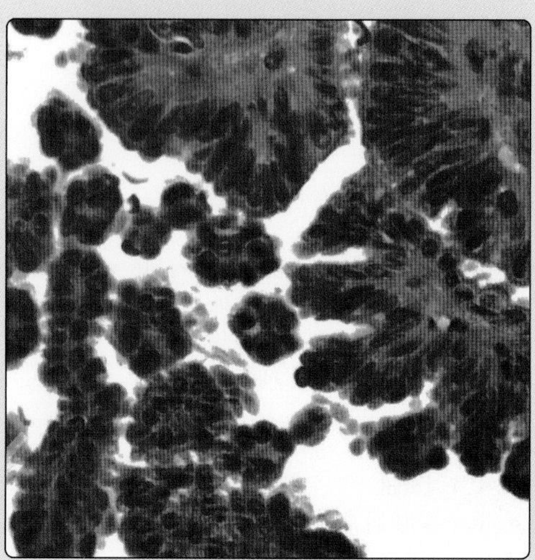

（左）某些腹膜SBT囊肿内具有乳头状结构，伴有细胞出芽⇨。在其他区域，小的细胞巢伴有纤维组织增生性间质反应。未见浸润。这些表现与卵巢SBT的上皮和纤维组织增生性非浸润性种植相同。**（右）**高倍镜下，腹膜SBT显示均一的细胞学特征，肿瘤细胞至多具有轻度非典型性

术语

缩略语

- 浆液性交界性肿瘤(serous borderline tumor,SBT)

同义词

- 具有低度恶性潜能的浆液性肿瘤
- 不典型增生性浆液性肿瘤

定义

- 输卵管型细胞低级别上皮性肿瘤,伴有细胞增生和复层,没有浸润其下组织
  - 卵巢大体和显微镜下正常或仅仅由于良性病变而增大

病因/发病机制

遗传因素

- 与 *BRCA1/BRCA2* 突变无关

临床问题

流行病学

- 发生率
  - 罕见
- 年龄
  - 高峰:30~49 岁

部位

- 盆腔>盆腔和腹腔>腹腔(常见于网膜)

表现

- 偶然发现最常见
- 盆腔疼痛、压迫、不适、腹水
- 阴道出血或不孕
- 巴氏涂片见砂粒体

治疗

- 子宫切除和双侧输卵管卵巢切除,加之切除任何的盆腔/网膜肿瘤
- 如果希望生育,可以考虑保守治疗
- 没有确立化疗或放疗是否有作用

预后

- 一般较好,但常常复发
- 如果进展为浆液性癌,预后可能不好(多数患者死于本病)

大体所见

一般特征

- 粘连,酷似盆腔炎症性疾病

大小

- 结节<1cm

显微镜下所见

组织学特征

- 类似于卵巢 SBT 非浸润上皮或纤维组织增生性种植
- 乳头、细胞巢(横切<20 个细胞)、腺体、细胞簇或单个细胞
- 丛生、出芽和上皮假复层
- 间质纤维组织增生(如果富于间质)
- 常见砂粒体
- ±伴有输卵管内膜异位症和/或上皮包涵囊肿(可能突出)

细胞学特征

- 细胞均匀一致,核圆形,核仁小
- 立方到柱状细胞
- 如果妊娠,出现丰富而鲜明的嗜酸性胞质和核分裂活性

辅助实验

免疫组织化学

- ER、PR、WT1、MOC-31、BER-EP4、B72. 3、pax-8 阳性
- calretinin、CK5/6、p16 可能阳性
- 野生型 p53 染色

鉴别诊断

原发性腹膜低级别浆液性癌

- 破坏性浸润其下组织
- 细胞非典型性和核分裂活性

卵巢 SBT 非浸润性种植

- 临床病史和大体检查以除外先前或同时存在的卵巢 SBT

高分化乳头状间皮瘤或恶性间皮瘤

- 单纯的乳头状结构,伴有单层细胞被覆的小乳头,没有细胞出芽或成簇(高分化乳头状间皮瘤)
- 浸润其下组织,细胞非典型性,和/或核分裂象(恶性间皮瘤)
- calretinin 和 D2-40 阳性
- ER、MOC-31、BER-EP4、B72. 3、pax-8 通常阴性

输卵管内膜异位症伴有局灶非典型性

- 没有小乳头、丛生或脱落的细胞簇

诊断注意事项

病理诊断要点

- 在诊断原发性腹膜 SBT 之前,应该除外卵巢原发性肿瘤(从前或共存),因为腹膜 SBT 显微镜下与卵巢 SBT 非浸润性种植相同

部分参考文献

1. McKenney JK et al: Classification of extraovarian implants in patients with ovarian serous borderline tumors (tumors of low malignant potential) based on clinical outcome. Am J Surg Pathol. 40(9):1155-64, 2016
2. Hutton RL et al: Primary peritoneal serous borderline tumors. Arch Pathol Lab Med. 131(1):138-44, 2007
3. Weir MM et al: Grade 1 peritoneal serous carcinomas: a report of 14 cases and comparison with 7 peritoneal serous psammocarcinomas and 19 peritoneal serous borderline tumors. Am J Surg Pathol. 22(7):849-62, 1998
4. Bell DA et al: Serous borderline tumors of the peritoneum. Am J Surg Pathol. 14(3):230-9, 1990

第5节 浆液性癌

要点

术语

- 显示输卵管型分化的恶性上皮肿瘤
- 没有卵巢、输卵管或子宫原发性肿瘤的证据
- 卵巢和输卵管大体和显微镜下正常或仅有良性病变引起的改变

显微镜下所见

- 低级别浆液性癌(LGSC)
  - 浸润其下结构和/或融合性生长(较常见于网膜)
  - 小的富于细胞的乳头或小的实性细胞巢(横切通常<20~30个细胞)伴有筛状或裂隙样间隙,典型者自由漂浮在间隙内(间质收缩假象)
  - 核的大小有3倍差异
  - 核分裂象≤12个/10HPF
  - 砂粒体癌:肿瘤细胞巢横切<15个细胞,>75%肿瘤细胞巢可见砂粒体钙化
- 高级别浆液性癌(HGSC)
  - 复杂的乳头、假腺体和实性结构
  - 裂隙样间隙
  - 如果为乳头,常常为富于细胞的丛生和出芽
  - 核的大小差异>3倍
  - 核分裂象>12个/10HPF

辅助实验

- LGSC:p53和p16弱阳性,分布不均匀
- HGSC:p53或弥漫性阳性,或完全阴性(无效突变)

首要的鉴别诊断

- 转移癌与HGSC
- 恶性间皮瘤与HGSC
- 原发性浆液性交界性肿瘤与LGSC
- 卵巢浆液性交界性肿瘤种植与LGSC

(左)LGSC常常形成小结节或斑块,或表现为细颗粒状覆盖腹膜和/或网膜表面。(右)LGSC的特征是相对均一的细胞增生,形成小巢和相对纤细的乳头,常常自由漂浮在间隙中

多数小结节覆盖网膜(LGSC)

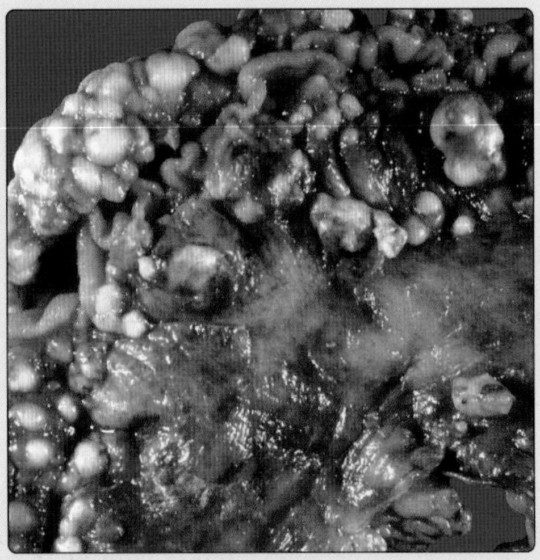

小乳头和细胞巢(LGSC)

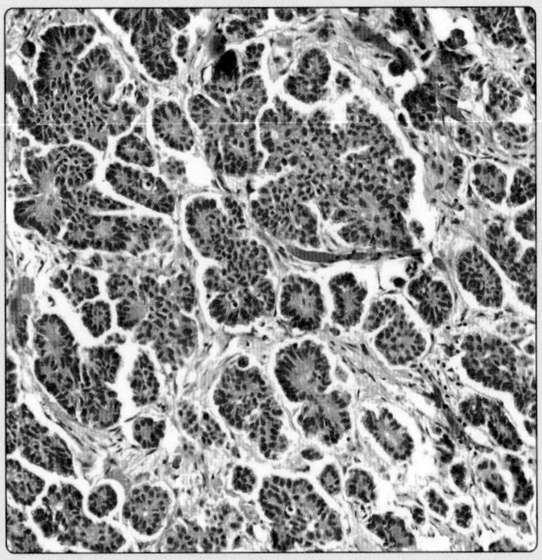

(左)HGSC常常有腹膜弥漫性和不规则散在的改变,继而形成大的融合性肿块("网膜蛋糕")。(右)HGSC的特征是复杂的紊乱乳头状结构,常常伴有裂隙样间隙,也可能呈现实性结构

网膜脂肪消失"网膜蛋糕"(HGSC)

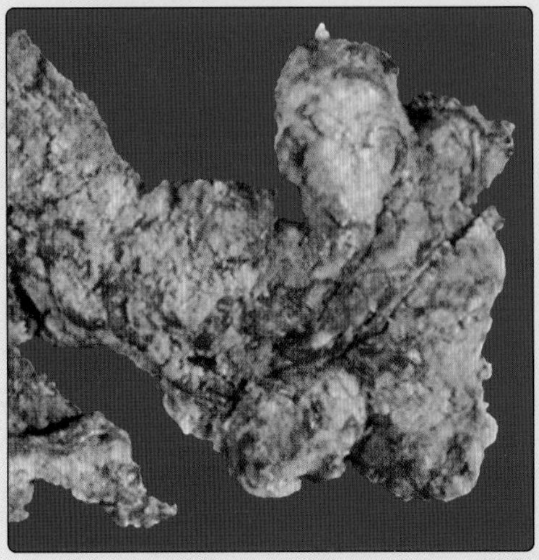

复杂的乳头状结构和裂隙样间隙(HGSC)

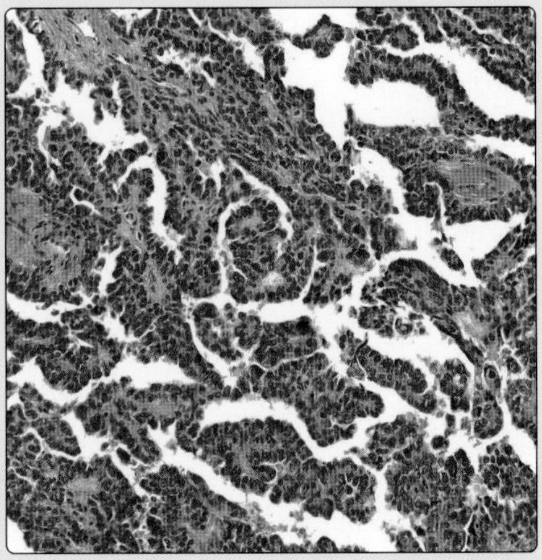

术语

缩略语

- 低级别浆液性癌(low-grade serous carcinoma,LGSC)
- 高级别浆液性癌(high-grade serous carcinoma,HGSC)

定义

- 显示输卵管型分化的恶性上皮性肿瘤
- 没有原发性卵巢、输卵管或子宫浆液性癌(包括上皮内癌)的证据
  - 卵巢和输卵管大体和显微镜下正常,或只有良性病变引起的改变

病因/发病机制

遗传敏感性

- HGSC:遗传性乳腺和卵巢综合征(*BRCA1* 或 *BRCA2* 突变)>10%

临床问题

流行病学

- 发生率
  - LGSC 罕见
  - GHSC 罕见(由于认为输卵管原发肿瘤增加)
- 年龄
  - LGSC:平均为 40~49 岁
  - HGSC:平均为 60~69 岁

表现

- 如果有症状,可能引起不适,腹围增加,排便习惯改变,腹痛

实验室实验

- HGSC:血清 CA125 升高
- 宫颈巴氏涂片细胞异常

疾病自然史

- LGSC:相对惰性的经过,但通常抗化疗
- HGSC:常常复发,但最初化疗敏感

治疗

- 子宫切除、双侧输卵管卵巢切除、网膜切除及手术切除大体可见的肿瘤
- 顺铂/紫杉化疗

预后

- 15%~20%长期存活(LGSC 和 HGSC)
- 10 年疾病特异性生存率
  - LGSC:56%
  - HGSC:51%(如果 HGSC 能够满意地大部分切除,显微镜下没有残留的病变,但常常不可能)

大体所见

一般特征

- LGSC
  - 细颗粒,增厚,硬结,或结节<1cm
  - 粘连,类似于炎症性病变
- HGSC
  - 网膜/腹膜种植或肿块

显微镜下所见

组织学特征

- LGSC
  - 浸润其下结构和/或融合性生长(较常见于网膜)
  - 三种成分:不同量的上皮、纤维组织增生性间质、砂粒体
  - 小的富于细胞的乳头或小的实性细胞巢(横切通常<20~30 个细胞),伴有筛状或裂隙样间隙,典型者自由漂浮在间隙内(间质伴有回缩假象)
  - 可见肿瘤细胞局灶融合
  - 腺体结构少见
  - 典型者<75%的肿瘤细胞巢可见砂粒体
    - 砂粒体变型:横切肿瘤细胞巢细胞<15%,砂粒体钙化>肿瘤细胞巢的 75%
  - 伴随的所见:严重的卵巢皮质钙化、卵巢浆液性囊腺纤维瘤、腹膜输卵管内膜异位症
- HGSC
  - 复杂的乳头、假腺体和实性结构
  - 裂隙样间隙
  - 如果为乳头,常见细胞丛生和出芽
  - 少见的形态:微囊、小梁、移行细胞样
  - 不同量的纤维组织增生性或炎症性间质
  - 砂粒体常见,但常常缺乏

细胞学特征

- LGSC
  - 非纤毛性立方到柱状细胞
  - 适量的嗜酸性胞质
  - 核大小差异<3 倍
  - 核分裂象≤12 个/10HPF
    - 砂粒体癌核分裂象最低
  - 可有核仁
- HGSC
  - 柱状到立方细胞,伴有嗜酸性,有时为透明的胞质
  - 可见高度多形性的核
  - 核大小差异>3 倍
  - 核分裂象>12 个/10HPF
  - 常见许多凋亡小体
  - 罕有的表现
    - 印戒细胞样细胞
    - 玻璃样变小球
    - 鳞状上皮化生

辅助实验

免疫组织化学

- LGSC
  - CK7、WT1、BER-EP4、MOC-31、B72.3、ER、PR、pax-8、pax-2、claudin-4 阳性
  - p53 和 p16 不均匀阳性
  - Ki-67 通常<30%
  - calretinin 可能阳性(但常常局灶)
  - HNF-1-β 阴性
- HGSC
  - CK7、WT1、BER-EP4、MOC-31、B72.3、ER、PR、pax-8、pax-2、claudin-4 阳性

  - p53 或弥漫阳性或完全阴性(无效突变)
  - p16 弥漫阳性
  - Ki-67 阳性细胞通常>75%
  - calretinin 可能阳性(但常常局灶)
  - HNF-1-β 阴性

鉴别诊断

转移癌(vs. HGSC)

- 来自女性生殖道其他部位的浆液性癌>>腹膜 HGSC
- 生殖器外部位
  - 乳腺
    - 病史
    - 疾病播散的方式
    - 其他特征性的组织学形态(腺管状、单列、筛状)
    - mammaglobin(50% 的肿瘤)、GATA3 阳性
    - pax-8 阴性
  - 泌尿道(微乳头状尿道上皮癌)
    - 从前或共存泌尿道原发肿瘤
    - 其他组织学形态
    - uroplakin、thrombomodulin、GATA3 阳性
    - pax-8 阴性

恶性间皮瘤(vs. HGSC)

- 纤细的乳头,缺乏细胞出芽和丛生
- 核均匀一致
- 核分裂活性通常低
- calretinin 弥漫阳性
- D2-40 阳性
- ER、claudin-4 阴性

原发性浆液性交界性肿瘤(vs. LGSC)

- 缺乏其下组织浸润
- 没有融合性上皮结构
- 没有淋巴管血管浸润

卵巢浆液性交界性肿瘤种植(vs. LGSC)

- 卵巢原发性肿瘤

高分化乳头状间皮瘤(vs. LGSC)

- 一个或多个病变,但没有弥漫性生长
- 单纯的乳头状结构
- 乳头被覆单层细胞
- 没有细胞出芽或丛生
- calretinin 和 D2-40 弥漫阳性
- BER-EP4、MOC-31、Leu-M1、B72.3 阴性

诊断注意事项

病理诊断要点

- 新辅助化疗之后,附件肿块可能消失;表现可能类似于原发性腹膜癌
- 网膜活检标本能最好区分 LGSC 与交界性肿瘤,因为网膜是最常见/较容易辨认浸润的部位
- 在做出腹膜 HGSC 诊断之前,应该排除从女性生殖道一个原发部位播散到另外一个部位的可能
- mammaglobin 和 WT1 分别对于乳腺癌和 HGSC 不特异;pax-8、GATA3 和 GCDFP 较有帮助,但后者仅在 50% 或 50% 以下乳腺癌阳性(特别是高级别乳腺癌)
- 输卵管或卵巢来源的 HGSC 最初诊断多年之后,复发可能发生在腹膜;这不是新的原发性腹膜 HGSC 的证据
- HGSC 核的大小差异在 3 倍以上,而核分裂象>12 个/10HPF,这些特征可以区分 HGSC 与 LGSC
  - 95% 的 HGSC 病例 p53 染色异常,而 LGSC 显示野生型 p53 染色

部分参考文献

1. Anglesio MS et al: Identical TP53 mutations provide evidence that late-recurring tubo-ovarian high-grade serous carcinomas do not represent new peritoneal primaries. Histopathology. 71(6):1014-1017, 2017
2. Schneider S et al: Serous tubal intraepithelial carcinoma associated with extraovarian metastases. Int J Gynecol Cancer. 27(3):444-451, 2017
3. Singh N et al: High-grade serous carcinoma of tubo-ovarian origin: recent developments. Histopathology. 71(3):339-356, 2017
4. Ordóñez NG: Value of PAX8, PAX2, claudin-4, and h-caldesmon immunostaining in distinguishing peritoneal epithelioid mesotheliomas from serous carcinomas. Mod Pathol. 26(4):553-62, 2013
5. Delair D et al: Key features of extrauterine pelvic serous tumours (fallopian tube, ovary, and peritoneum). Histopathology. 61(3):329-39, 2012
6. Kuhn E et al: TP53 mutations in serous tubal intraepithelial carcinoma and concurrent pelvic high-grade serous carcinoma--evidence supporting the clonal relationship of the two lesions. J Pathol. 226(3):421-6, 2012
7. Chang MC et al: High-grade and low-grade pelvic serous neoplasms demonstrate differential p53 immunoreactivity in peritoneal washings. Acta Cytol. 55(1):79-84, 2011
8. Köbel M et al: Biomarker expression in pelvic high-grade serous carcinoma: comparison of ovarian and omental sites. Int J Gynecol Pathol. 30(4):366-71, 2011
9. Laury AR et al: A comprehensive analysis of PAX8 expression in human epithelial tumors. Am J Surg Pathol. 35(6):816-26, 2011
10. Schmeler KM et al: Low-grade serous primary peritoneal carcinoma. Gynecol Oncol. 121(3):482-6, 2011
11. Laury AR et al: PAX8 reliably distinguishes ovarian serous tumors from malignant mesothelioma. Am J Surg Pathol. 34(5):627-35, 2010
12. Wang H et al: Primary serous peritoneal carcinoma presenting first on a routine papanicolaou smear: a case report. Acta Cytol. 54(4):623-6, 2010
13. Carlson JW et al: Serous tubal intraepithelial carcinoma: its potential role in primary peritoneal serous carcinoma and serous cancer prevention. J Clin Oncol. 26(25):4160-5, 2008
14. Moritani S et al: Serous papillary adenocarcinoma of the female genital organs and invasive micropapillary carcinoma of the breast. Are WT1, CA125, and GCDFP-15 useful in differential diagnosis? Hum Pathol. 39(5):666-71, 2008
15. Nonaka D et al: Expression of pax8 as a useful marker in distinguishing ovarian carcinomas from mammary carcinomas. Am J Surg Pathol. 32(10):1566-71, 2008
16. Tornos C et al: Expression of WT1, CA 125, and GCDFP-15 as useful markers in the differential diagnosis of primary ovarian carcinomas versus metastatic breast cancer to the ovary. Am J Surg Pathol. 2005 Nov;29(11):1482-9. Erratum in: Am J Surg Pathol. 30(1):140, 2006
17. Malpica A et al: Grading ovarian serous carcinoma using a two-tier system. Am J Surg Pathol. 28(4):496-504, 2004
18. Weir MM et al: Grade 1 peritoneal serous carcinomas: a report of 14 cases and comparison with 7 peritoneal serous psammocarcinomas and 19 peritoneal serous borderline tumors. Am J Surg Pathol. 22(7):849-62, 1998
19. Gilks CB et al: Serous psammocarcinoma of the ovary and peritoneum. Int J Gynecol Pathol. 9(2):110-21, 1990

破坏性浸润(LGSC)

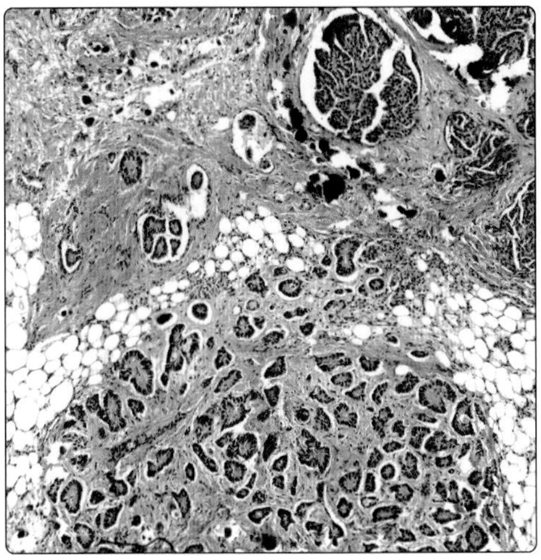

表面斑块样生长(LGSC)

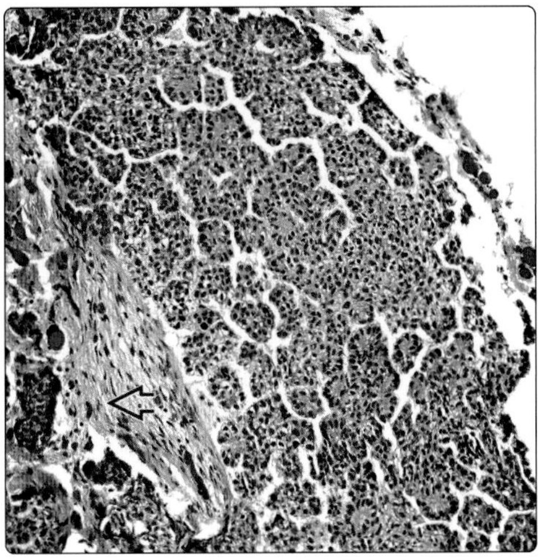

(**左**)低倍镜下,LGSC 的小巢或乳头可能显示局灶融合性生长,典型者显示破坏性浸润周围组织,包括网膜脂肪组织。(**右**)LGSC 可能明显累及腹膜表面,而不浸润其下组织➲。然而,广泛的融合性生长即可诊断为癌,即使没有破坏性浸润

均匀一致的细胞(LGSC)

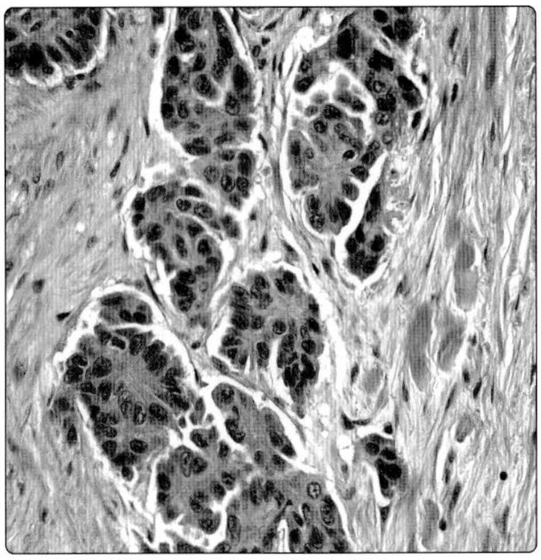

砂粒体伴有肿瘤细胞巢

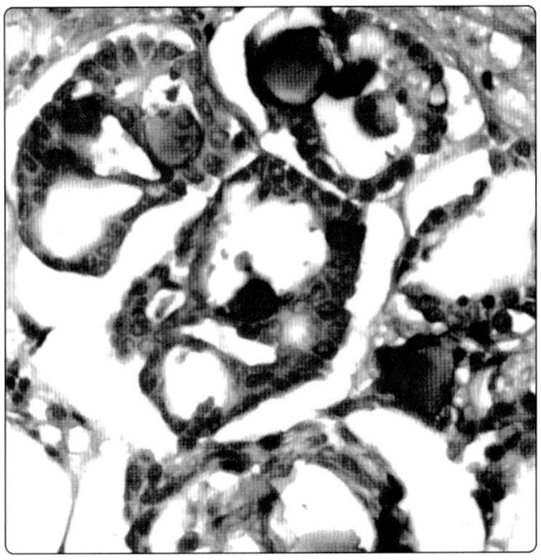

(**左**)典型的 LGSC 细胞均匀一致,伴有相对丰富的嗜酸性胞质,圆形到卵圆形细胞核,可见核仁。典型者核分裂计数低(<12 个/10HPF,应用最新的二元方法)。(**右**)上皮细胞巢中心常见砂粒体,排列在其周围。有时,如果砂粒体被取代,可见筛状结构

融合性砂粒体(砂粒体癌)

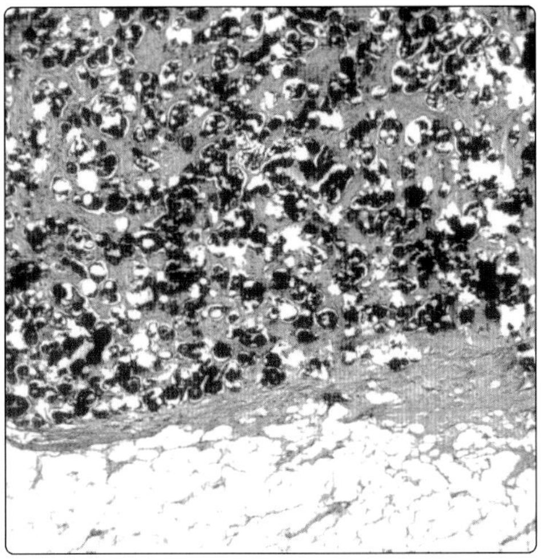

野生型 p53 染色形态(LGSC)

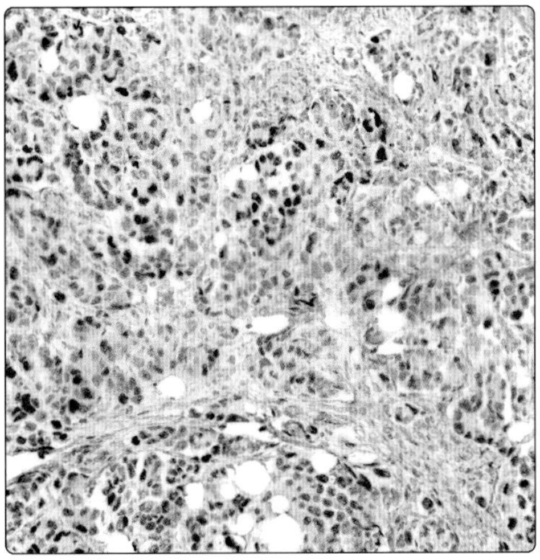

(**左**)砂粒体癌是 LGSC 的一种变型,主要由砂粒体组成(>75%),砂粒体可能融合,典型者伴有少量的低级别浆液性上皮成分(每一个细胞巢<15~20 个细胞)。(**右**)LGSC 显示野生型 p53 染色形态,肿瘤细胞呈现不同的染色强度。相反,95% 的 HGSC 病例显示异常的 p53 染色(过表达或完全缺失)

（左）典型的HGSC显示明显的破坏性浸润周围组织，形成膨胀性结节，或为复杂的乳头状结构或为实性生长。低倍镜下，乳头可能小，注意伴有实性结构➩。**（右）**HGSC常常显示乳头融合，继发形成不规则的间隙（裂隙样），不同于LGSC较纤细的结构

复杂的乳头状结构（HGSC）

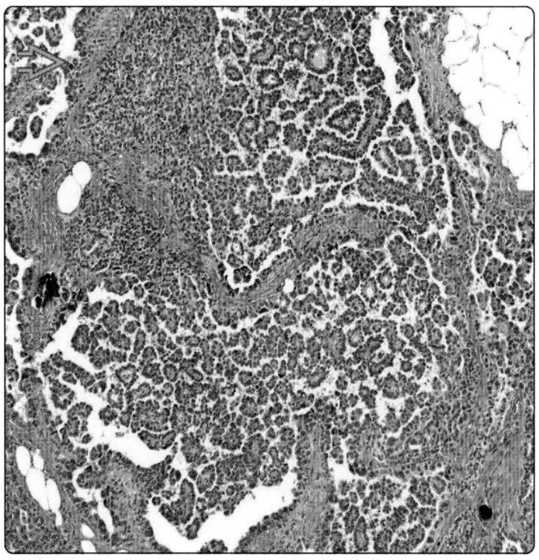

裂隙样间隙（HGSC）

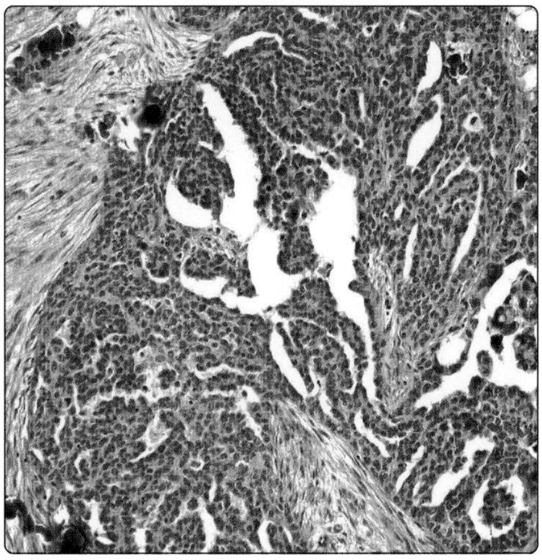

（左）HGSC显示不同大小的乳头，被覆细胞常常显示丰富的嗜酸性胞质，核大，有非常明显的核仁。砂粒体➩虽然具有特征性，但不总是出现。**（右）**HGSC的特征是高级别细胞非典型性，包括多核或高度多形性细胞。典型者核分裂活跃

明显的核非典型性和砂粒体（HGSC）

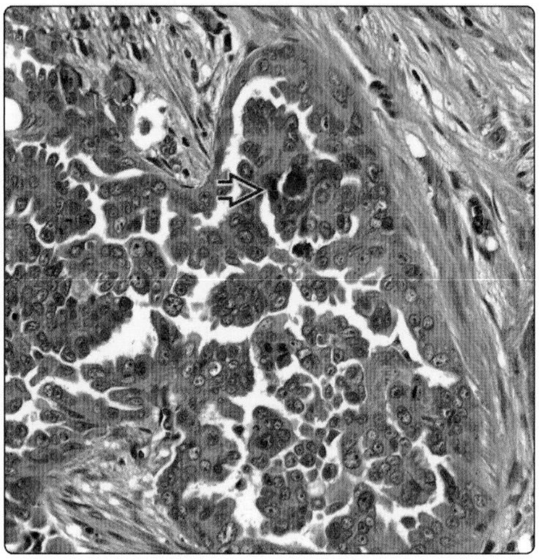

高级别核的特征（HGSC）

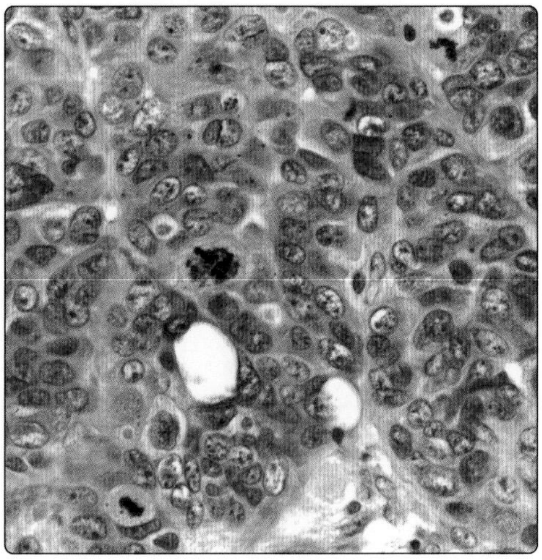

（左）某些HGSC细胞可能有丰富的透明胞质；它们可以与显示裂隙样间隙➩的典型区域混合。这种表现不代表是混合性透明和浆液性癌。**（右）**多数HGSC显示pax-8核的弥漫强阳性染色。典型者p53也阳性，虽然某些肿瘤可能完全阴性（无效突变）。pax-8在所有的间皮增生均可以阳性，因此不能用于诊断

透明细胞（HGSC）

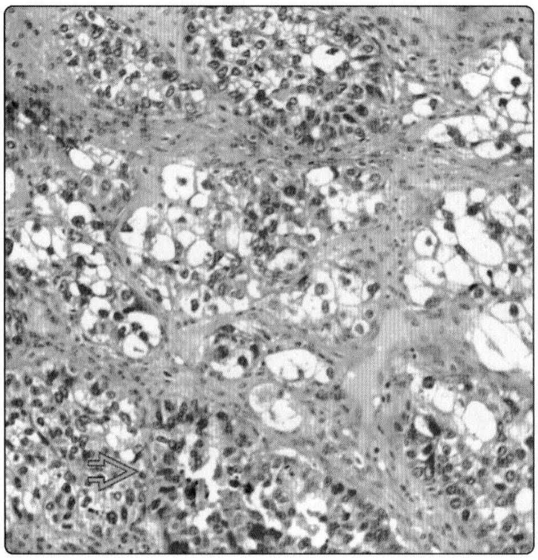

pax-8免疫反应

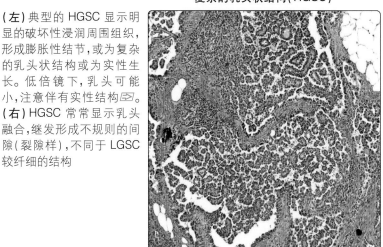

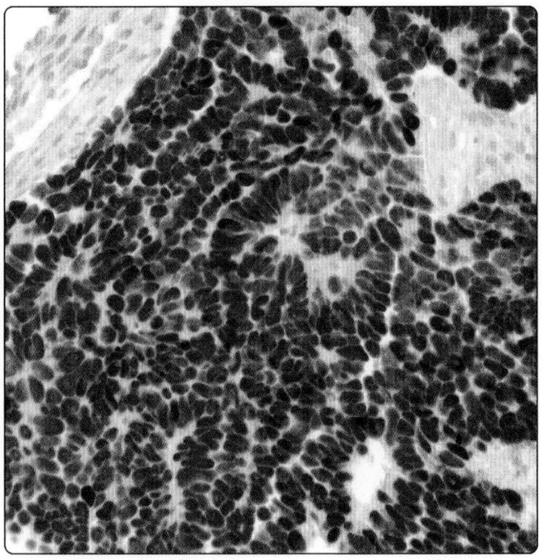

转移性乳腺癌，类似于 HGSC

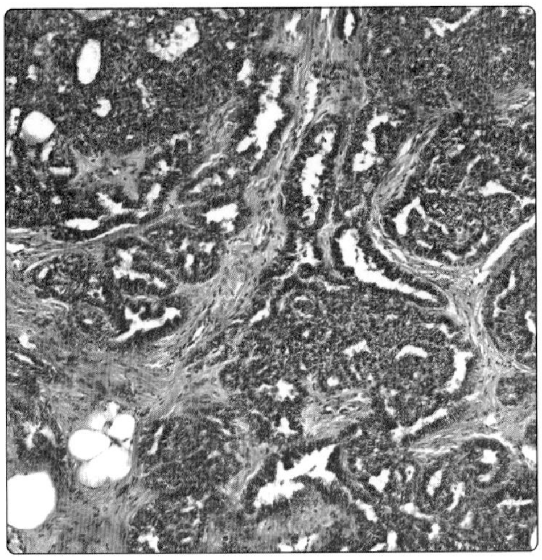

GCDFP-15 免疫反应(乳腺癌)

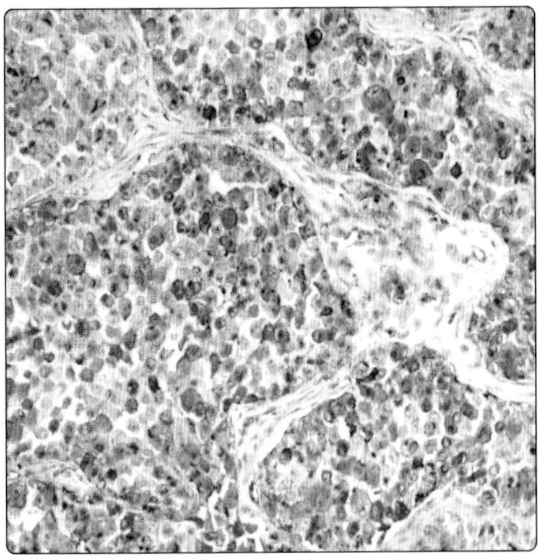

(左)低分化乳腺导管癌转移到网膜，可能非常类似于 HGSC 的表现。特别是在 *BRCA1* 种系突变的患者。这种患者容易原发第二个肿瘤——米勒管肿瘤，而不是由乳腺转移而来。**(右)**只有 50% 的乳腺转移癌 GCDFP15 阳性。因此，GCDFP-15 染色阴性不能除外转移性乳腺癌。GATA3 可能比较可靠

缺乏 WT1 染色(乳腺癌)

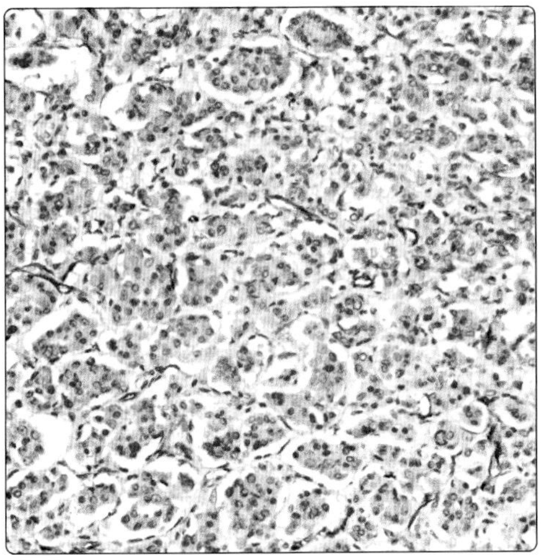

均匀一致的细胞(恶性间皮瘤)

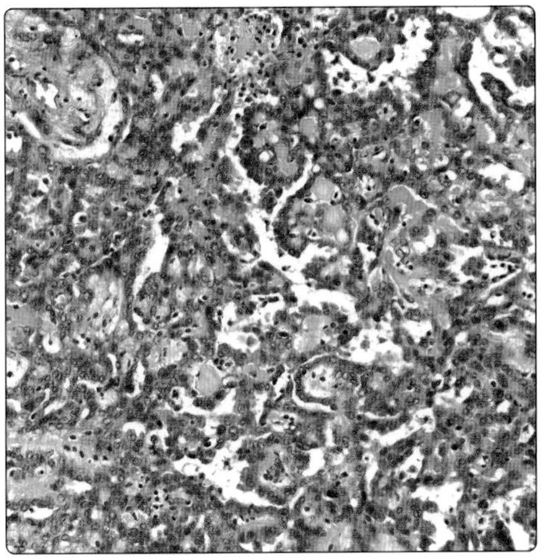

(左)典型的低分化乳腺癌 WT1 阴性，虽然某些肿瘤，特别是当有乳头时，可能显示某种程度的阳性。**(右)**恶性间皮瘤的特征是纤细的乳头，缺乏明显的细胞丛生和出芽。另外，细胞学特征是比较均匀一致和低级别，见于 HGSC 病变

calretinin 阳性(恶性间皮瘤)

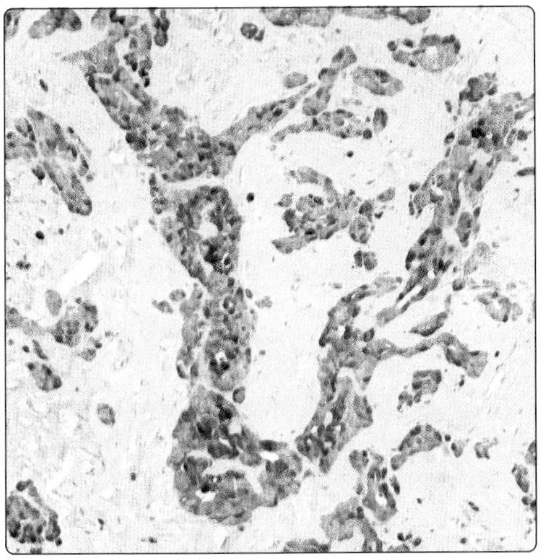

D2-40 阳性(恶性间皮瘤)

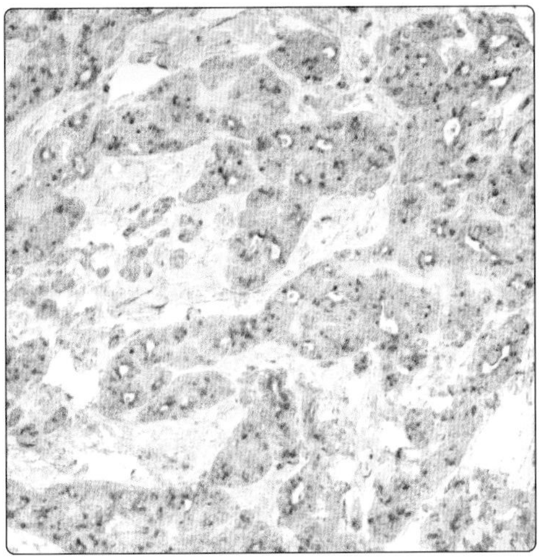

(左)典型的间皮瘤 calretinin 染色核弥漫阳性，常常伴有胞质染色。相反，浆液性癌常常仅有局灶阳性。然而，当 calretinin 用于这种鉴别诊断时，缺乏染色对于排除间皮瘤比阳性染色更有帮助。**(右)**典型的恶性间皮瘤 D2-40 阳性，而 HGSC 阴性

第6节 高分化乳头状间皮瘤

要 点

术语

- 良性乳头状间皮增生，典型者为小而孤立的乳头，不浸润其下组织

临床问题

- 罕见
- 最常见于生育年龄妇女
- 典型者累及网膜，腹壁或肠系膜腹膜
- 手术时的偶然发现
- 预后良好，如果切除不完全复发，罕见

大体所见

- 小结节和少见的乳头状病变，孤立性>>多发性，囊性罕见

显微镜下所见

- 界限清楚的小而孤立或多发性乳头状增生
- 腺体/小管/腺瘤样、管囊状、条索、巢状或单个细胞罕见
- 不浸润其下组织
- 单层扁平到立方到柱状普通的细胞
- 没有细胞非典型性，无核分裂活性

辅助实验

- calretinin、mesothelin、D2-40，和 WT1 阳性
- BAP-1 核表达保留
- CK5/6 常常阳性
- pax-8 可能阳性
- MOC31、B72.3 和 BER-EP4 通常阴性

首要的鉴别诊断

- 间皮增生
- 局灶性或弥漫性恶性间皮瘤
- 浆液性交界性肿瘤

纤细到粗钝的乳头

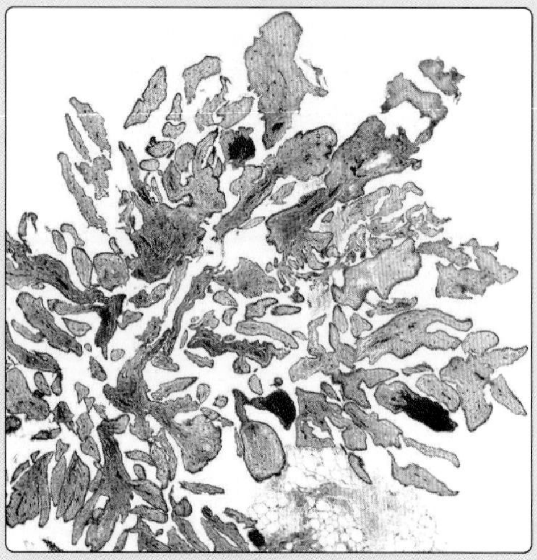

黏液样纤维血管轴心

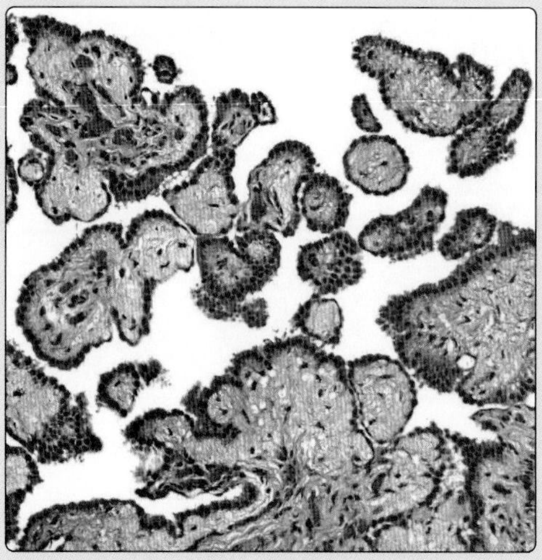

(左) 典型的高分化乳头状间皮瘤小而孤立，由纤细到粗钝的乳头组成。重要的是，不浸润其下组织，这有助于与恶性间皮瘤鉴别。(右) 乳头轴心可能显示明显的黏液样改变，伴有星形到细长的间质细胞，但无炎症细胞。乳头被覆立方到矮柱状单调的细胞

普通的间皮细胞

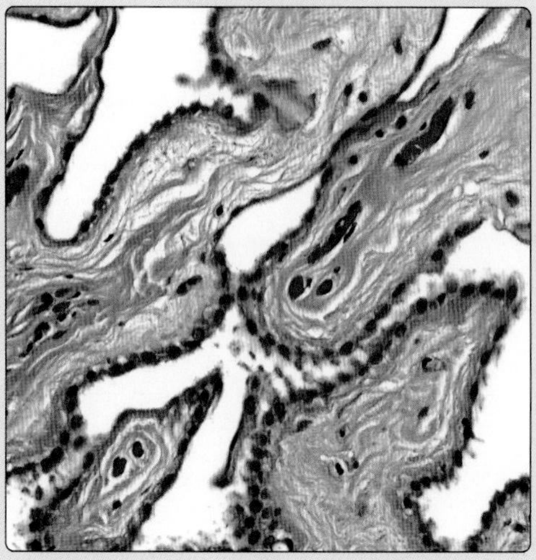

calretinin 弥漫阳性

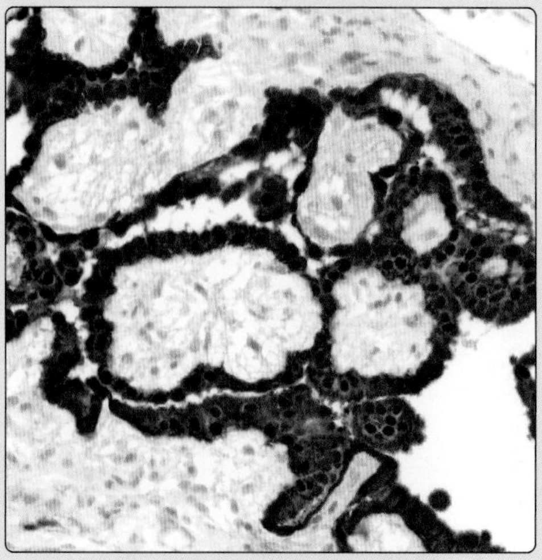

(左) 乳头可能显示致密的纤维结缔组织轴心，被覆看似简单的扁平普通间皮细胞。(右) calretinin 弥漫强阳性及 D2-40 和 WT1 阳性，而上皮标志物阴性，证实高分化乳头状间皮瘤的间皮来源。要知道，其他的间皮病变 calretinin 和 WT1 也阳性，而且浆液性肿瘤这些标志物也可以染色，特别是 WT1

术语

定义

- 良性乳头状间皮增生，典型病变小而孤立，没有浸润其下组织

病因/发病机制

环境因素

- 缺乏或不确定石棉接触史

临床问题

流行病学

- 发生率
  - 罕见
- 年龄
  - 范围：23~82 岁（平均 49.2 岁）
  - 最常见于生育年龄妇女

部位

- 典型者网膜、腹壁或肠系膜腹膜
- 少见：坐骨直肠窝、盆腔、卵巢、胸膜、子宫浆膜、鞘膜和输卵管远端（腔内）

表现

- 因为其他原因（常常是子宫内膜异位症）手术时的偶然发现
- 腹痛，腹胀
- 腹水或急腹症罕见（由于病变内出血引起腹腔积血）

治疗

- 切除

预后

- 良好
- 可能持续（多发）或复发（切除不完全）

大体所见

一般特征

- 小结节，不常见乳头状病变，孤立性>>>多发性；囊性罕见

大小

- 范围：0.1~2.0cm

显微镜下所见

组织学特征

- 界限清楚的乳头状结构（最常见）
- 纤维结缔组织轴心显示水肿或黏液样改变
- 很少出现腺体/小管/腺瘤样、管囊状、条索、巢状或单个细胞
- 单层扁平到立方到矮柱状细胞
- 没有其下组织浸润
- 砂粒体或多核间质细胞罕见
- 有时出现炎症细胞

细胞学特征

- 良性的细胞，至多伴有轻度核增大
- 偶见核下空泡
- 核分裂象缺乏到罕见（≤1 个/10HPF）

辅助实验

- pankeretin（AE1/3、CAM5.2）、CK7、calretinin、mesothelin、D2-40 和 WT1 弥漫阳性
- BAP1 染色核表达保留
- CK5/6 常常阳性
- pax-8 可能阳性
- MOC-31、B72.3 和 BER-EP4 通常阴性

鉴别诊断

间皮增生

- 细胞黏附松散，伴有片样或线性排列
- 常见急性和/或慢性炎症
- 可见细胞非典型性

局限性/弥漫性恶性间皮瘤

- 容易形成肿块
- 浸润其下组织
- 复杂的结构，包括实性和/或肉瘤样形态
- 细胞非典型性和核分裂活性
- BAP1 核表达丧失（部分）

浆液性交界性肿瘤

- 分级分支和上皮簇脱落
- 常见纤毛细胞
- 常见一些细胞非典型性和核分裂象
- MOC-31、BER-EP4 和 B72.3 弥漫阳性
- calretinin 和 D2-40 通常阴性

诊断注意事项

病理诊断要点

- 单层普通的间皮细胞被覆乳头，不伴有浸润
- 如果为多灶性，必须充分取材以除外恶性间皮瘤，因为具有重叠的特征

部分参考文献

1. Joseph NM et al: Genomic profiling of malignant peritoneal mesothelioma reveals recurrent alterations in epigenetic regulatory genes BAP1, SETD2, and DDX3X. Mod Pathol. 30(2):246-254, 2017
2. Malpica A et al: Well-differentiated papillary mesothelioma of the female peritoneum: a clinicopathologic study of 26 cases. Am J Surg Pathol. 36:117-27, 2012
3. Brimo F et al: Mesothelioma of the tunica vaginalis: a series of eight cases with uncertain malignant potential. Mod Pathol. 23:1165-72, 2010
4. Laury AR et al: PAX8 reliably distinguishes ovarian serous tumors from malignant mesothelioma. Am J Surg Pathol. 34(5):627-35, 2010
5. Hoekstra AV et al: Well-differentiated papillary mesothelioma of the peritoneum: a pathological analysis and review of the literature. Gynecol Oncol. 98:161-7, 2005
6. Goldblum J et al: Localized and diffuse mesotheliomas of the genital tract and peritoneum in women. a clinicopathologic study of nineteen true mesothelial neoplasms, other than adenomatoid tumors, multicystic mesotheliomas, and localized fibrous tumors. Am J Surg Pathol. 19:1124-37, 1995
7. Daya D et al: Well-differentiated papillary mesothelioma of the peritoneum. a clinicopathologic study of 22 cases. Cancer. 65:292-6, 1990

第7节　恶性间皮瘤

要　点

术语

- 累及腹膜表面的恶性间皮肿瘤

病因/发病机制

- 与接触石棉有关(不如胸膜常见)
- *BAP1* 肿瘤素质综合征(BAP1-TPDS),伴有 Spitz 痣、葡萄膜和皮肤黑色素瘤、恶性间皮瘤、透明细胞癌及基底细胞癌的危险增加

显微镜下所见

- 沿着腹膜表面生长,并浸润其下组织
- 上皮样(三种主要结构):腺管状>乳头状(包括微乳头)>实性(常常混合)
  - 不规则的宽乳头,没有分级分支和细胞出芽
- 双相性:上皮和肉瘤区域以不同比例双相性混合(可能融合)
- 肉瘤样:弥漫性、成束或席纹状生长
- 多数病例轻到中度均匀一致的非典型性

辅助实验

- WT1、calretinin、mesothelin、D2-40(podoplanin)、thrombomodulin、CD56、HBME-1 阳性
- caldesmon、p16(约 30%)、pax-8、PR 可能阳性;BAP-1 常常丢失
- ER、BER-EP4、pax-2、MOC-31、TTF-1、B72.3(TAG72)、CD15(Leu-M1)、CA19.9、Napsin-A 典型者阴性

首要的鉴别诊断

- 显著的间皮增生
- 高分化乳头状间皮瘤
- 蜕膜(vs. 蜕膜样间皮瘤)
- 浆液性和透明细胞(卵巢)癌
- 肉瘤样癌(vs. 纤维组织增生性间皮瘤)

弥漫性多结节生长

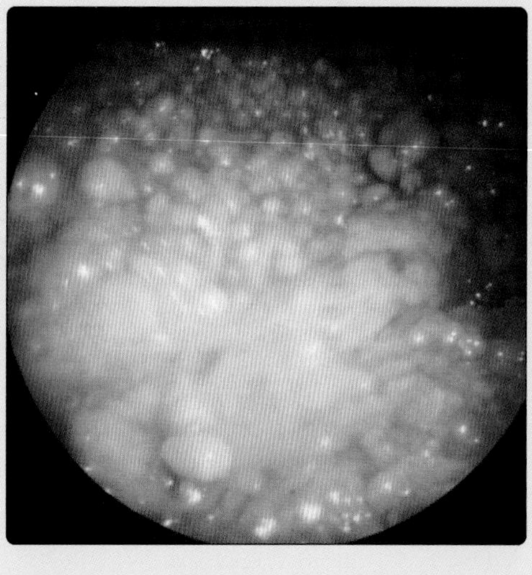

小而圆形的腺管

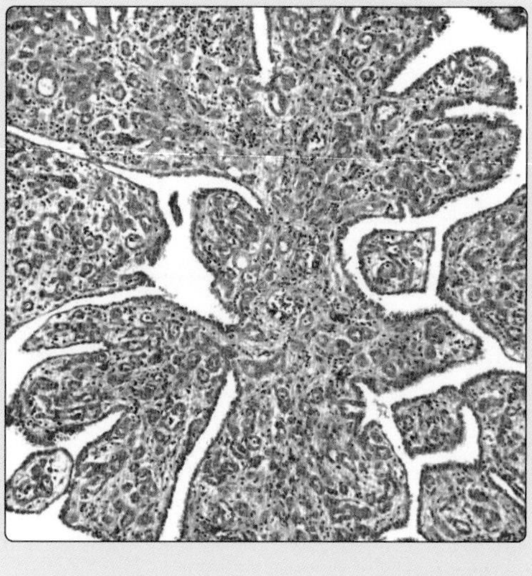

(左)典型的腹膜恶性间皮瘤呈多灶性分布,可能表现为多发性白色到棕色融合的息肉样病变。典型者同质性,切面实性,白色到褐色到棕色。**(右)**腹膜恶性间皮瘤腺管状结构最常见。常常为圆形的腺管均匀分布,伴有乳头状结构。腺管之间间质炎症反应常常轻微

复杂(筛状)结构

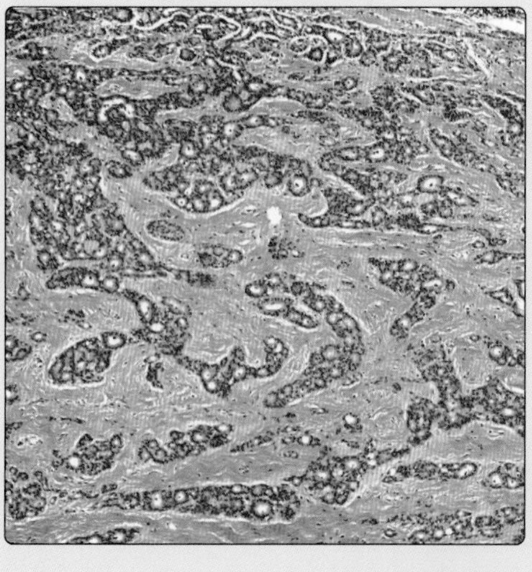

细胞弥漫性生长,胞质嗜酸性

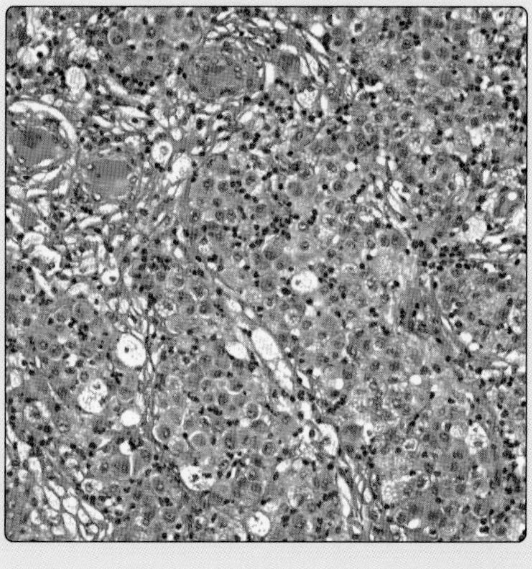

(左)腹膜恶性间皮瘤可见筛状结构,是腺管融合的结果。有时,这种表现可能明显,以致类似于腺癌的形态表现。**(右)**腹膜恶性间皮瘤可呈弥漫性生长,这是最少见的形态,而且常常伴有腺管状或腺管乳头状结构。可见由淋巴细胞组成的不同的炎症浸润

术语

同义词

- 弥漫性腹膜恶性间皮瘤

定义

- 累及腹膜表面的恶性间皮肿瘤

病因/发病机制

环境因素

- 与接触石棉有关(不如胸膜常见)

遗传学

- *BAP1* 肿瘤素质综合征(BAP1-TPDS),伴有 Spitz 痣、葡萄膜和皮肤黑色素瘤、恶性间皮瘤、透明细胞癌和乳腺癌的危险增加

临床问题

流行病学

- 发生率
  - 罕见
    - 500 例/年(美国)
- 年龄
  - 平均 50 岁
- 性别
  - 女∶男=1∶3

表现

- 腹部肿胀或疼痛±腹水
- 体重减轻
- 继发累及腹腔/盆腔器官的相关性症状和体征

治疗

- 细胞减灭术±化疗±放疗

预后

- 不良(平均生存 5 年)
  - 女性比男性恶性间皮瘤预后相对较好(平均生存:9~18 个月)

大体所见

一般特征

- 多发性灰白色到棕色结节
- 斑块样或弥漫性增厚
- 乳头状到息肉样赘生物

显微镜下所见

组织学特征

- 沿着腹膜生长,并浸润其下组织
- 上皮样亚型
  - 三种主要结构(常常混合):腺管状>乳头状(包括筛状)>实性
  - 小而均匀一致分布,间隔均匀的腺管状结构最常见
    - 淡嗜酸性到嗜碱性内容物
  - 不规则的粗钝乳头,不伴有分级分支,没有细胞出芽
    - 纤维血管轴心可能充满泡沫样组织细胞
    - 可见玻璃样变的纤维血管轴心
  - 扩张或裂隙样腺管状结构,细胞巢,小梁,条索,细胞簇少见(有时为腺瘤样瘤样)
  - 水肿性、成纤维细胞、玻璃样变性或黏液样间质
  - 混合性炎症浸润,主要为淋巴浆细胞;中性粒细胞脓肿罕见
  - ±砂粒体(主要在乳头区)
  - 常见坏死
- 双相性亚型
  - 上皮样和肉瘤样区域混合(可能融合)
  - 上皮成分:腺管状、乳头状、实性
  - 肉瘤样成分:弥漫性、束状、席纹状
- 肉瘤样亚型
  - 弥漫性、束状或席纹状生长
  - 恶性细胞之间丰富的胶原,如果细胞稀少(纤维组织增生性)
  - 突出的淋巴细胞浸润(如果为淋巴组织细胞样)
- 异源性成分(肉瘤样亚型最常见)
  - 骨肉瘤>横纹肌肉瘤>软骨肉瘤

细胞学特征

- 上皮样
  - 多角形到立方细胞,胞质嗜酸性,核圆形,核仁不一(最常见)
  - 丰富的双嗜性或嗜酸性胞质,大的圆形细胞核,突出的核仁(蜕膜样)
  - ±透明,印戒样细胞,横纹肌样,或小细胞
  - 多数为轻到中度均一的细胞非典型性
  - 假核包涵体或核沟罕见
  - 核分裂活性不同
- 肉瘤样
  - 梭形细胞,细胞核梭形,明显的非典型性
  - 组织细胞样(如果为淋巴浆细胞亚型)
  - 核分裂活跃

辅助实验

免疫组织化学

- pancytokeratin、AE1/AE3、CAM5.2、EMA、CK5/6 阳性
- WT1、calretinin、mesothelin、D2-40(podoplanin)、thrombomodulin、CD56、HBME-1 阳性
- caldesmon、p16(约 30%)、pax-8、PR 可能阳性
- BAP-1 常常丢失
- ER、BER-EP4、pax-2、MOC-31、TTF-1、B72.3(TAG72)、CD15(lEU-M1)、CA19-9、napsin-A 典型者阴性

遗传学检测

- 9p21(约 25%)及其他(1p,4q,13q,14q,和 22q)纯合子缺失
- *EWSR1/FUS-ATF1* 融合(特别是在年轻人)

电子显微镜检查

- 细的顶端微绒毛

鉴别诊断

显著的间皮增生

- 从前手术病史、子宫内膜异位症、盆腔炎症性疾病或其他妇科疾病伴有粘连
- 无大体异常
- 腺管状、条索、成簇(常常线性排列)、粗钝乳头,典型者位于反应性间质中,没有组织浸润

高分化和乳头状间皮瘤

- 手术时偶然发现
- 常常为孤立性,较小(<2cm)
- 总是乳头状,±乳头内的腺管状结构
- 没有浸润,实性结构,细胞非典型性或核分裂象

腹膜包涵囊肿

- 从前手术史
- 仅有囊肿,没有组织浸润
- 可能发生鳞状上皮或移行细胞化生

蜕膜(vs.蜕膜样恶性间皮瘤)

- 偶然发现
- 没有细胞非典型性或核分裂象
- ER 和 inhibin 阳性

子宫内膜异位症伴有腹膜播散性平滑肌瘤病(vs.双相性恶性间皮瘤)

- 良性表现的平滑肌细胞和良性米勒型上皮被不同量的子宫内膜型间质围绕

浆液性癌

- *BRCA1/BRCA2* 突变的临床病史
- 细胞出芽,常见砂粒体
- 核多形性和核分裂活性较明显
- claudin-4、MOC-31、BER-EP4、CD15、B72.3、ER 阳性
- D2-40、thrombomodulin 阴性

卵巢透明细胞癌

- 卵巢肿瘤巨大±子宫内膜异位症
- 腺管状和囊性,典型者大小不同
- 常见小圆形乳头
- MOC-31、BER-EP4、CD15、B72.3、HNF-1-β 阳性
- WT1、calretinin 阴性

肉瘤样癌(vs.纤维组织增生性恶性间皮瘤)

- 既往病史
- MOC-31、BER-EP4、CD15、B72.3 阳性
- calretinin 阴性(如果肾原发)

孤立性纤维性肿瘤

- 局限性
- 突出的玻璃样变性;瘢痕疙瘩样胶原
- 没有细胞非典型性或核分裂象,如果良性
- WT1、calretinin、mesothelin、D2-40(podoplanin)、thrombomodulin、CD56、HBME-1 阴性
- CD34 和 STAT6 阳性

诊断注意事项

病理诊断要点

- 因为与高分化乳头状间皮瘤有局灶重叠的特征,重要的是要广泛取材,特别是>2cm 的肿瘤
- calretinin 阴性有助于除外恶性间皮瘤(除了如果为肉瘤样形态学)
- 当应用免疫组织化学区分浆液性癌和恶性间皮瘤时,癌的标志物最有帮助(许多间皮瘤标志物在癌也显示某种程度阳性)

部分参考文献

1. Chapel DB et al: PAX8 expression in a subset of malignant peritoneal mesotheliomas and benign mesothelium has diagnostic implications in the differential diagnosis of ovarian serous carcinoma. Am J Surg Pathol. 41(12):1675-1682, 2017
2. Desmeules P et al: A subset of malignant mesotheliomas in young adults are associated with recurrent EWSR1/FUS-ATF1 fusions. Am J Surg Pathol. 41(7):980-988, 2017
3. Hartman DJ et al: Reproducibility for histologic parameters in peritoneal mesothelioma. Hum Pathol. 67:54-59, 2017
4. Joseph NM et al: Genomic profiling of malignant peritoneal mesothelioma reveals recurrent alterations in epigenetic regulatory genes BAP1, SETD2, and DDX3X. Mod Pathol. 30(2):246-254, 2017
5. Beebe-Dimmer JL et al: Mesothelioma in the United States: a Surveillance, Epidemiology, and End Results (SEER)-Medicare investigation of treatment patterns and overall survival. Clin Epidemiol. 8:743-750, 2016
6. Husain AN et al: Guidelines for pathologic diagnosis of malignant mesothelioma: 2012 update of the consensus statement from the International Mesothelioma Interest Group. Arch Pathol Lab Med. 137(5):647-67, 2013
7. Ordóñez NG: Mesothelioma with signet-ring cell features: report of 23 cases. Mod Pathol. 26(3):370-84, 2013
8. Ordóñez NG: Value of calretinin immunostaining in diagnostic pathology: a review and update. Appl Immunohistochem Mol Morphol. 22(6):401-15, 2013
9. Ordóñez NG: Value of claudin-4 immunostaining in the diagnosis of mesothelioma. Am J Clin Pathol. 139(5):611-9, 2013
10. Malpica A et al: Well-differentiated papillary mesothelioma of the female peritoneum: a clinicopathologic study of 26 cases. Am J Surg Pathol. 36(1):117-27, 2012
11. Ordóñez NG: Deciduoid mesothelioma: report of 21 cases with review of the literature. Mod Pathol. 25(11):1481-95, 2012
12. Ordóñez NG: Mesotheliomas with small cell features: report of eight cases. Mod Pathol. 25(5):689-98, 2012
13. Oparka R et al: Peritoneal mesothelial hyperplasia associated with gynaecological disease: a potential diagnostic pitfall that is commonly associated with endometriosis. J Clin Pathol. 64(4):313-8, 2011
14. Testa JR et al: Germline BAP1 mutations predispose to malignant mesothelioma. Nat Genet. 43(10):1022-5, 2011
15. Chiosea S et al: Diagnostic importance of 9p21 homozygous deletion in malignant mesotheliomas. Mod Pathol. 21(6):742-7, 2008
16. Klebe S et al: Malignant mesothelioma with heterologous elements: clinicopathological correlation of 27 cases and literature review. Mod Pathol. 21(9):1084-94, 2008
17. Ordóñez NG: Mesothelioma with rhabdoid features: an ultrastructural and immunohistochemical study of 10 cases. Mod Pathol. 19(3):373-83, 2006
18. Ordóñez NG: Value of immunohistochemistry in distinguishing peritoneal mesothelioma from serous carcinoma of the ovary and peritoneum: a review and update. Adv Anat Pathol. 13(1):16-25, 2006
19. Baker PM et al: Malignant peritoneal mesothelioma in women: a study of 75 cases with emphasis on their morphologic spectrum and differential diagnosis. Am J Clin Pathol. 123(5):724-37, 2005
20. Nonaka D et al: Diffuse malignant mesothelioma of the peritoneum: a clinicopathological study of 35 patients treated locoregionally at a single institution. Cancer. 104(10):2181-8, 2005
21. Kerrigan SA et al: Diffuse malignant epithelial mesotheliomas of the peritoneum in women: a clinicopathologic study of 25 patients. Cancer. 94(2):378-85, 2002
22. Goldblum J et al: Localized and diffuse mesotheliomas of the genital tract and peritoneum in women. A clinicopathologic study of nineteen true mesothelial neoplasms, other than adenomatoid tumors, multicystic mesotheliomas, and localized fibrous tumors. Am J Surg Pathol. 19(10):1124-37, 1995
23. Clement PB et al: Florid mesothelial hyperplasia associated with ovarian tumors: a potential source of error in tumor diagnosis and staging. Int J Gynecol Pathol. 12(1):51-8, 1993
24. Young RH et al: Solitary fibrous tumors ('fibrous mesotheliomas') of the peritoneum. a report of three cases and a review of the literature. Arch Pathol Lab Med. 114(5):493-5, 1990
25. Ross MJ et al: Multilocular peritoneal inclusion cysts (so-called cystic mesotheliomas). Cancer. 64(6):1336-46, 1989

条索伴有纤维组织增生

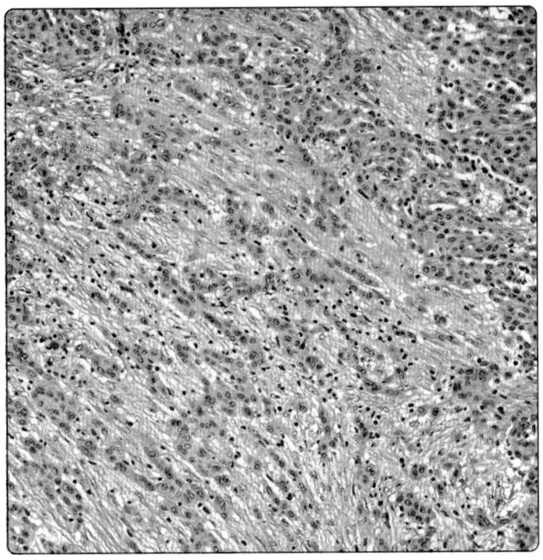

浸润其下组织

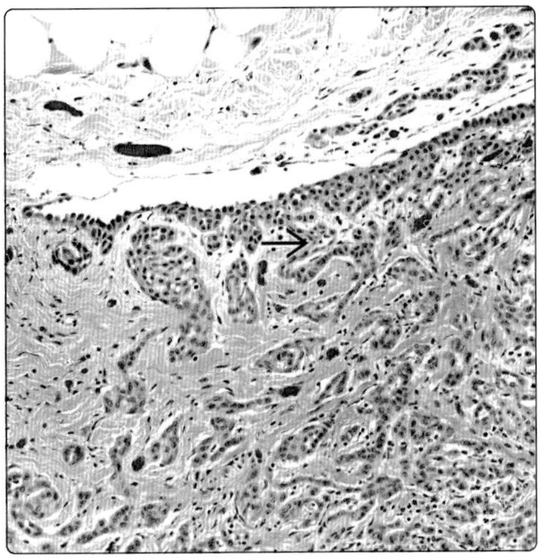

(**左**)虽然少见，腹膜恶性间皮瘤可见巢状或条索样结构。肿瘤细胞位于黏液样背景中，代表间质浸润，这是诊断恶性的特征。(**右**)出现其下组织浸润代表是恶性间皮瘤。注意表面恶性间皮细胞内衬与其下不规则的腺管状结构➡连续，许多病例见不到间质反应

单纯的乳头，伴有单层细胞

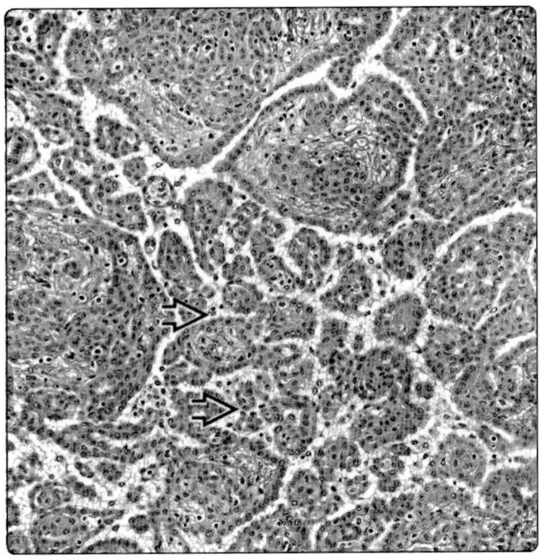

纤维血管轴心中的泡沫样组织细胞

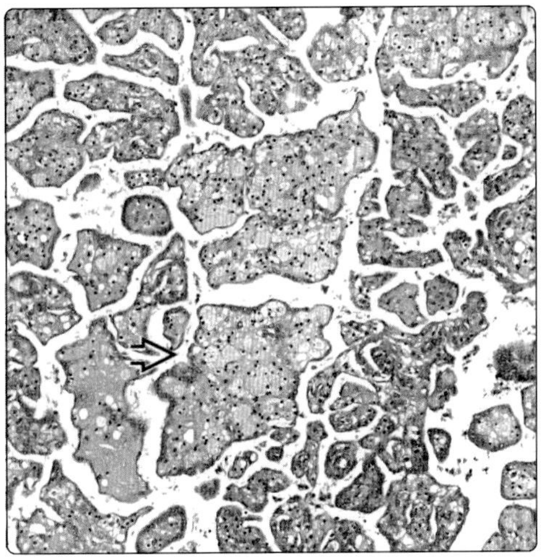

(**左**)乳头状结构常常见于恶性间皮瘤。乳头不规则，但没有分级分支状或细胞出芽，这些见于典型的低级别浆液性肿瘤。某些乳头可能圆而小➡，这种现象可能与卵巢透明细胞癌重叠。(**右**)有时，腹膜恶性间皮瘤的乳头轴心扩张，充满泡沫样组织细胞➡造成一种细胞稀少的误导现象

腺瘤样瘤样区域

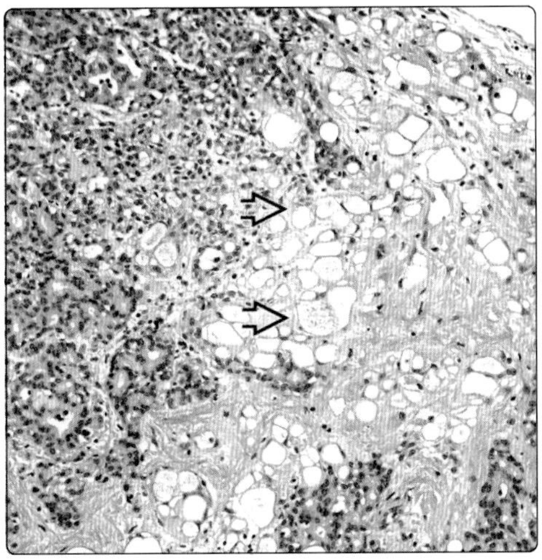

腺瘤样瘤

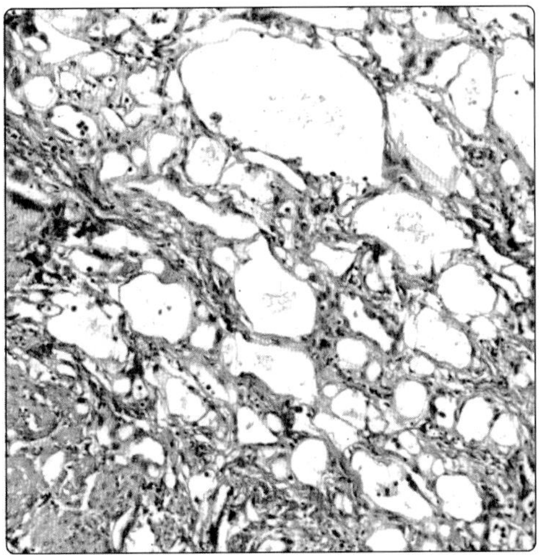

(**左**)某些腹膜恶性间皮瘤可能有局灶类似于腺瘤样瘤➡或高分化乳头状间皮瘤的区域；因此，大的病变取材应该充分。这些良性表现的区域总是伴有恶性间皮瘤的典型结构。(**右**)腺瘤样瘤，不同于腹膜恶性间皮瘤，典型者非常局限，主要由囊性间隙组成，伴有扁平细胞，没有细胞非典型性

(左)蜕膜样间皮瘤是由大的多角形细胞组成的，伴有丰富的嗜酸性胞质和具有突出核仁的细胞核。在小的活检组织中，与蜕膜区分可能非常困难。然而，典型的蜕膜 ER 阳性。(右)蜕膜细胞与蜕膜样恶性间皮瘤均具有丰富的嗜酸性胞质。然而，与蜕膜样恶性间皮瘤不同，没有细胞非典型性，BAP1 表达保留

蜕膜样形态学

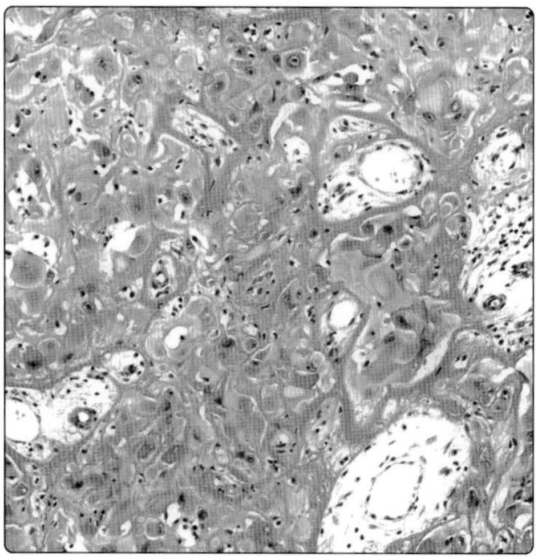

蜕膜

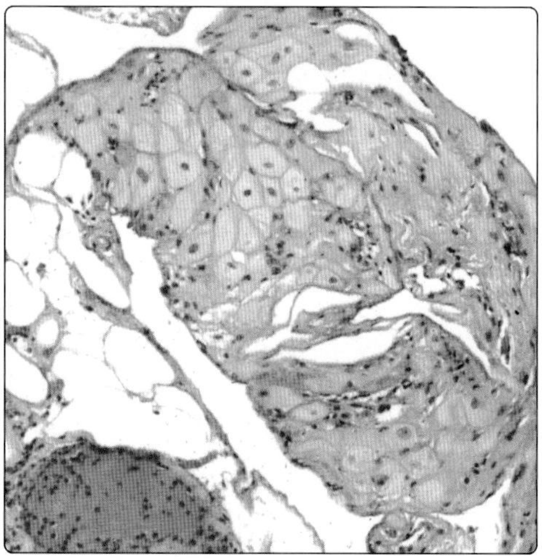

(左)双相性恶性间皮瘤显示混合性肉瘤样和上皮样➡区域。可能以一种成分为主，两种成分可能融合。双相性恶性间皮瘤比纯粹的上皮样亚型少见。(右)典型的肉瘤样纤维组织增生性间皮瘤细胞稀少，因为梭形肿瘤细胞位于明显的胶原背景中。这种肿瘤并不少见，calretinin 阴性

梭形和上皮样形态学

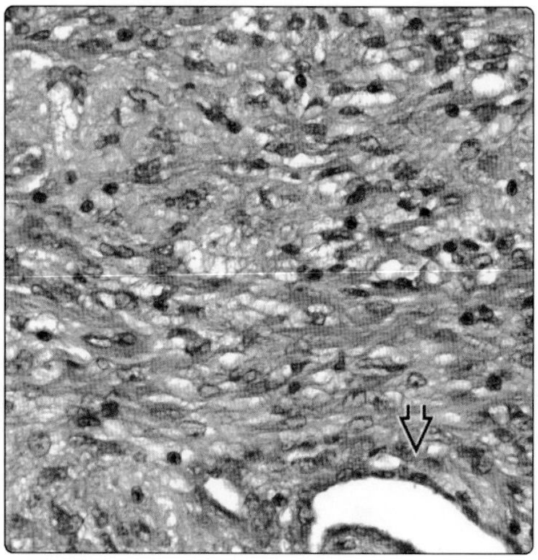

突出的纤维组织增生性间质

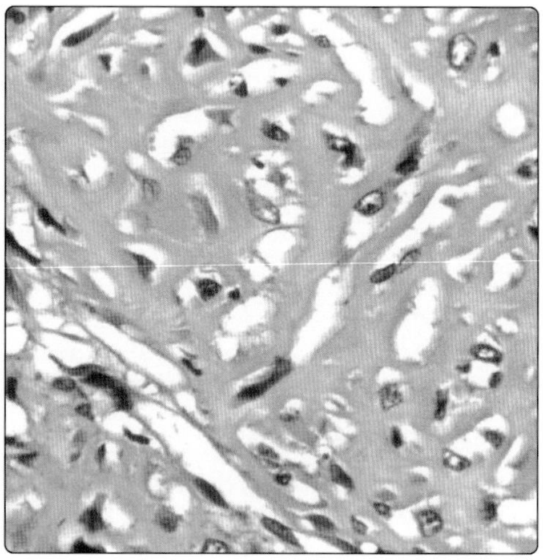

(左)与浆液性癌不同，多数腹膜恶性间皮瘤是由立方细胞组成的，核圆形到卵圆形，伴有均一的轻度(至多中度)细胞非典型性和中度核分裂活性。(右)虽然核沟是移行细胞肿瘤常见的特征，但为非特异性，因为某些腹膜恶性间皮瘤可以显示核沟➡及罕见的假核包涵体➡

立方形细胞伴有均匀一致的细胞学特征

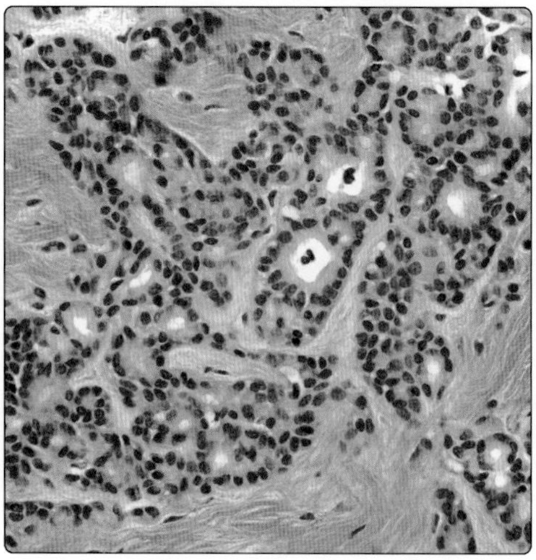

核沟

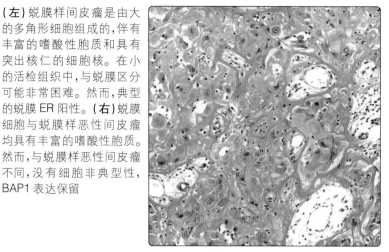

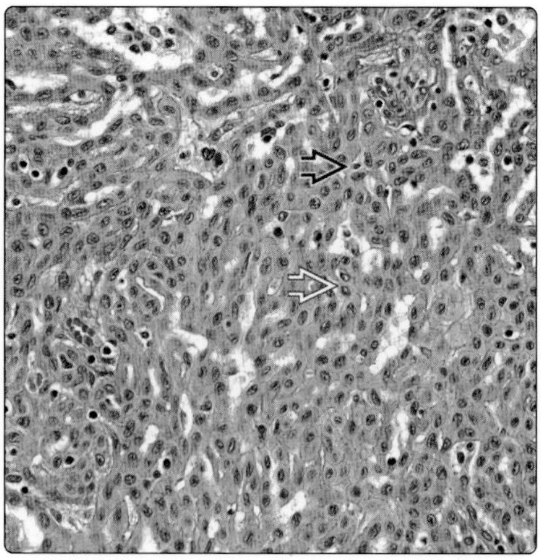

calretinin 阳性(核)

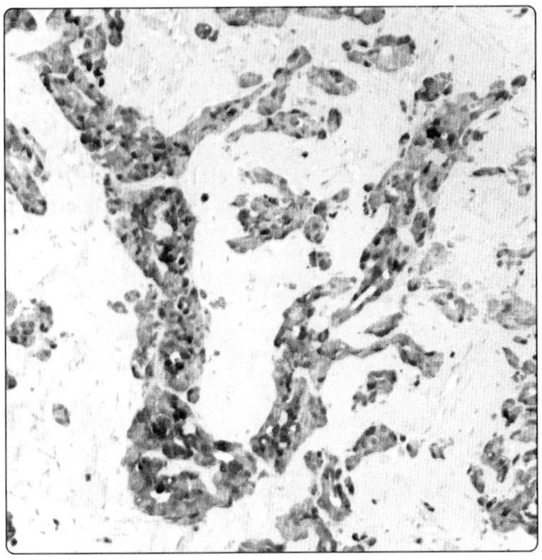

D2-40 免疫反应

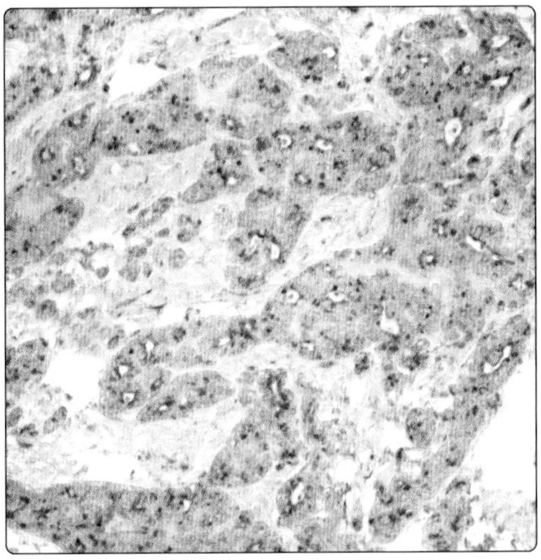

(**左**)腹膜恶性间皮瘤 calretinin 染色典型者显示核±胞质阳性。然而，其他肿瘤，包括浆液性癌，也可能呈阳性。(**右**)D2-40 是腹膜恶性间皮瘤可靠的标志物，典型者显示胞质和细胞膜染色。与 calretinin 不同，这种标志物在卵巢和腹膜浆液性癌好像阴性

核 WT1 阳性

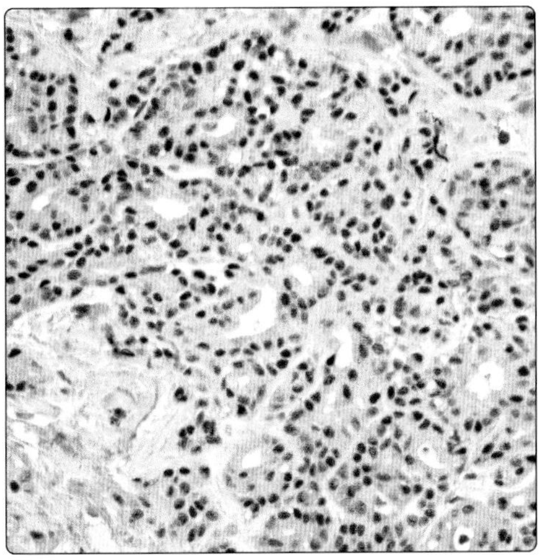

ER 阴性

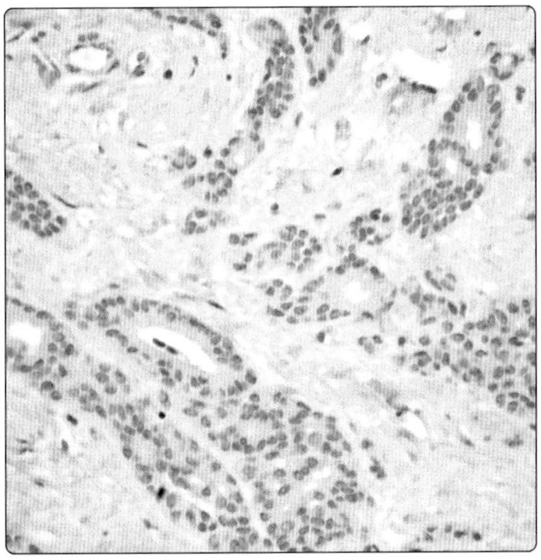

(**左**)腹膜恶性间皮瘤 WT1 染色显示核弥漫强阳性。然而，这种标志物对于恶性间皮瘤并不特异，因为常常需要与之鉴别的典型的浆液性癌也强阳性。(**右**)腹膜恶性间皮瘤 ER 阴性为其特征，不同于 PR，PR 在这些肿瘤中>50%阳性

间皮增生

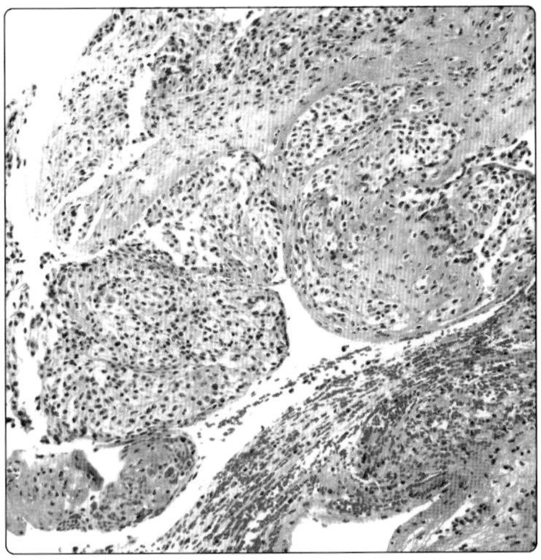

高分化乳头状间皮瘤

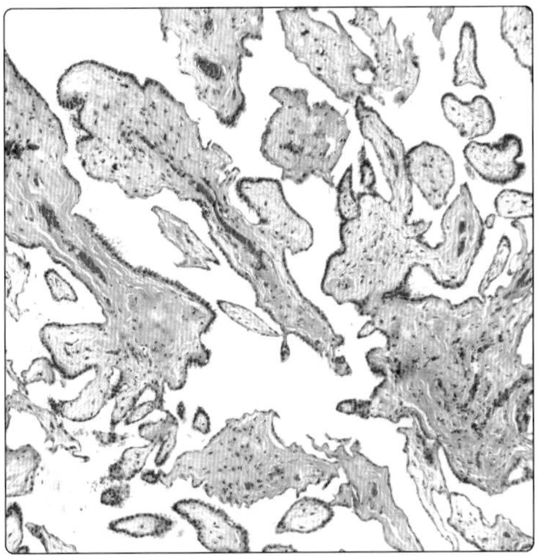

(**左**)典型的间皮增生为偶然发现，不同于恶性间皮瘤。有时，增生的间皮细胞位于结节内，并与纤维蛋白混合，引起怀疑是否为浸润，这种特征仅见于恶性间皮瘤。注意缺乏核的非典型性。(**右**)高分化乳头状间皮瘤是一种偶然发现，典型者<2cm，是由被覆间皮细胞的单纯的乳头组成的。缺乏间质浸润

第8节 孤立性纤维性肿瘤

要 点

术语

- 由梭形细胞无定型生长组成的伴有成纤维细胞分化的间叶性肿瘤

临床问题

- 外阴阴道部位>子宫>腹膜>腹膜后
- 偶然发现或盆腔丰满
- 如果为侵袭性病变，转移较常见；良性表现的肿瘤可以转移，罕见
- 危险分层模式：肿瘤大≥15cm，患者≥55岁，伴有核分裂象≥4个/10HPF，转移和死亡的危险高

大体所见

- 界限清楚，灰白色到黄色
- 大小范围：1~24cm

显微镜下所见

- 无定型生长，有细胞丰富区和细胞稀少区
- 常常为玻璃样变性的间质，血管周围明显
- 薄壁分支状鹿角样血管
- 温和的卵圆或梭形细胞，胞质稀少
- 伴有恶性的特征：细胞增加，细胞非典型性，核分裂象>4个/10HPF和坏死

辅助实验

- CD34、Bcl-2、STAT6、GRIA2和vimentin典型者强阳性
- β-catenin阳性约40%
- CD99（约70%）和PR不同程度阳性
- *NAB2-STAT6*融合

首要的鉴别诊断

- 纤维组织增生性间皮瘤
- 胃肠间质瘤和平滑肌肿瘤
- 单相性滑膜肉瘤
- 转移性孤立性纤维性肿瘤

境界清楚的肿块，质硬，切面褐色到黄色

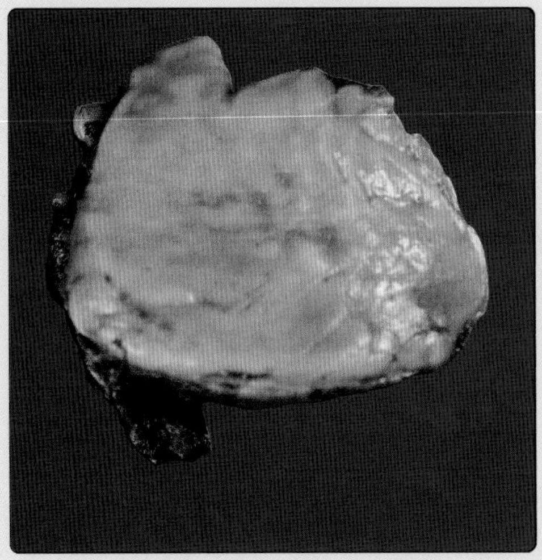

无定型的生长

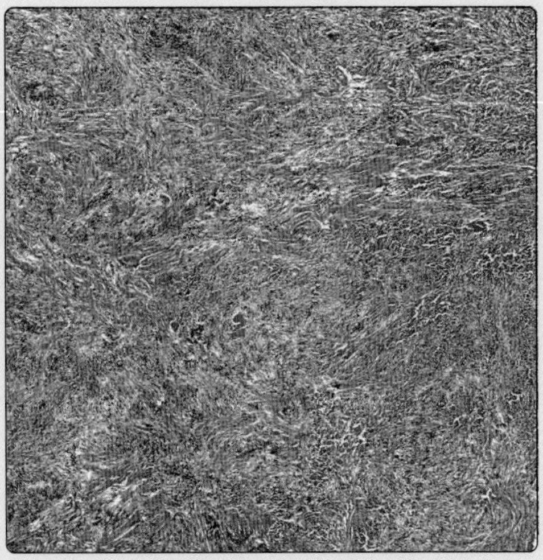

（左）孤立性纤维性肿瘤界限常常清楚，但也可能显示浸润性边缘，代表侵袭性行为。典型者切面质硬，黄色到白色到褐色，可见黏液样改变。很少伴有出血和坏死。**（右）**孤立性纤维性肿瘤的特征是"无定型"的生长，伴有细胞丰富区和细胞稀少区。后者是由于伴有胶原带

血管周围细胞明显和血管周细胞瘤样血管

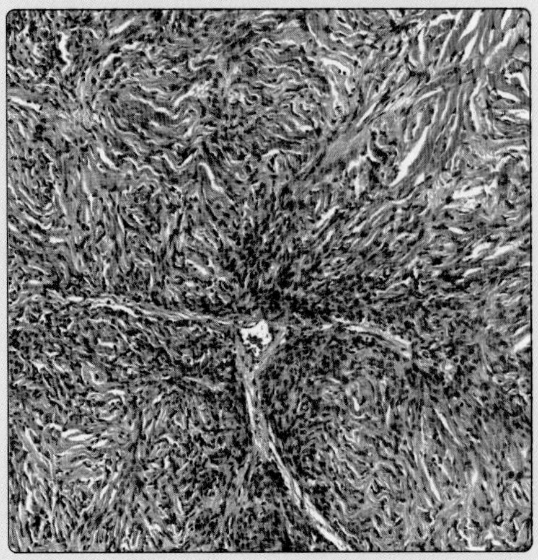

玻璃样变性胶原性间质

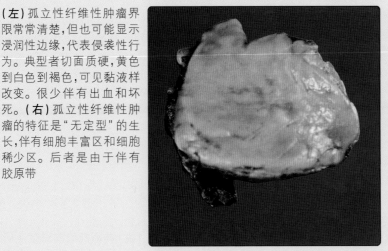

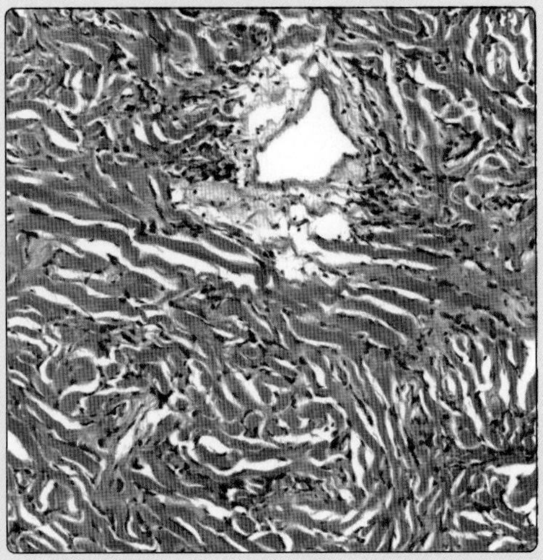

（左）血管周围明显的肿瘤细胞及分支鹿角样血管被称为血管周细胞瘤样表现，是孤立性纤维性肿瘤的特征。**（右）**孤立性纤维性肿瘤可见明显的近乎瘢痕样的胶原性间质。在这些区域，典型者肿瘤细胞稀少

术语

缩略语

- 孤立性纤维性肿瘤(solitary fibrous tumor,SFT)

同义词

- 纤维性间皮瘤(从前的名称)

定义

- 由梭形细胞无定型生长组成的伴有成纤维细胞分化的间叶性肿瘤

病因/发病机制

其他

- 由间皮下成纤维细胞衍化而来

临床问题

流行病学

- 发生率
  - 罕见
  - 30%~40%在胸膜外
- 年龄
  - 范围广泛(32~78岁)
- 性别
  - 男性>女性

部位

- 外阴阴道>子宫>腹膜(较常见于腹膜后)

表现

- 偶然发现
- 盆腔胀满±累及盆腔其他器官
- 侧腹痛
- 低血糖症(胰岛素样生长因子2产物)

治疗

- 完全切除

预后

- 如果在胸腔外,转移危险性较高
- 通常为良性(80%~85%),恶性罕见
- 如果切除不完全,复发
- 如果为侵袭性病变,常见转移
  - 良性表现的肿瘤可能转移,但罕见
- 分层危险模式
  - 根据年龄、大小和核分裂指数
    - 肿瘤≥15cm,患者≥55岁,核分裂象≥4个/10HPF,转移和死亡危险性均高

大体所见

一般特征

- 圆形,界限往往非常清楚,有时是带蒂的肿块
- 质硬,黄白色到褐色,漩涡±黏液样
- 出血和坏死罕见

大小

- 范围:1~24cm

显微镜下所见

组织性特征

- 界限通常非常清楚
- 没有特殊的生长方式("无定型")
- 细胞过多和细胞过少区域
- 常常为玻璃样变性的胶原性间质,血管周围明显
- ±梭形细胞突出的周细胞血管生长
- 薄壁分支状鹿角样血管
- ±黏液样改变和脂肪细胞分化

细胞学特征

- 温和的卵圆形或梭形细胞,胞质淡染,不清楚,核细长
- 典型者核分裂率低(0~1个/10HPF)
- 多核巨细胞罕见

恶性行为相关性特征

- 细胞成分增加,多形性,核分裂象>4个/10HPF,坏死和浸润性边缘
- 在某些系列中,>10cm
- 一般来说,大小>10cm和核分裂象>4个/10HPF,与SFT转移密切相关

辅助实验

免疫组织化学

- CD34、Bcl-2、STAT6、GRIA2和vimentin典型者强阳性
- β-catenin阳性约40%
- CD99(约70%)和PR可能阳性
- EMA、ER、MSA、TLE1很少阳性
- cytokeratin、desmin、caldesmon、CD117、S100、calretinin、CD10阴性

分子学所见

- *NAB2-STAT6* 融合

鉴别诊断

纤维组织增生性间皮瘤

- 浸润性生长

- 梭形细胞多形性明显的区域
- cytokeratin 和 calretinin 阳性，CD34 阴性

胃肠间质瘤

- 典型者呈束状生长±上皮样区域
- 原纤维性胞质和突出的胞质空泡
- 瘢痕疙瘩样纤维
- CD117 和 DOG1 阳性

平滑肌肿瘤

- 交叉的束状生长
- 中等量的嗜酸性胞质，伴有核周空泡
- 平滑肌标志物阳性

神经鞘瘤

- 可能伴有神经纤维瘤病
- 典型的结构±伴随的神经
- 如果为良性，细胞构成交替区域和核的栅栏状排列较常见
- S100 和 SOX10 常常阳性
- STAT6 阴性

滑膜肉瘤，单相型

- 浸润性生长
- 同质性细胞，常常伴有束状生长
- cytokeratkin、EMA 常常阳性，CD34 很少阳性
- TLE1 强阳性
- t(X;18)(p11;q11)

纤维瘤病

- 在致密的胶原性间质中，不具特点的细胞呈不清楚的束状排列
- 典型者细胞成分少
- ±瘢痕疙瘩型胶原纤维
- 突出的扩张的薄壁血管，伴有血管周围玻璃样变性，但没有血管周细胞瘤样血管结构
- STAT6 阴性

转移性孤立性纤维性肿瘤

- 从前临床病史
- 腹膜是常见的受累部位(~到肝和骨，随后是肺)
- 常见多发性腹膜、腹膜后和网膜结节
  - 平均最大直径 6cm(范围 2.4~13.9cm)
- 可见腹水

去分化性脂肪肉瘤(如果为恶性)

- 高分化脂肪肉瘤区域
- S100、MDM2、CDK4 阳性
- MDM2 扩增

诊断注意事项

病理诊断要点

- 无定型的生长方式提醒有孤立性纤维性肿瘤的可能
- 因为转移性和原发性孤立性纤维性肿瘤具有相同的形态学特征，所以总是应该除外转移的可能性，因为它比原发性肿瘤常见
- 在孤立性纤维性肿瘤的诊断中，STAT6 是最有效的免疫标志物

部分参考文献

1. O'Neill AC et al: Metastatic patterns of solitary fibrous tumors: a single-institution Experience. AJR Am J Roentgenol. 208(1):2-9, 2017
2. Moszynski R et al: Solitary fibrous mass of the omentum mimicking an ovarian tumor: case report. Eur J Gynaecol Oncol. 37(1):144-7, 2016
3. Strickland KC et al: Solitary fibrous tumor of the uterus presenting with lung metastases: a case report. Int J Gynecol Pathol. 35(1):25-9, 2016
4. Bishop AJ et al: Soft tissue solitary fibrous tumor: combined surgery and radiation therapy results in excellent local control. Am J Clin Oncol. 41(1):81-85, 2015
5. Demicco EG et al: Extensive survey of STAT6 expression in a large series of mesenchymal tumors. Am J Clin Pathol. 143(5):672-82, 2015
6. Doyle LA et al: Nuclear expression of STAT6 distinguishes solitary fibrous tumor from histologic mimics. Mod Pathol. 27(3):390-5, 2014
7. Vivero M et al: GRIA2 is a novel diagnostic marker for solitary fibrous tumour identified through gene expression profiling. Histopathology. 65(1):71-80, 2014
8. Mohajeri A et al: Comprehensive genetic analysis identifies a pathognomonic NAB2/STAT6 fusion gene, nonrandom secondary genomic imbalances, and a characteristic gene expression profile in solitary fibrous tumor. Genes Chromosomes Cancer. 52(10):873-86, 2013
9. Cantarella F et al: Small bowel mesentery solitary fibrous tumor. A rare neoplasia in a young male. G Chir. 33(8-9):271-3, 2012
10. Demicco EG et al: Solitary fibrous tumor: a clinicopathological study of 110 cases and proposed risk assessment model. Mod Pathol. 25(9):1298-306, 2012
11. Biedrzycki OJ et al: Solitary fibrous tumor of the female genital tract a case report and review of the literature. Int J Gynecol Pathol. 26:259-64, 2007
12. Zubor P et al: A solitary fibrous tumor in the broad ligament of the uterus. Pathol Res Pract. 203:555-60, 2007
13. Berzal-Cantalejo F et al: Solitary fibrous tumor arising in the fallopian tube. Gynecol Oncol. 96:880-2, 2005
14. Wakami K et al: Solitary fibrous tumor of the uterus producing high-molecular-weight insulin-like growth factor II and associated with hypoglycemia. Int J Gynecol Pathol. 24:79-84, 2005
15. Nielsen GP et al: Solitary fibrous tumor of soft tissue: a report of 15 cases, including 5 malignant examples with light microscopic, immunohistochemical, and ultrastructural data. Mod Pathol. 10:1028-37, 1997
16. Young RH et al: Solitary fibrous tumors ('fibrous mesotheliomas') of the peritoneum. A report of three cases and a review of the literature. Arch Pathol Lab Med. 114:493-5, 1990

细胞过多区域

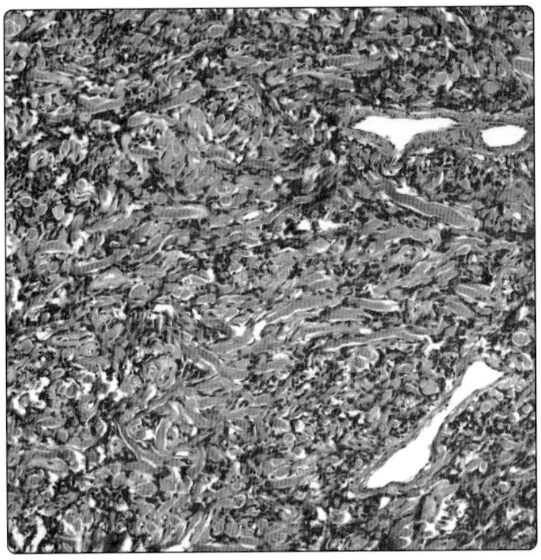

小而卵圆到梭形的细胞

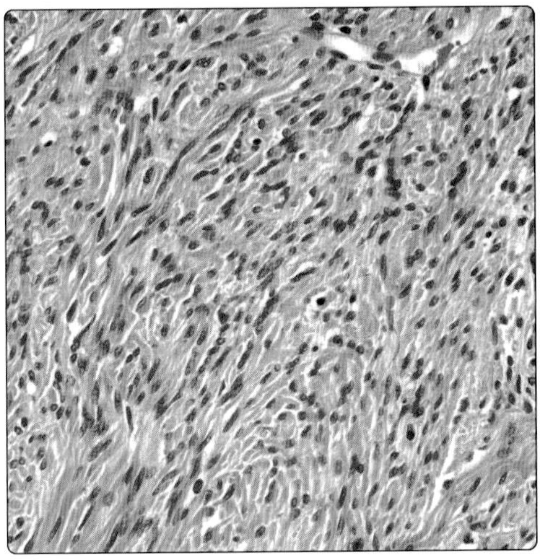

(左) SFT 可见细胞过多的区域，重要的是详查这些区域的细胞非典型性和核分裂活性以除外恶性肿瘤。**(右)** 绝大多数 SFT 是由小而卵圆到略呈梭形的细胞组成的，伴有温和的卵圆形细胞核，胞质稀少。肿瘤细胞排列在胶原束之间。即使肿瘤细胞为良性，SFT 也可能转移，但罕见

细胞成分增加

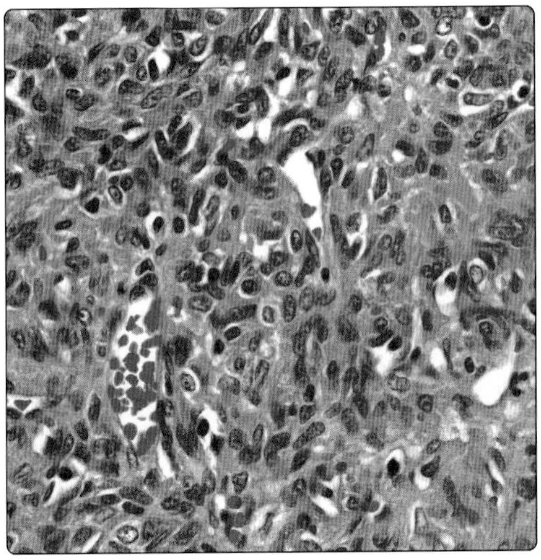

恶性细胞学特征

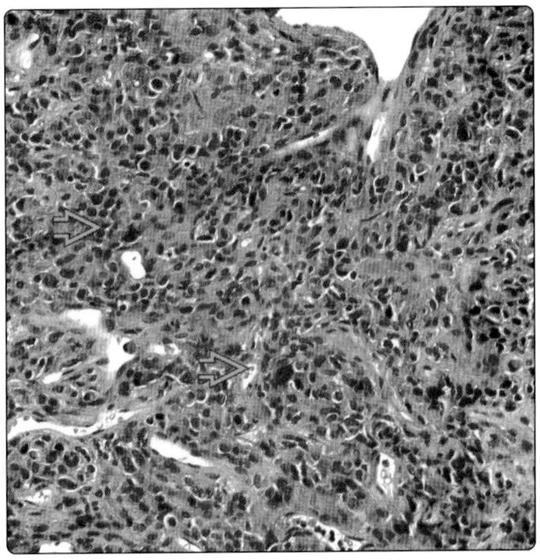

(左) 某些 SFT 显示细胞成分增加(富于细胞性 SFT)，构成细胞具有略显肥胖的细胞核，伴有小核仁。注意肿瘤细胞均匀一致，没有细胞非典型性或核分裂活性。**(右)** 某些 SFT 为恶性，肿瘤细胞过多，显示细胞非典型性 ⇨，核分裂象 > 4 个/10HPF 和/或见到坏死。伴有浸润性边缘和 > 10cm 的肿瘤也伴有较高的转移频率

STAT6 核阳性

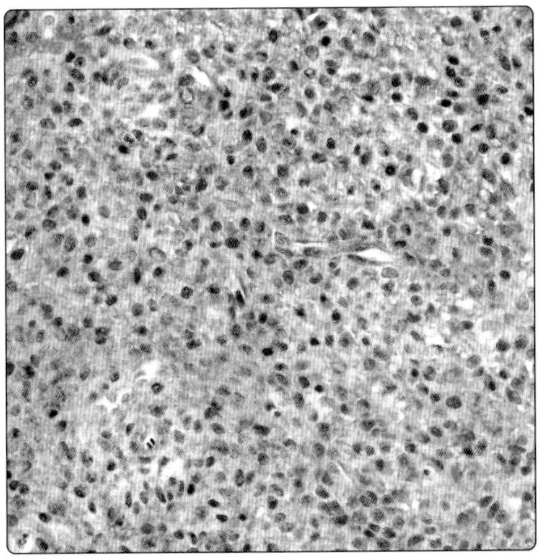

CD34 阳性

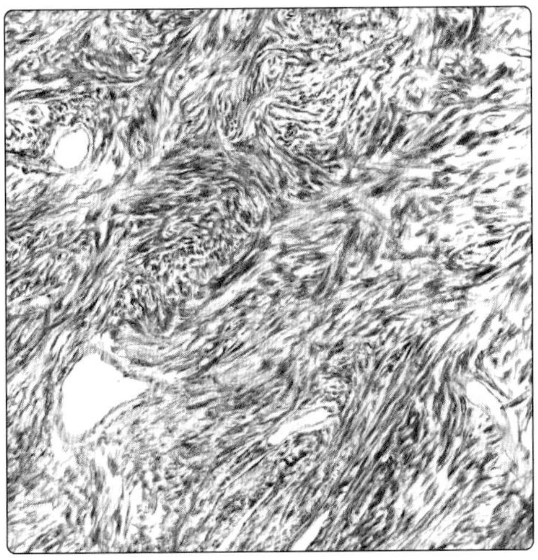

(左) SFT，典型者 STAT6 阳性，因为伴有 *NAB2-STAT6* 融合。这个标志物有助于鉴别 SFT 与组织学特征相似的肿瘤。**(右)** CD34 染色 SFT 弥漫强阳性；然而，这种免疫染色在其他可能显示与 SFT 组织学特征重叠的腹膜/腹膜后肿瘤也表达

第9节 腹膜播散性平滑肌瘤病

要点

术语

- 不同数量的组织学良性的平滑肌肿瘤散在分布于腹膜/网膜表面

病因/发病机制

- 常常伴有妊娠、子宫内膜异位症或应用口服避孕药(多达70%的患者)
- 发生在平滑肌瘤破碎术后的罕见

临床问题

- 剖宫产/盆腔手术的偶然发现
- 症状类似于腺肌病/子宫内膜异位症
- 预后良好
  - 绝经时自发消退
  - 如果切除不完全,复发
- 恶性变罕见

大体所见

- 散在分布于腹膜和网膜的几个到许多结节
  - 大体很少类似于癌扩散

显微镜下所见

- 界限清楚±融合,圆形结节
- 交叉的良性平滑肌细胞束

辅助实验

- SMA、desmin、caldesmon、ER 和 PR 阳性
- C-kit 和个别 DOG1(局灶)阳性

首要的鉴别诊断

- 转移性平滑肌肉瘤
- 胃肠间质瘤
- 盆腔血管周上皮样细胞瘤病(PEComatosis)

局限而小的肿块

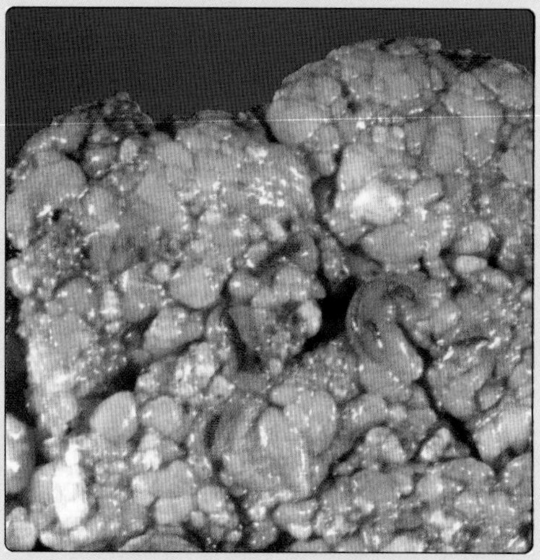

多结节生长

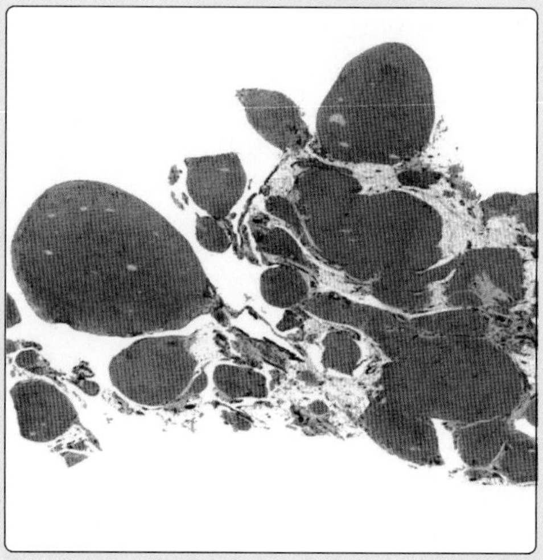

(左)弥漫性腹膜平滑肌瘤病的特征是许多界限清楚的白色到灰色结节,典型者<3cm,弥漫出现在网膜,或累及其他腹膜表面。少数病例可能出现一个或几个较大的结节(大至10cm)。在这些病例,非常重要的是需要除外恶性病变。**(右)**多发性弥漫性腹膜平滑肌瘤病主要为圆形界限清楚和局灶融合的结节,典型者累及网膜脂肪组织

温和的梭形细胞

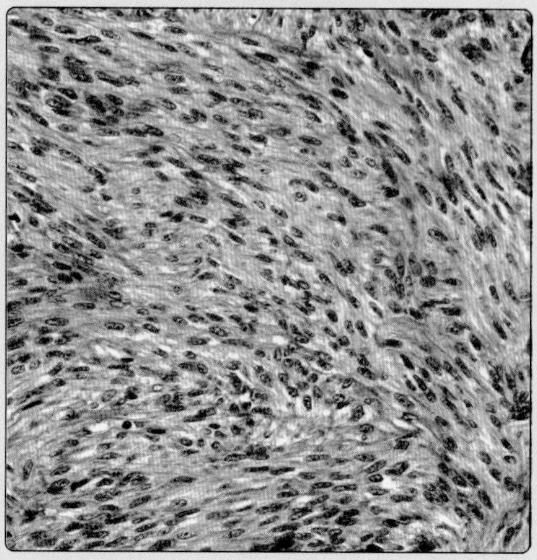

激素受体阳性

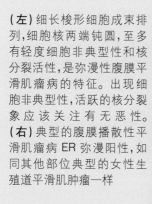

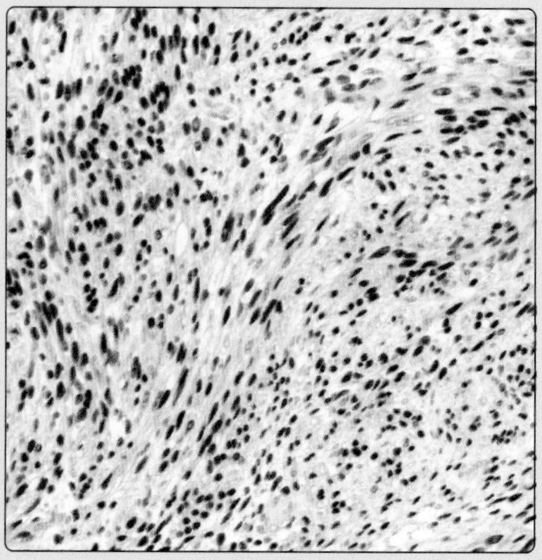

(左)细长梭形细胞成束排列,细胞核两端钝圆,至多有轻度细胞非典型性和核分裂活性,是弥漫性腹膜平滑肌瘤病的特征。出现细胞非典型性,活跃的核分裂象应该关注有无恶性。**(右)**典型的腹膜播散性平滑肌瘤病ER弥漫阳性,如同其他部位典型的女性生殖道平滑肌肿瘤一样

第 9 节　腹膜播散性平滑肌瘤病

术语

同义词

- 弥漫性腹膜平滑肌瘤病

定义

- 数量不同的组织学良性的平滑肌肿瘤遍布腹膜/网膜表面

病因/发病机制

不明

- 单克隆增生(每一个结节中同样的 X 染色体灭活)
- 激素影响,因为常常伴有妊娠、子宫内膜异位症、,或口服避孕药(多达 70% 的病例)
- 化生性转化(间皮下间质细胞)

医源性

- 少数发生在子宫平滑肌瘤破碎术后

临床问题

流行病学

- 发生率
  - 罕见
- 年龄
  - 生育年龄
  - 偶见于绝经后

表现

- 剖宫产/盆腔手术的偶然发现
- 类似于腺肌病/子宫内膜异位症的症状

治疗

- 切除,仅用于有症状者

预后

- 良好
- 如果切除不完全,复发
- 绝经时自发消退
- 恶性变罕见

大体所见

一般特征

- 界限清楚的质硬结节,切面白色,同质性,漩涡状,隆起

大小

- 通常<3cm(范围:0. 1~10. 0cm)

显微镜下所见

组织学特征

- 非常局限±融合的圆形结节
- 交叉的梭形细胞束
- 可能与蜕膜细胞(妊娠)或子宫内膜样腺体(子宫内膜异位症)混合
- 淋巴结同时出现结节,罕见

细胞学特征

- 细长的梭形细胞,核两端钝圆,核至多轻度非典型性,核分裂象罕见到缺乏

辅助实验

免疫组织化学

- SMA、desmin、caldesmon、ER、PR 阳性
- C-kit 和个别 DOG1 可能(局灶)阳性

鉴别诊断

转移性平滑肌肉瘤

- 既往病史
- 较少但较大的结节
- 可能浸润周围组织
- 常见细胞非典型性,核分裂象和/或坏死

胃肠间质瘤

- 淡染到嗜酸性纤维性胞质
- 缺乏核周空泡
- DOG1 和/或 CD117 阳性

腹膜血管周上皮样细胞瘤病(PEComatosis)

- 常常伴有原发性妇科血管周上皮样细胞肿瘤(PEComa)
- 可能伴有结节性硬化±淋巴管肌瘤病
- 弥漫性和/或巢状生长
- 常见上皮样细胞±透明胞质
- HMB-45、Melan-A 局灶阳性

诊断注意事项

临床相关性病理学特征

- 常见于妊娠、产后妇女,或伴有子宫内膜异位症

病理诊断要点

- 许多结节累及腹膜和网膜表面,可能酷似恶性肿瘤
- 如果结节大,出现细胞非典型性,核分裂活性,或浸润支持诊断平滑肌肉瘤继发性播散

部分参考文献

1. Nguyen D et al: Diffuse peritoneal leiomyomatosis status post laparoscopic hysterectomy with power morcellation: a case report with review of literature. Gynecol Oncol Rep. 19:59-61, 2017
2. Miettinen M et al: DOG1 antibody in the differential diagnosis of gastrointestinal stromal tumors: a study of 1840 cases. Am J Surg Pathol. 33(9):1401-8, 2009
3. Clement PB: The pathology of endometriosis: a survey of the many faces of a common disease emphasizing diagnostic pitfalls and unusual and newly appreciated aspects. Adv Anat Pathol. 14:241-60, 2007
4. Sharma P et al: Leiomyomatosis peritonealis disseminata with malignant change in a post-menopausal woman. Gynecol Oncol. 95:742-5, 2004
5. Quade BJ et al: Disseminated peritoneal leiomyomatosis. clonality analysis by X chromosome inactivation and cytogenetics of a clinically benign smooth muscle proliferation. Am J Pathol. 150:2153-66, 1997
6. Tavassoli FA et al: Peritoneal leiomyomatosis (leiomyomatosis peritonealis disseminata): a clinicopathologic study of 20 cases with ultrastructural observations. Int J Gynecol Pathol. 1:59-74, 1982

第 10 节 胃肠外间质瘤

要 点

术语

- 来源于胃肠或胃肠外部位间质 Cajal 细胞（ICC）或 ICC 样细胞的间叶性肿瘤

病因/发病机制

- 肿瘤性转化
  - *KIT* 或 *PDGFRA* 突变

临床问题

- 较常见于成人
  - 发生在 I 型神经纤维瘤病和 Carney 三征的患者较年轻
- 手术大块切除和/或酪氨酸激酶抑制剂（例如伊马替尼）治疗
- 50% 的患者 2 年内结局差

大体所见

- 同质性和分叶状，伴有薄的假包膜
- 可见出血、坏死、囊性变（特别是应用伊马替尼治疗之后）

显微镜下所见

- 上皮样：均一的圆形细胞呈片状、巢状或小梁状分布，细胞边界不清
- 梭形：均一的伴有锥形细胞核的细胞呈短束或漩涡状分布 ±核的栅栏状排列
- 纤细的血管和/或玻璃样变性可能明显
- 瘢痕疙瘩样纤维（细胞外嗜酸性沉积物，PAS 阳性的异常胶原）罕见

辅助实验

- C-kit 和 DOG1 阳性；nestin、WT1（胞质）阳性
- *KIT* 和 *PDGFRA* 突变

首要的鉴别诊断

- 平滑肌瘤（病）
- 平滑肌肉瘤
- 转移性子宫内膜间质肉瘤，高级别
- 神经鞘瘤
- 纤维瘤病（硬纤维瘤）

多发性，界限清楚的肿块

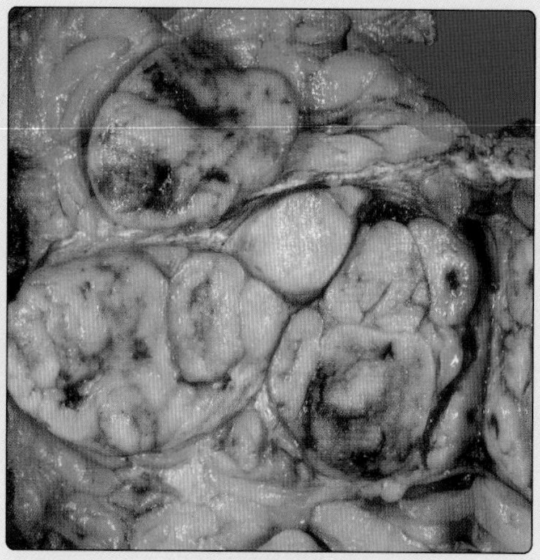

梭形细胞

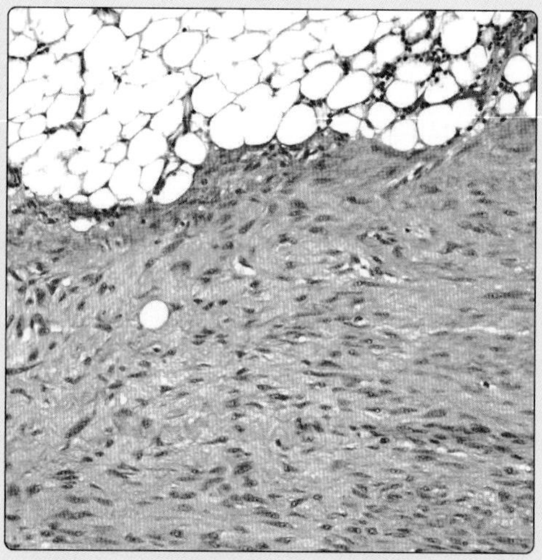

（左）累及网膜的胃肠间质瘤常常较大，为界限清楚的分叶状肿块，切面同质性，脆而易碎，可见出血、坏死或囊性变。如果肿瘤仅仅累及网膜或肠系膜，应该认为是转移或从原发部位脱落的肿瘤。（右）典型的胃肠外间质瘤具有温和的均一细胞，可能显示梭形细胞形态学，伴有卵圆形锥形核和嗜酸性胞质和核分裂象

上皮样细胞

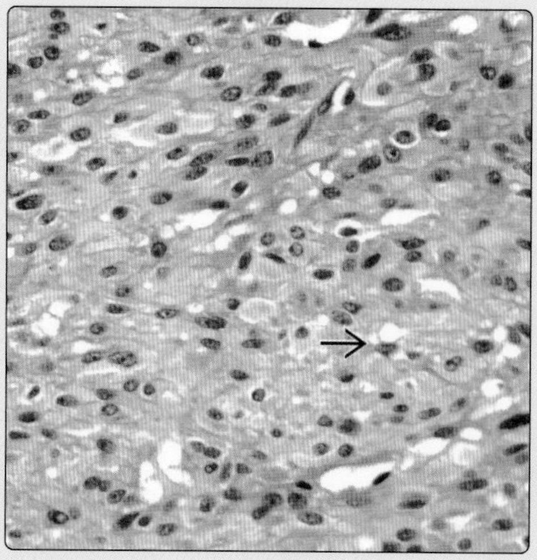

DOG1 弥漫阳性

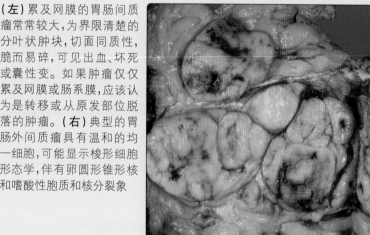

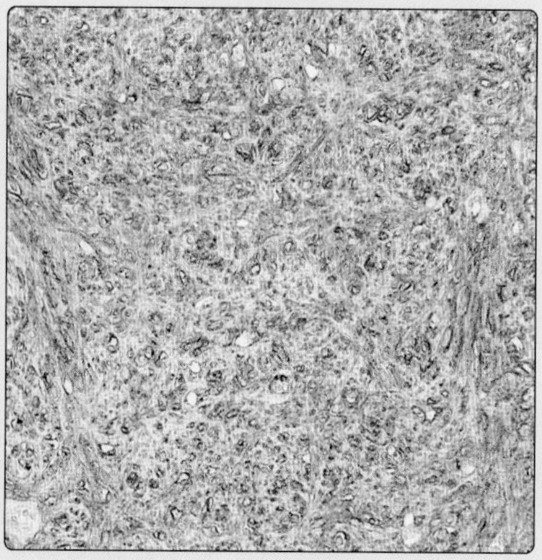

（左）胃肠外间质瘤常常显示上皮样细胞形态学，成片生长，但也可能成巢或小梁状。细胞具有淡染，嗜酸性胞质，常常伴有核周空泡 ➙，核圆形到卵圆形，核仁小，呈现良性表现。（右）DOG1 是胃肠外间质瘤敏感和特异的标志物，而且其表达好像与野生型肿瘤状况平行

术语

缩略语

- 胃肠外间质瘤/肉瘤(extragastrointestinal stromal tumor/sarcoma,EGIST)

定义

- 来源于胃肠或胃肠外部位间质 Cajal 细胞(ICC)或 ICC 样细胞的间叶性肿瘤

病因/发病机制

间质 Cajal 细胞肿瘤性转化

- *KIT* 酪氨酸激酶结构活化
  - 11 号外显子整码突变(获得功能),9 号外显子重复,13 号或 17 号外显子点突变
- *PDGFRA* 8 号或 12 号外显子突变(少见)
- 缺乏 *KIT* 或 *PDGFRA* 的"野生型"(少见)
- 琥珀酸脱氢酶复合体突变(罕见)

胃肠外肿瘤替代类型细胞的肿瘤性转化

- 推测是 ICC 和平滑肌前体细胞杂交

临床问题

流行病学

- 发生率
  - 占所有 GIST 的 5%
- 年龄
  - 成人,平均 65 岁
    - 发生于 I 型神经纤维瘤病和 Carney 三征的患者较年轻
  - 儿童少见
- 性别
  - 女性>男性

部位

- 胃(50%)>小肠>结肠>食管>肠外(腹膜>腹膜后);阴道/外阴,直肠阴道隔罕见
- 仅仅累及网膜/肠系膜考虑最常见于
  - 转移
  - 肿瘤伴有广泛的腹壁生长,不再与胃肠道连续

表现

- 症状和体征取决于部位
  - 下胃肠:出血,腹胀/腹痛,恶心最常见
  - 上胃肠:早期饱腹感,咽下困难,恶心/呕吐最常见

治疗

- 肿瘤细胞减灭术
- 酪氨酸激酶抑制剂:伊马替尼、舒尼替尼

预后

- 侵袭性结果类似于小肠肿瘤
- 取决于肿瘤大小、数量、肿块主体大小、组织学及核分裂象分层评估危险
  - 单个 EGIST:较常见胃型组织学,核分裂象较少,预后较好
  - 多发性 EGIST:较常见小肠型组织学,核分裂象较多,预后不良
- 50% 的患者 2 年内结局不良

影像学

一般特征

- 不同大小,常常为实性的腹部肿块
- MR:表现不同,但应用元素钆常常增强
- CT:实性区对比增强;囊性变、出血、坏死区衰减

大体所见

一般特征

- 常常较大,界限清楚,分叶状,伴有薄的假包膜
- 切面同质性,褐色,常常易碎
- 可见出血、坏死、囊性变(特别是在应用伊马替尼治疗后)

大小

- 从<1cm 到 32cm(平均 12cm)

显微镜下所见

组织学特征

- 上皮样(最常见)
  - 成片、成巢或小梁状
  - 不同的胶原性间质
- 梭形细胞
  - 短而界限不清的细胞束或漩涡
  - 细胞密度高,核栅栏状
- 混合性结构不常见
- 疏松的黏液样和/或胶原性间质
- 可能有明显的纤细血管和/或玻璃样变性
- ±微囊性间质退变和淋巴细胞
- 瘢痕疙瘩样纤维(细胞外嗜酸性物质沉积,PAS 阳性的异常胶原)罕见

细胞学特征

- 上皮样细胞
  - 均一,圆形到多角形,界限不清
  - 一致的圆形细胞核,偶见明显的核仁
    - 明显的核的多形性(较常为退行性)罕见
  - 胞质稀少到丰富,淡染,嗜酸性或透明
    - 常常有回缩表现
  - 印戒细胞(胞质内空泡突出)罕见
- 梭形细胞
  - 相对均匀一致,细胞边界不清,胞质淡染,嗜酸性
  - 细胞核卵圆形到梭形,伴有锥形末端,核仁小而不明显
  - 可见核周透明空泡
  - 细胞多形性罕见

- 核分裂象不定

辅助实验

免疫组织化学

- C-kit(CD117)[胞质、膜或核周(Golgi)]阳性,密度和分布不同
  - 在 DOG1 阴性的肿瘤约 50% 阳性
- DOG1(胞质或膜)阳性,均一强阳性
  - 在 C-kit 阴性的肿瘤约 50% 阳性
- CD34、caldemon、SMA 可能阳性(非特异性)
- Nestin、WT1(胞质)阳性
- S100、desmin、keratin 阳性罕见
- ER、PR、smoothelin 阴性

遗传学检测

- *KIT* 和 *PDGFRA* 突变
- 约 9% 和约 79% 的 *PDGFRA* 突变的 GIST 分别 C-kit 和 DOG1 阳性

电子显微镜检查

- 短的表面丝状伪足
- 胞质细丝形成,集聚在核周

鉴别诊断

平滑肌瘤(病)

- 长的交叉的细胞束
- 致密的嗜酸性胞质,细胞边界清楚
- 肥胖的梭形细胞,核的两端钝;没有核周空晕
- ER、PR、WT1(核)阳性(如为妇科)

平滑肌肉瘤

- 长的交叉的细胞束
- 肥胖的梭形细胞,核的两端钝,致密的嗜酸性胞质
- 明显的核的多形性和核分裂活性是常见的特征
- ER、PR、WT1(核)阳性(如为妇科)

转移性子宫内膜间质肉瘤,高级别

- 从前或同时有子宫内肿块的病史
- 突出的巢状结构,缺乏核周空泡
- 出现低级别纤维黏液样成分
- cyclin-D1 阳性(>50% 的核)(高级别病例)
- DOG1 阴性
- 没有 KIT 突变,尽管 C-kit 阳性(高级别区域)

神经鞘瘤

- 梭形细胞短束
- Antoni A 或 B 区域
- 玻璃样变性,典型者中等大小的血管
- S100 阳性(弥漫强阳性)
- C-kit 和 DOG1 阴性

纤维瘤病(硬纤维瘤)

- 长而曲折的细胞束
- 均匀一致的胶原性背景
- 细长的梭形细胞,伴有锥形细胞核
- β-catenin(核)阳性

诊断注意事项

病理诊断要点

- 当评估累及网膜/肠系膜的上皮样或梭形细胞肿瘤时,应首先考虑 GIST
- 应用 DOG1 染色诊断 GIST 比 C-kit 敏感
- 虽然认为 C-kit 对于 GIST 高度敏感,但>10% 的平滑肌肿瘤和其他肿瘤(包括许多癌)也可能阳性;因此,总是应该应用一组抗体

部分参考文献

1. Liu QY et al: Primary extragastrointestinal stromal tumor arising in the vaginal wall: significant clinicopathological characteristics of a rare aggressive soft tissue neoplasm. World J Clin Cases. 4(4):118-23, 2016
2. Rizzo FM et al: Parallelism of DOG1 expression with recurrence risk in gastrointestinal stromal tumors bearing KIT or PDGFRA mutations. BMC Cancer. 16:87, 2016
3. Iqbal N et al: Clinicopathological and treatment analysis of 13 extragastrointestinal stromal tumors of mesentery and retroperitoneum. Ann Gastroenterol. 28(1):105-108, 2015
4. Rubin BP et al: Genotyping and immunohistochemistry of gastrointestinal stromal tumors: an update. Semin Diagn Pathol. 32(5):392-9, 2015
5. Zhu J et al: Extragastrointestinal stromal tumors: computed tomography and magnetic resonance imaging findings. Oncol Lett. 9(1):201-208, 2015
6. Li D et al: Extragastrointestinal stromal tumor presenting as a recurrent vulvar mass. J Obstet Gynaecol Res. 40(5):1459-62, 2014
7. Meléndez MN et al: Misdiagnosis of an extragastrointestinal stromal tumor in the rectovaginal septum. J Low Genit Tract Dis. 18(3):e66-70, 2014
8. Muto M et al: An invasive extragastrointestinal stromal tumor curably resected following imatinib treatment. J Gastrointestin Liver Dis. 22(3):329-32, 2013
9. Casella C et al: Primary extra-gastrointestinal stromal tumor of retroperitoneum. Clin Med Insights Oncol. 6:189-97, 2012
10. Gözükara I et al: Extragastrointestinal stromal tumor during pregnacy. Case Rep Obstet Gynecol. 2012:846747, 2012
11. Yamamoto H et al: KIT-negative gastrointestinal stromal tumor of the abdominal soft tissue: a clinicopathologic and genetic study of 10 cases. Am J Surg Pathol. 35(9):1287-95, 2011
12. Novelli M et al: DOG1 and CD117 are the antibodies of choice in the diagnosis of gastrointestinal stromal tumours. Histopathology. 57(2):259-70, 2010
13. Goh BK et al: A single-institution experience with eight CD117-positive primary extragastrointestinal stromal tumors: critical appraisal and a comparison with their gastrointestinal counterparts. J Gastrointest Surg. 13(6):1094-8, 2009
14. Miettinen M et al: DOG1 antibody in the differential diagnosis of gastrointestinal stromal tumors: a study of 1840 cases. Am J Surg Pathol. 33(9):1401-8, 2009
15. Miettinen M et al: Gastrointestinal stromal tumors presenting as omental masses--a clinicopathologic analysis of 95 cases. Am J Surg Pathol. 33(9):1267-75, 2009
16. Ulusan S et al: Radiologic findings in malignant gastrointestinal stromal tumors. Diagn Interv Radiol. 15(2):121-6, 2009
17. Llenas-García J et al: Primary extragastrointestinal stromal tumors in the omentum and mesentery: a clinicopathological and immunohistochemical study. Hepatogastroenterology. 55(84):1002-5, 2008
18. Agaimy A et al: Gastrointestinal stromal tumours: a regular origin in the muscularis propria, but an extremely diverse gross presentation. A review of 200 cases to critically re-evaluate the concept of so-called extra-gastrointestinal stromal tumours. Langenbecks Arch Surg. 391(4):322-9, 2006
19. Yamamoto H et al: c-kit and PDGFRA mutations in extragastrointestinal stromal tumor (gastrointestinal stromal tumor of the soft tissue). Am J Surg Pathol. 28(4):479-88, 2004
20. Miettinen M et al: Gastrointestinal stromal tumors (GISTs): definition, occurrence, pathology, differential diagnosis and molecular genetics. Pol J Pathol. 54(1):3-24, 2003
21. Fletcher CD et al: Diagnosis of gastrointestinal stromal tumors: a consensus approach. Int J Surg Pathol. 10(2):81-9, 2002
22. Miettinen M et al: Pathology and diagnostic criteria of gastrointestinal stromal tumors (GISTs): a review. Eur J Cancer. 38 Suppl 5:S39-51, 2002

微囊性退变

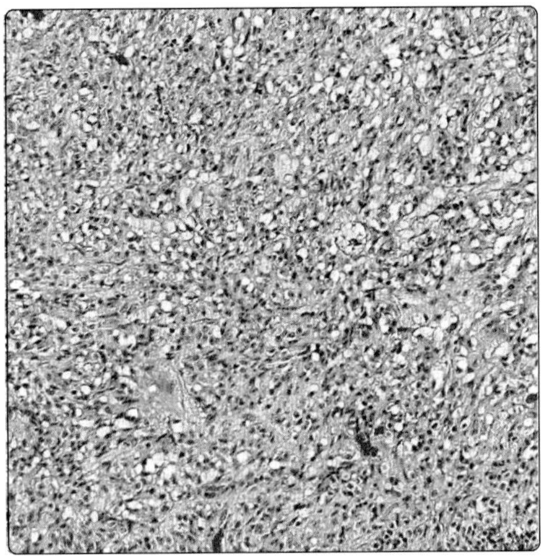

广泛的间质玻璃样变性

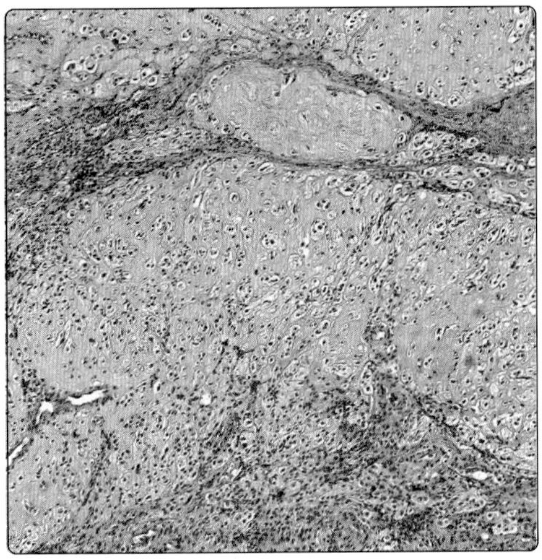

(左)上皮样 EGIST 可能显示微囊性退变，造成一种印戒细胞样表现或核周空泡；然而，微囊常常较大，排列杂乱。这种现象可能见于经过治疗或未经治疗的肿瘤。(右)广泛的间质玻璃样变性可能见于任何 EGIST，虽然这种特征较常见于上皮样形态学，或为治疗后的效应

核的栅栏状排列

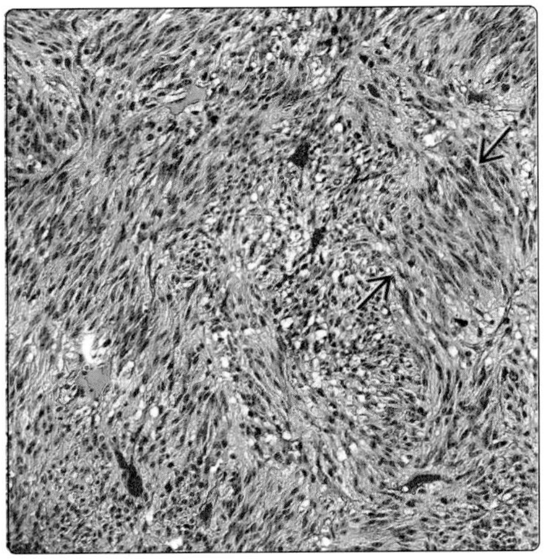

浸润邻近脂肪组织

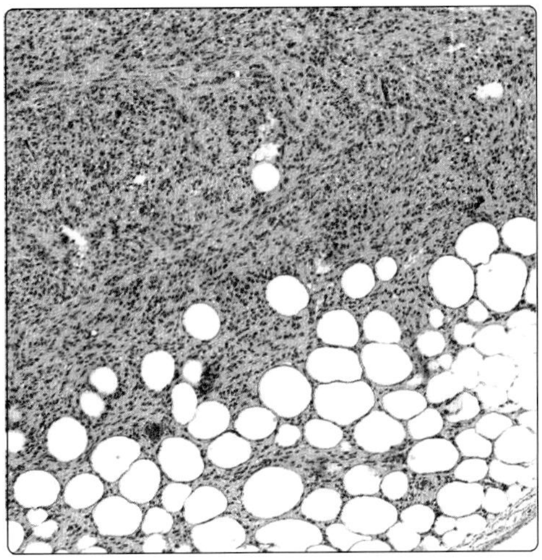

(左)梭形细胞 EGIST 可能由短束状细胞组成，可能有明显的核的栅栏状排列➡。典型者，EGIST 比胃肠 GIST 细胞丰富。(右)虽然大体境界常常清楚，但 EGIST 常常显示浸润邻近组织，造成一种蜂房样表现

梭形和上皮样细胞混合形态学

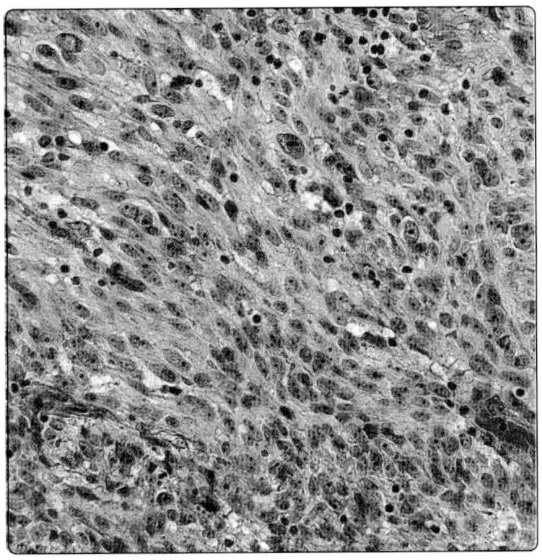

明显的上皮样和梭形细胞成分

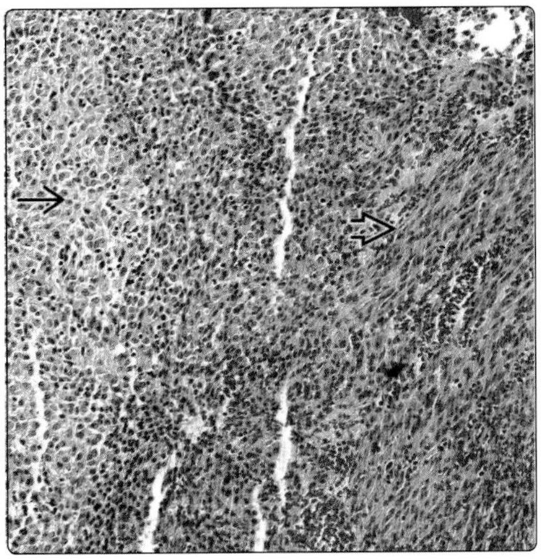

(左)EGIST 常常有混合的特征。显示形态学介于梭形和上皮样肿瘤之间，特征是细胞具有圆形到卵圆形核，末端略呈锥形，排列成长束状，核的密度不同。(右)某些 EGIST 显示双相性表现，伴有清楚的上皮样区域➡与伴有梭形细胞➡形态学的区域并列

(**左**)胞质回缩假象，可能是紧邻核⇨的小空泡造成的结果。在 EGIST 偶尔可能是广泛的改变。(**右**)EGIST 可能有局灶细胞非典型性⇨，但核分裂象⇨通常少见。EGIST 表现为单个的肿块，预后好，类似于胃肠 GIST

核周假空泡

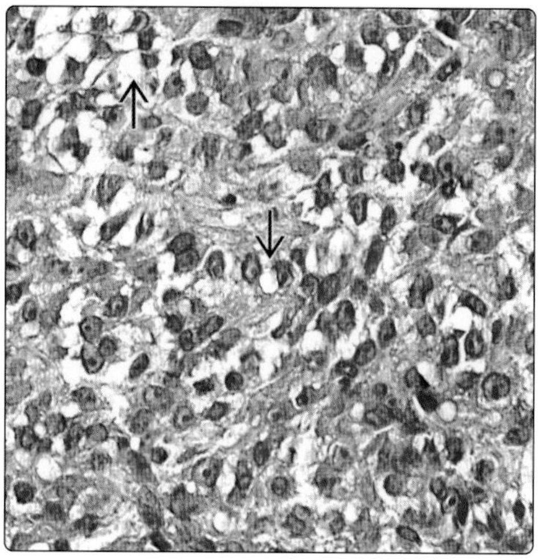

局灶细胞异型性

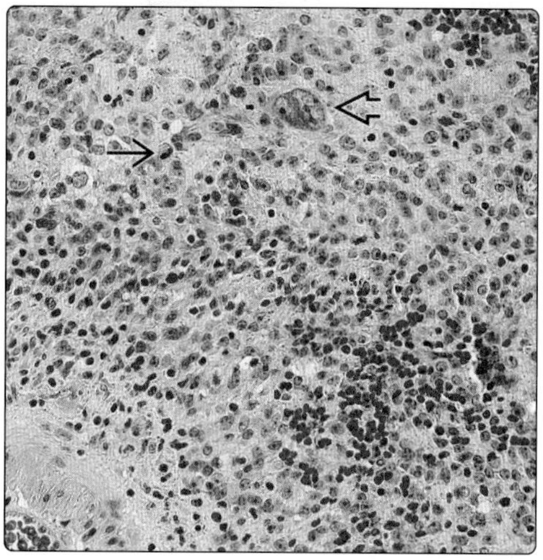

(**左**)EGIST 可以通过细针吸取活检取样。细胞块可能显示不同的细胞，梭形到上皮样细胞增生，伴有稀薄的黏液样间质。(**右**)C-kit(CD117)染色 EGIST 胞质和细胞膜阳性，而核周点状(Golgi)⇨染色少见。重要的是应用一组抗体，因为需要鉴别诊断的其他肿瘤 C-kit 也可能阳性

稀薄的黏液样背景

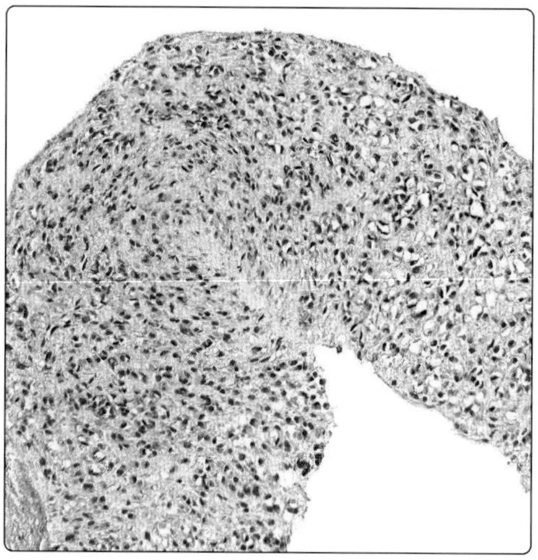

C-kit(CD117)阳性

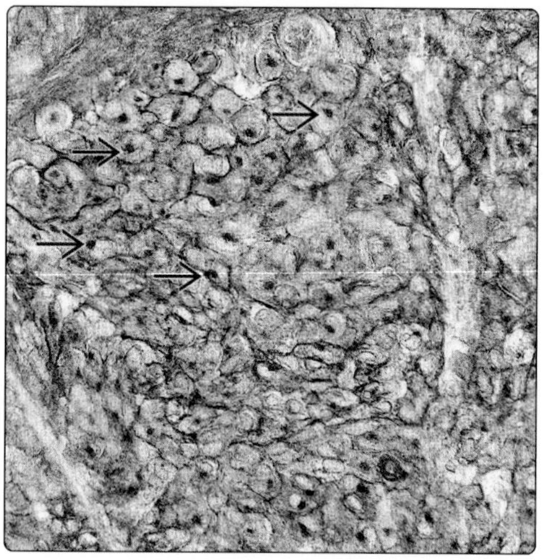

(**左**)EGIST 有时可能有与平滑肌肿瘤高度重叠的结构和细胞学特征。因此，在做出平滑肌肿瘤的诊断之前，应该充分考虑 EGIST 的可能性。(**右**)伴有成束结构的 EGIST 的另外一种容易混淆的特征是 SMA 弥漫强阳性。因此，推荐应用一组抗体，包括 C-kit 和 DOG1 和/或进行突变分析

束状生长类似于平滑肌肿瘤

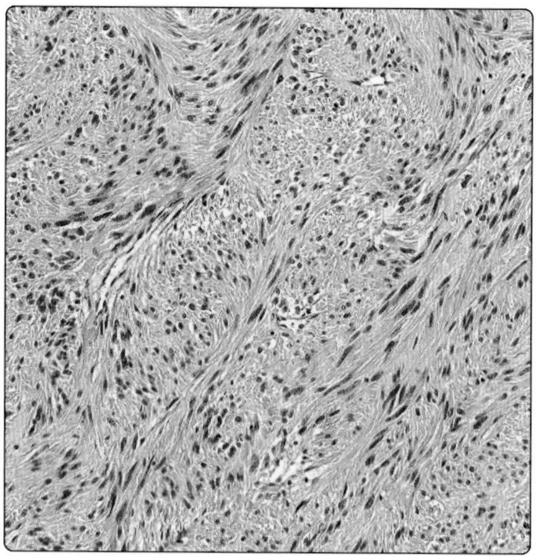

SMA 阳性

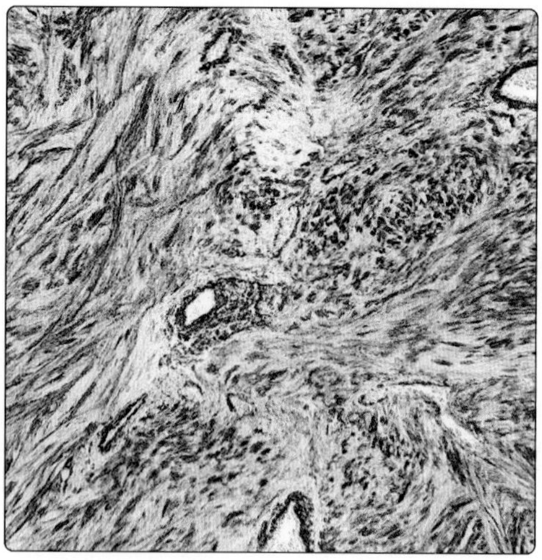

平滑肌瘤

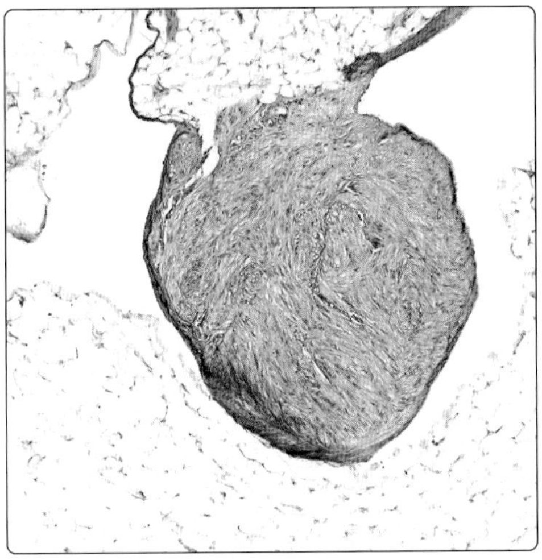

转移性平滑肌肉瘤

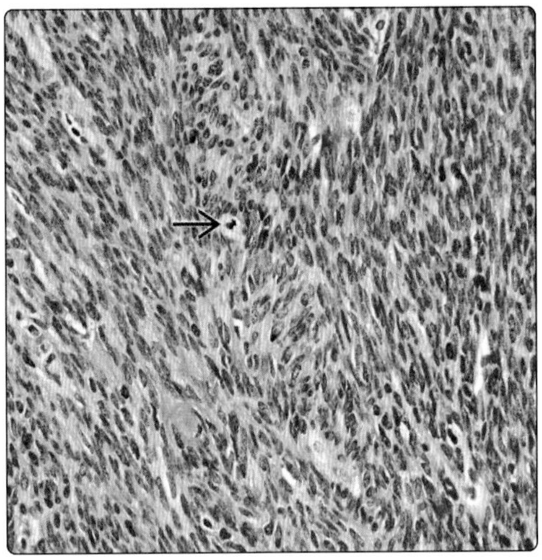

(左)与 EGIST 不同，良性平滑肌增生具有长而交叉的细胞束，核的末端钝，胞质致密嗜酸性。**(右)**转移性平滑肌肉瘤常常表现为长的，交叉排列的细胞束，与 EGIST 相比，核的密度高，常见核分裂象➡和显著的细胞非典型性。如果为妇科来源，ER、PR、WT1 常常阳性

高级别子宫内膜间质肉瘤

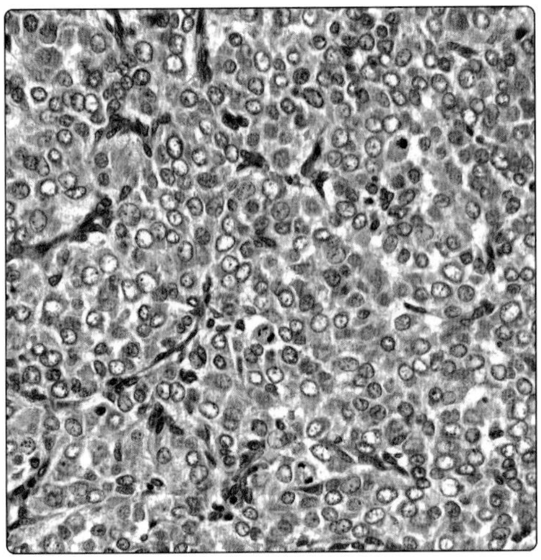

cyclin-D1 弥漫强阳性
(高级别子宫内膜间质肉瘤)

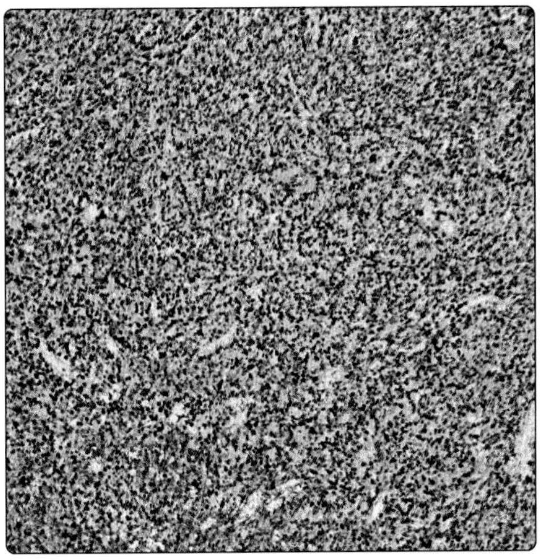

(左)高级别子宫内膜间质肉瘤也可能显示上皮样形态学；然而，典型者肿瘤细胞排列成明显的巢状结构，核分裂活跃。**(右)** cyclin-D1 染色高级别子宫内膜间质肉瘤多数肿瘤细胞(核)弥漫强阳性是其特征。不同于需要鉴别诊断的其他肿瘤

神经鞘瘤

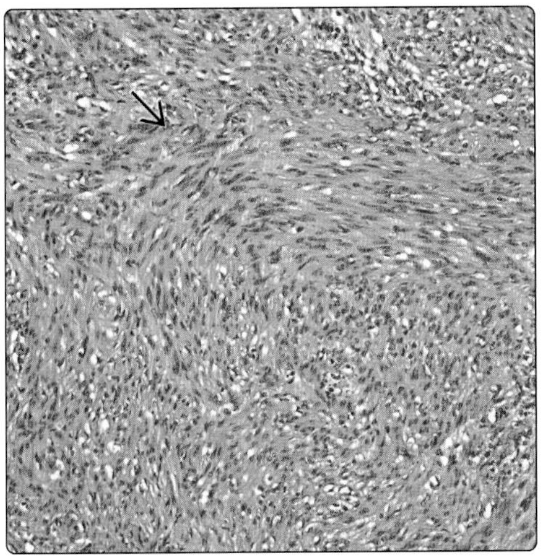

纤维瘤病

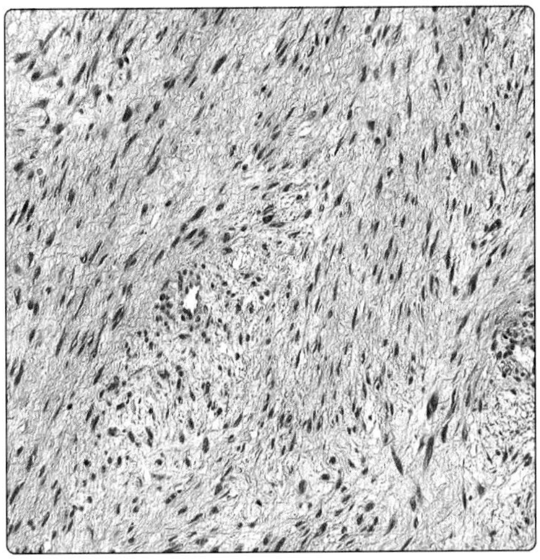

(左)如同 EGIST 一样，神经鞘瘤可能含有成束的梭形细胞，核呈栅栏状排列，可能为局灶性➡；然而，有构成细胞交替(Antoni A 和 Antoni B)典型的区域。肿瘤细胞 S100 弥漫阳性。**(右)**纤维瘤病(硬纤维瘤)可能类似于梭形细胞 EGIST；然而，它具有长而曲折的梭形细胞束和胶原，倾向于均匀分布，并显示核 β-catenin 阳性

第 11 节 腹腔内纤维组织增生性小圆细胞肿瘤

要 点

术语

- 同义词
  - 纤维组织增生性小圆细胞肿瘤(DSRCT)
- 定义
  - 伴有不同分化的高度恶性的“小圆细胞肿瘤”

临床问题

- 儿童、青春期和年轻人
- M∶F=4∶1
- 预后不良(3 年生存率<50%)

大体所见

- 大小不同的多发性结节，通常较大
- ±单侧性或双侧性卵巢肿块(30%)
- 切面肉样，伴有坏死和/或出血区

显微镜下所见

- 不规则的巢状和成片的小圆蓝细胞
- 纤维组织增生性纤维性间质
- 偶尔可见菊形团样、小梁状、腺管状和腺体结构
- 小圆细胞，胞质稀少，核圆形到卵圆形，深染±不明显的核仁

辅助实验

- keratin/EMA/desmin 阳性
- CD99、WT1(C-末端)阳性
- 染色体易位 t(11;22)(p13;q12)
- RT-PCR 或 FISH：*EWSR1-WT1* 融合

首要的鉴别诊断

- Ewing 肉瘤/PNET
- 横纹肌肉瘤
- 小细胞癌，高钙血症型
- 小细胞癌，神经内分泌(肺)型
- 非霍奇金淋巴瘤

多结节生长

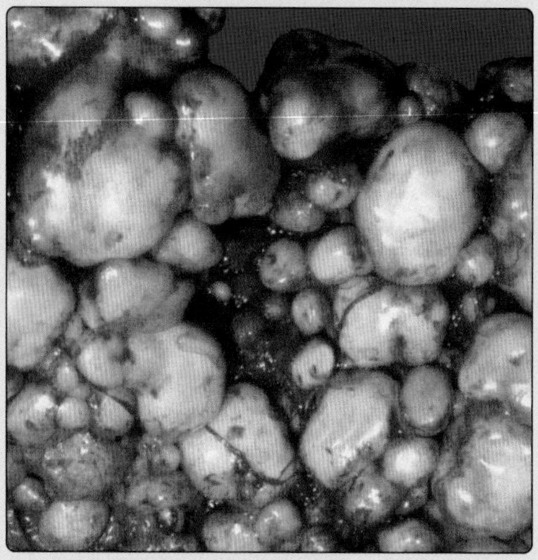

相互吻合的细胞巢，中心坏死

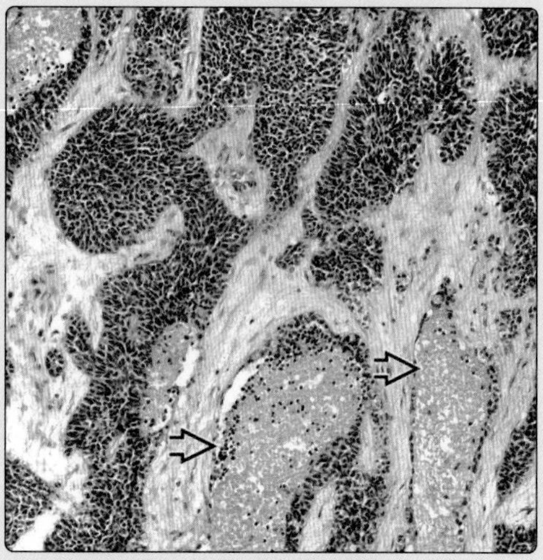

(左)本例腹腔内 DSRCT 腹膜表面遍布多发性不同大小的融合性白色结节。如果卵巢受累(约 30%)，其表现相似。**(右)**腹腔内 DSRCT，典型者由不规则的相互吻合的小圆蓝细胞巢或片块组成，被不同量的纤维组织增生性间质包绕。注意细胞巢中心可见不规则的坏死⇨

均一的细胞学特征

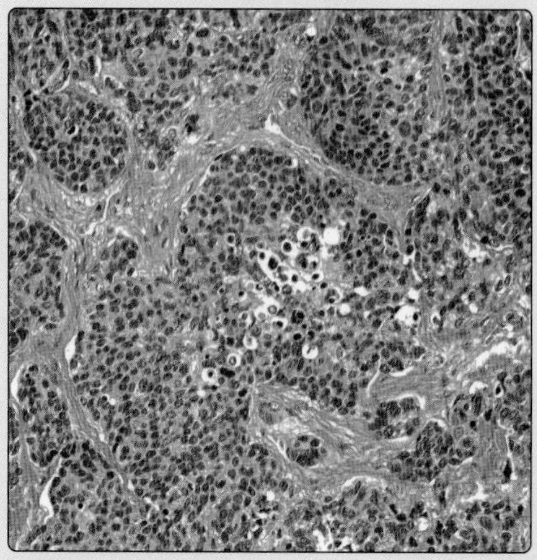

desmin 核旁点状阳性

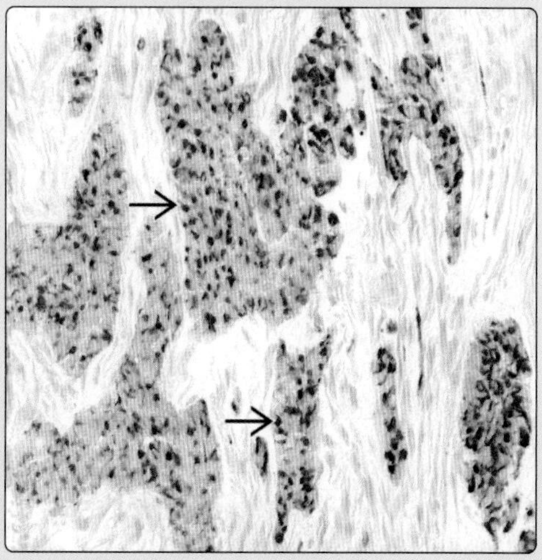

(左)腹腔内 DSRCT，细胞巢内的细胞小，有嗜酸性胞质，细胞核单一，深染，圆形到卵圆形，核仁不明显。可见单个细胞坏死。**(右)** DSRCT 特征性地显示 desmin 核旁点状阳性⇨。上皮标志物(低分子量 keratin 和 EMA)也阳性。这种间叶和上皮标志物共同表达可以诊断 DSRCT

第 11 节 腹腔内纤维组织增生性小圆细胞肿瘤

术语

缩略语

- 纤维组织增生性小圆细胞肿瘤(desmoplastic small round cell tumor,DSRCT)

定义

- 不同分化的高度恶性的"小圆细胞"肿瘤

临床问题

流行病学

- 发生率
  - 罕见
- 年龄
  - 典型者儿童,青春期和年轻成人
- 性别
  - M:F=4:1

表现

- 腹腔/盆腔肿块迅速生长
- CA125 可能升高

治疗

- 积极手术±辅助化疗

预后

- 差(3 年生存率<50%)

大体所见

一般特征

- 通常多发,大小不同,但常常为大结节
- ±单侧或双侧卵巢肿物(30%)
- 切面肉样,伴有坏死和/或出血区

显微镜下所见

组织性特征

- 不规则的细胞巢和成片的细胞,间质纤维组织增生
- 细胞巢常见中心坏死
- 偶见菊形团样,小梁状,腺管状,腺体结构或出现印戒细胞

细胞学特征

- 小圆形细胞,胞质稀少
- 偶见梭形细胞,伴有丰富的嗜酸性/透明胞质,或印戒细胞
- 单调的核的特征,细胞核深染,圆形到卵圆形,±不明显的核仁
- 可见核的多形性
- 核分裂常常活跃

辅助实验

免疫组织化学

- keratin(CAM5.2、AE1/AE3)、EMA、desmin(核旁和球状)阳性
- WT1(C-末端)、MOC-31、BER-EP4 常常阳性
- NSE、synaptophysin、CD57、chromogranin 不同程度阳性
- CD99、MSA、CD15(Leu-M1)、claudin-4 可能阳性
- CK5/6、CK20、CEA、S100、HMB-45、myogenin、caldesmon 阴性

遗传学检测

- t(11;22)(p13;q12)
  - *EWSR1-WT1* 融合

鉴别诊断

其他小圆蓝细胞肿瘤

- Ewing 肉瘤/PNET
  - CD99 和 FLI-1 阳性;*EWSR1-FLI-1* 融合(>90%)
- 横纹肌肉瘤
  - 缺乏丰富的纤维组织增生性间质
  - 细胞可能显示丰富的嗜酸性胞质和横纹
  - myoD1 和 MYS4 阳性,keratin 阴性

粒层细胞瘤

- 大体或显微镜下表现(Call-Exner 小体)
- 多角形细胞,胞质丰富[幼年性粒层细胞瘤(GCT)]
- 核沟(成年性 GCT)
- inhibin、SF,和 FOXL2 阳性,EMA 阴性

小细胞癌,高钙血症型

- 常常含有"大细胞"区域
- 滤泡样间隙
- WT1(仅仅 N-末端)阳性
- desmin 阴性,SMARCA4 表达丧失

小细胞癌,肺型

- 典型者发生在老年人
- 常常伴有另外的卵巢上皮性肿瘤
- desmin、CD99、WT1 阴性

非霍奇金淋巴瘤

- CD45(LCA)阳性
- keratikn、EMA、dedmin 阴性

诊断注意事项

病理诊断要点

- 共同表达 keratin 和 desmin 的小圆蓝细胞肿瘤诊断 DSRCT
- 如果在诊断时卵巢肿物明显,可能类似于卵巢肿瘤继发性播散

部分参考文献

1. Karanian-Philippe M et al: SMARCA4 (BRG1) loss of expression is a useful marker for the diagnosis of ovarian small cell carcinoma of the hypercalcemic type (ovarian rhabdoid tumor): a comprehensive analysis of 116 rare gynecologic tumors, 9 soft tissue tumors, and 9 melanomas. Am J Surg Pathol. 39(9):1197-205, 2015
2. D'Ippolito G et al: Desmoplastic small round cell tumor (DSRCT) arising in the ovary: report of a case diagnosed at an early stage and review of the literature. Eur J Gynaecol Oncol. 33(1):96-100, 2012
3. Bland AE et al: Desmoplastic small round cell tumor masquerading as advanced ovarian cancer. Int J Gynecol Cancer. 18(4):847-50, 2008
4. McCluggage WG: Ovarian neoplasms composed of small round cells: a review. Adv Anat Pathol. 11(6):288-96, 2004
5. Elhajj M et al: Desmoplastic small round cell tumor presenting in the ovaries: report of a case and review of the literature. Int J Gynecol Cancer. 12(6):760-3, 2002
6. Slomovitz BM et al: Desmoplastic small round cell tumor with primary ovarian involvement: case report and review. Gynecol Oncol. 79(1):124-8, 2000

第 12 节 腹膜假黏液瘤

要 点

术语

- 用于低级别黏液性肿瘤累及腹膜导致大体可见腹膜黏液的临床术语
- 组织学对应病变
  - 腹膜黏液沉积症 = 无细胞黏液沉积
  - 播散性腹膜腺黏液沉积症：丰富的细胞外黏液 + 单纯到局灶增生的黏液性上皮，伴有低级别细胞学特征

临床问题

- 原发部位阑尾最常见(95%)
- 卵巢、肝胆、脐尿管(5%)

显微镜下所见

- 腹膜黏液沉积症
  - 黏液池，缺乏肿瘤性黏液上皮细胞(机化的黏液)
- 播散性腹膜腺黏液沉积症
  - 黏液池含有带状和簇状立方到柱状黏液性上皮，仅偶见乳头状丛生；小腺体少见
  - 典型者黏液量远远超过黏液上皮
  - 肠型黏液性上皮
- 腹膜黏液性癌
  - 黏液池伴有中等量到丰富的带状和成簇的黏液性上皮，常常伴有复杂的筛状和乳头状结构，常见小腺体
  - 浸润其下结构，常常伴有纤维组织增生
  - 肠型黏液性上皮，伴有中到重度细胞非典型性

首要的鉴别诊断

- 子宫内膜异位症伴有黏液样改变

阑尾浆膜黏液沉积

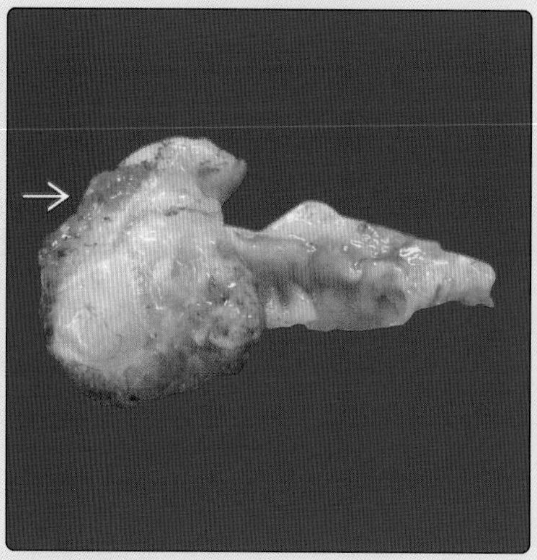

多囊性卵巢肿块，伴有丰富的黏液

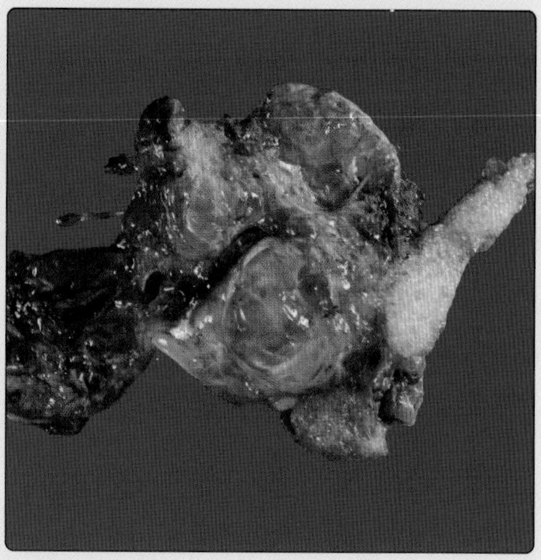

(左) 所有的腹膜假黏液瘤病例均应仔细检查阑尾，因为某些原发性肿瘤可能是不明显的；阑尾浆膜➡出现黏液可能是一个线索。**(右)** 低级别黏液性阑尾肿瘤累及腹膜，大体上可能类似于卵巢原发性黏液性肿瘤的表现。右侧卵巢比左侧受累常见，典型者黏液出现在卵巢表面

腹水中黏液性物质

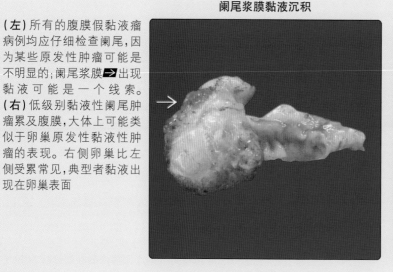

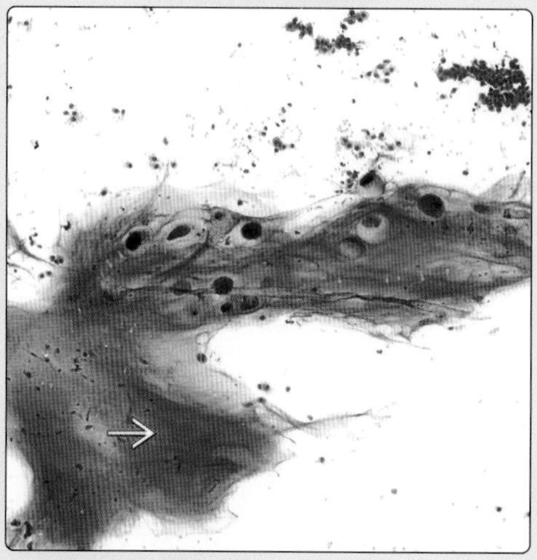

卵巢表面黏液性上皮

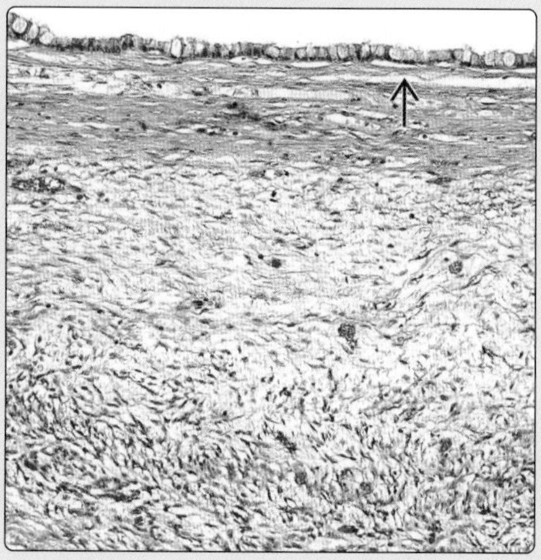

(左) 腹膜假黏液瘤腹水细胞学检查，见丰富的黏液性物质➡背景，伴有相对少但大而深染的非典型性细胞，胞质内有黏液。**(右)** 当考虑转移到卵巢的黏液性肿瘤的来源时，总是需要评估阑尾和卵巢。仅在卵巢表面发现肿瘤性黏液性上皮➡提示被卵巢外黏液性肿瘤累及，可能是阑尾

术语

同义词

- 腹膜低级别黏液性肿瘤，处于复发高危险的黏液性肿瘤，播散性腹膜腺黏液沉积症，腹膜低级别黏液性癌

定义

- 用于低级别黏液性肿瘤累及腹膜导致大体可见腹膜黏液的临床术语
- 组织学对应病变
  - 腹膜黏液沉积症=无细胞黏液沉积
  - 播散性腹膜腺黏液沉积症：丰富的细胞外黏液+单纯到局灶增生的黏液性上皮，伴有低级别细胞学特征

病因/发病机制

从黏液性肿瘤播散而来

- 上皮经由浸润或从内脏器官溢出

临床问题

流行病学

- 发生率
  - 估计每百万人 1~2 例，或每年每万例经腹手术 2 例
  - 80% 伴有低级别肿瘤（阑尾原发最常见）
  - 伴有低级别原发性卵巢黏液性肿瘤罕见（典型者来自成熟性囊性畸胎瘤）
  - 可见高级别肿瘤（结肠原发最常见）

部位

- 阑尾是最常见的原发部位（95%）
- 卵巢、肝胆、脐尿管（5%）
  - 如果卵巢原发，从肠型黏液性肿瘤播散而来（典型者伴有成熟性畸胎瘤）

表现

- 腹围增加
- 腹痛和/或内脏受压症状或梗阻
- 偶尔，原发部位不明显，特别是来源于阑尾
- 如果累及膀胱或为脐尿管原发，有黏液尿症（罕见）

疾病自然史

- 似乎不能确定来源部位
- 低级别，经过常常漫长，最后致死
- 如果中到高级别，经过通常迅速

治疗

- 双侧输卵管卵巢切除+子宫切除+网膜切除+手术切除原发肿瘤（典型者为阑尾切除）+清除腹膜病变
- 腹膜剥离±腹腔内化疗（如果低级别）：尚有争议
- 如果是中到高级别，采用腹膜超热疗法（术中）±辅助化疗

预后

- 低级别细胞学，预后较好（总的 5 年生存率：63% 与 23%）
- 预后不良相关因素
  - 出现黏液性上皮
  - 高级别细胞学
  - 浸润内脏
  - 大块的腹膜病变
- 充分手术细胞减灭长期生存
- 如果伴有卵巢原发肿瘤>Ⅰ期：复发率高，预后不良
- 炎症性/纤维性反应（粘连），随后可能发生肠梗阻/重复感染

大体所见

一般特征

- 一般为多灶性
  - 少数可能局限于腹部的一个象限或右半边（所谓的局限性腹膜假黏液瘤）
- 44% 同时有卵巢黏液性肿瘤，考虑为转移
  - 80% 双侧性
  - 如果为单侧性，右卵巢较常受累

显微镜下所见

组织学特征

- 腹膜黏液沉积症
  - 黏液池缺乏肿瘤性黏液上皮细胞（机化的黏液）
  - 伴有间皮细胞、嗜黏液细胞和不同数量的中性粒细胞/淋巴组织细胞浸润
- 播散性腹膜腺蛋白沉积症
  - 黏液池含有带状和成簇的立方到柱状黏液上皮，偶见乳头状丛生，小腺体少见
  - 大量黏液，典型者远远超过黏液性上皮
  - 致密的胶原性间质，常常被黏液性背景分开
  - 伴有嗜黏液细胞和淋巴组织细胞浸润
- 腹膜黏液性癌
  - 黏液池具有中等量到丰富的带状和成簇的黏液性上皮，常常伴有丰富的筛状和微乳头结构；常见小腺体
  - 比腺黏液沉积症细胞丰富
  - 浸润其下结构，常常伴有纤维组织增生

细胞学特征

- 播散性腹膜腺蛋白沉积症
  - 肠型黏液性上皮伴有轻度细胞非典型性，核分裂象罕见
- 腹膜黏液性癌
  - 肠型黏液性上皮伴有中到重度细胞非典型性

- 印戒细胞罕见
- 核分裂象常见,包括不典型核分裂象

辅助实验

免疫组织化学

- 阑尾原发
  - 典型者 STAB2、CK20、CDX-2、mCEA、pCEA 阳性
  - CK7 通常阴性(约 2/3)
- 结肠原发
  - 典型者 STAB2、CK20、CDX-2 阳性
  - CK7 阴性(除了右半结肠肿瘤)
- 卵巢原发(肠型伴有畸胎瘤)
  - CK20 和 CDX-2 阳性
  - 约 22% STAB2 阳性
  - CK7 阴性
- 腹膜部位 MUC2 常常阳性,不管原发部位
- 鉴别潜在的原发部位,免疫组织化学常常没有帮助
  - 鉴别阑尾原发与卵巢原发时,SATB2/CK20 双染色敏感度 80%,特异度 100%

遗传学检测

- *KRAS* 密码子 12 突变
- *GNAS* 活化突变常见于阑尾和肝胆原发性肿瘤,但不见于其他部位

鉴别诊断

子宫内膜异位症伴有黏液样改变

- 常见子宫内膜腺体、水肿性间质和/或腹膜内出血
- 偶尔可能发生黏液性改变(即宫颈内膜异位症)
- CD10 阳性的子宫内膜间质细胞
- CK20 阴性

诊断注意事项

病理诊断要点

- 腹膜假黏液瘤不是特异性的病理学术语,不应用于诊断之中,但可以加在注释中
- 最常见的是阑尾低级别黏液性肿瘤播散的结果
- 在术中评估时,阑尾原发肿瘤临床上可能并不明显;因此,对于腹膜假黏液瘤主张切除阑尾
- 如果阑尾原发性肿瘤肉眼不明显,阑尾应该完全送检进行组织学检查,以便辨认显微镜下肿瘤
- 如果见不到胃肠道原发肿瘤,卵巢肿块应该广泛取材,寻找畸胎瘤背景和/或良性和交界性黏液性卵巢上皮
- 阑尾外组织必须充分取材,因为任何阑尾外肿瘤性上皮均伴有不良的预后
- 来自伴有腹膜假黏液瘤的卵巢畸胎瘤的肠型黏液性上皮的免疫表型与肠对应的肿瘤相同(CD20 和 CDX-2 阳性)

部分参考文献

1. Delhorme JB et al: Cytoreductive surgery and hyperthermic intraperitoneal chemotherapy for pseudomyxoma peritonei of appendicular and extra-appendicular origin. Br J Surg. 105(6):668-676, 2018
2. Li Z et al: Dual immunostain with SATB2 and CK20 differentiates appendiceal mucinous neoplasms from ovarian mucinous neoplasms. Am J Clin Pathol. 147(5):484-491, 2017
3. Matson DR et al: KRAS and GNAS co-mutation in metastatic low-grade appendiceal mucinous neoplasm (LAMN) to the ovaries: a practical role for next-generation sequencing. Am J Case Rep. 18:558-562, 2017
4. Baratti D et al: Pseudomyxoma peritonei of extra-appendiceal origin: a comparative study. Ann Surg Oncol. 23(13):4222-4230, 2016
5. Carr NJ et al: A consensus for classification and pathologic reporting of pseudomyxoma peritonei and associated appendiceal neoplasia: the results of the Peritoneal Surface Oncology Group International (PSOGI) Modified Delphi Process. Am J Surg Pathol. 40(1):14-26, 2016
6. Strickland S et al: Immunohistochemical characterization of appendiceal mucinous neoplasms and the value of special AT-rich sequence-binding protein 2 in their distinction from primary ovarian mucinous tumours. Histopathology. 68(7):977-87, 2016
7. Noguchi R et al: Molecular profiles of high-grade and low-grade pseudomyxoma peritonei. Cancer Med. 4(12):1809-16, 2015
8. Brown J et al: Mucinous tumors of the ovary: current thoughts on diagnosis and management. Curr Oncol Rep. 16(6):389, 2014
9. Carr NJ: Current concepts in pseudomyxoma peritonei. Ann Pathol. 34(1):9-13, 2014
10. Stewart CJ et al: An evaluation of the morphologic features of low-grade mucinous neoplasms of the appendix metastatic in the ovary, and comparison with primary ovarian mucinous tumors. Int J Gynecol Pathol. 33(1):1-10, 2014
11. Rouzbahman M et al: Mucinous tumours of appendix and ovary: an overview and evaluation of current practice. J Clin Pathol. 67(3):193-7, 2013
12. Carr NJ et al: Pathology and prognosis in pseudomyxoma peritonei: a review of 274 cases. J Clin Pathol. 65(10):919-23, 2012
13. Leen SL et al: Pathology of primary and metastatic mucinous ovarian neoplasms. J Clin Pathol. 65(7):591-5, 2012
14. Misdraji J: Appendiceal mucinous neoplasms: controversial issues. Arch Pathol Lab Med. 134(6):864-70, 2010
15. McKenney JK et al: Ovarian mature teratomas with mucinous epithelial neoplasms: morphologic heterogeneity and association with pseudomyxoma peritonei. Am J Surg Pathol. 32(5):645-55, 2008
16. Vang R et al: Ovarian mucinous tumors associated with mature cystic teratomas: morphologic and immunohistochemical analysis identifies a subset of potential teratomatous origin that shares features of lower gastrointestinal tract mucinous tumors more commonly encountered as secondary tumors in the ovary. Am J Surg Pathol. 31(6):854-69, 2007
17. Bradley RF et al: Pseudomyxoma peritonei of appendiceal origin: a clinicopathologic analysis of 101 patients uniformly treated at a single institution, with literature review. Am J Surg Pathol. 30(5):551-9, 2006
18. Nonaka D et al: CDX-2 expression in pseudomyxoma peritonei: a clinicopathological study of 42 cases. Histopathology. 49(4):381-7, 2006
19. Young RH: Pseudomyxoma peritonei and selected other aspects of the spread of appendiceal neoplasms. Semin Diagn Pathol. 21(2):134-50, 2004
20. Ronnett BM et al: Mucinous tumors arising in ovarian mature cystic teratomas: relationship to the clinical syndrome of pseudomyxoma peritonei. Am J Surg Pathol. 27(5):650-7, 2003
21. Ronnett BM et al: Disseminated peritoneal adenomucinosis and peritoneal mucinous carcinomatosis. A clinicopathologic analysis of 109 cases with emphasis on distinguishing pathologic features, site of origin, prognosis, and relationship to "pseudomyxoma peritonei". Am J Surg Pathol. 19(12):1390-408, 1995
22. Prayson RA et al: Pseudomyxoma peritonei. A clinicopathologic study of 19 cases with emphasis on site of origin and nature of associated ovarian tumors. Am J Surg Pathol. 18(6):591-603, 1994

第 12 节　腹膜假黏液瘤

腹膜机化的黏液

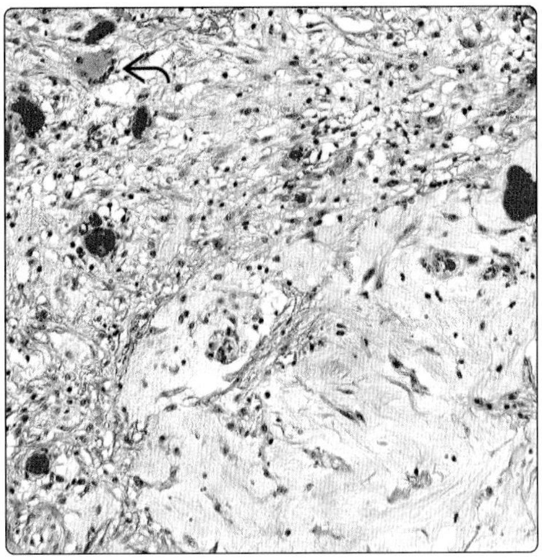

腹膜黏液伴有肿瘤性上皮

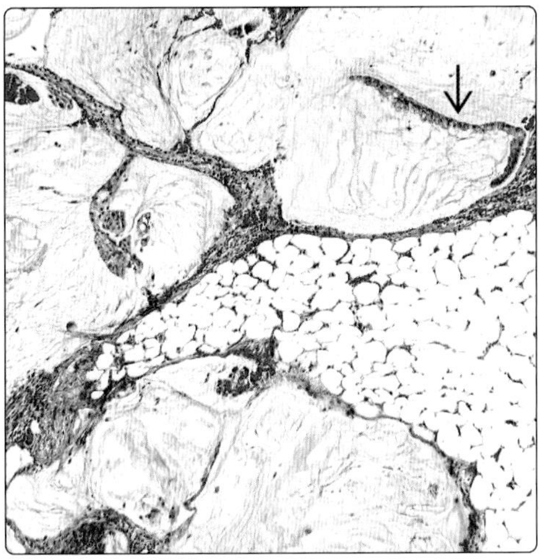

（左）缺乏上皮细胞的黏液池（机化的黏液，腹膜黏液沉积症）可能见于腹膜，作为腹膜假黏液瘤的一部分。典型者伴有淋巴组织细胞浸润，包括巨细胞↶。**（右）**在播散性腹膜腺黏液沉积症，腹膜沉积显示大的淡蓝灰色黏液池，伴有单个漂浮的细胞或小带状黏液性上皮→。黏液的量总是超过上皮

低级别细胞学特征

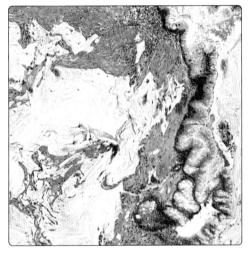

浸润性阑尾腺癌

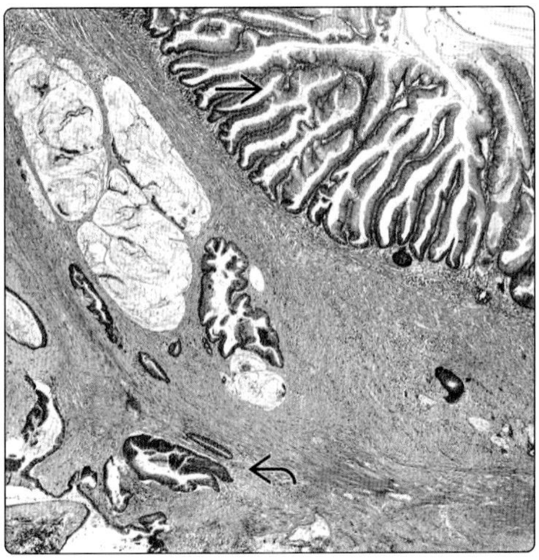

（左）在多数病例，当黏液性上皮伴有腹膜或卵巢（腹膜假黏液瘤或卵巢假黏液瘤）被分割的黏液时，为来自阑尾。细胞呈高柱状，黏液丰富，细胞学为低级别。**（右）**浸润性阑尾腺癌浸润阑尾壁↶，伴有纤维组织增生性间质反应和邻近阑尾的黏液性腺瘤→

结构完整的肠型腺体伴有卵巢原发性肿瘤外渗的黏液

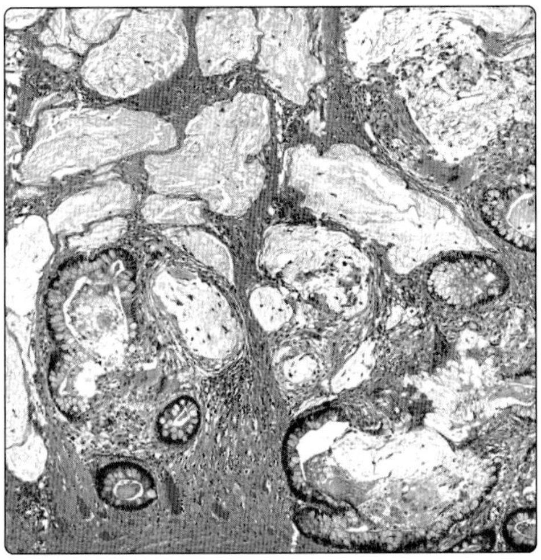

黏液性肿瘤伴有成熟囊性畸胎瘤

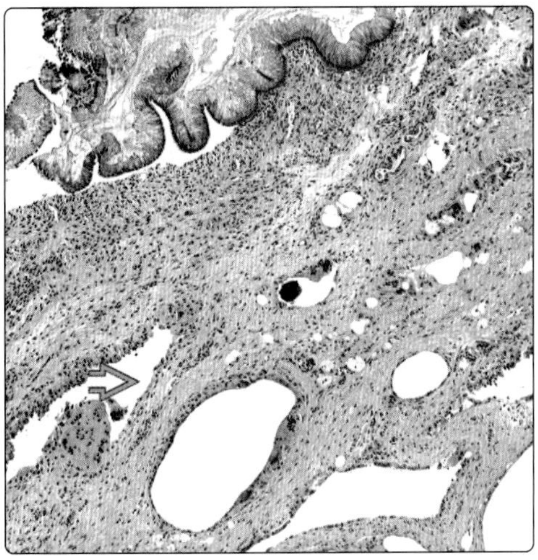

（左）虽然发现卵巢假黏液瘤常常伴有腹膜假黏液瘤和来源于阑尾，但少数情况下卵巢原发性黏液性肿瘤可能伴有同样的表现。**（右）**在来源于卵巢的卵巢假黏液瘤和腹膜假黏液瘤病例，后者通常来自成熟囊性畸胎瘤⇨。注意形态学（和免疫组织化学表现）与卵巢外同类病变有重叠

（庞春红 译　回允中 审）